# Misch 口腔种植并发症的预防与处理

## Misch's Avoiding Complications in Oral Implantology

主　编　Randolph R. Resnik　Carl E. Misch

主　译　宿玉成

人民卫生出版社

·北京·

**图书在版编目（CIP）数据**

Misch 口腔种植并发症的预防与处理 /（美）伦道夫·R. 雷斯尼克（Randolph R. Resnik），（美）卡尔·E. 米施（Carl E. Misch）主编；宿玉成主译. -- 北京：人民卫生出版社，2025. 4. -- ISBN 978-7-117-37571-9

Ⅰ. R782. 12

中国国家版本馆 CIP 数据核字第 202581GR46 号

| 人卫智网 | www.ipmph.com | 医学教育、学术、考试、健康，购书智慧智能综合服务平台 |
| 人卫官网 | www.pmph.com | 人卫官方资讯发布平台 |

图字：01-2020-0595 号

**Misch 口腔种植并发症的预防与处理**
Misch Kouqiang Zhongzhi Bingfazheng de Yufang yu Chuli

主　　译：宿玉成
出版发行：人民卫生出版社（中继线 010-59780011）
地　　址：北京市朝阳区潘家园南里 19 号
邮　　编：100021
E - mail：pmph @ pmph.com
购书热线：010-59787592　010-59787584　010-65264830
印　　刷：人卫印务（北京）有限公司
经　　销：新华书店
开　　本：889×1194　1/16　印张：53
字　　数：1567 千字
版　　次：2025 年 4 月第 1 版
印　　次：2025 年 5 月第 1 次印刷
标准书号：ISBN 978-7-117-37571-9
定　　价：462.00 元

打击盗版举报电话：010-59787491　E-mail：WQ @ pmph.com
质量问题联系电话：010-59787234　E-mail：zhiliang @ pmph.com
数字融合服务电话：4001118166　E-mail：zengzhi @ pmph.com

# Misch 口腔种植并发症的预防与处理

## Misch's Avoiding Complications in Oral Implantology

主　编　Randolph R. Resnik　Carl E. Misch

主　译　宿玉成

**译者名单**（按姓氏笔画排序）

| | | | | | | | | |
|---|---|---|---|---|---|---|---|---|
| 丁佳鑫 | 卜令同 | 马雨濛 | 王宇 | 王林 | 王倩 | 王斌 | 王屹博 |
| 王丽萍 | 王美洁 | 邓悦 | 左晓云 | 石方瑜 | 付丽 | 付钢 | 曲哲 |
| 吕佳欣 | 刘倩 | 刘自华 | 刘静明 | 刘颜彬 | 汤春波 | 孙苗 | 苏汉福 |
| 杜隽睿 | 李冉 | 李冰劼 | 李保胜 | 李俊轩 | 李效宇 | 杨博 | 杨宇飞 |
| 吴庆庆 | 张馗 | 张一迪 | 张介冰 | 张思慧 | 张雪健 | 张歆缘 | 陈江 |
| 陈明 | 陈波 | 陈陶 | 陈聪 | 陈燕 | 陈佳欣 | 陈冠华 | 陈娅倩 |
| 陈静雯 | 姒蜜思 | 林宇轩 | 林志辉 | 罗洪科 | 季平 | 周文娟 | 周延民 |
| 郑嘉宝 | 孟维艳 | 柳忠豪 | 段静旖 | 施斌 | 洪乐 | 袁泉 | 耿威 |
| 顾新华 | 晏奇 | 徐光宙 | 高文莫 | 高振华 | 黄弘 | 黄元丁 | 梁超 |
| 梁艺馨 | 宿玉成 | 葛青 | 董凯 | 曾浩 | 游东奇 | 赖海燕 | 詹璐 |
| 满毅 | 肇丹 | 魏楚乔 | | | | | |

人民卫生出版社

·北京·

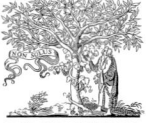

**Elsevier（Singapore）Pte Ltd.**

3 Killiney Road
#08-01 Winsland House I Singapore 239519
Tel:（65）6349-0200
Fax:（65）6733-1817

This translation of Misch's Avoiding Complications in Oral Implantology, by Randolph R. Resnik and Carl E. Misch, was undertaken by People's Medical Publishing House and is published by arrangement with Elsevier（Singapore）Pte Ltd.

Misch's Avoiding Complications in Oral Implantology, by Randolph R. Resnik and Carl E. Misch 由人民卫生出版社进行翻译，并根据人民卫生出版社与爱思唯尔（新加坡）私人有限公司的协议约定出版。

《Misch 口腔种植并发症的预防与处理》（宿玉成 主译）
ISBN: 978-7-117-37571-9

**注 意**

本译本由人民卫生出版社独立完成。相关从业及研究人员必须凭借其自身经验和知识对文中描述的信息数据、方法策略、搭配组合、实验操作进行评估和使用。由于医学科学发展迅速，临床诊断和给药剂量尤其需要经过独立验证。在法律允许的最大范围内，爱思唯尔、译文的原文作者、原文编辑及原文内容提供者均不对译文或因产品责任、疏忽或其他操作造成的人身及／或财产伤害及／或损失承担责任，亦不对由于使用文中提到的方法、产品、说明或思想而导致的人身及／或财产伤害及／或损失承担责任。

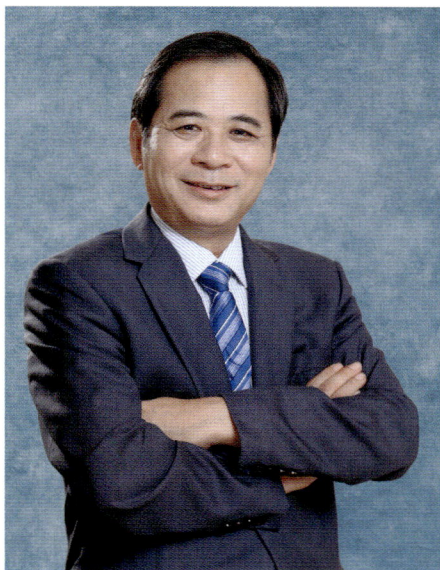

**宿玉成**

　　医学博士、教授、主任医师，中国医学科学院北京协和医院教授，北京瑞城口腔医院首席专家，北京口腔种植培训中心（BITC）首席教官，BITC 种植大平台总策划，科技部重大专项首席科学家，1993 年起享受国务院政府特殊津贴。白求恩精神研究会副会长，中华口腔医学会理事，中华口腔医学会第六届口腔种植专业委员会主任委员，国际牙医师学院院士（ICD Fellow），国际种植牙医师学会荣誉院士（ICOI Honorary Fellow），《中国口腔种植学杂志》总编辑。主编《现代口腔种植学》《口腔种植学》《口腔种植外科手术经典》《口腔种植学词典》《上颌窦底提升》和《钛网支撑的引导骨再生》等著作。

随着口腔种植学的发展，越来越多的患者选择通过种植修复来恢复口腔功能和美观。然而，种植手术并非没有风险，各种并发症的出现可能会影响治疗效果，甚至导致治疗失败。因此，如何避免和处理这些并发症，成了种植医生必须掌握的技能。*Misch's Avoiding Complications in Oral Implantology* 就是在这样的背景下应运而生的。

本书由国际知名的口腔种植学专家 Carl E. Misch 和 Randolph R. Resnik 联合编写，是一部全面、系统地介绍口腔种植并发症预防和处理的专著。本书共分为 19 章，涵盖了从诊断、治疗计划、手术、修复、牙周维护到医疗法律问题等多个方面，全书内容翔实，几乎覆盖了口腔种植可能遇到的所有并发症。

我们首先要向原著者致敬。Carl E. Misch 博士是现代口腔种植学的巨擘，他的理论和实践对全球种植学的发展产生了深远影响，他的工作、教学和出版物不仅推动了口腔种植学的发展，而且启发了无数的临床医生。遗憾的是，Misch 博士已经离世，但他的智慧和经验通过这本书得以传承。Randolph R. Resnik 博士作为共同主要作者，凭借其在 Misch 国际种植中心超过 25 年的教学经验，以及丰富的执业经验，为我们提供了宝贵的知识财富。

本书的核心在于预防而非仅仅处理并发症。每一章都提供了扎实的基础知识，然后深入探讨相关并发症的病因、预防和处理方法。这种结构不仅有助于读者系统地理解种植并发症的来龙去脉，更强调了预防的重要性，也体现了"上医治未病"的医学理念。

全书超过 1 000 幅的高质量彩色图片和插图，清晰地展示了并发症及其解决方法。这些视觉资料对于理解和掌握书中内容至关重要，也是本书的一大特色。此外，书中的并发症管理建议由世界知名的口腔种植学专家开发，提供了一套经过验证的系统和权威指导，帮助医生有效管理种植相关的并发症。

对于读者而言，这本书的实际意义在于提供了一个全面、科学的种植并发症管理框架。无论是初入种植领域的新手，还是经验丰富的专家，都能从中获得宝贵的知识和启发。全书层次清晰，视角全面，不仅涵盖了可避免的并发症，还讨论了那些难以避免但可以成功管理的并发症，是种植医生必备的参考资料。

最后，我们要感谢所有参与本书翻译和出版工作的人员。他们的辛勤工作使得这部优秀的作品能够以中文的形式呈现给广大国内读者，进一步推动了我国口腔种植学的发展。同时，我们也期待读者能够通过学习本书，提高自身处理种植并发症的能力，为患者提供更安全、更有效的治疗。

在此，我们向 Carl E. Misch 博士和 Randolph R. Resnik 博士，以及其他编者表示最深的敬意，并期待本书能够为中国的口腔种植学界带来新的启示和进步。

宿玉成
2024 年 11 月 7 日

口腔种植学已经发展并演变成为牙科学中艺术和科学的核心组成部分。在这一领域的发展过程中，最初作为职业边缘技术的口腔种植学，逐渐覆盖口腔医学专业的几乎所有方面。然而，正如在任何口腔科临床或医学领域中一样，患者的治疗效果将持续推动诊断技术和疗法的不断进步。对患者各种临床情况的处理不断改进，并能有效应对治疗过程中的意外情况，这些都是从不良经历中所积累的宝贵经验。简言之，复杂的病例和不利的临床情境是我们最宝贵的老师，可以帮助我们从中成长为一名优秀的临床医生。

本书专门针对临床学习曲线上各个阶段的医务人员，从初学者到拥有数十年经验的资深临床医生，深入探讨了种植并发症的相关问题。随着口腔医学领域的持续发展与临床经验的积累，新的并发症不断涌现，这为我们提供了从中汲取知识和提升专业素养的机会。目前，我们从事的专业领域正在举办众多高水平的学术会议，并出版与口腔种植学新理念相关的书籍。然而，很少有人在文献和课程中专门讨论并发症。这是可以理解的，因为有时即使我们尽了最大努力，讨论治疗期间发生的负面后果并不是特别令人愉快的。这本书将为专业人士提供一本急需的、全面的参考指南，内容涉及由于种植牙日益普及而最有可能在未来频繁出现的主题。

本书原著者 Randolph R. Resnik 教授和 Carl E. Misch 教授，贡献了超过半个世纪的临床培训总结和临床经验。数十年来，他们不仅是该领域的顶尖教育者，还投入了大量时间指导全球的口腔种植科临床医师，审阅病例，并为治疗过程中发生的并发症提供专业建议。

这些经验构成了本书的内容。这些信息按照临床决策的逻辑顺序呈现，而且显然是基于科学研究和同行评议研究的文献资料。主题涵盖广泛，全面涉及了口腔种植学的各个方面：诊断与治疗方案、外科干预、修复重建，以及相关的术后管理和维护阶段。这些章节中包含的种植并发症病例记录。资料翔实、图示清晰，可作为患者护理的卓越指南。

Resnik 和 Misch 教授在口腔种植领域汇聚了众多优秀人才，他们具有丰富的临床、学术、科研和医学法律经验。这些编者一生都在该领域的一线工作，直接或间接地接触过众多本书所探讨的情况。编者们的目标是减少临床医师在临床实践中可能遇到的可避免和不可避免的并发症事件。

编者们在本书中投入了很多心思，使得内容涵盖极为广泛，这一点在其内容呈现上尤为明显。通过独特的讨论方式，编者们深入探讨了每一种并发症的病因、预防和处理措施，读者在编者的引导下能够更好地理解治疗的基本原理，从而为理解和处理这些不良事件打下坚实的基础。

笔者与 Resnik 和 Misch 教授建立了长期的工作关系和私人关系。我非常珍惜在过去 25 年里他们给予我的临床指导和研究指导，并为能称他们为职业同事和朋友而深感荣幸。我们这些自称为口腔种植从业者的人，均在不同程度上受到他们对该领域所作贡献的深远影响。

Jon B. Suzuki
DDS, PhD, MBA

种植牙已成为修复缺失牙的一种公认的治疗方法。大量的时间和资源被投入于该学科的研究和发展，因此，在各种种植体类型和系统中，都报道了非常高的留存率。尽管口腔种植学取得了诸多进展，但与种植相关的治疗也并非没有并发症。从种植手术和修复两方面培养临床种植能力需要一个学习曲线，有时也会出现效果不理想的情况。即使具有丰富的经验，并发症也难以完全避免。这些并发症可能发生在术中、术后或治疗成功多年以后。因此，今天的种植临床医师在种植治疗过程中不可避免地会遇到一些并发症。

本书的起源可追溯于 Misch 国际种植中心超过 25 年的教学。口腔种植的临床实践和对医生模型外科操作的教学让我明白，如果你做了足够多的治疗，无论是外科还是修复，均会出现并发症。激发我兴趣的是，我了解到，即使临床医生尽可能小心，与治疗相关的问题也会不可避免地发生。另外，由于现今有越来越多的口腔种植体被植入和修复，这显然会导致更多的并发症。然而，很少有人关注这些并发症的诊断、病因、预防和处理。即使是最温和的治疗，也可能给患者带来长期严重的破坏性并发症。

课堂是一个经常讨论成功治疗的地方。介绍新的治疗程序和治疗方案，并给出临床病例，概述演讲者发现的效用。作为一名与学生和接受临床实践指导的医生打交道的教育工作者，我发现，通过探讨在种植治疗过程中问题产生的原因及其预防措施，可以极大地加深对临床实践的理解。多年来，并发症研讨会的流行和我们收到的反馈帮助我巩固了信念——面对有时可能发生错误的残酷现实，并专注于如何预防。这最终有助于树立更强的信心，以追求卓越的临床疗效。

由于口腔种植的普及和技术环境的不断革新，该行业亟须一份基于文献并全面概述可能出现的并发症的资料。手术是口腔种植行业的重要组成部分。由于种植技术正在以惊人的速度进展，因此往往没有评估指南就推荐进行相关手术。在过去，我们的理念是，在没有至少 5 年的数据和经验的情况下，不对产品或技术进行推荐。然而，今天，口腔广告和制造商经常向行业提供误导性和不准确的信息，这可能造成危害，并导致并发症。

《Misch 口腔种植并发症的预防与处理》是一本关于诊断、病因，以及处理各种治疗计划、外科、修复和维护等系列并发症的综合指南。本书的主旨思想是：治疗并发症的最好方法是"预防"其发生。因此，本书包含了基于文献的事实信息，使种植临床医师对并发症的基本原理具备透彻的理解，并为并发症的甄别奠定坚实的基础。

全书大致分为六个部分：

**第一部分：并发症分类与全身状况（第 1~2 章）**

对口腔种植并发症进行分类概述，帮助读者建立整体框架。随后探讨医学 / 药物并发症，强调术前全面评估患者全身状况和用药情况的重要性，为后续治疗奠定基础。

**第二部分：术前规划与影像学评估（第 3~4 章）**

详细讨论术前规划阶段的并发症，强调精准规划的重要性。同时分析影像学检查的作用及其可能的并发症，为科学诊断和治疗决策提供指导。

**第三部分：术中与围手术期并发症（第 5~10 章）**

聚焦种植手术过程中的并发症，包括术中出血、感染、神经感觉障碍等。作者结合临床经验和研究成果，全面阐述这些并发症的发生原因、临床表现、预防及处理方法，指导临床医生应对突发状况。

**第四部分：愈合期并发症及处理（第 11~14 章）**

探讨术后可能出现的伤口裂开、骨移植并发症、上颌后牙区并发症及即刻种植相关并发症。为临床医生提供科学有效的处理建议，帮助管理术后患者，促进康复。

**第五部分：修复与维护并发症（第 15~18 章）**

涵盖可摘修复、固定修复、咬合及牙周维护相关并发症，强调修复设计、修复体选择及长期维护的重要性，为提高种植修复成功率和患者满意度提供参考。

**第六部分：法律责任（第 19 章）**

探讨口腔种植领域的法律问题，提醒临床医生注重医疗行为的合法性和伦理规范，保障患者权益，避免医疗纠纷。

总之，本书包含了可能出现的并发症的全面、深入总结，这些并发症是口腔种植临床医生可能遇到的。这本书并不是为了恐吓口腔种植临床医生，而是为了提出口腔种植临床医生可能会遇到的情况。

多年的经验让我明白，当临床医师意识到可能出现的最大的陷阱时，他们实际上对手术会更有信心。通过本书，读者将会建立坚实的知识基础，通过基于事实的方案来应对并发症，以减少并发症的发生。理想情况下，口腔种植临床医师能够获得并理解本书中的信息，从而提升种植牙的科学与专业水平，其重点不在于如何执行某个程序，而在于如何克服负面结果。作为一个额外的好处，文本回顾了大量的基础种植外科和修复知识，这也有助于增加临床医生的理解。

我们希望这本书能够鼓励临床医生意识到潜在的并发症，无论是轻微的还是危及生命的，从而为患者带来更好的整体治疗效果。

Randolph R. Resnik
DMD, MDS

在此，我要向支持我撰写这本书的许多人表示诚挚的感谢。首先，如果没有我生命中的两位导师——我已故的父亲 Rudolph Resnik 博士和 Carl Misch 博士，我永远不会有洞察力、雄心和志向来写这本书。

我的父亲是一名完美的父亲，他是一名教育者和临床医生，是我的榜样，也是固定修复领域的真正的先驱。他是我的英雄，也是我最好的朋友，更是我今天能够取得一点成就的首要原因。他无尽的支持和鼓励给了我个人和职业上取得成功的力量和动力。正是通过他一生的榜样，我才学会了在做任何事情时都付出 110% 的努力，以效仿他的工作态度、坚韧和动力。

Carl Misch 博士不仅是我的导师，也是我 30 年来非常亲密的私人朋友和同事。他无尽的精力和热情激励着我承担并完成了撰写这本书的艰巨任务。Carl 是真正的"现代种植学的先驱"，让我能够站在这一充满挑战的行业的最前沿，并在口腔种植学领域继承了他那前所未有的原则和教学方法。

如果没有我可爱的家人们的支持，这段历程是不可能实现的。首先，我要感谢我的妻子 Diane，她是我高中时的恋人、我最好的朋友和头号粉丝。她一直是我依靠的基石，在她坚定不移的支持下，我才能成为自己所从事领域的佼佼者。我还要感谢我的两个优秀的孩子，Christopher 和 Allison，他们让我为他们的成就感到无比骄傲，并激励我完成本书。Christopher 跟随我的脚步，即将成为一名口腔修复住院医师，Allison 正在医学院追求她的梦想。最后，我要感谢我的两只毛茸茸伙伴 Charlie 和 Nellie，在我撰写这本书的过程中，它们一直耐心地陪伴在我身旁。

我衷心感谢所有参与本书编写的章节作者们，他们慷慨地分享了自己的专业知识。对于他们对口腔种植学的奉献精神，特别是他们与我的友谊和对我的个人支持，我深表感激，他们是 Jon Suzuki 院长、Steven Caldwell、Robert Resnik、Glenn Jividen、Joseph Cillo、Jarrett Faust、John Preece 和 Frank DeLuca。

衷心感谢 Elsevier 出版集团的工作人员为本书内容所付出的精力、热情和创造力。特别是 Courtney L. Sprehe、Jolynn Gower、Kathy Falk、Jennifer Flynn-Briggs 和 Abigail Bradberry，他们在本书的编写过程中投入了极大的热情和长时间的工作。

最后，我要向在过去 25 年里在 Misch 国际种植中心与 Misch 博士和我一起接受培训的数千名医生表示感谢。他们给了我们写这本书的愿望和抱负，让种植口腔的学术水平更上一层楼。

Randolph R. Resnik
DMD, MDS

在人生的道路上，这个世界不断地教给我们一些教训，当我们置身于天才面前时，它最苦乐参半的真理之一就变得显而易见了。有的人来到这个世界并产生了极大的影响，以至于我们为他们的成就感到敬畏。他们确实在我们对生活的认知上留下了印记。它们带给我们的最后一课是关于生命礼物的脆弱。像所有的生命一样，这些天才离开了人世，我们不禁要想，没有他们的指引，我们该怎么办。

最近，整个医学界失去了一位真正的天才，Carl E. Misch 博士。他的激情和毕生的梦想是提高口腔种植的治疗水平，他孜孜不倦地追求着这一目标。通过各种原则和分类的发展，造就了现代口腔种植的起源，他真正地改变了他的学生、同事和患者的生活。除了是一名技艺精湛的临床医生外，他还具备非凡的能力，能够吸引并教导其他口腔医师，分享他在职业生涯中积累的知识。他无私地将自己的知识传授于他人，因为他的真正信念是永远"分享所学"。Carl E. Misch 是一位真正意义上的先驱者、教育家、医生、朋友和同事。

在口腔医学院学习期间，这位好奇的口腔医学生迷上了鲜为人知的口腔种植学领域，那时候口腔种植领域还被视为现代牙科学中的边缘学科。不过，Carl 依然积极追寻自己的热情，在他第4年的学习中成功植入了第1颗种植体。此外，他还被同学们选为班长，并在德国举行的国际口腔种植学大会上作为一名牙科学生站上了主讲台，这是很大的荣誉。他对口腔种植学知识的痴迷让他周游世界，向那些早期的种植学先驱请教经验和知识。他执着地追寻一些真正的口腔种植先驱，包括 Leonard Linkow、Ken Judy、Hilt Tatum、Robert James、P. I. Branemark 和 Hans Grafelman 博士等。

1984 年，Misch 博士创立了"Misch 国际种植中心"，该学院是首批专注于口腔种植教育的实践型机构之一，课程为期 1 年。凭借科学严谨的教学体系，该学院在全球范围内享有盛誉，并通过持续的研究、教育及独特的临床应用，在口腔种植领域始终保持领先地位。多年来，Misch 的哲学及其教义在多年间不断演进与扩展，现已在美国、巴西、加拿大、法国、意大利、日本、韩国、摩纳哥、西班牙和英国等多个国家得以传授。多年来，已有 6 所知名高等院校将 Misch 国际种植中心设立为其口腔外科学、牙周病学及修复学住院医师课程的专属口腔种植学培训项目。迄今为止，已有超过 5 000 名牙医接受了 Misch 国际种植中心的培训，该中心是世界上首屈一指的口腔种植培训中心。

Misch 博士在其职业生涯中荣获众多名誉博士学位及各类荣誉。土耳其伊斯坦布尔的耶迪特佩大学与罗马尼亚布加勒斯特的卡罗尔·达维拉医学与药学大学分别授予他名誉博士称号。此外，他还获得了口腔医学领域的荣誉学位，并被 Omicron Kappa Upsilon 全国牙科荣誉学会授予荣誉会员称号。他在口腔医学专业内共获得 12 项殊荣，包括来自美国牙科协会、国际牙科协会、皇家医学会及美国医院牙科协会等机构的认可。2014 年，美国牙科协会（American Dental Association, ADA）董事会向 Misch 博士颁发杰出服务奖，此奖项乃该学会所能授予之最高荣耀。

在 20 世纪 90 年代，Misch 博士撰写了 *Contemporary Implant Dentistry*，该书目前在其第 3 版，已成为最受欢迎的口腔医学教科书之一。并已被翻译成日语、西班牙语、葡萄牙语、土耳其语、意大利语和韩语等 9 种语言。此外，他的修复学教科书，*Dental Implant Prosthetics*（爱思唯尔出版集团）已更新至第 2 版。他的书被世界各地的牙科学校用于研究生和研究生课程。2017 年 3 月，期待已久的 *Complications in Oral Implantology* 将由爱思唯尔出版，由我和 Misch 博士共同撰写。Misch 博士撰写了 250 多篇文章，并在美国各州及全世界 50 多个不同的国家多次发表演讲。Misch 博士还拥有 16 项牙科专利，也是 BioHorizons Maestro 种植体系统的共同发明者。

Misch 博士是美国口腔种植学 / 种植牙科委员会（American Board of Oral Implantology/Implant Dentistry）院士，并曾担任该学会的董事会主席和考试委员会成员。他还曾担任多个口腔种植组织的主席，包括国际种植牙专科医师学会、美国种植牙科学会、种植与移植学会，以及美国口腔种植学家学会。他是全球最大的口腔种植组织"国际种植牙专科医师学会（International Congress of Oral Implantologists）"的前任主席和董事会联合主席。其他成就还包括被瑞典国王授予"骑士"称号，以及被法国著名葡萄酒协会勃艮第骑士会授予骑士称号。

Misch 博士对口腔种植领域的影响是前所未有的，现今大多数技术和程序均基于他最初提出的原则与分类。在我看来，真正天才的标志之一便是能够在主流社会尚未意识到某种理念之前，即预见了技术发展的需求。与该领域的其他从业者相比，他在口腔种植学的创立、发展及现今应用原则方面所作出的贡献，远超于该领域其他从业者。

在这一领域，鲜有能与 Misch 博士相提并论的贡献者。他毕生致力于种植牙研究，专注于探讨如何合理使用口腔种植体，以期对整个人类文明的健康产生深远而积极的影响。他的热情全力以赴地集中于完善这一技术，以确保将口腔种植学确立为一种常规治疗方法的愿景得以实现。他是一位真正的先驱，在那个时代逆流而上，面临着诸多阻碍。他引发了一场口腔种植学领域的文艺复兴，这场复兴将持续影响他所接触到的每一个人。

我们将铭记 Misch 博士，一位卓越的临床医生、研究学者、教授，以及父亲。他一生始终秉承着自己的信念生活，并以此教导他人，直至生命的最后时刻。他对分享自己对行业热爱的执着，驱动着他在不断前行，即便在最复杂的情况下，他依然能够保持充沛的精力。这正是生活之美的所在。总会有一些天才以其卓越的才能闪耀登场。最杰出的人选择将自己的一生奉献于与他人分享这些珍贵的礼物。这是对 Carl E. Misch 博士的卓越描述，我和我们团队的其他成员将永远铭记于心。他的遗产将通过他所培养的临床医生、受到他影响的教师，以及从他不懈而深远的工作中获益的患者得以延续。Carl，安息吧。

Randolph R. Resnik

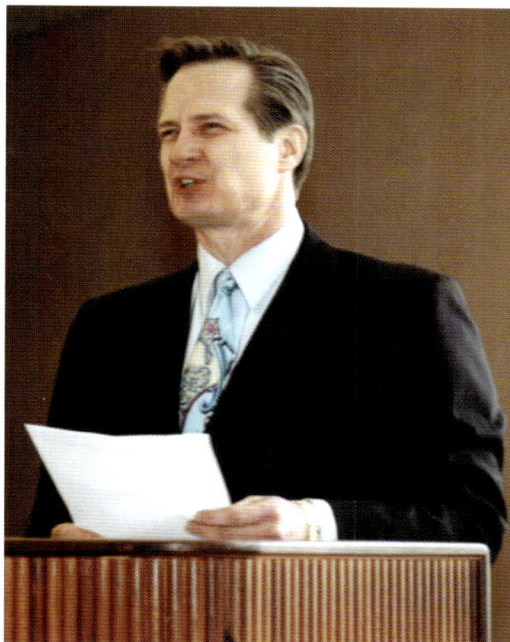

谨以此书献给我已故的父亲

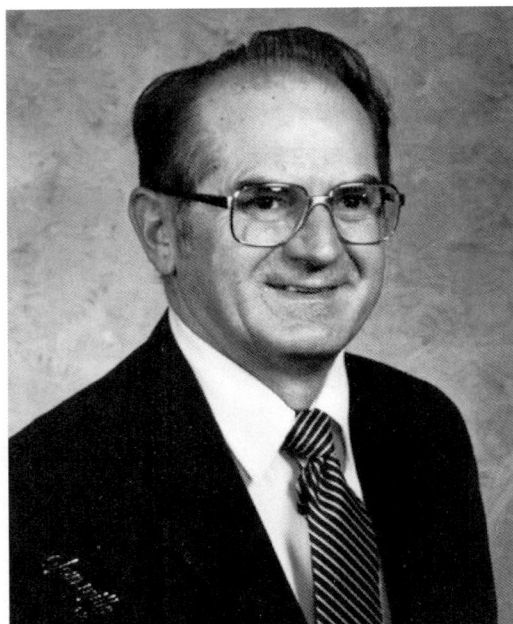

**Rudolph Resnik, DDS**
1927—1990

## 主　　编

### RANDOLPH R. RESNIK, DMD, MDS

*Clinical Professor*
Department of Periodontology and Oral Implantology
Kornberg School of Dentistry-Temple University
Philadelphia, Pennsylvania
*Adjunct Professor*
University of Pittsburgh School of Dental Medicine
Graduate Prosthodontics
Pittsburgh, Pennsylvania
*Surgical Director/Chief of Staff*
Misch International Implant Institute
Beverly Hills, Michigan

### CARL E. MISCH, DDS, MDS, PhD (HC)

*Clinical Professor and Past Director*
Oral Implant Dentistry
Temple University
Kornberg School of Dentistry
Department of Periodontics and Implant Dentistry
Philadelphia, Pennsylvania
*Adjunct Professor*
University of Alabama at Birmingham
School of Engineering
Birmingham, Alabama
*Founder*
Misch International Implant Institute
Beverly Hills, Michigan

## 编　　者

**Steven Caldwell, DDS**
Private Practice – Periodontist
El Paso, Texas

**Gregory Caldwell, DDS, MS**
Private Practice – Periodontist
El Paso, Texas

**Joseph E. Cillo, Jr., DMD, MPH, PhD**
Associate Professor of Surgery and
　Residency Program Director
Drexel University College of
　Medicine
Division of Oral & Maxillofacial Surgery
Allegheny General Hospital
Pittsburgh, Pennsylvania

**Francis R. DeLuca, DMD, JD**
Practicing Malpractice Attorney
Hollywood, Florida

**Jarrett B. Foust, DDS**
Private Practice – General/Implant
　Dentistry
Pittsburgh, Pennsylvania

**Glenn J. Jividen, DDS**
Private Practice – Periodontist
Dayton, Ohio

**H. Ray Hazen, DDS, MSD**
Private Practice – Prosthodontist
Rochester, Indiana

**Allen Liu, DMD, MS**
Private Practice – Periodontist
Seattle, Washington

**John W. Preece, DDS, MS**
Professor Emeritus
Division of Oral and Maxillofacial
　Radiology
The University of Texas Health Science
　Center at San Antonio
San Antonio, Texas

**Christopher R. Resnik, DMD**
University of Pittsburgh School of Dental
　Medicine
Graduate Prosthodontics
Pittsburgh, Pennsylvania

**Robert J. Resnik, MD, MBA**
Internal Medicine
Cary Adult Medicine
Cary, North Carolina

**Jon B. Suzuki, DDS, PhD, MBA**
Professor of Microbiology and
　Immunology (School of Medicine)
Professor of Periodontology and Oral
　Implantology (School of Dentistry)
Chairman and Program Director, Graduate
　Periodontology and Oral Implantology
Associate Dean for Graduate Education
Temple University
Philadelphia, Pennsylvania
Chairman, Dental Products Panel
Food and Drug Administration
Silver Spring, Maryland

# 目　录

# 第1章　种植牙并发症分类

Randolph R.Resnik，著

牙科的主要原则之一是恢复患者的最佳形态、功能和美观。在牙科历史上，很少有一项技术进步能像种植体的出现那样帮助口腔医生实现这一目标。尽管历史证据表明自古以来人类就尝试用外来材料替换缺失的牙齿，但用生物相容性材料完全替换牙齿的科学技术是最近才出现的。口腔种植学包括用生物相容性材料支撑上部结构以替换缺失的牙齿，这大大改善了数百万人的生活质量。例如，曾经无牙的患者现在有机会恢复完整的咀嚼能力；曾经注定因持续骨吸收而影响面部肌肉支撑的患者，现在有机会保持年轻的外貌；先天牙缺失的年轻患者现在可以不必依赖活动义齿，拥有正常的美观外表。虽然与其他医学学科相比，牙种植体是一种较新的研究，但对全球患者生活质量的影响是巨大的。

由于众多领域先驱的贡献，口腔种植已成为修复缺失牙高度成功且可预期的治疗选择。大量临床研究显示，种植治疗的成功率非常高。然而，随着种植数量不断增加，出现的并发症种类也在增多。尽管口腔种植技术有所进步，但仍无法完全避免并发症的出现。这些并发症不仅在手术阶段出现，也在修复阶段出现，且后果严重程度不一。修复并发症会因植体位置不当、诊断不准确或对修复部件受力的了解不足，导致患者未能获得理想的修复效果，出现功能性和美观性问题。手术并发症则可能导致植体失败、神经感觉障碍、感染、大出血，甚至可能危及生命。随着口腔种植学的发展，口腔医学领域必须面对这些并发症，掌握并发症的处理方法是确保治疗长期成功的关键。

## 一、并发症相关研究

在文献回顾中，许多研究已经评估了外科和修复的并发症发生率。McDermott 等在一项回顾性研究中对约 2 400 个种植病例进行了评估，发现总体并发症发生率为 13.9%[1]。Jung 等在一项研究中报告称，在超过 5 年的观察期，种植体支持式固定修复体的并发症发生率为 39%[2]。Serrano 等在一项多中心回顾性研究中发现，种植体支持式覆盖义齿的并发症发生率为 50%[3]。许多其他研究也对特定的并发症进行了评估（表 1-1）。

| 表 1-1 并发症期刊文章总结 | | |
| --- | --- | --- |
| | 类别 | 研究结果 |
| | CBCT 并发症 | |
| Schneider（2009）[1] | 计算机生成导航精度 | • Meta 回归分析显示颈部的平均误差为 1.07 毫米，根尖为 1.63 毫米 |
| D'haese（2012）[2] | 即刻负荷 | • 回顾分析了 6 篇论文，当立体光固化导板结合即刻修复时，平均并发症发生率为 42% |

[1]Schneider D, Marquardt P, Zwahlen M, et al: A systematic review on the accuracy and the clinical outcome of computer-guided template-based implant dentistry. *Clin Oral Implants Res* 20(Suppl 4):73–86, 2009.
[2]D'haese J, Van De Velde T, Komiyama AI, et al: Accuracy and complications using computer-designed stereolithographic surgical guides for oral rehabilitation by means of cental implants: a review of the literature. *Clin Implant Dent and Relat Res* 14(3):321–335, 2012.

**表 1-1  并发症期刊文章总结(续)**

| 类别 | | 研究结果 |
|---|---|---|
| **CBCT 并发症** | | |
| Arisan(2010)[3] | 导航精度 | • 骨支持式导板的平均偏差最大(角度偏差为 5.0° ± 1.66°,植入物肩部和尖端的偏差分别为 1.70 ± 0.52mm 和 1.99 ± 0.64mm) |
| Valente(2009)[4] | 导板引导的不翻瓣手术 | • 平均侧向偏差冠方为 1.4mm,尖端为 1.6mm。平均深度偏差为 1.1mm,平均角度偏差为 7.9° |
| **出血并发症** | | |
| Hong(2012)[5] | 服用华法林 | • 服用华法林的患者持续出血的发生率(2%)<br>• 拔牙即刻种植出血发生率增加到 4.8% |
| Balaguer-Martí(2015)[6] | 下颌出血 | • 最常见的种植体植入手术后大出血部位是下颌骨(尖牙>切牙>第一前磨牙)<br>• 最常见的动脉是舌下动脉,通常来自舌侧穿孔 |
| Zijderveld(2008)[7] | 侧方开窗出血 | • 2% 在侧方开窗后发生显著出血并发症 |
| Goodacre(2003)[8] | 术后瘀斑 | • 24% 的牙种植部位会出现明显的瘀斑。瘀斑的位置受重力影响 |
| **神经并发症** | | |
| Burstein(2008)[9] | 下颌神经受损 | • Meta 分析显示,种植体植入过程中的神经损伤发生率范围为 0%～13% |
| Bartling(1999)[10] | 下颌神经受损 | • 首次术后随访时发现 8.5% 的神经损伤率 |
| Libersa(2007)[11] | 暂时性神经损伤 vs. 永久神经损伤 | • 评估了与种植体植入相关的暂时性与永久性神经损伤,75% 的损伤为永久性 |
| Pogrel(2000)[12] | 下牙槽神经阻滞神经损伤 | • 1:26 762 次下牙槽神经阻滞导致神经损伤,其中 36% 导致感觉异常 |
| **感染并发症** | | |
| Powell(2005)[13] | 种植体感染 | • Ⅰ期和Ⅱ期手术后的感染率为 1.14% |
| Gynther(1998)[14] | 种植体感染 | • 术后感染率为 0.7% |
| Greenstein(2008)[15] | 伤口裂开 | • 切口线裂开为 4.6%～13.7% |
| Lekovic(1997)[16] | 伴有屏障膜的伤口裂开 | • 在引导骨再生术中使用屏障膜时,观察到了 30% 的软组织裂开的发生率 |

[3]Arisan V, Karabuda ZC, Özdemir T: Accuracy of two stereolithographic guide systems for computer-aided implant placement: a computed tomography-based clinical comparative study. *J Periodontol* 81(1):43–51, 2010.

[4]Valente F, Schiroli G, Sbrenna A: Accuracy of computer-aided oral implant surgery: a clinical and radiographic study. *Int J Oral Maxillofac Implants* 24(2):234–242, 2009.

[5]Hong C, Napenas JJ, Brennan M, et al: Risk of postoperative bleeding after dental procedures in patients on warfarin: a retrospective study. *Oral Surg Oral Med Oral Pathol Oral Radiol* 114:464–468, 2012.

[6]Balaguer-Martí JC, Peñarrocha-Oltra D, Balaguer-Martínez J, et al: Immediate bleeding complications in dental implants: a systematic review. *Med Oral Patol Oral Cir Cucal* 20(2):e231–238, 2015.

[7]Zijderveld SA, van den Bergh JP, Schulten EA, et al: Anatomical and surgical findings and complications in 100 consecutive maxillary sinus floor elevation procedures. *J Oral Maxillofac Surg* 66(7):1426–1438, 2008.

[8]Goodacre CJ, Bernal G, Rungcharassaeng K, et al: Clinical complications with implants and implant prostheses. *J Prosthet Dent* 90:121–132, 2003.

[9]Burstein J, Mastin C, Le B: Avoiding injury to the inferior alveolar nerve by routine use of intraoperative radiographs during implant placement. *J Oral Implantol* 34(1):34–38, 2008.

[10]Bartling R, Freeman K, Kraut RA: The incidence of altered sensation of the mental nerve after mandibular implant placement. *J Oral Maxillofac Surg* 57:1408–1410, 1999.

[11]Libersa P, Savignat M, Tonnel A: Neurosensory disturbances of the inferior alveolar nerve: a retrospective study of complaints in a 10-year period. *J Oral Maxillofac Surg* 65(8):1486–1489, 2007.

[12]Pogrel MA, Thamby S: Permanent nerve involvement resulting from inferior alveolar nerve blocks. *J Am Dent Assoc* 131(7):901–907, 2000.

[13]Powell CA, Mealey BL, Deas DE, et al: Post-surgical infections: Prevalence associated with various periodontal surgical procedures. *J Periodontol* 76:329–333, 2005.

[14]Gynther GW, Kondell PA, Moberg LE, et al: Dental implant installation without antibiotic prophylaxis. *Oral Surg Oral Med Oral Pathol Oral Radiol Endod* 85:509–511, 1998.

[15]Greenstein G, Cavallaro J, Romanos G, et al: Clinical recommendations for avoiding and managing surgical complications associated with implant dentistry: a review. *J Periodontol* 79(8):1317–1329, 2008.

[16]Lekovic V, Kenney EB, Weinlaender M, et al: A bone regenerative approach to alveolar ridge maintenance following tooth extraction. Report of 10 cases. *J Periodontol* 68:563–570, 1997.

## 表 1-1　并发症期刊文章总结（续）

| | 类别 | 研究结果 |
|---|---|---|
| **感染并发症** | | |
| Urban（2012）[17] | 上颌窦植骨材料感染 | • 2.3% 的患者在术后出现了上颌窦植骨材料感染 |
| Sicilia（2008）[18] | 钛合金过敏 | • Ⅳ 型超敏反应（钛合金敏感性）钛过敏的报告发现其患病率为 0.6% |
| Davies（1990）[19] | 空气栓塞 | • 3 例植入术后空气栓塞致死病例报告 |
| **手术并发症** | | |
| Hämmerle（2002）[20] | 引导骨再生 | • 回顾性研究报告显示再生骨中的种植体成功率或存留率为 79.4%～100% |
| Levin（2007）[21] | 自体骨上置法移植并发症 | • 存留率为 96.9%，种植体周围的边缘骨丧失范围为 0～3.3mm，只有 5% 的种植体在随访时间内显示出超过 1.5mm 的边缘骨丧失 |
| Chiapasco（2009）[22] | 同种异体移植骨和屏障膜 | • 术后 20% 的不可吸收膜和 5% 的可吸收膜发生了暴露/感染 |
| Chaushu（2010）[23] | 松质骨块移植 | • 137 个骨增量部位中，有 10 个（7%）和 11 个（8%）分别发生了部分和全部骨块移植失败 |
| Nkenke（2009）[24] | 上颌窦底提升植骨并发症 | • 上颌窦底提升植骨并发症为 0%～32% |
| Di Girolamo（2005）[25] | 良性阵发性体位性眩晕 | • 冲击法上颌窦底提升导致良性阵发性体位性眩晕发生率为 3% |
| Schwartz-Arad（2004）[26] | 上颌窦膜穿孔 | • Schneiderian 膜穿孔是上颌窦底提升最常见的并发症，发生率可高达 40% |
| Chrcanovic（2009）[27] | 下颌骨骨折 | • 下颌骨骨折最有可能发生在重度萎缩的下颌无牙颌种植体植入时，发生率为 0.2% |
| Galindo-Moreno（2012）[28] | 种植体位移 | • 在 80% 的病例中，研究报告显示采用了骨凿冲击法上颌窦底提升术（33.3%），或是根本没有进行提升术（46.7%） |
| **修复并发症** | | |
| Kourtis（2004）[29] | 修复并发症 | • 修复体并发症发生率：螺钉松动（34%），螺钉折断（13%），黏结固位修复体松动（20%），修复体断裂（20%） |

[17]Urban IA, Nagursky H, Church C, et al: Incidence, diagnosis, and treatment of sinus graft infection after sinus floor elevation: a clinical study. *Int J Oral Maxillofac Implants* 27(2):449–457, 2012.

[18]Sicilia A, Cuesta S, Coma G, et al: Titanium allergy in dental implant patients: a clinical study on 1500 consecutive patients. *Clin Oral Implants Res* 19(8):823–835, 2008.

[19]Davies JM, Campbell LA: Fatal air embolism during dental implant surgery: a report of three cases. *Can J Anaesth* 37(1):112–121, 1990.

[20]Hämmerle CH, Jung RE, Feloutzis A: A systematic review of the survival of implants in bone sites augmented with barrier membranes (guided bone regeneration) in partially edentulous patients. *J Clin Periodontol* 29(Suppl 3):226–231, 2002.

[21]Levin L, Nitzan D, Schwartz-Arad D: Success of dental implants placed in intraoral block bone grafts. *J Periodontol* 78(1):18–21, 2007.

[22]Chiapasco M, Zaniboni M: Clinical outcomes of GBR procedures to correct peri-implant dehiscences and fenestrations: a systematic review. *Clin Oral Implants Res* 20(Suppl 4):113–123, 2009.

[23]Chaushu G, Mardinger O, Peleg M, et al: Analysis of complications following augmentation with cancellous block allografts. *J Periodontol* 81(12):1759–1764, 2010.

[24]Nkenke E, Stelzle F: Clinical outcomes of sinus floor augmentation for implant placement using autogenous bone or bone substitutes: a systematic review. *Clin Oral Implants Res* 20(Suppl 4):124–133, 2009.

[25]Di Girolamo M, Napolitano B, Arullani CA, et al: Paroxysmal positional vertigo as a complication of osteotome sinus floor elevation. *Eur Arch Otorhinolaryngol* 262(8):631–633, 2005.

[26]Schwartz-Arad D, Herzberg R, Dolev E: The prevalence of surgical complications of the sinus graft procedure and their impact on implant survival. *J Periodontol* 75:511–516, 2004.

[27]Chrcanovic BR, Custódio AL: Mandibular fractures associated with endosteal implants. *Oral Maxillofac Surg* 13(4):231–238, 2009.

[28]Galindo-Moreno P, Padial-Molina M, Avila G, et al: Complications associated with implant migration into the maxillary sinus cavity. *Clin Oral Implants Res* 23(10):1152–1160, 2012.

[29]Kourtis SG, Sotiriadou S, Voliotis S, et al: Private practice results of dental implants. Part I: survival and evaluation of risk factors—Part II: surgical and prosthetic complications. *Implant Dent* 13(4):373–385, 2004.

**表 1-1 并发症期刊文章总结（续）**

| | 类别 | 研究结果 |
|---|---|---|
| **修复并发症** | | |
| McDermott（2003）[30] | 常见并发症 | • 常见并发症的发生率为 13.9%，包括感染（10.2%），修复并发症（2.7%），以及手术相关并发症（1.0%） |
| Sadid-Zadeh（2015）[31] | 牙列缺损单颗或多牙种植固定修复 | • Meta 分析显示修复后 5 年，单个种植牙冠的机械并发症发生率为 10.8%，多牙缺失种植固定修复的发生率为 16.1% |
| DeBoever（2006）[32] | 螺钉松动 | • 修复后 3 年内螺钉松动发生率为 12% |
| Chaar（2011）[33] | 螺钉松动 | • 修复后 5 年内螺钉松动发生率为 4.3% 在，5～10 年发生率为 10% |
| K-T Yao（2011）[34] | 修复螺钉的沉降效应 | • 在紧固后的最初几秒到几分钟内，由于沉降效应，初始预负荷的 2%～10% 会损失 |
| Goodacre（2003）[35] | 覆盖义齿并发症 | • 附着体松动（30%），需要重衬（19%），覆盖义齿断裂（12%） |
| Pjetursson（2012）[36] | 种植固定修复 | • 5 年内 34% 的固定修复体出现了并发症<br>• 种植体支持的金-丙烯酸固定修复体 10 年存留率为 77.4%<br>• 种植体支持的固定修复体（所有类型）的存留率 5 年后为 95.4%，10 年后为 80.1% |
| Sailer（2007）[37] | 种植固定修复 | • Meta 分析报告显示 5 年存留率为 94.3%，10 年存留率为 88.9% |
| Schley（2010）[38] | 氧化锆修复体 | • 76.41% 在修复后 5 年无机械并发症 |
| Albrektsson（2012）[39] | 机械与美观并发症 | • 尽管单颗种植牙冠的存留率很高，但机械、生物和美学方面的并发症分别报告为 8.8%、7.1% 和 7.1% |
| Albrektsson（2012）[40] | 单冠成功率 | • 单颗种植牙冠的 5 年存留率为 96.3%，10 年存留率为 89.8% |
| Goodacre（1999）[41] | 语音并发症 | • 种植体修复后语音并发症发生率为 4%～8% |
| **种植失败并发症** | | |
| Pjetursson（2012）[42] | 种植失败 | • Meta 分析显示，用于支持固定修复体的种植体在 5 年后的存留率为 95.6%，在 10 年后的存留率为 93.1% |

[30]McDermott NE, Chuang SK, Woo VV, et al: Complications of dental implants: identification, frequency, and associated risk factors. *Int J Oral Maxillofac Implants* 18(6):848–855, 2003.

[31]Sadid-Zadeh R, Kutkut A, Kim H: Prosthetic failure in implant dentistry. *Dent Clin North Am* 59(1):195–214, 2015.

[32]De Boever AL, Keersmaekers K, Vanmaele G, et al: Prosthetic complications in fixed endosseous implant-borne reconstructions after an observations period of at least 40 months. *J Oral Rehabil* 33(11):833–839, 2006.

[33]Chaar MS, Att W, Strub JR: Prosthetic outcome of cement-retained implant-supported fixed dental restorations: a systematic review. *J Oral Rehabil* 38(9):697–711, 2011.

[34]Yao KT, Kao HC, Cheng CK, et al: The effect of clockwise and counterclockwise twisting moments on abutment screw loosening. *Clin Oral Implant Res* 23:1–6, 2011.

[35]Goodacre CJ, Bernal G, Rungcharassaeng K, et al: Clinical complications with implants and implant prostheses. *J Prosthet Dent* 90(2):121–132, 2003.

[36]Pjetursson BE, Thoma D, Jung R, et al: A systematic review of the survival and complication rates of implant-supported fixed dental prostheses (FDPs) after a mean observation period of at least 5 years. *Clin Oral Implants Res* 23(Suppl 6):22–38, 2012.

[37]Sailer I, Pjetursson BE, Zwahlen M, et al: A systematic review of the survival and complication rates of all-ceramic and metal–ceramic reconstructions after an observation period of at least 3 years. Part II: fixed dental prostheses. *Clin Oral Implants Res* 18(Suppl 3):86–96, 2007.

[38]Schley JS, Heussen N, Reich S, et al: Survival probability of zirconia-based fixed dental prostheses up to 5 yr: a systematic review of the literature. *Eur J Oral Sci* 118(5):443–450, 2010.

[39]Albrektsson T, Donos N: Implant survival and complications. The Third EAO consensus conference 2012. *Clin Oral Implants Res* 23(Suppl 6):63–65, 2012.

[40]Albrektsson T, Donos N: Implant survival and complications. The Third EAO consensus conference 2012. *Clin Oral Implants Res* 23(Suppl 6):63–65, 2012.

[41]Goodacre CJ, Kan JY, Rungcharassaeng K: Clinical complications of osseointegrated implants. *J Prosthet Dent* 81(5):537–552, 1999.

[42]Pjetursson BE, Thoma D, Jung R, et al: A systematic review of the survival and complication rates of implant-supported fixed dental prostheses (FDPs) after a mean observation period of at least 5 years. *Clin Oral Implants Res* 23(Suppl 6):22–38, 2012.

**表 1-1　并发症期刊文章总结（续）**

| | 类别 | 研究结果 |
|---|---|---|
| | **种植失败并发症** | |
| Albrektsson（2012）[43] | 种植体存留率 | • 5 年种植体存留率估计为 97.7%，基于四项前瞻性研究，10 年种植体存留率估计为 94.9% |
| Goodacre（2003）[35] | 骨质不良导致种植失败 | • 在骨质差的（Ⅳ类骨）中种植体失败率为 6% |
| Lang（2012）[44] | 即刻植体 | • 即刻种植每年失败率为 0.82%（95% 置信区间：0.48%～1.39%），为 2 年存留率为 98.4% |
| Bulard（2005）[45] | 小直径植体失败 | • 微型种植体用于支持永久修复体时的平均失败率在 8 个月到 5 年期间为 8.83% |
| Proussaefs（2004）[46] | 黏膜穿通后的植体失败 | • Ⅱ期手术时，未穿孔部位的种植体存留率为 100%，而穿孔部位的存留率为 69.6% |
| Baig（2007）[47] | 吸烟与种植体失败 | • 吸烟者种植体的失败率是非吸烟者的两倍以上<br>• 上颌窦底提升植骨种植，植体失败率吸烟者是非吸烟者的两倍以上 |
| Peled（2003）[48] | 糖尿病与种植体失败 | • 糖尿病患者种植体成功率 1 年为 97.3%，5 年为 94.4% |
| | **牙周并发症** | |
| Pjetursson（2012）[49] | 软组织并发症 | • 5 年后发生种植体周炎和软组织并发症的概率为 8.5% |
| Jung（2012）[50] | 软组织并发症 | • 生物并发症，单颗种植修复 5 年后软组织并发症累计发生率为 7.1% |
| Schley（2010）[51] | 软组织并发症 | • 氧化锆-生物学并发症，5 年无并发症的比例为 91.72% |
| Quirynen（2003）[52] | 根尖周病变 | • 在五年期间，1% 的种植体发生了根尖周病变 |
| Marrone（2013）[53] | 黏膜炎和种植体周围炎 | • 种植体周围黏膜炎和种植体周围炎的患病率分别为 31% 和 37% |
| Fransson（2008）[54] | 种植体周病 | • 种植体周病的患病率报告为 92%。 |
| Souza（2016）[55] | 角化组织 | • 横断面分析报告显示，在 40.3% 的后牙区域和 30.4% 的前牙区域，缺乏足够的角化组织导致牙龈健康状况不佳 |

[43]Albrektsson T, Donos N: Implant survival and complications. The Third EAO consensus conference 2012. *Clin Oral Implants Res* 23(Suppl 6):63–65, 2012.

[44]Lang NP, Pun L, Lau KY, et al: A systematic review on survival and success rates of implants placed immediately into fresh extraction sockets after at least 1 year. *Clin Oral Implants Res* 23(Suppl 5):39–66, 2012.

[45]Bulard RA, Vance JB: Multi-clinic evaluation using mini-dental implants for long-term denture stabilization: a preliminary biometric evaluation. *Compend Contin Educ Dent* 26(12):892–897, 2005.

[46]Proussaefs P, Lozada J, Kim J, et al: Repair of the perforated sinus membrane with a resorbable collagen membrane: a human study. *Int J Oral Maxillofac Implants* 19(3):413–420, 2004.

[47]Baig MR, Rajan M: Effects of smoking on the outcome of implant treatment: a literature review. *Indian J Dent Res* 18(4):190–195, 2007.

[48]Peled M, Ardekian L, Tagger-Green N, et al: Dental implants in patients with type 2 diabetes mellitus: a clinical study. *Implant Dent* 12(2):116–122, 2003.

[49]Pjetursson BE, Thoma D, Jung R, et al: A systematic review of the survival and complication rates of implant-supported fixed dental prostheses (FDPs) after a mean observation period of at least 5 years. *Clin Oral Implants Res* 23(Suppl 6):22–38, 2012.

[50]Jung RE, Zembic A, Pjetursson BE, et al: Systematic review of the survival rate and the incidence of biological, technical, and aesthetic complications of single crowns on implants reported in longitudinal studies with a mean follow-up of 5 years. *Clin Oral Implants Res* 23(Suppl 6):2–21, 2012.

[51]Schley JS, Heussen N, Reich S, et al: Survival probability of zirconia-based fixed dental prostheses up to 5 yr: a systematic review of the literature. *Eur J Oral Sci* 118(5):443–450, 2010.

[52]Quirynen M, Gijbels F, Jacobs R: An infected jawbone site compromising successful osseointegration. *Periodontol 2000* 33:129–144, 2003

[53]Marrone A, Lasserre J, Bercy P, et al: Prevalence and risk factors for peri-implant disease in Belgian adults. *Clin Oral Implants Res* 24(8):934–940, 2013.

[54]Fransson C, Wennstrom J, Berglundh T: Clinical characteristics at implants with a history of progressive bone loss. *Clin Oral Implants Res* 19(2):142–147, 2008.

[55]Souza AB, Tormena M, Matarazzo F, et al: The influence of peri-implant keratinized mucosa on brushing discomfort and peri-implant tissue health. *Clin Oral Implants Res* 27(6):650–655, 2016.

## 二、并发症的病因

### （一）对牙种植的需求增加

当今全球对牙种植体的需求日益增加。这种需求和使用种植体相关治疗的增加，是多种因素共同作用的结果，包括：①老龄化人口的寿命延长且社交活动增多；②与年龄相关的牙齿脱落；③固定修复体失败；④牙缺失后的解剖学改变；⑤可摘义齿戴用效果不佳；⑥可摘局部义齿无法继续戴用；⑦牙齿脱落的心理影响，以及婴儿潮一代老龄后的需求和愿望；⑧种植体支持义齿的长期效果可预测性；⑨种植体支持修复的优势；⑩公共意识的提高[4]。

美国口腔颌面外科医师协会的一项研究指出，在35~44岁年龄组中，至少有69%的人缺失1颗牙齿[5]。到75岁时，至少有1/4的成年人会完全无牙。这些统计数据结合整体人口研究，描绘出种植体需求的图景。65岁以上人口的比例在增加，与此同时整体人口也在增长。2000年人口为2.82亿，预计到2050年将增加49%，达4.2亿。考虑到人口增长及65岁以上人口比例增加的影响，可以预期患者人数会大幅增加（图1-1）[4]。2003年，65岁以上人口为3 500万，预计到2025年这一数字将增加87%，至近7 000万人。因此，由于老年人更容易牙缺失，未来几十年对种植牙的需求将大幅增加。

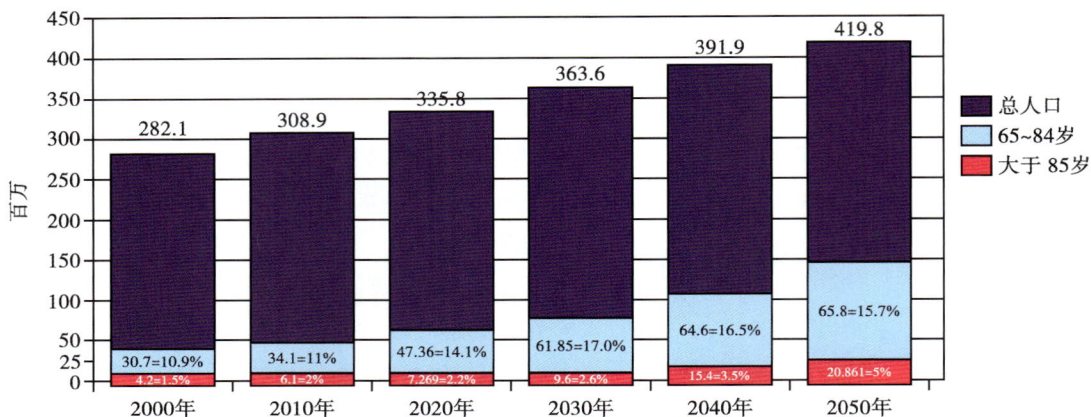

图1-1 到2050年，20.7%的人口将超过65岁。除了65岁以上人口比例增加外，总人口也在增长。因此，2000年有3 490万人超过65岁，到2050年这一数字将达到8 660万人。（来自Misch CE: *Contemporary implant dentistry*, ed 3, Mosby, St. Louis, 2008.）

### （二）被大众接受的治疗

通过种植体修复牙缺失是口腔医学领域中发展最快的学科之一。软硬组织的增量、种植体设计和修复体制作等技术的进步，使得种植长期成功率超过90%。此外，针对口腔医生和患者教育资料的大量涌现，大大提高了公众对口腔种植作为可行治疗方式的认知。这些因素推动了牙种植体市场的爆炸式增长。

Straumann公司进行的一项研究预估了到2020年牙种植体市场的增长情况。截至2011年，15%~20%寻求牙缺失修复的患者接受了种植体治疗。预计这一数字在未来9年内将增加到25%~30%[6]。在这短暂的时间内，种植体市场预计将增长6%~8%。TechNavio的分析师预测，2014—2019年间，全球牙种植体市场的年复合增长率将达到8.72%。整体牙种植体市场从32亿美元在5年内增长至42亿美元，到2018年超过65亿美元[7]。

### （三）更多口腔医生开始植入牙种植体

由于患者对口腔种植治疗的需求激增，以及从经济角度分析这种治疗的高收益性，越来越多的口腔医生开始开展种植手术。据Straumann报道，美国有18%~20%的口腔医生开展种植治疗，每位口腔医生平均每年植入55~60个种植体。相比之下，美国牙科协会（American Dental Association，ADA）2004年的一项研究显示，这一比例仅为11%[8,9]。直到10年前，口腔种植学在牙科课程中并未受到重视，但现在已成为学生教育的核心部分。进行种植体植入手术的全科口腔医生人数正在增加，并将在未来继续增长。此外，技术进步也使得处理复杂病例变得更加容易和有利可图。

## （四）制造商培训课程

在 2007 年的 ADA 调查中，全科口腔医生被问及他们在哪里接受了牙种植手术培训。约 66% 的口腔医生是在口腔医学院校毕业后接受了专科培训。其余大多数口腔医生则是在由制造商赞助的课程中接受了培训。由于过去口腔医学院校对口腔种植学的授课不足，许多口腔医生正寻求低成本的快速入门途径。牙种植制造商正在努力通过举办口腔种植培训来填补这一空白，以满足那些希望了解这一学科的口腔医生需求。尽管这些短期课程总比口腔医生在没有任何培训的情况下实施种植要好，但其中确实存在一些固有的缺陷。

首先，牙种植治疗计划缺乏基础的理论培训，而这对于成功的治疗结果至关重要。对于修复设计、力的分布和位点处理的深刻理解是实现稳定成功的牙种植治疗结果的关键。其次，制造商往往简化治疗方案，意在增强临床医生在各自诊所提供种植服务的信心。这使得口腔医生无法充分了解在治疗过程中可能遇到的并发症，以及如何应对这些并发症。

## （五）在条件不佳位点植入牙种植体

由于缺乏全面的口腔种植学专业培训，口腔医生可能对硬组织和软组织处理缺乏深刻认识。而许多牙缺失部位需要在软硬组织处理和修复上做特别的设计。在学习曲线的早期阶段，口腔医生会避开自己未掌握的知识或不熟悉的操作，而制定一个非优化的治疗计划，因此可能会将种植体置于不理想的位置，导致美观效果差、修复不良和手术并发症。由于拔牙后的骨吸收，许多部位种植条件不佳（无论是从手术还是修复角度）。如果口腔医生缺乏骨增量和位点保存的知识，他们可能会选择一些替代治疗方案，如植入种植体过于倾斜、选择过短的种植体或种植体数量过少，无法满足拟定修复设计方案所承受𬌗力的需求。所有这些"捷径"或"不理想"的操作可能增加并发症，降低成功率，并引发法律后果。

财务动机也可能影响与位点改良相关的决策。口腔医生可能会因财务上的考量，倾向于"把患者的治疗留在诊所内"，这可能导致偏离正确的治疗计划，特别是当临床医生不具备软硬组织增量所需的技能或知识时。对于存在骨高度、宽度、密度或软组织不足的缺牙区域，医生需要具备更高的专业水平、经验和技能，才能按适当的治疗计划从手术阶段到最终修复顺利完成。软硬组织缺损较多的位点，在种植体植入前须先行组织增量手术，这需要专业的训练和技能，如果临床医生不具备这些技能而想通过"简化"治疗计划来应对患者的解剖条件不佳所带来的种植体植入困难，可能会在治疗的各个阶段产生多种并发症和痛苦反应。这最终会导致窘迫的临床处境、尴尬的医患关系、更高的后续治疗成本及可能的法律后果。

## （六）全身情况不佳的患者

随着新技术、新药物和治疗方案的不断出现，患者的寿命更长，社交活动更加频繁。随着人口增长及对疾病预防和治疗的理解加深，这一现象将持续增加。对于现代口腔医生来说，这意味着有更多的老年患者积极寻求全面的口腔护理，希望恢复最佳的功能和美观。

正如之前讨论的那样，这一患者群体对于口腔种植日益了解，他们积极寻求种植治疗来享受更好的饮食、更活跃的社交生活，以及更年轻的外貌。然而，这也对口腔医生提出了更高的要求，需要理解治疗这些患者时所面临的医疗复杂性。患者通常伴有许多共病，服用可能影响种植体愈合的多种药物，在治疗的外科阶段对临床医生提出更大挑战[10]。此外，医学的重大进展也带来了治疗许多疾病的新药。然而，这些药物在种植体愈合过程中可能产生许多并发症和不良反应（如双膦酸盐）。一项调查研究显示，在 57～85 岁的患者中，81% 的患者每天至少服用 1 种处方药，29% 的患者每天至少服用 5 种药物[11]。

准备实施种植手术的医生必须了解患者的病史，熟悉每种药物，并不仅明白这些药物如何影响患者应对手术创伤的能力，还要清楚患者所服用药物对移植物和种植体整合的影响。术前和术后开具的药物可能会与患者现有的药物方案产生相互作用。在开始治疗方案之前，必须考虑这些因素。如果不了解药物对牙种植治疗的影响，可能会导致许多意想不到的并发症。

当准备开始对身体状况不佳的患者进行治疗时，医生也需了解各种医疗状况可能对最终结果的影响。心血管和呼吸系统疾病可能会使手术复杂化。如糖尿病患者未控制血糖，对手术愈合和植入物整合有显著影响。抗凝疗法可能在治疗过程中导致出血风险。长期使用类固醇会影响愈合并增加感染风险。每一个在医疗问卷中确认的病情都应被调查并评估其可能对手术造成的并发症风险。

### （七）术前缺乏对患者全身情况的充分了解

治疗有全身医疗问题的患者时，口腔专业人士可能会忽视一个获得成功治疗的关键要素，那就是与患者的内科医生建立良好的合作关系。在对有健康问题的患者进行医疗评估时，种植医生应花费时间和精力与其内科医生沟通了解详细病情，制订术前和术后计划，包括药物方案，确保避免患者的药物相互作用和医疗并发症。在沟通了解的基础上再实施种植手术，以尽量减少患者在种植手术期间发生医疗并发症或危及生命的紧急情况的风险。否则种植医生在发生并发症时将面临严重的法律风险（图2-2）。

### （八）即刻种植程序

纵观口腔种植学的发展历史，一直以来的研究都是致力于帮助临床医生了解口腔种植的方方面面，以便为患者获得成功的治疗效果。这些研究帮助我们了解不同种植体和移植材料植入后的人体反应和愈合过程，了解咀嚼力如何作用于这些材料，以及微生物环境如何影响种植修复的长期成功。基于理解的不断加深，确立了种植体设计方面的优化方向，制定了治疗方案和愈合时间方面的共识和治疗指南，并提供了用药方案，以最大限度地提高种植治疗的成功率。

但是随着种植牙需求的增加，该市场的竞争也在加剧。牙科专业人员在争夺患者，而牙科植体制造商则在争夺市场份额。这导致越来越多的种植治疗偏离了先前研究所设定和确认的临床指南。虽然许多治疗设计和操作在合适的人手中确实有效，但对于很多从业人员来说挑战难度过大，特别是那些还处于学习曲线初期的从业者。这就导致了许多外科和修复的并发症。

为了减少患者等待最终修复的时间，出现了一种不仅在拔牙时立即植入种植体，还同时加载种植体的趋势。在合适的情况下（适当的骨量及密度确保种植体植入的初期稳定性，且无感染），这种治疗方法已被证明在临床上是有效的。然而，尽管这些治疗程序的可行性得到确认，我们也看到了对即刻种植和即刻修复的滥用，使这种程序成为常规做法。要求种植科医生在一天内完成"种植牙"，将使得他们承受巨大的压力而倾向于走捷径并做出手术难度上的妥协，从而使患者面临外科或修复失败的巨大风险。种植科医生必须理解，只有在满足某些临床标准的情况下，这些程序才能奏效。患者的不良全身情况、存在的局部感染或骨量的严重不足等因素都可能是这种治疗程序的禁忌证。

为了迎合更多可能没有能力通过植骨外科手术创造足够骨量的口腔医生，制造商在种植体设计上也不断突破这方面的壁垒。例如，在上颌后部垂直骨量不足的情况下，为了避免行骨增量手术，临床医生发明了倾斜植入种植体和多角度倾斜基台。尽管这些技术已被证明是成功的，但手术经验和病例选择是长期成功的关键因素。

### （九）微型种植体的滥用

最近，在口腔种植领域，使用"微型"牙种植体来支持活动和固定义齿的情况显著增加。最初，小直径微型种植体的应用是用于常规种植体（直径超过3.3mm）愈合阶段的临时修复。随着时间的推移，微型种植体的使用扩展到支持活动和固定义齿，这引发了极大的争议。制造商随后修改了程序，采用微创技术，包括通过不翻瓣手术将种植体植入颌骨内。这些技术被宣传为更快、更容易以及手术创伤更小。然而，这种营销导致更多的微型种植体被植入本来更适合于采用常规种植体的位置。同时，并发症往往表现在种植体位置不理想、神经损伤、种植修复体设计不合理、穿龈轮廓差、美学效果不佳以及生物力学问题和种植体折断等。

目前，评估微型种植体在功能性咬合力下的成功率和长期稳定性的研究非常少。有限元应力分析表明，微型种植体向骨传递应力，存在疲劳折断的较高风险。Bulard和Vance评估了超过1 000个种植体，报道了13.6%的失败率[12]。Shatkin报道在上颌无牙颌有17%的失败率[13]。其他研究显示疲劳折断导致了5%～20%的种植体在功能负荷时失败[14]。因此，微型种植体在种植治疗中虽有一定的作用，但在大多数情况下不应替代常规尺寸种植体。

## （十）不良治疗计划

减少并发症最简单也是最容易被很多种植医生忽视的方法之一，就是根据科学原则准确有效地进行治疗计划的设计。每个患者都是独一无二的，要求临床医生具备颌面解剖学及修复方面的知识储备，以确保成功的治疗结果。

如果种植外科医生对患者的颌面解剖学没有足够的了解，就可能陷入潜在的危险境地。种植医生必须了解拟种植部位的骨量，并注意可能存在的任何解剖凹陷区域。必须准确识别和评估诸如上颌窦和神经管等重要结构的存在。如果没有这些信息，临床医生可能会穿透骨板，导致面部和口腔结构的感觉神经损伤，甚至可能切断血管，导致威胁生命的出血并发症。

随着锥形束计算机断层扫描（cone beam computed tomography，CBCT）成像等放射成像技术逐渐普及，术前无法获得患者种植位点充分信息的借口迅速消失。对于种植医生来说，获得关于患者种植术区精准的三维结构信息，并具备扎实的专业理论基础来正确解读和应用这些图像信息，才能更好地避免重大并发症的发生。

在对患者的解剖结构有充分认识和准确理解的基础上，临床医生须选择合适尺寸种植体并按照适当的三维位置和角度进行植入，以符合修复为导向的需求。如果临床医生未考虑最终修复体的设计和需求，就有可能使得种植体植入的位置不佳，在负荷时受到破坏性力量，导致修复并发症或种植体骨结合失败。现有的指南可以帮助种植医生选择合适的种植体、确定相邻多牙种植时种植体数量的选择和种植体之间的距离，以及确定种植体和相邻邻牙的安全距离。遵循这些指南可以帮助临床医生确定种植体的最佳位置，从而评估获得理想的三维位置是否需要通过骨增量实现。忽视这些治疗原则会使患者面临种植体松动失败、邻牙损伤或修复失败的重大风险（详见第 6 章）。

## （十一）医患沟通不畅

种植医生必须理解患者现有口腔情况，以及他们的治疗需求和期望值。存在口腔功能异常的患者需要更多数量或更大尺寸的种植体。微笑时露出更多牙齿的高笑线患者比低笑线患者种植修复的美学挑战大大增加。在美学区域，薄龈生物型患者可能需要在种植体植入前进行软组织增量。在治疗开始之前，医生对所有这些因素都必须充分了解，以避免出现问题。

除需要掌握所有关于种植治疗计划的知识外，临床医生应能够且必须有效地与患者就其期望和需求进行沟通。许多医疗服务提供者，包括种植医生，由于过于妥协于患者的要求，而常会出现并发症。通过了解每种治疗方案的所有后果并具备良好的医患能力，可以避免这种情况发生。患者必须清楚所有可能的治疗选择及其优缺点。患者需要了解治疗的费用，并清楚这会如何影响治疗结果。比如，对于下颌无牙颌患者，种植体的植入数量决定了最终修复体的类型。如果患者一开始就知道两颗种植体支持的覆盖义齿远不如 4 颗种植体支持的修复体稳定，那么失望的可能性会降低。清晰地传达治疗选项并帮助患者建立合理的期望值，有助于预防许多并发症，包括医学法律问题。

## （十二）并发症了解不足以及不及时转诊

没有哪位临床医生希望在治疗过程中遇到并发症。尽管他们可能拥有丰富的教育背景、临床经验和技能，某些时候，种植医生还是会面对并发症。对并发症的快速识别和处理与预防同等重要，种植医生必须了解手术相关的各种风险，以及在问题发生时如何应对。在手术过程中，血管被切断需要快速反应以确保及时解决。如果不能迅速识别或处理出血事件，可能会导致危及生命的并发症。如果在手术过程中出现并发症，例如可能切断了一根神经，临床医生选择完全回避问题，"希望它们自然愈合"，是对患者的严重失职。及时对患者进行影像学检查和转诊到专科医生处治疗非常必要，这是医生的责任，以确保患者有尽可能高的康复机会。

即使是在看似成功的手术之后，仍然需要监测患者的术后并发症。切口裂开是最常见的手术并发症之一，会影响手术结果，尤其是对骨增量手术来说。术后可能会发生严重的感染，需要及时发现、及时治疗，包括抗生素的使用，甚至可能需要住院治疗。

在治疗开始之前，口腔医生必须能够预见可

能出现的情况,并提前制订一个安全应对这些复杂问题的计划。临床医生必须知道如何识别每种并发症及应该采取哪些措施来应对,必要时转诊给更专业的医生。

## 三、并发症分类

尽管在种植领域质量评估正受到越来越多的关注,但对于如何定义和量化并发症,目前尚未达成共识。在医学领域,Clavien 等提出了一种并发症分类方法,随后被用于医学文献中的临床结果评估。然而,这种分类方法可能并不适用于口腔种植学中的并发症分类[15]。

- 一级:任何偏离正常术后愈合过程但不需要药物干预的情况(如疼痛、肿胀)。
- 二级:任何偏离正常术后愈合过程且需要药物干预的情况(如感染)。
- 三级:需要外科干预的偏离情况(如切开和引流)。
- 四级:需要住院治疗的危及生命的并发症(如舌下血肿)。

由于口腔种植领域并发症的多样性,作者们基于并发症类型和发生的时间,提出了各种不同的分类方法。

### (一)按严重程度分类

轻微的并发症是自限性的,通常持续时间短,无永久性或长期性后遗症(如肿胀和瘀青)。

严重的并发症则病情严重,持续时间较长,可能是永久性的,并伴有严重后果(如感染和神经损伤)。

### (二)按能否避免分类

可避免的并发症是指一些本该能够避免的并发症,如由于没有使用 CBCT 来准确定位神经的位置,将种植体植入在下颌管内而导致的神经损伤等并发症。不可避免的并发症是大多数情况下无法避免或预防的并发症,并且不直接归因于种植医生的疏忽。

不可避免的并发症并不意味着没有法律后果。然而,由于这种并发症被认为是大多数情况下可能无法避免的(例如,由于实施下牙槽神经阻滞导致的神经损伤),对种植医生相对有利。

### (三)按是否可逆分类

可逆性并发症是指通常可以自行缓解且无长期后果的并发症(例如,在种植窝洞预备过程中首次钻孔后的种植体植入过程中角度不正确,这种情况在后续备洞过程中可以轻松纠正)。

不可逆并发症是指永久性的并且无法逆转的并发症,因此具有更高的严重性和后果(如种植体植入后的下颌骨骨折)。

## 四、法律后果

过去,关于种植牙的法律问题较少。如今,这已成为一个日益严重的问题。多年前,大多数并发症基本上被认为是手术的风险。今天,许多人认为这些并发症是偏离了治疗原则。确实,当今出现在法庭上的牙科诉讼案例比过去少,但如果原告胜诉将获得巨额赔偿。此外,由于诉讼费用高昂,越来越多的案件在庭外和解。如今,涉及因疏忽导致的神经损伤等并发症的案件可能会在较高赔偿范围内和解。

此外,随着 CBCT 技术的出现,口腔种植学领域正朝着"完美"迈进。例如,如果种植失败,可以给出许多可能的原因来解释这种情况。大多数医生认为术前签署知情同意书会减少这些纠纷问题;然而,通常并非如此。如果医生被证明存在疏忽,知情同意书将被视为无效,因为患者不能同意疏忽行为。很可能在未来,这些治疗程序的保险费会变得如此之高,以至于许多医生将减少种植治疗。对于继续提供种植服务的临床医生来说,预防和正确处理并发症将是必需的。

## 五、并发症的预防

在所有医疗保健方面,医生都会与患者讨论疾病预防的好处。在种植牙实践中,临床医生也需要同样重视预防并发症的理念。对种植医生来说,治疗并发症的最佳方法是"预防"它们。

### (一)增加教育

避免并发症的首要方法是加强教育培训。种

植医生应对口腔种植学涉及的主要内容有着扎实而深入的理解，这些内容包括 CBCT 解读、诊断、治疗计划、硬组织和软组织处理、修复设计、美学呈现、药理学、外科原则及许多其他学科知识。对于有志于从事种植治疗或在职的种植临床医生来说，达到该领域各方面的专业水平至关重要。尽管牙科学校对种植教育投入的时间和精力在不断增加，但种植医生必须继续增加其关于口腔种植学中修复和外科等方面的知识。

对于想寻求深入了解口腔种植学的口腔医生来说，研究生继续教育课程比较全面。这些课程通常包括完整的理论学习和技工室培训，涵盖诊断、外科、药学和修复学科，这些都是与种植治疗相关的。一些课程还提供了操作实践，帮助口腔医生在学习曲线的早期阶段，通过动手操作了解各种他们未曾接触过的临床程序。

## （二）寻求认证

强烈推荐临床医生通过寻求种植学术团体的认证来测试自身水平。美国口腔种植委员会、国际口腔医师种植学会和美国种植牙学院等团体，向已通过各项理论考试的临床医生提供会员和专科医师资格，同时要求他们呈现自己的病例和研究供同行评审。这种更高层次的认证对种植医生来说至关重要，因为这有助于帮助他们更深入地理解和掌握口腔种植学的各个方面。完成认证过程需要花费大量时间进行学习和准备，这种过程提高了医生对该领域的知识水平，这是避免各种并发症的重要一步。

## （三）文献综述更新

另一种预防种植并发症的方法是文献回顾。随着口腔种植学领域的进步，竞争也会增加，这将激发该领域的新进展。虽然其中一些进展会经受住同行评审和临床成功的考验，但许多新程序和设备理念将突破边界并提出未经证实的主张。避免并发症的一个好建议是"不要成为第一个，也不要成为最后一个"追随该领域的最新趋势或理念的人。在实施新程序或新技术之前，明智之举是广泛研究该主题，以评估其有效性。对制造商主导的研究要持一定的怀疑态度，因为它们可能会对其打算推向市场的方法或材料表现出显著的偏见。

在不带偏见的研究和证明其有效性，以及经过时间考验之前，对公司或其代言人提出的任何主张都要持谨慎态度。

## （四）患者信息

医生应向患者提供所有可能的治疗计划和选项。这一点至关重要，因为它为患者和医生建立恰当治疗预期提供必要沟通和知情告知。例如，单牙缺失的种植修复时，应向患者提供不治疗（这一选项必须始终提供）、可摘义齿、固定义齿或种植义齿的选择。患者应被告知每种治疗方案的优点、缺点、风险和潜在并发症。这不仅让患者在积极参与治疗选择的过程中更加安心，也让临床医生更从容精确地为即将到来的治疗做好准备。所有的医疗治疗都是患者和提供者之间的双向过程，患者必须对依从性负责。

## （五）切勿急于治疗

在治疗过程中，临床医生可以通过避免匆忙治疗和一味求快来避免严重并发症。口腔种植学不同于口腔医学的其他学科，因为患者通常面对术后义齿过渡、缝合线的存在等不适。种植医生可能会感到一些压力，想要缩短移植物愈合、种植体骨结合时间或采用比较激进的负荷时间，以缩短治疗时间使患者满意。临床医生必须向患者解释，遵守治疗时间表为什么对于获得成功的治疗是必要的。为了确保良好的治疗结果，几乎没有多少可以缩短的时间。

## （六）用长远的眼光进行治疗

种植医生可能会面临出现非理想结果的困境（如二期手术时发现骨吸收、修复体戴入边缘不合适）。虽然这可能会让医生感到尴尬，并给患者带来压力，但必须跟患者解释清楚，为了长期成功的治疗结果，需要对出现的问题进行处理。尽管这样做的压力可能很大，但医生绝不能因为压力而改变最佳治疗方案，从而使患者处于风险之中。在治疗前就整体的方案和治疗时间与患者充分沟通，可以避免来自患者求快而施加给医生的压力。做好充分准备的患者更不容易出现问题。

## （七）随访观察

预防并发症的最后一个方面是充分的随访。保持与患者在治疗各阶段的沟通对及时发现潜在并发症至关重要。应告知患者，如果发现切口裂开、感觉异常或可能出现感染症状时，立即通知临床医生。术后复查还为种植科医生提供了评估愈合情况、过渡性假牙吻合度、伤口愈合状况、感染存在与否，修复后复查也有利于并发症的及时发现。良好的随访复查不仅能与患者建立牢固的联系，还能让种植医生有机会识别并迅速处理各种并发症。

## 六、总结

口腔种植学是一门充满复杂性的学科。该领域要求从业者在众多领域内具备高水平的专业知识，其中许多领域都在快速发展。口腔环境是动态的，理想的愈合条件并不总是可以实现。并发症不可避免地会发生，但可以采取措施来预防，包括详尽和全面的病史/牙科病史；包括CBCT在内的影像学检查；对头颈部解剖学、外科、修复学、药理学和随访复查原则的扎实掌握；并具备识别和治疗各种并发症的能力。

每个从事种植外科或修复工作的口腔医生都应了解这些并发症并知道如何处理它们。一些问题处理起来相对简单，而一些问题可能需要其他领域专家的帮助和转诊。种植医生有责任识别所有这些情况，并知道要遵循何种正确的操作规程，以确保患者的成功概率最大化。

根据多项市场研究，口腔种植的未来前景非常光明。由于近期内没有其他牙齿替代疗法的出现，种植医师能够提供目前恢复缺失牙齿的理想解决方案。提供此类治疗服务的临床医生可以在为患者恢复理想的功能和美观的同时，也享受到这个职业给自身带来的良好生活方式。同时种植医生需要有足够的责任感，并能清醒地认识到，口腔种植学是一个难以掌握的领域，其失败的后果可能是灾难性的。患者可能面临危及生命的并发症。患者因种植治疗并发症而遭受的各种类型的神经损伤是很痛苦的，并且对种植科医生来说代价高昂。这些并发症对种植科医生的职业和经济影响是惊人的。

尽管需要面对这些可怕的现实，依然有一群训练有素且充满热情的专业人士每天为成千上万心怀感恩的患者提供这一美好的服务。口腔种植学不仅改变了患者的生活，也改变了那些拥有知识、技能和热情，以卓越的方式为患者提供治疗的从业者的生活。

本书的使命是为所有从业人员提供全面的参考资料，以备在任何形式的并发症出现时参考。

（陈波 译）

## 参考文献

1. McDermott NE, Chuang SK, Woo VV, et al: Complications of dental implants: identification, frequency, and associated risk factors. *Int J Oral Maxillofac Implants* 18:848–855, 2003.
2. Jung RE, Pjetursson BE, Glauser R, et al: A systematic review of the 5-year survival and complication rates of implant-supported single crowns. *Clin Oral Implants Res* 19:119–130, 2008.
3. Serrano Caturla E, Martín-Granizo López R: A multi-center retrospective study of lost implants. *Rev ESp Cirug Oral Maxillofac* 28:339–348, 2006.
4. Misch CE: *Contemporary implant dentistry*, Mosby, St. Louis, 2008.
5. American Association of Oral and Maxillofacial Surgeons. (website) http://www.aaoms.org.
6. Karoussis IK, Bragger U, Salvi GE, et al: Effect of implant design on survival and success rates of titanium oral implants: a 10-year prospective cohort study of the ITI dental implant system. *Clin Oral Implants Res* 15:8–17, 2004.
7. Aging demographics and awareness levels drives the global dental implants volumes, according to new report by Global Industry Analysts, Inc. (website). http://www.prweb.com/pdfdownload/9693638.pdf.
8. ADA Survey Center: *2004 Distribution of Dentists in the U.S. by Region and State*, 2006, American Dental Association.
9. Achermann G: How will dentistry look in 2020? (website) http://www.straumann.com/content/dam/internet/straumann_com/Resources/investor-relations/publications-and-reports/capital-markets-day-2012/How%20will%20dentistry%20in%202020%20look_Straumann%20CMD2012_Achermann.pdf.
10. Qato DM, Alexander GC, Conti RM, et al: Use of prescription and over-the-counter medications and dietary supplements among older adults in the United States. *JAMA* 300:2867–2878, 2008.
11. Cardarelli R, Mann C, Fulda KG, et al: Improving accuracy of medication identification in an older population using a medication bottle color symbol label system. *BMC Fam Prac* 12:142, 2011.
12. Bulard RA, Vance JB: Multi-clinic evaluation using mini-dental implants for long-term denture stabilization: a preliminary biometric evaluation. *Compend Contin Educ Dent* 26(12):892–897, 2005.
13. Shatkin TE, Shatkin S, Oppenheimer BD, et al: Mini dental implants for long-term fixed and removable prosthetics: a retrospective analysis of 2514 implants placed over a five-year period. *Compend Contin Educ Dent* 28(2):92–99, 2007.
14. Berglundh T, Persson L, Klinge B: A systematic review of the incidence of biological and technical complications in implant dentistry reported in prospective longitudinal studies of at least 5 years. *J Clin Periodontol* 29(Suppl 3):197–212, 2002.
15. Clavien P, Sanabria J, Strasberg S: Proposed classification of complication of surgery with examples of utility in cholecystectomy. *Surgery* 111:518–526, 1992.

# 第2章　口腔种植学中的医疗/药物并发症

Randolph R. Resnik，Robert J. Resnik，著

对考虑接受种植治疗的患者进行全面的术前医学评估对成功的治疗结果和避免重大并发症至关重要。研究表明,患者的医学状况如医学史、美国麻醉医师协会评分(American Society of Anesthesiologists,ASA)与骨内种植体失败直接相关[1]。患者接受与种植相关的治疗需求随年龄增长而增加。因此,口腔种植医生治疗的老年患者及其相关并发症多于口腔其他专科医生。据估计,美国有12%的人口年龄在65岁或以上,到2030年,这一数字预计将达到21%(6 460万)[2]。人口寿命的延长与口腔种植医学成为医学中增长最快的领域之一直接相关。此外,研究表明,15%~25%于口腔诊所就诊的患者存在医学复杂性,包括系统性疾病史、与年龄相关的多种药物治疗的问题[3]。由于寻求口腔种植治疗的身体状况不佳的患者数量增加,种植临床医生必须了解系统性疾病和相关药物对手术的影响,这与种植体的骨结合成功密切相关。

## 一、治疗的禁忌证

最初确定患者是否适合种植治疗时,必须进行全面的医学和身体评估。通过这些信息,可以确定是否存在可能的医学禁忌证。在医学上,禁忌证被定义为一种情况或状况,可能使相关的治疗流程不宜进行。在口腔种植术中,存在两种类型的禁忌证:绝对禁忌证和相对禁忌证。绝对禁忌证是指使相关治疗完全不能进行的某种情况。相对禁忌证是指需要谨慎对待,只要益处大于风险,就是可以接受手术的某种情况。为了进一步明确口腔种植医学领域的禁忌证,它们可以分为3类。

- 手术禁忌证:是指可能在手术过程中使患者处于风险之中(如晚期心脏病),并且可能导致医疗紧急情况的某种情况。然而,该情况并不会影响种植手术的失败率或成功率。
- 种植体禁忌证:是指可能使植入式种植体的愈合处于风险之中(如静脉内注射双膦酸盐),导致成功率降低和发病率增加的某种情况。然而,该情况并不会影响患者的术中医疗状况或使患者处于医疗风险之中。
- 手术/种植体禁忌证:这是指手术过程的风险与影响种植体愈合或使用寿命的风险的组合。

## 二、病史

获取和记录患者的病史是确保准确诊断、制订有效治疗方案的重要方法。全面系统的患者评估可为确定患者的手术、麻醉和修复风险提供基础,与发病率和相关并发症的发生密切相关。审查患者的病史是种植医生首次与患者直接交流的机会。医生不应低估病史访谈的价值。提出问题,对存在的疾病状况、当前使用药物和相关常见问题深刻理解,对患者的安全和健康至关重要。

在审查病史时,涉及的两个基本信息类别包括对患者目前全身健康状况的审查和对近期、当前药物的评估。这份详细的病史还应包括可能的过敏反应、家族和社会病史,所有这些都可能影响未来的口腔种植治疗,无论是在手术还是修复方面。病史中每一个阳性的答案都可能直接影响患者的护理和治疗。种植医生必须对与病史相关的阳性答案有深刻的理解。

## （一）循环系统

◆ 您目前是否正在接受高血压治疗，或者是否曾被医护人员告知您患有高血压？
是/否？

高血压是一种高度普遍的心血管疾病，影响了超过 5 000 万美国人和全球 10 亿人口。每年约有 710 万人死于高血压，占脑血管疾病的 62% 和缺血性心脏病的 49%。患有高血压的成年人约有 30% 不知道自己患有高血压，而治疗的患者中有 2/3 的血压未能控制在 140/90mmHg 以下[4]。高血压的总体患病率为 30%～45%，但随着年龄的增长，患病率呈急剧上升趋势[5]。未经治疗、未被诊断和未得到控制的高血压是当今社会的严重问题。由于种植医生治疗的患者中有相当高比例的老年人，再加上总人口中高血压的高患病率，治疗未被控制或未被诊断的高血压患者的发生率非常高。这使得种植医生面临风险，因为术中的高血压发作可能导致心律失常、心肌缺血，进而可能导致心肌梗死或脑血管事件。

### 1. 高血压分类

第 8 次美国成人高血压指南（Eighth Joint National Committee，JNC8）于 2014 年 2 月发布了有关成人高血压治疗和管理的新指南（表 2-1），重新定义了治疗目标和开始治疗的阈值，以及对许多常用的治疗高血压药物进行了重新评估[6]。多年来，临床医生根据 JNC7 的建议将血压治疗目标设定为 120/80mmHg。JNC8 研究了 5 项新的关键性血压试验。所有试验中最引人注目和可重复的结果是将舒张压降低到小于 90mmHg，这导致心脏事件减少和总体死亡率降低。

**表 2-1　血压治疗指南**

| 类别 | 收缩压（mmHg） | 舒张压（mmHg） | 治疗 | |
|---|---|---|---|---|
| | | | 术前 | 术中 |
| 理想值 | <120 | <80 | 无 | 无 |
| 正常高值 | 120～139 | 80～89 | 复查，可能需要医生咨询 | 复查，压力减轻方案 |
| 一级高血压 | 140～159 | 90～99 | 复查，可能需要医生咨询（相对） | 监测，压力减轻方案 |
| 二级高血压 | 160～179 | 100～109 | 复查，需要医生咨询（绝对） | 监测，停止手术，可能转诊至急诊科 |
| 高血压危急值 | >180 | >110 | 复查，紧急护理（绝对） | 监测，立即停止手术，紧急护理 |

此外，JNC8 还研究了治疗高血压的药物，并得出结论，一线治疗应限制在 4 类药物：血管紧张素转化酶抑制药（angiotension converting enzyme inhibitor，ACEI）、血管紧张素受体拮抗药（angiotension receptor blocker，ARB）、噻嗪类利尿药和钙通道阻滞药（calcium channel blocker，CCB）。种植医生必须对高血压状态如何影响手术成功和种植牙寿命有深入了解。

**（1）手术/种植影响**

①术中高血压：种植医生和相关人员必须了解高血压的测量、检测和治疗。准确测量血压，以及检查所用药物，包括中药和非处方药，应成为种植义齿咨询和检查的重要组成部分。在术前，必须与患者详细讨论上述信息。如果使用自动血压监测系统，应提供手动血压计以手动验证异常读数。高读数（>160/100mmHg）应进行手动验证，并在血压恢复到患者的基线或更可接受的范围内之前暂停手术。

②直立性低血压：高血压患者在从仰卧位转为直立位时更容易出现直立性低血压。这是由于血压过度下降，导致晕厥、头晕、眩晕、混乱或视力模糊。将患者重新放回仰卧位后，这种并发症会迅速缓解。让患者缓慢地从坐姿转为直立姿势能最大限度地减少这一并发症，特别是在较长的手术过程中和易感患者身上。除非患者有严重的医学禁忌（例如，充血性心力衰竭、肾血管疾病、慢性水肿），否则应在术前告知患者补充水分。这可能有助于减少直立性低血压的发生。

③抗高血压药物＋非甾体抗炎药（nonsteroidal anti-inflammatory drug，NSAID）：研究表明，使用 NSAID 会通过抑制前列腺素的产生，降低各种抗高血压药物的有效性，导致术中高血压发作。血

压调节高度依赖前列腺素，特别是与肾功能相关的血管舒张效应。NSAID 与利尿药、ACEI、ARB 和 β 受体拮抗药的相互作用程度较高，可能比那些改变非前列腺素敏感途径的药物（如钙通道阻滞药和中枢作用药物）更多地改变前列腺素依赖的途径。因此，抗高血压药物与 NSAID 的相互作用会增加升高血压的倾向[7]。研究表明，约有 5 000 万患者正在接受抗高血压治疗，1 200 万人同时使用 NSAID。然而，短期使用 NSAID 未显示出具有临床上的显著影响[8]。

④**β 受体拮抗药**：种植临床医生必须考虑到 β 受体拮抗药可能增强局部麻醉中使用的肾上腺素的心血管效应。非选择性 β 肾上腺药物，如普萘洛尔（心得安）和纳多洛尔，具有不良相互作用的最大风险[9]。心脏选择性 β 受体拮抗药（洛普利尔、特诺尔明）的不良反应风险较小。然而，两类 β 受体拮抗药和局部麻醉药物在肝脏中存在竞争性清除。这可能导致局部麻醉药物的血清水平升高[10]。为避免术中高血压发作，建议减少剂量并增加含肾上腺素注射之间的时间间隔[11]。

⑤**钙通道阻滞药**：这些药物用于治疗高血压或充血性心力衰竭，可能会导致天然牙齿或种植体周围的牙龈增生（类似于苯妥英钠）。此外，这类药物与多形性红斑（一种以红色隆起皮肤斑块为特征的良性皮疹）和其他类型的口腔溃疡有关。牙龈过度增生可能导致疼痛、牙龈出血和咀嚼困难，特别是在种植义齿周围。牙龈增生的发生率为服用钙通道阻滞药的患者的 1.7%～3.8%[12]。

⑥**多种抗高血压药物**：难以控制血压的患者可能会被开具多种类的抗高血压药物。尽管这些患者正在接受各种抗高血压药物治疗，但他们容易出现血压升高和突然升高的情况。对于这些患者，临床医生应寻求医学评估和咨询，这可能包括术后血压监测计划。

⑦**对其他心血管事件的易感性**：严重的高血压或血压升高可能会导致心绞痛、充血性心力衰竭、心肌梗死、视网膜出血，甚至脑血管事件。这些情况可能是由于局部麻醉注射时血压迅速升高或手术过程中固有的应激所导致的。对高血压患者来说，应用应激减轻方案至关重要。

⑧**种植体愈合**：心脏疾病（高血压）理论上可能影响种植术区的血液供应，从而降低种植体存活或成功率。然而，多项研究显示，在接受口腔种植的高血压患者中，没有早期或晚期失败的证据[13,14]。

**（2）并发症预防**

①**压力减轻方案**：对于高血压患者，在择期进行种植治疗之前和期间应控制血压。由于血压常常在口腔治疗和外科术前升高，术前压力控制方案是必需的（框 2-1）。

---

**框 2-1　压力减轻方案**

- 术前夜服药[长效苯二氮䓬类药物（安定 5～10mg）]
- 早晨预约
- 详细解释整个手术过程
- 镇静（口服/静脉注射）
- 减少候诊时间
- 治疗时间不超过患者的耐受范围
- 充分的局部麻醉
- 缓慢注射和吸出局部麻醉药
- 充分的术后疼痛管理

---

②**监测**：准确评估术中生命体征监测非常关键，以预防并发症。如果存在高血压（2 级），应推迟治疗或咨询医生。在办公室测量血压时，请遵循以下原则。

- 在测量血压之前，让患者静坐 3～5min。
- 如果血压升高，5min 后更换手臂重新检查。
- 自动血压测量仪对有心律失常史的患者，如房颤患者可能会报告不准确的读数，这也可能导致心率不规则。应进行多次血压测量，如果存在显著变化，应使用听诊器和血压计手动检查血压。
- 将袖带放置在患者的心脏水平，并确保袖带紧密，在肘部以上约 3cm 处。

③**保持抗高血压治疗**：接受医生治疗的患者应遵循他们的药物治疗方案，特别是手术当天的早晨。如果患者不遵守他们的药物治疗方案，可能会导致术中生命体征波动。患者不应更改任何医生开的处方药物，除非另有医生指示。

④**缓慢注射局部麻醉药物**：在高血压患者中，控制疼痛和焦虑至关重要，因为内源性儿茶酚胺（肾上腺素和去甲肾上腺素）会在疼痛和压力的刺激下释放。儿茶酚胺会增加血压和心搏出量，从而使患者面临卒中或心搏骤停的风险。缓慢注射和吸出含有肾上腺素的局部麻醉药物也可以减少潜在的并发症。高血压水平可能对心搏出

量、外周阻力和平均动脉压产生直接影响。这可能导致心率降低（心动过缓）、血压下降，并在极端情况下导致心血管功能衰竭，最终导致心搏骤停。

⑤**减少使用血管收缩剂**：特别是在老年患者中，应谨慎使用带有血管收缩剂的局部麻醉药物。对于有心脏病史的患者，应特别注意，并且应减少肾上腺素等血管收缩剂的剂量（＜0.4mg）。这可能会导致高血压患者血压升高，可能会导致心血管事件。一个经验法则是在局部麻醉药物的半衰期后可以给予推荐最大剂量的50%。

## 2. 心绞痛

◆ 您是否在运动时感到胸痛或曾接受心绞痛治疗？
是/否

心绞痛被定义为由于运动或压力而导致的显著且痛苦的胸痛。心绞痛是冠心病的一种形式，通常是由动脉粥样硬化性心脏病导致的。然而，它还可能是由冠状动脉痉挛、严重主动脉瓣狭窄、主动脉关闭不全、贫血、栓塞和遗传性结缔组织疾病导致的。心绞痛的原因是心肌氧需求与冠状动脉输送的氧量之间的不一致。经典症状是胸骨后疼痛，通常放射至肩部、左臂或下颌，或者到右臂、颈部、腭和舌，通常休息后可缓解。有心绞痛病史的患者可能正在服用长效硝酸盐以预防急性发作。使用硝酸甘油舌下含服或喷雾是急性发作的治疗推荐药物。当胸骨后疼痛发生时，需要与心肌梗死鉴别诊断。疼痛在区域上相似，但更加剧烈，通常不会在3～5min内停止。心绞痛的危险因素包括吸烟、高血压、高胆固醇、肥胖和糖尿病。

### （1）手术/种植影响

①**急性心绞痛发作**：在急性心绞痛发作的情况下，应立即停止手术，并使用硝酸甘油片（0.3～0.4mg）或使用硝酸甘油舌下含服或喷雾。此外，应给予患者100%的氧气，并将其重新定位为半卧位（45°）。应监测生命体征，并评估不规则的心跳，这可能表明由于心肌缺血而导致的室性早搏。如果脉搏仍然不规则，应寻求医疗援助。

②**稳定性与不稳定型心绞痛**：必须理解稳定性和不稳定型心绞痛之间的区别。稳定型心绞痛指的是类似于过去心绞痛发作的胸痛，通常由类似的劳累或活动导致。通常在休息或停止活动几分钟后会缓解。硝酸甘油通常会缓解胸痛。

不稳定型心绞痛被定义为胸痛或压力感，伴有或不伴有呼吸急促，这与患者以往在活动时经历的典型心绞痛症状有所改变。在休息时或进行轻微活动时出现的胸痛也可以被归类为不稳定型心绞痛。不稳定型心绞痛或在过去6个月内发生的心肌梗死，将视为绝对禁忌使用有血管收缩作用的局部麻醉药物。

### （2）并发症影响

硝酸甘油用药后问题：硝酸甘油是一种扩张血管的药物，它可以增加心脏的血液供应并可能降低全身血压。其净效应是减轻心脏的负荷和氧气需求，从而缓解胸痛。硝酸甘油的不良反应很重要，因为总体血压降低可能导致大脑血流减少。面部和肩部潮红及严重头痛很常见。使用后可能会出现晕厥；因此患者在使用后应取坐位或平卧位。由于心脏试图弥补血压降低，脉搏率可能增加至160次/min。

### （3）并发症预防

①**降低口腔手术的压力**：重要的是要最大限度地减少可能增加心率、增加血压并随之增加心肌氧需求的因素。减压对于减少儿茶酚胺释放至关重要，因为这可能对心绞痛的心脏贡献产生不利影响。启动减压方案对于缓解任何心脏压力因素至关重要。

②**使用氧化亚氮镇静**：使用镇静药，尤其是氧化亚氮（N₂O），将减少心绞痛发作的可能性。氧化亚氮可能会降低冠状动脉血流，然而，研究表明没有心脏病发病率[15]。在患有心脏和肺部疾病史［如慢性阻塞性肺疾病（chronic obstructive pulmonary disease，COPD）或肺气肿］的患者中应避免使用氧化亚氮。

③**心绞痛治疗总结**

● **轻度（相对）**：可以接受大多数非手术牙科程序，按照正常的方案进行。建议采取一般心脏预防措施，如监测生命体征，并要求患者携带自己的硝酸甘油前来就诊。进行后期的修复手术和小型种植手术时要采取减压方案和镇静。

● **中度（绝对）**：建议对任何选择性种植治疗进行医学咨询。

● **重度（绝对）**：建议对任何选择性种植治疗进行医学咨询。

## 3．心肌梗死

> ◆ 您是否有心肌梗死或心脏病发作的病史？
> **是/否？**

心肌梗死（myocardial infarction，MI）是由于冠状动脉血液供应不足导致的心肌缺氧或缺血，从而对心肌造成损伤。最终结果是细胞死亡和心肌坏死。急性心肌梗死可能在患者遭受不寻常的压力时发作，无论是身体上的（疼痛刺激）还是情绪上的（焦虑）。在心肌梗死发作期间，患者通常会出现严重的胸痛，位于胸骨下或左前胸区，可能向左臂或下颚放射。发绀、冷汗、虚弱、恶心或呕吐，以及不规则和增快的脉搏率都是心肌梗死的体征和症状。

### （1）手术/种植影响

**心血管问题：** 过去心肌梗死患者的围手术期并发症包括心律失常和充血性心力衰竭（congestive heart failure，CHF）。缺血面积越大，心力衰竭或危及生命的心律失常的风险就越大。任何心肌梗死病史都意味着冠状血管受损。因此，最近的梗死对应于更高的发病率和死亡率，即使是简单的择期手术也如此。18%~20% 的最近有心肌梗死病史的患者会出现并发症增加，其死亡率高达 40%~70%[16]。

### （2）并发症预防

**①医学咨询：** 在进行任何广泛的修复或手术之前应进行医学咨询。尽管有基于心肌梗死后时间长短的建议，但对于择期口腔种植治疗的决定因素不仅仅是时间，还包括心肌损伤的程度。种植医生应遵循专科医生关于治疗选择、修改或禁忌证的建议。

**②压力减轻方案：** 心肌梗死后进行种植手术可能会诱发心律失常或加重心脏缺血。在口腔诊疗环境中出现血压升高并不罕见，因为与治疗相关的压力（即白大褂综合征）会导致儿茶酚胺水平升高，从而导致血压和心率的增加。在口腔诊疗中减少压力的最重要步骤是整合全面的压力减轻方案。

**③血管收缩药使用减少：** 肾上腺素和其他血管收缩药具有一些特性，可能会导致未完全康复的心肌梗死患者出现不良结果。肾上腺素具有正性肌力作用，导致心率和收缩力增加。这两者都会导致氧需求增加，并可能加重缺血。肾上腺素确实具有一些能够导致心律失常的特性，可能在康复中的心肌肌肉中导致室颤或心动过速。在使用血管收缩药时，最好通过与患者的治疗医生沟通并密切监测生命体征来达到并发症的最小化。

**④心肌梗死治疗总结：** 在进行择期种植牙治疗之前，应咨询患者的医生，以确认患者当前的心脏状况。

- **绝对禁忌（手术）：** 近期的心肌梗死（取决于医生的建议）。
- **相对禁忌（手术）：** 有心肌梗死病史（取决于医生的建议）。

## 4．脑血管意外

> ◆ 您是否有脑血管意外（卒中）的病史？
> **是/否**

卒中是一种突然中断大脑血液流动、导致缺氧的脑血管意外。它最常见于目前有心血管疾病的患者，是美国第 4 大死亡原因，也是成年人残疾的主要原因。大多数卒中是缺血性的，由于大脑供血狭窄或阻塞导致。缺血性卒中的病因是栓塞和血栓形成。血栓性卒中是在大脑动脉内形成血块的结果。血块阻塞了大脑的血流，导致细胞死亡。通常，这些是由于动脉粥样硬化的斑块或其他脂肪沉积物脱落并梗阻在血管内所致。栓塞性卒中是由于在身体其他部位形成血块，通过血液循环到达大脑的结果。血块最终将梗阻在血管内，阻碍了血液流向大脑。重要的是询问患者是否曾被诊断或治疗过微卒中或短暂性脑缺血性发作。这些发作是由于短暂的（通常少于 24h）血流中断导致类似卒中的症状。

### （1）手术/种植影响

**①出血：** 尽管在管理卒中病史患者时控制血压和治疗高胆固醇很重要，但应谨慎对待，因为大多数人正在接受抗凝药物治疗。可使用抗血小板药物，如阿司匹林或氯吡格雷，作为卒中预防治疗的单一药物或联合使用。这两种药物都会不可逆地影响血小板的凝血能力，并已被证明会导致出血增加。在某些情况下，还可以使用华法林（又名库玛定），它直接干扰身体的凝血机制。对这类患者进行评估和出血控制至关重要。

**②手部灵活性受限：** 由于卒中导致手部灵活

性受损,因此需要为这些患者的最终义齿制订替代治疗方案。对于这些患者,固定义齿通常是最佳解决方案,因为种植体支持式的覆盖义齿可能会导致无法进行常规卫生。此外,口腔干燥与口腔卫生不佳相结合会导致其他的口腔问题,如念珠菌感染、龋齿、牙周问题和黏膜炎症病变,这些会增加种植义齿的发病率。

### (2)并发症预防

①**目前的抗凝药物**:抗凝药物的目标是稀释血液,使凝血更加困难。然而,重要的是要了解这些药物通过不同的途径起作用,可以影响凝血级联的不同点,或者通过直接抑制血小板功能。已经证明,阿司匹林或氯吡格雷等抗血小板药物对术中和术后出血的影响很小[17]。几项研究发现,当服用华法林的患者处于国际标准化比值(international normalized ratio, INR)在3.0以下的治疗范围内时,在口腔术中没有出现出血风险增加。对于植入机械心脏瓣膜的患者,治疗范围的上限可以达到3.5~4.0。对于植入人工瓣膜的患者,可能需要在植入术前24h检查INR。在任何情况下,有机械瓣膜并服用华法林的患者不应被指示停止或暂停服药,除非得到患者的主治医师的意见。

②**止血药/手术技术**:应遵循理想的手术技术,包括非创伤性切口和组织反应。手术程序应减少,手术持续时间缩短。种植医生必须具有使用主动和被动止血药的经验(见第7章)。

③**治疗总结**
- **绝对(手术)**:近期的脑卒中事件(咨询专科医生)。
- **相对(手术)**:脑卒中史 + 抗凝药(咨询专科医生)。

## 5. 充血性心力衰竭

◆ 您是否有充血性心力衰竭的病史?
是/否

充血性心力衰竭(CHF)是一种病理生理状态,其中心脏功能异常导致心脏无法提供足够的容量泵血以满足代谢组织的需求。在美国,超过300万人患有CHF,每年约有40万新患者被诊断出患有该病。每年有30%~40%的CHF患者需要住院治疗,这是导致65岁以上住院患者中最多的诊断相关组[18]。

心脏每天泵出约2 000加仑的血液供应给其他器官和身体组织。它同时协调两个泵的功能:左侧是两侧中较大的一侧,将血液推送到身体中;右侧则将血液送往肺部进行氧合。当心脏受损时,血液开始在肺部或身体中积聚。心脏会试图通过增加收缩速率并拉伸肌肉来适应更大容积的血液,以更大的力量收缩并排出更多的血液(Frank-Starling定律)。心脏的这两种补偿尝试在短期内维持循环需求;然而,长期来看可能会产生问题。血液循环减少,因为心脏跳动更快,留给心脏重新充盈的时间更少,同时额外的努力增加了心肌对氧气的需求。当这种需求得不到满足时,心脏节律可能变得异常危险(心律失常),并可能导致死亡。

### (1)手术/种植影响:充血性心力衰竭(CHF)患者非常容易出现围手术期心血管发病问题。应遵循压力减轻方案和严格监测。建议与患者的主治医生讨论患者目前的状况(框2-2)。CHF患者可以被分类为代偿性或不代偿性。在不代偿性心力衰竭中,由于心脏无法完全代偿,肺循环扩张和充血。经典症状包括呼吸急促,尤其是在运动、疲劳或平卧时。当充血性心力衰竭患者接受心力衰竭的医学管理并控制症状时,患者被称为代偿性。

---

**框2-2　纽约心脏协会(New York Heart Association, NAHA)心脏疾病分类**

**NYHA Ⅰ**:(相对)没有身体活动限制的患者。

**NYHA Ⅱ**:(相对)心脏疾病导致轻微的身体活动限制,出现疲劳、心悸、呼吸困难或心绞痛等症状的患者。

**NYHA Ⅲ**:(绝对)心脏疾病患者在休息时感到舒适,但进行低于寻常强度的活动会导致疲劳、心悸、呼吸困难或心绞痛。

**NYHA Ⅳ**:(绝对)心脏疾病导致无法进行任何身体活动的患者。

---

### (2)并发症预防

①**识别CHF症状**:虽然CHF的治疗应由患者的医生决定,但重要的是要意识到CHF可能会突然恶化或在一段时间内逐渐恶化。重要的是要评估患者休息时和轻微活动时的呼吸情况,以及确定患者平卧时呼吸是否恶化。这些呼吸模式的任何变化可能表明充血性心力衰竭恶化。此外,重要的是要评估颈部静脉区域的肿胀,这可能表明

右心充血。

②**患者体位**：CHF 患者应采取最舒适和有效的卧位，通常是半卧或坐直的位置。通常情况下，患者越直坐，呼吸就越容易。

③**氧气补充**：在种植手术过程中强烈建议进行氧气补充（约 2L/min），以最大限度地减少缺氧的可能性。不建议在这些患者中使用氧化亚氮。

④**压力减轻方案**：本章前述内容，以防止受损心脏的心肌负荷增加。

## 6. 感染性心内膜炎

> ◆ 您是否易患感染性心内膜炎？
> **是** / 否

感染性心内膜炎的发病机制复杂，与许多因素相关。心脏血管内皮的湍流或肺分流，结合口腔手术过程中的菌血症（链球菌、葡萄球菌、肠球菌）可能导致细菌在部位的增殖，从而导致感染。这些细菌可能进入血液循环并感染心脏瓣膜。随着时间的推移，细菌可能摧毁心脏瓣膜，导致危及生命的心脏状况。因此，建议在接受可能导致这些类型菌血症的手术的高危人群中覆盖性使用抗生素。1997 年发布的心内膜炎抗生素预防的指南非常广泛。2007 年，这些指南得到了美国心脏协会心内膜炎委员会的建议和更新（框 2-3 和表 2-2）。

---

**框 2-3　心内膜炎预防建议**

美国牙科协会、美国医学协会和美国心脏协会建议在接受择期手术的患者中使用抗生素治疗，包括以下病况的患者。
- 人工心脏瓣膜
- 曾有感染性心内膜炎病史
- 心脏移植后出现心瓣问题
- 先天性心脏病伴有分流或导管修复
- 先天性心脏缺陷并存有残余缺陷

口服药物：阿莫西林 2g（50mg/kg）。

非口服药物：氨苄西林 2g 肌内注射或静脉注射（50mg/kg 肌内注射或静脉注射）；头孢唑林或头孢噻肟 1g 肌内注射或静脉注射（50mg/kg 肌内注射或静脉注射）。

对青霉素或氨苄西林过敏：头孢噻肟 2g（50mg/kg）；林可霉素 600mg（20mg/kg）；阿奇霉素

---

或克拉霉素 500mg（15mg/kg）。

对青霉素或氨苄西林过敏且不能口服药物：头孢唑林或头孢噻肟 1g 肌内注射或静脉注射（50mg/kg 肌内注射或静脉注射）；林可霉素 600mg 肌内注射或静脉注射（20mg/kg 肌内注射或静脉注射）。

---

**表 2-2　其他心血管问题及治疗影响**

| 问题 | 治疗影响 |
| --- | --- |
| 腹主动脉瘤 | 破裂导致高死亡率，需进行内科医生咨询（绝对） |
| 心房颤动 | 抗凝血酶抑制药，止血措施 |
| 人工心脏瓣膜 | 保持高国际标准化比值，止血措施 |
| 起搏器 | 心血管问题，应激减压方案，禁止电刀手术 |
| 晕厥/头晕 | 直立性低血压 |
| 先天性心脏缺陷 | 心血管问题，医学会诊以确定程度 |
| 踝部水肿 | 充血性心力衰竭，可能出现静脉曲张 |

### 心血管疾病治疗总结

- **手术**：上述心血管疾病可能会直接影响种植手术的围手术期结果。必须进行全面评估患者的心血管病史。强烈建议进行医学会诊，以确定患者当前的心脏状况。严格的应激减压方案是所有有心脏病史患者口腔治疗计划的重要组成部分。
- **种植体**：心血管疾病理论上会影响种植体的愈合。这些疾病直接影响血液组织供应，可能会影响愈合过程。为了正常愈合，氧气的存在会增加成纤维细胞活性、胶原合成、毛细血管生长和巨噬细胞活性。由于心血管疾病会损害血液流动并降低氧气张力和营养元素，骨与种植体的结合可能会受到影响。然而，许多研究表明心血管疾病与牙种植失败之间没有直接的相关性[19, 20]。

## （二）内分泌系统

## 1. 糖尿病

> ◆ 你是否患有糖尿病？
> **是** / 否

糖尿病是一种主要的内分泌紊乱，影响着约7%的人，另有2%～3%的人未被诊断。60岁及以上的患者中，约20.9%的人患有糖尿病（约5人中就有1人）。约有2 080万儿童和成年人患有糖尿病，导致每年22.5万人死亡。糖尿病是美国的第6大死因[21]。

目前对糖尿病的最新分类包括3个一般临床类别：1型糖尿病、2型糖尿病和妊娠糖尿病。在1型糖尿病中，胰腺不产生胰岛素。这种类型的糖尿病最常见于儿童，但老年人中的发病率正在增加。2型糖尿病更为常见，约占糖尿病病例的95%。这种类型的糖尿病几乎总是发生在成年人身上，是由于身体无法正确应对由胰腺产生的胰岛素作用所导致的。由于老龄化、不健康的饮食和肥胖，预计到2025年，2型糖尿病的发病率将翻倍[22,23]。最近的一项研究显示，有未诊断糖尿病的患者在口腔诊所的比例要高得多，比以前报道的要高[24]。身体质量指数（body mass index，BMI）增加和年龄增长可能是未诊断糖尿病的预测因素。对于临床医生怀疑有糖尿病的患者，应该询问关于频繁排尿（多尿）或过度口渴（多饮）的问题。这些症状与糖尿病有更高的相关性，可能需要额外的检查。此外，糖尿病患者往往更容易患有牙周病、龋齿和其他口腔问题，如口腔念珠菌病、复发性口炎和腮腺功能障碍[25]。

### （1）手术/种植影响

①**低血糖症**：糖尿病患者最严重的术中并发症是低血糖症，通常是由于胰岛素水平过高、低血糖药物或饮食摄入不足导致的。虚弱、紧张、颤抖、心悸或出汗都是急性低血糖症的症状。轻微症状可以用橙汁或糖果来治疗。如果不处理这些症状，它们可能从轻微症状发展为癫痫发作、昏迷，极少数情况下会导致死亡。在这些严重情况下，患者可能会失去意识或者难以唤醒。对于这些症状，应紧急给予50%葡萄糖溶液静脉注射。此外，应该准备好胰高血糖素，因为这种激素可以通过对肝脏的直接作用提高血糖。对于体重超过20kg的成年人，胰高血糖素也可以肌内注射1mg。服用糖尿病磺酰脲类药物（包括格列吡嗪、格列齐特和格列美脲）的患者，如果在治疗前没有足够的碳水化合物摄入，就会增加低血糖症的风险。重要的是，这些药物的患者在口腔术前应遵循其定期处方的饮食。

②**高血糖症**：手术的应激可能会引发对抗调节激素的释放，这会损害胰岛素调节，可能导致高血糖和分解代谢状态。高血糖的原因是多方面的，可能包括多种药物，如皮质类固醇、β受体拮抗药、肾上腺素、利尿药和一些抗精神病药物。高血糖通常发展较慢，可能并不一定表现出任何身体症状。应告知患者在术后期间监测血糖，并在读数持续高于正常基线时与医生联系。在急性情况下，可以通过胰岛素治疗高血糖，或者在非心脏病患者中增加液体摄入。对于出现呼吸不规律和/或与高血糖水平相关的意识波动的患者，应立即寻求急救服务。

③**骨形成**：研究表明高血糖对骨代谢有负面影响，降低骨密度，影响骨机械性能，并且损害骨形成，导致骨微结构不佳[26]。种植体骨结合与血糖控制之间存在直接相关性[27]。已经证明在有丰富皮质骨的解剖区域，种植体骨结合更加可预测，这就是下颌骨的骨形成比上颌骨更显著的原因[28]。

④**感染**：糖尿病患者容易发生感染和血管并发症。血管功能、趋化作用和中性粒细胞功能受损，以及缺氧环境影响了愈合过程。蛋白质代谢减少，软组织和硬组织的愈合延迟，这可能导致感染的易感性增加。神经病和神经再生障碍也可能发生改变，以及血管生成[29]。

⑤**种植体失败**：人体临床研究表明，对于饮食和口服降糖药物控制良好的患者，不存在植体禁忌证。然而，对于胰岛素控制的患者，根据控制状态，可能存在种植体禁忌证。研究人员得出结论，只要糖尿病得到控制［监测确保糖化血红蛋白（HbA1c）<7.0］，种植体的成功率很高。种植体的失败率增加与代谢控制不良有关[30]。在种植手术愈合之前和期间，必须对不受控或HbA1c升高的患者进行治疗。

### （2）并发症预防

①**了解糖尿病症状**：由于未被诊断的糖尿病发病率较高，种植医生必须了解主要症状，如多尿、多饮、多食和体重减轻。未被诊断的糖尿病患者可能使种植手术的发病率增加。未来，2型糖尿病的发病率将继续以可能达到流行病规模的速度增长。

②**确定血糖控制**：应通过HbA1c检测（糖化血红蛋白、糖化血红蛋白A1c或HbA1c）评估血糖控制，并与患者的医生进行咨询。理想情况下，A1c应保持在7%以下。HbA1c检测非常适合评估血

糖控制,因为它能显示过去 3 个月的血糖控制情况。HbA1c 测量红细胞内结合的葡萄糖。该检测是血红细胞寿命(120 天)内血糖水平的加权平均值。与空腹血糖相比,该检测在评估糖尿病控制方面更准确,后者可能产生假阳性或假阴性结果(表 2-3)。

| 表 2-3　血红蛋白 - 血糖治疗方案 | | | |
| --- | --- | --- | --- |
| 风险 | 血红蛋白 A1c | 血糖水平 mg/dL | 治疗计划 |
| 低 | <6.0 | <140 | 压力减轻方案,保持血糖控制(相对禁忌) |
| 低/中 | 6.0~7.0 | 140~180 | 压力减轻方案,保持血糖控制。即使糖化血红蛋白控制良好,患有神经病变、肾病、周围血管疾病、冠心病史或糖尿病眼部表现(视网膜病变)的患者可能存在较高风险。可能需要咨询医生(相对禁忌) |
| 中高 | 7.0~8.0 | 180~215 | 没有糖尿病的次生表现,如患有神经病变、肾病、周围血管疾病或眼科问题(视网膜病变)的患者可能需要医生咨询(相对)。冠心病或其他糖尿病相关疾病的患者需要医生咨询(相对/绝对) |
| 高 | >8.0 | >215 | 医生转诊和更好的血糖控制(绝对禁忌) |

③**药物预防:**由于感染与血糖控制之间存在相互关系,强烈建议使用抗生素预防。理想情况下,应在术前和术后使用 β- 内酰胺类抗生素。研究表明,给糖尿病患者使用抗生素预防可使失败率降低 10.5%。通过严格的无菌技术和良好的外科技术,可以进一步降低失败率。此外,据报道,种植术后使用 0.12% 氯己定葡萄糖酸盐漱口水可将 2 型糖尿病患者的失败率从 13.5% 降低到令人惊奇的 4.4%[31]。对于糖尿病患者,术前和术后的氯己定漱口水方案将减少种植体的发病率。这些患者必须保持严格的口腔卫生,定期复诊,以减少种植体周炎的发生率。

④**皮质类固醇的使用:**尽管皮质类固醇(如地塞米松)已被证明可以减轻种植术后的水肿和疼痛,但这种药物不应在口服或胰岛素控制的糖尿病患者中使用。已经证明皮质类固醇会导致高血糖发作和难以纠正的血糖水平变化。

⑤**治疗总结**

- **饮食控制的糖尿病患者:**确定/维持糖尿病控制。
- **低血糖控制的糖尿病患者:**确定/维持糖尿病控制,减压方案,A1c<7%。
- **胰岛素控制的糖尿病患者:**确定糖尿病控制,减压方案,A1c<7%。

## 2. 甲状腺疾病

◆ 您是否有甲状腺问题?
**是 / 否**

甲状腺疾病是第二常见的内分泌问题,约影响总人口的 1%,特别是女性。甲状腺是人体内较大的内分泌腺之一,位于 $C_5$ 和 $T_1$ 椎体水平,喉结下方。甲状腺的主要功能是产生激素,其中最常见的是甲状腺素($T_4$)和三碘甲状腺原氨酸($T_3$)。甲状腺素负责调节碳水化合物、蛋白质和脂质代谢。此外,该激素还能增强其他激素的作用,如儿茶酚胺和生长激素。甲状腺的异常可能导致甲状腺素产生失调。过度产生甲状腺素会导致甲状腺功能亢进。这种疾病的症状包括心率增快、焦虑、耐热能力下降、过度出汗、肌肉无力、腹泻、食欲增加、新陈代谢增加和体重减轻。过多的甲状腺素也可能导致心房颤动、心绞痛和充血性心力衰竭。对患者颈部的触诊通常会发现甲状腺肿大(甲状腺肿)位于环状软骨和颈骨上切迹之间。

**(1)手术 / 种植影响**

①**甲状腺功能亢进:**高水平的循环游离 $T_4$ 或 $T_3$ 导致促甲状腺激素(thyroid-stimulating hormone,TSH)水平非常低,提示甲状腺功能亢进。这类患者可能还会抱怨疲劳,并且通常会出现过度出汗或即使在温度正常时也感到热、焦躁不安、大便稀、心悸或心率升高、体重减轻、血压升高、颤抖,以及紧张不安或易怒的感觉。

- 甲状腺功能亢进:儿茶酚胺敏感性。甲状腺功能亢进患者对局部麻醉中的肾上腺素等儿茶酚胺特别敏感。当接触到儿茶酚胺并伴随压力(通常与口腔手术相关)和组织损伤(如种植手术)时,可能会加重甲状腺功能亢进症状。这可能导致一种称为甲状腺毒症或甲状腺风暴的情况，这是一种临床上表现为发热、心动过速、高血压，以及神经和胃肠道异常症状的急性、危及生命的高代谢状态。在口腔环境中处理甲状腺风暴需要立即就医。如果不加以治疗，这些症状可能导致充血性心力衰竭和危及生命的心律失常。

- 出血：伴随甲状腺功能亢进的血压和心率升高可能会增加手术部位的出血，并需要额外的止血操作。还需注意的是，PTU或丙硫氧嘧啶可用于治疗甲状腺功能亢进。这种药物是维生素K的拮抗剂，对凝血级联有不良影响，可能导致严重出血或术后出血。

- 阿司匹林/非甾体抗炎药使用：在甲状腺功能亢进患者中使用阿司匹林或非甾体抗炎药需要极度谨慎。阿司匹林可能会增加$T_4$激素的游离水平，因为它与蛋白结合发生相互作用。此外，许多甲状腺功能亢进患者正在服用β受体拮抗药以控制心率和血压，而使用非甾体抗炎药可能会降低β受体拮抗药的疗效。在甲状腺功能亢进患者中应考虑使用替代性止痛药物（如曲马朵）。

**②甲状腺功能减退**：甲状腺功能减退是甲状腺产生不足的结果。这种紊乱可能是由于甲状腺不产生足够的甲状腺激素所致。相关症状是由于代谢率下降导致的，表现为疲劳、耐寒能力下降和体重增加等症状。可以通过血液检测促甲状腺激素（TSH）和游离$T_4$或$T_3$激素水平来确认甲状腺功能减退或亢进。循环中$T_4$和/或$T_3$激素水平降低将导致TSH升高，提示甲状腺功能减退。这类患者通常有疲劳、皮肤干燥、脱发、便秘、畏寒、月经不调、体重增加，甲状腺可能会肿大（甲状腺肿）。

- 甲状腺功能减退：中枢神经系统抑制剂使用。甲状腺功能减退患者对中枢神经系统抑制剂药物尤其敏感，尤其是麻醉药和镇静药物，如地西泮或巴比妥类药物。必须考虑呼吸抑制、心血管抑制或休克的风险。长期有甲状腺功能减退症的患者可能会出现出血时间延长，需要对过度出血进行止血控制。此外，甲状腺功能减退患者可能表现出延迟的伤口愈合和易感术后感染的倾向。

- 甲状腺功能减退：骨愈合。$T_4$通过降低骨细胞的募集和成熟，以及减少胰岛素样生长因子的

骨生长因子来影响骨代谢。研究表明，接受药物治疗的甲状腺功能减退患者在I期手术后表现出更大的骨质流失和较不利的软组织反应，但失败风险没有显著增加[32]。

**（2）并发症预防**

**理想的甲状腺控制（甲状腺功能减退和甲状腺功能亢进）**：为了最大限度地减少与种植治疗相关的任何可能有害影响，种植医生应监测患者的甲状腺功能的控制情况。减轻甲状腺患者的压力，以及对患者进行药物控制重要性的教育，对于减少手术后发病率至关重要。此外，甲状腺功能减退患者应充分了解可能降低的并发症和成功率。

## 3. 皮质类固醇治疗

◆ 您有服用皮质类固醇的历史吗?
**是**/否

皮质类固醇在医学中被用于治疗许多疾病：它们对碳水化合物、蛋白质和脂质代谢、免疫反应，以及身体对压力的反应有诸多作用。皮质类固醇在抑制或减轻炎症方面非常有效，但它们的药理和生理机制可能对身体的多种代谢、激素和免疫功能造成潜在的危害。尽管皮质类固醇在口腔种植领域常常被预防性使用，但长期用于治疗各种疾病对接受种植手术的患者，可能会带来许多潜在的并发症。皮质醇是体内的主要类固醇，参与代谢过程、炎症反应和对压力的控制。皮质醇的分泌通过下丘脑-垂体-肾上腺轴（hypothalamuspituitary adrenal axis，HPA）进行调节；然而，对于正在服用外源类固醇的患者，反馈响应可能不会发生。在这种情况下，患者可能会易患急性肾上腺功能不全（肾上腺危象）。

**（1）手术/种植影响**

**①肾上腺功能不全**：长期使用皮质类固醇可能会降低患者应对复杂手术过程的能力。这可能导致急性肾上腺危象。易患肾上腺危象的患者包括以下人群。

- 目前服用10mg/d等效全身性皮质类固醇的患者。

- 目前服用相当于5mg/d泼尼松全身性皮质类固醇的患者。

- 在过去30天内定期服用皮质类固醇的患者。

- 在过去1年中有超过1个月的时间服用皮质类

固醇的患者[33]。

急性肾上腺功能不全的症状包括低血压、意识改变、苍白和快速但稳定的虚弱脉搏。紧急治疗包括终止手术过程、寻求医疗援助、给予补充氧气，并监测生命体征。将患者置于仰卧位，并尽可能抬高患者的双腿，以抵消低血压。如果可能的话，当明确患者当前症状是由于肾上腺危机而不是心脏、肺部或其他医学病因导致时，可以给予100mg的氢化可的松钠琥珀酸酯（索尔科特）。

②**种植失败**：长期使用皮质类固醇疗法已显示出不良影响，如骨密度降低、上皮脆弱性增加、愈合延迟（蛋白质合成减少）和免疫抑制。动物研究表明骨结合受到损害；然而，迄今为止没有研究显示全身皮质类固醇患者的发病率或种植失败有所增加[34]。

**（2）并发症预防**

①**补充皮质类固醇覆盖**：对于接受过生理剂量以上的皮质类固醇的患者，他们的HPA可能被抑制，使他们在种植手术期间面临风险（肾上腺危象），需要补充一定剂量的皮质类固醇。虽然目前临床中已提出了各种方案，但最被接受的方案为在手术当天将正常的口服剂量加倍[35]。全身性皮质类固醇使用的修改应该在咨询医生后才进行。

②**感染易感性**：全身性皮质类固醇（长期使用）可能会减弱患者对抗感染的能力。由于抑制白细胞增多，患者在种植手术后更容易感染。患者应该在术前后始终接受全身抗生素的预防使用，并用抗菌漱口水（氯己定葡萄糖酸盐）含漱以减少感染的可能性。

## 4. 甲状旁腺功能亢进

◆ 您是否患有甲状旁腺功能亢进？
**是**/否

甲状旁腺功能亢进是由于一种或多种维持钙平衡的甲状旁腺腺体过度活跃而导致血液中甲状旁腺激素过多的疾病。该疾病的临床表现因严重程度而异。轻度形式可能无症状，而严重的甲状旁腺功能亢进可导致骨骼、肾脏和胃肠功能紊乱。有研究指出，由于甲状旁腺激素的刺激，骨骼会出现耗竭，导致牙槽骨受影响，而后才是肋骨、椎骨或长骨。在口腔颌面区，可能存在骨小梁模式的改变，导致牙齿松动和骨密度下降。

甲状旁腺功能亢进可分为3类：原发性、继发性和三级性。

原发性甲状旁腺功能亢进涉及一种甲状旁腺腺体过度活跃，释放过多的甲状旁腺激素。这导致大量钙从骨骼释放到血液中，导致骨质疏松。

继发性甲状旁腺功能亢进是一种慢性疾病，由于长期低血钙水平，甲状旁腺会释放过量的甲状旁腺激素。继发性甲状旁腺功能亢进通常是由慢性肾脏疾病、维生素D缺乏和一些影响钙吸收的胃肠道问题导致的。

三级性甲状旁腺功能亢进可能发生在导致继发性甲状旁腺功能亢进的疾病治疗后。这类似于维生素D缺乏，然而，甲状旁腺腺体持续产生过多的甲状旁腺激素。

**（1）手术/种植影响**

**骨受累**：在活跃骨病变区域，种植手术是禁忌（绝对禁忌）。然而，种植体的植入可以在受影响区域的治疗和愈合后开始。骨小梁模式也可能发生改变，出现磨玻璃外观。在动物研究中，继发性甲状旁腺功能亢进对牙槽骨的影响较骨骼的任何其他骨骼大，并且在活跃病变区域可能存在中央或外周巨细胞瘤[36]。

**（2）并发症预防**

**甲状旁腺控制**：当甲状旁腺激素升高时，会进行血清钙水平检测，以确定甲状旁腺功能亢进是原发性还是继发性，并且通常通过手术或药物治疗该病症。在疾病晚期，口腔中可能存在特定的变化，提示可能存在甲状旁腺功能亢进。这些患者患有骨突增生的风险增加，并且在口腔X线片上可以明显看到根周膜骨质板的减少。许多甲状旁腺激素水平较高的患者会出现牙齿松动，以及牙齿周围牙周韧带间隙的扩大。此外，该疾病还会导致下颌角部位的皮质骨丢失。

## 5. 口干症

◆ 您有口干症吗？
**是**/否

口干症可能直接或间接影响种植牙。唾液流量的减少也伴随着其成分的改变。黏蛋白增加和唾液淀粉酶减少导致唾液更加黏稠。牙菌斑的形成增加，唾液的抗菌作用减弱，为细菌生长提供了有利环境。

### （1）手术/种植影响

**口腔并发症**：口干症的患者不适合进行种植治疗。有病例报道显示成功完成种植治疗而失败率没有增加[37]。然而，由于缺乏唾液，种植患者可能更容易出现口腔病变，并有可能因种植义齿而导致局部刺激。此外，患者更容易出现伤口开裂的风险。

### （2）并发症预防

①**口腔细菌感染**：口干症患者患有牙周病、龋齿和真菌感染等口腔感染的风险更高。必须进行全面的口腔和牙周检查，重点关注低牙周病原菌计数，以减少可能的术后并发症。

②**增加唾液流量**：可以通过生理或药理手段来刺激唾液分泌。可以使用漱口液、嚼口香糖或唾液替代品（框2-4）。

---

**框2-4　口干症治疗方案**

- 经常饮水：有助于湿润黏膜并减少黏液。
- 口香糖/糖果：使用无糖口香糖或糖果有助于刺激唾液分泌。
- 避免含乙醇或过氧化物的商业漱口水：进一步使黏膜干燥。
- 避免咸食品、干食品（如饼干、烤面包、饼干、干肉/家禽/鱼、干果、香蕉）和高糖含量的食物和饮料。
- 避免含乙醇或咖啡因的饮料。乙醇和咖啡因会增加尿量并使黏膜干燥。
- 非处方唾液替代品：含有木糖醇的产品（例如 Mouth Kote、Oasis 润唇喷雾，或含有羧甲纤维素的产品）。
- 处方药物，在经过医生咨询后使用（Evoxas、Salagen、Pilocarpine、Cevimeline）。

---

③**最终义齿**：在治疗计划中，对于有口干症的患者，建议使用非组织支持的最终义齿。强烈推荐使用固定可拆卸（fixed prosthesis，FP）-3义齿，因为它缺乏软组织覆盖。如果需要活动义齿，建议使用可摘义齿（removable prosthesis，RP）-4，同样是因为缺乏软组织覆盖。此外，口干症患者佩戴的活动义齿与真菌感染的高流行相关联。如果确诊为真菌感染，建议使用尼斯他霉素药物（有关其他内分泌影响，请参阅表2-4）。

---

**表 2-4　额外的内分泌问题及其治疗影响**

| 问题 | 治疗影响 |
| --- | --- |
| 尿频 | 糖尿病（未确诊的） |
| 口渴增加 | 糖尿病（未确诊的） |
| 近期体重减轻 | 焦虑、抑郁、胃肠疾病、糖尿病、甲状腺功能亢进症 |
| 近期体重增加 | 心衰（水潴留）、糖皮质激素、库欣综合征、甲状腺功能减退症 |
| 多食 | 糖尿病、甲状腺功能亢进症 |
| 疲劳 | 焦虑、抑郁、贫血、维生素 B 缺乏、甲状腺功能亢进症或甲状腺功能减退症、慢性心脏病或肺病 |
| 频繁肾结石 | 甲状旁腺功能亢进导致的高钙尿症 |
| 头部/手部/鞋码增大 | Paget 病 |
| 非外伤性骨折 | 骨质疏松症、甲状旁腺功能亢进、骨髓瘤 |
| 感染/伤口愈合缓慢 | 未诊断的糖尿病、库欣综合征、凝血因子缺乏、维生素 C 缺乏、肾上腺功能不全 |
| 皮肤色素变化（黑斑） | 未诊断的糖尿病、艾迪生病、黑色素瘤、血色病 |

---

## （三）呼吸系统系统

### 慢性阻塞性肺疾病

◆ 您是否患有慢性阻塞性肺疾病？
**是**/否

慢性阻塞性肺疾病（COPD）是指一组阻塞气流、导致呼吸困难的肺部疾病。慢性阻塞性肺疾病最常见的两种疾病是慢性支气管炎和肺气肿。慢性支气管炎是支气管的一种炎症，会导致黏液分泌增多和咳嗽。肺气肿是指肺部支气管中的肺泡受损或被破坏，导致呼吸困难（气短）症状，轻微活动时症状可能会加重。

慢性阻塞性肺疾病患者可能同时患有这两种疾病。这些患者通常表现为疲劳、反复呼吸道感染、喘息和气短。在晚期疾病状态下，患者可能会对氧气产生依赖，甚至在休息时也会出现呼吸急促，并伴有一些可闻及的喘息和气短。慢性阻塞性肺疾病的不同程度是通过慢性阻塞性肺疾病全球倡议（Global Initiative for Chronic Obstructive Lung Disease，GOLD）进行分类的，该倡议根据患者的气流受限程度进行分类。气流受限程度是通过肺功能测试以用力呼气量（forced expiratory volume，$FEV_1$）来测量的（表 2-5）。

| 表 2-5 | 慢性阻塞性肺疾病分级和相关用力呼气量值（$FEV_1$） | | |
|---|---|---|---|
| Ⅰ级 | 轻度 | $FEV_1/FVC$ <0.70 | $FEV_1 \geqslant 80\%$ 正常 |
| Ⅱ级 | 中度 | $FEV_1/FVC$ <0.70 | $FEV_1$ 50%～80% 正常 |
| Ⅱ级 | 重度 | $FEV_1/FVC$ <0.70 | $FEV_1$ 30%～50% 正常 |
| Ⅳ级 | 非常严重 | $FEV_1/FVC$ <0.70 | $FEV_1$ <30% 正常，或者 <50% 正常，伴慢性呼吸衰竭 |

$FEV_1$.用力呼气量；FVC.用力肺活量

### （1）手术 / 种植影响

①麻醉药的选择：在极少数情况下，接受局部麻醉药的慢性阻塞性肺疾病患者会出现不良反应。增加含有亚硫酸盐的麻醉溶液剂量可能会增加支气管痉挛或过敏反应的风险。大多数血管收缩麻醉药（如肾上腺素、左氧氟沙星）都含有抗氧化剂亚硫酸氢钠。对于已知对亚硫酸氢钠过敏的慢性阻塞性肺疾病患者，应使用不含血管抑制剂的局麻药（如 3% 盐酸甲哌卡因、4% 盐酸普鲁卡因）。

②肾上腺抑制：长期皮质类固醇治疗可能会导致肾上腺抑制，这在晚期慢性阻塞性肺疾病患者中很常见。

③心血管事件：对于发生过心血管事件的患者，应确定患者的功能能力（咨询医生）并实施减压方案。种植医生应避免长时间或大范围的外科手术。

④补充氧气：高流速的氧气会导致呼吸抑制，因此不宜使用，尤其是需要在家使用氧气的患者。氧化亚氮也禁忌，因为它会对呼吸驱动力产生负面影响。强烈建议在植入手术过程中补充低流速氧气（<2L/min），以尽量减少缺氧的可能性。

⑤支气管扩张药 / 吸入式皮质类固醇：支气管扩张药和吸入皮质类固醇是治疗慢性阻塞性肺疾病的主要方法，但它们对口腔组织有不良影响。

⑥$\beta_2$ 受体激动药（如阿布特罗）与唾液分泌减少有关，唾液分泌减少会导致口干症。应始终指导患者在进行手术时携带抢救性吸入器（通常是阿布特罗），或者对于晚期慢性阻塞性肺疾病患者，在紧急情况下携带雾化器和阿布特罗溶液。

### （2）并发症预防

①尽量减少选择性手术：慢性阻塞性肺疾病患者的种植治疗根据病情严重程度分阶段进行。在开始任何口腔手术之前，了解肺部疾病的严重程度非常重要。晚期慢性阻塞性肺疾病患者的二氧化碳滞留倾向较高，这可能会直接导致不良的术中结果。

②使用镇静药：对慢性阻塞性肺疾病患者使用镇静药应进行仔细评估，并建议与其主治医生进行讨论。除非得到主治医生的批准，否则应避免使用麻醉药和巴比妥类药物等强效镇静药。这些药物会进一步抑制晚期慢性阻塞性肺疾病患者的呼吸动力。抗组胺药可能会使呼吸道分泌物干燥，从而导致气流受阻。此外，不应在慢性阻塞性肺疾病患者中使用氧化亚氮，因为它可能会导致进一步的呼吸抑制（表 2-6）。

## （四）血液系统

### 1. 红细胞增多症多发性红细胞症

◆ 您有出血 / 血液疾病吗？
**是** / 否

多血细胞症是一种骨髓增生性骨癌，会导致红细胞增多，其特点是血细胞比容（女性 >48%，男性 >52%）和血红蛋白水平（女性 >16.5g/dL，男性 >18.5g/dL）。多血细胞症对健康的影响是由于红细胞数量增加导致血液黏稠，使患者面临手术风险。原发性多血细胞症相对罕见，是由骨髓过度制造红细胞导致的。继发性多血细胞症是由慢性低氧血症或红细胞生成素分泌肿瘤导致的。慢性阻塞性肺疾病、慢性心力衰竭、肺动脉高压、睾酮替代疗法和睡眠呼吸暂停等疾病都可能导致继发性多血细胞症。

### 手术 / 种植影响

①血栓形成：由于多血症患者的血液黏度较高，发生卒中、心肌梗死和肺栓塞的可能性会增加。

②出血：过度出血和凝血问题在红细胞增多

**表2-6  其他肺部问题和治疗影响**

| 问题 | 治疗意义 |
|---|---|
| 哮喘 | <ul><li>肺部炎症过程由IgE/过敏原介导</li><li>确定触发因素：哮喘或支气管痉挛，包括焦虑手术时手头有盐酸克仑特罗</li><li>根据药物数量和使用频率确定严重程度的近似值</li><li>阿布特罗抢救吸入器</li></ul> |
| 呼吸急促（呼吸困难） | 哮喘、慢性阻塞性肺疾病、心脏病、心肌病、慢性心力衰竭、心律失常、贫血、肥胖、心脏瓣膜病 |
| 喘息 | 过敏、哮喘、支气管炎、胃食管反流病、声带功能障碍 |
| 咯血（痰中带血） | 支气管炎、肺栓塞、心力衰竭、肺癌、血液稀释剂、肺结核 |
| 咳嗽 | 鼻后引流、哮喘、胃食管反流病、ACE/ARB、慢性阻塞性肺疾病中的慢性支气管炎、其他呼吸道疾病（如支气管扩张） |
| 运动耐受性的变化 | 走上楼梯或走路超过50码时出现任何变化，包括心血管、肺部问题或体能不佳 |
| 减肥 | 慢性阻塞性肺疾病、恶性肿瘤、肺结核、甲状腺功能亢进、酗酒 |
| 卒中或其他神经肌肉疾病导致的吞咽困难 | 口腔术中的吸入风险 |

ACE.血管紧张素转换酶药；ARB.血管紧张素受体阻滞药；IgE.免疫球蛋白E

症患者中很常见；必须坚持良好的手术技术和严格的止血控制措施，以尽量减少术中和术后出血的发生。

③治疗总结：除非得到医生的许可，多血细胞症是种植牙治疗的绝对禁忌证。

## 2. 红细胞增多症：贫血

贫血是最常见的血液系统疾病，是指红细胞缺乏，导致血红蛋白偏低。贫血的病因是红细胞生成不足或红细胞破坏或丢失（通常是胃肠道或月经期）增加。缺铁性贫血是由于体内缺铁或红细胞丢失过多造成的。还有一些贫血与缺乏维生素（如维生素$B_{12}$或叶酸）有关。有些贫血是红细胞破坏的结果。这些被称为溶血性贫血，镰状细胞贫血是其中一类。骨髓功能障碍也可能导致贫血。

一般的症状和体征都是由于到达组织的氧气量减少或红细胞数量改变造成的。轻度贫血的症状包括疲劳、焦虑和失眠。慢性贫血则表现为呼吸急促、腹痛、骨痛、四肢刺痛、肌肉无力、头痛、昏厥、心律改变和恶心。贫血的一般表现可能包括黄疸、面色苍白、指甲匙状或龟裂、肝脏和脾大，以及淋巴结病变。

### （1）手术/种植影响

①出血：某些贫血会导致异常出血。在大范围术中，出血增加可能会导致临床医生视野缩小，并可能出现术后问题。大多数情况下，缺铁性贫血和其他维生素依赖性贫血都会导致出血增加。

②水肿：水肿加重和术后不适感增加是常见的后果。此外，过度水肿还会增加术后感染和发病风险。贫血患者不仅容易在手术后立即受到感染，而且在一生中对慢性感染更为敏感。这可能会影响种植体或基牙的长期维护。

③口腔软组织问题：贫血的口腔症状会影响舌部。症状包括舌头酸痛、疼痛、光滑、舌乳头脱落、发红、味觉丧失，以及口腔组织麻痹。

④骨骼愈合：长期贫血患者的骨骼成熟和发育通常会受到影响。在影像学上甚至会出现模糊的大骨小梁形态，这表明骨小梁形态损失了25%~40%。因此，支撑种植体所需的初始骨质会受到很大影响。骨密度的降低会影响初始植入，并可能影响骨结合种植体界面上形成的成熟片状骨的初始数量。在骨密度较低的骨质中，适当的界面形成所需的时间较长[38]。然而，在种植体成功植入后，局部应变环境将改善界面处的骨密度。

### （2）并发症预防

①医生会诊/实验室检查：贫血的实验室检查包括血细胞比容和血红蛋白。血细胞比容表示一定体积的全血中红细胞所占的百分比。血红蛋白异常可能是由于血红蛋白与氧气以外的物质（如一氧化碳）或遗传疾病（如镰状细胞贫血）结合所致。

男性的正常值为 13.5～18g/dL，女性为 12～16g/dL。建议手术的最低基线值为 10mg/dL，尤其是择期植入手术。对于大多数贫血患者来说，种植手术并非禁忌证。

②**药物**：术前和术后应使用抗生素，贫血患者出血的风险不应因处方/使用阿司匹林而增加。应更频繁地为这些患者安排口腔卫生预约，以减少可能出现的牙周问题。

### 3. 白细胞疾病

白细胞失调是血液病的一个重要考虑因素。成人的白细胞计数通常在 4 500～13 500/mm³。白细胞增多症是指循环中白细胞增加，病因多种多样。白细胞的多种成分都可能增加。

- 中性粒细胞：抵御细菌感染的主要防御手段。
- 淋巴细胞：抵御病毒感染的主要屏障。
- 单核细胞：最大类型的白细胞，分化为吞噬细胞。
- 嗜酸性粒细胞：对抗寄生虫并与过敏有关。
- 嗜碱性粒细胞：白细胞的一种。
- 突变细胞：未成熟细胞。

白细胞增多症的定义是循环中白细胞增加超过 13 500/mm³。白细胞增多最常见的原因是感染。白血病、肿瘤、急性出血，以及与急性炎症或坏死相关的疾病（如脑梗死、胶原病）是导致白细胞增多的更严重原因。除了长期使用类固醇外，运动、妊娠和情绪紧张等生理状况也会导致白细胞增多。

白细胞减少症是指循环中的白细胞数量减少到 4 500/mm³ 以下。白细胞数量减少可能伴随某些感染（如传染性肝炎）、骨髓损伤（放射治疗）、营养缺乏（如维生素 B₁₂、叶酸）和血液疾病（如贫血）[9]。

**（1）手术/种植影响**

①**感染**：对于白细胞增多症或白细胞减少症的患者，许多并发症都会影响种植体和修复体的成功。最常见的是感染，不仅是在初期愈合阶段，也会影响种植体和最终修复体的寿命。

②**出血**：血小板减少症是由于血小板生成减少、破坏增加或在脾脏瘀积导致的，从而导致术中潜在的出血并发症。如果血小板计数低于 50 000U/L，则禁忌进行口腔手术，因为术后出血的风险很大[39]。

③**延迟愈合**：延迟愈合也是白细胞失调的一个后果。对于大多数种植手术来说，最初的几个月对于种植体和/或骨移植的长期成功至关重要。延迟愈合可能会增加继发感染的风险和切口裂开的可能性。

**（2）并发症预防**

医生会诊：由于血液病的种类繁多，因此在评估疾病的严重程度及其相关药物时，应强烈建议医生会诊（表 2-7）。

## （五）消化系统

### 1. 炎性肠病

◆ 您是否患有或曾接受过炎症性肠病治疗？
**是**/否

炎性肠病（inflammatory bowel disease，IBD）是一种全部或部分消化道的慢性炎症。患有这一疾病的人数在不断增加。IBD 的两种主要形式是溃疡性结肠炎和克罗恩病。患者通常会出现慢性或严重腹泻、疲劳、直肠出血和贫血等症状。溃疡性结肠炎是直肠和大肠的炎症性疾病，主要影响黏膜。克罗恩病是一种从口腔到肛门的整个消化道的炎症性疾病，会导致炎症区域之间的健康组织发生病变。大多数克罗恩病病例起源于回肠末端。

**（1）手术/种植影响**

①**感染**：患者易受到感染，而且愈合问题通常与免疫抑制剂有关。此外，他们的饮食限制也可能会影响这两个问题，因此术后通常需要使用抗生素。

②**肾上腺问题**：在口腔治疗过程中，减压方案至关重要。过大的压力会影响肾上腺功能，需要额外增加皮质类固醇。术后疼痛发作可能会增加肾上腺的压力，从而可能导致肾上腺抑制并发症。

③**出血**：许多消化系统疾病患者都会贫血，而且由于吸收不良，可能无法吸收凝血因子的所有必要成分，以及某些维生素。应注意尽量减少出血。

④**口腔病变**：克罗恩病患者和溃疡性结肠炎患者的口腔病变表现有许多不同之处。许多患者会出现舌炎、阿弗他溃疡或溃疡性结肠炎的典型标志——增殖性脓性口炎[40]。溃疡性结肠炎有胃肠道外表现，与侵蚀性颞下颌关节病有关[41]。克罗恩病有口腔症状，如口腔黏膜鹅卵石样溃疡，通常呈线性，伴有颊前庭增生性皱褶（黏膜标签）[42]。

**（2）并发症预防**

①**医生会诊**：建议进行医生会诊，以确定患者消化系统紊乱的程度以及目前的免疫状况。最值

**表2-7　其他血液学问题和治疗意义**

| 问题 | 治疗意义 |
| --- | --- |
| 镰状细胞贫血 | 继发感染是常见的后果,常有骨髓炎和骨感染病史(绝对禁忌) |
| 白血病 | 出现贫血和血小板减少。虽然感染不如急性白血病严重,但这些患者会出现颌骨放射性病变、口腔溃疡、牙龈增生和出血并发症(绝对禁忌) |
| 地中海贫血 | • 多种类型(α地中海贫血、β地中海贫血)和严重程度(主要、次要)<br>• 更严重的病例可能会出现一些红细胞肿块直接扩展到面部骨骼导致畸形的问题<br>• 建议咨询医生以确定疾病的严重程度<br>• 重大疾病(重症)绝对禁忌证<br>• 轻度(不太严重)相关禁忌证 |
| 经常流鼻血(鼻衄) | 高血压、鼻窦疾病、出血性疾病(如血管性血友病)自发或频繁的鼻出血应检查出血时间和INR |
| 牙龈容易出血 | 牙龈疾病、出血性疾病、血小板减少症、白血病、肝病<br>可能需要进一步检查血小板、全血细胞计数、出血时间、PT、PTT |
| 月经过多 | 甲状腺疾病、功能失调性子宫出血(子宫肌瘤、息肉、激素失衡)、出血性疾病、血小板功能失调。如果没有明显的医学原因,检查全血细胞计数、INR、出血时间 |
| 有出血性疾病家族史 | 如果家族有出血史,应检查全血细胞计数、INR、PTT、出血时间,以排除遗传性出血疾病,如血管性血友病、血友病、凝血因子缺乏症等 |
| 割伤后出血时间延长 | 排除凝血缺陷、遗传性出血性疾病或血小板功能障碍;检查全血细胞计数、INR、PTT、出血时间 |
| 容易瘀伤或自发瘀伤 | 血小板缺乏症、凝血因子问题、白血病、维生素K缺乏症、化疗、抗凝药物 |
| 口腔手术后有大量出血史 | 如果没有与出血时间延长相关的明确诊断,则检查全血细胞计数、INR、PTT、出血时间 |

INR. 国际标准化比值;PT. 凝血酶原时间;PTT. 部分凝血活酶时间

得注意的是,应确定伤口延迟愈合和术后感染易感性的评估。

②**使用抗生素**:应避免使用抗生素相关性腹泻或假膜性结肠炎发生率较高的抗生素(如阿莫西林/克拉维酸、红霉素、林可霉素)。

③**使用益生菌**:肠道疾病患者,尤其是溃疡性结肠炎患者,可以从益生菌的使用中获益,特别是在使用抗生素时。益生菌是添加到食物中的活微生物,可改变肠道微生物平衡。益生菌的作用机制尚有争议,但其理论包括加强肠道屏障、抑制病原体生长以及增强黏膜和全身免疫反应。

④**疼痛治疗**:大多数非甾体抗炎药可能会诱发这些疾病,除非得到医生的授权,否则应避免使用。

## 2. 胃溃疡

◆ 您有胃溃疡吗?
**是** / 否

约每10个美国人中就有1人在一生中患过胃炎或溃疡病。溃疡是在胃或肠内壁破损时形成的。消化性溃疡形成于小肠的十二指肠,因为与胃酸接触。十二指肠溃疡是最常见的溃疡类型。发生在胃部的溃疡被称为胃溃疡。在极少数情况下,食管反流也会导致食管溃疡。溃疡病有几种主要原因,包括乙醇摄入过量、压力、药物(非甾体抗炎药、阿司匹林)和细菌(幽门螺杆菌)。

**并发症预防**

**药物**:尽管溃疡患者使用预防性抗生素没有直接禁忌证(除过敏反应外),但有些患者可能对某些类型的抗生素更为敏感,这些抗生素可能会刺激他们的肠胃。由于不能使用非甾体抗炎药或某些麻醉药,疼痛治疗可能会受到影响。为防止胃溃疡出血,在对种植手术患者进行治疗时,应慎用镇痛剂和抗生素(医学许可)。

## 3. 肝硬化

◆ 您有肝脏问题吗?
**是** / 否

肝硬化的特征是不可逆转的瘢痕化,通常由过量饮酒、乙型和丙型病毒性肝炎,以及某些药物导致。虽然晚期患者会出现黄疸和瘙痒,但通常通过肝活检和血液化验才能确诊。肝硬化可能导致出血过多、精神错乱、肾衰竭和腹腔积液（腹水）。肝硬化是不可逆的，移植已成为治疗晚期疾病最成功的方法。

这些患者可能容易出现凝血因子合成和无法解毒药物等问题。肝病的止血缺陷不仅包括凝血因子合成减少，还包括纤维蛋白原和凝血蛋白合成异常、维生素 K 缺乏、纤溶活性增强，以及血小板数量和质量缺陷。在肝病患者中，50% 的人凝血酶原时间（prothrombin time，PT）延长，可能会出现严重的临床出血。无法解毒药物可能导致过度镇静或呼吸抑制。对种植患者进行实验室评估可以深入了解其肝功能。基本的肝功能检查（liver function tests，LFT）或综合代谢检查（comprehensive metabolic panel，CMP）可以提供所需的信息。对于大多数肝病患者，建议进行全血细胞计数（complete blood count，CBC）、LFT、基础代谢全项（basic metabolic panel，BMP）、出血时间和国际正常化比值（INR）/PT 测试。

**（1）手术/种植影响**

①**出血**：CMP、CBC、部分凝血活酶时间（partial thromboplastin time，PTT）和 PT 无异常实验室值的患者风险较低。所有种植手术均应采用正常方案。理想情况下，INR 应低于 3.0。凝血酶原时间（PT）升高但不超过对照值的 1.5 倍，或者胆红素轻微受影响的患者风险中等。慢性严重肝病可能会增加 INR。

②**药物**：许多药物，如局部麻醉药（利多卡因、普利洛卡因、甲哌卡因、布比卡因）、镇静药（劳拉西泮、安定、阿普唑仑）和抗生素（红霉素、林可霉素）主要在肝脏代谢。因此，某些患者可能需要根据目前的肝功能情况减少用量。

③**非甾体抗炎药**：应避免使用非甾体抗炎药，因为它们可能会导致肾衰竭。可以考虑减少对乙酰氨基酚的剂量[43]。此外，晚期肝病患者绝不能使用四环素、红霉素和甲硝唑。

**（2）并发症预防**

①**高风险（绝对）**：PT 值大于对照值的 1.5 倍、轻度至重度血小板减少症（血小板低于 50 000/ml）或多种肝脏相关酶或化学物质（胆红素、白蛋白、碱性磷酸酶、血清谷氨酸草酰乙酸转氨酶和血清谷氨酸丙酮酸转氨酶）受到影响的患者属于高危人群。如果有任何疑虑，应咨询患者的医生。

②**严格注意止血**：除了良好的手术技巧和额外的缝合外，还应使用止血药，如牛胶原蛋白或局部凝血酶。其他消化道问题和治疗影响见表 2-8。

## （六）骨骼疾病

### 1. 骨质疏松症

◆ 您是否患有骨质疏松症？
**是/否**

骨质疏松症是种植医生会遇到的最常见的骨代谢疾病，是一种与年龄相关的疾病，其特点是骨量减少、微结构退化加剧和易骨折。世界卫生组织将骨质疏松症定义为骨密度水平比正常年轻女

**表2-8 其他消化问题和治疗影响**

| 问题 | 治疗意义 |
| --- | --- |
| 黄疸 | 肝炎、胆管疾病、镰状细胞贫血、自身免疫性溶血性疾病胰腺癌 |
| 肝炎 | 医疗咨询、无菌技术、预防措施 |
| 食管反流 | 感染、龋齿/腐蚀增加 |
| 膈疝 | 预约时间不超过患者的耐受能力 |
| 夜间咳嗽 | 胃反流病、慢性鼻窦炎、过敏症 |
| 深柏油色粪便 | 消化道出血（避免使用抗凝药、非甾体抗炎药；需要进行消化道评估） |
| 经常大便恶臭 | 克罗恩病、胰腺癌（牙龈疾病）、乳糖不耐症（蛀牙、骨骼脱钙）、乳糜泻（麸质不耐症）（牙釉质侵蚀、口腔溃疡） |
| 吞咽困难（固体/液体） | 食管反流、食管痉挛、狭窄、食管肿块、多发性硬化症、帕金森病、卒中、口腔清除能力差、大容量抽吸、治疗期间吸入、保护气道橡皮障 |
| 持续性瘙痒 | 乳糜泻、肝病、胆道疾病（硬化性胆管炎）均可导致凝血功能障碍和出血过多 |

性的平均值低 2.5 个标准差以上[44]。美国有 40% 的绝经后妇女的骨密度水平表明存在骨质疏松症，7% 的人骨密度水平与骨质疏松相关[45]。随着人口的老龄化，骨质疏松症在妇女和男性中的发病率将继续增加。

　　颌骨中的骨质疏松变化与身体其他骨骼相似。骨骼结构正常；然而，由于骨吸收和以吸收为重点的形成过程的解耦，皮质骨变得更薄，骨小梁模式变得更离散，并发生了晚期脱矿[46]。对于无牙患者来说，骨小梁的丧失会加速，因为与吸收有关的因素已经确定。骨质疏松对骨小梁的影响程度大于对皮质骨的影响[47]。

### （1）手术/种植影响

**①手术技术**：截骨部位准备不足（或使用截骨器）会导致种植体界面的骨量增加。虽然不是禁忌证，但由于骨小梁数量减少，种植体的初期稳定是一个常见问题。应针对质量较差的骨质选择适当的愈合期和种植体表面特征。

**②使用双膦酸盐**：口服/静脉注射双膦酸盐是治疗骨质疏松症的常用药物。研究表明，接受静脉注射双膦酸盐治疗的患者与口服此类药物的患者应遵守不同的准则。口服双膦酸盐对种植牙的成功产生不良影响的可能性较低。不过，建议对接受骨质疏松症治疗的患者填写详细的用药史。了解他们正在服用哪种双膦酸盐及其持续时间非常重要[48]。尽管口服和静脉注射双膦酸盐药物的作用机制相似，但静脉注射双膦酸盐药物对口腔的破坏性影响最大（骨坏死）。建议目前接受双膦酸盐治疗的所有患者都应被告知颌骨坏死的可能性，并将此作为知情同意书的一部分。静脉注射双膦酸盐被认为是种植牙的绝对禁忌证，因为会增加颌骨坏死的风险。这种观点是基于接受静脉注射治疗转移性癌症或 Paget 病的患者。然而，唑来膦酸（Reclast）等药物目前已被常规用于预防骨质疏松症。目前正在调查这些患者发生与药物相关的颌骨坏死的风险，但应告知患者潜在的并发症。

**③愈合时间**：骨质疏松患者的皮质骨和骨小梁减少，修复过程（种植体愈合）可能会受到影响。应保证足够的愈合时间，强烈建议采用渐进式修复骨负荷。

**④种植体周炎**：牙周病与骨质疏松之间存在密切联系。应坚持严格的术后随访和牙周评估。

**⑤渐进式骨负荷**：由于骨质较差，愈合受到影响，因此有必要在整个修复过程中进行渐进式骨负荷。质量较差的骨质会逐渐增加到质量较好的骨质，从而提高种植体界面的骨质。

**⑥种植体设计**：种植体设计应包括直径更大的种植体。种植体表面条件的设计应能增加骨接触和骨密度。对愈合界面的骨刺激可增加骨密度，即使在晚期骨质疏松症变化中也是如此。

### （2）并发症预防

**了解风险因素**：大多数临床研究表明，骨质疏松症患者的手术失败率并没有增加[49,50]。但是，患者应充分了解骨质较差可能导致的并发症。骨质疏松症是一种相对并发症，患者应了解可能出现的并发症。

## 2. 骨髓炎

◆ 您有骨髓炎病史吗？
**是**/否

　　骨髓炎是一种急性或慢性细菌性骨炎。影像学表现为界限不清的放射状区域，有孤立的骨碎片（sequestra），这些骨碎片可以脱落或被髓鞘（involucrum）包围。牙源性感染和牙周感染、外伤、种植体、免疫功能低下状态，以及骨血管过少都可能导致这种疾病。治疗方法包括积极的手术引流，并可能进行静脉抗生素干预。骨髓炎通常发生在下颌骨，上颌骨很少见，这很可能是由于该部位的血供更为丰富。

### 手术/种植的影响

**①种植体植入**：在曾患过骨髓炎的手术部位植入种植体会增加发病率。由于缺乏血管，骨内种植体出现骨质流失、感染和失败的概率更大。

**②治疗总结**：骨髓炎通常是绝对禁忌证，除非病因得到纠正，受影响部位的血液供应得到恢复。在获得医生许可的同时，就植入这些部位可能出现的并发症获得全面的知情同意。

## 3. 骨纤维性结构不良

◆ 您是否患有骨纤维性结构不良？
**是**/否

　　骨纤维性结构不良（fibrous dysplasia，FD）是一种罕见的非遗传性疾病，其特征是正常骨骼被未成熟、杂乱分布的骨骼和纤维组织所取代。这种骨病的病因是基因突变导致成骨细胞无法分化。骨纤维性结构不良可进一步分为单发部位［单发骨纤维性结构不良（monostotic fibrous dysplasia，MFD）］、多发骨纤维性结构不良（polyostotic fibrous dysplasia，PFD）或多发颅面骨纤维性结构不良（craniofacial fibrous dysplasia，CFD）。CFD 病变通常是单侧的，上颌骨的发病率是下颌骨的两倍。CFD 的诊断应根据临床证据、活检标本的组织病理学分析和放射学检查结果来确定[51]。大多数患有这种疾病的人在儿童早期即被确诊。

**（1）手术 / 种植影响**

**术后愈合：** FD 患者创伤后的愈合与正常骨骼的愈合大不相同。组织细胞功能低下，导致愈合缓慢，感染率增加。这些局部感染可能会通过骨骼扩散，导致更严重的并发症。

**（2）并发症预防**

①**正确诊断：** 由于病变部位的矿化组织和纤维组织不成比例，放射影像学表现千变万化。这种可变性导致放射影像描绘出典型的 "磨玻璃" 外观、早期放射影和晚期放射影[52]。此外，严重的咬合不正、牙齿畸形和面部不对称在 CFD 患者中非常普遍，这使得这些患者的修复康复更加复杂[53]。

②**知情同意：** 由于缺乏调查和研究，患者需要充分了解可能的发病率和并发症。

③**治疗总结**

- **活动性病变区域：** 绝对禁忌。
- **无病变区域：** 相对禁忌。

## 4. Paget 病

◆ 您是否有 Paget 病史？
**是 / 否**

畸形骨炎或称 Paget 病，是一种常见的代谢性疾病，其特征是缓慢、进行性、不受控制的骨吸收和沉积。这种疾病通常见于 40 岁以上的白种男性。病因不明，通常上颌牙槽骨受影响的频率是下颌牙槽骨的两倍。由于脸部中间 1/3 的部位增大，常常会出现 "狮子样" 畸形。地包天、牙齿移动和骨痛也是其特征。在放射学上，可观察到放射密度降低、大面积环形放射状突起、斑块状硬化骨（棉絮状外观），以及被纤维组织取代的骨髓间隙。这种疾病的治疗范围很广，从不治疗到使用双膦酸盐。对于有症状的患者，静脉注射双膦酸盐通常是首选治疗方法。这些药物有助于减少进一步的骨质破坏、形成和重塑。

**手术 / 种植影响**

①**出血：** 在该病的活动期，骨骼血管丰富，可能会出现动静脉分流，从而导致出血性并发症。

②**感染：** 受这种疾病影响的骨骼部位易患骨肉瘤和可能的骨髓炎。

③**治疗总结：** 口腔种植体禁用于受该疾病影响的区域，也禁用于为治疗帕吉特症状而静脉注射双膦酸盐的患者。其他骨病反应和治疗影响见表 2-9。

**表 2-9　其他骨病反应和治疗意义**

| 问题 | 治疗意义 |
| --- | --- |
| 假肢矫形器 | 抗生素预防 |
| 外胚层发育不良 | 许多已完成的研究显示，外胚层发育不良患者的治疗取得了成功 |
| 牙骨质性发育不良（牙周骨质发育不良） | 由于无血管的类牙质样病变，骨质质量有疑问（相对禁忌证） |
| 软骨软化症 | 骨矿化度低，骨质存在问题（相对禁忌证） |

## （七）自身免疫性疾病

◆ 您是否患有自身免疫性疾病？
**是 / 否**

自身免疫性疾病是指 80 多种严重的慢性疾病，几乎可以影响人体的任何器官。约 75% 的自身免疫性疾病发生在女性身上；这些疾病被认为具有遗传倾向。然而，自身免疫性疾病是人们最不了解的疾病之一，其症状因人而异。

### 1. Sjögren 综合征

Sjögren 综合征是一种自身免疫性疾病，免疫细胞会攻击并破坏分泌唾液和眼泪的外分泌腺。据估计，美国有 400 万人患有这种疾病，其中 90% 为女性。平均发病年龄为 40 多岁。Sjögren 综合征的典型症状是口干和眼干。Sjögren 综合征通常伴有其他免疫性疾病，包括类风湿性关节炎和红斑狼疮。

## 2. 系统性红斑狼疮

系统性红斑狼疮是一种慢性、可能致命的自身免疫性疾病，免疫系统会攻击身体几乎任何部位的细胞和组织。这种疾病通常影响女性，约有 500 万人患有这种疾病。红斑狼疮的症状和发展变化多端，每个病例都不尽相同。红斑狼疮几乎可以影响身体的任何部位，包括肾脏、大脑、血管、心脏、肺部和皮肤。

红斑狼疮的标志性症状是蝶形皮疹，通常出现在鼻周围并延伸到脸颊。有些患者只出现皮疹，这被称为盘状红斑狼疮。红斑狼疮患者可能会出现口腔溃疡，以及银白色（蜂窝状）和凸起的角化斑块，被称为疣状红斑狼疮。红斑狼疮是无法治愈的，大多数患者需要使用皮质类固醇和免疫抑制药进行治疗。

## 3. 硬皮病

硬皮病是一种罕见的慢性疾病，其特点是胶原蛋白过度沉积，导致肌肉骨骼、肺部和胃肠道受累。最常见的症状是皮肤变硬，可形成瘢痕。硬皮病可分为局部性和全身性两种。局部性硬皮病只影响皮肤，而全身性硬皮病则影响皮肤、血管和主要器官。许多患者还同时伴有雷诺现象的症状，雷诺现象会累及手指和脚趾，导致血管遇冷收缩。食管蠕动问题在全身型患者中也很常见。硬皮病无药可治，不同阶段的硬皮病可通过非甾体抗炎药和免疫抑制药进行治疗[54]。

## 4. 类风湿性关节炎

类风湿性关节炎（rheumatoid arthritis，RA）是一种慢性炎症性自身免疫疾病，会导致患者的免疫系统攻击身体的肌肉和关节。这种疾病以疼痛和致残性炎症而闻名，会导致患者丧失大量活动能力和灵活性。治疗类风湿性关节炎的药物种类繁多，包括改善病情的抗风湿药、消炎药和镇痛药[55]。

### （1）手术 / 种植影响

①**种植手术**：某些药物（类固醇、免疫抑制剂）可能是种植手术的禁忌证。由于可能出现出血并发症，因此在手术治疗前应特别注意询问患者日常用于止痛的非甾体抗炎药的用量。对于风湿性关节炎的患者，全面了解他们的服药史非常重要。目前大多数类风湿性关节炎的治疗方案都需要使用免疫抑制药。

②**骨吸收和出血**：单纯的 RA 患者和伴有其他结缔组织疾病的 RA 患者似乎有所不同。有证据表明，RA 和其他结缔组织疾病患者的骨吸收增加，出血率升高。

③**口干症**：口腔溃疡患者更容易出现口腔溃疡，黏膜也更容易萎缩和变脆。由于缺乏唾液分泌，使用组织源性义齿可能会导致并发症。强烈建议使用固定义齿。

④**治疗总结**：与单纯的类风湿关节炎相比，在伴有结缔组织疾病的类风湿关节炎患者中，可以预期在种植体周围参数方面存在明显的边缘骨吸收和出血等差异，并且这些差异似乎受患者潜在疾病的显著影响[56]。在进行任何治疗之前，应进行医学会诊和评估。

### （2）并发症预防

①**最终修复体**：由于自身免疫性疾病导致的口干症的发病率很高，因此最终的修复体应该是非组织承载的（FP-1、FP-2、FP-3），以尽量减少软组织覆盖。对于灵活性有限的患者，由于无法取下连接固定的覆盖义齿，因此禁用覆盖义齿（RP-4、RP-5）。

②**医学许可 / 知情同意**：患者需要充分了解治疗的全部内容以及可能出现的并发症和替代方案。

③**治疗概要（取决于疾病的严重程度）**

- 无药物治疗：相对禁忌。
- 皮质类固醇 / 免疫抑制剂：绝对禁忌证。

# （八）生活方式

## 1. 吸烟

◆ 您吸烟吗？
**是 / 否**

在美国，估计有 4 210 万人吸烟，占所有成年人（18 岁或以上）的 18.1%。总体而言，吸烟率从 2005 年的 20.9% 下降到 2012 年的 18.1%；然而，烟草仍然是美国最可预防的死亡和疾病原因[57]。

吸烟与许多口腔疾病直接相关，包括牙周病、恶性肿瘤和种植相关并发症[58]。研究表明，香烟烟雾中含有 7 000 多种不同的气体和化学物质（如氮、一氧化碳、二氧化碳、氨、氰化氢、苯、尼古丁）。在组织中，一氧化碳由于其较强的亲和力而将氧从血红蛋白分子中排挤出来[59]。氰化氢已被证明会导致组织缺氧。吸烟对种植手术成功结果的不利影响已有充分的文献记录。多项回顾性研究表明，与不吸烟者相比，吸烟者经历的种植体失败几乎是后者的 2 倍[60]。

### （1）手术／种植影响

**①伤口开裂增加**：研究表明，吸烟与伤口开裂增加直接相关。可能导致伤口愈合不良的机制包括尼古丁的血管收缩性质、纤维蛋白原、血红蛋白和血液黏度增加、血小板聚集增加，以及多形核中性粒细胞、白细胞功能受损。因此，建议在无张力缝合的基础上增加缝合[61]。

**②感染**：烟草烟雾会降低多形核白细胞的活性，导致其运动能力降低、趋化迁移率降低和吞噬活性降低。这些情况都会导致对炎症和感染的抵抗力下降[62]。

**③种植体／植骨失败**：Meta-analysis 研究表明，吸烟与种植体和植骨失败率之间存在明确的相关性。

**④种植体周炎**：研究表明，吸烟者的牙种植体周炎与牙种植体之间存在密切联系。

### （2）并发症预防

**①知情同意**：由于吸烟可能会对种植体产生不利影响，建议向患者详细告知吸烟的风险。这些可能的后果包括种植体植入后边缘骨丧失增加和种植体周炎的出现。此外，吸烟还会直接影响植骨的成功率，在上颌窦内植骨的失败率几乎是常规植骨失败率的 2 倍。

**②戒烟**：建议在种植术前戒烟，因为种植手术后戒烟可提高种植体的存活率[63]。理想情况下，患者应在术前 2 周戒烟，以便改善血液黏度增加和血小板黏附的情况。种植手术后继续戒烟 8 周，这与骨愈合的成骨细胞阶段相吻合[64]。事实证明，戒烟可提高伤口愈合能力并改善龈下微生物菌群[65]。

理想情况下，戒烟应该是一个循序渐进的过程，因为缓慢戒烟的患者戒断症状较轻。戒烟有"5 个 A"的概念。

- 询问（Ask）：所有患者都应被问及可能吸烟的情况。
- 评估（Assess）：确定患者是否曾经戒烟或对戒烟感兴趣。
- 告知（Advise）：应告知每位吸烟患者持续吸烟可能导致的并发症。
- 协助（Assist）：吸烟患者必须接受戒烟方法的指导，或者得到相关医生的转诊。
- 安排（Arrange）：安排评估戒烟成功与否（表 2-10）[66]。

**③治疗总结**

- **大量吸烟**：相对禁忌。
- **过度吸烟（＞1.5 包／天）**：绝对禁忌证。

## 2. 乙醇

> ◆ 您喝酒吗？
> **是**／否

乙醇是世界上使用最广泛的改变情绪药物之一。约有 1 700 万 18 岁及以上的成年人患有乙醇

---

**表 2-10 戒烟技术**

| 技术 | 说明 | 副作用 |
| --- | --- | --- |
| 尼古丁口香糖 | 释放尼古丁的口香糖 | 颞下颌关节疾病，胃部刺激，对戴可拆卸义齿的患者有一定困难 |
| 尼古丁吸入器 | 1h 内约吸 20 分钟 | 头晕，恶心／呕吐，混乱，视力模糊，心悸 |
| 尼古丁含片 | 溶解 | 头晕，恶心／呕吐，混乱，视力模糊，心悸 |
| 尼古丁鼻喷雾 | 每小时 1～2 次，持续 2 个月 | 鼻黏膜刺激，头晕，恶心／呕吐，混乱，视力模糊，心悸 |
| 尼古丁舌下微片 | 每小时 12 片 | 头晕，恶心／呕吐，混乱，视力模糊，心悸 |
| 尼古丁贴片 | 白天穿戴 | 皮肤刺激，头晕，恶心／呕吐，混乱，视力模糊，心悸 |
| 处方药物：缓释丙烯酰胺（Zyban），醋酸维拉尼克林盐酸盐（香悦） | 按指示服用 | 缓释丙烯酰胺：口干，恶心，头痛，头晕，食欲改变，体重减轻或增加，焦虑加重，失眠醋酸维拉尼克林盐酸盐：胸痛，头晕，严重头痛，易瘀伤，噩梦，睡眠障碍 |
| 催眠术 | 支持有效性的结果不一 | 无 |
| 针灸 | 支持有效性的结果不一 | 无 |

使用障碍。男性比女性更常见。许多乙醇依赖症患者未得到诊断。由于乙醇对种植牙有不良影响，因此筛查未确诊的乙醇相关疾病具有临床意义。过量摄入乙醇与手术和口腔种植相关问题有关，如肝脏和代谢功能障碍、骨髓抑制导致出血并发症、易感染和软组织愈合延迟[67]。

### （1）手术/种植影响

①**出血问题**：乙醇会从多个层面干扰凝血功能，导致血小板生成减少（血小板减少症）、血小板功能受损（血小板病变）和纤维蛋白溶解功能减弱。酗酒患者更容易出现与种植手术相关的术中和术后出血并发症。

②**感染**：饮酒会导致细胞介导的免疫系统发生重大改变。乙醇诱导的免疫抑制会导致迟发型变态反应降低，而迟发型变态反应是术后感染并发症的术前指标[68]。因此，饮酒患者（尤其是术后立即饮酒的患者）更容易发生伤口裂开和感染。

③**骨质流失增加**：饮酒还会导致骨形成减少、骨吸收增加和成骨细胞功能降低，从而导致骨密度降低和骨结合问题。饮酒会直接影响种植牙的愈合，因为有研究表明，饮酒会导致更多的边缘骨丧失和种植失败。

### （2）并发症预防

①**知情同意/减少并发症**：患者必须充分了解饮酒的潜在后果，尤其是在种植手术后立即饮酒。

②**戒酒计划**：戒酒可以逆转乙醇对造血和血细胞功能的诸多影响；应指导患者了解可能的戒酒治疗和计划。理想情况下，患者应在至少两周内或伤口愈合前戒酒。

## 3. 放射治疗

◆ 您是否接受过放射治疗？

是／否

虽然头颈癌患者的生存率在过去20年中有所提高，但它仍然是最致命的癌症之一。积极的治疗包括手术、放疗、化疗或综合疗法，这些疗法不可避免地会损害患者的解剖结构和生理功能。患者会面临诸多缺陷，包括口腔黏膜炎、口干症、愈合受损和血管生成减少。这是软硬组织的血管和细胞发生变化、唾液腺受损，以及胶原合成增加导致纤维化的直接结果。由于这些对骨骼的不利影

响，手术后的软硬组织修复、愈合能力明显降低。当暴露于高水平辐射时，骨骼会发生不可逆的生理变化，包括血管通道变窄（动脉内膜炎）、血流量减少和骨细胞丧失。随着时间的推移，骨骼会失去活力，导致重塑和愈合潜力受到限制。

### （1）手术/种植影响

①**放射性骨坏死**：在经受放射治疗后的骨骼中植入种植体的最大风险是放射性骨坏死（osteoradionecrosis，ORN），这是一种不可逆转的骨坏死，其特征是坏死的软骨无法正常愈合。其病理生理机制是由血管内膜炎导致的氧需求和氧供应失衡。临床症状包括疼痛、坏死骨外露、病理性骨折和化脓。研究表明，放疗后ORN的总发病率为3%～22%[69]。

②**对已植入的种植体进行放射治疗**：关于放射治疗对已植入的种植体的影响的相关研究很少。短期数据显示并发症和失败率极低。然而，在长期研究中，失败率似乎更高[70]。目前，需要进行更多的研究以得出确定性的结果。

③**放疗后植入种植体**：从放疗到植入种植体之间的时间似乎对种植体的预后有影响。大多数研究表明，放疗后植入种植体的时间越长，成功率越高，发生骨坏死的风险越低（框2-5）[71]。

---

**框2-5　放射治疗部位的种植治疗流程**

- 对于之前接受过放射治疗的部位，作者建议转诊至有经验的口腔医学院、医院或口腔诊所。
- 如果医生有经验或能够处理相关并发症，建议如下。

**理想的植入时间：**

- 放疗前：放疗前14天以上。
- 放疗期间：绝对禁忌[b]。
- 放疗后：小于6个月或大于24个月：相对/绝对禁忌。
- 6～24个月：相对禁忌[a]。

[a]. 会诊、高压氧疗法、知情同意、无菌技术（<20Gy累积剂量，约<50Gy技术分割）。

[b]. 放疗会诊，可能是>20年前，转诊至癌症机构或医院治疗，植入前90min和植入后10min。

---

④**放射治疗患者的修复体**：由于放疗对口腔的影响（黏膜炎、口干症），建议使用种植体支持的义齿（FP-1、FP-2、FP-3），而不是软组织支持的义

齿（RP-4、RP-5）。这将减少与放疗后患者佩戴活动义齿相关的软组织刺激的可能性。

**（2）并发症预防**

**①既往接受过放射治疗**：必须向接受过放射治疗的患者强调注意事项，早期的放射疗法（20世纪80年代之前）能量较低，而目前的高能量水平则破坏性较小。由于这种低能量辐射和相关的更高破坏性放疗，已证明会导致进行性动脉内膜炎，并随着时间的推移而加重[72]。

**②辐射暴露量**：目前的文献资料表明，在受到低于 50 格雷（Gy）的辐照剂量的患者身上可以完成种植体植入手术[73]。不幸的是，接受超过 50Gy 剂量的患者中很少有人接受种植体修复。研究表明，在具有 18～20 的累积辐射效应（48～65Gy 标准分割）的患者中植入的种植体具有相当高的成功率。其他报道表明，在具有 40Gy 的累积辐射效应（约 120Gy 标准分割）以上的患者中，种植体出现高度失败的情况[74]。

**③高压氧**：有一种治疗方法被提出以最大限度地减少 ORN 的可能性，那就是使用高压氧疗法。预防性高压氧疗法被提倡用于增加放射治疗后骨骼中的氧分压，促进毛细血管新生和骨组织形成[75]。最近的数据显示，高压氧条件下的氧气与生长因子通过协同作用，促进骨骼生长和更新，并可能本身作为一种生长因子。高压氧也被证明能够通过增加新骨形成、增加骨组织更新和增加对放射治疗后骨骼的血管供应来促进骨与种植体的结合[76]。

## （九）年龄因素

### 1. 青少年

◆ 您是否未满 20 岁？
是 / 否

种植牙常用于修复青少年的先天性牙缺失，研究表明这是一种非常可靠和可预测的治疗方案。当临床医生遇到青少年患者时，需要谨慎考虑种植治疗的时机。过早植入种植体可能会影响正常的生长发育，并带来潜在的美学问题。

**（1）手术/种植影响**

**①手术**：在没有系统疾病或心理问题的情况下，不存在与年龄相关的外科手术问题。

**②种植体**：如果植入在颅面生长完成之前进行，可能会干扰面部生长发育并导致美学问题（例如，下颌内陷或唇内倾）。

**（2）并发症预防**

**①早期咨询**：在确定种植体的最佳植入时间时，必须对患者/家属进行颅颌面生长与年龄的相关性教育。不建议单纯按年龄估算牙齿发育/面部生长；种植体应在生长发育停止后植入。

**②确定生长停止时间**：确定生长停止。在文献中，有许多方法可以确定颅面/骨骼生长的完成情况：实际年龄、完整的牙齿发育、声音变化、手腕 X 线片、颈椎成熟和头外侧 X 线片的叠加。最可靠和最安全的方法（无辐射暴露）已被证明是当患者开始表现出身材不生长时（<0.5cm/年）。

**③锥形束计算机断层扫描（axial cone beam computed tomography，CBCT）评估**：应尽量在生长停止时完成全面的影像学评估。这在上颌前牙区和先天性牙缺失位点最为重要，以确定理想的种植位置，确保修复体的长期使用。大多数情况下，这些牙缺失位点在垂直和水平向的骨量都会受到影响，因此需要在种植前进行骨增量。此外，应通过锥形束计算机断层扫描在冠部、根中部和尖端区域评估根间距。为了确保种植体的长期使用和美学要求，种植体与邻牙的距离不应小于 1.5mm。这种评估的重要性不容忽视，包括接受正畸辅助治疗的患者。患者可能在牙缺失位点的冠部有足够的种植体放置空间，但由于正畸运动，可能在根尖区域缺乏足够的空间。

**④治疗总结**：对青少年进行种植计划时，临床医生必须考虑时机、局部发育、美观性和可能的修复体限制，包括可能随着年龄发生的移位。最重要的是，生长停止的确定应该根据身高的停止生长来确定。这种方法不涉及 X 线（减少辐射暴露），是最温和的方法。在确定是否停止生长时，应咨询患者的儿科医生（图 2-1）。

### 2. 老年人

◆ 您是否已经超过 65 岁？
是 / 否

根据世界卫生组织（WHO）的提议，大多数发达国家已经接受了 65 岁作为"老年人"的定义[77]。老年患者的治疗显然具有挑战性，因为越来越多

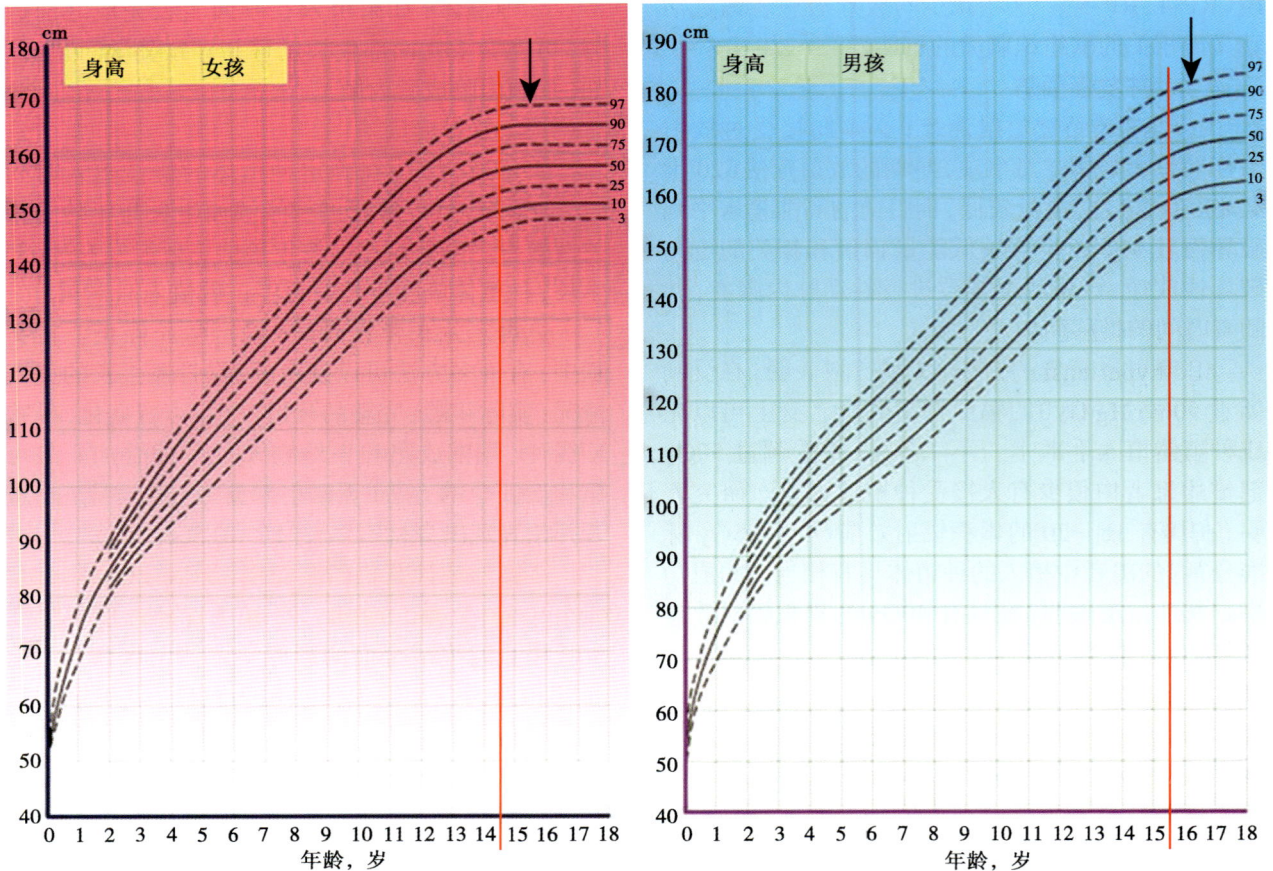

图 2-1　生长停止表。应与患者的儿科医生进行咨询以确定生长停止的时间,通常在身高增长<0.5cm 时停止(箭所示)

的患者寿命延长,社交活动更频繁,老年患者将继续是种植医生执业中的重要部分。研究表明,老年患者更容易患有全身疾病,可能需要更长的愈合期,骨质条件更具挑战性(质量和数量),更容易发生药物相互作用,以及更高的种植牙患病率。

**(1)手术/种植影响**

①**肾功能下降**:肾功能会随着年龄增长而逐渐下降,而高血压、心脏疾病和糖尿病等并存疾病会加速这一过程。年龄相关的肾功能下降通常是生理性的,而病理性下降则与许多疾病有关。在老年患者中,肾小球滤过率(glomerular filtration rate,GFR)和肌酐能够反映患者的肾功能。随着肾功能下降,特别是在 3 期(GFR 30～59)及以上,药物的代谢和排泄减少(表 2-11)。因此,除脂溶性药物和抗生素外,药物给药间隔应更长,剂量应减少,以补偿体内脂肪的增加和免疫反应的降低。如果存在严重的肾脏疾病(4 期或以上),应减少使用抗病毒药物(阿昔洛韦)、β- 内酰胺类药物(阿莫西林)和头孢菌素类药物。未经医生会诊,不应为

**表 2-11　肾小球滤过率分级**

| 分级 | GFR | 描述 |
|---|---|---|
| 1 | 90+ | 正常肾功能 |
| 2 | 60～89 | 轻度肾功能降低 |
| 3 | 30～59 | 中度肾功能降低 |
| 4 | 15～29 | 重度肾功能降低 |
| 5 | <15 或接受透析 | 肾衰竭 |

患有 3 期或更严重损伤的患者开具非甾体抗炎类镇痛药。使用镇静药物时应谨慎,因为它们可以产生更明显和更持久的效果。

②**胃动力降低**:老年患者体内降低的胃动力会影响口服镇痛药如羟考酮的使用。此外,老年人使用麻醉药会导致排便习惯的变化,尤其是便秘。如果没有禁忌证,建议在使用镇痛药的同时使用软便剂。此外,在使用抗生素长时间时,益生菌的摄入可能有助于维持正常的肠道菌群。

③**药物**:随着年龄增长,处方药的种类和数量

通常会增加，超过 75% 的 65 岁及以上患者正在服用药物。这些药物中的许多常常存在不良反应或显著药物反应。研究表明，老年患者服用的药物中超过 70% 存在潜在的不良影响[78]。尽管通常处方的止痛药物与严重药物相互作用的发生率相对较低，但在为老年患者开具任何止痛药之前，应谨慎审查其完整的药物史。

④**孤立性全身性高血压**：老年人的主要心血管健康问题是孤立性收缩压高血压（isolated systolic hypertension，ISH）。在 ISH 中，舒张压保持在 90mmHg 以下，而收缩压升高到 140mmHg 以上。收缩压和舒张压之间的差异被称为脉压，这是卒中和心脏疾病的重要风险因素。最近的系统评价表明，脉压每增加 10mmHg，发生重大心血管事件的风险就会增加 20%[79]。

⑤**骨愈合**：临床研究显示，骨愈合延迟与年龄增长之间存在直接相关性。最有可能的病因是由于愈合部位骨生成细胞数量减少，以及全身和局部血液流量减少[80]。因此，对于年长患者建议采取更长的愈合周期，以及渐进性负荷。

⑥**骨质/骨量**：骨骼的质量和数量都会受到年龄增长的影响。组织形态学和显微放射学研究表明，50 岁以后，皮质孔隙度显著增加，导致骨量减少。据估计，女性骨矿物质含量的损失约为每年 1.5%，男性每年损失约 0.9%[81]。

⑦**种植体失败率增加**：研究表明，由于许多与年龄相关的因素，包括骨质和骨量受损、种植体长度、治疗方案和牙缺失位置，种植体失败的风险增加。其他研究表明，60 岁以上的患者出现不良结果的可能性是年轻患者的 2 倍[82]。

⑧**修复治疗**：研究表明，老年患者在适应最终修复义齿方面有着更大的困难。在老年人群研究中，戴牙后适应性、肌肉控制、卫生维护困难、组织炎症和摘戴义齿的问题是显著的。在开始治疗之前，应进行患者宣教并详细讨论期望[83]。

**（2）并发症预防**

①**术中改良**：老年患者应遵守严格的减压方案，因为他们的心血管系统可能很脆弱。药物调整，包括镇静药和中枢神经系统抑制剂尤为重要。由于老年人免疫系统功能较差，应考虑广谱抗生素的使用，并考虑使用益生菌。老年患者对疼痛不太敏感，因此建议减少镇痛药物的使用，特别是胃动力减弱的患者为了减少超出患者耐受范围，必须缩短手术时间。

②**治疗总结**：在开始种植治疗之前，种植医生必须了解老年人身体、代谢和内分泌的变化及与其他相关的影响。年龄无疑是种植失败的预后因素。然而，年龄增加并不是种植治疗的绝对禁忌证。在制订治疗计划之前，医生必须获得详细的病史和药物清单。必须严格执行患者教育以及药物使用、手术技术、软硬组织愈合时间，以及对术后并发症的仔细评估。

## （十）社会心理/压力相关因素

### 1. 心理因素

◆ 您是否存在心理问题？
**是**/否

为患有心理问题的患者提供种植护理对临床医生来说是非常具有挑战性的。这一群体的患者由于口腔卫生差、不遵医嘱和药物影响，容易出现口腔健康问题。为患者提供全面的种植护理需要良好的沟通技巧、毅力，在治疗的外科和修复阶段具有灵活性。

此外，许多患者正在服用三环类抗抑郁药、选择性 5-羟色胺再摄取抑制剂（selective serotonin reuptake inhibitor，SSRI）和单胺氧化酶抑制剂，这些药物与许多相互作用有关（见"药物相互作用"部分）。这些疾病和药物的口服表现包括龋齿和牙周病增加、口干症、慢性面部疼痛、功能异常（磨牙症/紧咬牙）和颞下颌关节功能障碍。

**手术/种植影响**

**药物**：许多心理治疗药物与种植牙中常用的药物存在相互作用。临床医生必须了解与患者病史相关的药物-疾病相互作用。大多数相互作用与心理治疗药物的镇静和抗胆碱能作用的增强有关。识别服用单胺氧化酶抑制剂或三环类抗抑郁药的患者很重要。虽然这些不再是精神疾病的主要治疗方法，但许多患者会被要求服用这些药物以增强其他药物的效果。常见的例子包括阿米替林、多塞平、去甲替林和丙米嗪。这些药物也被用于治疗非精神性疾病，并可用于治疗慢性疼痛和睡眠障碍。主要关注的是三环类药物和肾上腺素的相互作用，因为它们对心脏产生抗胆碱能作用。它们没有一起使用的禁忌证，但应更密切地随访患者是否有不良相互作用。在开始对这些患者进行治疗时,建议遵循医生会诊意见,并实施减压方案。

## 2. 紧咬牙/磨牙症

◆ 您是否存在紧咬牙或者磨牙的情况?
**是/否**

牙齿或种植体重复或持续的咬合,长期以来一直被认为对口腔系统有害,表现为两种不同类型:紧咬牙和磨牙症。磨牙主要涉及水平非功能性的牙齿磨合,涉及的力量远远超过正常生理咀嚼负荷。紧咬牙是一种产生从一个咬合面到另一个咬合面的持续力的习惯,没有任何侧向移动。紧咬位置通常是不变的,并且很少在不同时间段发生变化。力的方向可能是垂直或水平的,远远超过正常生理负荷,与磨牙在数量和持续时间上相似。当患者表现出功能障碍时,会发生正反馈回路,因为他们的咀嚼肌肉经常肥大,增加了他们在功能过程中可以产生的力的大小,这导致了整体肌肉骨骼状况异常,在对患者开始种植治疗时必须密切监测。

### （1）手术/种植影响

①**种植体愈合**:术后早期和晚期种植失败的最常见原因是功能障碍。由于骨密度降低和力矩增加,这种并发症在上颌骨中发生的频率更高。愈合过程中缺乏刚性固定通常是由于覆盖在种植体上的软组织载体功能异常所致。

②**种植修复**:当施加在种植义齿上时,异常功能力最具破坏性,侧向(剪切)力对修复最具灾难性,这很可能导致螺钉松动、断裂或修复体折裂。

### （2）并发症预防

①**治疗设计**:当患者被诊断为咬合功能异常时,治疗计划时,应设计更多的种植体、增加种植体直径,并遵循渐进性负荷的原则。

②**修复体设计**:为了最大限度地减少侧向(剪切)力对种植系统的影响,特别是在后牙,临床医生应减小修复体宽度并减小牙尖斜度。此外,通过将单个后置种植单元固定在一起,可以减少这些力量的影响。

③**颌垫**:对于出现咬合功能异常体征或症状的患者,使用硬质加工的丙烯酸夜间颌垫来消散对修复体的力量,以保护修复体的远期效果(表2-12)。

表 2-12　患者反应和治疗建议

| 积极反应 | 治疗建议 |
| --- | --- |
| 鼻窦疾病 | 可能是鼻窦炎导致术后并发症 |
| 频繁头痛 | 焦虑、偏头痛、鼻窦炎、颞下颌关节紊乱、贫血 |
| 对热和暖房间的不耐受 | 高血压、甲状腺功能亢进症 |
| 季节性过敏 | 可能是上颌窦疾病 |
| 妊娠 | 选择性治疗(绝对禁忌) |

## （十一）药物

### 1. 骨质疏松药物

◆ 您是否服用过双膦酸盐或骨质疏松药物?
**是/否**

自从首次报道服用双膦酸盐的患者出现坏死、骨暴露病例以来,关于其对种植牙的影响始终争论不休。双膦酸盐是一组广泛用于多种骨骼疾病的药物,已被美国食品药品管理局批准用于治疗骨质疏松症、转移性骨癌和Paget病的治疗。然而,曾经被称为双膦酸盐骨坏死的药物现在已被美国医学协会重新命名为药物诱导的颌骨坏死(drug-induced osteonecrosis of the jaws, DIONJ)。其原因是骨坏死病例的发生率涉及其他药物分类,如单克隆抗体药物、抗血管生成药物和酪氨酸激酶抑制剂(表2-13)。

### 2. 双膦酸盐类药物

双膦酸盐主要用于治疗骨质疏松症(口服)和转移性癌症(静脉注射),通过在细胞水平诱导破骨细胞凋亡。作为一种骨质疏松症药物,它们通过对破骨细胞的直接作用来减少骨吸收。在接受双膦酸盐治疗的骨质疏松症患者中,由于骨转换受到抑制,旧骨被保留,阻止了该区域的正常重塑,从而导致脆骨的形成。此外,双膦酸盐类药物不仅在外周部位,还在骨髓中杀死功能性吸收的破骨细胞。

### 3. 单克隆抗体

单克隆抗体通过抑制核因子κB配体的受体激活剂(receptor activator of nuclear factor kappa-B

**表 2-13　与 DIONJ 相关药物**

| 药物 | 分类 | 用途 | 计量 | 途径 |
|---|---|---|---|---|
| 阿伦膦酸钠（福善美） | 双膦酸盐 | 骨质疏松症 | 70mg/周 | 口服 |
| 利塞膦酸盐（Actonel） | 双膦酸盐 | 骨质疏松症 | 35mg/周 | 口服 |
| 伊班膦酸钠（Boniva） | 双膦酸盐 | 骨质疏松症 | 150mg/个月 | 口服 |
| 唑来膦酸（Reclast） | 双膦酸盐 | 骨质疏松症 | 5mg/年 | 静脉注射 |
| 唑来膦酸（Zometa） | 双膦酸盐 | 骨质疏松症 | 4mg/个月 | 静脉注射 |
| 帕米膦酸（Aredia） | 双膦酸盐 | 骨质疏松症 | 90mg/个月 | 静脉注射 |
| 地诺单抗（Prolia, Xgeva） | 单克隆抗体 | 骨质疏松症、癌症 | 每 6 个月 60mg | 皮下注射 |
| 贝伐珠单抗（Avastin） | 单克隆抗体 | 转移癌 | 每 14 天 100～400mg | 静脉注射 |
| 舒尼替尼（Sutent） | 酪氨酸激酶抑制剂 | 癌症 | 5mg/年 | 静脉注射 |
| 依替膦酸钠（Didronel） | 双膦酸盐 | 班格氏病 | 每 6 个月 300～750mg | 口服 |
| 替鲁膦酸钠（Skelid） | 双膦酸盐 | 班格氏病 | 400mg/d 或 3 个月 | 口服 |

ligand, RANKL）起作用，RANKL 是一种 II 型膜蛋白，可作为骨吸收的主要信号。它们对免疫系统有直接影响，并控制骨再生和重塑。这些药物分子不可逆地与骨骼中的矿物质基质结合，半衰期约为 26 天，远短于双膦酸盐类药物（11 年）。

### 4. 酪氨酸激酶抑制药

酪氨酸激酶抑制药直接抑制酪氨酸激酶受体，如血小板衍生生长因子和血管内皮生长因子，这些受体调节肿瘤血管生成和肿瘤细胞增殖。抑制这些受体可减少肿瘤血管形成，导致肿瘤萎缩和死亡。

#### （1）手术 / 种植影响

①DIONJ 的诊断：Marx 定义了被诊断为患有 DIONJ 的患者的特征。这些包括：①当前或既往使用影响骨稳态的全身药物治疗；②颌骨中牙槽骨暴露持续超过 8 周；③无颌骨放疗史；④没有已知的骨质疏松症或牙本质 - 骨发育不良诊断。DIONJ 的明确症状是下颌骨或上颌骨的骨暴露、无法愈合，伴有疼痛和炎症及软组织的继发感染。在严重的情况下，可能会出现脓肿进行性扩展或骨坏死[84]。

②活动性病变：骨坏死可能在数周甚至数月内保持无症状。病变通常发生在尖锐的骨性区域和既往手术部位，包括拔牙、根尖切除术、牙周手术和种植手术。症状包括疼痛、软组织肿胀、感染、牙松动和流脓。影像学检查可见溶骨改变，组织活检显示存在放线菌，这可能是由继发感染导致。

#### （2）并发症预防

①CTx 测试：骨重塑标志物的检测可能有助于双膦酸盐相关性骨坏死的诊断和风险评估。CTx 是在骨重塑过程中释放的胶原蛋白片段。双膦酸盐可降低 CTx 水平，因此，人们认为血清 CTx 水平可以作为风险水平的可靠指标。CTx 测试（亦称为 C 末端端肽和 I 型胶原 C 端肽）是由实验室或医院获得的血清血液测试（ICD9 诊断代码 733.40）。然而，使用 CTx 测试来确定骨坏死可能性仍存在争议[85, 85a]。

| CTx 值 | DIONJ 风险 |
|---|---|
| 300～600pg/ml | （正常）无 |
| 150～299pg/ml | 无到最小 |
| 101～149pg/ml | 中等 |
| 低于 100pg/ml | 高 |

②停药：Marx 提出了一种术前方案，以管理正在接受口腔外科手术的患者的 DIONJ 药物。该方案考虑了药物使用的类型和持续时间，以及影像学和临床危险因素。根据获得的实验室值，可能需要"停药"，即暂时中断双膦酸盐治疗。然而，双膦酸盐水平可能不会有所改善，因为研究表明，在停止治疗后，骨骼中仍被检测出双膦酸盐，且可持续存在长达 12 年[84]。

③停药建议[84a]

- **术前**：术前 9 个月停药。
- **术后**：手术后停药 3 个月。

④**病史**：在开始任何择期治疗之前，全面的病史检查必不可少。双膦酸盐最重要的病史是使用含氮静脉注射的双膦酸盐类药物，如帕米膦酸（Aredia）和唑来膦酸（Zometa），以及新的骨质疏松药物，这些药物与DIONJ的关联数据非常有限。

⑤**双膦酸盐类药物**：在口腔领域，种植医生接触的最常见的双膦酸盐药物很可能属于口服含氮双膦酸盐家族，如利塞膦酸盐、伊班膦酸钠和阿仑膦酸盐。最新研究表明，口服双膦酸盐导致骨坏死的概率非常低[86]。然而，由于这些研究的半衰期长和持续时间短（3年），未来的长期并发症可能不明显。考虑到这一点，种植医生应谨慎考虑发生骨坏死的可能性，应该与患者详细讨论口腔治疗的风险与益处。如果患者服用这种药物超过3年，建议使用一份详细记录的知情同意书。

⑥**唑来膦酸**：如前所述，大多数用于治疗骨质疏松症的药物是口服含氮双膦酸盐药物。最近，唑来膦酸（静脉注射唑来膦酸钠）每年1次以5mg静脉注射剂量给药。研究表明，在第4年给药后会出现重大风险。这是由于药物的积累及其11年的半衰期。种植手术或骨增量手术最好安排在最近一次唑来膦酸剂量后9个月和下一次计划剂量前3个月。然而，目前对唑来膦酸和DIONJ之间的关系进行的研究很少。

⑦**并发症**：并发症包括全身性疾病、医疗状况、药物、性别和年龄，这类因素都会使患者更容易患上DIONJ。许多化疗药物、糖尿病、免疫疾病、贫血、吸烟、肥胖、女性和肾透析已被注意到是DIONJ的并发症。此外，糖皮质激素的使用可能是服用上述DIONJ药物的患者的禁忌证，因为这些药物与骨坏死的发生率增加有关。

⑧**骨质疏松症的新疗法**：骨质疏松症的最新疗法之一是每2年皮下注射地诺单抗（Prolia）。这是一种人源单克隆抗体，可作为RANK配体抑制剂使用，抑制RANK配体使得破骨细胞功能和骨吸收减少。地诺单抗可识别激活破骨细胞的特定蛋白质，从而抑制其激活并防止它们分解骨骼。地诺单抗也被用于治疗转移性骨病。这些抑制剂不与骨结合，停止治疗后它们对骨重塑的影响会降低。有报道称，在接受地诺单抗治疗的患者中观察到颌骨坏死，所有患者在治疗前都应接受口腔检查。地诺单抗对颌骨坏死的风险研究较少。

⑨**治疗总结**

- **口服双膦酸盐类药物**：相对禁忌证（知情同意、良好的手术技术、CTx测试、停药期）。

- **静脉注射双膦酸盐类药物**：绝对禁忌证；唑来膦酸：相对禁忌证。

◆ 您是否服用过抗血栓药物？

**是 / 否**

口服抗血栓药物已成功用于治疗各种血栓性疾病，如心肌梗死、卒中和深静脉血栓，并且在预防心血管疾病方面也被广泛使用。数十年来，临床医生和患者意识到这些药物的不良反应，主要表现为自发性或围手术期出血。多年来，人们一直主张在进行种植等口腔术前暂时停止这些药物。然而，由于停药可能导致严重血栓并发症，因此需要深入了解药物的作用机制（表2-14）。

## 5. 华法林

华法林（可密定）是一种抗凝血药，用于治疗缺血性心脏病、深静脉血栓、肺栓塞和人工心脏瓣膜等多种疾病。华法林的半衰期为40h，但在不同个体中的范围为20～60h。华法林的作用机制是干扰维生素K的合成，而维生素K是凝血级联反应中的辅助因子。尽管可密定是抗凝血治疗的主要选择，但在过去的3年里，在治疗非瓣膜性心房颤动和深静脉血栓形成方面，已经转向一种新类别的抗凝血药物。随着人口老龄化，非瓣膜性心房颤动的患者数量不断增加，已有超过200万美国人接受治疗。心房颤动的主要问题是血栓的形成，因此大多数这类患者将继续服用抗血栓药物。

### （1）手术/种植影响

**药物调整**：至今，大多数医疗从业者认为应该在口腔术前停用抗凝药物以预防可能的出血问题。然而，有许多记录的病例显示，在停止使用华法林并因反跳性高凝状态而发生血栓形成的患者中，存在栓塞并发症病例。此外，研究表明，在抗凝药治疗中，只要患者的国际标准化比值（INR）在治疗范围内（2.0～3.5），口腔手术可以安全进行。华法林治疗的短暂围手术期中断与血栓栓塞风险低（0.7%）和临床显著出血风险低（1.7%）有关；然而，在大多数情况下，中断治疗的风险与益处是不成比例的[87]。

### （2）并发症预防

**医生会诊**：种植医生应在术前（最好是术前24～48h）咨询患者的主诊医生，以确定最近一次

表 2-14　常见抗凝药物

| 药物 | 阿司匹林（81mg） | 阿司匹林（325mg） | 氯吡格雷（波立维） | 可密定（华法林） | 达比加群（泰毕全） | 利伐沙班（拜瑞妥） | 阿哌沙班（艾乐妥） |
|---|---|---|---|---|---|---|---|
| 凝血功能检查 | 血清凝血酶时间，出血时间 | 血清凝血酶时间，出血时间 | 血清凝血酶时间，出血时间 | 国际标准化比值 | 无须检查 | 无须检查 | 无须检查 |
| 作用机制 | 抑制血小板生成血栓素 $A_2$ 以抑制血栓形成 | 抑制血小板生成血栓素 $A_2$，以抑制血栓形成 | 抑制血小板聚集和激活 | 抑制维生素 K 依赖性凝血因子的产生（Ⅱ、Ⅶ、Ⅸ和Ⅹ） | 凝血酶抑制剂 | 凝血因子 Xa 抑制剂 | 凝血因子 Xa 抑制剂 |
| 饮食限制 | 无 | 无 | 无 | 维生素 K | 无 | 无 | 无 |
| 给药困难 | 无 | 无 | 无 | 困难 | 减少剂量 CrCl <30 | 控制 CrCl <50，剂量因人而异 | 控制 CrCl <50，剂量因人而异 |
| 是否减药或停药 | 通常不推荐 | 特定病例 | 特定病例，通常不推荐，可能会引发严重的凝血问题 | 特定病例，通常不推荐，可能会引发严重的凝血问题 | 是，遵医嘱通常 48~72h | 是，遵医嘱 | 是，遵医嘱 |
| 术前停药天数 | 大多数情况下不需要，血小板功能受到 10~14 天抑制 | 至少 10 天，遵医嘱 | 遵医嘱，若联用阿司匹林 | 至少 5 天，遵医嘱 | 通常 48~72h | 通常 48~72h | 通常 48~72h |
| 恢复用药 | 若停药，在止血后恢复用药 | 若停药，在止血后恢复用药 | 若停药，需遵医嘱恢复用药 | 若停药，需遵医嘱恢复用药 | 通常 24~48h | 通常 24~48h | 通常 24~48h |

CrCl，肌酐清除率。

国际标准化比值（INR）。如果 INR 在治疗范围内（2～3.5），则无须停止使用抗凝药。如果 INR 高于治疗范围（尤其是高于 4.0），医生应采取适当措施将 INR 降低到更安全的水平，或者停用华法林并补充肝素治疗或维生素 D。需要注意的是，对于所有抗凝患者，应特别注意良好的手术技术和使用适当的局部措施来控制出血（止血药）。

## 6. 阿司匹林

阿司匹林或水杨酸已被用作抗炎、镇痛和解热药物。然而，在 20 世纪 80 年代，人们发现阿司匹林在极低剂量（0.5～1mg/kg）下也具有抗血小板作用，而在更高剂量（5～10mg/kg）下具有解热作用和抗炎反应（30mg/kg）。由于这项研究，低剂量阿司匹林已成为心血管和外周血管疾病患者的二级预防药物。阿司匹林的作用是抑制血小板内前列腺素血栓素 $A_2$ 的形成，从而通过不可逆转地减少血小板聚集来影响血栓形成。

### （1）手术/种植影响

**出血**：服用阿司匹林可能会因血小板计数低而存在出血风险。研究表明，除非使用 325mg 阿司匹林，否则这种风险很小。在一项拔牙研究中，36 名患者于治疗前 2 天和治疗后 2 天被随机分配服用 325mg 阿司匹林或安慰剂，结果显示，服用阿司匹林与围手术或术后出血之间没有显著关联[88]。

### （2）并发症预防

①**低剂量阿司匹林（81mg）**：未有研究在常规种植术中建议停用低剂量（<100mg）阿司匹林。在大多数患者中，不需要进行停药，因为这可能使患者面临血栓形成、心肌梗死或脑血管意外的风险。

②**高剂量阿司匹林（325mg）**：当患者被医生建议服用 325mg 或更高剂量的阿司匹林时，建议进行会诊。特别是对于正在服用阿司匹林（任何剂量）并服用其他抗凝药物如氯吡格雷或双嘧达莫的患者。对这些患者，需要测定凝血时间并结合医生会诊。

## 7. 新型抗凝药物

- **氯吡格雷（波立维）**：氯吡格雷是一种血小板抑制药，已获批准用于降低卒中、心肌梗死或外周动脉疾病患者的动脉粥样硬化风险。最近的文献支持冠状动脉支架和急性冠脉综合征患者与阿司匹林联合治疗的时间从 3 个月延长到 12 个月或更长。文献不建议种植治疗时常规停药。

需要注意的是，许多接受氯吡格雷治疗的患者可能正在服用阿司匹林或其他抗血小板药物，尤其是心脏支架术后患者，除非医生建议，否则不得停药。

- **泰毕全、拜瑞妥、艾乐妥**：最近开发了口服抗凝药，以消除华法林的缺点。已证明达比加群（泰毕全）和利伐沙班（拜瑞妥）具有更有利（更广泛）的治疗指数、更少的药物和药物-食物相互作用，以及可预测的抗凝血反应，而无须凝血检查。达比加群能够可逆地抑制凝血酶，因此作用持续时间是可预测的，并与血药浓度密切相关。利伐沙班是一种凝血因子 Xa（FXa）抑制剂，可产生对 FXa 活性的可逆抑制[89]。

### 手术/种植影响

①**出血**：与关于口腔手术和华法林使用的许多研究相比，目前尚未完成任何关于这些新型抗凝药与牙种植手术管理的临床试验，无法提供相关建议。然而，一些案例研究表明，在医师会诊的情况下，这些药物可以在择期口腔术前 24h 暂时停药，并在第 2 天重新开始，从而控制并发症的发生。由于这些药物的半衰期短，短暂停药通常是可接受的。在这些药物被暂时停用之前，必须事先医师会诊。应坚持良好的手术技术，并使用止血药。

②**治疗总结**：目前，这些药物尚无公认的减量方案。根据现有信息，临床医生应就拟定的种植手术和手术的侵入性、预期的并发症和预期的出血量咨询患者的主诊医生。如果医生建议暂时停药，典型的停药建议是术前 24h 停药，直到术后出血的风险降至最小（通常在手术后 24h 内），才能重新开始服药[90]。

## 8. 中药

非处方草药和膳食补充剂正以创纪录的速度被消费，以改善一般健康和治疗慢性病。众所周知，草药与不良副作用有关，并导致药物相互作用，同时还可能与手术并发症有关。这些补充剂中大部分均含具有强烈生物作用的活性成分，剂量通常不受管制，并且因人而异。《美国医学会杂志》（*Journal of the American Medical Association*）估计，有 1 500 万成年人面临草药和处方药之间的不良相互作用[91]。这些草本药物在牙种植术中的风险包括增加出血、药物相互作用和可能导致感染。患者应该在种植术前至少 2 周停止使用这些草本补充剂（框 2-6）。

## （十二）免疫抑制药物

◆ 你是否接受过化疗或接受免疫抑制药物治疗？
**是 / 否**

免疫抑制药物是用于抑制或阻止免疫系统活动的药物。通常用于最大限度减少器官和组织移植的排斥反应，也用于治疗自身免疫性疾病。这些药物有许多不良反应，其中大多数是非选择性作用（也作用于正常细胞）。免疫抑制药物分为四类：糖皮质激素（泼尼松）、细胞抑制药（化疗药物）、抗体（多克隆抗体）和亲免疫素（环孢菌素）。

### 1. 糖皮质激素

糖皮质激素具有强大的抗炎和免疫抑制特性。由于这些药物广泛应用于治疗炎症和自身免疫性疾病，所以必须注意长期、大剂量使用糖皮质激素的患者。这些药物会影响正常的合成代谢过程，并且抑制免疫系统，可能导致种植患者出现严重并发症。

### 2. 细胞抑制药

细胞抑制药是治疗恶性肿瘤的常见药物。这些药物无法区分恶性组织和正常组织，对正常组织也具有细胞毒性。目前已知大多数化疗药物对骨骼具有细胞毒性，特别是对血供有限的移植骨[92]。由于化疗药物对增殖速度快的细胞具有高亲和力，所以口腔黏膜常受影响。黏膜溃疡会继发感染。多项研究表明，环孢素可能对种植体周围的骨愈合产生负面影响，甚至可能降低已骨结合的种植体的机械固位力[93]。

### 3. 他莫昔芬

他莫昔芬是治疗绝经前激素受体阳性乳腺癌的标准药物。因为他莫昔芬和雌激素作用相近，所以它具有非常有益的不良反应，可以保存骨量并防止骨流失。然而，使用这种药物存在药物诱导的骨坏死问题，但研究表明患病率非常低[94]。

### 4. 芳香化酶抑制剂

对于雌激素受体阳性乳腺癌的绝经后女性患者，芳香化酶抑制剂是辅助治疗的主要药物。这些药物抑制雄激素向雌激素的转化，导致雌激素缺乏，可能加速骨流失。这类药物与增加药物相关性颌骨坏死的风险有关[95]。在使用芳香化酶抑制剂的患者中，颌骨坏死的发生率仍然显著，应该咨询专科医生。

**（1）手术/种植影响**

**不良反应**：一些最常见的化疗药物副作用包括骨髓抑制、白细胞减少症、血小板减少症和贫血。因此，患者更易发生感染、术中出血增多和骨愈合受影响。

**（2）并发症预防**

①**医生会诊**：强烈建议在种植术前进行会诊和评估。对于大多数化疗药物，用药同时进行种植手术是绝对禁忌证。此外，对于长期使用皮质类固醇的患者，医生应评估是否有肾上腺功能不全的症状。

②**治疗总结**：

- **曾进行化疗**：经医生评估后为相对禁忌证。
- **同时进行化疗和种植治疗**：绝对禁忌证。

### 5. 钛过敏

◆ 你是否对钛过敏？
**是 / 否**

钛被认为是一种生物相容性和惰性材料，尽

管一些研究表明其可能会导致血液和代谢毒性[96]。钛合金因其高强度、生物相容性和耐腐蚀性而常用于口腔种植中。最常见的钛合金 TiAl6V4 通常会含有许多其他元素的如微量的铍、钴、铬、铜、铁、镍和钯。这些杂质被认为可能引发Ⅳ型超敏反应。

许多病例报道显示牙种植体相关的过敏反应导致了皮肤炎症反应，如面部湿疹、皮炎和皮疹，以及局部红斑[97]。对钛合金的过敏的特点是存在巨噬细胞和 T 淋巴细胞，但没有 B 淋巴细胞[98]。研究表明，这种现象的发生率约为 0.6%[99]。有报道显示存在与起搏器、外科钳和人工髋关节相关的钛过敏症[100]。另外，医生还需要注意对其他金属过敏的情况，因为有些研究表明对其他金属的过敏可能增加钛过敏的风险。对珠宝中的金属有过敏反应的患者尤其需要关注。建议对这些患者进行进一步检测。除非患者通过髋关节或膝关节置换等骨科手术，或使用钛钉或钛板修复骨折时直接接触钛，否则他们不太可能意识到自己有钛过敏。一项研究估计钛过敏的总体患病率非常低，为 0.6%[101]。

### 并发症预防

**金属过敏的评估**：在全面的病史评估中，必须检查过敏史。如果发现对钛金属过敏，应修改治疗计划以检测钛过敏或考虑使用氧化锆种植体。早期研究表明，陶瓷种植体有良好的机械强度和出色的组织相容性，并表现出与钛相当的骨结合能力，因此也具有很大的应用潜力[102]。

## （十三）药物相互作用

◆ 您是否曾经历过药物相互作用？
**是**/否

与多年前相比，现在寻求种植治疗的患者年纪更大，身体状况更复杂。由于药物的发展，患者服用的药物种类大大增加，这显著提高了药物相互作用的风险。此外，由于口腔种植通常涉及侵入性治疗，患者需要使用含血管收缩剂的局部麻醉药、镇痛药、抗焦虑药、皮质类固醇和抗生素，其中任何一种药物都可能与患者正在服用的各种药物发生不良相互作用。种植医生必须对最常用药物及其本身的相互作用有透彻的了解（表 2-15）。

大多数反应是由口服止痛药与用于增强局部麻醉止痛止血效果的血管收缩剂相互作用导致的。一些常见的相互作用涉及非甾体抗炎药（NSAID），这些药物会降低许多降压药的效果。NSAID 与抗凝药物的联合使用可能增加抗凝效果，并导致胃肠道出血。NSAID 可能增加双膦酸盐和 SSRI（用于治疗精神疾病患者的药物）的胃肠毒性。SSRI 还会干扰可待因和氢可酮的代谢，因此整体镇痛效果可能降低（表 2-16）[103, 104]。

| 表 2-15　最常见的处方药物＋相互作用[104] | | |
| --- | --- | --- |
| | 相互作用的药物 | 不良反应 |
| 所有青霉素 | 抑菌抗生素 | 抑菌药物会减弱青霉素的作用 |
| | 氨甲蝶呤（Rheumatrex） | 氨甲蝶呤的排出减少 |
| 所有头孢菌素 | 抑菌抗生素 | 抑菌药物会减弱青霉素的作用 |
| | 抗凝药 | 出血风险增加 |
| 林可霉素 | 红霉素 | 存在拮抗可能，避免同时使用。 |
| 克林霉素（Cleocin） | | |
| 大环内酯类： | 抗凝药 | 出血风险增加，需监测患者 |
| 地红霉素 | 苯二氮䓬类药物 | 可能增加苯二氮䓬类药物浓度，导致中枢神 |
| 克拉霉素 | 钙离子通道阻滞剂地尔硫䓬（Cardizem）和维 | 经系统抑制，避免老年人使用 |
| 红霉素 | 拉帕米（Isoptin, Calan, Verelan） | Q-T 间期延长，可能导致猝死 |
| | 环孢素（Sandimmune, Neoral） | 环孢素肾毒性增加 |
| | 他汀类药物（Lipitor, Zocor, Mevacor） | 增加他汀类药物水平浓度，可能导致肌肉毒性 |

**表 2-15　最常见的处方药物 + 相互作用[104]（续）**

| | 相互作用的药物 | 不良反应 |
|---|---|---|
| 甲硝唑（Flagyl） | 抗凝药（Coumadin） | 出血风险增加 |
| | 乙醇 | 严重的双硫仑样反应 |
| | 他克莫司（Prograf） | 甲硝唑使 Prograf 浓度成倍增加 |
| 喹诺酮类： | 抗酸药 | 喹诺酮吸收减少 |
| 环丙沙星（Cipro） | 抗凝药（Coumadin） | 出血风险增加，需监测 INR |
| 加替沙星（Tequin） | 抗肿瘤药物 | 喹诺酮血清浓度可能降低 |
| 左氧氟沙星（Levaquin） | 环孢素（Sandimmune, Neoral） | 环孢素肾毒性可能增强 |
| 莫西沙星（Avelox） | 非甾体抗炎药（NSAID） | 中枢神经系统刺激增强 |
| | 咖啡因 | 咖啡因效果增加 |
| | | 肌肉无力，肌腱损伤 |
| NSAID 和阿司匹林 | 抗凝药（warfarin, Coumadin） | 增加出血风险，可能导致胃肠道出血 |
| | 降血压药（除钙通道阻滞药以外的血管紧张素转化酶抑制剂，β 受体拮抗药，利尿药） | 降低降血压药的效果，需监测血压 |
| | | 胃肠毒性 |
| | 双膦酸盐 | 两种药物的肾毒性可能增加 |
| | 环孢素（Neoral, Sandimmune） | 氨甲蝶呤的毒性可能增加，并增加口炎的可能性 |
| | 氨甲蝶呤（Rheumatrex, Mexate） | |
| | 选择性血清再吸收抑制剂（SSRI） | 胃肠道出血，血小板聚集所需的血小板血清素减少 |
| | NSAID + 水杨酸盐 | 阻断血小板的抗凝作用与增加的胃肠反应 |
| 对乙酰氨基酚 | 巴比妥类，卡马西平，苯妥英，利福平，磺吡酮 | 对乙酰氨基酚的肝毒性可能会因高剂量或长期服用这些药物而增加 |
| | 镇静药/抗焦虑药 | 增加镇静和呼吸抑制 |
| | 乙醇 | 慢性乙醇摄入增加对乙酰氨基酚的肝毒性 |
| 曲马多（Ultram, Ultracet） | 任何增强血清素活性的药物（SSRI 抗抑郁药，用于急性偏头痛的 "triptans" 等） | 可能导致 5- 羟色胺综合征 |
| | 单胺氧化酶抑制剂（MAOIs）（Marplan, Nardil, Parnate） | 增强的 MAOI 毒性 |
| | | 曲马多增加/代谢物减少 |
| | 奎尼丁 | |
| 所有阿片类药物 | 乙醇，中枢神经系统抑制剂，局部麻醉药，抗抑郁药，抗精神病药，抗组胺药，西咪替丁 | 可能出现增加的中枢神经系统和呼吸抑制，需谨慎使用 |
| 氢可酮/可待因 | 2D6 抑制药，胺碘酮，西咪替丁，地昔帕明，氟西汀，帕罗西汀，普罗帕酮，奎尼丁，利托那韦 | 阻止可待因生物转化为活性镇痛形式。需对使用 2D6 抑制剂的患者使用不同的麻醉药 |
| | SSRI 抗抑郁药和安非他酮 | 镇痛效果降低 |
| 酰胺类（如利多卡因） | 乙醇，中枢神经系统抑制剂，阿片类药物，抗抑郁药，抗精神病药，抗组胺药 | 增加的中枢神经系统和呼吸抑制，可能出现抑郁 |
| | 抗心律失常药物 | 增加对心脏的抑制作用 |
| | β 受体拮抗药，西咪替丁 | 利多卡因代谢减少 |
| | 布比卡因 | 毒性相加，总剂量不应超过联合的最大剂量 |

**表 2-15　最常见的处方药物 + 相互作用[104]（续）**

| | 相互作用的药物 | 不良反应 |
|---|---|---|
| 血管收缩药（肾上腺素，左旋去甲肾上腺素） | 高剂量的三环类抗抑郁药 -（阿米替林，地昔帕明，丙米嗪，去甲丙米嗪等）<br>非选择性的 β 受体拮抗药（例如普萘洛尔，纳多洛尔）<br>吩噻嗪类（如氯丙嗪）就诊时限制肾上腺素使用 | 可能出现增强的拟交感神经作用。当患者服用高剂量三环类抗抑郁药时，肾上腺素使用量限制至 0.04mg<br>可能出现高血压和 / 或心脏反应，肾上腺素的使用量限制为每 2h 0.04mg<br>血管收缩剂作用被抑制，可能导致低血压反应，需谨慎使用 |
| 抗组胺药 [ 苯海拉明（Benadryl）] | 抗胆碱药<br>中枢神经系统抑制剂（乙醇，麻醉药） | 增强口干，心动过速，尿潴留，需监测<br>增强镇静的持续时间和强度，应减少剂量 |
| 苯二氮䓬类药物（Triazolam） | 利福平，卡马西平 | 增加的代谢导致降低的镇静反应 |

**表 2-16　诊断性实验室检验总结**

| 测试名称 | 描述 | 升高 | 降低 |
|---|---|---|---|
| 白蛋白（血液） | 由肝脏产生的最丰富的血液蛋白质；可用于评估整体健康状况、肝脏或肾脏功能的变化 | 脱水 | 炎症、肝病、营养不良、肾脏疾病、吸收不良 |
| 碱性磷酸酶 | 由肝脏、骨骼和肾脏等多个器官产生 | 骨骼疾病如转移性癌症、Paget 病、多发性骨髓瘤、肝病 | 营养不良、甲状旁腺功能减退、甲状腺功能减退、维生素 $B_{12}$ 缺乏 |
| 丙氨酸转氨酶（ALT） | 用于评估肝功能 | 肝病（肝炎、坏死、肝硬化、肿瘤）；药物（他汀类、抗生素、化疗药物、麻醉药）；单核细胞增多症、肥胖（脂肪肝） | 不适用 |
| 淀粉酶 | 胰腺产生的酶，用于检测胰腺疾病 | 胰腺炎 | 不适用 |
| 抗核抗体（ANA） | 用于筛查结缔组织疾病；在没有特定疾病的个体中有时出现阳性结果 | 需要进一步特定检测以确认是否患有狼疮、硬皮病、干燥综合征或肌炎 | 不适用 |
| 天冬氨酸氨基转移酶（AST） | 用于检测肝病并提供肝功能评估 | 肝病、药物、单核细胞增多症、肥胖（类似于 ALT）；AST：ALT >2：1，乙醇性肝病 | 急性肾病、浆液性脑病、糖尿病酮症酸中毒、妊娠、慢性肾透析 |
| 基础代谢功能检测组合（BMP） | 测量血液中的钠、钾、葡萄糖、BUN、肌酐、氯化物、$CO_2$ | | 取决于单个检测项目 |
| 间接胆红素 | 是肝脏产生但未结合的胆红素（与糖分子附着） | 溶血性贫血、肝硬化、输血反应、Gilbert 综合征（缺乏结合酶） | 无低水平结果 |

表 2-16　诊断性实验室检验总结（续）

| 测试名称 | 描述 | 升高 | 降低 |
|---|---|---|---|
| 直接胆红素 | 是结合了葡萄糖醛酸，但由于胆管阻塞无法排出的胆红素 | 病毒性肝炎、药物反应、乙醇性肝病、胆结石、肿瘤、胆管瘢痕 | 无低水平结果 |
| 出血时间 | 针对血小板功能评估凝血时间 | 血管性血友病、血小板减少症、DIC、药物 | 不适用 |
| 血尿素氮（BUN） | 检测蛋白质分解后形成的尿素氮，帮助评估肾脏和肝脏功能 | 肾功能障碍、GI 出血、脱水、休克、药物、CHF 或尿路梗阻 | 肝病、抗利尿激素综合征、营养不良 |
| BUN/肌酐比 | BUN 与肌酐的比值，通常在 10∶1～20∶1 | 脱水、急性肾衰竭或损伤、高蛋白饮食（慢性肾病中可能比率正常） | 不适用 |
| 钙（Ca） | 检查血液中非骨和甲状旁腺功能以及钙水平 | 甲状旁腺功能亢进、肺癌 / 乳腺癌转移至骨、Paget 病、过量摄入维生素 D | 慢性肾衰竭、维生素 D 缺乏、镁缺乏、双膦酸盐治疗、假性甲状旁腺功能减退症 |
| 二氧化碳（$CO_2$） | 血液中二氧化碳是酸碱调节的重要缓冲物质 | 呕吐、COPD、厌食症、脱水、低通气 | 腹泻、过度通气、肾脏或肝脏疾病 |
| 氯化物（Cl） | 监测酸碱失衡的重要指标 | 脱水、腹泻、肾小管酸中毒、利尿药、甲状旁腺功能亢进 | 过度水合（抗利尿激素分泌不当综合征）、艾迪生病、慢性呕吐、心力衰竭 |
| 肌酐（Cr） | 评估肾功能的重要指标 | 肾病、脱水、利尿、药物、造影剂导致的、肾性高血压 | 肌肉质量减少 |
| 肌酐清除率（CrCl） | 用于估算肾小球滤过率和整体肾功能 | ＞90：阶段 1（正常肾功能）<br>60～89：阶段 2（轻度肾功能不全）<br>30～59：阶段 3（中度肾功能不全）<br>15～29：阶段 4（重度肾功能不全）<br>＜15：终末期肾病 | 不适用 |
| 红细胞沉降率（ESR） | 炎症的非特异性标志物 | 结缔组织疾病（狼疮、类风湿性关节炎）、血管炎、感染、恶性肿瘤、肾衰、炎症性肠病、贫血 | 真性红细胞增多症、镰状细胞贫血、球形红细胞增多症 |
| 铁蛋白 | 测量体内储存的铁量 | 血色病、卟啉病、肝病、多次输血、淋巴瘤 | 透析、缺铁性贫血 |
| 葡萄糖 | 血糖水平的测量，最佳解释为空腹＜100 | 糖尿病、非空腹水平、疾病感染、压力反应 | 胰岛素分泌过多、过量饮酒、艾迪生病（肾上腺功能不全）、反应性低血糖 |
| 血细胞比容 | 红细胞体积占血液总量的比例 | 脱水、利尿、真性红细胞增多症、高海拔暴露 | 贫血、妊娠、过度失血 |

**表 2-16　诊断性实验室检验总结（续）**

| 测试名称 | 描述 | 升高 | 降低 |
| --- | --- | --- | --- |
| 血红蛋白 | 携带氧气至组织 | 真性红细胞增多症、高海拔暴露、极限运动计划 | 贫血、溶血、过度失血 |
| 糖化血红蛋白 A1c（HbA1c） | 测量糖化血红蛋白百分比，提供 3 个月的平均血糖水平 | 控制不良的糖尿病、缺铁性贫血、维生素 $B_{12}$ 缺乏、尿毒症、酗酒 | 溶血、近期输血、慢性肝病、糖尿病过度治疗、高脂血症 |
| 铁水平（Fe） | 测量血液中的铁含量 | 血色病、溶血、肝坏死、肝炎、维生素 $B_{12}$ 缺乏、过量输血 | 低铁饮食、月经大量出血、GI 失血、肠道吸收不良、妊娠 |
| 脂肪酶（LPL） | 胰腺产生的酶，帮助分解脂肪，并有助于诊断胰腺疾病 | 胰腺炎、胰腺肿瘤、胆囊感染、高甘油三酯血症、过量饮酒、胆石症或胆囊感染 | 可能表明胰腺慢性损伤 |
| 肝功能检测（LFT） | 可以测量肝功能（AST、ALT、胆红素、白蛋白、碱性磷酸酶） | 类似于凝血酶原时间（PT） | 类似于凝血酶原时间（PT） |
| 平均红细胞体积（MCV） | 红细胞的平均大小 | 维生素 $B_{12}$ 或叶酸缺乏、酗酒、肝病、骨髓功能障碍、甲状腺功能减退 | 贫血、缺铁、慢性病、铁粒幼细胞贫血、慢性肾衰竭、铅中毒、地中海贫血 |
| 部分凝血活酶时间（PTT） | 检验血液通过内源性凝血途径（因子IX、X、XI、XII）的凝血时间 | 类似于凝血酶原时间（PT） | 类似于凝血酶原时间（PT） |
| 血小板 | 循环血小板的数量 | 急性出血、癌症、肾衰竭、感染、缺铁、脾切除、炎性肠病、狼疮 | 溶血性尿毒症综合征、自身免疫疾病、妊娠、特发性血小板减少性紫癜（ITP）、血栓性血小板减少性紫癜（TTP） |
| 钾（K） | 检验血液中的钾水平，对器官和所有细胞的正常功能至关重要 | 急性 / 慢性肾病、艾迪生病（肾上腺功能不全）、横纹肌溶解症（肌肉分解）、服用降压药物（ACE/ARB）、过量摄入、烧伤 | 糖尿病酮症酸中毒、腹泻、过量饮酒或泻药使用、过度出汗、利尿药、叶酸缺乏、原发性醛固酮瘤、呕吐 |
| 前列腺特异抗原（PSA） | 检验前列腺释放的 PSA 血液水平；随着年龄增长，PSA 通常会增加 | 前列腺癌、前列腺炎、导管插入、良性前列腺增生（BPH）、尿路感染（UTI）、增龄性变化、长时间骑自行车 | 治疗前列腺癌的患者的 PSA 水平＜0.1 |
| 凝血酶原时间（PT） | 检验血液通过外源性途径（组织因子、Xa）凝血的时间；INR 是标准测量值 | 肝病、酗酒、弥散性血管内凝血（DIC）、维生素 K 缺乏、凝血因子缺乏、药物导致 | 维生素 K 补充、雌激素治疗、血栓性静脉炎 |
| 红细胞（RBC） | 检验红细胞数量 | 轻型地中海贫血、处于高海拔、吸烟、多红细胞症 | 贫血（包括溶血性）、急性失血、骨髓功能障碍 |

**表 2-16　诊断性实验室检验总结（续）**

| 测试名称 | 描述 | 升高 | 降低 |
|---|---|---|---|
| 类风湿因子（RF） | 检验攻击自身组织的自身抗体（RF 抗体）水平，可以提示类风湿性关节炎 | 类风湿性关节炎、癌症、慢性感染或肝病、狼疮、硬皮病、干燥综合征；也发现于没有疾病的个体中 | 无 |
| 钠（Na） | 检验体内循环中钠的水平（对水盐平衡和神经肌肉功能很重要） | 饮食中钠摄入增加、库欣综合征 | 药物（利尿药）、充血性心力衰竭（CHF）、肝病、抗利尿激素分泌不当综合征（SIADH）、慢性呕吐、肾上腺功能不全、过量摄入水 |
| 促甲状腺激素（TSH） | 由垂体释放并导致甲状腺释放甲状腺素（$T_4$）和三碘甲状腺原氨酸（$T_3$）；用于诊断甲状腺疾病 | 甲状腺功能减退、桥本甲状腺炎（抗体攻击甲状腺）、摄入锂、胺碘酮 | 甲状腺功能亢进、亚急性甲状腺炎（甲状腺炎症）、过量甲状腺激素替代治疗、甲状腺癌（低正常值） |
| 甲状腺素（$T_4$）总量或游离 $T_4$ | 总 $T_4$ 反映血液中由甲状腺释放的 $T_4$ 量，用于诊断甲状腺功能亢进 / 减退，并反映甲状腺激素替代治疗疗效；总 $T_4$ 与蛋白质结合并可能因蛋白质水平而异常；游离 $T_4$ 更准确，不受蛋白质水平影响 | 甲状腺功能亢进（Graves 病）、垂体腺瘤、过量甲状腺激素替代治疗、甲状腺炎、避孕药、妊娠、过量碘摄入 | 甲状腺功能减退、垂体功能不全、营养不良、慢性病、碘摄入不足 |
| 三碘甲状腺原氨酸（$T_3$）总量或游离 $T_3$ | 检验甲状腺产生的循环 $T_3$ 量；$T_3$ 与甲状腺素结合球蛋白结合；未与蛋白质结合的 $T_3$ 为游离 $T_3$，只有游离 $T_3$ 可发挥生物效应 | 甲状腺功能亢进（Graves 病）、垂体腺瘤、过量甲状腺激素替代治疗、甲状腺炎、避孕药、妊娠、过量碘摄入；游离 $T_3$ 水平在妊娠和使用避孕药时稳定 | 甲状腺功能减退、垂体功能不全、营养不良、疾病、药物（胺碘酮、苯妥英） |
| 白细胞（WBC） | 检验白细胞总数 | 细菌感染、败血症、类白血病中数量极高 | 免疫抑制、病毒感染、化疗、抗生素 |
| **白细胞类型** | | | |
| 中性粒细胞 | 最丰富的白细胞类型 | 细菌感染、急性感染 | 恶性肿瘤、再生障碍性贫血、严重感染 |
| 淋巴细胞 | B 细胞产生抗体，T 细胞在胸腺中产生，属于免疫反应的一部分 | 病毒感染，包括单核细胞增多症和肝炎 | 骨髓功能障碍、化疗、结核病、狼疮、类风湿性关节炎、药物导致 |
| 单核细胞 | 参与吞噬作用；产生巨噬细胞，帮助对抗细菌、真菌和病毒 | 结核病；慢性炎性疾病如克罗恩病、溃疡性结肠炎、狼疮 | 维生素 $B_{12}$ 缺乏、骨髓功能障碍、某些白血病 |
| 嗜酸性粒细胞 | 因对过敏原和疾病的反应而产生 | 过敏反应、寄生虫 | 库欣综合征、类固醇治疗、应激反应 |
| 嗜碱性粒细胞 | 最少的白细胞；含有肝素和组胺，与超敏反应有关 | 病毒、淋巴瘤、甲状腺功能减退、炎性肠病 | 妊娠、类固醇使用、甲状腺功能亢进 |

## （十四）医疗咨询和许可

口腔种植学是一门复杂的专业，必须考虑许多因素以减少种植失败并提高成功治疗的概率。对于患有复杂全身疾病、服用药物和可能出现并发症的患者，种植前的医疗许可是必需的。种植医生必须向临床医生提供所有必要信息，包括：①患者自述的详细病史摘要；②所有当前和近期药物的清单；③过敏史；④种植医生将开具的任何药物；⑤拟进行的手术的侵入性程度（图2-2）。临床医生将提供以下问题的答案。

1. 最近的体检：以确定患者是否遵守健康管理。

2. 医疗健康记录：临床医生确定患者在医疗/口腔病史中是否提及的错误信息，或者是否存在遗漏的健康问题非常重要。

3. 药物调整：临床医生会建议对处方药物或种植医生提出的口腔手术用药进行可能的调整。

4. 同意种植手术：临床医生会以书面形式确认患者适合进行牙种植手术。

5. 联系临床医生：临床医生将记录是否需要种植医生在治疗前联系。最后，临床医生签署表格并注明日期。

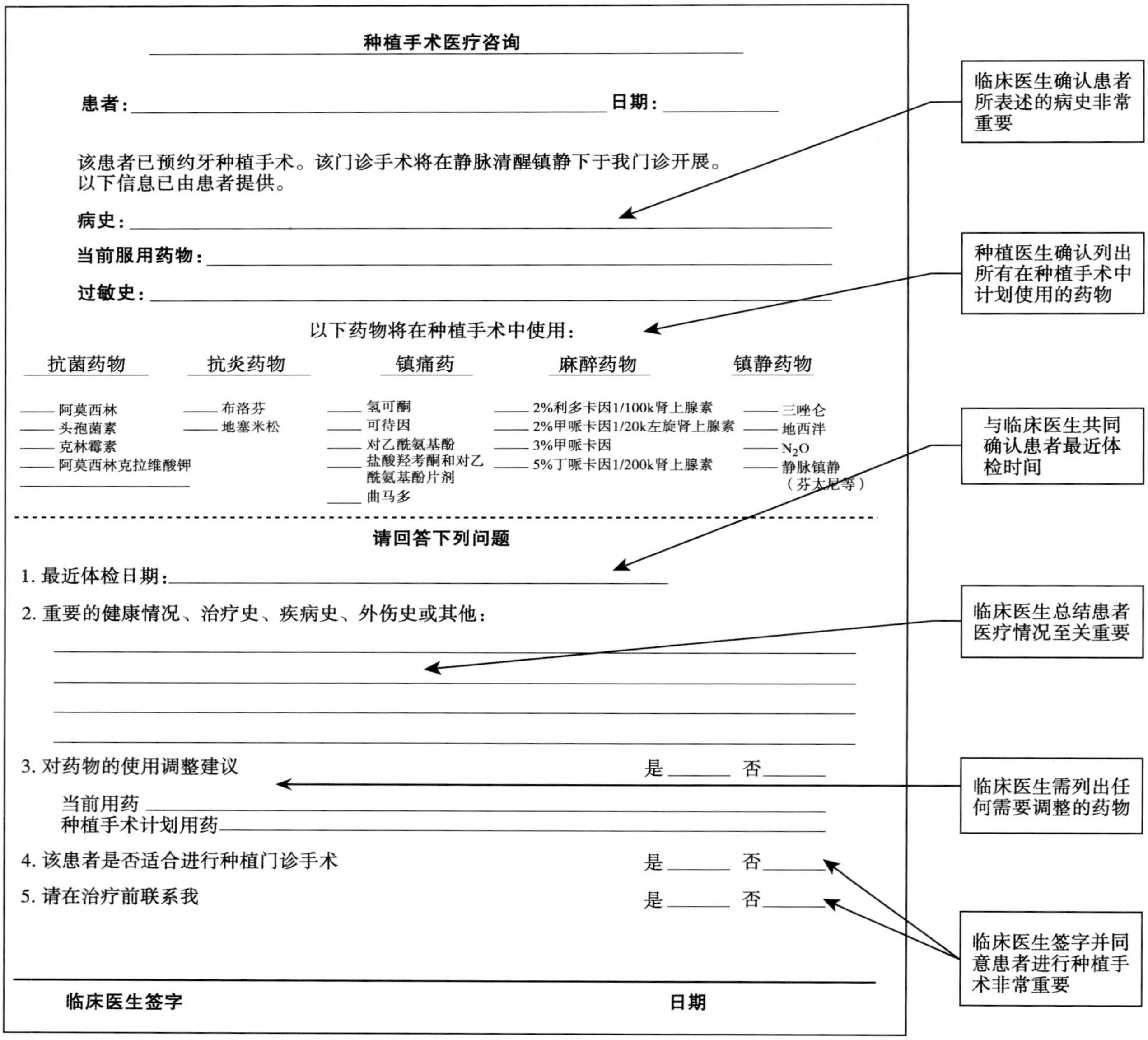

---

**种植手术医疗咨询**

患者：＿＿＿＿＿＿＿＿＿＿＿＿＿＿＿＿＿＿＿ 日期：＿＿＿＿＿＿＿＿

该患者已预约牙种植手术。该门诊手术将在静脉清醒镇静下于我门诊开展。以下信息已由患者提供。

病史：＿＿＿＿＿＿＿＿＿＿＿＿＿＿＿＿＿＿＿＿＿＿＿＿＿＿＿＿＿＿＿＿＿ ← 临床医生确认患者所表述的病史非常重要

当前服用药物：＿＿＿＿＿＿＿＿＿＿＿＿＿＿＿＿＿＿＿＿＿＿＿＿＿＿＿

过敏史：＿＿＿＿＿＿＿＿＿＿＿＿＿＿＿＿＿＿＿＿＿＿＿＿＿＿＿

**以下药物将在种植手术中使用：** ← 种植医生确认列出所有在种植手术中计划使用的药物

| 抗菌药物 | 抗炎药物 | 镇痛药 | 麻醉药物 | 镇静药物 |
|---|---|---|---|---|
| ＿ 阿莫西林 | ＿ 布洛芬 | ＿ 氢可酮 | ＿ 2%利多卡因1/100k肾上腺素 | ＿ 三唑仑 |
| ＿ 头孢菌素 | ＿ 地塞米松 | ＿ 可待因 | ＿ 2%甲哌卡因1/20k左旋肾上腺素 | ＿ 地西泮 |
| ＿ 克林霉素 | | ＿ 对乙酰氨基酚 | ＿ 3%甲哌卡因 | ＿ N₂O |
| ＿ 阿莫西林克拉维酸钾 | | ＿ 盐酸羟考酮和对乙酰氨基酚片剂 | ＿ 5%丁哌卡因1/200k肾上腺素 | ＿ 静脉镇静 |
| ＿＿＿＿ | | ＿ 曲马多 | | （芬太尼等） |

- - - - - - - - - - - - - - - - - - - - - - - - - - - - - -

**请回答下列问题**

1. 最近体检日期：＿＿＿＿＿＿＿＿＿＿＿＿＿＿＿＿＿＿＿ ← 与临床医生共同确认患者最近体检时间

2. 重要的健康情况、治疗史、疾病史、外伤史或其他： ← 临床医生总结患者医疗情况至关重要

＿＿＿＿＿＿＿＿＿＿＿＿＿＿＿＿＿＿＿＿＿＿＿＿＿＿＿

＿＿＿＿＿＿＿＿＿＿＿＿＿＿＿＿＿＿＿＿＿＿＿＿＿＿＿

＿＿＿＿＿＿＿＿＿＿＿＿＿＿＿＿＿＿＿＿＿＿＿＿＿＿＿

3. 对药物的使用调整建议 是＿＿＿＿ 否＿＿＿＿ ← 临床医生需列出任何需要调整的药物

当前用药＿＿＿＿＿＿＿＿＿＿＿＿＿＿＿＿＿＿＿＿＿

种植手术计划用药＿＿＿＿＿＿＿＿＿＿＿＿＿＿＿

4. 该患者是否适合进行种植门诊手术 是＿＿＿＿ 否＿＿＿＿

5. 请在治疗前联系我 是＿＿＿＿ 否＿＿＿＿ ← 临床医生签字并同意患者进行种植手术非常重要

＿＿＿＿＿＿＿＿＿＿＿＿＿＿＿＿＿＿＿＿＿＿＿＿＿＿＿

**临床医生签字** **日期**

图2-2 医疗病史咨询表

（满毅 林志辉 詹璐 王斌 张歆缘 译）

# 参考文献

1. Weijant RJ: Characteristics associated with the loss and peri-implant tissue health of endosseous dental implants. *Int J Oral Maxillofac Implants* 7:367–372, 1992.

2. Dycht K: *Age wave: the challenges and opportunities of an aging America*, New York, 1988, St. Martin's Press.

3. Silverman S, Eversole LR, Truelove EL: *Essentials of oral medicine*, 2001, PMPH-USA.

4. World Health Organization: *World Health Report 2002: Reducing risks, promoting healihy life*, Geneva, Switzerland, 2002, WHO.

5. Pereira M, Lunet N, Azevedo A, et al: Differences in prevalence, awareness, treatment and control of hypertension between developing and developed countries. *J Hypertens* 27:963–975, 2009.

6. James PA, Oparil S, Carter BL, et al: Evidence-based guideline for the management of high blood pressure in adults; report from the panel members appointed to the eighth joint national committee. *JAMA* 311:507–520, 2014.

7. Polonia J: Interaction of antihypertensive drugs with anti-inflammatory drugs. *Cardiology* 88(Suppl 3): 47–51, 1997.

8. Herman WW, Konzelman JL, Prisan M: New national guidelines on hypertension: a summary for dentistry. *J Am Dent Assoc* 135:576–584, 2004.

9. Becker DE: Drug interactions in dental practice: a summary of facts and controversies. *Compend Cont Educ Dent* 15:1228–1244, 1994.

10. Naguib M, Magboul MMA, et al: Adverse effects and drug interactions associated with local andregional anesthesia. *Drug Saf* 18:221–250, 1998.

11. Yagiela JA: Adverse drug interactions in dental practice: interactions associated with vasoconstrictors part V of a series. *JADA* 130:701–709, 1999.

12. Ellis JS, Seymour RA, Steele JG, et al: Prevalence of gingival overgrowth induced by calcium channel blockers: a community-based study. *J Periodontol* 70:63–67, 1999.

13. Alsaadi G, Quirynen M, Komárek A, et al: Impact of local and systemic factors on the incidence of oral implant failures, up to abutment connection. *J Clin Periodontol* 34:610–617, 2007.

14. Alsaadi G, Quirynen M, Komárek A, et al: Impact of local and systemic factors on the incidence of late oral implant loss. *Clin Oral Implants Res* 19(7):670–676, 2008.

15. DiSesa VJ, et al: Nitrous oxide for blood pressure control after coronary artery surgery: a dose-response hemodynamic study in postoperative patients. *Ann Thorac Surg* 44:189–191, 1987.

16. Pell S, D'Alonzo CA: Immediate mortality and five-year survival of employed men with a first myocardial infarction. *N Engl J Med* 270:915, 1964.

17. Ardekian L, Gaspar R, Peled M, et al: Does low-dose aspirin therapy complicate oral surgical procedures? *J Am Dent Assoc* 131(3):331–335, 2000.

18. WebMD: Heart disease health center (website). http://www.webmd.com/heart-disease/default.htm.

19. Khadivi V, Anderson J, Zarb GA: Cardiovascular disease and treatment outcomes with osseointegration surgery. *J Prosthet Dent* 81:533–536, 1999.

20. Alsaadi G, Quirynen M, Komarek A, et al: Impact of local and systemic factors on the incidence of oral implant failures, up to abutment connection. *J Clin Periodontol* 34:610–617, 2007.

21. Centers for Diseases Control and Prevention: Diabetes 2014 report card (website). http://www.cdc.gov/diabetes/data/statistics.

22. World Health Organization: Diabetes (website). http://www.who.int/nmh/publications/fact_sheet_diabetes_en.pdf.

23. Alsaadi G, et al: Impact of local and systemic factors on the incidence of late oral implant loss. *Clin Oral Implants Res* 19:670–676, 2008.

24. AlGhamdi AS, Merdad K, Sonbul H, et al: Dental clinics as potent sources for screening undiagnosed diabetes and prediabetes. *Am J Med Sci* 345:331–334, 2013.

25. Al-Maskari AY, Al-Maskari MY, Al-Sudairy S: Oral manifestations and complications of diabetes mellitus: a review. *Sultan Qaboos Univ Med J* 11:179–186, 2011.

26. Retzepi M, Donos N: The effect of diabetes mellitus on osseous healing. *Clin Oral Implants Res* 21:673–681, 2010.

27. Mellado-Valero A, Ferrer Garcia JC, Herrera Ballester A, Labaig Rueda C: Effects of diabetes on the osseo-integration of dental implants. *Med Oral Patol Oral Cir Bucal* 12:E38–E43, 2007.

28. McCracken M, Lemons JE, Rahemtulla F, et al: Bone response to titanium alloy implants placed in diabetic rats. *Int J Oral Maxillofac Implants* 15:345–354, 2000.

29. Marchand F, Raskin A, Dionnes-Hornes A, et al: Dental implants and diabetes: conditions for success. *Diabetes Metab* 38:14–19, 2012.

30. Javed F, Romanos GE: Impact of diabetes mellitus and glycaemic control on the osseointegration of dental implants: a systematic literature review. *J Periodontol* 80:1719–1730, 2009.

31. Michaeli E, Weinberg I, Nahlieli O: Dental implants in the diabetic patient: systemic and rehabilitative considerations. *Quintessence Int* 40:645–649, 2009.

32. Attard NJ, Zarb GA: A study of dental implants in medically treated hypothyroid patients. *Clin Implant Dent Relat Res* 4:220–231, 2002.

33. Fonseca RJ, Marciani RD, Turvey TA: *Oral and maxillofacial surgery*, ed 2, St Louis, 2009, Saunders.

34. Keller JC, Stewart M, Roehm M, et al: Osteoporosis-like bone conditions affect osseointegration of implants. *Int J Oral Maxillofac Implants* 19:687–694, 2004.

35. Gibson N, Ferguson JW: Steroid cover for dental patients on long-term steroid medication: proposed clinical guidelines based upon a critical review of the literature. *Br Dent J* 197:681–685, 2004.

36. Henrikson P: Periodontal disease and calcium deficiency: an experimental study in the dog. *Acta Odontol Scand* 26(Suppl 50):1–132, 1968.

37. Binon PP, Fowler CN: Implant-supported fixed prosthesis of four osseointegrated oral implant systems. *J Mat Sci Mater Med* 8:54–60, 1993.

38. Misch CE: Density of bone: effect on treatment plans, surgical approach, healing and progressive bone loading. *Int J Oral Implant* 6:23–31, 1990.

39. Marder MZ: Medical conditions affecting the success of dental implants. *Compendium* 25:739–764, 2004.

40. Fatahzadeh M: Inflammatory bowel disease. *Oral Surg Oral Med Oral Pathol Oral Radiol Endod* 108:e1–e10, 2009.

41. Daley TD, Armstrong JE: Oral manifestations of gastrointestinal diseases. *Can J Gastroenterol* 21:241–244, 2007.

42. Fatahzadeh M: Inflammatory bowel disease. *Oral Surg Oral Med Oral Pathol Oral Radiol Endod* 108:e1–e10, 2009.

43. Chandok N, Watt K: Pain management in the cirrhotic patient: the clinical challenge. *Mayo Clin Proc* 85:451–458, 2010.

44. US Department of Health and Human Services: Bone health and osteoporosis: a report of the surgeon general, Rockville, MD, 2004.

45. Chestnut CH: Osteoporosis an undiagnosed disease. *JAMA* 286:2865–2866, 2001.

46. Dempster DW: Bone remodeling. In Coe FL, Favis MJ, editors: *Disorders of bone and mineral metabolisms*, New York, 1992, Raven Press, pp 355–380.

47. Wakley GK, Baylink DJ: Systemic influences on the bone response to dental and orthopedic implants. *J Oral Implant* 14:285–311, 1988.

48. Grant B, et al: Outcomes of placing dental implants in patients taking oral bisphosphonates: a review of 115 cases. *J Oral Maxillofac Surg* 66:223–230, 2008.

49. August M, Chung K, Chang Y, et al: Influence of estrogen status on endosseous implant integration. *J Oral Maxillofac Surg* 59:1285–1289, 2001.

50. Friberg B, Ekestubbe A, Mellstrom E, et al: Brånemark implants and osteoporosis: a clinical exploratory study. *Clin Impl Dent Relat Res* 3:50–56, 2001.

51. Valentini V, Cassoni A, Marianetti TM, et al: Craniomaxillofacial fibrous dysplasia: conservative treatment or radical surgery? A retrospective study on 68 patients. *Plast Reconstr Surg* 123:653, 2009.

52. Ricalde P, Magliocca KR, Lee JS: Craniofacial fibrous dysplasia. *Oral Maxil Surg Clin* 24:427–441, 2012.

53. Bajwa MS, Ethunandan M, Flood TR: Oral rehabilitation with endosseous implants in a patient with fibrous dysplasia (McCune-Albright syndrome): a case report. *J Oral Maxillofac Surg* 66:2605–2608, 2008.

54. Klippel J: *Systemic sclerosis and related syndromes: Primer on the rheumatic diseases*, ed 11, New York, 1997, The Arthritis Society.

55. Hasler P: Biological therapies directed against cells in autoimmune disease. *Springer Semin Immun* 27:443–456, 2006.

56. Krennmair G, Seemann R, Piehslinger E: Dental implants in patients with rheumatoid arthritis: Clinical outcome and periimplant findings. *J Clin Periodontol* 37:928–936, 2010.

57. Centers for Disease Control and Prevention: Current cigarette smoking among adults—United States, 2005–2012. *MMWR Morb Mortal Wkly Rep* 63:29–34, 2014.

58. Atieh MA, Alsabeeha NH, Faggion CM, Jr, et al: The frequency of periimplant diseases: a systematic review and meta-analysis. *J Periodontol* 84:1586–1598, 2013.

59. Leow YH, Maibach HI: Cigarette smoking, cutaneous vasculature, and tissue oxygen. *Clin Dermatol* 16:579–584, 1998.

60. Cavalcanti R, et al: The influence of smoking on the survival of dental implants: a 5-year pragmatic multicentre retrospective cohort study of 1727 patients. *Eur J Oral Implantol* 4:39–45, 2010.

61. van Steenberghe D, Jacobs R, Desnyder M, et al: The relative impact of local and endogenous patient-related factors on implant failure up to the abutment stage. *Clin Oral Implants Res* 13:617, 2002.

62. Jones JK, Triplett RG: The relationship of cigarette smoking to impaired intra-oral wound healing. *J Oral Maxillofac Surg* 50:237–239, 1992.

63. Bain CA: Smoking and implant failure—benefits of a smoking cessation protocol. *Int J Oral Maxillofac Implants* 11:1667–1674, 1996.

64. Bain CA, Moy PK: The association between the failure of dental implants and cigarette smoking. *Int J Oral Maxillofac Impl* 8:609–615, 1993.

65. Grossi SG, Zambon J, Machtei EE: Effects of smoking and smoking cessation on healing after mechanical periodontal therapy. *J Am Dent Assoc* 128:599–607, 1997.

66. Scully C: *Scully's medical problems in dentistry*, ed 7, London, 2014, Churchill Livingstone.

67. Rees TD: Oral effects of drug abuse. *Crit Rev Oral Biol Med* 3:163–184, 1992.

68. Tonnesen H: Alcohol abuse and postoperative morbidity. *Dan Med Bull* 50:139–160, 2003.

69. Altasalo K: Bone tissue response to irradiation and treatment model of mandibular irradiation injury. *Acta Otolaryngol* 428:1–54, 1986.

70. Granstrom G: Osseointegration in irradiated tissues. Experience from our first 100 treated patients. *J Oral Maxillofac Surg* 63:579–585, 1996.

71. Granstrom G: Hyperbaric oxygen as a stimulator of osseointegration. *Adv Otorhinolaryngol* 54:33, 1988.

72. Jacobsson M: On behavior after irradiation (master's thesis), Goteborg, Sweden, University of Goteborg, 1985.

73. Keller EE: Placement of dental implants in irradiated mandible. A protocol without adjunctive hyperbaric oxygen. *J Oral Maxillofac Surg* 55:972, 1997.

74. Granstrom G: Osseointegration in irradiated tissues. Experience from our first 100 treated patients. *J Oral Maxillofac Surg* 63:579–585, 1996.

75. Albrekttson T: A multicenter report on osseointegrated oral implants. *J Prosthet Dent* 60:75–84, 1988.

76. King MA, Casarett GW, Weber DA: A study of irradiated bone: I. Histopathologic and physiologic changes. *J Nucl Med* 20:1142–1149, 1979.

77. World Health Organization: Health statistics and information systems (website). http://www.who.int/healthinfo/survey/ageingdefnolder/en/.

78. Heeling DK, Lemke JH, Semla TP, et al: Medication use characteristics in the elderly. The Iowa 65+ rural health study. *J Am Geriatr Soc* 35:4–12, 1987.

79. Blacher J, Staessen JA, Girerd X, et al: Pulse pressure not mean pressure determines cardiovascular risk in older hypertensive patients. *Arch Intern Med* 160:1085–1089, 2000.

80. Skak SV, Jensen TT: Femoral shaft fracture in 265 children. Log-normal correlation with age of speed of healing. *Acta Orthop Scand* 59:704–747, 1988.

81. Hildebolt CF: Osteoporosis and oral bone loss. *Dentomaxillofac Radiol* 26:3–15, 1997.

82. Moy PK, Medina D, Shetty V, et al: Dental implant failure rates and associated risk factors. *Int J Oral Maxillofac Implants* 20:569–577, 2005.

83. Jemt T: Implant treatment in elderly patients. *Int J Prosthodont* 6:456–461, 1993.

84. Marx RE: *Oral and intravenous bisphosphonate-induced osteonecrosis of the jaws*, Hanover Park, Illinois, 2007, Quintessence.

84a. Black DM, et al: Effects of continuing or stopping alendronate after 5 years of treatment: the fracture intervention trial long-term extension (FLEX): a randomized trial. *JAMA* 296(24):2927–2938, 2006.

85. Greenspan Sl, Rosen HN, Parker RA: Early changes in serum N-telopeptide and C-telopeptide cross-linked collagen type 1 predict long-term response to alendronate therapy in elderly women. *J Clin Endocrinol Metab* 85:3537–3540, 2000.

85a. Marx RE: Bisphosphonates and bisphosphonate-induced osteonecrosis of the jaws. In Bagheri SC, Bell RB, Kahn HA, editors: *Current therapy in oral and maxillofacial surgery*, St. Louis, 2012, Saunders.

86. Jeffcoat MK: Safety of oral bisphosphonates: controlled studies on alveolar bone. *Int J Oral Maxillofac Implants* 21:349–353, 2006.

87. Garcia DA, Regan S, Henault LE, et al: Risk of thromboembolism with short-term interruption of warfarin therapy. *Arch Intern Med* 168:63–69, 2008.

88. Brennan MT, et al: Aspirin use and post-operative bleeding from dental extractions. *J Dent Res* 87:740–744, 2008.

89. Gomez-Moreno G, Aguilar-Salvaterra A, Martin-Piedra MA, et al: Dabigatran and rivaroxaban, new oral anticoagulants, new approaches in dentistry. *J Clin Exp Dent* 2:e1–e5, 2010.

90. Firriolo JF, Hupp WS: Beyond warfarin: the new generation of oral anticoagulants and their implications for the management of dental patients. *Oral Surg Oral Medicine O* 113:431–441, 2012.

91. Phillips KA, Veenstr DL: Potential role of pharmocogenics in reducing adverse drug reactions. *JAMA* 286:2270–2279, 2001.

92. Blanchaert RH: Implants in the medically challenged patient. *Dent Clin N Am* 42:1, 1998.

93. Dajani AS, Taubert KA, Wilson W, et al: Prevention of bacterial endocarditis. Recommendations by the American Heart Association. *J Am Med Assoc* 277:1794–1801, 1997.

94. Hess LM, Jeter J, Benham-Hutchins M, et al: Factors associated with osteonecrosis of the jaw among bisphosphonate users. *Am J Med June* 121:475–483.e3, 2009.

95. Shapiro CL: Bisphosphonate-related osteonecrosis of jaw in the adjuvant breast cancer setting: risks and perspective. *J Clin Oncol* 31:2648, 2013.

96. Luckey TD, Veugapal B: *Metal Toxicity in mammals*, ed 11, New York, 1979, Plenum Press.

97. Egusa H, et al: Suspected association of an allergic reaction with titanium dental implants: a clinical report. *J Prosthet Dent* 100:344–347, 2008.

98. Hallab NJ, Mikecz K, Vermes C, et al: Orthopaedic implant related metal toxicity in terms of human lymphocyte reactivity to metal-protein complexes produced from cobalt-base and titanium-base implant alloy degradation. *Mol Cell Biochem* 222:127–136, 2001.

99. Sicilia A, et al: Titanium allergy in dental implant patients: a clinical study on 1500 consecutive patients. *Clin Oral Implants Res* 19:823–835, 2008.

100. Siddiqi A, et al: Titanium allergy: could it affect dental implant integration? *Clin Oral Implants Res* 22:673–680, 2011.

101. Sicilia A, et al: Titanium allergy in dental implant patients: a clinical study on 1500 consecutive patients. *Clin Oral Implants Res* 19:823–835, 2008.

102. Gahlert M, Gudehus T, Eichhorn S, et al: Biomechanical and histomorphometric comparison between zirconia implants with varying surface textures and a titanium implant in the maxilla of miniature pigs. *Clin Oral Implants Res* 18:662–668, 2007.

103. Baker K: Treating the new millennium dental patient: medicated and complicated! (website). http://www.iowadental.org/Baker%20-%20Sun%20PM2.pdf.

104. Hersh EV, Moore PA: Adverse drug interactions in dentistry. *Periodontol 2000* 46:109–142, 2008.

# 3

# 第3章 治疗计划并发症

Randolph R. Resnik，Carl E. Misch，著

牙种植技术的引入拓宽了口腔临床医生的治疗谱系，为患者提供了恢复口腔最佳形态、功能及美学的先进解决方案。相较于传统的固定桥或活动义齿，对于因牙齿缺失或病变而不得不进行拔牙的患者，种植牙为其提供了更为广泛的治疗途径。此外，牙种植术有效地减缓了因拔牙导致的持续性牙槽骨吸收，将其影响降至最低。这项技术使得口腔医师在追求恢复患者口腔健康的理想目标上迈出了重要一步。

每天牙科诊所都会接待众多因牙齿缺失或牙体病变而不得不面临拔牙的患者。在启动任何治疗程序之前，临床医生肩负着道德和法律上的责任，必须向患者充分讲明各种可能治疗方案的利弊。本章旨在为口腔临床医生提供一个针对常见牙齿缺失状况的全面治疗方案指南，详细阐述每种方案的优势与潜在不足。通过向患者介绍每种可选的治疗方案（包括不治疗程序），口腔医生可以帮助患者做出最符合个人需求和价值观的治疗选择。

本章将讨论治疗计划的各个方面，包括修复体类型、可用骨量、关键种植体位置、种植体型号，以及力学因素。

## 一、修复体类型

### （一）治疗计划

在种植治疗过程中，为了实现特定的修复目标，可能存在增加种植体数量的情况。首先应评估和确定患者的心理需求和解剖条件，然后再制订符合预期目标的修复方案。

如果对所有患者采取单一的治疗模式，极易引发并发症，因为相同的手术及修复策略和缺陷总是重复出现。只有当临床医生和患者详细讨论并共同确定修复体类型，种植牙治疗的优势才得以充分体现。以修复为导向的全面治疗方案旨在实现可预期的治疗效果。Misch提出了种植治疗中五种最基本的修复体类型选择：基于软硬组织量的三类固定修复，以及基于修复体支持结构数量的二类活动修复[1]。

用于支持种植修复的支持结构的数量首先应与传统义齿保持一致。在确定了修复方案后，便可以确定围绕这一既定目标的种植体数量和治疗方案。在整个种植治疗计划中，修复方案的确定是首要步骤。

### 对修复体类型缺乏了解和沟通

（1）**并发症**：在制订固定修复治疗计划时，可能会面临众多内在并发症。临床医生必须充分了解最终固定修复体与剩余软硬组织量、种植体的位置及口腔解剖结构之间的直接关系。如果不了解这一点，就可能导致沟通不畅所带来的一系列问题，包括美学并发症、生物并发症或牙周问题。

（2）**预防**

①**修复治疗计划先行**：为了可预期地满足患者的需求，修复体设计应作为首要步骤。根据Misch提出的应力治疗理论，首先要确定最终修复体的设计，就如同建筑师在着手建造之前需先完成建筑设计一样[2]。种植牙类似于建筑，在施工前，必须有详尽的蓝图，详细地阐述项目的每一个细节。种植治疗规划也应遵循这样的原则。只有在设计和确定了修复体之后，才能进一步确定最终基台、种植体型号和位置及可用骨量，以支持特定类型的修复体。

②**根据经费预算制订治疗计划**：在制订治疗计划时，虽然患者常将费用视为关键因素，但应首

先向患者全面介绍所有可行的治疗方案,而不应受费用限制。在明确患者倾向于固定修复还是活动修复之后,为了确定理想的最终修复设计,必须对患者现有的解剖结构进行评估。种植治疗的原则是提供最可预期的治疗,以满足患者的解剖学和个人需求。

③**应向患者说明所有可行的治疗方案**:临床医生有义务让患者了解所有可行的治疗方案。在无牙颌病例中,应向患者阐明固定义齿与活动义齿的差异及各自的优缺点,以避免患者预期并发症。提供这些信息的有效途径包括宣传画册、视频以及网络资源。沟通过程应作为患者病历的一部分记录在案。

④**了解不同修复体类型的区别**:为了防止治疗计划并发症,种植医生必须了解 Misch 于 1989 年提出的三种固定修复和两种活动修复类型。在评估固定修复体类型时,这 3 种修复方式可用于替代一颗或多颗牙齿,采用黏结或螺钉固位。这些固定修复体的类型取决于牙缺失区软硬组织的量,以及是否为美学区。固定修复方式的共同点是患者无法自行摘戴修复体(表 3-1 和图 3-1)。

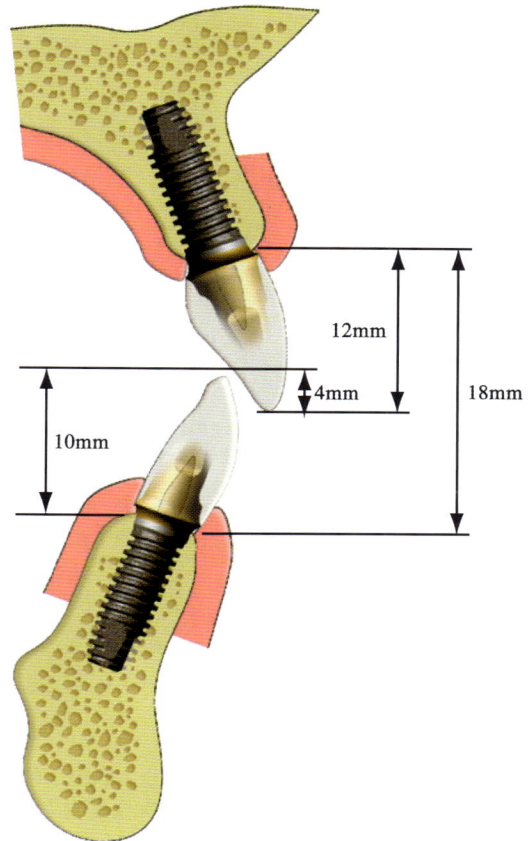

图 3-1　固定修复分三类:FP-1、FP-2、FP-3。修复类型与修复体轮廓有关(FP-1 是理想型,FP-2 是超轮廓型,FP-3 采用牙龈瓷或丙烯酸树脂模拟牙龈)。FP-2 和 FP-3 的区别通常与高位笑线或发"si"音时的下唇位置有关。FP-2 和 FP-3 通常需要通过增加种植体数量或大小来获得更多的种植体表面支持(引自 Misch CE:*Dental implant prosthetics*,ed 2, St Louis, 2015, Mosby.)

**表 3-1　修复类型**

| 类型 | 定义 |
|---|---|
| FP-1 | **固定修复**;仅修复临床牙冠;外观与天然牙相似,具有理想的轮廓 |
| FP-2 | **固定修复**;修复临床牙冠和部分牙根;牙冠外形在冠方部分保持正常,但在龈缘部分过长或超出正常轮廓 |
| FP-3 | **固定修复**;修复缺失的临床牙冠、牙龈颜色和部分牙缺失部位;最常见的修复体材料是氧化锆 |
| RP-4 | **活动修复**;完全由种植体支持的覆盖义齿(通常带有上部结构杆),完全由种植体支持,无软组织支撑 |
| RP-5 | **活动修复**;由软组织(主要支持)和种植体支持的覆盖义齿,有或没有上部结构杆(次要支持) |

## (二)固定修复

### 1. FP-1

(1)**定义**:FP-1 是固定修复体,从患者角度来看,它只是替代了缺失天然牙的解剖牙冠(临床牙冠)。要实现此种修复,需尽量减少软硬组织缺损,剩余骨量必须充足,以确保种植体可以植入到与天然牙根相似的理想位置。最终修复体的大小和形态与临床牙冠或大多数传统的 FP 非常相似(图 3-2 和图 3-3)。

(2)**种植标准**:FP-1 修复体最常用于上颌前牙修复,尤其是微笑时的美观区。在患者看来,最终的 FP-1 修复体与天然牙冠相似。但是,种植基台很少能完全模仿全冠的天然牙。天然牙的颈部直径 6.5~10.5mm,横截面呈椭圆形至三角形,而种植基台的直径通常为 4~5mm,横截面为圆形。此外,种植体的位置很少能与原天然牙的冠根位置完全一致。例如,上颌前牙根颊侧薄的骨板会在牙齿缺失后发生改建,牙槽嵴顶向上颚发生水平吸收,在最初两年内可减少 40%。

(3)**并发症**:FP-1 最常见的并发症是术前没

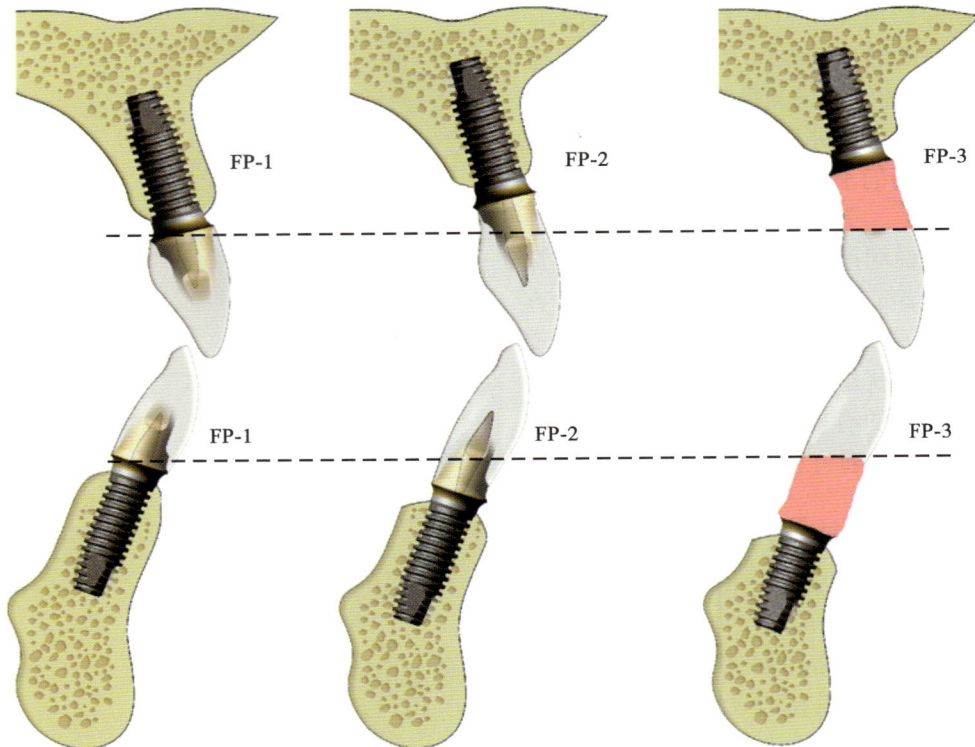

图 3-2　Misch 修复体的分类取决于临床牙冠高度、软硬组织量。FP-1 修复理想的临床牙冠；FP-2 修复临床牙冠＋超轮廓恢复丧失的软硬组织量；FP-3 修复临床牙冠＋恢复大量丧失的软硬组织（牙龈瓷、丙烯酸树脂、氧化锆）（引自 Misch CE：*Dental implant prosthetics*, ed 2, St Louis, 2015, Mosby.）

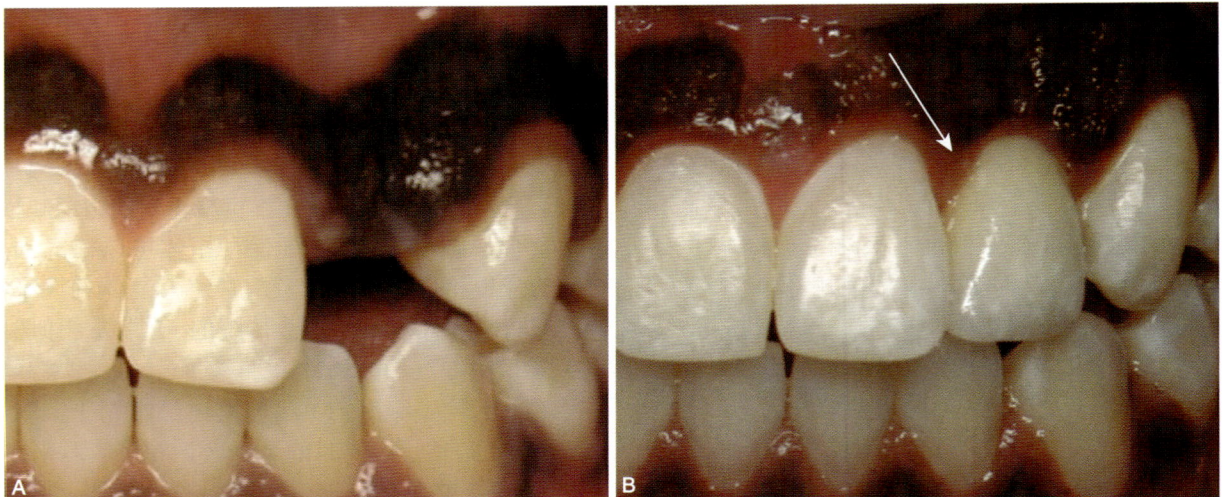

图 3-3　FP-1 修复体。A. #10（左上侧切牙）术前照；B. 术后照，最终修复体与邻牙相协调

有认识到软硬组织解剖的局限性。如果最终的种植体位置不理想，那么在不对软硬组织进行增量的情况下，几乎不可能实现 FP-1 修复。

（4）预防：骨丧失和牙龈乳头的缺乏使最终的美学效果变得复杂，尤其是在牙颈部区域。当连续 2 颗以上的牙齿缺失时，FP-1 修复体尤其难以实现，因为需要进行软硬组织增量和理想的种植体位置。

①硬组织增量：在相邻的多个天然牙缺失后，牙槽骨的宽度或高度通常不足，因此在种植体植入之前通常需要进行骨增量，以在颈部获得天然牙冠外形。

②**软组织增量**：由于桥体处无龈乳头，通常需要进行软组织增量来改善邻间隙牙龈轮廓。忽略这一关键步骤会导致患者微笑时出现开放的"黑三角"空间（此处应为龈乳头）。

③**理想的种植体位置**：要实现 FP-1 修复，种植体必须在近远中、颊舌向和冠根向植入理想的位置。在可用空间理想的情况下，定点应位于近远中向的中间。在颊舌向，种植体应位于牙冠切缘稍偏舌侧的位置。冠根向位置，在邻牙软硬组织解剖理想的前提下，种植体颈部应位于邻牙龈缘根方约 3mm 处。

## 2. FP-2

（1）**定义**：FP-2 修复的是天然牙解剖牙冠和部分天然牙根，因此是超轮廓修复体。修复体的切缘位于正确的位置，但牙冠的龈 1/3 处过长，通常位于原天然牙的根方和舌侧。此类修复体与存在牙槽骨吸收和牙龈退缩的天然牙类似。大多数情况下，FP-2 可以被患者所接受，但对于美学区或高位笑线的患者，可能会因美观问题导致并发症（图 3-4）。

（2）**种植标准**：与理想的天然牙槽骨的位置相比，可用骨量和形态更偏根方［釉牙骨质界（cementoenamel junction，CEJ）下 1～2mm，导致种植体的植入位置与 FP-1 相比更偏根方。常见于 B 类骨的种植体植入，由于骨宽度不足，最终的种植体位置可能会相对于邻牙过于偏向根方。

（3）**并发症**：FP-2 修复体最常见的并发症是未能事先告知患者关于最终修复体可能出现的超轮廓或需要使用牙龈瓷。尤其对于上颌前牙修复，可能会给患者带来美观上的问题。此外，使用牙龈瓷还会增加治疗的费用。

（4）**预防**

①**医患沟通**：在开始治疗前，应充分告知患者最终的 FP-2 牙冠将比健康的天然牙冠（无骨丧失）更长。治疗前应向患者展示 FP-2 修复体与 FP-1 修复体的对比照片或图片。此外，应在手术知情同意书上向患者解释并充分告知过突的修复体（FP-1 vs. FP-2）（图 3-5）。

②**术前微笑区评估**：患者的美学区是指在微笑时上颌牙弓所形成的区域。不同的患者微笑时暴露的牙齿数量有很大变化。只有不到 10% 的人微笑时仅露出前面 6 颗牙齿，近 50% 的人在微笑时会露出第一前磨牙，约有 4% 的患者微笑时会露出上颌全部牙齿[3]。

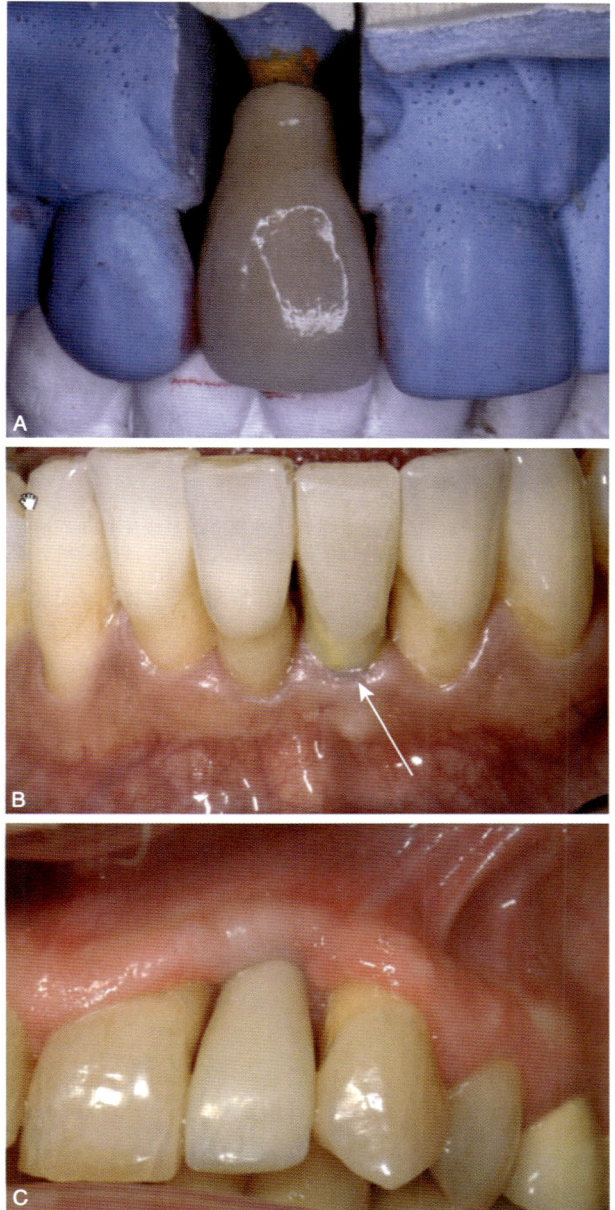

图 3-4　A 和 B. 与邻牙相比，FP-2 的修复体过长或超出正常轮廓；C. FP-2 修复体显示了种植体位置过深导致的骨丧失和龈乳头缺失并发症

下唇位置最好在发 "si" 音（如 Mississippi，sixty-six）时进行评估。在微笑时，患者露出较少的下颌前牙是一种常见现象，尤其是在年轻患者。老年患者在说话时更易露出前牙和牙龈，男性更为常见。同样地，如果患者在微笑时上唇线或说话时下唇线未能显露牙颈部，那么即使牙冠较长，也不会对美观产生负面影响。当然，前提是在治疗前患者已知情（图 3-6）。

③**理想的种植体位置**：多单位 FP-2 修复不像 FP-1 一样要求近远中向具体的种植位置，因为在

## 手术知情同意书

1. 本人已被告知并充分了解种植手术的目的及性质。我理解将种植体植入所需的条件。

2. 医生已经仔细对我的口腔进行了检查，并介绍了该治疗的替代方案。我已尝试考虑过这些方法，但我仍希望选择种植方案来替代缺失牙。

3. 我已进一步了解手术、药物和麻醉可能带来的风险和并发症。这些并发症包括疼痛、肿胀、感染和变色。可能会出现唇、舌、脸颊或牙齿麻木，具体持续时间可能无法确定，也可能是不可逆的。此外，还可能出现血栓性静脉炎（静脉炎）、牙齿损伤、骨折、上颌窦穿孔、延迟愈合、对所用药物过敏等。

4. 我明白如果不采取任何措施，可能会出现以下情况：骨病、骨丧失、牙龈炎、感染、敏感、牙齿松动，继而必须拔牙。还有可能出现颞下颌关节问题、头痛、颈后部和面部肌肉疼痛，以及咀嚼时肌肉疲劳。此外，我知道如果不采取任何措施，日后可能会因口腔或身体的变化而无法植入种植体。

5. 医生已告知，没有任何方法可以准确预测每位患者植入种植体后的牙龈和牙槽骨的愈合能力。

6. 我已被告知，在某些情况下种植体会失败，必须被移除。我已被告知并理解口腔操作不是一门精确的科学；不能对治疗或手术的结果做出任何保证或担保。我知道种植手术存在失败风险，这可能会导致进一步的手术或种植体取出，并可能进行与种植体取出相关的手术。

7. 我了解吸烟、饮酒或血糖升高等都可能影响牙龈和牙槽骨愈合，并可能影响种植成功率。我同意遵循医生的家庭护理指导。我同意向医生随时报告任何并发症，并按照医嘱定期进行复查。

8. 我同意麻醉类型由医生根据具体情况进行选择。我同意在至少24 h或更长时间内不操作机动车辆或危险设备，直至我从麻醉或药物的影响中完全恢复。

9. 据我所知，我已准确报告了我的身体和精神健康史。我还报告了以前对药物、食物、昆虫叮咬、麻醉药、花粉、灰尘、血液或身体疾病、牙龈或皮肤反应、异常出血或与我的健康有关的任何其他情况的过敏或异常反应。

10. 我已被告知并理解现有的解剖结构（骨和组织），这可能会限制最终种植修复体的外形和位置。种植修复体（FP-2）很可能比邻牙更高（更长），每侧都缺乏牙龈，最终冠可能需配合牙龈瓷制作。

11. 一旦我的地址和/或电话号码发生变更，我同意在合理的时间内（2~4周）告知医生办公室。

12. 我请求并授权为自己提供医疗/牙科服务，包括骨增量和其他手术。我完全理解预期的手术、外科手术或治疗过程中可能出现的情况，根据医生的判断，这些情况需要额外或替代性治疗，以保证总体治疗的成功。我同意对我最有利的设计、材料或护理方面的任何变动。如果在治疗过程中出现意外情况，需要采取与当前所制订的方案不同或额外的治疗方法，我进一步授权并委托我的医生、助手或助理在该情况下采取他们认为必要和可取的任何行动，包括决定不进行植骨手术。

| | |
|---|---|
| 患者签字 | 日期 |
| 监护人签字 | 日期 |
| 医生签字 | 日期 |

图3-5 FP-2或FP-3知情同意书

使用过程中不会暴露牙颈部。种植体位置的选择可能与骨宽度、角度或口腔卫生等方面有关，而不是单纯的美学需求（与FP-1修复相比）。有时，由于骨量限制，种植体可能需要植入在两颗牙齿之间的位置，这种情况常见于全口固定修复中的下颌前牙。理想情况下，冠𬌗2/3的宽度正常，近似天然牙，而冠颈部可能受到影响（即非美学区）。尽管种植体的近远中位置不尽理想，但颊舌向位置应当准确，以确保轮廓、口腔卫生维护和受力不受影响。

### 3. FP-3

（1）定义：FP-3固定修复体用于替代天然牙冠，并用粉色修复材料（丙烯酸或牙龈瓷）来模拟部分软组织，尤其是齿间乳头。该修复方式通常适用于骨吸收较为严重的情况。

（2）种植标准：与FP-2修复体相似，在植入种植体后，由于生理性吸收或骨重建，原有的骨高度有所降低。为了将牙冠切缘置于美观、功能、嘴唇支撑和言语的理想位置，可能需要恢复过大的垂直尺寸，意味着需要使用长度不自然的牙齿。软硬组织的缺失需要使用牙龈瓷或丙烯酸树脂修复（图3-7）。

（3）并发症：与FP-3修复体相关的主要并发症是患者对超正常轮廓牙冠（牙龈瓷或丙烯酸树脂）的接受程度。此外，临床医生还必须了解与FP-3修复体相关的额外加工费。大多数技工室

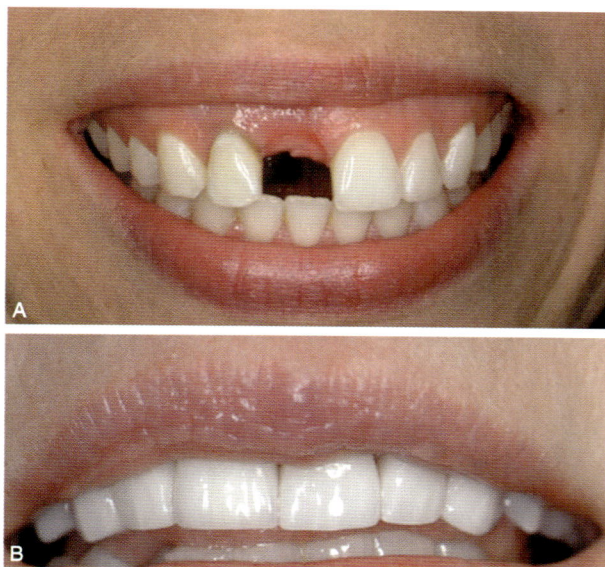

图 3-6　笑线。A. 不理想的笑线位置，暴露整个临床牙冠和牙龈组织，由于美学上的考量，此类型可能不适合种植；B. 理想的笑线位置，仅暴露一半临床牙冠，牙龈组织无暴露。这种类型是 FP-2 或 FP-3 修复的理想选择

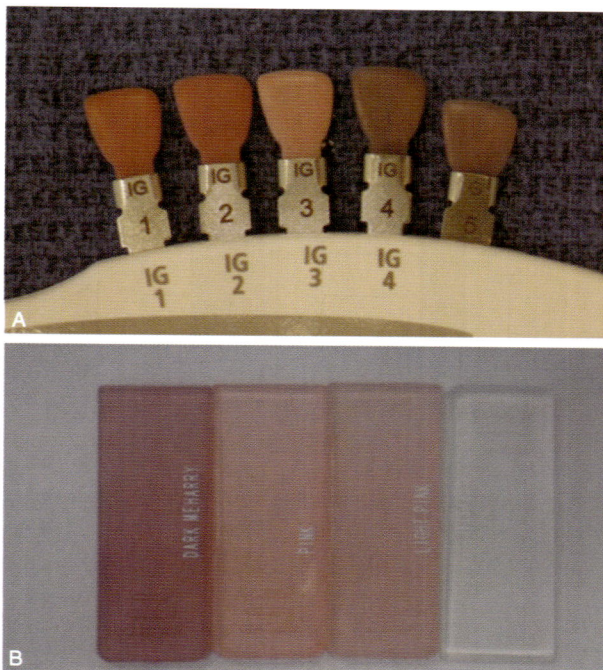

图 3-8　粉色组织比色板。A. 粉色比色指南；B. 牙龈瓷和粉染氧化锆示例

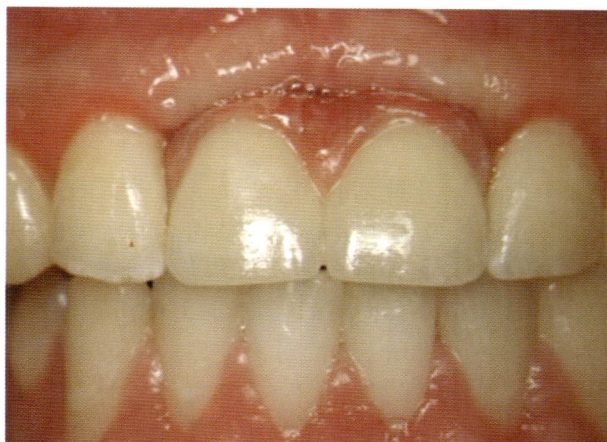

图 3-7　照片显示 #8 和 #9 牙位带有牙龈瓷的种植联冠修复。当为高笑线时，不建议选择 FP-2 或 FP-3 修复

会对牙龈瓷收取更高的费用。不过，临床医生应该了解牙龈瓷有不同的色调，建议应像牙齿比色一样，对组织颜色进行比对。目前市场上有许多专为种植治疗设计的粉色比色指南可供参考（图 3-8）。

**（4）预防**

①**医患沟通**：在进行任何治疗之前，应充分告知患者最终的 FP-3 修复体会显得过长，而且会有相应的粉色材料以修复缺失的软硬组织。应向患者展示粉色修复体的照片或实例。

②**了解微笑区的变化**：理想的笑线（微笑时不

显示过多的牙龈组织）约出现在 70% 的人群中。在这种情况下，上唇会展现上颌前牙的龈乳头，但不会暴露颈中部以上的软组织。而高位笑线或"露龈"笑通常会显示齿间乳头和龈缘上方的一部分牙龈组织。对于这两类笑线较高的患者，应该通过修复体或增量手术来补偿软组织的缺失。此外，在发出"si"音时还可对下牙的外观进行评估（图 3-9）。

③**粉色瓷的比色**：鉴于患者的牙龈颜色特征存在显著差异，种植医生应选择能够熟练运用粉色瓷色调指南进行组织比色的技工所。当然，患者应当被告知，组织颜色可能会随着时间推移而发生变化。

④**了解 FP-3 修复体的两种类型**：FP-3 修复体基本上有两种类型。由义齿和丙烯酸树脂与金属基底组成的混合修复体，该修复体的并发症是过度磨损或与修复体脱黏结；烤瓷/氧化锆修复体。对于技师来说，FP-3 烤瓷/氧化锆修复体比 FP-2 修复体更难制作。粉色瓷更难模拟软组织，通常需要更多的烧结周期，这增加了潜在气泡或崩瓷的风险（图 3-10）。

⑤**多颗种植体间距**：对于无牙颌或较大的牙缺失间隙，种植体之间的间距至少为 3mm。如果间距＜3mm，可能会造成口腔卫生维护困难，并且

女性在面部位置的下颌骨牙齿的外观

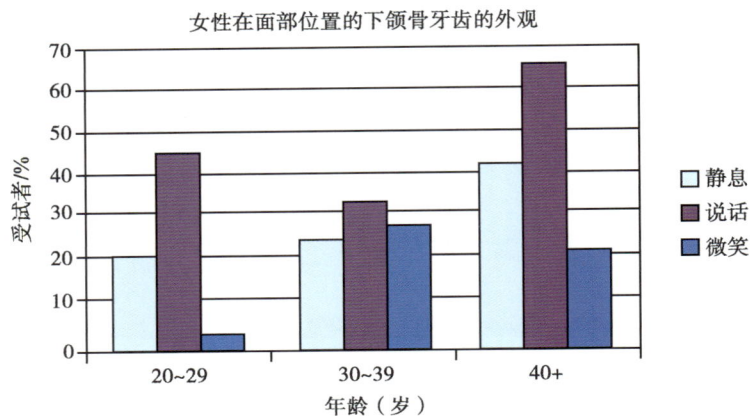

图 3-9  下颌前牙的外观主要在说话发出 "si" 声时进行评估，老年患者比年轻患者表暴露更多的牙齿（引自 Misch CE：*Dental implant prosthetics*，ed 2，St Louis，2015，Mosby.）

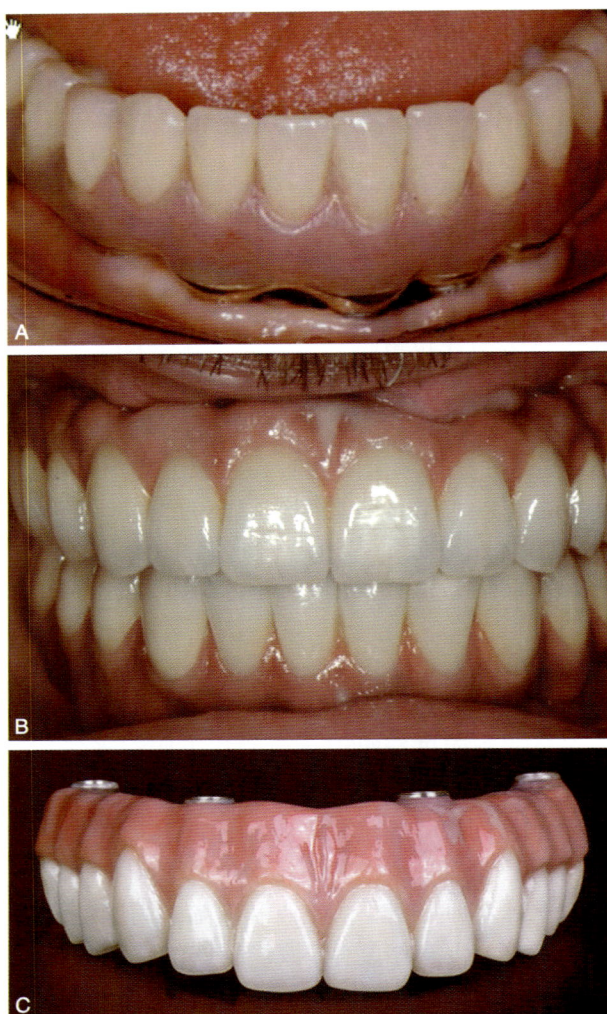

图 3-10  FP-3 修复体。A. 丙烯酸树脂/修复体结构；B. 粉色牙龈瓷；C. 粉色氧化锆

一个种植体的骨吸收可能会影响到邻近的另一颗种植体，进而对两颗种植体造成影响。

⑥**组织空间**：在上颌，种植体间距过大，可能会导致食物嵌塞或言语问题。这些并发症可通过使用可摘义龈或加宽修复体颈部来解决。上颌 FP-3 修复体往往过长或与软组织平齐，而不会影响发声，但这会导致口腔卫生问题，存在一定的风险。下颌 FP-3 修复体可以放置在组织上方，类似于卫生桥，这样有利于维护下颌口腔卫生，尤其当种植体暴露在软组织之中，而说话时不易被看到的情况下。但是，如果修复体下方的空间过大，可能会导致下唇唇侧缺乏支撑。

## （三）活动义齿修复

在制订治疗计划时，应全面了解患者的修复需求，并优先考虑患者的解剖结构。最常见的种植可摘义齿是无牙颌覆盖义齿。几十年来，覆盖义齿的成功率一直很高，且具有较好的可预期性；但由于其内在差异，人们对该类型的义齿存在很多困惑[4,5]。大多数情况下，患者并不了解覆盖义齿的运动机制（即取决于种植体数量、附着体类型、A-P 间距，以及后牙牙槽嵴形态），由于他们缺乏与覆盖义齿相关的生物力学知识，可能会导致很严重的并发症。

根据修复体的支持、固位和稳定性，有两种类型的可摘义齿。患者可自行摘戴义齿，但不能摘戴种植体支持的上部结构或基台附件。两类可摘义齿的区别不在于外观（如固定修复体的区别），而主要取决于种植体和软组织支持的量（图 3-11）。

### 1. RP-4

（1）**定义**：RP-4 可摘义齿是一种完全由种植体支撑、不依赖软组织支持的修复方式。修复体在安装时为刚性连接，覆盖义齿的附着体通常通过单个种植体附件或带有附件的杆卡与种植体进

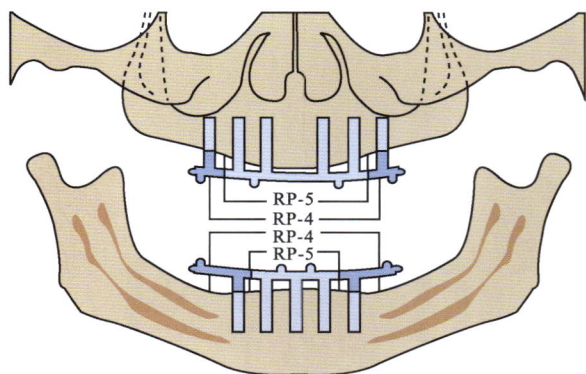

图 3-11　活动义齿修复根据种植体的支持方式分为两类。RP-4 修复体在前部和后部都有完整的种植体支持。在下颌，通常设计为双侧颏孔之间的种植体支持的杆卡悬臂结构。上颌 RP-4 修复体通常有更多的种植体支持，无悬臂（通常无基托）。RP-5 修复体主要为前部种植体支持和上颌或下颌后部软组织支持，通常需要的种植体较少，植骨概率也较少（引自 Misch CE：*Dental implant prosthetics*，ed 2，St Louis，2015，Mosby.）

行连接（图 3-12）。

**（2）种植标准**：RP-4 修复体的种植标准与 FP 有所不同。与固定修复相比，活动义齿和丙烯酸树脂需要更多的修复空间。RP-4 修复（以及 FP-2 或 FP-3 修复体）的种植体应位于最佳生物力学和口腔卫生维护的近远中向位置。通常，在下颌，这些种植体应位于双侧颏孔之间的 A、B、C、D 和 E 处。

**（3）并发症**：RP-4 最常见的并发症是缺乏足够的种植体支持（如种植体数量不足）和食物嵌顿。在下颌 RP-4 中，由于无周围组织封闭，食物往往会嵌塞于义齿下方。

**（4）预防**

①**医患沟通**：应充分让患者了解 RP-4 和 RP-5 修复体之间的区别。两者在种植体数量、支持方式和修复体摘戴方面存在明显差异。

②**治疗性义齿**：可制作种植前的治疗性义齿来评估垂直咬合距离，以确保患者的美学需求。该技术特别适用于那些对最终美学效果有极高要求的患者，或者现有垂直修复空间严重不足的患者。种植医生还可以使用治疗性义齿作为种植手术导板，并在愈合阶段使用。在种植二期手术后，可以参考这种治疗性义齿来设计制作上部结构修复。

③**种植体位置**：RP-4 覆盖义齿的种植位置对于修复的成功至关重要。例如，Hader 夹板要求种植体之间的近远中间距至少为 6mm。由于这一间

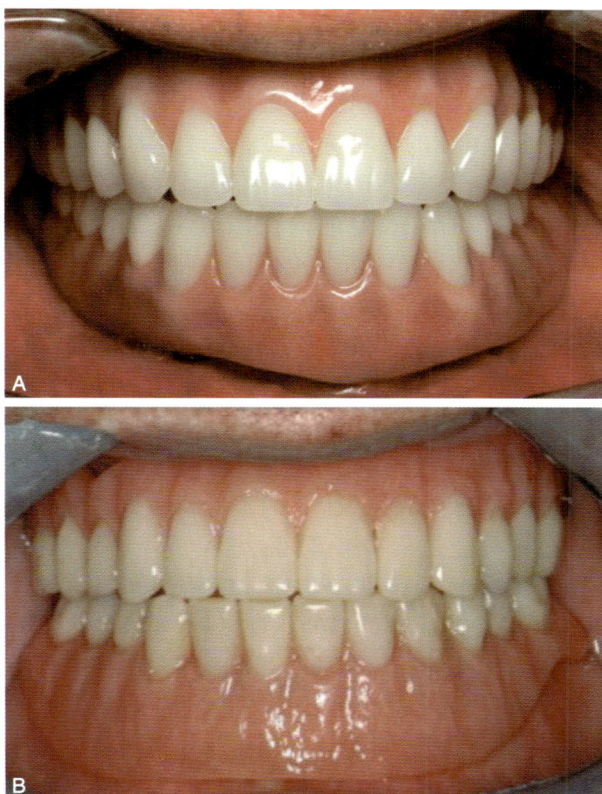

图 3-12　A. RP-4 修复体，完全由种植体支持的修复体，无软组织支撑，注意缺少周围组织封闭；B. RP-5 修复体，软组织支撑 + 种植体辅助支持和边缘封闭

距要求，种植体的数量就会减少，尤其是在下颌颏孔之间植入种植体时。此外，在冠根向需要预留出至少 2mm 的丙烯酸树脂空间来固定覆盖义齿；从牙槽嵴顶到切缘约需要 15mm 的空间。

④**种植体数量**：对于完全由种植体支持的修复体（RP-4），下颌需要 4～5 颗种植体，上颌需要 6～8 颗种植体。如果使用较少的种植体来支持 RP-4 修复体，可能会导致修复体和/或种植体负荷过重，从而引发并发症。

**2. RP-5**

**（1）定义**：RP-5 是一种结合了种植体和软组织支持的活动义齿。主要依赖于软组织支撑（主要的应力承受区），种植体则提供辅助支持。与 RP-4 或固定义齿相比，RP-5 的优点是可以减少所需的种植体数量，降低成本。此外由于对骨增量的需求较少，进一步降低了治疗成本。

**（2）种植标准**：下颌在颏孔之间植入 2 颗、3 颗或 4 颗种植体。这与覆盖义齿治疗计划选项（如 OD-1-OD-5）相对应。在上颌，通常建议植入 4～6

颗种植体，具体取决于力学因素。

**（3）并发症**：RP-5修复最常见的并发症是与修复体相关的移位。患者常见的误解是，他们认为无论种植体的数量为多少，修复体都不应该有任何移动。但由于RP-5主要依靠软组织支持，修复体本身就存在一定的内在移动性。此外，在使用RP-5时，由于种植体提供的初步支持，软组织会承受压力，可能会导致疼痛。因此，如果患者最初的主诉是慢性后部疼痛，那么RP-5则不是最佳的修复选择。

**（4）预防**

①**医患沟通**：应充分让患者了解RP-4和RP-5修复体之间的区别。RP-5的常见问题是可能伴有移动，这可能是某些患者无法忍受或无法预料的。因此，术前必须让患者充分了解两种修复体的优缺点。常见的比喻就是使用椅子：2颗种植体支持的覆盖义齿类似于双腿椅，虽然椅子可以稳定，但也很容易移动。3颗种植体支持的覆盖义齿类似于3条腿的椅子，它比2颗种植体支持的覆盖义齿更稳定；但是仍会有一定程度的移动。4～5颗种植体支持的覆盖义齿类似于4条腿的椅子，移动幅度很小（图3-13）。

②**治疗性义齿**：可以制作治疗性义齿以确定位置和修复体厚度。但这通常不如在RP-4修复体中重要。

③**后牙牙槽嵴形态**：如果患者的后牙牙槽嵴形态（下颌骨）较差，RP-5修复可能不是理想的治疗方案。在这种情况下，必须与患者进行沟通并征得他们的同意，使他们充分了解这种修复体的局限性。

④**种植体位置**：RP-5覆盖义齿的种植体位置对于手术成功至关重要。在不使用杆卡的情况下，应格外注意确保种植体之间有足够的间距。如果

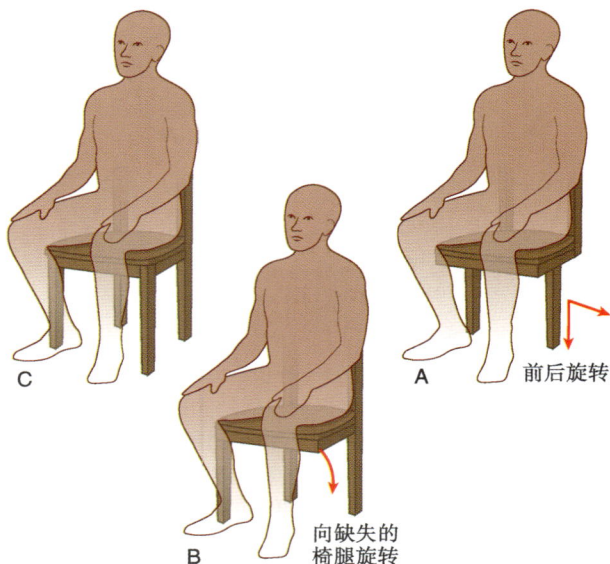

图3-13 覆盖义齿类型类比。A. 双腿椅（2颗种植体）将前后旋转；B. 3腿椅（3颗种植体）比2颗种植体更稳定，但仍会移动；C. 4腿椅（4～5颗种植体）最稳定，不移动

种植体之间的间距不足（<3mm），将导致修复部件并发症。此外，种植体应放置在大致相同的高度，并尽可能平行，以防止就位并发症。

⑤**种植体数量**：对于完全由种植体支持的修复，下颌至少需要2～4颗种植体，上颌至少需要4～6颗种植体。种植体数量较少将导致修复体的活动性增加或咬合负荷过载。

⑥**剩余牙槽嵴的持续性吸收**：临床医生和患者都应意识到，剩余牙槽嵴在修复体的基托区会持续吸收。RP-5修复体的常见维护要求是每隔几年进行一次重衬和咬合调整。RP-5修复体后牙区的骨吸收速度可能比全口义齿的吸收速度快2～3倍[6]。因此，尽管RP-5修复体的成本和失败率都相对较低，但以上因素可能是年轻患者在考虑该治疗方案时的一个重要考量因素（图3-14）。

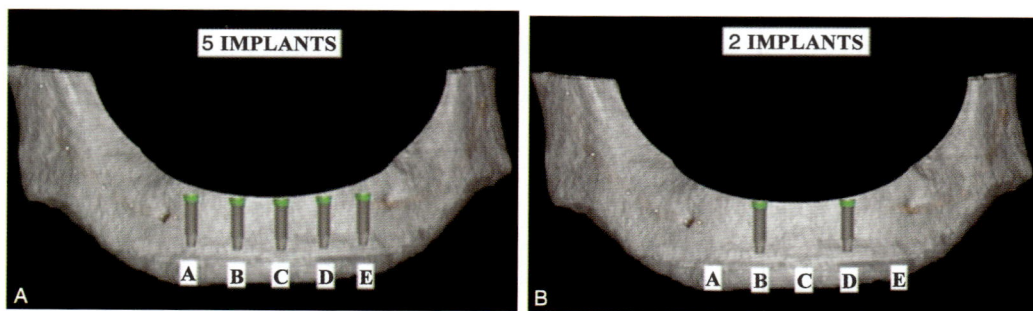

图3-14 下颌RP-4/RP-5修复治疗计划。A. RP-4：下颌颏孔之间植入5颗种植体；B. RP-5：2颗种植体

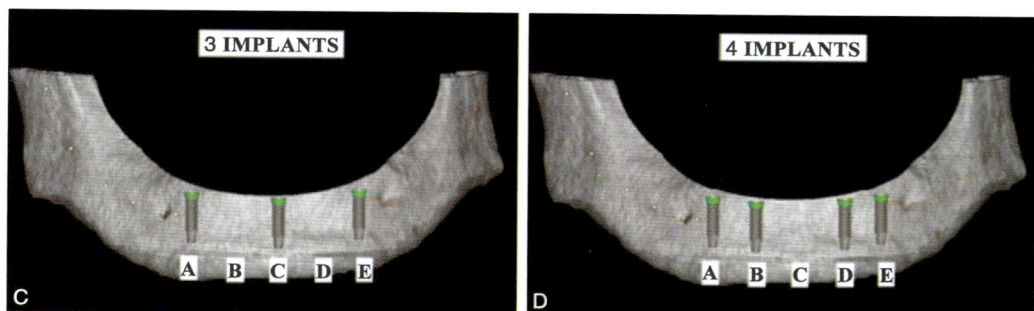

图 3-14（续）　C. RP-5：3 颗种植体；D. RP-5：4 颗种植体

## 二、可用骨分类

### （一）可用骨量

在确定修复体类型之后，必须对拟种植区的可用骨量进行评估，以确定所需的手术方式（即骨增量、延期种植，或同期完成骨增量和种植）。

可用骨的概念是指牙缺失区可用于种植的骨量。可用骨量是指与剩余骨量相关的宽度、高度、长度、角度和牙冠高度空间（crown height space，CHS）（图 3-15）。如果牙槽骨不足以支撑种植体，可考虑在理想种植位置进行骨增量，如果需要增加种植体数量，也可考虑在其他部位进行骨增量。

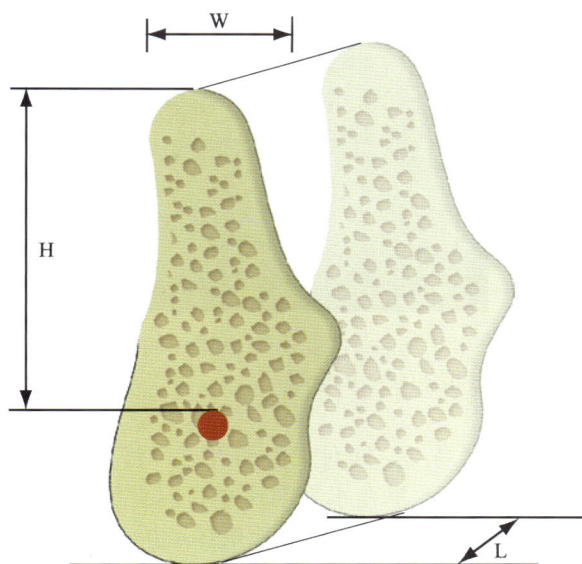

图 3-15　可用骨以高度（H）、宽度（W）和长度（L）测量。同时还要考虑牙冠高度空间和骨的角度（与种植体的受力方向相关）（引自 Misch CE：*Dental implant prosthetics*，ed 2，St Louis，2015，Mosby.）

### 1. 对可用骨的参数缺乏了解

为了避免在评估可用骨时出现并发症，种植医生必须了解决定骨高度、宽度和长度的正确参数。

**（1）可用骨高度**：可用骨高度首先通过影像学（首选 CBCT）对牙缺失区进行评估确定。测量方法是从牙槽嵴顶到相应的解剖标志点。由于上颌窦的气化，颌骨前部的高度最大，而下牙槽神经则限制了下颌后部的高度。上颌尖牙区位于鼻翼外侧缘的远中，可用骨高度通常是上颌前部最大的位置（图 3-16）[7]。

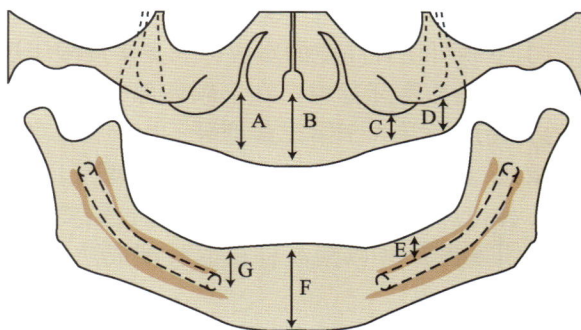

图 3-16　可用骨高度是从牙槽嵴顶到相应的解剖位点进行测量。对应的标志可以为上颌尖牙区（A），鼻底（B），上颌窦（C），上颌结节（D），下颌尖牙区（G），下颌前部（F）或下颌管上方的骨（E）（引自 Misch CE：*Dental implant prosthetics*，ed 2，St Louis，2015，Mosby.）

通常情况下，下颌前牙区的骨高度最大。该区域根方的骨量比其他任何部位都更为丰富，即使牙齿脱落后剩余牙槽嵴吸收，通常也会有充足的骨量来植入种植体（图 3-17）。然而，由于牙槽骨萎缩，修复体的高度可能会很高（如 FP-2、FP-3）。尽管这个区域通常拥有最多的可用骨量，但同时也会有更大的牙冠高度空间。

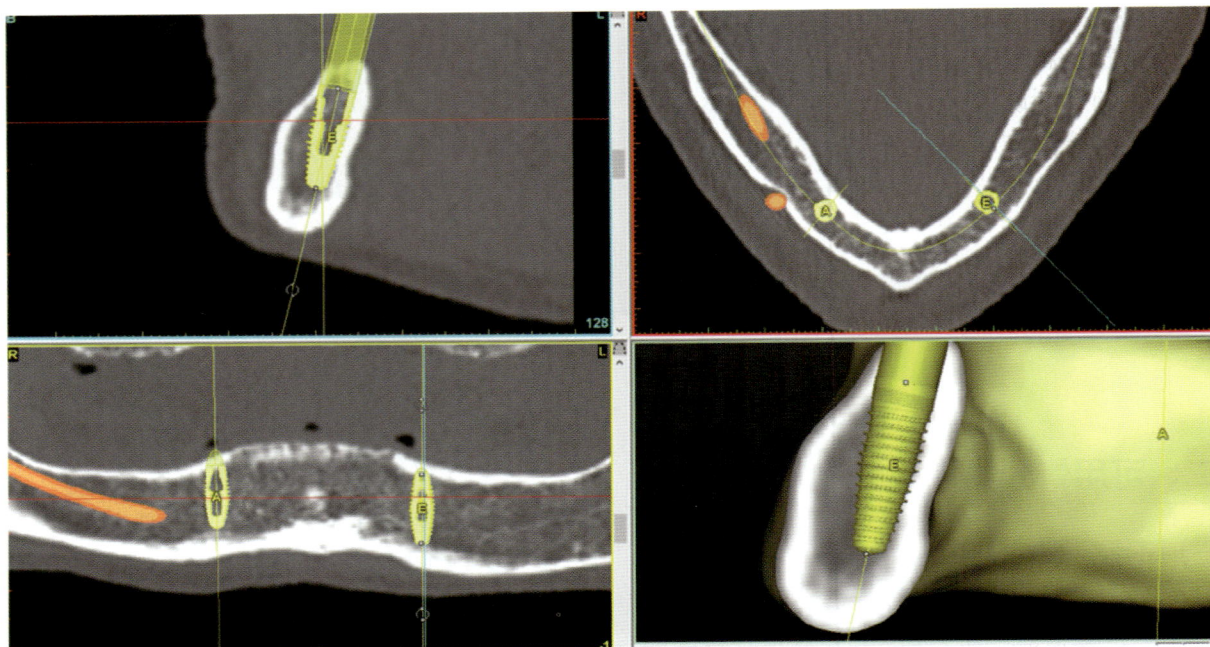

图 3-17 下颌骨前部的骨高度是颌骨所有区域中最高的。但是由于下颌前部的骨角度不一，种植体植入时经常会靠近舌侧骨板

下颌骨前区位于双侧颏孔之间。颏孔最常见于两颗前磨牙附近。骨的前部区域延伸至尖牙远中，最常见的是延伸到第一前磨牙区。最初的下颌骨高度受颌骨解剖的影响，安氏Ⅱ类患者的下颌骨高度较短，而安氏Ⅲ类患者的下颌骨高度最大。

上下颌可用骨高度的对应标志点多局限于后牙区至第一前磨牙远中。在上颌后部，第一前磨牙的骨高度通常大于第二前磨牙；由于上颌窦底的凹陷形态，第二前磨牙的骨高度大于磨牙区域。因此，种植患者的现有骨解剖结构往往需要调整（如上颌窦提升），以提高种植的长期成功率（图3-21）。

由于下颌管位于下颌下缘上方约12mm处，下颌后部的骨高度会降低（图3-18）。一般来说，下颌和上颌后部由于承受较大的力，其可用骨量较少；然而，许多治疗方案都涉及使用短种植体和减少种植体的数量。根据 Oikarinen 等的研究，在牙列缺损患者中，只有不到50%的下颌后部和40%的上颌后部可用骨高度超过6mm[8]。

根据文献建议，为实现种植体可预期地长期存留，所需的最小骨高度约为12mm。种植体长度<9mm时，其失败率往往更高，这与生产商的设计、表面处理和应用类型无关[9,10]。

牙缺失区的可用骨高度是种植最重要的考量因素，因为它会影响种植体的长度和相应的牙冠

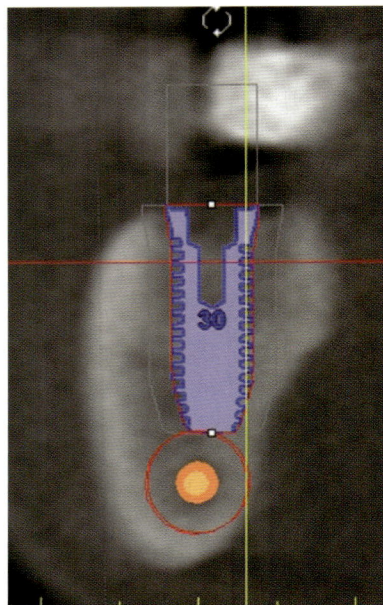

图 3-18 下颌后部的骨高度较低，因为下颌管的位置不固定，决定了种植体的大小和位置

高度。牙冠高度空间对受力和美观具有直接影响。此外，骨增量效果在水平向比垂直向更可预期，因此即使骨宽度不足以植入种植体，也可以通过植骨来创造一个理想的种植修复位置。

（2）可用骨宽度：可用骨宽度是拟种植部位牙槽嵴在颊舌向上的宽度。下颌剩余牙槽嵴顶通常由皮质骨构成，其密度显著高于下方的松质骨。

这种机械优势为种植体提供了初期的稳定性,但前提是皮质骨未被骨修整去除。

下颌前部牙缺失时,牙槽嵴顶通常由较为宽阔的基骨支撑。大多数情况下,这种基骨的横截面呈三角形,尽管骨修整会降低其高度,但仍然能够提供较宽的骨量(图3-19)。

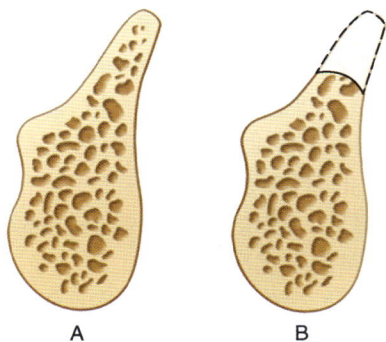

图3-19 A.下颌前部的基骨通常比牙槽嵴顶宽,形成三角形横截面;B.对下颌前部狭窄的牙槽嵴进行骨整形,可增加牙槽嵴宽度(同时降低可用骨高度)(引自Misch CE: *Dental implant prosthetics*, ed 2, St Louis, 2015, Mosby.)

需要注意的是,降低牙槽嵴顶(骨修整)会影响相应标志点的位置,进而会对手术造成影响,包括种植体大小的选择、种植体的位置及最终的修复体设计。当计划使用FP-1修复体以获得单颗牙的自然轮廓及理想的软组织效果时,这一点尤为重要。

与下颌前部情况不同,上颌前部牙槽骨的横截面解剖通常不是三角形。上颌骨的腭侧骨板与颊侧骨板更为平行(图3-20)。此外,许多切牙区牙缺失时,牙槽嵴的唇侧凹陷,呈沙漏状,使得骨修整手术并不能像在下颌那样有效地增加骨宽度。因此,为了增加骨宽度,上颌区域往往需要骨增量手术。

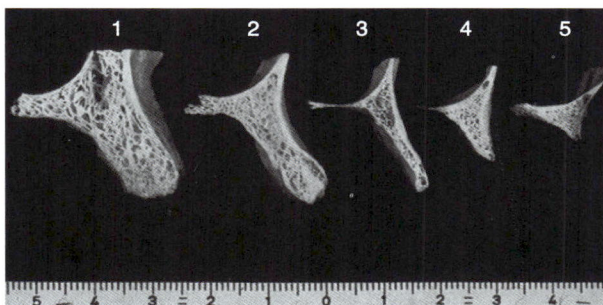

图3-20 上颌前部腭侧骨板通常与颊侧骨板平行。通过骨修整来增加骨宽度的效果较差。最常见的方法是进行骨增量(引自Misch CE: *Dental implant prosthetics*, ed 2, St Louis, 2015, Mosby.)

有了充足的骨高度后,影响种植体长期稳定的第二个关键因素是可用骨宽度。通常,直径为4mm的根形种植体至少需要6mm的骨宽度,以确保种植体周围有足够的骨厚度和血供,从而保证种植体的存留率。这个宽度可在种植体两侧各提供1mm以上的骨量。由于下颌骨在向根方延伸的过程中会变宽,这个最小尺寸会迅速增加。对于根形种植体而言,最小的骨厚度通常位于唇舌侧的中部(图3-21)。

**(3)可用骨长度**:牙缺失区近远中的可用骨长度通常受邻牙或种植体限制。一般来说,种植体与邻牙的距离至少应为1.5~2.0mm,相邻种植体之间的距离至少应为3mm。这样的间距不仅允许一定的外科误差,还可以补偿由于种植体或牙齿可能出现的<1.4mm的骨丧失。因此,即使种植体颈部发生骨丧失或由牙周病导致的骨丧失,垂直向的骨缺损不会扩展到水平向,也不会影响到邻近的结构[11]。对于单颗牙的种植,所需的最小可用骨长度取决于种植体的直径。例如,直径为5mm的种植体至少需要有8mm的近远中骨长

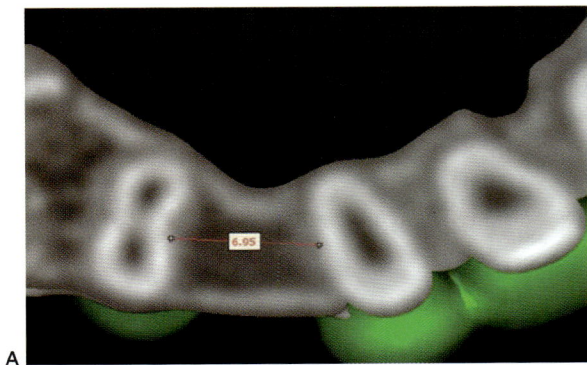

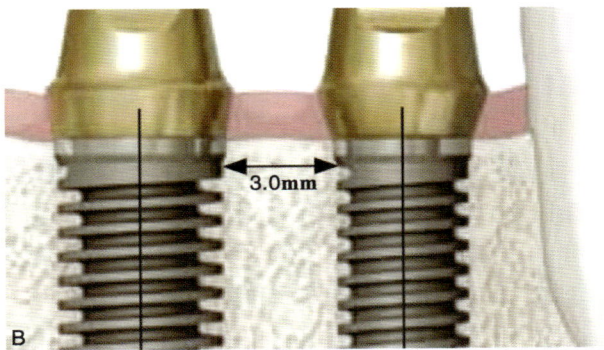

图3-21 可用骨长度。A.通过轴向位可以准确评估两颗牙齿之间的可用骨长度;B.在确定可用骨长度时,至少需要3mm的健康软硬组织

度，以确保种植体两侧各有 1.5mm 的间距。而直径为 4mm 的种植体通常至少需要 7mm 的可用骨长度。

种植体直径与可用骨宽度密切相关。在多颗牙缺失间隙，种植体的直径主要受限于牙槽骨的宽度。例如，如果牙槽骨的宽度为 4.5mm，在不进行骨增量的情况下，需要选择直径＜3.5mm 的种植体。这样的选择会带来一些不利影响（例如，种植体的表面积会减小，在基台螺钉和边缘骨负荷时牙槽嵴顶出现应力集中）。对于狭窄的牙槽嵴，通常需要植入两颗或更多相邻的窄径种植体（如果条件允许），以获得足够的种植体 - 骨接触面积，从而补偿种植体直径的不足。考虑到相邻种植体之间应保持 3mm 的间距，与天然牙之间的间距为 1.5～2.0mm，因此在后牙区使用窄径种植体时，可能需要超过 13mm 的可用骨长度。

理想的单颗牙种植体近远中距离通常与原有的天然牙有关。牙齿在邻接处最宽，在釉牙骨质界（CEJ）处变窄，而在与牙槽骨交接处（CEJ 下 2mm 处）更窄[12]。这样的解剖特点使得种植修复体的穿龈轮廓可能与天然牙相似。例如，上颌第一前磨牙的邻接处宽度约为 8mm，CEJ 处约 5mm，CEJ 下 2mm 处约 4mm，选择距离邻牙牙根至少 1.5mm 的（CEJ 下 2mm）直径为 4mm 的种植体（嵴顶处），则最为理想。

**（4）可用骨角度**：骨角度是评估可用骨的第 4 个关键因素。牙槽骨角度代表天然牙根相对于𬌗平面的轨迹。理想情况下，该角度垂直于咬合平面，与咬合力一致，且平行于修复体长轴。切缘和𬌗面遵循 Wilson 曲线和 Spee 曲线规律。因此，上颌牙齿的牙根朝向同一个方向倾斜，而下颌牙齿的牙根则是散开的。与下颌牙根相比，上颌的解剖牙冠在后部更偏向舌侧，在前部更偏向唇侧。第一前磨牙的牙尖通常与其根尖垂直。

上颌前牙是两个牙弓中唯一不承受牙根长轴方向受力的部位，而通常以 12° 受力。因此，其牙根直径大于下颌前牙。其余牙齿则都是垂直于 Wilson 曲线和 Spee 曲线受力。牙齿脱落后，牙槽骨的角度很少能保持理想状态，尤其是在前部。在前牙区，牙齿缺失后的唇侧凹陷和吸收往往要求种植体植入的角度更大，或者需要在种植之前对该部位进行调整（骨增量）。例如，在下颌前部，由于切缘的位置和牙槽骨的角度，种植体的植入

通常与舌侧骨板接触，而不是与下颌下缘接触。在下颌后部，颌下腺窝向远中的延伸使得种植体的植入角度增大。因此，在第二前磨牙区，与水平面的角度可能为 10°；在第一磨牙区，为 15°；在第二磨牙区，为 20°～25°。

种植体与基台之间的受力角度受骨宽度的影响。在牙槽嵴较宽的牙缺失区，可以使用较宽的根形种植体。相邻种植体、种植体与天然牙或咬合轴向力之间可以有 30° 的偏差。但是种植体的侧向力会增加种植体组件和牙槽骨的峰值应力，直径较大的种植体会减少传递到这些部件的应力。此外，较大的骨宽度也为种植体植入角度提供了一定的宽容度。种植体的植入通常应减少基台角度，而不影响周围黏膜组织。

在较宽的牙槽嵴中，可接受的牙槽骨角度可高达 30°。对于窄但宽度充足的牙槽嵴，通常需要使用较窄的根形种植体。与大直径种植体相比，小直径的设计会导致系统（基台螺钉、牙槽嵴）对边缘骨造成更大的应力，而且可能无法提供相同直径的个性化基台。此外，较窄的牙槽骨宽度也不允许在牙槽骨内的角度上有更大的自由度。这限制了狭窄牙槽嵴的可接受角度，即与相邻临床牙冠的轴向或与咬合平面的垂线应控制在 20° 以内（图 3-22）。

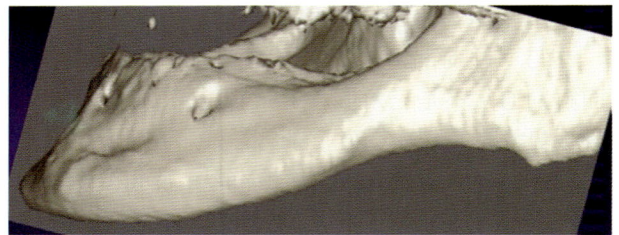

图 3-22　随着颊侧骨板吸收，下颌骨将更加舌倾，导致种植体角度并发症

**（5）牙冠高度空间**：牙冠高度空间（CHS）是指从牙槽嵴顶到咬合平面的垂直距离。这一空间不仅决定了最终修复体的外形，还可能影响到咬合过程中对种植体及其周围牙槽嵴的负荷力。理论上，当 CHS 较大时，修复体可能无法完全模拟单个天然解剖牙冠的形态和功能。

CHS 可以被认为是一个垂直悬臂梁。任何不沿种植体长轴方向的负荷都会放大种植体 - 骨界面的牙槽嵴应力和修复体上的基台螺钉应力。CHS 越大，力矩越大，悬臂梁的侧向力越大（图 3-23）。

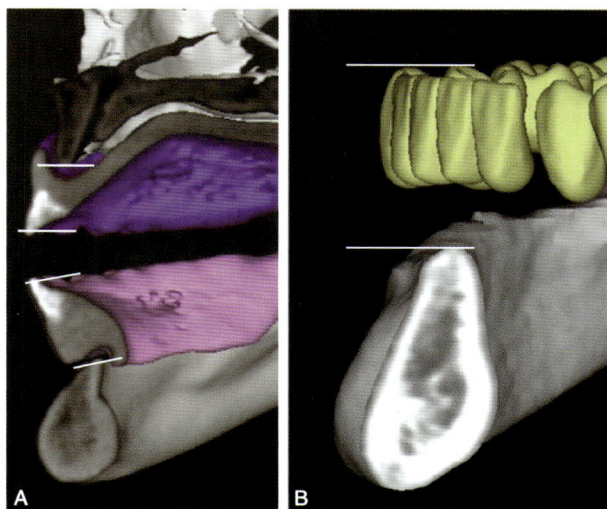

图 3-23　牙冠高度空间。A. CBCT 矢状位显示上下颌牙缺失区与切缘位置关系。切缘位置不会发生改变；然而，随着骨吸收的进展，CHS 增加将会导致更多的力学并发症。B. 理想的牙冠高度空间与预期修复体（即 FP-3、RP-4、RP-5）有所不同

种植体周纤维结缔组织的缺失意味着不能通过增加种植体长度来降低骨 - 种植体应力。因此，当 CHS 增加时，如果种植体上有悬臂或承受侧向力，就需要考虑增加种植体数量或选择更宽的种植体来抵消这种增加的应力。理想的治疗方案是保持 CHS≤15mm。

## 2. A 类（骨量充足）

A 类牙槽骨在高度、宽度和长度各方面均显示出充足的骨量。因此 A 类根形种植体是最理想的选择，常用于独立支持固定或活动义齿修复。A 类骨是 FP-1 修复体的理想型颌骨。

（1）**分类标准**：A 类骨相当于各个尺寸上都有丰富的可用骨量；高度≥12mm，宽度>6mm，角度<30°，牙冠高度空间<15mm。如果下颌需要植入更大直径的种植体，则需要进行骨修整。极少数情况下需要使用角度基台；但受力方向不会过大（框 3-1）。

（2）**手术治疗**：A 类骨所选择的种植体为 A 类根形种植体，直径≥4mm，长度≥12mm。磨牙区建议使用更大直径的种植体（5～6mm）。即刻种植即刻负荷时，建议使用更长的种植体。一般来说，除非特定牙位（如上颌侧切牙或下颌切牙），A 类骨不应使用小直径种植体进行最终修复（图 3-24）。与小直径种植体相比，直径≥4mm 的种植体有很多优点（框 3-2）。

**框 3-1　A 类骨尺寸**

宽度>6mm
高度>12mm
近远中长度>7mm
咬合负荷角度（咬合平面与种植体之间）<30°
牙冠高度空间≤15mm

（引自 Misch CE：*Dental implant prosthetics*，ed 2，St Louis，2015，Mosby.）

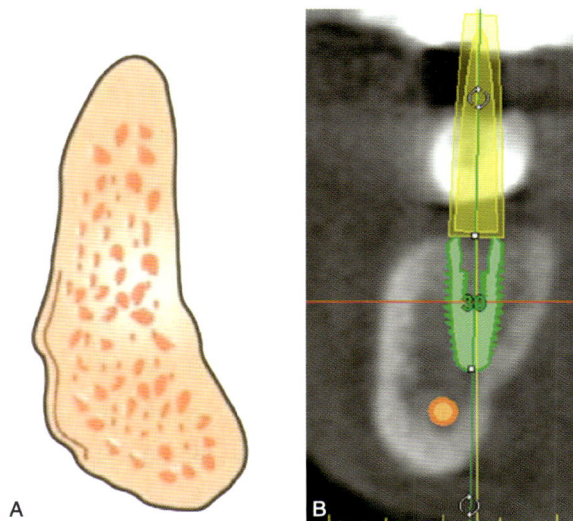

图 3-24　A. A 类骨；B. 治疗计划包括植入常规种植体

### （3）修复治疗

①固定修复：FP-1 修复体需要 A 类牙槽骨。然而，FP-2 修复体通常也需要 A 类骨。FP-2 常见于后牙区域，由多颗相邻的种植体支持，因为该区存在骨吸收或骨修整。当前牙区为 A 类骨，且伴有多颗相邻牙齿缺失、上唇笑线位置较高或下唇线在说话时暴露天然解剖牙冠位置以外的区域时，FP-3 修复体通常为首选方案。

②活动义齿：在 A 类牙槽骨行种植覆盖义齿修复时，术前必须评估修复体和上部结构杆卡的最终位置。在 A 类骨中，CHS 通常有限，因此 RP-4 或 RP-5 修复体可能需要在种植体植入前进行骨修整。A 类骨可能不适合使用高出组织数毫米的 O 环附着体或上部结构，这可能会给修复体的制作、美观、卫生维护和充足的强度带来挑战。

（4）**并发症**：A 类骨的并发症较为罕见。最常见的并发症是未充分评估牙冠高度空间，从而影响最终的修复效果。许多临床医生没有充分向患者解释骨宽度的快速减少以及拖延治疗的后果。

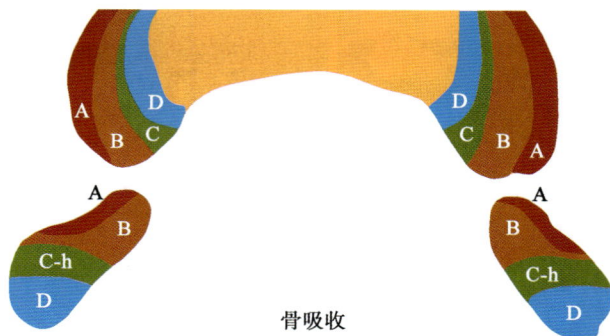

**框3-2  A类根形种植体的优势**

- 种植体直径越大,表面积越大,分布在牙槽嵴的应力越小。
- 大直径种植体更接近密度和强度、弹性模量较大的皮质骨板,骨-种植体接触百分比更大。
- 直径较大的种植体不易折断,因为材料的强度以种植体半径的4次方增加(例如,直径4mm的种植体比直径2mm的种植体强16倍)。
- 小直径种植体通常为一体式种植体,以降低折断风险。
- 一体式种植体需要即刻修复,而不是采用埋入式或分阶段方法。因此,骨-种植体界面可能会发生微动,从而增加牙槽嵴吸收和种植体失败的风险。
- 牙冠的穿龈角度与种植体直径有关。宽度较大的牙齿可以用直径较大的种植体进行最美观的修复。
- 种植体直径越大,施加在基台螺钉上的应力越小,发生螺钉松动或折断等并发症的可能性就越小。
- 直径较大的基台为最终冠修复提供了更大的支持力。
- 直径较小的种植体修复时,其穿龈角度较大,且种植体轮廓过长,口腔卫生维护会受到影响。
- 许多两段式、小直径种植体颈部设计为光滑金属,以增加内壁厚度,会对周围牙槽骨产生剪切力,从而增加骨吸收风险。
- 患者的治疗费用与种植体数量有关,而不是直径。增加小直径种植体的数量会增加患者(和临床医生)的成本。
- A类根形种植体修复适应证更为广泛。

(引自 Misch CE: *Dental implant prosthetics*, ed 2, St Louis, 2015, Mosby.)

A类牙槽骨会降低治疗费用,减少手术次数,并简化手术的复杂程度(图3-25)。

## 3. B类(骨量勉强充足)

　　宽度和表面积的减少通常需要植入额外的种植体。可以通过骨增量或骨修整将B类骨转化为

**图3-25**　上颌骨吸收会导致牙槽嵴变窄,这种吸收主要向中线方向进行。最初的下颌骨吸收也会向中线方向发展。但是,当下颌骨的宽度超过原牙槽嵴顶时,就会出现中度至重度的牙槽骨萎缩(引自 Misch CE: *Dental implant prosthetics*, ed 2, St Louis, 2015, Mosby.)

A类骨。治疗方案的选择取决于治疗牙位。例如,在上颌前部,出于美观考量,通常会选择进行骨增量术。在下颌前部,因为可用骨高度较高,且对美观的要求不高,骨修整术更为常见。在下颌后部,如果骨密度较好,可用骨高度有限,且美观不是主要考虑因素,则可考虑使用多个B类种植体。当应力因素成为考虑因素时,无论解剖位置如何,都应在B类根形种植体植入前进行骨增量(框3-3)。

**框3-3  B类骨**

2.5～6mm宽
B+: 4～6mm
B-w: 2.5～4mm
高度>12mm
近远中长度>6mm
角度<20度
牙冠高度空间<15mm

(引自 Misch CE: *Dental implant prosthetics*, ed 2, St Louis, 2015, Mosby.)

　　由于牙槽骨舌侧皮质骨较厚,尤其在颌骨前部,因此随着骨吸收,颊侧皮质骨的可用骨宽度会首先减少。这可能会导致拔牙后第1年骨宽度减少25%,1～3年内进一步减少40%[13]。由此导致牙槽嵴狭窄通常无法满足大多数直径为4mm的根形种植体的植入要求(框3-4)。

**并发症**

①B类骨:B类骨具有充足的可用骨高度,但骨宽度不足。B类可用骨宽度可进一步分为4～6mm和2.5～4mm的B减宽度(B-w),这种情况需

<table>
<tr><td>

**框 3-4　B 类小直径种植体的缺点**

1. 几乎 2 倍的应力集中在种植体周围牙槽嵴顶。

2. 整体表面积的减小导致侧向力增加，与 A 类根形种植体相比，种植体承受的应力增加 3 倍。这意味着种植体承受的侧向力增加了 3 倍。

3. 种植体、基台和基台螺钉的疲劳折断增加，尤其是在侧向力下。牙冠穿龈轮廓不太美观（上颌侧切牙或下颌前牙除外）。

4. 牙冠颈部的牙周状况会影响日常维护。

5. 种植体的颈部设计通常最差。为增加种植体壁厚度、减少折断，常为无螺纹或无压力设计；然而，这进一步增加了颌骨的应力和剪切力。

6. 必须将负荷角度降低到 20° 以下，以补偿小直径种植体的生物力学缺点。

7. 除非对上颌侧切牙或下颌中切牙进行单端桥修复，通常需要两颗种植体以提供适当的修复体支持，表面积因种植体数量而非直径而增大。

8. 种植体成本与直径无关，增加种植体数量会导致医生和患者的成本增加。

</td></tr>
</table>

要植骨的概率较大（图 3-26）。由于牙槽嵴宽度和种植体直径较窄，随着负荷角度的增加，种植体受力也随之增大，因此应减小咬合负荷角度，最好使其与邻牙或咬合面的轴线呈 20° 以内。B 类骨需要 15mm 或更小的 CHS（与 A 类骨相似），以减少侧向力。

　　②**不理解调整的必要性**：B 类牙槽嵴的 3 种治疗方案

- 通过骨修整将现有的 B 类牙槽嵴调整为 A 类，以便植入直径 4mm 以上的根形种植体。当骨修整后剩余的骨高度超过 12mm 时，B 类骨则会变为 A 类骨（图 3-27）。

- 第二种治疗方法是植入窄径种植体（直径 3～4mm，长度 12mm 或以上；图 3-28）。直径较小的根形种植体（3.0～3.5mm）主要是为 B 类骨设计的。由于 B 类骨宽度不足，达到理想位点的误差较小。与大直径的种植体相比，B 类根形种植体存在一些固有的缺点[14]。由于 B 类根形种植体的这些问题，其最常用于可用骨长度不足的上颌侧切牙或下颌中切牙的单牙替换；或者骨密度良好且美观要求不高的多颗下颌后牙种植。

- B 类骨的第 3 种替代治疗方法是采用自体骨或同种异体骨移植将 B 类骨调整为 A 类骨（图 3-29）。缺点包括需要充分的骨愈合时间。如果

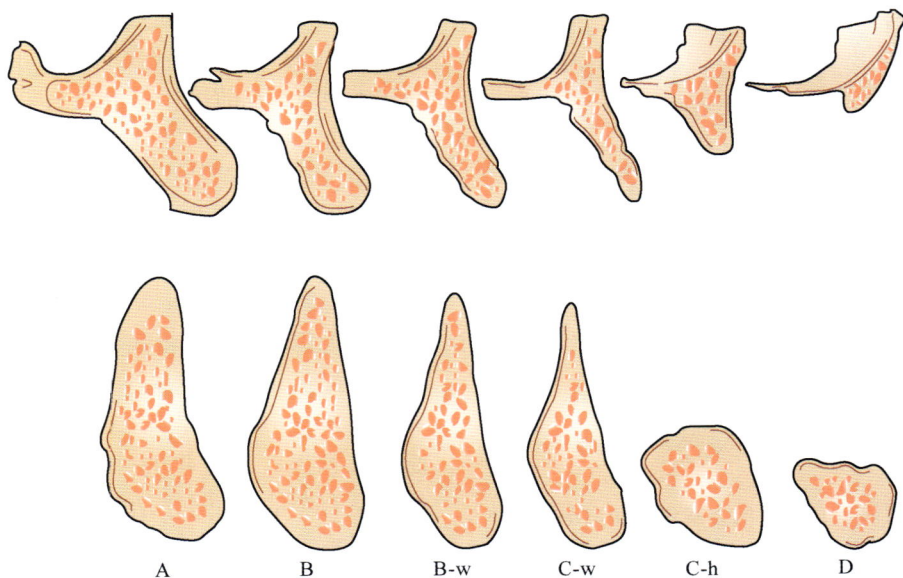

图 3-26　1985 年 Misch 和 Judy 提出了可用骨分类（A、B、C、D 分类）。上下颌骨分类相似。针对每种骨质类型，提出了种植、骨增量和修复相关的治疗方案。A 类. 骨量充足；B 类. 骨量勉强充足；C 类. 骨量不足；D 类. 骨缺损；h. 高度不足；w. 宽度不足（引自 Misch CE：*Dental implant prosthetics*，ed 2，St Louis，2015，Mosby.）

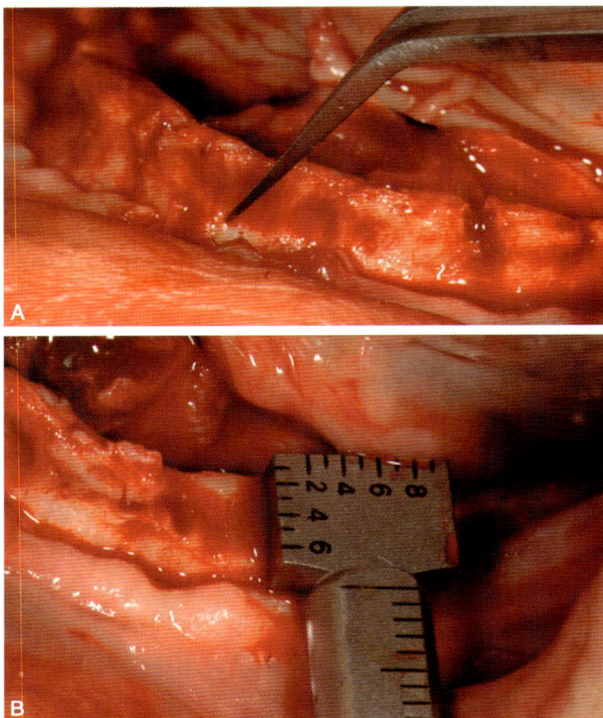

图 3-27 将 B 类骨调整为 A 类骨。A. 骨吸收过程中宽度最快受到影响；B. 下颌前牙通过骨修整术转换成了 A 类骨，获得了至少 6mm 的宽度，允许放置直径为 4mm 的种植体

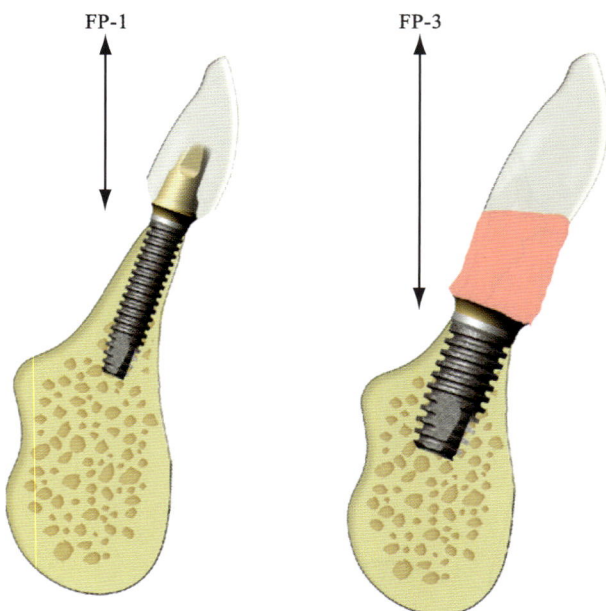

图 3-28 治疗下颌前牙 B 类骨的方案包括使用窄种植体和更接近解剖尺寸的最终修复体（FP-1）（左），或者骨修整后使用 A 类根形种植体、延长牙冠高度（FP-2 或 FP-3）（右）（引自 Misch CE：*Dental implant prosthetics*, ed 2, St Louis, 2015, Mosby.）

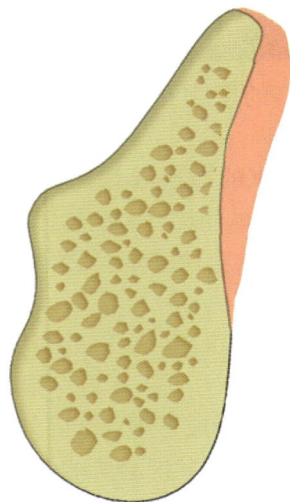

图 3-29 理想的 B 类骨调整方案。B 类骨可通过骨增量改为 A 类。此种治疗方案需要 FP-1 修复体（引自 Misch CE：*Dental implant prosthetics*, ed 2, St Louis, 2015, Mosby.）

想要最终冠的穿龈角度不影响卫生维护，则要求使用 A 类根形种植体（上颌侧切牙或下颌切牙除外）。应力因素也会影响是否将 B 类骨进行增量以使用更大直径的种植体。当存在不利应力因素时，为了提供更大的表面积来抵抗增大的应力，应在不增加 CHS 的情况下增加种植体数量和直径，但这种方案极有可能需要进行骨增量手术。为了实现这一目标，对 B 类骨进行骨增量是最理想的选择。

③从 B 类骨调整为 A 类骨可能会导致修复体设计发生变化：当通过骨修整术将 B 类骨转变为 A 类骨时，最终的修复体设计必须补偿增加的 CHS。例如，术前可用骨高度可能与 FP-1 修复设计相匹配，而在术中发现牙槽嵴宽度不足，无法植入种植体，在这种情况下，为达到 A 类骨的宽度，进行骨修整是很常见的做法，但这意味着最终修复体需要额外的高度，可能会导致牙冠过长（FP-2、FP-3），患者无法接受。

④骨修整不足：将狭窄的 B 类牙槽嵴调整为 A 类骨的最常见方案是下颌种植覆盖义齿。由于下颌前部的骨吸收，当 CHS < 15mm 时，往往需要骨修整以获得充足的骨宽度；这对于固定修复可能是有利的，而对于活动义齿可能会带来问题。当计划采用 RP-4 或 RP-5 时，应注意确保有足够的 CHS。如果骨修整不充分，将缺乏修复空间，从而导致修复体折断、牙齿断裂或崩瓷。理想情况下，需要 > 2mm 的丙烯酸树脂来固定附件或修复体（图 3-30）。

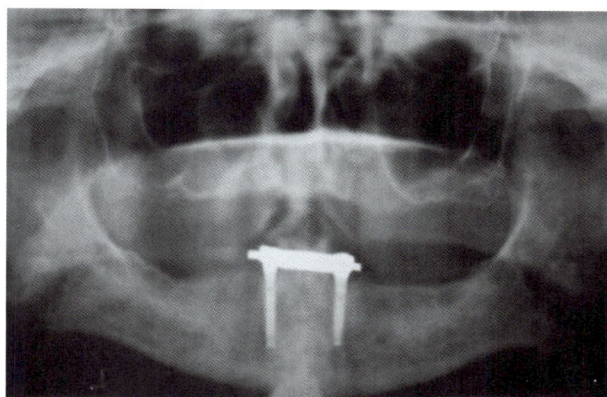

图 3-30 下颌覆盖义齿因骨修整不充分导致冠高空间减少

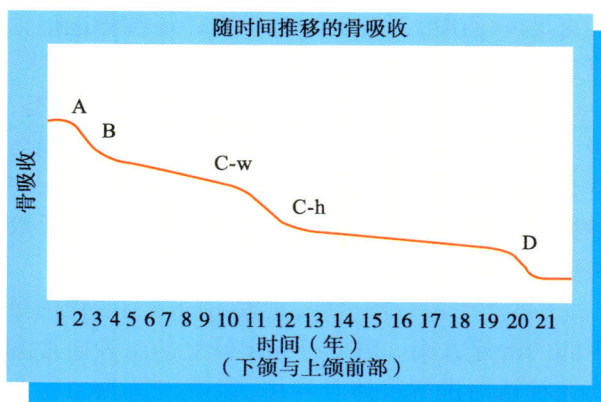

图 3-31 牙槽骨迅速从 A 类吸收到 B 类，之后趋于稳定数年后变为 C-w 类。从 C-w 类到 C-h 类时骨吸收迅速。B 类和 C-h 类均有较长的稳定期（引自 Misch CE：*Dental implant prosthetics*，ed 2，St Louis，2015，Mosby.）

## 4. B-w 类骨（宽度降低的 B 类）

B 类骨和 B-w 骨之间的主要区别是骨增量的方式。当仅需要宽度增量或增量较少时，骨增量是可预期的，而要增加骨高度时，则最不可预期。例如，使用同种异体骨和引导骨再生可以获得 1～2mm 的宽度增加，而使用部分自体骨，则可获得超过 2mm 的宽度。

**并发症**

①**需要更多的骨增量：**B-w 类骨通常需要增加超过 2mm 的宽度，因此自体骨或自体/同种异体骨有利于可预测地增加额外的骨宽度。如果 B-w 类骨的轮廓需要改变以改善修复关系，则需要自体骨颗粒或骨块。自体骨可以从口内供区（例如，下颌正中联合或下颌升支）获得，并沿理想骨弓轮廓外侧放置。通常在骨增量 4～6 个月后进行种植，以种植体植入前充分地成骨。

②**骨吸收进展：**应告知因 B 类骨而延迟治疗的患者，未来会因失用性萎缩而导致骨体积的减少。与单纯增加骨宽度相比，增加骨高度更难预期，需要更先进的技术（图 3-31）。例如，患者当前的上颌义齿可能在使用上不存在问题，但由于 B 类骨的高度会随时间吸收，从而降低了软组织支撑的活动义齿的稳定性和固位力。当治疗被拖延到出现问题时，总体治疗结果可能更难实现并且费用相应增高。

③**最终修复体：**B 类牙槽骨的最终修复体类型取决于手术方案的选择。种植体植入之前进行骨修整的情况更适合活动义齿修复，而当需要固定修复时，通常需进行骨增量。治疗方案的选择可能会受牙位影响。比如，上颌前牙局部缺失，受美观的影响，常选择骨增量术，剩余牙槽嵴的平

行解剖不利于通过骨修整获得骨宽度。在下颌前牙区，通常选择骨修整。在下颌前磨牙区，通常使用 B 类根形种植体，因为骨密度良好，而可用骨高度有限，在骨修整后高度可能还会降低，且为非美观区。

## 5. C 类（骨量不足）

C 类骨表现出中等程度的骨吸收，并且对可预期的种植体植入存在更多限制因素。是否直接进行种植手术还是在种植前进行骨增量，取决于修复体类型、患者咬合力和患者意愿。

无论种植体的位置如何，C 类骨在一个或多个维度（宽度、长度、高度或角度）上均存在缺损（框 3-5）。骨吸收首先发生在宽度上，然后为高度。最终 C 类骨在宽度上持续吸收，直至无法进行种植。

| 框 3-5　C 类骨 |
| --- |
| 宽度（C-w 骨）：0～2.5mm |
| 高度（C-h 骨）＜12mm |
| 咬合负荷角度（C-a 类骨）＞30° |
| 冠高空间＞15mm |

（引自 Misch CE：Dental implant prosthetics，ed 2，St Louis，2015，Mosby.）

## 6. C-w 类骨

C-w 类骨在宽度上存在明显缺损，通常需要骨增量（颊舌向）或骨修整将牙槽嵴调整为 C-h 类（高

度充足）。有时，对于下颌前牙的 C-w 类骨进行骨修整后转为 C-h 类，其宽度适合使用根形种植体。C-w 类骨经修整后最常变为 C-h 类，而不是 A 类，因为 CHS＞15mm。有时，C-w 类骨修整后可能会变为 D 类骨，尤其是在下颌后部或上颌，导致无法种植，应避免此种情况发生，因为骨高度增量手术将更具挑战性。

C-h 类骨进行增量后，根据不同类型的骨选择不同的治疗方案。需要行固定修复的患者通常需要在种植前进行自体骨移植，以获得适当的唇部丰满度和理想的牙冠高度。

当需要进行固定修复或因过大力因素需要更大表面积的种植体以增加修复体力学时，C-w 类骨最常使用骨增量术（图 3-32）。

### C-w 类骨并发症

①**手术难度增加**：C-w 类骨的骨增量比 B 类骨更加困难，因为对骨量的需求更大，而基骨条件更差。由于基骨较少，增加了固位螺钉放置的难度。此外血供减少影响愈合。通常推荐联合使用生长因子的块状骨移植。因附着龈较少，C-w 类骨增量发生诸如创口开裂类的软组织并发症较 B 类骨更常见（图 3-33）。

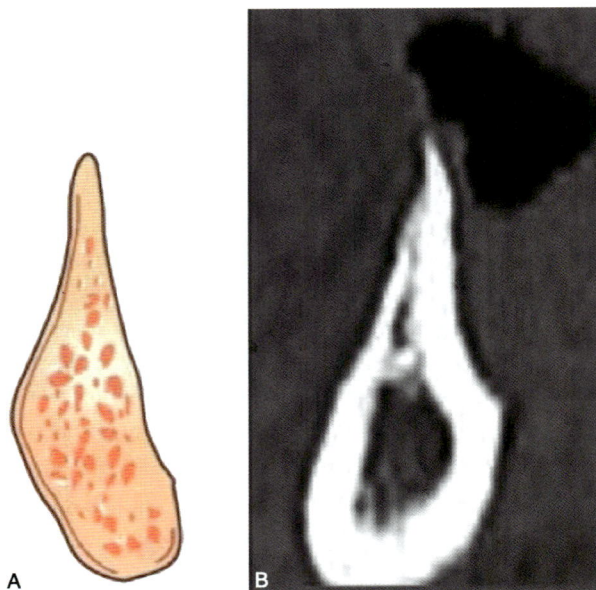

图 3-32　A、B. C-w 类骨

②**快速骨吸收**：临床医生必须意识到，C-w 类骨吸收至 C-h 类骨的速度与从 A 类骨吸收至 B 类骨的速度一样快，比 B 类骨吸收到 C-w 类骨的速度更快。此外，如果不进行种植或骨增量，C-h 骨最终会发展为 D 类（重度萎缩）。应注意防止活动

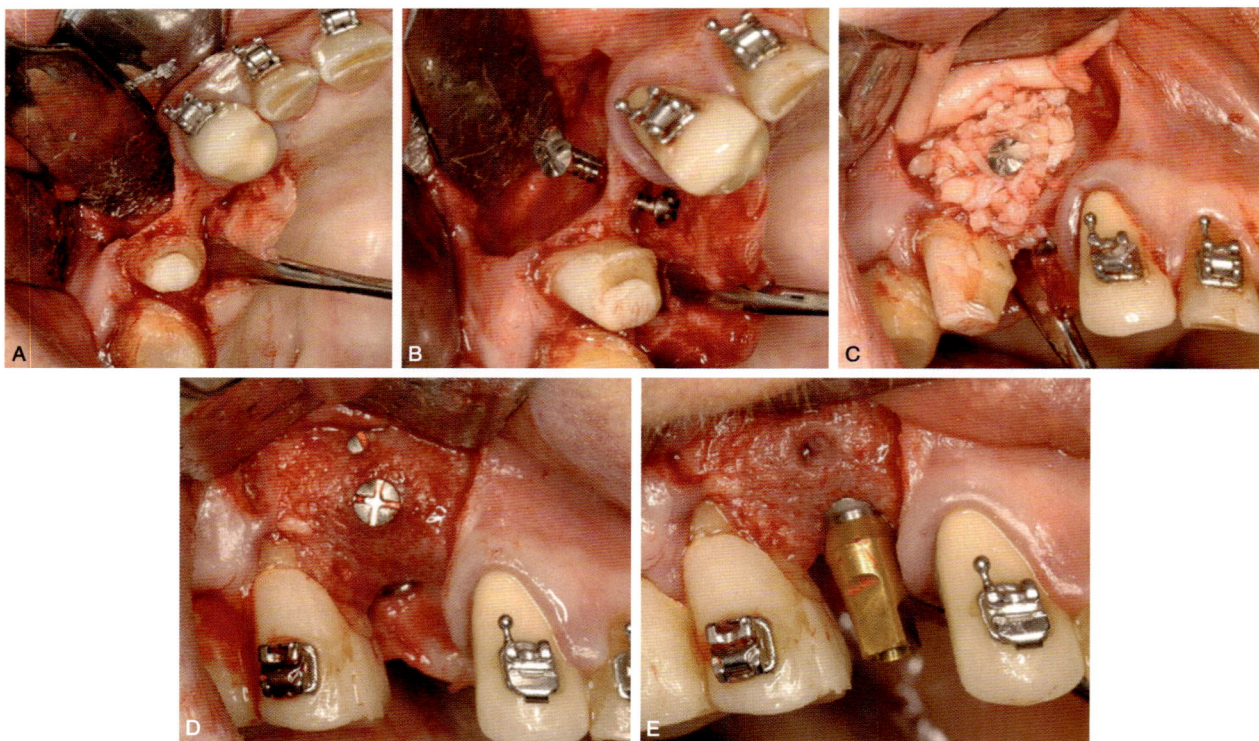

图 3-33　C 类骨的骨增量。A. C 类骨缺损术前照；B. 受区准备；C. 骨增量术；D. 术后 5 个月的骨愈合情况；E. 理想的种植体植入位置

义齿对牙槽嵴施加过大的压力。

## 7. C-h 类骨

　　C-h 类骨表现出中至重度萎缩，垂直骨高度为 7～9mm，或冠高空间超过 15mm。中度至重度萎缩可用于描述 C 类骨的临床状况。C-h 类骨在上下颌后部较为常见，这是由于上颌窦或下颌管等重要解剖结构的存在限制了垂直高度。

　　C 类骨不像 A 类或 B 类骨一样为可预期的种植提供诸多条件。C 类骨通常缺乏明确的解剖标志来界定种植体与切缘的相对角度或位置，要求医生有更丰富的手术经验。一方面，临床医生必须认识到，C 类骨的种植过程更为复杂，在愈合、修复体设计或长期维护方面并发症较多；另一方面，患者通常对增加修复体的支持有更大需求。尽管面临骨量减少的挑战，但通过改进治疗计划和修复体的设计以降低应力，仍可为患者提供可预期的长期治疗效果（图 3-34）。

### C-h 并发症

　　①口底：当下颌前部为 C-h 类骨时，剩余牙槽嵴顶通常位于口底位置，这存在许多潜在并发症。另外，附着龈较少可能会导致软组织相关的并发症。吞咽时，软组织可能在剩余牙槽嵴和种植体周围移动，导致黏膜与种植体接触区域的持续刺激，并影响上部修复体的正确设计。

　　②短种植体：对于 C-h 类牙槽嵴的情况，一种常见的治疗策略是使用短种植体。C-h 类根形种植体颈部直径通常＞4mm，长度＜10mm。一些研究表明，当种植体长度＜10mm 时，其存留率会下降。例如，在一项大型多中心研究中，研究人员观察了 31 个不同部位和 6 种不同种植体设计的病例，发现 10mm 种植体的失败率为 13%，8mm 种植体的失败率为 18%，7mm 种植体的失败率为 25%[15]。种植失败并非发生在种植术后，而是发生在上部修复体安装后。这种负荷失败很可能是因为种植体支撑不足，以及过大的 CHS 带来的应力增加所导致的。

　　当将根形种植体用于冠高空间较大的 C-h 类骨时，需增加种植体数量以增加种植体 - 骨界面的总体表面积，并且应沿修复体轴向受力。此外，咬合面减径可减少力学相关的并发症。由于 CHS 很可能超过 15mm，活动义齿的设计通常应该减少或消除悬臂，并应遵循应力分散原则。如果不增加种植体数量或降低修复体的应力，更大的力矩会

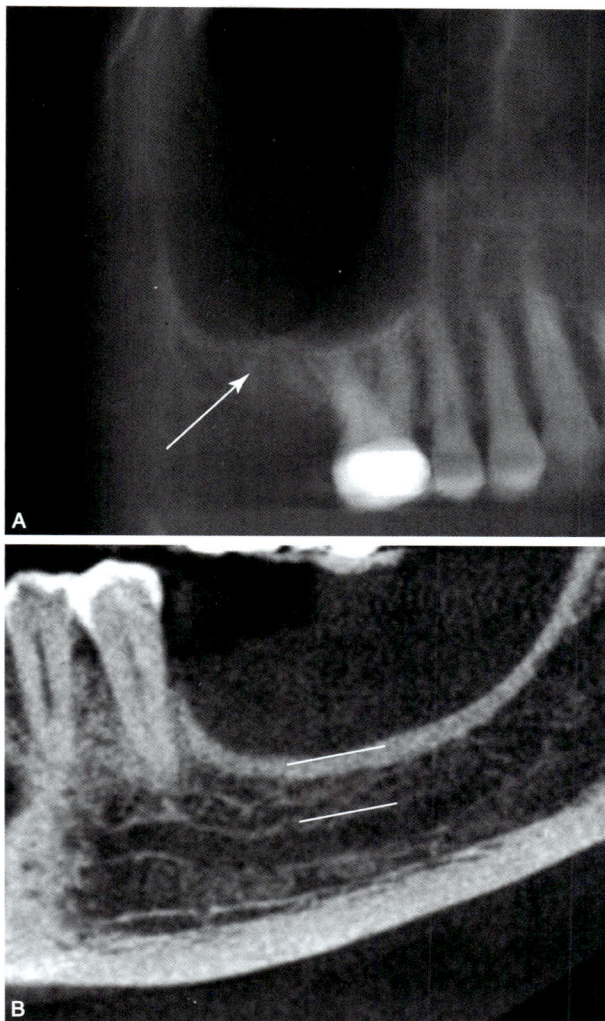

图 3-34　C-h 类骨。A. 上颌后部上颌窦底下方的骨量最少；B. 下颌管上方的下颌后部及前磨牙区骨量最少

传递到种植体和 / 或修复体，从而降低长期治疗效果的稳定性及可预期性。

　　③上颌后部：无须上颌窦提升进行种植。除剩余牙槽骨吸收外，上颌窦也会在牙齿缺失后扩张（气化），导致可用骨高度在嵴顶和根方都有所降低。在上颌后部植入种植会增加并发症风险，并且有可能使种植体意外进入到上颌窦内。在 C-h 类上颌后部种植之前，通常需要进行上颌窦提升。

　　④下颌后部：垂直骨增量。在骨量充足的情况下，由于剩余牙槽嵴吸收和下颌神经管的位置（尤其是 1 型神经位置），下颌后部通常会有高度不足。此外，颊舌肌的肌肉力量以及咬合空间受限，也使得该区域成为最难进行种植修复的区域之一。

　　⑤固定修复过大的冠高空间：当受力过大时，下颌 C-h 类骨的固定修复可能需要前后都有种植

体支持。对于下颌 C-h 类骨，当 CHS>15mm 时，固定修复通常采用高架桥设计，即用丙烯酸树脂将义齿连接到贵金属基底。采用这种设计可以减少固定烤瓷修复可能出现的并发症和过多的费用，并且更容易操作。此外，CHS 过高的固定修复体往往重量较大，可能会导致患者投诉。

⑥**生物力学缺点**：一般来说，C-h 类骨对种植体修复的生物力学环境不利。为了改善长期预后，在设计修复体时通常需要考虑增加种植体数量、实现跨牙弓的固位、增加软组织支持或对殆采用活动义齿。由于 C-h 类的外科和修复原则与 A 类和 B 类有明显不同，其治疗过程需要更加丰富的临床经验和专业的培训。

## 8. C-a 类骨

在 C-a 类骨中，尽管可用骨高度和宽度充足，但角度可能会>30°。Mraiwa 等的研究发现，28% 的下颌前牙缺失区存在 67.6°±6.5° 的角度[16]。这种情况在临床实践中并不罕见，应在治疗前进行评估。这种角度过大情况多见于下颌前部。在这种骨质下植入根形种植体可能会导致基台靠近口底，从而影响修复重建效果、语言表达以及舒适度。其他较少见的 C-a 类骨区域包括伴有严重面部塌陷的上颌骨，或者存在严重舌侧倒凹的下颌第二磨牙（图 3-35）。

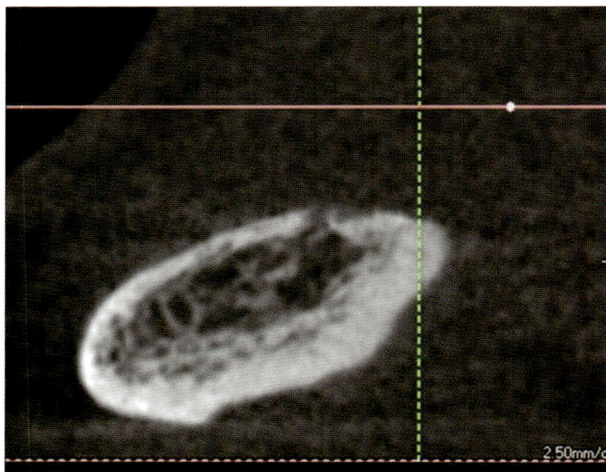

图 3-35　C-a 类骨

### C-a 类骨并发症

①**位置偏舌**：如果前牙牙槽骨角度欠佳，根形种植体的位置可能会过于偏向舌侧，从而不利于修复体支持、发声或口腔卫生。患者通常会抱怨

舌头空间不足，以及慢性组织炎症和疼痛。

②**舌侧骨板穿孔**：与 C-a 类骨相关的另一个并发症是种植体侧穿。下颌前牙 C-a 类骨的角度经常超过 30°。如果临床医生没有意识到这一角度，种植体可能会穿透舌侧骨板，刺激口底组织或导致大量出血。如果将种植体植入骨内过深，位置可能会位于口底牙槽嵴顶，导致无法进行修复（图 3-36）。

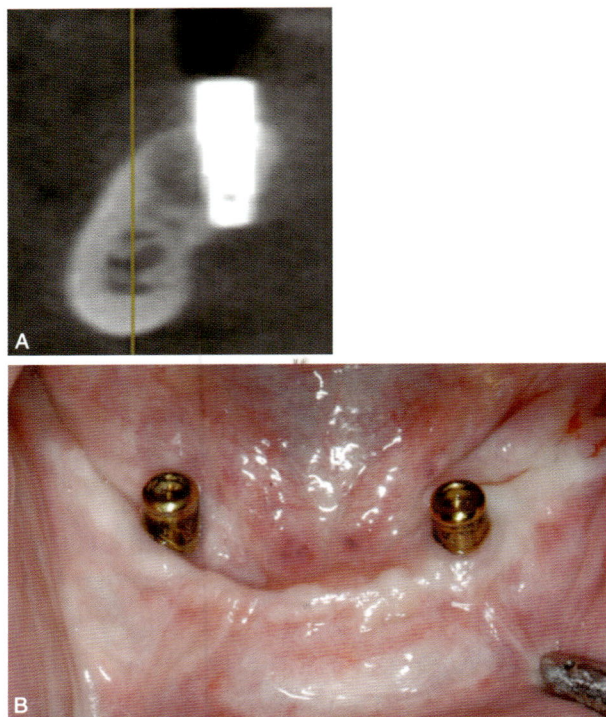

图 3-36　A. 在角度不佳的下颌骨中（如舌下切迹），种植体偏舌侧植入，可能会导致严重出血；B. 种植体部件向舌侧突出，修复位置不佳，导致舌受限

③**修复困难**：对于上颌无牙颌的 C 类牙槽骨，通常选择活动义齿修复。上颌覆盖义齿在 C 类牙槽骨中可起到唇部支持的作用而不影响口腔卫生。理想情况下，推荐使用 RP-5 修复体（腭部基托），以降低种植体所承受的生物机械力。在下颌 C 类骨中，较大的 CHS 通常需要采用带部分软组织支撑的覆盖义齿（RP-5）。通过使用下颌颊侧基托支撑，可有效减少作用于种植修复体上的力。

## 9. D 类（骨缺损）

D 类牙缺失牙槽嵴对应基骨丧失和严重萎缩，导致下颌管暴露或上颌骨完全低平。患者通常需要在种植修复重建前使用自体骨进行增量。重度萎缩描述的就是 D 类牙槽嵴的临床状况。

**（1）上颌 D 类骨**：上颌前部鼻底下方的骨 <6mm，或者后部上颌窦底下方的骨量不足 6mm，这种情况为 D 类骨。在上颌，基骨的流失最终会导致上颌骨完全低平。对于牙列缺损或无牙颌患者，如果上颌后部为 D 类骨，而前牙区健康，则可考虑行上颌窦提升以增加骨量，从而植入种植体。由于上颌窦气化的速度快于牙槽骨的吸收速度，因此即使上颌后牙可用骨高度不足，进行 onlay 植骨可能会导致 CHS 不足。在不进行上颌窦提升的情况下，上颌后部的 D 类骨很少有足够的高度植入种植体。上颌窦提升 6 个月后，D 类骨可恢复到 A 类或 C-h 类，从而可以植入种植体（框 3-6 和图 3-37）。

| 框 3-6　D 类骨 |
| --- |
| 重度萎缩 |
| 基骨丧失 |
| 上颌骨扁平 |
| 刃状下颌骨 |
| >20mm 的冠高空间 |

（引自 Misch CE：*Dental implant prosthetics*，ed 2，St Louis，2015，Mosby.）

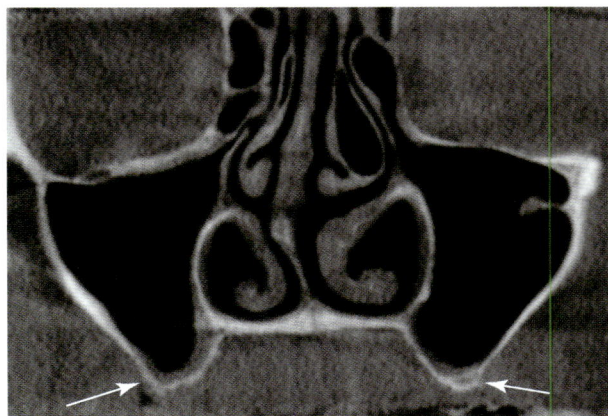

图 3-37　上颌 D 类骨。CBCT 冠状位显示上颌窦下方无可用骨

**上颌并发症**：上颌前部 D 类牙槽嵴很少能为各类种植体设计提供充足的骨量。在尝试任何种植治疗之前，强烈建议进行自体髂骨移植，以改善前部 D 类骨的情况[73]。在完成自体骨移植并愈合 5 个月以上后，骨分类通常变为 C-h 类（或有可能变为 A 类），可进行种植。

自体骨移植的目的并不是改善义齿的支撑力（未来没有种植体植入）。如果在自体移植的骨上制作软组织支持的义齿，会加速骨吸收。因此不

需要进行额外的骨增量来补偿这种吸收。这会造成反复重衬、组织动度大、压痛和患者不适等后果。但是，自体骨移植可以与种植体一起保持长期效果。由于骨增量的刺激作用，种植体周围的骨量得到保持。完全低平的上颌前部 D 类骨不应该只应用羟基磷灰石（不可吸收）进行骨增量，因为通常情况下牙槽嵴形态不足以为骨增量材料的稳定提供空间。因此，术中或未来软组织受力后，骨移植材料的移位是常见的严重并发症。

**（2）下颌 D 类骨**

①**并发症 - 下颌**：在下颌 D 类骨中，颏棘是牙槽嵴最突出的区域。尽管颏肌的上端附着于萎缩的牙槽嵴顶附近，但已失去大部分附着力。在下颌后部，颊肌可能会接近下颌舌骨肌，在下颌体上方形成一条筋膜。下颌骨也会显示颏孔和部分裸露的下颌管，这些患者的下唇神经感觉异常颇为常见，尤其是在咀嚼过程中。CHS 通常 >20mm，这导致了受力明显倍增，很少能降低到足以保障修复体获得长期成功的程度。

②**修复体类型**：在所有骨分类中，前部 D 类牙槽嵴的修复效果是最不理想的。因为 CHS 过大会导致生物力学上的不利，使得固定修复成为禁忌证。在不进采取骨增量的情况下，应尽可能使用完全由种植体支持的覆盖义齿，以减少软组织和神经并发症的风险。不建议采用 RP-5 修复体，因为覆盖义齿的软组织支持区会出现持续的骨丧失，并且通常伴随颊侧基托的不足（主要应力承受区）。

③**病理性骨折**：下颌无牙颌 D 类骨患者是种植治疗中最具挑战的病例。在考虑骨增量手术时，必须仔细权衡其益处和风险，因为这种手术很容易出现使临床医生和患者沮丧的病理性骨折并发症。一旦种植失败，患者可能会面临无法佩戴任何义齿的困境，从而成为牙科残疾。与其他骨分类相比，在手术过程中或因种植失败或取出种植体而导致的病理性骨折是更可能发生的并发症。因此，治疗下颌前部 D 类骨的临床医生应该具备处理未来严重的并发症的能力。

④**种植不植骨**：在极少数情况下，当剩余骨质致密且对𬌗牙齿缺失时，可在下颌前部 D 类骨植入根形种植体而不进行骨增量。种植体植入时必须谨慎，因为在种植术中或愈合期间可能存在下颌骨骨折的风险。在这种情况下，CHS 非常大，种植体的数量通常少于 4 颗，负荷后种植失败的风险更大。主要原因是骨质流失，这可能与种植部位

的颌骨骨折相关。RP-5 活动义齿通常适用于仅在前牙区域的 D 类骨进行种植的情况。但是，RP-5 修复体会导致后牙区的持续骨吸收和萎缩。保守的治疗策略是让患者了解风险，并进行自体骨移植后，再进行种植以支持 RP-4 修复（图 3-38）。

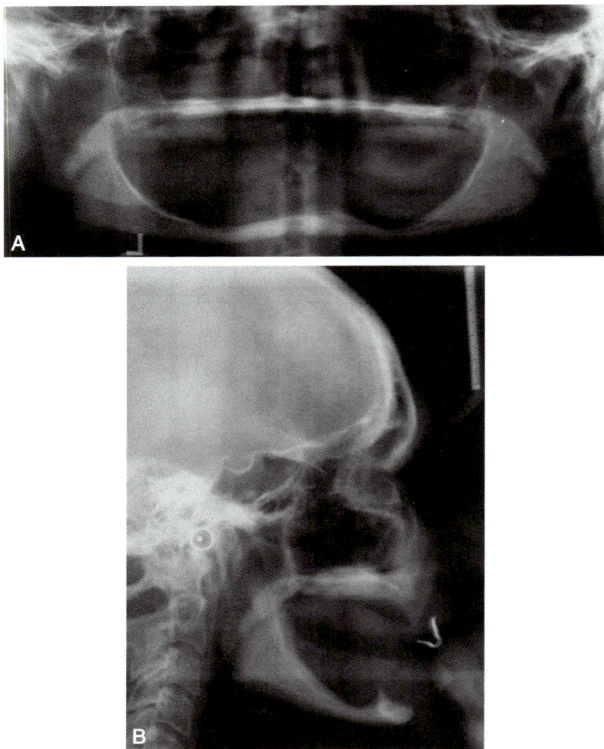

图 3-38 D 类下颌骨。A. 全景片；B. 头颅侧位片显示可用骨量极少

⑤**治疗不及时**：D 类骨的种植治疗对医生的临床经验提出了更高的要求，它会导致与骨增量、早期种植失败和软组织管理相关的更多并发症，且治疗预后相对较差。临床医生应致力于在患者出现 D 类骨之前，进行积极宣教和干预性治疗。例如，应在牙周疼痛发生之前实施专业的牙周治疗、在脓肿形成之前治疗龋病。牙槽骨的丧失是以毫米为单位发生的，需要持续维护以降低未来牙齿和骨吸收的风险。同样，谨慎的医生也会监测牙缺失部位的骨吸收情况，并在出现不利影响之前提供宣教和治疗。

## 三、关键种植体位置

### 治疗计划

种植体位置是牙种植治疗规划过程的重要组

成部分，对于降低种植系统承受的应力至关重要。在固定修复中，可使用的最大种植体数量通常是与天然牙之间至少需要 1.5～2.0mm 的间距，种植体之间需要 3mm 的间距，再加上种植体直径（图 3-39）。这样，牙缺失间隙除以 7mm 便得到了最大种植体数量（当种植体直径为 4mm 时，14mm 的间隙除以 7=2，即为 4mm 的种植体数量）。因此，21～27mm 的间隙可植入 3 颗种植体，28～34mm 的间隙可植入 4 颗种植体。关键种植体位置比其他位置更重要，可以减少生物机械力。利用关键位置种植体可以减少生物力学并发症。

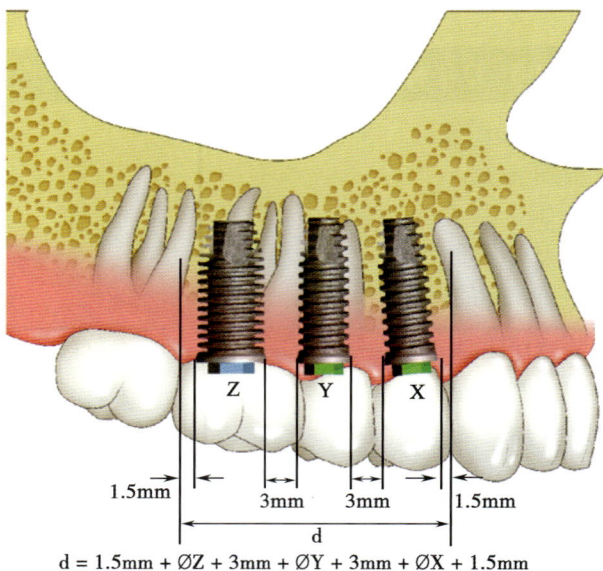

$$d = 1.5mm + ØZ + 3mm + ØY + 3mm + ØX + 1.5mm$$

图 3-39 牙缺失间隙的最大种植体数量可以通过以下方法确定：与邻牙保持至少 1.5mm 的间距，相邻种植体之间保持 3mm 间距，再加上种植体的直径（引自 Misch CE: *Dental implant prosthetics*, ed 2, St Louis, 2015, Mosby.）

Misch 提出了 4 项一般原则，用于确定多颗连续牙缺失间隙行固定修复的关键种植体位置。

- 对于局部牙缺失或上颌无牙颌患者，应尽量避免设计悬臂修复体；修复体的末端是关键种植体位置。
- 修复体中不应设计 3 个连续的桥体，尤其是在后牙区域。
- 当尖牙缺失时，尤其当其他邻牙同时缺失时，尖牙是关键种植体位置。
- 当第一磨牙缺失时，第一磨牙区是所有牙列缺损及上颌无牙颌患者的关键种植体位置。

### 1. 无悬臂梁

理想的关键种植体位置的第一条原则是，对

于牙列缺损或上颌无牙颌固定修复（除非受力因素有利）的患者，不应在固定修复中设计悬臂。悬臂是明显的应力放大器，会导致黏结区或修复螺钉、修复体上部结构、基台螺钉、种植体-骨界面和种植体受力过大。

与使用末端种植体支持的修复体相比，由牙支持的固定局部义齿（fixed partial denture，FPD）上的悬臂并发症发生率更高[19]。天然牙固位的传统三单位 FPD 失败的主要原因是龋病和牙体牙髓并发症（通常与牙体预备或龋病有关）。传统 FPD 的 5 年存留率通常在 95% 以上[20]。而由 2 颗基牙支持的三单位 FPD 悬臂修复，5 年的失败率超过 25%，10 年并发症的发生率增加到 40%；失败的主要原因是生物力学[21]。

当力作用于修复体悬臂部分时，位于悬臂梁最远端的基牙在黏结界面会产生拉应力和剪切力，这是因为悬臂梁附近的牙齿充当了支点（图 3-40）。与压应力相比，黏结界面的拉应力和剪切力要弱 20 倍[22]。因此，在悬臂修复中，最远端的基牙会发生粘结剂破坏，导致基牙龋坏。由于最靠近悬臂的基牙是修复体中唯一的固位支持，因此会发生松动或折断（尤其是进行过根管治疗后）。与生物学并发症（如龋坏或牙周病）相比，这些与生物力学相关的并发症往往更早出现。

**（1）单颗牙缺失**

**① 理想的种植体位置：** 在进行单颗牙种植修复时，种植体应被植入到近远中向的中央，以避免形成悬臂。一般来说，种植体与邻近天然牙之间的理想距离应为 1.5～2mm。应注意避免种植体与天然牙距离过远，这也会导致产生悬臂。

**② 种植体型号：** 一个 4mm 的种植体需要 7mm

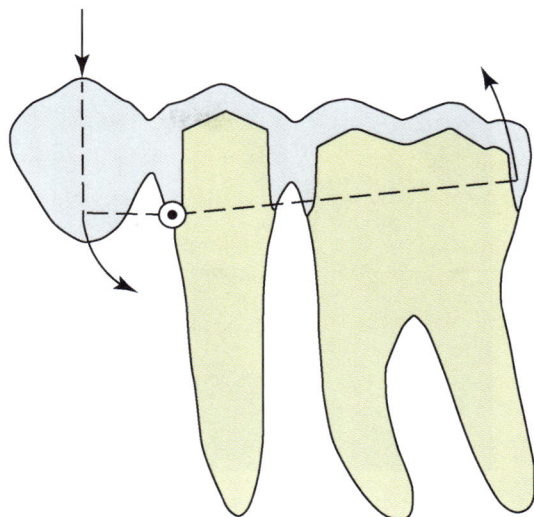

图 3-40 当对两个（或更多）天然牙的悬臂施加压应力时，最近的牙齿将被作为支点，而悬臂远端的牙齿将对黏结界面施加剪切力和拉应力。在此示例中，压应力施加到第一前磨牙上，第二前磨牙作为支点，剪切力和拉应力施加到第一磨牙（引自 Misch CE：*Dental implant prosthetics*，ed 2，St Louis，2015，Mosby.）

空间（4mm+1.5mm+1.5mm）。当在磨牙区域（10～12mm）进行种植修复时，应增加种植体直径，并放置在牙缺失区中心，以减少近远中悬臂、降低种植部件的生物力学风险。常见的治疗计划误区是根据可用骨量选择种植体的大小，而忽略了牙缺失间隙（图 3-41 和图 3-42）。

**（2）2 颗牙缺失：** 当相邻的 2 颗牙齿缺失时，最好由 2 颗种植体来支持修复体。因此，只要有 2 颗相邻牙齿缺失，且间隙≥12mm，则应该植入 2 颗相邻的种植体，包括美观区。

为了遵循无悬臂原则，关键种植体位置为：当 1 颗或 2 颗相邻牙齿缺失，且间距超过 12mm（种植

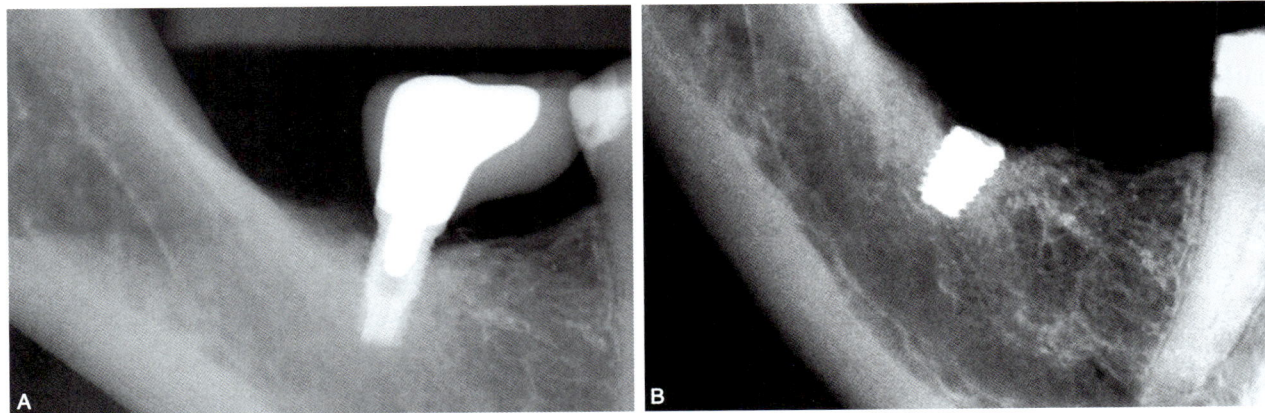

图 3-41 A. 将一颗种植体置于远中位置以修复第一颗磨牙。使用近中 7mm 悬臂梁修复；B. 第一颗种植体在几年内折断。应使用 2 颗种植体来替换这颗较大的磨牙（引自 Misch CE：*Dental implant prosthetics*，ed 2，St Louis，2015，Mosby.）

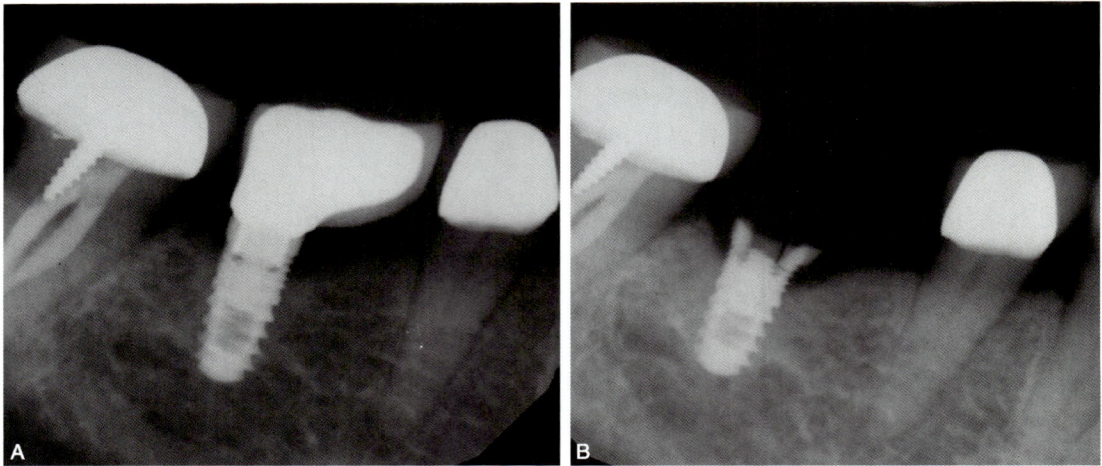

图3-42  悬臂。A.右下第一磨牙种植体偏远中种植，导致近中悬臂；B.应力疲劳导致种植体折断

体直径为3mm）、13mm（一颗种植体直径为3mm，另一颗直径为4mm）时，每个牙位均应植入一颗种植体，以此类推（图3-43）。

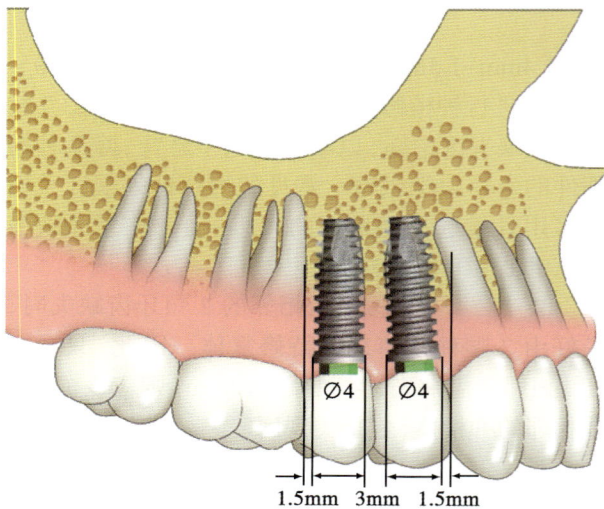

图3-43  当美学区连续2颗牙齿缺失，种植体距离邻牙应为1.5mm，种植体之间应间隔3mm（或更大）。即当种植体直径为3mm时需要12mm的间隙，而两个直径为4mm的种植体则需要14mm的间隙。A-P.前后位。（引自 Misch CE：*Dental implant prosthetics*，ed 2，St Louis，2015，Mosby.）

当缺失的2颗（或多颗）牙齿中有一颗是磨牙时，其中一个末端种植体的位置应距离前面邻牙1.5mm，另一个末端种植体的位置应在最后一颗磨牙的远中，而不是位于磨牙之间。这样可以在连接种植体时，消除从中间磨牙到边缘的3mm悬臂。当种植体没有被植入磨牙远中时，应减小最后一颗磨牙的直径，以消除悬臂。临床医生应该注意，当远端种植体位于近中至中间磨牙位置时，最后

一颗磨牙的修复体最好设计为前磨牙形态。

①**下颌切牙的选择**：如果两颗下颌切牙缺失，通常可以在中间植入一颗种植体，稍偏向舌侧，并采用螺钉固位修复。如果4颗下切牙都缺失，可以在中间植入2颗种植体，平均分配悬臂梁（图3-44）。该区域的受力系数较低。

**（3）3颗牙缺失**：当连续3颗牙齿缺失时，关键的种植体位置包括两个末端种植体，分别位于修复体的两侧（图3-45）。当大多数受力因素为低到中度且骨密度良好时，仅使用这些种植体制作三单位修复体是可行的。多颗种植体联冠悬臂修复类似于I类杠杆[18]。

从最后一颗种植体延伸出的修复体是杠杆力臂。当对杠杆处加力时，悬臂旁的最后一个种植体成为支点。最后一个种植体和距离悬臂末端最远的种植体之间的距离代表阻力臂，种植体之间的距离称为前后距或A-P间距。

悬臂长度（通常以毫米为单位）除以阻力臂即为机械效益。因此，当两个种植体相距10mm，悬臂长度为20mm时，机械效益为2（20mm/10mm）。本例中，在悬臂上施加25磅的力会对距离悬臂最远的种植体产生50磅的拉应力（25磅×2=50磅）。最靠近悬臂的支点受到的拉应力等于其他两个力的总和，在本例中为75磅（25磅+50磅）。换句话说，悬臂上的应力使施加在种植体上的应力增加了2~3倍（图3-46）。悬臂将应力延伸到支撑修复体的所有种植体上。

当存在悬臂时，距离悬臂最远的种植体会承受更大的负荷，从而产生拉应力或剪切力，种植部件的任何部分发生生物力学并发症的风险都会增

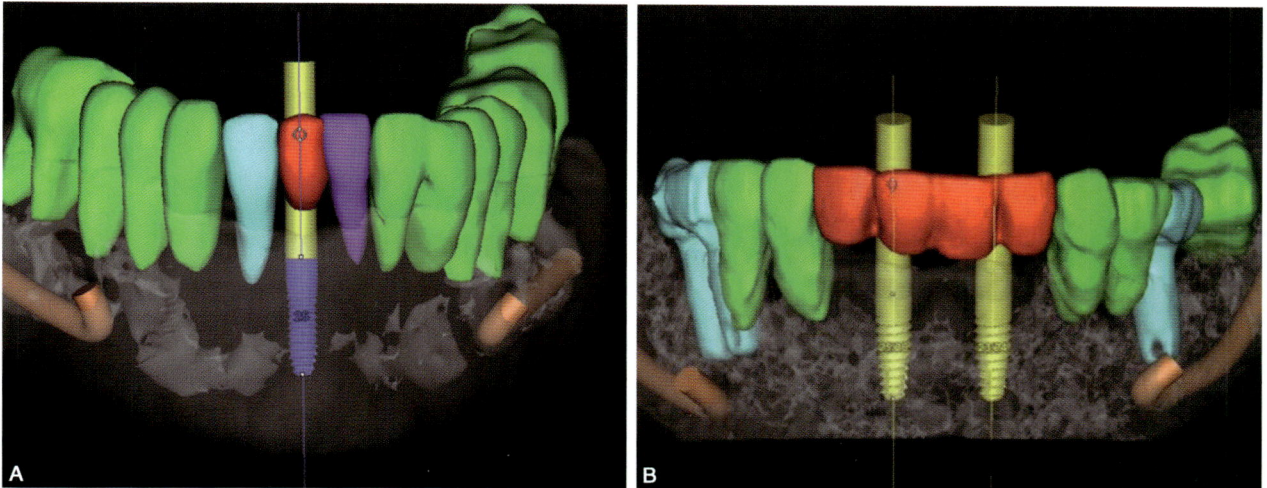

图 3-44　下颌前牙治疗计划。A. 2 颗下颌前牙缺失最好植入 1 颗种植体进行修复；B. 下颌前牙 4 颗缺失最好用 2 颗种植体支持的螺钉固位修复

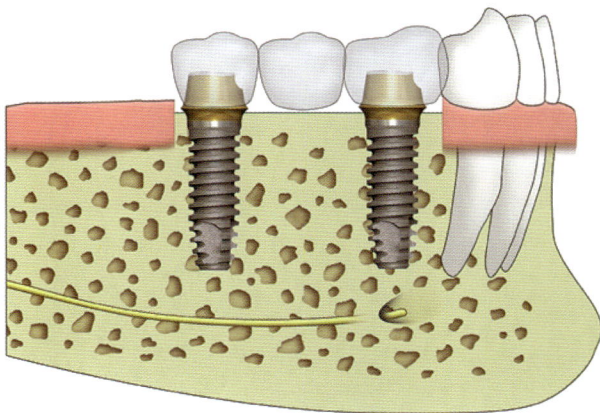

图 3-45　三单位种植体在近远中都有关键种植体位置。如果受力较大，建议增加第 3 颗种植体

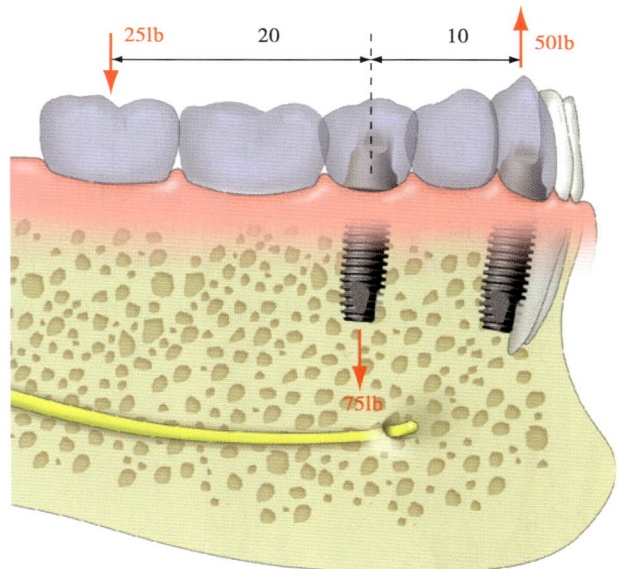

图 3-46　2 颗种植体支持的悬臂可视为 I 类杠杆。当种植体间距为 10mm 时，悬臂是 20mm，可产生 2 倍的机械效益。悬臂梁的受力将在最远端种植体上乘以 2，靠近悬臂的种植体将承受另外两个负荷的总应力（引自 Misch CE：*Dental implant prosthetics*, ed 2, St Louis, 2015, Mosby.）

加（如崩瓷、修复体失黏结、基台螺钉松动、牙槽嵴边缘骨丧失、种植体失败、种植体部件或主体折断）。这种情况在口腔功能异常或 CHS 增加时尤为明显。

为了消除后部的悬臂，通常需要进行骨增量手术，以植入种植体。但是，骨增量手术也存在缺点：在种植体植入之前，往往需要进行额外的手术操作，尤其是骨增量手术。这类手术对医生的专业技能要求较高，需要通过专门的培训，并且学习曲线较长，技术难度大；与常规的种植手术相比，骨增量手术的并发症更为常见，且可能更为严重，甚至会对患者健康带来影响。然而，与骨增量的风险相比，种植修复悬臂的生物力学风险更大，可能会导致整个种植修复的失败。此外，骨丧失和种植体失败所导致的骨缺损可能会使接下来的治疗更加困难。

**（4）4 颗或更多相邻牙齿缺失：**当连续 4 颗以上牙齿缺失时，最末端的种植体是关键位置（图 3-47）。大多数情况下，需要增加 1～2 颗种植体，尤其是当缺失的牙齿包含尖牙、后牙或骨密度较低时。5～14 单位的修复体需要在关键的末端位置增加种植体，与受力或骨密度无关。增加的种植体数量由多个生物力学因素决定，如牙弓形态、骨密度、咬合、功能异常、可用骨量和修复体类型。

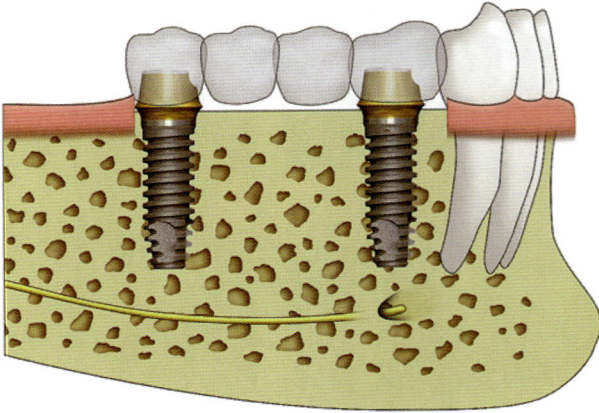

图 3-47　当 4 颗相邻牙齿缺失时，两个末端种植体是关键位置。通常需要增加 1～2 颗种植体

（5）**悬臂选择**：理想的种植治疗方案应该在牙列缺损和上颌无牙颌中消除悬臂。但是，无牙颌患者受解剖因素影响，悬臂往往是最稳妥的治疗方案。例如，在无牙颌患者中，如果不进行前期手术（如神经移位、髂骨移植等），后牙区的可用骨量可能不足以植入根形种植体。此外，上颌和下颌在张口和发挥功能时的颌骨运动也不尽相同。

在张口时，下颌在颏孔远中向中线处弯曲（下颌弯曲）。当下颌侧方重度咬合时，下颌骨底部向颊侧旋转，牙槽嵴顶向舌侧轻微旋转，同样是向颏孔远中转动（图 3-48）[23]。受这种弯曲运动的影

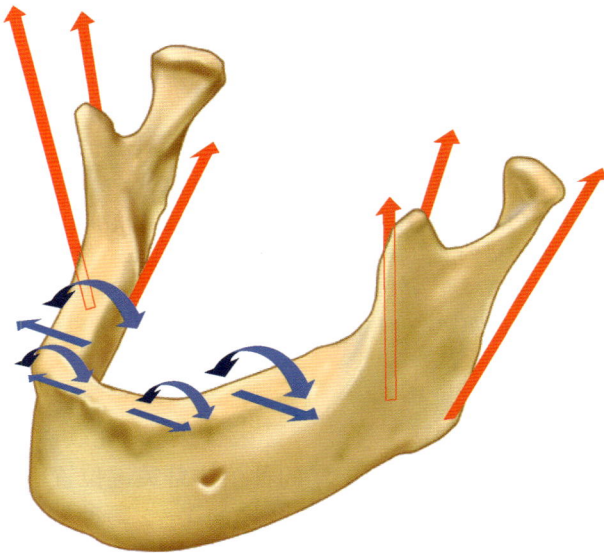

图 3-48　下颌骨在行使功能期间表现为动态运动。张口时，下颌骨会向中线弯曲。如果一侧后方的功能异常或咬合力过重，可能会导致下颌骨发生扭曲，下颌骨下缘向颊侧旋转，牙槽嵴顶向舌侧旋转（引自 Misch CE：*Dental implant prosthetics*，ed 2，St Louis，2015，Mosby.）

响，将一颗后牙种植体与对侧后牙种植体通过联冠修复的方式跨牙弓连接可能会导致患者的不适，并可能导致种植体承受较大的侧向力。对于种植修复，当后牙采用跨牙弓联冠修复时，会出现修复失黏结、骨质流失甚至种植失败的情况。

## 2. 禁用连续三单位桥基牙

在大多数修复设计中，后牙天然牙禁止使用连续三单位桥基牙（图 3-49）。当邻牙必须支持 3 颗缺失牙时，会承受极大的额外力，尤其是在后牙。当后牙区有 3 颗相邻的牙齿缺失（不包括第三磨牙）时，末端基牙为第二磨牙和尖牙。后牙区的受力是前牙区的 3～4 倍，尖牙区的应力是前牙区的 2 倍。此外，在大多数侧方运动中，尖牙都会受到侧向力。侧向负荷不仅会增加力的强度，还会使黏结界面和烤瓷层承受更大的拉应力和剪切力。

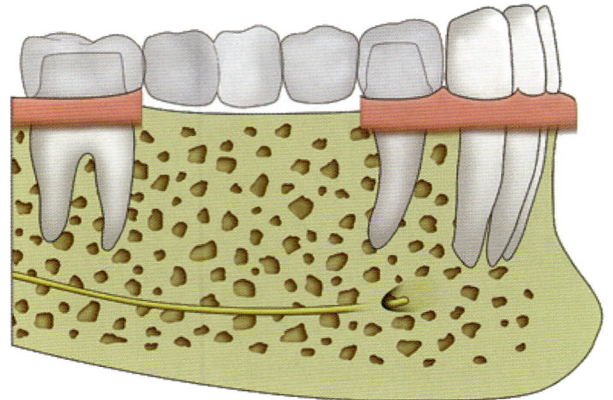

图 3-49　天然牙支持的后牙三单位（或更多）桥体为修复禁忌证（引自 Misch CE：*Dental implant prosthetics*，ed 2，St Louis，2015，Mosby.）

除基牙需要承受更大的负荷外，连接基牙之间的桥体在受力时也会发生弯曲。桥体跨度越大，修复体中金属所需具备的韧性就越强。在单颗桥体修复中，弯曲程度相对最小（例如，在 25 磅的负荷下，贵金属的弯曲量仅为 8μm 或更小）。然而，在所有其他条件相同的情况下，二单位桥体的弯曲强度将是单颗桥体的 8 倍。虽然二单位桥的金属弯曲强度更大，但由天然牙支持的 3～4 单位修复体在最初 5 年的失败率是相似的，失败的原因主要是生物学因素（如龋病）。

在所有其他条件保持一致的情况下，基牙之间跨度为三单位的桥体，其金属弯曲强度是单颗桥体的 27 倍（图 3-50）[24]。对于有功能异常的患者，弯曲强度甚至更大，基牙上的剪切力和拉应力也会增加。弯曲强度越大，崩瓷、修复体失黏结和基台螺钉松动的风险就越大。因此，当存在三单位修复体时，不仅邻牙受力增加（因为需要两颗基牙来支持两个到三个桥体），金属弯曲强度也会增加，这导致并发症的风险显著提高，使得这种治疗方案在某些情况下成为禁忌，尤其是在受力较大的区域（如后牙区）。因此，三单位桥修复的失败率高于单颗桥体或 2 颗固定桥修复。长跨度的固定桥修复失败率增加的主要原因是生物力学并发症（如修复体松动和折断）的增加。因此，文献普遍认为，在天然后牙区应避免使用三单位桥体。

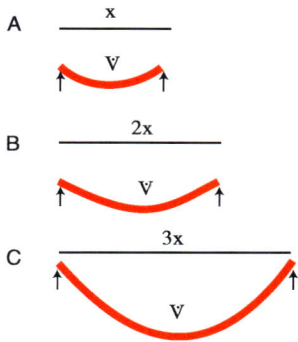

**图 3-50** A. 单个桥体固定义齿（FPD）的金属弯曲强度最小；B. 二单位桥体 FPD 的弯曲强度是单个桥体的 8 倍；C. 三单位桥体 FPD 的弯曲强度是单个桥体的 27 倍。（引自 Misch CE: Dental implant prosthetics, ed 2, St Louis, 2015, Mosby.）

与天然牙相比，种植体在长跨度范围内的材料弯曲问题更为严重。因为天然牙在根方和侧方都有一定的动度，可以缓冲应力，从而减少材料所承受的弯曲强度。而种植体比牙齿更坚硬（具有比天然牙更高的弹性模量），因此种植修复出现负荷增加和材料弯曲等并发症的风险更高。由于后牙天然牙固定修复禁用三单位种植体，这一原则在种植修复中同样适用。

在理想的治疗方案中，桥体的跨度应限制在两颗前磨牙大小，即 13～16mm。当牙缺失中包含 1 颗磨牙时，仅单颗磨牙间隙就可能 10～13mm。因此，当较大的第二前磨牙和第一磨牙缺失时，治疗计划通常是修复 3 颗牙齿，而不是 2 颗牙齿，而且需要额外的种植体。此方案尤其适用于患者受力较大（即中度至重度功能异常）或骨质较差（即 D3 和 D4）的情况。

为避免 3 颗连续前磨牙大小的桥体可能存在的并发症，对于牙缺失 5 颗以上的修复需要增加种植体数量。当牙缺失数量为 5～14 颗时，关键种植体位置为末端 2 颗种植体中间再增加 1 颗种植体，将桥体跨度控制在 2 颗前磨牙大小。根据这一原则，5～7 颗前磨牙大小的修复体需要 3 颗关键种植体（2 个末端种植体和 1 个中间种植体）（图 3-51）。

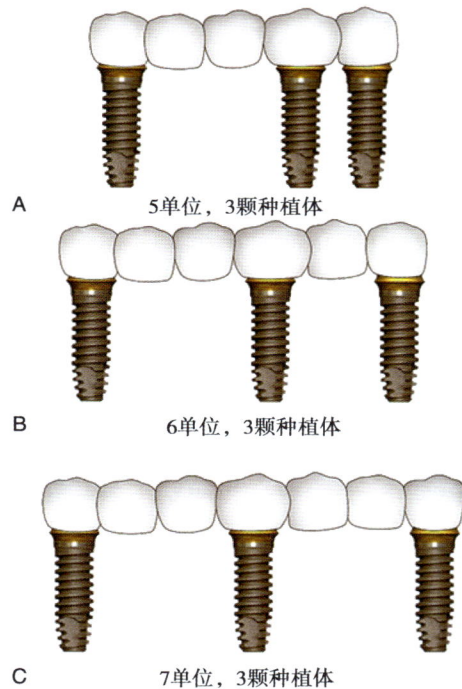

**图 3-51** 当有 5～7 颗相邻牙齿缺失时，有 3 个关键种植体位置：末端两个种植体和中间种植体，以将牙缺失范围限制为 2 颗牙齿。注意通常需要增加种植体，尤其是对于 6 颗或 7 颗缺失牙（半透明种植体）

8～10 颗前磨牙大小的修复体有 4 颗关键种植体（2 个末端种植体和 2 个中间种植体）。11～13 单位的修复体有 5 颗关键种植体（2 个末端种植体和 3 颗中间种植体），14 单位的修复体有 6 颗关键种植体。除了这些关键种植体，可能还需要额外的种植体来解决患者的应力因素和骨密度问题。很少有患者的上颌骨受力和骨密度可满足仅使用关键种植体进行 5 颗以上固定修复的需求。

**三单位桥的选择**：在进行上颌前牙修复时，侧向力会显著增加种植部件所承受的向心力和侧向力，因此，大多数上颌前牙的修复设计也应限制桥体的数量。而下颌前牙修复不受此限制,因为缺失的 3 颗相邻牙齿都是下颌切牙。只要将种植体植入尖牙位置,由于力沿长轴角度、较小的咬合力以及良好的骨质,可以适当增加桥体的数量。但是,如果牙弓变窄,3 个前牙桥体在唇侧形成悬臂,则需要增加种植体数量。

### 3. 尖牙原则

在任何牙弓中,某些特定位置比其他位置更为关键。这些更重要的位置主要为尖牙和第一磨牙(图 3-52)[25]。与其他前牙相比,尖牙牙根的表面积更大,而磨牙牙根的表面积则比其他后牙更大(图 3-53)[26]。尖牙在牙弓中占据了一个独特的地位,当侧向力作用于天然尖牙,而其他后牙没有咬合接触时,约 2/3 的咀嚼肌和颞肌不会收缩,这意味着前牙所承受的作用力相对较小。此外,由于颞下颌关节位于咀嚼肌后方,下颌骨发挥着第Ⅲ类杠杆的作用,因此当后牙无接触时,前牙受力较小。正是这些生物学和生物力学的综合因素,

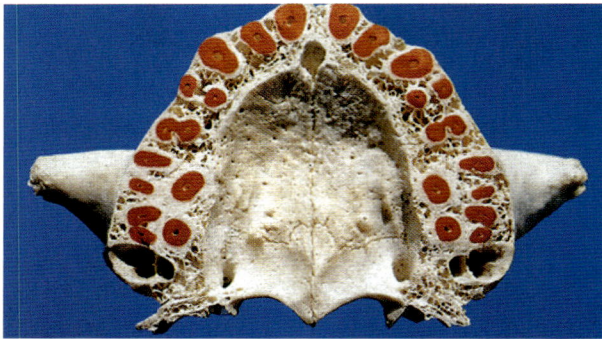

图 3-52    在牙弓中,两个典型的重要生物力学位置为尖牙和第一磨牙(引自 Misch CE: *Dental implant prosthetics*, ed 2, St Louis, 2015, Mosby.)

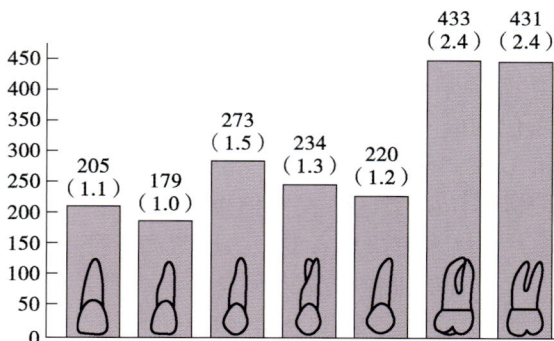

图 3-53    尖牙的牙根表面积比任何前牙都大,第一磨牙的面积比任何其他后牙都大(引自 Misch CE: *Dental implant prosthetics*, ed 2, St Louis, 2015, Mosby.)

使得尖牙在牙弓中成为至关重要的区域。

尖牙区的固定修复比其他部位的修复风险都要大。上颌或下颌相邻的切牙是口腔中最薄弱的牙齿之一,而第一前磨牙通常也是最薄弱的后牙之一。因此,当尖牙缺失时,种植修复是理想的治疗选择(框 3-7)。

**框 3-7    牙弓位置:尖牙**

- 前牙中表面积最大。
- 尖牙引导的下颌运动减少了咀嚼肌收缩。
- 距颞下颌关节最远的尖牙和前牙(力较小)。
- 近牙不太适合施加额外的力。

(引自 Misch CE: *Dental implant prosthetics*, ed 2, St Louis, 2015, Mosby.)

当连续缺失的 2 颗牙中包含 1 颗尖牙时,需要植入 2 颗种植体。即便尖牙和侧切牙都位于美学区,但最好减小种植体尺寸,植入 2 个无悬臂的种植体,而不是植入 1 个较粗的有悬臂的种植体。种植体之间至少要有 3mm 的间距,这样才可以支撑邻间隙的软组织。

传统的天然牙固定修复理论表明,同时修复缺失的尖牙和 2 颗以上的邻牙是禁忌[24]。在下列牙缺失情况下,如果患者需要行固定修复,则需要植入种植体:①第一前磨牙、尖牙和侧切牙;②第二前磨牙、第一前磨牙和尖牙;③尖牙、侧切牙和中切牙。因为:①跨度为连续 3 颗牙缺失;②侧方运动时会增加修复体的应力;③与前牙区相比,尖牙区的咬合力增大;④在尖牙区植入种植体并保护咬合(交互保护𬌗),可以减少下颌侧方运动时的侧向力。

尖牙是咬合中最重要的位置。尖牙引导或交互保护𬌗是大多数种植固定修复或无牙颌种植覆盖义齿修复的主要咬合形式。侧方𬌗时 22°～25° 的侧向力不会增加少量种植支持的尖牙桥体的应力[27]。尽管对于种植修复来说,侧方运动时的应力减少不如天然尖牙,但由于第 3 类杠杆效应,仍然会有一定的应力减小[28]。当尖牙和 2 个及以上相邻牙齿缺失时,尖牙和末端基牙都是关键种植位置(图 3-54)。

当 3 颗连续缺失牙为第一前磨牙、尖牙和侧切牙、牙缺失间隙 >19mm 时,关键种植体位置是第一前磨牙、尖牙和侧切牙,因为无悬臂的 3 颗种植

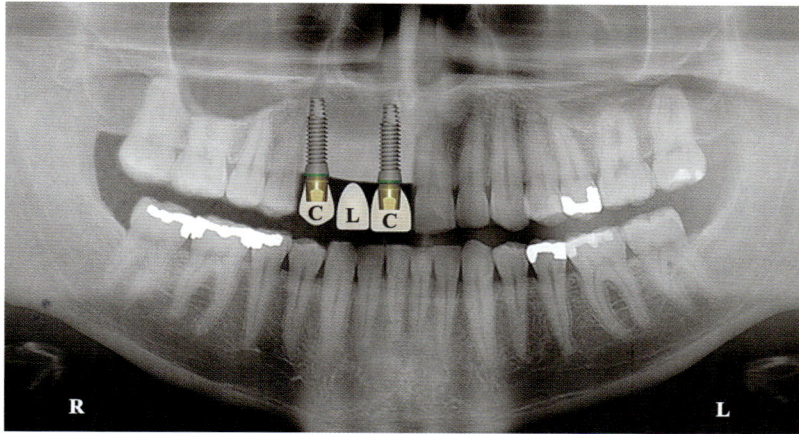

图 3-54　右上尖牙、侧切牙和中切牙缺失患者的全景 X 线片。关键种植体位置是尖牙和中切牙，以支持三单位固定桥（引自 Misch CE：*Dental implant prosthetics*，ed 2，St Louis，2015，Mosby.）

体可降低任何增加的力学风险。种植体的最小直径通常在前磨牙和尖牙为 3.5mm，侧切牙为 3mm。

当第一前磨牙、尖牙和侧切牙缺失，且跨度＜19mm 时，只需使用 2 颗种植体来支持修复体。在这种情况下，尤其是当修复体位于美学区时，最好在两端放置种植体，将尖牙作为桥体。种植体的直径要略大，以补偿侧方运动时的侧向力。此外，还要减少切端过度的垂直咬合力，以减少对尖牙的杠杆效应。切牙引导应尽可能小，以减少侧向力，但必须有足够的坡度，以便下颌侧方运动时使后牙分离。

当尖牙两侧各有多颗牙缺失时，尖牙区是关键的种植体位置。尖牙区作为关键种植位置，有助于下颌侧方运动时的后牙分离。因此，当 4 颗或 5 颗包含 1 颗尖牙和至少 1 颗相邻前磨牙的连续牙齿缺失时，关键的种植体位置就是末端种植体和尖牙部位。例如，当第一前磨牙、尖牙、侧切牙和中切牙缺失，关键的种植体位置是第一前磨牙和中切牙（末端种植体），以及尖牙（尖牙原则）（图 3-55）。

当包含 2 颗尖牙在内的 6 颗或更多相邻牙齿缺失，则需要增加种植体（将桥体的跨度限制在不超过 2 颗牙齿）。例如，当双侧第一前磨牙之间的全部牙齿缺失，尤其是上颌缺失，需要有 5 个关键种植位置：末端种植体、尖牙，以及中切牙位置上的额外种植体。对于双侧第二前磨牙之间的牙齿缺失，同样有 5 个关键种植体位置（图 3-56）。

## 4. 第一磨牙原则

磨牙是口腔中牙根表面积最大的天然牙，有

2～3 个牙根。其生物力学原理是，在上下颌中，磨牙比前磨牙的咬合力大 1 倍。此外，第一磨牙牙缺失间隙通常为 10～12mm，而前磨牙的牙缺失间隙为 7mm。因此，第一磨牙也是一个关键种植位置。

如前所述，牙列缺损患者不应该在第一磨牙处采用悬臂，尤其当患者的受力因素为中度到重度时（如功能异常、对殆为天然牙）。悬臂会进一步增加磨牙区对种植联冠修复的作用力。当第一磨牙缺失时，如果间隙＜12mm，可在牙缺失区的中央植入直径为 5～6mm 的种植体。

在上颌第一磨牙进行种植修复，通常需要行上颌窦提升术。牙齿缺失后，上颌窦会迅速扩张，通常情况下，在该位置种植时，需要对上颌窦底进行提升植骨术。

当包含第一磨牙在内的 2 颗相邻牙齿缺失时，关键种植体位置包括末端种植体和远中磨牙位置。当包括第一磨牙在内的 3 颗后牙缺失时，需在第一磨牙处植入种植体。例如，患者第二前磨牙、第一磨牙和第二磨牙缺失，则需要有 3 个关键种植体位置来恢复缺失磨牙的完整轮廓：第二前磨牙和第二磨牙及第一磨牙桥基（图 3-57）。当所有 4 颗后牙，第一磨牙、第二前磨牙、第一磨牙和第二磨牙都缺失时，也会出现类似的情况。关键的种植体位置是末端种植体（第一前磨牙和第二磨牙）和第一磨牙（图 3-58）。

在上颌，大多数情况下都需要上颌窦提升进行种植（图 3-59）。当在磨牙区进行种植（跨度为 10～13mm）时，种植体的直径至少应为 5mm。如果在 14mm 或更大的磨牙间隙中选择直径较小的

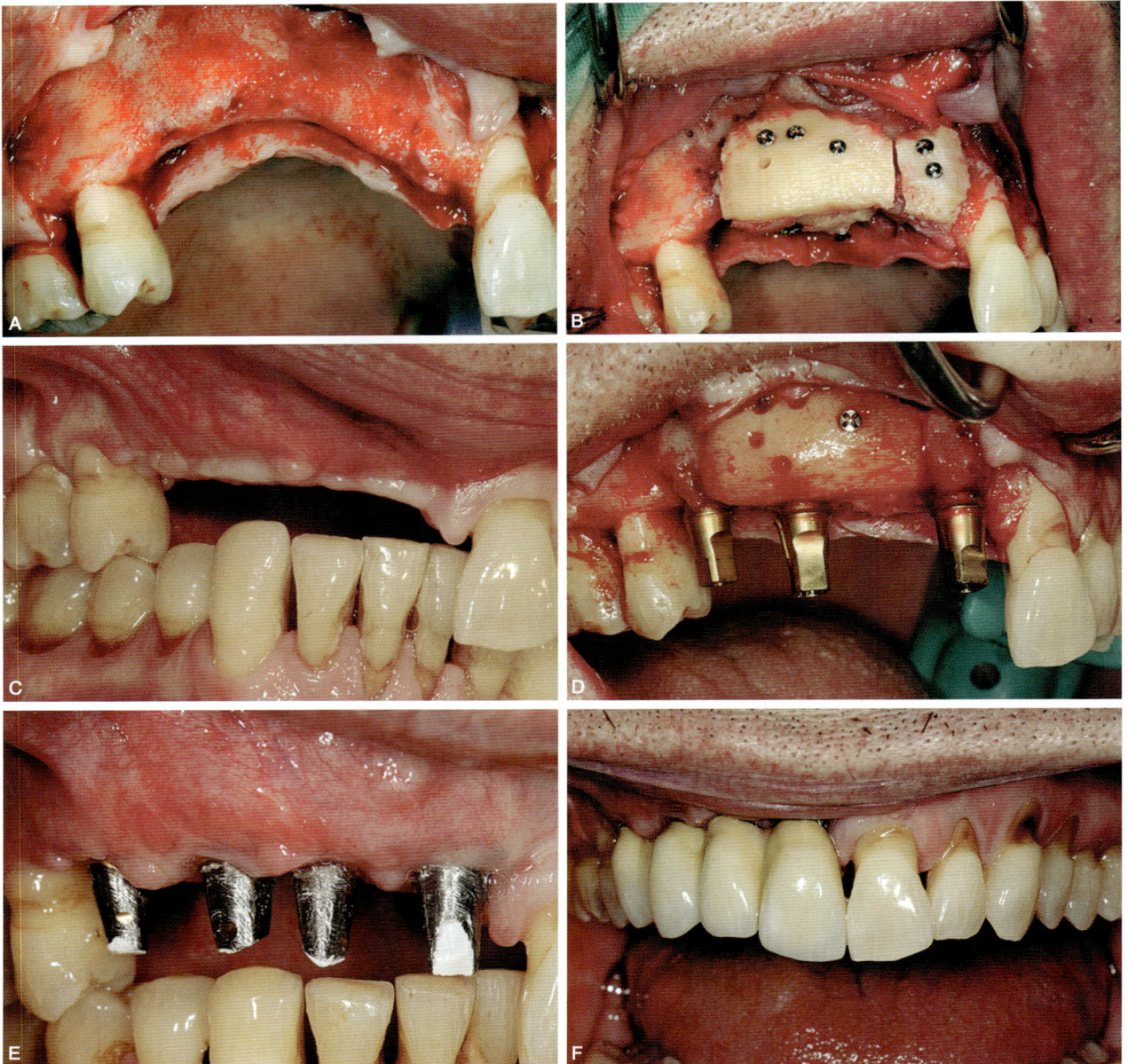

图 3-55   A. 患者上颌中切牙、侧切牙、尖牙和第一前磨牙缺失。尖牙区骨量不足；B. 尖牙区行块骨移植；C. 6 个月后块骨移植物成骨；D. 种植体的关键位置是中切牙、尖牙和第一前磨牙；E. 另一种植体放置在侧切牙区域。（患者为男性，深覆𬌗）；F. 将四单位固定局部义齿安装就位（引自 Misch CE：*Dental implant prosthetics*，ed 2，St Louis，2015，Mosby.）

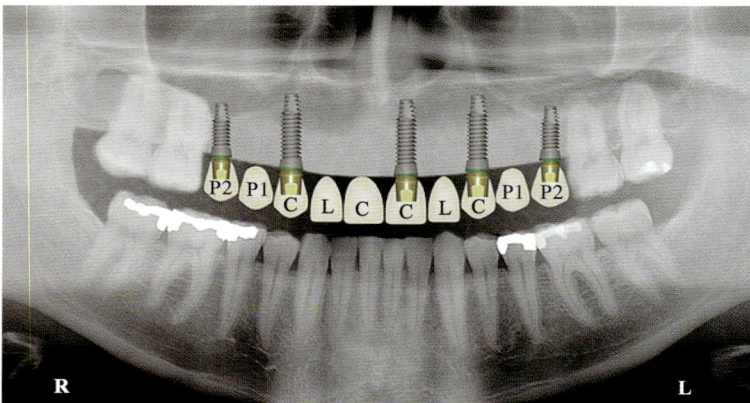

图 3-56   全景 X 线片显示 10 颗前牙缺失。行固定修复需要有 5 个关键种植体位置：第二前磨牙、尖牙和 1 个前部种植体，以限制桥体不超过 2 个（引自 Misch CE：*Dental implant prosthetics*，ed 2，St Louis，2015，Mosby.）

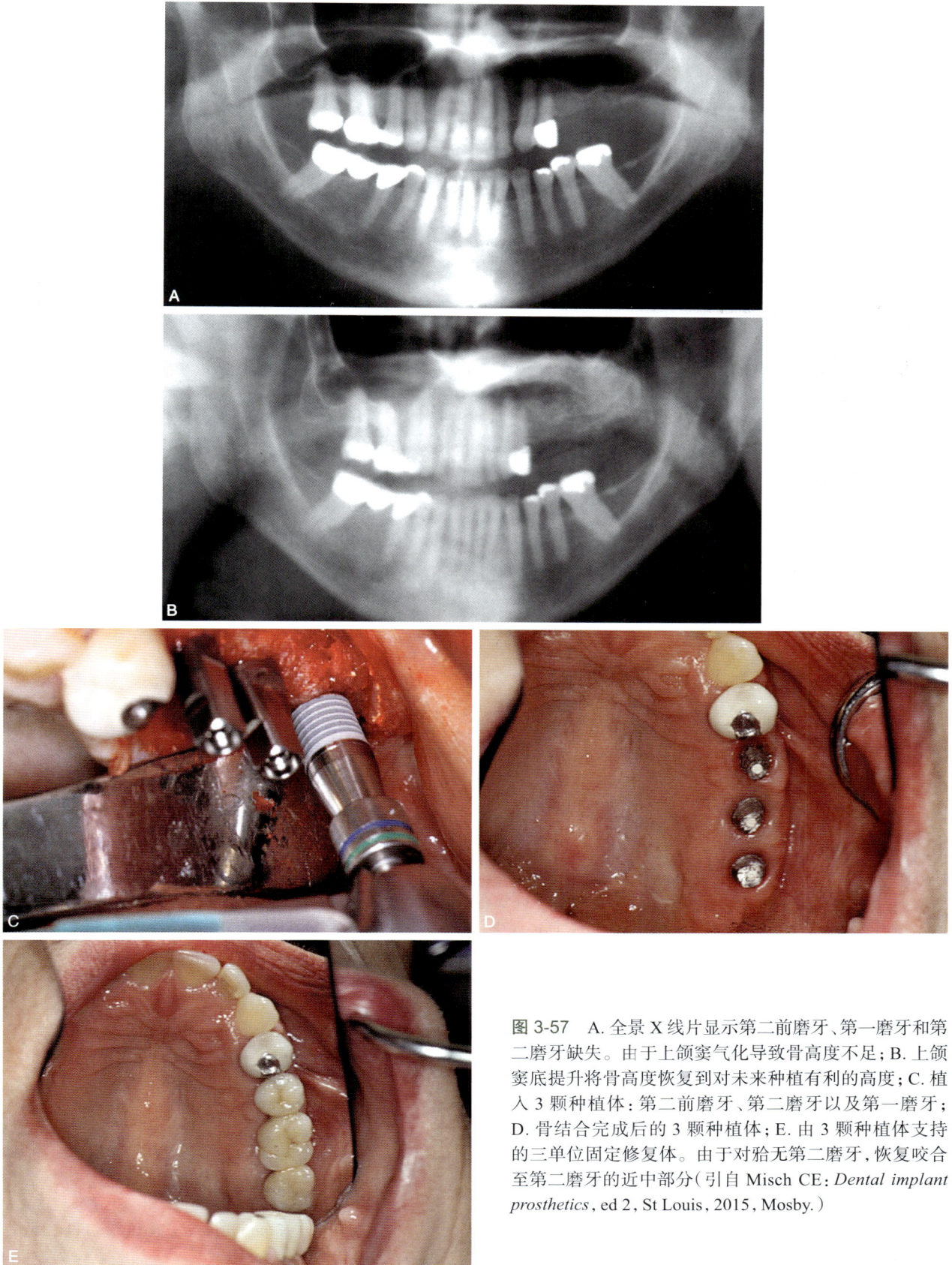

图 3-57　A. 全景 X 线片显示第二前磨牙、第一磨牙和第二磨牙缺失。由于上颌窦气化导致骨高度不足；B. 上颌窦底提升将骨高度恢复到对未来种植有利的高度；C. 植入 3 颗种植体：第二前磨牙、第二磨牙以及第一磨牙；D. 骨结合完成后的 3 颗种植体；E. 由 3 颗种植体支持的三单位固定修复体。由于对𬌗无第二磨牙，恢复咬合至第二磨牙的近中部分（引自 Misch CE：*Dental implant prosthetics*，ed 2，St Louis，2015，Mosby.）

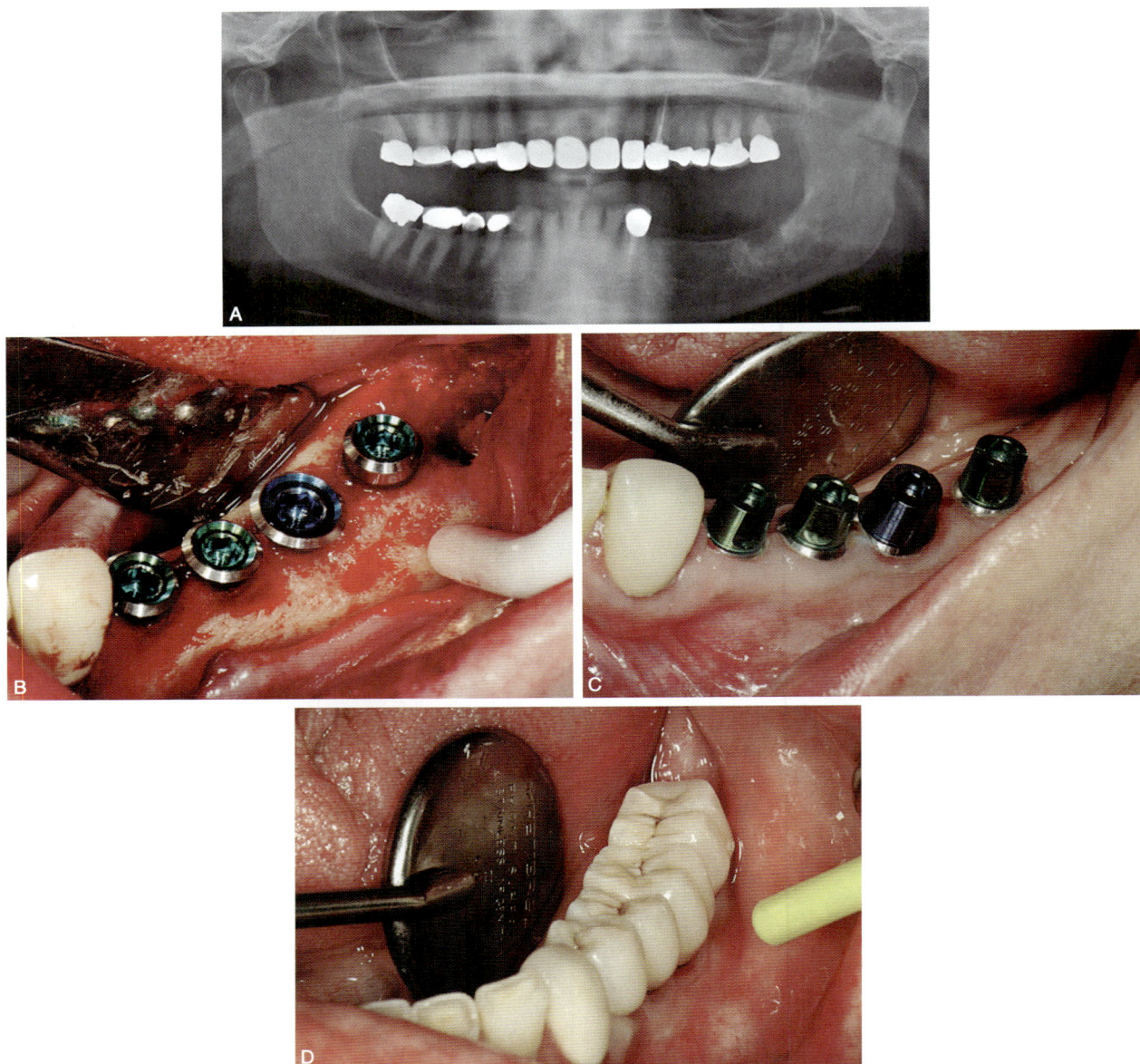

图 3-58　A. 全景 X 线片显示下颌第一前磨牙至第二磨牙缺失；B. 使用 4 颗种植体修复缺失牙；C. 关键的种植体位置是第一前磨牙、第二磨牙（无悬臂）和第一磨牙；D. 种植体支持的四单位修复体联冠修复（引自 Misch CE：*Dental implant prosthetics*，ed 2，St Louis，2015，Mosby.）

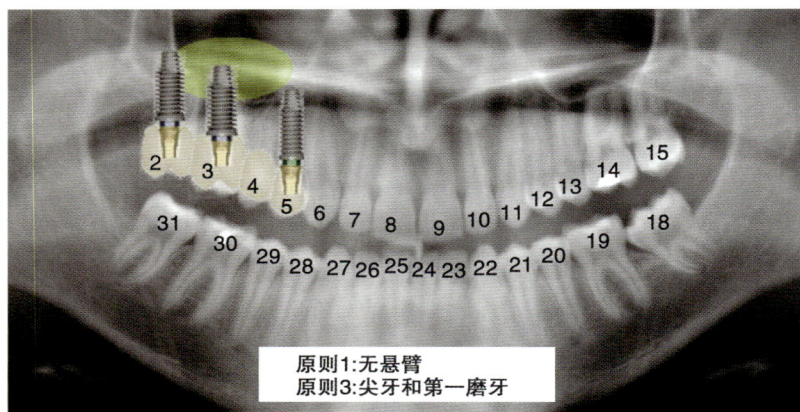

图 3-59　全景 X 线片显示第一前磨牙到第二磨牙缺失。需要上颌窦提升植入种植体（引自 Misch CE：*Dental implant prosthetics*，ed 2，St Louis，2015，Mosby.）

种植体，则可将磨牙恢复为两颗前磨牙大小，并选择两颗直径较小的种植体[29]。

针对上颌无牙颌，建议在前部植入 4~6 颗种植体，并在后部进行悬臂修复（图 3-60）。对于上颌无牙颌一体式修复，也应在第一磨牙进行种植。一般来说，上颌前部和后部的骨密度都低于下颌骨。与下颌前部相比，上颌前牙种植体在正中和下颌偏移时都会承受一定角度的负荷。由于上颌前牙颌骨的垂直高度较低，因此上颌前牙的种植体通常比下颌前牙的种植体短。较短的种植体表面积较小，应力较大，尤其是在较软的骨质中。上颌固定修复通常是指由种植体支持的修复（通常为固定修复体）或天然牙支持的修复，这无疑增加了上颌修复体的受力。因此，带有磨牙悬臂的上颌无牙颌修复的生物力学风险要高于下颌。一项关于无牙颌修复的综述显示，上颌无牙颌种植固定修复的种植体失败率是下颌的 3 倍[30]。因此，上下颌的治疗计划应有不同。

上颌无牙颌修复的关键种植体位置是双侧第一磨牙远端、尖牙，以及尖牙之间中切牙。可利用牙弓的生物力学原理将牙弓的 5 个区域连在一起（图 3-61）。

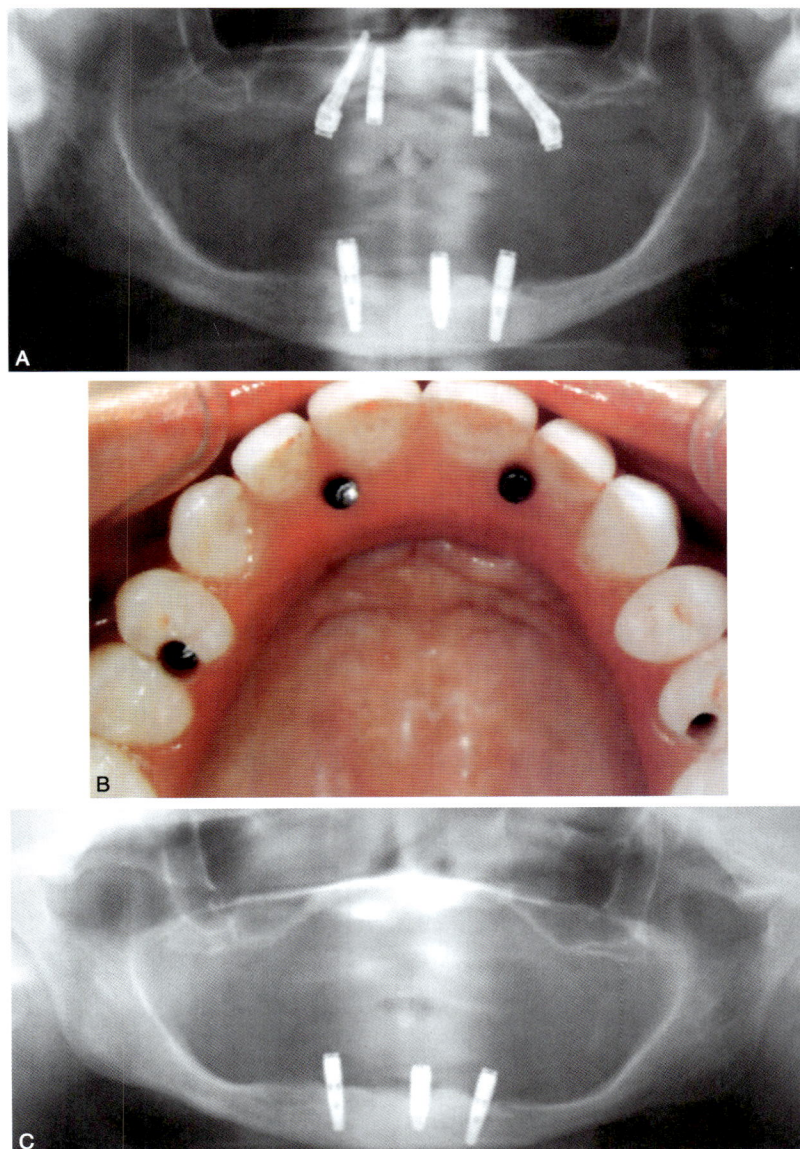

图 3-60　A. 文献指出在上颌无牙颌植入 4 颗种植体可行固定修复；B. 由前部 4 颗种植体支持的固定义齿通常会在磨牙位置有悬臂。此外，前牙和后牙区域也会有颊侧悬臂；C. 上颌种植的失败通常会导致额外的骨丧失。如果不进行骨增量、放置更多的种植体和更换新的修复体，上颌可能无法修复（引自 Misch CE：*Dental implant prosthetics*，ed 2，St Louis，2015，Mosby.）

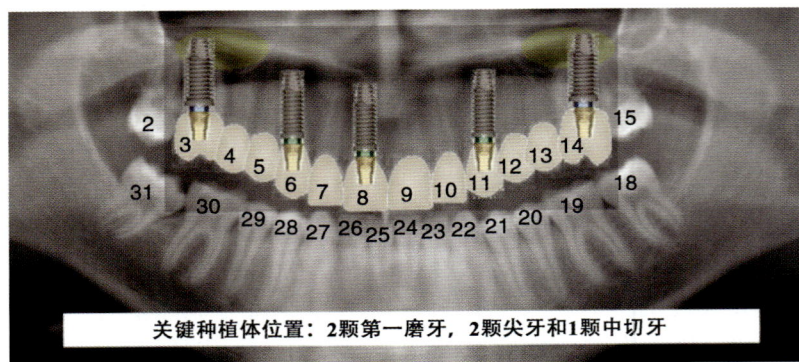

关键种植体位置：2颗第一磨牙，2颗尖牙和1颗中切牙

图 3-61　上颌无牙颌支持的固定修复（或 RP-4 修复）的关键种植位置是双侧磨牙、尖牙和其中一个中切牙（引自 Misch CE：Dental implant prosthetics，ed 2，St Louis，2015，Mosby.）

## 四、种植体数量

### 治疗计划

在过去，种植体的数量通常是由可用骨量来决定。这一理念在 20 世纪 80 年代中期开始流行，当时 Brånemark 针对无牙颌提出了"骨结合"理念。在无牙颌中，下颌颏孔之间和上颌窦前部的可用骨中植入 4～6 颗种植体，支持全牙弓固定修复。修复体前部由种植体支持，磨牙部位采用悬臂设计。在中到重度萎缩的牙槽嵴中，使用 4 颗种植体支持全牙弓固定修复[31]。这一概念已经扩展到后牙区域的穿颧种植体，这些种植体穿过上腭和颧突根方 4mm（穿过上颌窦）（图 3-62）。这种治疗方案没有考虑到 CHS 对力的放大效果，也没有考虑到种植体与前牙悬臂之间的 A-P 间距。此外，当 4 个种植体支持 12 单位桥的固定修复时，种植体的位置无法遵循 4 个关键种植位置原则，通常在尖牙位置不放置种植体，前牙种植体之间有 3 个以上的桥体，或者最远端的种植体有 3 个悬臂桥体。

有研究发现 6 颗种植体比 3 颗或 4 颗种植体各系统（修复体、粘结剂、基台、基台螺钉、边缘骨、种植体 - 骨界面及种植体部件）的应力分布及缓冲更好（图 3-63）[32]。Silva 等通过三维有限元分析评估了 4 颗和 6 颗种植体支持的全牙弓悬臂修复的不同[29]。两种类型的悬臂长度和牙冠高度相似，6 颗种植体支持的修复体模型可将种植体 - 骨的应力降低 7% 到 29%，具体取决于加力的方向和位置。

在极少数情况下，下颌颏孔之间的 4 颗种植体可用于支持全牙弓修复（固定式或 RP-4）。但前提是患者的其他受力因素较低（例如，无中至重度功能异常、牙冠高度间隙＜15mm、老年女性、上颌全口义齿）；此外，骨密度也应良好（D2）。当上述条件都不具备时，应考虑植入 5 颗种植体，当受力因素为中度到重度时，应考虑植入更多的种植体。

当上颌采用全牙弓固定种植修复时，一些学者建议的种植体数量通常与下颌相同。例如，"all-on-4"是向专业人士提出的一种常见的上下颌修复治疗方案，上下颌费用也相近（图 3-64）[33]。然而有文献显示上颌无牙颌种植修复的失败率是下颌的 3 倍[30]。骨质的硬度与强度有关。下颌骨骨质通常较硬（强度高），而上颌骨的骨质通常较软。事实上，上颌后部的骨质可能比下颌前部薄弱 5～10 倍[34]。因此对于上颌较差的骨质应该增加种植体数量，可降低种植体周围的骨应力。

上颌前牙在咬合时会受到 12°～15° 的力，在侧方运动时侧向力角度高达 30°。15° 的力会使种植体上的力增加 25.9%，30° 的力会使种植体上的力增加 50%[35]。这也是上颌前牙比下颌前牙的生物力学更大的原理。因此，上颌前牙种植体的大小或数量应大于下颌前牙。

上颌修复体所承受的侧向力自牙弓内部向外部扩散。这种力的方向对上颌骨的损害比要高于下颌。下颌的应力则是从牙弓外侧向内侧传递，这种力的方向恰好是罗马式或哥特式牙弓设计所利用来抵抗力的机制。鉴于这些生物力学上的差异，上颌的种植修复相比于下颌，应当使用更多的

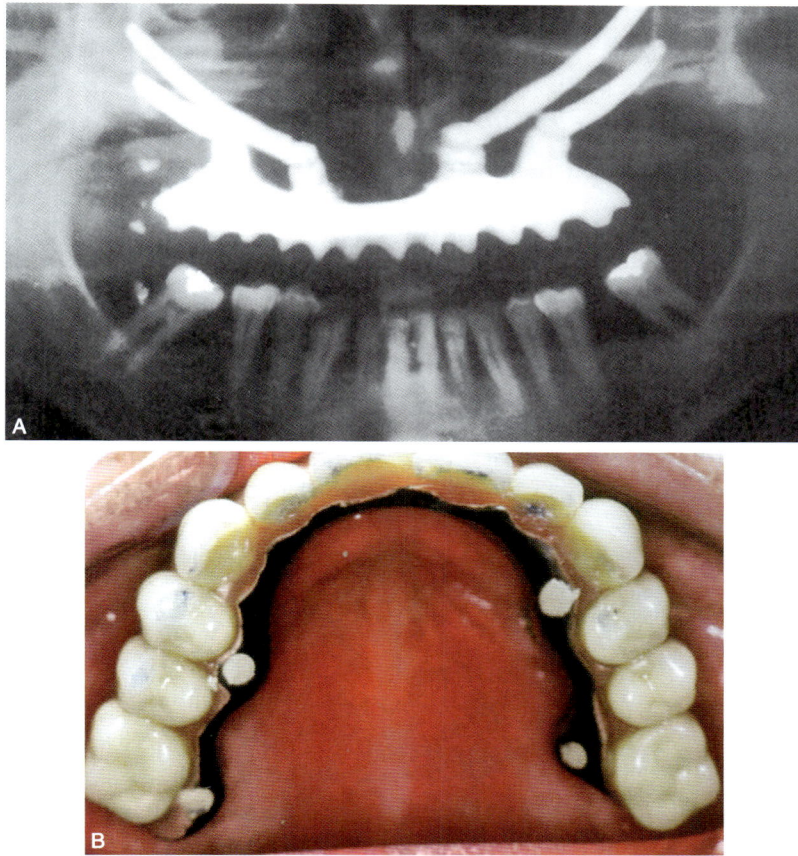

图 3-62　A. 全景 X 线片显示 4 个穿颧种植体支撑的上颌固定修复；B. 上颌全牙弓修复体在颊侧存在悬臂，在前牙区有 6 个连续桥体，其中包括 1 个尖牙（引自 Misch CE：*Dental implant prosthetics*，ed 2，St Louis，2015，Mosby.）

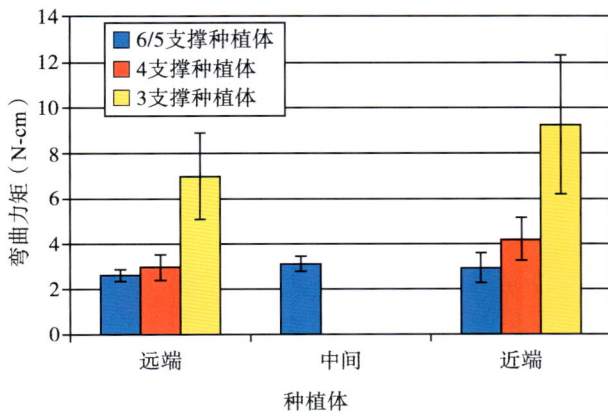

图 3-63　固定修复中的种植体数量越多，支撑系统中的弯曲运动和应力越小（引自 Misch CE：Dental implant prosthetics，ed 2，St Louis，2015，Mosby；数据来源于 Duyck J，Van Doosterwyck H，Vandersloten J，et al：Magnitude and distribution of occlusal forces on oral implants supporting fixed prostheses：an in vivo study，*Clin Oral Implants Res* 2：465-475，2000.）

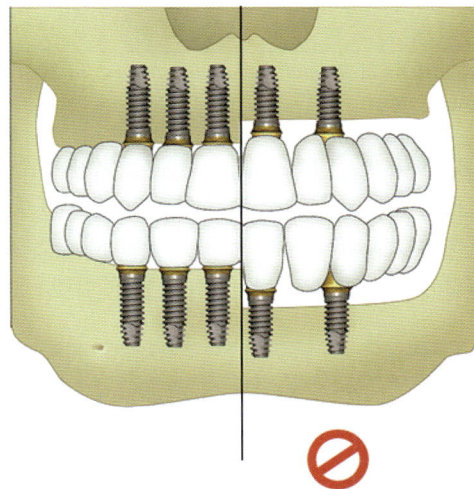

图 3-64　许多学者在上下颌无牙颌种植固定修复中使用相同数量的种植体。然而，上颌的失败率高出 3 倍（引自 Misch CE：*Dental implant prosthetics*，ed 2，St Louis，2015，Mosby.）

种植体以分散和承受这些力。因此,上颌拥有更多的牙根,这或许并非偶然。

支持修复体的最少种植体数量应包括所有的关键位置种植体。但很少有治疗计划将种植体的数量设置为最少。种植体一旦失败,将失去安全保障:部分修复体缺乏固位,或患者面临功能障碍。以 25 例患者接受由 4 颗种植体支持的固定修复体为例,那么会有 25 个固定修复体和 100 颗种植体。虽然这种治疗计划在初始阶段可能对患者来说成本较低,但术后任何时间点种植体的失败都会给患者的修复带来极高的风险。假设每个患者失去 1 颗种植体,那么种植体的总体成功率将是 75%,但每个患者将只剩下 3 颗种植体。因此,所有 25 个固定修复体都将面临因过载而失败的风险。如果种植体的失败率达到 20%( 即每位患者失去 1 颗种植体),那么在这 25 例患者中,只有 5 例患者仍拥有 4 颗种植体来支持修复体( 这意味着只有 20% 的患者能够维持固定修复)( 表 3-2)[17]。

| 表 3-2　种植体与修复体成功率:25 例患者每个修复体 4 颗种植体( 100 颗种植体支持 25 个修复体 ) | | |
|---|---|---|
| 种植体数量 成功率 | 修复体数量 | 修复体成功率 |
| 100% | 25 | 100% |
| 90% | 15 | 60% |
| 80% | 5 | 20% |
| 75% | 0 | 0% |

( 引自 Misch CE: *Dental implant prosthetics*, ed 2, St Louis, 2015, Mosby. )

如果该案例中的 25 例无牙颌患者由 8 颗种植体来支持 12 单位固定修复,那么种植修复失败的风险就会大大降低( 表 3-3)。如果每例患者失去 1 颗种植体,那么所有患者仍有可能使用原来的修

| 表 3-3　种植体与修复体成功率:25 例患者每个修复体 8 颗种植体( 200 颗种植体支持 25 个修复体 ) | | |
|---|---|---|
| 种植体数量 成功率 | 修复体数量 | 成功率 |
| 100% | 25 | 100% |
| 87.5% | 25 | 100% |
| 75% | 25 | 100% |

( 引自 Misch CE: *Dental implant prosthetics*, ed 2, St Louis, 2015, Mosby. )

复体。即便 25 名患者都失去了 2 颗种植体,25 个修复体仍可以正常使用,没有任何风险( 取决于失败种植体的位置)。增加的种植体还可以减少悬臂长度,减少修复体中的桥体数量,提供更多的基牙以提高修复体的固位力,降低螺钉松动或修复体无固位的风险。一般来说,种植体数量越多越安全。如有存在担忧,那么在治疗计划中增加 1 颗种植体。

## 1. 患者受力因素对种植体数量的影响

在确定关键种植体位置后,额外的种植体数量与患者的受力因素和骨密度有关。

- 口腔功能异常
  - 夜磨牙( 严重、中度、轻度、无磨牙;这是最重要的力学因素)。
  - 紧咬牙( 应力大小可能与夜磨牙一样)。
- 咀嚼肌力量
  - 性别( 男性力量更大)。
  - 年龄( 年轻患者力量更大,寿命更长)。
  - 体形( 体形较大的患者力量更大)。
- 牙冠高度空间
  牙冠高度加倍或任何角度( 近中、远中、颊侧或舌侧)的负荷或悬臂加倍,应力均成倍增加。
- 牙弓位置
  - 前牙区:应力低。
  - 尖牙和前磨牙:中等应力。
  - 后牙区:高应力。
- 对𬌗牙
  - 义齿:最小应力。
  - 天然牙:中等力。
  - 种植固定义齿:较大力。
  并非所有患者的受力因素都具有相同风险。

总之,只要患者的受力因素大于常规情况,就应该增加种植体来支持修复体。在患者受力因素中,严重的磨牙症是最重要的因素,其次是咬合和 CHS、牙位、咀嚼肌运动力和对𬌗牙列情况。

## 2. 骨密度对种植体数量的影响

在确定了关键种植体位置后,所需的额外种植体数量与骨密度也有关。D4 类骨具有以下特点:①强度最低,在骨强度 1～10 的范围内,其强度可能比最坚硬的骨质类型低 10 倍( D4 骨质为 1 或 2 );②与钛金属相比,其弹性模量的生物力学不匹配度最高;③骨与种植体的接触面最小( 约为

25%)，应力较大（应力 = 力 / 面积）；④骨的应变不仅会在牙槽嵴顶处传递，还会沿着整个骨 - 种植体表面传递。

D3 类骨的特点是：①骨强度较低，比 D2 类骨弱 50%（按 10 分制计算，其强度为 3～4 分）；②与钛金属相比，弹性模量处于中等水平；③骨与种植体接触较少（约为 50%）；④应变模式位于种植体上半部分。

D2 类骨的特点是：①理想的骨强度（10 分制中的 7～8 分）；②骨与种植体的高度接触（约为 75%）；③弹性模量较大；④应变模式主要出现在种植体颈部。D1 类骨具有最佳的生物力学特征：①强度大（10 分制中的 9～10 分）；②最高的骨 - 种植体接触（85% 以上）；③弹性模量最大；④应变值位于第一螺纹上部。

随着骨质的降低，支持修复体的种植体数量也应增加。骨密度的风险系数等级与骨强度成反比。D4 类骨为 10 级，D3 类骨为 8 级，D2 类骨为 4 级，D 类骨为 2 级。当种植体植入 D4 类骨时，根据牙缺失数量，建议使用直径更大的种植体或增加 1 颗种植体。在下颌 D2 类骨行全牙弓固定修复，通常需要 5 颗种植体，但在 D4 类骨质中，可能需要 9 颗种植体。

总之，治疗计划中种植体的数量取决于理想关键位置的种植体。通常增加种植体数量主要与患者的受力因素或牙缺失部位的骨密度有关。例如，一个年轻力壮的男性，如果存在严重的夜磨牙、后牙 CHS 较大、对颌为种植修复，那么每个牙缺失部位都需要一颗种植体（每个磨牙需要两颗种植体）。同样，对于受力因素中等、种植部位骨密度较差（D4 类骨）的患者，也可能需要这么多种植体。

### 3. 种植体数量：下颌全牙弓固定修复

一般来说，替换下颌牙列缺失的种植体数量为 5～9 个，其中至少有 4 颗种植体位于颏孔之间。如果种植体的植入位置仅限于颏孔前部，要进行固定修复，则必须设计悬臂。下颌悬臂最好只放置在一个后牙象限区，以增加 A-P 间距，减少种植体受力（图 3-65）。在条件允许的情况下，应将至少 1 颗种植体植入到第一磨牙位置。当种植体位于下颌 5 个开放五边形位置中的 4 个位置时，悬臂的过载风险会降低，因为牙弓的动力性良好，A-P 间距增大，骨密度也通常比较理想。如

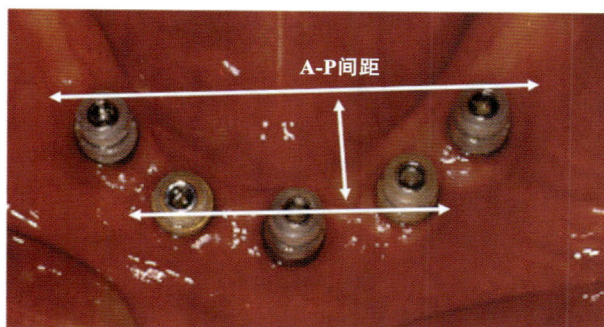

图 3-65　种植体的前后距离（A-P）是通过从每侧最后一颗种植体的远中和最前方种植体的中间绘制的一条线来确定的

果在无牙颌的情况下使用 7 颗或更多的双侧磨牙种植位置，可以避免后牙悬臂的设计，而是制作两组独立的修复体，这样允许下颌进行弯曲和扭转。通常情况下，无牙颌的修复并不包括第二磨牙。

### 4. 种植体数量：下颌全牙弓固定修复

无牙颌固定修复通常不应该有悬臂。前 7 个理想位置通常是双侧第一磨牙、双侧第二前磨牙、双侧尖牙以及尖牙位置之间的一颗种植体（图 3-66）。这些位置满足关键种植位置的要求，并在后部增加一颗种植体，因为骨密度通常较低。在双侧第二磨牙部位增加种植体可以增加种植体的 A-P 间距，抵消因功能异常等原因而增加的前牙咬合力（图 3-67）。上颌一般需要更多的种植体，以弥补上颌前牙骨密度较低和生物力学条件较差的缺陷，种植体数量为 7～10 颗，其中双侧尖牙之间至少需要 3 颗种植体（图 3-68）。

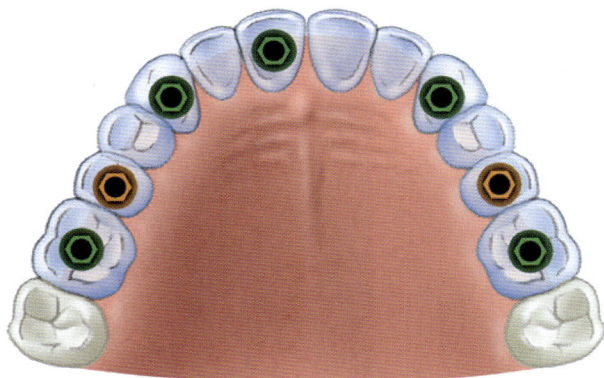

图 3-66　在上颌无牙颌中，最常见的额外种植体位置是在第二前磨牙区。7 颗（或更多）种植体最常用于支持固定（或 RP-4）修复（引自 Misch CE: *Dental implant prosthetics*, ed 2, St Louis, 2015, Mosby.）

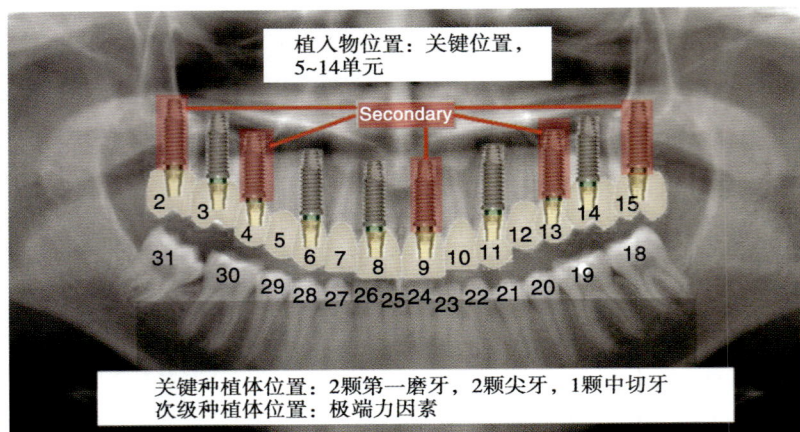

图 3-67　在上颌，需要增加种植体数量以降低骨密度低或力学风险高所导致的应力（引自 Misch CE：Dental implant prosthetics，ed 2，St Louis，2015，Mosby.）

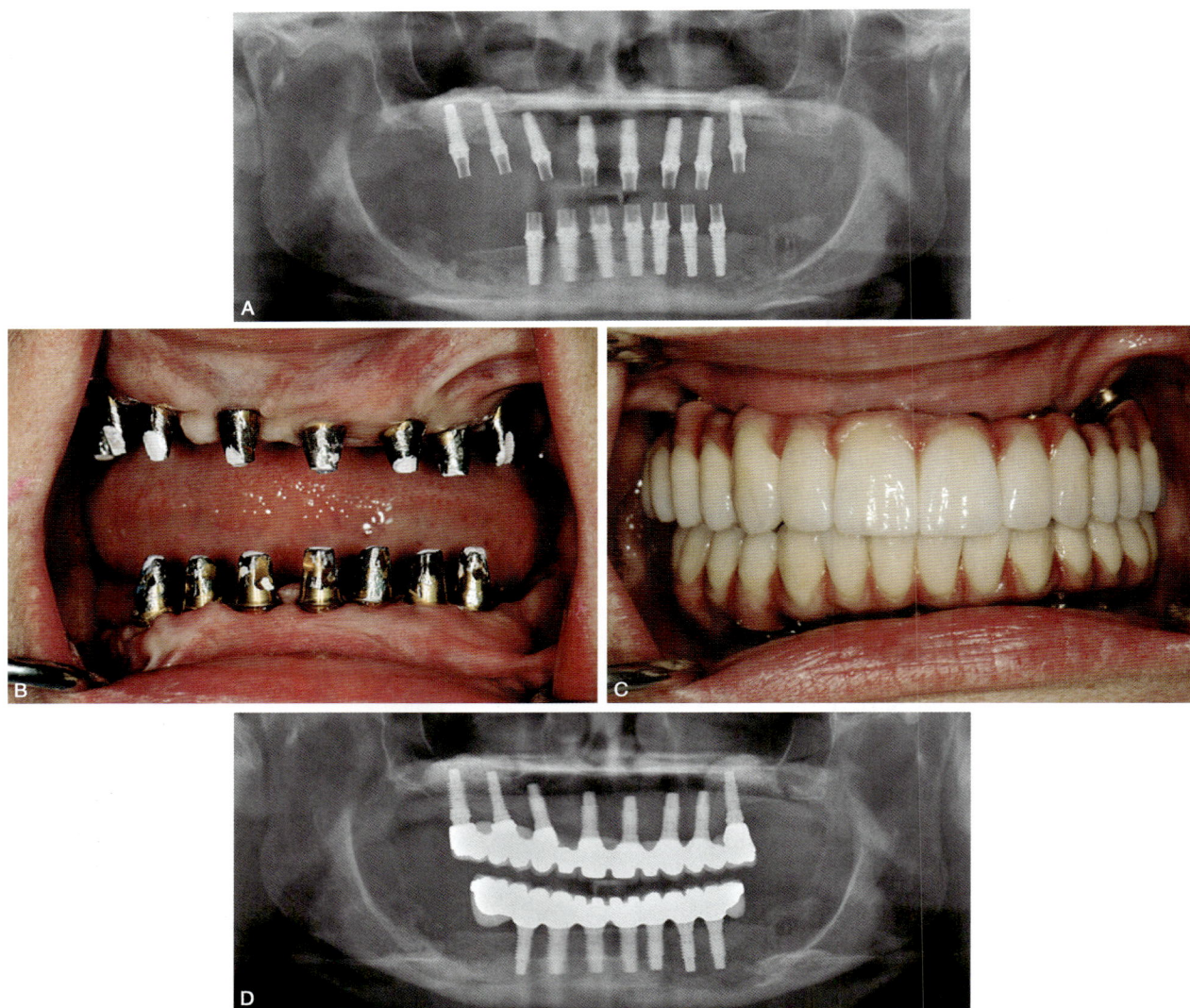

图 3-68　A. 全景 X 线片显示双侧上颌窦提升和上下颌进行了髂骨移植。上颌植入 8 颗种植体，下颌植入 7 颗种植体；B. 上下颌种植体的口内照；C. FP-3 固定修复体；D. 种植固定修复的全景 X 线片（引自 Misch CE：Dental implant prosthetics，ed 2，St Louis，2015，Mosby.）

## 五、力相关的问题

### 功能异常

#### 1. 定义

天然牙或种植体上的功能异常力的特点是反复或持续地咬合（如习惯性运动），长期以来一直被认为对口颌系统有害。当这些力作用在种植体上时，也被证明是非常有害的。

#### 2. 一般并发症

种植体愈合期间骨结合丧失可能是由于黏膜支持式修复体对下方种植体的功能异常所导致（如临时修复）。种植体植入后的早期和晚期失败最常见原因都是口腔功能异常。这种并发症在上颌的发生率更高，因为骨密度降低，力矩增大。在制订治疗计划的早期阶段，必须仔细评估是否存在口腔功能异常状况。

#### 3. 分类

口腔功能异常的分类包括：①磨牙症；②紧咬牙；③吐舌习惯或舌体增大。文献中通常不会将磨牙症和紧咬牙单独列出。尽管在治疗的某些方面类似，但诊断和治疗方式有所不同。

磨牙症和紧咬牙是所有种植修复中需要评估的最关键的因素。如果存在严重的磨牙症或咬合功能障碍，则无法获得长期成功。种植医生应谨慎评估是否存在这两种情况。

这并不意味着中度和重度功能障碍的患者是种植治疗的绝对禁忌证。由于中度和重度功能障碍患者在种植治疗中会有很多额外风险，因此必须掌握这些情况并了解降低风险因素的方法。遗憾的是，功能异常可能很难被诊断，尤其是当患者为无牙颌且佩戴有新制作的义齿时。

**（1）磨牙症：**磨牙症主要是指水平向、非功能性的磨牙。应力大大超过正常的生理咀嚼负荷。磨牙症可能会影响牙齿、肌肉、关节、骨骼、种植体和义齿。这些力可能在患者清醒或睡眠时发生，可能每天作用数小时对口颌系统产生更大的力。磨牙症是最常见的口腔习惯，可能很难被诊断。

磨牙症患者的最大咬合力高于平均值。值得庆幸的是，大多数磨牙症患者的咬合力不会持续增加。当肌肉不改变运动方式时，其大小和功能会根据情况的动态调整。因此，较高的咬合力和肌肉通常不会持续螺旋上升。

**①诊断：**磨牙症不一定是种植的禁忌证，但会对治疗计划产生重大影响。第一步是在进行治疗开始前意识到这种情况。磨牙症的症状可以通过牙科病史来识别，这些症状可能包括反复出现的头痛、牙齿或修复体的断裂史（或现有情况）、修复体的反复脱落或醒来时自觉颌面部不适。当患者意识到肌肉酸痛或其配偶注意到睡眠时有磨牙行为时，诊断通常较为容易。然而，许多患者并未将这些症状与牙齿过度受力联系起来，而是提供了阴性病史。因此，即便没有这些症状，也并不能排除磨牙症的可能性（框3-8）。

---

**框3-8　磨牙症**

症状
频繁头痛-开/闭口时疼痛
牙齿和/或修复体折断病史
反复脱落的修复体
睡醒时颌面部紧张和不适
肌肉酸痛和压痛
睡眠时的配偶观察

---

**②临床症状：**庆幸的是，磨牙症的许多临床表现都能提醒我们注意牙齿过度磨耗的问题。这些体征包括颞肌和咀嚼肌的增大。在触诊时，这些肌肉和翼外肌可能会出现触痛。除此之外，还有一些其他征兆，如张口时的下颌偏斜、开口受限、牙齿松动度增加、牙颈部楔状缺损、牙齿或修复体折断、牙冠或固定修复体脱落（框3-9）。

---

**框3-9　磨牙症：临床症状**

1. 颞肌、咬肌体积增大
2. 颞肌、咬肌或翼外肌触诊时有触痛
3. 开口时下颌偏斜
4. 开口受限
5. 牙齿松动
6. 牙颈部缺损
7. 牙齿或修复体折断
8. 冠或修复体反复脱落
9. 天然牙磨损（磨耗）
10. 牙齿敏感

---

③**临床检查**：拟行种植治疗患者的临床检查应包括咀嚼肌的触诊，包括咀嚼肌、颞肌、翼内肌和翼外肌。磨牙症最常见的表现之一是肌肉过度活跃或肥大。磨牙症患者往往过度使用翼外肌，而这种肌肉通常不易触及。同侧翼内肌则可提供更可靠的诊断信息。在功能亢进时，翼内肌作为翼外肌的拮抗肌，其存在的触痛可以作为翼外肌过度使用的一个良好指标[36]。然而，诊断磨牙症的最有效的方法是对天然牙的磨耗进行评估。非功能性的切缘磨损在天然牙上比在烤瓷冠或金属修复面上更为常见，尤其在下颌前牙和上颌尖牙、牙釉质之间的咬合磨损比其他材料（如牙釉质对金属、金属对金属等）之间的磨损更为严重[37]。因此，对于局部牙缺失的磨牙症患者来说，很容易见到釉质磨损。

除了用釉质磨损作为判断患者磨牙症最简单的方法外，Misch 指出，磨牙症还可以分为无磨牙症、轻度磨牙症、中度磨牙症和重度磨牙症。前牙区没有磨损代表着无明显磨牙症。轻度磨牙症有轻微的前牙磨损，但不影响美观（图 3-69）。中度磨牙症有明显的前牙切缘磨损，但没有后牙咬合磨损（图 3-70）。重度磨牙症由于过度磨损，切牙引导丧失，牙齿后部磨损明显（图 3-71）。

④**并发症**

a. **后牙磨耗**：牙齿磨耗最严重的部位是后牙区，它可以将磨牙症的强度从中度升级至重度。后牙磨损的情况更为复杂，因为这种情况通常与侧方运动时前牙引导丧失有关。此外，当侧方运动时后牙发生接触，会对牙齿施加更大的力量[38]。在后牙接触的情况下，咬肌和颞肌会收缩。而在

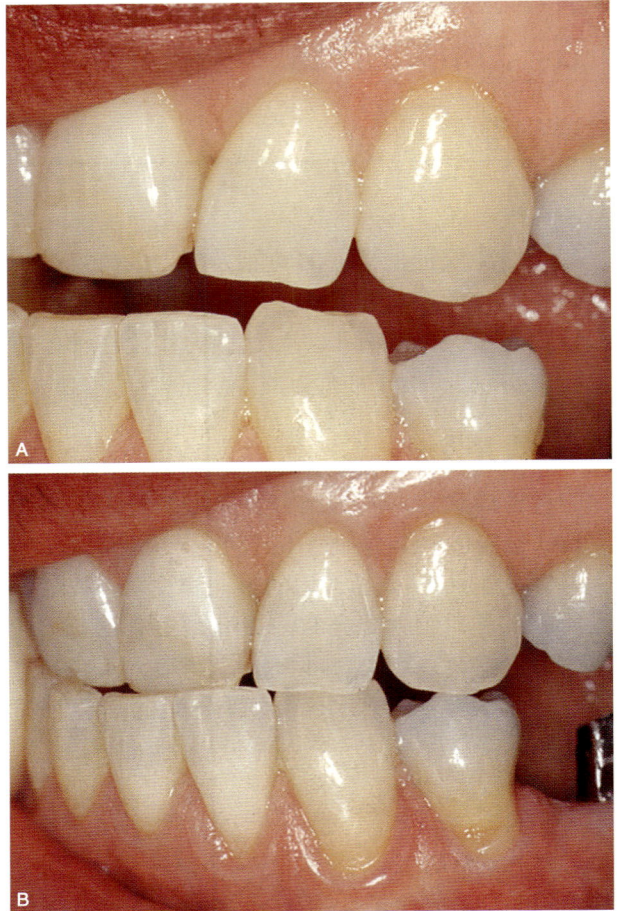

图 3-69　A. 轻度磨牙症。注意下颌尖牙的磨损面和上颌侧切牙的轻微凹陷；B. 患者有磨牙症时，下颌经常会有一个特定的重复动作，称为"切迹"。当牙齿的磨损面接触时，应注意咬合位置。如图 A 所示，患者的下颌前磨牙与上颌尖牙在该咬合位置上有工作接触。下颌第一前磨牙颈部的轻微楔状缺损是功能异常作用的结果。后牙不应咬合在此位置，以减少前牙受力［引自 Misch CE：*Dental implant prosthetics*，ed 2，St Louis，2015，Mosby.）

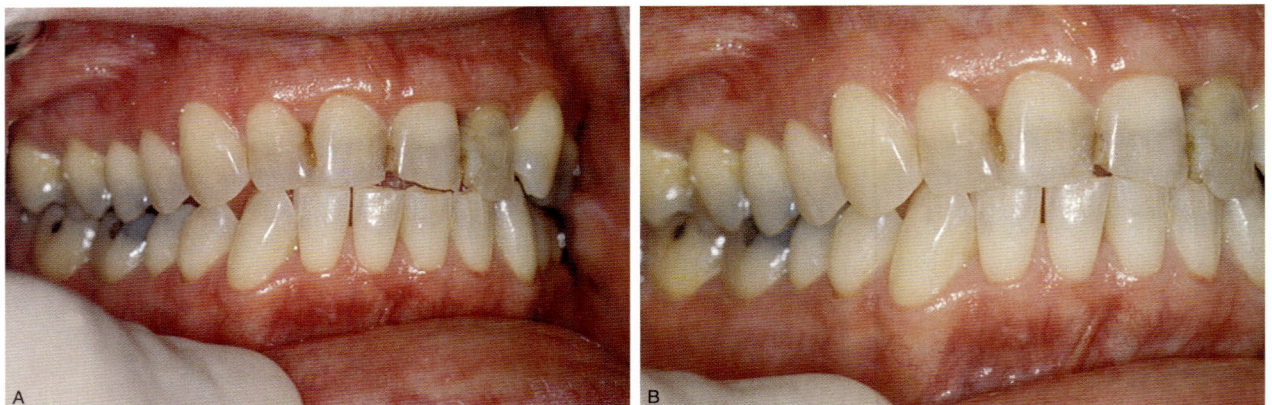

图 3-70　A. 中切牙的中度磨耗（引发了美学并发症）；B. 侧方运动导致下颌前牙前伸，接触上颌切牙的切缘，导致中切牙的磨耗（引自 Misch CE：*Dental implant prosthetics*，ed 2，St Louis，2015，Mosby.）

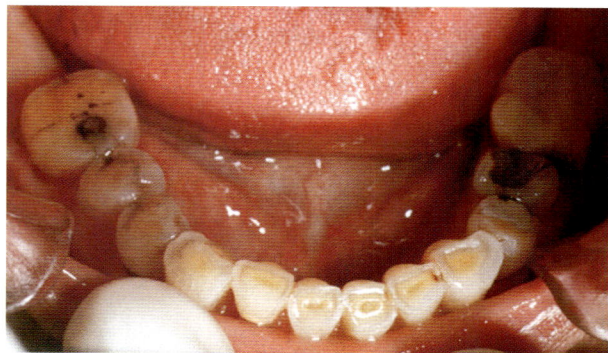

图 3-71　患者有严重的磨牙症，因为前牙和后牙同时存在咬合磨耗（右）。在进行上颌固定修复前应重新建立切牙引导（引自 Misch CE：*Dental implant prosthetics*，ed 2，St Louis，2015，Mosby.）

切牙引导后牙无接触时，2/3 的肌肉不会收缩，咬合力会显著减小。然而当后牙接触时，侧方运动的咬合力与后牙咬合时的力量相似。对于有严重磨牙症的患者，可能需要在种植修复前调整咬合平面或切牙引导，以消除下颌侧方运动时的所有后牙接触。

b.**重复运动**：磨牙症患者常常表现出重复性的下颌运动，这些运动与下颌的正常边界运动不同，而是倾向于一个特定的方向。因此，咬合磨损呈现出特殊性，主要发生在牙弓的一侧，有时甚至仅限于几颗牙齿（图 3-72）。这种状况即使在治疗后也可能持续存在。如果在修复治疗中医生未能重新建立正确的切牙引导，那么这些牙齿出现并发症的风险将会增加。如果患者使用了咬合垫，重复的侧方运动通常可以很容易观察。

c.**部件折断**：由于磨牙症患者的咬合力增加，且大部分的咬合力都是侧向（非轴向）加载，可能

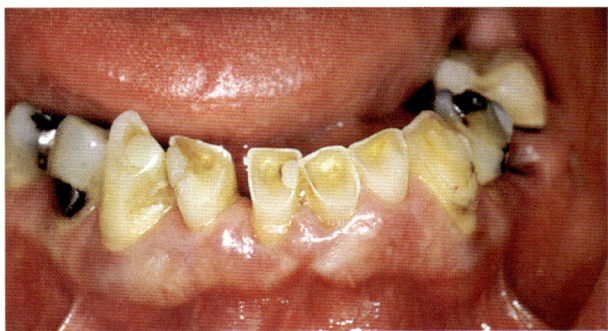

图 3-72　照片显示患者侧方运动的磨耗主要发生在左侧前磨牙到中切牙。右侧尖牙和侧切牙的磨耗不明显。因此，在行左侧后牙修复前应重新建立切牙引导。这种"破坏路径"非常独特（引自 Misch CE：*Dental implant prosthetics*，ed 2，St Louis，2015，Mosby.）

会对种植系统造成严重损害。导致牙槽骨骨质流失、种植体折断、基台螺钉松动、崩瓷或修复体松动的风险增加。

**（2）紧咬牙**：紧咬牙是一种习惯，会导致从一个咬合面到另一个咬合面产生持续的力量，而不会导致下颌的移动。这种习惯性的咬合位置并不一定与正中咬合一致。在静态负荷之前，下颌可能处于任何方向和位置，因此磨牙症和紧咬牙可能会同时存在。紧咬牙的习惯通常发生在同一位置，而且在不同时间段内很少发生变化。施加的力量可能是垂直方向或水平方向的。这种力量远远超过了正常的生理负荷，其在强度和持续时间上与磨牙症相似，但紧咬牙的一些临床症状与磨牙症有所不同[39]。

①**诊断**：牙齿磨耗过度的临床症状和体征多种多样。然而，紧咬牙的症状往往不明显。咬合力通常更垂直于𬌗平面，尤其在后牙区域。由于牙齿的磨损通常并不明显，口腔检查时往往无法诊断。因此，临床医生须多加注意。

②**临床症状**：许多紧咬牙的临床表现与磨牙症相似。如果患者有牙科病史，或者出现肌肉触痛（通常是在睡醒后）或牙齿对冷刺激敏感，则应高度怀疑存在口腔功能异常。牙齿松动、颞肌、翼外肌或咬肌触痛或肥大、开口时下颌偏斜、张口受限、牙釉质上可见应力线、牙颈部的楔状缺损以及材料疲劳（牙釉质、牙釉质坑、烤瓷牙和种植体组件）等，都是与紧咬牙相关的临床表现[40]。如果在牙齿、肌肉或关节上出现过度用力的临床表现，而切缘没有磨损，则应强烈怀疑是紧咬牙。

最常见的咬合临床表现是舌缘呈扇形。在紧咬牙时，舌通常会抵住上颌或下颌牙齿的舌侧，产生侧向力，导致边缘呈扇形。这种舌体位置还可能伴有口内真空效应，使紧咬牙时间延长，通常发生在睡眠中。当临床医生嘱患者大张口以评估开口度时［同时触诊颞下颌关节（temporomandibular joint，TMJ）］，可观察舌侧轮廓是否存在扇形边缘（框 3-10）。

③**临床检查**：对紧咬牙（和磨牙症）的肌肉评估包括张口时的下颌偏斜、张口受限和颞下颌关节触痛。张口时下颌偏向一侧表明同侧肌肉紊乱[36]。张口受限很容易被评估，可能表明肌肉紊乱或颞下颌关节退行性病变。考虑到覆合或覆盖关系，安氏 I 类患者的正常开口度应为上颌切缘

框3-10　紧咬牙：临床指征

- 颞肌、翼外肌或咬肌压痛病史（通常在睡醒时）。
- 牙齿敏感。
- 牙齿松动。
- 颞肌、翼外侧肌或咬肌肥大。
- 开口时下颌偏斜。
- 开口受限-张口疼痛。
- 牙釉质应力线。
- 颈部楔状缺损。
- 材料折断（牙釉质坑、修复体）——崩瓷。
- 舌缘呈扇形——下颌角前切迹。

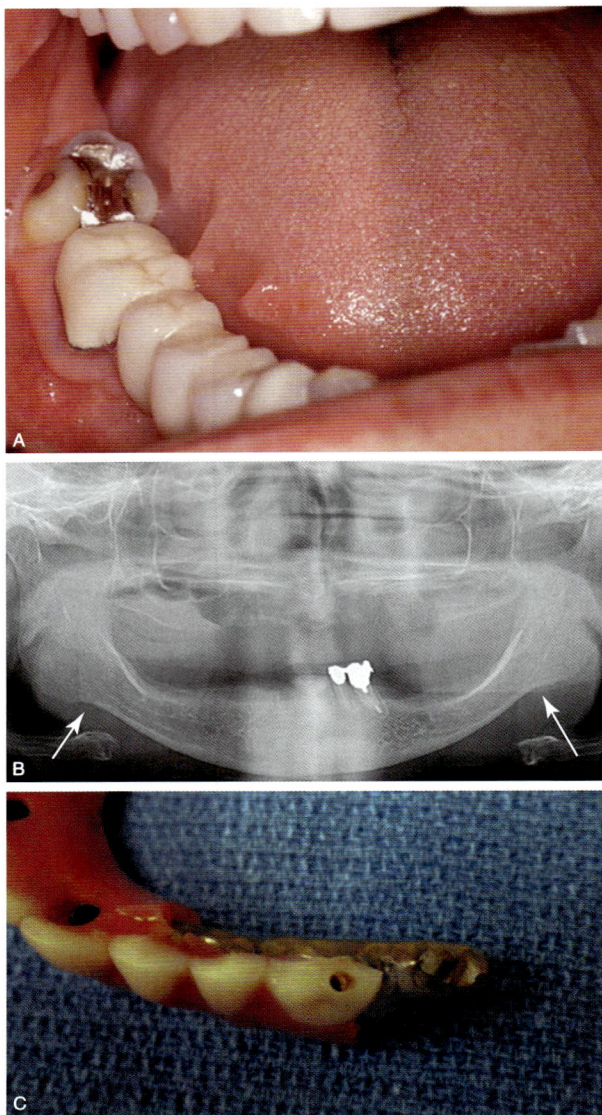

图3-73　紧咬牙习惯的诊断较为困难，因为往往不存在咬合磨耗。A.一个常见的体征是扇形舌，这由紧咬牙时舌头伸出而造成；B.下颌角前切迹，由咬肌肥大导致；C.生物机械应力过大导致修复体折断

到下颌切缘之间至少40mm[41]。在不考虑覆𬌗或覆盖的情况下，从切缘到边缘的开口范围男性为38~65mm，女性为36~60mm[42]。

牙齿松动度增加可能是外力超出生理极限、骨质流失或两者兼有的指征。这就需要对功能异常进一步研究，如果拟在该区进行种植修复，这一点尤其重要。当周围全部为松动牙时，种植体可能会受到额外的咬合力。紧咬牙患者通常会出现咬合振动（Fremitus）。为了评估这种情况，医生用手指轻触牙齿颊侧，让患者叩齿同时感觉是否有振动。咬合振动是局部咬合力过大的表现。

牙颈部磨损通常是功能异常性咬合的表现（图3-73）。牙颈部的凹坑状外形与三维有限分析和光弹性研究中所显示的应力集中直接相关[43]。一项针对非住院老年人群的研究显示，56%的参与者存在牙颈部磨损[44]。

④并发症

术后护理：种植体愈合期间失败的一个常见原因是患者佩戴了软组织支持的修复体，并存在功能异常。在功能异常发生时，种植体上方的软组织会受到压迫。这种过早的负荷可能会导致种植体在骨组织中发生微动，并影响骨结合过程。当功能异常导致软组织支持的修复体受力时，可能会导致种植体上方的软组织开裂。这种情况不能通过软组织手术来解决，而是应该在愈合期间对种植体上方修复体的基托进行适当缓冲。对于无金属基托的局部义齿来说，这种缓冲可能会削弱修复体的强度，增加折断的风险。

## 4. 口腔功能异常（紧咬牙/磨牙症）患者的治疗计划

（1）渐进性负荷：采用渐进性负荷技术，可通过延长上部结构修复时间，为种植体周围骨结合提供更多的时间[45]。通过渐进性负荷，低密度骨将转化为更高质量的骨组织，从而更适合承受过大的咬合负荷。

（2）更大的表面积：前牙区种植体承受功能异常咬合力时会出现问题，因为通常是非轴向力或剪切力。为了抵消这种过大的力量，应设计使用更大直径的种植体或增加种植体数量（即更大的表面积）。

（3）**咬合**：存在口腔功能异常习惯时，应严格设计并监测咬合。理想情况下，只要尖牙健康，就应设计为尖牙引导合。若种植体处于尖牙位置或该位置为桥体，则应设计为相互保护合，将力量分散至其他的前牙区种植体或天然牙。

当对合为天然牙或种植体及天然牙支持的固定修复体时，建议去除后牙在边缘运动过程中的侧方咬合接触（即非轴向负荷）。这样有两个好处：①侧向力会显著增加种植体-骨界面的应力，消除后牙侧方接触会降低磨牙时角应力的负面影响；②若边缘运动过程中存在后牙接触，会导致咬肌、颞肌和翼外肌几乎所有纤维的收缩，从而对前牙和种植体施加更大的力。相反，若没有后牙接触，则颞肌和咬肌纤维所受的刺激减少，施加在前牙种植体上的力会降低 2/3。

（4）**修复体设计**：通过修复体设计可以改善整个种植体系统的应力分布，应使中央垂直接触尽可能与种植体长轴一致。咬合面减径设计能防止意外的侧向力，并降低咬合力。在预期咬合设计的指导下，通过对𬌗天然牙牙尖釉质成形术来改善垂直力的方向（即改善咬合平面）。更多有利的设计还包括：采用更新的咬合材料（如，氧化锆）、更宽的种植体、更坚固的粘结剂（如磷酸锌 vs. 氧化锌）、钛合金材料种植体及更多颗种植体的夹板式连接。

（5）**𬌗垫**：对于有功能异常习惯的患者最重要的治疗方法是使用𬌗垫。理想情况下，患者应在夜间佩戴较硬的丙烯酸树脂制作的𬌗垫。𬌗垫可吸收大部分的功能异常作用力，减少对种植系统的破坏。还应指导患者在可能出现功能异常的任何时候，如压力大时、开车和在电脑前工作时，都应佩戴𬌗垫。

（6）**吐舌习惯及类型**：功能异常性吐舌是指吞咽时舌头对牙齿的异常力量。根据记载，吞咽时上腭前部和侧方会受到 $41 \sim 709 \mathrm{g/cm^2}$ 的力[46]。这些力可能导致临床并发症。

①**类型**：已确定了几种不同类型的吐舌习惯，前方、中间、后方、单侧或双侧，这些类型可以任意组合（图 3-74）。评估前吐舌时，医生按住下唇向下，用注射器向口内注水，并要求患者吞咽。正常的患者会将舌头置于上颚前部，在口腔内形成真空，从而顺利吞咽。而前吐舌患者无法形成吞咽所需的真空。因为患者的舌头会与下唇接触并在

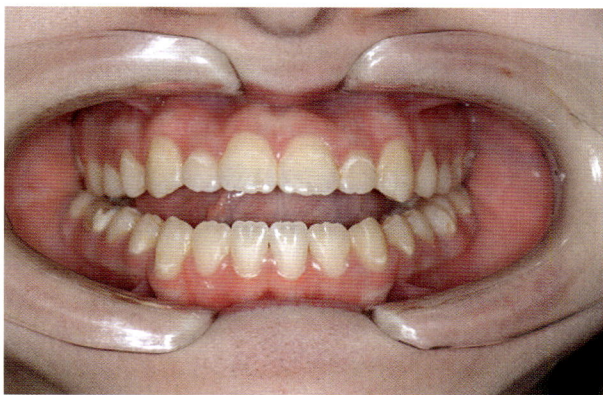

图 3-74 继发于吐舌习惯的前牙开合患者。由于开合，患者在下颌边缘运动时没有前牙引导

两者间形成真空。因此，下唇收缩时，前吐舌患者无法吞咽。

评估后吐舌习惯的方法是，使用口镜将脸颊牵拉离开后牙或无牙区，使用注射器向口内注水，要求患者吞咽。观察吞咽时舌头的运动以及感受舌头对口镜的侧方压力。

②**并发症**

a. **早期负荷**：虽然吐舌的力量强度小于其他功能异常习惯，但其为水平应力，会增加种植体黏膜区域的应力。这对于非埋入式种植以及即刻种植修复来说非常关键，因为种植体的受力位点较高且种植体界面处于早期愈合阶段。如果原天然牙因舌位异常或舌体运动而脱落，那么种植体在初期愈合及早期修复阶段的失败风险会增加（框 3-11）。

---

**框 3-11 口腔功能异常：吐舌习惯及类型**

1. 吐舌习惯
   a. 力量小于磨牙症或紧咬牙
   b. 持续不断
   c. 水平应力
2. 多种类型
   a. 前方
   b. 中间
   c. 后方单侧或双侧
3. 术后创口开裂
4. 非埋入式种植或即刻修复时的早期负荷风险
5. 修复并发症

---

（引自 Misch CE: Dental implant prosthetics, ed 2, St Louis, 2015, Mosby.）

　　**b. 创口裂开**：吐舌习惯也可能导致植骨或种植体植入术后创口裂开，这会危及软硬组织。在骨增量术中尤需注意。

　　**c. 牙齿移位**：吐舌习惯可能导致牙齿移位或松动，当种植体处于同一象限时，需格外重视。如果剩余天然牙的松动度增大，则可能意味着种植修复体所承受的咬合负荷增加。

　　**d. 舌空间不足**：对于侧方吐舌患者来说，一个潜在可能是患者抱怨下颌种植修复体后方的舌空间不足。错误的处理方法是为给舌头留出更多空间而减小下颌后牙的舌侧宽度。因为下颌后牙修复体的舌尖应遵循 Wilson 曲线，并有适当的水平覆盖，以在功能期间保护舌头。减小下颌后牙宽度往往会增加咬舌的发生，并且可能不会随时间推移而好转，此时可能需要重新制作整个修复体。修复医生应在治疗前确定舌头的位置，并提前告知患者在种植牙戴入后的早期阶段需要适应（图 3-75）。

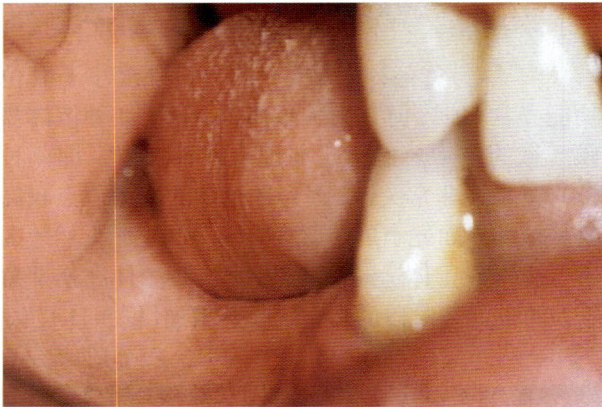

　　图 3-75　牙齿缺失且未经过全口或局部义齿修复的患者，其舌体通常会肥大。在吞咽过程中，舌头不主动传递侧向力，这种类型最适用于下颌后牙种植修复体。（引自 Misch CE: Dental implant prosthetics, ed 2, St Louis, 2015, Mosby.）

　　**③并发症预防**：即使没有吐舌习惯，舌头也会随空间大小而变化，舌体积会在牙缺失后增大。因此，没有佩戴下颌义齿的患者通常存在舌体肥大，这会导致种植修复体所承受的侧向力增大，并且是连续性的。然后，患者会抱怨舌空间不足，并可能在功能活动期间咬舌。然而，这种情况通常是短暂的，患者最终会适应新的口内情况。对于此类患者，固定修复更加有利。如果患者佩戴 RP-5 修复体，应将其转换为 RP-4：RP-5 修复体在有吐舌习惯或舌体大小异常的患者中不太稳定，

患者对可摘修复体的抱怨通常更为常见。

# 六、冠高空间（CHS）

## 定义

　　冠高空间或颌间距离是指在特定条件下（如，下颌处于休息位或咬合时），上下颌牙弓之间的垂直距离[47]。种植牙的 CHS 在后牙区是从牙槽嵴顶到咬合平面，在前牙区是从牙弓的切缘开始测量（图 3-76）。

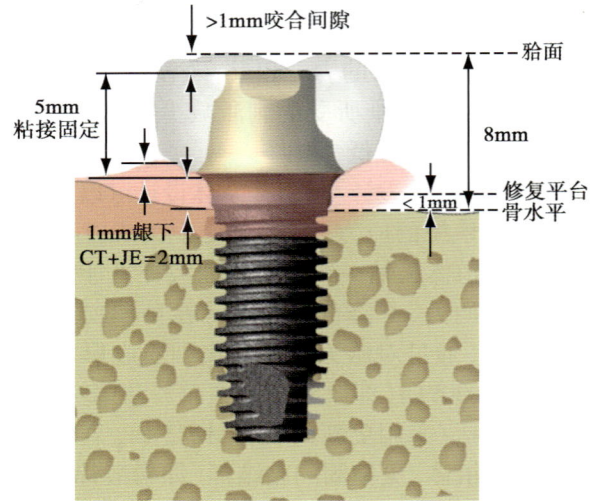

　　图 3-76　冠高空间的测量是从咬合平面到牙槽嵴顶。FP-1 修复体的理想空间在 8mm 和 12mm 之间。CT，结缔组织附着；JE，结合上皮附着。（引自 Misch CE: Dental implant prosthetics, ed 2, St Louis, 2015, Mosby.）

　　在前牙区，垂直向覆合的存在意味着上颌的 CHS 大于牙槽嵴顶到对合牙切缘的空间。一般来说，前牙在正中咬合时存在垂直覆合。下颌前牙 CHS 的测量通常从牙槽嵴顶到下颌切缘。然而，上颌前牙 CHS 是从上颌牙槽嵴顶到上颌牙切缘，而不是咬合接触位置。种植固定修复体所需的理想 CHS 应在 8 至 12mm 之间。该范围考虑了"生物学宽度"、用于黏结或螺钉固位的基台高度、咬合材料强度、美观以及基台牙冠周围的清洁。可摘义齿通常需要大于 12mm 的 CHS，用于人工牙和丙烯酸树脂基托的强度、附件、杆和口腔卫生考量[48]（框 3-12）。

## 1. 并发症

　　**（1）应力放大**：根据定义，力放大器是用于增

大施加到系统上的力的设备，包括螺杆、滑轮、斜面和杠杆[18]。CHS 的生物力学与杠杆力学直接相关。自 2 000 年前阿基米德时代以来，杠杆的特性就被人们所重视。（"给我一个杠杆和一个支点，我将撬动地球"）。悬臂问题的复杂已经在下颌无牙颌种植修复中得到证实，后牙区的悬臂长度与修复体的并发症或失败直接相关[49]。与后牙区悬臂不同，CHS 是垂直悬臂，当施加侧向力或悬臂负荷时，其成为应力放大器（图 3-77）。因此，由于 CHS 的应力放大作用，任何与种植体相关的机械并发症也可能会增加，包括修复体脱胶、螺钉松动（修复体或基台）、覆盖义齿附着体的并发症等。

（2）悬臂：当力的方向在种植体长轴上时，传递到骨内的应力不会因为 CHS 而增大相关（图 3-78）。

然而，当施加侧向力或悬臂负荷时，其应力放大程度与冠高度密切相关。Bidez 和 Misch 评估了悬臂对种植体的影响及其与冠高度的关系[50]。当存在悬臂时，种植体上有六个不同的潜在旋转点（即力矩）（图 3-79；表 3-4）。当冠高度从 10mm 增加到 20mm，六个力矩中有两个增加了约 200%。

悬臂负荷可以来自任何方向：颊侧、舌侧、近中或远中。颊舌向悬臂应力通常称为偏移负荷。因为骨吸收从颊侧到舌侧进行，并导致牙槽嵴宽度减小。若不进行骨增量，种植体通常会植入到较正常偏舌侧的位置。这通常会导致最终修复体存在颊侧悬臂。

随着牙槽嵴吸收，可用骨高度降低，CHS 增加。CHS 过高，意味着种植体长度的潜在降低（即，因为重要解剖结构的存在），种植体的舌侧植入会导致偏移负荷（即，生物力学劣势）。

从咬合平面到对合种植体植入位点的垂直距离通常是不变的。但上颌后牙区除外，因为上

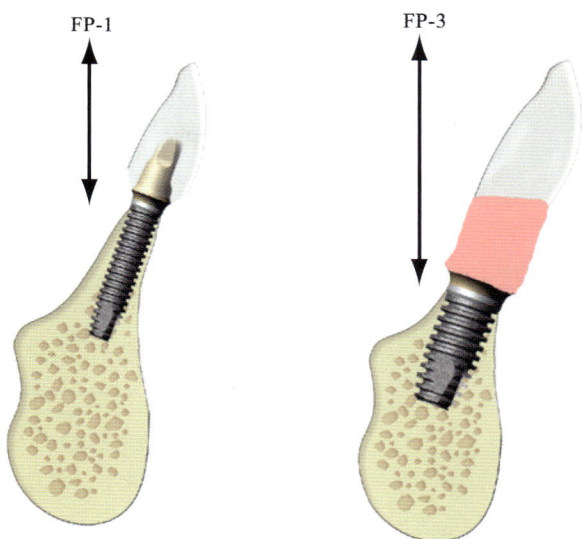

图 3-77 冠高空间是一个垂直悬臂，承受角度或悬臂负荷。与左侧种植体相比，右侧的 FP-3 修复体将向种植体传递更大的应力。对于右侧修复体，适合选择更大直径的种植体（引自 Misch CE：Dental implant prosthetics，ed 2，St Louis，2015，Mosby.）

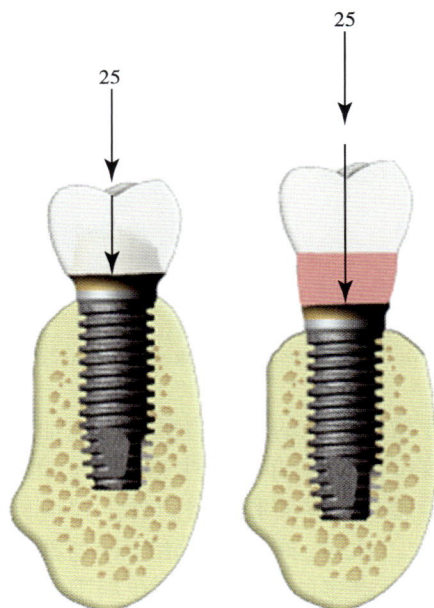

图 3-78 当负荷方向为种植体长轴时，冠高度不会放大应力。左右两侧的种植体具有相似的应力，因为负荷位于种植体长轴。（引自 Misch CE：Dental implant prosthetics，ed 2，St Louis，2015，Mosby.）

颌窦腔的扩张速度比牙槽嵴吸收的速度更快。随着骨吸收，冠高度增加，但可用骨高度降低（图 3-80）。修复体高度和种植体高度间接相关。种植体植入前的中度骨吸收可能会导致冠高度与骨高度的比值大于 1。与骨充足的情况（冠高度更小）

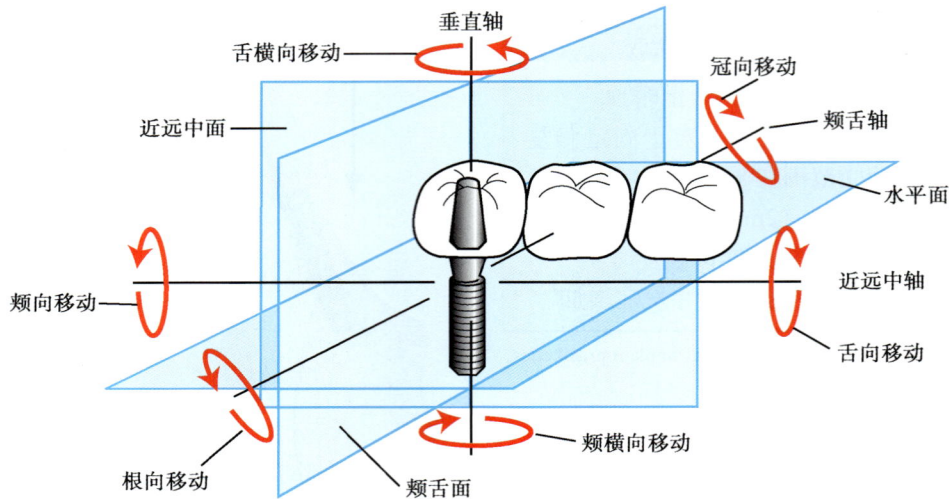

图 3-79　力矩负荷会在三个平面上导致旋转。在这三个平面中根据顺时针和逆时针旋转产生六个力矩：舌横向、颊横向、冠向、根向、颊向和舌向。（引自 Misch CE：*Dental implant prosthetics*，ed 2，St Louis，2015，Mosby.）

| 表3-4 | 当受到图3-79所示的力时，嵴顶处的力矩荷载 | | | | | | |
|---|---|---|---|---|---|---|---|
| 对力矩的影响 | | 在种植体冠-嵴顶界施加力矩（N/mm） | | | | | |
| 垂直向高度（mm） | 悬臂长度（mm） | 舌向 | 颊向 | 根向 | 冠向 | 颊横向 | 舌横向 |
| 10 | 10 | 100 | 0 | 50 | 200 | 0 | 100 |
| 10 | 20 | 100 | 0 | 50 | 400 | 0 | 200 |
| 10 | 30 | 100 | 0 | 50 | 600 | 0 | 300 |
| 20 | 10 | 200 | 0 | 100 | 200 | 0 | 100 |
| 20 | 20 | 200 | 0 | 100 | 400 | 0 | 200 |
| 20 | 30 | 200 | 0 | 100 | 600 | 0 | 300 |

（引自 Misch CE：*Dental implant prosthetics*，ed 2，St Louis，2015，Mosby.）

相比，牙槽嵴承受的侧向力更大。施加的负荷与骨内部的应力之间存在线性关系[51]。因此，负荷越大，传递到骨界面和修复组件上拉应力和压应力就越大。然而，许多种植治疗计划都是在充足骨量下植入更多的种植体，而在局限骨量下植入较少的种植体。理想的情况应该是相反的，根据现有骨量，冠高度越大，种植体的数量应当越多（图 3-81）。

## 2. 冠高空间过大时的治疗

冠高空间超过 15mm 被认为过大，主要是由于牙齿长期缺失导致牙槽骨垂直向吸收。其他原因可能包括遗传，外伤及之前的种植体失败。种植体植入前 CHS 过大的治疗方法包括正畸和手术。部分牙齿缺失（尤其是处于生长发育阶段）的

患者，可以首选正畸治疗，因为其他手术或修复方法通常费用更高，且并发症风险更大。也可以考虑进行外科手术，包括块状骨移植、使用钛网或屏障膜的颗粒状骨移植，三明治植骨及牵张成骨。当需要获得大量新生骨时，通常选择分阶段种植，而不是同期种植，并且需要联合多种外科技术来实现。

CHS 过大的情况下，骨增量可能优于直接修复，尤其是在 C-h 或 D 型骨中。通过手术增加剩余牙槽嵴高度可以降低 CHS 高度，优化种植体位置和数量，改善生物应力。骨增量手术可以实现植入更宽的种植体，从而增大表面积（图 3-82）。

修复体是解决 CHS 过大的最常用方法，也应该是最后的选择。当使用修复体补偿过大的 CHS 时，通常应考虑在固定修复体上使用牙龈颜色的

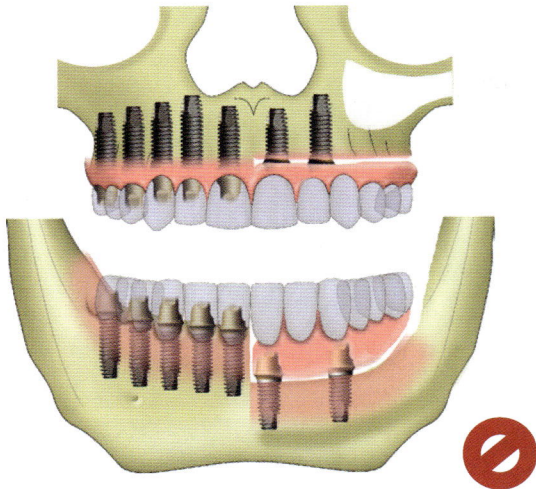

图 3-80　在过去，治疗设计通常在充足可用骨中植入更多更长的种植体（上），但在局限可用骨中植入更少更短的种植体（下）。然而，冠高度随着骨高度的降低而增大，当骨高度降低时，这会产生不利的应力。（引自 Misch CE：Dental implant prosthetics，ed 2，St Louis，2015，Mosby.）

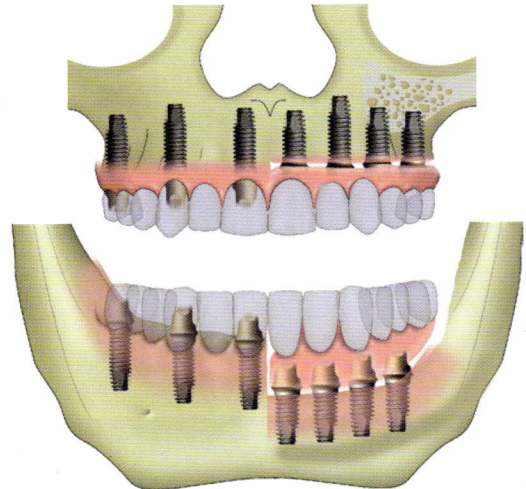

图 3-81　面对任何侧向负荷或水平悬臂时，冠高度都是一个应力放大器，当可用骨高度降低及冠高度增加时，应植入更多的种植体并减小悬臂长度。（引自 Misch CE：Dental implant prosthetics，ed 2，St Louis，2015，Mosby.）

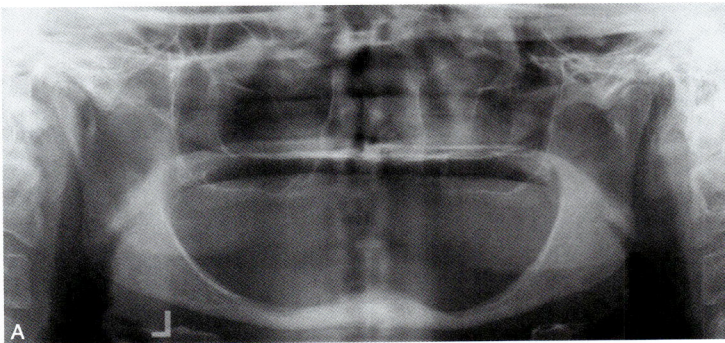

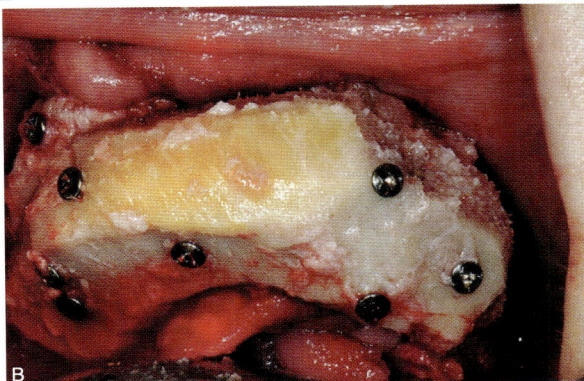

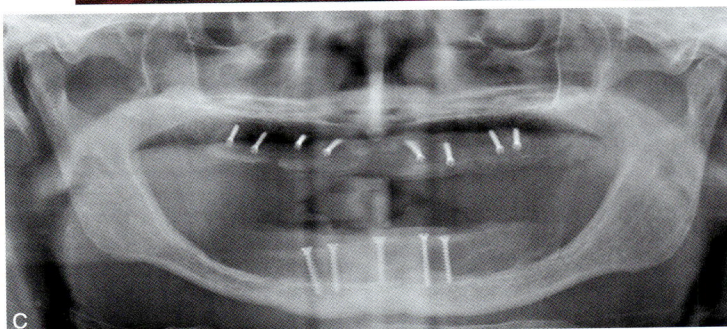

图 3-82　A. 全景片显示上、下颌骨重度吸收。B. 自体骨移植能够增加可用骨高度并降低 C 或 D 类骨区域的冠高度。C. 上、下颌牙槽嵴骨移植后的全景片

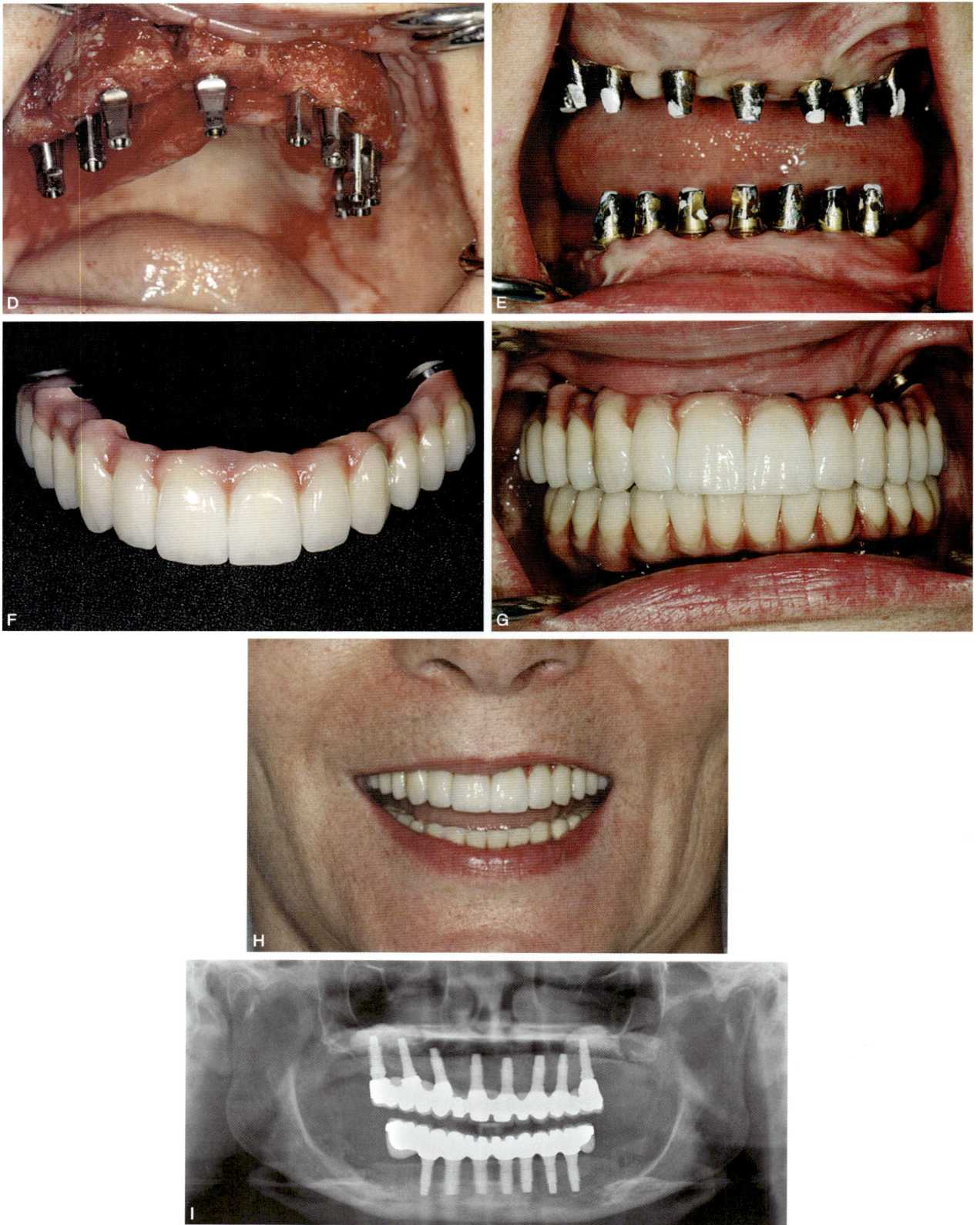

图 3-82（续）　D. 骨移植 6 个月后植入种植体。E. 种植体准备就绪，用于支持黏结式修复体。F. FP-3 固定修复体制作完成。G. 戴入上、下颌 FP-3 修复体。H. 患者的最高笑线。I. 牙槽嵴、种植体和修复体的全景片。（引自 Misch CE：Dental implant prosthetics，ed 2，St Louis，2015，Mosby.）

修复材料（粉色瓷，丙烯酸树脂或染色氧化锆）或设计为可摘式修复体（图3-83）。

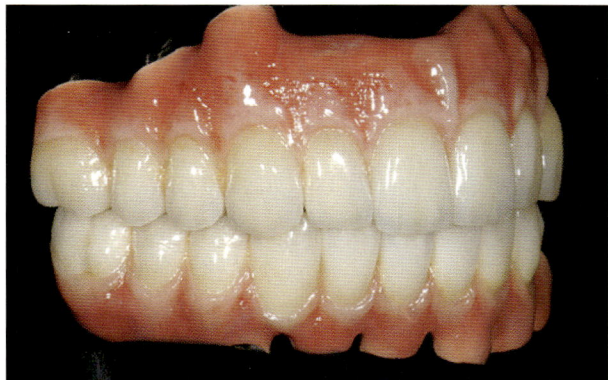

图3-83 当冠高空间大于12mm时，常采用粉色瓷（或丙烯酸树脂）替代软组织部位。（引自 Misch CE: Dental implant prosthetics, ed 2, St Louis, 2015, Mosby.）

在上颌，骨垂直向吸收会导致腭侧牙槽嵴顶位置偏高，由此会导致种植体位置较天然牙更偏腭侧。在这种临床情况下，可摘修复体具有许多优点。可摘修复体可以在睡眠时取下，不需要预留清洁通道，并能减少夜间口腔功能异常时，CHS增大所带来的影响。可摘修复体可以改善唇部和面部的支撑。覆盖义齿可以有足够大的丙烯酸树脂体积，以降低修复体断裂的风险，并便于修复。增加CHS可以使修复体的位置更加理想，同时不会影响种植-修复体下部结构。

RP-5修复体的CHS过大会导致修复体更加不稳定，且通常需要更多的软组织。在RP-5覆盖义齿中，CHS有两个不同的组成部分：（1）从牙槽嵴顶到覆盖义齿附着体高度的距离；（2）从覆盖义齿附着体到咬合平面的距离。从附着体到咬合平面的距离越大，修复体在附着体上移动或旋转的力量就越大（稳定性就越差）。因此，在行使功能时需要更多的组织支持（即，颊棚区）。如果修复体对软组织的负荷不当，可能会出现痛点，并可能加速牙槽嵴的萎缩（图3-84）。

生物应力的增大与CHS的增加直接相关。种植修复体的治疗设计应考虑降低应力，其方法包括：

（1）缩短悬臂长度。
（2）减低颊舌侧偏移负荷。
（3）增加种植体数量。
（4）增大种植体直径。
（5）使用最大表面积的种植体。

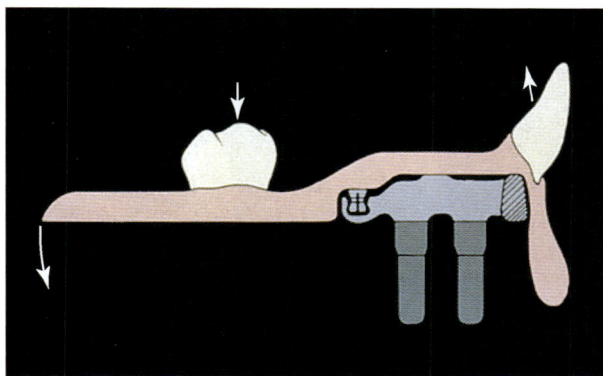

图3-84 当冠高空间（CHS）较大时，RP-5覆盖义齿通常不太稳定。修复体CHS的测量是从咬合平面到覆盖义齿附着体的高度。（引自 Misch CE: Dental implant prosthetics, ed 2, St Louis, 2015, Mosby.）

（6）降低可摘修复体的固位力并增加软组织支撑（如，颊棚区）。
（7）在睡眠时间取下可摘修复体，以减少夜间功能异常的有害影响。
（8）不管是固定式还是可摘式修复体，都使用夹板式种植体修复。

冠高空间是一个相当大的应力放大器；牙冠高度越大，修复体悬臂则应当越短。当牙冠高度大于15mm时，除非所有其他受力因素都很小，否则不应考虑使用悬臂。种植体偏移负荷时应降低咬合强度。甚至在悬臂后方（或偏移负荷）区域应避免正中咬合接触。这样可以减少功能异常负荷，因为修复体的悬臂远端部分仅在功能活动（如，咀嚼）时受力[52]。

## 七、牙弓位置

### 后牙区有更大应力

牙弓位置是治疗规划过程中的一个重要部分，对种植修复体的受力有重大影响。一般来说，磨牙区的咬合力最大，向前逐渐减弱。切牙区的最大咬合力约为35～50psi，尖牙区的最大咬合力范围为47～100psi，磨牙区的咬合力在127～250psi之间（图3-85）[53]。Mansour等使用Ⅲ类杠杆臂对咬合力和力矩进行了数学评估。髁突是支点，咀肌和颞肌是动力[54]。第二磨牙区的应力比第一磨牙高10%，应力范围在140～275psi之间。

牙弓位置还应考虑上颌骨前牙区和下颌骨前牙区。通常，下颌前牙区的骨质更密，且下颌前牙

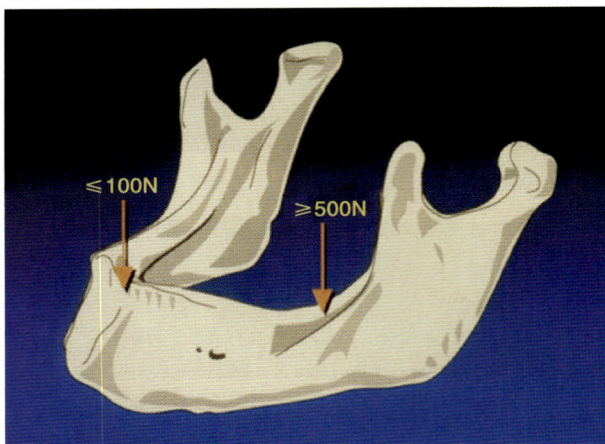

图 3-85　与前牙区相比，颌骨后牙区的最大咬合力更大。（引自 Misch CE: Dental implant prosthetics, ed 2, St Louis, 2015, Mosby.）

框3-13　牙弓位置：后牙区域

1. 磨牙区的咬合力明显较高。
   a. 机械组件：Ⅲ类杠杆
   b. 生物组件：肌肉收缩量
2. 后牙区域与骨结合种植体的长期骨吸收相关
3. 骨密度低于前牙区（如，D3/D4- 上颌 vs D2- 下颌）
4. 由于骨质较差，上颌后牙区较下颌后牙区的风险更大
5. 上颌后牙区的骨体积最少
   a. 牙槽嵴顶骨吸收
   b. 上颌窦扩张
   c. 牙根接近或延伸到上颌窦（如，第一磨牙腭根和 MB 牙根）
6. 下颌后牙区的骨高度低于前牙区
   a. 下颌神经管和颏孔的位置
   b. 颊侧骨吸收导致的成角问题
   c. 舌侧倒凹

的受力方向更接近牙齿长轴。上颌前牙所承受的 12 至 15 度的倾斜负荷会使种植体的受力增加约 25%。与最小的下颌切牙相比，上颌前牙的直径及表面积更大。虽然应力大小相近，但应力方向会使上颌前牙面临更大的风险。

牙弓位置包括上颌牙弓和下颌牙弓。如前所述，下颌骨较上颌骨更为致密，尤其在后牙区域。对于无牙颌，上颌骨较下颌骨的密度较差，需要更多数量或更大直径的种植体。上颌牙比下颌牙有更多的牙根和更大的表面积（框3-13）。然而，在无牙颌中，由于上颌窦迅速扩张而导致骨高度降低，因此可用骨高度比任何区域都少。

### 1. 并发症

（1）**更多的骨吸收**：Chung 等的一项研究显示，69 位患者的 339 颗种植体的平均寿命为 8.1 年（范围为 3～24 年），后牙区种植体（即使存在角化黏膜）的年均骨吸收量是前牙区种植体的 3.5 倍[55]。在咬合力较高的区域，骨吸收可能更加明显。在没有后牙接触的情况下，前牙咬合力降低，而在有后牙咬合或非正中接触的情况下，前牙咬合力会增加。除了Ⅲ类杠杆的机械性能外，前牙咬合力的降低还与生物因素有关[55]。当后牙接触时，大部分咀嚼肌收缩。当后牙不接触时，2/3 的颞肌和咬肌不收缩，从而导致咬合力降低。

（2）**表面积减少**：在受力较小的前牙区，牙根的直径和根表面积均小于后牙。天然牙表面积的最大增幅出现在磨牙区。与前磨牙相比，磨牙区的天然牙表面积增加了 200%。然而，在牙种植

中，我们主要是根据现有的牙槽骨量来确定种植体的长度，然后将种植体植入到牙槽骨中。在前牙区植入较长的种植体，在后牙区植入较短的种植体（或将前牙种植体向后倾斜，导致后牙咬合力因悬臂长度而放大）。这种方法应予以纠正，以符合生物力学负荷。然而，种植体长度对应力的抵抗作用较小，而种植体宽度和设计更为有效。减少应力的最佳方法是增加种植体数量。后牙区的种植体通常应该有更大的直径或更多的数量（因为磨牙有更多的牙根），尤其是在有额外的受力因素的情况下。

（3）**骨密度差导致支撑力不足**：天然牙被骨和牙周复合体的薄层皮质骨包围，所有的牙齿和牙弓位置都是这样。然而，牙齿脱落后，牙缺失位点的骨密度降低，口腔区域不同，变化也不一致。一般来说，牙齿脱落后，后牙区的骨密度低于前牙区，上颌前牙区骨密度低于下颌骨。下颌前牙区种植位点骨密度大于上颌前牙区种植体位点。骨密度越高，其能承受的种植体 - 骨界面的应力越大。

换句话说，牙缺失区骨密度通常与天然牙所承受的应力大小以及牙根表面积成反比。因此，上颌骨后牙区是最危险的牙弓位置，其次是下颌

骨后牙区，然后是上颌骨前牙区。最理想的骨生物应力传递区域是下颌前牙区[56]。

## 八、对颌牙弓

在治疗规划过程中，一个经常被忽视的因素是对颌牙弓。一般来说，天然牙通过咬合接触传递的应力大于软组织支持的全口义齿。此外，全口义齿患者的最大咬合力是有限的，其范围可能是 5 至 26psi[57]。刚戴入全口义齿时，患者的咬合力通常较大，但会随着时间的推移而减小。肌肉萎缩、因年龄或疾病导致的口腔组织变薄以及牙槽骨萎缩经常发生在无牙颌患者身上[58]。一些义齿佩戴者可能会经常性地紧咬假牙，这可能会保持肌肉质量，但通常会导致骨吸收。

种植修复体所承受的最大应力取决于对颌牙弓中支持修复体的天然牙或种植体的数量。牙列缺损患者的咬合力降低。佩戴局部义齿的患者的咬合力介于天然牙和全口义齿之间，这取决于剩余牙齿、肌肉和关节的位置及状况。在使用种植固定义齿修复的部分无牙患者中，咬合力的范围更接近于天然牙列，但由于缺乏本体感觉可能会放大功能异常和功能活动期间的负荷（图 3-86）。

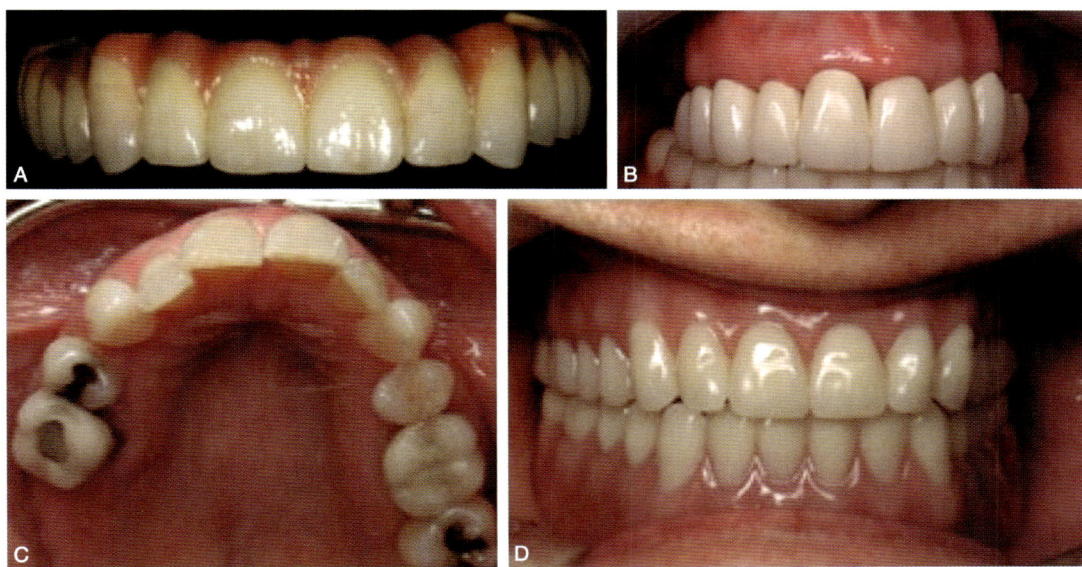

图 3-86　对颌牙弓。最大咬合力从高到低排列。A. 种植体支持的固定修复体。B. 常规烤瓷冠修复。C.天然牙列。D.覆盖义齿/传统义齿

种植固定修复体不能像天然牙那样受益于本体感觉，患者咀嚼食物的力量是天然牙的四倍。最大应力来自对颌牙弓的种植修复体。与固定义齿相比，RP-4 覆盖义齿可能会有一些移动，并且更可能使用丙烯酸或树脂牙。因此，咬合力会比固定式全牙弓种植修复体稍小。此外，由于种植体缺乏本体感受，即使在咬合及功能异常过程中存在早接触，也不会改变原有咬合方式，因此在种植修复后，咬合应力会继续增加（框 3-14）。

对颌牙弓并不像口腔功能异常，咀嚼动力模式或 CHS 过大那样是改变种植治疗计划的主要因素，但却是导致崩瓷或修复体折裂风险的主要因素。Kinsel 和 Lin 的报告指出，对颌牙类型影响种植冠的崩瓷率[59]。当对颌牙是全口活动义齿时，

| 框 3-14　对颌牙弓：应力的产生（从低到高） |
| --- |
| 1. 软组织支持的义齿（常规全口义齿） |
| 2. RP-5 覆盖义齿（主要支持为软组织） |
| 3. 部分牙缺失牙弓 |
| 4. 完整牙弓 |
| 5. RP-4 覆盖义齿（主要支持为种植体） |
| 6. 种植固定修复体（全牙弓种植体支持） |

种植冠的崩瓷率是 0%；对颌为天然牙时，崩瓷率为 3.2%；对颌牙对天然牙支持的牙冠时，崩瓷率为 5.7%。

当对颌牙为种植牙冠时，崩瓷率为 16.2%。进一步比较崩瓷的患者比例可见，对颌牙为天然牙

时是 19.4%，对颌牙为种植冠时是 69.5%。因此，对颌牙可能会增加咬合冲击力，力量越大，风险越高（框 3-15）。

框 3-15    与对颌牙弓相关的种植冠崩瓷风险：
        由低到高

1. 全口义齿（0%）
2. 天然牙（3.2%）（19.4% 的患者）
3. 天然牙支持的牙冠（5.7%）
4. 种植牙冠（16.2%）（69.5% 的患者）

（引自 Misch CE：Dental implant prosthetics，ed 2，St Louis，2015，Mosby.）

由于对颌牙弓会影响种植修复体的受力强度，因此制定治疗计划时应降低疲劳断裂及过度负荷的风险。治疗设计时很少会为了单纯降低种植牙弓的应力，而在对颌牙弓采用活动义齿修复。然而，许多无牙颌患者却由于种植修复费用较高而继续选择使用上颌活动义齿修复。但患者应该意识到这会导致上颌牙弓的持续性骨吸收。首选治疗方法是在两个牙弓上都使用种植体支持的修复体，以保持现有的骨量。

## 九、牙弓形态

在治疗规划过程中，应始终对患者的牙弓形态进行评估，尤其是下颌。患者牙弓形态的大小和形状存在许多差异。从最近中种植体中心点至两侧远端种植体后缘连线之间的垂直距离称为前后种植体距离或 A-P 距（图 3-87）[60]。理论上，A-P 距越大（图 3-87），远端悬臂就可以延伸得越远，以替代缺失的后牙，从而尽可能降低力学问题。一般来说，如果在下颌前部颏孔之间植入五到六颗种植体来支撑固定义齿，悬臂不应超过两个 A-P 距，并降低其他应力因素。

A-P 距直接受到牙弓形态的影响。牙弓形态类型可以分为方圆形、卵圆形和尖圆形。对于方圆形牙弓，最远端和最前方种植体之间的 A-P 距为 0 至 6mm（图 3-88）；卵圆形牙弓的 A-P 距为 7 至 9mm，这是最常见的类型（图 3-89）。

尖圆形牙弓的 A-P 距大于 9mm（图 3-90）。尖圆形牙弓可以支持 20mm 的悬臂，而方圆形牙弓的悬臂要减小到 12mm 或更短。尖圆形牙弓形态是最理想的，方圆形牙弓容易受到应力相关并发症的影响。

A-P 距只是远端悬臂范围要考虑的力学因素

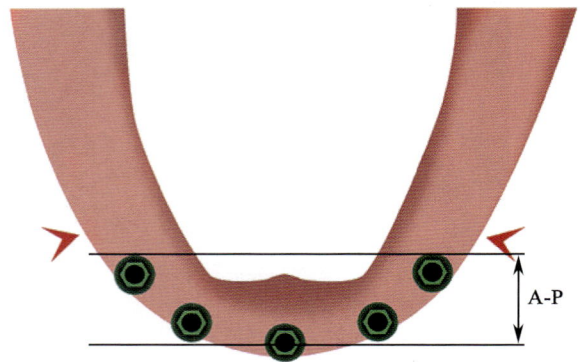

图 3-87    前后（A-P）距为从最近中种植体中心点至两侧远端种植体后缘连线之间的垂直距离

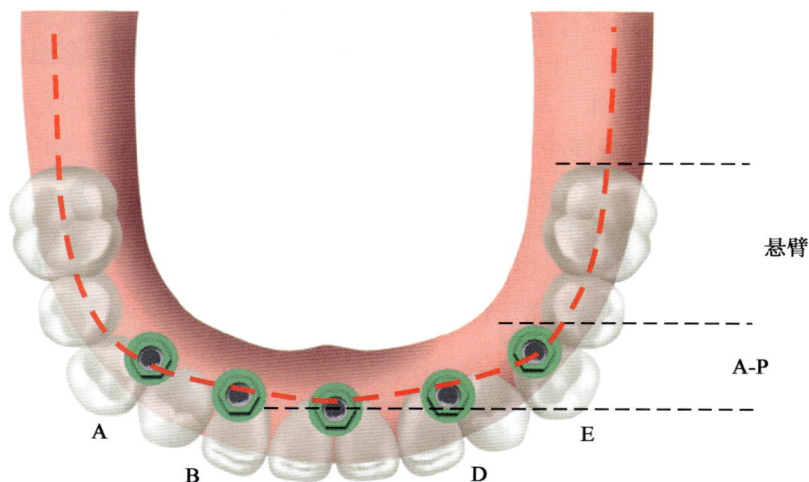

图 3-88    下颌方圆形牙弓的前后（A-P）距为 0 至 6mm，悬臂设计受限。（引自 Misch CE：Dental implant prosthetics，ed 2，St Louis，2015，Mosby.）

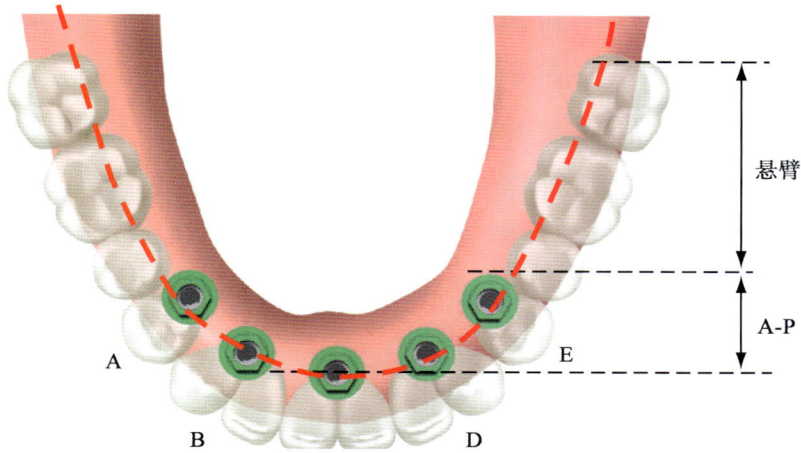

图 3-89　下颌卵圆形牙弓的前后（A-P）距为 7 至 9mm，是最常见的类型，悬臂可以延伸至 18mm。（引自 Misch CE：Dental implant prosthetics，ed 2，St Louis，2015，Mosby.）

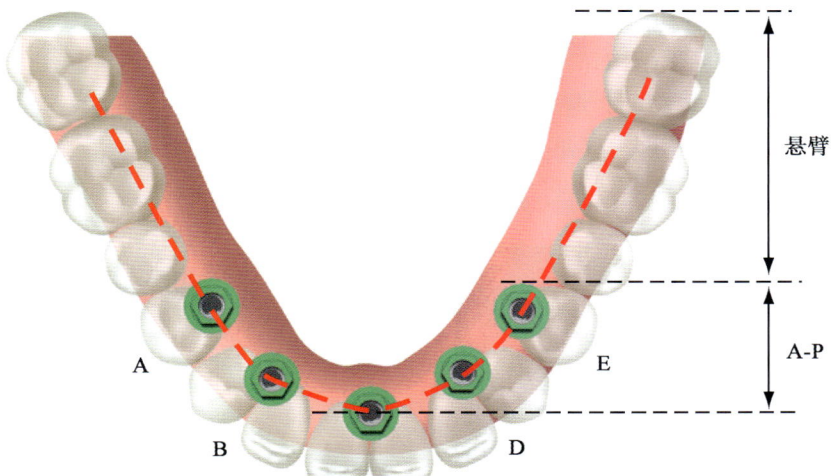

图 3-90　下颌尖圆形牙弓的前后（A-P）距大于 9mm，此类型最少，悬臂的风险最小。（引自 Misch CE：Dental implant prosthetics，ed 2，St Louis，2015，Mosby.）

之一。如果应力因素很高（如，功能异常、冠高度、咀嚼肌动力模式、对颌牙弓），则应减小修复体的悬臂长度，甚至可能是禁忌证。

# 十、骨密度

## （一）治疗方案

牙槽骨的外部（皮质）和内部（小梁）结构可以用质量或密度来描述。密度反映了一系列生物力学特性，如强度、弹性模量、骨与种植体接触（BIC）百分比以及种植体周围的应力分布（框 3-16）。骨的外部和内部结构实际上控制并决定着患者的手术和修复方案。牙缺失位点可用骨的密度是治疗计划、

| 框 3-16　骨质表现 |
| --- |
| • 皮质骨/松质骨的强度 |
| • 弹性模量 |
| • 骨-种植体接触百分比（界面） |
| • 负荷的骨内种植体周围的应力轮廓 |
| • 手术方案 |
| • 愈合时间 |
| • 需要渐进性骨负荷 |

手术方法、种植体选择、愈合时间以及在修复初期是否需要进行渐进性骨负荷的决定因素[56]。

骨密度对种植治疗规划有重要影响。首先根据种植解剖位点初步判断骨密度：下颌前牙区为

D2，上颌前牙区和下颌后牙区为 D3，上颌后牙区为 D4；然后考虑骨结构的评估（如，修复体的类型和设计、种植体的关键位置以及患者的合力因素等）；通过 CBCT 扫描制定更完整的治疗方案，并在手术过程中根据手感进行实时调整。

## 1. 了解骨的基本知识

骨是一种能够跟随多种因素变化而变化的器官，包括激素、维生素和机械影响。然而，生物力学参数（如，传递到骨组织的应力）是最主要的。早在一个多世纪前，就有关于骨骼系统这种适应性的报道。1887 年，Meier 定性地描述了股骨骨小梁的结构[61]。1888 年，Kulmann 注意到股骨小梁骨的模式与 Eiffel 使用概念中的应力轨迹之间的相似性（图 3-91）[62]。1892 年，Wolff 进一步阐述了这些概念并发表了文章："骨功能的每一互变，都有与数学法则一致的确定的内部结构和外部形态的变化"[63]。后被人们广泛接受，在骨骼结构中，骨外部结构（皮质骨）会随着功能的变化而变化，而骨内部结构（松质骨）也会随之改变（Wolff 定律）。

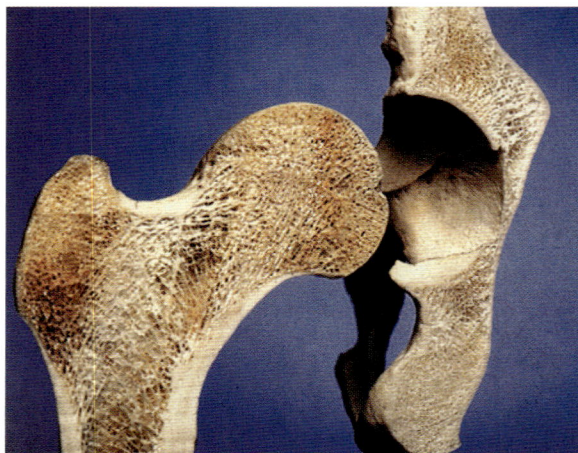

图 3-91 股骨头近端具有沿应力路径排列的骨小梁，类似于桥梁。（引自 Misch CE: Dental implant prosthetics, ed 2, St Louis, 2015, Mosby.）

在颌骨中也发现骨会受到机械影响而发生结构变化。MacMillan 和 Parfitt 都报道了颌骨牙槽嵴区域骨小梁的结构特征和变化[64]。上颌骨和下颌骨具有不同的生物力学功能（图 3-92）。下颌骨作为一个独立结构，被设计成一个力吸收单元。当有牙齿时，外层皮质骨更致密、更厚，小梁骨更粗、更密（图 3-93）。这种骨结构与施加的力直接相关。

另一方面，上颌骨是力分散单元，上颌骨的应

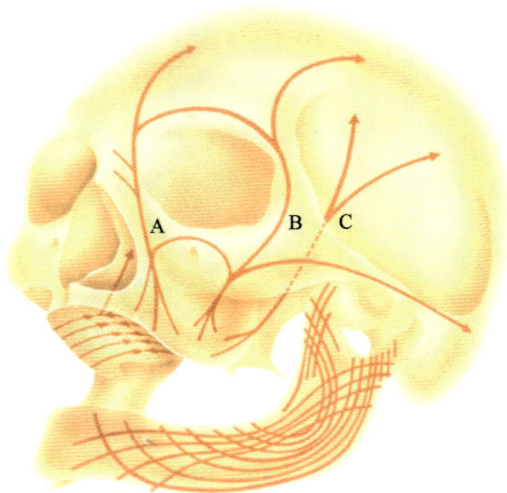

图 3-92 上颌骨和下颌骨的骨骼构成不同。上颌骨是力分散单元，下颌骨是力吸收单元。因此，皮质骨和小梁骨是不同的。（引自 Misch CE: Dental implant prosthetics, ed 2, St Louis, 2015, Mosby.）

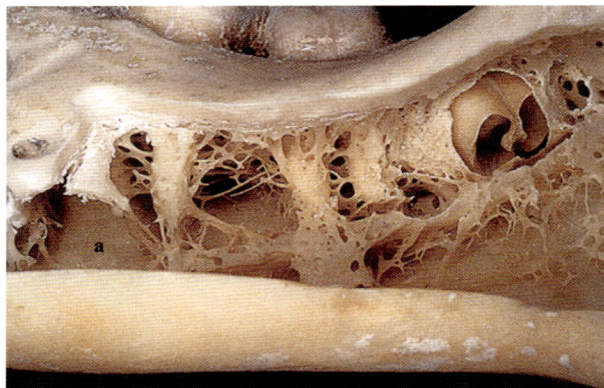

图 3-93 与上颌骨相比，下颌骨的骨小梁更粗，皮质骨更厚而致密。下颌骨作为一个独立的结构，主要用于力的吸收。（引自 Misch CE: Dental implant prosthetics, ed 2, St Louis, 2015, Mosby.）

力通过颧弓和腭部传递，远离大脑和眼眶。因此，上颌骨的皮质骨较薄，且围绕牙齿的骨小梁较细（图 3-94）。在评估天然牙周围的骨质时，Neufeld 发现，牙齿周围的骨密度最大（筛状板），与根尖周区域相比，嵴顶区域的骨密度更大（图 3-95）[65]。

Orban 证明，与存在对侧牙且有咬合接触的牙齿相比，没有咬合的上颌磨牙周围的骨小梁减少（图 3-96）[66]。牙齿缺失后，颌骨的骨密度也随之降低，其与该位点牙齿缺失及未适当负荷的时长、骨的初始密度、下颌骨的弯曲和扭转以及牙缺失前后的口腔功能异常有关。

一般来说，牙齿缺失后的牙槽嵴骨密度变化

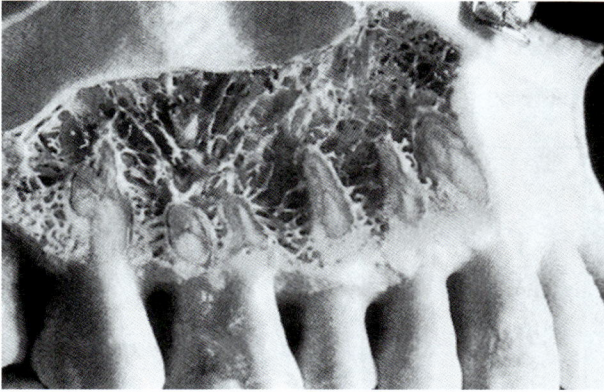

图 3-94  与下颌骨相比，上颌骨具有更精细的骨小梁，皮质骨更薄且多孔。上颌骨是一个力分散单元，旨在保护眼眶和大脑。（引自 Misch CE：Dental implant prosthetics, ed 2，St Louis，2015，Mosby.）

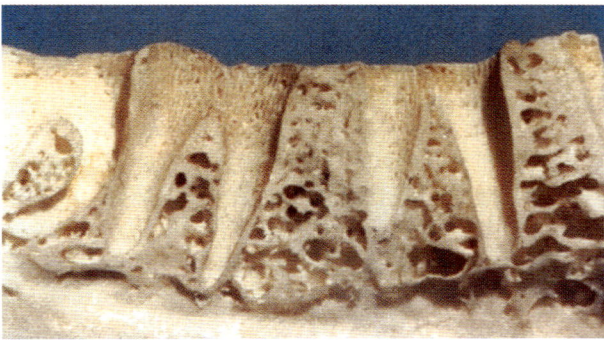

图 3-95  每个颌骨的骨小梁都有结构上的变化。骨小梁在牙齿附近最致密，它形成筛状板。在牙齿之间，骨通常在牙槽嵴顶部附近密度最大，在根尖密度最小。（引自 Misch CE：Dental implant prosthetics, ed 2，St Louis，2015，Mosby.）

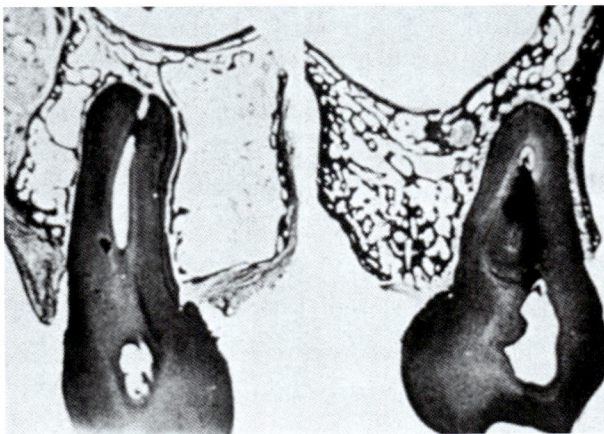

图 3-96  左侧图片显示，对颌的下颌牙缺失后，因缺乏咬合接触导致上颌牙周围的骨小梁丧失。右侧图片的牙齿来自同一只猴子，对颌的下颌牙在适当的位置，可见牙周围的骨小梁密度要大得多。左侧观察到的失用性萎缩是由于微应力环境不足以维持骨组织。（引自 Misch CE：Dental implant prosthetics, ed 2，St Louis，2015，Mosby.）

在上颌骨后牙区最大，在下颌骨前牙区最小。

全身的皮质骨和骨小梁不断通过塑建或重建而改变。塑建具有独立的形成和吸收位点，并导致骨的形状或大小的变化。重建骨重塑是指在同一部位进行骨吸收和形成的过程，取代原有的骨，主要影响骨的内部更新，包括牙齿缺失区域或骨内种植体周围的骨。这些适应性现象与宿主骨内机械应力和应变环境的改变有关[67]。

应力是由力的大小除以它所作用的功能区域来决定。应变的定义是材料长度的变化量除以其原始长度。施加到骨的应力越大，在骨中观察到的应变就越大[18]。骨的塑建和重塑主要受应变机械环境的控制。总的来说，牙槽骨的密度是微应变导致的机械变形的结果。

Frost 提出了一个致密骨的塑建/重塑模式的模型，它与应变的机械适应性有关[68]。通过自发骨折、病理性超负荷范围、轻度超负荷范围、适应范围和失用性范围描述了骨与所经历的微应变量的关系（框 3-17）。这些类别也可用于描述颌骨种植体周围的骨小梁反应。

| 框 3-17  骨的机械适应性 |
| --- |
| 1. 自发骨折 |
| 2. 病理性超负荷范围 |
| 3. 轻度超负荷范围 |
| 4. 适应范围 |
| 5. 失用性范围 |

失用性萎缩导致骨矿物质密度丧失。失用性萎缩的发生是因为新骨塑建被抑制，而重塑受到刺激，逐渐导致骨的净流失。

据报道，骨在轻微负荷下的应变为 0～50 微应变[68]。这种现象可能发生在整个骨骼系统中，如固定肢体 3 个月后，皮质骨板减少 15%，且骨小梁广泛丧失[69]。还有报道指出，废用骨的皮质骨密度下降 40%，骨小梁骨密度下降 12%[70]（图 3-97）。

适应范围（50～1 500 微应变）代表了塑建和重塑的平衡，骨状况维持在这个水平。在这种应变环境下，骨骼保持稳定状态，这可以被认为是健康的稳态窗口。这种骨的组织学描述主要是板层骨或负荷骨。每年约 18% 的小梁骨和 2%～5% 的皮质骨在生理负荷区进行重塑，这与适应范围相对应[71]。这是在应力平衡建立后，骨内种植体周

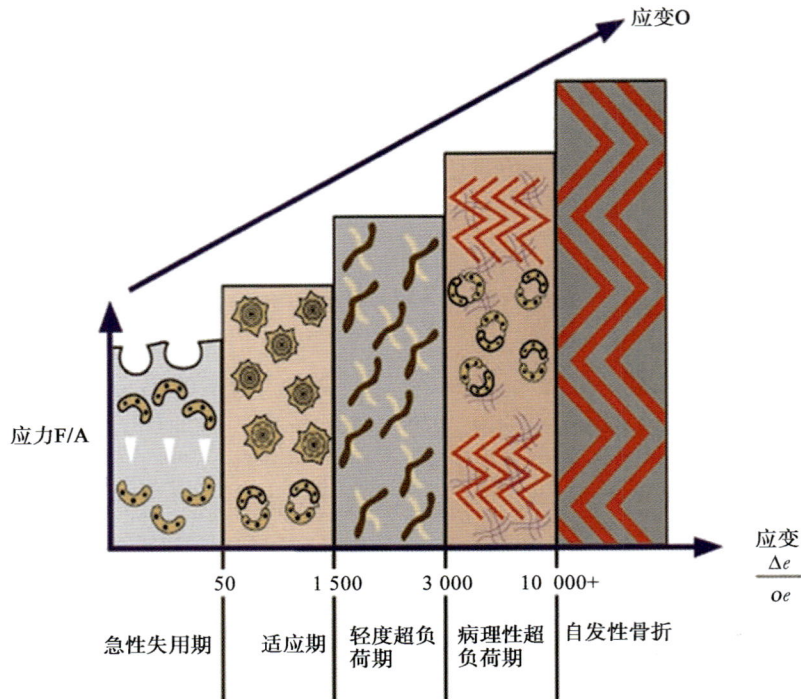

图 3-97    自发骨折前,骨的四个范围区域与应变的机械适应有关。失用性范围是微应变量最低的区域。适宜范围是理想的生理负荷区。轻度超负荷范围会导致微骨折,并引发骨重塑的增加,从而产生更多的编织骨。病理性超负荷范围会导致疲劳骨折、重塑和骨吸收增加。(引自 Misch CE: *Dental implant prosthetics*, ed 2, St Louis, 2015, Mosby.)

围理想的应变范围。在适应范围内需要进行骨转换;Mori 和 Burr 提供的证据表明,在生理范围内,疲劳损伤造成的骨微裂区域会发生重塑[72]。

轻度超负荷范围(1 500~3 000 微应变)导致更高的疲劳微骨折率和骨细胞周转率。因此,骨强度和密度降低。在此范围内的骨组织学描述通常是编织骨或修复骨。编织骨形成更快,但与板层骨相比,其矿化度和组织化程度较低。这可能是骨内种植体承受超负荷时,骨界面试图适应更强应变环境时的骨状态。在修复过程中,编织骨比更成熟的矿化板层骨更脆弱[73]。骨骼处于轻度超负荷区时仍需小心,因为在修复过程中骨骼强度的"安全范围"会减小。

病理性超负荷范围是指微应变大于 3 000 个单位。皮质骨骨折发生在约 10 000 到 20 000 微应变(1%~2% 形变)时。然而,病理性超负荷可能在微应变水平仅为极限强度的 20% 至 40% 或皮质骨的物理折断时开始。骨可能被重新吸收并形成纤维组织,或者在这个区域观察到修复编织骨,因为需要持续的骨转换。种植体超负荷期间的边缘骨吸收可能是骨处于病理性超负荷范围的结果。

超负荷造成的种植体失败也可能是骨处于病理性超负荷范围的结果。

## 2. 了解不同的骨密度

1988 年,Misch 根据宏观骨皮质和骨小梁的特征,提出了四个独立于颌骨区域的骨密度分类[74]。这种骨密度分类根据骨骼的解剖类型采用不同的治疗方案。每种骨密度类型都描述了建议的治疗方案、种植体设计、手术方案、愈合时间和渐进性负荷时间跨度[17]。按照这种治疗方案,所有骨密度类型的种植体存活率都相似[75]。

致密或多孔的皮质骨位于骨的外表面,包括无牙颌牙槽嵴顶。或粗或细的骨小梁存在于皮质骨的外壳内,偶尔也存在于无牙颌剩余牙槽嵴的表面。骨骼的这四种宏观结构可以按照从最密集到最不密集的顺序排列,这是由 Frost 和 Roberts 首次提出:致密皮质骨,多孔皮质骨,粗骨小梁骨,细骨小梁骨(图 3-98)。

综上所述,这四种宏观密度构成了 Misch 所描述的位于上颌和下颌无牙区的四种骨密度类型(D1、D2、D3 和 D4)(表 3-5;图 3-99)。与高度可

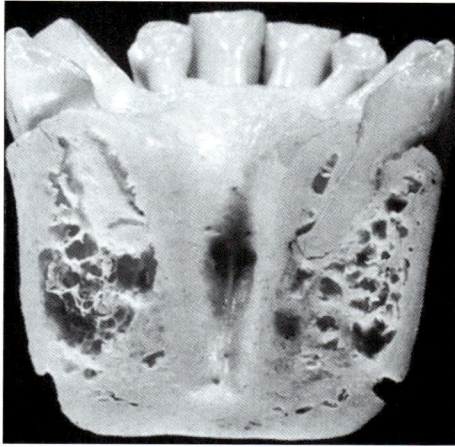

图 3-98　骨的宏观结构可以从最小骨密度到最大骨密度描述为（1）细小梁骨，（2）粗小梁骨，（3）多孔皮质骨，（4）致密皮质骨

表 3-5　Misch 骨密度分类表

| 骨密度 | 描述 | 触觉感受 | 典型解剖位置 |
|---|---|---|---|
| D1 | 致密皮质骨 | 橡木或枫木 | 下颌骨前部 |
| D2 | 多孔皮质骨和粗小梁骨 | 白松或云杉木 | 下颌骨前、后部，上颌骨前部 |
| D3 | 多孔皮质骨（薄）和细小梁骨 | 轻木 | 上颌骨前、后部，下颌骨后部 |
| D4 | 细小梁骨 | 泡沫塑料 | 上颌骨后部 |
| D5 | 未成熟、未矿化的骨 | — | 愈合早期的骨移植物 |

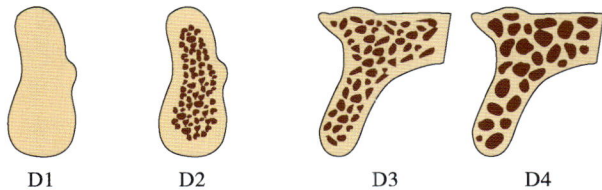

图 3-99　Misch 描述了上、下颌骨及前、后牙缺失区的四种骨密度类型。D1 类骨主要是致密皮质骨，D2 类骨在牙槽嵴上有致密且厚的多孔皮质骨，其下有粗的小梁骨，D3 类骨有较薄的多孔皮质骨，内部有细的小梁骨，D4 类骨几乎没有皮质骨。细骨小梁几乎构成了骨的全部。（引自 Misch CE：Dental implant prosthetics，ed 2，St Louis，2015，Mosby.）

变的小梁骨相比，不同密度类型的皮质骨区域更加一致。

D1 类骨主要为致密的皮质骨。D2 类骨在牙槽嵴顶和种植体外侧有致密至多孔的皮质骨。皮质骨内有粗大的松质骨（图 3-100）。

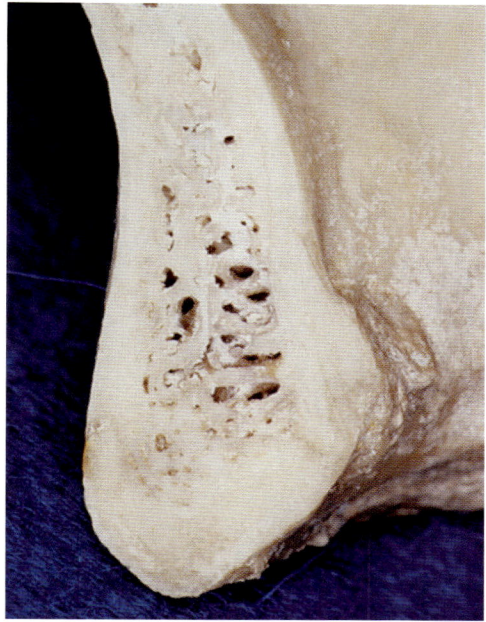

图 3-100　D2 类下颌骨中线区域的横截面。在牙槽嵴顶和侧缘存在致密多孔的皮质骨，内部存在粗糙的骨小梁。（引自 Misch CE：Dental implant prosthetics，ed 2，St Louis，2015，Mosby.）

骨可能被重新吸收并形成纤维组织，或者在这个区域观察到修复编织骨，因为需要持续的骨转换。种植体超负荷期间的边缘骨吸收可能是骨处于病理性超负荷范围的结果。超负荷造成的种植体失败也可能是骨处于病理性超负荷范围的结果。D3 类骨的牙槽嵴顶和颊舌侧区域具有较薄的多孔皮质骨，在种植体旁边的区域具有细小的骨小梁（图 3-101）。D4 类骨几乎没有牙槽嵴顶的皮质骨和颊舌侧的多孔皮质骨板，细小的骨小梁几乎占据了种植体周围骨的全部体积（图 3-102）。非常柔软，矿化不完全，骨小梁间隙大的骨可以称为 D5 类骨（图 3-103）。这种类型通常存在于正在发育的骨移植部位的未成熟骨中。骨密度可由位点、手术时的触觉或影像学评估来确定。

### 3. 骨密度相关的并发症

（1）D1：致密的皮质骨也有几个缺点。萎缩性下颌骨的种植体高度往往限制在 12mm 以下，冠高空间往往大于 15mm。

因此，额外的应力因素（如，悬臂或侧向力）在种植体-修复体系统上被进一步放大。因此在修复体设计时要减少应力因素，降低其对骨及修复体部件的不良影响（图 3-104）。

相比于其他三种类型，D1 类骨的血管更少，

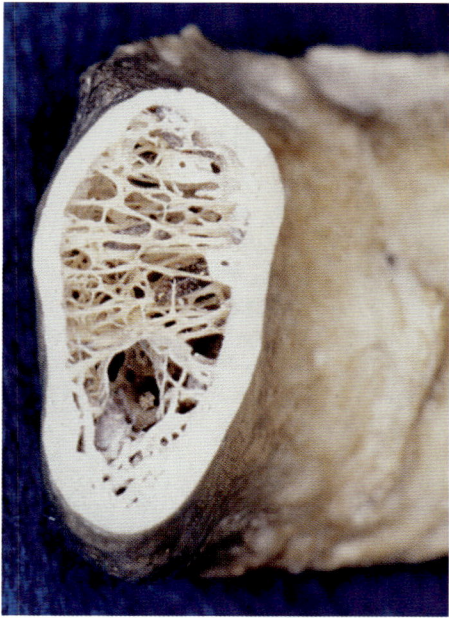

图 3-101　下颌骨后牙区的 D3 类骨。下颌骨的牙槽嵴顶处是薄而多孔的皮质骨，下颌骨的主体处是细的小梁骨。（引自 Misch CE：Dental implant prosthetics，ed 2，St Louis，2015，Mosby.）

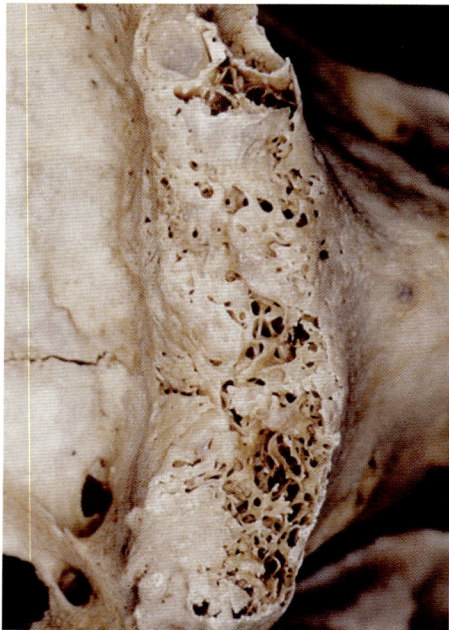

图 3-102　上颌骨前牙区的 D3 类骨，牙槽嵴顶上有薄而多孔的皮质骨板，其下有细的骨小梁。（引自 Misch CE：Dental implant prosthetics，ed 2，St Louis，2015，Mosby.）

更依赖骨膜提供营养。皮质骨外 1/3 的动脉和静脉供应来自骨膜[76]。该类型几乎都是皮质骨，其再生能力因血液循环不畅而受损。骨膜反应精细且微弱。D1 类骨的宽度通常是充足的（即，由于

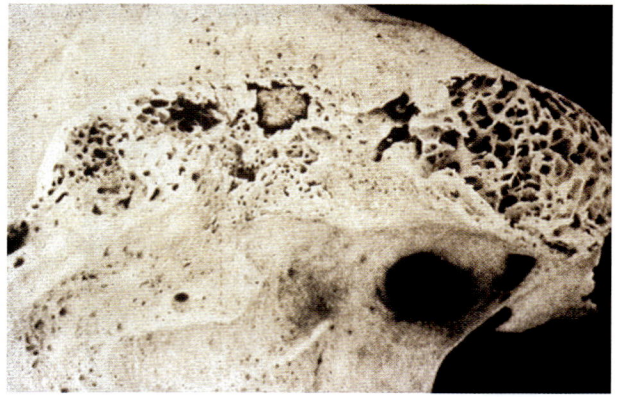

图 3-103　上颌骨后牙区的 D4 类骨，牙槽嵴几乎没有皮质骨，主要由细的小梁骨组成。（引自 Misch CE：Dental implant prosthetics，ed 2，St Louis，2015，Mosby.）

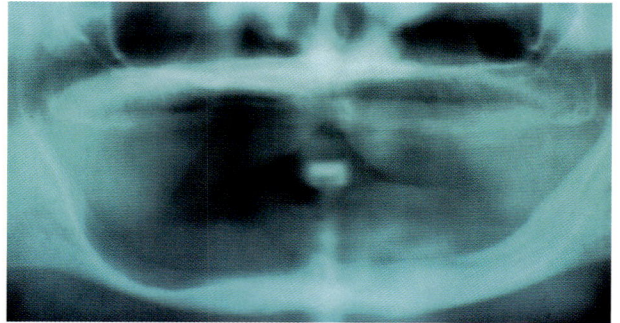

图 3-104　严重萎缩的下颌骨前牙区几乎都是 D1 类骨。该类型骨的 BIC 较高（80%），容易发生手术并发症（即，备孔过程中的热损伤）

骨高度降低，下颌骨表现出更大的宽度）。

　　幸运的是，D1 类骨很少出现唇颊或舌侧倒凹，可以安全地进行最低程度的翻瓣。建议精准缝合骨膜和覆盖软组织，这有助于恢复血液供应（框 3-18）。

框 3-18　D1 类骨：手术对策

1. 备孔时过热
   - 充足的外部或内部冲洗
   - 冷却盐水冲洗
   - 间歇性地加压备孔（如，提拉式钻孔）
   - 保持冲洗，同时每 3～5 秒暂停一次
   - 使用新的、锋利的钻头
   - 按顺序用钻（使用更多的钻；通过多次相同的钻孔来扩大种植窝）
2. 血供
   - 主要来自骨膜，导致更长的愈合时间

- 最低程度地翻瓣,以防止损害血供
3. 最终备孔
   - 更宽,以尽量减少压迫性坏死
   - 更深
   - 较慢的转速
   - 确认没有骨碎片残留
4. 攻丝
   - 短于备孔深度
   - 被动进入,以尽量减少压迫性坏死
   - 防止种植体内部和种植体-骨界面的微折裂
   - 去除备孔残留物
5. 在骨水平或骨上植入种植体
   - 植入后,松1/2圈以缓解内部应力
6. 较慢的愈合速度
   - 板层骨-血管更少
   - 5个月达到成熟-下颌骨前牙区
7. 第二阶段:暴露
   - 可在3～4个月后开始Ⅱ期手术
   - 可即刻负荷(当修复体生物力学稳定时)

（2）D2：D2类骨提供良好的种植体愈合界面,骨结合是非常可预测的。该类型骨基本不存在任何缺点。大多数种植体系统都将此类骨密度视作理想的手术条件。在种植体的嵴顶或侧方,致密多孔的皮质骨提供了一个安全的初始刚性界面。即使为了获得更宽的嵴顶或降低牙槽嵴高度而进行牙槽骨修整骨成形术,也不会影响骨对种植体的支撑,因为外侧皮质骨和内部粗糙的骨小梁能够提供刚性固定。因为愈合过程中损伤或界面处移动的风险较低,因此与较软的骨类型相比,种植体甚至可以植入到略高于牙槽嵴顶的位置。骨内存在血液供应,因此备孔时会出血,这有助于控制预备过程中的过热,最有利于骨-种植体界面的愈合(图3-105和图3-106)。

（3）D3：D3类骨具有许多缺点(框3-19)。与前两种骨密度类型(D1和D2)相比,备孔过程更难控制,应时刻注意方向,避免扩大种植窝或预备成椭圆形。

导致预备成椭圆形种植窝的一个常见错误是在备孔过程中使用指头作为支点。由于钻头通常长于20mm,手指支撑会导致钻头进入骨内形成拱

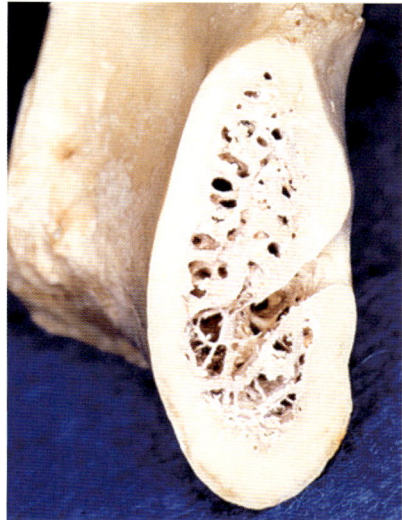

图3-105　D2骨具有致密多孔的皮质骨,内部小梁骨粗大。最常见于下颌骨。(引自Misch CE：Dental implant prosthetics, ed 2, St Louis, 2015, Mosby.)

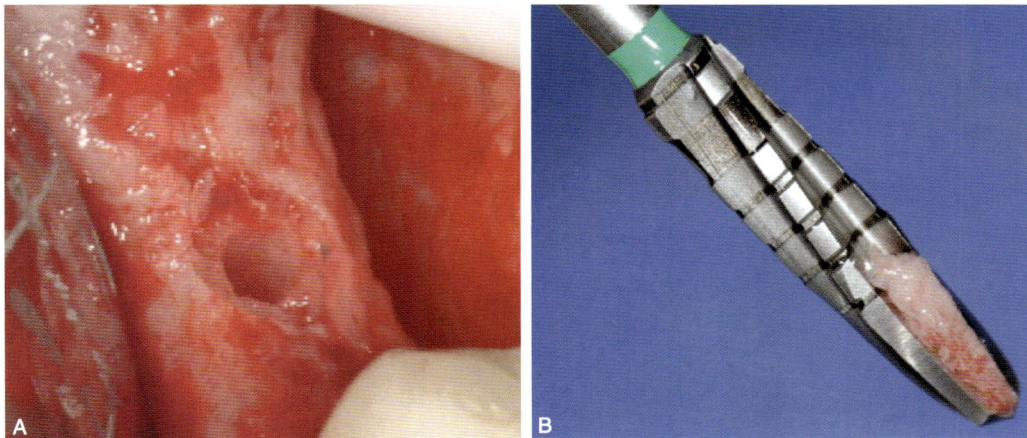

图3-106　D2类骨。A. D2类骨是种植体植入及愈合的理想骨质,成功率很高。B. 该类型骨还在备孔过程中收集骨屑,用于骨缺损处

形通道。在致密的牙槽嵴中，钻头的一侧会触碰到皮质骨，在牙槽骨备孔扩大之前，皮质骨会阻碍钻头运动并停止旋转。但在 D3 类骨中，拱形路径不会停止，这导致牙槽嵴顶处的洞口直径大于钻的直径，如果种植体的嵴顶区域没有膨大设计，那么种植体顶部周围的骨缺损可能会产生纤维愈合而不是骨愈合，从而造成最初的骨内袋。此外，备孔方向也可能会改变（见框3-19）。

在考虑即刻负荷的情况下，为了提高根型种

植体在愈合期间的稳定性，可充分利用上颌鼻底或窦底以及下颌舌侧根尖处的薄层皮质骨板。如果术前计划的种植体长度不能碰到皮质骨，则需要增加备孔深度，直到接触对侧皮质骨，甚至要穿透皮质骨板。在这种方法中，最好植入更长的种植体，以进一步增加支撑表面积，刚性固定是最重要的。但需要注意的是，这种方法可以提高愈合过程中的种植体稳定性，但并不能减少愈合后牙槽嵴的负荷。种植体嵴顶区域以及种植体上方 1/3 的形态设计是降低应力的关键（图3-107）。

---

**框 3-19　D3 类骨：手术和修复对策**

1. **骨解剖**
   - 最常见于上颌骨前牙区；通常宽度不足
2. **种植窝预备**
   - 由于宽度不足，可能会发生外侧穿孔
   - 备孔通常过度
   - 理想的角度可防止根尖穿孔
3. **骨与种植体接触**
   - 约 50%，影响初期稳定性并增加骨愈合时间
   - 可能需要植入额外的种植体以获得生物力学优势
4. **种植体植入**
   - 一次性植入，无须取出后重新植入
   - 平齐或略低于薄的牙槽嵴皮质骨
   - 愈合过程中承受负荷的风险较大，需确保临时修复体无应力
   - 使用高扭矩手机植入自攻螺纹种植体，避免使用棘轮扳手，因为这容易扩大种植窝或改变种植体方向
5. **种植体设计**
   - 等离子钛浆喷涂（TPS）或羟基磷灰石（HA）涂层
   - 大螺纹设计
   - 只能植入螺纹种植体
   - 增加种植体直径，扩大表面积
6. **愈合期**
   - 6 个月，以增加板层骨及矿化度
   - 修复体的渐进性负荷比 D1 或 D2 更加重要
7. **修复体重建**
   - 夹板式种植修复，分散生物应力
   - 咬合面缩窄
   - 骨渐进性负荷

---

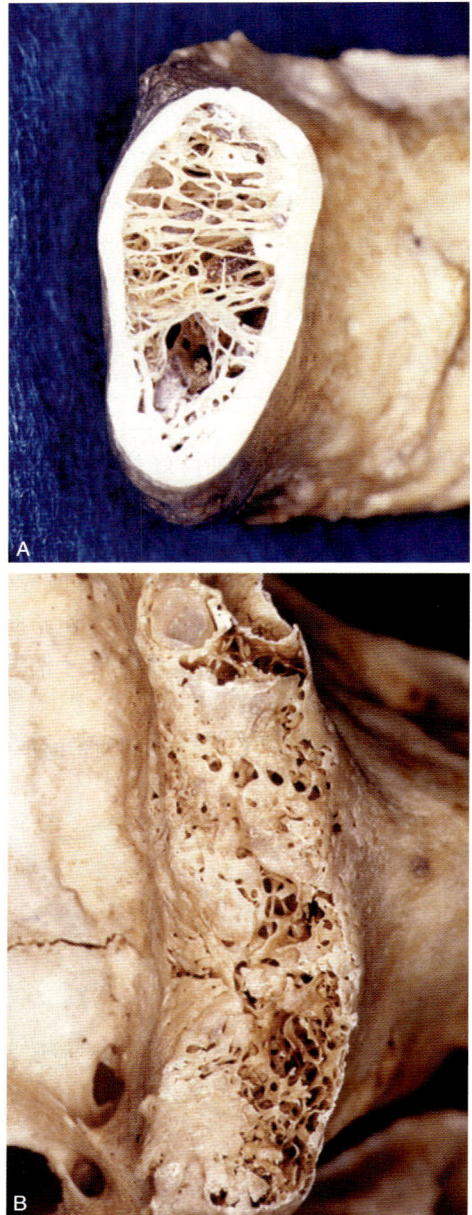

图 3-107　A 和 B. D3 类骨牙槽嵴顶的皮质骨薄而多孔，牙槽骨内松质骨良好。常见于下颌后部。（引自 Misch CE：Dental implant prosthetics, ed 2, St Louis, 2015, Mosby.）

（4）D4：细小的骨小梁给临床医生带来了最头疼的种植体刚性固位问题。稀疏的骨小梁对于所有类型的种植体的初期稳定都是一个挑战（框3-20）。外科医生不应使用钻头来预备 D4 类骨，因为钻头的提拉会去除更多的骨。对于此类骨，只能在一开始时使用引导钻来确定种植窝的深度和角度，然后需要通过手术锤及挤压器械来预备种植窝，而不能去除骨质。骨挤压时也要小心，防止窝洞变形，破坏种植体的初期稳定性降低。种植窝的最终直径与 D3 类骨相似。该类型骨的剩余牙槽嵴非常容易塑形，骨挤压术既能压迫骨小梁，又能扩大种植窝，从而提高骨密度（图3-108和框3-20）。

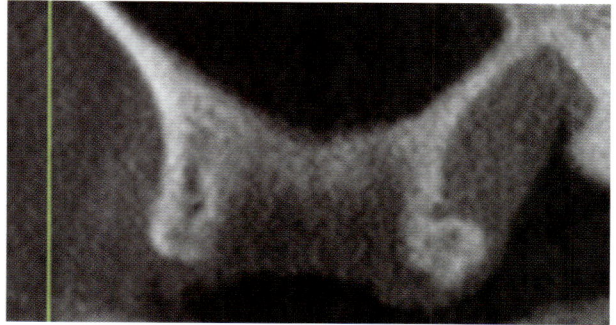

图 3-108　D4 类骨最常见于上颌后牙区。由于骨 - 种植体接触面积差（约 25%），需要对手术和修复程序进行改良以降低并发症

---

**框 3-20　D4 类骨：手术及修复对策**

1. **骨解剖**
   - 位置通常在上颌骨后牙区，这给手术带来了困难
   - 没有皮质骨，影响种植体初始稳定性
   - 上颌窦扩张导致可用骨高度下降
   - 通常需要骨增量
2. **种植窝预备**
   - 易过度预备，手术位点应欠预备
   - 强烈建议使用骨挤压器械
   - 应严格控制角度和经常发生的方向错误
3. **骨 - 种植体接触**
   - 约 25%，导致初始稳定性不良
   - 增加种植体，分散生物应力
4. **种植体植入**
   - 无须取出和重新植入
   - 植入到嵴顶骨下方，以减少愈合阶段的负荷
   - 使用具有更大表面积的种植体
   - 建议使用种植手机植入以保持方向
   - 不应使用攻丝
5. **修复体制作**
   - 强烈推荐渐进性负荷
   - 缩窄咬合面，以减少应力相关问题
   - 使用种植体夹板式修复

（引自 Misch CE：Dental implant prosthetics, ed 2, St Louis, 2015, Mosby.）

## （二）预防骨密度并发症

### 1. 理解骨强度和骨密度

要了解骨密度对种植体成功和失败的直接影响，临床医生必须理解骨的成分和生物力学原理。骨密度与微骨折前的骨强度直接相关。Misch 等应用 Misch 骨密度分类报道了下颌松质骨的力学特性[77]。从 D1 类骨到 D4 类骨，骨强度差异达 10 倍（图3-109）。

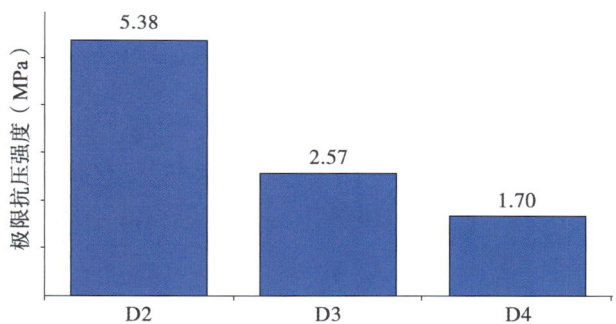

图 3-109　骨强度与骨密度直接相关。（引自 Misch CE：Dental implant prosthetics, ed 2, St Louis, 2015, Mosby.）

与 D3 类骨相比，D2 类骨的极限抗压强度高出 47% 至 68%（图3-110）。以 1 到 10 评分，D1 类骨强度为 9 到 10，D2 类骨强度为 7 到 8，D3 类骨强度比 D2 类骨低 50%（图3-110），骨强度为 3 或 4，而 D4 类骨强度为 1 至 2，是 D2 类骨的 1/10 倍。比 D1 类骨弱 10 倍。需要注意的是骨强度的研究是针对成熟骨。种植术后 4 个月，骨矿化程度达 60%。骨强度与矿化程度有关。为了谨慎起见，对于骨密度为 D3 和 D4 的患者，建议在负荷前延长愈合周期。对于 D1 和 D2 类骨，3 到 4 个月的愈合

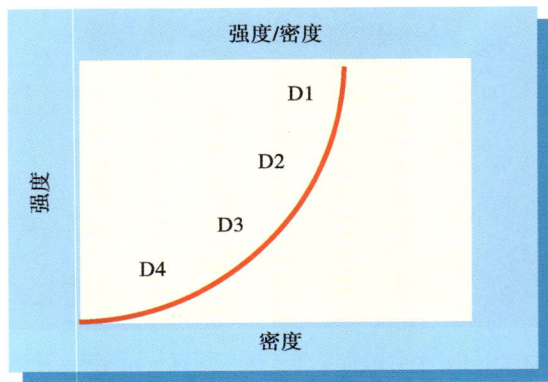

图 3-110 D2 类骨小梁的极限抗压强度大于 D3 类骨，D4 类最差。（引自 Misch CE：Contemporary implant dentistry，ed 3，St Louis，2008，Mosby.）

时间足够。对于 D3 和 D4 类骨，5 至 6 个月的愈合期更佳。骨密度分类最初依靠临床经验，而现在客观的量化指标。骨密度与 CBCT 扫描获得的客观量化指标和骨强度完全相关，有助于防止在骨密度较差的特定情况下发生失败。

## 2. 弹性模量和骨密度

根据定义，弹性模量描述了特定应力下的应变量（原始长度除以变化量）。这一参数与骨密度直接相关[78]。材料的弹性模量是其硬度的一个指标。与钛金属相比，骨的弹性模量表现出更大的柔韧性。当种植修复体受到较大应力时，钛的弹性模量较低。与骨相比，钛的应变（形变）较小。这两种材料之间的差异可能会产生病理性过载的微应变条件，导致种植失败。当种植体受到的应力较低时，钛和骨之间的微应变差异会降到最低，

并保持在合适的范围内，从而保持界面处的板层骨负荷[79]。

Misch 等发现，人类下颌松质骨的弹性模量因骨密度而异（图 3-111）。因此，当对 D1 类骨中的种植修复体施加应力时，种植体-骨界面的微应变差异很小。相比之下，当对 D4 类骨中的种植修复体施加相同的应力，种植体-骨界面的微应变差异则较大，可能处于病理性过载状态（图 3-112）。因此，D4 类骨更易发生种植体松动和失败。临床医生必须考虑到在骨质较差的情况下进行种植更容易产生并发症。

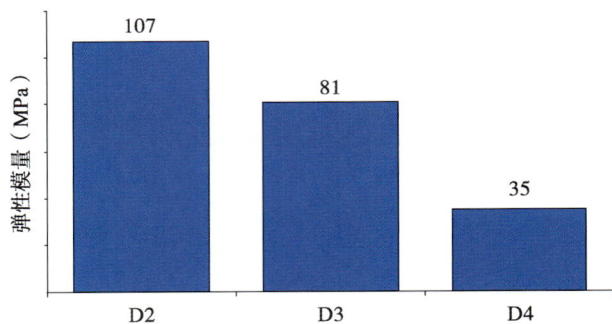

图 3-111 D2 类骨小梁的弹性模量大于 D3 类骨，D4 类骨小梁的弹性模量最低。（引自 Misch CE：Contemporary implant dentistry，ed 3，St Louis，2008，Mosby.）

## 3. 骨-种植体接触面积

骨密度不仅在种植体愈合期为其提供机械稳定性，还能在愈合后将应力从修复体向种植体-骨界面分散和传递。应力主要分布在骨与种植体接触区域。开放的骨髓腔或排列紊乱的纤维组织无

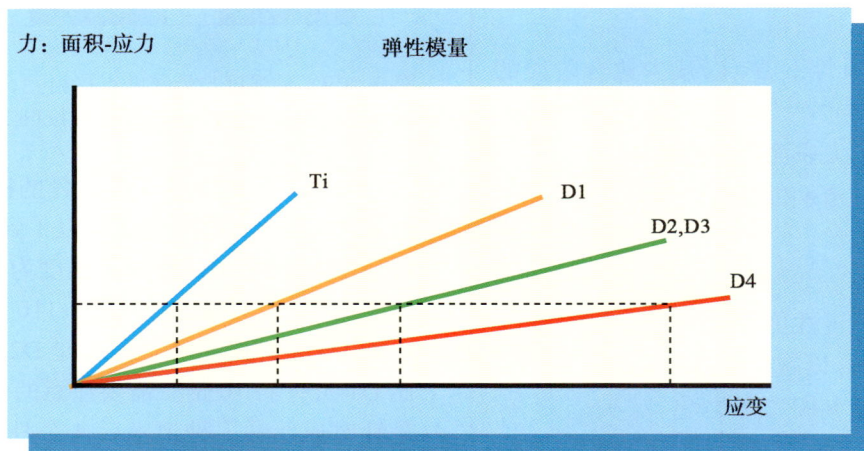

图 3-112 钛与 D4 类骨之间的微应变差异较大，可能处于病理超负荷状态，而在相同应力水平下，钛与 D2 类骨之间的微应变差异可能为理想状态。（引自 Misch CE：Contemporary implant dentistry，ed 3，St Louis，2008，Mosby.）

法控制对局部骨细胞的应力分散或微应变。由于应力是力与受力面积的比值，与种植体接触的骨面积越小，总体应力就越大。在其他条件相同的情况下，与种植体接触的骨面积越小，承受的总体应力就越高。因此，BIC 百分比对界面的应力和应变有着重要的影响。

Misch 在 1990 年指出，骨密度影响的是与种植体表面接触的骨量，而不是种植体表面的骨量。不仅在一阶段手术时有影响，在二期手术和早期负荷时亦如此[80]。皮质骨的 BIC 百分比明显高于松质骨。C-h 类萎缩的下颌前部或 A 类下颌舌侧骨板为非常致密的 D1 类骨，其与种植体接触面积最大，可达 85% 以上（图 3-113）。D2 类骨在初期愈合后通常有 65% 到 75% 的 BIC（图 3-114）。D3 类骨初期愈合后，BIC 通常为 40% 至 50%（框

3-21）。上颌骨后部（D4）骨小梁稀疏，与种植体接触面积较小。对于机械表面的种植体来说，BIC 低于 30%，且与种植体设计和表面处理密切相关。因此，与致密的骨质相比，疏松的骨质需要更大的种植体表面积来获得相似的 BIC。因此，与骨密度较低的上颌后部相比，许多骨密度较高的下颌前部在种植体数量、大小或设计方面的重要性较低。

研究表明，BIC 与骨密度和愈合时间直接相关。例如，在 Carr 等[80a] 的研究中，下颌的 BIC 比上颌大（即下颌的骨密度比上颌高）。此外，上下颌骨在 6 个月时的 BIC 均大于 3 个月时（图 3-115）。因此，种植负荷前的愈合时间与骨密度相关，愈合时间越长，骨强度越大，BIC 也越高。对所有类型的骨质来说，D1 到 D2 类骨的愈合时间 3 到 4 个月、D3 到 D4 类骨的愈合时间 5 到 6 个月的风险较小。

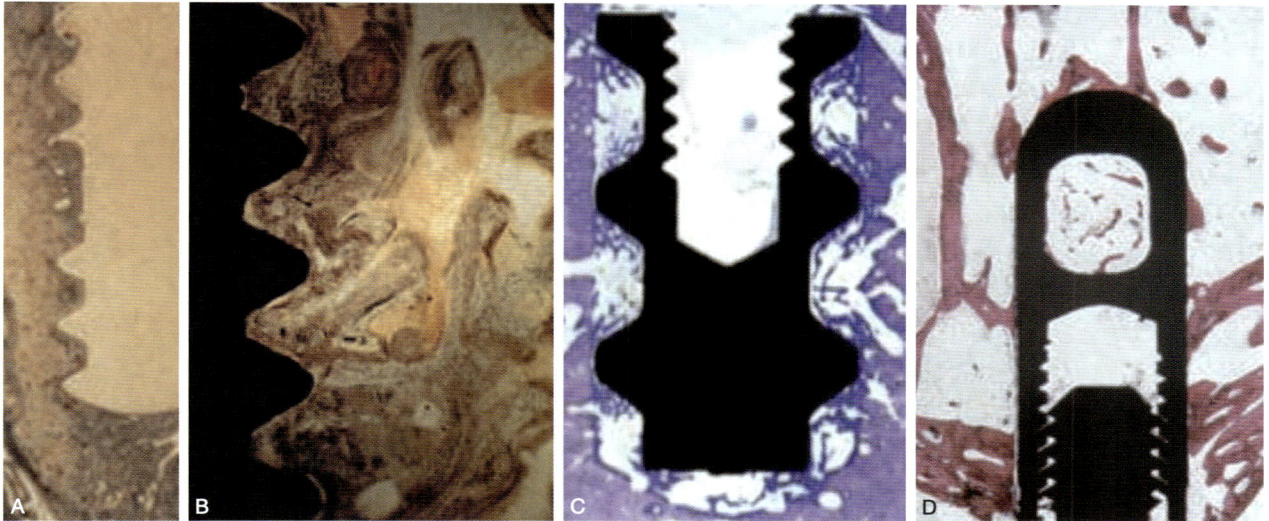

图 3-113　骨-种植体接触（BIC）：A. D1 类骨～85%，B. D2 类骨-65%～75%，C. D3 类骨-40%～50%，D. D4 类骨-～30%

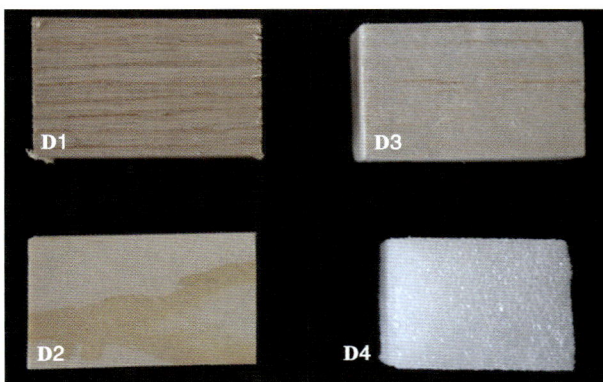

图 3-114　骨密度。评价骨密度的另一种材料是 D1 类骨＝枫木；D2 类骨＝白松木；D3 类骨＝轻木；D4 类骨＝塑料泡沫

| 框 3-21　初期骨-种植体接触率（BIC%） |
| --- |
| D1：85% |
| D2：65%～75% |
| D3：40%～50% |
| D4：＜30%（%＝骨-种植体接触） |

## 4. 应力传递

种植体-骨界面过大的应力可能会导致边缘骨丧失和种植体加载后的早期失败。相同的负荷条件下在不同的骨质中种植，观察到了不同程度

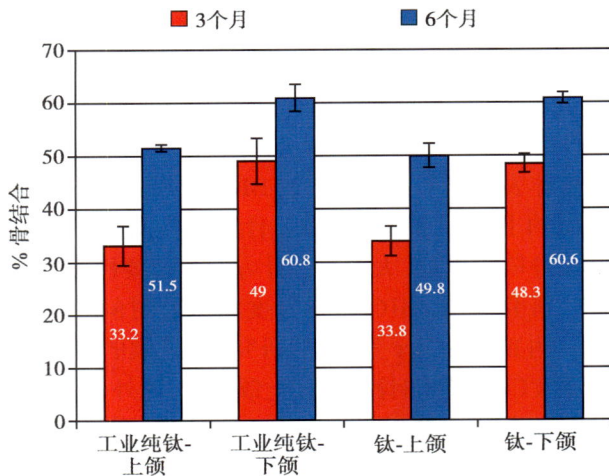

图3-115　初期愈合后和负荷前的骨-种植体接触百分比可能与骨密度（如下颌骨 vs. 上颌骨）和愈合时间有关。延长愈合时间会增加骨-种植体接触。（引自 Misch CE：Contemporary implant dentistry, ed 3, St Louis, 2008, Mosby.）

图3-116　A. 种植体界面的应力传递因骨密度而异。在该二维有限元分析中，D2类骨在种植体周围的应力强度居中。B. 二维有限元分析表明，D4类骨在种植体周围具有较高的应力强度，这种较高的应力强度甚至传递到根方的螺纹区域。（引自 Misch CE：Dental implant prosthetics, ed 2, St Louis, 2015, Mosby.）

的骨丧失[81]。Bidez 和 Misch 于1990年通过对不同骨质的骨量应力轮廓的有限元分析（FEA）对该现象进行了解释[82]。每个模型都再现了所述四种密度的骨皮质和骨小梁特性。在咬合负荷下，通过数学方法预测了 D4 类骨和一些 D3 类骨的临床失败情况（图3-116）。另有研究还利用不同的种植体设计和骨质的有限元分析模型，对种植体周围骨质的应力应变分布进行了评估[83]。例如，Tada 等评估了不同骨质下不同长度种植体周围的三维变化（图3-117）[84]。3、4类骨种植体周围的应变是其他类型的4到6倍，最短种植体周围的应变最大。由于骨密度与弹性模量、骨强度和 BIC 百分比之间的相关性，当对种植体加载时，不同骨密度的骨应力轮廓不同[85]。在 D1 类骨中，最大应变集中在种植体周围嵴顶处，该区域的应力较小。相同负荷条件下，D2 类骨在嵴顶处承受的应变稍大，应力沿种植体向较远的根方传递。D4 类骨嵴顶处的应变最大，应力沿种植体向最远处的根方传递。

　　由于不同骨密度的种植体周存在不同的应变区域，修复体的负荷大小可能相似，但根据种植体周围的骨密度，骨-种植体界面存在以下三种不同的临床情况：（1）适应性生理性负荷，无边缘骨丧失；（2）轻度到病理性过载，边缘骨丧失；或（3）病理性过载，种植失败。为了在每种类型的种植修复中获得相似的临床效果，必须在治疗计划中消除或考虑到每个患者的各种变数。由于无法排除

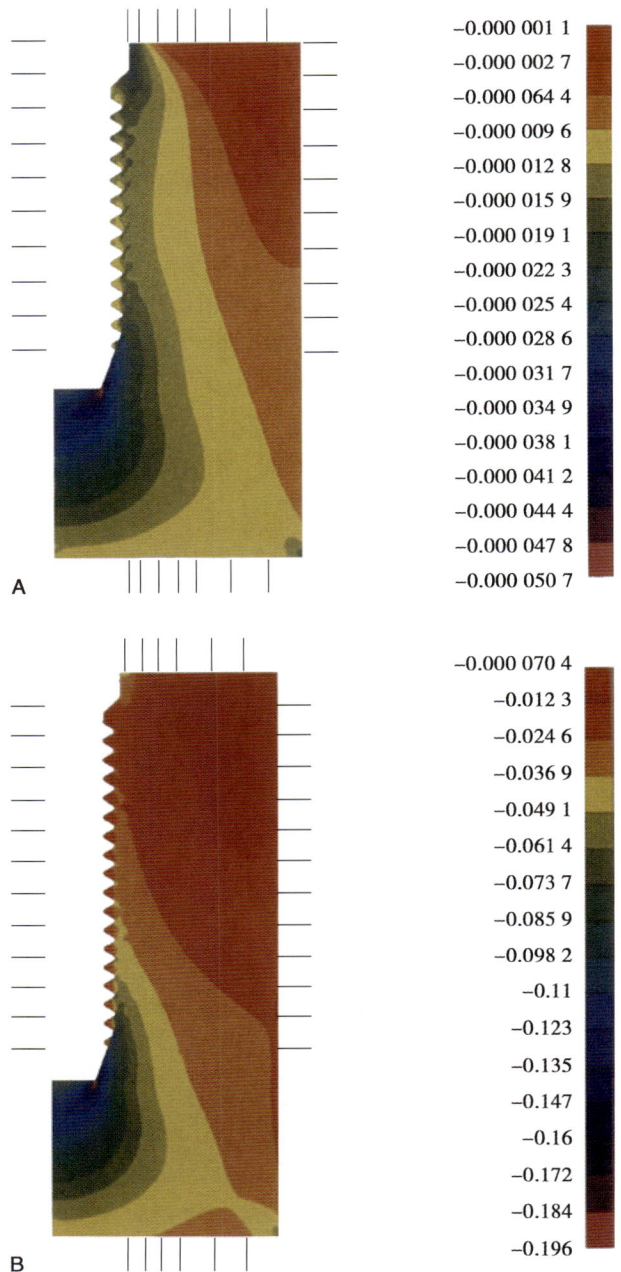

骨密度方面的各种变数，应调整治疗方案（包括种植体数量、大小和设计）。

## 5. 骨密度相关治疗计划

　　治疗计划的第一部分应包括放射学评估，最好拍摄 CBCT。首先，通过解剖位置初步确定骨密

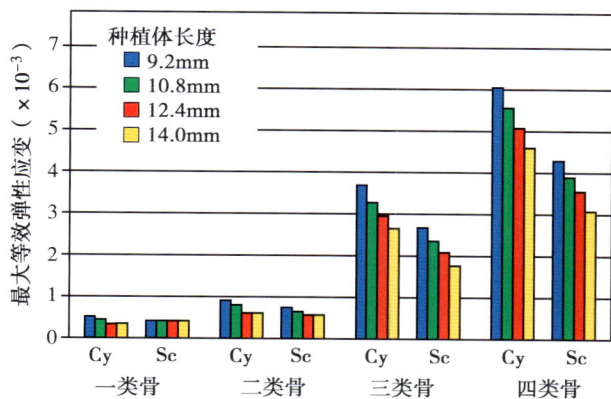

图 3-117 与较硬的骨质（1 类和 2 类）相比，较软的骨质（3 类和 4 类）无论种植体长度如何，种植体周围的应变值都较高。Cy. 柱状种植体，Sc. 螺纹状种植体。（引自 Misch CE: Contemporary implant dentistry, ed 2, St Louis, 2015, Mosby；数据来源于 Tada S, Stegaroiu R, Kitamura E, et al: Influence of implant design and bone quality on stress/strain distribution in bone around implants: a 3-dimensional finite element analysis, *Int J Oral Maxillofac Implants* 18: 357-368, 2003.）

度类型；下颌前部和单颗牙缺失为 D2 类，上颌前部和下颌后部为 D3 类，上颌后部为 D4 类。其次，通过 CT 或 CBCT 的亨氏单位（Hu）（即与相应亨氏单位的线性关系）准确判断骨密度。第三种方法是通过前期手术（即如果该区之前进行过手术）确定骨密度。

**（1）治疗计划调整**：在治疗计划中考虑骨密度时，临床医生应考虑以下四方面：（1）每种骨密度都有不同的强度；（2）骨密度影响弹性模量；（3）骨密度不同导致 BIC 百分比不同；（4）骨密度不同导致种植体 - 骨界面的应力 - 应变分布不同。骨密度对种植治疗方案的影响包括：修复因素、种植体数量、种植体大小、种植体设计、种植体表面处理以及渐进性加载的需求或方法（框 3-22）。

---

**框 3-22　治疗计划调整**

↓骨密度＝↑种植体面积

↑种植体数量

↑种植体宽度

↓悬臂

↑种植体表面积

↑种植体长度（D4 类骨）

↑种植体表面处理

（引自 Misch CE: Dental implant prosthetics, ed 2, St Louis, 2015, Mosby）

---

**（2）增加表面积**：随着骨密度的降低，骨强度也会降低。为了降低微骨折的发生，需降低骨应变。由于应变与应力直接相关，因此应随着骨密度的降低而减少种植系统的应力。可通过增加受力表面积来减少应力，增加种植体数量是一种理想的方法。例如，使用三颗种植体而不是两颗种植体，可以将植入力矩减半，骨的反作用力减少 2/3，这取决于种植体的位置和大小。在咬合正常的 D4 类骨，每个牙位应至少植入一颗种植体，在磨牙区，每个牙位甚至可植入两颗种植体。在 D3 类骨中，后牙区通常每个牙位植入一颗种植体，前牙区需要植入的种植体数较少。在咬合正常的 D2 类骨，前牙区和后牙区均可选择两颗种植体支持的固定桥修复。

**（3）种植体设计**：可通过增加种植体的宏观表面来降低种植体 - 骨界面应力。最简单的方法是增加种植体直径，以增加表面积来减少应力，这样也可降低对长度的要求。例如，当直径增加 0.5mm 时，圆柱形种植体的表面积会增加 10% 到 15%（螺纹设计的种植体差异更大）。由于在良好的骨质类型中，最大的应力集中在种植体周牙槽嵴顶附近，因此在确定了种植体长度后，宽度比长度对种植体设计的影响更大。与 D1 或 D2 类骨相比，D4 类骨通常需要更粗的种植体。当其他应力因素较高时，可能需要通过 onlay 植骨或骨劈开来增加骨宽度。根据 V 型螺纹种植体的长期临床经验，使用经典的 V 型螺纹种植体和钛表面时，在 D1 类骨获得初期稳定和早期负荷的最小骨高度为 7mm；D2 类骨为 9mm；D3 类骨为 12mm。由于牙槽嵴顶是修复加载后最常发生病理性过载的区域，在初期愈合完成后，种植体长度对边缘骨丧失的意义不如其他因素（如种植体设计、种植体直径）重要。相反，与其他骨质类型相比，D4 类骨在初期稳定和早期负荷时可受益于较长的种植体。这不仅因为初期固位，还因为咬合力的应力 - 应变传递会沿着种植体向更远处的根方传递。

**（4）种植体涂层**：种植体上的涂层或表面处理可增加 BIC 百分比和功能性表面积。在密度较低的骨质（如 D3、D4）中，强烈建议使用粗糙表面，与钛机械表面相比，可提高存留率。但是 1 到 2 年后，总体种植体设计的机械负荷对骨接触的量和类型比种植体表面处理更为关键。粗糙表面也存在一些缺点：表面粗糙会导致牙菌斑残留、污染和成本增加等。表面处理的益处和风险表明，最粗糙的表面通常只适用于较软的骨质类型。

**（5）力的方向**：咬合力的方向和大小与骨密度直接相关。与侧向力（即非轴向负荷）相比，沿种植体长轴方向的负荷会减少牙槽嵴顶区的应力。随着骨密度的降低，种植体的轴向负荷变得更为重要，因为可能会出现边缘骨丧失。对于较软的骨质类型，可考虑通过植骨或骨劈开来增加骨宽度，使种植体更好地承受预期负荷。此外，在骨质较差的情况下，选择渐进性加载可减少与力相关的骨吸收的可能。

**（6）渐进性负荷**：渐进性负荷是指咬合受力逐渐增加，中间间隔一段时间，使骨成熟并适应局部应变环境。如果采用的技术恰当，渐进性负荷可以改变种植体与骨接触的量和密度（例如，D4 类骨密度可以变为 D3 类骨密度）。种植体 - 骨界面处骨密度的增加会改善整个支持系统的机制。骨质越差，越需要渐进性加载。

### 6. 骨密度总结

临床成功的关键因素是对拟种植部位的骨密度进行评估。骨强度与骨密度直接相关，弹性模量和 BIC 的百分比与骨密度有关，咬合力和力的方向会受骨密度的影响。因此，临床医生必须考虑与骨密度相关的治疗方案的调整，以降低并发症，提高存留率。研究和临床经验表明，调整治疗方案以补偿骨质类型，可在所有骨质类型下都可获得相似的存留率。在确定了修复方案、关键种植体位置和患者受力因素后，应对种植部位的骨密度进行评估，以调整治疗方案。可通过增加种植体数量、种植体大小、种植体设计或种植体表面处理来减少修复体受力或增加负荷面积，对治疗方案进行调整。其中，种植体数量（即增加种植体）通常是减少种植系统受力的最有效的方法。

## 十一、种植体型号

### 窄径（迷你）种植体

20 世纪 70 年代，直径小于 2mm 的窄径种植体在欧洲和南美洲非常流行。这些窄径种植体通常每个牙位使用两到三颗（图 3-118）。这些种植体不能保持边缘骨稳定，经常会失败或折断，当直径为 3.75mm 的根形种植体问世后就不再受欢迎。最近，这些种植体又重新出现在市场上（图 3-119）。

最初植入的窄径种植体用于过渡性修复；这些种植体直径从 1.8mm 到 2.4mm 不等。在植入最

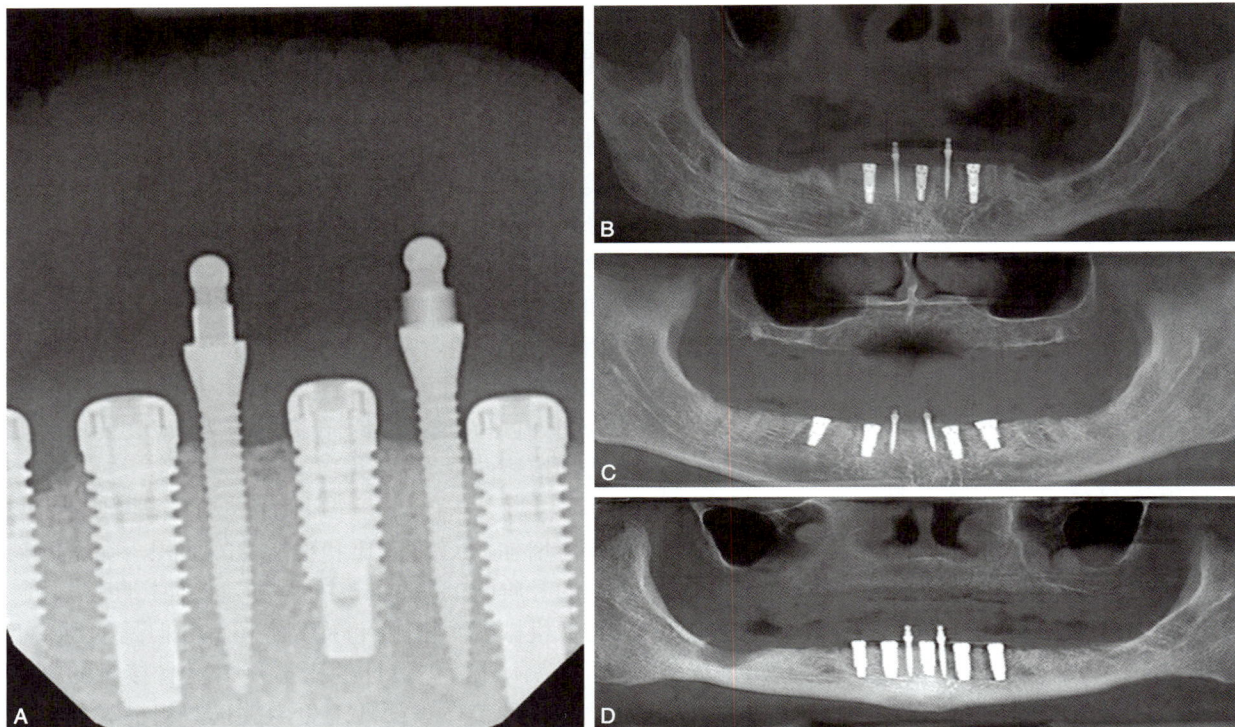

图 3-118　植入迷你种植体行临时修复。A. O 环一段氏迷你种植体。B. 3 颗种植体支持的覆盖义齿。C. 4 颗种植体支持的覆盖义齿。D. 5 颗种植体支持的固定修复

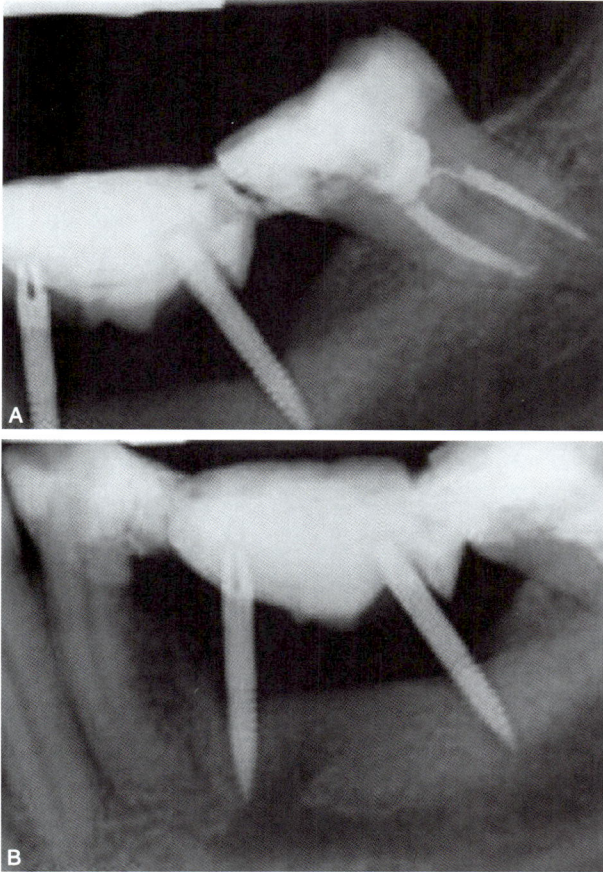

图 3-119　迷你种植体。A，B. 迷你种植体行固定修复体的手术和修复并发症都很高

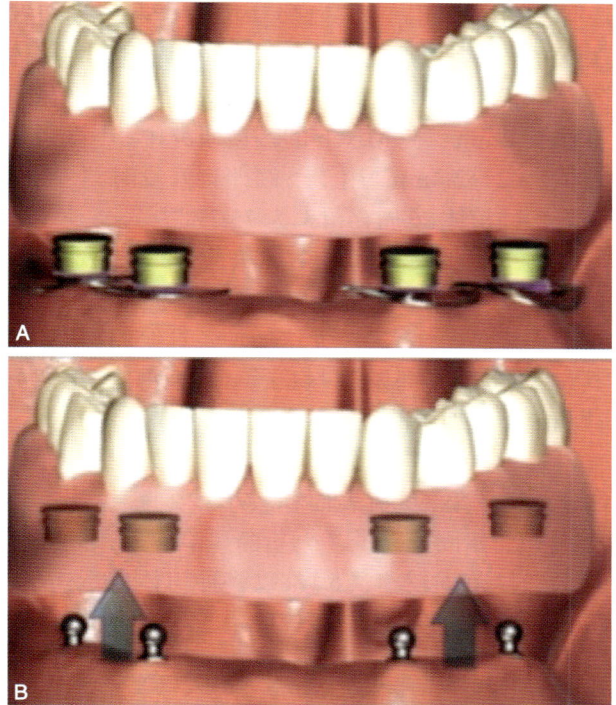

图 3-120　A，B. 用于固位覆盖义齿的微型种植体

终种植体的两阶段愈合前，使用额外的窄径种植体行即刻修复和过渡修复。如果患者在初期愈合过程中不想佩戴活动义齿，或者在骨增量过程中想保护骨移植区，该方法仍然有效。虽然过渡性迷你种植体在某些临床情况下可能失败，但常规尺寸的种植体不会受到影响，最终修复体也不会有风险。

几年后，有人建议将迷你种植体用于种植覆盖义齿修复。这一概念（如图 3-120 所示）将多个迷你种植体与 O 环或其他覆盖义齿附件连接，用于即刻修复（图 3-120）。这一概念又被称为"不翻瓣种植修复的简单解决方案"，降低了费用，增加了患者接受度。

## 1. "迷你"种植体的不足

3.75mm 以上直径的种植体有成千上万的临床报告，与之相比，小直径种植体几乎没有长期研究，即使是超过 3 年的研究也有限。由于直径小于 3mm 的种植体通常过于狭窄，不适合采用两段式

或三段式种植体基台设计，通常采用一体式种植体设计（图 3-121）。这就要求种植体基台部分和种植体一同植入。因此，与一段式或两段式种植相比，种植体通常会即刻负荷，这增加了骨愈合期的失败风险，因为手术愈合和早期负荷是同时发生。

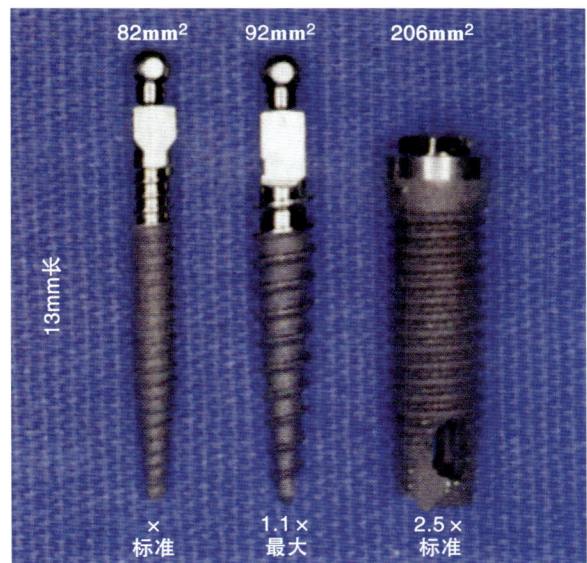

图 3-121　大多数迷你种植体都过于狭窄，无法实现基台与种植体的分开，为基台一体式种植体，通常在植入后便负荷。（引自 Misch CE: Dental implant prosthetics, ed 2, St Louis, 2015, Mosby.）

当种植体用于即刻修复时，愈合和早期负荷失败的风险会增加5%～30%，部分原因与种植体直径和设计等多个因素相关。迷你种植体直径通常小于2mm。在Misch的一项研究中，小直径种植体（2.2～2.4mm）用于下颌即刻修复时，使用四到五颗种植体，6周存留率为75.7%[86]。

为了降低愈合和早期加负荷失败的风险，使用直径更宽和表面积更大的种植体是有好处的。由于迷你种植体太窄，无法增加各螺纹的深度，与其说是螺钉，不如说是"钉子"。初期稳定、早期负荷和成熟期加载的表面积都会减少。

迷你种植体的设计通常有七个方面的缺陷：（1）直径较小，负荷表面积较小；（2）螺纹深度较小；（3）初始固位较少；（4）折断风险较大；（5）修复基台选择范围较窄；（6）难以将种植体进行连接；（7）通常需要即刻修复（框3-23）。

---

**框3-23　窄径"迷你"种植体：缺点**

1. 缺乏长期研究
2. 通常需要即刻修复
3. 负荷表面积较小
4. 初期稳定性低
5. 相关失败率较高
6. 固定修复的外形较差
7. 折断风险较大
8. 手术风险较高
9. 通常与不翻瓣手术相关，导致并发症增加
10. 取出折断种植体更加困难

---

对于微型种植体，通常建议采用"不翻瓣"技术，其优点是手术简单，患者不适感较少。但是，在倒凹区或骨宽度较窄区发生侧穿的风险会增加。如果术前不拍摄CBCT，几乎不可能在不翻瓣情况写对上颌牙缺失区和部分下颌牙缺失区进行评估。此外，会增加下颌后部种植时神经感觉异常的风险。在Misch的一项研究中，与常规手术相比，"不翻瓣"手术的患者术后疼痛方面没有差异。因此建议在直视下进行种植，除非术区骨量充足和并进行了CBCT检查。

当种植体可以连在一起时，种植体早期失败的风险降低。迷你种植体由于其设计上的限制，往往没有角度基台（因为种植体和基台是一体的）。这种设计使得迷你种植体在承受力量时相对孤立，

因此，迷你种植体在承受力量时通常会承受更大的应力，从而增加了种植体早期失败的风险。

迷你种植体不仅在失败风险上较高，而且在抗弯曲和疲劳折断的能力上也远低于直径为4mm的常规种植体。据研究，迷你种植体在200牛顿（约1 350磅）的力下，其能够承受的循环次数仅为11 000到20 000次。相比之下，牙齿在日常功能中通常会经历440个循环，而在最大咬合力下的功能异常情况下则为314个循环[87]。因此，迷你种植体在加载的第一年内也会面临折断风险（图3-122）。

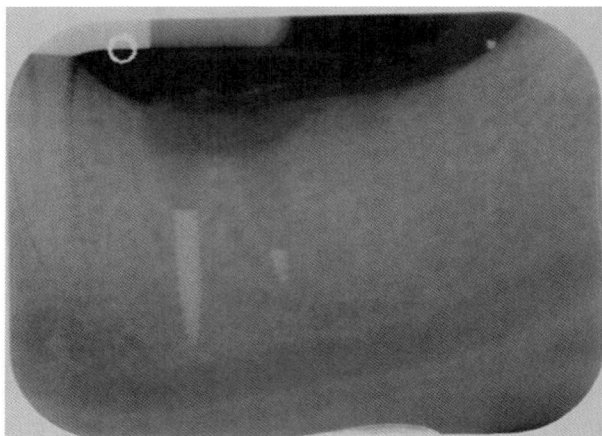

图3-122　迷你种植体折断。迷你种植体的生物力学导致种植体折断

迷你种植体通常被宣传为对患者来说更便宜的选择。对于临床医生来说，"迷你"种植体的成本约为普通种植体的一半。与降低费用、使用迷你种植体、增加早期失败和折断风险、增加独立单位的风险以及有限的修复方案选择相比，增加常规种植体更为安全。两段式种植系统可在没有修复负荷的情况下确认成功的骨结合。多样的基台选择允许骨结合完成后单独修复或联冠修复。不过，迷你种植体对于过渡性修复和保护骨增量确实有好处，尤其当患者不接受过渡性活动义齿修复时。临床医生必须注意与迷你种植体一起使用的可摘修复体的类型，无论是作为临时修复还是最终修复，应始终使用RP-5修复体（即完全由软组织支持的修复体），以尽量减少对种植体的压力。

## 2. 理想的种植体直径

可以根据天然牙的宽度来确定理想的种植体

直径, 以满足功能负荷和美观需求。天然牙牙根可以优化口腔受力的大小和方向。直径最小的牙根位于下颌前部, 上下颌前牙的牙根较大, 横截面形状不同, 以补偿侧向负荷时对结构增加的侧向力。尖牙牙根表面积较大, 以应对较高的咬合力（90 磅 / 平方英寸与 35 磅 / 平方英寸相比）和下颌偏移时的侧向力。

前磨牙的表面积小于尖牙, 因为它们在运动时不会受到侧向力。由于承受的力量较大, 磨牙有多个牙根。上颌后牙区的骨密度最小, 而下颌后牙区的骨小梁较粗。上颌磨牙比下颌磨牙有更多的牙根, 因此有更大的表面积来分散该区域的细小骨小梁中的负荷。磨牙牙冠的直径几乎是前磨牙的两倍, 牙根表面也是前磨牙的两倍, 这使得负荷力增加了两到三倍, 降低了破坏性应力的风险（图 3-123）。

鉴于此, 在下颌切牙和上颌侧切牙区可以使用直径为 3～3.5mm 直径的种植体进行修复；上颌中牙、尖牙以及上下颌前磨牙可使用直径为 4mm 的种植体进行修复。磨牙可使用直径为 5 或 6mm 的种植体进行修复。如果磨牙区无法使用直径较

大的种植体, 则应考虑每个牙位植入两颗直径为 4mm 的种植体, 尤其是在上颌（框 3-24）。

| 框 3-24　理想的种植体直径: 功能和美观（直径） |
| --- |
| 上颌中切牙: 4.0mm |
| 上颌侧切牙: 3.0～3.5mm |
| 上颌尖牙和前磨牙: 4.0mm |
| 上颌磨牙: 5.0～7.0mm |
| 下颌切牙: 3.0mm |
| 下颌尖牙和前磨牙: 4.0mm |
| 下颌磨牙: 5.0～7.0mm |

应在制定治疗计划而不是术中确定理想的种植体型号。种植体初始型号由长度和直径决定。在两阶段愈合方案中, 理想的种植体长度至少应为 12mm。骨质越差或咬合力越大, 种植体的长度要求越长。因此, 下颌前部的种植体可能最短, 上颌前部可能需要稍长的种植体, 下颌后部可能需要更长的种植体, 而上颌后部所需的种植体最长。

种植体的直径选择需要结合手术、负荷和修复等因素。在初始治疗方案中, 负荷和修复部件最重要。种植体直径与整体功能表面积直接相关。在受力较大或骨密度较低的情况下, 种植体直径应在 3～6mm。一般来说, 下颌前部的种植体最窄, 其次是上颌前部和下颌后部；上颌磨牙区的种植体直径最大。

种植体直径对修复效果的影响主要与穿龈轮廓的美观、基台螺钉的受力以及种植体部件的强度有关。因此, 在磨牙区选择直径较大的种植体；在尖牙、前磨牙和上颌中切牙区选择标准直径种植体；在上颌侧切牙和下颌切牙选择最小直径的种植体。

天然牙列遵循治疗计划中种植体大小的确定准则。这种相关性很可能是由于颌骨位置的受力大小和类型与该区域骨质类型的生物力学关系所致。在上颌, 细小的骨小梁用于分散应力, 磨牙区的应力是最大的。下颌骨是力吸收单位, 具有较粗的骨小梁和致密的皮质骨。牙齿大小的差异体现在牙齿直径, 而不是总体长度。当工程学原理决定牙齿和种植体的尺寸时, 这些准则对于天然牙和种植体是一致的。

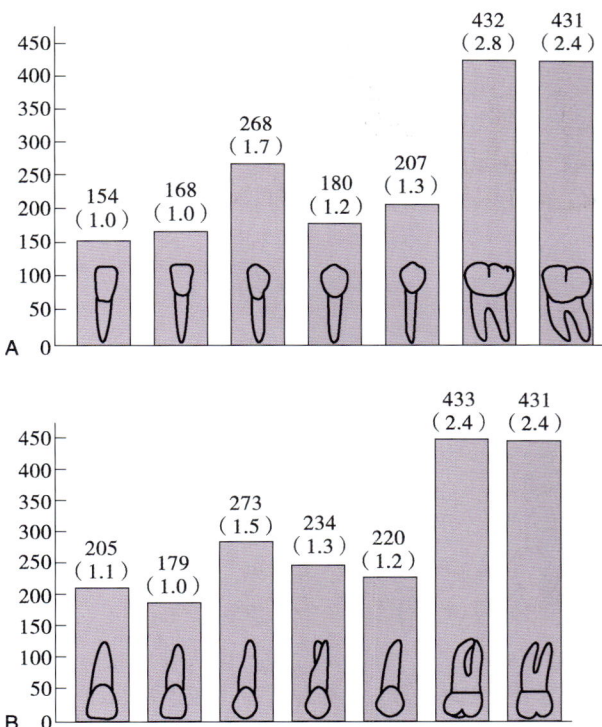

图 3-123　A. 在下颌, 后牙咬合力更大, 牙根表面积也较大。B. 上颌牙根表面积大于下颌牙, 因为周围骨密度较低。（引自 Misch CE: Dental implant prosthetics, ed 2, St Louis, 2015, Mosby.）

## 十二、种植体与牙齿连接

### 治疗计划

在当今的口腔种植学中,将种植体与天然牙进行连接的治疗计划非常有争议。天然牙(即牙周韧带)与种植体的连接(即直接骨结合)是一项生物力学挑战。迄今为止,由于支持机制不同,关于这种治疗方法成功与否的研究一直不明确。

尽管少见,但将根形种植体作为末端基牙与天然牙相连的最常见情况是在后牙区。比如,患者某个象限的第一和第二磨牙缺失(没有第三磨牙),至少需要两颗合适大小和设计的种植体来单独修复这两颗缺失牙。如果第二磨牙和第一磨牙的远中有充足的骨量,但第一磨牙的近中骨量不足,则需要前磨牙大小的桥体。悬臂桥体可由前

部的天然牙或后部的种植体支持,都可能会导致并发症,因为距桥体最远基牙的黏结封闭会受到拉应力影响。

如果其他因素都有利,也可将种植体与天然牙进行连接。常见于桥体区为 C-h 类牙槽嵴,可用骨高度不足时,垂直骨增量效果差的情况。另一种情况是当后牙种植体的直径较窄时。当下颌后牙缺失使用两颗 B 类根形种植体时,不应设计悬臂来放大种植体上的力。即便联冠修复这两颗 B 类根形种植体,后牙桥体也不应该存在悬臂。固定修复需要额外的根形种植体或天然牙作为支持。在所有因素都有利的情况下,如果不能增加种植体的植入,则后部的种植体可以通过刚性连接(即焊接)与天然牙联冠修复(图 3-124)。

将天然牙和骨结合种植体进行刚性连接修复的做法引起了人们的关注,并发表了一些文献,其中包含了关于这一问题的两种极端的研究结果和

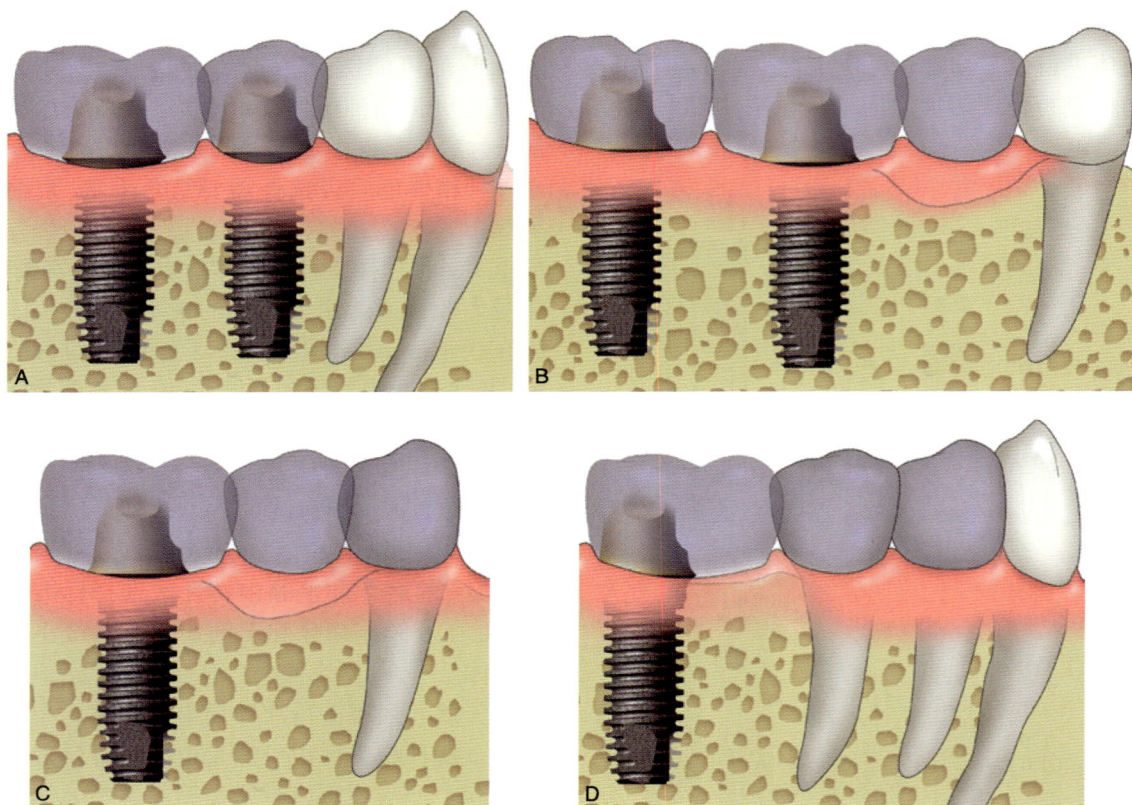

图 3-124　A. 当骨量不足可通过骨移植进行种植以独立支持修复体时,是首选的治疗方法。B. 当骨量不足,且无法进行骨增量时,可选择前部天然牙悬臂修复或后部种植悬臂修复缺失牙。后牙种植可以替代一颗以上的牙齿,但至少需要两颗种植体。C. 当骨量不足且无法进行骨移植时,另一种选择是在更远的位置植入种植体,并将种植体与无松动的天然牙连接,制作三单位固定桥。D. 当骨量不足且无法进行骨移植,而天然牙存在轻微松动时,一种选择是在更远的位置植入种植体,并将种植体与两颗天然牙相连,制作一个四单位的固定局部义齿(当最前面的天然牙无松动时)。(引自 Misch CE: Dental implant prosthetics, ed 3, St Louis, 2008, Mosby.)

指南（图 3-125）。换句话说，一些文献报道了这种方式的问题，而另一些文献则表示不存在问题。具体到某个特定病例，需要更多的循证医学来制定成功的治疗方案。在同一修复中有两种连接种植体和天然牙的设计：传统的固定局部义齿修复或带有非刚性连接体的固定局部义齿。治疗之前须对天然牙的松动度进行评估。

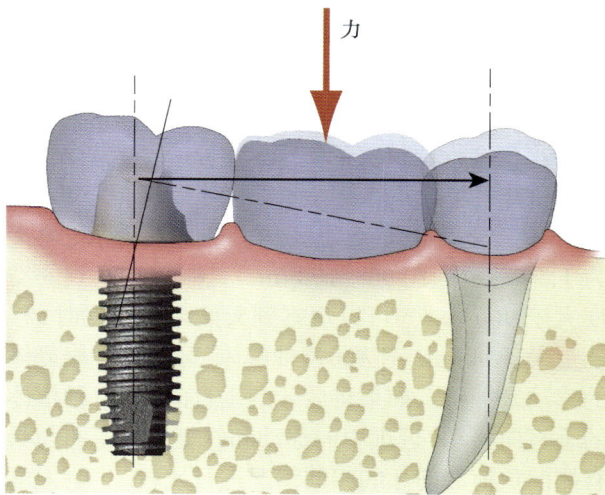

图 3-125　将骨结合种植体与天然牙连接在一起会导致种植体和天然牙之间的生物力学移动差异。由于天然牙的动度大于种植体，种植体可能会受到修复体"悬臂"产生的力矩。（引自 Misch CE：Dental implant prosthetics，ed 3，St Louis，2008，Mosby.）

## 1. 移动

　　潜在的天然牙移动比其他任何因素都更会影响种植体和牙齿连接的方案。在种植体 - 天然牙支持的刚性固定修复中，有五部分可能会导致总体移动：种植体、牙槽骨、天然牙、修复体以及种植体/修复体部件。

　　（1）**垂直向移动**：天然牙在垂直、水平和轴向都有正常的生理动度。天然牙的移动与其表面积、牙根形态和牙槽骨有关，牙根的数量和长度、直径、形状和位置以及牙周韧带的健康状况是影响牙齿松动度的主要因素。健康的天然牙在垂直向上没有临床动度。牙齿垂直向的实际初始动度约 28mm，前牙和后牙相同。牙齿的即时回弹约 7mm，需要近 4 个小时才能完全恢复，因此在这段时间内施加的额外力对牙齿的压迫小于原始力量。据测量，在 10 磅力的作用下，骨结合种植体的垂直向移动为 2～3mm，主要是由其下方骨的黏弹性造成（图 3-126）。

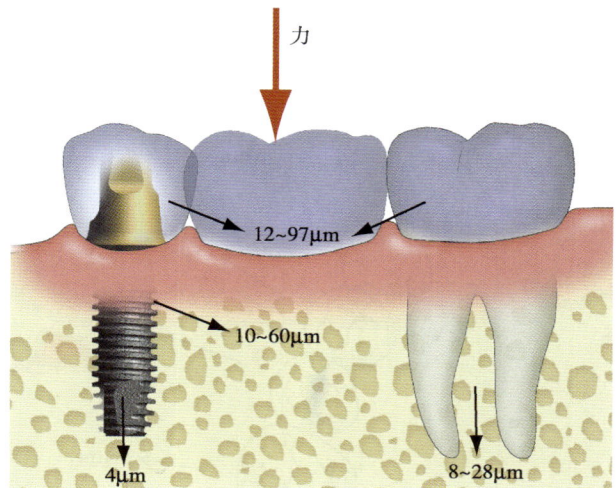

图 3-126　种植体和天然后牙支持的三或四单位贵金属修复体具有一定的内在移动。种植体向根向移动 0～5μm，天然牙向根方移动 8～28μm，但由于力矩作用，可向种植体方向旋转 75μm。修复体中的金属可以弯曲 12～97μm，这取决于桥体跨度和连接部件的宽度。由于基台修复螺钉的弯曲，基台 - 种植体组件的移动可达 60μm。因此，在设计良好的情况下将种植体与无松动的天然牙连接，修复体上的垂直负荷几乎不会产生生物力学风险。（引自 Misch CE：Dental implant prosthetics，ed 3，St Louis，2008，Mosby.）

　　（2）**修复体移动**：天然牙 - 种植体支持的固定义齿也会发生移动。在 25 磅的垂直作用力下，使用贵金属制作的 2mm 连接体的修复体在一个桥体上移动 12mm，在两个桥体上移动 97mm。固定局部义齿的移动有助于补偿健康天然牙和种植体在垂直方向上的移动差异。由一颗种植体和一颗天然牙支持的固定义齿，该系统的基台/金基底固位螺钉将作为一个柔性部件，其固有的动度将与天然牙的垂直向移动相匹配。天然牙的微小移动以及种植体、修复体和基台组件都具有一定的移动度这一事实表明，在同一修复体中，当一个或两个桥体将种植体和牙齿分开时，在垂直向上种植体和牙齿的生物力学差异所带来的风险很小。

　　（3）**水平向移动**：对于天然牙，牙齿的水平向移动大于垂直向移动。较轻的力（500 克）就能使牙齿水平向移动 56～108μm（图 3-127）。健康、无松动的后牙的初始水平移动比前牙小，在 56～75μm 之间，是牙齿垂直向移动的 2～9 倍。前牙的初始水平移动量更大，健康牙齿的水平移动量在 90～108μm 之间。

　　Muhlemann 发现，牙齿移动可分为初始移动和继发移动[88]。初始移动是在轻微力的作用下观察到，即刻发生，是牙周韧带的结果。如果对牙齿

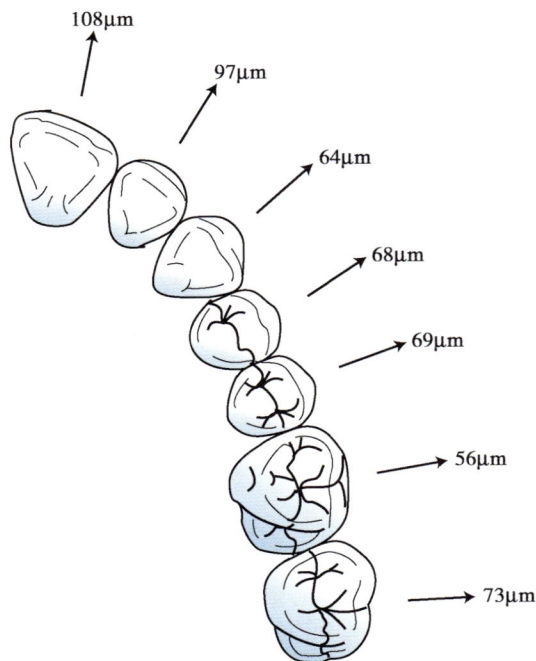

图 3-127 健康的天然牙在水平向会移动 56～108μm，前牙比后牙移动得更多。（引自 Misch CE: Dental implant prosthetics, ed 3, St Louis, 2008, Mosby.）

施加额外的力，就会观察到牙齿的继发移动，这与力的大小直接相关。牙齿继发移动与牙槽骨的黏弹性有关，在更大的作用力下，牙齿的移动可达 40μm。

**（4）种植体移动**：种植体-骨界面也会发生水平向移动。Sekine 等评估了采用刚性固定的骨内种植体的移动情况，发现其在唇舌向的移动幅度为 12～66μm[89]。Komiyama 研究测得，在 2 000g（约 4.5psi）的作用力下，种植体在近远中向的移动量为 40～115μm，唇舌向的移动量为 11～66μm[90]。种植体在近远中向的移动量较大，是因为与唇舌侧较厚的皮质骨板相比，近远中向缺少皮质骨。种植体的动度与负荷和骨密度成正比，反映了骨组织的弹性变形。

值得注意的是，种植体的动度与种植体的长度没有明显的关系。这一发现进一步证实，即使在有侧向力的情况下，种植体的长度也不是种植体稳定的主要因素。骨密度比种植体长度对种植体动度的影响更大。这些特性与 Fenton 等的研究结果一致，研究对上颌前牙和骨结合种植体施加 500 克的负荷 4 秒钟，种植体平均移位 10μm，弹性恢复迅速（小于 1 毫秒），而牙齿平均移动 57μm，弹性恢复时间较长[91]。综合考虑所有因素，种植体在垂直向和水平向有移动，基台和修复体为弯曲，天然牙为根向和侧向动度。

## 2. 种植体与牙齿连接指南

施加在与健康后牙相连的后牙种植体上的垂直向运动/力会导致种植体近中向的张力。种植体可以垂直向移动 3μm，近中移动 40～115μm，而带有一个桥体的贵金属固定修复体可在近远中向移动 6μm。由于种植体、牙槽骨和修复体可以补偿牙齿的轻微移动，因此临床上无松动的天然牙可以与骨结合种植体进行刚性连接。大量文献表明，种植体可以与稳定的天然牙刚性连接。但是，应该对咬合进行调整，使天然牙有初始咬合接触，这样种植体就不会承担初始负荷的主要部分。

**（1）天然基牙无动度**：健康切牙的动度通常为 1，移动范围在 90～108μm。肉眼可检测到的动度大于 90μm。当可以观察到天然牙的动度时，移动量大于 90μm，无法通过种植体、牙槽骨和修复体的移动来补偿。如果将后牙的垂直向移动、种植体的垂直向移动、近远中向移动和修复体的弯曲与具有侧向负荷的前牙的相同情况进行比较，生物力学风险因素无相关性。将种植体与天然牙连接的一个首要条件是天然牙没有肉眼可见的临床动度。

**（2）修复体无侧向力**：将种植体与天然牙连接的另一个必要条件是不能对修复体施加侧向力。侧向力会增加牙齿的移动量，种植体的移动量会减少（颊舌向与近远中）。种植体上的水平向力也会放大牙槽嵴顶区域的应力。尽量不将种植体与前牙连接，因为：①前牙的临床动度通常大于种植体所能承受的范围；②下颌偏移时施加在修复体的侧向力会传递到天然牙和种植体基台（图 3-128）。

**（3）其他治疗选择**：当天然基牙出现水平向的临床动度或会受水平向力时，有两种最终修复方案。第一种也是首选方案，是植入额外的种植体，避免使用天然基牙支持最终修复体。另一种方案是通过增加天然基牙来改善应力分布，直到无临床可见的动度为止。

## 3. 夹板固定的指导原则

夹板固定的天然牙不会在修复体拆除后明显降低牙齿的动度；但是，修复体的整体动度会降低，尤其是当夹板固定的单位形成一个牙弓时。如果由于颌骨关系或对秉为活动义齿，无法在侧方秉时避免后牙接触，选择夹板修复通常更安全，可降低长期并发症的风险。此外，将天然基牙夹

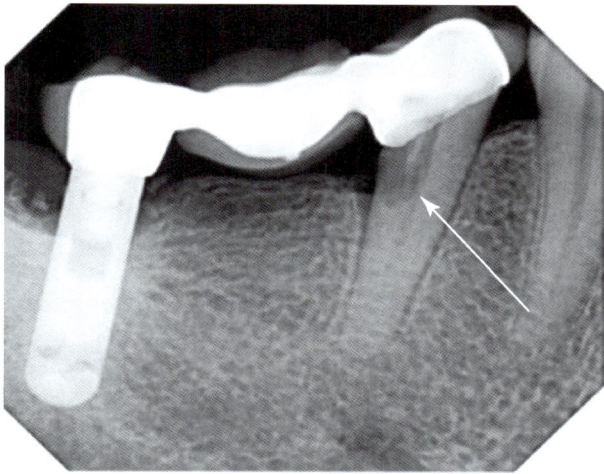

图 3-128　临床图片显示天然牙 - 种植体修复因继发性龋病失败

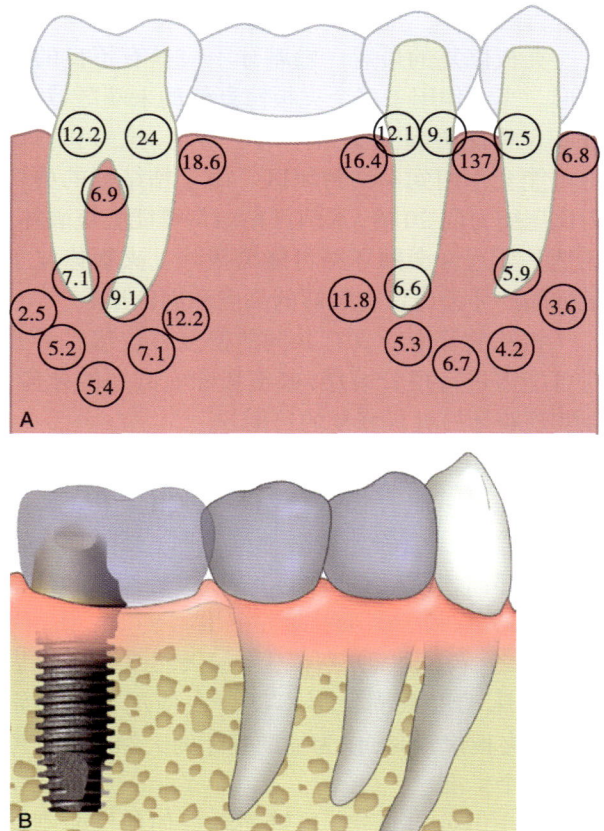

图 3-129　A. 将天然牙连在一起可减少动度，并减少传递到支持系统的应力。B. 当末端天然牙有轻微动度时，可以夹板固定邻牙。（[A]由 Y. Ismail 提供，宾夕法尼亚州匹兹堡。[B]引自 Misch CE: Dental implant prosthetics, ed 2, St Louis, 2015, Mosby.）

板固定还可减少每个基牙的负荷（当 150psi 的负荷分散到所有夹板连接的基牙时，每个基牙的禾力就会减少）（图 3-129）。

需要夹板连接的牙齿数量是消除修复体动度所需的数量。最初的口腔评估包括酸蚀后将有潜在动度的天然基牙黏结，以确定需要黏结几颗牙齿才能将修复体的临床动度降低到 0。口腔医生采用以下修复准则：

- 夹板连接的最后一颗牙齿不应该有动度。换句话说，为了减少动度，至少夹板的最后一颗牙齿（有时更多）应该是坚固的。
- 夹板中的末端基牙不应具有不良的固位形。
- 夹板上相邻的牙齿应足够平行，以便有相同的修复体就位道。
- 相邻牙齿不应拥挤或重叠，并应为夹板牙冠留出足够的空间，以保证足够的邻间隙卫生。

口腔修复学中一个经典的夹板原则是"如果最后一颗牙齿的坚固程度无法与其健康的邻牙相比，则不建议将其用作夹板基牙使用，因为坚固基牙所承受的压力可能具有破坏性"[92]。种植修复可利用额外的第二颗天然基牙以减少修复体的移动，从而不会影响种植体的固位性。但是，如果最后一个基牙存在动度，就不能达到预期效果。一般原则是不利用最脆弱的基牙作为夹板固定修复的末端基牙。脆弱的牙齿不能提供额外的支持，进一步加重了健康基牙的负担。此外，如果发生失黏结或修复体需要拆除，部分固位的修复体则更难从松动的基牙上拆除，从而导致更频繁的冠折和其他并发症。

天然牙会存在一些颊舌向的移动，健康状况下从 56～108μm 不等。此处讨论的是当牙齿松动明显时如何减少动度，以便与种植体连接。虽然牙齿在颊舌向移动，但牙弓的不同区域有不同的相对移动方向。换句话说，前牙的颊舌向与后牙的近远中向相对应，如果将这些牙齿进行夹板固定，则会变得不可移动。

牙弓可被描述为五面结构。一侧的后牙以彼此相似的方向移动，尖牙以不同的方向移动，前牙以第三个方向移动，对侧的尖牙以另一个方向移动，牙弓的另一侧后牙以与第一个相似的方向移动。连接的牙齿越多，结构就越坚固。一般来说，三个或更多的部分刚性连接在一起会形成一个整体的非移动牙列结构。即使是轻度到中度的单颗松动牙也可成为一个无动度的单元。

将种植体与多个牙列不同位置的松动牙连接的方法通常仅限于牙列的多颗牙需要修复的情况。很少会因为仅为了与种植体连接而将八颗以上的牙进行修复。

夹板修复的最后一颗基牙不应具有不良的固位形。当力作用于多个夹板修复体的末端区域时，桥基台可能会起到支点作用。因此，拉力和剪切力可能会作用到黏结封闭区。由于粘结剂的剪切力比压缩力弱 20 倍，水门汀粘结剂可能会被破坏。天然基牙通常会龋坏并可能需拔除。夹板修复中最远端的牙齿应该有足够的高度和固位形。

相邻的牙齿应具有共同的修复就位道。必要时可能需进行根管治疗，甚至拔除有问题的牙齿，以实现跨牙弓夹板修复的目标。

夹板中的相邻牙齿不应重叠或拥挤，必要时需进行正畸或选择性拔牙，以像种植修复一样有共同就位道。当邻牙被夹板固定时，必须充分预备牙齿邻面，以进行邻近的金属冠、连接体和全瓷冠修复，并保持邻间隙的口腔卫生。

总之，与刚性种植体相连的天然基牙不应表现出临床动度或固位形不良。在使用全口固定（FPD）夹板修复时，作为辅助基牙的天然牙也应考虑这两个标准。

（1）**非刚性连接**：尽管文献提倡使用非刚性连接[93]，但单侧修复中的非刚性连接很少用于种植固定修复，而且可能有害。非刚性连接并不能改善不同基牙之间的应力分布[94]，而且有报道称非刚性连接会导致天然牙移位[95]。如果非刚性连接表现出临床可见的动度，其移动幅度要大于种植体。因此，种植体支持的修复体部分就会悬臂到连接体。此外，非刚性连接体（或活动连接体）会增加成本，造成基台过宽，影响口腔卫生，而且不会减少临床上的牙齿动度。

（2）**嵌入性牙脱位**：与种植体相连的天然牙挫入的报道通常包括使用临时粘结剂将桩核黏结在天然基牙，而最终修复体未黏结在桩核上；或使用非刚性连接体[96]。当种植体与作为末端基牙的天然牙连接时，天然牙应使用最终粘结剂。除非牙齿与基台之间没有固位（或基台之间有一个非刚性连接体），否则牙齿不会挫入。

牙齿挫入的一个可能原因是牙齿被垂直推入 $28\mu m$，但只回弹 $8\mu m$。固定义齿会立即回弹并牵拉牙齿。粘结剂密封处最终被破坏，形成一个空间，首先被空气占据，之后修复体起到正畸装置的作用，不断将牙齿推向垂直向。最后，空间被唾液占据，在咀嚼时，液压作用继续向下加力。牙齿最终嵌入性脱位（图 3-130）。

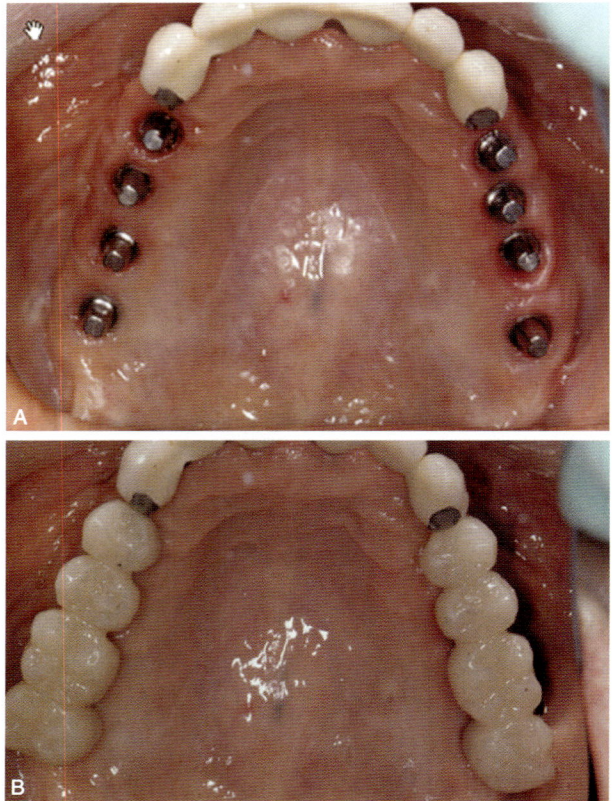

图 3-130 通过冠内附着体行夹板固定的种植体（A，B）。临床照片显示非刚性连接体，这是禁忌证。理想情况下，种植体连在一起，不与相连

## 4. 种植桥墩（中间）基牙

种植桥墩基牙位于两颗种植体之间，有时也称为中间基牙。中间基牙可以是种植体，也可以是天然牙，每种基牙在整个治疗过程中都起着不同的作用。当种植体作为两个天然牙之间的桥基牙时，与一颗中间天然牙连接两个末端种植体相比，种植体和牙齿之间的移动差异可能会增加并发症的发生率（图 3-131）。因此，修复体一端的压应力会转化为另一端基牙的拉应力或剪切力。水门汀的抗拉强度通常是抗压强度的 20 倍以上。当种植体作为支点时，基牙失黏结（通常是动度最小的牙齿或固位性最差的牙冠）是常见的后果，其次为龋坏。

种植体和牙齿之间的杠杆臂（如牙冠）越长，这一问题就越严重。当天然牙有临床动度时，修复体会受到侧向力，或者受到比平常更大的力。即使末端基牙无动度，中间采用种植体作为基牙也会导致并发症（图 3-132）。

即使治疗的各个方面都在可接受的范围内，

A

B

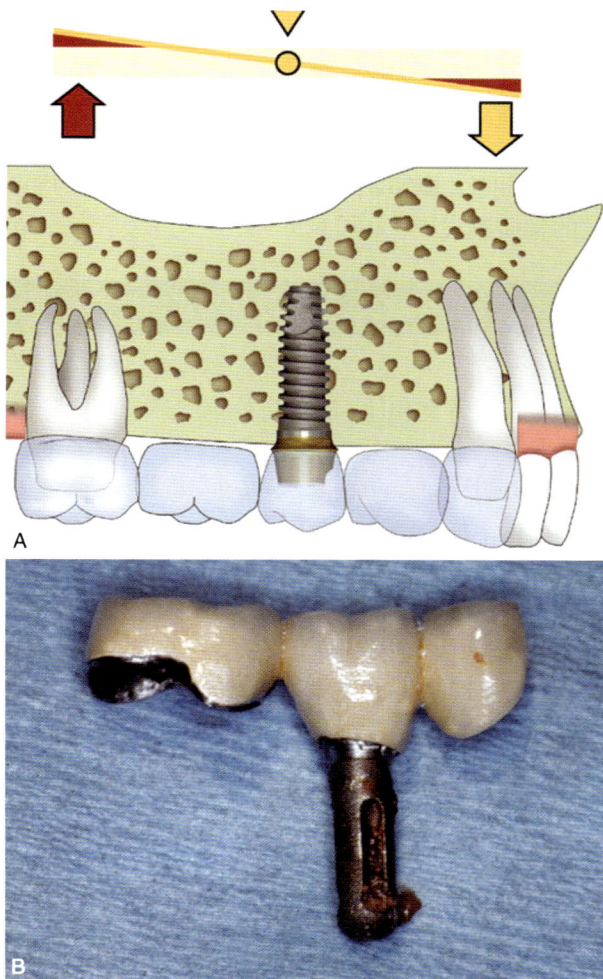

图 3-131　两颗天然牙之间的中间种植体基牙可能会导致牙齿上的黏结密封处破损，尤其是当其中一颗牙齿比另一颗牙齿更易移动时。（引自 Misch CE: Dental implant prosthetics, ed 2, St Louis, 2015, Mosby.）

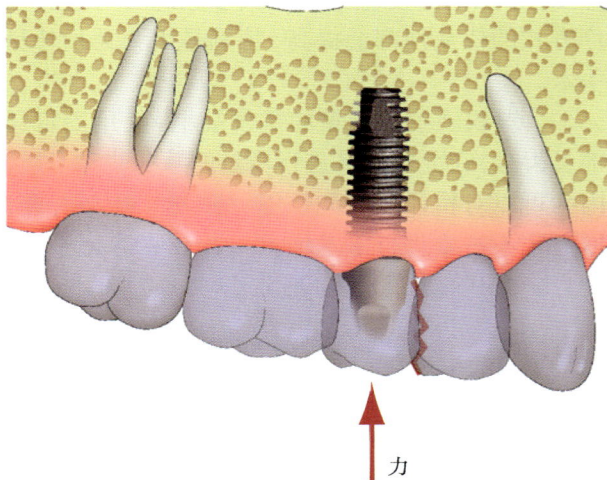

力

图 3-132　当无法选择骨增量和额外的种植体时，可以使用活动附着体来防止中间种植体基牙成为支点。（引自 Misch CE: Dental implant prosthetics, ed 2, St Louis, 2015, Mosby.）

修复体失黏结也是 FPD 最常见的并发症。任何可能增加这一风险的情况，如目前所讨论的情况，都应该谨慎避免。

## 十三、针对患者的治疗计划

### （一）未能向患者提供全面的治疗方案

在与患者讨论治疗方案时，很容易根据患者的实际需求和价值观而专注于某种治疗方案。种植医生有时会倾向于某些治疗方法（例如根据他们的学习曲线、培训情况或个人喜好，选择覆盖义齿还是固定义齿）。从道德和法律的角度来看，临床医生必须讨论所有的治疗方案，包括每种方案的优缺点。美国大多数州的牙科委员会都在其牙科法律法规中要求向所有患者提供所有可能的可行方案，包括优缺点。

为了防止并发症和治疗误解，应该为每位患者制定一个全面的治疗方案。本章接下来将讨论各种牙齿缺失的治疗情况，以及每种治疗方法的相关优缺点。

### 1. 单颗牙齿缺失

**不治疗**：尽管在大多数情况下，"不治疗"的选择并不理想，但应该向患者解释如果不进行治疗可能产生的后果。对临床医生来说，提出这种治疗方案似乎有违常规，因为牙科的目标是恢复患者的最佳功能。但提出该治疗方案确实可以让临床医生就牙齿缺失、骨质流失和缺乏咀嚼效率的各种后果展开讨论。

①**优点**：不治疗的唯一优点是患者无须接受进一步手术，也不会有经济负担。

②**缺点**

a. **邻牙移位**：当患者牙缺失时，可能会产生许多后果，造成咬合不协调，并可能引发更多的牙科并发症。如果第二磨牙前方的任何位置牙齿缺失，邻牙可能会向牙缺失间隙倾斜，很可能会导致该侧的咬合平面发生变化。当牙齿向邻面倾斜时，负荷的方向就会发生变化，可能会对牙周韧带造成过大的压力。对禾牙会随着咬合变化而开始过萌，矫正未来的过萌牙可能需要正畸或根管治疗后冠修复。在某些情况下，可能需要拔牙。

b. **咬合力问题**：单颗牙缺失的另一个后果是，由于牙缺失侧的咀嚼效率降低，患者通常会使用牙齿完整的一侧咀嚼。这种情况会导致过度使用牙齿完整的一侧,从而导致牙齿疲劳相关的问题。这些问题包括牙冠崩瓷、牙本质折断/填充物脱落、明显的咬合磨耗,或肌肉疼痛并发症(框3-25)。

---

**框 3-25　单颗牙缺失:不治疗**

**优点**
- 患者无须治疗时间
- 患者无须经济支出

**缺点**
- 对𬌗牙伸长
- 邻牙倾斜移位
- 咀嚼效率降低
- 食物嵌塞
- 邻牙将承受更高的咬合力
- 对侧牙过度使用

---

## 2. 可摘局部义齿

**(1)优点**:可摘局部义齿(RPD)修复单颗缺失牙的主要优势在于方便。患者只需就诊几次,便可获得一个牙支持局部义齿,而且这种治疗无创。与大多数其他治疗方法相比,费用也较低。

**(2)缺点**

**①接受度较低**:与其他治疗方法相比,患者对可摘局部义齿的接受程度较低,即便是主要由牙齿支持的可摘局部义齿。患者必须适应口腔中的部分基托,说话模式经常会被打乱。修复体通常比较笨重,会覆盖部分上腭组织或舌组织。

**②基牙的发病率增加**:有关可摘局部义齿的报告显示,剩余牙列和周围组织的健康状况往往会恶化。在一项以基牙是否需要修复作为失败指标的研究中,传统可摘局部义齿5年的"成功"率为40%,10年"成功"率为20%[97]。佩戴局部义齿的患者通常会表现出基牙松动度增大、牙菌斑滞留增多、探诊出血增加、龋病发生率增高、影响发音、味觉抑制以及不遵医嘱使用等症状。Shugars等报道,可摘局部义齿的基牙在5年内的基牙脱落率高达23%,8年基牙脱落率高达38%[98]。

**③骨吸收增加**:设计直接和间接固位体的天然基牙必须承受额外的侧向力。由于这些牙齿经常受到牙周支持力不足的影响,许多局部义齿的设计都是为了将施加在它们上面的力降至最低,其结果是导致可摘义齿的活动度增加和更多的软组织支持。这样保护了剩余的牙齿,但却加速了无牙颌区域的骨质流失[99]。值得注意的是,与无修复体相比,佩戴活动义齿的患者软组织支持区域的骨质流失更快(框3-26)。

---

**框 3-26　单牙缺失:可摘局部义齿治疗方案**

**优点**
- 与其他方案相比,是最简单费用最低的治疗

**缺点**
- 难以耐受
- 存留率低
- 活动度增加
- 牙菌斑累积
- 基牙龋坏、探诊出血
- 基牙缺失或修复需求增加
- 食物嵌塞
- 牙缺失区骨吸收加速

---

## 3. 固定局部义齿

**(1)优点**

**①常见的治疗类型**:固定义齿修复是一种传统而常见的治疗方法,大多数临床医生都能轻松完成。由于技师可在1到2周内制作出符合正常轮廓、舒适度、功能、美观、语言和健康标准的完整修复体,加工速度相当快。大多数患者对这种治疗方式的依从性都会提高,特别是因为无须外科手术。

**②对软硬组织增量的需求最小**:使用固定局部义齿时,在牙缺失区进行增量的情况非常少见。因为可以对桥体进行调改以修复大多数缺损,所以通常不需要进行手术增量。在某些情况下,基牙会缺乏附着组织,但罕见。

**(2)缺点**

**①患龋率增加**:尽管与可摘义齿相比,固定义齿有很多优点,但这种治疗方式也有其固有的缺陷。基牙龋坏和根管治疗失败是导致固定义齿修复失败的最常见原因[100]。龋病发生率超过20%,牙体牙髓并发症发生率为15%。基牙的继发龋主要发生在桥体边缘。经常使用牙线的患者不到10%,而使用牙缝刷的患者更少[101]。因此,桥体变

成了牙冠旁边的一个大悬突,聚积大量牙菌斑和细菌。由于牙菌斑的增加,基牙的长期牙周健康也可能面临更大的风险,包括骨丧失。

②**根管治疗增加**:当对一颗重要的牙齿进行牙冠预备时,有3%到6%的风险会造成不可逆性牙髓损伤,随后需要进行根管治疗[102]。在对每颗重要基牙进行根管治疗的同时,桥体旁的牙冠边缘也更容易发生龋坏,需要根管治疗。研究表明,高达15%的固定修复基牙需要进行牙髓治疗,而在进行牙冠预备的非基牙中,这一比例仅为3%至6%[103]。

③**FPD失败的不良后果**:固定义齿失败可能会导致许多问题。这些问题不仅包括需要更换失败的修复体,还包括基牙的丧失,以及需要增加桥体和基牙。由于15%的FPD基牙需要进行根管治疗,可能会损失很多基牙。此外,根管治疗后基牙折断的风险更大。有报告显示,FPD基牙因根管治疗并发症(如折断)而失败的频率是活髓基牙的四倍[104]。基牙折断会导致修复体和基牙失败。

FPD的基牙可能会因龋病、牙髓并发症或根折而脱落,8到14年的脱落率高达30%[105]。最近的报告显示,支持FPD的基牙10年内脱落率为8%至18%。这一点最令人担忧,因为80%的基牙以前没有龋坏,或者行FPD修复前极少有充填(框3-27)[106]。

---

**框3-27　单牙缺失:固定局部义齿治疗方案**

**优点**

- 最常见的治疗方法(医生友好型)
- 节省时间(两次就诊,间隔1到2周)
- 恢复功能、美观和牙列健康
- 极少考虑骨和软组织问题
- 长期存留率高
- 费用低——牙科保险涵盖(降低患者费用)
- 适用于近远中间隙极小的情况(<6mm)
- 夹板固定有益于存在临床动度的基牙
- 提高了患者依从性,降低牙科恐惧

**缺点**

- 平均寿命约10到15年
- 基牙龋病和根管治疗失败是最常见的并发症
- 基牙的菌斑滞留增加了龋坏和牙周病的风险
- 口腔卫生维护方困难
- 损害健康牙齿(牙体预备)

---

- 修复失败与基牙丧失有关(10年内8%至18%的基牙丧失)
- 折断并发症(全瓷冠,天然牙)
- 美学并发症(修复体不如天然牙美观)
- 修复体失黏结

---

## 4. 单牙种植(框3-28)

### (1)优点

①**成功率更高**:与其他治疗方法相比,单颗牙种植有许多优点。大多数研究表明,单牙种植是最可预期的单颗牙替代方法。大多数长期研究报告显示成功率超过90%。

---

**框3-28　单牙缺失:种植治疗方案**

**优点**

- 不损伤邻牙
- 龋病风险较低
- 牙髓病风险较低
- 崩瓷风险较低
- 修复体失黏结风险较低
- 牙齿折断较少
- 满足患者的心理需求:患者不希望为修复缺失牙而损伤邻牙(通常是健康牙)
- 改善口腔卫生状况
- 减少龋病风险
- 牙线 vs. 牙缝刷
- 减少桥体菌斑聚积
- 减少冷刺激敏感
- 预备牙对温度更敏感
- 预备牙需去除牙本质,对刷牙或机械刺激敏感
- 保持骨量:拔牙后3年内骨宽度减少30%
- 减少邻牙丧失:30% vs. 10年内0.05%

**缺点**

- 增加治疗时间
- 需要外科手术
- 可能需要软硬组织增量
- 美观效果可能较差
- 粘结剂残留
- 种植体周围炎
- 加工费用增加

②**卫生维护**：种植治疗方案通常更利于口腔卫生维护，因为邻面可用牙线清洁。这也是预防牙周炎的一种措施。

③**不损伤邻牙**：选择种植修复无须损伤邻牙，从而降低了邻牙继发龋齿或牙髓病的风险，患者未来丧失更多牙齿的风险大大降低。

④**性价比更高**：成本比较研究得出的结论是，种植修复的性价比更高[30]。即使邻牙没有脱落，由于龋坏、牙髓并发症、崩瓷或修复体脱落，传统的 FPD 通常也需要更频繁地更换（常会导致龋病以及需要根管治疗）。

⑤**维持牙槽骨量**：采用固定义齿替代单颗缺失牙时，会出现持续的骨吸收。因此，在牙缺失位点植入种植体将有助于维持现有的牙槽骨。

**（2）缺点**

①**增加治疗时间**：与 RPD 或 FPD 相比，单颗牙种植修复需要更长的治疗时间。从最初的种植体植入到完成骨结合，平均需要 4 到 6 个月的时间，取决于骨密度以及骨量。为了解决这个问题，有学者提出了即刻种植技术和即刻临时修复技术。然而，在某些情况下，这些技术会存在一些弊端，尤其是当患者不符合适应证时。

②**需要额外治疗**：在美学区，可能需要对软组织进行处理，以改变软组织支撑或牙龈生物型。这通常会需要更复杂的组织增量程序。此外，还可能需要骨增量手术来增加骨量，以便植入种植体。在某些病例中，会大大增加费用和治疗时间。

③**美观问题**：根据可用骨量和牙冠高度空间，最终修复体可能为传统的牙齿轮廓（FP1）、较长的牙冠形态（FP2），或者可能需要牙龈瓷来模拟正常的软组织轮廓（FP3）。患者必须了解这些可能性，因为他们的美学需求可能会影响种植体的植入，或是否需要进行辅助性骨增量手术。

### 5. 多颗牙缺失

**不治疗**：应向患者解释不进行治疗可能产生的后果。与单颗牙缺失相比，不治疗可能会出现美观问题、咀嚼效率下降和食物嵌塞问题。

①**优点**：当患者多颗牙缺失时，对患者的宣教和沟通更为重要。虽然患者无经济或时间上的负担，但与单颗牙缺失相比，其缺点更为明显。

②**缺点**

a. **咀嚼功能降低**：多颗牙缺失的主要缺点是咀嚼功能下降。余留牙会受到更大的应力和压力，从而导致并发症增加。咀嚼力会传递到余留牙上，从而导致龋病、松动、牙周问题和牙齿脱落的风险增大。牙缺失牙槽嵴无生理性刺激的时间越长，就越有可能发生骨丧失。这可能会导致将来需要进行软硬组织增量，以增加软硬组织体积，从而植入种植体。

b. **牙齿移位**：余留牙可能会因为咀嚼力而发生移动和倾斜，对禾牙会伸长，造成牙根暴露和咬合不协调。这些问题混杂在一起，会导致将来的种植困难。

c. **美观问题**：如果不对牙缺失区进行治疗，会存在明显的美观问题。大多数情况下，患者对牙缺失的接受程度较低，而美观通常是患者寻求修复的一个动力因素。

### 6. 可摘局部义齿

参见框 3-26 中 RPD 的优缺点。

### 7. 种植修复

参见框 3-28 中 RPD 的优缺点。

### 8. 无牙颌

**不治疗**：应向患者讲明不进行治疗可能产生的后果。

①**优点**：除了不需花费治疗时间或费用外，几乎没有其他优点。

②**缺点**

a. **持续骨吸收**：大多数临床医生都忽视了拔牙后的骨质流失。患者往往不了解解剖学的变化以及骨质持续流失的潜在后果。当患者佩戴了不良的软组织支持义齿时，会加速骨丧失。大多数患者并不了解骨吸收会随着时间的推移而持续，在不良义齿下骨吸收的速度会更快。患者不会常规复查评估口腔状况；而是在数年后义齿破损或无法继续使用时才会就诊。事实上，研究表明，佩戴全口义齿的患者平均每 14.8 年才看一次口腔医生。传统的修复方法（义齿）往往会影响骨质流失，而临床医生和患者对此考虑不足。临床医生应告知患者，义齿不只修复牙齿，也修复骨和软组织，建议每 3 到 5 年进行重衬或更换义齿，以补偿因萎缩而造成的额外骨质流失（图 3-133 和框 3-29）。

b. **软组织后果**：骨丧失通常先从宽度开始减小，之后是高度的降低，随着宽度和高度的减小，附着龈也逐渐减少。在重度萎缩的下颌，附着组

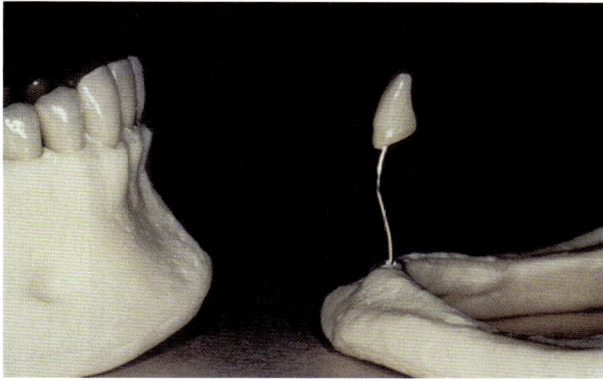

图 3-133　左侧为含牙列的下颌,右侧为长期无牙的下颌。注意骨高度的丧失。下颌的骨高度丧失可以厘米来衡量,但往往被忽视。这种骨质流失往往比牙周病造成的骨质流失(以毫米为单位)更为严重。患者应该明白,为了恢复面部的正常轮廓,义齿所替代的骨量往往多于牙齿。(引自 Misch CE: Dental implant prosthetics, ed 2, St Louis, 2015, Mosby.)

---

**框 3-29　全口无牙颌患者骨质流失的后果**

- 支持骨宽度减少
- 支持骨高度减少
- 凸出的下颌舌骨肌和内斜肌伴有压痛点增加
- 角化黏膜逐渐减少
- 凸出的颏棘伴有压痛点和义齿移动增加
- 肌肉附着于牙槽嵴顶
- 加高义齿抵抗下颌舌骨肌和颊肌收缩,作为后部支撑
- 义齿沿解剖学倾斜角度移动(中至重度骨丧失的倾斜下颌骨)
- 黏膜变薄,对磨损敏感
- 基骨丧失
- 下颌神经管暴露导致神经麻痹
- 咀嚼时舌头运动增加
- 骨丧失影响面部下 1/3 的美观
- 重度骨吸收导致下颌骨折风险增加
- 前牙牙槽嵴和鼻底骨的丧失导致义齿活动增加,在使用过程中出现压痛点

(引自 Misch CE: Dental implant prosthetics, ed 2, St Louis, 2015, Mosby.)

---

织通常会很薄,或者完全没有附着组织。活动的、未角化的牙龈区域会越来越大,容易受到上方义齿的磨损,从而导致进一步的骨丧失。此外,不利的肌肉附着过高和组织活动度过大往往会使情况

变得更加复杂。持续的下颌后部萎缩最终会导致突出的下颌舌骨肌和内斜肌处的牙槽嵴为薄的、可移动的、未附着的黏膜所覆盖。前部剩余牙槽突也会继续吸收,颏棘(在有牙齿时位于牙槽嵴顶下方 20mm 处)最终成为下颌前部牙槽嵴的最上方。在行使功能或说话时,无法防止义齿向下唇移位。

在下颌舌骨肌和颊肌收缩时,义齿远端会发生垂直运动,萎缩的下颌骨与上颌骨相比呈前倾状态,这些因素都进一步影响了义齿的修复效果[107]。萎缩的牙槽嵴黏膜的厚度还与系统性疾病以及伴随衰老而来的生理变化相关。患者的年龄、高血压、糖尿病、贫血和营养失调等情况都会对可摘义齿下的血供和软组织质量产生不利影响。这些疾病会导致上皮基底细胞的氧张力降低。表皮细胞脱落的速度不变,但基底层细胞的形成速度减慢。因此,表面组织的厚度会逐渐减少,导致压痛点和活动义齿戴用不适。无牙颌患者的舌体通常会增大,以适应原来被牙齿占据的空间。此外,舌头还会限制活动义齿的移动,并在咀嚼过程中运动增加,导致活动义齿的稳定性下降。神经肌肉控制能力的下降通常与衰老有关,这进一步加剧了传统活动义齿修复的问题。成功佩戴义齿的能力在很大程度上取决于学习和熟练程度。新的无牙颌老年患者可能缺乏适应新环境所需的技能(框 3-30)。

---

**框 3-30　牙缺失的软组织后果**

- 随着牙槽骨吸收,附着龈也会丧失
- 没有附着的黏膜支持义齿,导致压痛点增加
- 随着年龄的增长和系统性疾病的发生,组织厚度减少,导致义齿压痛点增加
- 舌体增大,降低了义齿的稳定性
- 咀嚼时舌头运动增加,降低了义齿的稳定性
- 老年人颌骨的神经肌肉控制能力下降

(引自 Misch CE: Dental implant prosthetics, ed 2, St Louis, 2015, Mosby.)

---

c. **美学后果:**随衰老过程自然发生的面部变化会因为牙齿的缺失而加速和加剧(图 3-134)。牙槽骨缺失会导致许多美学后果。垂直方向的塌陷会导致面部高度降低,从而导致面部的一些变化(图 3-135)。颏唇角的丧失和该区域垂直线的加深

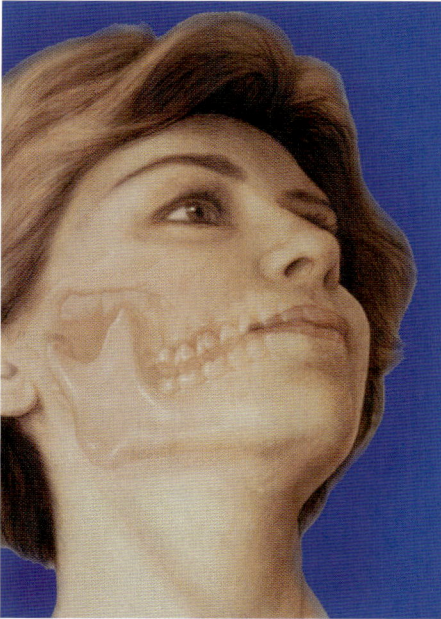

图 3-134　面部下 1/3 的美观不仅与牙齿的位置有关,更重要的是与颌骨位置和骨量有关,包括附着在颌骨的肌肉。(引自 Misch CE: Dental implant prosthetics, ed 2, St Louis, 2015, Mosby.)

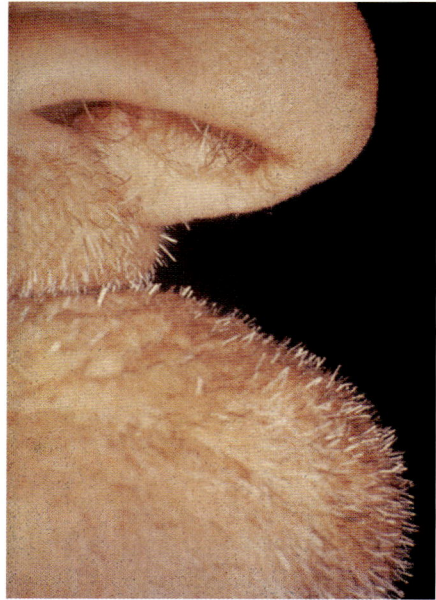

图 3-136　骨高度的丧失可导致下颌呈向鼻尖前方旋转的闭合咬合。此图代表的是没有牙齿且重度骨萎缩的患者面部。(引自 Misch CE: Dental implant prosthetics, ed 2, St Louis, 2015, Mosby.)

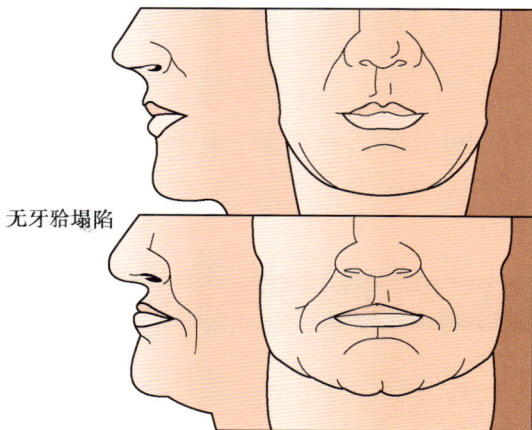

无牙殆塌陷

图 3-135　患者通常佩戴义齿超过 15 年。在此期间,骨高度的丧失与许多颌面部变化有关,如咬合闭合、下颌前倾、上颌后缩、笑纹反向、面部线条的数量和深度增加、鼻面部角度更加锐利、唇红线丧失,以及因肌肉附着力丧失而出现巫婆下颌。(引自 Misch CE: Dental implant prosthetics, ed 2, St Louis, 2015, Mosby.)

会给人一种较硬朗的外观感受。随着垂直距离的逐渐减小,咬合也会向假性Ⅲ类错颌演变,颏部会向前旋转,形成前牙反殆的面部外形(图 3-136)。这些情况会导致口角处的水平向唇角减小,当处于息止颌位时,患者会显得不开心(图 3-137)。面部短小的人咬合力较大,骨丧失更多,与其他患者相比,牙缺失后的面部变化更为显著。由于义齿

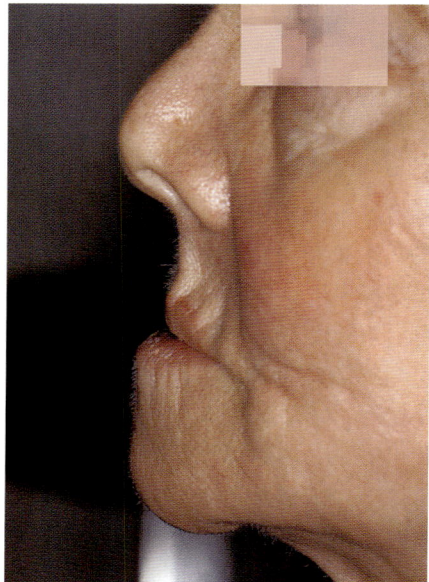

图 3-137　患者的上颌骨和下颌骨严重萎缩。虽然佩戴 15 年前的义齿,但面部变化非常明显。肌肉附着力丧失导致颏部下垂(巫婆下颌)、唇红缘消失、唇线反转(水平角度减小)、面部和嘴唇的垂直线条增加、鼻唇角增加,以及下颌舌骨肌和颊肌缺乏肌肉张力。(引自 Misch CE: Dental implant prosthetics, ed 2, St Louis, 2015, Mosby.)

对嘴唇的支撑力差以及肌张力丧失,唇缘会变薄。上颌后缩与牙槽嵴萎缩和面部表情肌张力的丧失有关。中重度牙槽嵴萎缩患者的口轮匝肌和颊肌收缩,会使面部蜗轴和表情肌向内侧和后方移位,

导致会厌变窄、嘴唇内翻和脸颊凹陷。

鼻唇沟加深和上唇其他垂直纹路的深度增加与正常衰老有关，但会随着骨质流失而加速。这通常会伴随鼻唇角的增大，使得鼻子看起来比嘴唇有支撑的时候更大（图 3-138）。男性通常会留胡子来减少这种影响。随着年龄的增长，上唇会因为重力和肌张力的减弱而自然变长，导致息止颌位时前牙暴露变少，使微笑有"老龄化"的趋势，因为患者越年轻，在静止或微笑时，牙齿相对于上唇暴露得越多。无牙颌患者肌张力丧失的速度加快，而且与年龄相仿的有牙患者相比，无牙颌患者嘴唇变长的年龄更小，嘴唇也更长（露出的牙齿更少）。上唇经常会内卷到上颌义齿的切缘，这进一步缩小了唇红缘的大小。

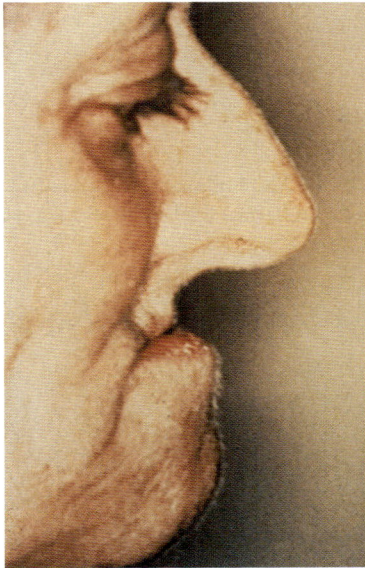

图 3-138 侧貌。注意上颌骨萎缩导致唇缘缺失、唇部深皱褶以及对鼻唇角的影响。然而，下唇的唇红缘正常，下颌前部的肌肉仍有附着，提供了正常侧貌。（引自 Misch CE：Dental implant prosthetics, ed 2, St Louis, 2015, Mosby.）

牙槽骨萎缩也会影响下颌体和升支的颏肌和颊肌的附着，导致组织"下垂"或"巫婆下颌"。这种影响是累积性的，因为随着牙齿脱落，肌肉的张力会下降，咬合力也会随之下降，而且肌肉附着区域的骨质也会流失（框 3-31）。患者通常不理解牙齿缺失后的软硬组织变化。研究显示，有 39% 的患者佩戴统一义齿超过 10 年[87]。除非患者每年复诊，否则医生无法对患者进行评估。在治疗的早期阶段，向部分或完全牙缺失患者解释牙齿缺失的后果非常重要。

---

**框 3-31　骨丧失的美学后果**

- 面部高度降低
- 颏唇沟消失
- 唇部和面部垂直线条加深
- 颏部向前旋转——呈凸面型
- 唇部水平唇角减小——患者呈不开心面容
- 面部表情肌张力减弱
- 由于肌张力减弱，唇红缘变薄
- 鼻唇沟加深
- 鼻唇角增大
- 上唇长度增加，息止位和微笑时牙齿暴露量减少——微笑老龄化
- 颊肌附着点下垂，导致面部下垂
- 颏肌附着点下垂，导致"巫婆下颌"

（引自 Misch CE：Dental implant prosthetics, ed 2, St Louis, 2015, Mosby）

---

### 9. 上颌全口义齿

（1）**优点**：与不进行任何治疗相比，上颌全口义齿通常可以在一定程度上满足美观和部分功能上的需求。患者在发音时有参考点，而且从外观上可以保持面部高度。

（2）**缺点**

①**咀嚼功能**：牙列完整的人和无牙颌患者的最大咬合力差别很大。牙列完整的第一磨牙平均咬合力为 150～250psi[108]。磨牙症或紧咬牙患者会产生接近 1 000psi 的力。无牙颌患者的最大咬合力不足 50psi。患者牙缺失时间越长，咬合力就越小。佩戴全口义齿超过 15 年的患者，其最大咬合力可能不足 6psi[57]。

牙齿缺失后由于咬合力的降低和义齿的不稳定性，咀嚼效率也会随之降低。90% 的食物经天然牙咀嚼后可通过 12 号筛网；而佩戴全口义齿的患者，这一比例会降低到 58%[109]。

一项研究纳入了 367 名佩戴全口义齿的患者（158 名男性和 209 名女性），结果显示，47% 患者的咀嚼能力低下。咬合力下降到十分之一，咀嚼效率下降 40%，这严重影响了患者的咀嚼能力。29% 的患者只能吃软的或捣碎的食物，50% 的患者有多类食物不能进食，17% 的人声称没有活动义齿他们吃东西会更有效率[110]。在这一组中，女性摄入的水果、蔬菜和维生素 A 较少。佩戴活动

义齿的患者服用药物的比例（37%）明显高于咀嚼力强的人群（20%），28%的患者服用的是治疗胃肠道疾病的药物。对于咀嚼能力不足的无牙颌患者来说，高纤维食物摄入量的减少可能会诱发胃肠道问题[111]。

**②全身性后果：** 有多篇文献报告指出，牙齿功能受损会导致咀嚼功能低下，不得不吞咽未经过充分咀嚼的食物，进而可能影响全身变化，导致疾病、衰弱和预期寿命缩短[112]。另一项研究比较了佩戴活动义齿的患者与有牙人群的咀嚼能力和效率，经过咀嚼能力标准和水平修正后的结果表明，佩戴活动义齿患者的咀嚼效率只有六分之一[113]。

一些文献报道认为患者的健康寿命与牙齿健康相关。咀嚼能力差可能是老年人非自愿体重减轻的原因之一，并且死亡率增高[114]。相比之下，牙缺失较多的患者更有可能肥胖。在考虑到卒中和心脏病发作的传统风险因素之后，牙齿疾病和心血管疾病之间存在显著的关系，后者仍然是死亡的主要原因[115]。

**③对义齿的满意度：** 一项针对无牙颌患者的调查发现，66%的无牙颌患者对下颌全口义齿不满意[116]。过去的口腔健康调查显示，只有80%的无牙颌患者能够一直佩戴两副活动义齿[117]。有些患者只能佩戴一副假牙，通常是上颌；其他人只能在短时间内佩戴假牙。此外，约有7%的患者根本无法佩戴假牙，成为"牙齿残障者"或"口腔残疾人"。他们很少离开家庭环境，即使被迫出门，一想到不戴假牙时要与人见面和交谈，就会感到不安。

**④言语效果：** Misch 和 Misch 对 104 名寻求治疗的全口无牙颌患者进行了研究[118]。在研究的患者中，88%的人声称说话困难，其中1/4的人感到非常困难。这很可能发生在下颌骨，当下颌骨吸收后紧靠在颊肌和下颌舌骨肌上。当患者张开嘴时，这些肌肉的收缩就像蹦床一样，将义齿推离牙床。因此，当患者说话时，牙齿经常会发出咔嗒声，不是因为垂直距离的问题，而是因为义齿缺乏稳定性和固位性。

言语障碍可能与对社交活动的担忧有关。有62.5%的患者会意识到下颌义齿的活动问题，有同比例患者的上颌义齿能在大多数时间保持在原位。

**⑤牙齿缺失后的心理影响：** 全口牙齿缺失对患者的心理影响复杂多样，可从非常轻微一直到神经质状态。虽然全口义齿能够满足许多患者的美观需求，但有些患者认为他们的社交生活会受到严重影响。他们对亲吻和浪漫的场景很在意，尤其是如果新伴侣不知道他们的口腔障碍时。Fiske 等在对无牙颌受试患者的访谈研究中发现，牙齿缺失与朋友逝世或失去身体其他重要部位一样，会导致自信心下降，最终产生羞耻感或丧亲之痛（框 3-32）[119]。

---

**框 3-32 全口义齿的负面影响**

- 咬合力从有牙时的 200psi 降至无牙的 50psi
- 患者佩戴义齿 15 年后，咬合力降至 6psi
- 咀嚼效率降低
- 需要更多药物治疗胃肠功能紊乱
- 食物选择受限
- 健康食物摄入量减少
- 寿命可能缩短
- 义齿满意度降低
- 言语困难
- 心理影响

（引自 Misch CE：Dental implant prosthetics，ed 2，St Louis，2015，Mosby）

---

## 10. 种植体支持的覆盖义齿（可摘式-RP4/RP5）

### （1）优点

**①减少软组织覆盖：** 覆盖义齿（RP4）可以减少软组织覆盖和义齿的延伸。这对于新义齿佩戴者、有骨凸或骨刺的患者以及咽反射阈值较低的患者尤为重要。此外，传统全口义齿的唇侧基托可能会导致近期拔牙的患者的面部轮廓过凸，从而导致慢性疼痛。种植体支持的覆盖义齿（RP4）不需要唇侧基托扩展或软组织覆盖。注：RP-5 修复体需要在上、下颌骨进行充分的树脂基托扩展（即下颌骨，颊棚承托区；上颌骨，整个上颚）。

**②固位增强：** 一般来说，与传统的全口活动义齿相比，种植体覆盖义齿的固位力明显增加。如，在咀嚼或发音时，下颌全口义齿在大多数情况下都会移动。

研究表明，下颌义齿在使用过程中可能会移动约 10mm。在这种情况下，特定的咬合接触和咀嚼力的控制几乎是不可能的。IOD 可以改善修复体的固位和稳定性，患者也可以获得持续的稳定咬合[120]。

③**咬合力增加**：下颌种植覆盖义齿具有较高的咬合力，最大咬合力可提高至 300%[121]。一项关于种植覆盖义齿（overlay denture，overdenture）和全口活动义齿的研究发现，活动义齿的咀嚼次数是覆盖义齿的 1.5～3.6 倍[122]。IOD 的咀嚼效率提高了 20%[123]。

④**更好的言语**：颏肌、颊肌或舌肌的收缩可能会使传统活动义齿脱离软组织。因此，说话时义齿可能会相互接触而发出咔嗒声。在大多数下颌运动中，IOD 都会保持在原位。舌和口周肌肉组织可以恢复到更正常的位置，因为不需要它们来限制下颌义齿的运动。大多数患者在使用 RP-4 修复体时会获得更好的语言表达能力，因为 RP-5 覆盖义齿的基托较长，会对肌肉组织造成影响。

⑤**减少种植体数量**：与种植体支持的全口固定义齿相比，覆盖义齿还具有一些实际优势。当制作 RP-5 修复体时，由于软组织区域可以提供额外的支持，因此可以使用更少的种植体。覆盖义齿可以减轻上部结构和修复体之间的应力，软组织可以分担部分咬合负荷。还可以避开骨量不足的位点，从而不必进行骨移植或植入预后较差的种植体。由于减少了植骨和种植体的数量，患者的治疗费用也大大降低。RP-4 比 RP-5 修复体需要更多的种植体，但比固定修复体需要的种植体要少。

⑥**美观**：与固定修复体相比，覆盖义齿可以改善许多中重度骨吸收无牙颌患者的美观。对于重度骨吸收的患者，通常需要对软组织进行支撑来维持面型，尤其是在上颌骨。使用覆盖义齿更容易再现或控制龈乳头和牙齿的大小。与耗时且技术敏感的烤瓷金属固定修复体相比，覆盖义齿更容易再现轮廓和美观。唇侧基托的设计可能是为了最佳的外观，而不是为了日常卫生维护。此外，由于修复体能够完全覆盖种植基台，因此不需要将基台放置在特定的近远中位置就能达到美观的效果。

⑦**卫生**：与固定义齿相比，覆盖义齿更有利于进行家庭及专业卫生护理。与固定义齿相比，杆卡结构更容易进行种植体周围探查，因为牙冠轮廓通常会阻碍从基台到牙槽嵴顶的探诊路径。覆盖义齿可以延伸到基台之上，以防止在上颌功能活动时食物嵌塞。考虑到修复体轮廓和种植体的位置关系，种植固定修复体的卫生维护较为复杂。

⑧**减少功能异常造成的创伤**：可以在睡觉时取下覆盖义齿，以减少夜间功能异常的有害影响，因为夜间功能异常会增加种植系统的应力。此外，长期佩戴活动义齿的患者也并不是那么渴望固定义齿。可摘式种植义齿似乎不会给他们带来心理问题。

⑨**易于修复**：与种植固定义齿相比，种植覆盖义齿通常更容易修理。与固定修复体相比，可摘式种植修复体可降低加工费和种植体数量，从而降低患者的修复成本。如果固定修复体折裂（如，烤瓷冠），通常需要重新制作修复体。

⑩**减少骨吸收**：在种植体植入区域，骨萎缩程度将大大低于牙缺失区域。大量研究表明，种植体和/或修复体的刺激可以维持后牙区骨量。

⑪**修复体可以升级**：在大多数情况下，覆盖义齿可以升级为固定义齿（即，只要不存在位置分布或骨缺损问题）（框 3-33；框 3-34）。如，通过在下颌增加 2 到 3 颗种植体，可以将两颗种植体支持的 RP-5 下颌覆盖义齿改为 RP-4，或者通过在下颌增加 3 到 4 颗种植体改为 FP-3 固定义齿。

**（2）缺点**

①**患者的期望值**：下颌覆盖义齿的主要缺点与患者的意愿有关，主要是患者是否希望义齿能被取下。固定义齿通常被视为患者身体的一部分，如果患者不希望义齿能够取下，那么种植体支持的覆盖义齿就不能满足患者的心理需求。

②**食物存留**：与上颌义齿的唇侧不同，下颌覆盖义齿唇侧的美观需求很小。下颌覆盖义齿基托

---

**框 3-33 下颌种植覆盖义齿的优点**

- 防止前牙区骨吸收
- 改善美观
- 提高稳定性（减少或消除修复体动度）
- 改善咬合（可再现的正中关系咬合）
- 减少软组织擦伤
- 提高咀嚼效率和力量
- 提高咬合效率
- 提高修复体固位力
- 提高修复体支持力
- 改善言语功能
- 缩小修复体尺寸（减少基托凸起）
- 改善颌面部修复效果

（引自 Misch CE：Dental implant prosthetics，ed 2，St Louis，2015，Mosby）

---

**框3-34　与固定义齿相比,种植覆盖义齿的优势**

- 种植体数量更少(RP-5)
- 治疗前所需的骨移植更少
- 种植体植入位置更灵活
- 美观度提高
- 树脂人工牙
- 唇侧基托
- 丙烯酸树脂恢复软组织
- 软组织美学
- 利于种植体周围探查(随访)
- 卫生清洁
- 减少应力
- 降低夜间功能异常影响(夜间取下修复体)
- 应力缓冲结构
- 花费更少(RP-5)
- 更少的种植体数量(RP-5)
- 更少的骨移植(RP-5)
- 易于修理
- 加工费降低(RP-5)
- 与固定修复体相比,过渡义齿的要求较低

(引自 Misch CE: Dental implant prosthetics, ed 2, St Louis, 2015, Mosby)

---

下经常会存留食物,这一点与活动义齿类似。活动义齿和 RP-5 IODs 的基托边缘与肌肉附着水平相接,以便在吞咽时抬高口底。因此,当肌肉处于静止状态时,食物会积聚在义齿基托下方,然后在吞咽时被压在修复体下方。而固定修复体的牙冠轮廓则不容易滞留食物。杆式 IOD(RP-4)的日常护理与下颌固定修复体类似,因为不需要像某些上颌固定修复体那样为了美观或发音而使用盖嵴式桥体设计。

③**需加强维护**:与固定修复体相比,可摘式覆盖义齿需要更多的维护,也更容易出现修复体相关的并发症。如,Walton 和 McEntee 指出,可摘式修复体的维护和调整次数是固定义齿的三倍[124]。IODs 通常需要每 6 个月到 2 年更换或修理附件,人工牙也经常会磨损,需要每 5 到 7 年制作一副新的义齿[125]。Goodacre 等的文献综述显示,IODs 有30% 存在固位和调整问题,19% 需要重衬,17% 出现夹或附着体断裂,12% 出现修复体断裂[30]。虽然固定修复体可能会出现崩瓷,修理费用也会很

高,但在一生中,种植可摘修复体的修理费用通常更加昂贵。

④**人工牙磨损**:由于咬合力和咀嚼效率得到改善,IOD(即,混合型)人工牙的磨损比传统活动义齿更快。由于人工牙的磨损和软组织支持结构的变化,通常需要每 5 到 7 年更换一次新的覆盖义齿。在开始种植治疗时,就应该对患者进行有关长期维护和相关费用的宣教(框 3-35)。

---

**框3-35　覆盖义齿的缺点**

- 心理影响(当患者需要固定的牙齿时)
- 需要更大的基台冠高空间
- 需要更多的长期维护
- 需更换附件
- 需重衬(RP-5)
- 每 7 年更换新的修复体
- 后牙区牙槽骨持续吸收
- 食物存留
- 修复体动度(RP-5)

(引自 Misch CE: Dental implant prosthetics, ed 2, St Louis, 2015, Mosby)

---

## 11. 种植体支持的固定修复体(固定式)

### (1)优点

①**理想的修复体**:种植体支持的固定义齿是无牙颌患者恢复最佳形态、功能和美观的治疗方案。大多数接受固定义齿修复的患者都会说"感觉就像正常的牙齿一样",这会产生深远的心理影响。与可摘义齿相比,固定义齿不需要摘除,对食物的影响也较小。

②**悬臂区域的骨吸收较少**:Wright 等对比了下颌 IODs(RP-5)和带有悬臂的种植固定义齿,评估了下颌后牙区的骨吸收情况[121]。RP-5 覆盖义齿的年骨吸收指数在 +0.02 到 −0.05 之间,20 名患者中有 14 名患者出现后牙区骨吸收。固定义齿组的年骨吸收指数在 +0.07 到 −0.015 之间,22名患者中有 18 名患者的后牙区骨量有所增加。Reddy 等也发现了类似的临床观察结果,其研究纳入 60 例带悬臂的固定义齿,由 5 到 6 颗颏孔之间植入的种植体支持[126]。分别在最后方种植体远中 5,10,15,20mm 处测量下颌骨的高度。行使功能 4 年后,由基线测量的 7.25±0.25mm 增至 8.18±0.18mm。几乎所有的骨再生都发生在功能

恢复的第一年。完全由种植体支持的固定修复体的一个重要作用是维持甚至再生下颌后牙区的骨量。

③减少维护：由于种植固定义齿不使用附着体，因此所需的维护工作减少。与覆盖义齿相比，患者承担的维护费用降低（图 3-139 和框 3-36）。

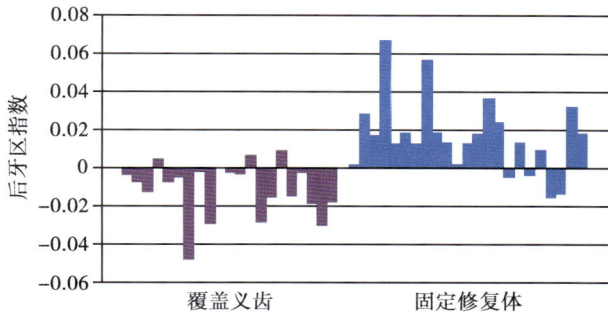

图 3-139　对于有后牙区软组织支持的种植覆盖义齿，75% 都会出现后牙区骨吸收（紫色柱形）；对于带有悬臂的种植体固定义齿，80% 会出现后牙区的骨再生（蓝色柱形）。（引自 Misch CE：Dental implant prosthetics，ed 2，St Louis，2015，Mosby；数据来自 Wright PS，Glastz PO，Randow K，et al：The effects of fixed and removable implant-stabilized prostheses on posterior mandibular residual ridge resorption，*Clin Oral Implants Res* 13：169-174，2002）

---

**框 3-36　与覆盖义齿相比，全牙弓固定义齿的优点**

- 心理上："感觉像真牙一样"
- 修复体维护较少（如，附着体、重衬、覆盖义齿重做）
- 食物存留较少
- 下颌后牙区骨量增加

（引自 Misch CE：Dental implant prosthetics，ed 2，St Louis，2015，Mosby）

---

**（2）缺点**

①费用：固定修复体的费用高于其他治疗方案，部分患者不能接受。对于有严重功能异常的患者，确实更适合制作可摘式覆盖义齿，而不是烤瓷固定修复体，因为它是可摘的，在需要时很容易修理。

②美观：固定修复体的美学效果可能不如覆盖义齿。对于重度骨吸收的患者来说，通常需要支撑软组织来恢复面部外观，由于固定修复体没有唇侧基托，因此可能会影响软组织的支撑。如果技工对固定修复体进行过度塑形，通常会导致

卫生维护困难。

③食物嵌塞：患者使用种植固定义齿时的一个常见的问题是食物嵌塞加重。特别是种植体位置不佳而使用个性化基台时，最有可能出现这种情况。因为修复体是固定的，取下修复体（无论是黏结固位还是螺钉固位）既费时又增加了潜在的并发症。

# 十四、总结

成功治疗的基础是让患者充分了解针对各自病情的各种可能治疗方案的优缺点。即使临床医生拥有高超的临床技能和完美的执行力，也可能会遇到患者因未达到预期而对最终治疗结果不满意的情况。如果对每种可能的治疗方案都有充分的了解，医生就能有效地与患者沟通，根据患者的价值观来商定治疗方案，并在整个过程中管理患者的期望值。通过这样，临床医生和患者都将享受到双方关系融洽所带来的益处。

（周文娟　董凯　柳忠豪　译）

## 参考文献

1. Misch CE: Prosthetic options in implant dentistry. *Int J Oral Implantol* 7:17–21, 1991.
2. Misch CE: Consideration of biomechanical stress in treatment with dental implants. *Dent Today* 25:80, 82, 84, 85; quiz 85, 2006.
3. Tjan AH, Miller GD, The JG: Some esthetic factors in a smile. *J Prosthet Dent* 51:24–28, 1984.
4. Chan MFW, Johnston C, Howell RA, et al: Prosthetic management of the atrophic mandible using endosseous implants and overdentures: a 6-year review. *Br Dent J* 179:329–337, 1995.
5. Zarb GA, Schmitt A: The edentulous predicament. I. The longitudinal effectiveness of implant-supported overdentures. *J Am Dent Assoc* 127:66–72, 1996.
6. Jacobs R, Schotte A, van Steenberghe D, et al: Posterior jaw bone resorption in osseointegrated implant overdentures. *Clin Oral Implants Res* 2:63–70, 1992.
7. Razavi R, Zena RB, Khan Z, et al: Anatomic site evaluation of edentulous maxillae for dental implant placement. *J Prosthet Dent* 4:90–94, 1995.
8. Oikarinen K, Raustia AM, Hartikainen M: General and local contraindications for endosseal implants—an epidemiological panoramic radiograph study in 65-year-old subjects. *Community Dent Oral Epidemiol* 23(2):114–118, 1995.
9. Testori T, Younan R: Clinical evaluation of short, machined-surface implants followed for 12 to 92 months. *Int J Oral Maxillofac Implants* 18:894–901, 2003.
10. Weng D, Jacobson Z, Tarnow D, et al: A prospective multicenter clinical trial of 3i machined-surface implants: results after 6 years of follow-up. *Int J Oral Maxillofac Implants* 18:417–423, 2003.
11. Tarnow DP, Cho SC, Wallace SS: The effect of inter-implant distance on the height of inter-implant bone crest.

*Periodontology* 71:546–549, 2000.

12. Hebel KS, Gajjar R: Achieving superior aesthetic results: parameters for implant and abutment selection. *Int J Dent Symp* 4:42–47, 1997.

13. Berg H, Carlsson GE, Helkimo M: Changes in shape of posterior parts of upper jaws after extraction of teeth and prosthetic treatment. *J Prosthet Dent* 34:262–268, 1975.

14. Misch CE, Wang HL: The procedures, limitations and indications for small diameter implants and a case report. *Oral Health* 94:16–26, 2004.

15. Minsk L, Polson A, Weisgold A, et al: Outcome failures of endosseous implants from a clinical training center. *Compend Contin Educ Dent* 17:848–859, 1996.

16. Mraiwa N, Jacobs R, van Steenberghe D, et al: Clinical assessment and surgical implications of anatomic challenges in the anterior mandible. *Clin Implant Dent Relat Res* 5:219–225, 2003.

17. Misch CE, editor: *Contemporary implant dentistry*, ed 3, St Louis, 2008, Mosby.

18. Bidez MW, Misch CE: Force transfer in implant dentistry: basic concepts and principles. *J Oral Implantol* 18:264–274, 1992.

19. Pjetursson B, Tan K, Lang N, et al: A systematic review of the survival and complication rates of fixed partial dentures (FPDs) after an observation period of at least 5 years. *Clin Oral Impl Res* 15:625–642, 2004.

20. Scurria MS, Bader JD, Shugars DA: Meta-analysis of fixed partial denture survival: prostheses and abutments. *J Prosthet Dent* 79:459–464, 1998.

21. Palmquist S, Swartz B: Artificial crowns and fixed partial dentures 18 to 23 years after placement. *Int J Prosthodont* 6:179–205, 1993.

22. Dykema RW, Goodacre CJ, Phillips RW: *Fundaments of fixed prosthetics*, St Louis, 1986, WB Saunders.

23. Abdel-Latif H, Hobkirk J, Kelleway J: Functional mandibular deformation in edentulous subjects treated with dental implants. *Int J Prosthodont* 13:513–519, 2000.

24. Rosenstiel SF, Land MF, Fujimoto J: *Contemporary fixed prosthodontics*, ed 4, St Louis, 2006, Mosby.

25. Misch CE, Silc JT: Key implant positions: treatment planning using the canine and first molar rules. *Dent Today* 28(8):66–70, 2009.

26. Misch CE: Treatment plans related to key implant locations: the canine and first molar position. *Oral Health* 98(8):43, 2008.

27. Dawson PE, editor: *Functional occlusion: from TMJ to smile design*, St Louis, 2007, Mosby.

28. Williamson EH, Lundquist DO: Anterior guidance: its effect on electromyographic activity of the temporal and masseter muscles. *J Prosthet Dent* 49:816–823, 1983.

29. Silva GC, Mondonca JA, Lopes LR, et al: Stress patterns on implants in prostheses supported by four or six implants: a three-dimensional finite element analysis. *Int J Oral Maxillofac Implants* 25:239–246, 2010.

30. Goodacre CJ, Bernal G, Rungcharassaeng K, et al: Clinical complications with implant and implant prostheses. *J Prosthet Dent* 90:121–132, 2003.

31. Adell R, Lekholm U, Rockler B, et al: A 15-year study of osseointegrated implants in the treatment of the edentulous jaw. *Int J Oral Surg* 6:387–416, 1981.

32. Balshi TJ, Wolfinger GJ: Two-implant-supported single molar replacement: interdental space requirements and comparison to alternative options. *Int J Periodontics Restorative Dent* 17:426–435, 1997.

33. Maló P, Rangert B, Nobre M: All-on-4 immediate function concept with Brånemark implants for completely edentulous maxillae: a 1-year retrospective clinical study. *Clin Implants Dent Relat Res* 7:88–94, 2005.

34. Misch CE: Density of bone: effect on treatment plans, surgical approach, healing, and progressive bone loading. *Int J Oral Implantol* 6:23–31, 1990.

35. Misch CE, Bidez MW: Implant protected occlusion: a biomechanical rationale. *Compend Contin Dent Educ* 15:1330–1343, 1994.

36. Dawson PE: *Differential diagnosis and treatment of occlusal problems*, ed 2, St Louis, 1989, Mosby.

37. Monasky GE, Tough DF: Studies of wear of porcelain, enamel and gold. *J Prosthet Dent* 25:299–306, 1971.

38. Misch CE, Palattella A: Bruxism and its effect on treatment plans. *Int Mag Oral Implant* 2:6–18, 2002.

39. Misch CE: Clenching and its effect on dental implant treatment plans. *Texas State J* 581–592, 2003.

40. Misch CE: Clenching and its effects on implant treatment plans. *Oral Health* 92:11–24, 2002.

41. Tanaka TT: Recognition of the pain formula for head, neck, and TMJ disorders: the general physical examination. *Calif Dent Assoc J* 12:43–49, 1984.

42. Mezitis M, Rallis G, Zachariatides N: The normal range of mouth opening. *J Oral Maxillofac Surg* 47:1028–1029, 1989.

43. Hood JAA: Experimental studies on tooth deformation: stress distribution in Class V restorations. *N Z Dent J* 68:116–131, 1968.

44. Hand ASJ, Hunt A, Reinhardt JW: The prevalence and treatment implications of cervical abrasion in the elderly. *Gerodontics* 2:167–170, 1986.

45. Misch CE: Progressive bone loading. *Dent Today* 14(1):80–83, 1995.

46. Winders RV: Forces exerted on the dentition by the peri-oral and lingual musculature during swallowing. *Angle Orthod* 28:226, 1958.

47. The glossary of prosthodontic terms. *J Prosthet Dent* 81:39–110, 1999.

48. Misch CE, Goodacre CJ, Finley JM, et al: Consensus conference panel report: crown-height space guidelines for implant dentistry—part 1. *Implant Dent* 14:312–318, 2005.

49. Bragger U, Aeschlimann S, Burgin W, et al: Biological and technical complications and failures with fixed partial dentures (FPD) on implants and teeth after four to five years of function. *Clin Oral Implants Res* 12:26–43, 2001.

50. Misch CE, editor: *Contemporary implant dentistry*, St Louis, 1993, Mosby.

51. Kakudo Y, Amano N: Dynamic changes in jaw bones of rabbit and dogs during occlusion, mastication, and swallowing. *J Osaka Univ Dent Soc* 6:126–136, 1972.

52. Misch CE, Goodacre CJ, Finley JM, et al: Consensus conference panel report: crown-height space guidelines for implant dentistry—part 2. *Implant Dent* 15:113–121, 2006.

53. Carlsson GE: Bite force and masticatory efficiency. In Kawamura Y, editor: *Physiology of mastication*, Basel, Switzerland, 1974, Karger.

54. Mansour RM, Reynik RJ, Larson PC: In vivo occlusal forces and moments: forces measured in terminal hinge position and associated moments. *J Dent Res* 56:114–120, 1975.

55. Chung DM, Oh TJ, Shotwell B, Misch CE, et al: *Significance of keratinized mucosa in maintenance of dental implants with different surface conditions* (master's thesis), Ann Arbor, MI, 2005, University of Michigan.

56. Misch CE: Density of bone: effect on treatment plans, surgical approach, healing and progressive bone loading. *Int J Oral Implantol* 6:23–31, 1990.

57. Carr AB, Laney WR: Maximum occlusal forces in patients with osseointegrated oral implant prostheses and patients with complete dentures. *Int J Oral Maxillofac Implants* 2:101–108, 1987.

58. Michael CG, Javid NS, Colaizzi FA, et al: Biting strength and chewing forces in complete denture wearers. *J Prosthet Dent* 3:549–553, 1990.

59. Kinsel RP, Lin D: Retrospective analysis of porcelain failures of metal ceramic crowns and fixed partial dentures supported by 729 implants in 152 patients: patient-specific and implant-specific predictors of ceramic failure. *J Prosthat Dent* 101:388–394, 2009.

60. English CE: The mandibular overdenture supported by implants in the anterior symphysis: a prescription for implant placement and bar prosthesis design. *Dent Implantol Update* 4:9–14, 1993.

61. Meier GH: Die architektur der spongiosa. *Arch Anat Physiol Wess Med* 34:615–628, 1887.

62. Kulmann C: *Die graphische Statik 1*, Aufl, Zurich, 1888, Meyer and Zeller.

63. Wolff J: *Das Gesetz der Transformation der Knochen*, Berlin, 1892, A Hirshwald.

64. Parfitt AM: Investigation of the normal variations in the alveolar bone trabeculation. *Oral Surg Oral Med Oral Pathol* 15:1453–1463, 1962.

65. Neufeld JO: Changes in the trabecular pattern of the mandible following the loss of teeth. *J Prosthet Dent* 8(4):685–697, 1958.

66. Orban B: *Oral histology and embryology*, ed 3, St Louis, 1953, Mosby.

67. Currey JD: Effects of differences in mineralization on the mechanical properties of bone. *Philos Trans R Soc Lond B Biol Sci* 1121:509–518, 1984.

68. Frost HM: Mechanical adaptation. Frost's mechanostat theory. In Martin RB, Burr DB, editors: *Structure, function, and adaptation of compact bone*, New York, 1989, Raven Press, pp 154–178.

69. Kazarian LE, Von Gierke HE: Bone loss as a result of immobilization and chelation: preliminary results in Macaca mulatta. *Chin Orthop Relat Res* 65:67–75, 1969.

70. Minaire MC, Neunier P, Edouard C, et al: Quantitative histological data on disuse osteoporosis: comparison with biological data. *Calcif Tissue Res* 17:57–73, 1974.

71. Misch CE, Steigenga J, Barboza E, et al: Short dental implants in posterior partial edentulism: a multicenter retrospective 6-year case series study. *J Periodontol* 77:1340–1347, 2006.

72. Mori S, Burr DB: Increased intracortical remodeling following fatigue damage. *Bone* 14:103–109, 1993.

73. Roberts WE, Smith RK, Zilberman Y, et al: Osseous adaptation to continuous loading of rigid endosseous implants. *Am J Orthod* 86:96–111, 1984.

74. Misch CE: Bone character: second vital implant criterion. *Dent Today* 7:39–40, 1988.

75. Misch CE, Hoar JE, Hazen R, et al: Bone quality based implant system: a prospective study of the first two years of prosthetic loading. *J Oral Implantol* 25:185–197, 1999.

76. Chanavaz M: Anatomy and histophysiology of the periosteum: classification of the periosteal blood supply to the adjacent bone with 855r and gamma spectrometry. *J Oral Implantol* 21:214–219, 1995.

77. Misch CE, Qu Z, Bidez MW: Mechanical properties of trabecular bone in the human mandible implications of dental implant treatment planning and surgical placement. *J Oral Maxillofac Surg* 57:700–706, 1999.

78. Rice JC, Cowin SC, Bowman JA: On the dependence of the elasticity and strength of cancellous bone on apparent density. *J Biomech* 21:155–168, 1988.

79. Misch CE, Bidez MW, Sharawy M: A bioengineered implant for a predetermined bone cellular response to loading forces: a literature review and case report. *J Periodontol* 72:1276–1286, 2001.

80. Misch CE: Density of bone: effect on treatment plans, surgical approach, healing, and progressive bone loading. *Int J Oral Implant* 6(2):23–31, 1989.

80a. Misch CE: *Dental implant prosthetics*, ed 2, St Louis, 2015, Mosby.

81. Manz MC: Radiographic assessment of peri-implant vertical bone loss: DICRG interim report no. 9. *J Oral Maxillofac Surg* 55:62–71, 1997.

82. Misch CE, Bidez MW: Bone density and implant dentistry, IIBS abs. *Int J Oral Implant* 7:8, 1990.

83. Sevimay M, Turhan F, Kilicarsian MA, et al: Three-dimensional finite element analysis of the effect of different bone quality on stress distribution in an implant-supported crown. *J Prosthet Dent* 93:227–234, 2005.

84. Tada S, Stegaroiu R, Kitamura E, et al: Influence of implant design and bone quality on stress/strain distribution in bone around implants: a 3-dimensional finite element analysis. *Int J Oral Maxillofac Implants* 18:357–368, 2003.

85. Ichikawa T, Kanitani H, Wigianto R, et al: Influence of bone quality in the stress distribution—an in vitro experiment. *Clin Oral Implants Res* 8:18–22, 1997.

86. Misch KA: *Small diameter dental implants for the stabilization of complete dentures: outcome assessments of pain, use of pain medication and oral health–related qualities of life*, master's thesis, 2008, University of Michigan.

87. Misch CE: Contemporary implant dentistry. *Implant Dent* 8(1):90, 1999.

88. Muhlemann HR: Tooth mobility: a review of clinical aspects and research findings. *J Periodontol* 38:686–708, 1967.

89. Sekine H, Komiyama Y, Hotta H: Mobility characteristics and tactile sensitivity of osseointegrated fixture-supporting systems. In van Steeberghe D, editor: *Tissue integration in oral maxillofacial reconstruction*, Amsterdam, 1986, Excerpta Medica, pp 326–332.

90. Komiyama A, Björn K, Hultin M: Treatment outcome of immediately loaded implants installed in edentulous jaws following computer-assisted virtual treatment planning and flapless surgery. *Clin Oral Implants Res* 19:677–685, 2008.

91. Fenton A: The role of dental implants in the future. *J Am Dent Assoc* 123:36–42, 1992.

92. Shillinburg HT, Hobo S, Whitsett LD, et al: *Fundamentals of fixed prosthodontics*, ed 3, Chicago, 1997, Quintessence.

93. Shillingburg HT, Fisher DW: Nonrigid connectors for fixed partial dentures. *J Am Dent Assoc* 87:1195–1199, 1973.

94. Ismail YH, Misch CM, Pipko DJ, et al: Stress analysis of a natural tooth connected to an osseointegrated implant in a fixed prosthesis. *J Dent Res* 70:460, 1991.

95. Rieder CE, Parel SM: A survey of natural tooth abutment intrusion in implant connected fixed partial dentures. *Int J Periodontics Restorative Dent* 13:335–347, 1993.

96. Cho GC, Chee WL: Apparent intrusion of natural teeth under an implant supported prosthesis: a clinical report. *J Prosthet Dent* 68:3–5, 1992.

97. Wetherell J, Smales R: Partial dentures failure: a long-term clinical survey. *J Dent* 8:333–340, 1980.

98. Shugars DA, Bader JD, White BA: Survival rates of teeth adjacent to treated and untreated posterior bounded edentulous spaces. *J Am Dent Assoc* 129:1089–1095, 1998.

99. Rissin L, House JE, Conway C, et al: Effect of age and removable partial dentures on gingivitis and periodontal disease. *J Prosthet Dent* 42:217–223, 1979.

100. Walton JN, Gardner FM, Agar JR: A survey of crown and fixed partial denture failures, length of service and reasons

for replacement. *J Prosthet Dent* 56:416–421, 1986.

101. Payne BJ, Locker D: Oral self-care behaviours in older dentate adults. *Community Dent Oral Epidemiol* 20:376–380, 1992.

102. Jackson CR, Skidmore AE, Rice RT: Pulpal evaluation of teeth restored with fixed prostheses. *J Prosthet Dent* 67:323–325, 1992.

103. Bergenholtg G, Nyman S: Endodontic complications following periodontal and prosthetic treatment of patients with advanced periodontal disease. *J Peridontol* 55:63–68, 1984.

104. Randow K, Glantz PO, Zoger B: Technical failures and some related clinical complications in extensive fixed prosthodontics: an epidemiological study of long-term clinical quality. *Acta Odontol Scand* 44:241–255, 1986.

105. Bell B, Rose CL, Damon A: The Normative Aging Study: an interdisciplinary and longitudinal study of health and aging. *Int J Aging Hum Dev* 3:5–17, 1972.

106. Misch CE, Misch-Dietsh F, Silc J, et al: Posterior implant single tooth replacement and status of abutment teeth: multicenter 10-year retrospective report. *J Periodontol* 79:2378–2382, 2008.

107. Hickey JC, Zarb GA, Bolender CL, editors: *Boucher's prosthodontic treatment for edentulous patients*, ed 10, St Louis, 1990, Mosby, pp 3–27.

108. Howell AW, Manley RS: An electronic strain gauge for measuring oral forces. *J Dent Res* 27:705, 1948.

109. Rissin L, House JE, Manly RS, et al: Clinical comparison of masticatory performance and electromyographic activity of patients with complete dentures, overdentures and natural teeth. *J Prosthet Dent* 39:508–511, 1978.

110. Misch LS, Misch CE: Denture satisfaction: a patient's perspective. *Int J Oral Implant* 7:43–48, 1991.

111. Hildebrandt GH, Dominguez BL, Schock MA, et al: Functional units, chewing, swallowing and food avoidance among the elderly. *Prosthet Dent* 77:588–595, 1997.

112. Sheiham A, Steele JG, Marcenes W, et al: The relationship among dental status, nutrient intake, and nutritional status in older people. *J Dent Res* 80:408–413, 2001.

113. Kapur KK, Soman SD: Masticatory performance and efficiency in denture wearers. *J Prosthet Dent* 14:687–694, 1964.

114. Sullivan D, Walls R, Lipschitz D: Protein-energy undernutrition and risk of mortality within 1 year of hospital discharge in a select population of geriatric rehabilitation patients. *Am J Clin Nutr* 43:559–605, 1991.

115. Sheiham A, Steele JG, Marcenes W, et al: The relationship between oral health status and body mass index among older people: a national survey of older people in Great Britain. *Br Dent J* 192:703–706, 2002.

116. Berg E: The influence of some anamnestic demographic and clinical variables on patient acceptance of new complete dentures. *Acta Odontol Scand* 42:119–127, 1984.

117. Bergman B, Carlsson GE: Clinical long-term studies of complete denture wearers. *J Prosthet Dent* 53:56–61, 1985.

118. Misch LS, Misch CE: Denture satisfaction: a patient's perspective. *Int J Oral Implant* 7:43–48, 1991.

119. Fiske J, Davis DM, Frances C, et al: The emotional effects of tooth loss in edentulous people. *Br Dent J* 184:90–93, 1998.

120. Atwood DA, Coy WA: Clinical, cephalometric, and densitometric study of reduction of residual ridge. *J Prosthet Dent* 26:280–295, 1971.

121. Wright PS, Glantz PO, Randow K, et al: The effects of fixed and removable implant-stabilized prostheses on posterior mandibular residual ridge resorption. *Clin Oral Implants Res* 13:169–174, 2002.

122. Geertman ME, Slagter AP, van Waas MA, et al: Comminution of food with mandibular implant-retained overdentures. *J Dent Res* 73:1858–1864, 1994.

123. Awad MA, Lund JP, Dufresne E, et al: Comparing the efficacy of mandibular implant-retained overdentures and conventional dentures among middle-aged edentulous patients: satisfaction and functional assessment. *Int J Prosthodont* 16:117–122, 2003.

124. Walton JN, McEntee MI: Problems with prostheses on implants: a retrospective study. *J Prosthet Dent* 71:283–288, 1994.

125. Watson RM, Jemt T, Chai J, et al: Prosthodontics treatment, patient response, and the need for maintenance of complete implant-supported overdentures: an appraisal of 5 years of prospective study. *Int J Prosthodont* 10:345–354, 1997.

126. Reddy MS, Geurs NC, Wang IC, et al: Mandibular growth following implant restoration: does Wolff's Law apply to residual ridge resorption? *Int J Periodontics Restorative Dent* 22:315–321, 2002.

# 第4章 影像学并发症及评估

## Randolph R. Resnik，John W. Preece，著

多年来，口腔种植相关的影像学诊断方法产生了巨大的变革。全面准确的放射评估是制订合理的种植治疗计划的关键。各种成像技术已经用于评估骨质和量、拟植入部位与相关的重要解剖结构的位置关系。然而，在过去，种植医生多依赖于二维的放射学检查方法。随着计算机断层扫描（CT）和锥形束计算机断层扫描（CBCT）的出现，术前患者的所有影像学信息可以清晰地呈现。这些技术的进步为口腔种植医生在诊断、制订治疗计划、修复时提供了更多详细的信息。

本章将全面回顾各种放射学方法和技术的使用，以避免与术前、术中和术后与影像学评估相关的并发症。

## 一、影像学方法

### 二维

### 1. 根尖片

根尖片是口腔科最常用的放射学检查方法之一，具有高分辨率、低辐射、方便、可通过软件进行修改等优点。与此同时，种植医生必须理解这种放射技术在临床使用时的局限性。无牙颌部位特别容易出现这类现象，因为扁平的上颌腭弓及下颌骨的肌肉附着位置较高等，使得对于图像接收器的准确定位变得十分困难。

**（1）局限性**

①**图像畸变**：这是口腔内 X 线片是固有的。易受成像存储和放大的影响，因为目标对象没有相同的焦点到对象的距离。在确定解剖结构的位置时，临床医生应该注意到图像可能失真，所以不应该依赖于这些图像的精确测量。如果 X 线束垂直于图像感受器（胶片或传感器），但物体不垂直于图像感受器，则会发生压缩或伸长等尺寸变化（图4-1）。

②**二维放射学检查方法**：对于理想种植体位置的评估，必须对颊舌可用骨量进行真实的评估。因为根尖片将根尖周的解剖结构压缩成二维 X 线片，无法获得一些重要的解剖信息。因此当试图使用二维照片估计上颌和下颌解剖结构的宽度与距离时，种植医生必须不断意识到二维图像固有的不准确性。

③**重要解剖结构的识别**：在用口腔内 X 线片评估重要结构的位置时，应格外谨慎。在评估颏孔的位置时，研究显示不到 50% 的根尖片可以准确显示颏孔的位置[1]。其他研究发现，由于下颌管周围的皮质骨不足，只有 28% 的根尖片能够准确识别下颌管[2]。所以根尖片在识别重要的解剖结构方面表现出很高的假阳性和假阴性率。

**（2）并发症**：根尖片有许多固有的缺点，最值得注意的是它们只提供一个三维物体的二维图像。无法确定颊舌骨尺寸是一个主要缺点。这类 X 线片无法准确分析骨质和骨量、识别重要结构、描绘种植体植入部位周围结构之间的空间关系。因此，根尖片应仅限于对术前植入部位的初步评估、术中评估和术后评估。

### 2. 全景片

全景片是一种曲面体层放射摄影技术，用于在单个图像中描绘下颌骨、上颌骨和上颌窦。由于其方便、快捷等优点，这种射线摄影技术在评估颌骨的解剖结构上很受欢迎。然而，种植临床医生必须了解这种 X 线片固有的局限性。

**（1）局限性**

①**放大/扭曲**：所有全景 X 线片都有垂直和水平放大，体层切片的厚度根据解剖位置而变化。

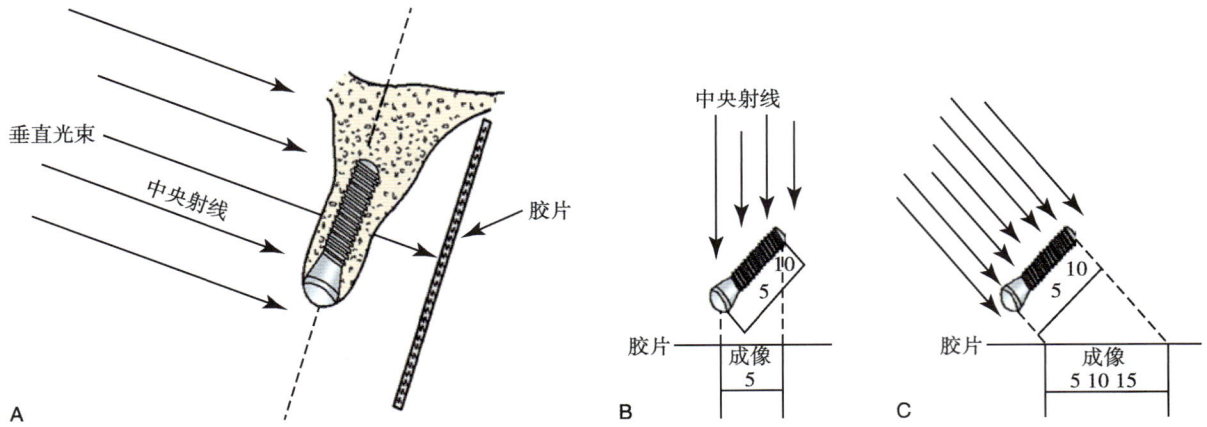

图 4-1　胶片定位。A. 中心射线垂直于骨、物体和胶片，导致无变形；B. 中央射线垂直于胶片，但不垂直于种植体，导致投影长度减小；C. 中心射线垂直于种植体，而不是胶片，导致投影长度伸长（引自 Misch CE：*Dental implant prosthetics*, ed 2, St. Louis, 2015, Mosby）

由于 X 线源利用负角度（−8%）暴露颌骨，以避免枕骨/颅骨前牙区域重叠，全景 X 线片上显示可变的放大倍数。放大倍率的增加源于患者定位焦距、X 线系统旋转中心的相对位置，以及不同患者正常解剖形态和大小的差异。Zarch 等已经显示，83% 的全景测量并不精确，最大的放大率出现在前部（图 4-2）[3]。

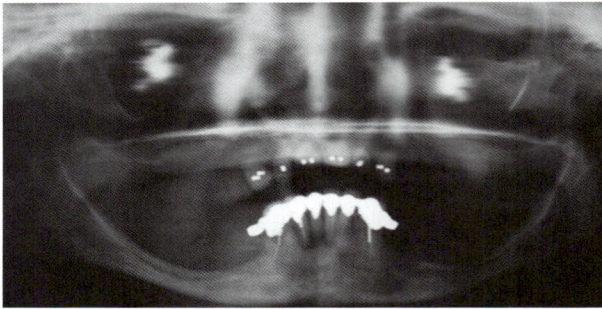

图 4-2　所有的全景片都显示出放大、变形，影像重叠，使这些图像不能准确地对种植体进行诊断分析

- **水平放大倍数**：水平放大率由焦槽中物体的位置决定。水平放大的程度取决于物体与焦槽中心的距离，并受患者的解剖结构和在全景机中的位置影响。在前部区域，当物体远离焦槽时，水平放大率会显著增加。这就导致前部的放大率远大于后部的放大率，而且更易发生变化。
- **垂直放大率**：垂直放大率由 X 线源和物体之间的差异决定。由于光束角度为负角度（向上），距离光源较近的结构与距离 X 线源较远的结构相比，在图像中的投影位置较高。因此，投射在全景 X 线片上的物体之间的空间关系并不准确（图 4-3）。

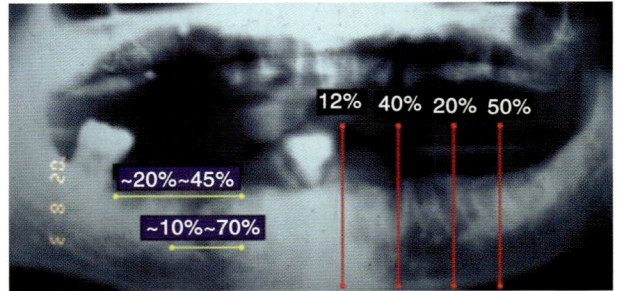

图 4-3　全景片显示了在垂直面和水平面不均匀的放大倍数，测量方法并不准确。垂直放大倍数可以确定；然而，水平放大倍数是不准确的

②**二维放射成像模式**：全景片是描述三维（3D）结构的二维（2D）图像。因此，它不能全面地显示颌面部解剖结构，如颊舌向的尺寸。此外，它还产生了一个扁平的、展开的结构，这导致了重要结构及其在空间中的关系的显著扭曲。

③**重要结构的识别**：全景片不能对骨质量/矿化程度进行准确评估，同时也不能真正准确地识别和定位重要结构。

- **下颌骨管的可见性**：Lindh 已经表明只有 36.7% 的全景片可见下颌管的皮质骨壁[4]。
- **颏孔的位置**：Yosue 等在评价颏孔位置时，发现超过 50% 的 X 线片不能描述颏孔的真实位置[1]。
- **线性测量**：Sonic 等证实在重要结构的线性测量中，不准确的概率为 24%[5]。
- **颏神经环**：Kuzmanovic 等完成的关于颏神经环（颏神经在颏孔前方的走向）的研究得出结论，全景片显示出很高的假阳性和假阴性率，使其并不准确[6]。
- **间隔的位置**：在 Krenmair 等对上颌窦间隔的评

估中，正确识别和定位的比例约为 21.3%[7]。

- **副颏孔的识别**：在不到 50% 的全景照片中，副颏孔（双孔）被准确识别[8]。

（2）**并发症**：虽然全景片在历史上一直是种植前评估的金标准，但其有许多缺点。较低的分辨率使得一些骨性结构和精细的细节无法识别。水平平面和垂直平面的放大倍数是不均匀的；因此，线性测量值是不准确的（图 4-3）。通常这些图像会有真实图像、重影图像和伪影图像的叠加，这导致解剖结构和病变细节难以可视化。因此，全景 X 线片只对初步评估有价值；但是可能给种植医生带来许多手术、修复的并发症。

# 二、锥形束 CT

## 三维

为了克服 X 线片和传统医学 CT 扫描仪的一些缺点，人们开发了一种针对口腔医学应用的新型计算机断层扫描技术。这被称为锥形束容积体层摄影（cone beam volumetric tomography，CBVT）或锥形束计算机断层扫描（CBCT）。在过去，当传统的计算机断层扫描用于口腔种植治疗计划时，由于担心高辐射剂量和低分辨率，一直没有得到充分利用。由于锥形束技术固有的低辐射剂量，克服了医学上计算机断层摄影的局限性。此外，这种扫描技术还具有优势，可以在办公室内安装和使用，方便了现场检查和治疗计划的制订。此外，对于不希望投资于个人 CBCT 单位的医生，许多主要城市已经建立了专门的口腔放射扫描中心，可以转诊以获取合适的 CBCT 成像。

如今，CBCT 成像已经成为口腔种植治疗计划的金标准。然而，许多种植体医生缺乏利用 CBCT 评估和制订治疗计划方面的知识，容易导致并发症。因此，种植科医生必须了解 CBCT 扫描的优缺点，并了解应用颌面部解剖变异以确定种植体治疗计划。

## 1. CBCT 并发症

（1）**传感器（检测器）类型**：X 线传感器接收 X 线，并将其转换成电子数据，然后通过特殊的计算机程序将其转换成各种图像。目前在 CBCT 技术中使用了两种类型的传感器：带有电荷耦合器的图像增强器和平板探测器（flat panel detector，

FPD）。平板探测器虽然相对于图像增强器价格较高，但是有分辨率高、尺寸小和辐射剂量小的优点。目前在 CBCT 单元中使用的大多数 FPD 都利用碘化铯（CsI）作为晶体屏幕闪烁体。碘化铯在各种 CBCT 屏幕中产生最高的空间分辨率。

（2）**体素大小**：3D 图像中的单元元素被称为体素，它类似于二维图像中的像素。由多个体素组成的图像被堆叠成等距的行或列（即在 x、y 和 z 平面上有相等的尺寸），其大小为 0.075～0.6mm。每个独立体素都被分配一个灰度值，该值与解剖结构的衰减值相对应。体素尺寸越小，图像的分辨率和质量越高，但辐射剂量也越大。0.2～0.3mm 的体素尺寸被认为是最理想的，因为它可以在图像质量和吸收的辐射剂量之间进行适当的权衡（图 4-4）。

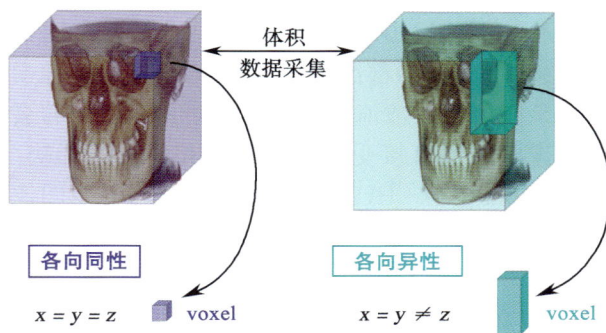

图 4-4　各向同性（左）和各向异性（右）获得的容积数据集比较。由于 CBCT 数据采集取决于区域检测器的像素大小，而不是采集具有连续横向运动的行组，因此组成体素在所有 3 个维度上都是相等的，而不是柱状的，高度与宽度和深度维度不同［引自 Scarfe WC, Farman AG: What is cone-beam CT and how does it work? *Dent Clin North Am* 52（4）: 707-730, 2008.］

（3）**空间分辨率**：空间分辨率以线/毫米（1p/mm）来测量，并与区分两个解剖学上接近的物体的能力有关。在 CBCT 图像上，空间分辨率越高，区分两个图像的能力就越大。通常情况下，CBCT 扫描仪（体素尺寸为 0.075～0.6mm）比医用级扫描仪（体素尺寸为 0.6～1mm）具有更高的空间分辨率。然而，CBCT 图像的空间分辨率降低可能是由于：①使用了更大的体素尺寸（>0.4mm）（即由于空间分辨率较低，种植前影像学检查不建议使用体素尺寸>0.3mm）；②辐射（kVp 或 mA）降低，导致噪声增加；③金属修复体导致伪影；④焦点尺寸增大。

（4）**对比度分辨率**：对比分辨率是指区分不同

放射性密度组织的能力。在口腔种植中，灰色的不同色调对于清晰诊断图像非常重要。与 MDCT 设备相比，CBCT 图像使用的辐射更少，而且电压（kVp）和电流（mA）设置更低，因此 CBCT 图像的对比度略高，可通过软件设置进行修改。与医用设备相比，CBCT 图像的噪声和图像散射通常会增加。为了尽量减少噪声和散射，可以使用较小的视野。但较小的视野通常会导致辐射的设置稍高。

（5）位深：CBCT 图像的质量与灰色阴影的数量（位深）直接相关。目前，CBCT 单元可以产生多达 16 位的图像，这与于（$2^{16}$）65 536 种灰色阴影对应。然而，计算机显示器可能只显示多达 8 位（$2^8$）256 个灰色阴影。为了提高图像的质量，监测器的亮度和对比度可能会调整为每张图像显示 8 位。

（6）骨密度：MDCT。医学 CT 数据允许区分物理密度小于 1% 的组织。相比之下，传统的射线照相术需要至少 10% 的物理密度差异才能看到[9]。每张医学 CT 图像都由像素和体素组成，这些像素和体素以给定的数值为特征，反映了 X 线束的衰减。这些数值直接受到组织密度和厚度的影响。Hounsfield 单位（HU）或 CT 数字与医学 CT 图像的密度相关，数值范围从 −1 000（空气）～+3 000（牙釉质）。这些 CT 数字的相关性被用来将感兴趣区的密度与用于手术和修复治疗规划的各种骨密度联系起来。因此，医学 CT 图像上显示的灰度值被认为是真实的 X 线衰减值（HU）（图 4-5）。

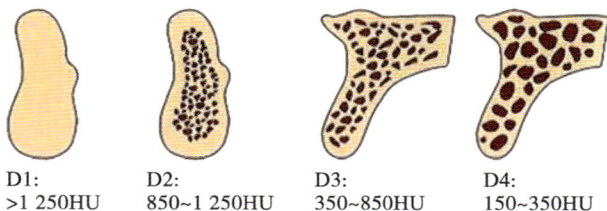

| D1: | D2: | D3: | D4: |
| >1 250HU | 850~1 250HU | 350~850HU | 150~350HU |

图 4-5　洪氏场单位与骨密度分类的相关性

（7）骨密度：CBCT。在评估口腔 CBCT 图像的骨密度时，与医学 CT 相比不存在直接相关性（测量的准确性）。大多数口腔科 CBCT 系统在密度估算方面都存在固有的差异和不一致性。密度估算的灰度级（亮度值）并不是真正的衰减值（HU），因此会导致骨密度估算的不准确性[10]。这主要是由于采集图像中的高噪声水平以及 CBCT 检测器灵敏度的轻微不一致性造成的。口腔成像软件经常提供衰减值（HU），但这些值应被视为近似值，不如从医用 CT 设备中获得的 HU 值更加准确。

## 2. 仪器相关并发症

（1）光束硬化：由于口腔中的金属物体比软组织具有更高的衰减系数，因此 CBCT 图像本身就容易产生这些伪影。最常见的伪影类型之一是光束硬化。当 X 线穿过骨/种植体时会产生光束硬化，导致吸收的低能光子多于高能光子。因此图像质量可能收到损坏[11]。由于金属的高密度性质，钛合金表面非常容易出现这类伪影。这就导致了误差，尤其是在观察种植体周围骨水平时。传统的口内图像不会出现这些光束硬化伪影，当同一象限有多个种植体时，可以适当地使用传统口内图像来更好地评估种植体中远端骨的质量和数量。此外，口腔中常见的高密度材料（如汞合金、金）会导致光束被完全吸收，产生光束硬化伪影[12]。当 X 线穿过高密度物体的中心并被吸收得比外围多时，就会出现杯状伪影。这就导致图像中均匀致密的物体看起来中心密度较低（颜色较深，CT 数值较低），呈"杯状"（图 4-6）。

（2）运动伪影：运动伪影通常是患者移动的结果，导致对骨骼标志、测量和植入物的描述不准确[13]。患者的移动和不正确的患者定位会产生模糊问题，主要骨骼结构附近的双密度线伪影导致图像无法诊断。运动模糊会造成解剖结构的"双重轮廓"，从而降低扫描质量和空间分辨率。这可能导致植入物放置不当，并可能对神经结构造成损伤[14]。可通过使用坐姿 CBCT 装置或头部固定装置，或者缩短扫描时间来减少与运动相关的伪影（图 4-7）。

（3）条纹伪影：CBCT 图像容易受到 X 线穿过高原子序数物体（金属修复体）时产生的条纹伪影的影响。条纹伪影通常表现为由源物体产生的明暗线，导致图像质量下降，解剖结构模糊不清（图 4-9）。

（4）散射：CBCT 图像的另一个固有缺点是散射，最常见的是金属修复体产生的散射。这是由于光子（X 线）被金属物体偏离其原始路径造成的。当这些偏转的光子到达传感器（探测器）时，信号的强度会被不均匀地放大，最终导致图像的分辨率和质量下降，最终导致构建的 CT 数量或体素密度不准确[15]。CBCT 的视野（field of view，FOV）大小与散射量成正比，因此视野越小，散射越少。CBCT 相对于医学 CT 图像散射量更大（图 4-9）[16]。

（5）噪声：与 CBCT 图像相关的噪声有两种类型：相加噪声（由电噪声产生）和光子计数噪声（量子噪声）。由于 CBCT 的工作电流（mA）设置远

图 4-7　由于患者的运动而导致的运动伪影导致了"双层图像"的重叠

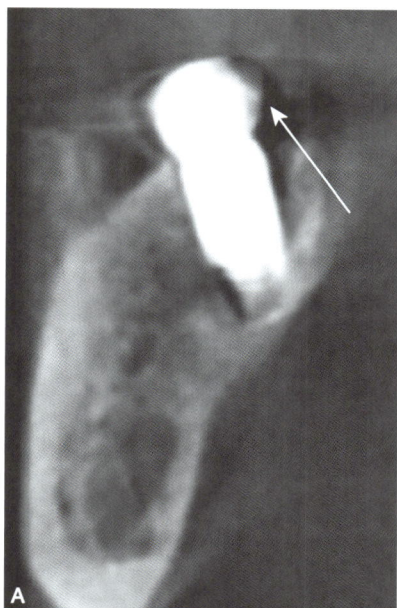

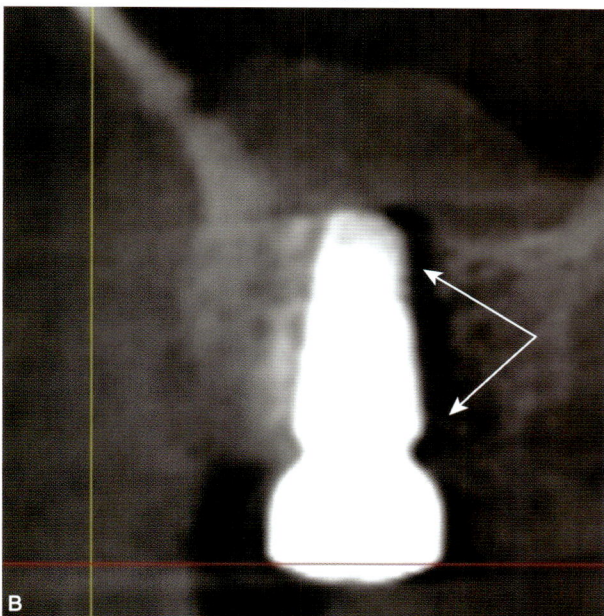

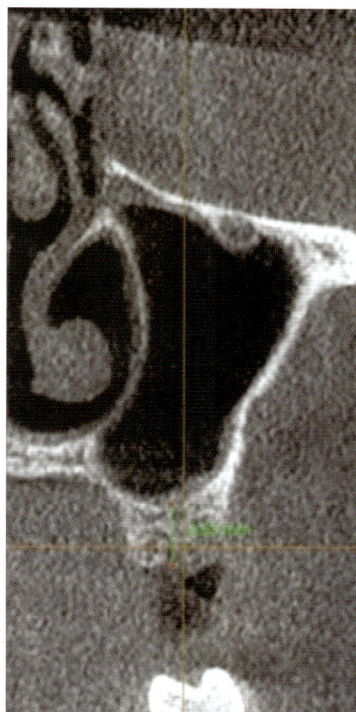

图 4-6　光束硬化,导致植入物周围出现放射状白色影像,经常被误诊为手术失败。这是由于钛植入物的密度和更多的低能量光子照射造成的。三维重新成像上的骨开裂。MDCT 和 CBCT 数据能够通过软件算法重新格式化,仅投射代表物体表面的体素(表面渲染)来表示三维图像,从而产生"伪面部骨骼的三维渲染"

图 4-8　显示了结果噪声(颗粒状外观)的图像

低于 MDCT 扫描仪,因此 CBCT 图像的量子噪声更大。噪声显示为"颗粒状图像",是由于信号分布不一致,导致投影图像中的衰减(灰度)值不一致(图 4-8)。

　　(6)3D 重组图像上的骨裂:像素被照亮在屏幕上,就像物体前方有光源一样。像素距离越近,就越亮。这种阴影效果可以将物体投射成具

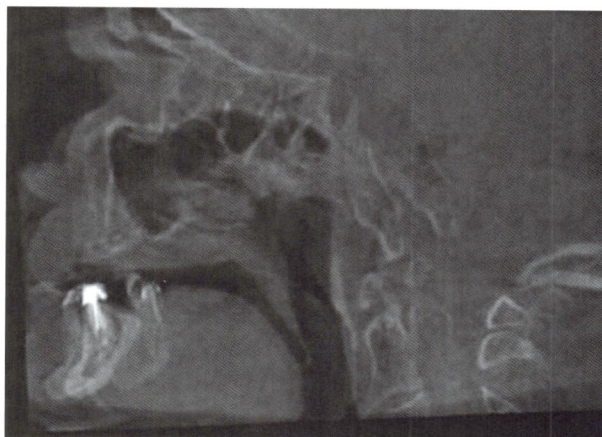

有深度的三维物体。然而,有些三维图像会出现较大的空洞或表面没有骨骼,这是因为软件对体积元素进行了平均处理,当软件试图重建被一层很薄的骨骼覆盖的图像时,空洞就会出现。在评估横截面图像时,会出现骨质。这是重新格式化的直接结果,该过程通常会选择较高的 HU 重新格式化,从而减少三维图像上的散射。因此,种植临床医生应该意识到三维图像并不能准确描述骨的数量和质量,而只能提供颌面骨的大致形态(图 4-10)。

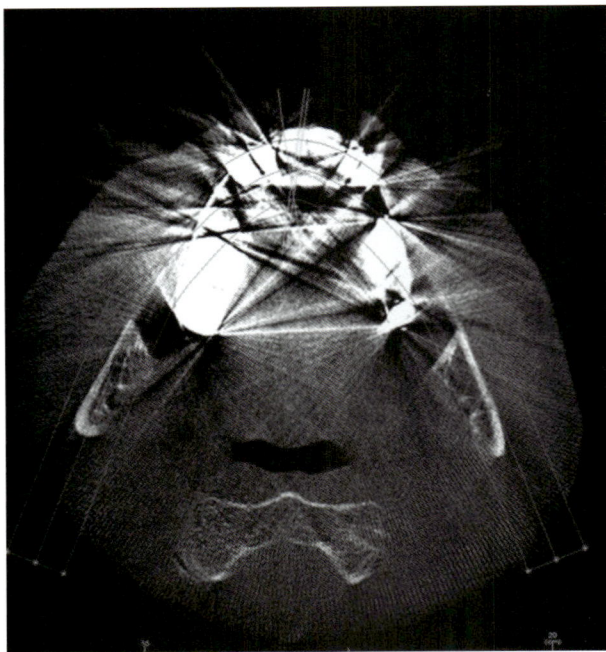

图 4-9 由于金属修复体产生的"条纹"的散射伪影

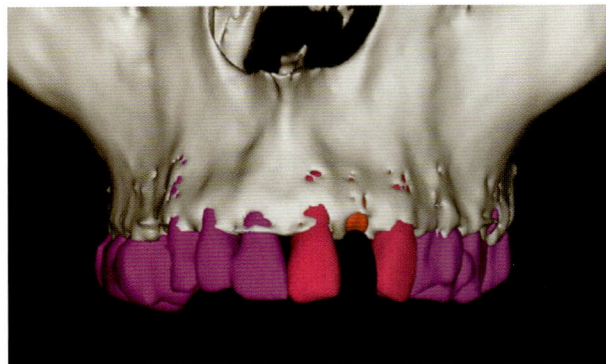

图 4-10 由于 Hounsfield 单位阈值的重新格式化而导致的三维图像上的骨开裂,这是为了减少图像的散射

### 3. 扫描技术并发症

（1）**成像说明**：患者应按照制造商的建议在 CBCT 设备中定位。扫描时,牙齿应稍微分开,以便于区分不同的牙弓。可以使用棉卷、压舌板或咬合板。此外,棉卷可能放置在前庭,以将嘴唇和颊部与黏膜分离开。这可以更准确地表示牙龈组织的轮廓和厚度。

（2）**扫描模板的位置**：在进行 CBCT 检查时,扫描模板 /X 线标记在口腔中的位置影响手术模板的准确性。首先,建议使用索引将扫描模板定位在正确的位置。理想的定位包括一个放射状的咬合板,它可以使牙齿分开并保持患者的中心关系。咬合板可以防止误差,并有助于在口腔中稳定。

此外,义齿粘结剂应与 CBCT 模板一起使用,使其保持在理想位置。

（3）**黏膜厚度**：在制作黏膜支持的手术导航工具时,黏膜的厚度可能会直接影响种植体位置规划的准确性。黏膜厚度的增加可能会让黏膜导板的放置位置不准确。Vasek 的研究显示,1.0mm 的颊黏膜厚度可能导致颊舌偏差超过 0.41mm[17]。这将不可避免地导致测量不准确,并可能导致种植体植入位置不佳。当颌骨前部出现明显萎缩时,通常会出现组织过厚的情况,从而导致模板摇晃。

## 三、CBCT 解剖放射学

**解剖学**

### 1. 偶然的发现

CBCT 正迅速出现在口腔种植诊断和治疗规划的各个方面。由于视野大小不同,种植医生需要评估他们不熟悉的颌面区域。因此,种植医生必须能够解释其主要研究领域以外的解剖结构和病变。在放射学中,可能由于一些不相关的因素出现特殊的影像学表现。然而,许多正常的解剖变异、发育异常和成像伪影可能会被缺乏经验的医生误认为病理状况[18]。这可能会给患者带来不必要的担忧和压力,也会让临床医生尴尬。此外,重大病变也可能未被诊断出来。这个问题会给种植临床医生带来许多专业、道德、临床和潜在的法律问题。

### 2. 并发症的预防

（1）**了解偶然发现的附带病变**：CBCT 扫描中偶然发现的病变在文献中已经有了记录。具体的附带病变的发现频率根据年龄、性别、种族和影像学视野的不同而异。Price 等的研究显示,附带病变的发生率很高,其中约 16% 需要进行干预或转诊[19]。这些偶然发现既有常见的良性发现,也有严重的病变情况。Miles 报道说,每个 CBCT 至少有两个可报告的结果,同时在传统 CBCT 中未能够发现的根尖病变发生率很高[20]。Cha 在对 500 次扫描进行评估后确定,附带病变的发生率为 24.6%,其中大部分在气道区域[21]。Arnheiter 的研究显示,40～49 岁的患者检查出附带病变的比例最高（70%）,20～29 岁的患者比例最低（40%）[22]。

（2）**获取放射报告**：CBCT 检查后,并在术前获得放射学报告,可以最大限度地减少种植临床医生可能承担的责任。正式的放射学报告可以从很多渠道获得,最好是有相应资质的、经委员会认证的颌面部放射科医生。遗憾的是,口腔颌面放射科医生在各地区的地理分布并不一致,需要仔细寻找。美国有几个州(但不是所有的州)要求报告必须由在该州获得执照的颌面部放射科医生撰写,因此向当地口腔科委员会或口腔执业法案咨询以确定是否需要执照是至关重要的。种植科医生必须能够识别和评估与正常情况的差异,并参考放射学报告中可能包含的任何重要的偶然发现,以便进行适当的医疗咨询。

(3)尽可能使用最小的视野:理想情况下,在制订牙种植治疗计划时应使用最小的视野进行扫描。较小的视野将减少患者的辐射剂量,从而符合辐射尽可能低的原则(图 4-11)。但是,应注意不要使用不充分的视野,因为其无法充分观察到相关的解剖区域。最常见的被忽略的解剖区域是上颌后牙区,因为许多医生会将扫描范围设置在上方/冠方,以将上颌窦开口排除在外。在上颌后部植入种植体或植骨时,确认上颌窦开口是否通畅非常重要,这样可以最大限度地减少因上颌窦开口阻塞而导致的并发症。

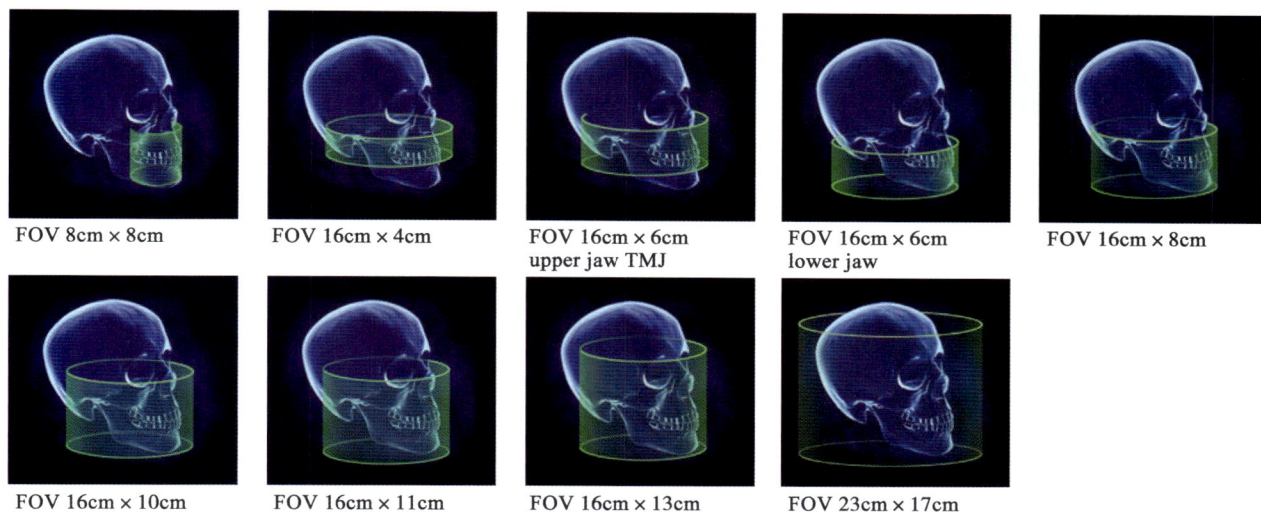

FOV 8cm × 8cm　　FOV 16cm × 4cm　　FOV 16cm × 6cm upper jaw TMJ　　FOV 16cm × 6cm lower jaw　　FOV 16cm × 8cm

FOV 16cm × 10cm　　FOV 16cm × 11cm　　FOV 16cm × 13cm　　FOV 23cm × 17cm

图 4-11　iCAT FLX CBCT 系统的例子,描述了特定区域的不同视野。理想情况下,应该选择最小范围的视野,目标区域在图像上可以完全显示

## 四、正常解剖结构的影像学表现

由于种植治疗的复杂性和在手术和修复阶段出现的潜在并发症,医生必须对颌面部的正常解剖有一个全面的认识。传统的口腔教育集中于传统的二维影像学的解释,但随着 CBCT 图像的引入和兴起,对于患者的三维结构的进一步检查深入了对于解剖学的理解。下文将讨论通常在 CBCT 图像上所看到的三个平面(水平面、冠状面、矢状面)的基本放射解剖学。

### (一)下颌骨的解剖

#### 1. 下颌管在下颌骨内的解剖位置

下颌管从前向后穿过下颌骨时的位置和高度是变化的。下牙槽神经和颏神经的走行已经在

文献中得到了很好的描述,种植医生对其解剖特征和变异和走形有清晰的了解是非常必要的。当评估下颌管颊舌位置和下颌骨的上下位置时,在不同性别、种族、骨吸收量和年龄之间存在许多差异。

#### (1)下颌管在下颌骨内颊舌向的位置

①影像学评估:在下颌骨的后部,下牙槽神经从下颌骨舌面的下颌孔进入,并在下颌骨体的前方前进。在下颌管和颏孔之间,颊舌向的位置变化极大。研究表明,颊舌侧的位置取决于骨吸收量、年龄和种族等变量[23]。下颌管的颊舌向位置很容易在横断面图像上显示出来(图 4-12)。

②临床意义:在下颌骨的颊舌位,下颌管的骨内路径是多变的,最好在开始种植体植入之前完成全面的影像学检查(CBCT),以确定解剖路径。种植体与下颌管之间应始终保持 2mm 的安全距离。如果试图在神经血管束的颊侧或舌侧植入种

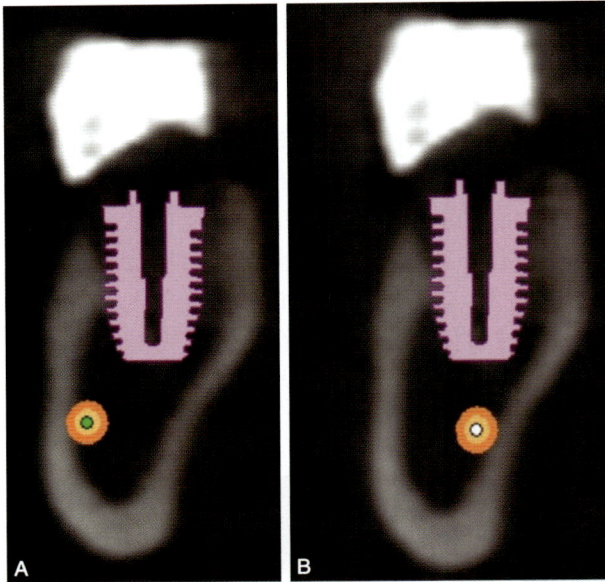

图 4-12　颊舌侧位置可变。A. 位于颊侧；B. 位于舌侧

植体，可能会导致神经感觉障碍。

**（2）下颌管在下颌骨内的垂直位置**

①影像学评估：下颌管距离下颌牙齿牙根的垂直距离也有很大差异。由于下颌管与牙根的距离并不一致，因此无法归纳出恒定的位置[24]。Carter 和 Keen 报道了牙槽神经垂直位置的分类[25]。他们描述了三种截然不同的类型：①接近下颌牙根尖；②粗大的神经管，约在下颌中部，其分出单个神经纤维供应下颌牙齿；③接近下颌骨皮质的粗大神经干，其分支神经纤维供应下颌牙齿。利用 CBCT 观察软件在重建的全景图像上找到并绘制下颌管后，可通过滚动横截面确定下牙槽神经管的垂直位置（图 4-13）。

②临床意义：下颌管在下颌骨内的下上位置是可变的，理想情况下应该在种植体植入前完成全面的放射学检查（CBCT）。对于 1 型，需要尤其注意，因为它们接近根尖，可能导致植入时神经受损。当 1 型神经存在时，不建议在下颌后牙区植入。3 型神经最适合在下颌骨后部种植，因为下颌管位于下颌骨位置较低，因此可用骨的高度增加。

**2. 下颌管**

下颌神经或下颌管包含神经血管束，它包含牙槽神经血管束，由下牙槽神经、动脉、静脉和淋巴管组成。下牙槽神经束进入下颌孔，在下颌骨体内从舌侧向颊侧穿过下颌体。在种植术前，应

该使用 CBCT 对于下颌管进行精确定位。使用 CBCT 评估解剖位置是最精确的，因为图像可以通过软件调整对比度、亮度和灰度，以帮助描述下颌管的解剖位置。

（1）影像学评估：在放射学中，下颌管表现为线性的透光阴影，有或没有上下阻射边界。研究表明，男性的下颌管长度约为 62.5mm，而男性的测量长度略长（约长 2.5mm）[26]。MC 的平均直径为 2.0～3.4mm，靠近下颌后方下颌孔位置的直径最大[27]。下颌管向前至颏孔，逐渐变成卵圆形[28]。下颌管的位置取决于患者的种族、性别和骨吸收量。研究表明颏孔大致位于下颌支上缘的 19.7mm 处[29]。CBCT 数据可与软件合并使用，以识别和定位下颌管。对下颌管的描述使种植临床医生能够在各种多平面和三维方向评估其位置。参照横截面的图像，下颌管的位置容易在由 CBCT 重建的全景片上描述。在大多数情况下，首先要确定端点（如下颌孔、颏孔），然后在这两个标志之间推断出下颌管的位置。

（2）放射学并发症：在许多情况下，下颌管可能不容易在 CBCT 图像上描述；这时候位置的确定是十分困难的。即使在同一个人体内，下颌管的可见性也有很大的变化。

下颌管壁通常不由致密的骨组成，只显示出不同密度的小梁骨合并[2]。这使得对下颌管的识别和位置确定变得复杂。研究表明，识别整个下颌管的困难是由于管壁周围没有致密的皮质骨，约 30% 的病例出现了这种情况。与前部相比，下颌管在后部（下颌孔＞第三磨牙区）的管壁密度增加[30]。

使用 CBCT，图像更容易受到噪声和伪影的影响，造成了对比度的降低。由于这些固有问题，区分下颌管与下颌骨内部骨小梁是困难的。因此，临床医生应该熟练地利用软件程序中的可用工具来识别下牙槽神经管。

**3. 颏孔**

颏孔位于下颌骨前外侧，通常在第一前磨牙和第二前磨牙区的根尖区位置；然而，很少有个体颏孔的位置达到尖牙区或第一磨牙区。下牙槽神经的两个终末分支之一是颏神经，它穿出颏孔，延伸到颏部、嘴唇和前部颌骨。妊娠第 12 周后，当颏神经分成几个神经束时，颏孔完全形成。如果颏神经在颏孔形成之前分离，可能会形成副孔[31]。

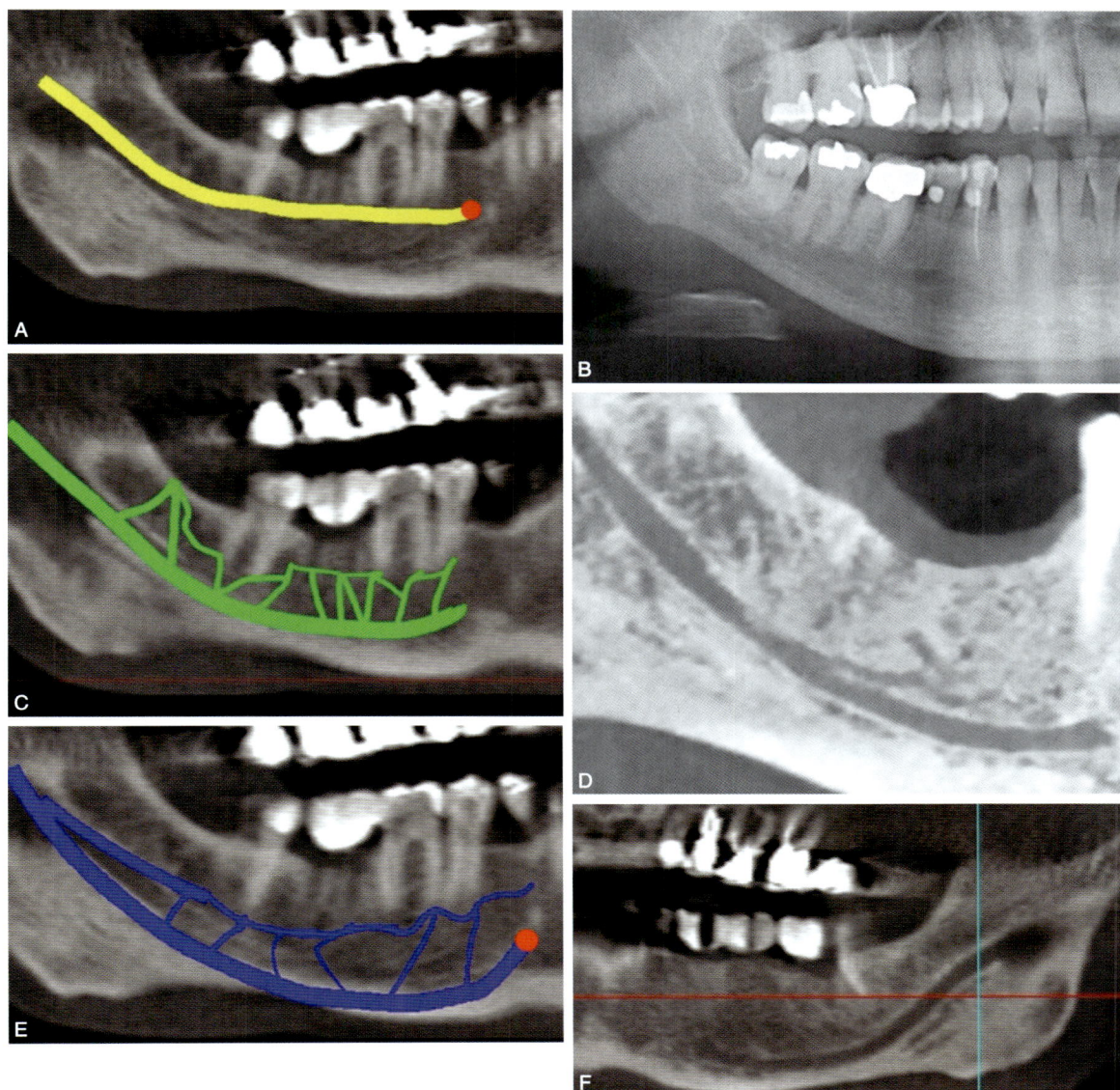

图 4-13　上 - 下颌神经束。A 和 B. 1 型，下牙槽神经靠近牙根；C 和 D. 2 型，下牙槽神经位于下颌骨中心（最常见）；E 和 F. 3 型，靠近下颌骨下缘的下牙槽神经

颏孔的位置、大小和数量具有高度可变性，包括性别、种族背景、年龄、骨骼组成等。

（1）**影像学评估**：颏孔在矢状面、冠状面和水平面上最容易识别。颏孔与牙齿或重要结构之间的关系可以在三维图像上进行评估。

（2）**放射学并发症**：在二维根尖片和常规全景片上，颏孔的位置已被证明是不准确的。此外，当在前磨牙区即刻种植时，应注意角度和颏孔位置，因为 25%～38% 的人，颏孔位于前磨牙根尖。在大多数情况下，当种植体计划在颏孔附近时，建议进行 CBCT 评估。CBCT 对颏孔可以很好地定位，因为无论颏神经在骨内如何走行，其都会于颊侧骨皮质板处穿出。但当缺乏皮质或为 D3 类、D4 类骨时，识别会变得困难。这样的骨质使得从颊侧骨皮质穿出的颏神经管很难追溯（图 4-14）。

## 4. 下颌支（自体骨移植的供体部位）

下颌支区已成为一个非常流行的自体骨块和骨环移植的供体。下颌骨的骨质和骨量在下颌管的颊舌和下上都是非常可变的。下颌升支的外侧是自体骨块的最常见的供区，用于牙槽骨的骨增量。

（1）**影像学评估**：下颌支呈四边形，包含 2 个面，4 个边和 2 个凸起。其内外表面平坦，有 2 个嵴，内斜线和外斜线。咬肌附着在整个下颌支表面。内侧表面有下颌小舌，这是下牙槽神经和血

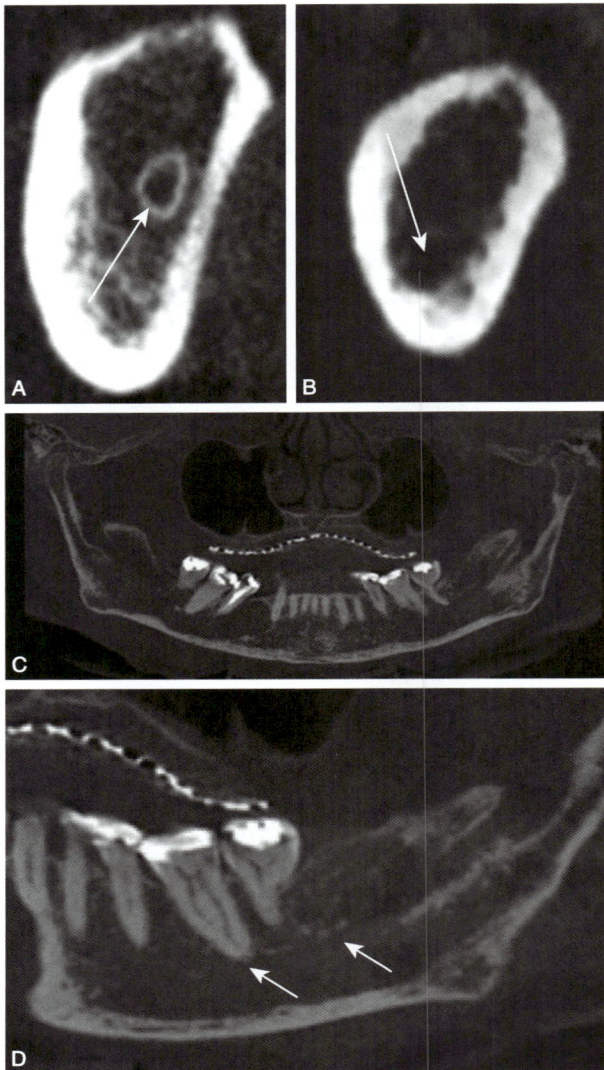

图 4-14　A. 当存在厚的骨皮质时,容易看到下颌管(箭);B. 然而,30% 的患者的下颌管将没有骨皮质(箭);C.CBCT 全景图显示薄薄的皮质轮廓,内部骨小梁轮廓不清晰,提示骨质疏松/骨质减少;D. 不明显的下颌神经管(箭)管的入口。

在确定神经位置后,外侧骨皮质与下颌管位置之间的关系很容易在横断面上观察到。此外,三维图像和骨模型有助于确定该区域的骨形态,帮助临床医生选择最合适的骨移植供区部位。

(2)**放射学并发症**:一直以来,用于评估作为供骨部位区域的 X 线片包括全景片,可以观察到外斜线和下颌管的位置。然而,该区域的二维评估很难用于确定存在的骨量和下颌管的位置。使用这种方法时,种植医生必须能够完全确定下颌管相对于外斜线和外侧皮质骨的位置。过高估计可用骨量会增加并发症的风险,使用 CBCT 可以更准确地显示该区域(图 4-15)。

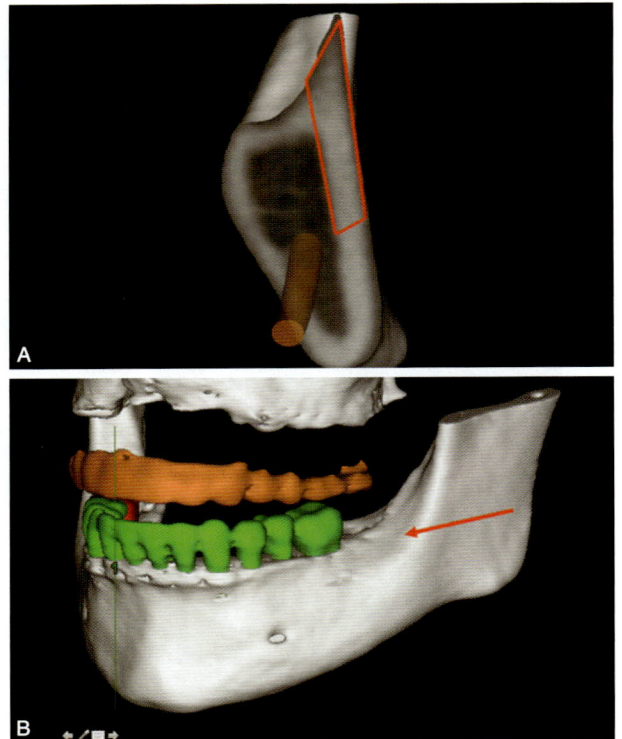

图 4-15　可对下颌升支区域进行评估。A. 横断面(升支骨块移植的轮廓);B. 三维图像(描述升支区域与邻牙的关系)

### 5. 正中联合(种植和供区部位)

正中联合是种植体植入和自体块状骨获得的常见区域。这个解剖区域已被证明是最理想的口腔内自体骨采集的部位之一。然而,下颌骨联合容易发生不均匀的骨吸收,并可能发生各种解剖学变化,可能导致并发症的发生。

(1)**影像学评估**:下颌骨的前表面被称为正中联合。颏部的正中嵴分隔了右侧左侧并形成了颏隆突。这个凹陷区域的凸起形成了颏结节,这是颏肌的起源。该区域应在水平面、矢状面和三维图像上进行评估。

(2)**影像学评估**:该区域的二维成像仅应作为骨量测定的初步评估。对于重要解剖结构的位置的确定和颊舌侧骨板厚度的测量不能单纯使用二维的成像方法。强烈建议使用 CBCT 成像技术,以防止种植体定位不当或在取骨过程中高估可用骨量,从而导致并发症增加(图 4-16)。

### (二)下颌骨解剖结构的解剖变异

### 1. 颏神经前襻

当颏神经在下颌骨向前延伸时,它有时会延

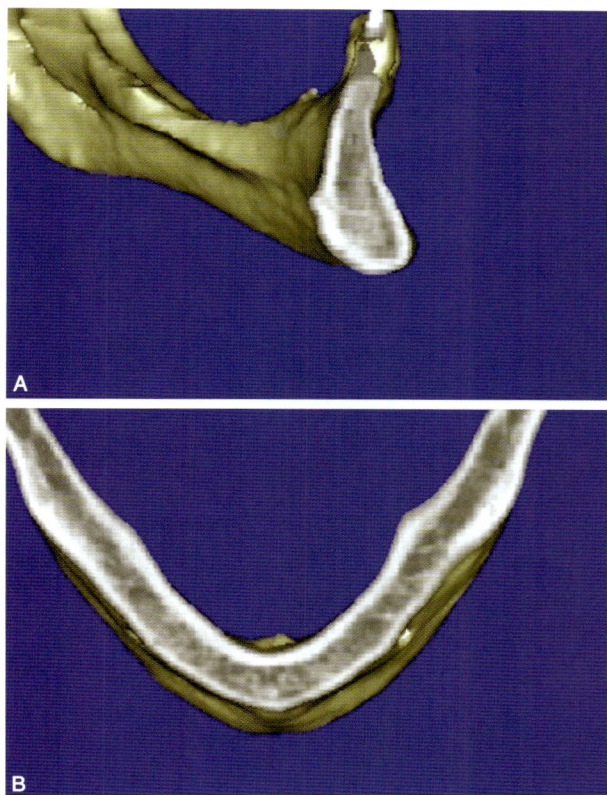

图 4-16　可对下颌升支区域进行评估。A. 横断面（升支骨块移植的轮廓）；B. 三维图像（描述升支区域与邻牙的关系）

伸到颏孔的前缘之外。这个骨内弯曲襻位于颏孔近端，并向远中经颏孔出，称为"颏神经前襻"。研究表明前襻发生率为 35%～50%，距颏孔前方平均距离为 1.16mm[32]。临床上，可通过后向探针探查颏孔确定前襻；然而，这需要充分显露颏孔。

（1）**影像学评估**：前襻很难识别，不能用二维影像准确确定。在传统的全景和根尖周围 X 线片上都有很高的假阳性和假阴性结果。为了在重新格式化的 CBCT 图像上识别前襻，必须突出显示下颌管，包括描绘颏孔切片的横截面图像。颏孔的前部用一条恒定的垂直线标记（这条线在所有图像中都将保持恒定）。在连续轴向图像中，从上向下滚动，任何位于恒定线前方的神经部分都被认为是前伸。如果存在前襻，突出显示的神经将位于垂直线的前方（图 4-17）。

（2）**临床意义**：在颏孔前放置种植体存在可能导致种植体放置过于靠近颏神经，从而可能导致神经感觉损伤和相关并发症。

## 2. 副孔

在 6.6%～12.4% 的患者中，存在副孔（双侧），

平均直径为 1.0mm[33-35]。在评估副孔时应特别注意副根管，因为它可能包含 1/3 的颏神经。副孔被认为是妊娠第 12 周时下牙槽神经在出颏孔前早期的分支[36]。

（1）**影像学评估**：确定副孔的理想方法是在评估 3D 图像的同时评估冠状面图像。在冠状图像中，下颌孔将被显示分成两个管，导致两个孔的存在。3D 图像的评估可以很容易地描绘出两管。正常情况下，副根管位于颏孔上方和远端（图 4-18）。

（2）**临床意义**：在大多数患者中，副孔通常包含一个小的颏神经分支，由于交叉的神经分布，这是没问题的。然而，在某些情况下，更大的颏神经分支（大小相等或更大的神经孔）可能会从颏神经孔中分出。如果存在较大的副孔并导致神经损伤，则可能出现神经感觉障碍。较大的副孔有时被称为"双孔"。

## 3. 舌窝（前/后）

下颌骨的形状/角度及固有的凹陷给种植临床医生带来了很大的难题。下颌前牙区可能出现沙漏状凹痕或下颌骨的收缩。Butera 的研究表明，其病率约为 4%，很可能是遗传或发育所致[37]。在后部区域，凹痕更为常见，约 35% 的患者出现[38]。由于这些凹痕，种植体可能难以放置，并可能导致舌侧骨板穿孔（图 4-19）。

（1）**前牙区**

①**影像学评估**：在横断面和 3D 图像中最容易看到前牙区凹陷（图 4-19A）。

②**临床意义**：在前区，植骨术中下颌骨骨板穿孔可能导致舌下血管大量出血。明显的舌下和颏下动脉丛可能导致危及生命的口底血肿形成。因此，需要彻底的 CBCT 检查与交互治疗计划，确定安全植入物的确切位置和角度。

（2）**后牙区**

①**影像学评估**：在横断面和 3D 图像中最容易看到后牙区凹陷。

②**临床意义**：在后牙区，高估可用骨量是常见的并发症。如果在该区域完成种植窝预备，可能发生舌侧板穿孔，导致可能的出血和种植体并发症。由于血管损伤导致出血进入软组织，可能会发生危及生命的舌侧出血。此外，舌侧皮质板穿孔也可能对舌神经造成损伤。已发表的病例报告显示，当存在较大的凹陷时，种植体会移位到舌下间隙（图 4-19B）。

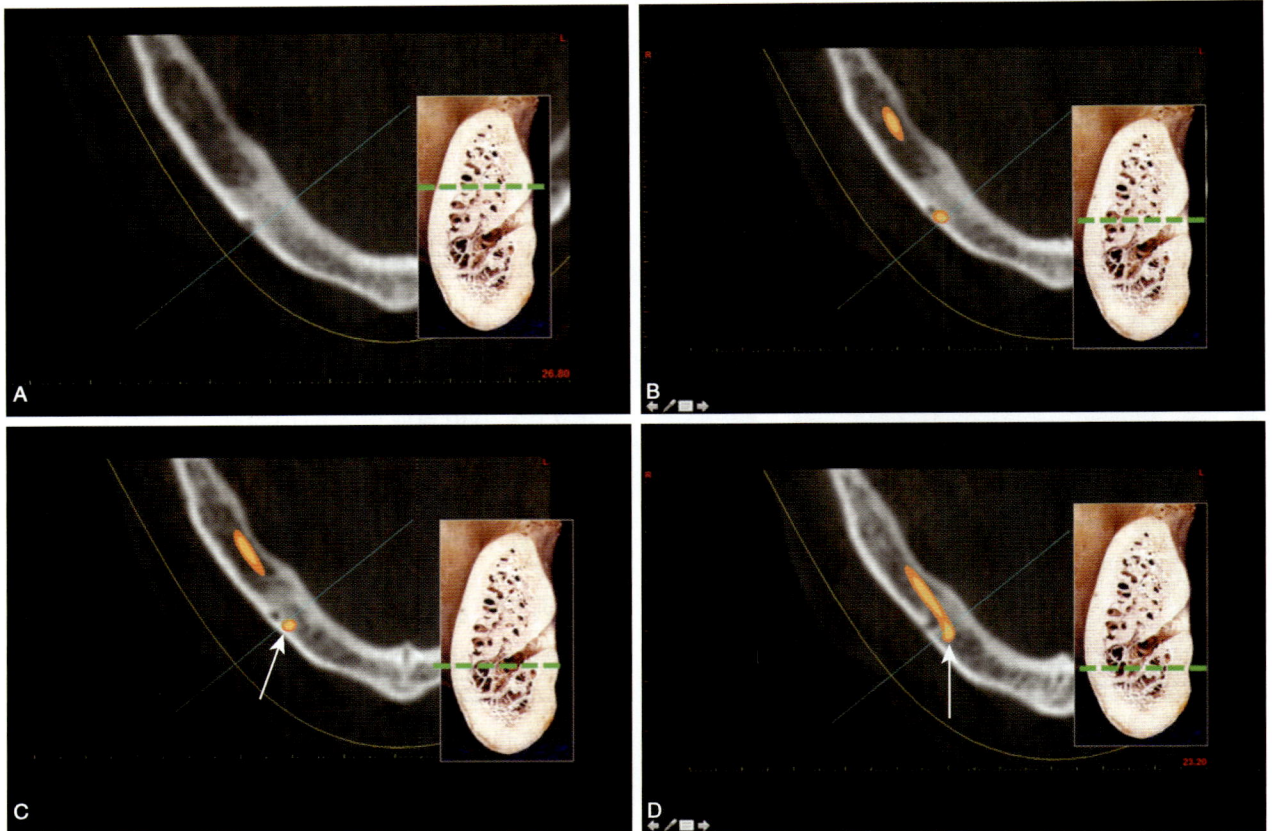

图 4-17 前襻是通过评价上下方向的轴向图像来确定的。A. 应标记孔的前部（在垂直平面上保持恒定的线）；B. 于轴向图像从上到下依次评估，如果标记管的任何部分延伸到线前方（C 和 D，箭），则存在前襻

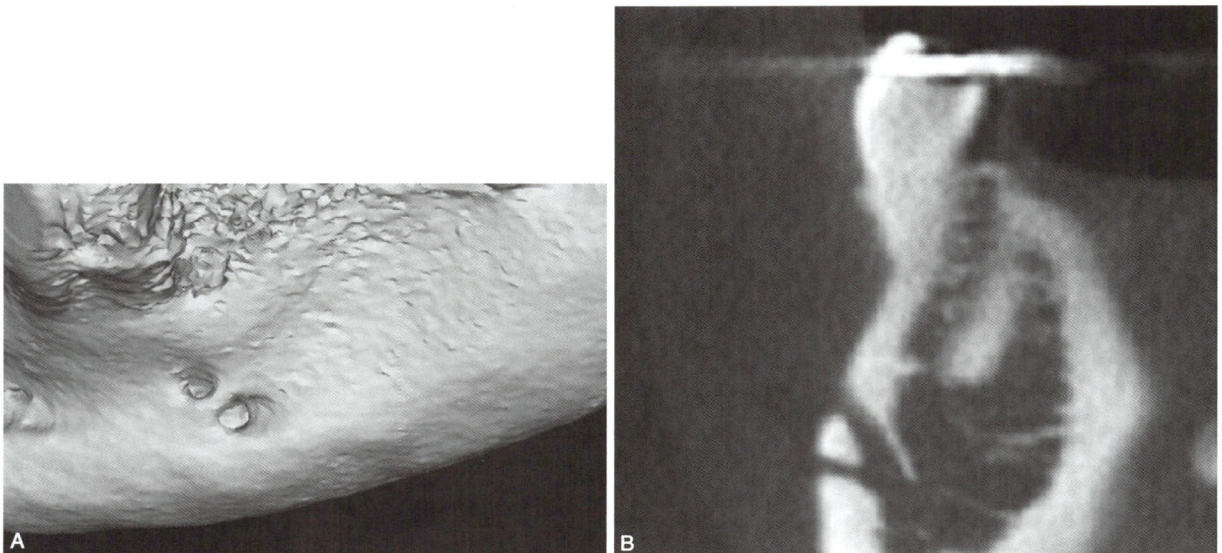

图 4-18 可以在（A）3D 图像或（B）冠状图像上评估副（双）孔

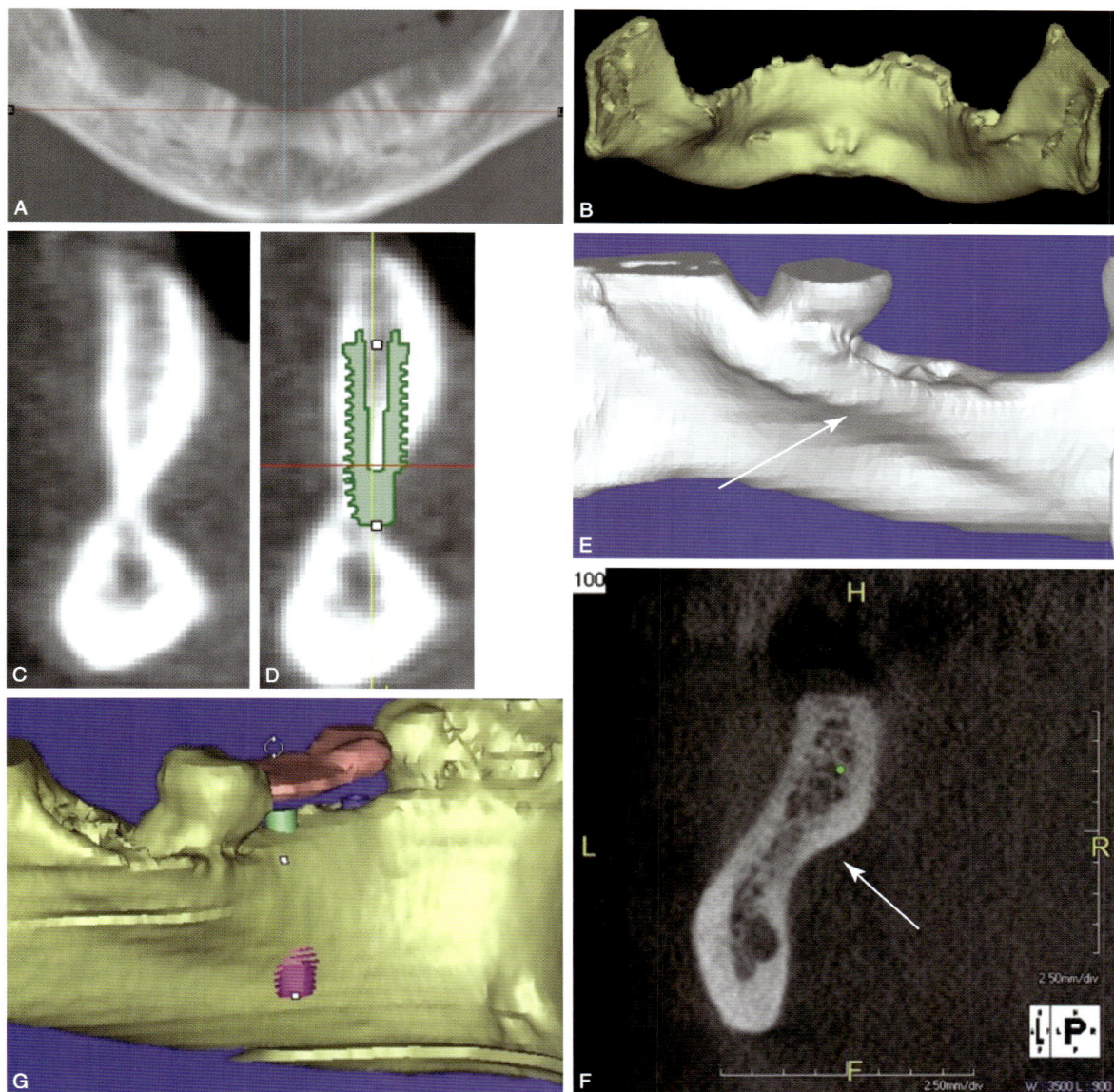

图 4-19　A. 前下颌骨 CBCT 全景图,显示大量骨;B 和 C. 然而,三维视角下,沙漏状凹痕存在于下颌前牙区; D. 舌下穿孔并发症,可能导致出血;E. 描述舌下凹陷的三维图像;F. 横截面描绘明显的凹痕;G. 舌下穿孔并发症

## 4. 下颌管矿化不足

　　研究表明,20.8% 的 CBCT 扫描显示下颌管壁低矿化[39]。这通常导致下颌管定位不良,有时是骨质减少或骨质疏松的早期指征。皮质轮廓薄,骨小梁内部结构不清晰,皮质层内密度变化是骨质疏松/骨质减少的潜在迹象。在 30% 的病例中,没有皮质骨层存在,这使得对真实位置的识别变得复杂(图 4-14C 和 D)。

　　(1)影像学评估:可使用成像软件改变亮度和对比度,以更清楚地确定管壁。理想情况下,在全景或横断面图像中最容易看到下颌管。

　　(2)临床意义:缺乏对下颌管的识别可能导致植入物放置过于靠近神经,从而可能导致神经损伤。此外,当低矿化存在时,通常整个下颌骨的骨密度会变差和受损(D4 类骨)。

## 5. 切牙管

　　下颌切牙管是下颌骨前侧的一根骨管,是下颌管的延续,该管包含下牙槽神经的终支,下牙槽神经向下颌前牙下方行进,并在中线终止。约在第一磨牙区,下牙槽神经分叉为颏神经和切牙神经。

　　下颌骨切牙管作为神经末梢终止于前牙或靠

近侧切牙区域的骨内，18% 的患者仅延伸至中线，在某些情况下会与对侧吻合[40]。

（1）**影像学评估**：在 CBCT 上并不总是能看到切牙管。通过测定任何位于颏神经/颏孔出口前方的神经管，可以将切牙神经与颏神经区分开来。当存在时，这条透光的神经管将从颏孔向前延伸，可以看作是一个分叉，向上有分支（图 4-20）。

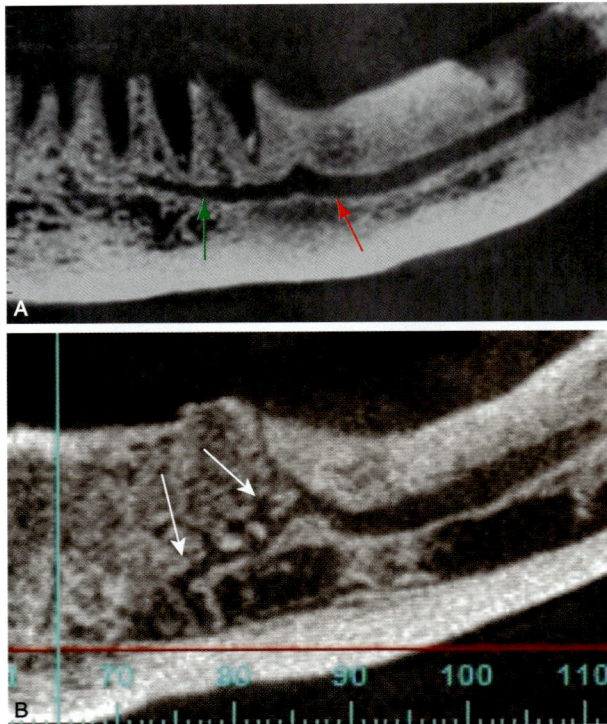

图 4-20　切牙管是下牙槽管的延续，下牙槽管包含下牙槽神经，下颌管位于下颌前牙内侧（红色表示下牙槽管；绿色为切牙管）。A. CBCT 图像显示下颌骨管延伸至牙管；B. CBCT 全景图像显示切牙管分支（箭）

（2）**临床意义**：切牙管常被误认为是颏神经的前襻，但这条神经位于前牙内侧，对软组织没有感觉神经支配。然而，有切牙管受到损伤，发生大量出血的病例报道。通常拔牙后，切牙神经及其分支会坏死。

## 6. 磨牙后孔

下颌骨磨牙后区的窝形成一个三角形凹陷，内侧与颞肌嵴相邻，外侧与下颌支前缘相邻。在该窝内，约 14% 的患者存在一种称为磨牙后孔（retromolar foramen，RMF）的解剖变异[41]。牙槽表面的 RMF 是磨牙后管的末端，磨牙后管从下颌管分支出来。

（1）**影像学评估**：RMF 不位于固定位置，通常不是双侧的。通常，RMF 应首先通过 CBCT 矢状面进行评估，然后用横断面图像进行验证。

（2）**临床意义**：在术前确认 RMF 和磨牙后管的位置是很重要的，因为这个区域是骨移植的常见供区。

如果磨牙后管穿孔，可能会导致大量出血。

## 7. 舌孔/舌管

下颌两侧颏孔间区通常是种植体放置和植骨手术相对安全的区域。然而，在下颌骨的舌侧的中线处是舌侧孔。这个解剖结构容纳舌动脉（舌下动脉）、面动脉（颏下动脉）的末端分支或两者的吻合。血管进入下颌骨内的部分被称为下颌正中管。

（1）**影像学评估**：舌管和舌孔可以在放射学中被视为下颌骨中线的透光管，在横切面或轴向视图上很容易描绘。研究证实，96%～100% 的患者存在下颌正中管。下颌正中管的大小与进入舌孔的动脉直径成正比。平均直径约为 0.84mm，距下颌下缘的平均距离为 11.2mm。考虑到在下颌骨内的渗透程度，19.4% 的管道在舌部 1/3 内结束，52.8% 到达下颌骨的中间 1/3，27.8% 穿透到颊部 1/3（图 4-21）[42]。

（2）**临床意义**：在骨内种植体植入或联合骨移植时，这些血管可能导致下颌骨大量出血。当存在较大的舌管（>1.0mm）时，由于与种植体的潜在软组织界面，可能会出现严重的出血问题，并可能导致骨结合受损。通常可以通过在截骨部位插入手术钻、方向指示器或种植体来减缓或停止出血。

## 8. 钙化性颈动脉粥样硬化

钙化性颈动脉粥样硬化是在颈总动脉中发现的钙化，通常位于颈内动脉和颈外动脉分叉附近。这些钙化提供了动脉粥样硬化的影像学证据，这是可能的卒中或代谢性疾病的指标。研究表明，约 80% 的卒中是缺血性的，是由颈动脉分叉处的动脉粥样硬化性疾病导致的[43]。

（1）**影像学评估**：颈动脉钙化很小，颈椎 $C_3$～$C_4$ 前侧颈动脉间隙有多发放射性混浊。这些不规则形状的多发钙化可能呈垂直方向，通常很容易与邻近软组织区分开。在轴向和 3D 图像上可以很容易地看到它们（图 4-22A 和 B）。在大容量 CBCT 图像中评估颈动脉钙化的另一个常见部位

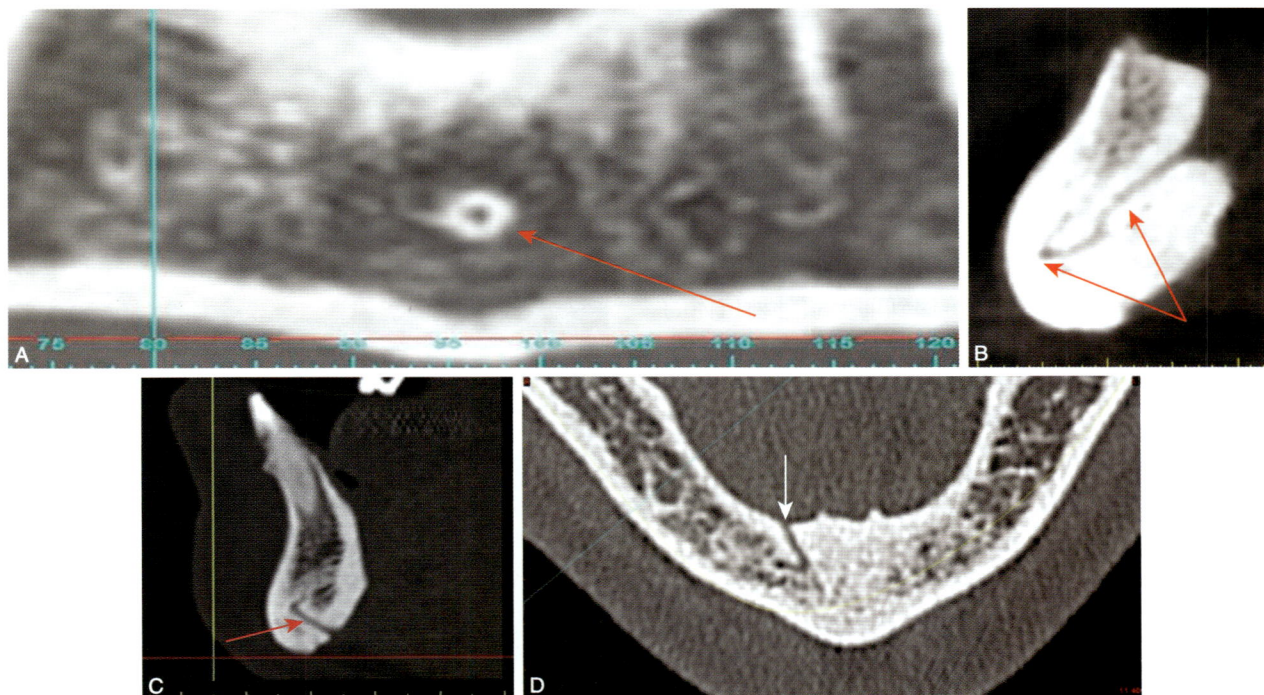

图 4-21　舌管。A. 舌孔,左右舌下动脉进入下颌骨(箭);B 和 C. 包含舌下动脉吻合口的舌管;D. 越过中线的舌管(箭)

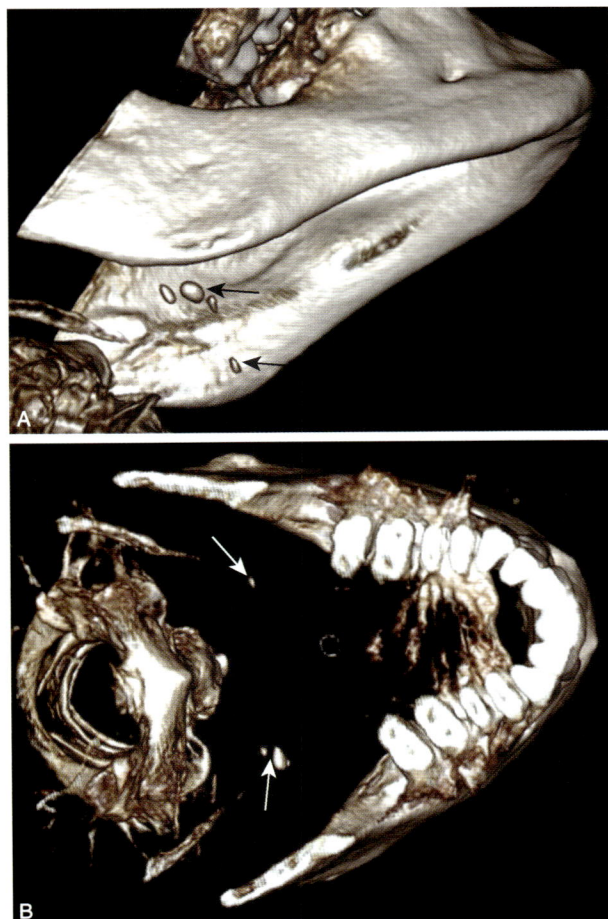

图 4-22　A 和 B. 颈椎 C₃~C₄ 水平颈动脉钙化粥样硬化(箭)

是垂体窝外侧。

（2）**临床意义**：由于颈动脉钙化可能导致严重的并发症(缺血性脑血管病是大多数发达国家第二大死亡原因),患者应向医生咨询颈动脉狭窄的评估和可能的超声检查。

## （三）上颌解剖

上颌骨由成对骨(右和左)组成,它们联合起来形成上颌,上颌由 4 个突组成:后外侧突(颧突、水平突和内侧突)、腭突、牙槽突和额突。上颌骨由于其复杂的骨骼组成、解剖结构和解剖变异,在种植体的治疗和放置方面提出了一个困难和苛刻的挑战。

### 1. 前颌

前颌是种植临床医生在术前评估、手术放置、美学和修复需求方面最困难的区域之一。许多因素会影响前上颌骨的解剖结构,这些因素可能会导致手术并发症并造成种植体存活率降低。

（1）**影像学评估**：前颌是口腔中临床和影像学评估困难且复杂的区域。许多因素使这一区域复杂化,如上颌前部的运动轨迹、牙齿脱落后骨的迅速吸收、骨密度降低,以及对美学要求很高的区域。上颌前部可通过横截面、矢状面和 3D 测量。

（2）临床意义：由于牙齿脱落后牙槽嵴的吸收，剩余的可用骨吸收到更靠近腭板的位置[44]。这导致种植体定位困难，使种植临床医生种植面临美学风险。由于骨吸收发生在颊侧骨板，种植体通常放置在偏腭侧的位置。这导致骨 - 种植体界面、基台螺钉和种植体上的力矩杠杆更大。再加上向心和离心的角度力，传递到前上颌骨种植体的应力比前下颌种植体的更大。这通常要求在植入种植体之前或与植入种植体同时进行骨增量或骨移植手术，以增加更多的种植体和更大直径的种植体。

在大多数患者中，上颌前部的骨密度低于下颌骨前部。上颌骨最常在唇侧呈现薄的多孔骨，在鼻和窦区底部呈现非常薄的多孔皮质骨，在腭侧呈现较致密的皮质骨[45]。前上颌骨前的骨小梁通常较细，密度低于下颌骨前部。这种较差的骨质量可能会增加种植体放置的难度，导致种植体承载过大的负荷，失败或骨吸收的可能性增高。

由于前颌质量差，拔牙后存在的骨易发生显著的骨吸收。牙齿脱落后，唇侧皮质骨板在最初的骨重塑过程中迅速被吸收，前牙槽嵴在 1 年内损失高达 25% 的宽度，在接下来的 3～5 年内损失 40%～50%，主要以牺牲唇侧轮廓为代价（图 4-23A 和 B）。

因此，在影像学评估前颌时，必须使用不透射线模板来确定相对于缺失牙的理想种植体位置。

## 2. 鼻腭管 / 切牙孔

鼻腭管（也称为切牙管或腭前管）是位于上颌前中线内的一条通道，连接上腭和鼻腔底。鼻腭管通过牙切孔与口腔相通，切牙孔位于上中切牙的后方。通过该管的重要结构包括上颌内动脉的末梢支和鼻腭神经，鼻腭神经与蝶腭动脉和腭大神经吻合。鼻腭管的解剖结构（如神经、动脉、静脉）在位置、形状和尺寸上可能存在很大的差异。

（1）影像学评估：鼻腭管的位置和尺寸最可能在轴位和冠状面图像上看到。横截面和三维图像也可以描绘鼻腭管的大小、形状和位置，并评估种植体是否侵入神经管。

（2）临床意义：通过 CBCT 图像确定鼻腭管的形态，使临床医生能够确定是否存在可用于植牙的骨。由于生物力学、功能、美学和语音方面的要求，将种植体放置在上颌骨前牙区（中切牙区域）是种植牙医最具挑战性的解剖位置。特别是在即

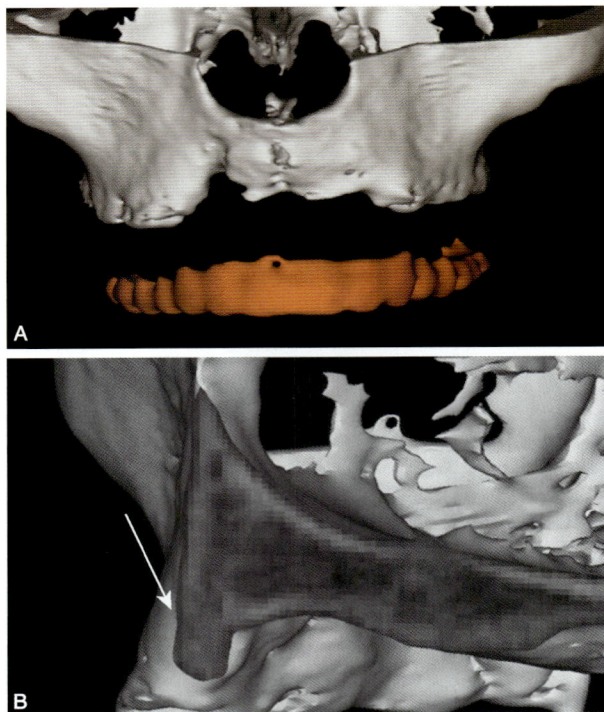

图 4-23　对于种植临床医生来说，前颌是一个具有挑战性的区域，因为（A）硬组织和软组织的吸收，（B）颊侧骨板的高度吸收，由于骨的宽度和形态受到损害，使得种植体的放置复杂化（箭）

刻种植时，必须考虑到鼻腭管的存在，包括仔细评估其形态和位置，以尽量减少种植体放置并发症。

切牙孔常在腭骨向外侧扩张，中切牙区种植可能无意中侵犯该结构，导致腭中区的接触界面处纤维组织形成。如果种植侵犯到切牙管，治疗方案包括在切牙管内进行组织切除，同时进行骨移植和 / 或种植体植入。当存在较大的鼻腭管时，在中切牙区放置更远中的种植体可防止对该区域的伤害。由于无牙上颌前部的修复体大多是 FP-2 或 FP-3，因此选择最有利的骨宽度位置，即使它们位于中切牙和侧切牙的邻近区域。

当存在鼻腭管扩大时，可用骨的缺乏将很可能不允许理想的种植体放置。然而，区分鼻腭管扩张和鼻腭囊肿是很重要的。众所周知，鼻腭管囊肿可导致局部管扩张，并可能导致牙齿移位。在无牙患者中，鼻腭管已被证明比有牙患者的鼻腭管大得多（图 4-24）。

当种植体与神经组织接触时，可能导致骨整合不足和种植体失败。此外，在手术过程中，将种植体放置在鼻腭血管束附近可能会导致过度出血；然而，这种出血发作通常是自限性的，可通过局部止血技术加以控制。

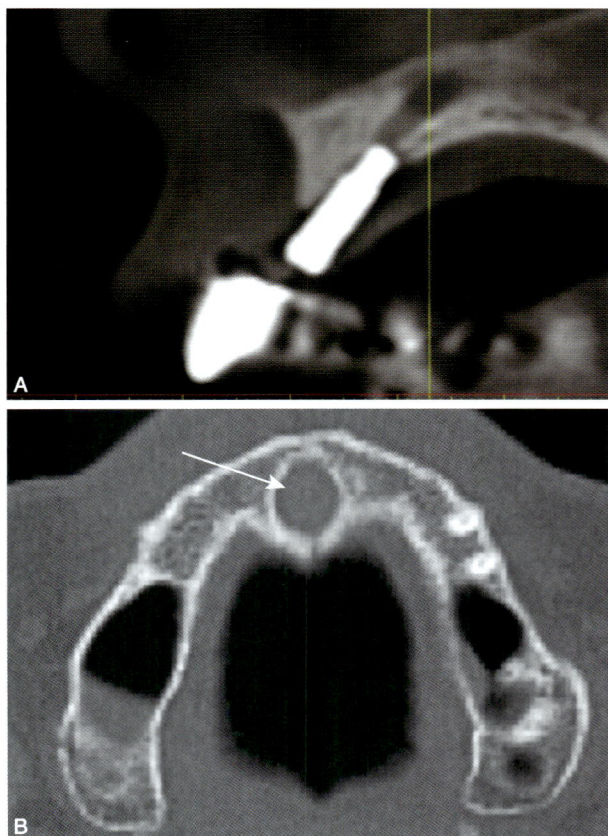

图 4-24　应评估鼻腭管区域的大小和位置,因为在该区域放置种植体可能倾向于放置在软组织内。A. 种植体侵入鼻腭管;B. 过大的鼻腭管导致可用骨量少(箭)

## 3. 眶下孔

眶下孔( infraorbital foramen,IOF )位于眶下缘( infraorbital margin,IOM )下方的上颌骨前方。眶下动脉、静脉和神经从眶下孔出。IOF 至 IOM 的平均距离为 6.1~10.9mm[46]。

( 1 )影像学评估:在冠状图像和三维重构图像上很容易看到眶下孔。

( 2 )临床意义:据报道,在一些个体中,解剖变异距离眶缘最远可达 14mm。在严重萎缩的上颌骨中,出眶孔的眶下神经血管结构可能靠近口内残余牙槽嵴,在进行上颌窦移植手术时应避开,以尽量减少可能的神经损伤。这对于软组织翻瓣和上颌窦侧壁开窗尤其值得关注。因为眶下神经负责支配上颊部皮肤、上颌窦黏膜、上颌切牙、尖齿和前磨牙,以及牙龈、皮肤和眼睑结膜、鼻旁和上唇黏膜的感觉神经,这条神经的损伤可能会给患者带来明显的不适。大多数情况下,神经未被切断,神经损伤通常在术后 1 个月内恢复(图 4-25A 和 B )。

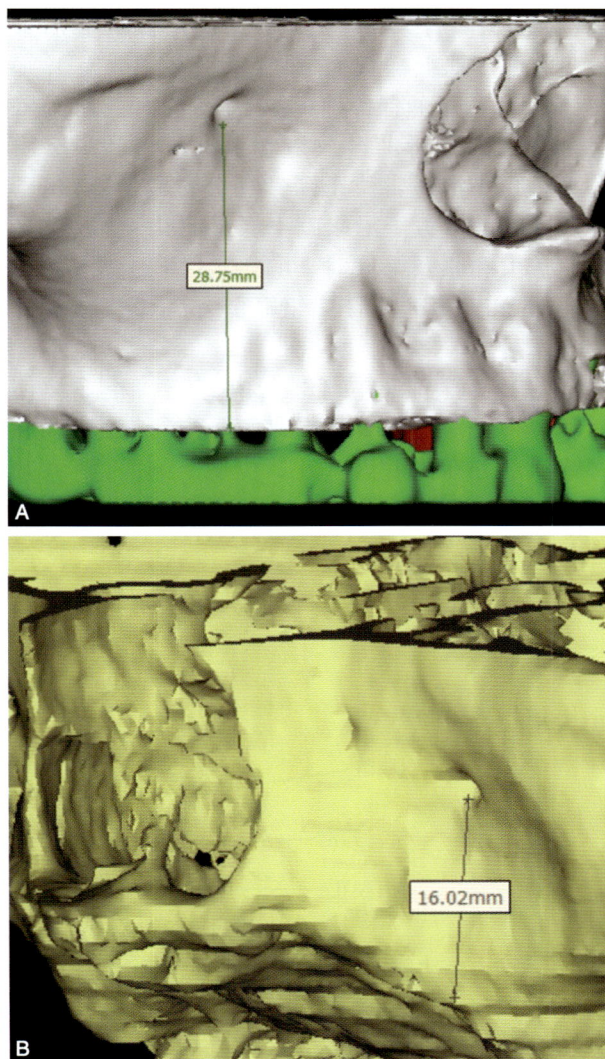

图 4-25　A. 眶下神经正常位置;B. 位置变异,靠近牙槽嵴,可能因组织翻瓣后神经的收缩或可能的断裂而导致感觉损伤

## 4. 鼻旁窦

( 1 )额窦:额窦为双侧漏斗状,位于眼眶上方中线两侧。额窦的边界是:下(额骨的眶部)、后(将额叶硬脑膜与衬黏膜分开)和后(将额叶硬脑膜与衬黏膜分开)。额窦延伸至中鼻道,经鼻额管引流至额隐窝。额窦口位于后内侧壁约 2/3 高的位置,这在解剖学上使后额窦感染的治疗变得复杂。额隐窝是额窦的引流通道,汇入中鼻道或筛漏斗[47]。在冠状面 CBCT 图像上,额隐窝位于鼻丘气房的上方和内侧。

( 2 )筛窦:筛窦位于筛骨内,分为前、后两组。前组筛窦流入中鼻道,后组筛窦流入蝶筛隐窝。筛窦的边界包括:①筛骨前部(外侧),眶纸样板(内侧);②中鼻甲(上),筛凹(筛板);③后筛骨(外侧),眶纸样板(内侧);④上鼻甲(上),筛凹(筛板)。筛窦有各种影像学解剖标记,称为气房。筛房在筛骨前区放射学上是最大和最突出的。鼻丘小房通常位于筛骨气房的最前方,位于中鼻甲的前上方。沿眼眶下缘是 Haller 气房,当它们扩大和累及筛底时,可能损害纤毛黏液的清除。Onodi 气房起源于后组筛窦,位于蝶窦外侧和上方[48]。

（3）**蝶窦**:蝶窦位于蝶骨内,其上部包含垂体窝和嗅神经。下方翼管在黏膜下走行,颈内动脉海绵状部分在侧壁内。开口位于上侧面,流入蝶筛隐窝[49]。

（4）**上颌窦**:上颌窦是成对的鼻窦中最大的,也是口腔种植医生经常遇到的问题。上颌后牙区有许多固有的缺点,包括骨密度差,咬合间隙小,以及理想种植体放置的骨量不足。因此,口腔种植医师必须全面地了解与上颌窦和鼻旁窦解剖相关的正常与异常解剖。上颌窦具有很高的解剖变异和病变发生率,这使患者在上颌后牙区手术时有更高的并发症发生率。因此,对这一区域的全面认识和理解对于种植临床医生来说非常重要。影像学上,上颌窦有以下边界:上部,上颌窦与眶底接触,眶底容纳眶下管;下部,上颌窦底邻近上颌牙根;内侧壁与鼻腔外侧壁重合,是上颌窦开口的位置,即筛漏斗引流区(图4-26)。

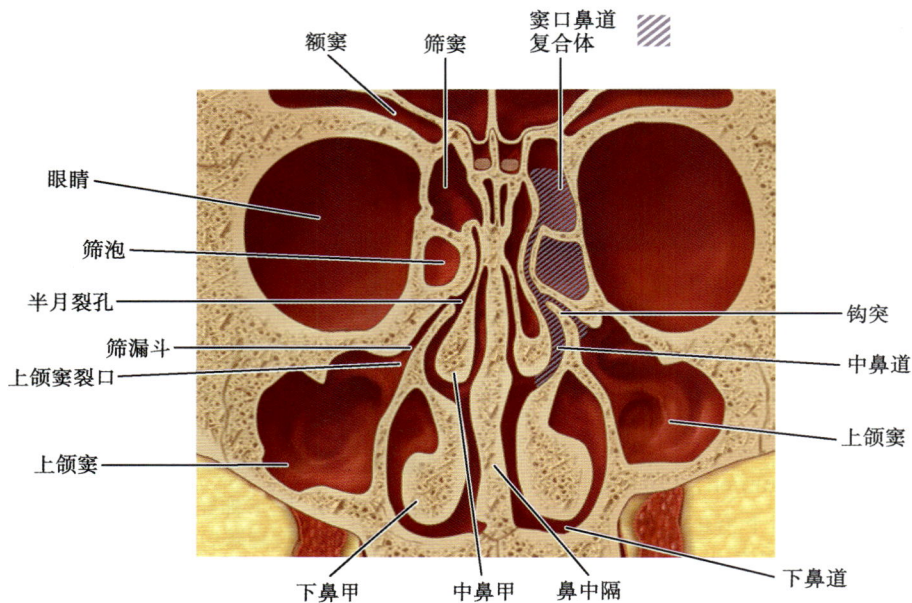

图 4-26　正常鼻窦解剖图像(引自 Misch CE: *Contemporary implant dentistry*, ed 3, St.Louis, 2008, Mosby)

## 5. 鼻腔

鼻腔的边界是:硬腭(下方);左右上颌窦内侧壁(外侧);鼻骨、筛骨、蝶骨(上方)鼻中隔(内侧)。鼻腔的侧壁是由鼻甲(鼻甲)组成的,鼻甲是衬有上皮的骨骼结构,突出鼻腔,起到温暖、冷却和过滤、吸入空气的作用。每个鼻甲的下方是被称为鼻道。中鼻道是最重要的,因为这是额窦、前组筛窦和上颌窦的引流区域。下鼻道是鼻泪管的引流部位。上鼻道通过蝶筛窝与后组筛窦和蝶窦相通[50]。

## 6. 上颌窦黏膜

上颌窦内衬 Schneiderian 膜,与呼吸上皮相同。假复层柱状上皮与鼻腔黏膜在中鼻道的开口处连续膜平均厚度 0.8mm,通常比鼻腔上皮更薄,血管较少[51]。

（1）**影像学评估**:对正常、健康的鼻窦进行 CBCT 扫描,发现上颌窦完全透光(暗)。鼻窦腔内任何不透光(发白色)的区域都是不正常的,应怀疑有病理情况。正常的窦膜在 X 线片上是看不见的,而任何炎症或增厚的窦膜结构都是不透光的。

病变组织或积液的密度将与不同程度的灰度值成正比（图 4-27）。

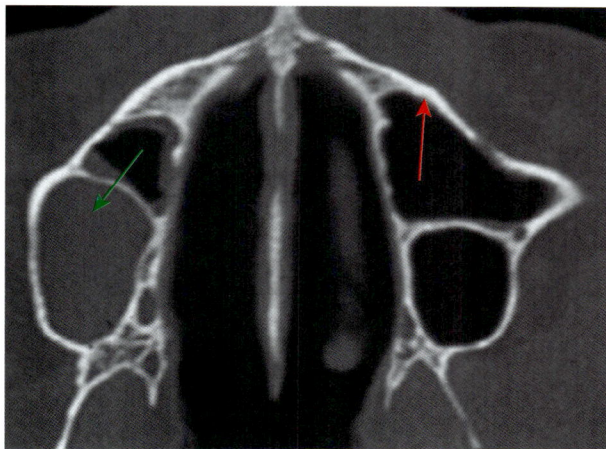

图 4-27 健康时上颌窦膜（Schneiderian 膜）应该是看不见的（红箭）。当存在炎症或病理时，将被描述为密度/放射性不透明增加或可见的厚度增加（绿箭）

（2）**临床意义**：理想情况下，在评估上颌窦时，它应该是完全透光的。如果有任何不透明的区域存在，这很可能是疾病过程的结果（如炎症、囊性、息肉）。因此，如果计划将种植体置入上颌窦，影像中不透明的程度对长期成功和发病率至关重要。在某些情况下，可能需要在进入上颌窦（即植入种植体或植骨）之前进行治疗。

## 7. 窦口鼻道复合体

窦口鼻道单元由上颌口、筛漏斗、前组筛窦气房、钩突和额隐窝组成。该解剖区域允许空气流动和黏液纤毛引流到中鼻道。

（1）**影像学评估**：在冠状面扫描中最容易对窦口鼻道复合体进行影像学评估，包括以下结构：上颌窦口、筛漏、筛泡、钩突、半月裂孔。

（2）**上颌窦裂口**：上颌窦的主要引流途径是通过上颌窦裂口。上颌窦上以筛窦为界，下以钩突为界。上颌窦口位于窦内侧壁的上侧面，约在前壁和后壁之间的中间位置。口通常呈椭圆形，水平或斜向[52]。

①**影像学评估**：上颌窦裂口在冠状图像上可见，通常位于上颌窦前 1/3 处。该开口位于上颌窦内侧（鼻腔外侧壁）的上侧面。在上颌窦内放置种植体或骨移植物时，应始终确定上颌窦裂口的通畅程度。通过滚动各种冠状图像，可以确定裂口（图 4-28）。

②**临床意义**：如果上颌窦裂口不通畅，上颌窦的黏膜纤毛清除功能可能受到影响。这可能导致种植体相关并发症增加。

（3）**筛漏斗/半月裂孔**：筛漏斗和半月裂孔是窦口鼻道复合体内允许鼻窦黏膜纤毛引流的重要结构。通过上颌窦裂口引流进入筛漏斗，这是一条通向半月裂孔的通道。半月裂孔是鼻腔外侧壁上的一个月牙形间隙或开口，它位于筛泡下方，筛泡是额窦、上颌窦和前筛窦开口的位置。这些鼻旁窦通过这一区域流入中鼻道。

①**影像学评估**：在患者上颌解剖的冠状面上很容易看到筛漏斗和半月裂孔。窦口鼻道复合体的这些关键区域由钩突前后连接，上由筛泡连接，后由下鼻甲连接。

②**临床意义**：筛漏斗或半月裂孔的任何阻塞都会导致上颌窦、筛窦或额窦的炎症、充血或感染。因此，在进行任何可能侵犯上颌窦的手术（如种植、植骨）之前，必须先确认筛漏斗和半月裂孔的通畅，以减少术后并发症的可能性。

（4）**钩突**：钩突是鼻腔外侧壁的重要结构。这种手指状的骨突有助于形成半月裂孔和筛泡的边界，允许额窦和上颌窦的引流。

①**影像学评估**：在冠状面或横切面的 CBCT 图像上，钩突的边缘是上颌窦内侧壁且与筛突和下鼻甲相连。下方与半月裂孔相邻，后方有游离缘。

②**临床意义**：钩突偏转（外侧或内侧）可使筛漏斗变窄，从而影响窦口鼻道复合体。钩突内也可能出现穿孔，导致鼻腔和筛漏斗之间的交通。此外，钩突也可能出现气肿。虽然这种情况很少见，但它可能会影响窦腔清除功能。钩突变异应在任何改变上颌窦生理的手术（植入种植体或植骨）之前进行评估和治疗。

（5）**筛泡**：筛泡是最大、最突出的筛窦气室。筛泡是由中间的筛房凸起形成的，可能是一个气化的窦腔，也可能是一个骨性突起。

①**影像学评估**：通常在冠状面图像上对筛泡进行评估。这些气腔是前组筛窦的一部分；构成了半月形裂隙和上颌窦底的上缘，侧面以筛骨纸样板为界。

②**临床意义**：筛泡的气化程度各不相同。当筛泡增大时，可能侵犯钩突和中鼻甲，导致窦口鼻道复合体不通畅。在任何涉及上颌窦的术前，应检查该区域的通畅程度。

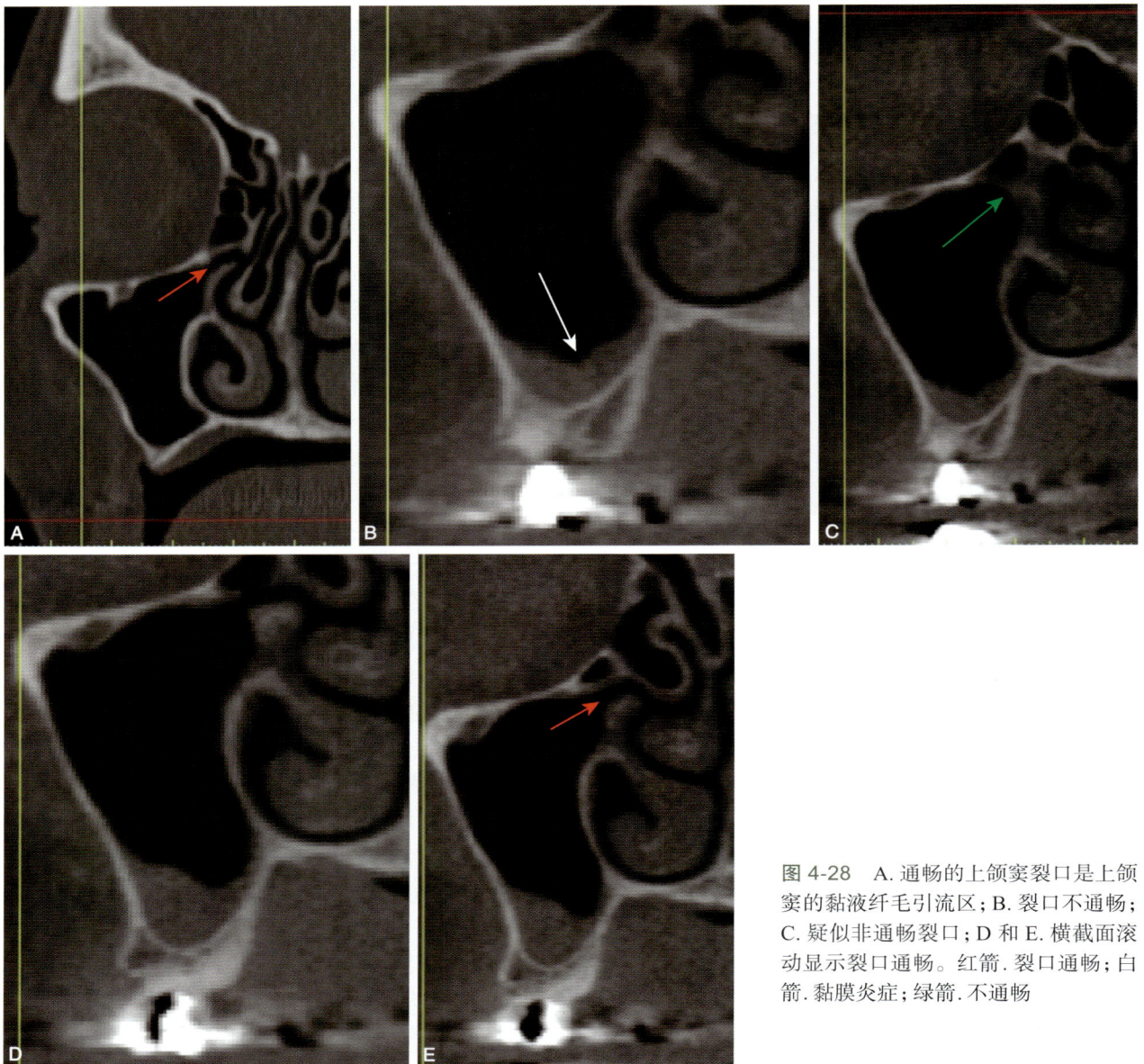

图 4-28　A. 通畅的上颌窦裂口是上颌窦的黏液纤毛引流区；B. 裂口不通畅；C. 疑似非通畅裂口；D 和 E. 横截面滚动显示裂口通畅。红箭. 裂口通畅；白箭. 黏膜炎症；绿箭. 不通畅

## （四）上颌解剖的解剖变异

### 1. 泡状中鼻甲

中鼻甲对上颌窦的正常引流起着重要作用。通常情况下中鼻甲是一个薄层的骨性结构；然而，它可能发生气化，在这种情况下，它被称为泡状中鼻甲。这种解剖变异可发生在单侧或双侧，发病率高达 53.6%[53]。此外，泡状中鼻甲还与对侧鼻中隔偏曲密切相关[54]。

（1）影像学评估：在 CT/CBCT 冠状面图像上很容易识别出泡状中鼻甲，表现为中鼻道中心的密度减低的气室，周围有卵圆形骨性边缘。

（2）临床意义：在大多数泡状中鼻甲病例中，都不会导致鼻旁窦病变。泡状中鼻甲越大，影响中鼻道引流的可能性越大。当泡状中鼻甲增大时，可能会对钩突产生压力，从而减少筛漏斗引流，进而影响上颌窦的生理结构，导致引流问题加剧。泡状中鼻甲患者更容易出现上颌窦区域植骨及种植手术的术后并发症，因此必须谨慎行事（图 4-29）。

### 2. 中鼻甲反向弯曲

中鼻甲反向弯曲是中鼻甲的一种解剖变异，在人群中的发病率约为 15%[55]。这种解剖变异是中鼻甲正常向内侧凸的反转（中鼻甲凸向外侧而非

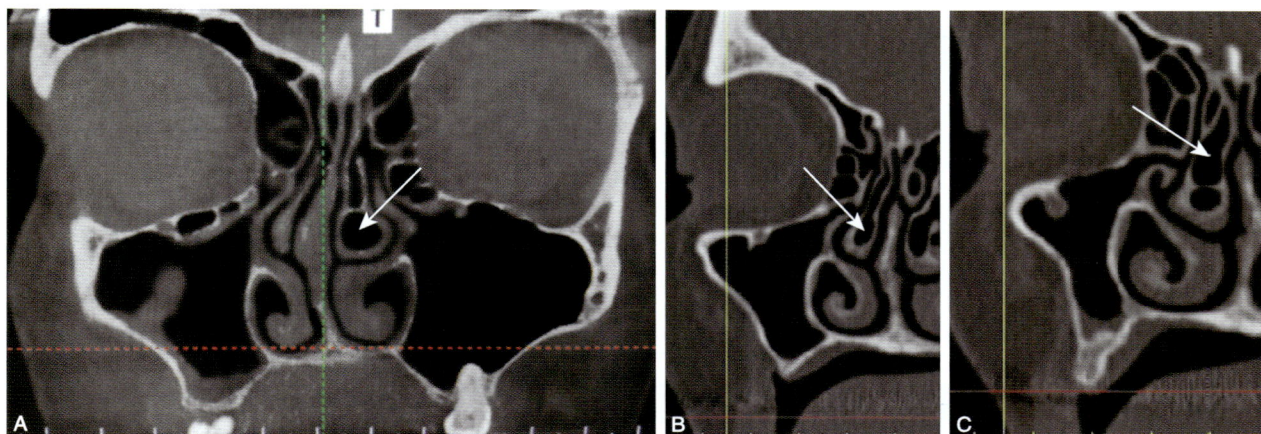

图 4-29　A 至 C. 泡状中鼻甲（箭所示）为可能导致种植患者术后黏液纤毛受损的解剖变异，它是气化的中鼻甲

内侧）。中鼻甲下缘可能有各种形状，表现出过度弯曲，这可能导致患者鼻腔、筛漏斗和中鼻道堵塞[56]。

（1）**影像学评估**：在 CT/CBCT 冠状面图像上最观察到反向弯曲的中鼻甲。在某些横断面图像中也可能看到。中鼻甲反向弯曲的凸面朝向外侧，而不是朝向内侧的鼻中隔。

（2）**临床意义**：当存在中鼻甲反向弯曲时，术者必须考虑到在上颌窦植骨或植入种植体后，因窦口阻塞而导致术后黏液纤毛并发症的可能性（图 4-30）。

### 3. 鼻中隔偏曲

口腔区域最常见的解剖变异之一是鼻中隔偏曲，可能是先天性的，也可能是外伤性的。研究表明，鼻中隔偏曲的发病率高达 70%，这增加了窦口鼻道复合体阻塞的可能性。当鼻中隔向鼻腔一侧侧移时，就会出现这种情况。当偏位严重时，通过鼻腔的气流方向会发生改变，进而可能会导致鼻腔阻塞、同侧鼻甲发育不良或对侧鼻甲增生。

（1）**影像学评估**：通过冠状面和轴位图像最容易看到鼻中隔偏曲。此外，中线结构的三维图像也可以进行直接评估。鼻中隔会向鼻腔一侧移位（图 4-31）。

（2）**临床意义**：当患者鼻中隔偏曲严重时，通过鼻腔的气流会受到影响，表现出鼻塞症状。鼻中隔偏曲的患者容易出现鼻窦阻塞问题，从而增加偏曲侧上颌后牙区植骨和种植手术的发病率。通常情况下，对侧的黏液纤毛清除功能正常。

### 4. Haller 气房

Haller 气房是眶下筛窦气房，位于上颌窦上壁

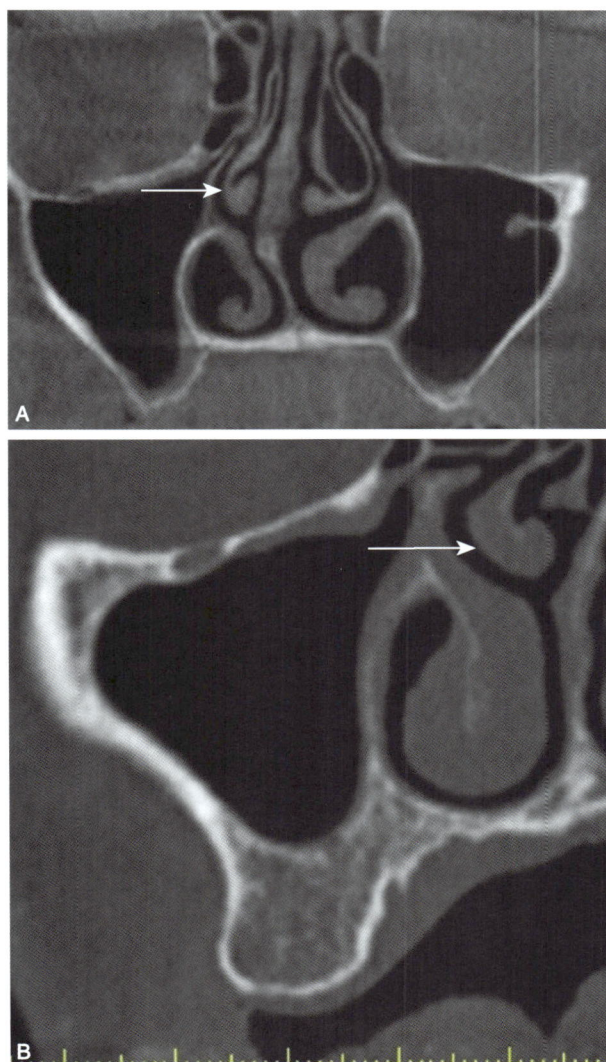

图 4-30　A 和 B. 中鼻甲反向弯曲是一种解剖变异，可能导致种植患者术后出现黏液纤毛损伤。中鼻甲的凸面朝向外侧，而不是内侧。注意左侧的泡状中鼻甲（箭所示）

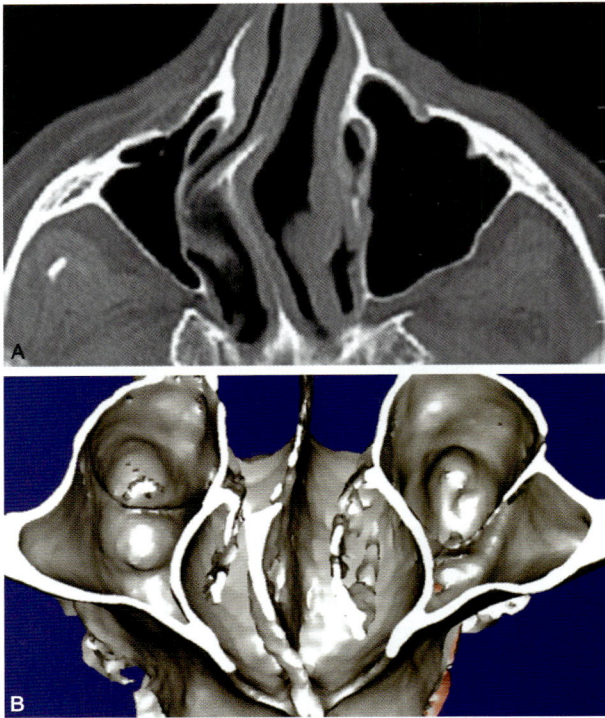

图 4-31　A 和 B. 鼻中隔偏曲是导致种植患者术后黏液纤毛功能障碍的一个解剖变异。鼻中隔偏曲的一侧可能会导致上颌窦口阻塞

和筛骨纸样板最下部。它们通常出现在单侧，发病率约占总人口的 6%[57]。Haller 气房的来源是前筛窦（88%）和后筛窦（12%）[58]。

（1）**影像学评估**：在冠状图像上，硬化细胞位于筛泡下方，黏附在眼眶内侧顶部，钩突外侧。在冠状面图像上可以观察到 Haller 气房，它们位于筛泡下方，附着在眶顶内侧、钩突外侧。

（2）**临床意义**：这些气房可能会扩张到眶内，使上颌窦口变窄，尤其是在感染的情况下。Haller 气房与慢性鼻窦炎的高发病率有关，因为它们可能会影响上颌窦口的通畅性，从而抑制纤毛功能。如果存在 Haller 气房，可能涉及上颌窦的手术（种植、植骨）术后并发症的发病率就会增加。

## 5. 鼻丘气房

鼻丘气房是最前端的筛窦气房，向前方延伸至泪骨。90% 以上的患者可通过 CT/CBCT 发现鼻丘气房，且这些患者额窦炎的发病率较高[59]。

（1）**影像学评估**：由于鼻丘气房位于额隐窝的前方、外侧和下方，并与额窦口相邻，因此在 CT/CBCT 冠状图像中最容易观察到鼻丘气房（图 4-32）。

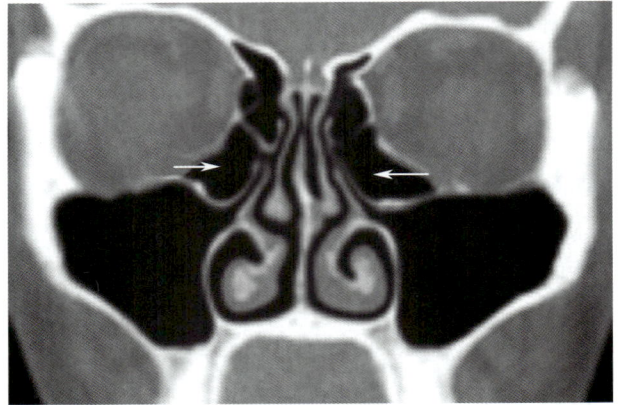

图 4-32　鼻丘气房为筛窦气房前部的气房（箭）

（2）**临床意义**：鼻丘气房可能会导致患者术后出现鼻窦并发症。它们的大小可能会直接影响额隐窝和中鼻道前部的通畅性，从而间接影响窦口鼻道复合体的通畅性。

## 6. 上颌窦间隔

上颌窦间隔是上颌窦中最常见的骨性解剖变异。解剖学家 Underwood 于 1910 年首次描述了上颌窦间隔。Krennmair 等进一步将这些结构分为两类：一类是原发性的，是上颌骨发育的结果；另一类是继发性的，是牙齿脱落后上颌窦底气化形成的[7]。研究表明，在有牙患者的上颌窦中，上颌窦间隔的发生率在 33% 左右，而在无牙颌患者中，上颌窦间隔的发生率则约为 22%。据报道，上颌窦间隔最常见的位置在上颌窦腔中部（第二前磨牙至第一磨牙）。CT 扫描研究显示，41% 的上颌窦间隔位于中间区域，其次是后部（35%）和前部（24%）。对于间隔的诊断和评估，CT 扫描是最准确的放射评估方法[60]。

（1）**影像学评估**：上颌窦间隔的解剖特征在 CBCT 重建的 3D 图像上最容易观察到。在重新格式化的全景、轴位和矢状面图像上也很容易观察到上颌窦间隔（图 4-33）。

（2）**临床意义**：上颌窦间隔会使上颌窦提升手术复杂化，并会妨碍对上颌窦底部的充分接触和观察；因此可能会出现上颌窦提升不充分或不完全的情况。此外，如果存在间隔，黏骨膜穿孔的发生率也会更高。

## 7. 上颌窦发育不良

上颌窦发育不良可能是上颌骨在发育过程中受到创伤、感染、手术干预或放射线照射的直接结

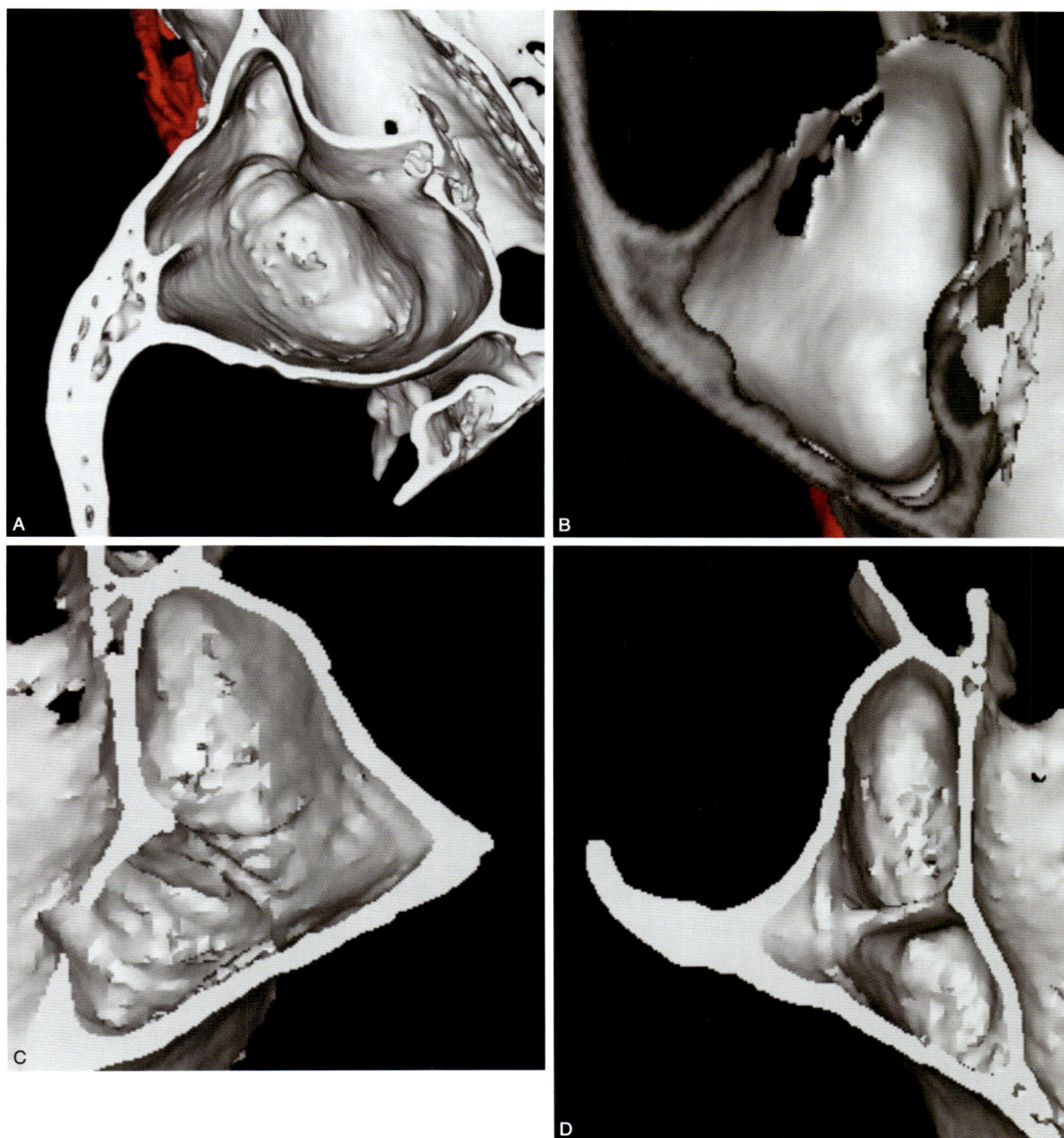

图 4-33　A 至 D. 上颌窦底的变化很大, 可能会给上颌窦提升手术带来问题

果。这些或其他先天性发育状况会干扰上颌骨生长中心, 从而导致上颌骨较正常情况更小。畸形和位置不正的钩突与这种疾病有关, 会导致慢性鼻窦引流不良。

（1）影像学评估: 在全景、横断面、冠状面、轴向或三维图像上可以看到上颌窦体积小于正常值。

（2）临床意义: 大多数情况下, 这些患者的骨高度适合骨内种植体植入, 不需要通过上颌窦提升来增加垂直骨高度。如果种植手术或植骨手术

涉及上颌窦, 则应谨慎行事, 因为这种情况与慢性上颌窦疾病有关（图 4-34A 和 B）。

## 8. 下鼻甲和鼻道气化（大鼻变异）

当鼻腔的下 1/3 在上颌骨内出现气化并位于剩余牙槽嵴上方时, 就会出现一种相当罕见的解剖变异, 即大鼻变异。研究显示其发生率约为 3%。由于上颌窦位于无牙颌牙槽嵴的外侧, 因此存在骨高度不足的问题。

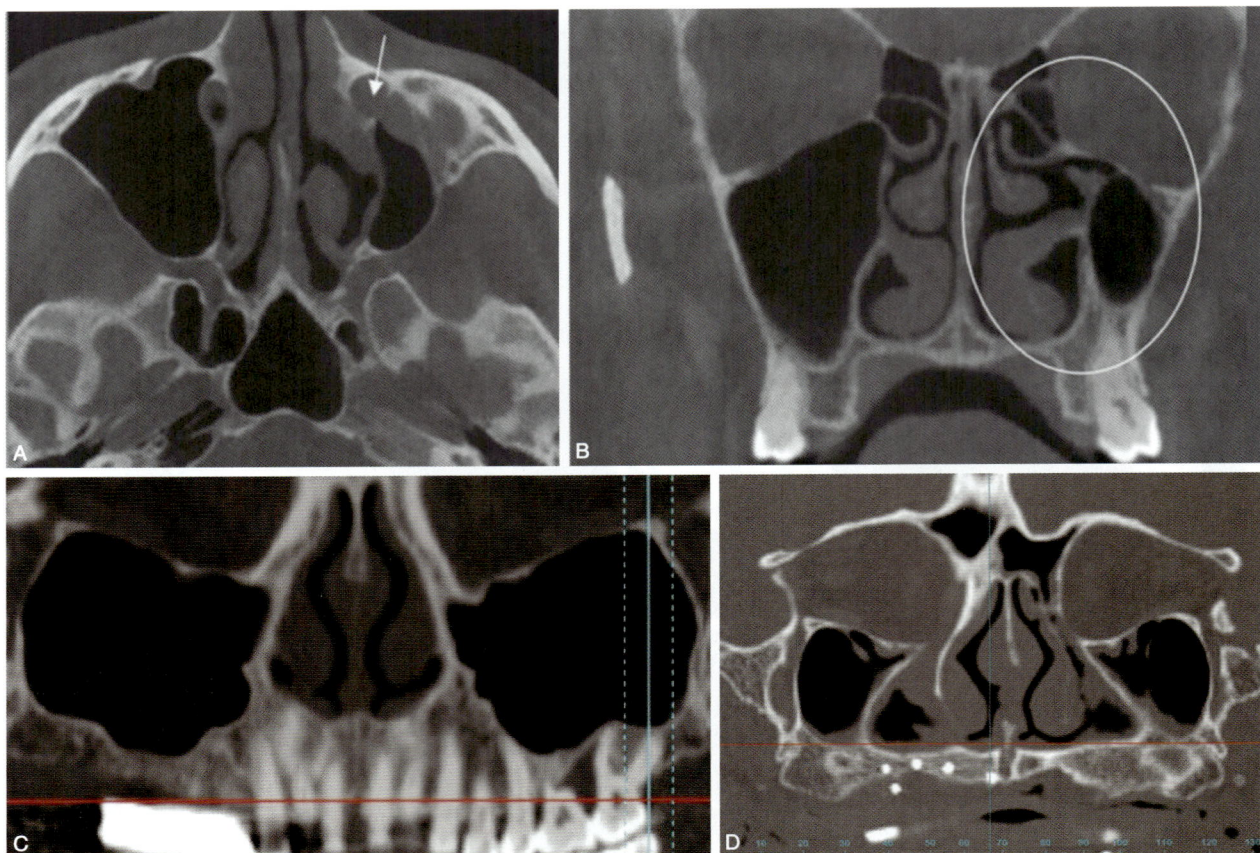

图 4-34　A 和 B. 上颌窦发育不良并伴有炎症（白箭）；C. 鼻腔和上颌窦的正常关系；D. 大鼻变异，导致鼻腔延伸至第一磨牙区，双尖牙区的骨高度不足

（1）**影像学评估**：大鼻变异可通过常规或重建金属图像进行评估来确定，因为鼻腔会延伸到前磨牙区域的远端或后部。

（2）**临床意义**：如果不考虑这种情况，种植体可能会被植入剩余牙槽嵴上方的鼻腔中，而且往往会穿入下鼻孔并接触到下鼻甲。在这种情况下，不应行上颌窦种植术，因为上颌窦位于种植体的外侧。相反，需要进行 Onlay 植骨以增加骨高度（图 4-34C 和 D）。

### 9. 前上颌骨的颊侧骨厚度

上颌颊侧骨皮质板的平均厚度不到 1mm，比下颌牙槽骨薄得多，下颌牙槽骨的皮质板厚度常 >1mm。在 CBCT 图像上，较薄的皮质板（与体素大小相似）往往无法与邻近的牙骨质或钛种植体区分开来。

（1）**影像学评估**：研究表明，CBCT 的空间分辨率限制了厚度 <0.6mm 的骨骼可见度，也就是说，这是骨骼可测量的最小厚度要求。此外，临床研究表明，当怀疑骨开裂时，真正的开裂只占 50%，而裂隙占 25%[61]。

（2）**临床意义**：由于假阳性率较高，诊断和治疗计划可能会出现问题。骨厚度应与所有 CBCT 图像相关联，尤其是横断面图像（非三维图像）。

### 10. 骨内吻合支

上颌窦外侧壁内存在骨内吻合支，由上牙槽后动脉和眶下动脉组成。上颌窦提升术中的侧壁垂直部分开窗（侧壁截骨术）可能会切断这些血管。

（1）**影像学评估**：在 CBCT 扫描的横断面或冠状面上很容易找到骨内吻合支，即侧壁的中断处有一个放射状的缺损（开口）。该结构距离牙槽嵴平均 15～20mm。

（2）**临床意义**：当需要经上颌窦侧壁行上颌窦提升术时，应采用 CBCT 评估，以确定位置和大小。如果在侧壁截骨过程中发生出血，可以在抬高头部的情况下，通过手柄和金刚砂车针无水烧灼、电凝或纱布加压来解决（图 4-35）。

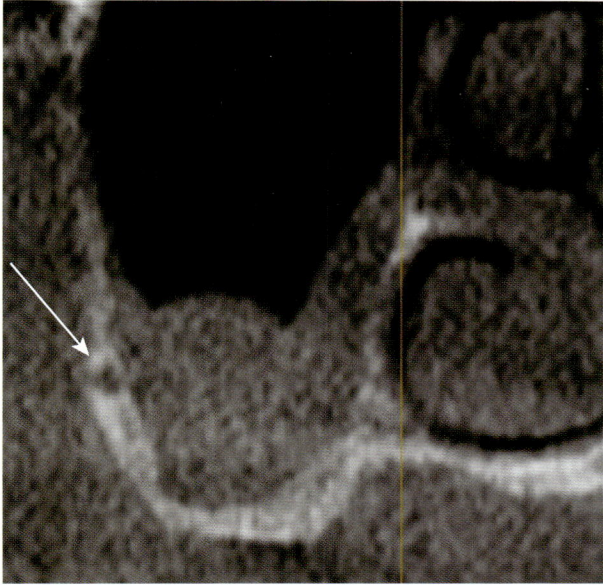

图 4-35 横截面图像上显示的骨内吻合支（箭），可见侧壁不连续

## 11. 上牙槽前神经管

上牙槽前神经来自眶下管，在尖牙区域的舌侧。这条放射状的管道被称为上牙槽前神经管。上牙槽前神经管向前延伸，位于眶下壁的下方，沿鼻孔的下缘，开口于鼻中隔的外侧[62]。弯曲的小管传输前上牙槽神经、动脉和静脉。

（1）**影像学评估**：如果临床医生没有注意到上牙槽前神经管，那么在二维 X 线片上可能会将该解剖结构误认为是根尖周病变。因此，在 CBCT 扫描中，应评估双侧解剖结构是否存在。它可以在轴位、横截面或三维图像上显示。研究表明，87.5% 的 CBCT 扫描结果显示存在上牙槽前神经管（图 4-36）[63]。

（2）**临床意义**：由于上颌前牙区是种植牙的常见区域，上牙槽前神经管的存在可能导致种植体的高发病率。种植体植入神经管可能会形成软组织界面并导致种植体的失败，以及暂时性或永

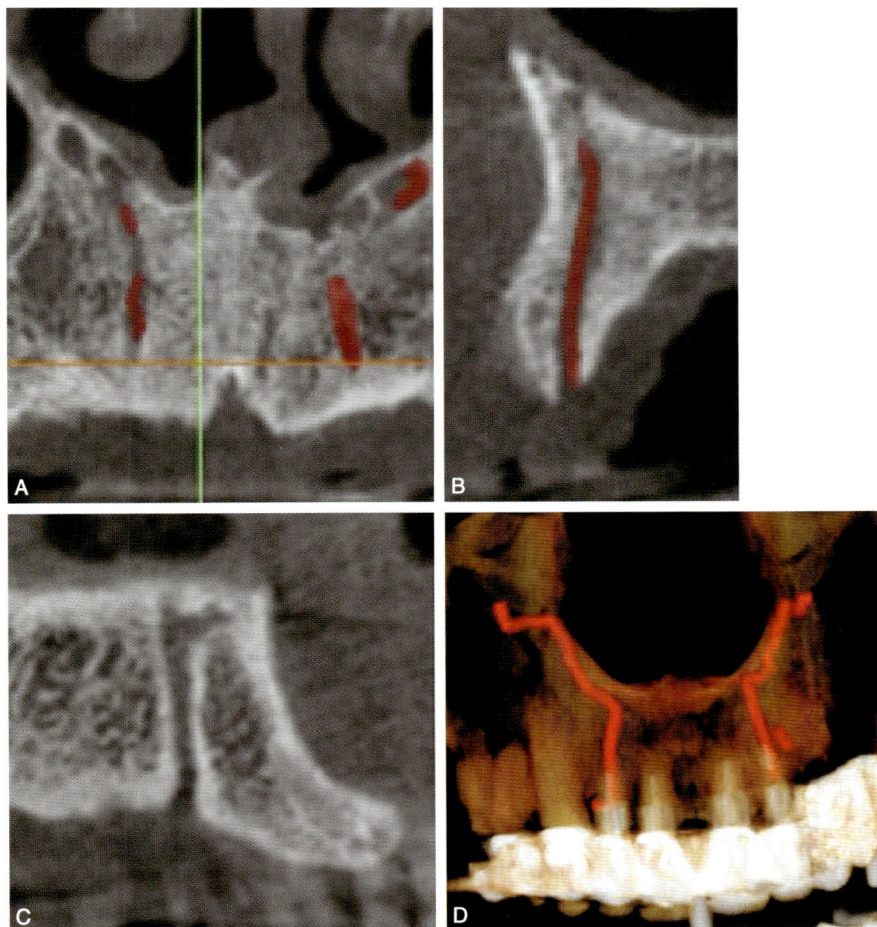

图 4-36 上牙槽前神经管。A. 全景图显示穿过上牙槽前血管神经束的上牙槽前神经管；B 和 C. 横截面图像；D. 三维图像，显示上牙槽前神经管的走向

久性的感觉功能障碍和可能的出血问题[64]。

# 五、鼻窦病变

## （一）鼻窦炎

### 1. 牙源性上颌窦炎（根尖周黏膜炎）

当牙齿感染和颌骨病变侵犯上颌窦黏膜时，就会发生牙源性上颌窦炎。上颌后牙的牙根与上颌窦底紧密贴合，导致周组织或周围牙槽骨发生炎性变化，从而促进上颌窦病变的发展。

（1）**影像学表现**：牙源性上颌窦炎通常会导致上颌窦黏膜广泛增生，表现为沿着上颌窦底轮廓的不透光带。局部根尖周炎会导致患牙附近的黏膜增厚，有时还会出现穿孔，直达窦底。这种影像学表现被称为"晕轮效应"（图 4-37）。

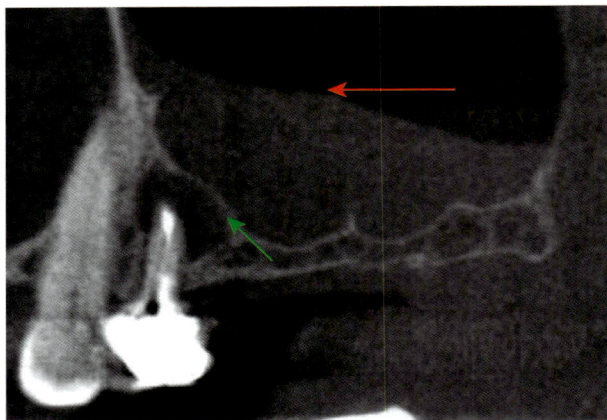

图 4-37　与病变牙相关的牙源性上颌窦炎。红箭.增厚的上颌窦黏膜；绿箭.病牙继发向窦腔扩展

（2）**鉴别诊断**：这种情况可能会与急性鼻窦炎或轻度黏膜增厚相混淆。然而，在牙源性上颌窦炎中，患者很可能存在与现有牙齿相关的病变（如后牙疼痛或近期拔牙、现有天然后牙周围有渗出物），以及牙齿与上颌窦之间沟通的放射学证据。

### 2. 急性鼻窦炎

非牙源性病变也可能导致上颌窦发炎，表现为鼻窦炎。上颌窦内最常见的鼻窦炎是急性鼻窦炎。急性鼻窦炎的症状和体征没有特异性，因此很难与普通感冒、流行性感冒类型的症状和过敏性鼻窦炎区分。但是，最常见的症状包括脓性鼻涕、面部疼痛和触痛、鼻塞，以及可能有发热。在美国，急性上颌鼻窦炎每年导致 2 200 万～2 500

万患者就医，直接或间接费用高达 60 亿美元。虽然头颅中有 4 个鼻旁窦，但鼻窦炎最常涉及的是上颌窦和额窦[65]。

（1）**影像学表现**：急性鼻窦炎的影像学特征是出现气液平面。上颌窦内的液体和空气之间会出现一条分界线。如果患者仰卧，CBCT 显示积液将积聚在后部区域；如果患者在成像过程中直立，积液将出现在窦底并水平积聚。其他影像学表现包括鼻窦黏膜光滑、增厚，可能出现不透明区域。在严重的病例中，鼻窦可能会完全被支持性渗出物填满，从而出现完全不透明的鼻窦。鉴于这些特点，常使用"积液"和"积脓"这两个术语（图 4-38）。

（2）**鉴别诊断**：急性鼻窦炎和长期病毒性上呼吸道感染的鉴别诊断非常相似。但是，如果上颌窦内出现典型的气液平面，则可确诊为急性鼻窦炎。此外，病毒性鼻窦炎通常会在 7～10 天内好转，而急性细菌性鼻窦炎则会持续 10 天以上[66]。

### 3. 慢性鼻窦炎

慢性鼻窦炎是指 6 周内不能缓解且反复发作的鼻窦炎。它是美国最常见的慢性疾病，约有 3 700 万人患有此病。慢性鼻窦炎的症状常表现为周期性流脓鼻涕、鼻塞和面部疼痛。

**影像学表现**：慢性鼻窦炎具有长期的黏骨膜炎症导致骨皮质硬化、增厚的特征。此外，它在影像学上还可能表现为鼻窦黏膜增厚或窦口完全阻塞。

### 4. 过敏性鼻窦炎

过敏性鼻窦炎是由上呼吸道中的刺激性变应原导致的上颌窦局部反应。变应原可能是过敏性鼻窦炎的病因。这类鼻炎可能是最常见的形式，15%～56% 因鼻窦炎接受内镜检查的患者都有过敏证据。过敏性鼻窦炎导致 15%～60% 的患者发展为慢性鼻窦炎[67]。鼻窦黏膜变得不规则或呈分叶状，从而形成息肉。

（1）**影像学表现**：与过敏性鼻窦炎有关的息肉形成通常表现为上颌窦壁出现多个光滑、圆形、不透射线的阴影。最常见的情况是，这些息肉位于黏骨膜附近，在 CBCT 中很容易观察到。在晚期病例中，可能会出现鼻孔闭塞，鼻窦壁移位或破坏，放射影像显示鼻窦完全不透明（图 4-39）。

（2）**鉴别诊断**：虽然过敏性鼻窦炎的影像学表现可能与急性鼻窦炎或慢性鼻窦炎相似，但可

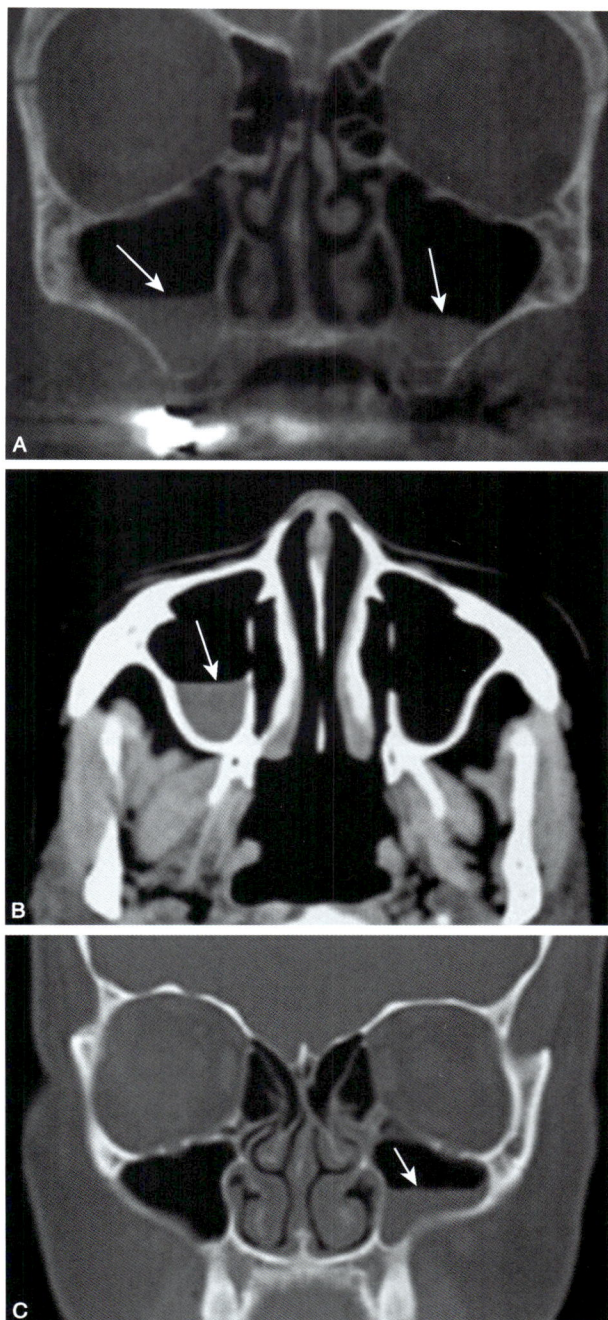

图 4-38　急性细菌性鼻炎。A. 冠状面扫描显示双侧气液平面；B. 轴位图像显示右侧气液平面，扫描时患者很可能处于仰卧位；C. 左侧气液平面。箭表示气液平面（摘自 Som PE and Curtin HD：*Head and neck imaging*，ed 5，St.Louis，2012，Mosby.）

以通过详细的病史来进行鉴别。大多数过敏性鼻炎患者都有全身系统疾病（如双侧受累），且既往存在过敏史。

### 5. 真菌性鼻窦炎（嗜酸性真菌性鼻窦炎）

肉芽肿性鼻窦炎是上颌窦内的一种非常严重

（而且经常被忽视）的疾病。真菌性鼻窦炎患者常有广泛的抗生素使用史、长期接触环境中的霉菌或真菌，或者免疫力低下。

（1）**影像学表现**：真菌性鼻窦炎通常是单侧性的（78% 的病例），骨质破坏罕见。鼻窦内可能出现轻度增厚到完全不透明。在大多数病例中，会出现不同程度的密度（"双密度"）。大多数患有真菌病的上颌窦在影像学上表现为近乎完全不透明。根据疾病的侵袭性，受累的上颌窦可能会发生扩张，在影像学上可能会看到上颌窦壁的重塑、变薄或侵蚀（图 4-40）。

（2）**鉴别诊断**：真菌性鼻窦炎与急性或慢性鼻窦炎的鉴别可能有三种临床表现：①对抗生素治疗无反应；②与反应性骨质增厚相关的鼻窦软组织变化，局部区域出现骨髓炎；③鼻窦炎是一种涉及鼻前庭和面部软组织的炎症性鼻窦疾病。在某些情况下，可能需要进行真菌学和组织学研究才能做出阳性诊断。

## （二）囊性病变

囊性病变是上颌窦常见的病变，据研究报道，其发病率为 2.6%～20%[68]。囊性病变可以是微小病变，也可以是大的、破坏性的、扩张性病变，包括假性囊肿、潴留囊肿、原发性黏液囊肿和术后性上颌囊肿。

### 1. 假性囊肿

上颌窦最常见的囊肿是黏液潴留性囊肿。经过一番争论后，1984 年，Gardner[69]将这些囊肿分为两类：假性囊肿和潴留囊肿。与潴留囊肿相比，假性囊肿在上颌窦提升术中更为常见，也更令人担忧。约有 30% 的患者会再次出现假性囊肿，而且通常与上颌窦症状无关。因此，许多医生并不治疗这些病变。但是，当假性囊肿的直径＞10mm 时，可能会在上颌窦提升术中堵塞上颌骨，增加术后感染的风险。

（1）**影像学表现**：假性囊肿在放射学上表现为光滑、均质、圆顶形、圆形至卵圆形、界限清楚的均质放射灶。假性囊肿的边缘没有皮质（不透射线），而且总是位于窦腔底部。正如其名称所示，它们不是真正的囊肿（如假性囊肿），因此没有被覆上皮（图 4-41）。

（2）**鉴别诊断**：与其他囊性病变（如潴留囊肿、黏液囊肿、息肉）相比，假性囊肿很容易识别，

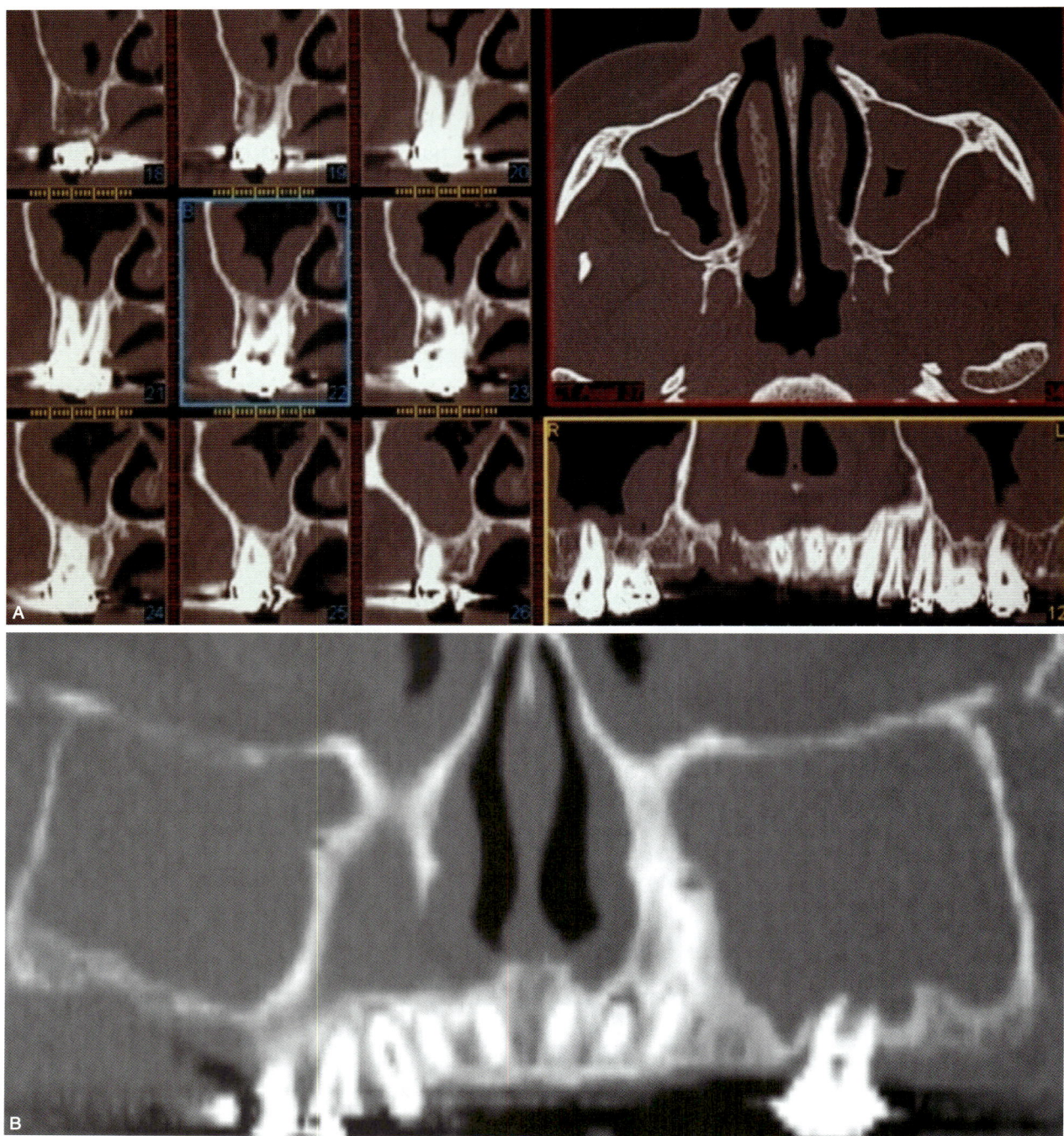

图 4-39　A. 双侧息肉病，通常与过敏有关，病变呈环状息肉状；B. 双侧鼻窦不透明，代表过敏性鼻炎的严重病例；严重病例可能导致完全不透明

因为它呈圆顶状，而且只位于窦底。

## 2. 潴留囊肿

潴留囊肿可能位于窦底、窦口附近或窦前息肉内。由于潴留囊肿含有被覆上皮，研究人员将其视为黏液分泌性囊肿和"真正的"囊肿。潴留囊肿通常很小。

（1）**影像学表现**：潴留囊肿通常非常小，在临床上或影像学上都看不到。在极少数情况下，潴留囊肿的大小可能足以在 CT 图像中看到，并可能与小假性囊肿相似。

（2）**鉴别诊断**：潴留囊肿非常少见，在临床上和影像学上都很少见，也不需要治疗。因此，这些病变并不严重。

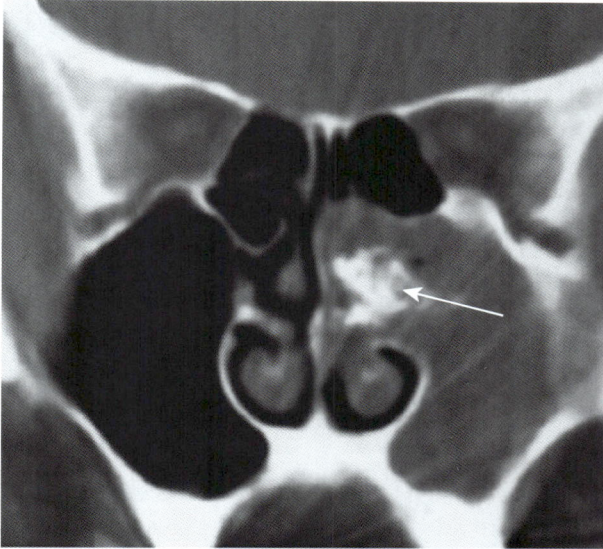

图 4-40　冠状面图像显示左侧鼻旁窦区域的进行性真菌性鼻窦炎。请注意致密的放射性肿块，即真菌球（箭）

### 3. 原发性上颌窦黏液囊肿

原发性黏液囊肿是一种囊性、扩张性、破坏性病变，可能包括脸颊肿胀疼痛、牙齿移位、鼻腔阻塞等症状，还可能出现眼部症状[70]。

（1）**影像学表现**：在早期阶段，原发性黏液囊肿涉及整个鼻窦，表现为不透明的鼻窦。随着囊肿的扩大，囊壁变薄并最终穿孔。在晚期，周围一个或多个鼻窦壁明显遭到破坏（图 4-42）。

（2）**鉴别诊断**：原发性上颌窦黏液囊肿的临床和影像学表现与慢性鼻炎、真菌性鼻炎或肿瘤相似。出现这些症状和体征的患者应转诊接受正确的诊断和治疗。

### 4. 术后性上颌囊肿

术后性上颌囊肿是一种囊性病变，通常是继发于上颌窦腔内的创伤性或外科手术。它也被称为手术纤毛囊肿、术后上颌窦黏液囊肿或继发性黏液囊肿[71]。

（1）**影像学表现**：囊肿在影像学上表现为界限清楚的放射性肿物，周围有硬化。病变早期通常呈球形，没有骨质破坏。随着病情发展，窦壁变薄，最终穿孔。晚期则表现为两个分离的解剖区域（图 4-43）。

（2）**鉴别诊断**：上颌术后囊肿很容易与上颌

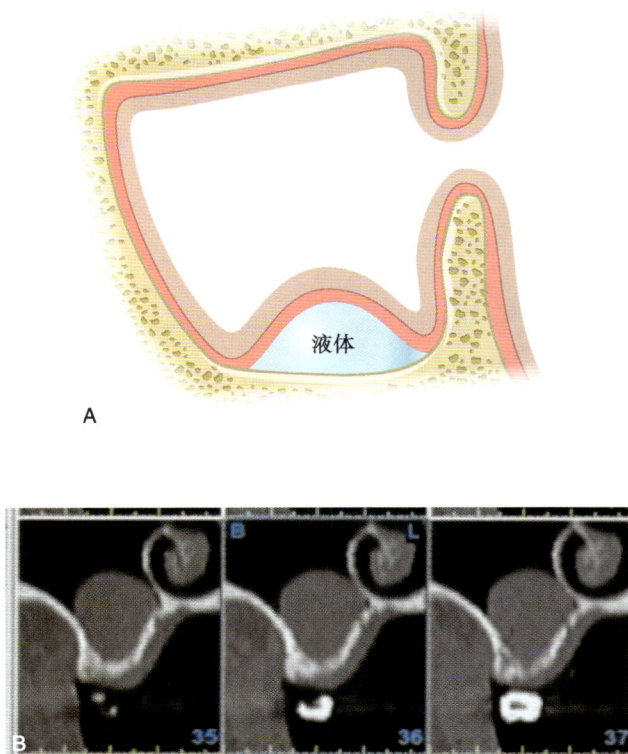

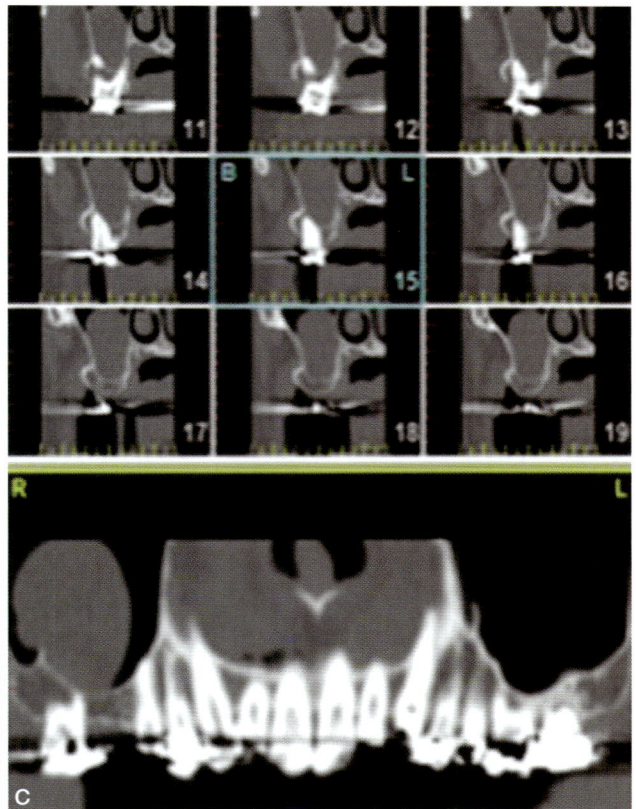

图 4-41　A. 假性囊肿；B. 显示上颌窦底圆顶状病变的横断面；C. 上颌窦右侧大假性囊肿，已扩大到包括上颌窦的大部分。注意横断面上有一颗病牙，由于与上颌窦相通，这很可能是致病因素

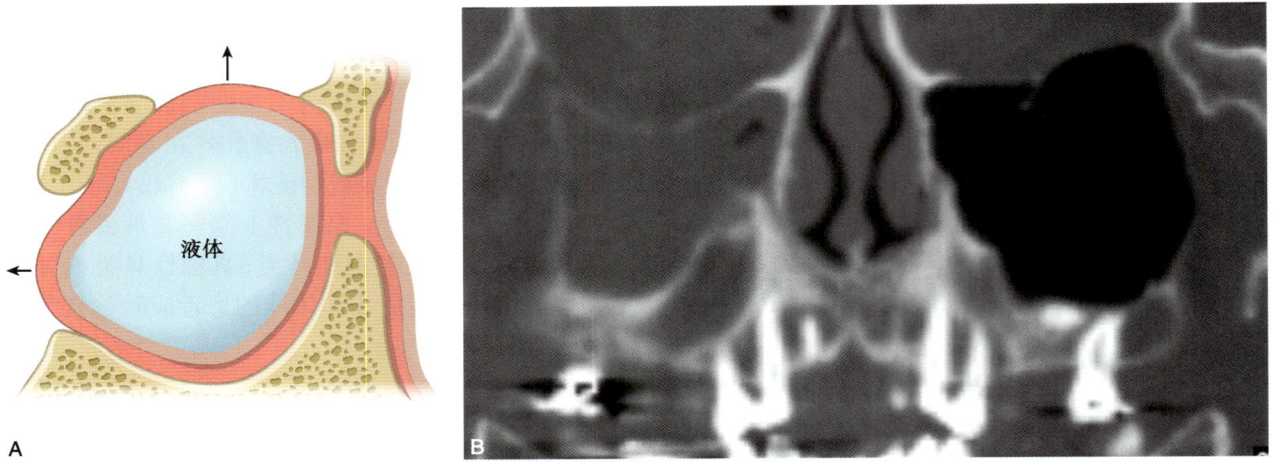

图 4-42 原发性黏液囊肿。A.病变的扩张性导致窦壁破坏;B.临床图像显示右侧完全不透明的鼻窦,窦壁扩张

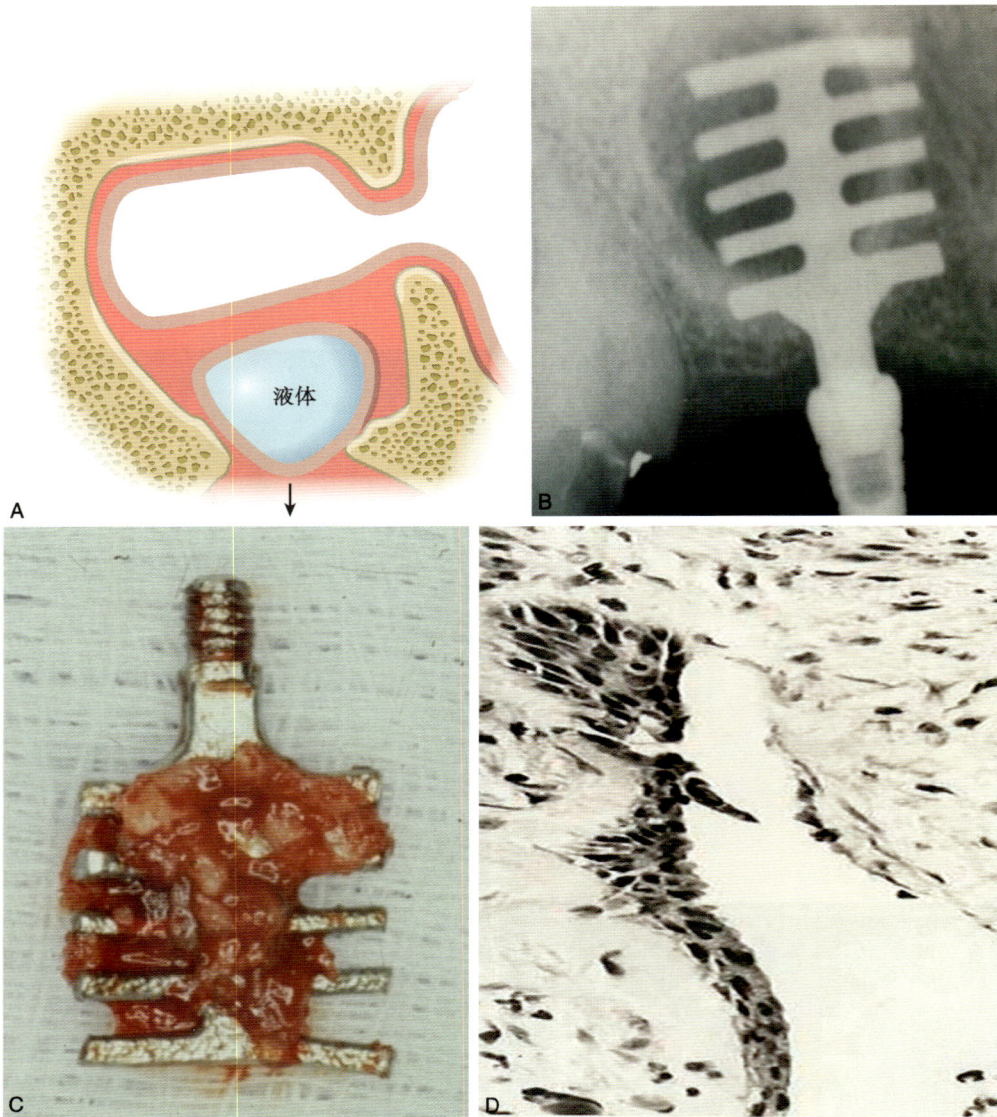

图 4-43 A.继发性黏液囊肿是一种定义明确的放射性透光病变,它将窦腔分隔成两个独立的隔间,通常充满液体;B.X 线片显示种植体周围的囊性区域;C.叶状种植体取出后,可见其完全被病变包围;D.组织学切片证实了继发性黏液囊肿的诊断

窦内的其他病变区分开来,因为患者曾有过上颌窦手术史,而且在放射学上会有2个明显的放射状透明腔。

## (三)肿瘤

### 鳞状细胞癌、腺癌

鼻旁窦恶性肿瘤很少见,约80%的肿瘤为分化不良的鳞状细胞癌。这些肿瘤中有70%位于上颌窦[72]。症状多种多样,但上颌窦肿瘤通常包括鼻塞、鼻漏、鼻出血、脑神经病变和疼痛。晚期病例可能会出现视力障碍、麻痹和咬合紊乱。

(1)**影像学表现**:肿瘤的影像学表现可能包括大小不一的不透射线肿块、完全不透明或骨壁改变。X线片上没有后壁应是有肿瘤的征兆(图4-44)。

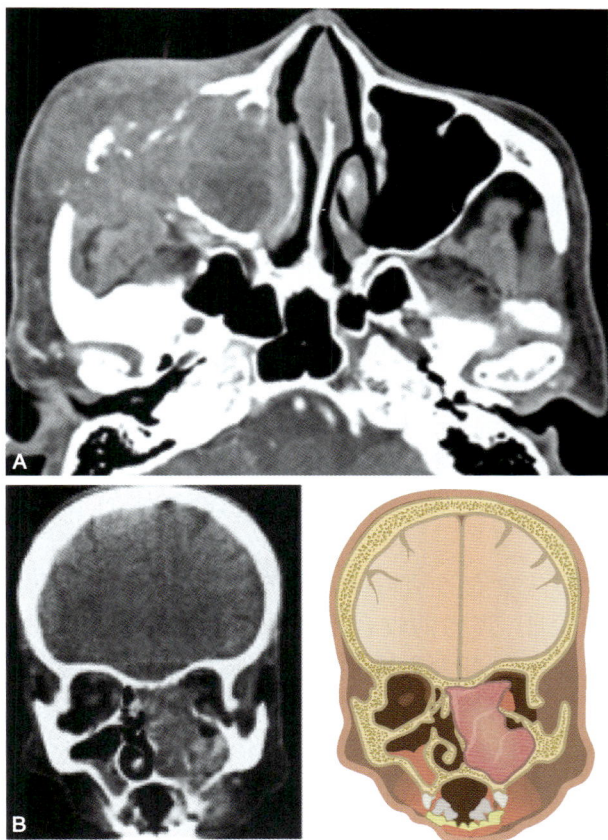

图4-44 A和B.右上颌窦的鳞状细胞癌显示射线阻射并伴有窦壁的扩张和破坏

(2)**鉴别诊断**:上颌窦肿瘤可能表现出与慢性鼻窦炎、原发性上颌窦黏液囊肿、真菌性鼻窦炎或过敏性鼻窦炎相似的体征和症状。鼻窦不透明

或有骨质增生应立即转诊。

## (四)结石

### 上颌窦结石

上颌窦结石是上颌窦内异物完全或部分被覆壳的结果。这些在上颌窦内发现的肿块源自一个中心巢,可以是内源性的,也可以是外源性的[73]。

(1)**影像学表现**:上颌窦结石的影像学表现与中心巢(滞留的牙根)相似,或者表现为上颌窦内不透射线的钙化肿块(图4-45)。

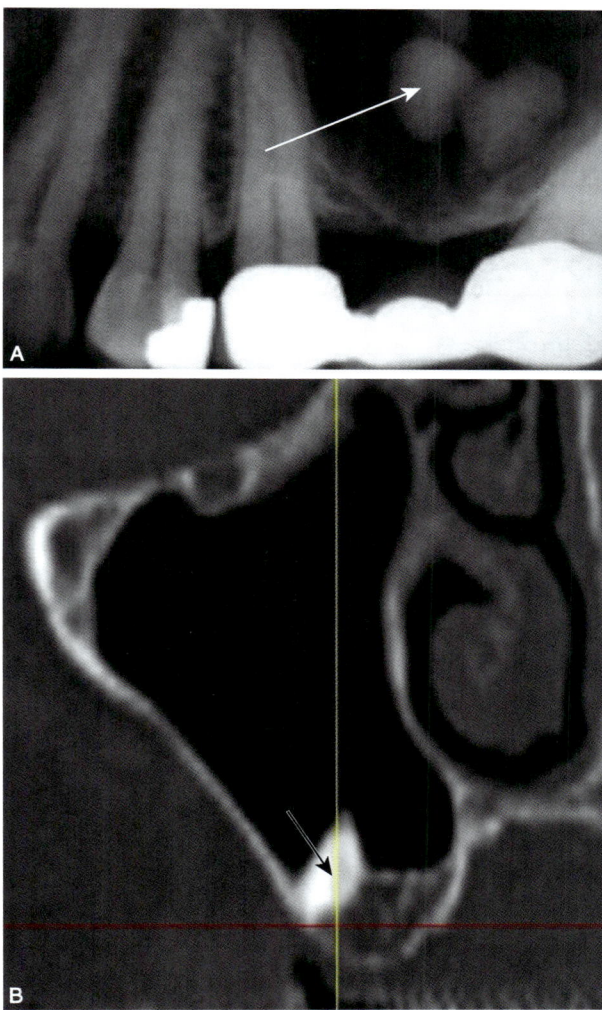

图4-45 A和B.窦内支架或钙化肿块(箭)

(2)**鉴别诊断**:由于钙化结石由磷酸钙、碳酸钙、水和有机物组成,因此它比炎症或囊性病变更不透光[74]。结石的中心巢与通常的影像学表现相似(如种植体、牙根)。

图4.46为发生于鼻窦的常见病变示意图。

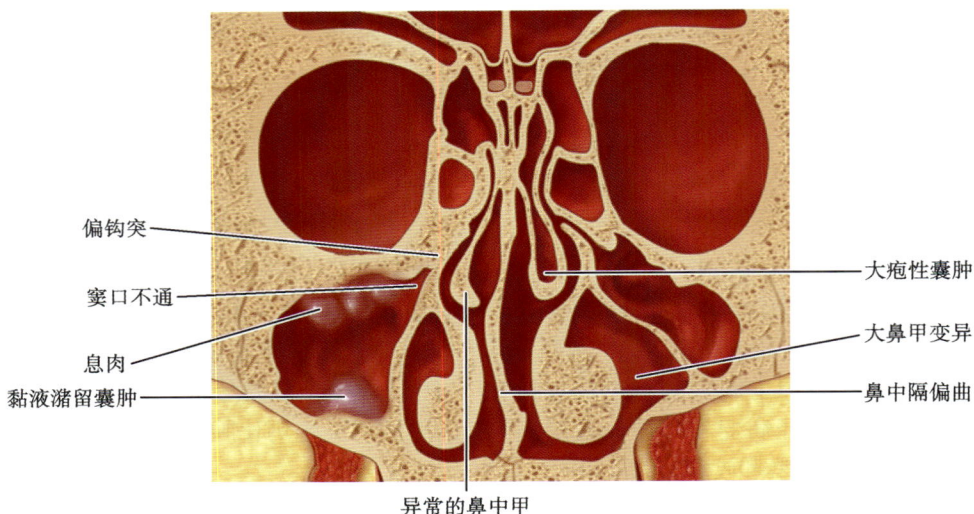

图 4-46　发生在鼻窦的常见病变。（引自 Misch CE：*Contemporary implant dentistry*，ed 3，St. Louis，2008，Mosby.）

# 六、各类 CBCT 并发症

## 诊断因素

### 1. 患者的位置

CBCT 检查中患者的位置不当可能导致图像不准确，从而使治疗计划的制订并不准确。因此，制订一个所有患者拍片时的标准位置是非常关键的。特别是在使用导板进行手术时，必须严格规范患者的位置，从而获得严谨的术前评估和方案。此外，应告知患者不要移动，因为即使是轻微的移动都可能导致治疗计划的错误。

### 2. 缺乏阻射的模板

为了确定理想的种植位点，必须在解剖和美学的角度上确定人工牙或修复体。在扫描过程中，必须使用阻射模板，在最终的治疗计划中模拟这些信息。有各种各样的技术来制作这种阻射模板。

这些模板包括：①带有阻射标记的现有或复制义齿；②带有阻射标记的热塑模板；③在黏膜或牙齿支撑模板中使用不透射线的牙齿。如果使用现有的修复体，则应小心谨慎，任何美学或功能上的改变都应在扫描前进行。

**临床并发症**：如果不使用阻射的模板，可能无法确定种植体理想的位置。对于缺牙区范围极小

的病例，可以使用交互式治疗计划软件来制作置换齿的位置（如 Virtual Teeth、Materialize Dental）。对于全口无牙颌的病例，应使用阻射模板或双重扫描方案（图 4-47A 和 B）。

### 3. 阻射模板缺乏稳定性

如果阻射模板存在任何不稳定性，治疗计划的施行可能会不准确，种植体和修复体的最终位置可能会受到影响。由于需要理想的种植体位置，扫描时应使用义齿粘结剂或重新黏结义齿。否则，修复体可能会倾斜，从而改变解剖结构和种植体的位置。在 CBCT 图像上，会出现一个透射状的区域，显示出空白和修复体的不正确定位。

**并发症的预防**：应始终对阻射模板的中线进行验证、理想的咬合平面和美学效果进行评估。这样可以最大限度地减少将错误信息传递的可能性。应使用合适的义齿修复体、义齿粘结剂或义齿衬垫来帮助稳定修复体，同时进行咬合矫正。在扫描过程中，患者应保持牙齿咬合在一起（图 4-48）。

### 4. 无法识别下颌管

**下颌管分辨方法**：下颌管的准确识别对于下颌后方的术前治疗计划至关重要。由于牙槽嵴顶和下颌管之间可用骨高度决定种植体的位置和长度，任何不准确测量都可能导致并发症概率的增

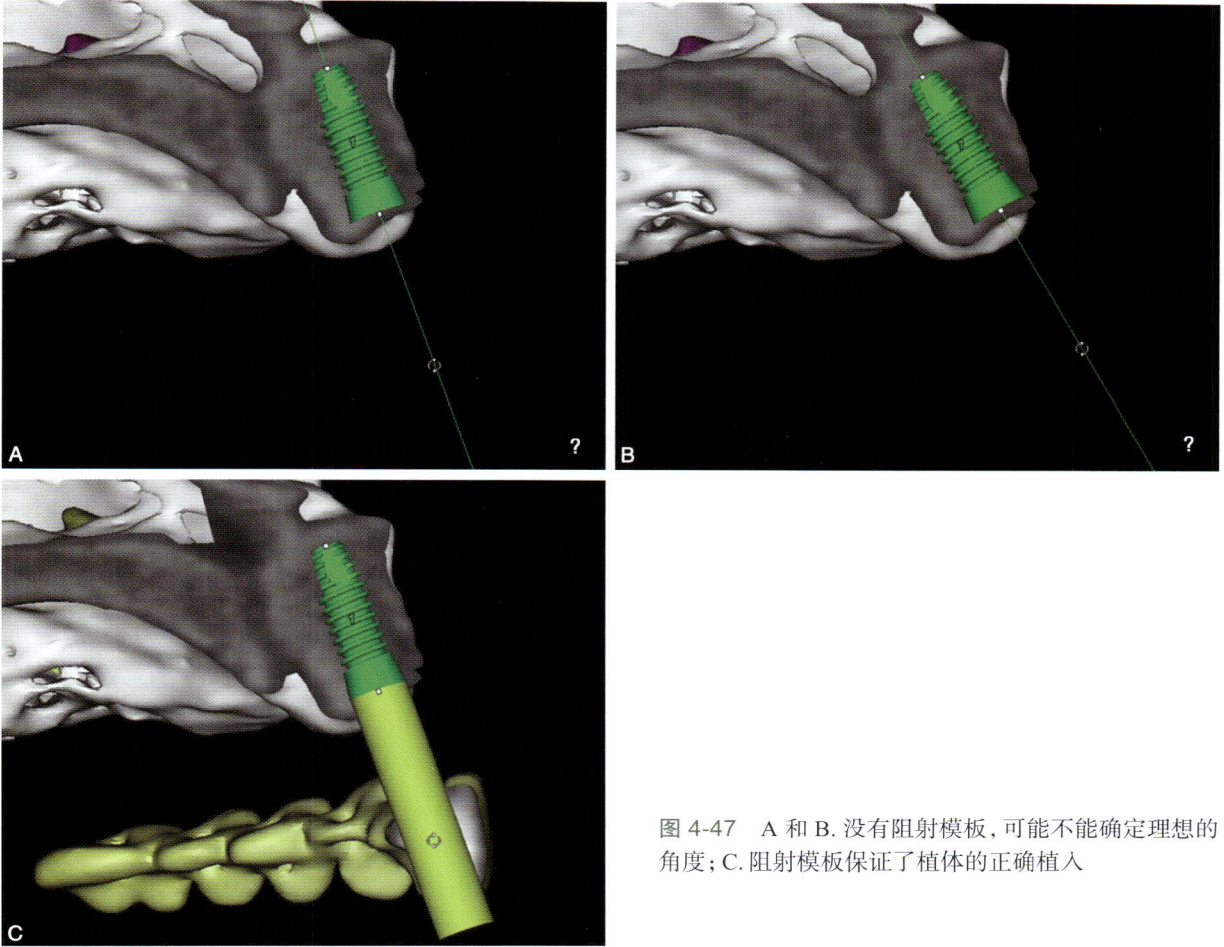

图 4-47　A 和 B. 没有阻射模板，可能不能确定理想的角度；C. 阻射模板保证了植体的正确植入

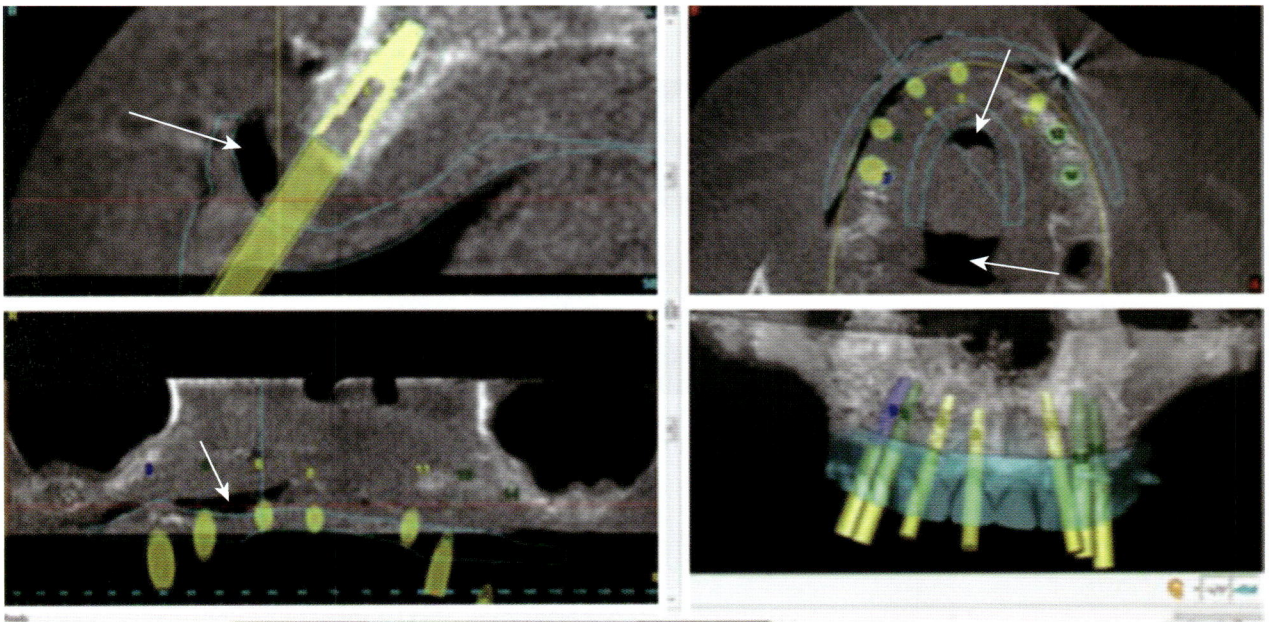

图 4-48　在 CBCT 扫描中显示出假体定位不当或不匹配，产生的透射影像。表示假体和软组织之间没有接触

加。由于无法确定下颌骨的骨皮质边界,在某些情况下,可能很难确定下颌管的确切位置。研究表明,颏孔附近下颌管可见性降低。颏孔附近的下颌管可视化的不可靠性是由于缺乏清晰明确的骨壁。即使 CBCT 图像识别的能力强,但是对于这种结构的能力也依赖于骨和下颌管的密度。

Lofthag-Hansen 等确定,只有 1/3 的横断面图像可见下颌管。然而,在其他层面(矢状面和轴位)评估时,下颌管的能见度显著约增加到 87%。因

此,在不同的断面上评估优化了对于下颌管的定位(框 4-1、图 4-49 和图 4-50)[75]。

## 5. 视野不足(上颌后部)

明确上颌窦口的位置对于种植体植入或上颌窦区域骨增量至关重要。如果存在病理学问题,就有可能需要转诊至耳鼻喉科医生进行检查和治疗。如果在 CBCT 上没有包括上颌窦开口,需要再次扫描,这增加了患者的费用和辐射剂量(图 4-51)。

---

**框 4-1　下颌管定位技术**

**图像的操作(图 4-50)**
1. 使用 CBCT 软件选择重建的全景视图,进入下颌管(MC)。
2. 如果下颌管不清楚,在颊舌轴向观察下颌曲线(图 4-49B)。
3. 当下颌管清晰可见时,神经(主神经管)从后部拉到颏孔。
4. 在横断面中,滚动直到看到神经管/颏孔。将下颌神经(绿色)从下颌管拉到颏孔的出口。从前到后抽出第二根神经(橙色)。
5. 如果下颌管不清楚,标记下颌管的前后界限

并通过横断面图像推断。然后可以绘制出 MC,连接到全景图像上的点(图 4-49)。

**其他技术**
如果 CBCT 检查不能清楚地描述下颌管,则可以完成 MRI 检查,以更容易地看到皮质骨和松质骨、神经和血管。研究表明,与 CBCT 图像相比,MRI 图像在确定下颌神经、颏孔和下颌孔的位置方面提供的变异性更小。尽管不存在电离辐射,MRI 技术由于成本、可用性和没有交叉引用,在口腔科中受到限制[76]。

CBCT.锥形束计算机断层扫描;MC.下颌管;MRI.磁共振成像

---

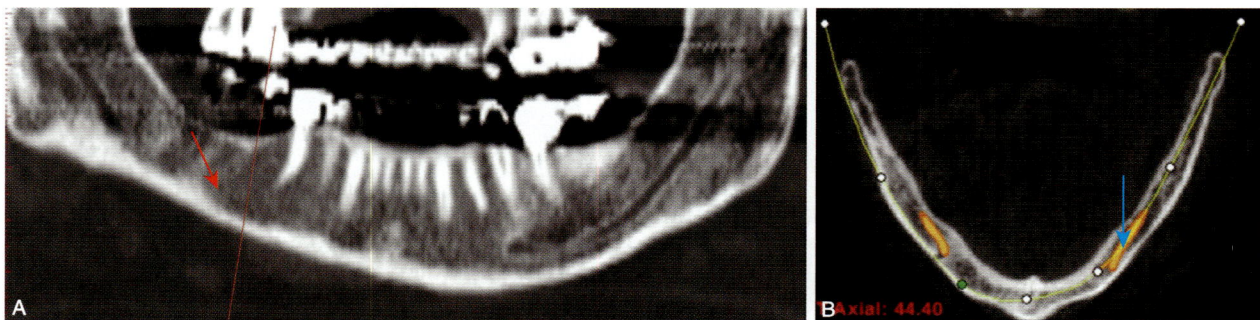

图 4-49　A. 由于全景的标记曲线位于下颌管外,所以在下颌骨的右侧可见缺少下颌管(红箭);B. 在左侧,下颌管可以显示(蓝箭)

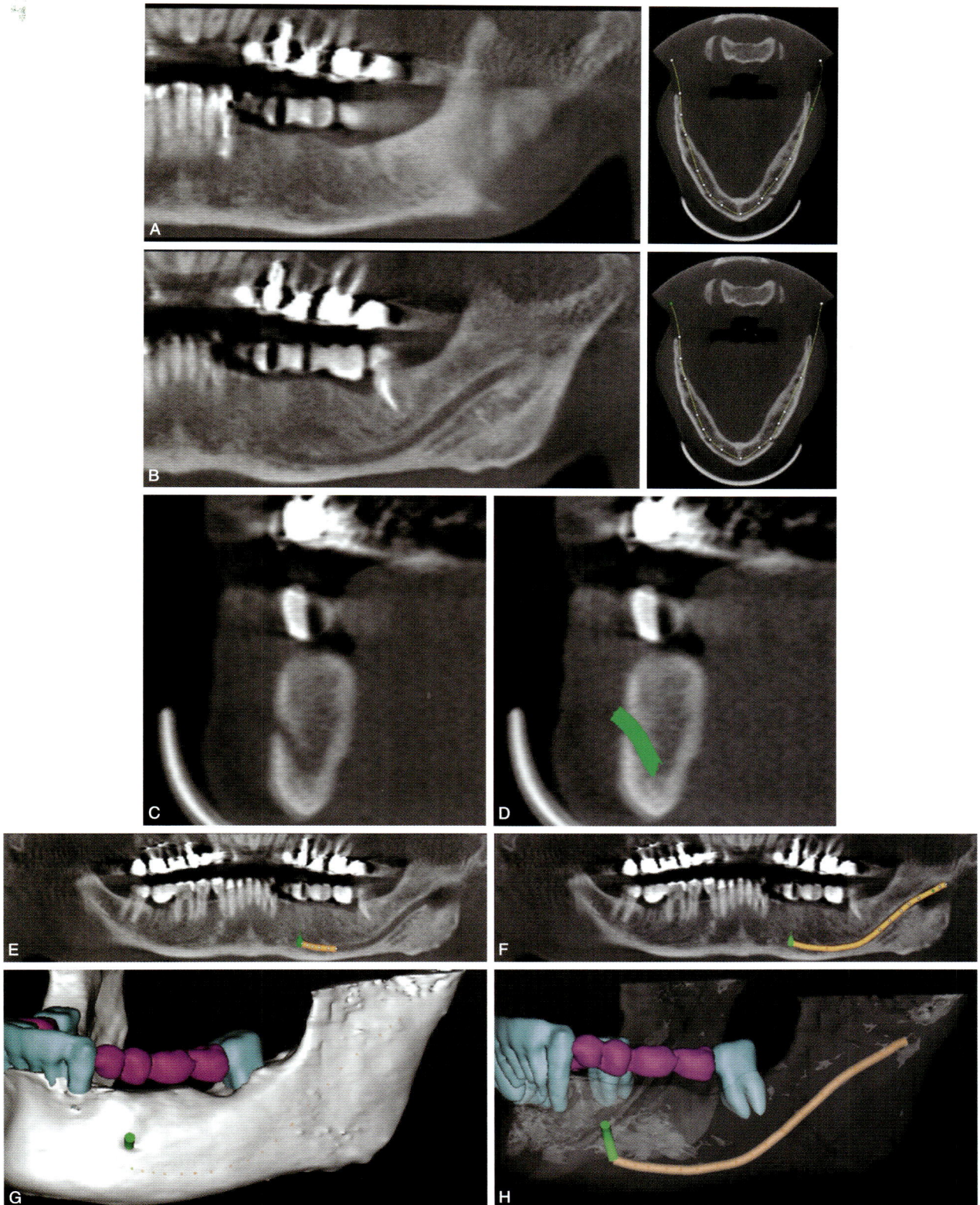

图 4-50　A. 评估下颌管；B. 操纵全景曲线，直到可以显露整个下颌管；C. 滚动直到横截面识别下颌管 / 颏孔；D. 绘制神经并延伸穿过颏孔；E 和 F. 前后拉下颌神经；G 和 H. 三维图像

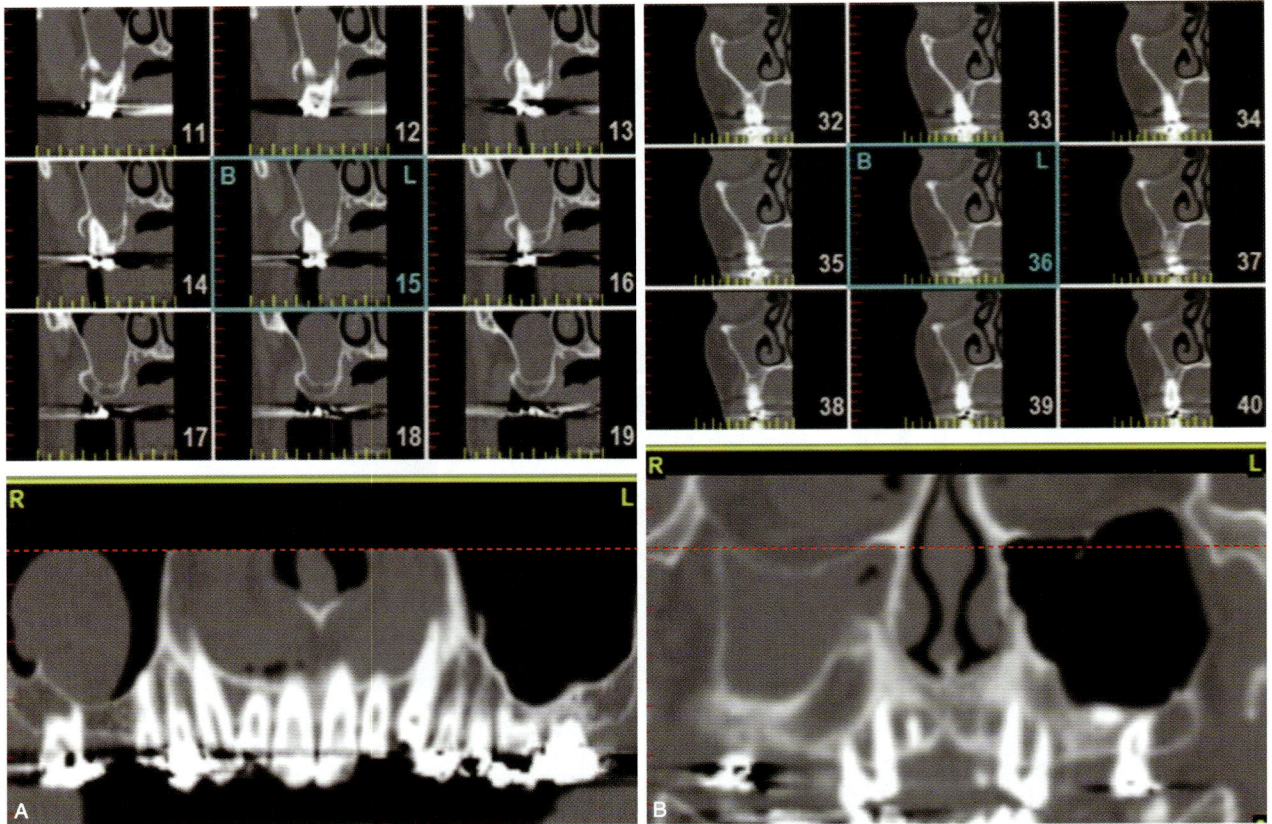

图 4-51　A.错误的扫描限制。由于扫描的范围不够广，因此无法评估神经管开口；B.正确地描述上颌窦开口的上限

## 七、放射学报告

### 阐释

在口腔医学中，持有执业执照的牙医被执照委员会认为有能力解释常见的 X 线片。当评估一个中等到大视野的 CBCT 捕获根尖上方或下方的一个象限或一个牙弓时，使用某种类型的放射学模板作为指导是有帮助的。报告模板的使用确保包括在范围内的解剖结构已经得到了彻底评估，并对偏离正常对称的情况进行了评论。一般来说，放射科医生将代表你进行"重读"，这意味着放射科医生已经验证了你在正式报告中的观察和发现。每个放射科医生可能使用一个稍微不同的报告形式来体现他们的报告风格，但报告的共同元素如下所述。

### 1. 基本信息

一个典型的放射学报告模板将包括以下基本信息要素：

（1）**患者信息模块**：记录报告日期、患者姓名、出生日期、性别、转诊医生的姓名、扫描日期，以及接受扫描的扫描中心或口腔诊所的名称。
- **临床意义**：关键信息／患者记录信息。

（2）**所提供的图像**：输入所提供的图像的类型。典型的条目是："锥形光束 CT 图像"有骨窗；轴位、冠状面和矢状面。可选的信息将包括：CBCT 单元的名称、像素分辨率，像素（如 0.3mm，体积大小：小、中、大）。
- **临床意义**：关键信息，包括体积大小和像素分辨率，当确定特定的 CBCT 单位时，可以进行患者剂量重建。

（3）**临床信息**：简短的内容，既往有既往病史和／或临床记录。条目可能包括："上颌无牙区种植体评估""骨内种植体与下颌管的关系"等。
- **临床意义**：关键／患者记录信息，提供了临床医生获取诊断图像的基本原理。

（4）**诊断项目**：转诊的临床医生进入了他们的诊所。具体目标包括：①鼻窦评估；②排除病理；③种植体测量值 #3、#10、#14、#19、#29；④排除骨髓炎；⑤下颌／上颌病理。

- **临床意义**：临床医生的具体要求或放射科医生的关注点作为优先事项。

（5）**影像学发现**：模板支持向放射科医生提供一个具体的列表包含待评估的体积范围内的区域。应包括：上颌窦、鼻旁窦、鼻腔、气腔、TMJ 和其他发现。

（6）**牙科发现**：放射科医生将在本节中提供有限的评论，通常不会报告与单个牙齿相关的龋齿、牙石或牙周病。通常情况下，除非临床医生特别要求，否则不会报告第三磨牙的位置，因为这些异常的解释是在牙医的诊断技能范围内的。

- **临床意义**：为临床医生提供一个影像学表现的总结，以快速识别患者的正常和异常区域。注意：使用报告的数字化模板，这些区域可能会列出"正常"响应，当识别出与正常外观的异常变化时，随后根据需要进行编辑。如上颌骨：未发现异常，鼻窦：未发现异常，左右骨网层复合体通畅；鼻腔：未发现异常等。对应于列表上的每个区域。

（7）**影像学印象**：报告模板的这一部分将识别在放射学检查结果下列出的每个区域的偏离"正常"的具体变化和偏差，并提供放射学家对偏离正常的印象。

- **临床意义**：提供影像学表现的总结，为临床医生提供偏离正常的差异影像学解释。

（8）**推荐**：本部分可与上述提到的射线印模相结合。然而，它可以被分开，以提供临床医生指导中列出的结果的一般建议。"建议"部分很可能包括诸如"医生转诊以更彻底地评估"这样的陈述。这里包括任职的牙科执业范围的内容。其他建议可能包括："建议活检，以更彻底地评估"。例如，在前牙区一个大的囊性病变可能代表切牙管/孔的囊肿、大的根尖周囊肿、成釉细胞瘤或中央巨细胞瘤，活检将有助于识别病变的特定生物学性质。

- **临床意义**：为临床医生提供有关特定异常的一般指导。注意：一般来说，放射科医生不会对任何发现推荐一种特定类型的治疗，因为这是一种咨询报告，临床医生必须纳入患者的整体治疗计划和结果评估。

（9）**放射科医生姓名和签名**

- **临床意义**：关键信息/患者记录信息。

## 2. 典型的影像学描述模板

黏膜炎/鼻窦炎："右上颌窦和蝶窦的鼻窦衬里的厚度和密度都有所增加"。

黏液潴留假性囊肿："在左上颌窦内可见均匀的卵形密度增加"。

鼻窦炎："右上颌窦部分被均质的影像学密度增加包含气泡所占据"。

其他不太常见的鼻窦表现：鼻窦壁增厚、不规则和硬化可能代表了鼻窦的长期慢性炎症。鼻窦组织均匀密度内的小不规则钙化可能是前石形成的迹象，也是长期慢性鼻窦炎和筛窦内小骨瘤的迹象。

## 3. 影像学发现

（1）**上颌骨**：左右上颌骨或鼻窦之间的不对称性，骨骼模式或纹理的变化。**典型的报告结果可能如下**："左右上颌窦不对称；右侧上颌窦和上颌骨的体积和大小均小于左侧，可能提示上颌骨发育不全。建议影像学观察与患者临床评估的相关性"。

- **临床意义**：识别可能的半侧上颌骨发育不全、既往创伤、纤维发育不良。

（2）**鼻窦**：主要的鼻窦组：左右上颌窦、筛窦、额窦和蝶窦。在"正常"情况下，鼻窦的衬里在放射学上不可见，并报告为"未发现异常"。当衬里可见，则窦病理存在，如果衬里是 3mm 或更多的厚度，**典型的报告结果可能如下**："放射线检查研究结果似乎与轻度慢性鼻窦炎一致。建议回顾患者的慢性鼻窦炎/过敏病史。如果有临床发现和症状，建议医生转诊进行更彻底的评估"。

- **临床意义**：识别窦区的潜在变化及潜在的医生转诊存在的症状。

（3）**鼻腔**：本节将包括任何与鼻腔相关的不对称发现，包括下鼻甲、中鼻甲和上鼻甲；鼻中隔偏曲；耳鼻喉科的手术可能没有鼻内结构。正常解剖结构的一种变化是中鼻甲内的扩张，称为大疱。

**典型的报告结果可能如下**："鼻中隔向右轻微偏移；中鼻甲增大与大疱一致，被认为是正常解剖形式的变异。鼻中隔的偏移被认为是正常解剖结构的一种变化；除非患者提供通过鼻呼吸困难的病史,否则不需要转诊和治疗"。

- **临床意义**:识别鼻腔内可能会影响呼吸模式的解剖学改变。

（4）**气腔**:在切片中可以注意到气道大小的变化,以及腺样体和咽部扁桃体的潜在扩大。**典型的报告结果可能如下**:"气道狭窄与各种呼吸系统疾病有关,包括阻塞性睡眠呼吸暂停的风险增加。"提示影像学观察与患者的临床病史的相关性。建议对口腔咽部的软组织进行临床评价"。

- **临床意义**:识别可能影响患者呼吸模式的气道变化。

（5）**TMJ**:本节报告左右髁突、关节窝和关节间隙之间对称性的变化和偏差。典型的报告结果可能如下:"右侧髁突、关节窝和关节间隙显示正常的骨轮廓;左侧关节窝和关节间隙显示正常的影像学轮廓;左侧髁突骨皮质轮廓局部间断,存在吸收腔隙,下方骨小梁硬化,与骨关节炎一致。建议影像学观察与患者的临床表现和症状的相关性"。

- **临床意义**:识别 TMJ 区域骨结构内可能影响患者症状的影像学改变。TMJ 阳性结果可能使患者易发生假体康复并发症。

（6）**其他发现**:本节用于报告与上颌和下颌骨无关的解剖结构的影像学变化,包括但不限于:垂体窝外侧和下颈内的钙化;影像学上颈椎内可见的变化,包括骨赘形成、硬化、狭窄和椎间盘间隙宽度不规则,骨与骨的接触;皮质骨的广泛性丧失或变薄,内部骨小梁的缺失,提示骨质疏松症的系统性代谢紊乱;1 个或 2 个乳突的密度增加。常见的影像学表现包括:茎舌骨韧带钙化、松果体和海绵窦（颅中窝区）钙化、口腔咽部皮肤软组织内特发性软组织钙化（扁桃体）、唾液腺/导管钙化、金属异物、耵聍等。

## 4. 放射学特征报告

　　每个放射科医生都有自己的风格和格式来构建报告,适合转诊临床医生做他们的"尽职调查",并选择放射科医生来提供他们愿意使用的报告,作为治疗计划决定的基础。放射学报告模板的例子如图 4-52 所示。例如,一些放射科医生明确指出,他们对体积的评估是通过"仅轴向截面",在 CBVT 体积和使用的软件容易提供轴位、冠状面和矢状截面时,这限制了放射学异常可视化的潜力。我们的建议是确定一个放射科医生,他利用轴位、冠状位和矢状面的完整的体积分析提供解释。

---

**A. 信息报告:**

| | | |
|---|---|---|
| 患者姓名:××××　　　×××××× | DOB:8/20/1991 | 日期:×× - ×× - ×××× |
| 扫描中心:或牙科诊所 | | 性别:×××× |
| 转诊医生:×××× ×××××× | 扫描日期:2015年5月26日 | |

**提供**:骨窗口中的锥形束CT图像（轴位、冠状面和矢状面）。提供了封闭的和开放的扫描结果。

**临床信息**:慢性头痛,下颏疼痛
**相关历史记录**:不可用
**客户说明**:植入物#3

**诊断性目标**:
排除病理学。

**调查结果**:
回顾患者体积的轴位、冠状面和矢状横截面。未确定可能影响您建议的治疗目标的放射学检查结果。

**放射科医生姓名和签名**:
感谢您对这位患者的转诊,并有机会为您的实践服务。

图 4-52　放射学报告。A. 最小信息报告

B. 医学报告（仅书写，无插图）：

患者姓名：××××　　　×××××× 　　DOB:8/20/1991　　日期：×× - ×× - ××××

扫描中心：或牙科诊所　　　　　　　　　　　　　性别：××××

转诊医生：××××　　×××××　　　　扫描日期：2015年5月26日

**提供**：骨窗口中的锥形束CT图像（轴位、冠状面和矢状面）。

**临床信息**：慢性头痛，下颌疼痛
**相关历史记录**：不可用
**客户说明**：植入物#3

**诊断性目标**：
排除病理学。

**调查结果**：
**上颌骨**：未发现异常。
**鼻窦**：右侧上颌窦内可见密度增加的小圆形区域；左右骨网孔复合体通畅。
**鼻腔**：发现鼻中隔向左侧偏移。
**下颌骨**：未发现异常。
**气腔**：未检测到异常。
**TMJ**：其关节窝和隆起均具有良好的对称性，骨解剖结构明显正常；未见骨结构异常。
**其他结果**：颈椎内可见硬化和骨赘形成，椎间盘间隙宽度狭窄和不规则，椎间盘间隙宽度与骨间接触。
**牙科检查结果**：未发现异常情况。

**影像学检查异常**：
**鼻窦**：影像学表现与轻度慢性表现一致。
黏膜炎/鼻窦炎/黏液潴留性假性囊肿。建议回顾患者的慢性鼻窦炎/过敏病史。如果有临床发现和症状，则需要医生转诊。
**鼻腔**：鼻中隔偏移被认为是正常解剖结构的变异；除非患者提供鼻呼吸困难的病史，否则不需要转诊和治疗。
**其他发现**：硬化和骨赘形成，椎间盘间隙宽度狭窄和不规则，颈椎内骨间骨接触可能是颈椎DJD的指征。提示影像学观察与患者的临床表现和慢性颈部/肌肉疼痛/头痛或者其他神经系统症状的相关性。如果有临床发现和症状，建议医生转诊进行更彻底的评估。

**放射科医生姓名和签名**：
感谢您对这位患者的转诊，并有机会为您的实践服务。

**评论**：使用放射学报告的医学模型风格，放射科医生提供了放射学表现的书面描述，但不提供各种表现或植入物测量的说明。

图 4-52( 续 )　B. 医学报告( 仅书写, 无插图 )

**C. 混合医学报告**

| | |
|---|---|
| 患者姓名：××××　　××××××× | DOB:8/20/1991　　日期：××-××-×××× |
| 扫描中心：牙科诊所 | 性别：×××× |
| 转诊医生：××××　××××× | 扫描日期：2015年5月26日 |

**提供：** 骨窗口中的锥形束CT图像（轴位、冠状面和矢状面）。

**临床信息：**
**相关历史记录：**
**客户说明：**

**诊断性目标：**
1. TMJ评估。
2. 排除病理等。

**调查结果：**
**上颌骨：** 未发现异常。
**鼻窦：** 未发现异常。
**鼻腔：** 未发现异常。
**下颌骨：** 未发现异常。
**气腔：** 未检测到异常。
**TMJ：** 未检测到异常。
**其他检查结果：** 未发现异常情况。
**牙科检查结果：** 未发现异常情况。

**影像学检查异常：**

**建议：**

**放射科医生姓名和签名：**
感谢您对这位患者的转诊，并有机会为您的实践服务。

**评论：** 许多颌面放射科医生提供了一种混合医学模型风格的报告，将包括选定的图像说明各种影像学发现。转诊的临床医生重视这类报告，因为所提供的插图允许他们评估放射科医生已经确定的病情的严重程度，并可用于与患者沟通其影像学表现。
患者根据放射学报告转诊到医生进行额外评估没有明确的指导方针，明确的专业临床判断是关键，考虑和整合临床发现和患者症状。作为医疗服务提供者，我们有潜在的责任在适当的情况下转诊患者进行额外的评估；然而，如果我们的患者不选择，我们就不能强迫他们转诊。因此，在患者的图表中记录放射学报告显示在我们实践范围之外的区域存在潜在的病理，并要求医生进行更彻底的检查，这是谨慎和关键的。

图4-52（续） C.混合医学报告

# 八、总结

在植入治疗的手术和修复阶段，防止潜在并发症的关键之一是尽可能清楚地了解患者目前的解剖组成。识别骨的缺陷，允许临床医生修改骨结构，以实现最佳的种植位置。了解重要结构的确切位置可以让临床医生在治疗期间规划安全区域，以避免潜在的并发症。正确的计划对于任何成功都是至关重要的，在植入治疗开始之前有一个强有力的计划也不例外。

锥形束技术开创了治疗计划准确性的新时代。临床医生不再需要依靠"猜测"，从扭曲的二维图像中推断出解剖测量值。模板可以基于这些新的3D图像制作，以帮助临床医生完成艰难的手术病例。CBCT更接近于成为全面的标准。

结合三维成像和本章重点对解剖领域的全面讲解，临床医生可以获得进一步的信息，并发症的可能性减少。

（徐光宙　卜令同　刘自华 译）

## 参考文献

1. Yosue T, Brooks SL: The appearance of mental foramina on panoramic radiographs. I. Evaluation of patients. *Oral Surg*

*Oral Med Oral Pathol* 68:360–364, 1989.

2. Denio D, Torabinejad M, Bakland LK: Anatomical relationship of the mandibular canal to its surrounding structures in mature mandibles. *J Endod* 18:161–165, 1992.

3. Hoseini ZSH, Bagherpour A, Javadian LA, et al: Evaluation of the accuracy of panoramic radiography in linear measurements of the jaws. *Iran J Radiol* 8:97, 2011.

4. Lindh C, Petersson A, Klinge B: Measurements of distances related to the mandibular canal in radiographs. *Clin Oral Implants Res* 6:96–103, 1995.

5. Sonick M, Abrahams J, Faiella RA: A comparison of the accuracy of periapical, panoramic, and computerized tomographic radiographs in locating the mandibular canal. *Int J Oral Maxillofac Implants* 9:455–460, 1994.

6. Kuzmanovic DV, Payne AG, Kieser JA, Dias GJ: Anterior loop of the mental nerve: a morphological and radiographic study. *Clin Oral Implants Res* 14:464–471, 2003.

7. Krennmair G, Ulm GW, Lugmayr H, et al: The incidence, location, and height of maxillary sinus septa in the edentulous and dentate maxilla. *J Oral Maxillofac Surg* 57:667–671, 1999.

8. Naitoh M, Yoshida K, Nakahara K, et al: Demonstration of the accessory mental foramen using rotational panoramic radiography compared with cone-beam computed tomography. *Clin Oral Implants Res* 22:1415–1419, 2011.

9. Gulsahi A: Bone quality assessment for dental implants. In Turkyilmaz I, editor: *Implant dentistry—The most promising discipline of dentistry*, Rijeka, Croatia, 2011, InTech, pp 456–478.

10. Angelopoulos C, Aghaloo T: Imaging technology in implant diagnosis. *Dent Clin North Am* 55:141–158, 2011.

11. Schulze RK, Berndt D, d'Hoedt B: On cone-beam computed tomography artifacts induced by titanium implants. *Clin Oral Implants Res* 21:100–107, 2010.

12. Haramati N, Staron RB, Mazel-Sperling K, et al: CT scans through metal scanning technique versus hardware composition. *Comput Med Imaging Graph* 18:429–434, 1994.

13. Pettersson A, Komiyama A, Hultin M, et al: Accuracy of virtually planned and template guided implant surgery on edentate patients. *Clin Implant Dent Relat Res* 14:527–537, 2012.

14. Visconti MAPG, Verner FS, Assis NMSP, et al: Influence of maxillomandibular positioning in cone beam computed tomography for implant planning. *Int J Oral Maxillofac Surg* 42:880–886, 2013.

15. Wang J, Mao W, Solberg T: Scatter correction for cone-beam computed tomography using moving blocker strips. In *SPIE Medical Imaging*, 2011, International Society for Optics and Photonics, p 796125.

16. Tamimi D: *Specialty imaging: Dental implants*, Salt Lake City, UT, 2015, Amyrsis Publishing.

17. Vasak C, Watzak G, Gahleitner A, et al: Computed tomography–based evaluation of guided surgery template (NobelGuide)–guided implant positions: a prospective radiological study. *Clin Oral Implants Res* 22:1157–1163, 2011.

18. Scarfe WC: Incidental findings on cone beam computed tomographic images: a Pandora's box? *Oral Surg Oral Med Oral Pathol* 117:537–540, 2014.

19. Price JB, Thaw KL, Tyndall DA, et al: Incidental findings from cone beam computed tomography of the maxillofacial region: a descriptive retrospective study. *Clin Oral Implants Res* 23:1261–1268, 2012.

20. Miles DA: Clinical experience with cone-beam volumetric imaging report of findings in 381 cases. *Comp Tom* 20:416–424, 2005.

21. Cha JY, Mah J, Sinclair P: Incidental findings in the maxillofacial area with 3-dimensional cone-beam imaging. *Am J Orthod Dentofacial Orthop* 132:7–14, 2007.

22. Arnheiter C, Scarfe WC, Farman AG: Trends in maxillofacial cone-beam computed tomography usage. *Oral Radiol* 22:80–85, 2006.

23. Kim ST, Hu KS, Song WC, et al: Location of the mandibular canal and the topography of its neurovascular structures. *J Craniofac Surg* 20:936–939, 2009.

24. Anderson LC, Kosinski TF, Mentag PJ: A review of the intraosseous course of the nerves of the mandible. *J Oral Implantol* 17:394–403, 1991.

25. Carter RB, Keen EN: The intramandibular course of the inferior alveolar nerve. *J Anat* 108(Pt 3):433–440, 1971.

26. Liu T, Xia B, Gu Z: Inferior alveolar canal course: a radiographic study. *Clin Oral Implants Res* 20:1212–1218, 2009.

27. Ikeda K, Ho KC, Nowicki BH, et al: Multiplanar MR and anatomic study of the mandibular canal. *AJNR Am J Neuroradiol* 17:579–584, 1996.

28. Sutton JP: The practical significance of mandibular accessory foramina. *Aust Dent J* 19:167–173, 1974.

29. Hayward J, Richardson ER, Malhotra SK: The mandibular foramen: its anteroposterior position. *Oral Surg Oral Med Oral Pathol* 44:837–843, 1997.

30. Gowgiel JM: The position and course of the mandibular canal. *J Oral Implantol* 18:383–385, 1992.

31. Naitoh M, Hiraiwa Y, Aimiya H, et al: Accessory mental foramen assessment using cone-beam computed tomography. *Oral Surg Oral Med Oral Pathol Oral Radiol Endod* 107:289–294, 2009.

32. Filo K, Schneider T, Locher MC, et al: The inferior alveolar nerve's loop at the mental foramen and its implications for surgery. *J Am Dent Assoc* 145:260–269, 2014.

33. Hanihara T, Ishida H: Frequency variations of discrete cranial traits in major human populations. IV. Vessel and nerve related variations. *J Anat* 199:273–287, 2001.

34. Singh R, Srivastav AK: Study of position, shape, size and incidence of mental foramen and accessory mental foramen in Indian adult human skulls. *Int J Morphol* 28:1141–1146, 2010.

35. Juodzbalys G, Wang HL, Sabalys G: Anatomy of mandibular vital structures. Part II: Mandibular incisive canal, mental foramen and associated neurovascular bundles in relation with dental implantology. *J Oral Maxillofac Res* 1:e3, 2010.

36. Serman NJ: The mandibular incisive foramen. *J Anat* 167:195–198, 1989.

37. Butura CC, Galindo DF, Cottam J, et al: Hourglass mandibular anatomic variant incidence and treatment considerations for all–on–four implant therapy: report of 10 cases. *J Oral Maxillofac Surg* 69:2135–2143, 2011.

38. Watanabe H, Mohammad AM, Kurabayashi T, et al: Mandible size and morphology determined with CT on a premise of dental implant operation. *Surg Radiol Anat* 32:343e349, 2010.

39. Leite GMF, Lana JP, de Carvalho Machado V: Anatomic variations and lesions of the mandibular canal detected by cone beam computed tomography. *Surg Radiol Anat* 36:795–804, 2014.

40. Jacobs R, Mraiwa N, Van Steenberghe D, et al: Appearance of the mandibular incisive canal on panoramic radiographs. *Surg Radiol Anat* 26:329–333, 2004.

41. Athavale SA, Vijaywargia M, Deopujari R: Bony and cadaveric study of retromolar region. *People's J Sci Res* 6:17–25, 2013.

42. Babiuc I, Tarlungeanu I, Pauna M: Cone beam computed tomography observations of the lingual foramina and their bony canals in the median region of the mandible. *Rom J Morphol Embryol* 52:827–829, 2011.

43. Almog DM, Tsimidis K, Moss ME, et al: Evaluation of a

training program for detection of carotid artery calcifications on panoramic radiographs. *Oral Surg Oral Med Oral Pathol Oral Radiol Endod* 90:111–117, 2000.

44. Atwood DA, Coy WA: Clinical cephalometric and densitometric study of reduction of residual ridges. *J Prosthet Dent* 26:200–295, 1971.

45. Misch CE: Density of bone: effect on treatment plans, surgical approach, healing and progressive bone loading. *Int J Oral Implantol* 6:23–31, 1991.

46. Macedo VC, Cabrini RR, Faig-Leite H: Infraorbital foramen location in dry human skulls. *Braz J Morphol Sci* 26:35–38, 2009.

47. DelBalso AM: *Maxillofacial imaging*, Philadelphia, 1990, Saunders.

48. Kantarci M, Karasen R, Alper F, et al: Remarkable anatomic variations in paranasal sinus region and their clinical importance. *Eur J Radiol* 50:296–302, 2004.

49. Tami T: Anatomy and physiology. In Seiden A, Tami T, Pensak M, et al, editors: *Otolaryngology: the essentials*, New York, 2002, Thieme Medical Publishers, pp 77–118.

50. Parks ET: Cone beam computed tomography for the nasal cavity and paranasal sinuses. *Dent Clin North Am* 58:627–651, 2014.

51. Bergh J, Bruggenkate CM, Disch FJ: Anatomical aspects of sinus floor elevations. *Clin Oral Implants Res* 11:256–265, 2000.

52. Prasanna LC, Mamatha H: The location of maxillary sinus ostium and its clinical application. *Indian J Otolaryngol Head Neck Surg* 62(4):335–337, 2010.

53. Zinreich S, Albayram S, Benson M, et al: The ostiomeatal complex and functional endoscopic surgery. In Som P, editor: *Head and neck imaging*, ed 4, St Louis, 2003, Mosby, pp 149–173.

54. Stallman JS, Lobo JN, Som PM: The incidence of concha bullosa and its relationship to nasal septal deviation and paranasal sinus disease. *AJNR Am J Neuroradiol* 25:1613–1618, 2004.

55. Llyod GA: CT scan of the paranasal sinuses: Study of a control series in relation to endoscopic sinus surgery. *J Laryngol Otol* 4:477–481, 1990.

56. Wani AA, Kanotra S, Lateef M: CT scan evaluation of the anatomical variations of the ostiomeatal complex. *Indian J Otolaryngol Head Neck Surg* 61:163–168, 2009.

57. Arslan H, Aydinlioğlu A, Bozkurt M: Anatomic variations of the paranasal sinuses: CT examination for endoscopic sinus surgery. *Auris Nasus Larynx* 26:39–48, 1999.

58. Kainz J, Braun H, Genser P: Haller's cells: morphologic evaluation and clinico-surgical relevance. *Laryngorhinootologie* 72:599–604, 1993.

59. Brunner E, Jacobs JB, Shpizner BA, et al: Role of the agger nasi cell in chronic frontal sinusitis. *Ann Otol Rhinol Laryngol* 105:694–700, 1996.

60. Kim MJ, Jung UW, Kim CS, et al: Maxillary sinus septa: prevalence, height, location and morphology: a reformatted computed tomography scan analysis. *J Periodontol* 77:903–908, 2006.

61. Leung CC, Palomo L, Griffith R: Accuracy and reliability of cone-beam computed tomography for measuring alveolar bone height and detecting bony dehiscences and fenestrations. *Am J Orthod Dentofacial Orthop* 137:S109–S119, 2010.

62. Neves FS, Souza MC, Franco LCS, et al: Canalis sinuosus: a rare anatomical variation. *Surg Radiol Anat* 34:563–566, 2012.

63. Wanzeler AMV, Marinho CG, Junior SMA: Anatomical study of the canalis sinusus in 100 cone beam computed tomography examinations. *Oral Maxillofac Surg* 19:49–53, 2014.

64. Jacobs RL, Martens W, Mraiwa N, et al: Neurovascularization of the anterior jaw bones revisited using high resolution magnetic resonance imaging. *Oral Surg Oral Med Pathol Oral Radiol Endod* 103:683–693, 2007.

65. American Academy of Otolaryngology: Head and Neck Surgery (website) http://www.entnet.org/content/sinus-headaches.

66. Rosenfeld RM, Andes D, Bhattacharyya N, et al: Clinical practice guideline: adult sinusitis. *Otolaryngol Head Neck Surg* 137(Suppl 3):S1–S31, 2007.

67. Beninger MS, Mickleson SA: Functional endoscopic sinus surgery, morbidity and early results. *Henry Ford Hosp Med J* 38:5, 1990.

68. Yoshiura K, Ban S, Hijiya K, et al: Analysis of maxillary sinusitis using computed tomography. *Dentomaxillofac Radiol* 22:86, 1993.

69. Gardner DG: Pseudocysts and retention cysts of the maxillary sinus. *Oral Surg Oral Med Oral Pathol* 58:561–567, 1984.

70. Kudo K, Fujioka Y, Ohashi Y: Clinicopathological study of postoperative maxillary cysts. *J Jpn Stomatol Soc* 21:250–257, 1972.

71. Misch CM, Misch CE, Resnik RR, et al: Postoperative maxillary cyst associated with sinus elevation procedure: a case report. *J Oral Implantol* 18:432–437, 1991.

72. Tiwari R, Hardillo JA, Mehta D, et al: Squamous cell carcinoma of maxillary sinus. *Head Neck* 22:164–169, 2000.

73. Blaschke FF, Brady FA: The maxillary antrolith. *Oral Surg Oral Med Oral Pathol* 48:187–191, 1979.

74. Karges MA, Eversol LR, Poindexter BJ: Report of case and review of literature. *J Oral Surg* 29:812–814, 1971.

75. Lofthag-Hansen S, Gröndahl K, Ekestubbe A: Cone-beam CT for preoperative implant planning in the posterior mandible: visibility of anatomic landmarks. *Clin Implant Dent Relat Res* 11:246, 2009.

76. Chau A: Comparison between the use of magnetic resonance imaging and conebeam computed tomography for mandibular nerve identification. *Clin Oral Implant Res* 23:253–256, 2012.

# 第5章 种植牙的术中并发症

Randolph R. Resnik，著

作为曾经一种比较特殊的治疗方式，牙种植体的植入现已成为当代口腔医学领域非常重要的组成部分。这是因为技术的进步使得种植体的植入可预测且成功率很高。尽管取得了这样的成功，但仍存在许多潜在的并发症，这些并发症可能发生在外科植入手术的任何阶段。任何植入手术都存在并发症的可能性，包括从简单问题到可能使患者面临更高风险的情况。本章的目标是为口腔种植科医生提供一个整体概览，以便正确地处理种植手术阶段可能发生的许多常见和不常见的并发症。

## 一、种植一期手术：手术相关并发症

### （一）将种植体植入已有病变的位点

在种植位点或其附近伴有潜在的感染或细菌是未来种植并发症发生的主要来源。将种植体植入感染位点附近或先前有细菌污染的拔牙位点，可能导致种植体脱落和/或邻牙脱落。Ayangco 等报道了伴有牙髓病变未治疗的牙齿，经过外科拔除、清创和充分愈合，在种植体植入后有可能发生逆行性种植体周围炎[1]。

### 1. 病因

手术时存在的细菌会使种植体处于风险因素中。患牙髓病的牙齿与细菌感染有关，最常见的细菌是痤疮丙酸杆菌、表皮葡萄球菌、中间链球菌、直链体、卟啉单胞菌和普雷沃菌[2]。拟杆菌属已被证明存在于天然牙的根尖周病变中，这些病变被多糖包裹，而多糖可增强拟杆菌的毒力和生存能力。拟杆菌存在于无症状的根尖周牙髓病变中，即使在拔牙和清创后，也可以包裹在骨组织中存活[3]。

### 2. 预防

对于任何可能的根尖周病变，术前都应进行影像学的评估。评估相邻的牙齿是否存在牙周韧带（periodontal ligament，PDL）的增厚或可能影响种植体植入位点的透射区域。Brisman 教授报道了经根管治疗后的牙齿，即使是无症状、其影像学资料表现无异常，也可能导致种植体周病的发生。他们认为充填不足可能与牙根上的不完全封闭有关，这些不完全封闭可能是含有细菌的，即使在没有症状的情况下也如此[4]。Nelson 和 Thomas 在研究中揭示了即使患牙在根尖周感染清创术、完全拔除牙槽骨愈合和牙槽骨重塑后，细菌仍会在种植体植入时持续存在并重新激活[5]。Kassolis 等报道称无牙颌患者在拔牙后的 1 年多内仍含有细菌生物膜和无生命骨质，其愈合可能对未来的种植体失败构成重大风险[6]。

### 3. 治疗

在该位点种植之前，应完成牙髓治疗、根尖手术或邻牙拔除。即使在没有感染的情况下，也应对拔牙位点彻底清创并完全渗血，以减少细菌计数并增加该部位的骨生长因子。如果有肉芽组织残留，细菌及产生的炎症反应将持续存在。可以使用专用刮匙来帮助去除肉芽组织，并用小球钻（2 号或 4 号）在牙槽骨壁打孔以增加出血面积（图 5-1）。

### （二）种植位点残留的根尖

将种植体植入含有保留牙根的拔牙位点可能会导致炎症和逆行性种植体周围炎。不幸的是，在某些情况下术前很难诊断有残留根尖，可能直到植入后才被发现。

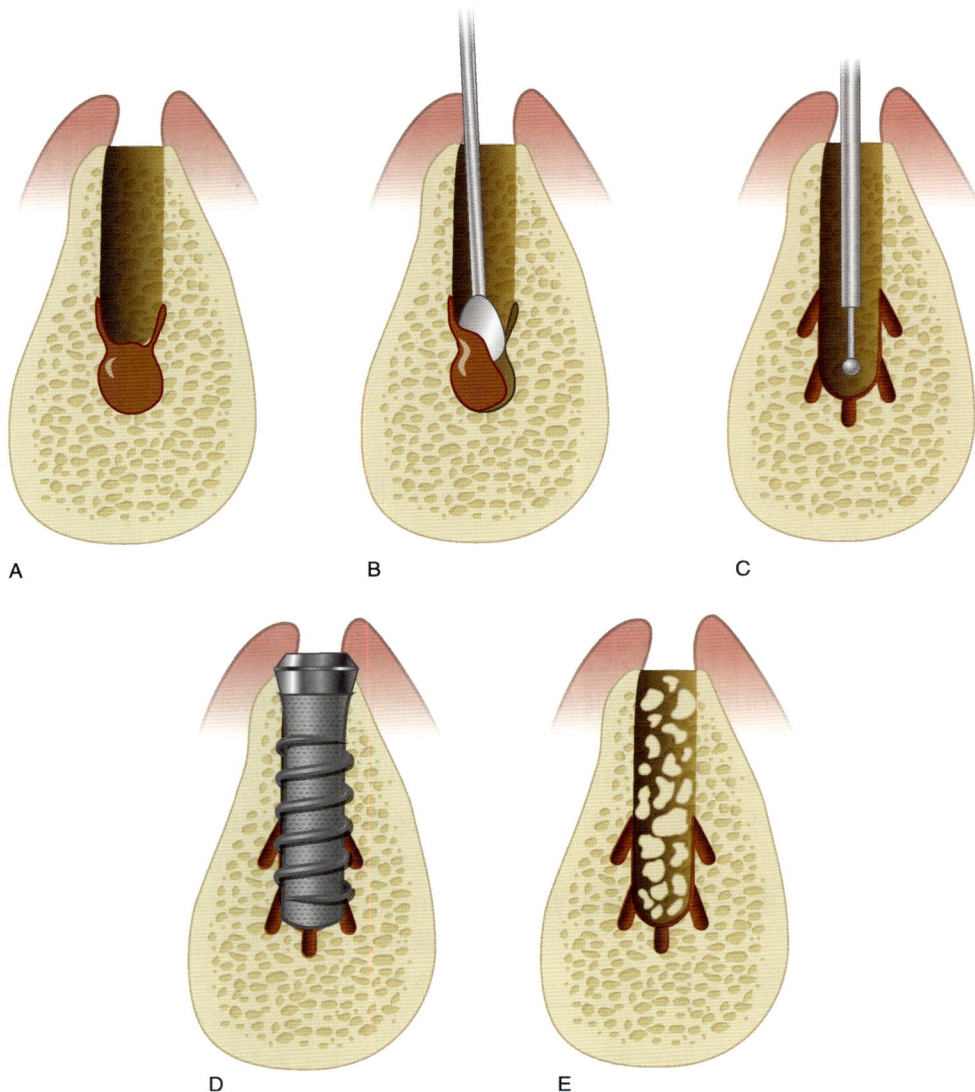

图 5-1　拔牙窝。A. 伴有根尖病变；B. 用刮匙去除纤维、肉芽组织；C. 拔牙窝的牙槽骨壁用2 号或 4 号小球钻打孔，以引发局部骨加速现象；D. 在完全去除所有细菌和组织后植入种植；E. 如果拔牙位点受损，建议进行骨增量手术

## 1. 病因

种植体的植入，尤其是即刻种植，可能会导致种植位点未经诊断的根尖残留。Gray 等通过动物研究观察了将牙种植体有意植入有牙根的情况。组织学观察没有炎症的发生，但在一些标本中发现有钙化物质沉积在种植体表面。Buser 等在动物实验中也观察到同样的现象。然而，种植体不应与牙齿结构接触，因为这可能是种植体周围炎的感染来源，并使临床医生面临可能的医疗风险。

## 2. 预防

为了防止牙根残留，应仔细且无创伤地拔除

牙齿。特别注意多生牙和有膨出的牙根。术前评估应包括 CT 影像，以下面 Hounsfield 指数为参考（图 5-2）：

空气 =-1 024Hu

水 =0Hu

松质骨 ≈200Hu

皮质骨 ≈1 500～2 000Hu

牙齿结构：牙釉质 ≈3 072Hu

## 3. 治疗

（1）植入前：应去除根尖并评估待植入的位点，如果骨量不足，应先做骨增量，随后再进行植入。

（2）**植入后**：如果在植入后发现有残留根尖，应通过严格复诊对该位点进行评估。倘若出现任何炎症迹象，应取出种植体和残根，并做延期种植（图 5-2 和图 5-3）。

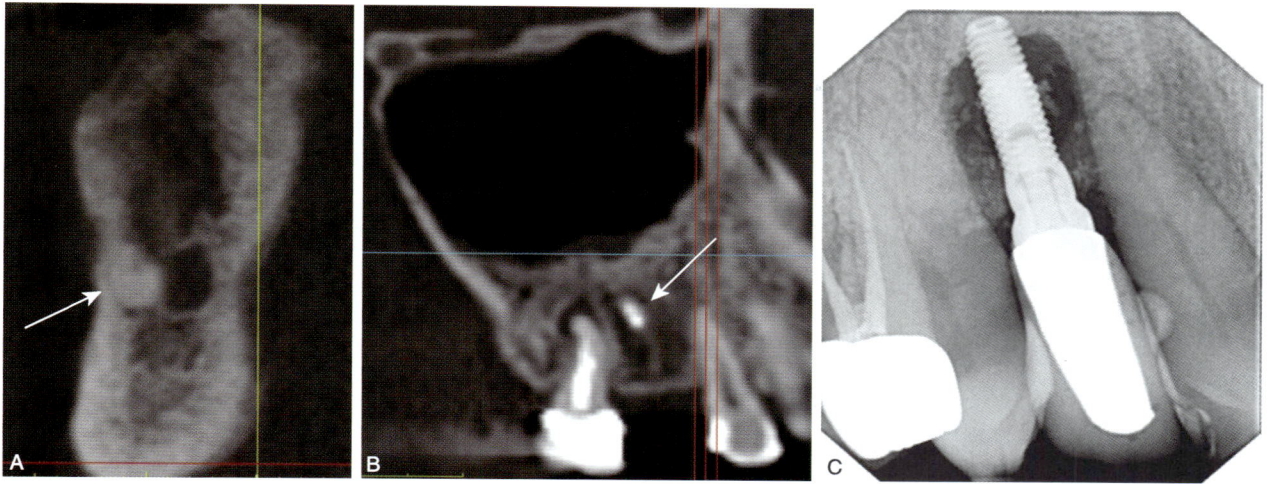

图 5-2　残留根尖。A 和 B. 理想情况下，应在骨增量或种植体植入之前拔除所有根尖；C. 种植体植入后残留的细菌、肉芽组织或牙根可能增加种植体周围炎的发病率

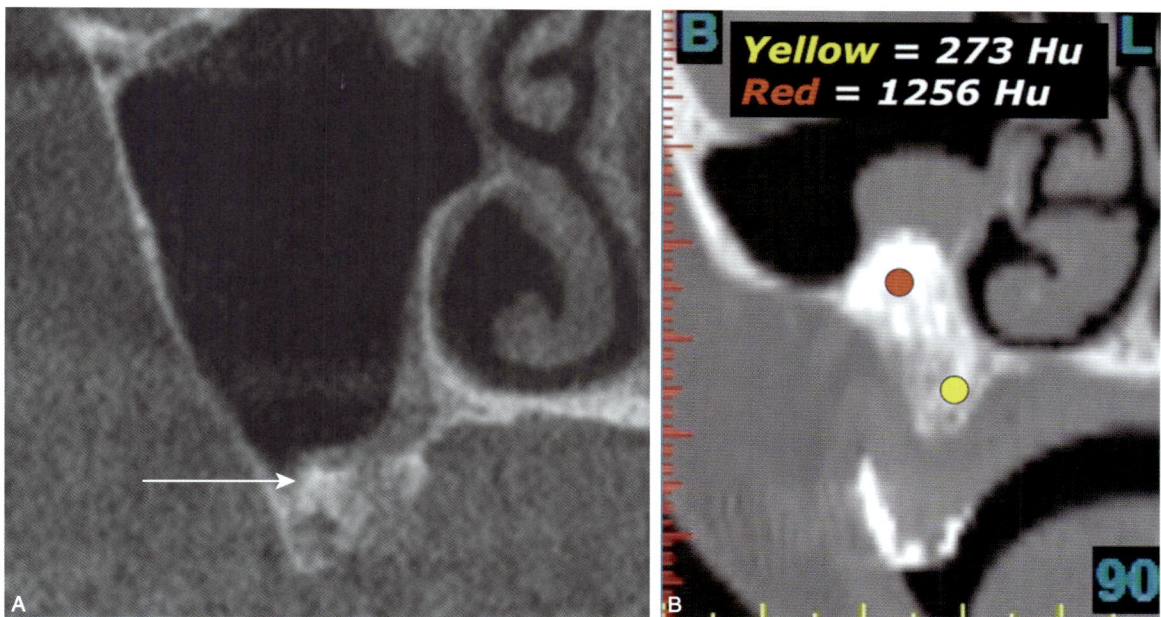

图 5-3　评估 CT 影像的不同密度。A. 残留的根尖；B. 利用医疗 CT 成像（单位：Hounsfield）显示不同骨密度，以区分宿主骨质与移植骨的差异

## （三）不翻瓣种植手术

不翻瓣手术如今在口腔种植领域已经非常普及。这项技术植入种植体时不需要翻开嵴顶软组织，通过去骨后开孔植入种植体。该术式的优点是：①无软组织翻瓣，降低了外科手术对组织的损伤；②最大限度地减少出血；③减少炎症和疼痛；④保留硬组织和软组织，维持血管供应和软组织的覆盖；⑤无缝合。

### 1. 病因

不翻瓣手术影响种植体预后的不利因素，包括：①无法在去骨和种植体植入之前或手术期间评估骨量；②无法确定皮质骨的穿孔；③经常使用组织环切，这可能导致角化组织的减少；④难以直视骨嵴顶区域，导致无法确定骨嵴顶的位置；⑤骨

组织过热并造成热损伤，尤其是在使用组织支持式手术导板的情况下；⑥软组织可能卡在去骨的部位，导致逆行性感染的发生（图 5-4）。

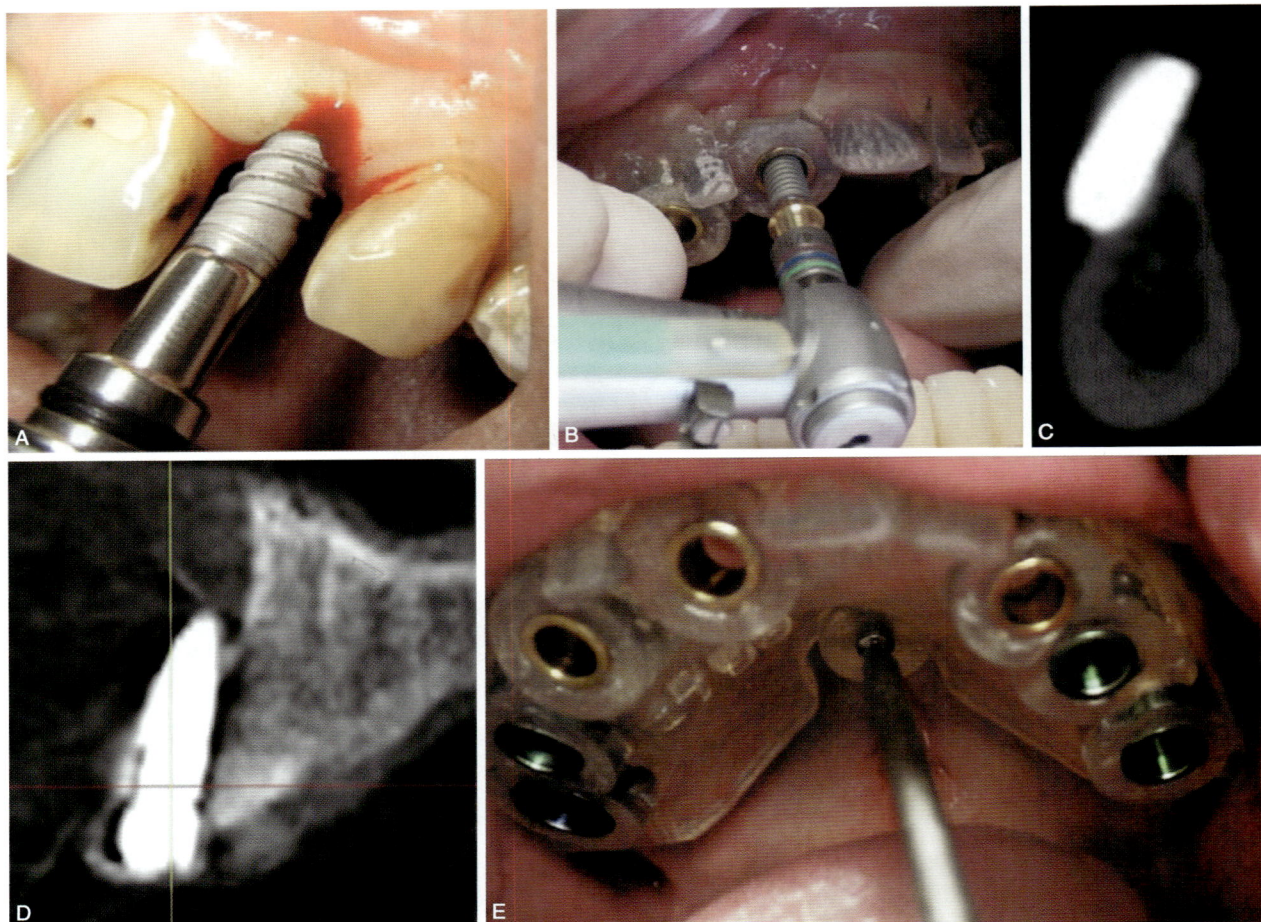

图 5-4　不翻瓣手术。A. 组织环切后，逐级备洞和种植体植入；B. 通过手术导板进行预备和种植体植入；C. 不翻瓣手术导致种植体偏舌侧位置，并发下颌舌侧组织和重要结构的损伤；D. 上颌前牙区不翻瓣手术导致种植体偏唇侧植入，完全脱离骨组织；E. 组织外科导板应使用固位钉固定，以尽量减少错位的可能性

### 2. 预防

应做全面的术前评估，包括对可利用骨和解剖变异的三维分析。建议使用锥形束计算机断层扫描（CBCT）生成的手术导板。应注意 B 区或 C 区的骨嵴，因为在不翻瓣术中其理想植入很困难。

### 3. 治疗

只有在有足够的角化组织和骨量，以及与邻牙牙根间距充足的情况下，才能完成不翻瓣植入种植体。如果骨量不足，应将手术方法改为翻瓣手术，以判断理想的位置和角度。

## （四）窝洞预备位置的偏离

在某些备洞过程中，初始定位可能不在理想位置。后续预备可能需要重新定位，以实现理想位置的植入。由于具有侧向切割的能力，使用 Lindemann 钻是重新定位备洞的理想选择。Lindemann 钻是侧切钻，可以在减少对骨组织创伤的情况下改变位置。

### 1. 病因

种植窝洞初始预备完成，就用导向杆评估其三维位置是否合适。如果位置不理想，后续扩孔可能需要"延伸"或重新定位到更理想的位置。

## 2. 预防

使用手术导板或种植体定位装置进行理想的种植体定位，以减少改变种植窝位置的可能性。

## 3. 治疗

为了在水平向重新定位备洞位置，使用传统钻是困难的，由于其钻针是尖部切削。Lindemann 侧切钻的使用将允许重新定位到新的、经过校正的位置。新的备洞位置应该加深，这样后续的尖端切削钻针就不会移位到原来的备洞部位。然而，在使用 Lindemann 侧切钻时，要一直使用大量的生理盐水冲洗，因为这种侧切钻会对骨骼造成较大的创伤和产热[7]（图 5-5）。

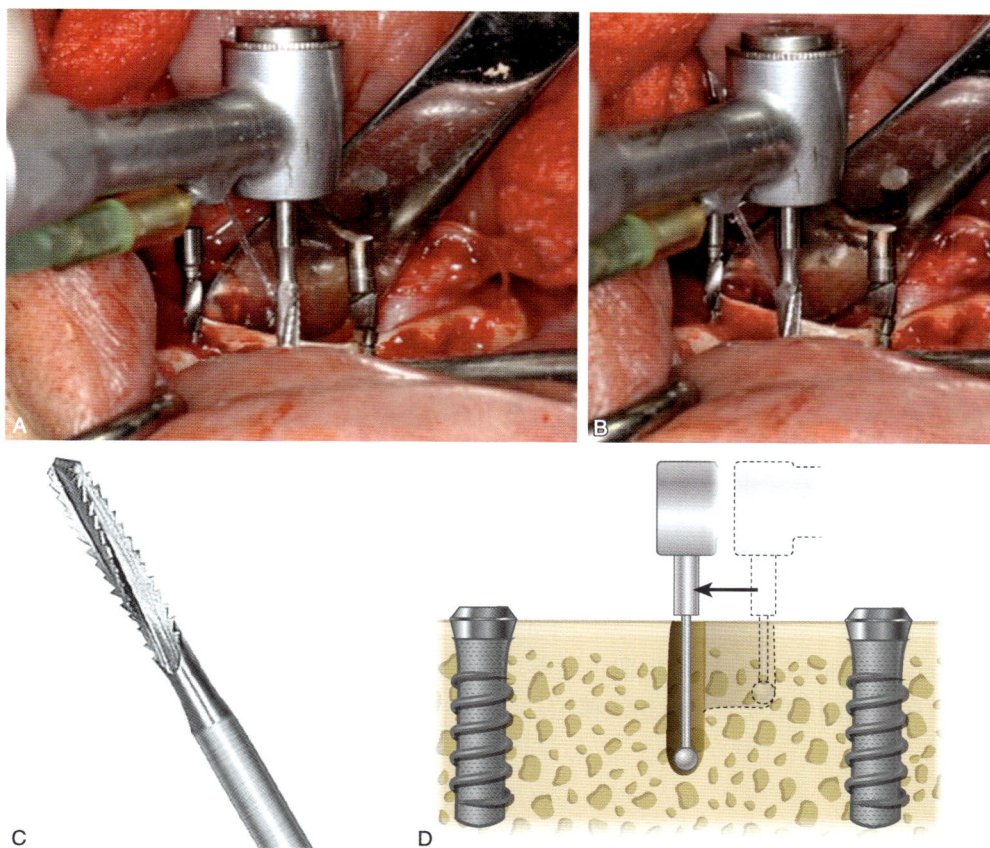

图 5-5　窝洞预备位置错位（例如，种植体之间不等距）。A. 种植体位置离近中的种植体太近；B. 使用 Lindemann 钻将植入位置向后移动；C. 侧向切割 Lindemann 钻；D. Lindemann 钻用于通过增加备洞深度来重新定位备洞位置，以防止其进入原来的错位位置

## （五）手术部位缺乏角化组织

角化组织的存在是口腔种植学中一个有争议的话题。与天然牙相比，角化组织对种植牙似乎有更大的益处。一些报道称角化组织缺如可能导致植入后的失败[8]。

## 1. 病因

可移动的、未角化的黏膜显示出更大的探诊深度，这在组织学观察中已得到证实。角化黏膜的缺失增加了种植体周围区域对菌斑诱导破坏的易感性[9]。其他研究表明，可移动的黏膜可能会破坏种植体周围的上皮附着区，并增加菌斑导致炎症的风险[10]。对于较大的无牙颌牙槽嵴，唇侧瓣（下颌）上的附着组织为缝合带来了更大的阻力，以抵抗前牙区的颏肌和磨牙-前磨牙区域的颊肌的张力，这通常会导致缝线裂开。因此，针对附着组织的切口可能会导致部分牙槽嵴的局部缺血。此外，未角化的唇侧组织的切口会离断较大的血管，这会增加术中的出血量并影响视野，同时也可能使最终缝合变得更复杂（图 5-6）。

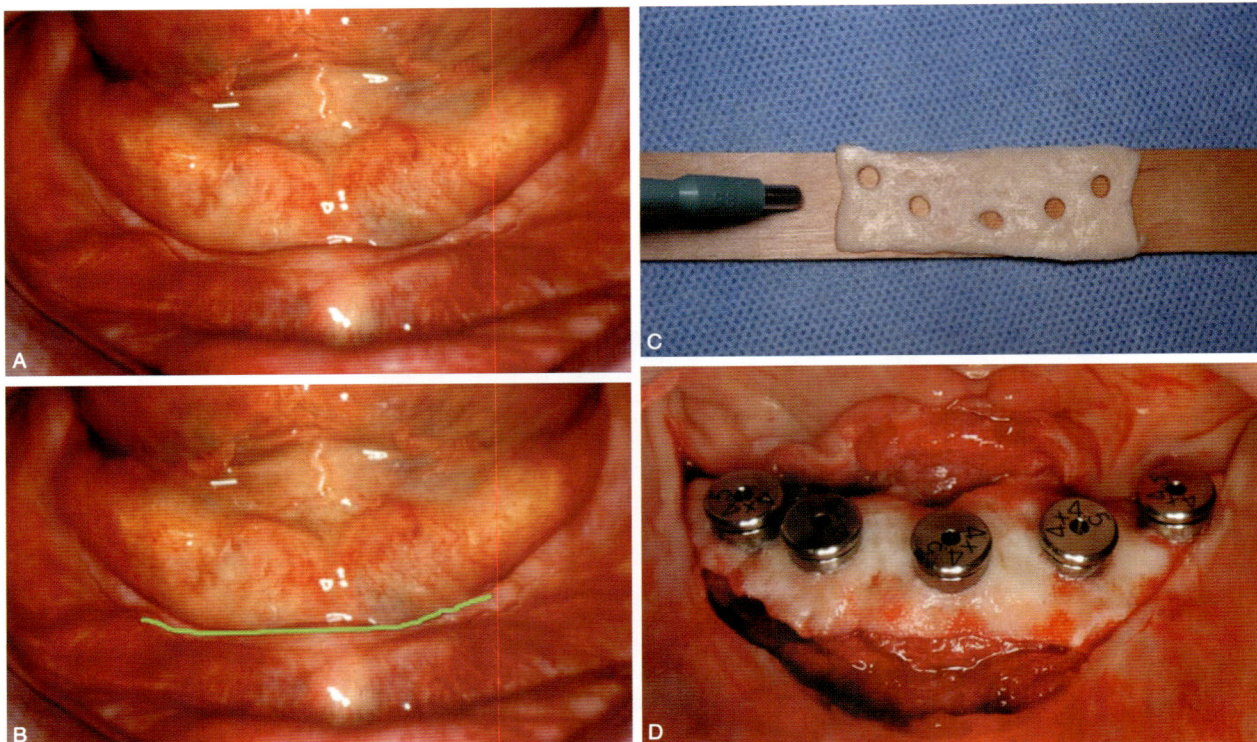

图 5-6　A. 缺乏角化龈的下颌牙槽嵴；B. 切口偏向舌侧，以尽可能多地维持唇侧的附着组织；C. 用组织环切刀修整的脱细胞真皮基质（如 OraCELL［Salvin Dental Specialties, Inc.］）；D. 缝合前将真皮基质放置在种植体上

## 2. 预防

在术前进行全面的临床检查，以确定宿主附着组织的数量，以及在种植前可能实施的软组织移植。

## 3. 治疗

对于冠修复的植入位点，对附着组织的评估是有必要的。如果附着组织不足，应在植入前完成组织增量手术。对于较大的无牙颌，尤其是下颌，在某些情况下，可以修改切口以维持附着组织。如果牙槽嵴在口腔底部的上方，并且牙槽嵴上存在＞3mm 的附着的角化龈，则进行全厚切口，将附着的组织一分为二。如果牙槽嵴上有＜3mm的附着龈，则将全厚切口更多地偏向舌侧，保证至少有 1.5mm 的附着组织偏向切口的唇侧。此外，AlloDerm 膜可以用来增加附着组织的量。

## （六）备洞过程中钻 "卡" 在牙槽骨中

## 1. 病因

通常在硬质骨（D1 类和 D2 类骨质）中，如果手术钻针还在骨中就停止了涡轮机操作，这可能

导致钻针很难从种植窝中取出。试图通过涡轮机（向前或向后）取出钻针会损坏涡轮机（图 5-7）。

## 2. 预防

为了避免这种并发症，在密质骨中，应一次去除小量（最小）的骨。在进行种植窝洞成形时，应进行 "骨跳跃（bone dancing）"，这将减少对骨壁的应力，并使种植窝易于增宽。此外，通过使用中间的钻针（很多钻针的直径相近），在一定时间内可以去除少量的骨，从而降低钻针滞留在骨中的可能性。

## 3. 治疗

如果在制备过程中钻针卡在骨中，则不应来回摆动涡轮机以免钻脱离。这可能会增加骨预备的尺寸，导致骨损伤和坏死，或者使钻在骨上方或下方的位置分离。相反，钻针从涡轮机上取下，用手术钳或持针器轻轻地逆时针旋转。

## （七）种植窝过度预备

## 1. 病因

最后的成型是种植窝洞预备中最关键的手术

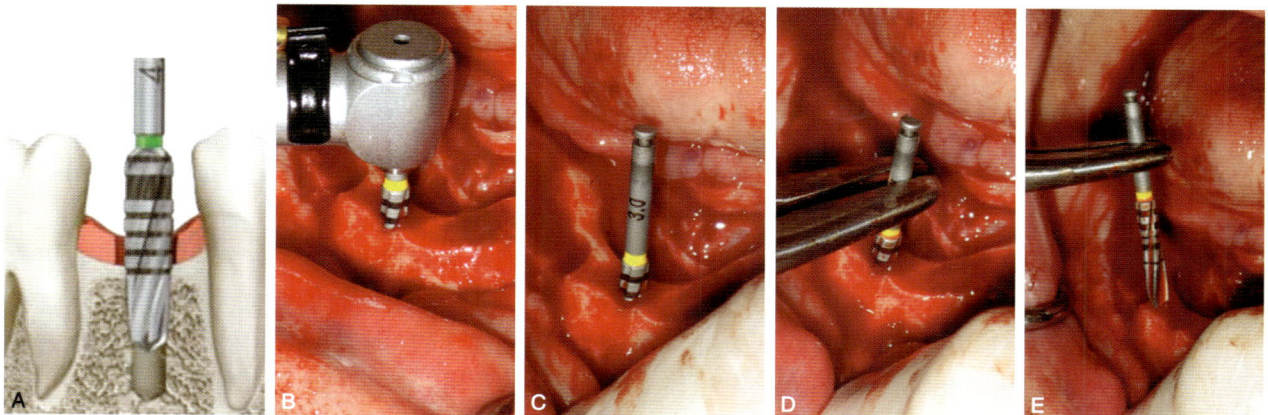

图 5-7　钻针卡在牙槽骨中。A. 在密致骨中进行种植窝预备可能会导致窝洞内的内部应力，从而导致取出除钻针困难；B. 当无法取出钻针时，不要试图反向使用涡轮机，这可能会损坏涡轮机；C. 涡轮机与钻针脱离；D. 用持针器沿逆时针方向轻轻取出；E. 小心地取出钻针，以最大限度地减少颊侧骨板破裂的可能性

步骤。该钻针周围的骨骼将与种植体直接接触。当最终的成型预备不精确时，骨-种植体接触区域可能不规则，伴有间隙，这会降低初期稳定性并导致早期植入的失败。宿主骨和牙种植体的初期骨接触减少也降低了新骨-种植体接触形成的百分比（图 5-8）。

## 2. 预防

在最后的成型中使用恒定的压力和角度，以确保一个精确的圆形的种植窝预备。最重要的因素是只使用一次最后的成型钻，以避免过度预备，尤其在密度较低的骨质中（D3 类骨和 D4 类骨）。在 D4 类骨质中，最终的钻针通常不用于增加骨结合率（BIC）。此外，在密度较低的骨质中，不应使用嵴顶骨成型钻，避免降低初期稳定性。

## 3. 治疗

如果过度地预备窝洞，应完善临床评估以确定种植体是否存在动度。种植体的最终位置必须是不发生任何微动的；如果确实存在动度，以下情况是可能选择的处理措施。

（1）挤压颊、舌侧皮质板：在密度较低的骨质中，可以挤压颊侧和舌侧皮质板以减少种植体的移动。然后评估种植体的微动情况。如果存在移动，应取出种植体。

（2）取出种植体，加深窝洞预备：取出松动的种植体，并加深窝洞预备，从而获得更稳定的固位。然而，应注意不要波及任何重要结构（如下颌管）或通过增加牙冠-种植体比例来折中修复。

（3）取出种植体，植入大直径的种植体：如果存在足够宽度的骨量，可以取出种植体并植入更宽的种植体以获得刚性固定。通常，不需要为直径更大的种植体做进一步的窝洞预备。然而，种植体植入后，应至少保留 1.5mm 的唇侧牙槽嵴。

（4）取出种植体、植骨后让其自愈：通常，处理松动种植体的理想办法是取出种植体、植骨，在种植体植入前允许充分愈合，这将降低种植体周

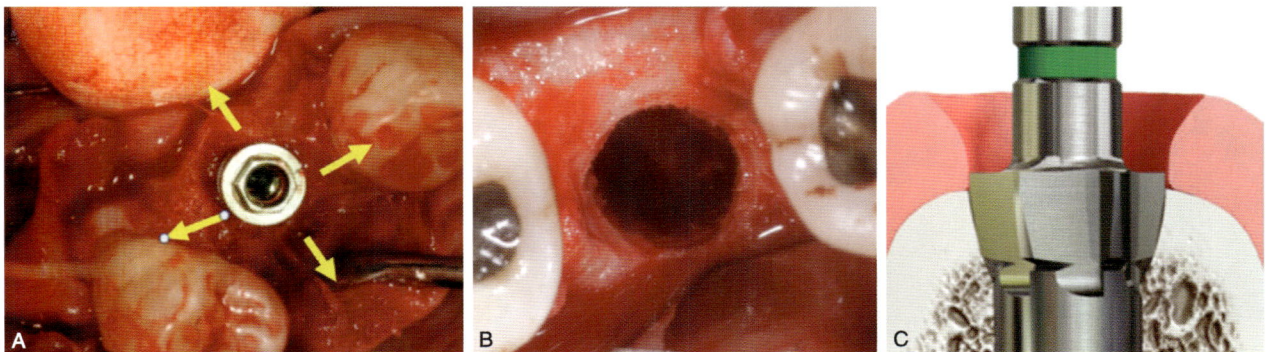

图 5-8　A. 种植窝的过度预备，导致松动度和骨-种植体缺乏接触；B. 不规则的种植窝显示该部位过度预备；C. 在密度较低的骨质（缺乏皮质骨）中，不应使用嵴顶骨成型钻，这会导致种植体缺乏稳定性

围炎的发病率。

**（5）取出种植体、植骨，植入新的种植体**：另一种常用技术是取出松动的种植体，植入新的种植体，并在骨接触很少的区域植骨，这是最有可能出现并发症的方式。

## （八）种植体植入后唇/颊侧肩台显露

种植体植入后，种植体颊侧的骨板开裂并不罕见。由于骨从唇、颊侧开始吸收，在最终种植体植入后，通常存在至少 1.5mm 的唇/颊侧骨。因此，如果骨量不足，这可能会导致未来的软组织并发症和种植体周围炎发病率的增加。

### 1. 病因

种植体植入后，牙槽嵴处的骨缺损通常会导致嵴顶水平处缺乏可用的骨宽度（图 5-9）（例如，牙槽嵴宽度＜6mm 的 B 类骨）。

### 2. 预防

在备洞开始前，应修整所有牙槽嵴以获得 A 类骨（例如，宽度＞6mm，骨高度＞12mm）。种植体植入后，应存在 1.5mm 的唇/颊侧骨，或者在该区域植骨。

### 3. 治疗

植入后，如果存在＜1.5mm 的唇/颊侧牙槽嵴骨，则可以在该部位填充自体骨移植物（理想情况下）。自体骨可以在备洞过程中从手术钻针的凹槽中收集的骨屑获得。这种骨质的一致性使得更容易填充，移植物流失的机会也会更小。异体骨移植物不是优选的，因为它在植入后易于移动，并且有额外的费用。

## （九）植入时唇/颊侧骨板缺失

将种植体植入在宽度有限的骨质中（B 类骨）时，骨折或失去支撑骨的骨板很常见。这会降低种植体的愈合，以及减少种植体和修复体的使用寿命。

### 1. 病因

理想情况下，植入直径为 4.0mm 的种植体时，骨的宽度需要超过 6.0mm。当骨宽度不足时，备洞或种植体的植入造成的创伤可能会导致颊侧骨板开裂或"弹出"。这很可能是由于颊侧骨板比舌侧骨板薄，容易导致唇/颊侧骨板更容易骨折（图 5-10）。

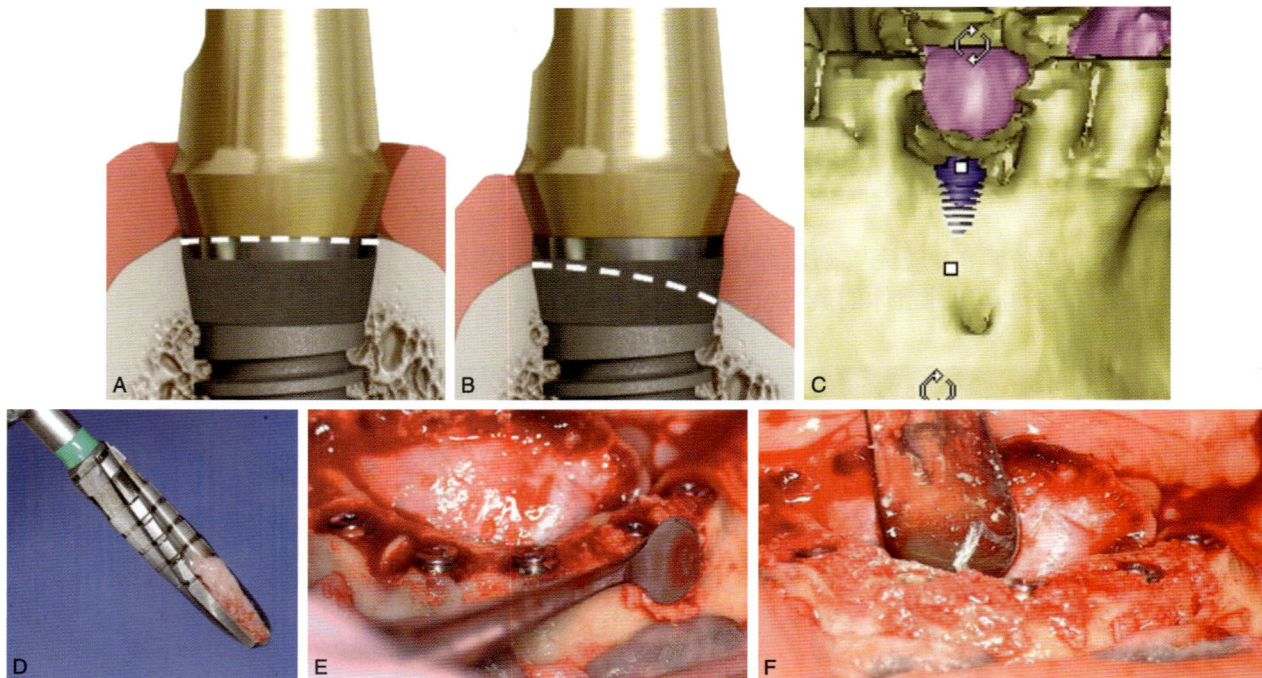

图 5-9 种植体植入后唇/颊侧肩台显露。A. 相对于牙槽嵴的理想植入位置；B. 当舌侧骨高于颊侧骨时，种植体的植入会导致唇/颊侧肩台显露；C. 种植体在 B 类骨中植入的三维图像；D. 来自窝洞预备的自体骨移植物；E. 用自体骨移植物填充缺损区。F. 所有位点进行植骨，在缝合前确保移植物在备洞范围内

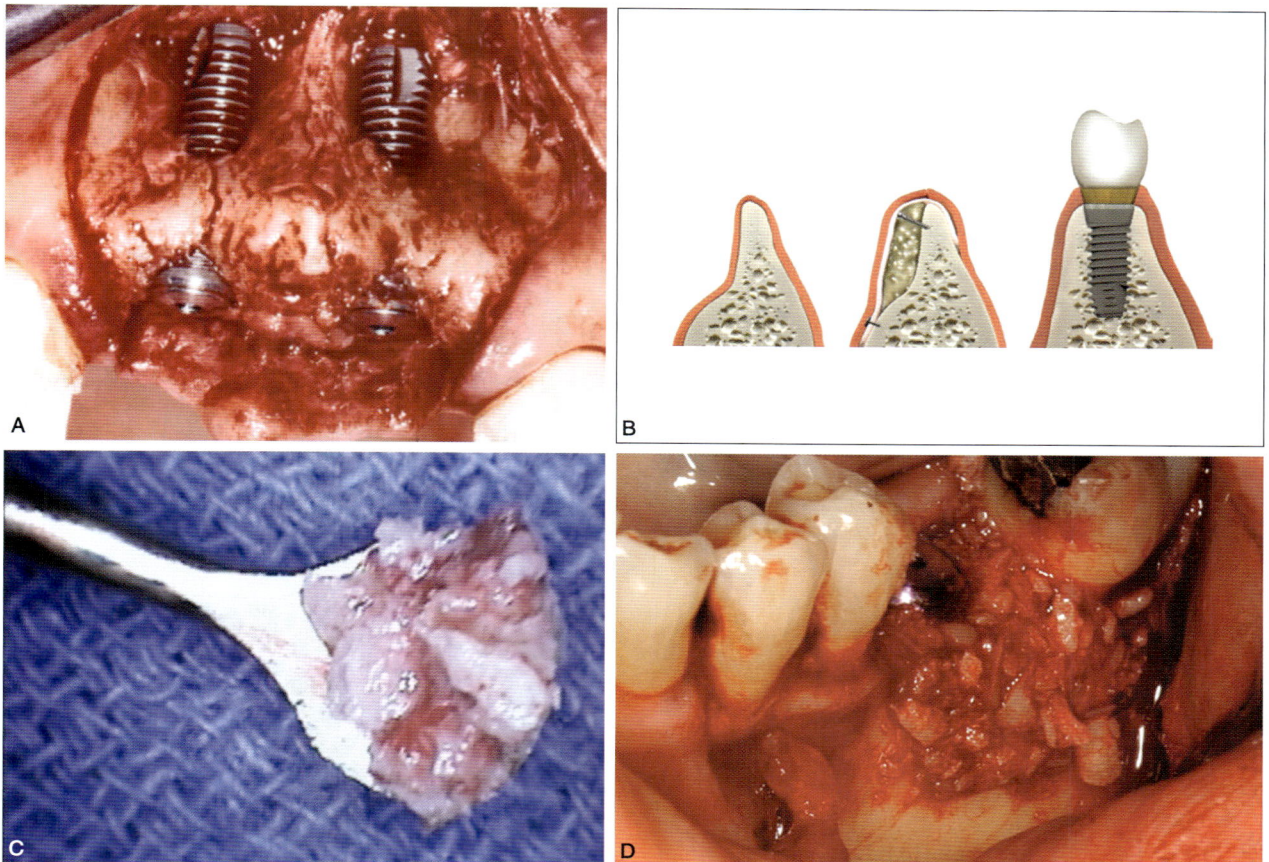

图 5-10　A. 颊侧骨板开裂导致种植体植入后显露；B. 预防措施包括在种植体植入前植骨，以在种植之前将该位点恢复到理想宽度；C 和 D. 用从外科手术钻针中获得的自体骨屑移植到种植体的颊侧

## 2. 预防

在植入前确定可用的骨量。如果骨的宽度不理想，则需要进行包括骨移植在内的引导再生，以获得 A 类骨嵴。备洞应在一个平面内，应注意不要偏离起始的角度。如果存在 B 类骨嵴，建议在植入行牙槽嵴增量以获得 A 类骨嵴。

## 3. 治疗

种植体植入后，如果颊侧骨板开裂或缺失，治疗方式将取决于缺损的程度。

（1）整个颊侧骨板缺失：如果整个颊侧骨板丢失或种植体存在松动度，理想的治疗方法应包括植骨，然后充分愈合后考虑种植。

（2）部分颊侧骨板仍完整：如果种植体没有松动度，并且颊侧骨板部分完整，则可以移植颊侧区域，最好是使用备洞产生的自体骨（如手术备洞过程中产生的骨屑）。

## （十）低密度骨质的手术方案未作改变

许多研究表明，手术失败的风险最大的是最软的骨骼类型（D4 类骨），尤其是在上颌骨。为了解决这个问题，Misch 于 1988 年针对各种骨质制订了不同的手术方案。每种骨密度类型的种植体设计、手术方案、愈合时间、治疗计划和渐进性负荷时间跨度都是独特的。

### 1. 病因

细骨小梁（D4 类骨）具有非常小的密度，最小或没有皮质骨。这种类型的骨最常见的位置是在长期无牙颌患者、增宽的牙槽嵴（用颗粒骨或替代物移植高度和宽度）或上颌窦提升的上颌的磨牙区域。

在备洞过程中，这种骨质的触觉类似于坚硬、致密的泡沫塑料或柔软的轻木。骨小梁可能比 D1

类的皮质骨弱 10 倍。初期负荷后的 BIC 通常小于 25%。具有 D4 类骨的重新格式化图像的 CBCT 扫描＜375Hu（或等效值）（图 5-11）。

## 2. 预防

（1）**逐级备洞**：种植外科医生不应使用旋转钻针预备 D4 类骨，因为旋转钻针在备洞时采用提拉方式去骨。D4 类骨中的这些类型的钻针将导致种植窝洞变形。理想情况下，应将骨挤压技术用于骨质疏松症，通过压缩骨小梁来增加骨质。

（2）**使用涡轮机植入**：应允许种植体使用慢速、高扭矩的涡轮机进行自攻。禁止使用手动扳手，因为它会使种植窝变宽（即形成椭圆形），并可能导致种植体缺乏稳定性。植入过程中种植体上的压力与旋转速度相对应，种植体开始自行挤压周围软性骨质。

（3）**一次性植入**：一旦植入，就不应取出并重新植入种植体。换言之，一次性植入是必需的，因为取出该类骨质中的种植体会导致接触界面处的骨量减少。

（4）**深埋**：如果在愈合过程中（例如，在软组织支持式义齿的情况下）预计会有任何负荷的风险，则种植体会深埋在骨嵴顶下方。将种植体深埋骨嵴下方可降低这种非常柔软的骨质在愈合过程中发生微移动的风险。植入前不使用深埋钻针备洞，因为这会降低牙槽嵴顶的骨密度。

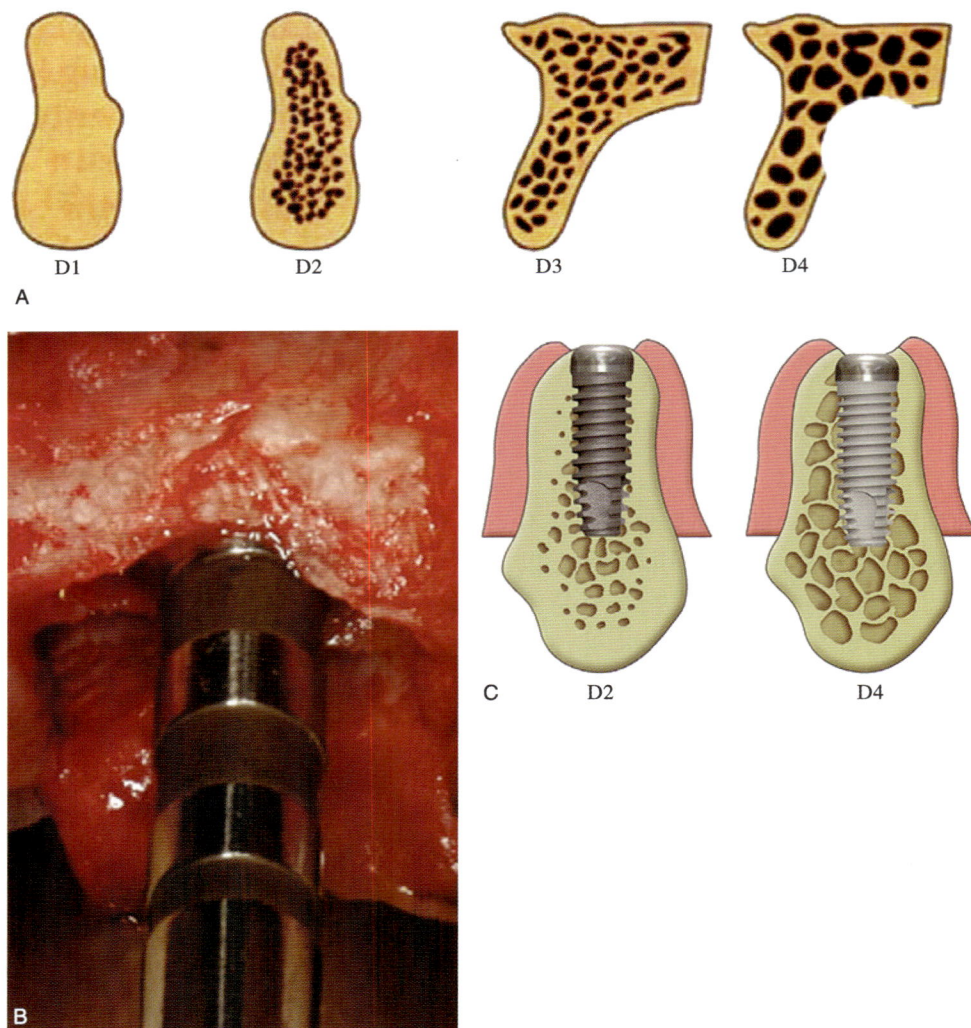

图 5-11　在较低密度的骨中植入种植体。A.D3 至 D4 型骨密度差，表现为缺乏皮质骨和密集的骨小梁；B. 骨挤压器可以挤压现有的骨，增加骨 - 种植体的接触，应用于 D3 和 D4 类骨质；C. 与质量更好的 D2 类骨相比，D4 类骨的种植体应该是深埋（引自 Misch CE：*Contemporary implant dentistry*，ed 3，St Louis，2008，Mosby）

## 3. 治疗

当存在较差类型的骨质时，应坚持增加愈合时间和渐进性骨负荷。增加愈合时间可使更多的骨在表面重塑，并增强其骨小梁模式。额外的时间也允许进一步的骨矿化和强度增加。推荐 6 个月或更长时间不受干预的愈合。用于外科手术的挤压技术（如骨挤压器）、延长的愈合时间和渐进式骨负荷的方式，允许种植体在最终修复负荷之前将较差的骨质重塑为类似于 D3 类骨的有组织结构和负荷质量的骨质。

## （十一）牙槽骨过热

与早期植入失败和骨丢失相关的最常见并发症之一是备洞过程中的骨过热。

## 1. 病因

骨骼中产生的热量与每个钻孔取出的骨量直接相关[11]。已经证明 3mm 的先锋钻孔比 2mm 的先锋钻产生的热量更大[12]。因此，大多数制造商建议第一个钻孔的直径为 2mm 或更小。以类似的方式，连续钻针产生的热量也与钻针直径的增加直接相关。一个 3mm 的钻针在一个 2mm 的钻针后去除钻针每侧 0.5mm 的骨量。一个 2.5mm 的钻针在一个 2mm 的钻针后仅去除窝洞每侧 0.25mm 的骨量。较小的增加钻针尺寸使外科医生能够更快地窝洞预备，压力更小，热量也更少。此外，当使用钻针直径的大幅度增加来备洞时，外科医生可能会不经意地改变钻针的角度，因为较大的钻针去除了较大的骨体积，触感降低。因此，可能预备了与对应圆形种植体直径不精确的椭圆形窝洞。备洞大小的逐渐增加也减少了嵴顶开口处的钻孔颤动，这可能会无意中切去嵴顶上的骨块，而嵴顶上尤其需要完全的骨接触。钻针直径的逐渐增加也使每个钻针在更长的时间内保持锋利，这也减少了热量的产生（图 5-12）。

## 2. 预防

**（1）中间钻针**：一些制造商在其扩孔流程中

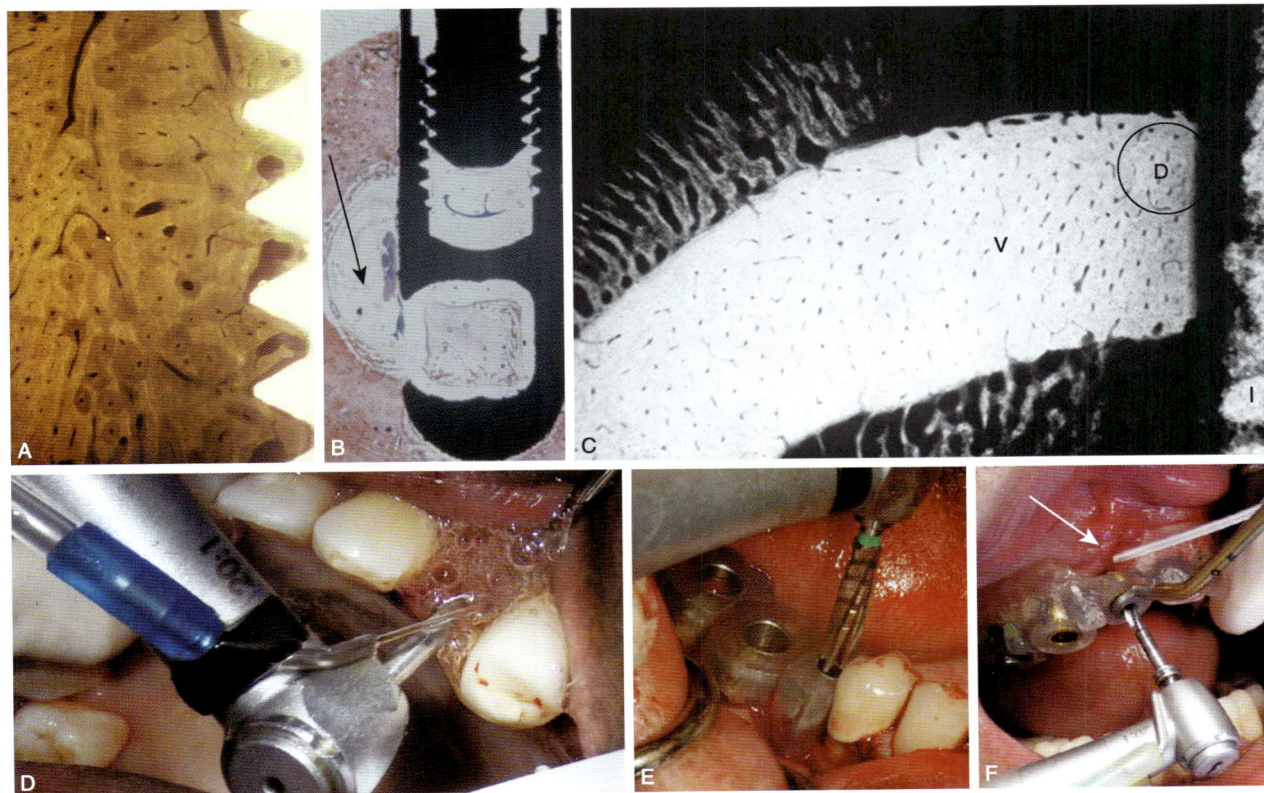

图 5-12　牙槽骨过热。A. D1 类骨：界面处的骨含量最高，易产生热量；B. 种植体周围过热导致的骨坏死区域（箭所示）；C. 失活骨（*devitalized bone*，D）和活化骨质（*vitalized bone*，V）；D. 在备洞过程中使用大量的生理盐水冲洗，以避免骨骼过热；E. 应谨慎使用外科导板，因为进入备洞位置的冲洗量很小，骨骼过热是一个常见问题；F. 对导板进行修改（如去除颊侧缘），以增加冲洗（箭所示外部冲洗）（A 和 C，引自 Misch CE：*Contemporary implant dentistry*，ed 3，St Louis，2008，Mosby）

不使用中间型号的过渡钻针。然而，中间钻针产生的热量和创伤会减少。钻针直径的逐渐增加会减少传递到骨骼的压力和热量，尤其是在厚且致密的皮质骨中。

（2）**大量的生理盐水**：除了来自窝洞预备的外部冲洗外，还可以通过使用内部冲洗（通过手术钻针）或通过注射器补充冲洗来增加冲洗。

（3）**提拉式扩孔**：1988 年，Misch 引入了提拉式扩孔（bone dance）技术，以减少热量的产生。在窝洞预备时，应去除少量的骨刺，通过使钻针的上下移动，冲洗液可以更容易地进入备洞位置。

（4）**使用锋利的新钻针**：钝钻针会增加热量的产生，导致骨骼无法整合。一般而言，手术钻针应每 20～30 个高压灭菌器循环后更换一次。

（5）**钻孔速度**：Sharawy 和 Misch 已经表明，在坚硬、致密的骨骼中的钻孔速度应该为 2 000～2 500 转 / 分。用锋利的钻针以更高的速度进行备洞，可降低骨损伤的风险，并减少种植体附近的骨坏死区域[12]。Yeniyol 等也表明以非常慢的速度进行钻孔会更容易导致骨裂[13]。

（6）**外科导板**：由于导板中导环和钻针直径之间的空间减小，手术导板通常会导致牙槽骨产热增加。理想情况下，应修整导板以打开导板的颊侧，从而有利于冲洗。

### 3. 治疗

如果在种植体植入过程中出现已知的过热现象，理想情况下应取出种植体，启动局部骨加速现象，并在该部位植骨以供未来种植体植入。如果在完成足够的局部骨加速现象后骨宽度可用，则可以植入更宽的种植体。

## （十二）种植体压力性坏死

早期植入失败的一个可能原因是压力性坏死。嵴顶骨过度受压已被证明是导致种植失败的一个因素[14]。据推测，过度拧紧种植体会在嵴顶骨内产生压应力，这可能会损害种植体周围的微循环并导致骨吸收。

### 1. 病因

当植入部位位于下颌神经管附近时，种植体植入导致的压力坏死可能会增加种植体周围骨失活，甚至导致短期的神经感觉损伤。这种情况最常见于存在骨皮质成分的嵴顶区域（D1 类骨和 D2 类骨）。如果不在具有皮质成分的较高骨密度中使用嵴顶骨钻，则在植入种植体时会产生过大的应力，这将导致骨坏死（图 5-13）。

### 2. 预防

（1）**扭矩**：种植体不应拧紧到种植窝中，例如，螺栓上的螺帽。对于大多数的螺纹种植体设计，高达 35N/cm 的扭矩值被认为是安全的。

（2）**嵴顶骨钻**：由于大多数种植体具有更宽的嵴顶部件（与种植体体部相比，种植体颈部的直径更宽），因此在 D1 类骨和 D2 类骨中的植入可能会集中更大的应力。为了降低嵴顶处的压力，可以将种植体植入在理想位置，然后后退约 1mm 以

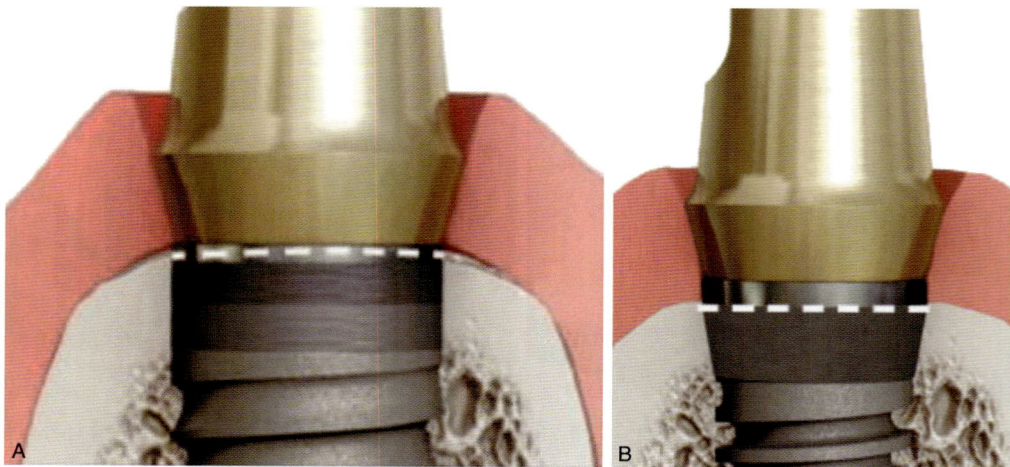

图 5-13　压力性坏死。A. 正常种植体植入水平至牙槽嵴顶位置；B. 为了减少高密度骨（D1 类骨）的压力性坏死，植入后将种植体拧松约 1mm

避免压力性坏死。

## 3. 治疗

　　理想情况下,应在准备种植窝预备前确定嵴顶骨的厚度和骨质类型。通过 CBCT 影像检查很容易进行评估测量。如果存在较大的骨皮质成分,并且已知植入的种植体含有过大的压力,则应取出种植体并对嵴顶骨进行修整,然后延期植入种植体。

## （十三）骨劈开并发症

　　骨劈开已经成为一种流行的外科技术,以在种植体植入之前扩大可用的骨宽度。自从 Tatum 在 20 世纪 70 年代初发展出骨劈开技术以来,扩张技术主要用于 B 类骨以增加骨宽度。最容易扩张的无牙颌牙槽嵴是与 D3 类骨或 D4 类骨密度相关的 A 类骨量。骨越窄颊侧骨折的风险就越大。骨小梁质量越软,牙槽嵴的弹性模量就越低、黏弹性越大。因此,骨密度越低,骨劈开就越容易且可预测。骨劈开过程中可能出现 3 种主要的并发症。

### 1. 颊侧骨板分离

　　（1）**病因**:骨劈开最常见的并发症是手术过程中颊侧骨板裂开,尤其是在 D2 类的 B 类骨中。一旦发生这种情况,外科医生必须决定是继续植入种植体并进行屏障膜合并层状骨移植,还是仅在位点植骨后停止手术(图 5-14）。

　　（2）**预防**:确保有足够的骨用于骨劈开和良好的外科技术。一个常见的误区是 C 区减去宽度(C-w)的牙槽嵴可能会随着种植体的同期植入而扩张,通常这会导致颊侧骨板裂开。骨劈开应限制在 A 区和 B 区牙槽嵴。

　　（3）**治疗**:在以下有利情况下,可以植入种植体:①种植体在合适深度是刚性固位的;②种植体处于有利的角度;③颊侧骨板距离种植体距离更远(虽然它是断裂了,但被增宽了）。在这些情况下,屏障膜合并骨移植能在可预测范围下恢复颊侧骨,并且种植体不会受损。如果这 3 个因素中有一个是不利的,则更谨慎的做法是取出种植体,获得额外的自体骨,并在没有原位种植体的情况下进行骨移植。

### 2. 开裂

　　（1）**病因**:骨劈开的另一个并发症是愈合和骨重塑后唇侧骨板开裂,这是由于术前骨量不足造成的。由于它本身具有的弹性模量,唇侧骨板的膨胀不会超过永久变形点,并且不会骨折。而在重塑过程中它会试图恢复到原来的宽度。因此,骨重塑过程中骨不会在扩张位置愈合,而是恢复到最初的宽度,种植体唇侧便会显露。当在种植体植入时进行骨膨胀,二期显露颊侧软组织翻开有利于评估颊侧骨板状况。

　　（2）**预防**:为了减少骨劈开后骨开裂的可能性,该技术应局限于 A 和 B 区牙槽嵴。

　　（3）**治疗**:当观察到开裂时,建议采用分层骨移植合并屏障膜的方法来恢复颊侧骨。因为种植体是结合到余留骨上的,所以种植体可以在 3～4 个月后逐渐负荷,不需要像单独通过屏障膜和骨移植进行引导那样等待 6～9 个月。

### 3. 位置不佳

　　（1）**病因**:骨劈开的第三个并发症是种植体的最终位置不理想,通常是更偏向于颊侧。较厚的腭侧皮质板倾向于将骨松质推向颊侧;如果种植过程中外科医生没有意识到定位的错误,最终将会使种植体过于靠颊侧,从而导致后期美观和功能的问题。

　　（2）**预防**:为了防止这种现象,有必要注意用侧切钻针(Lindemann 钻)对腭侧骨进行导向和修整。

　　（3）**治疗**:最终的修复体不应为了在手术过程中植入种植体而折中考虑。术后 6 个月的骨增量和重新植入通常可以改善种植体的位置,从而改善最终的修复效果。

## （十四）CBCT 无法确定颏孔的准确位置

　　如果 CBCT 无法确定颏孔的位置,建议对颏孔进行反射以确定精确的位置。

### 1. 病因

　　虽然罕见,但有时很难从 CBCT 中确定颏孔的确切位置或是否存在向前反折。由于种植体过于靠近颏孔可能会造成不良后果,因此必须小心,防止创伤。

### 2. 预防

　　使用 CBCT 评估,利用横截面和三维图像来

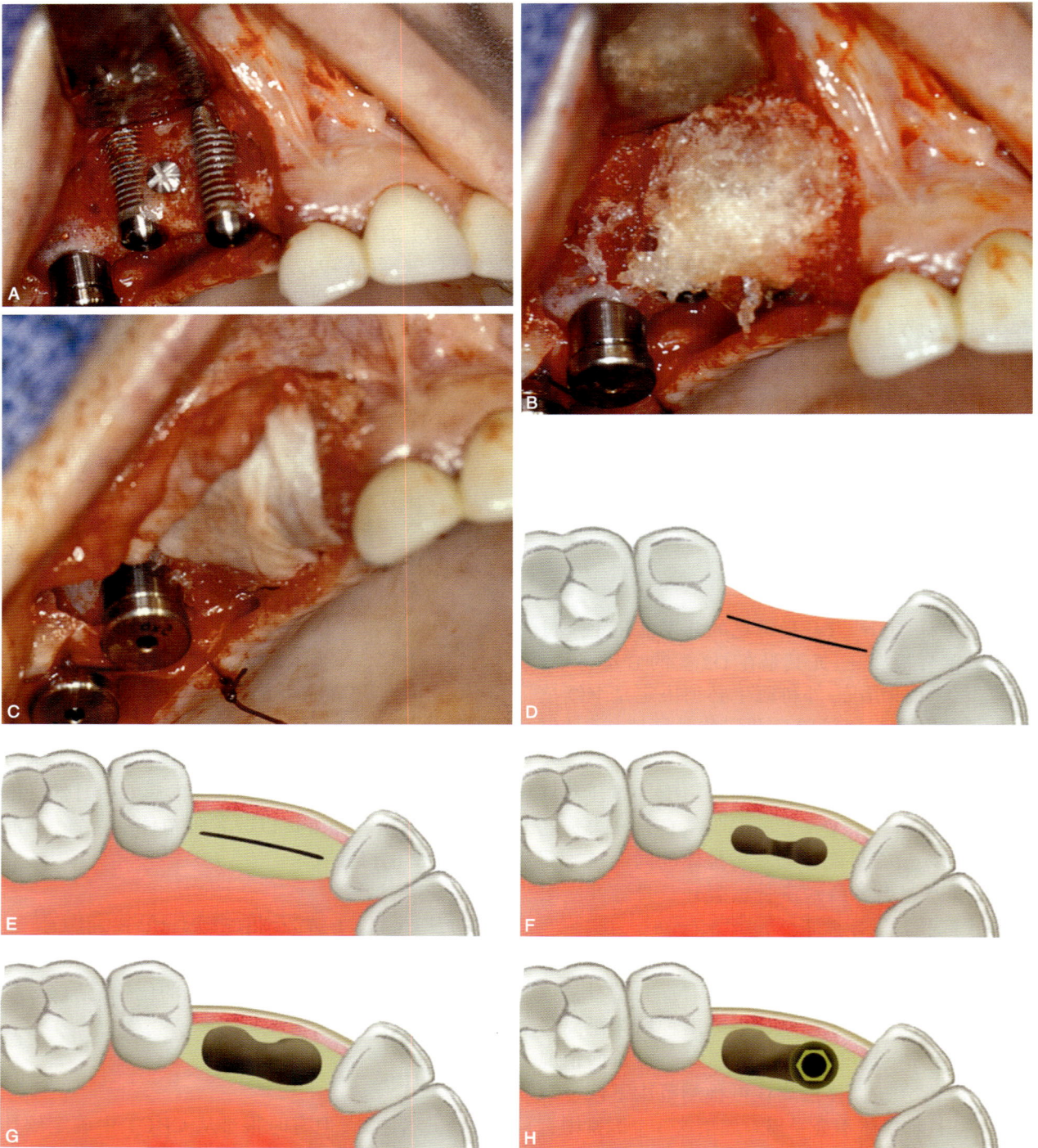

图 5-14 骨劈开并发症。A. 种植体愈合后颊侧显露；B. 通过骨钉固定的自体和同种异体骨移植；C. 放置屏障膜（例如，脱细胞真皮基质）；D. 第二种并发症是骨移植过于靠颊侧，导致颊侧骨板骨折，切口位于牙槽嵴顶偏舌侧；E. 备洞位于牙槽嵴顶偏舌侧；F. 骨劈开维持颊侧骨板；G. 应注意尽量减少对颊侧骨板厚度的影响；H. 种植体的植入应保持颊侧骨板的完整性

清楚地识别颏孔。在某些情况下,需要改变亮度和对比度来描绘颏孔位置。

## 3. 治疗

主要切口向前和向后延伸,并减张,以最大限度地减少对组织的拉伸,从而可以识别颏孔位置。

颏孔位置是可变的,取决于年龄、种族、骨吸收和下颌骨。最初,骨膜从余留牙槽嵴上显现出来,可以使用潮湿的棉球将骨膜周围从致密的唇侧皮质骨上擦拭下来,以识别颏孔的起点。在确定了颏孔的上部位置后,将组织前后显露,以确认颏孔的确切位置(图 5-15)。

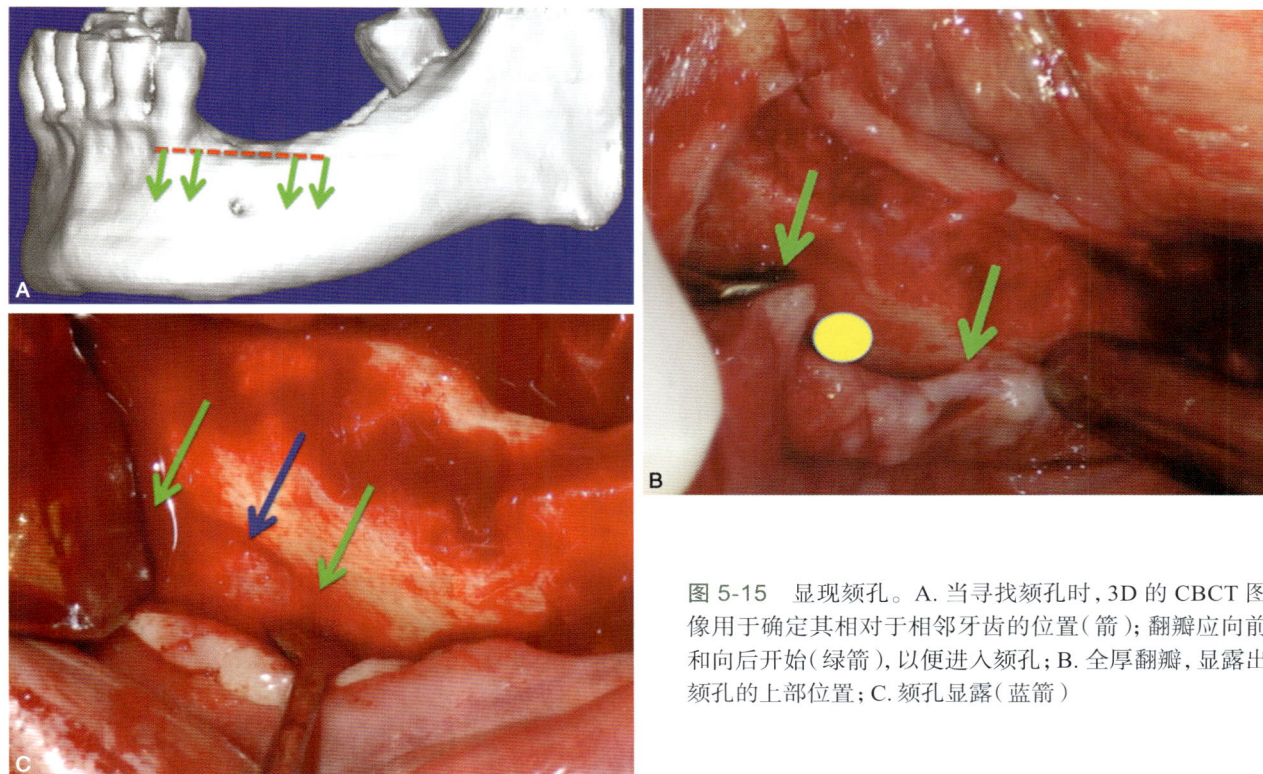

图 5-15 显现颏孔。A. 当寻找颏孔时,3D 的 CBCT 图像用于确定其相对于相邻牙齿的位置(箭);翻瓣应向前和向后开始(绿箭),以便进入颏孔;B. 全厚翻瓣,显露出颏孔的上部位置;C. 颏孔显露(蓝箭)

## (十五) 切牙孔植入并发症

在切牙孔区域,而不是中切牙位置,也可用于植入骨内种植体,尤其是当覆盖义齿是预期的最终修复体时[15]。切牙管的长度在 4~26mm,与上颌骨的高度直接相关。当牙槽骨高度吸收时,切牙管的长度变短;因此,A、B 和 C-w 区的切牙管会长度大于 C-h 和 D 区。切骨管的平均轴线角度为 70°,与水平面呈 57°~89.5°[16]。该结构包含鼻腭神经的末端分支、腭大动脉和短的黏膜管(即 Stensen 管)。沿着鼻底在切牙管上方的垂直投影称为上颌前翼。上颌前突的鼻突高于鼻底 2~3mm。因此,当鼻底下方保留 7~11mm 的骨量时,在这个过程中,大骨凿可能会在切牙孔上方造成青枝骨折,并允许植入 9~14mm 的种植体。切

牙孔通常在牙槽嵴处的直径为 4~6mm,在顶端处变窄至 4mm。通常在刮除软组织的同时植入的种植体直径为 5~6mm。

### 预防 / 治疗

在切牙孔植入可能存在较多的并发症。

切牙孔植入的第一个手术并发症是种植体与孔直径相比太小并且没有正确固位。种植体可能会被无意中推过切牙管并进入鼻腔。由于患者在手术过程中仰卧,种植体可能会回落到软腭,然后落入气管或食管。如果种植体从口腔部位消失,应立即将患者的头部转向侧面,然后向下向前,接着使用鼻咽镜和组织钳来取出种植体。

第二种手术并发症可能包括切牙孔出血。尽管这种并发症罕见,但它是可能发生的。腭侧组织从切牙管翻开与动脉出血有关,可在切牙管上

放置钝性骨（口镜柄），并用拔牙锤用力敲击器械，将骨压在动脉上。几分钟后可以继续手术，随着种植体植入会使该部位坚固并止血。

切牙孔植入的短期并发症与软组织从孔中摘除有关。尽管作者没有目睹过这种并发症，但可能存在前腭软组织的神经损伤，这可能造成软组织感觉异常或感觉迟钝，以及烧灼感或疼痛感。将这种风险纳入知情同意书是合乎逻辑的。如果发生这种情况，有必要取出种植体以治疗感觉障碍，而腭侧感觉异常也可能是患者可以忍受的，并

且不出现明显的健康问题。在许多情况下，患者会从侧支神经支配中恢复神经感觉。

作者已经观察到 2 次的一种长期并发症是切牙管中的软组织再生，导致种植体周围的骨丢失。当取出种植体并对软组织进行活检时，可以看到神经纤维重新侵入该部位。这种情况很可能是因为种植体对于孔的大小来说太小了，并且种植体周围的软组织可以重新形成。这种并发症的治疗包括取出种植体，如果需要，还包括重新植骨和/或重新种植（图 5-16）。

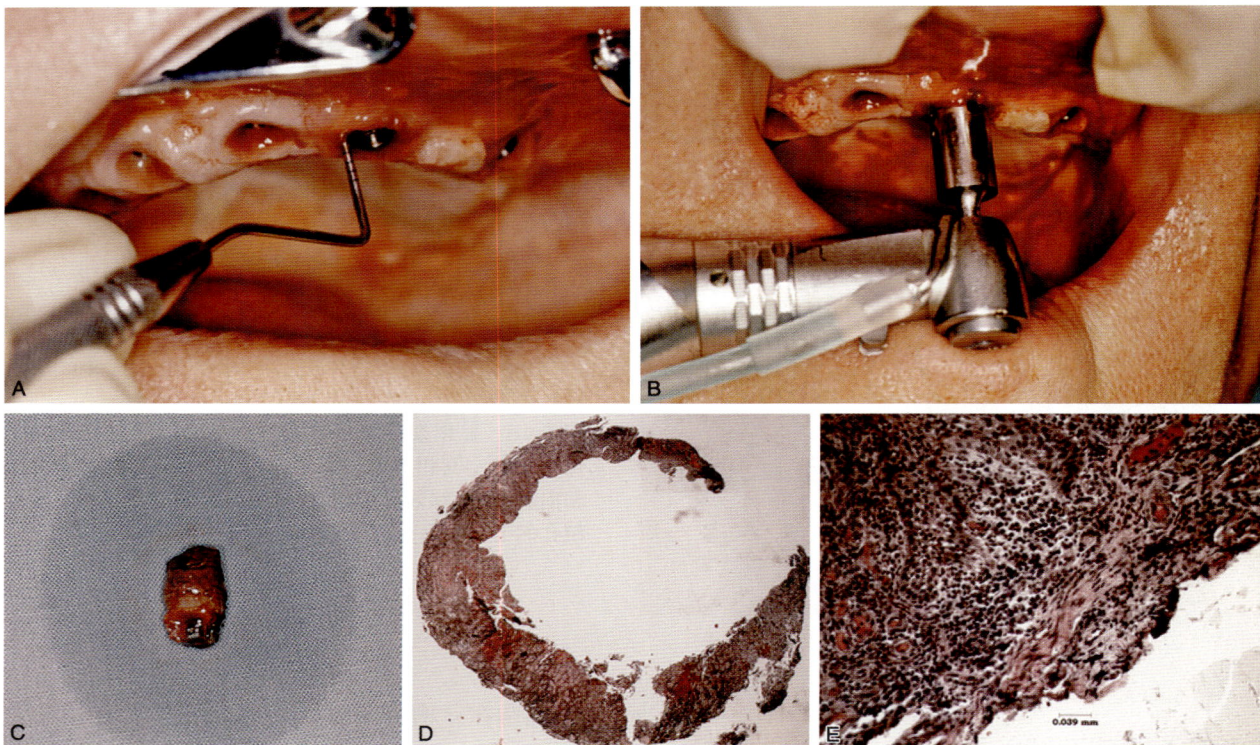

图 5-16　切牙孔植入失败。A. 未从切牙孔种植体中取出所有软组织导致的骨丢失和探诊深度；B. 用环钻去除种植体；C. 取出的种植体表面覆盖着软组织；D. 种植体周围软组织的组织学检查显示，种植体周围的切牙管内容物正在重建；E. 组织学检查显示种植体周围的软组织中有神经纤维长入

## （十六）种植体植入侵犯鼻腭管

上颌中切牙区与鼻腭管有着密切的解剖关系。上颌前牙区域具有高度的美学需求，理想的种植体植入是必需的。鼻腭管位于上颌腭中线，就在中切牙区域的后方。口腔中有一个漏斗状的通道开口，即所谓的切牙孔。该管向鼻腔分为两个小管，并在鼻底终止为 Stensen 孔。该管包含鼻腭（切牙）神经和鼻腭降动脉的终末支。

### 1. 病因

当上颌牙缺失时，鼻腭管前方的颊侧骨板将丢失其宽度的 60%。此外，鼻腭管和孔（包括鼻腭孔和切牙孔）的直径也会增大[17]。当在该位置植入种植体时，它们可能会撞击该区域内容物并与软组织接触，这可能导致软组织界面形成或种植失败。（图 5-17）。

### 2. 预防

为了防止种植体进入鼻腭区域，建议使用

骨移植和植入种植体。也可以直接在管内植入种植体,通常用于覆盖义齿的治疗设计中[18]。

# 二、种植二期手术并发症

## (一)组织环切刀减少了附着组织的量

显露愈合的种植体(二期手术)的一种常见技术是使用比植入的种植体稍大的组织环切刀。组织环切刀因其操作快速而简单是许多临床医生的首选;然而,这可能对种植体周围的软组织健康有害。

### 1. 病因

组织环切刀因其操作快速而简单而被应用广泛,并且可以在不显露骨膜的情况下使用。然而,这可能会导致潜在的修复体和长期使用的并发症,因为它会减少附着组织的可用量。组织环切刀直接放置在种植体的顶部,施加压力以去除软组织,露出种植体的覆盖螺钉。然而,这种技术的缺点是牺牲了角化组织,其通常比种植体的直径大得多(图 5-18)。

### 2. 预防

如果角化组织不充足(<3mm),则不应使用组织环切刀来显露种植体。不应使用明显大于种植体嵴顶部件的组织环切刀,因为会去掉过多的组织。

### 3. 治疗

在角化组织不足的情况下,进行微小的偏舌侧切口,形成软组织瓣,以露出种植体。可以使用自体移植物或同种异体的真皮组织移植来增加种植体周围的附着组织宽度。

## (二)二期手术时的骨缺损

有时,在二期术中,未覆盖的种植体周围可能会出现垂直或水平骨缺损。对于临床医生来说,这往往是一个非常困难的处境。

### 病因/预防

这类缺损的病因通常与种植体过早显露的病因相似,包括手术过程中的牙槽骨创伤、植入前骨量不足、种植体植入产生的扭矩过大(尤其是伴有

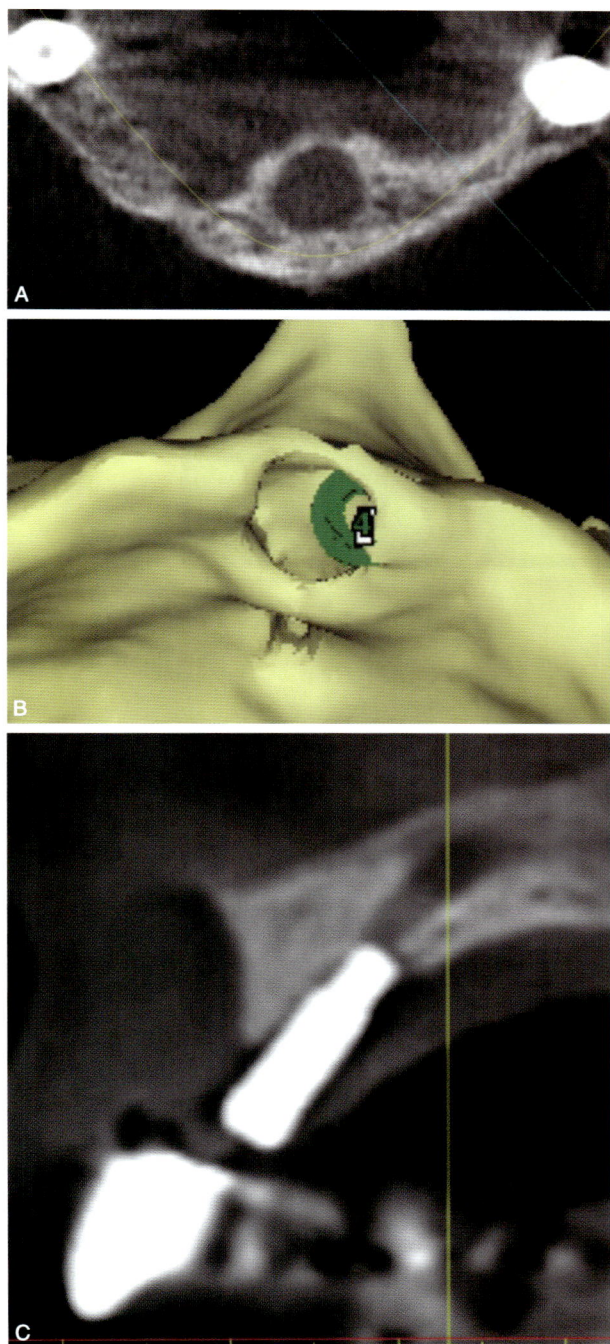

图 5-17　种植体侵犯鼻腭管。A. 横断面轴向图观察到一个非常大的鼻腭管;B. 三维交互式治疗设计显示了种植体侵入到管内;C. 种植体侵犯了鼻腭管,导致软组织界面形成

CBCT 成像来确定鼻腭管的大小和形态。鼻腭管形态变异较大,从一个管状到各种类型的"Y"形。

## 3. 治疗

当确定种植体会影响鼻腭管时,必须考虑替代手术方案。一种方式是摘除鼻腭管,然后进行

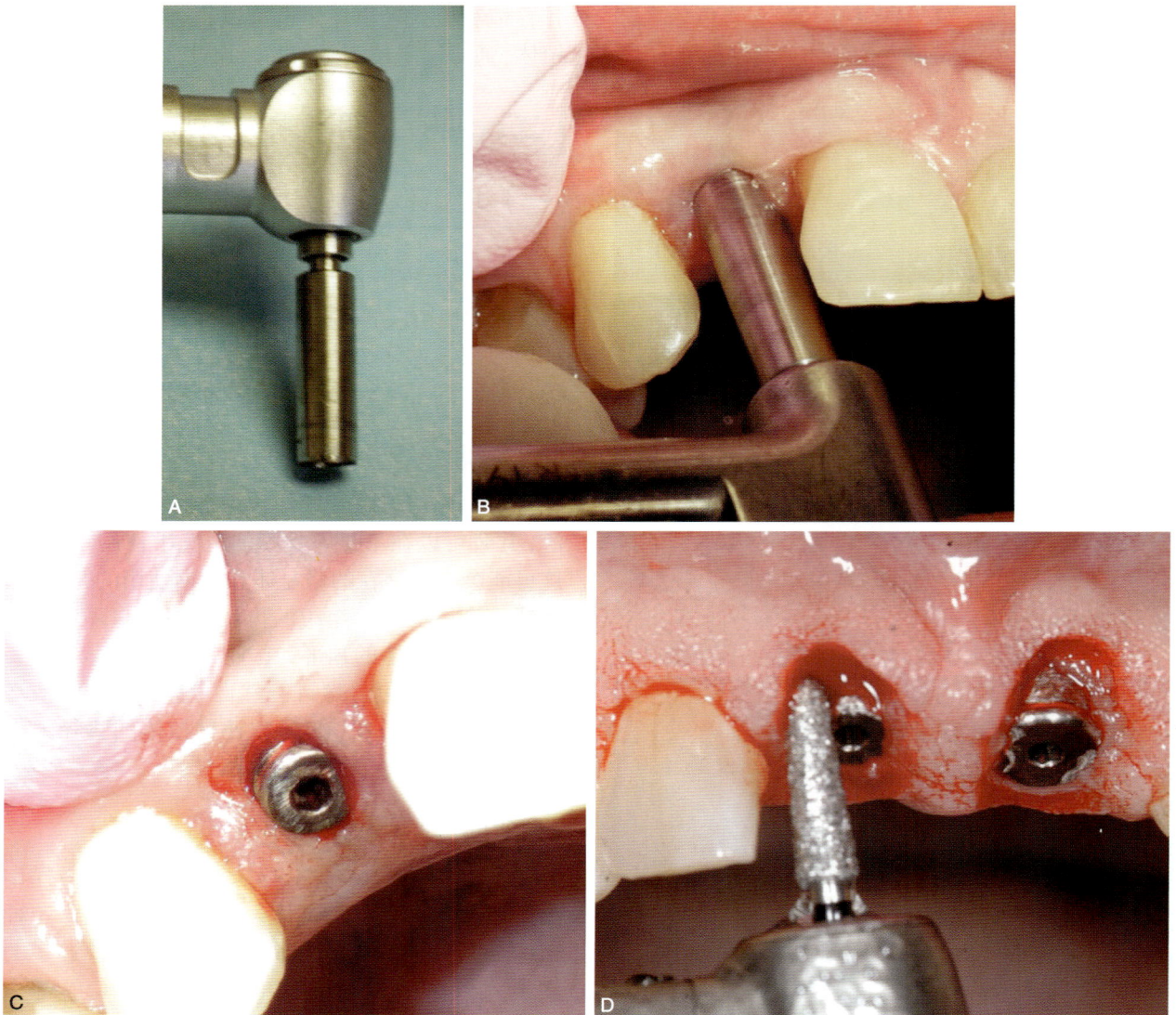

图 5-18　组织环切刀。A 和 B. 当附着的组织不足时，使用组织环切刀通常会导致膜龈联合的缺失；C. 由于去除组织过多，最终冠修复缺少足够的附着组织；D. 在使用高速涡轮机和金刚砂钻针时应格外小心，因为这可能会磨损种植体

较宽嵴顶部件的种植体）、下颌骨后部的骨弯曲或扭转、愈合过程中患者习惯造成的种植体局部负荷、缝线开裂、术后感染、种植体表面污染、特发性骨丢失或与系统性疾病相关的愈合因素。建议采用合适的治疗设计和良好的外科技术，以最大限度地减少植入后的骨丢失。

### （1）垂直缺损

治疗：如果在种植体周围发现填充有软组织的垂直缺损，则使用刮匙清除组织。当从牙齿周围去除软组织时，牙根会被刮伤，因为软组织附着在牙骨质上。而种植体周围垂直型缺损中的纤维组织没有附着到种植体上。因此，可以搔刮骨但不刮种植体，这种结合疏松和无结构的组织相对更容易去除。在这个过程中，种植体表面不应被

刮伤或污染。如果种植体螺纹周围有软组织，可以使用钢丝刷样钻针去除组织。如果在这次复诊时要显露种植体，骨丢失的程度应 <3mm。可使用特殊刷毛的球钻（Salvin 钻）去除种植体表面的组织（图 5-19）。

- **>3mm 的缺损**：如果种植体周围的垂直缺损在周长的 25% 以上并具有中等深度（>3mm），则在移植区的缺损上放置骨移植物/屏障膜，并重新评估软组织。防止软组织向内生长到缺损中，并为骨移植物相对于种植体表面的愈合时间提供良好的空间。在这种情况下，根据缺损的大小，二期手术可延迟 2~4 个月。

　　当骨丢失显露出种植体体部的螺纹时，未被覆盖且负荷的种植体在缺损中重建骨的能力降低。

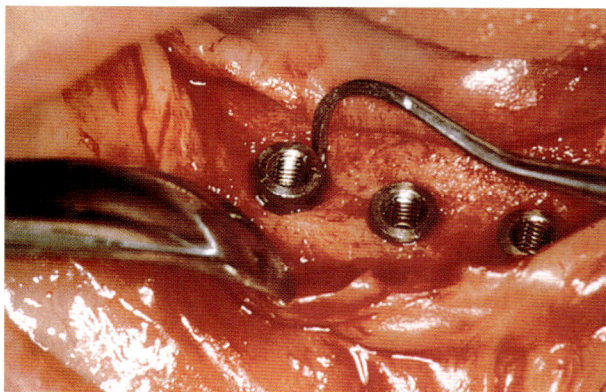

图 5-19 去除缺损处的组织（引自 Misch CE：*Contemporary implant dentistry*，ed 3，St Louis，2008，Mosby）

当种植体在二期手术之前没有被显露时，种植体体部通常不会被微生物污染，因为它一直位于软组织下方。该区域的全厚翻瓣显露出的新生骨不涉及种植体的支持骨，这些新生骨可以被收集并填充到垂直缺损中（在缺损中的软组织已经被彻底去除之后）。当种植体缺损＞3mm 时，最有预期的纠正方法是用可吸收膜覆盖的颗粒状自体骨移植物（如 AlloDerm、Biomend），软组织重新覆盖于膜、骨移植物和种植体之外，等待 8～12 周的组织愈合。＞3mm 的垂直缺损通常需进行植骨，除非达到了种植体总高度的一半或更多，在这种情况下应该取出种植体。

- **＜3mm 的缺损**：当种植体周围的垂直骨缺损＜3mm 时可以不覆盖种植体，并用修复基台替换。从缺损处去除软组织后，再次评估周围的

骨量。在垂直骨缺损＜3mm 的情况下，有 3 种手术选择。

首先，当减少的骨 - 种植体界面不影响修复体的支持或美观时，骨修整可以消除垂直型缺损。黏膜下基台（permucosal abutment，PME）可在同期放置（图 5-20）。

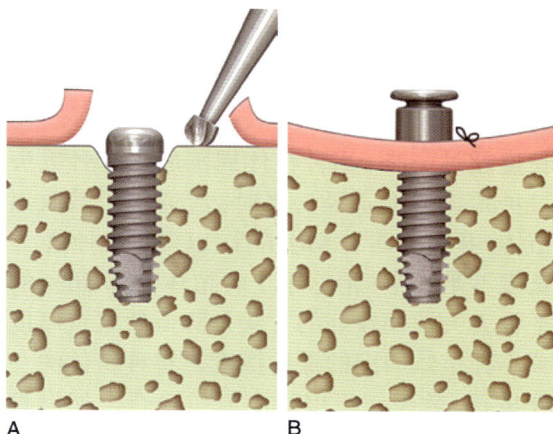

图 5-20 通过钻针进行骨修整（引自 Misch CE：*Contemporary implant dentistry*，ed 3，St Louis，2008，Mosby）

第二种方法是用自体骨移植填充。PME 可在同期放置，并且让组织围绕在该部位周围。当希望在植入部位周围有较厚的软组织时，可以在植入部位上方使用屏障膜（如 AlloDerm），并用软组织覆盖（图 5-21）。

近中和远端区域垂直缺损的第三种处理方法是将楔形物打入距离种植体周围几毫米的骨中。将楔形修复体敲击到远端骨中，挤压中间新生骨

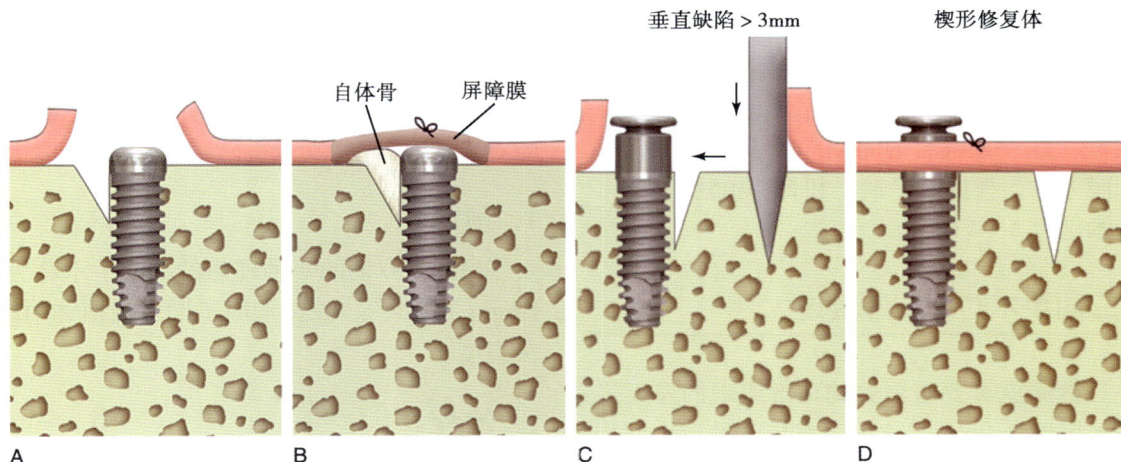

图 5-21 处理＜3mm 的垂直缺损的方法。A. 搔刮缺损区并用自体骨移植物填充该区域；B. 当需要多余的软组织厚度时，种植体可以用黏膜下延伸部分显露或用屏障膜覆盖；C. 左侧的种植体有一个深度＜3mm 的垂直缺损；D. 将楔形修复体打入适当一侧的牙槽骨，并将新生骨向上推移至种植体侧（引自 Misch CE：*Contemporary implant dentistry*，ed 3，St Louis，2008，Mosby）

组织到种植体一侧。由于骨凿在牙槽骨中产生的楔形缺损距种植体几毫米，并且有被骨组织围绕；这个缺损会自主愈合而不产生任何不良后果。颊侧或舌侧垂直缺损可通过使用骨凿并将颊侧或舌侧骨压向种植体体部来纠正。该技术还将新生的、有活力的骨（自体骨）推挤到种植体附近。PME可同期旋入种植体上。

### （2）水平缺损

**治疗**：种植体周围骨的水平缺损可以通过以下几种方式进行治疗。

- **长度超过一半**：当种植体周围的水平骨丢失超过种植体体部直径一半时，应通过手术取出种植体，并在二期手术时植骨，以备将来种植。

- **长度不足一半**：治疗小于种植体体部50%的水平骨丢失预期较好的方法是降低软组织厚度以减小种植体周围的探诊深度。将种植体的一部分显露，软组织可以根向复位愈合。如果骨上方存在螺纹或粗糙表面，则在大量冲洗下使用氧化铝（"白色的"）砂石和橡皮轮使该区域平整，以限制菌斑堆积。在美学区，伴水平骨丢失的种植体上的粘接固位修复体可以放置在种植体上。

解决水平骨丢失的另一种方案是在缺损上方引导骨再生，适用于当最终修复体是固定修复体1（FP-1）或需要额外的骨-种植体界面来承受施加在修复体上的力时。为了提高骨形成的量，可采取以下几个步骤。首先使用自体骨进行移植。在大多数情况下，搔刮该区域后收集自体骨并将其植入，以增加血液供应并提高区域加速现象。放置屏障膜以防止纤维组织向内生长。当骨丢失时，厌氧菌通常在种植体上生长，应做机械清除。此外，在植骨之前取出一期手术的覆盖螺钉，并且在拧螺钉之前应该用0.12%的氯己定彻底冲洗种植体的内腔。在一期缝合时将组织重新转移到骨移植物和膜上方。根据水平缺损和骨移植物的大小，二期手术延迟3～4个月。

## （三）二期手术时组织厚度过大

一旦翻瓣就需要对覆盖的顶部组织的厚度进行评估。厚度>4mm的软组织将导致种植体周袋深度低于理想深度[19, 20]。

### 1. 病因

当在无牙颌牙槽嵴中植入种植体时，在种植体术前后组织厚度过大很常见。这在上颌磨牙区和厚龈生物型患者中最为常见（图5-22）。

### 2. 预防

应在术前进行组织评估，或者在一期植入时将组织变薄。

### 3. 治疗

将组织从骨膜表面剥离，尤其是在唇侧皮瓣中，直到其厚度<3mm。如果上颌种植体的腭部区域存在大量附着组织，则可以进行牙龈成形术。

当组织需要进行根向复位，或者当其厚度为3～4mm并且可能包绕在愈合基台上时，可以通过缝合将软组织固定在愈合基台周围。用缝线在愈合基台旁缝合，并系紧以压低组织。通过组织钳将缝线从切口上方提起，然后旋转缝线形成环形，将环套在扩大的愈合基台上并推至缝合面或愈合基台下。然后可以系紧缝线，将组织固定在缝线槽的位置上。在愈合基台的另一侧也使用类似的技术。这两条缝合线（每侧一条）将组织固定在缝合槽的水平面上，并防止其在软组织愈合过程中向上提起并越过愈合基台（图5-23）。

## （四）二期手术时乳头丢失（split-finger技术）

当种植体-骨界面在可接受范围时，种植体体部的显露应考虑到软组织的最终附着。为了实现和保持适当的软组织结构，根据二期术前的软组织外观，有几种选择。重要的是，尤其是在上颌前牙区，种植体的唇侧骨吸收不会导致牙龈退缩或龈乳头缺失。

### 1. 预防

Misch开发的一种理想的二期手术称为split-finger技术[21]。该技术用于增加种植体周围的乳头高度。

### 2. 治疗

**（1）维持龈乳头**：在相邻牙齿的龈沟上做一个切口，切口从相邻牙齿的舌侧远线角开始，并在种植体冠方的颊侧位置形成一个环形。这就形成了与每颗天然牙齿相邻的两个宽度至少为2mm的

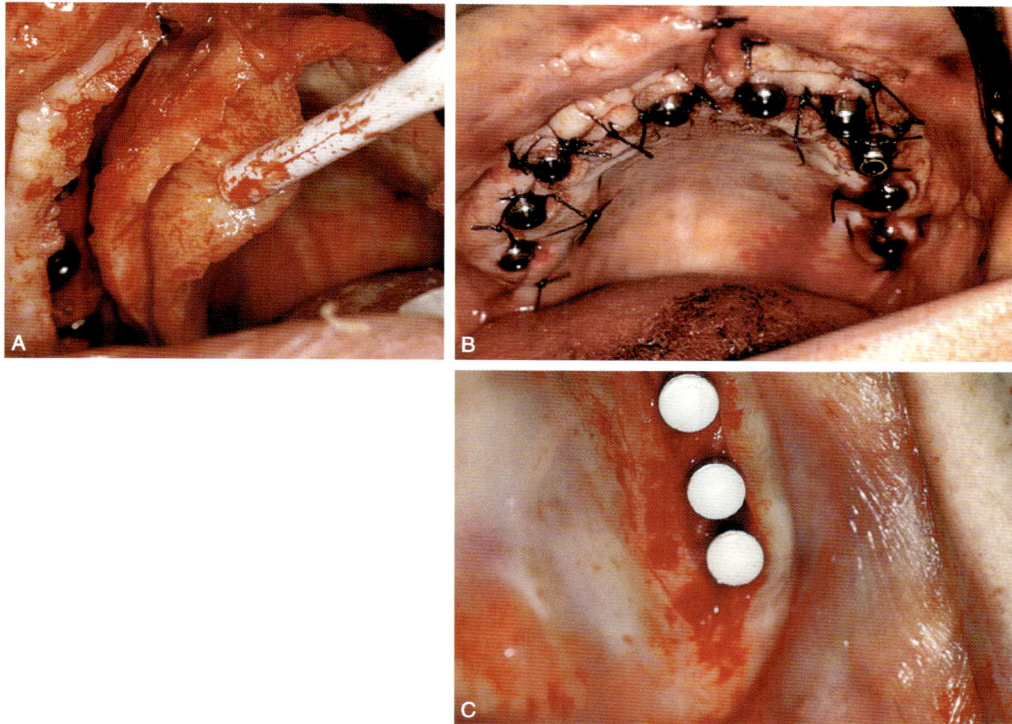

图 5-22　A. 在腭瓣的骨膜侧切开，切除多余的结缔组织，以减少整个腭组织的厚度；B. 接着，厚度减小的组织近似于高度为 3～5mm 的黏膜下延伸组织；C. 牙龈成形术通常在有大量角化组织附着的区域进行，如腭部，以减少种植体周袋深度（引自 Misch CE：*Contemporary implant dentistry*，ed 3，St Louis，2008，Mosby）

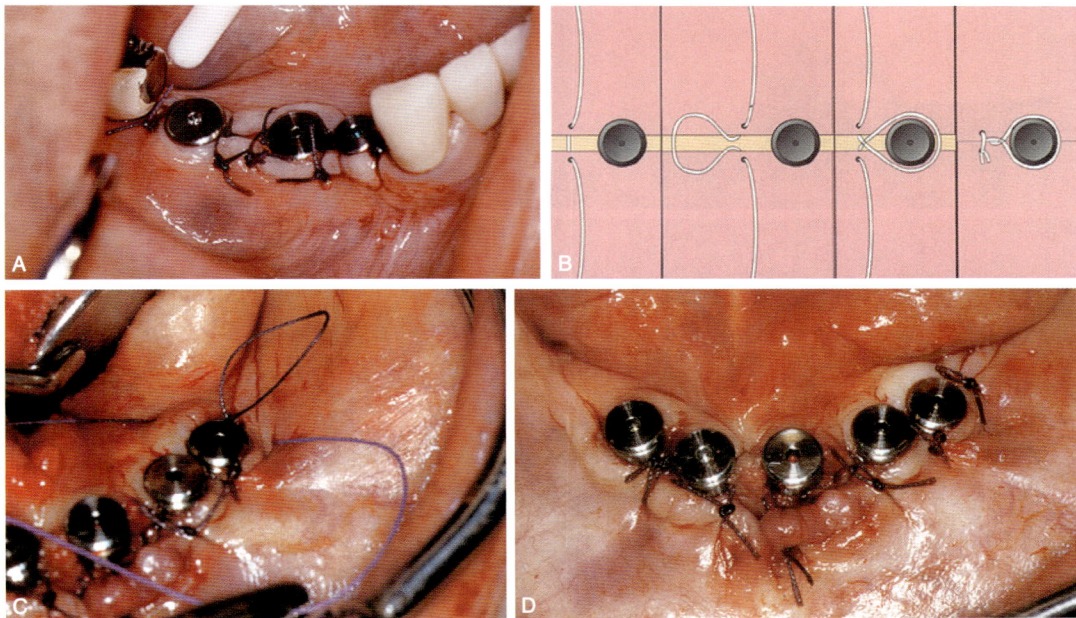

图 5-23　A. 缝合槽有助于根向复位软组织，使其保持小于 3～5mm 的厚度，以减少种植体周袋深度；B. 黏膜下延伸中的缝合线槽可用于将缝合线绕在愈合基台周围并将组织系在更顶端的位置；C. 右侧最远端的种植体周围有可移动的组织，很难根向复位。缝合线被系在远端，并在缝合线槽上成环以用作软组织保持器；D. 当缝合线系在黏膜下延伸组织周围时，它将组织定位在种植体周围（引自 Misch CE：*Contemporary implant dentistry*，ed 3，St Louis，2008，Mosby）

"手指"。一旦提起环形瓣，两个颊侧"手指瓣"将成为唇侧的牙间龈乳头。一个由中央腭侧支撑的"手指瓣"（带蒂的环形瓣）也相应形成。然后抬高组织，显露种植体覆盖螺钉，并用替换基台。接着可以将腭指分成两段（将环形瓣分开成两个"手指

瓣"）。将每个瓣旋转到邻间隙区，以支持抬高的唇侧"手指瓣"。用 4-0 或 5-0 号缝线改良褥式缝合将乳头固定在临时牙旁边的适当位置（图 5-24）。

（2）**增加龈乳头高度**：当需要额外的高度时，可以将 split-finger 技术与结缔组织移植物或

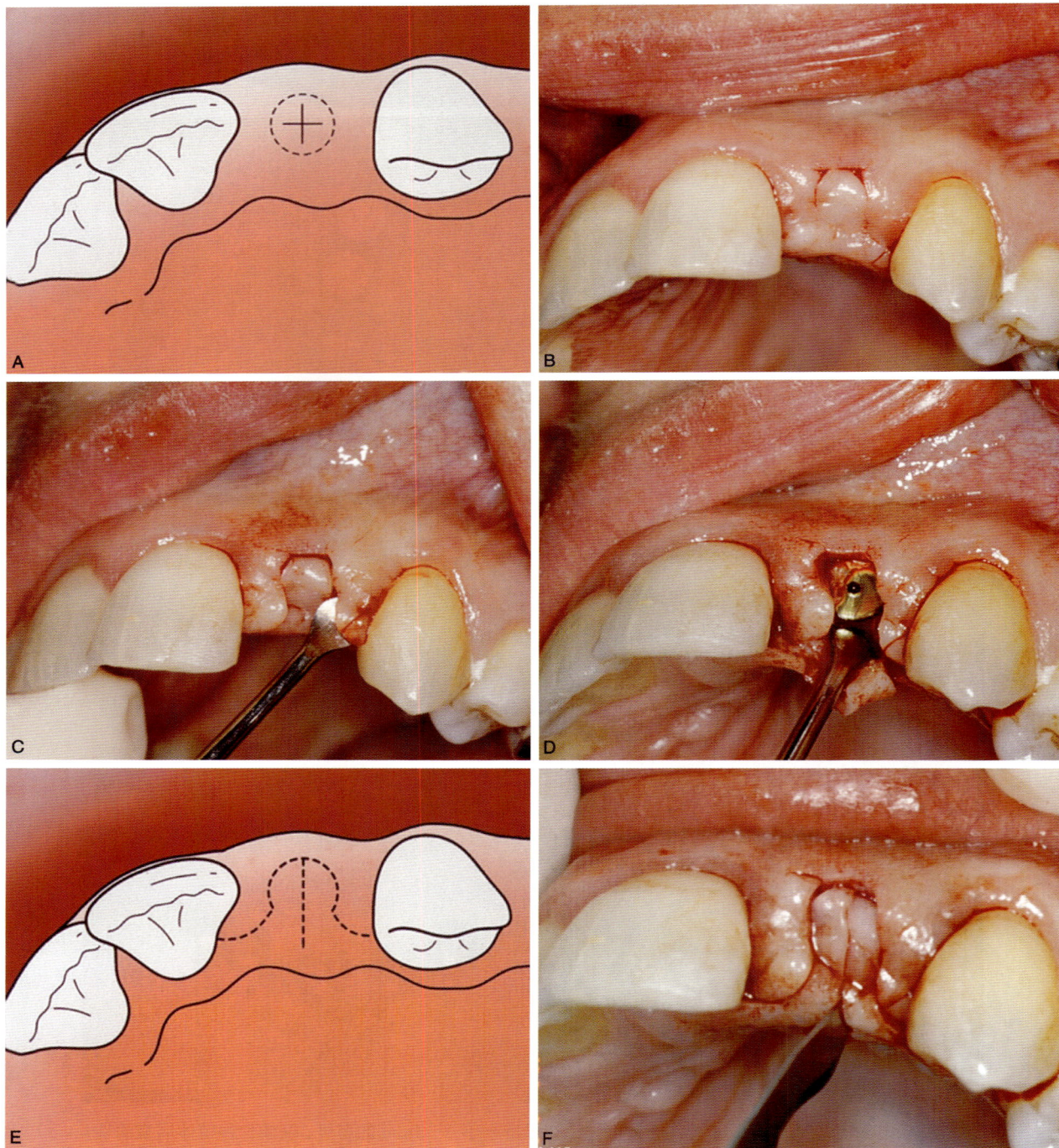

图 5-24　A. 当所需的乳头高度几乎完美时，可以使用 split-finger 技术；B. 在相邻牙齿的龈沟中做沟内切口，切口从每颗牙齿的腭侧延续 1.5～2.0mm，并与邻牙平行地延伸至唇侧。然后在冠方唇侧中部处形成连续；C. 唇侧"手指瓣"向唇侧剥离；D. 腭侧瓣翻到腭部；E. 腭侧"手指瓣"分为两部分（近中指和远中指）；F. 这就形成了 4 个相互连接的"手指瓣"（2 个在唇侧，1 个朝向腭侧）

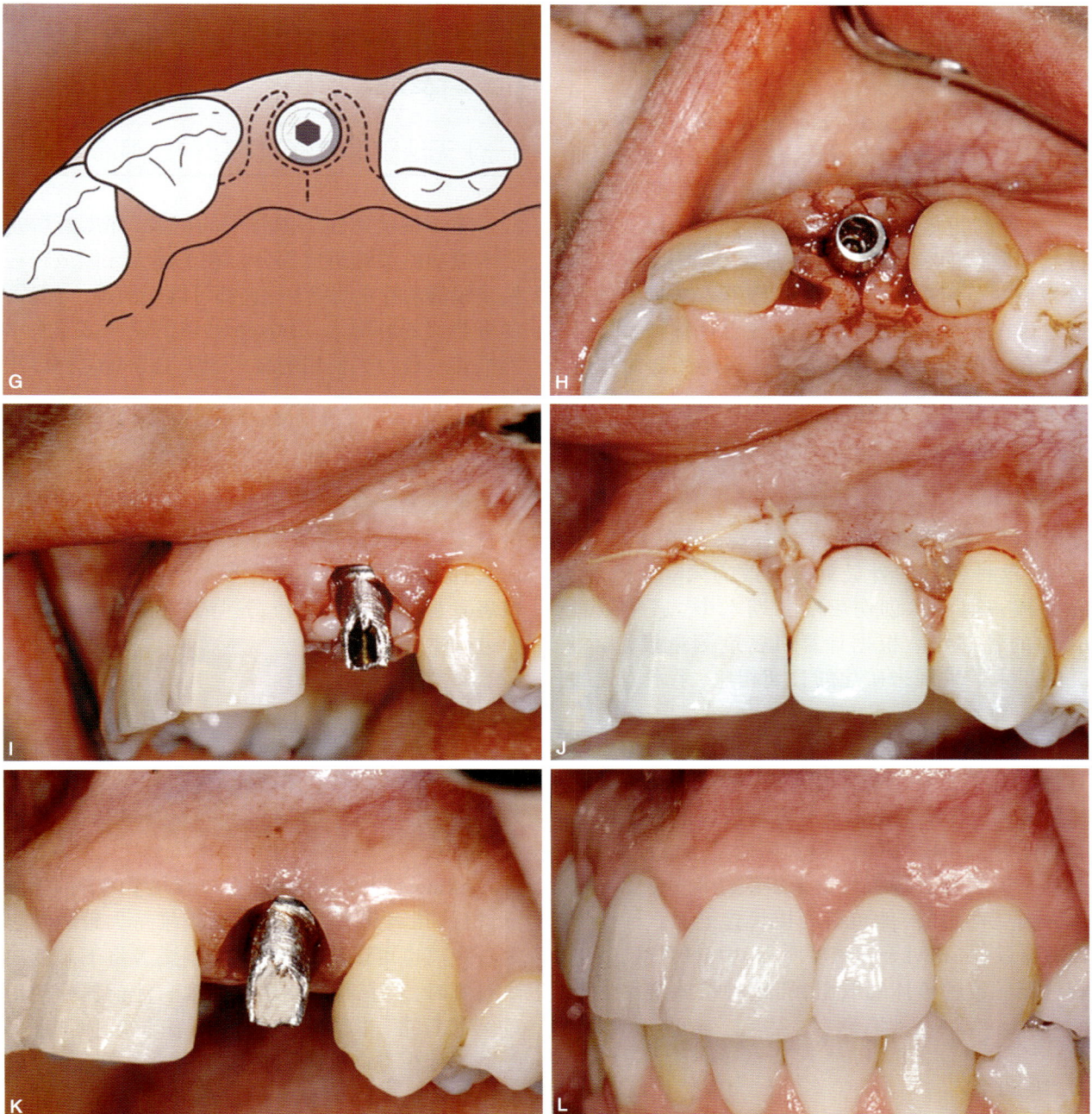

图 5-24（续）　G. 增加了种植体基台（或黏膜下延伸组织），每个分开的腭瓣位于唇侧相应"手指瓣"的下方；H. 分开的腭瓣旋转并适当支撑的唇侧瓣；I. 种植体基台和增高的唇侧"手指瓣"已就位；J. 临时牙冠被固定，"手指瓣"被缝合固位；K. 软组织成型后，制作最终修复体；L. 最终冠就位，牙间龈乳头恢复良好（引自 Misch CE: *Contemporary implant dentistry*, ed 3, St Louis, 2008, Mosby）

AlloDerm 结合使用，以进一步增加组织的高度。当有需要时可在一期种植术中进行此术式。

假设去除或增加软组织以获得所需的外形轮廓，临床医生基本上有两种方案选择来进行维持。第一种选择是可以放置 PME。其大小和形状应小于最终牙冠的颈部轮廓，并延伸穿出组织 1～2mm。PME 的使用将成型初始的软组织轮廓。

不应使用直径大的 PME，因为它可能会导致牙龈退缩，并限制修复医生将其塑造成理想形状的能力。在接下来的几周内，将重新使用过渡义齿，以安装在愈合基台上，直到患者进行第一次试戴修复体。软组织愈合并可以与愈合基台或黏膜成型器对组织轮廓塑形。通常，理想的组织成型需要 4～6 周。

## （五）反向扭矩测试的并发症

反向扭矩测试（reverse torque testing，RTT）用作刚性固定的验证，包括在种植二期术中（通过携带体）施加反向扭矩（逆时针方向）到种植体上，施加的扭矩水平范围为 10～20N/cm。未通过此类测试的种植体被认为是非整合的，可能会成为早期负荷失败，不建议作修复。文献中的报道建议在二期术中进行 RTT，或者评估种植体是否适合立即负荷[22]。优点是将其用作初始稳定性的生物力学测量，以及将其用作最初骨结合的验证。

### 1. 病因

RTT 被认为对低密度骨有益，但在 RTT 过程中，这种密度的骨最具有失败的风险。此外，在种植一期手术创伤后的二期术中，通常只有 60% 的骨矿化。根据计算机密度测量报告，与二期手术后发现未矿化的日期相比，手术当天的骨可能更致密，骨界面形成更强[23, 24]。初次手术后需要 52 周才能完全矿化。骨的矿化作用与其强度有关。在二期术中使用 RTT 评估骨 - 种植体界面，当界面较弱且更容易因过度负荷而断裂。此外，在 4 个月时，通常仍然是形成编织骨，而不是板状骨。编织骨是无组织结构的，比种植体界面更理想的、能负荷的板状骨更弱。种植体在愈合过程（相对于骨密度而言）中 RTT 越早，更有可能导致种植体的取出，否则种植体将发生骨结合。

### 2. 预防

作者认为，RTT 呈现了太多的主观变量，误判会损坏骨 - 种植体的界面，延长治疗时间，并增加额外修复治疗的相关费用。对骨结合临床验证的客观标准的渴望是不成立的。现今使用的最常见的临床验证方法，影像照片和手动松动度检查，都有一定主观成分。然而，这些检查并没有使得种植体置于风险因素之中，并且经受住了时间的考验。

### 3. 治疗

建议不要在评估牙种植体骨结合时使用反向扭矩测试。

## 三、麻醉/富含血小板纤维蛋白的并发症

### （一）无法获得较好的下颌神经阻滞

随着种植体在下颌骨中的植入，深度麻醉是手术成功的关键组成部分。在下颌无牙颌或正在接受镇静治疗的患者中，这都可能很困难，并且需要可替代的麻醉术。Misch 种植研究所多年来一直推荐一种很少使用的技术，即 Akinosi 技术，用于进行下颌麻醉。

### 1. 病因

对于无牙颌患者，首选 Akinosi 技术，因为传统技术（Halsted 阻滞）需要使用参考点（以咬合面），而无牙颌患者不存在参考点。此外，许多种植患者都服用了镇静药，这导致患者很难完全张口进行注射。

### 2. 预防

口腔种植科医生必须了解和使用可替代的麻醉技术，如 Akinosi 技术。

### 3. 治疗

Akinosi 阻滞麻醉术是在口腔几乎闭合的情况下进行，或者患者经常佩戴义齿维持大致的咬合垂直距离也可以进行。此外，当患者将下颌朝向注射侧时，也有利于使用该技术。注射器中使用 27 号长针头，在底座附近弯曲针头 30°，因该水平面上的针头方向将远离中线。这样是有利的，因为当针头向远端推进时，分支呈横向展开。注射器和针头平行于咬合平面放置在上颌龈结合部的高度。在回抽和注射麻醉药之前，针头穿透其长度的约一半（25～30mm）。这种技术不使用骨标志做参考。Akinosi 阻滞通常对患者来说不那么痛苦，因为麻醉液被注射到翼状肌三角区的顶部，翼状肌三角区有更大的溶解空间。此外，与 Halsted 阻滞的注射部位相比，该三角区的顶部在注射路径中具有更少的肌肉纤维，这与减轻不适有关（图 5-25）。

### （二）富血小板纤维蛋白的血液离心不充分

Choukran 等提出的富血小板纤维蛋白（platelet-

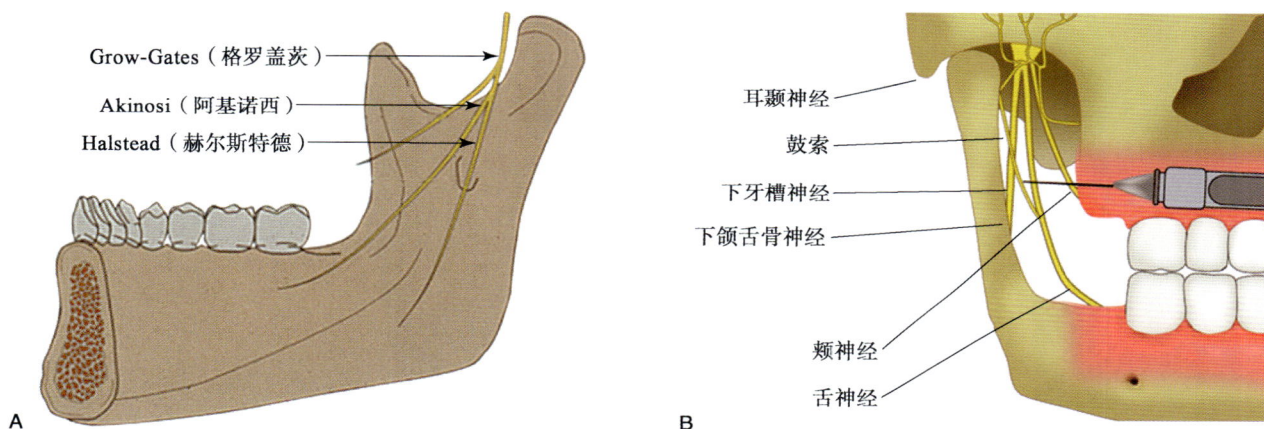

图 5-25　A. 在无牙颌患者中，Akinosi 局部阻滞麻醉比传统的注射法更有效；B. Akinosi 技术：患者几乎完全闭口，或者在义齿佩戴者的咬合垂直距离处。用另一只手推挤脸颊，露出后牙。注射器平行于上颌磨牙的咬合平面，针头与上颌第二磨牙和第三磨牙的膜龈交界处平齐。将针插入颊黏膜中，尽可能靠近下颌支的内侧表面，伸至 25～30mm 的深度而不接触骨面。仔细打药后，麻醉溶液约沉积在下颌孔和髁突颈部之间，进入翼下颌间隙中（引自 Misch CE: *Contemporary implant dentistry*, ed 3, St Louis, 2008, Mosby）

rich fibrin, PRF）在种植牙领域已经非常流行[25]。所获得的纤维蛋白 - 血小板基质含有许多生长因子，这些生长因子负责细胞有丝分裂，增加胶原的产生，将细胞募集到损伤部位，启动血管生成和诱导细胞分化。在抽取患者的血液后，离心使得形成富含血小板和生长因子的纤维蛋白网。这种天然纤维蛋白基质可浓缩血小板和生长因子，并增强硬组织和软组织的愈合。试管离心后，纤维蛋白凝块在中间层形成，上层含有无细胞血浆，底部含有红细胞。

## 1. 病因

当离心过程不正常时，将不存在明显的中间层（即 PRF）。发生这种情况的原因有很多，包括：离心血液的延迟（延迟时间越长，形成的凝块越少）；在离心机中的时间不足；离心机转速不足（3 000rpm）；以及试管内含有抗凝药（如水合氯醛）。

## 2. 预防

应立即将血液样本放入离心机中，并离心至少 12min。

## 3. 治疗

如果不存在纤维蛋白凝块，则应获取新的血样，并重复该过程（图 5-26）。

## （三）PRF 法获取血样困难

抽血失败最常见的原因是针头位置不当。理想情况下，通过使用真空吸引器，在穿透静脉后，负压使得血液快速填充样品管。

## 1. 病因

如果血液不能顺畅地流入试管，最常见的是以下不适当的针头位置的原因之一：①进针不够深，无法穿透血管；②进针太深，导致穿破血管壁；③针倾斜抵靠在血管壁上；④静脉痉挛导致血管塌陷；⑤针头进入部位形成血肿；⑥插入动脉内（图 5-27 和图 5-28）。

## 2. 预防

遵循静脉穿刺的理想方案如下。

（1）将止血带放置在拟定入口上方约 5 英寸处。

（2）确认静脉和乙醇消毒棉签。

（3）皮肤被拉向与针头相反的方向。

（4）斜面向上，以 30° 进入。

（5）静脉穿孔，略有推进时角度减小。

（6）取下止血带。

（7）取出针头。

## 3. 治疗

如果抽血不成功，应该重复这个过程，通常是在另一侧手臂上。如果出现血肿，应进行以下治疗。

（1）立即按压止血和使用冰敷。

（2）静脉穿刺 4h 后，热敷镇痛。

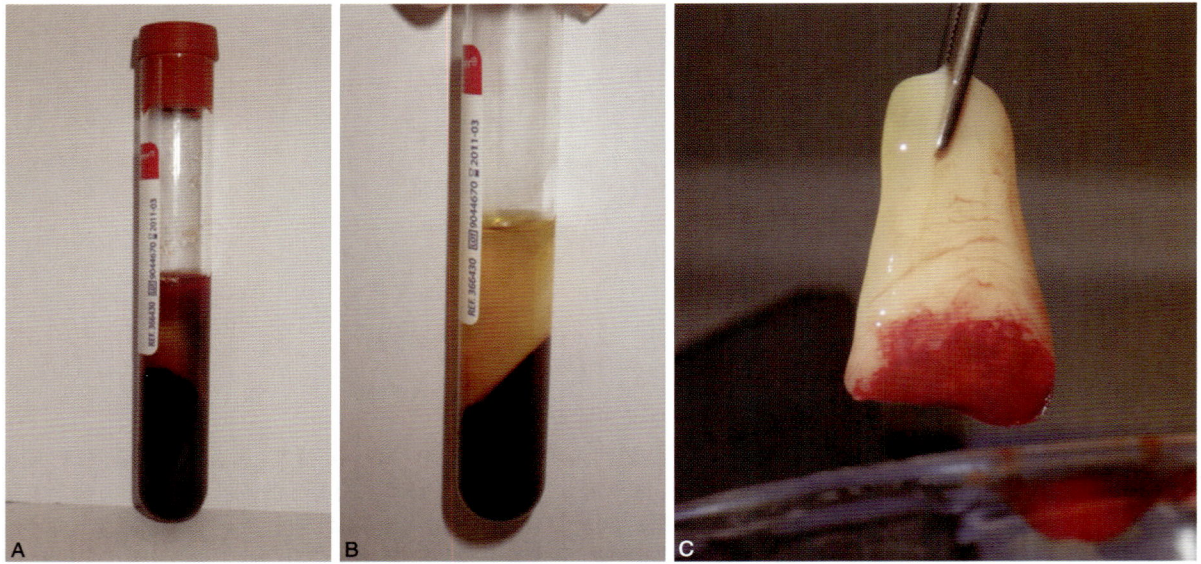

图 5-26    PRF 凝固不充分。A.没有形成明显的纤维蛋白凝块；B.理想的离心后包括 3 个不同的分层；C.PRF 凝块

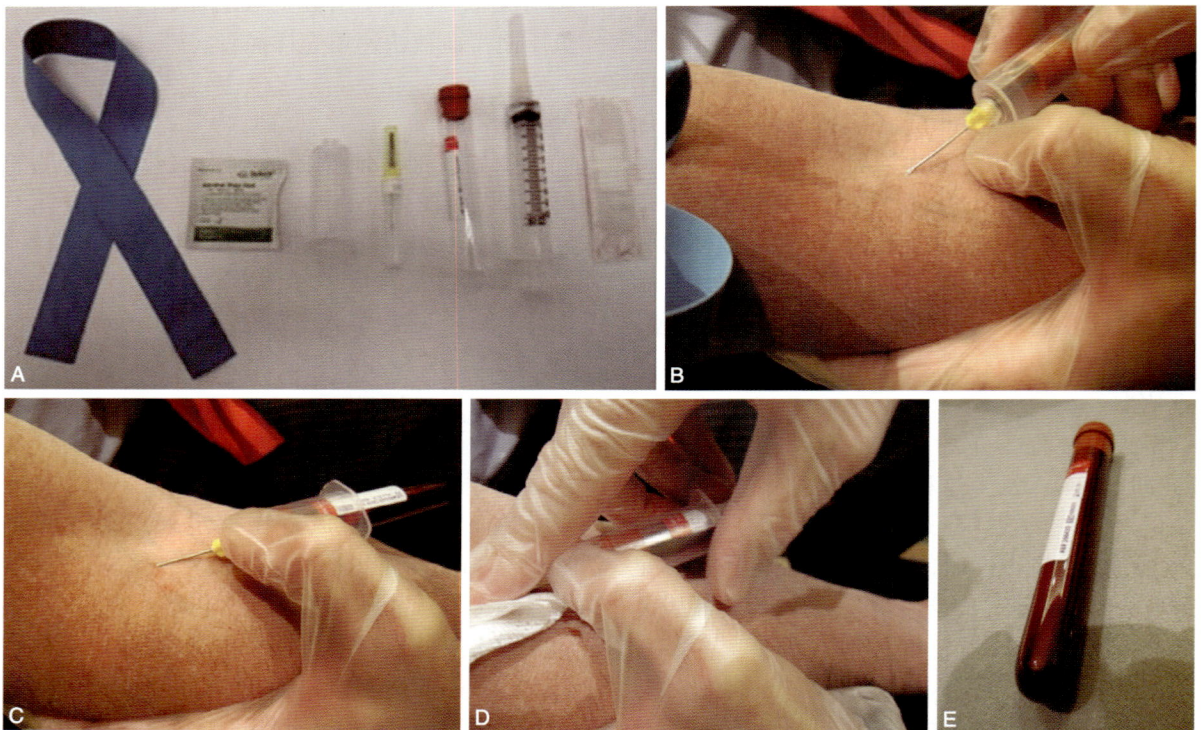

图 5-27    理想的静脉穿刺技术。A.真空采血装置；B.进入血管时，倾斜向上并成 30°；C.一旦进入血管，在前进的同时稍微减小角度；D.按压采血管，负压会使试管内充满血液。试管子即将充满，直到压力降低（约 10ml），退出采血针；E.装有血液样本的试管；F.在静脉穿刺部位按压止血

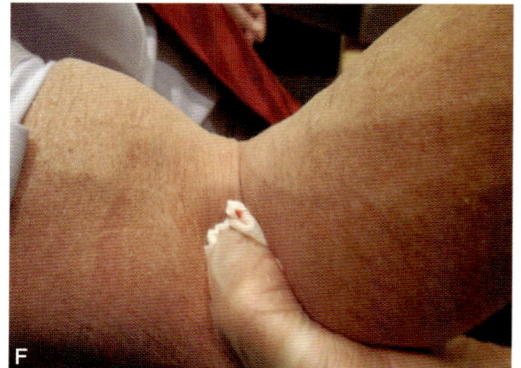

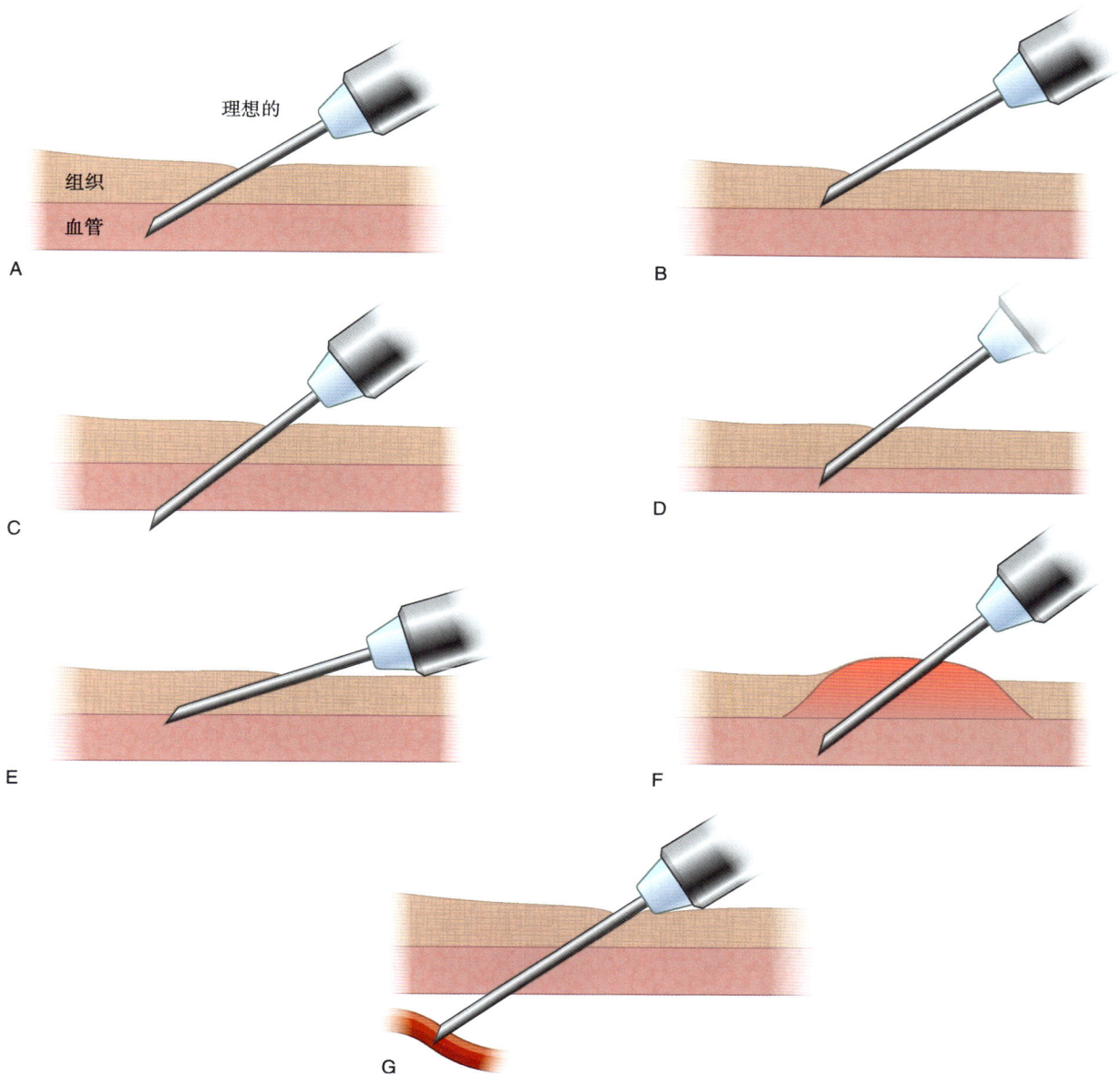

图 5-28　静脉穿刺失败的因素。A. 理想的针头位置；B. 进针太浅，需要插入更深的组织中才能刺穿血管；C. 进针太深，应退出并选择新的静脉穿刺部位；D. 静脉塌陷，更换止血带，如果仍然没有流血，取出并选择新的部位；E. 靠着静脉壁倾斜时，需增加针头角度；F. 血肿形成后，取下针头并选择新的部位，按压并冰敷块；G. 动脉内入路，取下针头并选择新的采血部位

（3）使用镇痛药。

（4）皮下血液通常需要 10～14 天才能溶解。

## 四、严重/危及生命的并发症

### （一）种植体部件的吞咽/误吸

任何类型的口腔手术都可能导致牙体碎片或材料的吸入或误吞。口腔科器械（牙钻、方向指示杆、根尖、牙冠等）误吞或误吸会导致许多并发症，甚至危及生命。当出现这些情况时，口腔医生必须积极行动，避免并发症和医学法律问题。

### 1. 病因

由于基台、螺钉、携带体和其他种植体部件的尺寸较小，因此对种植体临床医生来说存在重大风险。这可能发生在任何口腔科植入流程中，包括手术和修复阶段。

有两种可能：患者将异物吞咽至胃里，或者将异物吸入肺部。

（1）误吞：通常患者没有症状。然而，根据物体的形状和大小，如果发生堵塞或无法通过胃肠系统的并发症，可能需要将其取出。

（2）误吸：异物可能最终进入肺部，在这种情况下，患者将出现咳嗽、喘息、声音嘶哑、窒息、喘鸣或发绀等症状。

### 2. 预防

种植体临床医生可以使用各种技术来防止异物的吸入或吞咽。没有一种技术可以保证避免这种复杂情况；然而，医生应始终保持极度谨慎。防止吞咽或误吸的技术如下。

（1）使用牙线结扎所有可能误吞或误吸的种植体组件。

（2）使用 AS123 修复工具。

（3）使用咽喉纱布团（4cm×4cm 纱布）或咽部屏障。

（4）高真空功能。

（5）使用弯曲止血器。

### 3. 治疗

如果器械在口腔中丢失，应首先指示患者不要取坐位，因为这必将导致器械的吞咽或吸入。患者应把头转向一侧，尝试将器械"咳嗽"出来。如果器械丢失，通常可根据症状判断吸入肺部或吞咽至胃部。如果器械被吞咽到胃里，通常患者不会出现任何症状。如果患者将器械误吸，很可能会伴有咳嗽、喘息、疼痛和发绀。这可能危及生命，应按照医疗紧急情况进行治疗。在所有吞咽/吸入情况下，患者应立即转诊至急诊进行胸部X线检查。如果器械已经被吸入，它通常位于右支气管，因为右主支气管的角度比左主支气管更小。通常在全身麻醉下使用刚性支气管镜取出器械（图5-29）。

## （二）气肿

皮下气肿可在种植手术期间及术后导致许多严重的并发症。对这种情况的早期辨别和处理对于预防问题发展至关重要。空气在皮下积聚的同时会使连接相邻肌肉平面的结缔组织发生剥离。来自口腔的空气可通过筋膜间隙进入纵隔间隙，并与咽旁间隙和咽后间隙相通，导致气道受损。另外，空气可能从咽后间隙进入胸膜间隙和心包膜，从而导致心肺功能衰竭。

### 1. 病因

由于种植体与牙齿的附着不同，挤压到种植体周围龈沟的空气可能导致气肿。最容易发生这种情况的两种方式分别是：使用气动涡轮机头或空气—水注射器，这会将空气排进龈沟区域。症状包括肿胀，这种肿胀会随着时间的推移而增加，并伴有疼痛的"爆裂"感。触诊捻发声可确诊气肿。患者通常会有呼吸困难。

### 2. 预防

当植入种植体、口内调改基台或移除种植体周围的骨时，应始终使用电动涡轮机（不要使用气动涡轮机）。此外，避免使用空气—水注射器（三通管）将空气平行于种植体的长轴放入龈沟。

### 3. 治疗

通常症状会立即出现；然而，手术后几分钟到几小时发生的病例均有报道。有明显肺气肿的患者应在出院前密切监测呼吸或心区不适。治疗应包括发热和镇痛药的支持性治疗。由于细菌可能进入筋膜间隙导致感染，进而导致蜂窝组织炎或坏死性筋膜炎，因此应始终给予抗生素治疗。炎症通常在4～7天消退，此时发病率最低。在个别病例中报道了手术探查、紧急气管切开术和植入胸腔引流管（图5-30）[26]。

## （三）软/硬组织并发症

### 1. 电动涡轮机

电动涡轮机是当今种植牙中最常见的涡轮机类型，容易过热，这可能会导致严重的软组织并发症。2007年和2010年，美国食品药品管理局（FDA）向卫生专业人员发布了关于电动口腔科手柄可能导致严重烧伤的警告。FDA已要求制造商通过设计改良、过热警报、警告标签和临床医生培训来避免过热问题。

（1）病因：由于电动手柄具有绝缘外壳，临床医生可能不知道手柄中产生的热量的程度。另外，麻醉的患者无法意识到热损伤从而会使问题更加复杂。据报道，热损伤被分为一级到三级烧伤，可能需要进行重建手术。不同于过载时效率降低的传统气动手柄，电动手柄可以保持更高的效率，从

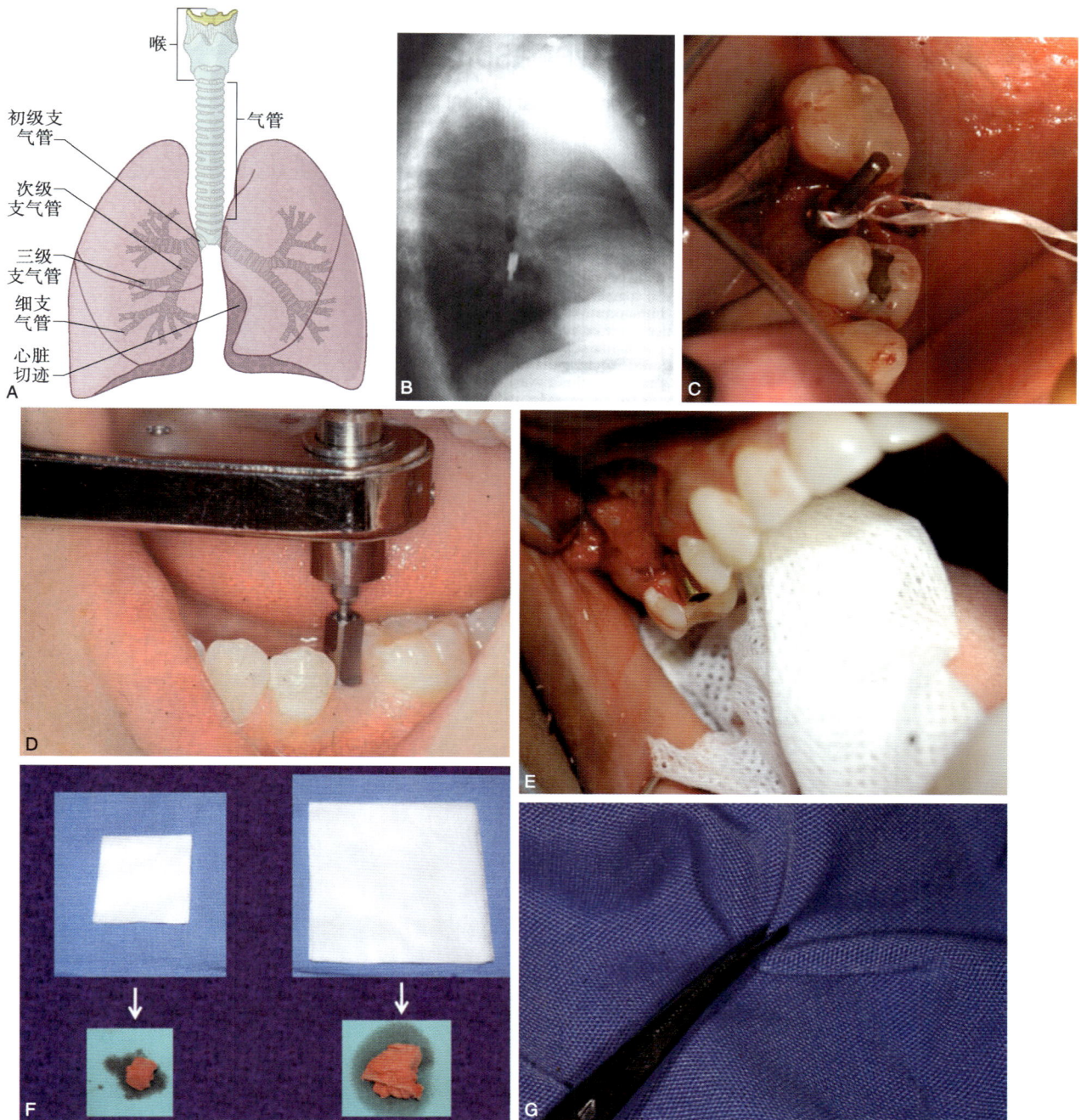

图 5-29　吞咽/误吸入物体。A. 误吸的异物最有可能进入右支气管,因为右支气管比左支气管更垂直;B. 肺部种植体六角携带体的胸部 X 线片;C. 用于防止误吸的牙线结;D. 口外修复工具可以更安全地就位基台/螺钉;E. 4cm×4cm 咽喉纱布团;F. 不应在种植术中使用 2cm×2cm 咽喉纱布团,因为它们很容易被吸入、吞咽或留在软组织瓣下;G. 时刻预备弯曲止血器,可用于取出口腔中的任何种植体部件

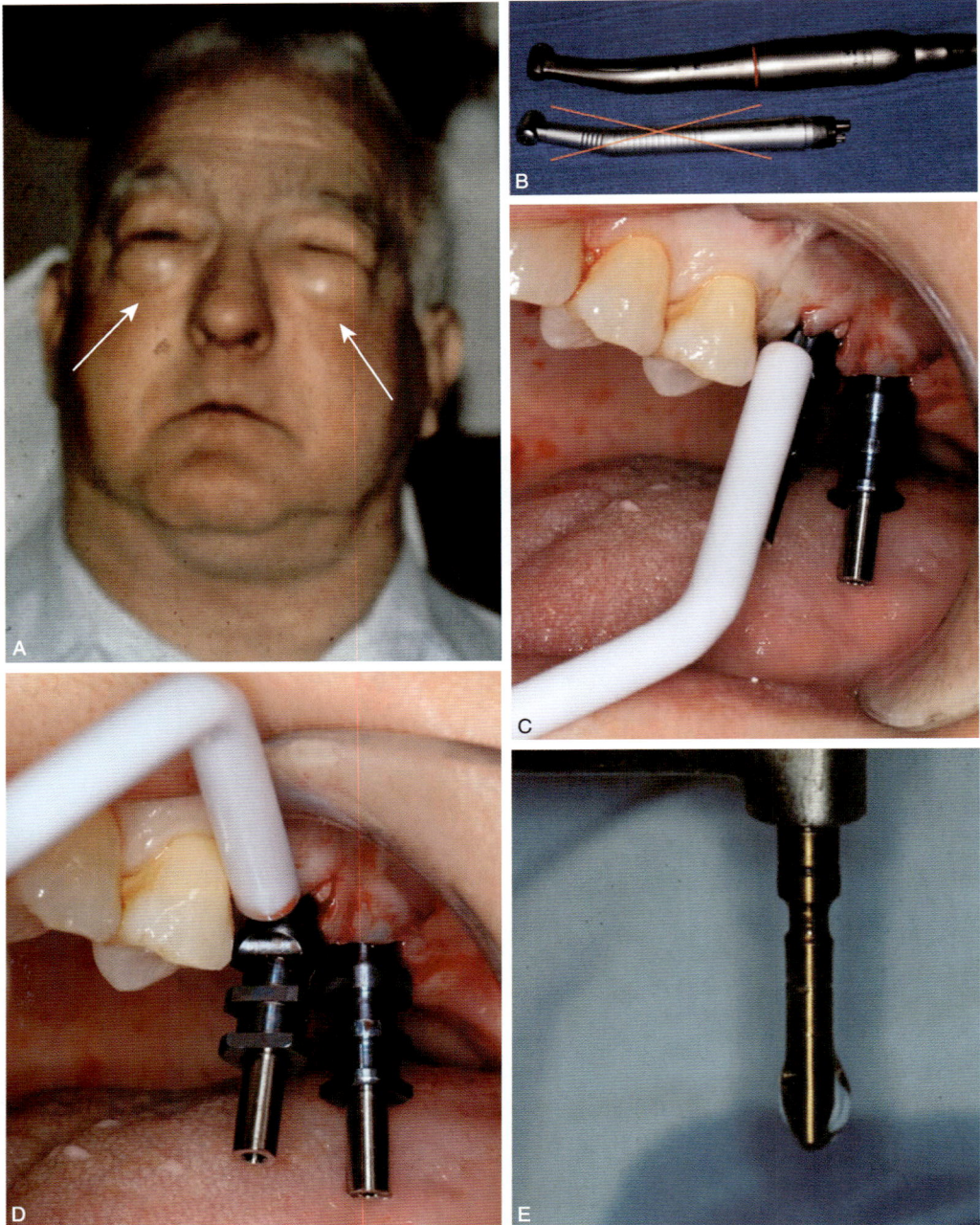

图 5-30　气肿。A. 气肿延伸至眼眶区域的患者；B. 在种植体周围使用气动涡轮机（空气用于转动涡轮机）时应格外小心。可以使用电动涡轮机，因为不存在将空气排进筋膜间隙的情况；C. 不要将空气 - 水注射器直接对准龈沟区域（平行于种植体的长轴，因为可能会导致气肿）；D. 气 — 水注射器需谨慎使用，并垂直于基台 / 植入器；E. 内部冲洗针是将空气排进骨髓间隙的常见方法，应谨慎使用

而产生更大的热量。

（2）预防：具有防范意识对于避免这种并发症至关重要。临床医生应意识到存在涡轮机过热的可能性，在治疗过程中时不时停下来，并经常检查种植体马达在治疗期间是否变热。电动涡轮机应根据制造商的建议进行日常维护。

（3）治疗：如果发生烧伤，治疗通常会根据严重程度而有所不同。轻则涂抹 OTC 软膏，重则转诊。对于严重烧伤，需要全身性使用抗生素。如果烧伤没有超过唇红缘边界，通常会无缺损愈合（图 5-31）。

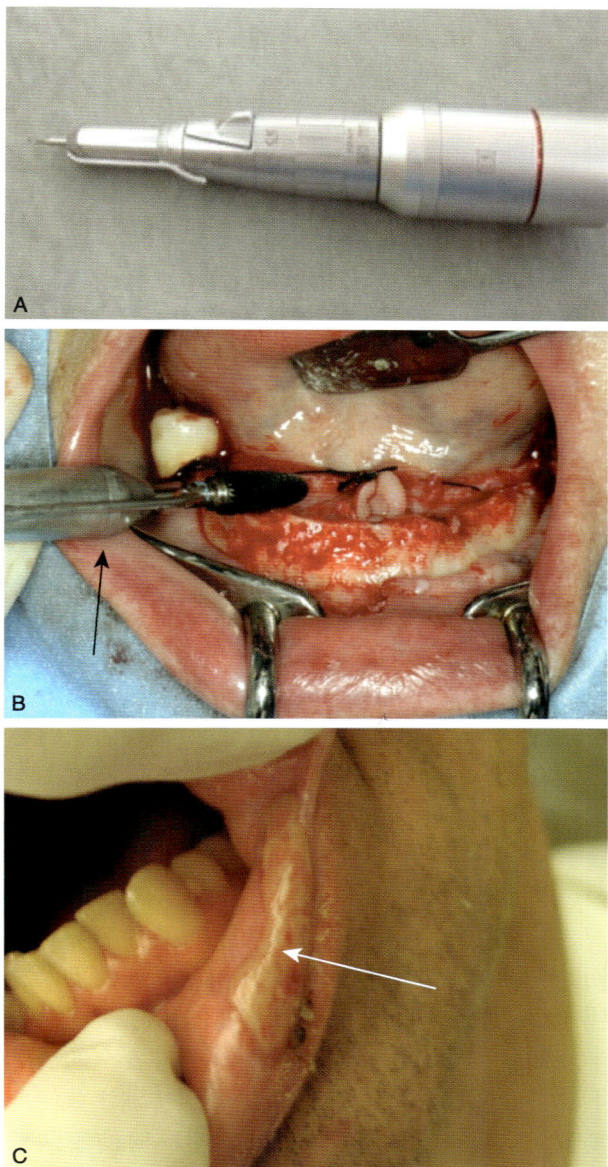

图 5-31 软组织烧伤。A. 软组织烧伤通常会发生在使用电动手柄（例如 1∶1 直手柄）时；B. 与麻醉组织接触的手柄（箭）；C. 种植体手柄与麻醉组织接触造成的软组织损伤（箭）

## 2. 单极电外科装置

单极电外科手术模式是当今口腔科中使用的一种常用的软组织模式。然而，在种植口腔科中，当这些装置用于种植体周围时，可能会出现严重的并发症。应避免在牙种植体或种植修复体附近使用单极电刺激。

（1）病因：电外科手术是指通过控制高频波形或电流的通过，修整周围软组织。单极电外科是通过形成火花切割组织。由于产生热量，组织中会形成火花、电流传播和热损伤。

（2）预防：在种植口腔科中，单极电外科手术是绝对禁忌。单极电极不能接触种植体或电击放射性骨坏死，否则可能导致种植失败（图 5-32）。然而，双极电外科装置已被证明可以在种植牙周围使用。双极电外科利用分子共振和正弦波电流来防止火花和热损伤。这些类型的装置可以连续使用，因为它们产生渐进式凝血，而非单一的高输出放电，因此不会产生火花[27]。

（3）治疗：治疗通常是姑息性的，因为电外科手术的损伤通常不可逆转。

## （四）唾液腺损伤

当将种植体在下颌后部植入时，可能会损伤舌下腺，这可能会导致舌下囊肿的形成。舌下囊肿是指唾液分泌过多，在下颌下区域形成的假性囊肿。当舌下囊肿在下颌舌骨肌上方形成时，它们在舌下区表现为半透明的蓝色肿胀。大多数舌下囊肿在临床检查中可见，当它们从舌下间隙向内侧延伸到颈部时，被认为是"低垂"的。舌下囊肿通常是不固定的，除非二次感染，否则很少疼痛。在某些情况下，它们会发展成更大的病变，并可能损害气道。

### 1. 病因

舌下腺靠近下颌骨的舌侧皮质板，因此很容易受到损伤。如果腺体损伤，可能会导致舌下囊肿。创伤通常是由于在种植术中种植体角度不当，穿透舌侧骨皮质并导致舌下腺损伤。此外，在舌下区操作时，腺体可能发生强烈的反射和回缩并损伤。

### 2. 预防

为了防止唾液腺受损，理想的术前计划、良好

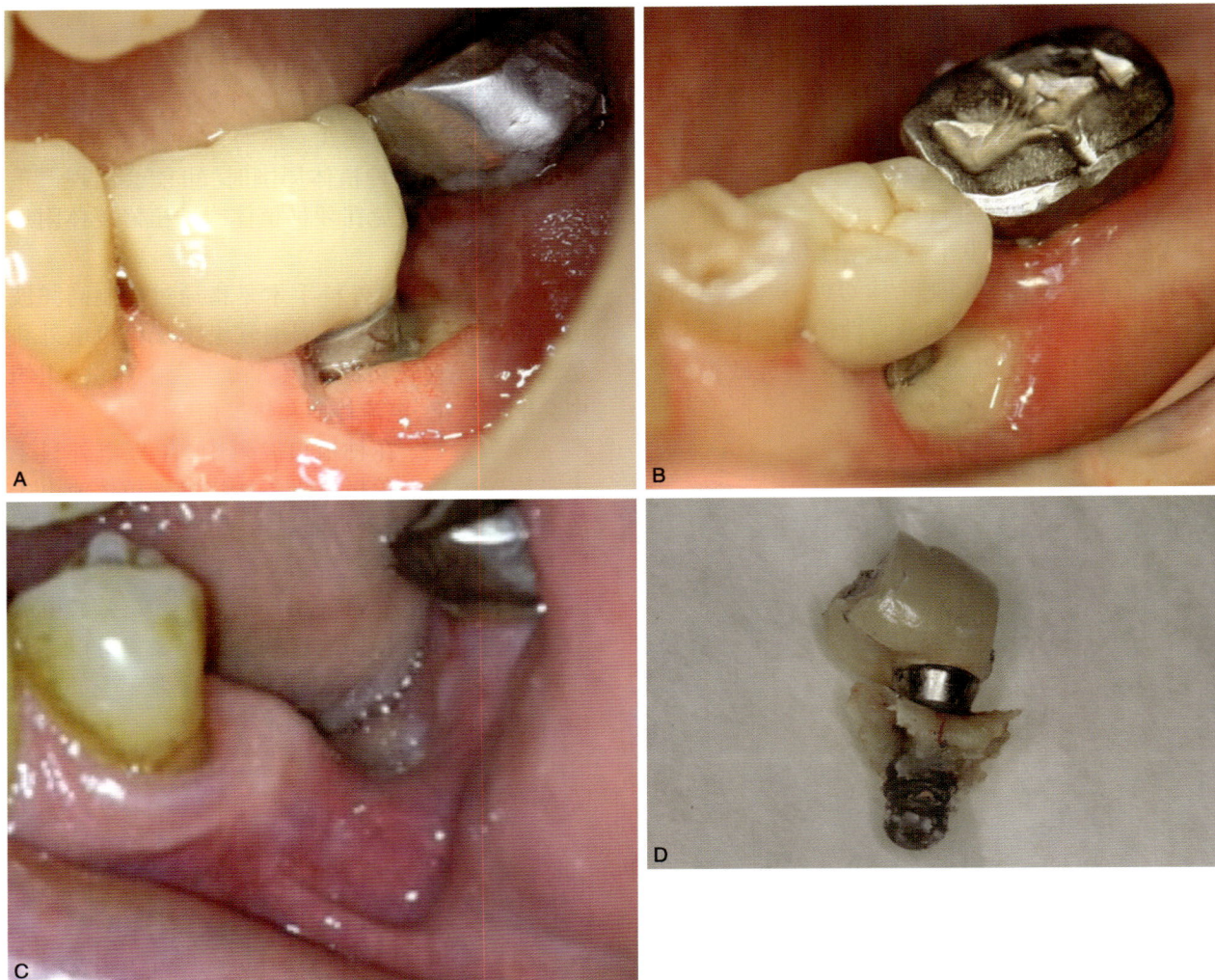

图 5-32　软组织灼伤。A. 种植体周围使用的电外科（单极），伴有相关的热损伤；B. 电外科手术后 1 周受伤；C. 术后 2 周受伤；D. 植入失败

的手术技术、适当的种植体角度和注意腺体收缩可以避免该并发症。此外，必须理解舌下区域的解剖结构。舌下腺位于舌侧皮质骨附近，位于下颌舌骨肌下方。下颌神经管位于舌下腺的下方和内侧。舌神经由内到外穿过下颌下腺管，在第一前磨牙区域向后穿过，由此处发出分支进入舌肌组织。

### 3. 治疗

治疗应包括转诊至口腔颌面外科医生，通常包括彻底切除舌下腺。在某些情况下，如果舌下腺非常小且无症状，则可能不需要进行手术或行造袋术以重建与口腔的连通（图 5-33）[28]。

### （五）麻醉毒性

局部麻醉药过量是一种严重的并发症，在口

腔种植领域备受关注。由于许多种植相关的手术持续时间较长，因此通常需要进行更大剂量的麻醉。在植入手术过程中，必须特别注意种植手术过程中使用的麻药数量和类型。

### 1. 病因

安全的最大麻醉药量取决于时间。消除半衰期并不表示麻醉持续时间；然而，在漫长的手术过程中，它可以作为重复麻醉给药的指导。在一个半衰期后，如果肝功能正常，可在合理安全的情况下给予至多 50% 的允许剂量。必须特别注意使用复合局部麻醉药。在种植术中，常同时使用两种酰胺类麻醉药——利多卡因和布比卡因。尽管可以接受，但总剂量不应超过建议的最大组合剂量。计算应考虑到组合的总剂量，以及是否经过了足够的时间来消除初始剂量[29]。

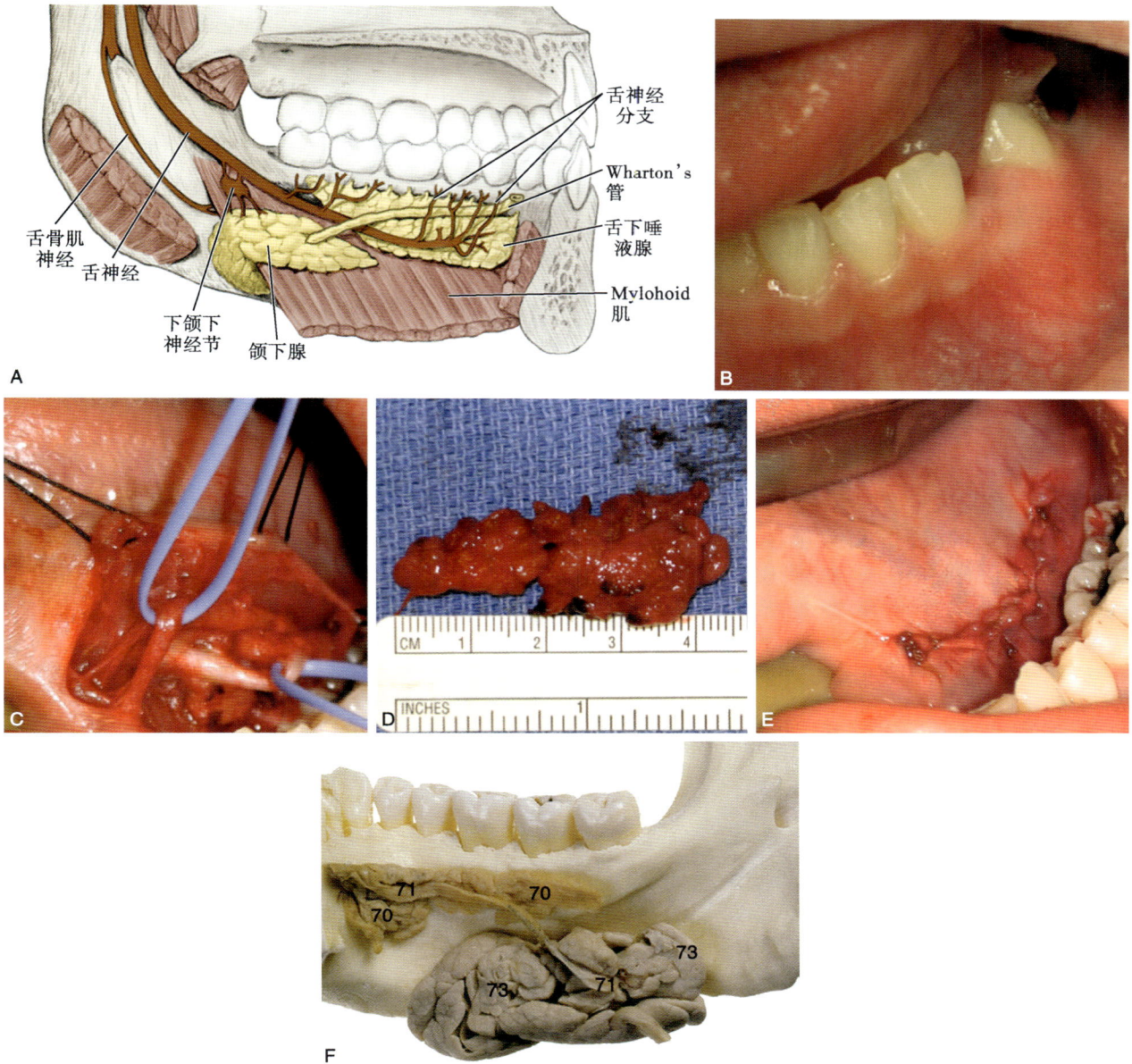

图 5-33　唾液腺损伤。A. 舌下腺解剖，该图展示了下颌下腺与舌下腺导管系统之间的关系，以及舌神经与下颌下腺管（Warton 管）的关系；B. 种植体植入前磨牙区域形成的舌下囊肿；C. 舌神经的回缩，以及舌神经穿过舌下腺的解剖；D. 治疗包括完全切除舌下腺；E. 摘除舌下腺后缝合；F. 舌下腺（70）、下颌下腺（73）和下颌下腺管（71）（A 引自 Fehrenbach MJ, Herring SW：*Illustrated anatomy of the head and neck*, ed 5, St. Louis, 2017, Elsevier；B 和 D 引自 David J. Datillo, DDS, *Allegheny General Hospital*, Pittsburgh, PA；F 引自 Logan BM, Reynolds P, Hutchings RT：*McMinn's color atlas of head and neck anatomy*, ed 4, Philadelphia, 2010, Mosby）

## 2. 治疗

　　大多数酰胺类麻醉药（阿替卡因除外）由肝脏通过微粒体酶系统代谢。应特别注意肝功能下降的患者（如慢性乙醇中毒、肝炎患者），尤其是老年患者。肝病患者体内利多卡因半衰期已被证明是正常值的 2.5 倍以上[30]。必须特别注意麻醉药的使用量，并且必须严格评估这些患者的再注射量（即初次阻滞麻醉后使用的麻醉药量）。除肝脏外，肾脏是负责排泄局部麻醉药及其代谢产物的主要器官。严重肾功能损害的患者难以从血液中清除麻醉药，从而增加麻醉中毒的概率。

　　心血管疾病患者在使用含有肾上腺素的麻醉

药之前应进行充分评估,并注意肾上腺素的使用量。健康患者的最大安全剂量为 0.2mg 肾上腺素,而心功能受损患者为 0.04mg 肾上腺素。应该注意的是,当麻醉药中不包括肾上腺素时,与具有血管收缩性的麻醉药相比,药物的全身吸收更快,给予的最大剂量更低。

如果发生局部麻醉中毒反应[31],可能会出现中枢神经系统兴奋、抽搐、呼吸抑制和心搏骤停。应立即进行适当的紧急医疗处理(框 5-1 和表 5-1)。

## (六)手术(麻醉)来源火灾

口腔科手术火灾相当罕见;然而,随着在种植术中越来越多地使用镇静药物,这种潜在的毁灭性并发症可能会发生。FDA 每年收到 500～600 起外科手术火灾的报告。除发生在气道的火灾外,很少出现死亡。临床医生需要意识到这种可能性,并采取措施预防这种并发症。

| 框 5-1　局部麻醉毒性的体征和症状 |
| --- |
| **轻度症状**<br>• 言语增多<br>• 讲话含糊不清<br>• 忧虑<br>• 局部肌肉抽搐<br>• 头晕/眩晕<br>• 耳鸣<br>• 定向障碍<br>**进展性症状**<br>• 嗜睡<br>• 反应迟钝<br>• 嗜睡/镇静<br>• 缺乏肌张力<br>• 血压、心率和呼吸频率轻度下降 |

引自 Misch CE: *Contemporary implant dentistry*, ed 3, St Louis, 2008, Mosby; Adapted from Bennett CR: *Monheim's local anesthesia and pain control in dental practice*, ed 7, St Louis, 1984, Mosby.

| 表 5-1　制造商建议的麻醉胶囊最大用量 | | | | |
| --- | --- | --- | --- | --- |
| 患者体重(磅) | 2% 利多卡因 1/100K<br>肾上腺素 | 2% 甲哌卡因 1/20K<br>新科贝林 | 4% 阿替卡因 1/100K<br>肾上腺素 | 5% 布比卡因 1/200K<br>肾上腺素 |
| 80 | 6.5 | 6.5 | 3.5 | 5 |
| 100 | 8 | 8 | 4.5 | 6.5 |
| 120 | 10 | 10 | 5.5 | 8 |
| 140 | 11.5 | 11 | 6 | 9 |
| 160 | 13 | 11 | 7 | 10 |
| 180 | 13.5 | 11 | 7 | 10 |
| 200 | 13.5 | 11 | 7 | 10 |

引自 Misch CE: *Contemporary implant dentistry*, ed 3, St Louis, 2008, Mosby; 数据引自 Malamed SF: *Handbook of local anesthesia*, ed 6, St Louis, 2013, Mosby.

## 1. 病因

当存在以下 3 种要素时,口腔科术中会发生火灾。

(1)点火源(例如,电外科、激光、光纤光源)。

(2)燃料源(例如,手术窗帘、醇类皮肤制剂,如氯己定)。

(3)氧化剂(如氧气、氧化亚氮)。

当在富氧环境中使用激光或电灼装置时,如通过鼻插管补充氧气,有极大风险发生火灾。在氧气或高度易燃的麻醉气体存在的情况下,电刀或激光产生的火花可能会导致爆炸或手术火灾[32]。

## 2. 预防

美国食品药品监督管理局建议采取以下步骤预防口腔科手术火灾[33]。

(1)确定哪些程序具有火灾高风险,包括任何需要使用补充氧气和在氧气附近操作点火源的程序。

(2)安全使用补充氧气。为患者提供维持足够氧饱和度所需的最低浓度的氧气。如果需要任何类型的点火源,应减少或关闭氧气。

(3)安全使用醇类(易燃)皮肤制剂。防止含乙醇的消毒剂集中在手术区域(口腔)。从准备区域取出乙醇浸泡过的材料,如用于口腔内或口腔外擦洗的 4cm×4cm 纱布。预留足够的时间让醇类消毒剂干燥。

(4)安全使用手术设备,并考虑使用点火源进行种植手术的替代方案。如果必须使用点火源,须知在氧气浓度下降一段时间后使用更安全。即使在关闭气体或降低浓度之后,该区域中的氧气浓度也可能需要几分钟的时间才能降低。

(5)手术窗帘和其他燃料源(如患者的纸巾、手术铺巾)在富氧环境中很容易点燃并燃烧,即便产品被描述为"阻燃"。

### 3. 治疗

如果气道着火,立即停止手术,停止任何气体(如氧气)的流动,并给手术室通风。移除任何易燃材料,如纱布和洞巾。生理盐水可用于扑灭气道火灾。对患者进行评估;在大多数情况下,在大多数情况下都应请求医疗援助(框5-2和框5-3)。

---

**框 5-2　口腔种植术中的手术火源**

**点火源**

- 外科电源
- 激光器
- 光纤电缆和灯
- 高速手柄的牙齿/种植体预备过程中产生的热量和火花
- 除颤器

**氧气(氧化剂)**

- 氧气,通常通过鼻插管
- 氧化亚氮,通过鼻罩加热时释放氧气

**燃料**

- 纱布和棉卷
- 手术服和毯子
- 凡士林
- 氯己定
- 含乙醇的皮肤消毒溶液
- 面部毛发、上皮细胞等
- 细小毛发
- 橡胶和塑料制品
- 鼻插管和鼻罩
- 乳胶

引自 Bosack RC, Bruely ME, VanCleave AM, et al: Patient fire during dental care: a case report and call for safety. *J Am Dent Assoc* 147(8): 661-666, 2016.

---

**框 5-3　手术火灾处理措施**

**预防**

- 与外科工作人员进行消防演习。
- 使用某些燃料后的"超时"(即醇基制备溶液有足够的干燥时间)。
- 使用潜在点火源时,遵守所有安全规程。
- 用水溶性外科凝胶涂抹口腔周围的毛发,保持燃料湿润。
- 开放式面部手术覆盖。
- 在使用潜在点火源之前,停止氧化剂流动至少 1min。

**识别观察**

- 任何意外的患者动作、气味、意外的不适/疼痛、变色、发热或冒烟。

**处理**

- 应由另一名团队成员扑灭燃烧材料并立即清除。
- 停止向患者输送氧气或氧化亚氮。
- 将无菌生理盐水或水扑灭或倒在患者来源的小火苗上。
- 患者护理:气道、通气和紧急医疗服务。

引自 Bosack RC, Bruely ME, VanCleave AM, et al: Patient fire during dental care: a case report and call for safety. *J Am Dent Assoc* 147(8): 661-666, 2016.

---

## (七)口服/意识镇静毒性

据估计,在美国,多达 75% 的成年人有从轻度到重度的口腔科恐惧症[34],5%～10% 的人因为焦虑而避免口腔保健[35]。在口腔种植中,使用意识镇静是一种重要的辅助手段。美国口腔科协会将意识镇静定义为通过药物或非药物方法或组合产生的、使患者自主且持续地呼吸,并对物理刺激或言语命令做出适当反应的最低程度的意识抑制[36]。目前有几种镇静药可用于口服和静脉镇静。表5-2列出了最常用的口服和静脉注射镇静药。

### 1. 苯二氮䓬类药物

病因:苯二氮䓬类药物是目前私人诊所中治疗口腔科相关焦虑最有效的药物。苯二氮䓬类药物主要具有抗焦虑和顺行性遗忘的作用,对在种植术中进行清醒镇静的患者非常有用。确切的机制尚不清楚;然而,苯二氮䓬类药物被认为作用于

**表 5-2　最常用的口服和静脉镇静药**

| 镇静药 | 类别 | 给药方式 | 起始时间（min） | 持续时间（h） | 半衰期（h） | 活性代谢产物 | 口服剂量 | 静脉剂量 | 遗忘症 | 镇痛作用 |
|---|---|---|---|---|---|---|---|---|---|---|
| 三唑仑 | 苯二氮䓬类 | 口服 | 60 | 1～2 | 2～3 | 无 | 0.125～0.25mg | — | 有 | 无 |
| 地西泮 | 苯二氮䓬类 | 口服/静脉注射 | 口服：60 静脉注射：1～2 | 0.25～0.5 | 21～37 | 有 | 0.2～0.5mg/kg；最大剂量：15mg | 0.1mg/kg | 有 | 无 |
| 劳拉西泮 | 苯二氮䓬类 | 口服/静脉注射 | 口服：120～240 | 静脉注射：1～2 | 10～20 | 无 | 0.053mg/kg；最大剂量：4mg | 0.03～0.04mg/kg | 有 | 无 |
| 美索比妥 | 巴比妥酸盐 | 静脉注射 | 0.5 | 0.3 | 4 | 无 | — | 0.2～0.4mg/kg | 有 | 无 |
| 芬太尼 | 致幻毒品 | 静脉注射 | 0.5 | 0.75～1 | 3～4 | 无 | — | 1～2μg/kg | 无 | 有 |
| 异丙酚 | 镇静催眠药 | 静脉注射 | 0.2～0.5 | 3～8min | 0.5～1.5 | 无 | — | 25～100μg/（kg·min） | 有 | 无 |
| 咪达唑仑 | 苯二氮䓬类 | 口服/静脉注射 | 0.5～1 | 0.25～1.25 | 1～4 | 无 | 0.5mg/kg | 0.01～0.1mg/kg | 有 | 无 |

引自 Misch CE: *Contemporary implant dentistry*, ed 3, St Louis, 2008, Mosby.

与情绪和行为有关的边缘系统和丘脑[37]。不幸的是，在镇静口腔医学领域，口服镇静药的经常被滥用，这可能会导致严重的并发症。

①三唑仑（halcion）：目前口腔种植中最常见的苯二氮䓬类药物之一，这是一种口服短期催眠药物。除了催眠特性外，三唑仑还具有顺行性遗忘、抗焦虑、镇静和抗惊厥的特性。口服时，这种药物起效快，持续时间短，已被证明对口腔科手术安全有效。研究表明，0.25～0.5mg 的三唑仑不会对呼吸、心率或动脉压产生不良影响[37]。

②地西泮（valium）：地西泮是一种长效药物，多年来一直是最常用的苯二氮䓬类药物。基本上，在低剂量下，地西泮可以减少焦虑而不起到镇静作用，而在高剂量下，它可以起到镇静药的作用，促进睡眠。地西泮具有抗焦虑、抗惊厥、镇静、催眠、骨骼肌松弛和遗忘的特性。它主要用于口腔科，以减轻紧张和焦虑，并诱发逆行性健忘症。口服时，它被迅速吸收，并在 60min 内迅速起效。口服给药后的生物利用度为 100%，血浆水平峰值出现在给药后 30～90min。地西泮具有产生药理活性代谢产物的缺点，这些代谢产物可能与其他药物相互作用。由于有活性代谢产物，地西泮的双相半衰期为 1～2 天，活性代谢产物去甲地西泮为 2～7 天，这会导致作用延长，导致长达 48h 的嗜睡和昏睡[38]。

## 2. 其他清醒镇静药物

芬太尼是一种合成的阿片类激动类麻醉药，可产生镇痛、嗜睡、镇静和欣快感，但不会产生遗忘症。所有阿片类激动剂都会产生剂量依赖性的通气抑制。呼吸抑制是呼吸中枢对二氧化碳反应降低的结果。因此，应格外小心使用阿片类药物，尤其是与其他镇静药联合使用时。恶心和呕吐是阿片类药物的另一种不良反应。阿片类药物导致的恶心和呕吐是由直接刺激第四脑室第四层化学受体触发区的多巴胺受体导致的。

异丙酚（Diprivan）是一种静脉镇静催眠药，由捷立康制药公司于 1989 年商业引入美国。这是第一种新型静脉麻醉药——烷基酚类。异丙酚是一种理想的口腔科镇静麻醉药，因为它起效快，半衰期短。异丙酚的消除半衰期据估计在 2～24h。然而，由于异丙酚会快速分布到外周组织中，其临床效果的持续时间要短得多。由于异丙酚具有明显的呼吸抑制作用、治疗范围窄，因此只能由受过气道管理培训的人员给药。目前没有异丙酚的拮抗药。

## 3. 预防

预防的第一个关键是获得足够的意识镇静使用培训。种植医生必须从理论和实践两个角度获得镇静技能。预防的第二个关键是做好准备，包括一个最新的急救药物套装，其中含有急救药物（包括逆转药）和一个气道管理设备，该设备能够在正压下输送氧气。氧气是镇静紧急情况下的第一道防线，必须了解正确的给氧方法。办公室应该有应急计划。预防的第三个关键是在最大剂量内使用镇静药物，并严格遵守患者监测规程[39]。

## 4. 治疗

除维持患者的气道通畅和应急方案外，种植医生还必须有理想的苯二氮䓬类药物逆转药。氟马西尼（Anexate、Lanexat、Mazicon、Romazicon）是一种苯二氮䓬拮抗药。它通过与苯二氮䓬类药物竞争结合 $GABA_A$ 受体来逆转苯二氮䓬类药物的作用。

氟马西尼起效快，通常在 1～2min 内就有明显效果。峰值效应出现在 6～10min。成人的推荐剂量为每 1～2min 200mg，直到效果显现，最高可达 3mg/h。它是一种透明、无色的静脉内注射液，

5ml 含 500mg。可通过肝脏被代谢为无活性化合物，由尿液排出[40]。许多苯二氮䓬类药物的半衰期比氟马西尼更长。可能需要重复剂量的氟马西尼，以防止在初始剂量消退后再次出现镇静药过量的症状（图 5-34）。逆转药物的选择是盐酸纳洛酮（Narcan，0.4mg/ml）。盐酸纳洛酮的初始剂量为 0.4mg，可根据患者的呼吸状态每 2～3min 重复给药 1 次。盐酸纳洛酮的作用持续时间比大多数阿片类药物短，因此应密切监测患者阿片类毒性的复发。

对于医疗紧急事件，有许多药物管理途径。最理想的给药部位是静脉注射（Ⅳ），因为这种方法可以直接进入血液。在大多数非镇静情况下，这种给药方式是不切实际的。种植医生注射急救药物的另一种给药途径是舌下含服。这种方法可以快速、便捷地在舌下方进行给药，从而使药物扩散到血液中。插入点是舌下中线，以避免唾液管受损。

推荐少量注射时选择三角肌入路（肌内注射）利用三角肌部位（上臂）。为了定位该给药部位，触诊肩峰为上标志，腋窝为下标志，注射部位在中间。三角肌途径的吸收速度比舌下慢。

最后一种途径是股外侧肌注射，对应于大腿外侧注射。这个部位的吸收比三角肌慢；但是比臀大肌快。大腿外侧从膝前到臀后分为 3 部分，入口点位于中间 1/3 的中心（图 5-35）。

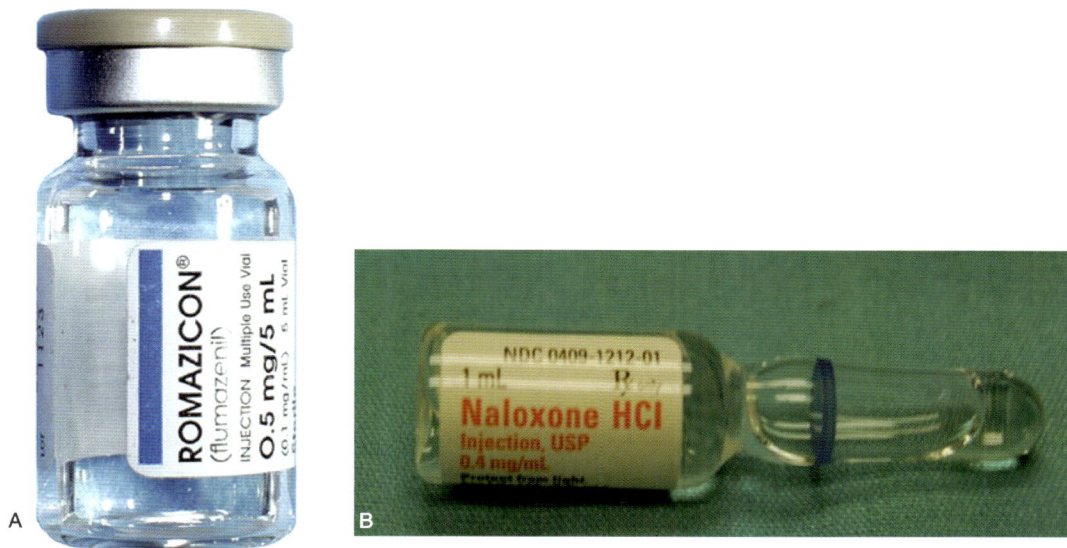

图 5-34　逆转药。A. 氟马西尼——苯二氮䓬类拮抗药，以 2ml 剂量（0.2mg/ml）给药，最多 5 次；B.Narcan——麻醉逆转药，剂量为 0.4mg/ml

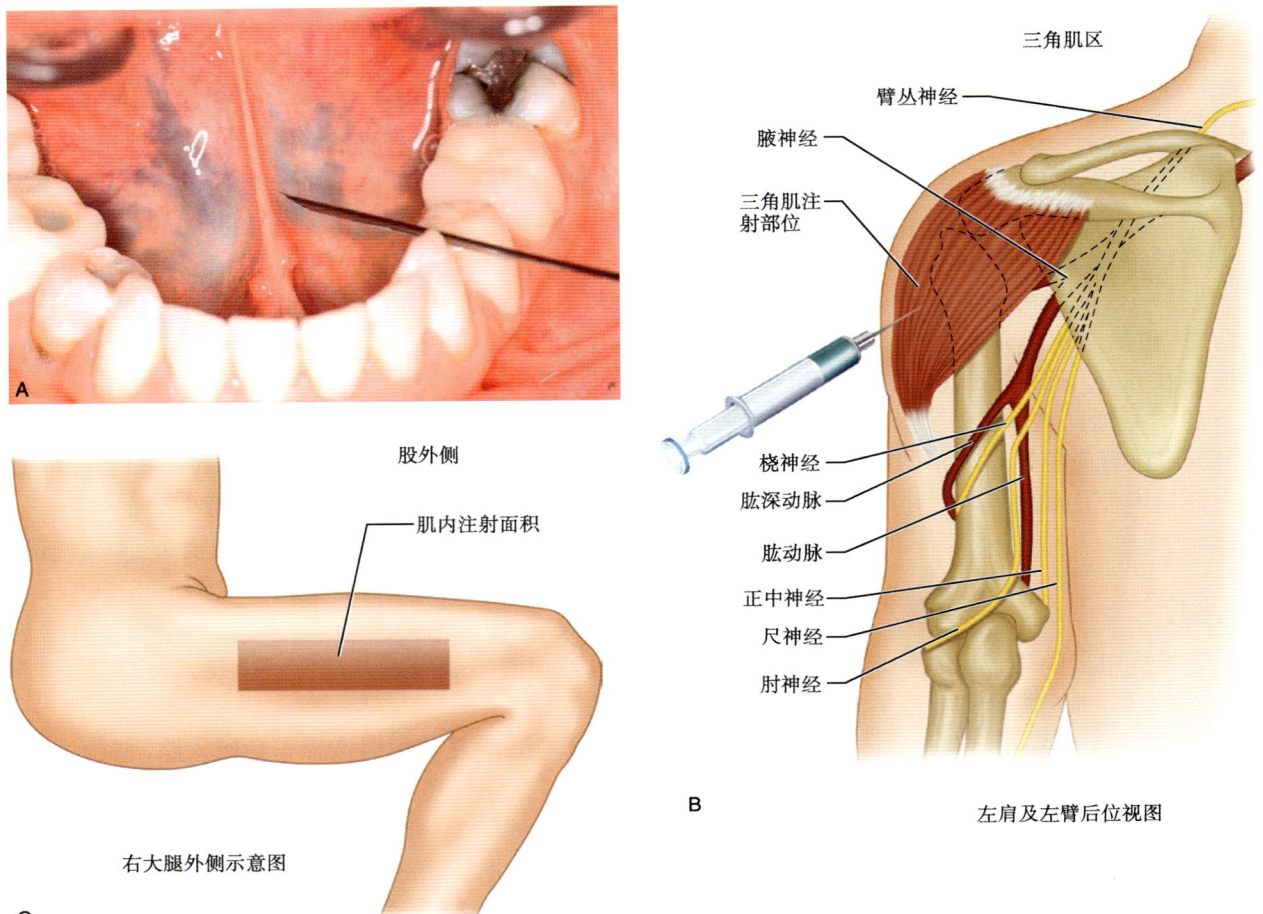

图 5-35　紧急用药。A. 舌下——快速、便捷；B. 三角肌——吸收较慢，不如舌下方便；C. 大腿——速度快，比舌下更难进入

## 五、总结

在种植外科医生的职业生涯中，无论技能水平或经验如何，医生在种植的过程中无疑会遇到各种形式的并发症。无论并发症的严重程度如何，必须立即采取适当的补救措施。凭借对种植术中所报道的术中并发症广泛、详细的了解，预防并发症的计划，以及出现并发症时的治疗方案，外科医生将为每位患者提供更安全、可预测的手术效果。

（袁泉　王倩　译）

## 参考文献

1. Ayangco L, Sheridan PJ: Development and treatment of retrograde peri-implantitis involving a site with a history of failed endodontic and apicoectomy procedures: a series of reports. *Int J Oral Maxillofac Implants* 16:412–417, 2001.

2. Shaffer MD, Juruaz DA, Haggerty PC: The effect of periradicular endodontic pathosis on the apical region of adjacent implants. *Oral Surg Oral Med Oral Pathol Oral Radiol Endod* 86:578–581, 1998.

3. Siqueira JF, Jr, Rijas IN, Oliveria JC, et al: Molecular detection of black-pigmented bacteria in infections of endodontic origin. *J Endod* 27:563–566, 2001.

4. Brisman DL, Brisman AS, Moses MS: Implant failures associated with asymptomatic endodontically treated teeth. *J Am Dent Assoc* 132:191–195, 2001.

5. Nelson S, Thomas G: Bacterial persistence in dentoalveolar bone following extraction: a microbiological study and implications for dental implant treatment. *Clin Implant Dent Relat Res* 12:306–314, 2010.

6. Kassolis JD, Scheper M, Jham B, et al: Histopathologic findings in bone from edentulous alveolar ridges: a role in osteonecrosis of the jaws? *Bone* 47:127–130, 2010.

7. Simonetti M, Facco G, Barberis F, et al: Bone characteristics following osteotomy surgery: an in vitro SEM study comparing traditional Lindemann drill with sonic and ultrasonic instruments. *Poseido Jl* 1:187–194, 2013.

8. Kirsch A, Ackermann KL: The IMZ osteointegrated implant system. *Dent Clin North Am* 33:733–791, 1989.

9. Warrer K, Buser D, Lang NP, et al: Plaque-induced peri-implantitis in the presence or absence of keratinized mucosa: an experimental study in monkeys. *Clin Oral Implants Res* 6:131–138, 1995.

10. Listgarten M, Lang NP, Schroeder HE, et al: Periodontal tissues and their counterparts around endosseous implants. *Clin Oral Implants Res* 2:81–90, 1991.

11. Cordioli G, Majzoub Z: Heat generation during implant site

preparation: an in vitro study. *Int J Oral Maxillofac Implants* 12:186–193, 1997.

12. Sharawy M, Misch CE, Weller N, et al: Heat generation during implant drilling: the significance of motor speed. *J Oral Maxillofac Surg* 60:1160–1169, 2002.

13. Yeniyol S, Jimbo R, Marin C, et al: The effect of drilling speed on early bone healing to oral implants. *Oral Surg Oral Med Oral Pathol Oral Radiol* 116:550–555, 2013.

14. Bashutski JD, D'Silva NJ, Wang H-L: Implant compression necrosis: current understanding and case report. *J Periodontol* 80:700–704, 2009.

15. Scher ELC: Use of the incisive canal as a recipient site for root form implants: preliminary clinical reports. *Implant Dent* 3:38–41, 1994.

16. Hovorka O: *Die aussere nase*, Vienna, 1893, Hohler.

17. Mardinger O, Namani-Sadan N, Chaushu G, et al: Morphologic changes of the nasopalatine canal related to dental implantation: a radiologic study in different degrees of absorbed maxillae. *J Periodontol* 79:1659–1662, 2008.

18. Bornstein MM, Balsiger R, Sendi P, et al: Morphology of the nasopalatine canal and dental implant surgery: a radiographic analysis of 100 consecutive patients using limited cone-beam computed tomography. *Clin Oral Implants Res* 22:295–301, 2011.

19. Alsaadi G, Quirynen M, Michiels K, et al: A biomechanical assessment of the relation between the oral implant stability at insertion and subjective bone quality assessment. *J Clin Periodontol* 34:359–366, 2007.

20. Noguerol B, Munoz R, Mesa F, et al: Early implant failure. Prognostic capacity of Periotest: retrospective study of a large sample. *Clin Oral Implants Res* 17:459–464, 2006.

21. Misch CE, Al-Shammari KF, Wang HI: Creation of interimplant papillae through a split-finger technique. *Implant Dent* 13:20–27, 2004.

22. Sullivan DY, Sherwood RL, Collins TA, et al: The reverse torque test—a clinical report. *Int J Oral Maxillofac Implants* 11:179–185, 1996.

23. Albrektsson T, Jacobsson M: Bone-metal interface in osseointegration. *J Prosthet Dent* 57:587–607, 1987.

24. Brånemark PI: Introduction to osseointegration. In Brånemark PI, Zarb GA, Albrektsson T, editors: *Tissue-integrated prostheses: Osseointegration in clinical dentistry*, Chicago, 1985, Quintessence.

25. Choukroun J, et al: Platelet-rich fibrin (PRF): a second-generation platelet concentrate. Part IV: clinical effects on tissue healing. *Oral Surg Oral Med Oral Pathol Oral Radiol Endod* 101:e56–e60, 2006.

26. McKenzie WS, Rosenberg M: Iatrogenic subcutaneous emphysema of dental and surgical origin: a literature review. *J Oral Maxillofac Surg* 67:1265–1268, 2009.

27. Shuman IE: Bipolar versus monopolar electrosurgery: clinical applications. *Dent Today* 20:74, 2001.

28. Newlands C, Kerawala C: *Oral and maxillofacial surgery*, Oxford, 2010, Oxford University Press.

29. Moore PA: Adverse drug interactions in dental practice: interactions associated with local anesthetics, sedatives and anxiolytics. *J Am Dent Assoc* 130:541–554, 1999.

30. Thomson PD, Melmo KL: Lidocaine pharmacokinetics in advanced heart failure, liver disease, and renal failure in humans. *Ann Intern* 78:499–513, 1973.

31. Moore PA: Prevention of local anesthesia toxicity. *J Am Dent Assoc* 123:60–64, 1992.

32. VanCleave AM, Jones JE, McGlothlin JD, et al: Factors involved in dental surgery fires: A review of the literature. *Anesth Prog* 61:21–25, 2014.

33. US Food and Drug Administration: Preventing surgical fires: FDA Safety communication (website). http://www.fda.gov/MedicalDevices/Safety/AlertsandNotices/ucm275189.htm34.

34. Kleinknecht RA, Thorndike RM, McGlynn FD, et al: Factor analysis of the dental fear survey with cross-validation. *J Am Dent Assoc* 108:59–61, 1984.

35. Gatchel RJ, Ingersoll BD, Bowman L, et al: The prevalence of dental fear and avoidance: a recent survey study. *J Am Dent Assoc* 107:609–610, 1983.

36. American Dental Association: American Dental Association guidelines for the use of sedation and general anesthesia for dentists (website). http://www.ada.org/en/about-the-ada/ada-positions-policies-and-statements/#Anesthesia.

37. Stoelting RK: *Pharmacology and physiology in anesthetic practice*, ed 4, Philadelphia, 2006, Lippincott Williams & Wilkins.

38. Riss J, Cloyd J, Gates J, et al: Benzodiazepines in epilepsy: pharmacology and pharmacokinetics. *Acta Neurol Scand* 118:69–86, 2008.

39. Ogle OE, Hertz MB: Anxiety control in the dental patient. *Dent Clin North Am* 56:1–16, 2012.

40. *Mosby's dental drug reference*, ed 8, St Louis, 2008, Mosby.

# 6

# 第6章 理想植入位点

Randolph R. Resnik,著

种植体的三维位置对于获得适宜的美学和功能效果至关重要。种植体的位置异常会导致严重的种植并发症和相关疾病。为了使患者获得理想的种植效果，临床医生必须首先将种植体放置在以修复体设计为导向的正确位置上。不理想的种植体位置可能会导致不理想的结果，从而影响修复重建的成功率和长期稳定[1]。最佳的种植体定位应该是基于最终修复体为导向的生物力学和修复原则而得到的种植体三维位置。近年来，随着口腔种植技术的不断发展，人们对种植修复的美学效果有了更深的认识。口腔种植学经历了一个深刻的转变：从以外科为导向的功能思维到为以修复和生物学为导向的美学思维[2]。种植体应该被放置在的理想位置，应该考虑到余留牙齿、重要结构和其他种植体，以及颊舌向、近远中向和冠根向的尺寸。当种植体位置不正确时，以下不利情况都有可能发生（图6-1）：

- 种植体相关疾病发病率增加。
- 修复并发症增加（美学并发症、修复并发症）。
- 修复费用增加。
- 牙周并发症增加。
- 修复体寿命减短。

种植体的理想三维定位需要在手术之前确定。缺乏适当的规划会导致种植体在三个空间平面上出现位置错误（图6-1）。种植体在可用骨中的位置与空间中由"x""y"和"z"坐标定义的物体相当。在口腔种植学中，x轴为近远中平面，y轴为颊舌面坐标，z轴为冠状面坐标（种植体相对于骨嵴的长度）[3]。将种植体理想地植入到可用的牙槽骨中并不一定能阻止并发症的发生。种植体不仅需要放置在理想的三维位置上，还需要根据最终修复体的类型来放置。本章将根据患者最终修复的需求来讨论种植体的正确定位。

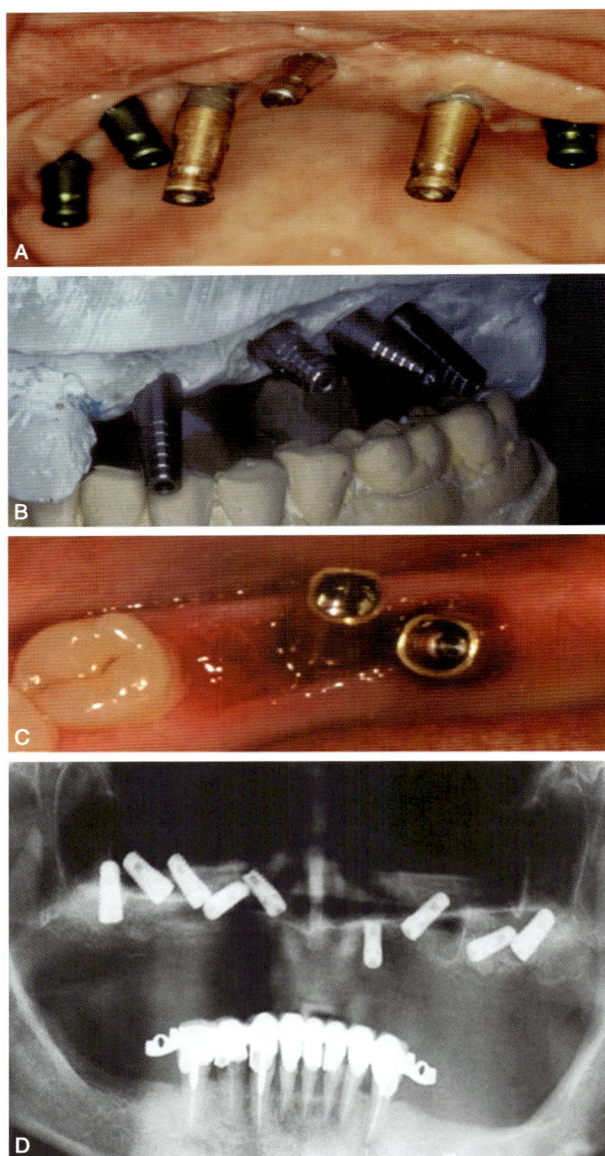

图6-1　A至D。各种种植体错位导致种植相关疾病增加的例子

# 一、近远中向("x"轴):种植体 - 天然牙

## (一)种植体-根尖距离不足

### 1. 病因

种植体过于靠近相邻牙根通常是由于治疗计划错误(空间不足)、手术技术不佳(角度不当)或植入体部过宽的种植体导致的。当邻牙的牙根弯曲或牙齿被正畸移动时,牙根侵犯到原有牙根之间的间隙中时,这种情况就可能会发生(图6-2A)。

### 2. 并发症

**邻牙牙周膜损伤**:种植体植入的位置太靠近天然牙会有损伤牙周膜和周围结构的风险。这可能导致骨移位到牙周韧带(PDL)间隙,并导致邻牙的血供改变,牙髓失活,根尖周炎,以及牙根内吸收或外吸收[4]。

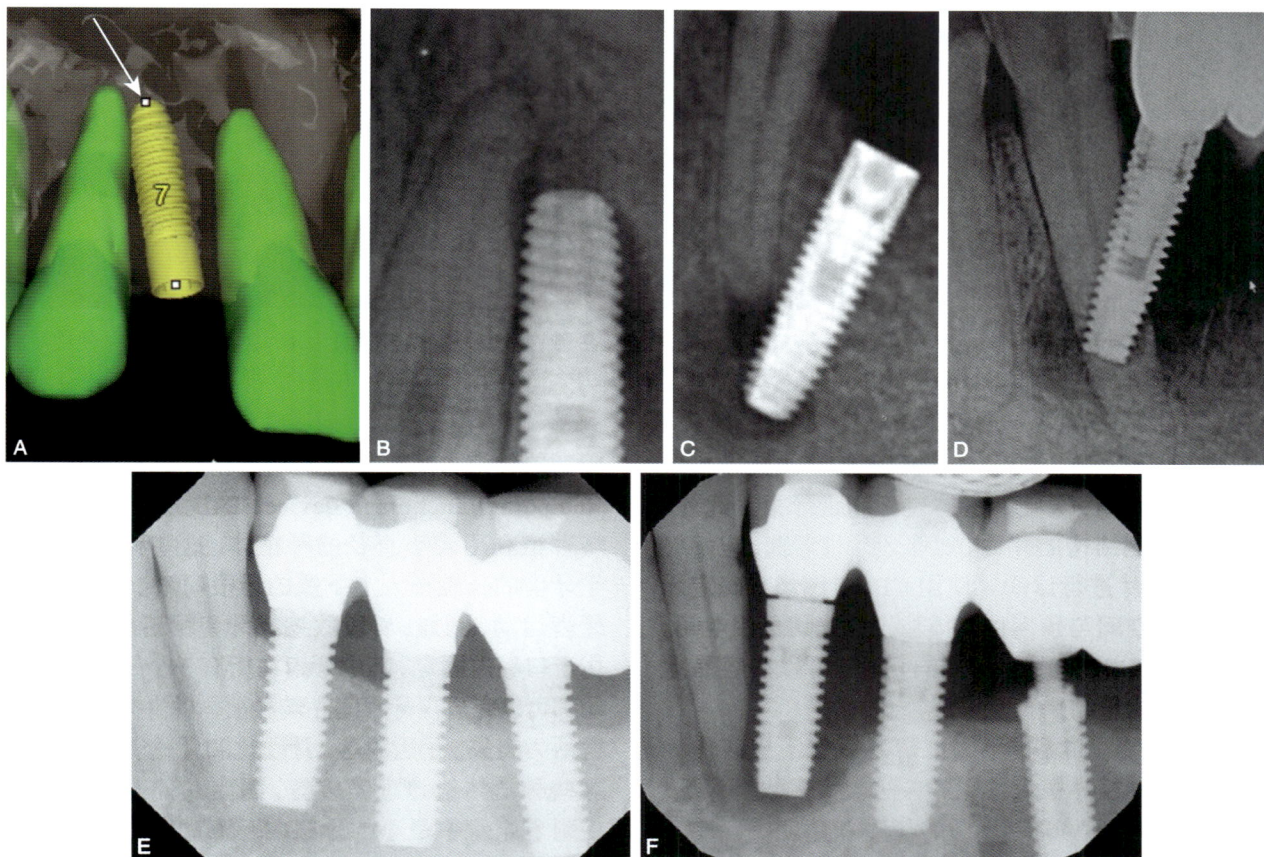

图 6-2 牙根-种植体过于靠近。A. 理想情况下,种植体需要距离根尖至少 1.5mm;B. 种植体碰到牙根导致根尖病变,影响了牙根和种植体;C. 种植体手术钻针损伤牙根;D. 不可逆的牙根损伤;E. 随着时间推移发生并发症的例子,因为种植体放置太接近牙根导致(术后即刻 X 线片);F. 4 年后的病理结果导致了牙齿和种植体的拔除

(2)**种植体脱落**:植入的种植体过于靠近邻牙可能会因感染或骨吸收而失败。如果种植体和邻牙之间存在超过 1.5mm 的间距,种植体周发生的任何骨丧失将仍然维持在垂直向,通常不会导致邻牙的骨丧失。如果种植体周的骨缺损<1.5mm,则邻牙附着的骨仍将维持龈乳头高度。

(3)**牙缺失**:如果天然牙和种植体之间没有足够的空间,邻牙可能会受到不可逆的创伤,可能会因折裂或牙根内/外吸收而拔除(图 6-2B 至 F)。

### 3. 预防

(1)**理想的位置**:理想的位置是与相邻牙根或牙齿结构保持至少 1.5mm 的距离。理想的角度应该在第一次先锋钻预备后,严格遵循通过方向指示器的 X 线片评估的理想初始骨内位置后获得(图 6-3)。

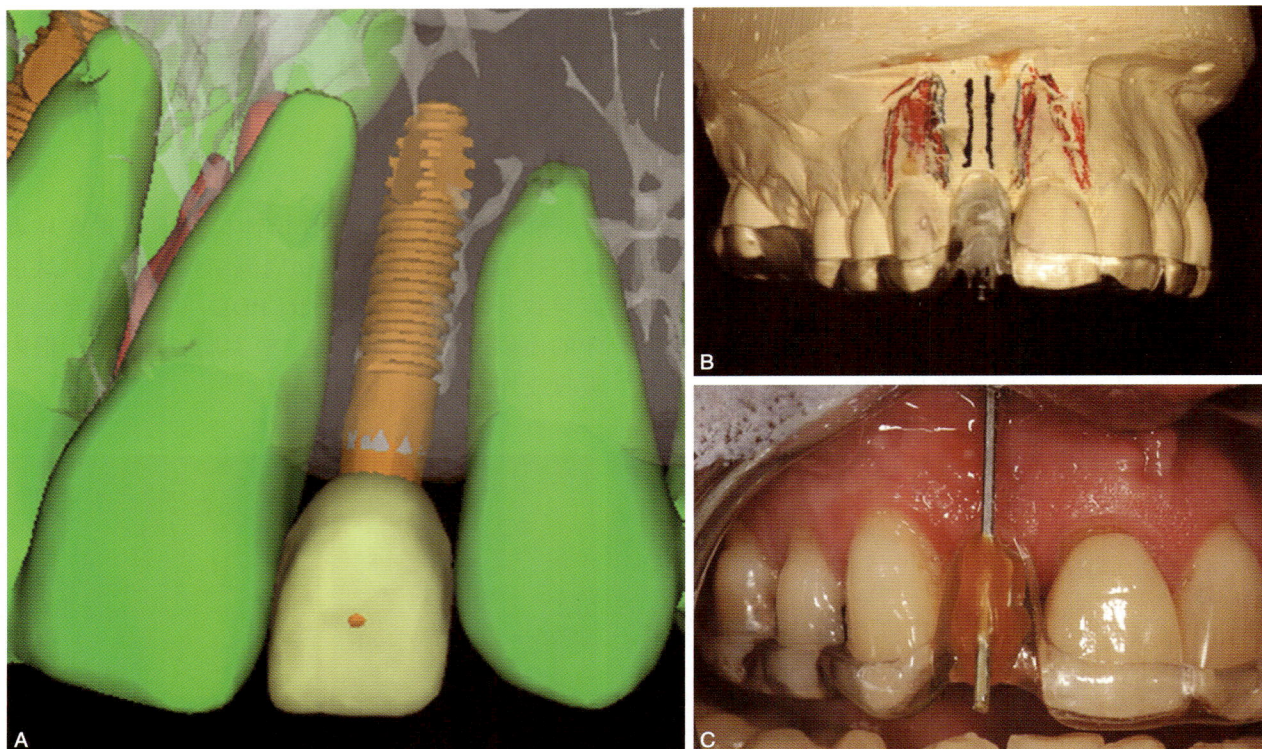

图6-3  理想种植体定位。A. 牙根-种植体距离＞1.5mm 的三维图像，理想种植体定位；B 和 C.定位误差通常是使用研究模型或二维 X 线片（不能显示真实的牙根位置）进行种植计划的结果。如果没有三维评估，就不可能确定确切的牙根位置

（2）正确的治疗计划：正确测量种植体与牙根之间的距离，避免种植体过于靠近牙根。此外，对变异解剖结构的评估，如邻牙牙根弯曲，应始终通过 X 线片进行诊断。使用 CBCT 图像来确定牙根之间的空间与预期种植体位置的确切可用空间。最准确的 CBCT 图像是轴向切片，可以很容易地用于验证测量结果。

（3）研究模型的使用：研究模型不应该作为唯一决定种植体植入位置的方法。大多数情况下，不能从研究模型确定牙根的位置和角度。一个常见的问题是，在没有对牙根位置进行三维评估时，用研究模型制作（完全限制钻针方向的）手术导板（图6-3B 和 C）。

（4）二维 X 线片：在评估牙根之间距离时，必须谨慎使用二维 X 线片作为种植体定位的唯一手段。在提供精确测量方面，根尖片和全景片都有固有的缺点（图6-4A）。理想情况下，为了验证牙根之间是否有足够的距离，应该进行三维（CT 或 CBCT）扫描。在轴位图像中，可以在三个位置进行精确测量：釉牙骨质界（CEJ）部位、根中部位和根尖部位（图6-4B～E）。

（5）谨慎放置正畸种植体：一种流行的相对较新的种植方式是使用正畸种植体临时锚固装置（temporary anchorage device，TAD）进行锚固。正畸种植利用较小直径的种植体，这些种植体垂直于牙齿的长轴插入上下颌的牙根间隙。TAD 用于牙齿运动（例如，唇段收缩或牙齿的近中运动）或用于口腔内固定，其中牙齿在所有 3 个平面上的运动都可以完成。牙根间正畸种植体的并发症包括牙齿活力丧失、牙齿脱落、骨硬化和牙槽骨强直[5,6]。这些种植体应该谨慎放置，因为它们通常被放置在附着组织中最小的牙根内距离和黏膜龈线以上的区域，这往往会对邻近的牙齿结构造成有害影响（图6-5A 和 B）[7]。

（6）上颌侧切牙区：对于种植体位置的考虑，最常见的问题之一是先天性缺失侧切牙的替换。正畸治疗后，临床牙冠常存在正常的近远中距离，然而，会导致牙根内距离的降低。这最有可能发生在根尖区。由于空间不足，可能禁止种植或需要正畸治疗来重新定位牙根（图6-4）。

（7）上颌第一前磨牙位置：另一个常见的容易靠近天然牙根的问题是在上颌第一前磨牙缺失位点。仔细评估天然尖牙的角度是必需的。尖牙存在 11° 的平均远中倾斜度并且远中弯曲，因此

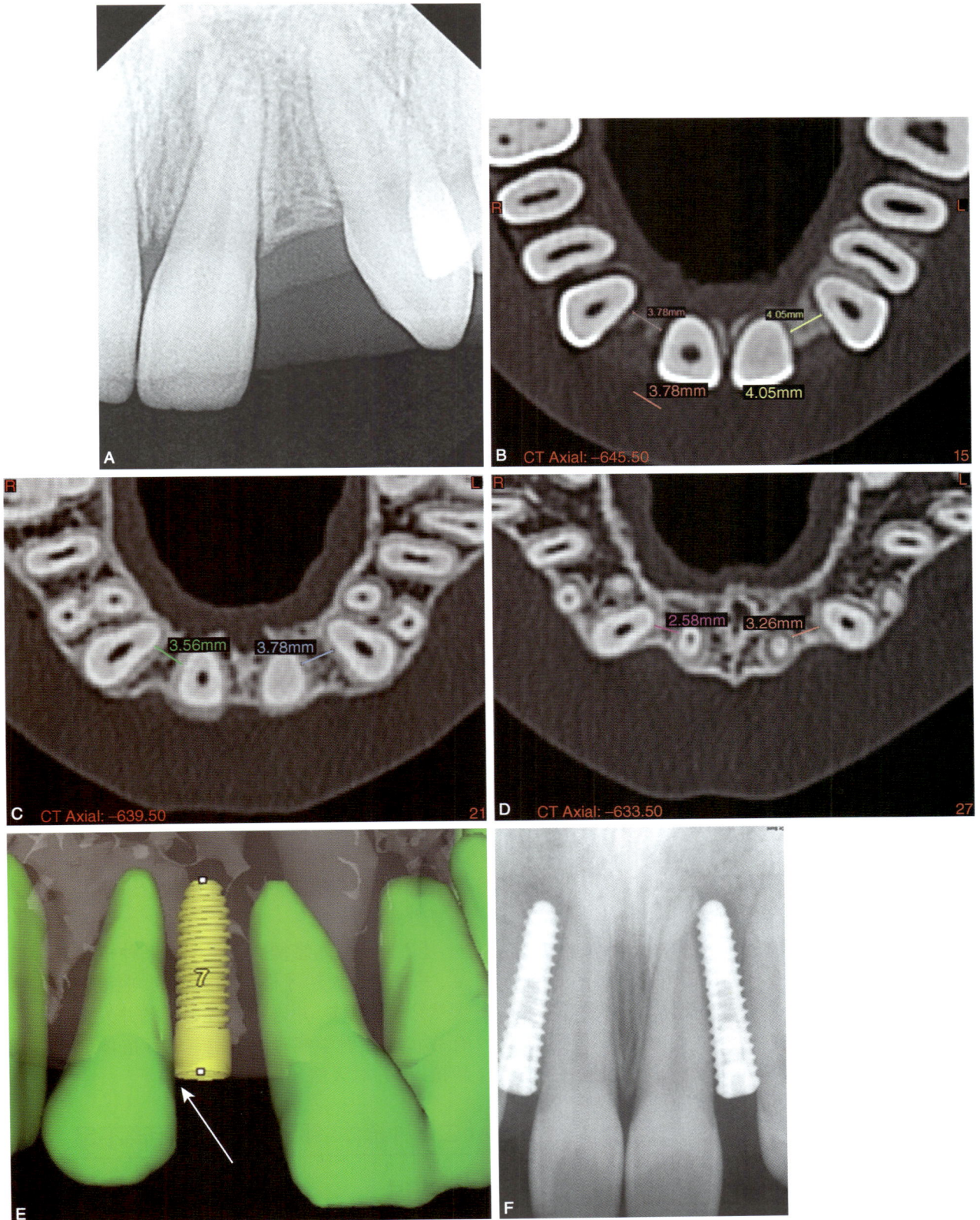

图 6-4　涉及上颌侧切牙的种植是一个经常会出现定位问题的区域。这种情况通常是在正畸治疗后。A. 当有靠近的牙根（汇聚）。理想的计算机断层扫描评估应该包括（B）牙冠区，（C）根中区和（D）根尖区的轴向图像的评估；E. 展示了理想的根尖间距与不理想嵴顶处间距；F. 使用二维 X 线片评估时应谨慎，因为其固有特点可能会导致定位并发症

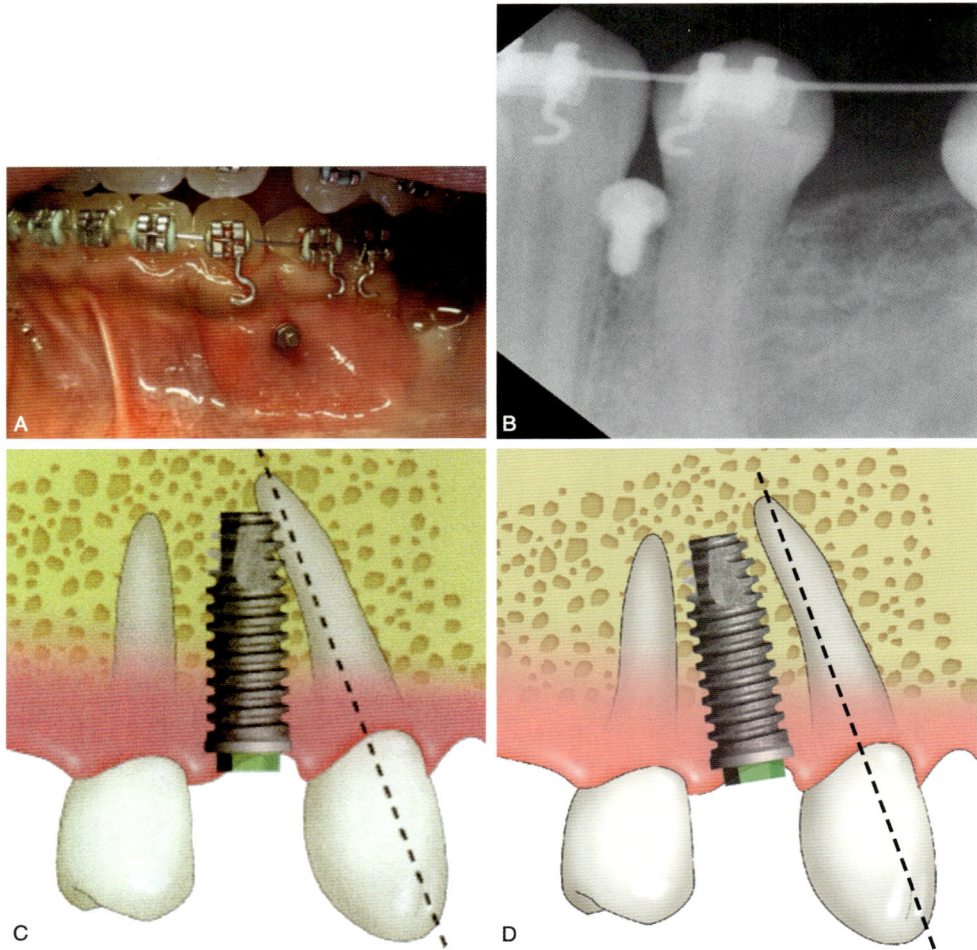

图 6-5 种植体 - 牙根碰撞。A. 正畸种植体经常容易出问题，因为它们预计植入的位置通常都在牙根之间的组织内；B. 临时锚固装置（TAD）放置在接近邻牙的位置；C. 上颌尖牙牙根通常向远端倾斜可达 11°，32% 有远中弯曲。当种植体平行于第一前磨牙放置时，可能会无意中侵犯尖牙牙根；D. 上颌第一前磨牙种植体可能需要平行于尖牙（C 和 D 引自 Misch CE：*Contemporary implant dentistry*，ed 3，St Louis，2008，Mosby. ）

经常将根尖置入第一前磨牙种植区域。种植体应以一定角度植入，参考尖牙牙根方向，防止与天然牙根接触或穿孔。较短的种植体通常是合适的选择，特别是当第二前磨牙也存在时（图 6-5C 和 D）。

（8）FP-2、FP-3、RP-4 和 RP-5：对于 FP-2、FP-3、RP-4 和 RP-5 这几类修复体，远中种植体的位置选择更自由；然而需要注意的是前后种植体距离（A-P 间距）应始终最大化。因为在这些类型的修复中软组织被材料（粉色丙烯酸或陶瓷）替代，种植体不需要放置在特定的原有牙齿位置上。种植体定位通常由种植体之间保持至少 3mm 的间距和尽可能最大化 A-P 间距这两个原则决定。

### 4. 治疗

（1）种植体刚植入时：如果种植体和天然牙之间的空间不足，应该将种植体取出并重新植入，特别是如果邻牙有症状。如果间隙不足（<6.0mm），则应通过正畸治疗来调整牙根位置或选择其他的修复方式。

（2）种植体修复完成后：如果种植体已经修复，并且接近天然牙根（<1.5mm），应该定期监测天然牙 / 种植体，并告知患者可能的并发症。如果有症状或放射学病理存在，应将种植体取出并重新植入，并对天然牙进行活力测试。

## （二）种植体-邻牙在嵴顶处距离不足

### 1. 病因

种植体颈部平台与邻牙冠边缘之间缺乏空间，大多都是由于初始骨内定位不佳、治疗计划不合理或种植体体部尺寸过大等最为常见，导致种植体侵犯邻牙的情况。口腔种植科医生必须意识到，大多数种植体嵴顶平台尺寸大于种植体体部，这将导致相邻牙之间的空间减少（例如 3.8mm 的种植体可能有 4.1mm 的平台）（图 6-6 和表 6-1）。

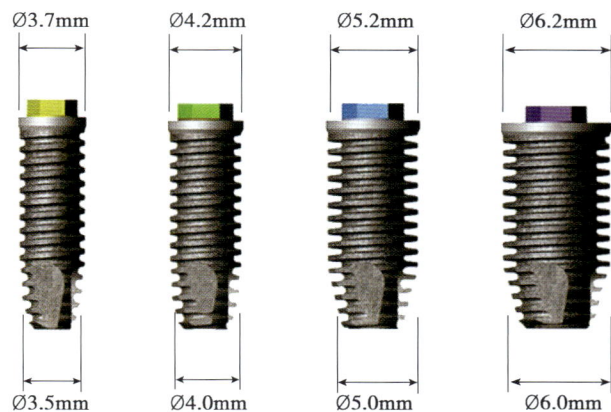

图 6-6　近远中距离。种植体体部直径对比种植体嵴顶平台尺寸。种植体嵴顶平台尺寸通常比种植体体部尺寸大（图：外六角种植体。Courtesy BioHorizons 种植体系统，Inc.）

| 表 6-1　恒牙平均近远中宽度 | | |
|---|---|---|
| 牙位 | 下颌（mm） | 上颌（mm） |
| 中切牙 | 5.3 | 8.6 |
| 侧切牙 | 5.7 | 6.6 |
| 尖牙 | 6.8 | 7.6 |
| 第一前磨牙 | 7.0 | 7.1 |
| 第二前磨牙 | 7.1 | 6.6 |
| 第一磨牙 | 11.4 | 10.4 |
| 第二磨牙 | 10.8 | 9.8 |

引自 Hebel MKS, Gajjar R: Anatomic basis for implant selection and positioning. In Babbush C, editor: *Dental implants: the art and science*, ed 2, Philadelphia, 2001, Saunders.

## 2. 并发症

如果种植体的位置太靠天然牙的牙冠部分，会导致许多并发症。

（1）**近中骨丧失**：当天然牙和种植体之间缺乏空间时，由于缺乏足够的血供，就会发生骨吸收。Esposito 的研究证实了骨丧失的增加与种植体和邻牙距离减少之间的相关性[8]。

（2）**穿龈轮廓塑型困难**：由于邻牙的临床牙冠和种植体之间缺乏空间，在最终修复体中可能很难（如果可能）形成理想的穿龈轮廓。缺乏合适的穿龈轮廓会导致美学、卫生和软组织并发症，从而增加种植体相关疾病的发病率（图 6-7A 至 C）。

（3）**清洁困难**：由于修复体轮廓不自然以及缺乏清洁通道，适当的清洁将会比较困难。这将

导致菌斑堆积和相关的牙周并发症。

（4）**龈乳头高度降低**：由于种植体靠近邻牙冠的近中骨质流失，会出现龈乳头缺失或退缩的情况。这将导致牙周和美学问题（图 6-7D）。

## 3. 预防

（1）**治疗计划**：使用精确的放射检查（CBCT）对于确定是否存在足够的空间以容纳理想大小的临床牙冠（轴向切片测量）至关重要。此外也可以利用研究模型和诊断蜡型。理想情况下，从种植体颈部到邻近牙的距离应达到 1.5～2.0mm（图 6-8）。

（2）**术前调整**：经过术前评估，如果存在种植修复治疗空间不足的情况，以下选项可以用来增加近远中距离（图 6-9）。

①邻牙近中去釉（调整邻牙接触区域）以增加近远中尺寸。然而，激进的调整可能导致敏感及需要根管治疗干预（图 6-9A）。

②可以利用正畸干预将倾斜的邻牙竖直，以增加天然牙之间的空间。对于较大的间隙（多牙间隙），可以植入一枚种植体，并在过渡牙冠上置入正畸弹簧。弹簧将远中牙齿推向更远中的位置，在正畸移动后可以植入第 2 颗种植体，这样风险更小，而且可以改善种植体之间卫生状况。另一种选择是利用正畸减小牙缺失间隙，只植入一个种植体和牙冠（图 6-9B）。

③对于较大的间隙（需要植入多个种植体），可以将一个种植体放置在颊侧，另一个种植体放置在舌侧的对角线上[9]。在对角线上种植可使近远中间隙增加 0.5～1mm。在下颌，最前面的种植体被放置到牙槽嵴顶的舌侧，更远中的种植体被放置到在牙槽嵴顶颊侧，以方便牙线从前庭进入种植体之间的空间。近中种植体颊侧的咬合接触也有轻微调整，使咬合能覆盖中央窝。在上颌，靠前的种植体位于颊侧，远端种植体位于腭侧，以提高美学效果。远中咬合接触位于舌尖，近中咬合接触位于中央窝区域。上颌磨牙远中的颈部美观虽然受到影响，但可以获得更大的牙距离和更容易获得家庭护理。与下颌不同，这种上颌种植体分布方式需要从腭侧而不是颊侧进入种植体连接处进行清洁（图 6-9 C 和 D）。

（3）**手术辅助装置**：很多口腔种植科医生现在都在使用定位装置，可以帮助理想的种植定位

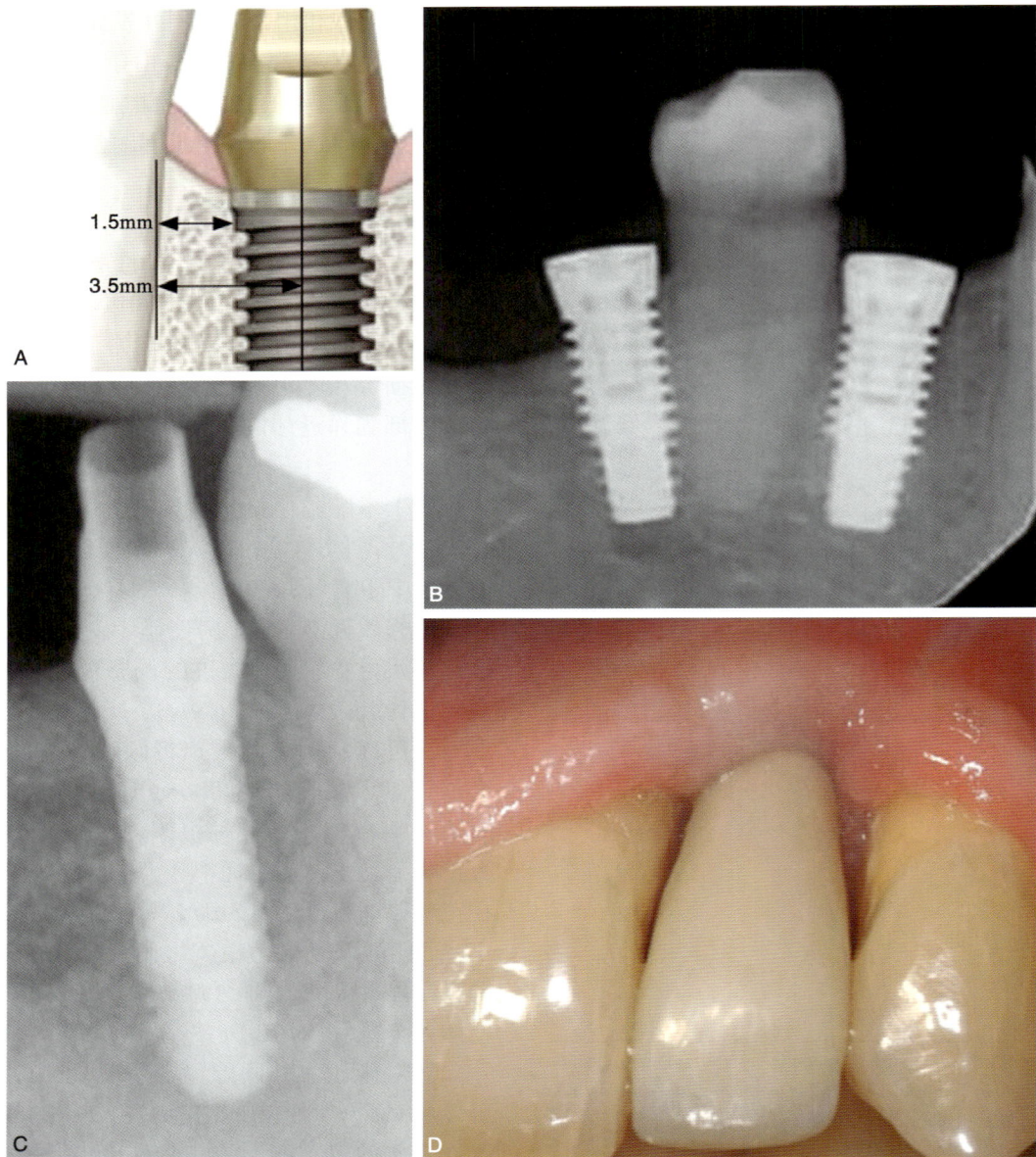

图 6-7 牙冠定位。A. 嵴顶平台距邻牙 1.5～2.0mm 的理想定位；B. 种植体/基台过于靠近邻牙冠而导致骨丧失；C. 基台与邻牙非常接近；D. 由于种植体和邻牙之间缺乏空间而导致乳头高度不足

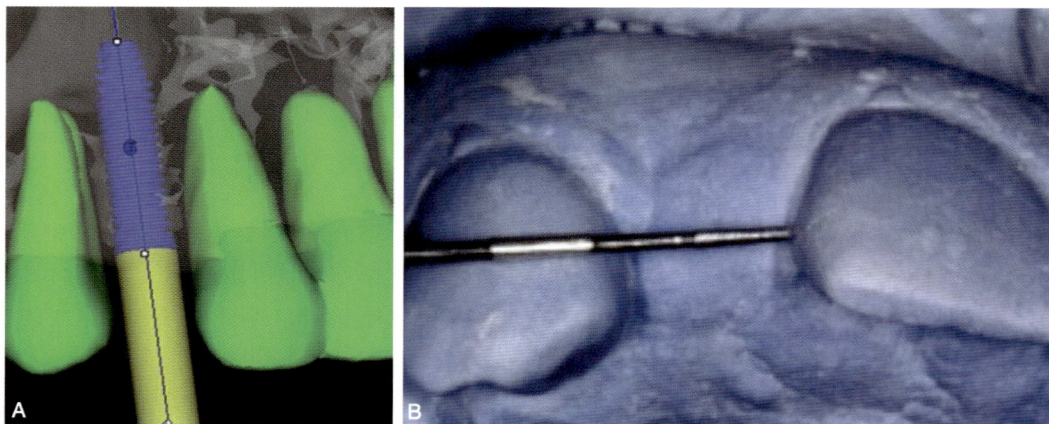

图 6-8 预防。A. 使用 CBCT 配合交互式治疗计划，可以准确放置和定位种植体，实现理想的修复；B. 研究模型可与 CBCT 联合使用，以评估可用的冠方空间

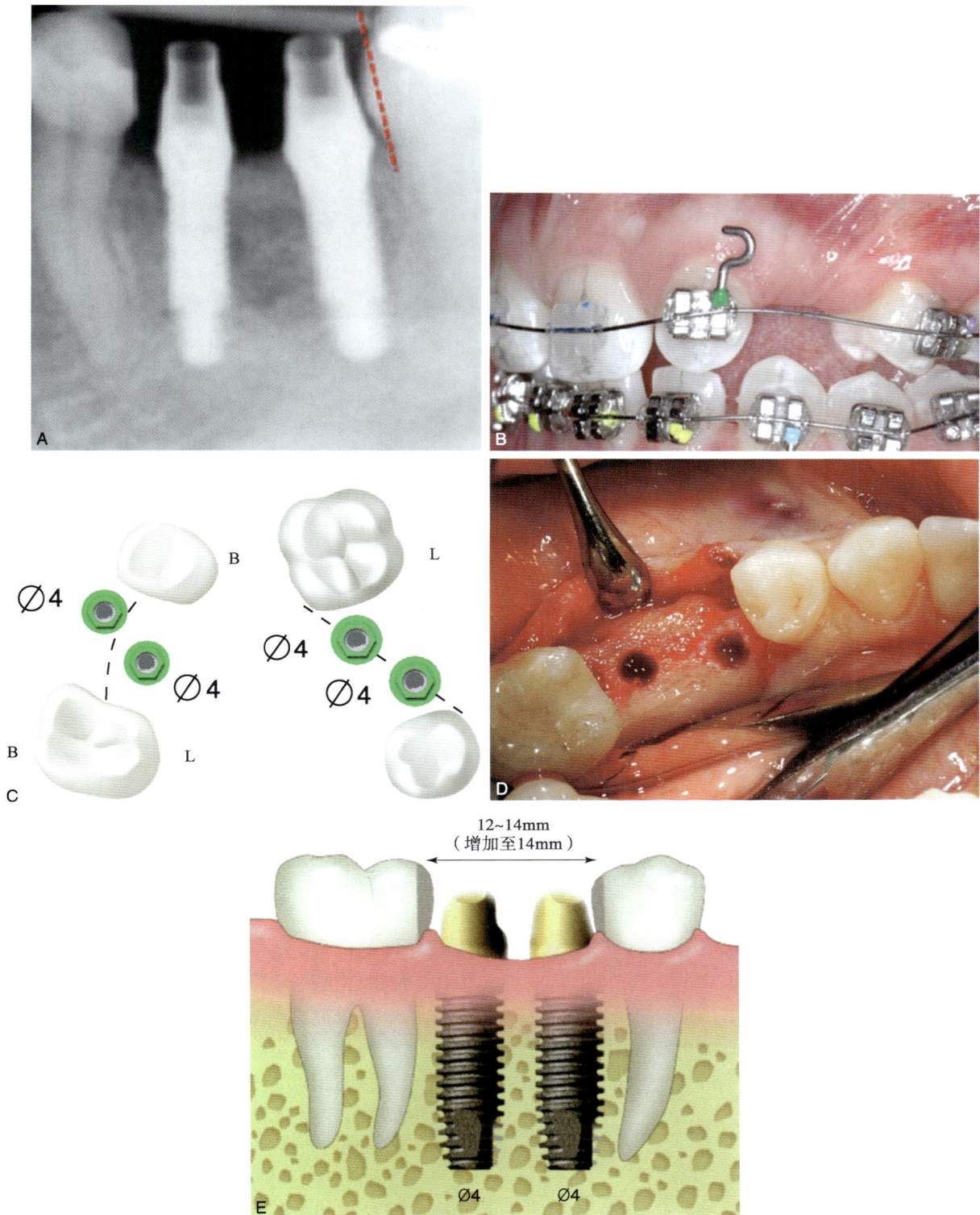

**图 6-9**　间距不足时的可能处理方案。A. 邻牙去釉为修复体穿龈塑形提供了额外的空间；B. 正畸移动让种植空间获得了额外的间距（当有 12～14mm 的可用空间时，可以调整邻牙的近中和远中轮廓，以获得额外的空间）；C. 用 2 枚 3.7mm 种植体修复一颗磨牙的根尖片，同时减小远中邻牙的近中轮廓；D. 下颌第一磨牙位置，两个种植位点的口内视图；E. 当近远中间距为 12～14mm 时，种植体可以向颊舌侧分别偏移以增加种植体之间的间距

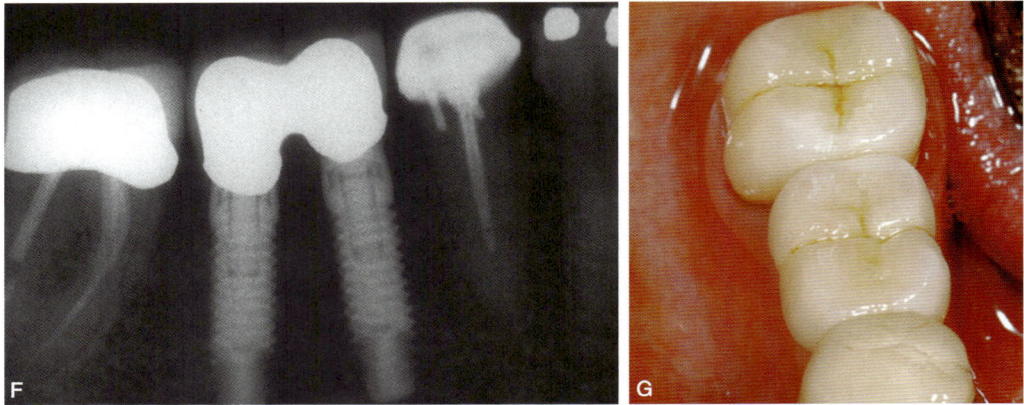

图 6-9（续）　F. 在下颌，远中种植体更偏向颊侧，近中种植体更偏向舌侧。在上颌，近中种植体更偏向颊侧，远中种植体更偏向舌侧；G. 下颌磨牙利用 2 颗偏移种植体进行修复的口内视图，远中种植体更偏向舌侧，方便更简单的牙线使用（清洁）（C 至 G 引自 Misch CE: *Contemporary implant dentistry*，ed 3，St. Louis，2008，Mosby.）

和距离邻牙至少 1.5～2.0mm 进行种植体植入。可以使用种植手术定位器，使最初的定位处于正确的位置，邻牙和最终的种植体位置之间有足够的空间（图 6-10A 和 B）。手术引导系统（Salvin 系统）也可用于确保理想的种植体放置（颊 - 舌向和近 - 远中向空间），并可与任何手术系统钻针一起使用（图 6-10C 和 D）。最准确的定位辅助装置是使用 CBCT 生成的手术导板（牙支持式）（图 6-10E）。

### 4. 治疗

（1）种植体刚植入时：如果种植体位置距离邻牙临床牙冠＜1.0mm，则应取出种植体重新种植。如果种植体的位置距离邻牙 1.1～1.5mm，只要不会对邻牙造成不可逆的损伤，移动邻牙或调整（窝沟釉质成形术）可能就足够了。

（2）种植体植入完成后：如果种植体已修复且存在牙根接近的情况（＜1.5mm），则应监测天然牙/种植体。如有症状，应将取出种植体并重新种植，同时进行牙活力测试。

### （三）种植体和邻牙之间距离过大

### 1. 病因

种植体和邻牙之间的间隙过大是治疗计划不当和/或手术技术不佳的直接结果（图 6-11）。当种植体放置在距离邻牙 2mm 以上的位置时，会对种植体牙冠的边缘嵴产生悬臂效应。在某些情况下，

这可能会导致生物力学过载或美学问题，从而导致骨丧失和相关疾病发病率增加。

### 2. 并发症

（1）牙冠过度延长：由于种植体与牙齿之间的间隙过大，需要对最终修复体进行过度延长以实现与邻牙的接触。这将导致生物力学问题和美学并发症。

（2）非典型修复体：由于需要获得邻面接触，最终的修复体将是非典型的，这可能导致修复体印模、技工室操作和戴牙操作的难度增加（图 6-12）。

（3）悬臂效应（生物力学）：由于种植体位置不当而产生的悬臂效应有生物力学的问题，会产生破坏性的应力，这可能引发骨丧失。因为一些原因，种植体上的悬臂比天然牙上的悬臂更容易有问题。力被放大到整个种植体系统，可能导致种植体螺钉松动、粘接固位脱落，甚至可能导致种植体本身的松动和失败。其次，由于种植体缺乏牙周韧带，没有合适的应力释放系统来保护种植体。Weinberg 等已经证明，牙尖斜度增加 10° 会导致施加到修复体上的力增加 30%。此外，有研究表明种植体倾斜度增加 10° 可导致功能修复中的应力增加 5%[10]。种植修复的水平偏移量增加 1mm 可能会在功能过程中产生 15% 的扭矩增加，而垂直偏移量增加 1mm 则会带来 5% 的增加（图 6-13）[11]。轮廓过度延长的冠会产生剪切力，这可能会导致相关修复并发症（即螺钉松动、螺钉

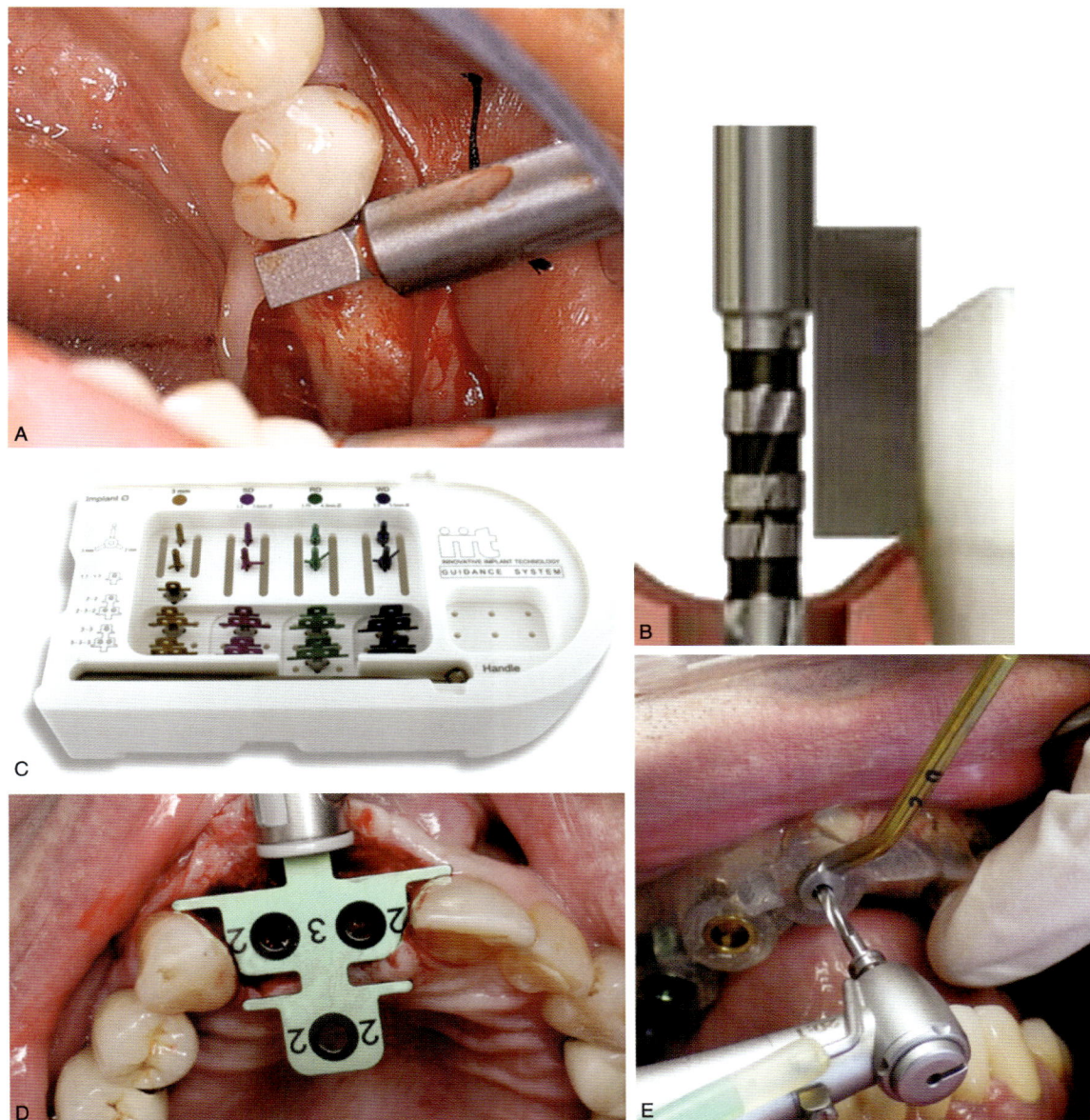

图 6-10　理想的种植体定位和植入。A 和 B. 定位装置放置在邻牙远中面，允许在牙缺失区域找到理想的种植位点；C 和 D. 手术引导系统可用于各种临床情况和不同的牙间距；E. 牙支持式的手术导板，用于种植体的精确定位（由北卡罗来纳州夏洛特市 Salvin 口腔科专业公司提供）

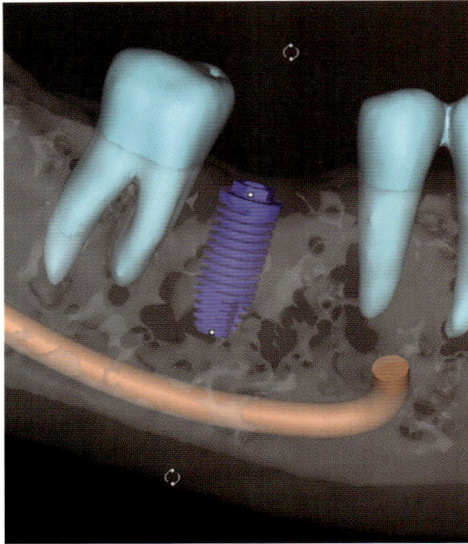

图 6-11    插图描述种植体放置离牙齿太远（近中）导致悬臂效应和生物力学问题

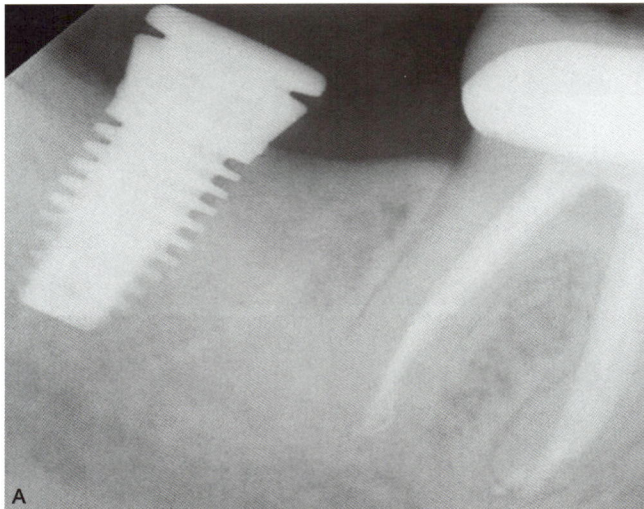

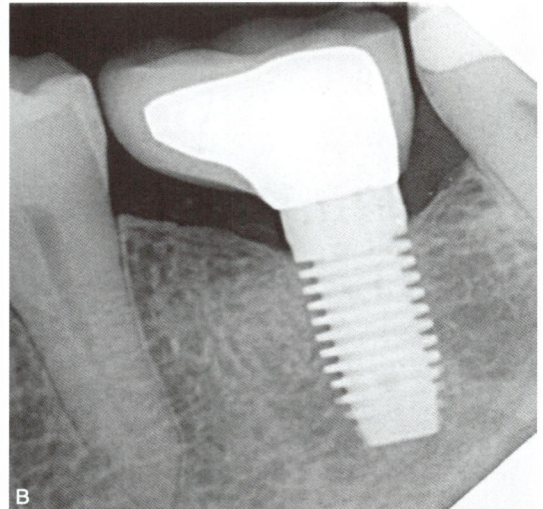

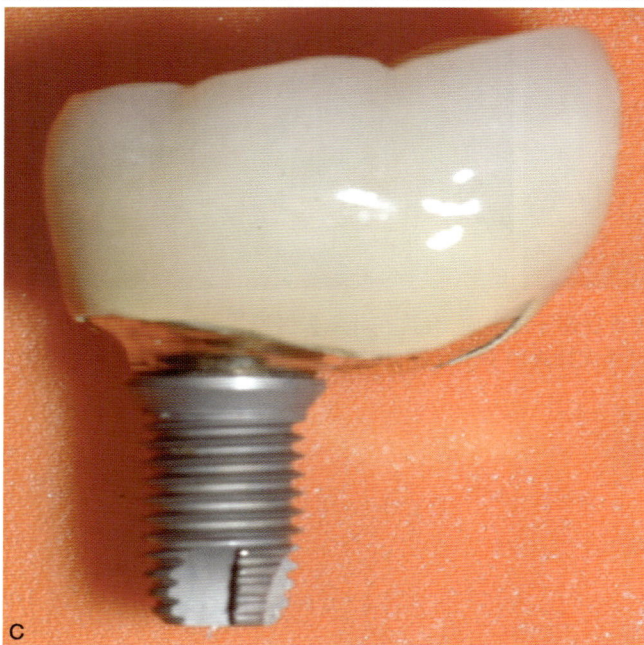

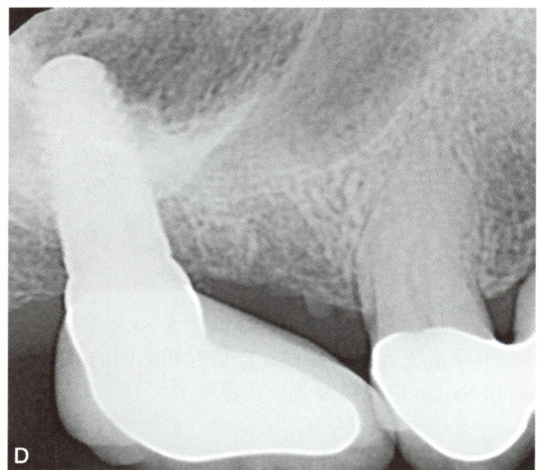

图 6-12    种植体定位离邻牙太远。A. 种植体植入位置离邻近牙冠太远，导致伸展过大、悬臂状的牙冠；B. 制作的修复体产生过度轮廓/悬臂效应；C 和 D. 非典型修复体，因为不理想的植入位置和需要获得邻面接触面积，导致生物力学并发症和食物嵌塞

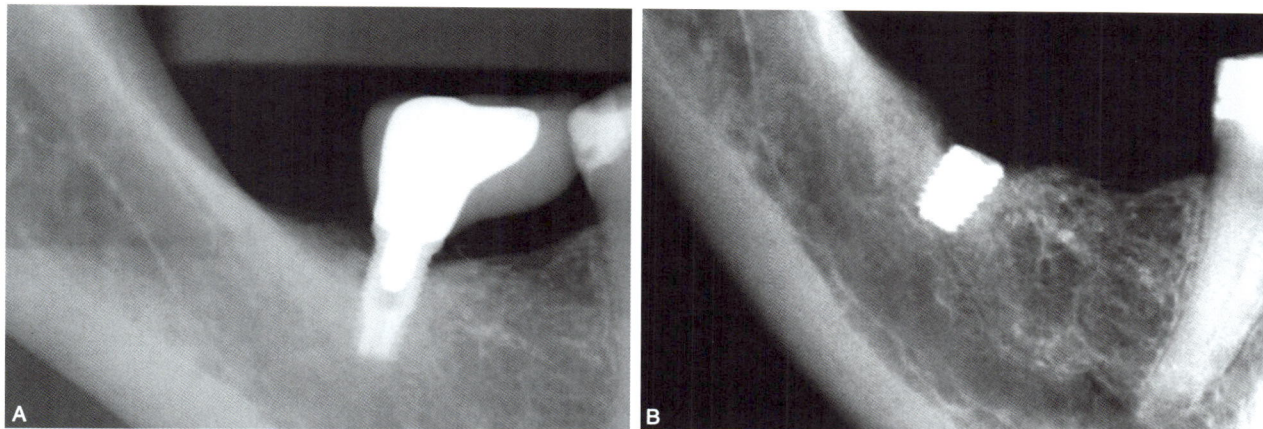

图 6-13 A. 带近中悬臂的后牙种植体；B. 种植体在几年内折断。将种植体连接到天然牙齿上，效果通常比一个种植体带悬臂式的修复更有预期（引自 Misch CE：*Dental implant prosthetics*，ed 2，St. Louis，2015，Mosby.）

折断、种植体折断）。

（4）**食物嵌塞**：食物嵌塞是种植体与牙距离较远患者的常见主诉，因为软组织并发症导致牙周维持困难。

（5）**牙周并发症**：由于清洁困难，经常会出现慢性软组织问题，这可能会引发种植体周黏膜炎或种植体周炎，导致种植体相关疾病（图 6-11 和图 6-12）。

## 3. 预防

（1）**定位设备**：使用特殊的定位装置可能是预防定位错误的措施，获得理想的种植位点和距离邻牙 1.5～2.0mm 的理想位置。这些预先设置间距的定位器将减少种植体离邻牙过近或过远的可能性（图 6-14）。

（2）**手术导板**：利用 CBCT 生成的导板可用于种植体的精准植入。当将种植体植入到牙附近时，与骨支持或黏膜支持的导板相比，牙支持式的导板是最准确的（图 6-10A 和 B，E）。

## 4. 治疗

（1）**种植体植入时**：如果在术中确认植入位置不理想，则应将种植体重新植入在理想位置（即距离邻牙 2.0mm）。种植位点应按照以下公式开始。

$$1/2 \text{种植体直径} + 2.0mm（距离邻牙）$$

也就是说，4.0mm 的种植体先导定位应距离邻牙为 2.0mm+2.0mm=4.0mm。如果初始定位不理想，则使用 Lindemann 钻针（侧切）将初始位点重新定位到正确位置。

（2）**种植体植入完成后**：如果种植体已经植入完成，准备进行修复，则应评估咬合力的大小，以确定理想的治疗方式。

① **最小咬合力**：如果存在有利的生物力学因素，那么可以用以下方法（图 6-15A）来制作带悬臂（过度轮廓）的冠：

● 收窄的咬合面。

● 最小的牙尖高度：文献报告牙尖斜度每增加 10°，将导致在功能修复过程中施加的扭矩增加 30%[10]。

● 无侧方接触。

② **高咬合力**：如果存在不利的力，则尽量不要使用悬臂，并通过以下方法减少近远中距离。

● 对相邻牙冠进行过度修饰（如牙冠修复、复合材料粘结）（图 6-15B）。

● 取出种植体并重新定位。

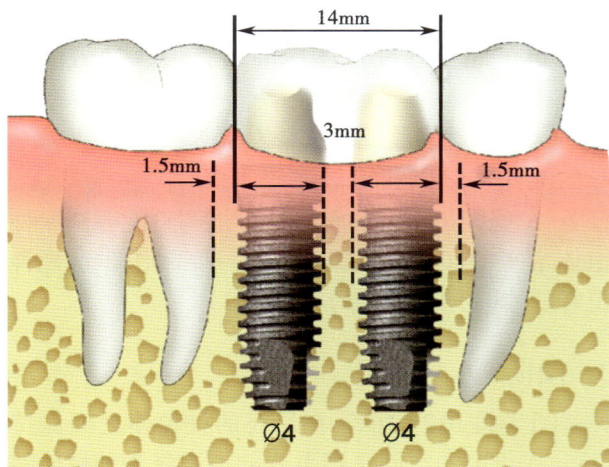

图 6-14 种植体间距的理想计算

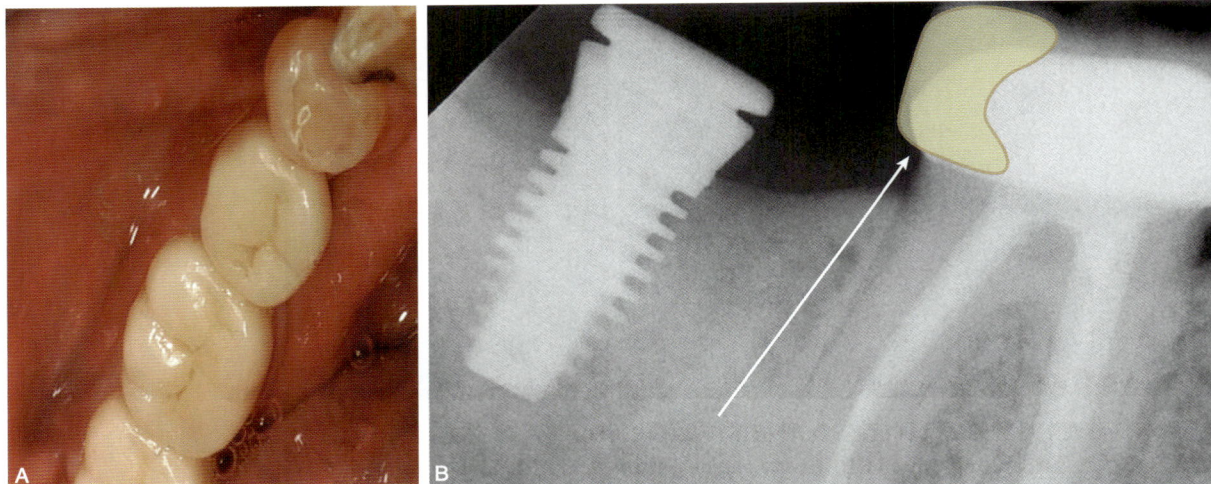

图 6-15　种植体-邻牙距离过大的处理。A. 咬合面收窄,最小的牙尖高度和无侧方接触的修复体;B. 为了减少种植牙与邻牙的距离,天然牙可以通过使用冠修复或粘结的方式来延长或过度塑形轮廓

## 二、近远中向("x"轴):种植体-种植体

### 种植体-种植体距离不足

#### 1. 病因

植入种植体之间的位置太近,通常是由治疗计划或手术技术不佳导致(图 6-16)。通过使用理想的间距规则,可以预防治疗计划中的问题。该指南包括种植体之间的距离约 3.0mm,种植体与相邻天然牙的距离大于 1.5~2.0mm。

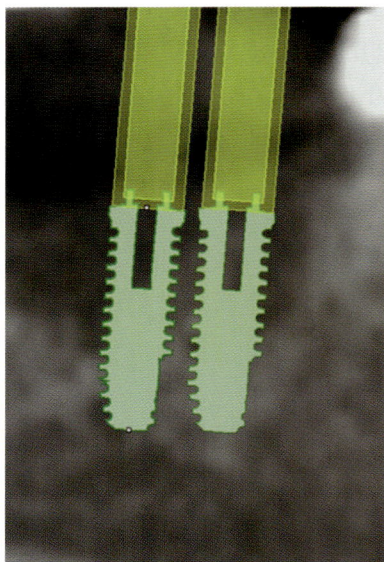

图 6-16　展示两个种植体之间空间不足的示意图

#### 2. 并发症

(1)**骨丧失**:由于缺乏邻面的骨,血供减少将导致骨丧失。Tarnow 等已经表明,种植体之间植入距离<3.0mm 可能会具有足够的稳定性和功能;然而,这种植入方式可能会导致牙槽骨丧失。在本研究中,种植体之间距离>3mm 的种植体会导致 0.45mm 的骨丧失,而间距<3mm 种植体的骨丧失量是前者的 2 倍以上,约为 1.04mm[12]。

(2)**缺乏种植体间乳头**:当种植体之间缺乏空间时,由此产生的骨丧失将导致乳头的丧失。随着骨的吸收,牙冠的接触点与骨水平之间的距离增加。随着这个距离的增加(例如,在 5mm 以上时),龈乳头的大小和轮廓就会变小。

(3)**清洁困难**:由于缺乏空间,清洁方面的困难将导致组织健康状况不佳。由此产生的组织状况很可能导致种植体周围黏膜炎或种植体周围炎。

(4)**修复问题**:种植体之间缺乏空间,可能会导致无法或难以获得最终的印模(放置印模转移杆)。一些种植系统的转移杆可被调整能够获取种植体水平的印模。此外,可能需要制作非常规种植修复体(不规则轮廓)(图 6-17)。

#### 3. 预防

(1)**理想的距离**:在最终的种植体之间保持 3mm 或更多的空间是很重要的。这将为种植体间龈乳头、组织健康、清洁性和在义齿印模期间需要安

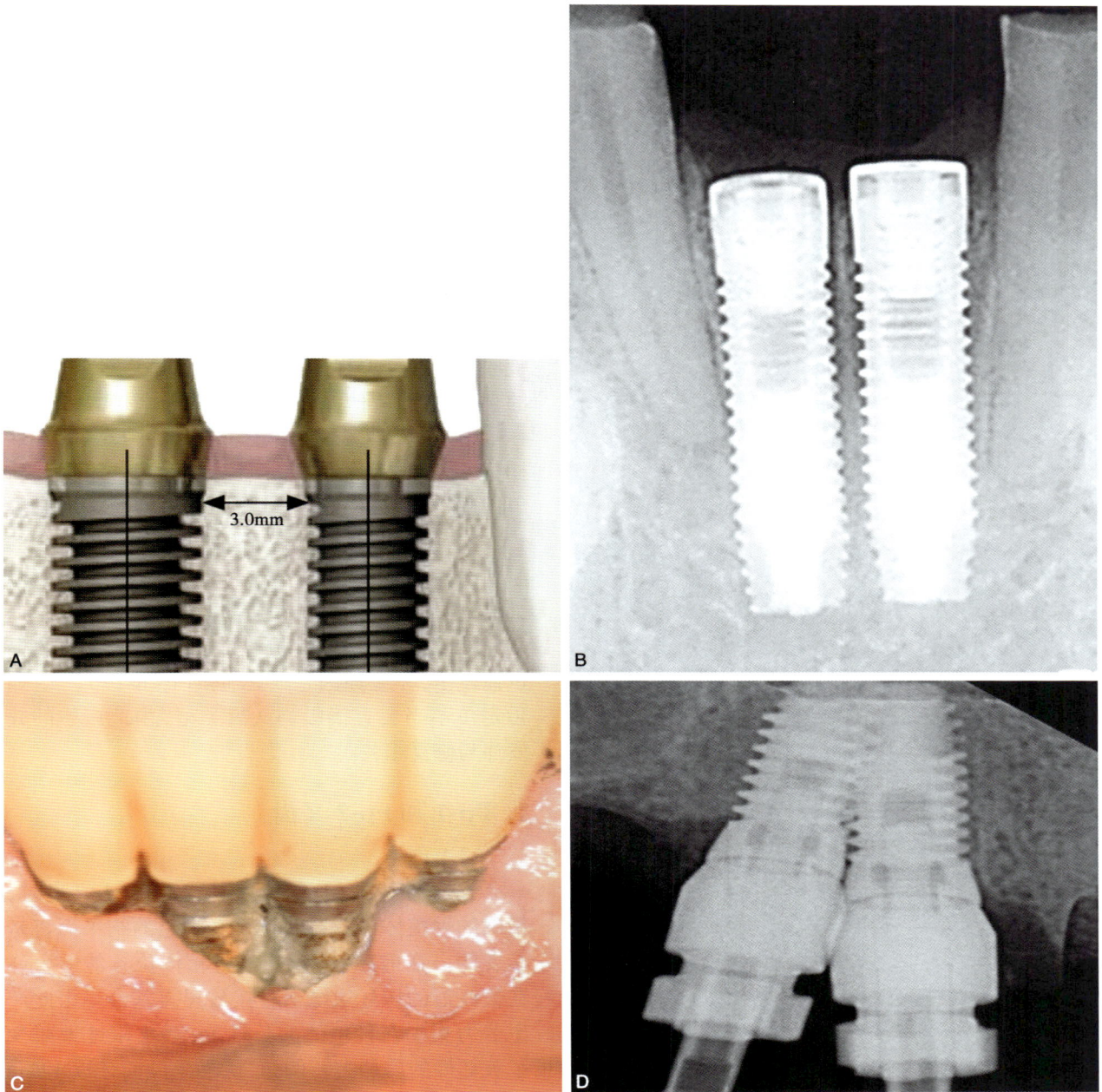

图 6-17　种植体 - 种植体的距离。A. 理想间距为 3mm；B. 种植体 - 种植体距离不足，显示义齿空间最小和保持骨健康；C. 空间不足导致卫生并发症，从而导致软组织并发症；D. 当种植体放置得太近时，很难获得准确的转移印模结果。在某些情况下，转移印模顶盖可能会改变以获取最终位置。在印模之前，应用 X 线片确认转移盖已完全到位

装的转移杆提供足够的空间，并减少水平骨丧失。

（2）备洞测量：可使用公式根据预期的最终种植体计算初始备洞的理想位置。例如，在植入 5.0mm 和 4.0mm 种植体时，将两个种植体直径的 1/2+ 种植体间距的 3.0mm，则两个备洞点之间需要相距 2.5mm+2.0mm+3.0mm=7.5mm。此外，特殊的空间导板可用于理想的定位。

## 4. 治疗

（1）初始植入：如果种植体的位置不理想（图 6-10 和图 6-14），种植窝应重新定位到理想的位置（种植体之间相距 3mm）。可以用具有侧切作用的 Lindemann 钻针改变种植体的位置（图 6-18A 和 B）。

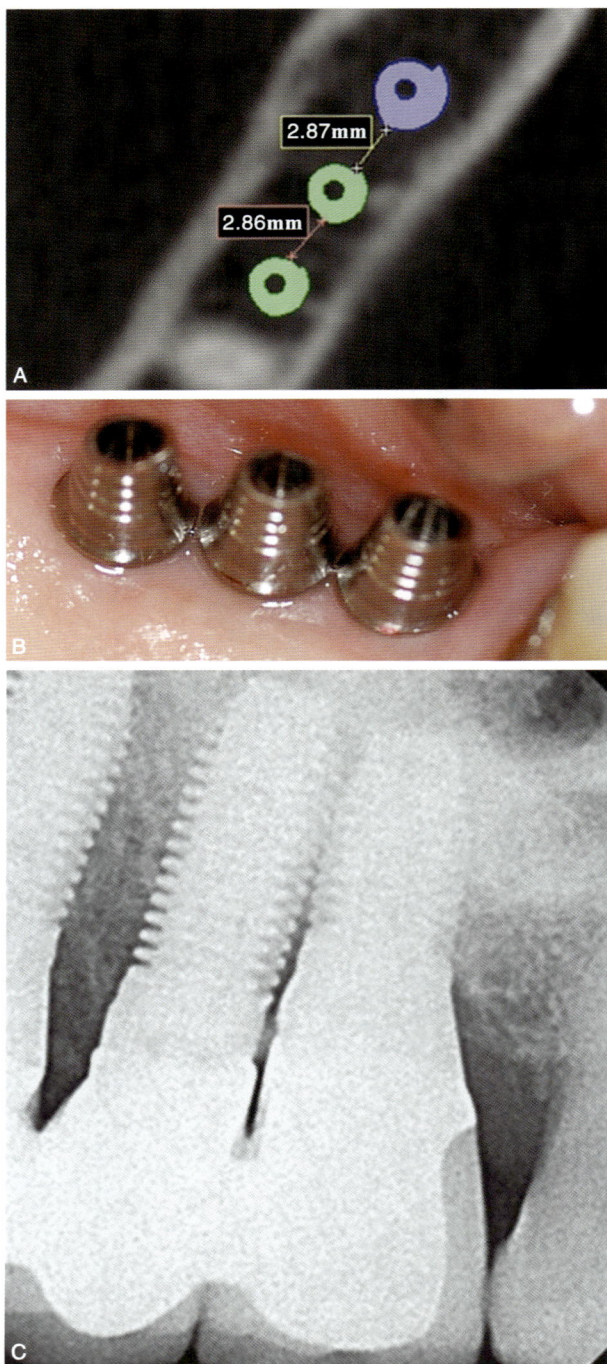

图 6-18　A. 预防多个种植体一起植入得过近的方法包括使用交互式治疗计划确保理想的间距；B. 种植体之间空间不足；理想情况下，其中一个种植体应该被移除，并在更理想的位置重新植入；C. 当种植体已经修复时，应严格监测骨丧失和相关的牙周并发症

**（2）过去植入**：在种植体已经修复的前提下，如果患者不能充分清洁义齿，则应移除种植体和重新植入。在某些情况下，基台 / 种植体可以最低限度地修改以获得额外的空间，通常使用火焰形状的钻石钻针。最好使用外六角种植体来完成，

因为内六角种植体的调整可能会改变种植体的结构完整性，从而可能导致种植体折断（图 6-18C）。

# 三、种植体角度定位（y 轴和 z 轴）

## （一）颊向舌（"y 轴"）

种植体自颊向舌的定位对最终义齿的美学和生物力学效果至关重要。通常，种植体的位置是由可用骨量决定的，这容易导致角度并发症。拔牙后的骨改建十分常见，通常始于颊侧骨板的骨吸收，从而减少骨的宽度。理想情况下，种植体的位置位于牙槽骨的中央，颊侧骨宽度至少有 1.5mm，舌侧骨宽度至少有 0.5mm（图 6-18）。这样，足够的皮质骨可以尽量减少未来硬组织和软组织的退缩。在这种情况下，如果种植体周发生骨丧失，唇侧骨板将保持完整，种植体唇侧部分的组织退缩会最小化。Spray 等已经表明，如果唇侧骨厚度超过 1.8mm（植入后），很少会出现组织退缩。然而，如果唇侧骨板＜1.8mm，垂直向吸收会迅速发生，主要原因是缺乏血供（图 6-19）[13]。颊舌定位不当会直接影响义齿类型，由此产生的并发症与修复相关。

### 1. Fp-1 和 Fp-2 义齿
#### （1）预防
①粘接固位的（前牙）：当需要 FP-1 义齿时，精确的种植体位置对获得一个理想的结果而言是必要的。在前牙区，理想的种植体位置能够允许在最终冠的切牙边缘下直接放置直基台。由此产生的力集中在种植体的长轴上，最大限度地减少了破坏性的剪切力。例如，天然上颌前牙以 12°～15° 角负荷，主要是因为它们与下颌前牙相比的自然角度。这是上颌前牙的直径比下颌前牙（其以长轴负荷）更宽的原因之一。种植体的唇颊角度位置通常对应于种植体体部的角度，具有 15° 的离轴负荷。倾斜负荷将导致种植义齿的受力增加约 25%。偏移负荷可能会诱发许多并发症，其中与长轴负荷相比，偏移负荷会使得基台螺钉 - 种植体 - 骨复合体的负荷增加 25.9%[14]。进而可能导致基台螺钉松动，牙嵴骨丧失，颈部软组织边缘退缩[15]。因此，偏唇 / 颊侧植入的种植体会影响美观效果，并增加技术并发症的风险。

②螺钉固位的（前牙）：对于螺钉固定的义齿

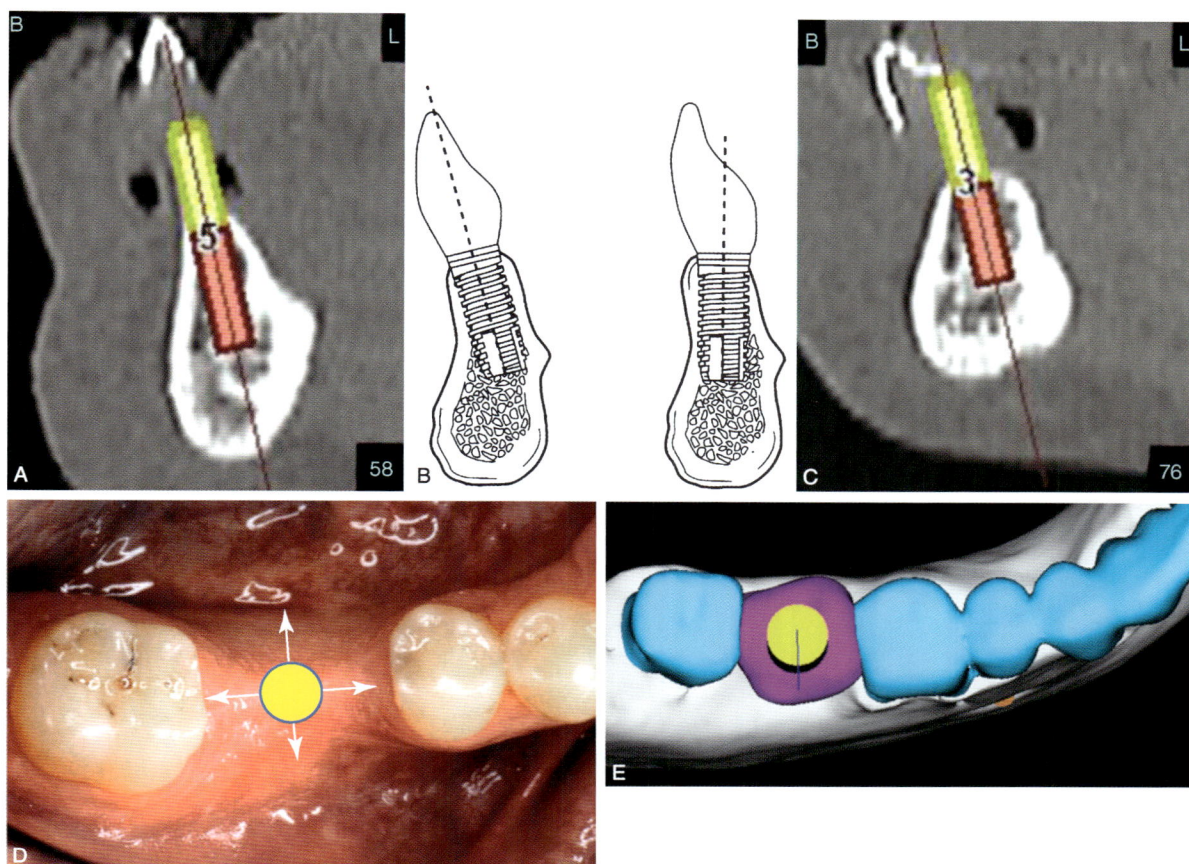

图 6-19　用于前牙种植体的理想植入位置。A. 从切断穿出的粘接固位；B. 理想的定位；C. 从舌隆突穿出的螺钉固位；D 和 E. 理想的后牙种植体位置，颊舌向位于与相邻牙齿的中央窝的连线（引自 Misch CE：*Dental implant prosthetics*，ed 2，St. Louis，2015，Mosby.）

来说，种植体应该从前牙的舌隆突穿出，这样螺钉通道就不会影响修复体的美观。如果植入体放置过于偏唇侧，螺钉通道会影响修复体的美学（螺钉孔从修复体的唇侧穿出）。如果种植体放置过于偏舌侧，最终冠的过度轮廓可能会导致生物力学问题和可能的咬合干扰（图 6-19A 至 C）。

③后牙区（粘接或螺钉固位的）：在后牙区，种植体的长轴应该从螺钉或粘接固位的 FP-1 或 FP-2 义齿的近似中心（中央窝）内穿出。这使得咬合力能够理想地沿着种植体的长轴进行传导（图 6-19D 和 E）。

（2）并发症

①唇侧：对于 FP-1 或 FP-2 义齿，如果种植体位置过于偏唇侧，由于义齿的外形过凸，将会导致美学问题。骨裂开通常会伴有组织退缩，这种并发症在薄型生物型患者中更显著。当种植体植入到新鲜拔牙窝时，种植体偏唇侧是一个常见的并发症。

为了矫正种植体的偏颊侧位置，必须使用角度基台。然而，由于角度基台需要留出螺钉通道，基台的唇侧体积较大。这将导致颊侧的外形过凸，从而导致组织退缩和骨丧失（图 6-20）。

②舌侧：种植体植入得过于偏舌侧，可能会由于美学原因而导致最终修复体（盖嵴）唇侧轮廓过凸。制取修复印模和戴牙操作也很复杂，进而导致基台难以获得准确就位。由于舌轮廓过突，患者经常抱怨舌缺乏运动空间，这可能会影响说话。在前牙区，如果患者有深覆𬌗和咬合空间不足，舌侧植入的种植体可能无法修复（图 6-21）。

## 2. FP-3 义齿

（1）预防

①螺钉固位：在评估关节设置、牙弓形态、可用骨量和力学因素后，应确定 FP-3 修复体是粘接固位还是螺钉固位。对于螺钉固定的修复体，理想的种植体位置应稍微偏向义齿或瓷牙的舌侧，以最大限度地减少牙冠的折裂和脱落。

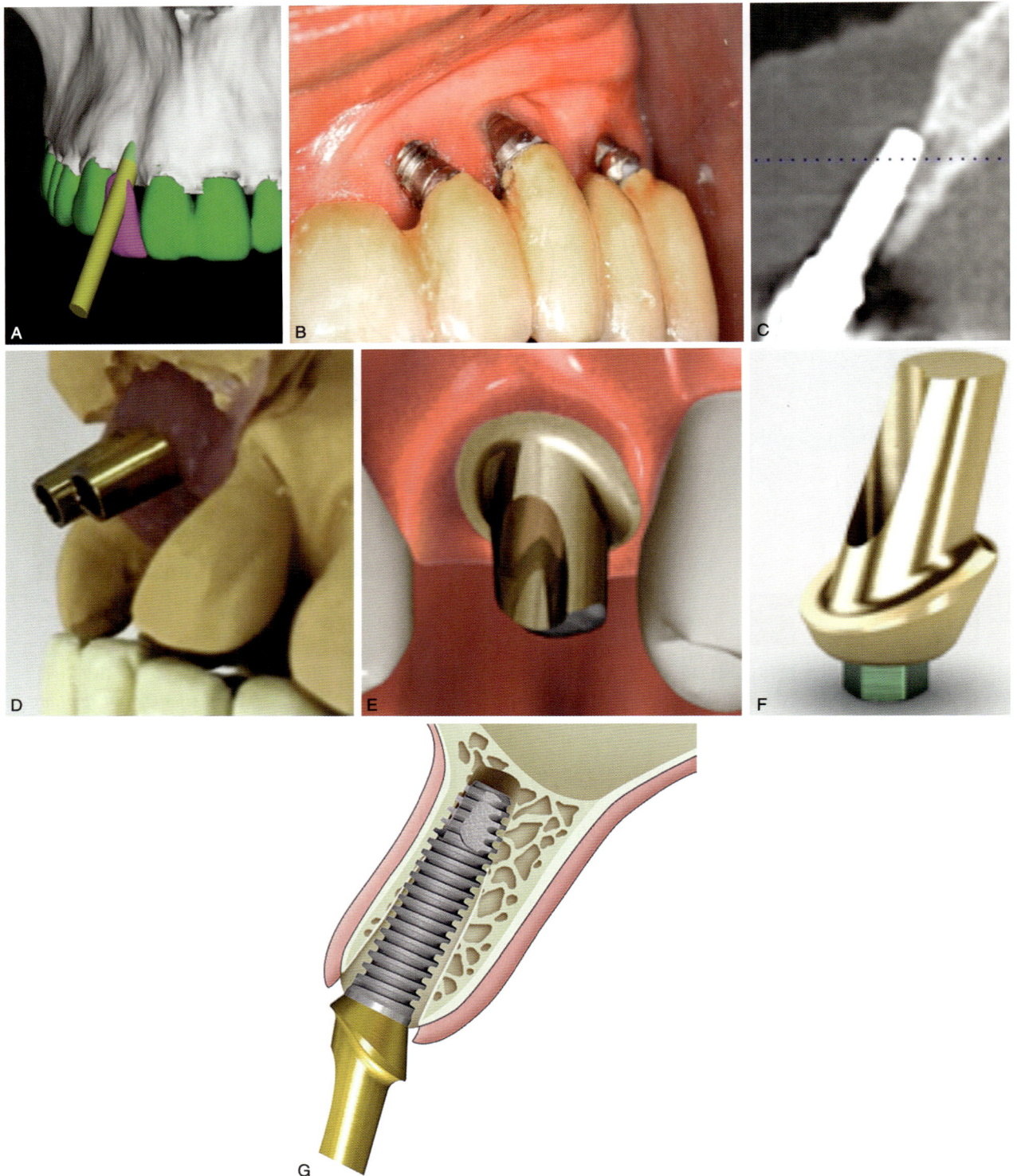

**图 6-20** 偏唇侧放置的并发症。A. 偏唇侧定位，缺乏骨量；B 和 C. 由此导致的修复和牙周并发症；D. 严重偏唇侧植入种植体易导致修复重建的问题；E 和 F. 具有固位螺钉通道的角度基台，这个通道位于基台的唇侧。因此，唇侧的金属减少。制造商通常会增加金属的厚度以提高强度；E. 由于角度基台存在唇侧的金属边缘，基台比种植体更偏颊侧；F 和 G. 角度基台在颊侧比种植体更宽，以增加基台唇侧的金属厚度（E 和 G 引自 Misch CE：*Dental implant prosthetics*，ed 2，St Louis，2015，Mosby.）

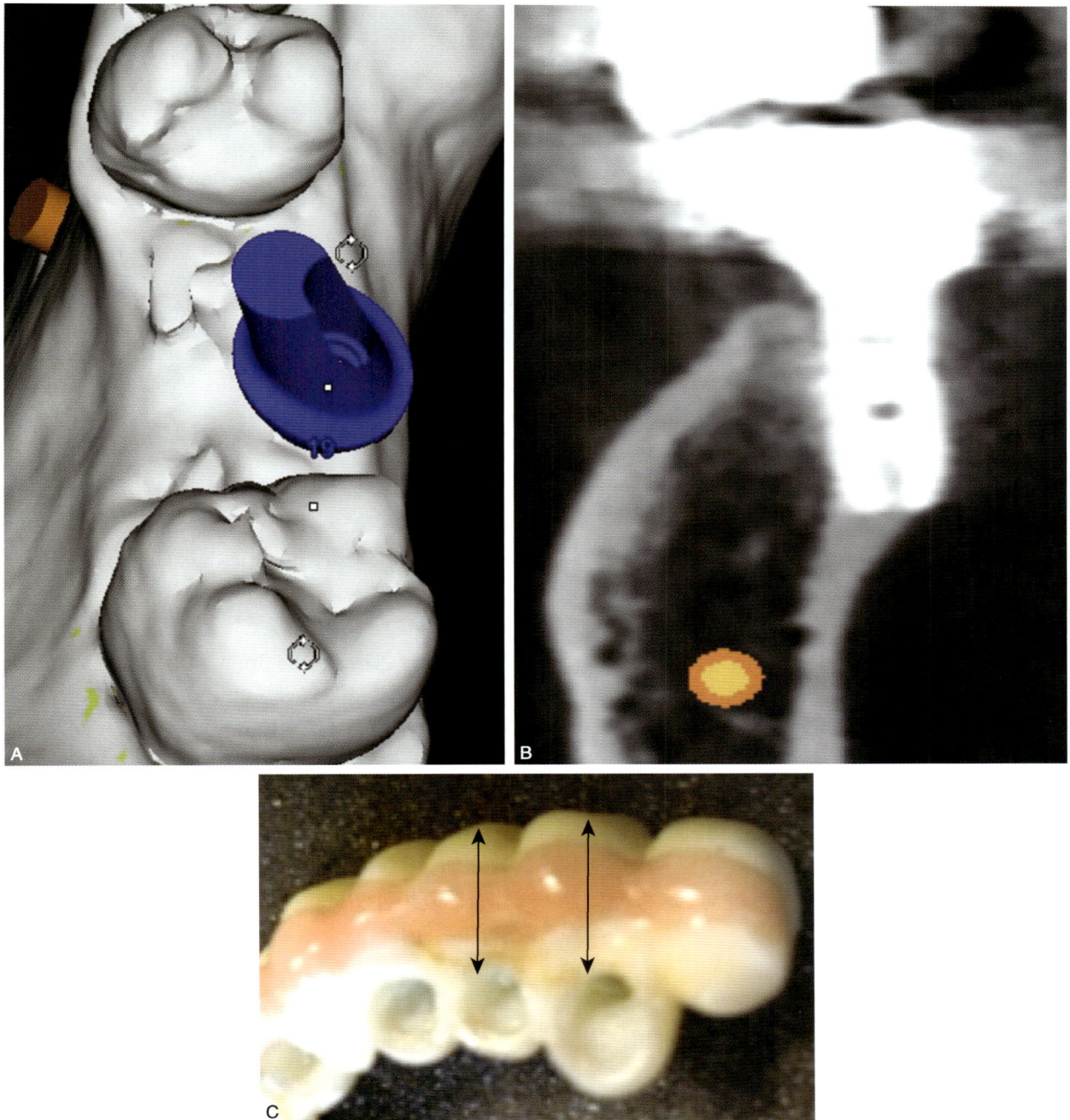

图 6-21　偏舌侧植入的并发症。A. 偏舌侧安装的基台展示出过凸轮廓和可能的阻碍舌运动；B. 偏舌侧植入的种植体展示了生物力学的偏移负荷（悬臂）；C. 完全偏舌侧 FP-3 修复体的盖槽部

②粘接固位：对于粘接固位修复体来说，种植体的位置应位于前牙的切缘和后牙的中央窝。如果要重视力学因素，则理想植入位置的关键是减少生物力学负荷。然而，如果力学没有那么重要时，非理想的植入位置对于粘接固位修复体的影响不大，因为可以调整基台角度（图 6-22 ）。

（2）并发症

①唇侧：种植体植入过于偏唇侧会影响美学效果，使螺钉的安装复杂化，并导致修复体折断的风险增加。种植体倾斜度每增加 10°，就可能导致在功能过程中施加于修复体的扭矩增加 5%[10]。

②舌 / 腭侧：种植体的植入过于偏舌 / 腭侧过远会导致修复体的轮廓过凸。在上颌出现这样的情况可能会导致语言问题，而在下颌会导致舌拥挤的问题。

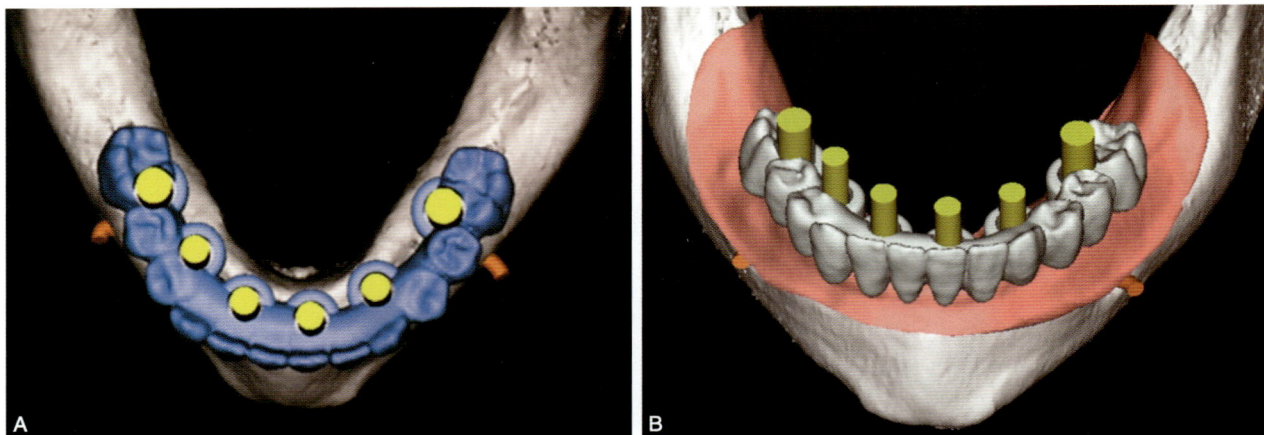

图6-22　对于种植覆盖义齿而言的理想种植体植入位置。A.殆面观；B.正视图（引自 Misch CE: *Dental implant prosthetics*, ed 2, St. Louis, 2015, Mosby.）

## 3. RP-4 和 RP-5

（1）预防：用于种植覆盖义齿的种植体应该被植入在从修复体基底配件体部穿出的位置。这点至关重要，以便与种植体连接的部件不会影响修复体的理想排牙。制作义齿的丙烯酸至少需要2.0mm 的厚度用于维持强度和抗力形，以防止修复体的断裂和脱粘接。

（2）并发症

① 舌侧：用于覆盖义齿种植体的植入位置过于偏舌侧会导致修复体的舌侧表面过凸。这可能会干扰发声，患者经常会抱怨舌缺乏运动空间。如果在调整过程中修复体舌侧过薄，这将导致修复体存在可能会折断的区域。

② 唇侧：种植体植入过于偏唇侧会干扰理想的义齿位置，导致义齿可能出现"突然脱落"的情况。此外，偏唇侧植入的种植体通常会导致种植体周缺乏足够的角化组织，以及潜在的牙周问题，这是因为牙龈刺激和退缩更容易导致这样的问题。这可能会导致慢性疼痛，并且通常很难纠正（图6-23）。

## （二）冠根向（z 轴）

种植体植入的深度与并发症密切相关。无论种植体植入得太深或太浅，其导致的修复和牙周并发症可能增加种植相关疾病的发病率。

口腔种植学中关于种植体的植入深度存在很多争议。一些作者建议，将种植体植入在邻近天然牙的唇面 CEJ 下方 4mm 以上的牙槽骨中，以形成与天然牙相似的牙冠穿出形态，以防止软组织退缩，并支撑邻近天然牙的组织[16,17]。理论上讲，这为种植体在唇侧与理想牙冠之间提供了约 5mm 的穿龈过渡区（唇侧理想的游离龈缘位于 CEJ 上方 1mm）。

种植固定义齿的理想牙冠高度空间（CHS）为8～12mm，包括理想的 3mm 软组织厚度，2mm 的咬合面材料厚度，以及 5mm 或更大的基台高度。在固定修复中，CHS＞12mm 可能会带来问题。这种情况下，修复体的牙冠部分会被加长（FP-2 或 FP-3），并且经常需要在美学区添加义龈材料。与天然牙相比，种植体受到的冲击力更大，加上牙冠高度的增加，增加了种植体受到的力矩，并带来了修复体及修复组件和材料折断的风险。当固定修复体悬臂部分的生物力学不佳时，这些问题更为棘手[18]。当 CHS 过高时，在修复程序之前可能需要进行骨增量，特别是在 C-h 型或 D 类骨体积中。通过外科方法使余留牙槽骨高度的增加可以减少 CHS，并通过调整种植体的位置与数量来改善种植体的生物力学。骨增量可以允许植入直径更大的种植体，从而获得更大表面积带来的相关益处。在处理过高的CHS 时，修复手段是最常用的选择；然而，在理想情况下，它应该是最后的选择。当使用修复手段来重建过高 CHS 且条件不好的患者时，通常应考虑使用带牙龈颜色义齿材料（粉色瓷或丙烯酸树脂）的固定修复体或将义齿设计改为可摘式修复体。

关于 CHS 对龈乳头形态的影响，Tarnow 等已经表明，如果邻牙接触点到牙槽嵴顶的距离＜5mm，龈乳头将充满邻间隙的概率为98%。如果这个距离增加到 6mm 和 7mm，龈乳头存在的概率分别减少到 56% 和 27%（图6-24）[19]。

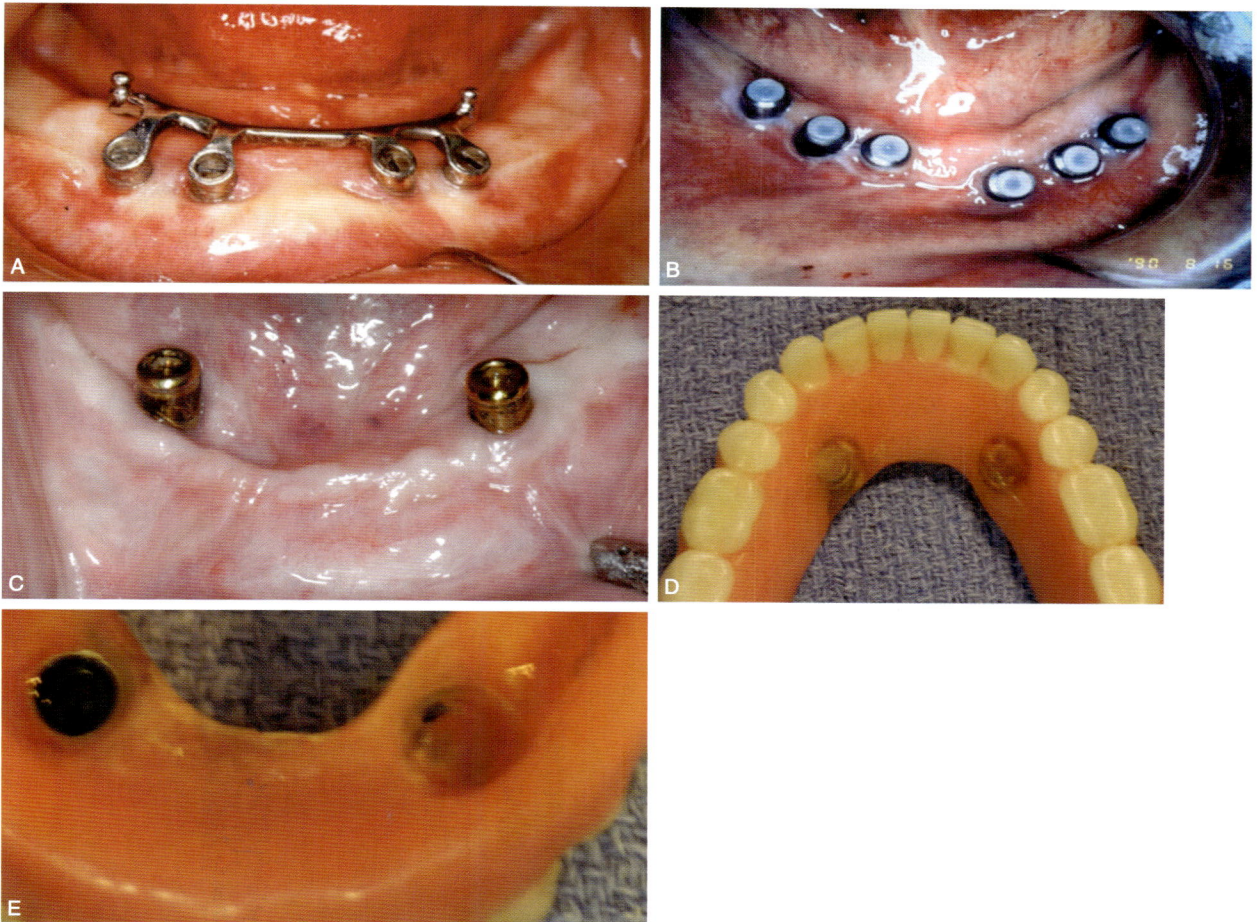

**图 6-23**　覆盖义齿并发症。A 和 B. 偏唇侧植入的种植体，会导致软组织并发症，从而导致组织疼痛；C. 偏舌侧植入的种植体，会阻碍舌的运动；D 和 E. 偏舌侧植入的种植体，会导致覆盖义齿附件的并发症，还会因树脂材料厚度过小导致义齿基底折断

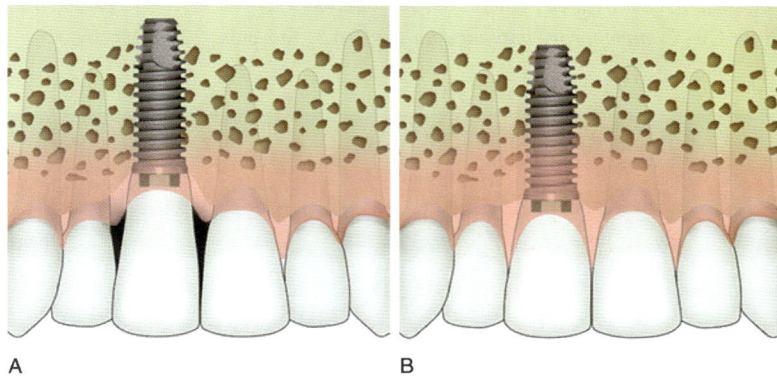

**图 6-24**　理想的和非理想的种植体冠根向位置。文献中通常报道的种植体深度有两个位置。一个健康天然牙齿的唇侧骨板位于釉质骨质界（CEJ）下约 2mm，而游离龈的边缘到骨的软组织高度为 3mm。植入唇侧 CEJ 以下 4mm 或以上的种植体通常埋在牙槽骨下 2mm 或更深的位置（A）。这就为牙冠上的瓷材料提供了"运行空间"，使其能够创造出自然的穿龈轮廓。然而，在种植体与基台连接处之外，容易发生骨丧失，并且通常会吸收至种植体位于骨下第一个螺纹的位置。因此，可能会增加探诊深度，从而加速厌氧菌的生长；B. 种植体植入在邻牙 CEJ 下方 2mm，可提供 3mm 的软组织褶皱用于改进成自然的外观，这是最好的植入深度。种植体植入得太浅会导致严重过大的穿龈角度和影响美观（引自 Misch CE：*Contemporary implant dentistry*，ed 3，St Louis，2008，Mosby.）

## 1. Fp-1、Fp-2、Fp-3

**（1）并发症——放置太深**：当种植体植入到 CEJ 以下 2mm 或游离龈缘以下 3mm 时，可能会导致许多并发症。

- 牙冠高度空间不佳（牙冠-种植体比例）。
- 由于无法进行恰当卫生而导致的牙周并发症，以及邻近牙齿的牙槽骨丧失。
- 较高的力矩可能导致生物力学上的过度负荷，从而导致牙嵴骨丧失。
- 修复更复杂，难以取模、安装基台和义齿。

- 当种植体植入过深时，唇侧骨板通常会吸收，特别是当种植体偏向唇侧。
- 由于牙槽骨周围的小梁骨对抗咬合负荷的能力较弱，长期的龈沟健康程度减弱。
- 由此导致初始牙冠高度增加，力矩也增加。进一步增加了软组织发生长期退缩的风险，并在牙槽嵴出现额外的骨吸收。其结果是临床冠高度变长，宽度也逐渐减少（随着狭窄尺寸的部分接近种植体），并以黑色三角形间隔取代齿间乳头，进而损害了长期的美学效果（图 6-25 和图 6-26）。

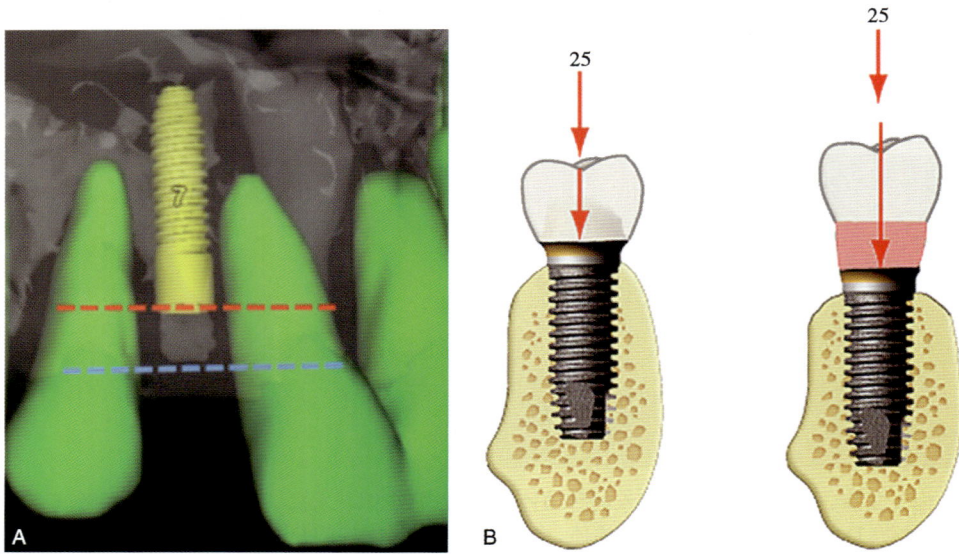

图 6-25　A. 种植体植入在距游离龈缘＞3.0mm 的深度；B. 当负载在植入体的长轴上时，牙冠的高度不是受力成倍增加的因素。然而，任何的斜向力或悬臂都会增加受力，并且牙冠高度会放大这种效果（引自 Misch CE：*Contemporary implant dentistry*，ed 3，St Louis，2008，Mosby.）

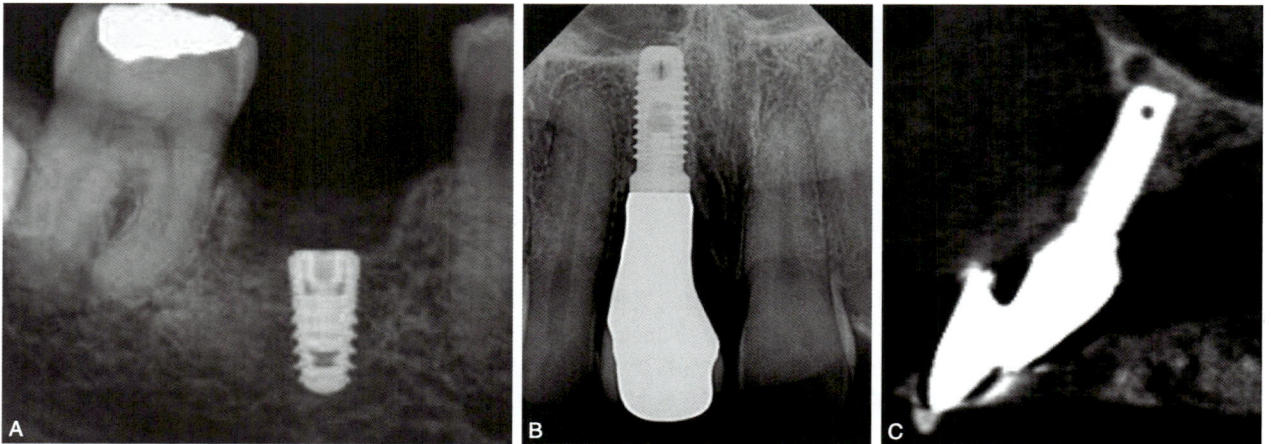

图 6-26　A. 种植体位置过深，导致撞击下牙槽管；B. 导致牙周和牙冠种植比例增加；C. 种植体植入过深、舌侧放置的生物力学不佳，导致牙冠-植入体比例不佳

**（2）治疗**

①**治疗计划阶段：**如果在治疗计划阶段确定没有其他方案而要将种植体植入在折中的深度时（如禁止骨移植），可以完成以下工作以减少并发症的可能。

- 增加种植体的数量。
- 增加种植体的直径。
- 选择合适设计的种植体，最大化表面积。
- 制作可摘修复体（固位性较低），并且合并软组织支持。
- 在睡眠时间取下可摘修复体，以减少夜间功能异常的有害影响。
- 将种植体连接在一起，无论它们是固定义齿还是覆盖义齿（图 6-27）。

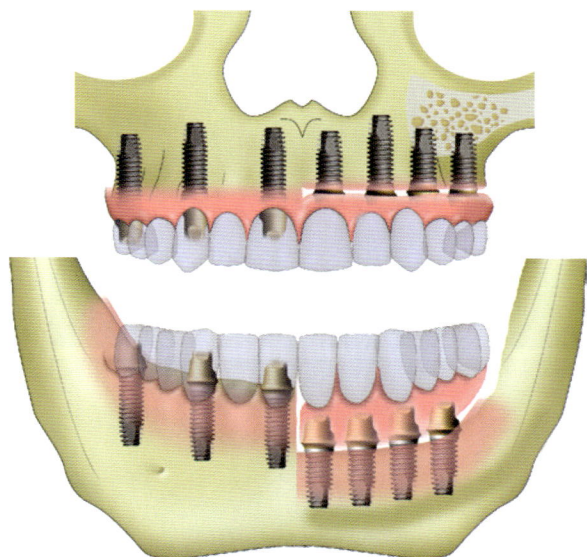

图 6-27　针对冠根向问题的治疗计划。牙冠高度空间（CHS）越大，修复患者所需要的种植体就越多（图片右侧）。CHS 越小，恢复患者健康所需的种植体就越少（图片左侧）（引自 Misch CE：*Contemporary implant dentistry*，ed 3，St Louis，2008，Mosby.）

②**手术过程中：**如果在种植体植入到种植窝后发现种植体的位置过深时，理想情况下应将种植体取出，并在相应部位进行骨移植，待充分愈合后再于理想位置重新植入种植体。如果不能完成刚性固定，应将种植体取出、植骨，愈合后再植入未来的种植体。

③**骨结合完成的种植体：**如果在种植体完成骨结合后才发现种植体位置不佳，那么就需要确定移除种植体的风险和收益。如果移除种植体的发病率太高，则可以按照以下指导方针修复种植体。

- 缩短悬臂梁的长度。
- 尽量减少颊部和舌部的偏移负荷。
- 理想的穿龈轮廓。
- 减少来自种植支持系统的任何偏移负荷的咬合接触负荷。
- 消除正中咬合中偏移负荷区域上的咬合接触。减少功能异常负荷，因为义齿的大多数悬臂部分只在进食时的功能活动中加载[20]。

注：由于侵袭性、治疗时间长和预后争议问题，不推荐包括分段备洞等存在争议的治疗方法。

**（3）并发症——植入深度不足**

- 当种植体位置不够深时（距 CEJ < 3mm，距游离牙龈边缘 <2mm）。
- 穿龈轮廓不足（较窄的种植直径与较宽的牙冠尺寸之间的过渡）。
- 种植体固位力减少，这可能导致修复体难以粘结或修复部件折断。
- 由于种植基台或种植体能够透过牙龈显露颜色，进而形成黑色颈缘线，导致美学效果不佳。如果发生在前牙区，患者可能会不满意。通常情况下，冠的唇侧边缘不能被放到龈下足够深的位置，以掩盖龈缘下方基台的钛色。
- 由于牙槽嵴的位置没有给清洁卫生留下足够的空间，导致 "Running room" 不足。进而使得从修复平台到修复直径的变化很突兀。通常情况下，这最有可能导致清洁困难。

**（4）治疗**

①**治疗计划阶段：**如果在治疗计划阶段确定种植体的位置将导致种植体处于游离龈缘的非理想位置，则可能需要修改治疗计划或最终义齿。骨骼差异（深覆𬌗）、磨损或磨损导致的咬合垂直距离（occlusive vertical dimension，OVD）降低、牙缺失后的轻微骨萎缩，以及无对颌牙的伸长都可能导致修复空间不理想。传统的修复程序需要恢复适当的 OVD 和咬合平面，增加冠高度空间。

- 在治疗开始时，应向患者解释需要调整对颌牙，以防止沟通不当问题。这是非常重要的，特别是如果对颌牙的调改导致对颌牙需要进行根管治疗。
- 理想情况下，黏结修复体需要 8.0mm 的空间。这 8mm 的 CHS 要求包括 2mm 的咬合材料空间，4mm 的最低基牙高度用于固位，以及骨上 2mm 用于生物宽度尺寸（这不包括龈沟，因为冠边缘为了固位或美观，可向龈下延伸 1mm）。如果不能进行粘结修复, 则应考虑使用螺钉固位的义齿或改为固定局部义齿的治疗计划。

②**在手术时:** 如果种植体已经植入, 且已知其位置过浅, 则需要移除种植体, 如果存在可用骨, 应加深备洞, 并在更有利的深度重新植入种植体。在加深备洞深度前, 应始终确定重要解剖结构的位置。

③**完成骨结合的种植体:** 在种植体完成骨结合整合后, 如果确定种植体深度不足, 理想情况下应移除种植体。然而, 如果移除种植体的风险太高, 那么可以将以下措施作为可能的治疗方案进行评估。

- 螺钉固位修复体。
- 缩短悬臂长度。
- 减少颊和舌偏移负荷。
- 理想的穿龈( 图 6-28 )。
- 通过粗糙化基台表面来增加基台机械和化学的固位力。

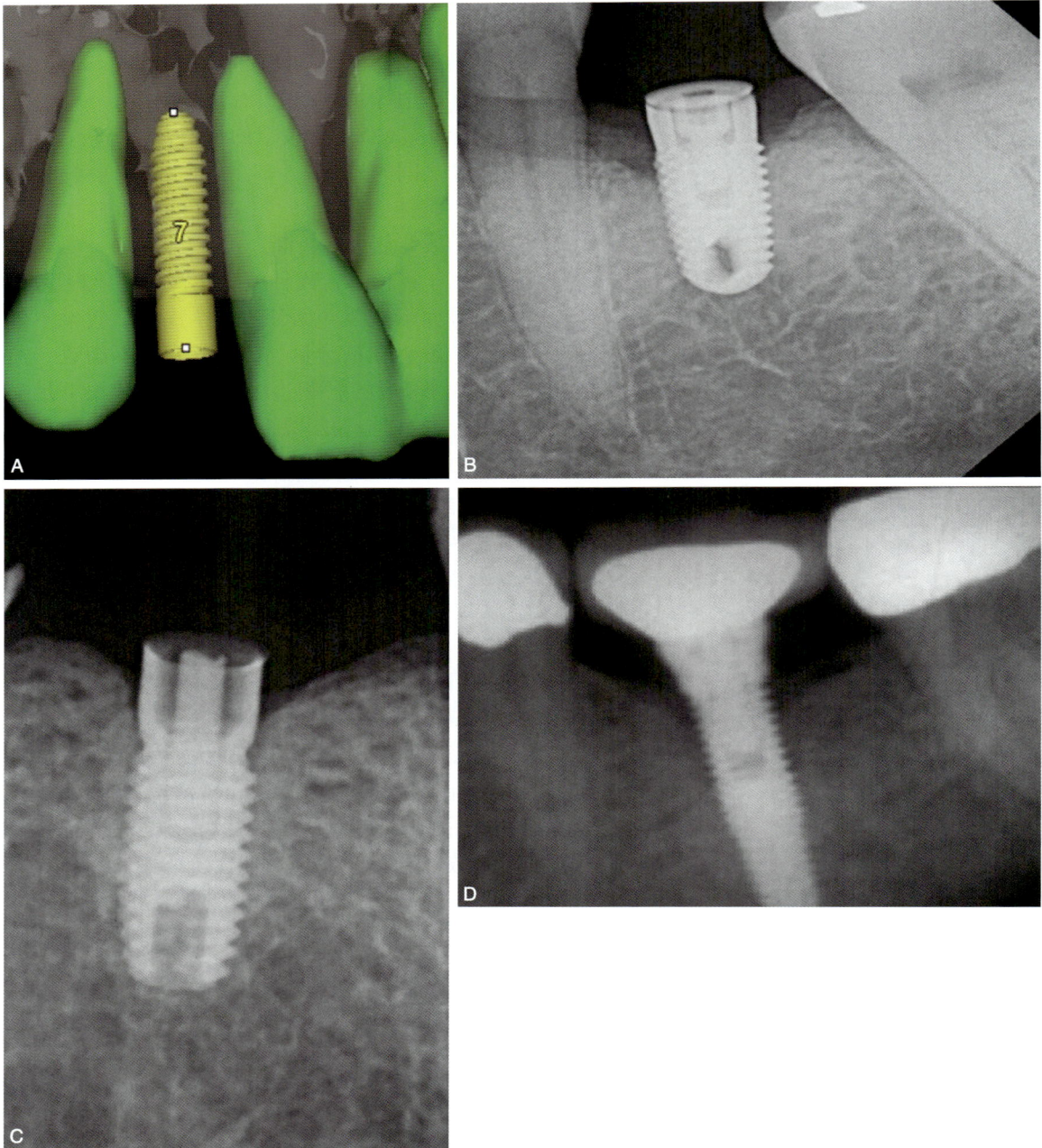

图 6-28　种植体植入过浅。A 和 B. 在游离牙龈边缘和釉质骨质界( CEJ )上方过高; C. 导致螺钉断裂; D. 由于冠高空间不足, 穿龈轮廓较差

## 2. RP-4 和 RP-5

（1）**预防措施（RP-4、RP-5）**：必须谨慎行事，以确保覆盖义齿有足够的咬合空间，特别是如果使用了连接杆。对于杆和带附件的覆盖义齿来说，建议从牙槽嵴顶到修复体切缘至少需要 15mm。如果需要咬合间隙，应在手术时完成骨成形术，以增加最终修复体的空间。交互式治疗计划可用于制作截骨导板，这将允许种植外科医生去除理想的骨量。为了充分保留修复体的牙齿和维持修复体的结构完整性，至少需要 2.0mm 的丙烯酸材料。

（2）**并发症——>15mm**：对于 RP-5 义齿，由于软组织的支持，更大的咬合空间通常没有问题。然而，对于 RP-4（种植体支持）义齿，由于缺乏软组织支持（如 RP-4 完全由种植体支持），更大的咬合间隙可能会导致义齿"摇晃"增加的问题。对于可摘义齿，应该考虑两个义齿高度的水平。第一个是附着体系统到牙槽嵴顶的高度。高度距离越大，施加在杆、螺钉和种植体结构上的力就越大。第二个需要考虑的因素是附着体到咬合平面的距离。这个距离代表了修复体施加在附着体上力量的增加量。例如，在 15mm 的 CHS 中，Locator 附着体位于牙槽嵴顶的 7mm 处，从而对种植体施加 7mm 的杠杆作用。Locator 附着体的旋转点到咬合平面的距离是另外 8mm。在这种情况下，对修复体施加的杠杆作用大于对种植体接口施加的杠杆作用。这导致在侧向力下修复体不稳定性的增加。

**治疗**

如果存在超过 15mm 的空间，RP-5 义齿应该有理想的咬合空间用于最终修复。应利用边缘延伸和主要的应力承载区（上颌 - 腭骨水平部，下颌 - 颊架）来减少过大的负荷力。咬合应包括双侧平衡接触，没有早接触点。如果存在过大的力量［例如，过高的 CHS 和 / 或功能异常］，则可将 RP-4（完全种植体支持）更换为 RP-5（软组织支持）以减少力。

（3）**并发症——<15mm**：当缺乏足够的 CHS，义齿更容易发生组件疲劳和折断时，覆盖义齿比瓷 - 金属固定义齿更难制作。最小 15mm 的 CHS 提供了足够的丙烯酸体积来抵抗破裂，为不需调整就能排牙留出位置，并且为附件、杆、软组织、清洁留出空间。在下颌骨，软组织通常在骨上方有 1~3mm 厚，所以与软组织到咬合平面应至少有 9~11mm。当术区存在足够的骨宽度和骨高度时，可以在种植体植入或固定修复之前，进行骨修整以增加 CHS（图 6-29）。

**治疗**

如果 CHS 少于 15mm，则 RP-4 和 RP-5 可能会出现问题。由于没有足够的空间来支持组织健康、附着空间、丙烯酸树脂的体积和未调整的义齿，覆盖义齿可能会发生疲劳和断裂。可以将 RP-4 更改为 RP-5，以获得软组织支持，从而最大限度地减少施加在附着体上的力量。此外，覆盖义齿修复体内应有金属基、金属增强或纤维网，以增加修复体的强度，防止修复体断裂。

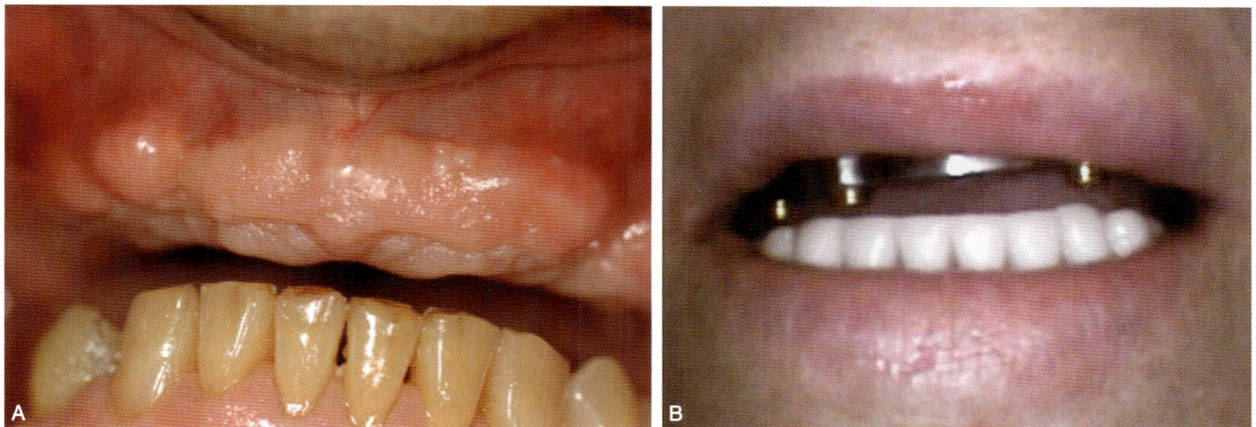

**图 6-29**　用于可摘局部义齿修复的咬合空间不足。A. 在治疗计划阶段评估；B. 由于缺乏咬合空间而导致的并发症，患者处于休息体位时显露了杆（上部结构）

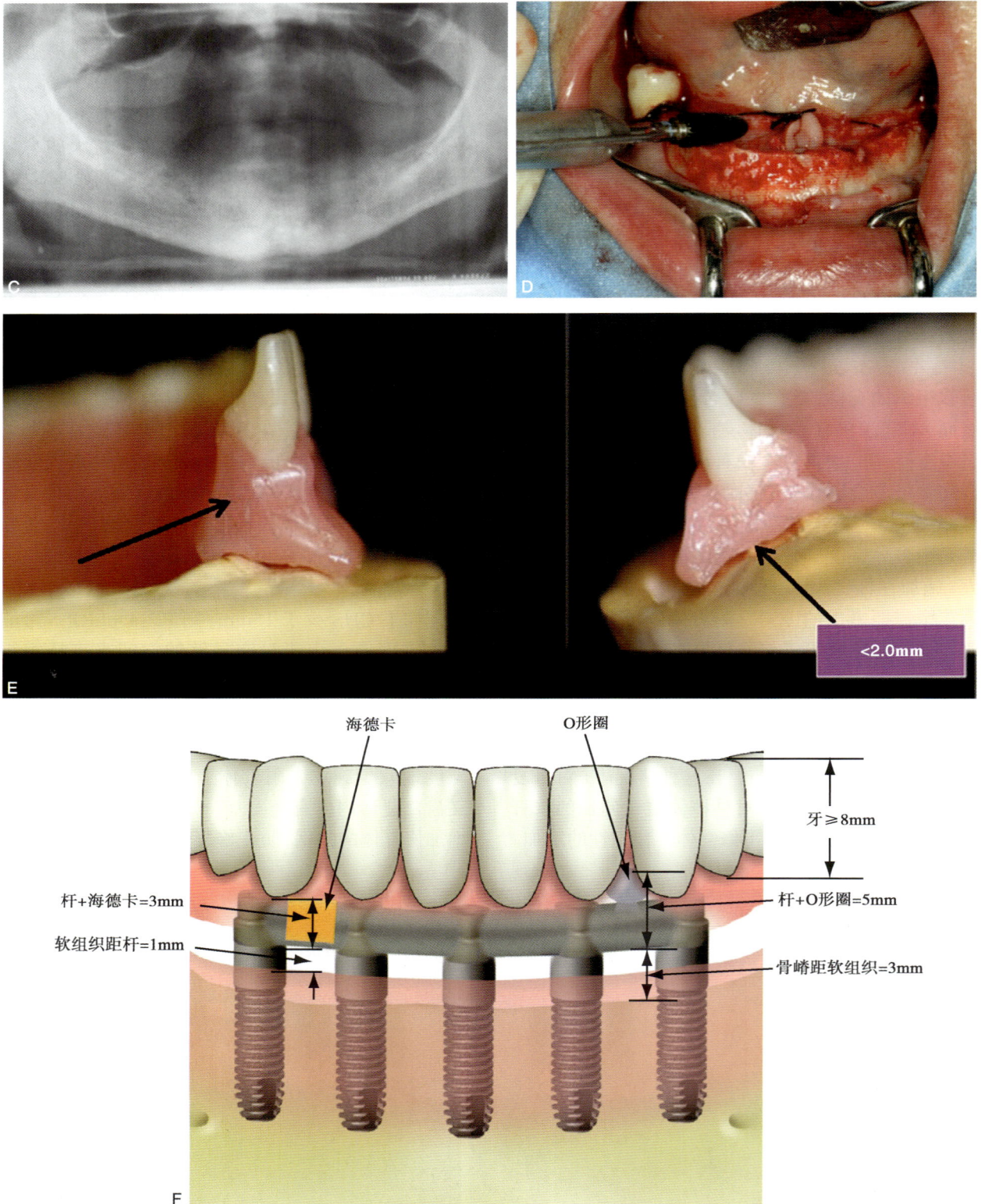

图 6-29（续） C 和 D. 术前应诊断出减少的咬合间隙，并采用激进的骨修整术进行治疗；E. 缺乏丙烯酸块会导致义齿上的牙齿结构固位不良，并可能导致义齿基底折断（<2mm）；至少需要 2mm 的丙烯酸来增加强度；F. 对于杆固位的覆盖义齿，需要约 15mm（从牙槽嵴到切缘）才能有足够的空间容纳牙齿、丙烯酸、杆和软组织空间（引自 Misch CE: *Contemporary implant dentistry*, ed 3, St Louis, 2008, Mosby.）

## 四、与重要结构的距离

### 种植体位置

#### 1. 下牙槽神经管或颏孔

在邻近下牙槽管和颏孔时，准确定位种植体是预防神经感觉损伤的关键。理想情况下，神经和神经管的正确位置应通过三维成像来确定，特别是当种植体可能在距离神经 2mm 的范围内时。在确定重要结构后，种植体应植入在距下牙槽管或颏孔 2mm 以上的位置。当这个距离 < 2mm 时，会增加神经压迫或受损的风险，这可能导致神经感觉缺陷（图 6-30）。

#### 2. 下颌骨下缘

在下颌骨前部植入种植体可导致严重的甚至危及生命的并发症。应注意用三维成像来评估前下颌骨的角度和运动轨迹，以尽量减少舌侧皮质骨穿孔的可能性。二维影像片（如全景片）可能会错误地展示可用骨量。如果下颌骨下缘穿孔，舌下和颏下血管可能会明显出血。由于该区域难以进入，可能会出现危险的舌下出血并发症（见第 7 章）（图 6-31）。

#### 3. 鼻腔

上颌前牙区通常是一个非常具有挑战性的种植区域。由于骨的宽度和高度受损，以及成角的问题，种植体经常出现错位。在上颌前部植入种植体可能是非常具有挑战性的，特别是当骨高度很低时。理想情况下，种植体的位置应该靠近鼻底，而不接触鼻腔菲薄的鼻底。确实有更先进的手术技术，可以让种植体在鼻下骨移植后进入鼻腔 2～4mm；然而，这些手术只能在理想情况下完成（图 6-32）[21]。

#### 4. 与上颌窦底部的距离（下缘）

其中一个更具挑战性的种植区域是上颌后牙区。在这个区域，由于骨丧失和上颌窦气化，使得种植专科口腔医生经常遇到骨高度不足和骨质量差的情况。根据从牙槽嵴顶到上颌窦下缘的骨量，这个区域有四种种植治疗方案（Misch 分类）（图 6-33）[15]。

（1）SA-1：> 12mm 的骨高度；指定标准植入方案。

（2）SA-2：当有 10～12mm 的骨高度时，植入种植体的同时以预备种植窝的方式进行上颌窦底 0～2mm 的提升。

（3）SA-3：当存在 5～10mm 的骨高度时，在上颌窦底提升时，同期植入种植体（SA-3I）或不同

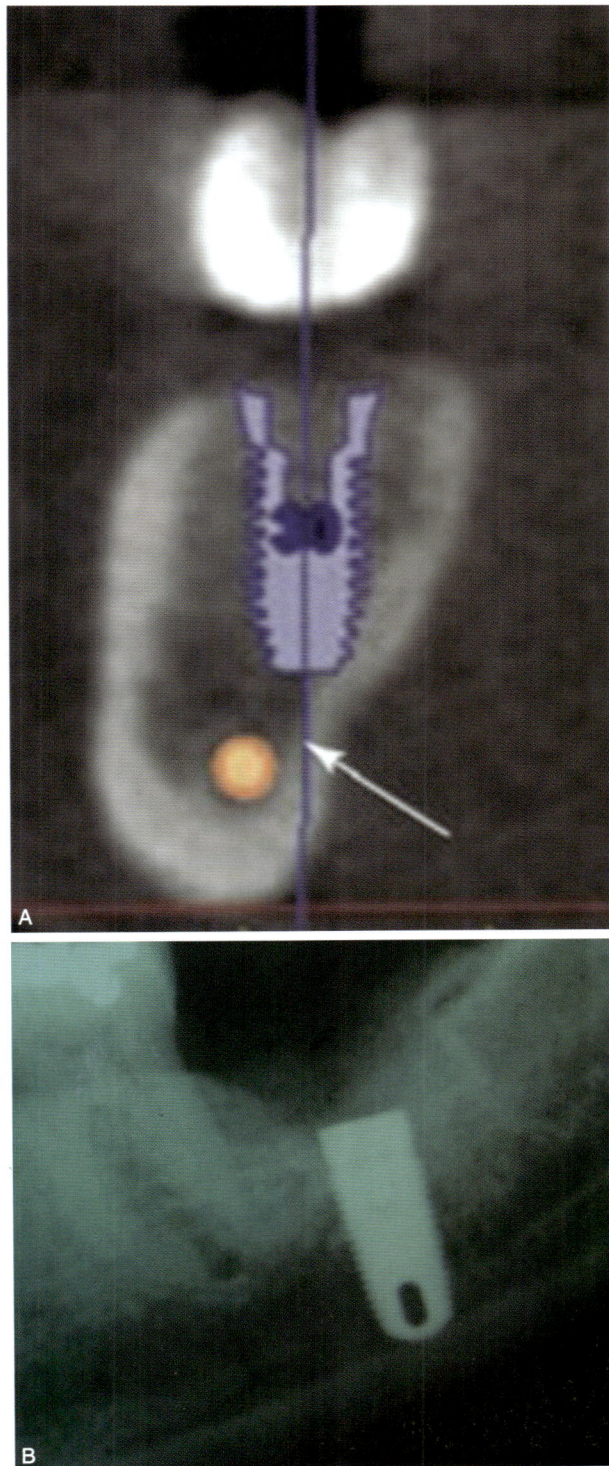

图 6-30　A. 下牙槽神经管或颏孔的距离；B. 种植体放置得太深，侵犯下牙槽管

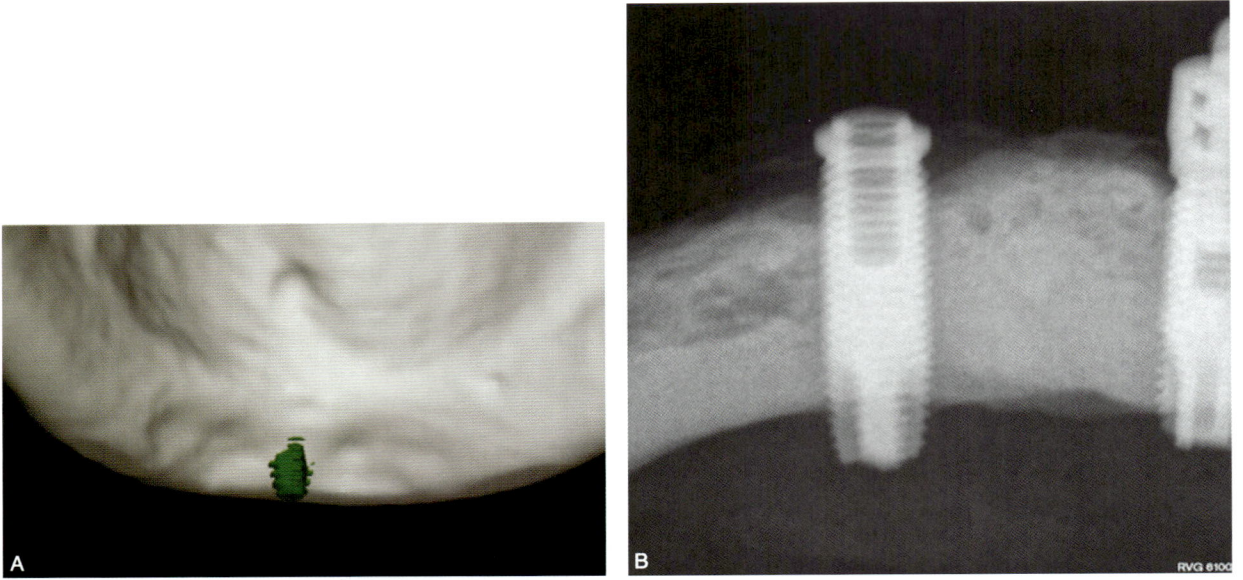

图 6-31　A 和 B. 在下颌骨前牙区过度预备种植窝，导致可能的舌下出血

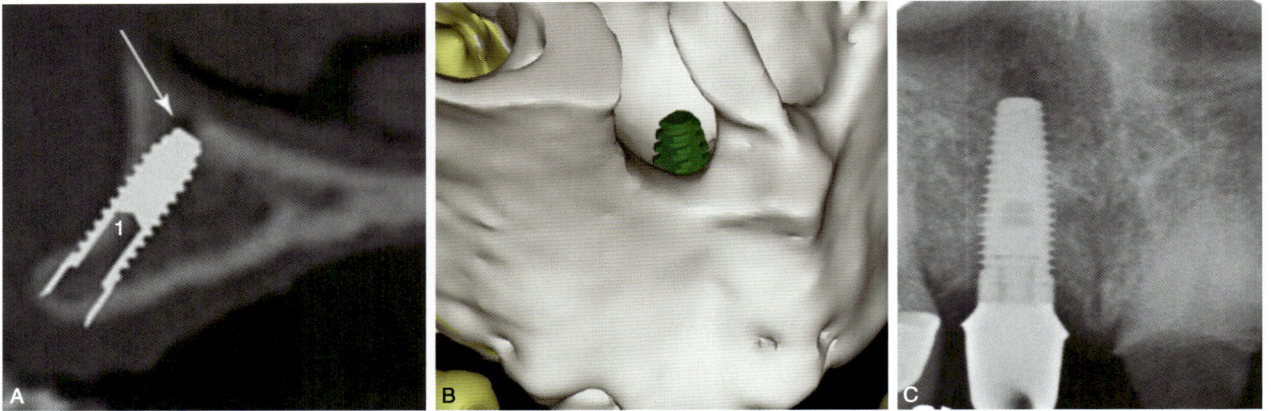

图 6-32　上颌骨前部。A. 理想的位置（箭）；B 和 C. 穿通进入鼻腔

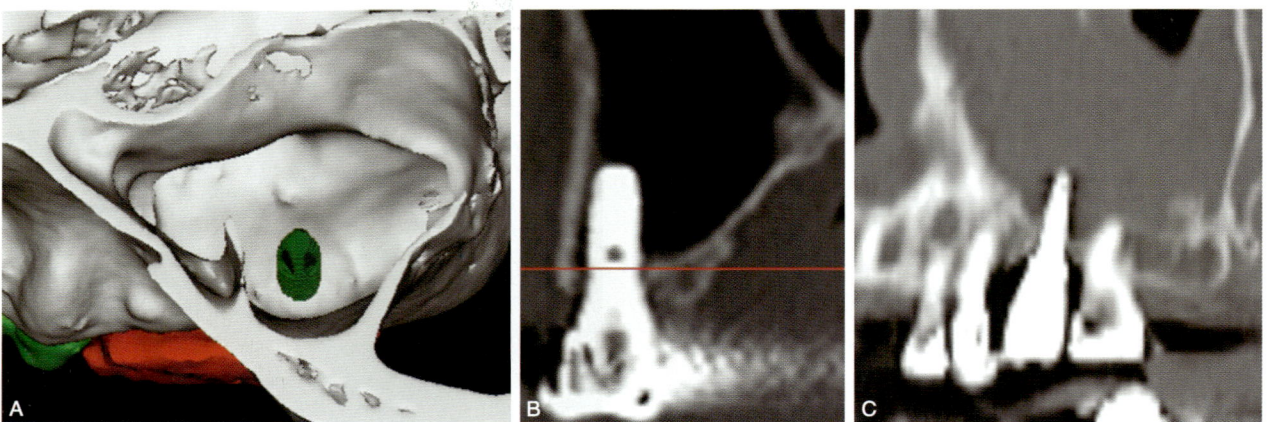

图 6-33　A 和 B. 植入物穿透窦腔；C. 植入物诱导的鼻 - 鼻窦炎

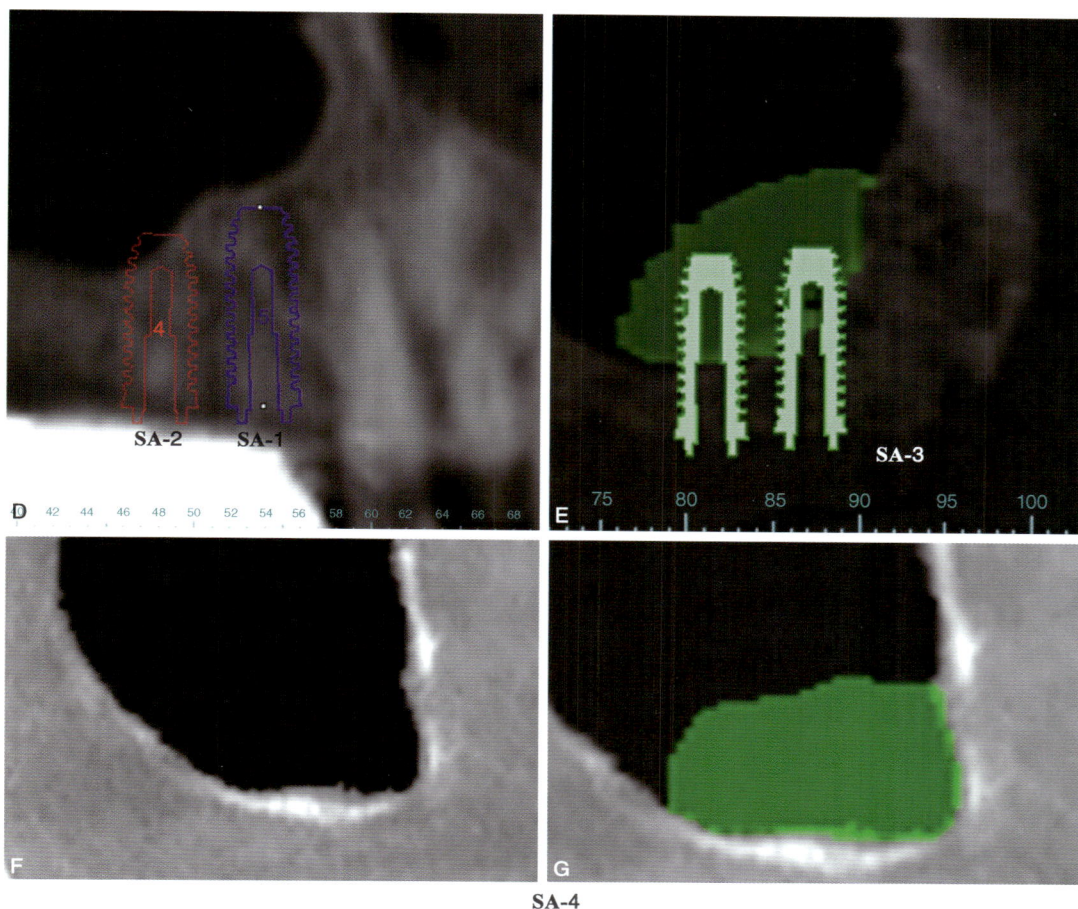

图 6-33（续）　D 和 G. 上颌后牙区治疗计划：SA-1 和 SA-2（D 和 E），SA-3（F）和 SA-4（G）（D 和 G 引自 Misch CE：*Dental implant prosthetics*, ed 2, St Louis, 2015, Mosby.）

期植入种植体（SA-3D）。

（4）SA-4：骨高度＜5mm，需要在植入种植体前进行经外侧壁入路的上颌窦底提升术。

## 五、种植体植入位置不佳的并发症总结

### 预防

#### 1. 理想的治疗计划

在种植术中最小化角度错误的最可靠方法是在术前评估阶段制订一个全面的策略。CBCT 分析为临床医生提供了一个良好的解剖评估，以恰当地规划种植体的位置、直径和长度，有助于防止位置、间距和深度问题。

#### 2. 理想的可用骨量

可用骨宽度（唇腭向）应至少比植入的种植体直径大 2.0mm。一个 3.5mm 的种植体至少需要 5.5mm 的骨宽度（最小）。骨增量已成为该行业中可预期性很高并容易接受的手段，因此临床医生在缺乏足够的可用骨量时绝不应该妥协。对于这些骨量不佳的案例，可使用的骨移植技术和植骨材料很多。

#### 3. 了解修复体类型和相关的理想位置

当制订治疗计划时，在植入种植体之前应首先评估最终的修复体。口腔种植科医生必须对各种修复体类型（如 FP-1、FP-2、FP-3、RP-4、RP-5）及其方位上与修复上的需求有深刻了解。修复体类型（固定的 FP1、FP2、FP3 或可拆卸的 RP4、RP5）决定了理想种植体的植入位置。种植专科医生必须掌握理想种植位置会根据修复体的类型发生变化。

#### 4. 软组织评估

在种植前应对牙龈生物类型（薄与厚）进行评估。薄型生物型关于牙龈萎缩和美学问题的风险

更高,特别是在口腔的前部。薄型生物型患者更容易出现植入位置不当的问题,在理想条件下对植入位置也要更为注意。如果需要,在种植体植入前应完成软组织增量。

## 5. 邻牙的状况

在无牙区种植之前,应评估相邻天然牙可能存在的修复状态和病例状态。在完成种植体治疗计划之前,应为每一颗天然牙齿建立一个5～10年的预后窗口期。如果一颗牙齿没有良好的5～10年预后,应考虑拔牙或替代治疗方案。

## 6. 病理情况的存在

应仔细评估预期的种植体部位是否存在病理情况或与天然牙相关的潜在邻近病理情况,这可能导致种植体发病率的增加。种植位点有残留细菌是很常见的,特别是当最近拔除了感染的天然牙。此外,应评估邻近牙齿的根尖周病理,因为这可能导致逆行性种植体周围炎。

## 7. 良好的手术技术

为了减少角度不佳的可能性,口腔种植科医生应在使用第一根先锋钻后评估种植窝的角度。通常,先导钻针的深度为6～8mm。放置一个方向指示杆,并通过影像学和手术导板进行评估,以确定合适的位置。该位置也可以通过让患者轻轻闭合来评估,以确定方向指示杆在咬合间的位置。对角度的任何修改都应该用Lindemann钻来完成。

## 8. 骨质密度低

在低密度的骨(D4类骨)中,种植窝的过度预备可能导致种植体在植入时改道。此外,种植体应该用手机机头植入而不是手用棘轮扳手。当使用棘轮扳手在密度较低的骨质中植入种植体时,种植体可能会通过植入在椭圆的方向上来重新定位。

## 9. 了解重要结构的确切位置

了解重要结构的确切位置对避免并发症至关重要。撞击重要结构,如下颌管、上颌窦或鼻腔,可能会增加发病率,并使患者面临不可逆并发症的风险。

## 10. 手术导板的使用

口腔修复学术语对手术导板的定义为:用于协助种植体理想外科植入和控制角度的指导工具[22]。使用手术导板的目标是根据手术治疗为种植体提供准确的植入位置。目前有很多不同的导板类型可供使用。Stumpel根据导板使用的手术限制量对手术导板进行分类。这些分类有:(1)非限制性设计、(2)部分限制性设计和(3)完全限制性设计[23]。

(1)非限制性设计:非限制性导板允许种植外科医生在种植体的位置上有方位偏差,因为导板指示了最终修复的理想空间(位置),而不是实际的近远中向角度。非限制性模板由于易于制造和成本低而变得流行起来。

并发症:这些导板只允许种植外科医生对预期的修复体进行初步定位,而不能确定正确的角度(颊-舌向)和位置(近远中向)。关于植入物的最终位置,这种类型的导板具有很大的灵活性和自由度(图6-34)。

(2)部分限制性设计:部分限制性设计包括一个引导套环或槽,它能在特定角度容纳一个钻针的尺寸,通常是引导钻针。使用第一个钻针后,其余的种植窝预备步骤都由自由手完成。用于制造部分限制性导板的技术多种多样,包括技工室制作的导板或根据影像学模具制作的导板,然后将其转换为手术导板。

并发症:虽然部分限制性设计比非限制性设计更准确,但这些模板仍然不是最终的、准确的种植体定位。临床研究表明,这些类型的模板在颊-舌向上有很高的误差(图6-35)[24]。

(3)完全限制性设计:在完全限制性导板设计下,种植窝的位置、角度和深度由引导冠或套环决定,从而限制了种植外科医生的任何方案调整。这种类型的导板可防止颊-舌向或近远中向平面的种植窝预备错误。此外,还可以引入止动环,以防止种植窝的过度预备。基本上来说,通过完全限制性设计,在术前就可以知道种植体的最终位置。这种技术正在变得流行,因为最终修复基台或临时修复可以提前制作,以便在种植体植入进行即刻修复。

并发症:使用结合锥形束技术的交互式治疗计划制作的完全限制性手术导板已被证明是高度精确的。然而,在口腔科研究铸型上使用传统(非CBCT)制作的手术导板时必须谨慎,这些铸型是刚性的、无功能的表面,没有软组织厚度和

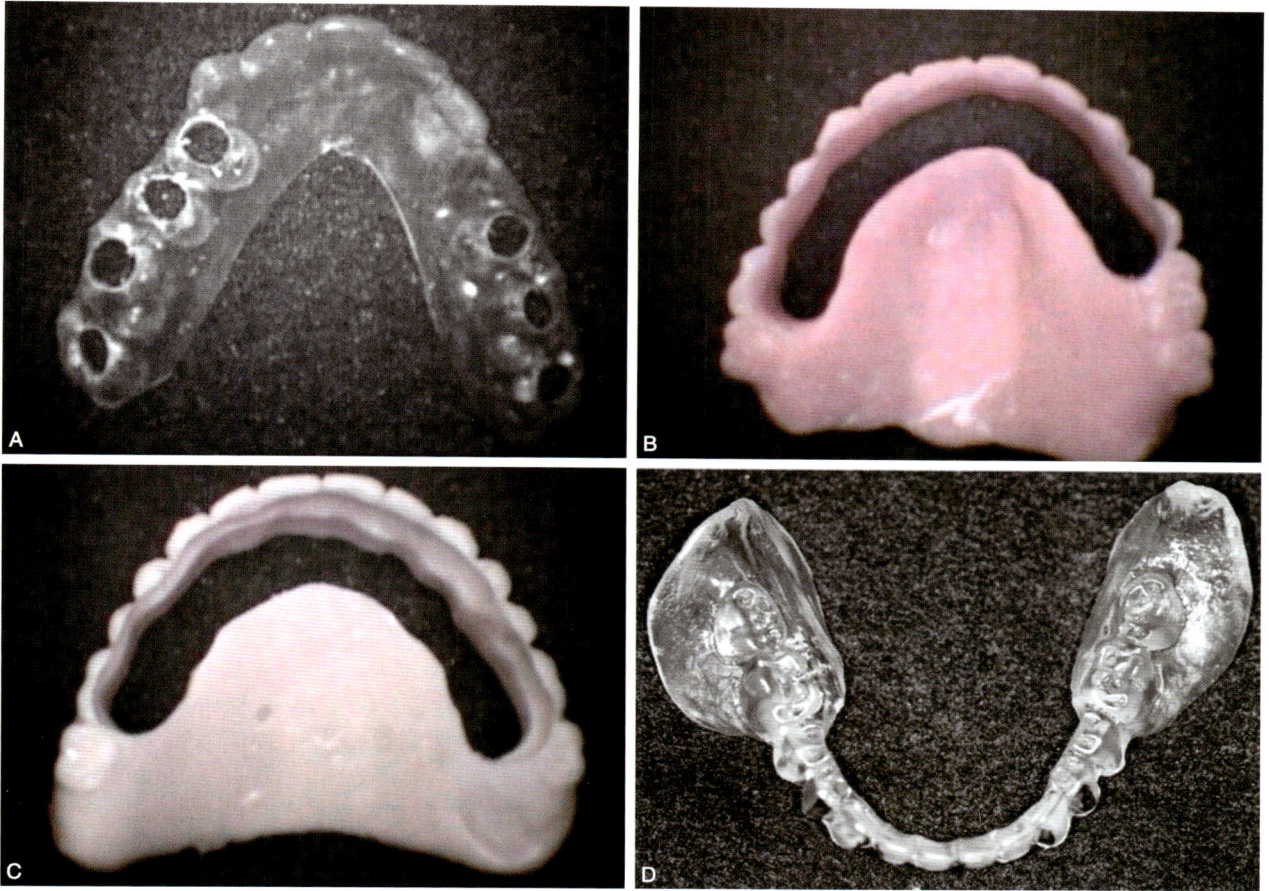

图 6-34　A 至 D. 非限制性手术导板的示例，无法对患者进行精确的近远中或颊 - 舌向定位（引自 Misch CE：*Dental implant prosthetics*，ed 2，St Louis，2015，Mosby.）

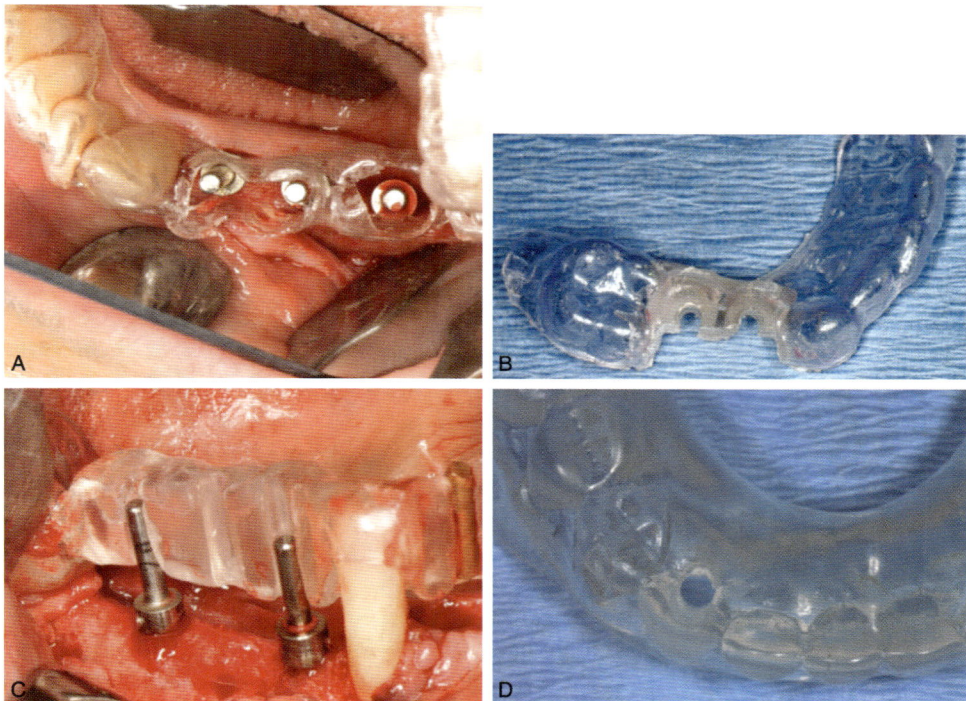

图 6-35　A 至 D. 部分限制性导板的例子，其具有无法最终定位或植入种植体的缺点（引自 Misch CE：*Dental implant prosthetics*，ed 2，St Louis，2015，Mosby.）

骨形态的信息。这些类型的手术导板允许根据对牙齿、软组织和硬组织和重要结构的估计来植入种植体，并没有三维立体的引导作用（图6-36和图6-37）[25]。

## 11. CBCT 手术导引的使用

为了克服传统手术导板固有的局限性和复杂性，CBCT 生成的导板在口腔种植学发展中应运而生。计算机生成的手术导板（部分限制或完全限制）通过将交互式计划准确地转移到手术部位，为CBCT 治疗计划和实际手术之间提供了链接。最常见的两种手术导板是来自 Materialise（SimPlant）的导板，被称 surgiguides；以及来自 Nobel Biocare（NobelGuide）的模板，被称为 surgical template。其他可用的商业软件程序包括 ImplantMaster（I-Dent Imaging, Ltd., Hod Hasharon, 以色列），EasyGuide（Keystone Dental, Burlington, MA）和 coDiagnostiX（IVS Solutions AG, Chemnitiz, 德国）。

使用 CBCT 生成的软件程序（如 SimPlant），可在术前可预测地确定这种解剖关系。在使用辐射不透明模板完成扫描后，数据必须转换为扫描软件可以使用的格式。每个治疗计划软件程序都有其特定的协议，但所有软件都与从扫描仪生成和下载的医学数字成像和通信（digital imaging and communication in medicine, DICOM）文件兼容。虽然第三方供应商已经集成了用于种植体定位的交互式治疗计划，但强烈建议口腔种植科医生参与这一规划过程。

在文件导入到软件程序后，可以完成对理想修复体位置的潜在植入位置的评估。虚拟种植体可以通过全面的种植体库来放置，其包括了种植体的品牌、类型、直径和长度。在确定可用骨量时，需要考虑骨的密度。还要根据计划的修复体来确定种植体的角度。完成最终种植体定位后，保存治疗方案，并设计手术导板。

**并发症：**尽管 CBCT 手导板的准确度很高，但在植入种植体时可能会出现固有误差，从而导致

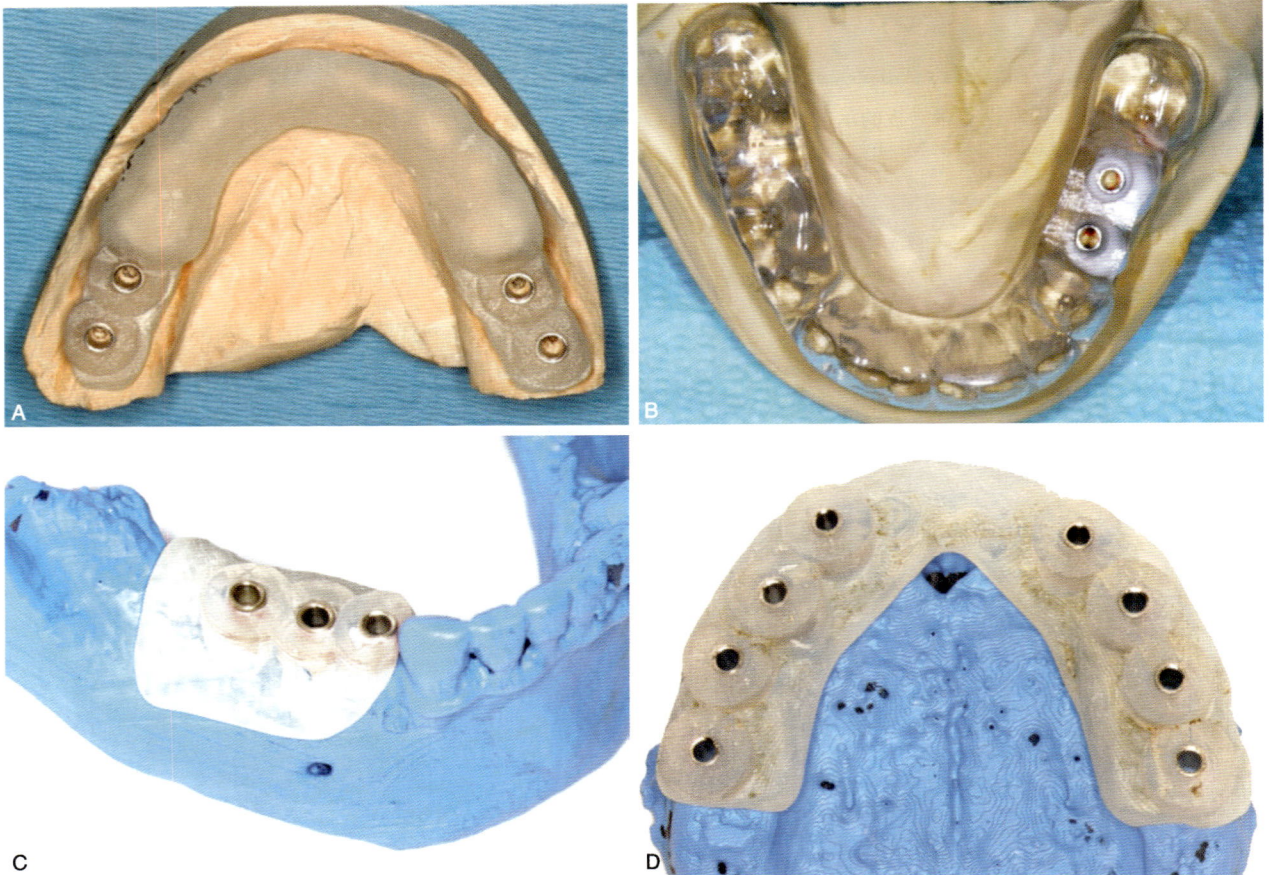

图 6-36　A 和 B. 牙支持式的完全限制性导板；C 和 D. 骨支持式的完全限制性导板（引自 Misch CE：*Dental implant prosthetics*, ed 2, St Louis, 2015, Mosby.）

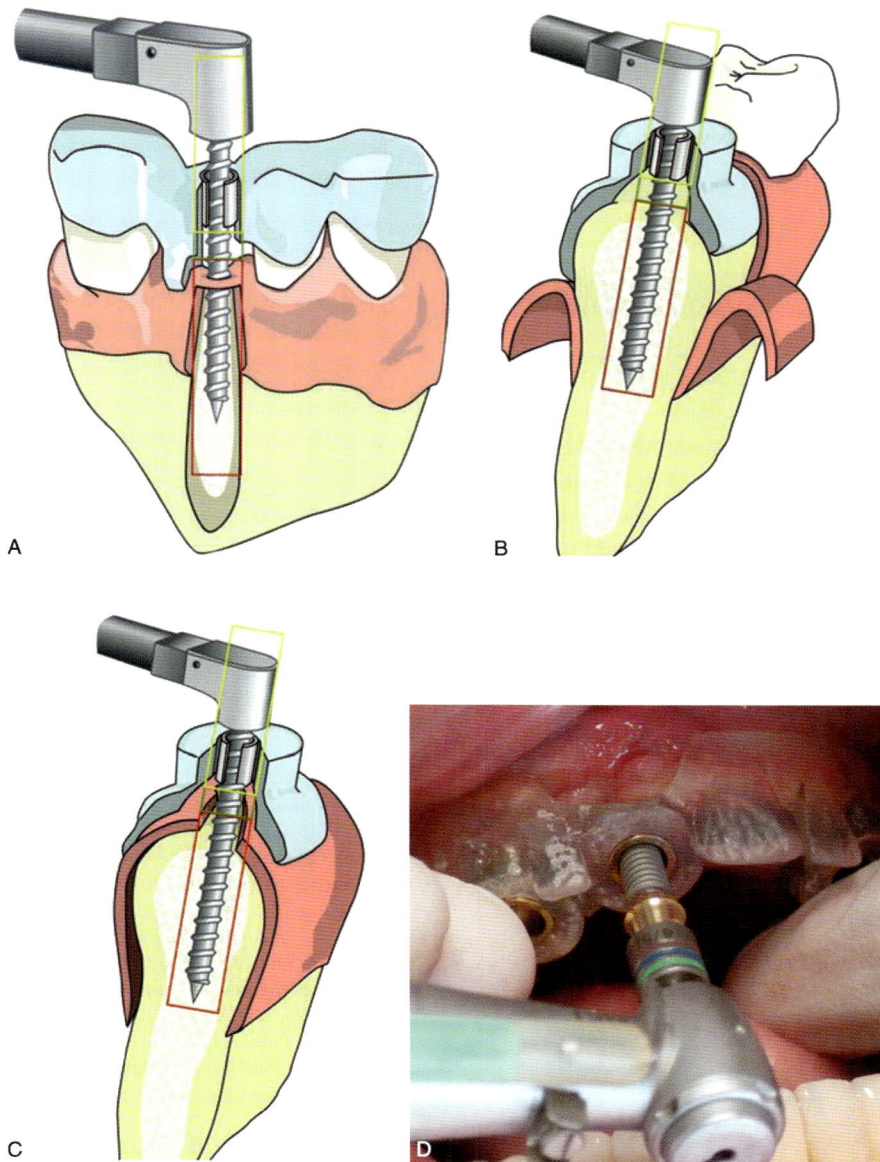

图 6-37 CBCT 手术导板。A. 牙支持式；B. 骨支持式；C. 软组织支持式；D. CBCT 手术导板允许准确地植入种植体

种植体的位置不佳。研究表明，牙支持式导板是最准确的，其次是骨支持式导板，最不准确的是软组织支持式导板。这主要是由于在 CBCT 扫描和软组织支持式导板下种植体植入过程中导板的稳定性存在问题。骨支持式导板由于骨干扰和不能完全就位经常导致种植位置不佳。软组织支持式导板由于软组织厚度不均匀，以及固位力低导致的就位不佳会产生误差。研究表明，使用 CBCT 数据虚拟规划种植体位置和手术导板进行的种植植入比自由手植入更准确[26]。就所有的种植导板种类而言，种植专科医生必须对导板的准确性表现出良好的判断，并且必须能够确定预想种植位点与患者实际骨结构之间的任何差异（特别是骨体积）。

## 六、总结

在口腔种植实践中最关键的技能之一是能够将种植体放置在理想和正确的位置。这一技能的复杂性被低估了，因为临床医生需要了解理想植入的三个平面，并与重要结构保持安全距离。位置不佳可能会使种植体完成良好的骨结合，但可能会使预期修复体出现并发症和/或失败的风险显著增加。导板外科手术的技术进步和手术导板的发展已被证明对口腔种植科医生有帮助，特别是位于学习曲线早期阶段的医生或在可用骨量宽容度低的临床情况中。然而，即使是这些技术也有误差和安全范围，需要对这些有充分的了解。

通过结合适当的治疗计划和理想定位的指南（表 6-2），种植专科医生可以确保得到一个可预测的外科和修复结果。

| 表 6-2 理想的距离和位置测量 | |
|---|---|
| **距离** | |
| 种植体 - 天然牙 | >1.5～2.0mm |
| 种植体 - 种植体 | 3.0mm |
| 牙冠高度空间 | >8.0mm（粘接固位义齿） |
| 咬合距离 | 约15mm（覆盖义齿） |
| 下颌神经 | >2.0mm |
| 鼻腔 | <接触皮质骨板 |
| 上颌窦 | Misch SA 医学分级 |
| **骨厚度：（种植植入后）** | |
| 颊侧 | >1.5mm |
| 舌侧 | >0.5mm |
| **位置** | |
| **前牙区** | |
| 粘接固位 | 切牙边缘略微偏舌侧 |
| 螺钉固位 | 舌隆突区域 |
| **后牙区** | |
| 粘接/螺钉固定 | 中央窝 |
| 冠-根向 | 游离龈缘下 2～3mm |

**（晏奇　曾浩 译，施斌 校）**

# 参考文献

1. Katona TR, Goodacre CJ, Brown DT, et al: Force-moment systems on single maxillary anterior implants: effects of incisal guidance, fixture orientation, and loss of bone support. *Int J Oral Maxillofac Implants* 8:512–522, 1993.
2. Priest GF: The esthetic challenge of adjacent implants. *J Oral Maxillofac Surg* 65(Suppl 1):2–12, 2007.
3. Stumpel L: Model-based guided implant placement; planned precision. *Inside Dent* 4(9):72–77, 2008.
4. Margelos JT, Verdelis KG: Irreversible pulpal damage of teeth adjacent to recently placed osseointegrated implants. *J Endod* 21:479–482, 1995.
5. Asscherickx K, Vannet BV, Wehrbein H, et al: Root repair after injury from miniscrew. *Clin Oral Implants Res* 16:575–578, 2005.
6. Kravitz ND, Kusnoto B: Risks and complications of orthodontic miniscrews. *Am J Orthod Dentofacial Orthop* 131:S43–S51, 2007.
7. Brisceno CE, Rossouw PE, Carrillo R: Healing of the roots and surrounding structures after intentional damage with miniscrew implants. *Am J Orthod Dentofacial Orthop* 135:292–301, 2009.
8. Esposito M, Ekestubbe A, Grondahl K: Radiological evaluation of marginal bone loss at tooth surfaces facing single Branemark implants. *Clin Oral Implants Res* 4:151–157, 1993.
9. Bell FA, 3rd, Jones AA, Steward KL: A clinical implant program in the predoctoral curriculum. *J Dent Educ* 55:169–171, 1991.
10. Weinberg LA, Kruger B: A comparison of implant/prosthesis loading with four clinical variables. *Int J Prosthodont* 8:421–433, 1995.
11. Rieger MR, Mayberry M, Brose MO: Finite element analysis of six endosseous implants. *J Prosthet Dent* 63:671–676, 1990.
12. Tarnow DP, Cho SC, Wallace SS: The effect of inter-implant distance on the height of inter-implant bone. *J Periodontol* 71:546–549, 2000.
13. Spray JR, Black CG, Morris HF: The influence of bone thickness on facial marginal bone response: stage 1 placement through stage 2 uncovering. *Ann Periodontol* 5:119–128, 2000.
14. Misch CE, Bidez MW: Occlusion and crestal bone resorption: etiology and treatment planning strategies for implants. In McNeil C, editor: *Science and practice of occlusion*, Chicago, 1997, Quintessence, pp 473–486.
15. Ha CY, Lim YJ, Kim MJ, et al: The influence of abutment angulation on screw loosening of implants in anterior maxilla. *Int J Oral Maxillofac Implants* 26:45–55, 2011.
16. Perel S, Sullivan P, editors: *Esthetics and osseointegration*, Chicago, 1994, Quintessence.
17. Saadoun AP, Sullivan DY, Krischek M, et al: Single tooth implant management for success. *Pract Periodontics Aesthet Dent* 6:73–82, 1994.
18. Misch CE, Goodacre CJ, Finley JM, et al: Consensus conference panel report: crown-height space guidelines for implant dentistry—part 1. *Implant Dent* 14:312–318, 2005.
19. Tarnow DP, Magner AW, Fletcher P: The effect of the distance from the contact point to the crest of bone on the presence or absence of the interproximal dental papilla. *J Periodontol* 63:995–996, 1992.
20. Misch CE, Goodacre CJ, Finley JM, et al: Consensus Conference Panel Report: Crown-height space guidelines for implant dentistry—part 2. *Implant Dent* 15:113–121, 2006.
21. Naitoh M, Ariji E, Okumura S, et al: Can implants be correctly angulated based on surgical templates used for osseointegrated dental implants? *Clin Oral Implants Res* 11:409–414, 2000.
22. The glossary of prosthodontic terms. *J Prosthet Dent* 94:10–92, 2005.
23. Stumpel LJ, 3rd: Cast-based guided implant placement: A novel technique. *J Prosthet Dent* 100:61–69, 2008.
24. Almog DM, Torrado E, Meitner SW: Fabrication of imaging and surgical guides for dental implants. *J Prosthet Dent* 85:504–508, 2001.
25. Ramasamy M, Giri, Raja R, et al: Implant surgical guides: From the past to the present. *J Pharm Bioallied Sci* 5(Suppl 1): S98–S102, 2013.
26. Nickenig HJ, Wichmann M, Hamel J, et al: Evaluation of the difference in accuracy between implant placement by virtual planning data and surgical guide templates versus the conventional free-hand method—a combined in vivo—in vitro technique using cone-beam CT (Part II). *J Craniomaxillofac Surg* 38(7):488–493, 2010.

# 第7章 术中并发症：出血

**Randolph R. Resnik，著**

在种植和骨移植手术过程中，持续轻微的出血是一种常见的并发症。然而，有时也可能会发生严重出血。术中出血的最常见来源包括切破黏膜或骨膜的高度血管化区域、解剖变异的血管、感染区域及牙槽骨中营养动脉损伤。种植临床医生必须能够识别并知晓出血的来源，它可能发生在许多不同类型的出血状况中，包括小血管出血、大血管出血、渗血、药物导致的出血或凝血障碍。

种植术中的止血处理手段涉及许多关键因素，首先是对患者准确的术前评估，其次是良好的手术技术。当发生出血时，如果传统方法无效，种植临床医生必须使用各种止血材料来应对。这些止血材料可以是可吸收的止血材料，如明胶和胶原蛋白，也可以是具有生物活性的局部止血药，如凝血酶和联合药物。然而，种植临床医生必须首先透彻地了解止血周期的全方面知识。有了这些知识，临床医生将更好地避免出血发生，更重要的是，将能够在出现潜在的"滑坡效应"时采取果断熟练的对应措施。虽然不可能避免所有的出血并发症，但能够有效地处理出血是至关重要的。

## 一、出血风险

在种植术中出血会给患者和种植外科医生带来许多潜在的问题，包括手术视野模糊，手术时间延长，生理并发症风险增加，以及因手术操作导致的医疗创伤增加（图 7-1）。根据出血的来源或发病情况不同，术中出血可进行多种分类（框 7-1）。

### 1. 止血机制

了解止血机制对于种植患者的手术治疗非常

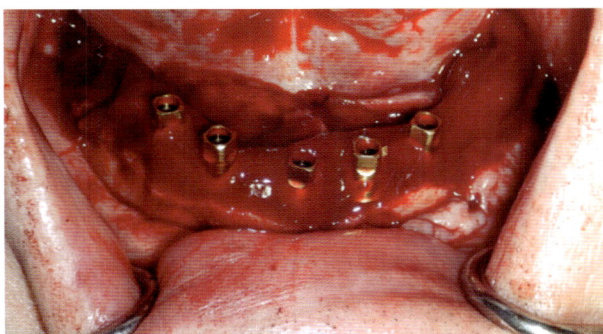

图 7-1 种植手术期间大量出血可能导致许多并发症，导致手术和种植相关创伤

---

**框 7-1 外科出血分类**

**根据出血来源进行分类**

动脉出血：鲜红色，喷射性/搏动性

静脉出血：深红色，持续

毛细血管出血：鲜红色，持续

**根据出血发病情况进行分类**

- 原发性出血：这种类型的出血发生在手术过程中，通常是由于切口制备、软组织或硬组织的牵拉或切割预备导致的。通常使用常规的机械方法或局部止血剂进行控制。

- 反应性出血：这种类型的出血通常会在术后数小时内发生。反应性出血最可能发生在具有系统性出血问题、正在接受抗凝药物治疗或术后手术区域受到创伤导致血凝块被干扰的患者。此外，术后长达 24h 也可能发生反应性出血，这很可能是动脉被完全切断后的血管痉挛导致的。血管痉挛再加上使用血管收缩药，可能数小时后才发生术后出血。

- 继发性出血：这种类型的出血发生在术后 7～10 天，最可能是感染导致的。继发性出血在种植术中比较少见。

重要。止血是一个受到严格调控的过程，在维持血液系统里血液流动的同时，在出现组织损伤时激活凝血反应[2]。在生物学中，止血过程需要启动一系列复杂的级联反应，涉及血管壁、血小板，以及纤维蛋白凝结和纤溶系统。为了实现这一目标，有 3 个反应同时起作用：初期止血、二期止血和第三阶段止血（图 7-2）。

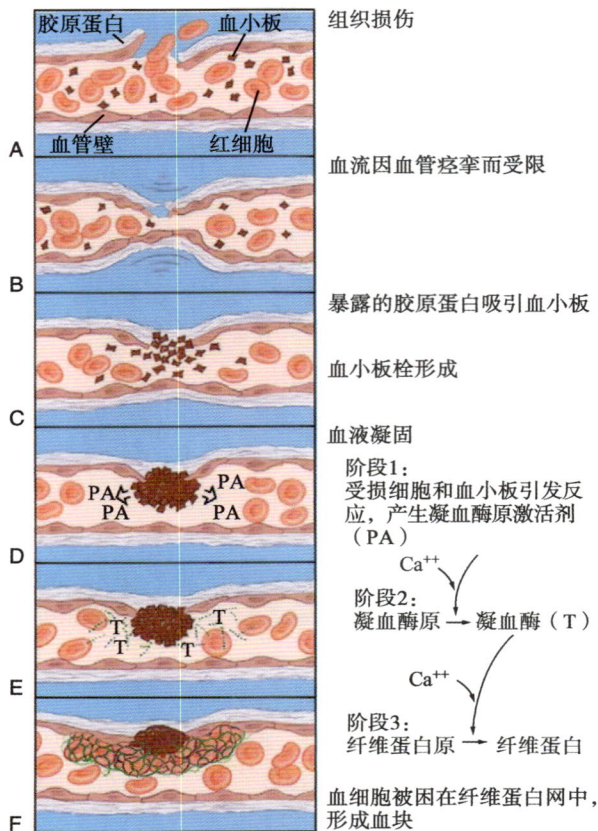

图 7-2　止血方式总结。A 至 C. 初期止血：血管和血小板反应；C 和 D. 二期止血：凝血阶段；E. 第三阶段止血：纤溶（引自 Applegate E：*The anatomy and physiology learning system*，ed 4，St Louis，2011，Saunders.）

**（1）血管和血小板反应（初期止血）**：止血的第一阶段在血管损伤后立即发生，由血管收缩导致。该反应可减少血流量，限制失血量，增强血小板的黏附性，激活凝血[3]。血管收缩是由对血管平滑肌的直接损伤、内皮细胞和血小板释放的化学物质，以及疼痛感受器引发的反射导致的。这种痉挛反应随着损伤的增加而变得更加强烈，并且

对较小的血管更有效[4]。随着血小板黏附到暴露的胶原蛋白上（血小板黏附），机械阻塞形成，这些血小板会释放细胞因子（5-羟色胺、血栓素 $A_2$ 和内皮素[1]）到组织损伤区域[3]。此栓塞的形成由 von Willebrand 因子（vWF）激活，这是一种在血浆中的糖蛋白。形成栓塞的血小板会释放化学信使，如腺苷二磷酸（ADP）、纤维连接蛋白、血栓球蛋白、纤维蛋白原和血小板衍生生长因子（PDGF），从而导致更多的血小板聚集并增强血管痉挛[5]。随着越来越多的血小板黏附并释放化学物质，正反馈形成，最终导致血小板栓塞。影响初级止血的药物包括阿司匹林和氯吡格雷，它们影响血小板功能，阻止血栓形成。

**（2）凝血（二期止血）**：当血浆中的凝血因子导致一种被称为纤维蛋白的胶原纤维形成时，止血过程的第二步便发生了。这种纤维蛋白形成一个网状结构，集结红细胞和白细胞从而加强血凝块，此过程被称为凝血级联反应[6]。凝血级联分为内在途径、外在途径和凝血级联三个途径。

内源途径（接触激活途径）需要凝血因子Ⅷ、Ⅸ、Ⅹ、Ⅺ、Ⅻ，以及血小板分泌的蛋白质、钙离子和磷脂。在正常生理情况下，该途径与外源途径相比对止血的影响效应较小。

外源途径（组织因子途径）是产生"凝血酶暴发"的主要途径，通过反馈激活作用引发凝血酶的快速释放。凝血酶可激活因子 V 和Ⅶ，将激活其他因子导致凝血过程持续进行。

共同途径中因子 X 催化凝血酶原生成凝血酶。凝血酶随后激活因子Ⅺ和Ⅷ，放大凝血级联反应，释放更多的凝血酶。凝血酶随后导致纤维蛋白原形成，从而导致交联纤维蛋白形成。影响二期止血的药物包括凝血酶抑制药华法林和肝素[5,7]（图 7-3）。

**（3）纤维蛋白溶解（第三阶段止血）**：在止血的最后阶段，纤溶酶原被转化为纤溶酶。纤溶酶可降解纤维蛋白原和纤维蛋白。这一过程所释放的纤维蛋白降解产物将于肾脏和肝脏清除。凝血的最终产物纤维蛋白凝块就这样被分解（纤维蛋白溶解）。影响第三阶段止血的一种药物是氨甲环酸[8]。

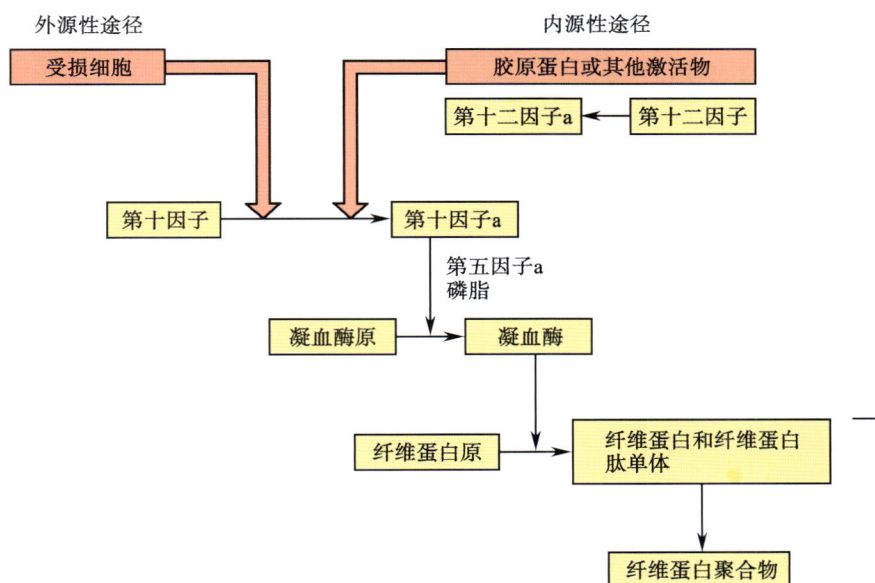

图 7-3　凝血级联反应（内源和外源途径）总结。凝血过程导致止血，涉及一系列复杂的反应。这些反应通过将纤维蛋白原转化为不溶的纤维蛋白链，形成稳定的凝块而结束（引自 Huether S, McCance K: *Understanding pathophysiology*, ed 5, St Louis, 2012, Mosby.）

## 二、导致术中出血的因素

许多因素可能导致术中出血。对于凝血功能正常的患者，在口腔术中出血的发生率可高达 4%。研究显示在接受慢性抗凝治疗的患者中，出血的发生率为 8.6%～32.1%[9]。虽然罕见，但种植术中的出血也可能会危及生命。临床医生必须知晓出现潜在出血紧急情况的体征和症状。如果患者表现出任何休克迹象（心动过速、低血压、皮肤湿冷、嗜睡），在进行紧急医疗救助的同时，建议立即提供静脉输液以补充血容量并重建组织灌注。预防出血问题的第一步是了解病史（见第 2 章）。全面的病史回顾可提醒医生可能会加剧术中出血的因素。详细的病史筛查应评估当前和既往系统性疾病、服药史和既往出血史。

### 1. 药物

（1）抗凝药：最常见的导致患者出血问题的药物类别是抗凝药。这些药物可包括香豆素衍生物、抗血小板药物、直接凝血酶抑制药和草药补充剂。对于大多数使用香豆素相关药物的患者，常规的种植手术无须停药，因为局部止血措施可有效控制其导致的出血。停止这些药物可能会产生不利影响，增大患者发生并发症的风险。患者应始终咨询内科医生，种植临床医生不应单方面停止或修改内科医生开出的任何药物（表 7-1）。

（2）新型口服抗凝药：针对香豆素类药物的

| 表 7-1　常用抗凝药[54] | 香豆素（华法林） | 普拉达卡萨（达比加群） | 拜瑞妥（利伐沙班） | 艾乐妥（阿哌沙班） |
| --- | --- | --- | --- | --- |
| 作用方式 | 影响 4 种依赖维生素 K 的凝血因子 | 抑制凝血酶，阻止纤维蛋白凝块形成 | 抑制因子 Xa，阻断纤维蛋白凝块形成 | 抑制因子 Xa，阻断纤维蛋白凝块形成 |
| 检测 | 需要定期进行血液检测（PT/INR） | 无 | 无 | 无 |
| 饮食限制 | 有许多饮食限制 | 无 | 无 | 无 |
| 剂量（每日） | 根据 PT/INR 结果调整剂量 | 75～150mg 2 次/d | 10～15mg | 2.5～5mg 2 次/d |
| 消除半衰期 | 20～60h | 12～17h | 5～13h | 6～12h |
| 逆转剂 | 维生素 K 血浆 | 无 | 无 | 无 |
| 种植手术调整方案 | 不推荐调整 | 应咨询医生；通常停止使用 | 应咨询医生；通常停止使用 | 应咨询医生；通常停止使用 |

INR. 国际标准化比值；PT.凝血酶原时间

缺点，最近新的抗凝药物进入市场，不再具有华法林的相关缺点。直接凝血酶抑制药有广泛适应证，药效学复杂性较低，药物和食物相互作用的情况较少，并且其用药反应的可预测性较高，不再需要常规血液检测[10]。这些靶向抗凝血剂直接与凝血酶结合，阻断其与底物的相互作用。不幸的是，目前这些药物还没有逆转药或解毒药来抵消其抗凝作用，因此当发生无法控制的出血时可能会导致严重的问题（表7-2）。

**表7-2 增加出血的药物**

| 药物 | 对出血的影响 |
| --- | --- |
| 乙醇 | 大量的乙醇会增强华法林药效 |
| 镇痛药 | 阿司匹林对血小板的作用增加出血 |
| 抗菌药 | 头孢菌素、红霉素和甲硝唑可增强华法林药效。氨苄西林和阿莫西林可增加出血 |
| 抗真菌药 | 唑类药物增强华法林药效，包括局部应用的咪康唑 |
| 抗炎药 | 非甾体抗炎药抗血小板活性增强出血；华法林药效也可增强。皮质类固醇可能会改变华法林的活性 |

**（3）抗血小板药物**：抗血小板药物通过抑制血小板聚集影响凝血，然而，这一效应是通过许多不同的机制形成的。阿司匹林不可逆地乙酰化环氧合酶，从而抑制血栓烷 $A_2$ 的产生，氯吡格雷（Plavix）选择性地抑制 ADP。因此，两者都可导致血小板聚集减少。这两种药物都仅在血小板存活周期内影响其功能，为 7~10 天。当新血小板形成后将逆转血小板功能障碍，在 50%~80% 的病例中，新血小板形成后血小板聚集会恢复正常（表7-3）[11]。

阿司匹林和氯吡格雷联合使用可产生叠加效应，可能还有协同效应，因为这两种药物阻断了血小板聚集级联中的互补通路。医生很少会允许同时完全停用这两种药物，因为对于心血管疾病的高危患者，心脏保护的益处大于出血发作的潜在风险。

**（4）非甾体抗炎药（NSAID）**：非甾体抗炎药对血小板聚集的影响是可逆的。一旦药物作用消退，血小板功能将会恢复。小型种植手术可以在不改变非甾体抗炎药剂量的情况下安全进行[12]。

**表7-3 损害血小板功能的药物**

| 种类 | 药物 |
| --- | --- |
| 乙醇 | |
| 镇痛药和其他血小板抑制药 | 阿司匹林和其他非甾体抗炎药<br>氯吡格雷 |
| 抗生素 | 阿莫西林<br>氨苄西林及其衍生物<br>阿奇霉素<br>苯唑西林（青霉素 G）<br>羧苄西林<br>头孢菌素<br>庆大霉素<br>甲氧西林<br>利福平<br>磺胺<br>甲氧苄啶 |
| 抗糖尿病药 | 甲苯磺丁脲 |
| 心血管药物 | 洋地黄<br>肝素<br>甲基多巴<br>氧烯洛尔<br>奎宁 |
| 细胞毒性药物 | 多种 |
| 利尿药 | 醋唑酰胺<br>氯噻嗪<br>呋塞米 |
| 全身麻醉药 | 氟烷 |
| 精神活性药物 | 抗组胺药（部分）<br>氯丙嗪<br>地西泮<br>氟哌啶醇<br>三环类抗抑郁药<br>丙戊酸 |
| 非甾体抗炎药 | 塞来昔布（Celebrex）<br>双氯芬酸（Voltaren Cataflam）<br>苯酰草酸（Dolobid）<br>非诺洛芬（Nalfon）<br>布洛芬（Motrin, Advil, Nuprin）<br>吲哚美辛（Indocin）<br>罗非洛芬（Toradol）<br>美洛昔康（Mobic）<br>萘普生（Relafen）<br>萘普生（Naprosyn, Aleve）<br>奥沙普秦（Daypro）<br>皮罗昔康（Feldene）<br>舒林酸（Clinoril） |

**（5）草药补充剂**：草药补充剂相关研究表明，多达 70% 的患者不会告知医生他们正在服用草药补充剂，40% 的患者会在术前 2 周服用草药补充剂[13]。有些草药疗法是相对安全的，并得到了医学研究的充分支持。许多患者认为草药是"天然的"，所以它就是安全的。然而，由于产品变异性较大，以及监管不足，大多数草药补充剂都没有关于其安全性和有效性的研究。这导致市场上出现了许多易导致成瘾且剧毒的天然植物产品，可能增加手术难度。其中一些补充剂可能会延长出血时间并影响凝血过程，导致术中和术后出血（表 7-4）。草药补充剂应至少在术前停用 2 周。

| 表 7-4　抑制止血的草药补充剂 | |
| --- | --- |
| **草药** | **来源** |
| 欧洲越橘 | 黑果越橘 |
| 菠萝蛋白酶 | 凤梨 |
| 猫爪藤 | 钩藤 |
| 魔鬼爪 | 爪钩草 |
| 当归 | 当归 |
| 夜来香 | 月见草 |
| 小白菊 | 菊科植物 |
| 大蒜 | 蒜 |
| 姜 | 姜 |
| 银杏 | 黑胶银杏 |
| 人参 | 人参 |
| 葡萄籽 | 葡萄 |
| 绿茶 | 野茶树 |
| 马栗树 | 马栗树 |
| 姜黄 | 姜黄 |

## 2. 系统性出血性疾病

**（1）因子异常**：出血性疾病可能直接或间接影响止血过程中的内源途径或外源途径。内源途径通过因子 Ⅷ、Ⅸ、Ⅺ、Ⅻ 影响活化部分凝血活酶时间（aPTT），而外源途径涉及因子 Ⅶ，影响凝血酶原时间（prothrombin time，PT）。这些内源或外源因子的任何异常都可能影响共同途径，从而改变纤维蛋白凝块的形成。通常，部分凝血活酶时间（partial thromboplastin time，PTT）和 PT 等实验室检测会显示因子缺乏的情况。

除因子异常外，还有一些影响止血的先天性疾病。血友病是一种可能很轻微，也可能更严重、导致严重并发症的出血性疾病。血友病可分为 A 型（因子 Ⅷ）或 B 型（因子 Ⅸ）。血管性血友病是一种遗传性疾病，由缺乏血管性血友病因子导致。血管性血友病因子是血液中的一种蛋白质，可辅助凝血，携带凝血因子[11]。对于任何类型的系统性出血疾病，强烈建议咨询内科医生（框 7-2）。

---

**框 7-2　针对使用抗凝药患者的建议**

**1. 药物治疗（根据内科医生的推荐）**
- 在大多数情况下，不要中断血小板聚集抑制药（例如，阿司匹林、氯吡格雷的使用）。
- 如果 INR<3.0，不中断华法林的使用。
- 对于直接凝血酶抑制剂（例如，阿哌沙班、达比加群、利伐沙班），应咨询医生。医生的药物使用建议应出具书面证明。

**2. 术前干预**
- 告知患者整个手术流程，在未获得医生批准的情况下不中断任何药物。
- 接受华法林治疗的患者应在术前 48h 内检查 INR，除非具有稳定的数值。INR 超过 3.0 应是手术的相对禁忌证，需要向医生咨询。

**3. 术中措施**
- 利用良好的手术技术最小化手术创伤。
- 减少手术时间，尽量减少需要治疗的手术部位（安排多次手术）。
- 良好的缝合技术，使用高拉伸强度的缝合线（如 Vicryl）实现创口初期闭合。
- 最小化修复体对手术部位的创伤。

**4. 术后建议**
- 如有必要，使用压迫包和止血药。
- 尽量减少阿司匹林、非甾体抗炎药和 COX-2 抑制药作为镇痛药的使用。
- 提供详细的口头和书面的术后说明。
- 多次术后随诊。

---

COX-2. 环氧合酶-2；INR. 国际标准化比值。

**（2）肝脏疾病**：肝脏疾病（如肝硬化、急性肝衰竭）与许多严重的凝血系统异常有关。凝血系统及其与肝功能的相互关系非常复杂。由于大多数肝病患者都有凝血因子的形成障碍和血小板减少症，建议在进行任何种植术前都需要进行医疗咨询。

# 三、凝血过程的评估

## （一）实验室检验

有许多凝血系统检测方法可以用于确定患者在种植手术期间或之后的出血倾向。

### 1. 凝血酶原时间

凝血酶原时间（PT）测试是许多患者的常规术前检查，或者用于监测抗凝药华法林（Coumadin）的效果。从根本上讲，这一针对外在途径的检测方法测量的是患者血浆形成纤维蛋白所需的时间。通常情况下，会根据 PT 时间调整患者的华法林剂量。凝血酶原时间的参考范围取决于所使用的分析方法，但通常是 12～13s。必须始终根据实验室的参考范围来解释结果。

### 2. 国际标准化比值

由于凝血酶原时间的测试难以标准化，不同实验室之间所测得的值差异很大，导致测试值不一致。校正凝血酶原时间或使结果"标准化"已成为大多数实验室的测试准则。这种标准化测试称为国际标准化比值（INR），它在评估患者出血时间方面要准确得多。正常 INR 为 1.0%。然而，在接受抗凝治疗的患者中，INR 会更高，通常疗效范围为 2.0%～3.5%。每个患者的抗凝目标水平不同，因为抗凝效应的实现需要达到不同的 INR 水平。INR 和 PT 值延长表明存在肝病、正在接受华法林治疗或维生素 K 缺乏。

### 3. 部分凝血活酶时间

部分凝血活酶时间（PTT）测试是许多患者在术前进行的常用测试，用以监测肝素抗凝的效果。该测试检测的是内在途径和 V、Ⅷ、Ⅸ、Ⅹ 及 Ⅺ 因子。血凝块的形成需要一系列蛋白质的参与，其中任何要素的缺乏都会导致数值异常。该测试以秒为单位，以正常血浆对照样本凝血所需的时间为对照。PTT 异常的最常见原因是 Ⅺ 因子遗传性缺陷和 von Willebrand 病。理想情况下，PTT 值应为平均正常值的 1.5～2.5 倍。

### 4. 出血时间

出血时间测试是一种早期测定血小板功能的方法。最常见的技术是 Ivy 法，通过使用特殊仪器在前臂皮肤上进行浅层（深度<1mm）小切口（长1cm）进行测试。血小板功能体现为伤口止血所需的时间。正常值通常<9.5min。出血时间延长是血小板数量减少或血管受损导致的。

### 5. 血小板计数

血小板计数是计算血小板数量的测试。正常情况下，血小板计数应为 100 000～400 000/mm³。计数低于 100 000/mm³（血小板减少症）可能与严重的术中和术后出血有关。

血小板来源于骨髓、并由脾脏分解产生。导致血小板数量减少的异常情况可能是遗传的，也可能是后天的，后天的情况罕见。

## （二）中断抗凝治疗[13a]

### 一般方法

对种植患者而言，抗凝治疗的中断会暂时增加血栓栓塞的风险。但是，继续使用抗凝药物可能会增加患者出血的风险（取决于手术的具体情况）。应咨询患者的内科医生，围手术期抗凝治疗应根据其建议进行。但不幸的是，大多数中断抗凝的方法都是基于专家意见。由于目前尚无可用于指导实践的随机试验数据，血栓形成和出血风险可能因患者和手术而异。大多数医生在给患者推荐用药方案之前会考虑以下因素。

（1）**评估血栓栓塞风险**：当血栓栓塞风险较高时，最重要的是最大限度地减少无抗凝治疗的时间间隔。对于正在进行接受房颤治疗的大多数患者，用药建议须基于其年龄和并存症。如果血栓栓塞风险短暂增加（例如，近期卒中，近期肺栓塞），通常应延期选择性手术，直到风险恢复到基线水平再进行手术。增加血栓栓塞风险最常见的问题是房颤、人工心脏瓣膜和近期静脉或动脉血栓栓塞（例如，近 3 个月内）。

（2）**评估出血风险**：当手术被归类为出血风险较高时，需要围手术期的止血措施和更长时间的抗凝药中断。出血的风险通常取决于手术的类型和手术的侵入性。患者合并症（例如，年龄较大、肾功能下降）和目前使用的影响止血的药物也应考虑在内。口腔种植手术的出血风险通常最有可能被归类为"低风险"。

**（3）确定抗凝药中断的时间**：中断抗凝药的时间取决于患者正在接受的具体抗凝药。例如，华法林和阿司匹林通常需要比短效直接口服抗凝药（例如，达比加群、利伐沙班、阿哌沙班、依度沙班）更早停药。

## 四、减少和控制出血的技术

控制大出血对于手术的成功至关重要，因为如果出血不受控制，那么动脉、静脉或毛细血管的隐性和持续性失血可能变得严重。有许多止血方法可供口腔种植医生选择，包括机械止血、高温止血、药物止血和局部材料止血等。

### （一）机械止血

控制出血的最常见的主要机械方法是直接对血管施加压力或压缩出血部位，同时改变患者体位。次要的机械方法包括缝合、用止血钳夹闭血管和用缝线结扎出血的血管。

### 1. 体位变化

当发生严重出血时，不建议患者保持仰卧位，因为这样出血会增加（头部低于心脏）。血管的重量会在血管系统内产生流体静压，其大小取决于重力。压力会在心脏上方的任何血管中降低，在心脏下方的血管中增加。研究表明，在直立位置，心脏水平的平均压力为 100mmHg。头部和颈部血管的平均压力为 49mmHg，脚部水平为 186mmHg[14]。将患者体位调整为直立位（头部高于心脏）不会止血；但是，它会显著减少出血（研究显示减少高达 38%）（图 7-4）[15]。

### 2. 直接加压

如果术中发生明显出血，理想的治疗方法应该是立即对手术部位施加压力。直接在血管上加压或压迫，将会使血小板聚集和启动凝血级联反应。可以手动或通过患者用力咬纱布敷料施加压力。应保持压力至少 3～5min，以形成血凝块。应注意不要过早取出纱布，因为这可能会使血凝块脱落。理想情况下，应使用 3cm×3cm 或 4cm×4cm 纱布，因为 2cm×2cm 纱布可能会被意外吸入。在原发性出血中，压迫止血是在使用止血措施之前控制出血最简单和最快的方法。

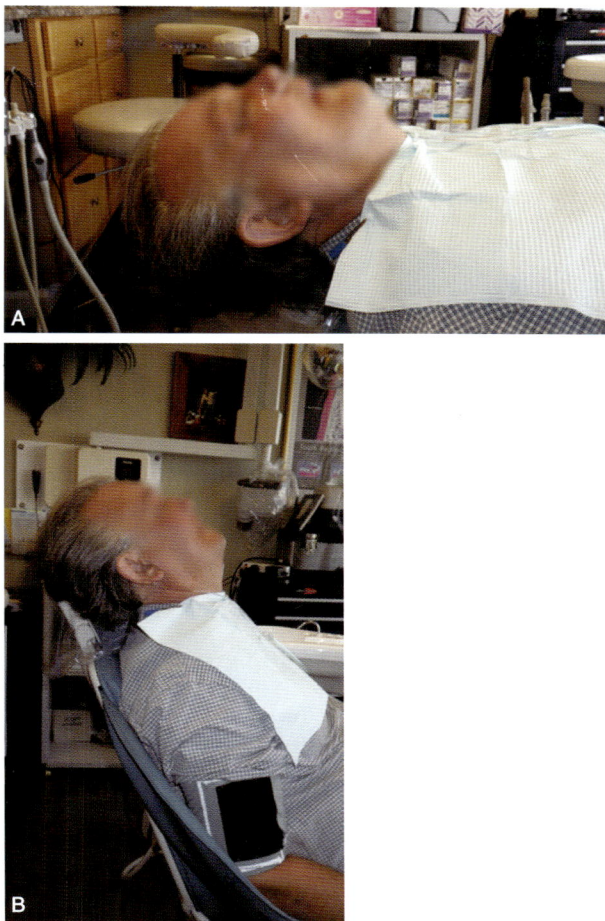

图 7-4　改变患者体位以减少出血。A. 仰卧位会导致出血增加；B. 直立位可以减少出血和患者的焦虑

### 3. 缝合

缝合不仅在获得一期创口封闭以实现理想愈合方面发挥重要作用，还在止血（直接与间接）方面发挥着重要作用。当具有到达深部出血血管的入路时，可直接缝合（结扎）。缝合时在距离出血血管至少 4mm 的组织进针，绕过血管下方 3mm，距离血管 4mm 外出针。只要在出血区域的近端缝合，将结扎闭塞出血血管。8 字缝合技术的理想使用情况（图 7-5A）。

间接缝合是指利用缝线牵拉组织，通过聚拢的组织压力最大限度地减少出血。当在下颌无牙下翻瓣暴露颌骨骨面时（尖牙到磨牙双侧），这种方式最常被用于向后固定黏膜瓣。最后，良好的缝合技术对于防止术后反应性出血至关重要。理想情况下，间断缝合或褥式缝合应与连续缝合结合使用，以保持创口闭合。建议使用具有高抗拉强度的缝线材料，如聚乙醇酸（Vicryl 线）（图 7-5B 和 C）。应调磨临时修复体以去除其对伤口部位的直接压力，因为这可能会使缝线松脱。

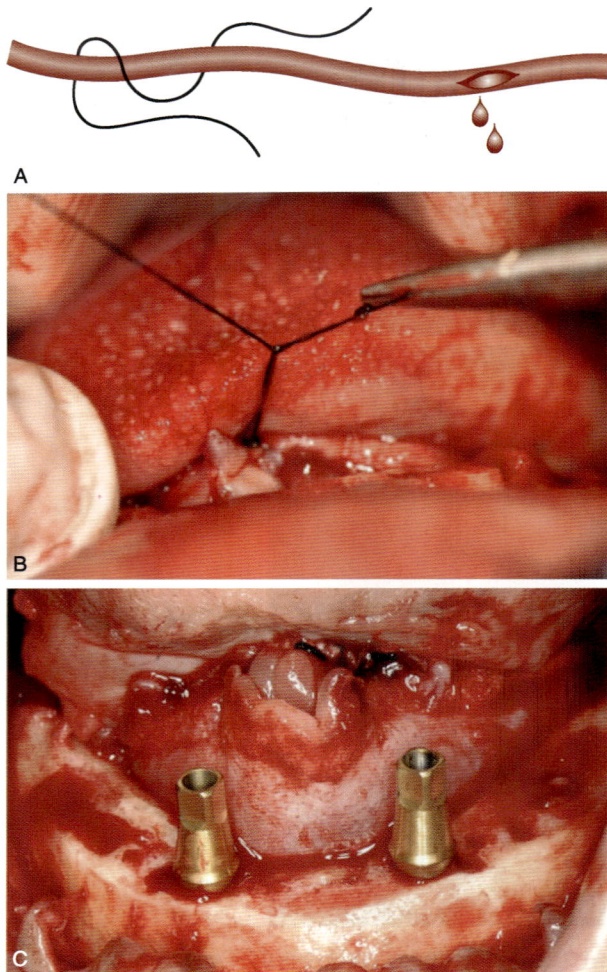

图 7-5　缝合。A. 采用 8 字缝合直接结扎；B 和 C. 从对侧尖牙磨牙间接拉拢颌舌组织，减少出血，便于牵开，并防止组织创伤

## 4. 止血钳夹闭血管

当局部措施不能成功控制出血时，可使用止血钳夹闭血管。通常，弯形 Kelly 止血钳可用于夹闭血管，通过以下两种机制控制出血。

（1）阻塞血管并损伤血管壁以刺激凝血。这种夹紧压力应保持 2～3min，通常可以止血。然而，这种方法可能不可靠，因为血凝块可能会脱落，取出止血钳后可能会发生术后出血。

（2）另一种更成功的止血技术是使用细尖止血钳（Kelly 止血钳）并缝合结扎出血血管。应夹闭血管，使止血钳头端超出血管，以实现立即止血。可用缝线结扎被钳夹的血管，例如具有高抗拉强度的可吸收缝线（如 Vicryl 线）。应在止血钳周围打结，延伸至血管。然后取出止血钳，用缝线再缝合 2 次。通常，应结扎直径≥2mm 的出血血管。

直接结扎出血血管通常是阻止动脉出血最有效的方法。然而，显露和识别出血动脉有时可能极其困难（图 7-6）。

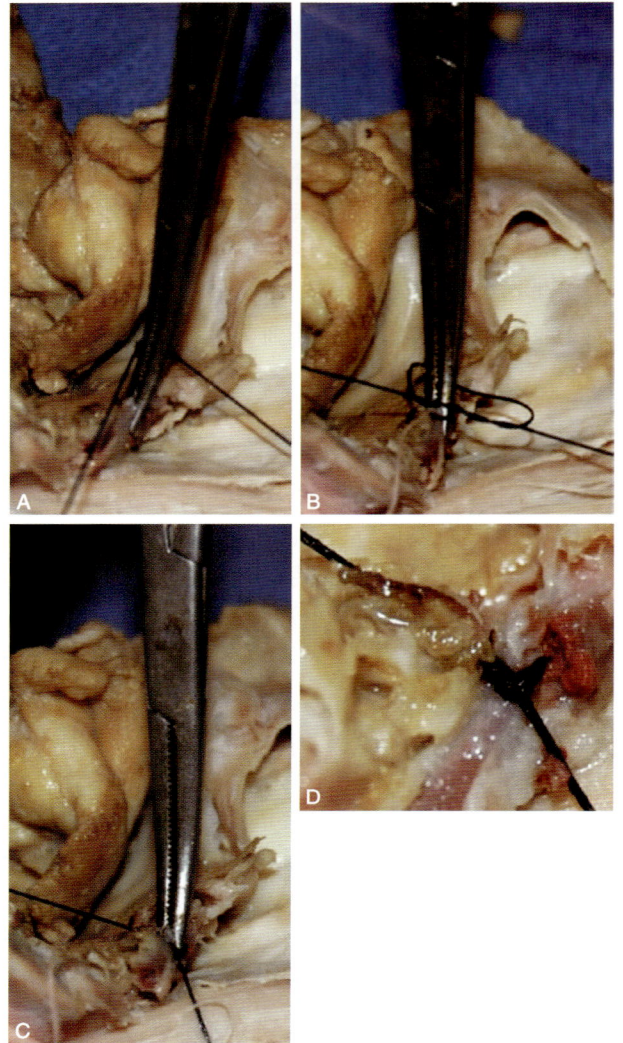

图 7-6　钳夹血管结扎。A. 当发现出血血管时，使用 Kelly 止血钳夹住血管。在止血钳周围放置缝线（最好是 Vicryl 线）；B. 在止血钳周围打一个结，并滑到止血钳头部的末端；C. 收紧缝线；D. 移除止血钳，并且可以在原始结上再增加 2 个结

## （二）高温止血技术

使用电外科或激光减少出血是机械方法常见的替代技术。然而，热技术确实有缺点，例如出血部位在缺乏入路的深部组织中时，或者在多条毛细血管出血的情况下，高温止血技术维持止血可能非常困难。

## 1. 电凝

20 世纪 30 年代所研发的电凝技术因其低成本、高可及性、易用性和有效性成为了常见的止血技术之一。电凝术是利用电流加热的探针通过热传导破坏组织的过程。使用高射频交流电可以完成不同的手术操作，包括切除、凝固和汽化组织。电凝术对小血管最有效，有两种使用模式：单极和双极（图 7-7）。

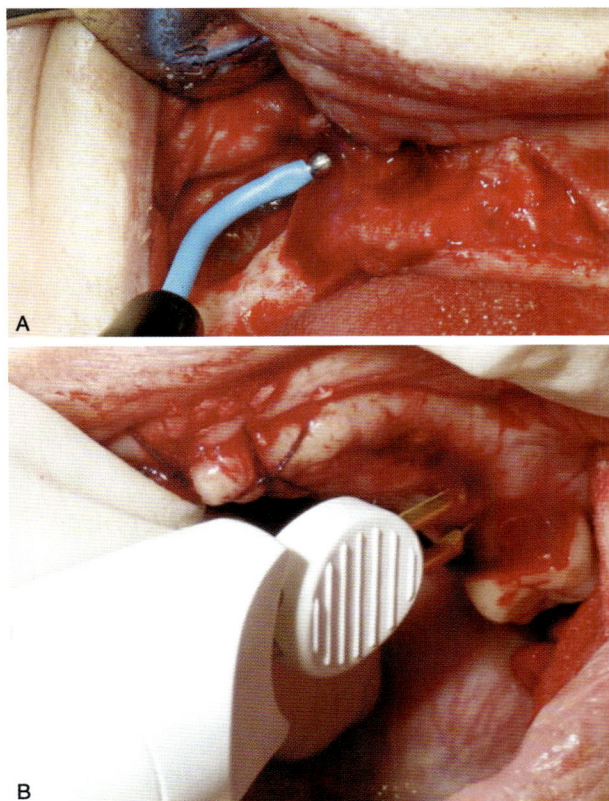

**图 7-7**　电凝术。A. 单极电凝术，利用电流止血。最常用的是球电极，但有时很难获得入路；B. 一种电池供电的一次性烧灼装置，不用电流，而是通过产热来结扎血管

单极电外科手术使用不同类型的波形（如模式）传导电流。凝固模式利用中断的波形产生热量，从而使细胞凝固，这种现象也称为电灼。切割模式的能量低，产生切割效果以汽化组织，止血效果甚微。混合模式在切割组织时同时止血。种植手术通常难以使用这种技术用止血，因为烧灼血管需要手术入路和相对干燥的术区。电流通过组织需要一个干燥的电场。应使用塑料而非金属的高速吸头来保持术区的干燥。

## 2. 止血钳通电：（电烙术＋止血钳结扎）

通常对于较大的血管，结合应用止血钳夹闭血管（使用弯曲止血钳）和电烙术可以烧灼血管，从而阻止血管内血液流动。方案如下。

（1）使用尽可能低的参数设置以达到所需效果。

（2）使用切割模式，而不是凝固模式。COAG 具有较高的峰间电压，并且更倾向于交流（小）电通路。

（3）夹闭血管后，用有源电极接触止血钳，使其更靠近患者（握止血钳的手下方），然后激活电极。这将最大限度地减少火花和随后的电流解调，同时有利于获得电阻最小的路径。

注：应小心操作，因为种植临床医生即使戴着防护手套也可能受到灼伤或电击。当医生夹住出血血管并使电极接触止血钳时，夹住的止血钳之间的组织凝固。通电时可能会导致医生的手套被高压击穿，导致烧伤。为了尽量减少这种可能性，如果医生的手套变湿，应更换，因为水合手套阻力较低。此外，在激活电外科电流之前，电极应与止血钳接触，以尽量减少火花的产生（图 7-8）。

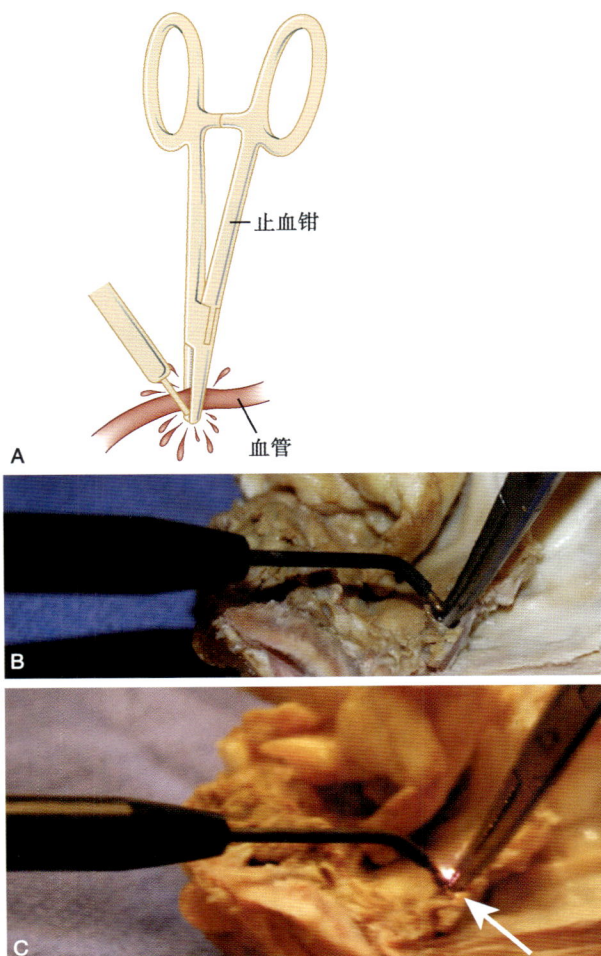

**图 7-8**　A 至 C. 通常用于较大血管结扎（动脉）的"通电止血钳"。用止血钳夹住血管，将电烙器置于切割模式并轻轻接触止血钳。通常会产生火花（箭）。在使用前应停止氧气供给（鼻插管），以防起火

### 3. 激光

激光作为口腔科术中的工具越来越受欢迎，也可用于止血。激光是"通过受激辐射的光放大"的简称，它产生激光能量。输送到出血区域的激光能量可能被反射、散射、透射或吸收。组织反应的程度取决于激光波长、功率设置、光斑大小，以及与出血区域接触的时间长度。激光已被证明是一种治疗口腔科手术患者出血问题的安全有效的方式[16]。

### （三）药物止血技术

虽然药物可用于口腔种植术中的出血控制，

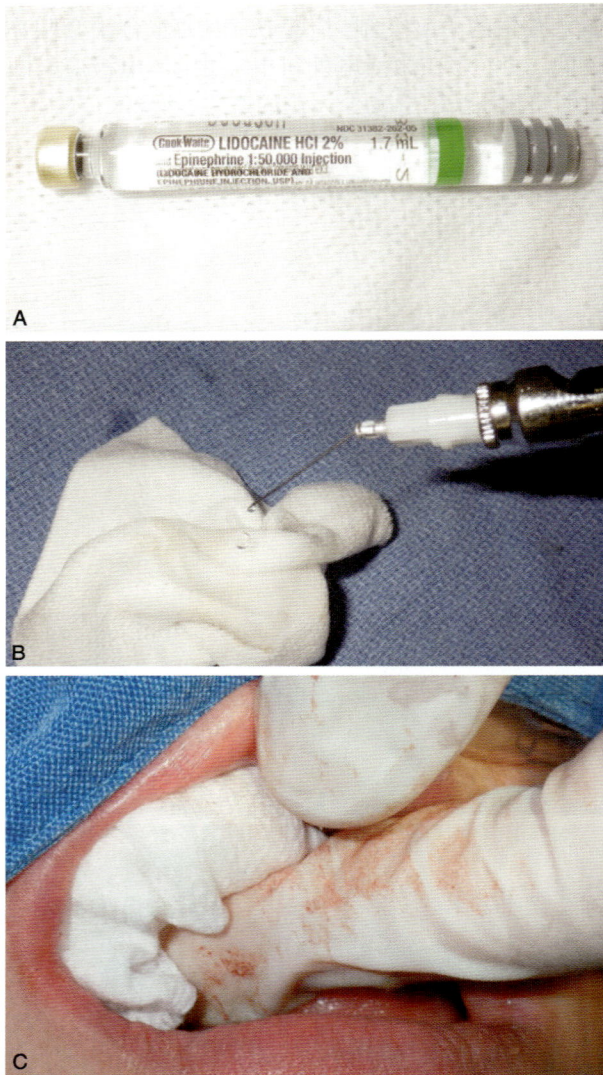

图 7-9　A. 浸有肾上腺素的纱布有实现加压和血管收缩的优点。利多卡因 2% 加入 1/5 万肾上腺素是理想的止血药物，因为它具有更强的血管收缩能力；B. 浸有利多卡因的纱布，可用作加压敷料以减少出血；C. 在伤口部位放置浸有肾上腺素的纱布并持续加压

但其维持止血的成功率不确定，结果各不相同。

### 1. 肾上腺素

肾上腺素可与局麻药物联合用于加强止血（例如，2% 利多卡因加入 1/10 万肾上腺素或 1/5 万肾上腺素）。当局部使用时，肾上腺素可减少出血，减缓局部麻醉药的吸收，并延长麻醉和镇痛效果。其止血特性与血小板聚集有关，血小板聚集导致血管壁内的肾上腺素受体减少，从而产生血管收缩。然而，术后可能会出现反跳性充血，这将导致出血增加。各项研究表明，在上颌窦植骨术中，局部应用 1/10 万浓度的肾上腺素会导致血管收缩，控制止血，且没有明显的全身血流动力学变化（图 7-9）[17]。

### 2. 氨甲环酸溶液

4.8% 氨甲环酸是一种抗纤维蛋白溶解的口腔冲洗剂，可通过抑制纤溶酶原活化为纤溶酶以促进血凝块的形成。纤溶酶通过启动纤维蛋白溶解阻止凝血过程。氨甲环酸溶液可用作术后漱口水，并已被证明可增强凝血疾病或抗凝治疗患者的凝血功能。Ramstrom 等研究显示，在术后 7 天内每天使用 4 次 10ml 冲洗液可显著减少术后出血[18]。Choi 等研究显示，上颌窦手术术前给予氨甲环酸将显著减少术中出血（图 7-10）[19]。

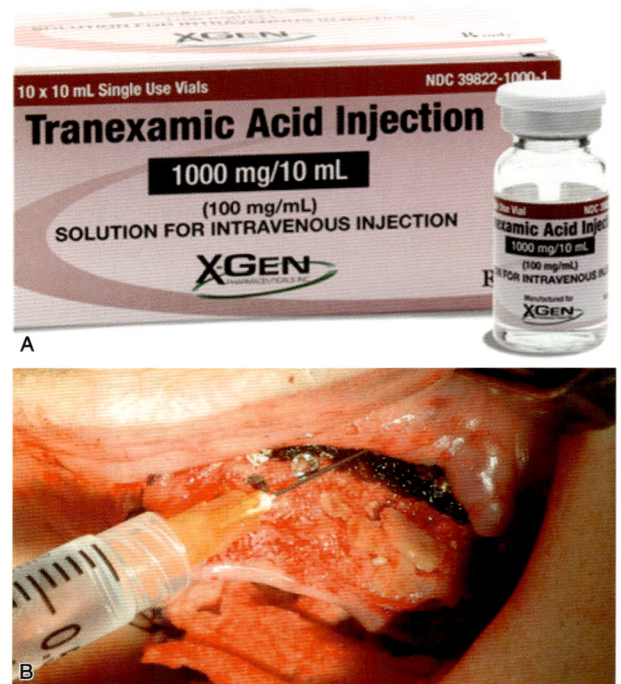

图 7-10　A. 氨甲环酸注射；B. 注射氨甲环酸置于出血黏膜瓣下（图 A 由纽约州霍斯黑兹的 X-GEN Pharmaceuticals, Inc. 提供）

### 3. 局部止血剂

当常规止血方法无效时，可使用可吸收的局部止血药。这些药物可以直接放置在出血部位，以减少手术过程中或术后的出血。这些药物通过机械方式或增强凝血级联以实现止血效应。局部止血剂的另一个好处是可最大限度地减少全身血栓形成的可能性，这是系统性止血药物的缺点[20]。止血药有两种类型：主动型和被动型（表7-5）。

**表 7-5 常见止血药[55、11]**

| 类型 | 药物 | 优点 | 缺点 |
|---|---|---|---|
| 胶原蛋白<br>刺激血小板黏附 | OraTape、OraPlug（Salvin）Collatape、Collaplug（Zimmer） | 价格便宜，10～14天内吸收，具有高吸收性，可吸收自身重量的很多倍 | 无 |
| 微细胞胶原蛋白<br>为血小板黏附提供网状结构 | Avitene（Davol）Helitene（Integra）Instat（Ethicon） | 适用于大面积止血，效果优于明胶和纤维素 | 难以处理，昂贵 |
| 凝胶 | GelFoam（Baxter）Surgifoam（Ethicon） | 应用后膨胀从而产生填塞效应，中性 pH | 膨胀压迫可能导致组织/神经损伤，可能脱出血部位 |
| 纤维素 | Surgicel（Ethicon）Blood Stop（Salvin）Oxycel（Becton Dickinson）Actcel（Coreva Health Sciences） | 易于处理，低 pH，提供抗菌保护，可膨胀3～4倍，并转化为凝胶 | 可能发生异物反应，低 pH，可能导致术后刺激，需要取出 |
| 凝血酶 | 凝血酶—牛 JMI（Pfizer）、Evitrum—人（Ethicon）、Recothrom—重组（ZymoGenetics） | 可添加到胶原蛋白产品中，对小血管出血的止血效果非常好 | 牛被证明具有免疫原性，可导致严重的凝血功能障碍 |
| 凝血酶+明胶 | FloSeal（Baxter） | 对动脉出血非常适用因为它有填塞作用 | 压迫会导致明显肿胀，引起神经功能紊乱 |
| 纤维蛋白封闭剂 | Tisseel（Baxter）Evicel（Ethicon） | 适用于较大的出血区域，因为它可作为粘结剂 | 昂贵，准备时间长 |
| 高岭石 | QuikClot（Z-Medica） | 高岭石是一种天然矿物 | 在口腔科术中使用有限，需要倒入伤口，会产生放热反应 |
| 合成骨止血剂 | 骨蜡 Ostene（Ceremed） | Ostene 可溶，在48h 内溶解，不可代谢降解，细菌黏附性低，感染率低 | 骨蜡不可溶，必须清除，否则会导致炎症和异物反应，不宜用于种植部位 |

## （四）主动止血剂

### 凝血酶

主动局部止血药具有在凝血级联末端诱导凝血的生物活性。大多数用于口腔科种植术中的活性止血药都含有促凝剂凝血酶。凝血酶是由凝血酶原自然衍生形成的一种酶，是纤维蛋白凝块形成的基础，可以将纤维蛋白原转化为纤维蛋白。它主要作为一种局部止血剂，溶解于 5 000～10 000U 溶液中使用，可加速毛细血管出血。在外科手术中，它可以作为粉末或与生物止血海绵结合使用。

凝血酶绕过最初的酶促过程，通过损害凝血级联中的各个过程来发挥作用。如果凝血酶要维持止血状态，循环纤维蛋白原是必需的，因为它是血凝块形成的必要条件。因此，当患者缺乏纤维蛋白原时，凝血酶无法起效。纤维蛋白原在凝血因子缺乏和血小板功能障碍导致的凝血病中表现得不太敏感[21]。然而，凝血酶在患者使用了抗血小板和抗凝药物这一普遍存在的情形下，的确具有止血效应（图 7-11）。

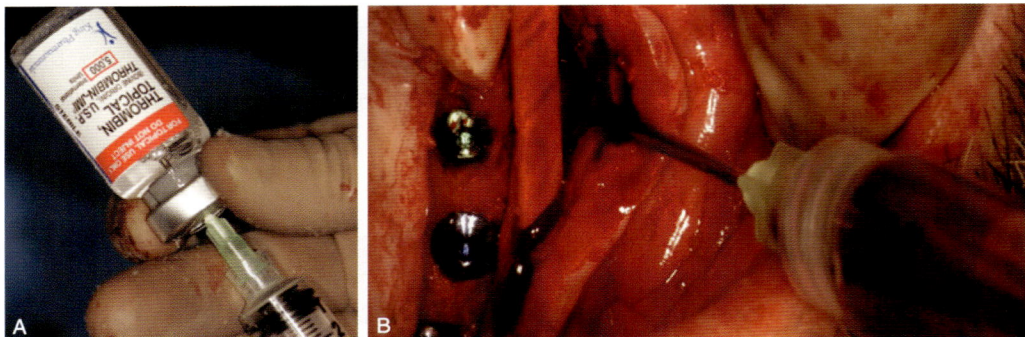

图 7-11　A 和 B. 凝血酶，最常使用的主动止血剂

**凝血酶的种类**：凝血酶作为一种止血剂有多种形式，它已经从许多来源中纯化出来，并根据用于提取凝血酶的血浆进行分类。

- 牛凝血酶（如凝血酶 -JMI）呈粉末状，可直接使用干燥粉末或混合无菌盐水，或者添加到生物止血海绵或胶原蛋白中使用。牛凝血酶可在体内形成抗体，可能导致凝血障碍[23]。
- 人血浆凝血酶（如 Evithrom）为冷冻的液体状态，可以与可吸收的止血海绵结合使用。人血浆凝血酶可能有病毒或疾病传播的潜在风险[24]。
- 重组凝血酶（如 Recothrom）是一种呈粉末状态的基因工程凝血酶。它可以通过喷雾工具或结合可吸收的生物止血海绵使用。重组凝血酶的使用避免了抗体形成、疾病和病毒传播的风险[25]。

①**优势**：使用凝血酶对正在接受抗血小板或抗凝药物治疗的患者是有利的。凝血酶不需要从出血部位移除，因为纤维蛋白凝块的降解和重吸收在正常愈合过程中就能实现。通常，含凝血酶的活性药物起效迅速，大多数患者能在 10min 内就能止血[22]。

②**缺点**：凝血酶对无纤维蛋白原血症的患者无效，因为患者的血液中没有纤维蛋白原。应注意不要在大血管上直接使用凝血酶，因为药物进入全身可能导致血管内血栓形成。

## （五）被动止血剂

被动止血剂通过加速凝血过程起到止血作用。这些药物形成一个实质性的晶格状基质，可激活外在凝血途径，为血小板聚集并形成凝块提供一个平台。被动止血药物仅对具有理想的凝血过程的患者有效。如果患者存在任何类型的凝血功能障碍，则应使用其他止血技术。

这类止血剂有许多不同的形式（例如，牛胶原蛋白、纤维素、明胶）和应用方法（如可吸收自身重量数倍液体的可吸收海绵、泡沫、垫片）。材料的膨胀可能导致并发症，尤其是压迫神经组织（如下牙槽神经）。因此，成功止血后，应移除被动止血剂，以减少术后并发症的发生。被动止血剂很容易获得，而且价格低廉。

### 1. 胶原蛋白

基于胶原蛋白的止血剂通过接触激活和促进血小板聚集发挥作用，这是血液和胶原蛋白接触的结果（图 7-12）。胶原蛋白有多种载体形式，如粉末状、膏状或海绵状。研究表明总人口中有 2% 到 4% 的人对牛胶原蛋白过敏[26]。

**（1）牛胶原蛋白[OraPlug, OraTape（Salvin Dental Specitials, Inc.）]**：如 OraPlug 和 OraTape 之类的产品为柔软、白色、有韧性、不易碎、连贯的海绵状结构，由牛胶原蛋白（通常来自深屈肌腱）制成。它们无毒、非热原性、吸水性强。可用于控制口腔清洁伤口的渗出或出血。它们通过稳定血凝块来控制出血，并保护创面以促进愈合过程。使用时，应在出血位点维持材料 2～5min 以达到理想的止血效果，然后可取出、更换或留在原处。大多数胶原蛋白材料在 14～56 天内会被完全吸收（图 7-12A 和 B）[27]。

**（2）微纤维胶原蛋白[Avitene 微纤维胶原蛋白止血剂（Davol 公司）]**：微纤维胶原蛋白于 20 世纪 70 年代被首次引入。这种止血剂是通过将牛胶原蛋白提纯并加工成微晶体制成的。Avitene 最初是以粉末状的形式推出的，它仍常以粉末状的形式被局部使用。胶原蛋白产品激活凝血级联的内在途径[28]。Avitene 具有很大的表面积，可作为血小板活化、聚集和血栓形成的基质。优点包括止血迅速，极小的组织反应性，低感染率，并能被吸收[29]。体外研究表明，微纤维性胶原蛋白维持止血最有效，其次是胶原蛋白、海绵，和氧化纤维素（图 7-12C）[20]。微细胞胶原蛋白产品的缺点是它们非常昂贵且保质期短。

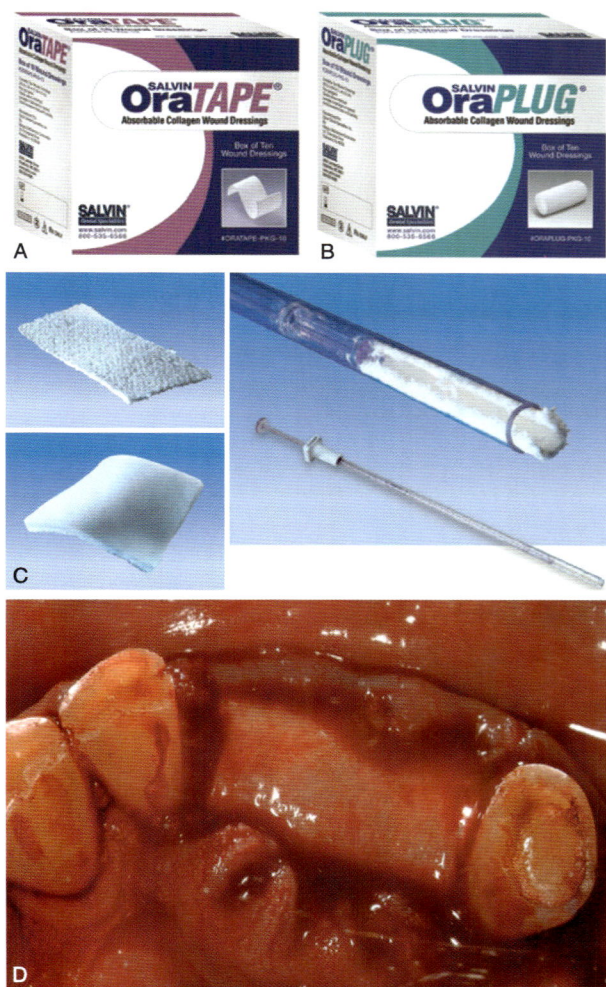

图 7-12　胶原蛋白止血剂。A. OraTape；B.OraPlug；C.Avitene；D. 放置胶原蛋白止血剂控制出血（A 和 B 由北卡罗来纳州夏洛特市萨尔文口腔科专业公司提供；C 由 Courtesy C. R. Bard，Murray Hill，新泽西州提供）

## 2. 纤维素

最常见的基于纤维素的止血剂是再生氧化纤维素，它通过接触激活触发凝血。氧化纤维素已被证明吸收不良，可能导致术后愈合并发症。

**（1）可吸收氧化纤维素／织物网[Surgicel（Ethicon US）]：** Surgicel 是一种包含在无菌织物网内的可吸收氧化纤维素材料。当 Surgicel 应用于出血区域时，它会膨胀成褐色或黑色胶状块，

促进凝血过程。由于这种物质降低了周围组织的 pH，红细胞发生溶解，导致颜色变深。最好应去除这种腐性物质，因为它可能会延迟愈合并干扰成骨（图 7-13A）。

**（2）纤维素织物网[ActCel（Coreva Health Science，LLC）]：** ActCel 是一种类似于 Surgicel 的纤维素织物网。当网状物与血液接触时，它会膨胀到原来体积的 3～4 倍，几乎立即变为凝胶。它将在一至两周内完全溶解[30]。与 Surgicel 相比，这种材料的优势在于它能迅速降解为机体相容的最终产物（葡萄糖、水），因此不会对伤口愈合或骨形成产生不利影响。其作用机制是通过生化方式增加血小板聚集和物理方式稳定血凝块来促进凝血过程。

**（3）再生棉纤维素[BloodSTOP（LifeScience PLUS Inc.）]：** BloodSTOP 是一种生物相容性好、无刺激性、水溶性、再生性的棉纤维素止血剂，类似于传统纱布。当应用于出血的手术部位时，BloodSTOP 能迅速吸收血液并转化为凝胶状态，形成一层可密封伤口的保护性透明层，积极促进血液凝固，并为伤口愈合创造良好的环境。因为 BloodSTOP 是 100% 的天然纤维素，可溶于水，因此它在止血后很容易被去除，且不会破坏伤口表面。BloodSTOP 为一次性 0.5 in×2 in 大小的无菌包装（图 7-13）。

## 3. 明胶

以明胶为基础的止血剂能适应具有不规则几何形状的伤口。明胶通过适配伤口并增加体积，从而在密闭空间提供填塞效果。明胶颗粒能限制血液流动，并为血凝块形成提供基质。

**明胶止血剂[Gelfoam（辉瑞公司）]：** 明胶泡沫在 20 世纪 40 年代被首次推出，是最常见的基于明胶的基止血剂类型。明胶泡沫是一种多孔、柔软的海绵，由干燥和消毒后的猪皮明胶制成。明胶泡沫将在 7 天内液化，并在 4～6 周内被完全吸收。这种材料具有吸水性，在水中能吸收其自身重量的许多倍的液体，使局部的血小板、凝血因子浓度增加，以及明胶膨胀，从而通过挤压周围组织提供额外的机械止血作用（图 7-14）[29]。

## 4. 壳聚糖

壳聚糖是一种从节肢动物骨骼中提取的、具有生物相容性、天然存在的、带正电荷的多糖。正

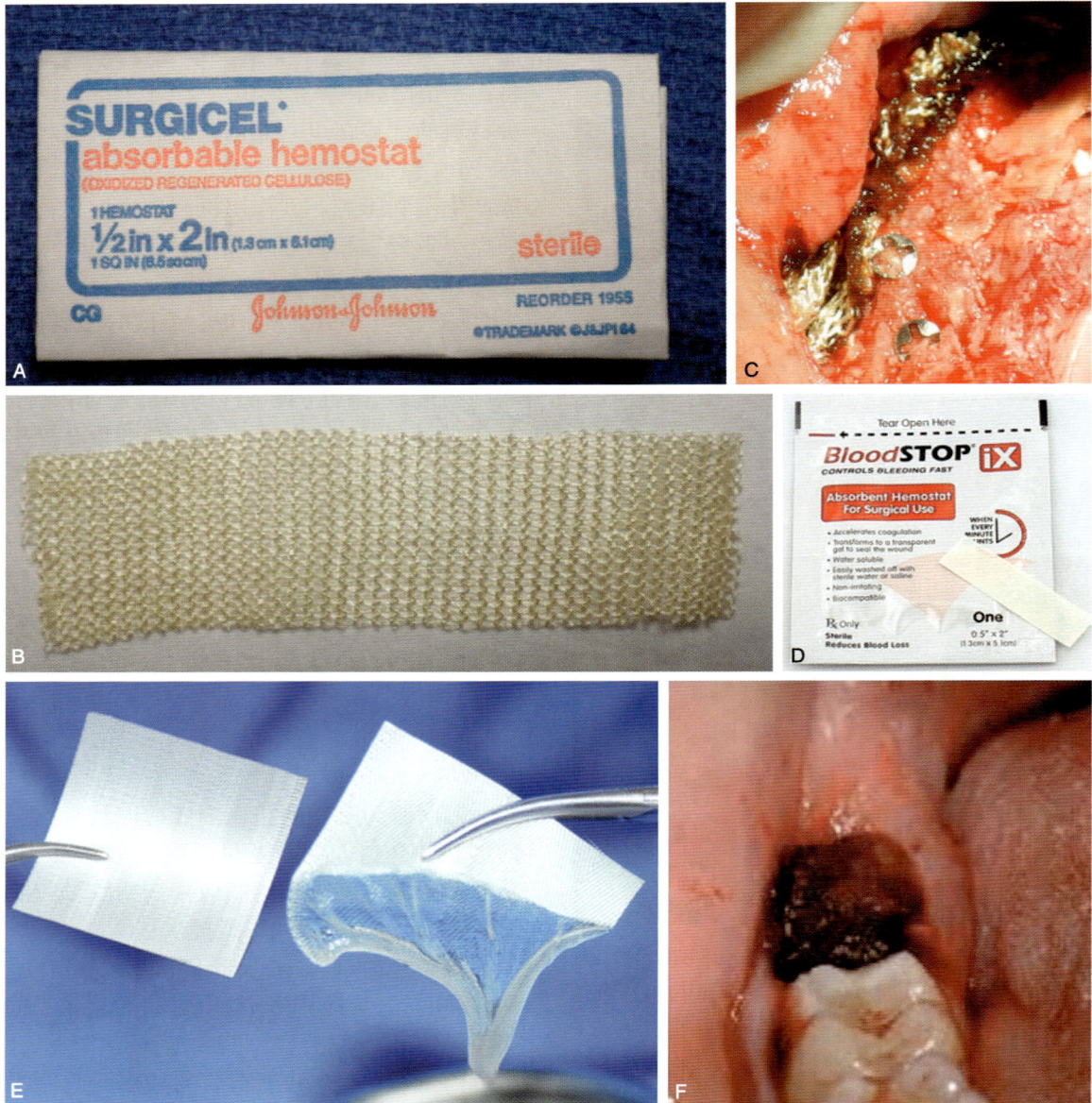

图 7-13　A 和 B. 氧化再生纤维素（Surgicel）；C. Surgicel 被放置在翻开的黏膜瓣下方以止血，在关闭黏膜瓣前应将其移除；D 和 E. BloodSTOP 止血剂；F. 在拔牙部位放置 BloodSTOP。（D 和 E 由 Courtesy LifeScience PLUS, Inc., Mountain View, CA. 提供）

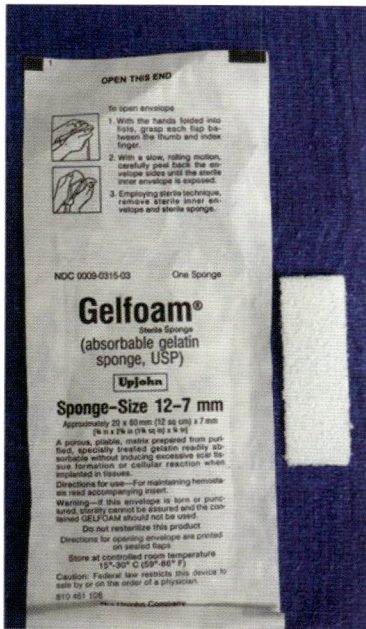

图 7-14　生物止血海绵

电荷可吸引带负电荷的红细胞，形成黏稠的血凝块，从而实现出血组织的封闭。这种材料的优势在于其维持止血的能力不依赖凝血因子。壳聚糖对于有凝血功能障碍或正在使用抗凝药的患者有效。

**基于壳聚糖的止血剂[HemCon Dressing ( Tricol Biomedical, Inc. )]**：HemCon 敷料是一种以壳聚糖为基础的止血剂，专用于口腔科。研究表明，HemCon 敷料可以在 60s 以内实现止血，而对照组则需要 9.5min（图 7-15）[31]。HemCon 口腔敷料的作用方式类似粘结剂，它提供了一种实质性的防护屏障。因为壳聚糖带正电荷，它会吸引带负电荷的红细胞，堆积的红细胞形成了物理屏障。这种敷料通常会在 4h 内溶解，所以不需要移除。

## 5. 机械止血

（1）**蜂蜡**：骨蜡是一种柔软、可延展、脆性低的蜡，是 Victor Horsley 爵士于 1886 年发明的。这种材料是蜂蜡、水杨酸和杏仁油的混合物[32]。当出血的源头在骨内时，这种方法最常使用。这种类型的出血最常见于截骨预备和拔牙过程中。骨蜡没有止血作用，它阻塞松质骨的血管间隙。然而，使用骨蜡时要谨慎，因为它不溶于水，不会被吸收。它可能使该区域易感染或抑制骨愈合。研究表明，10min 后将骨蜡从骨缺损处取出，骨再生将被完全抑制[33]。骨蜡也会增加炎症，可能导致局部的异物巨细胞反应和感染（图 7-16）[34]。

（2）**合成的骨止血材料[Ostene ( Ceremed Inc. )]**：Ostene 是一种合成的骨止血材料，于 2004 年被 FDA 批准用于颅和脊柱手术。这种材料是一种水溶性氧化亚烯共聚物的混合物，术后炎症极少。与骨蜡相比，它有很多优点，因为它是水溶性的，并且在 48h 内溶解。它的感染率低，体外培养成骨分化呈阳性结果[35]。Ostene 装载于无菌剥离袋中，使用方式与骨蜡相似，但没有相关的缺点。（图 7-17）。

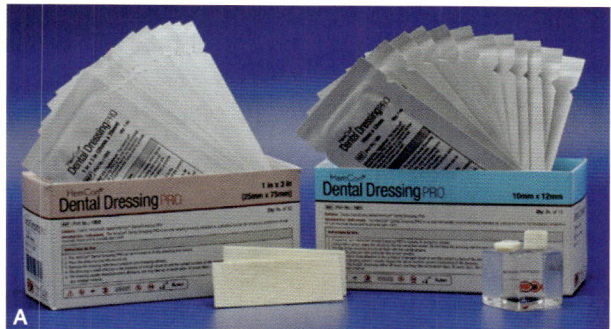

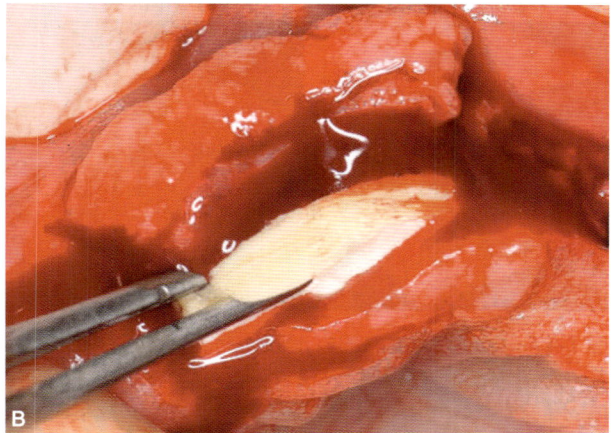

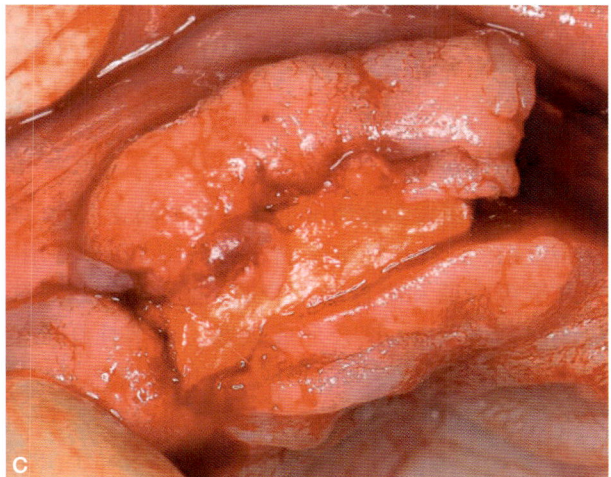

图 7-15　A. HemCon 敷料；B. HemCon 被放置在出血黏膜瓣下；C. 成功止血后，应在关闭黏膜瓣前去除敷料（由俄勒冈州波特兰市 Tricol Biomedical, Inc. 提供）

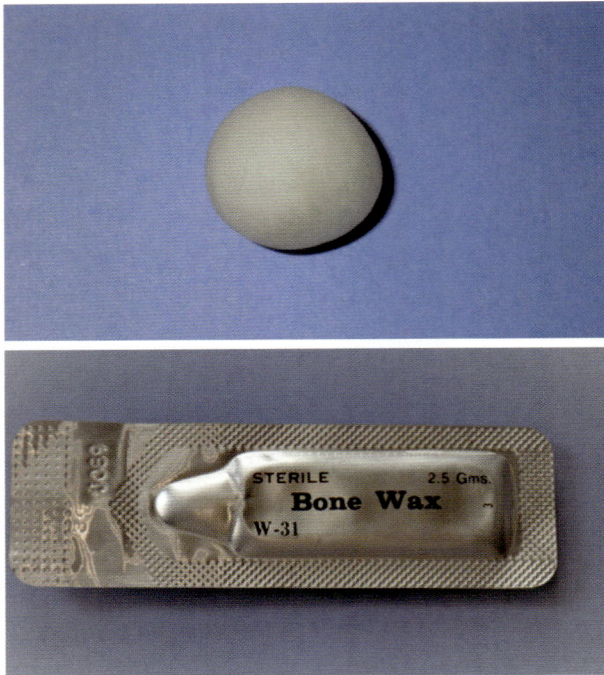

图 7-16　骨蜡

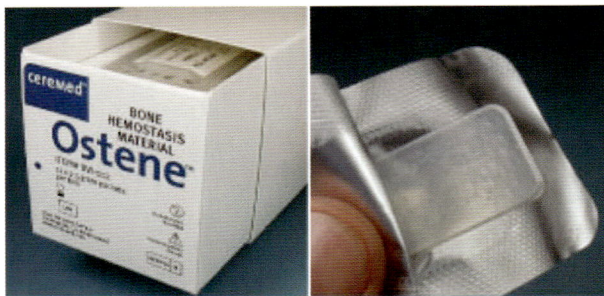

图 7-17　Ostene。OSTENE（骨止血材料）。OSTENE 材料是一种无菌水溶性外科植入材料。它可以作为一个机械屏障，用于控制骨表面出血（由百特医疗保健公司提供，迪尔菲尔德，伊利诺伊州。百特是百特国际公司的注册商标。OSTENE 是 Apatech Limited 的注册商标。©2017 百特医疗保健公司版权所有）

## 6. 联合止血剂

凝血酶在大多数情况下与多种被动止血剂（如胶原蛋白、明胶和纤维蛋白密封海绵）联合使用。当纤维蛋白原和凝血酶结合时，凝血酶将纤维蛋白原修饰成单体，聚合形成软塞。可溶性纤维蛋白被转化为不溶性纤维，形成稳定的凝块。

**联合止血剂[FloSeal Matrix 止血密封剂（Baxter Healthcare Corporation）]：** FloSeal 于 1999 年被批准，是一种快速、有效、经过验证的止血剂。FloSeal 是人源性凝血酶与牛源性明胶基质颗粒这两种止血剂的结合，在使用时将其混合[36]。这种

止血剂是液态的，其中含有交联的明胶基质颗粒，最大限度地减少在体内的扩散[36]。当接触到血液时，明胶颗粒会膨胀 10%～20%，这有助于封闭出血区域[37]。这种药剂在湿润的出血部位效果很好，并且在 10min 内就能止住 96% 的出血。FloSeal 会在 6～8 周内被吸收，耐受性良好，可用于软组织和硬组织（图 7-18）。

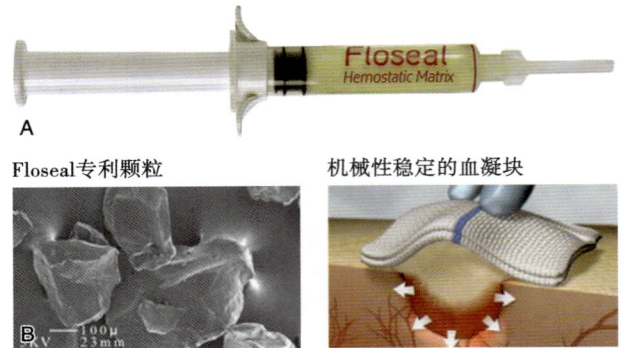

图 7-18　A. 以注射器形式给药的 FLOSEAL 止血基质；B. FLOSEAL 适用于结扎或常规手术控制出血无效或无法进行的外科手术（眼科除外），可作为止血的辅助手段（由百特医疗保健公司提供，迪尔菲尔德，伊利诺伊州。百特和 FLOSEAL 是百特国际公司的注册商标。©2017 百特医疗保健公司版权所有）

①**优势：** FloSeal 是一种被动局部止血剂，可在口腔种植术中需要止血时使用。它被证明能控制更显著和更严重的出血，因为其具备更大的吸收能力和较大的体积。这些药物可在出血时吸收数倍于其自身重量的液体。例如，氧化纤维素可以吸收其重量的 7 倍的液体，胶原蛋白可以吸收其自身重量的 32 倍的液体[20]。

②**缺点：** 如果将 FloSeal 放置在非常接近重要结构（如下牙槽神经管）的位置，它的膨胀可能导致并发症，造成神经失用型神经损伤。此外，在动脉出血时，被动止血药可能并不完全有效。如果发生明显的动脉出血，结扎动脉通常是理想的治疗方法。应注意不可吸收的被动制剂的使用可能会加剧异物反应，导致慢性炎症、感染或肉芽肿形成。

## （六）减少和控制出血的技术总结

由于越来越多的身体状况不佳的患者和老年患者（包括使用抗凝药物的患者）需进行种植治疗，种植术中的出血事件在未来非常有可能增加。在极少数情况下，这些出血事件可能危及生命，这

就需要口腔种植外科医生掌握快速有效的止血技术。外用药物已被证明可改善凝血功能，避免潜在的不良反应，并减少手术时间。口腔种植医师必须熟悉有助于止血的产品，以避免可能出现的并发症。

# 五、出血的预防/治疗

## （一）解剖区域

术中出血的理想处理方法是预防。虽然临床医生应有能力处理潜在的出血并发症，但最好的办法是采取适当的预防措施来尽可能避免这些并发症。因此，必须对患者进行术前评估，包括全面了解术前病史，必要时进行医疗咨询。临床医生还应熟悉如何管理服用抗凝药的患者和有出血问题的患者，采用精细的手术技术，并提供正确的术后注意事项、护理和随访。患者需认识到遵照医嘱用药和正确的术后护理的重要性。

### 1. 组织切口/翻瓣

口腔种植医生必须根据手术解剖学仔细规划切口的位置，以维持止血状态和减少出血。理想情况下，切口制备应始终在骨性支撑上进行。这样可以在出现不可控的出血状况时向骨面施加压力以实现压迫止血。黏膜瓣设计时应纳入减张切口以减少过大的压力和拉伸从而降低组织撕裂的可能性。在翻开黏膜和骨膜瓣的过程中应小心谨慎地翻开黏骨膜全厚层并注意无创性剥离骨膜。应避免使用半厚瓣以减少潜在的出血点。包含重要结构的解剖区域，可能富含血管，应仔细评估尽量避开这些区域（图7-19）。

### 2. 解剖/解剖变异

在使用锥形束计算机断层扫描（CBCT）全面了解解剖结构和变异后，必须对预期的种植部位进行规划。无失真的CT图像使得临床医生可以更好地规划手术部位，同时与解剖结构保持相对的安全距离。

## （二）下颌前部：骨内血管

### 1. 正中血管

在下颌中线处，有时可能会出现大量出血（如

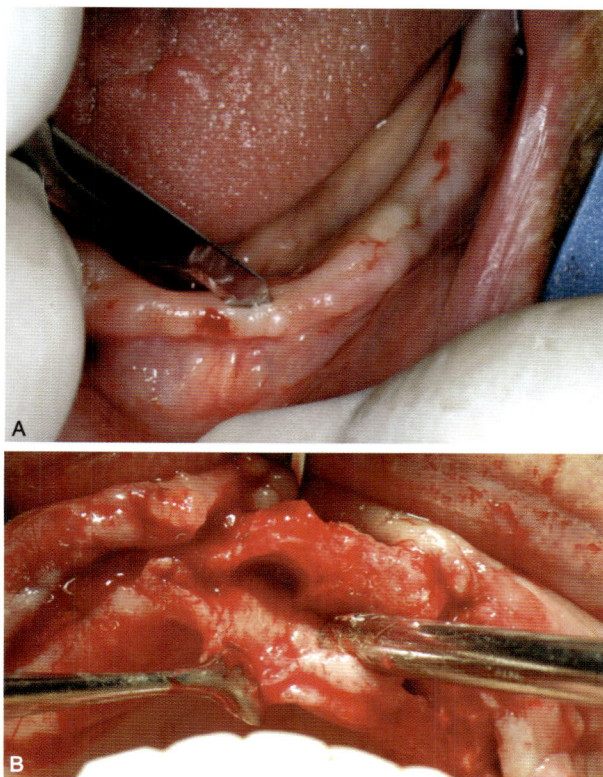

图 7-19　A 和 B. 理想的切口位置和全厚瓣实现非创伤性翻瓣可以减少组织出血。理想的切口应该在骨面上以减少对组织的损伤

"C"位，即使没有发生骨穿孔）。双侧舌下动脉通过舌侧骨板上位于颏结节下方的舌孔进入下颌骨。由于该血管的吻合支横穿下颌骨前部，因此该管状结构被称为正中血管。该区域的出血量可能很大；但不会导致任何类型的神经感觉损伤。

（1）预防：舌下动脉吻合支和正中血管的存在和大小在CBCT的横断面和轴位图像上很容易看到。如果存在明显的吻合血管，可能需要修改原先规划的种植位点。

（2）处理：如果种植窝洞预备后出现大量出血，可在去骨部位放置方向杆或手术钻针来施加压力。如果去骨已经完成，还可以在该部位植入种植体，这样可以压迫骨壁，从而减缓出血过程。在大多数情况下，骨内出血比软组织出血更容易控制（图7-20）。

### 2. 下牙槽动脉

下牙槽动脉是上颌动脉的一个分支，上颌动脉是颈外动脉的两大终末分支之一。在进入下颌孔之前，下牙槽动脉发出下颌舌骨肌动脉分支。大概在第一磨牙区域，它分为颏支和切牙支。颏

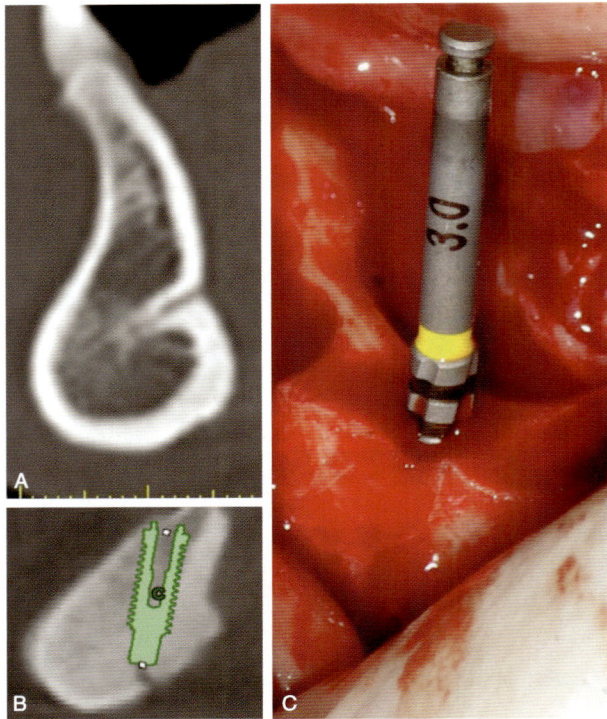

图 7-20　正中血管。A. 左右舌下动脉吻合支进入颌骨的管道；B. 种植体放置在中线区域可能会导致大量骨内出血；C. 出血的处理方法包括在骨预备部位放置手术钻针、方向杆或种植体以达到止血目的

支从颏孔出下颌骨营养下颌颏部和下唇，最终与颏下动脉和唇下动脉吻合。

（1）预防：下牙槽动脉的确切位置很容易通过 CBCT 的全景视野或矢状切面评估确定。

（2）处理：正常情况下，下牙槽动脉位于骨性下颌管内下牙槽神经的上方。将钻针钻入或种植体植入下牙槽管内可能会导致大量出血。可通过在下牙槽管内植入较管嵴距更短的种植体或方向杆来控制出血。应严格遵守 2.0mm 安全区的要求。如果确实发生了出血，随后的术后护理是至关重要的，因为下牙槽神经管内血肿的形成可能会导致感觉神经受损。应该对这种情况进行随访监测，因为它可能会从口腔底部的剥离性血肿发展为呼吸抑制（图 7-21）。

### 3. 切牙动脉

切牙动脉是下牙槽动脉的次级终末分支，而下牙槽动脉是上颌动脉的分支。切牙动脉分支在下颌第一磨牙区继续向前方延伸，支配切牙并与对侧切牙动脉吻合。在极少数情况下切牙管较大，导致在预备窝洞或植骨过程中出血较多[1]。

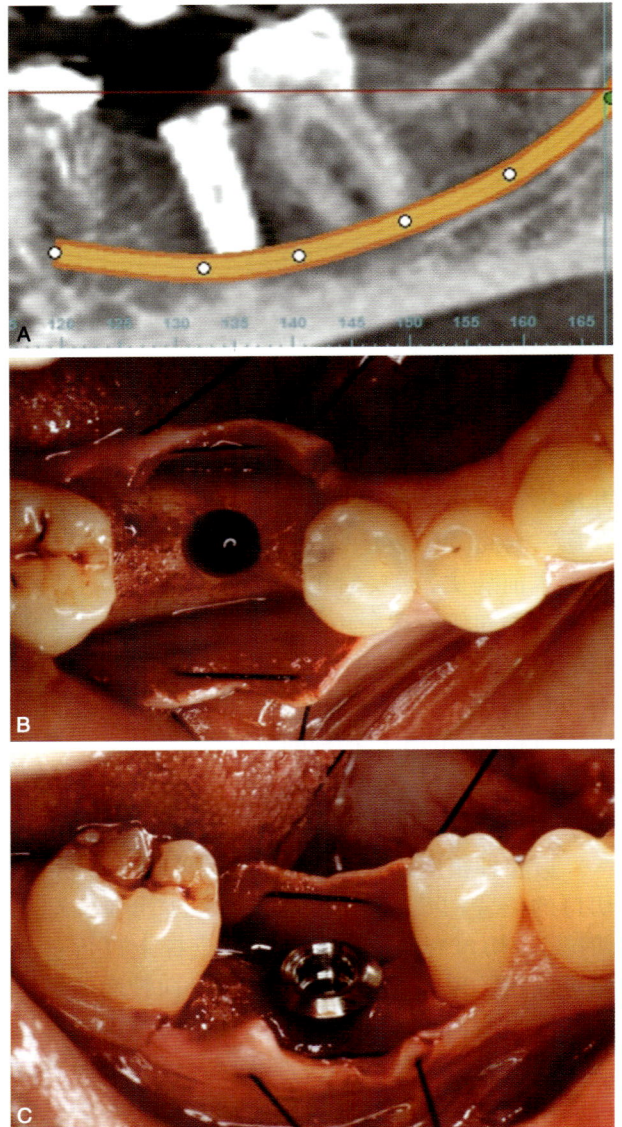

图 7-21　下牙槽动脉。A. 穿通进入下牙槽管内；B. 可能导致大量出血；C. 处理方式包括放置钻针、方向杆或种植体以止血

（1）预防：通过评估 CBCT 的全景视野或矢状面很容易确定切牙管的确切位置。

（2）处理：下颌切牙管中含有切牙动脉，如果将种植体植入其中可能会引发出血并发症。如果在植入过程中确实发生出血，可将方向杆或手术钻针放入窝洞来进行压迫止血（图 7-22）。

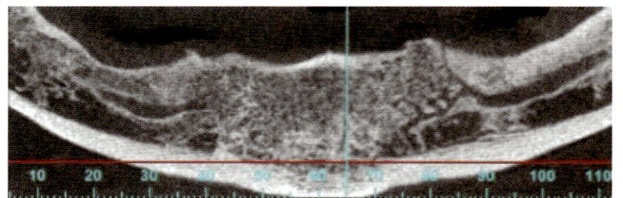

图 7-22　切牙动脉。在双侧颏孔之间的区域放置种植体导致出血增加；通常是自限性的

## (三)下颌骨前部:骨外血管

下颌骨前部通常被认为是种植体植入的安全区域,但在某些情况下,舌侧孔之间可能会出现明显的倒凹。有报道称,当钻头穿透下颌骨舌下区的舌侧骨板并伤及舌下动脉或颏下动脉时,会发生危及生命的大出血,尤其是在尖牙区[38,39]。当出现舌侧皮质板穿孔伴有动脉出血时,确定其来源并进行积极处理非常重要。口底前部出血的来源可能是舌动脉,面动脉或其分支之一。颏下动脉起源于面动脉,沿下颌骨下缘走行。舌下动脉是舌动脉的分支,沿下颌骨下缘延伸终于中线。该区域的穿孔可能会导致出血,造成不断扩大的瘀斑(舌下血肿),压迫呼吸道。

### 1. 舌下动脉(舌动脉)

舌动脉是颈外动脉的分支,走行于甲状腺上动脉和面动脉之间。舌动脉沿舌骨大角的内侧走行并在舌下神经附近向下和向面部穿过。然后,它横穿过二腹肌和茎突舌骨肌的深部并在舌骨舌肌和颏舌肌之间走行。舌动脉有4条主要分支:舌上动脉、舌背动脉、舌深动脉和舌下动脉。对口腔种植具有临床意义的是舌下动脉,它供应舌下腺,下颌舌骨肌和周围肌肉,以及下颌黏膜和牙龈。舌下动脉的远中分支在下颌舌侧前部牙龈内走行并与对侧动脉吻合。另一个分支在下颌舌骨肌下与颏下动脉连接[40]。舌动脉会在整个舌区吻合,吻合较多发生在舌前部[41]。

### 2. 颏下动脉(面动脉)

与口腔种植相关的最重要的面动脉分支是颏下动脉,它是面动脉分支中最大的分支。颏下支出下颌下腺后沿着下颌舌骨肌表面向前方走行,正好位于下颌骨体的下缘。颏下支末端与舌动脉的舌下支和下齿槽动脉的下颌舌骨支吻合[40]。

研究表明口腔底部和舌侧牙龈约53%由颏下动脉供应然后其余部分由舌下动脉供应[42]。穿透舌侧皮质骨板可能造成颏下动脉损伤。治疗方法应包括立即将患者复位至直立位,随后用双手按压止血。应立即采取这一措施,然后进行气道管理和应急处理。手指按压下颌骨下缘可以减少颏

下动脉出血。多普勒超声研究表明这个方法可使口腔会厌水平动脉血量减少25%~50%,在鼻孔下缘水平可减少33%~50%[43]。

Katsumi 等描述了4种类型的舌下动脉和颏下动脉存在情况。

类型1:存在舌下动脉,无颏下动脉(63%)。
类型2:存在舌下动脉和颏下动脉(5.6%)。
类型3:存在颏下动脉,无舌下动脉(29.6%)。
类型4:存在颏下动脉且无深部舌动脉(1.8%)。

第2、3和4型的血管解剖与舌下出血问题有关[44]。颏下动脉和舌下动脉的关系还与有牙患者和无牙患者相关。通常情况下舌下动脉在下颌舌骨肌线上方走行而颏下动脉在下颌舌骨肌下方或内部走行[45,46]。在有牙患者中下颌舌骨肌上方的血管出血风险较高。在无牙患者中舌骨肌线接近牙槽嵴,因此出血风险较高,可能导致颌下间隙的动脉损伤。

**(1)预防**:应通过完善的临床和放射学评估确定下颌骨前部的可用骨量和角度。应仔细评估种植体的长度,因为目前已不再主张采用双皮质固位(可能导致舌侧板穿孔)来获得种植体的成功。这一点在下颌尖牙区最为重要。此外,在翻起舌侧瓣和操作舌侧组织时也要小心。

**(2)临床意义**:舌下和颌下间隙出血会导致舌和口腔底部抬高。这些间隙的出血会导致气道阻塞,因为血肿向前扩展会受到颈筋膜浅层的限制[47]。舌下区域肿胀的症状和体征包括口底立即或延迟(术后4~8h)隆起、舌突出、口腔内大量出血,吞咽困难和呼吸抑制。颌下肿胀可能导致气管向对侧移位并危及呼吸道[48]。此外,损伤可能导致舌动脉搏动性血肿(假性动脉瘤)(图7-23)[49]。

**(3)处理**:如果可以确定出血部位应立即对出血部位进行双手按压。可以使用一块4cm×4cm的纱布从口腔底部(下颌骨的舌面)向下,以及从颏下皮肤区域向上进行双手压迫。应将患者从仰卧位调整为直立位。可以使用杨氏钳将舌头向外拉,这样可以减缓出血。气道阻塞应引起高度重视,因为这可能导致生命危险。如果出现任何气道阻塞的临床症状(如呼吸困难、吞咽困难、喘息、呼吸困难和发绀),应立即进行紧急干预。结扎出血血管是控制出血的理想方法。鉴于出血血管的位置和手术路径问题,这在诊室环境中可能非常困难。

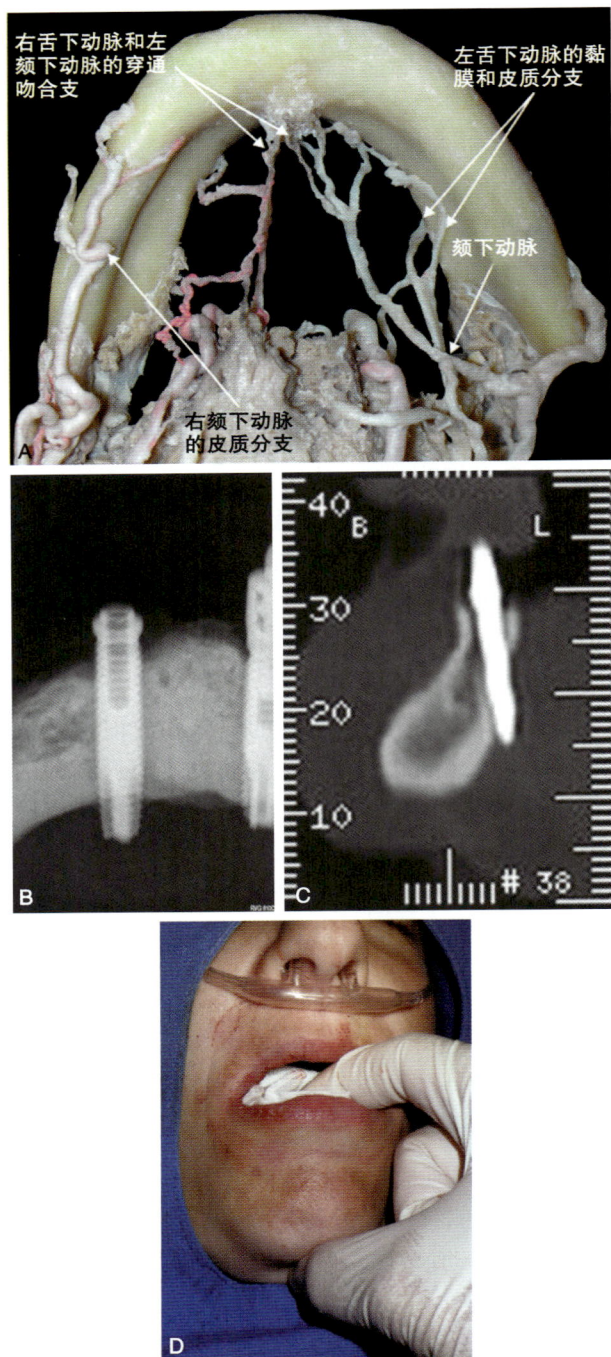

图 7-23　A. 显示位于下颌骨下缘附近的舌下动脉和颏下动脉；B. 下颌骨舌侧皮质板穿孔；C. 穿孔进入舌下间隙可能会损伤舌下和颏下血管，导致大量出血；D. 为减缓舌下出血，用 4cm×4cm 纱布在下颌骨舌面双侧加压，并在口外加压［A，引自 Loukas M，Kinsella CR Jr，Kapos T，et al：Anatomical variation in arterial supply of the mandible with special regard to implant placement. *Int J Oral Maxillofac Surg* 37（4）：367-371，2008］

要彻底控制舌下动脉出血，可通过外科手术选择性结扎分支并通过介入血管造影进行动脉栓塞（图 7-24）[50]。

## （四）下颌后部：骨外血管

### 1. 舌侧倒凹

在下颌后牙区舌侧倒凹的存在可能会引发问题而且难以处理。在这一区域，舌板很容易穿孔，从而导致出血，而出血源可能很难定位。舌下出血可能会危及生命。侵犯这个区域可能导致感染或者进入软组织中种植体可能导致持续刺激。如果穿孔发生在舌骨肌上方，舌神经受损可能会导致神经感觉障碍。

（1）预防：应总是进行临床检查以确定是否存在骨倒凹。可以通过 CBCT 检查确认，因为横断面图像是观察舌侧倒凹的一种非常有效的方法。此外，应不断检查确认种植体的角度和位置以防止不慎穿孔。研究表明约 66% 的人有舌侧倒凹且平均倒凹深度为 2.4mm[51]。必须进行精确测量以防止在下颌骨前部骨预备过度。CBCT 检查最容易做到这一点。应始终仔细评估骨预备的角度，因为钻针角度不当可能会导致穿孔。此外，沙漏型下颌骨的发生率约为 4%，应始终予以关注因为会发生穿孔[52]。在去骨备洞过程中对牙槽嵴进行触诊可最大限度地减少穿孔并降低并发症。

（2）处理：如果发生下颌骨舌下后部出血（颏下或舌下动脉），应复位患者到直立位并对出血部位施加双手按压。如果气道受损，立即请求紧急援助（图 7-25）。

### 2. 下颌舌骨肌动脉

下颌舌骨肌动脉由下牙槽动脉分支而来沿着下颌骨内侧表面的下颌舌骨沟走行，为下颌舌骨肌供血。

（1）预防：在口腔种植术中该动脉极少发生出血，但在磨牙区舌侧皮质骨穿孔或过度进行舌侧组织翻瓣时可能会发生出血。

（2）处理：用手指沿下颌骨内侧按压，可控制局部出血（图 7-26）。

### 3. 颊动脉

自体移植的常见供区是下颌后部的升支外侧区。在磨牙后垫外侧进行切口时，常见的损伤血管是颊动脉。颊动脉是上颌动脉的分支并且最可能会导致大量出血。该动脉斜形于翼内肌和颊肌外表面的颊肌插入点之间。

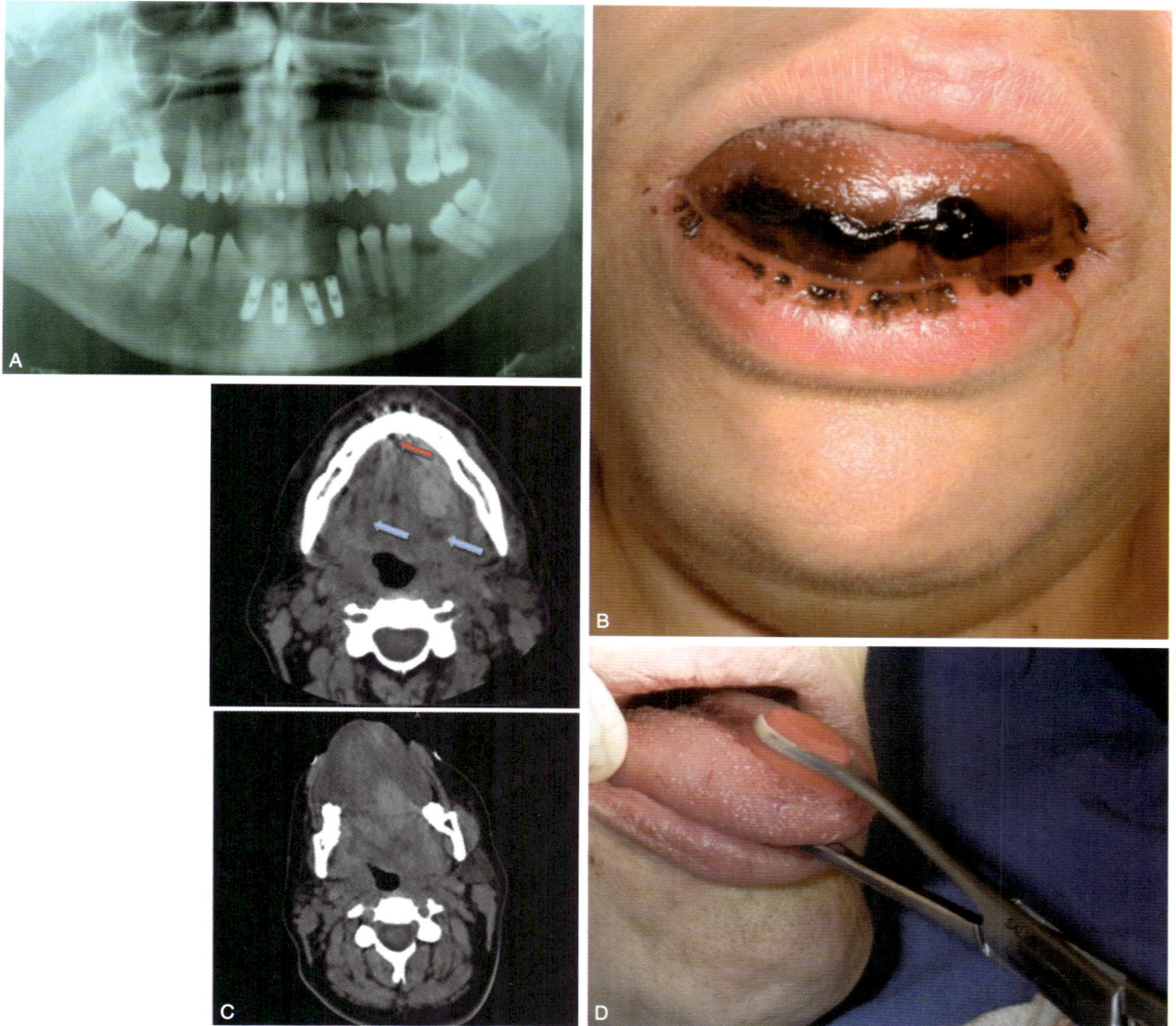

图 7-24 舌下血肿。A. 在下颌骨前部不翻瓣植入 4 颗种植体；B. 形成舌下血肿导致气道受损；C. 轴向 CT 图像显示血肿范围（蓝箭）伴随气道压迫。注意舌侧皮质板穿孔（红箭）；D. 可使用杨氏钳将舌拉出，以减少出血，并帮助维持气道，直到医疗人员到达（引自 Limongelli L，Tempesta A，Crincoli V，et al：Massive lingual and sublingual haematoma following post extractive flapless implant placement in the anterior mandible. *Case Rep Dent*，vol. 2015，Article ID 839098，4 pages，2015.）

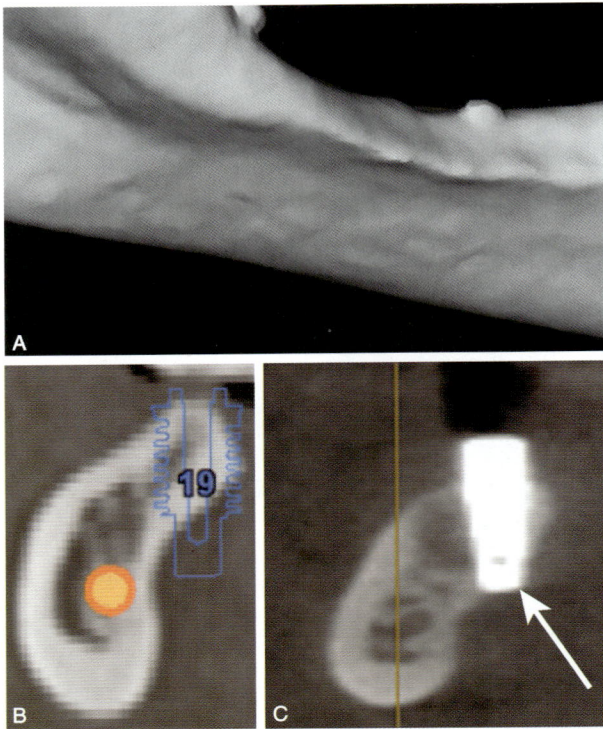

图 7-25 A. 下颌骨后部倒凹的 CBCT 3D 图像；B. 计算机界面进行种植治疗计划制定显示种植体进入舌下倒凹，在这种情况下，很可能不能进行种植治疗；C. 种植体穿孔的横断面，穿孔可能导致疼痛、出血和种植体并发症

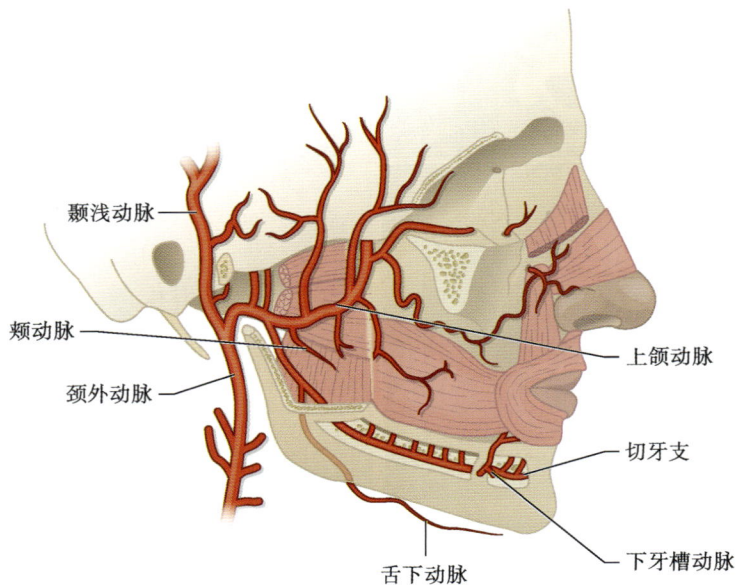

图 7-26 头颈部最常见的动脉

（1）**预防**：在大多数情况下，颊动脉的损伤是无法避免的。切口和翻瓣通常会涉及颊动脉所在区域。当在这一区域进行手术时，应随时准备止血钳以便立即夹闭血管。

（2）**处理**：应使用弧形止血钳止血。止血应保持 3～5min。如果出血不止，可使用 Vicryl 缝线进行结扎（图 7-26）。

## 4. 面动脉

面动脉是颈外动脉的分支，位于舌动脉的上方和下颌骨升支的内侧（图 7-27）。它沿二腹肌和茎突舌骨肌下方走行经过下颌下腺上的一个沟，然后在下颌骨下缘附近向表浅走行。面动脉有 2 个主要分支：面部分支和颈部分支。面部分支有 5

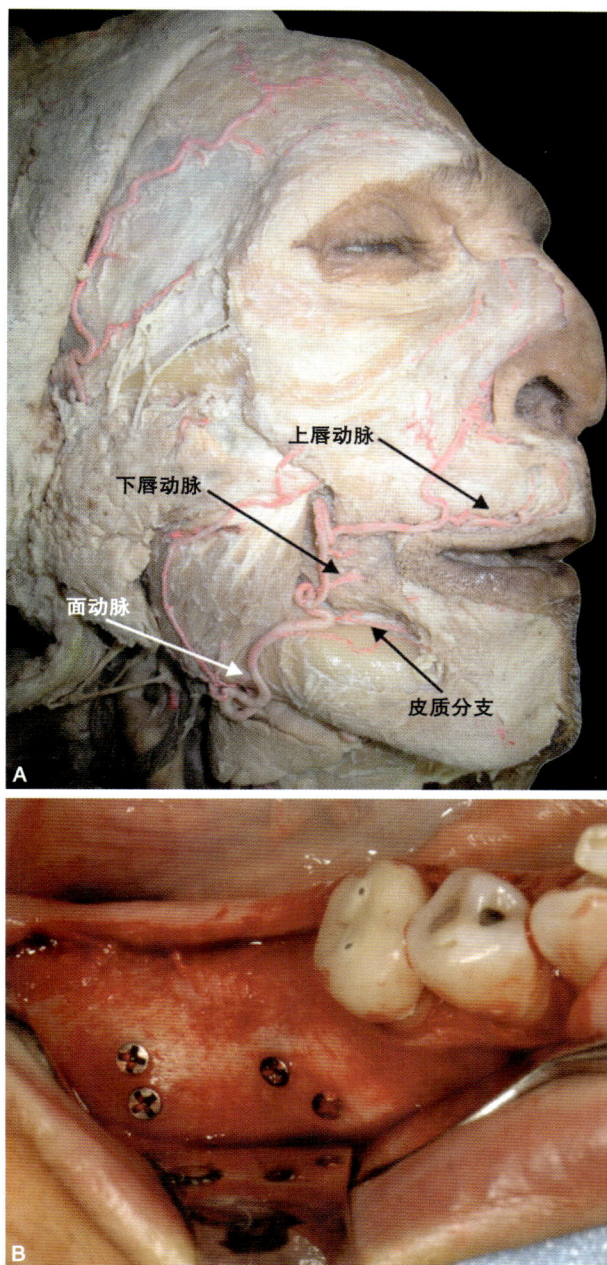

图 7-27 面动脉。A. 位于下颌角的颊侧切迹中；B. 在此区域进行牵引时应小心，可能会损伤面动脉［A，引自 Loukas M，Kinsella CR Jr，Kapos T，et al：Anatomical variation in arterial supply of the mandible with special regard to implant placement. *Int J Oral Maxillofac Surg* 37（4）：367-371，2008.］

条，分别供应眼、鼻和嘴唇。颈部分支有 4 条，供应咽、软腭、耳咽管和下颌下腺。

（1）**预防**：应始终避免面动脉受到创伤，临床医生应避免在这一部位过度牵拉。

（2）**处理**：如果存在部动脉出血，应立即在下颌角区域血管上方施压。通常情况下，需要请求医疗援助。

## （五）上颌骨：侧壁/鼻出血

经侧壁开窗上颌窦底提升术中的大出血罕见；然而，也有出现问题的潜在风险。经侧壁开窗上颌窦底提升术应关注 3 条主要动脉血管。由于眶下动脉和上牙槽后动脉在骨内和骨外形成吻合，术中可能会出现侧壁出血并发症。在某些情况下，出血量可能很大。

### 1. 骨外吻合支

在对上颌骨骨吸收的患者进行上颌窦侧壁开窗去骨预备时，颊侧软组织瓣的垂直切口可能会切断骨外吻合口。骨外吻合支平均距离牙槽嵴顶 23mm；然而，在上颌骨骨吸收的情况下，吻合支可能距离牙槽嵴顶不到 10mm。当这条动脉被切断时，会看到大量出血。这些血管源于上颌动脉，没有骨性标志物以压迫血管。软组织的垂直减张切口的高度应保持在最低限度且骨膜翻瓣时应小心细致。通常很难在颊侧瓣上放置止血钳进行止血。在上颌骨后缘施加巨大压力并抬高头部以降低血管的血压通常会减缓出血。抬高头部可使鼻黏膜血流量减少 38%。[15]

### 2. 骨内吻合支

上颌窦侧壁开窗的垂直骨切口部分经常会破坏牙槽后动脉和眶下动脉的骨内吻合，该吻合血管距离牙槽嵴顶平均 15～20mm。骨内吻合支出血风险小得多，控制方法包括利用手柄和金刚钻无水冷却状态下进行烧灼止血、电凝或在抬高头部的情况下将手术海绵按压在局部施加压力。在某些情况下，会在出血区域源头的远中开第二个窗口，以便进行结扎（图 7-28）。

### 3. 鼻侧后动脉

种植医生应该注意的第 3 条动脉是鼻侧后动脉（图 7-29）。该动脉是蝶腭动脉分支，位于鼻窦内侧壁。当它向前方延伸时，会与面动脉和乙状动脉的终末分支吻合。如果在将上颌窦内膜从薄的内侧壁向上抬起时切断该血管可能会导致严重的出血并发症。

如果在提升内侧壁时出现大量出血，可以用上颌窦内填塞止血剂，然后用 4in×4in 的手术海绵填塞并抬高头部。止血后，移除海绵，分层植入移

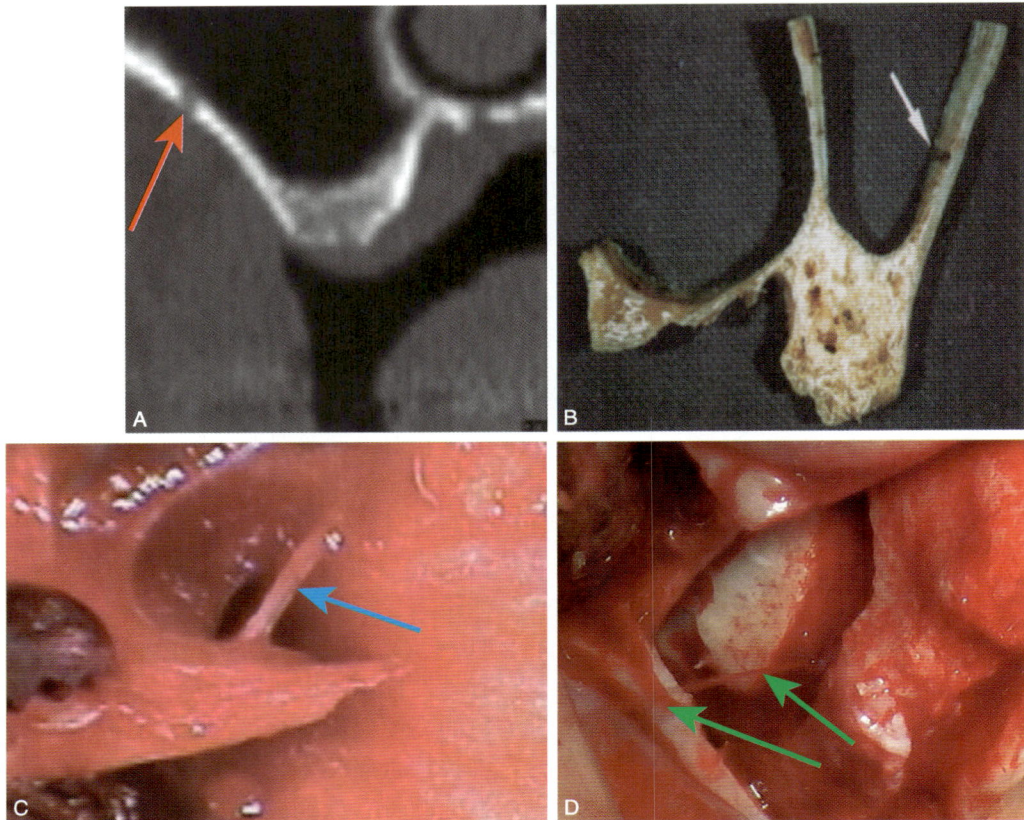

图 7-28　骨内吻合。A. 横截面图像显示窦外侧壁上的透射切迹（红箭）；B. 骨内切迹（白箭）；C. 切除侧壁的临床视图，显示骨内吻合的大小（蓝箭）；D. 骨内吻合搏动性出血

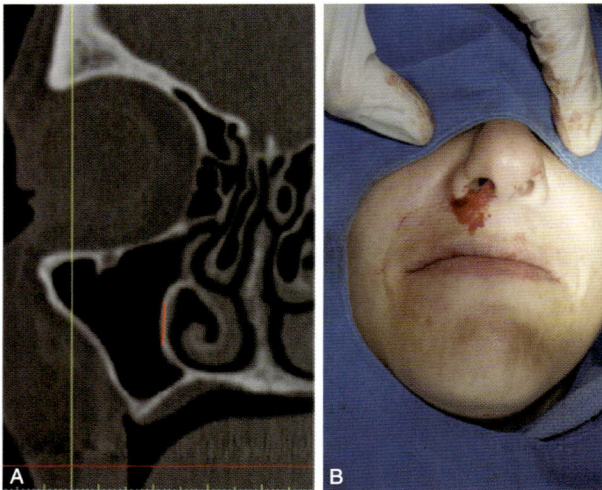

图 7-29　A. 后鼻外侧动脉（红线）紧贴鼻腔外侧壁（上颌窦内侧壁）；B. 上颌窦提升术中的鼻出血

植材料，完成手术。

上颌窦提升术后出现鼻衄（鼻出血）是很常见的。这种情况在膜穿孔时和不穿孔时都可能发生。通常鼻衄仅限于术后 24h 内，应始终提醒患者注意这种潜在的并发症。

如果发生鼻出血，有多种止血方法。将涂有凡士林的棉卷，一端系上牙线后放入鼻孔内，可以止住手术后的鼻出血。5min 后轻轻拉出牙线并取出棉卷。同时抬高头部，用冰块敷在鼻梁上。如果无法控制出血，可能需要耳鼻喉外科医生重新进入移植部位并在内镜下结扎血管。

如果鼻窦的眶壁穿孔或者之前的手术（之前的鼻窦手术）已经造成鼻孔开口，鼻窦刮匙可能会进入鼻孔并引发出血。该部位涉及的动脉由蝶腭动脉和腭降动脉的分支组成，而蝶腭动脉和腭降动脉是上颌内动脉的分支。下鼻甲后半部有一个静脉网络，即伍德拉夫丛（Woodruff plexus），该部位血管丰富。使用硝酸银棉卷或含有 1 : 5 万肾上腺素的利多卡因也能有效止血。

## 六、术后出血控制

### 患者教育

患者必须知晓种植牙手术后可能会有长达

24h 的轻微渗血。如果患者正在服用抗凝药，这种情况可能会持续长达 48h。应指导患者如何使用加压敷料，并应特别注意尽量减少手术部位的任何创伤（如进食、拉扯嘴唇以查看手术部位）。患者应避免用力漱口。应在术前向患者说明所有的术后注意事项并将以上内容的书面文字资料给予患者。

应根据手术的复杂程度指导患者至少在 24h 内限制活动。白天应尽量抬高头部，睡觉时使用两个枕头（即抬高头部）可减少继发性出血。

使用抗凝药物的患者术后出血可能会出现重大问题。研究表明，抗凝患者的出血事件很可能发生在手术后 6 天内[53]。对于在术中出现大量出血的患者，虽然出血休克很少见，但仍应进行评估。如果患者出现任何休克迹象或症状（如心动过速、低血压、嗜睡、迷失方向、皮肤湿冷），应立即请求医疗援助。相关治疗包括静脉补液以补充血管内容量和恢复组织灌注。

最后，在术后应谨慎使用可能会增加出血量的药物。应全面检查患者的用药情况以确定是否存在可能会增加出血量的药物相互作用。常规镇痛应避免使用干扰血小板功能的药物（如非甾体抗炎药、阿司匹林）除非其益处大于增加的出血风险。通常应避免在围手术期常规使用阿司匹林，因为该药物会增加出血风险且缺乏益处。但是，如果这些药物是根据医生的建议（如近期卒中、急性冠脉综合征、植入冠状动脉支架）作为治疗其他疾病而使用的则应继续使用。

# 七、总结

在任何种植手术过程中，都有可能发生出血。流经颌面部的血管结构网络分布广泛，其中许多结构都非常靠近手术部位，无论手术过程如何。损伤这些血管可能会导致范围从非常轻微到危及生命等不同程度的出血状况，医生具备止血的能力至关重要。在手术过程中保持止血状态对于保护患者的生理功能，为种植临床医生提供清晰的手术视野，以及保证术后伤口成功愈合至关重要。应针对每位患者评估其容易引发出血的潜在因素。动脉出血与静脉出血有很大不同应加以区分以确定出血的来源并采取相应的治疗措施。临床医生必须能够消除增加出血的潜在风险并在术中和术后利用各种技术维持止血状态。

（季平　陈陶　付钢　黄元丁<br>黄弘　吴庆庆　译）

## 参考文献

1. Loukas M, Kinsella CR, Kapos T, et al: Anatomical variation in arterial supply of the mandible with special regard to implant placement. *Int J Oral Maxillofac Surg* 37:367–371, 2003.
2. Lundblad RL, Bradshaw RA, Gabriel D, et al: A review of the therapeutic uses of thrombin. *Thromb Haemost* 91:851–860, 2004.
3. Moake JL; Overview of hemostasis. The Merck Manual Professional Version. Available at: <http://www.merckmanuals.com/professional/hematology-and-oncology/hemostasis/overview-of-hemostasis>.
4. Marieb EN, Hoehn K: *Human anatomy & physiology*, ed 8, San Francisco, 2010, Benjamin Cummings, pp 649–650.
5. Ogle OE, Swantek J, Amandip K: Hemostatic agents. *Dent Clin North Am* 55:433–439, 2011.
6. Clemetson KJ: Platelets and primary haemostasis. *Thromb Res* 129:220–224, 2012.
7. Scully C: *Scully's medical problems in dentistry*, ed 7, London, 2014, Churchill Livingstone.
8. Cesarman-Maus G, Hajjar KA: Molecular mechanisms of fibrinolysis. *Brit J Haematol* 129:307–321, 2005.
9. Kazmi RS, Lwaleed BA: New anticoagulants: how to deal with treatment failure and bleeding complications. *Brit J Clin Pharmacol* 72:593–603, 2011.
10. Weitz JI: Meeting the unmet needs in anticoagulant therapy. *Eur J Haematol* 85(Suppl 72):1–3, 2010.
11. Kamoh A, Swantek J: Hemostasis in oral surgery. *Dent Clin North Am* 56:17–23, 2012.
12. Servin F: Low-dose aspirin and clopidogrel: how to act in patients scheduled for day surgery. *Curr Opin Anaesthesiol* 20:531–534, 2007.
13. Rowe DJ, Baker AC: Perioperative risks and benefits of herbal supplements in aesthetic surgery. *Aesthet Surg J* 29:150–157, 2009.
13a. Lip GY, Douketis JD: Perioperative management of patients receiving anticoagulants. In Leung LLK, editor: *UpToDate.com*, Waltham, MA, 2016 (website). <www.UpToDate.com>, (Accessed on 08.09.16.).
14. Martin-Du Pan RC, Benoit R, Girardier L: The role of body position and gravity in the symptoms and treatment of various medical diseases. *Swiss Med Wkly* 134:543–551, 2004.
15. Gurr P, Callahan V, Baldwin D: Laser-Doppler blood flowmetry measurement of nasal mucosa blood flow after injection of the greater palatine canal. *J Laryngol Otol* 110:124–128, 1996.
16. Horch HH, Deppe H: Laser in der Zahnärztlichen Chirurgie und Mund-, Kiefer-und Gesichtschirurgie. Angew. Lasermedizin. Lehr-und Handbuch für Praxis und Klinik. Losebl.-Ausg. Landsberg. *Ecomed* 3:1, 2004.
17. Degerliyurt K, Denizci S: Does the topical use of epinephrine for sinus floor augmentation affect systemic hemodynamics? *Implant Dent* 22(3):289–294, 2013.
18. Sindet-Pedersen S, Ramstrom G: Hemostatic effect of tranexamic acid mouthwash in anticoagulant-treated patients undergoing oral surgery. *New Engl J Med* 320:840–843, 1989.
19. Choi WS, Irwin MG, Samman N: The effect of tranexamic acid on blood loss during orthognathic surgery: a randomized controlled trial. *J Oral Maxillofac Surg* 67:125–133, 2009.
20. Tomizawa Y: Clinical benefits and risk analysis of topical hemostats: a review. *J Artif Organs* 8:137–142, 2005.
21. Oz MC, Rondinone JF, Shargill NS: FloSeal Matrix: new generation topical hemostatic sealant. *J Card Surg* 18:486–493, 2003.

22. Bochicchio G, Dunne J, Bochicchio K, Scalea T: The combination of platelet-enriched autologous plasma with bovine collagen and thrombin decreases the need for multiple blood transfusions in trauma patients with retroperitoneal bleeding. *J Trauma* 56:76–79, 2004.

23. Pfizer Injectables product fact sheet: Thrombin-JMI syringe spray kit thrombin, topical (bovine origin), USP Not for Injection. Available at: <http://www.pfizerinjectables.com/factsheets/Thrombin-JMI_all%20SKUs.pdf>.

24. Evithrom: Available at: <http://www.ethicon.com/healthcare-professionals/products/biosurgery/evithrom-thrombin-topical-human>.

25. Recothrom: Available at: <http://www.recothrom.com>.

26. Lynn AK, Yannas IV, Bonfield W: Antigenicity and immunogenicity of collagen. *J Biomed Mater Res B Appl Biomater* 71:343–354, 2004.

27. Ogle OE: Perioperative hemorrhage. In Dym H, Ogle OE, editors: *Atlas of minor oral surgery*, Philadelphia, 2010, Saunders.

28. Sirlak M, Eryilmaz S, Yazicioglu L, et al: Comparative study of microfibrillar collagen hemostat (Colgel) and oxidized cellulose (Surgicel) in high transfusion-risk cardiac surgery. *J Thorac Cardiovasc Surg* 126:666–670, 2003.

29. Achneck HE, Sileshi B, Jamiolkowski RM, et al: A comprehensive review of topical hemostatic agents: efficacy and recommendations for use. *Ann Surg* 251:217–228, 2010.

30. Gupta G, Prestigiacomo CJ: From sealing wax to bone wax: predecessors to Horsley's development. *Neurosurg Focus* 23:E16, 2007.

31. Malmquist JP, Clemens SC, Oien HJ, et al: Hemostasis of oral surgery wounds with the hemcon dental dressing. *J Oral Maxillofac Surg* 66:1177–1183, 2008.

32. Tan TC, Black PM: Sir Victor Horsley (1857–1916): Pioneer of neurological surgery. *Neurosurgery* 50:607–611, discussion 611–612, 2002.

33. Ibarrola JL, Bjorenson JE, Austin BP, et al: Osseous reactions to three hemostatic agents. *J Endod* 11:75–83, 1985.

34. Allison RT: Foreign body reactions and an associated histological artifact due to bone wax. *Br J Biomed Sci* 51:14–17, 1994.

35. Wellisz T, Yuehuei H, Wen X, et al: Infection rates and healing using bone wax and a soluble polymer material. *Clin Orthop Relat Res* 466:481–486, 2008.

36. Baxter FLOSEAL (Hemostatic matrix) instructions for use. Available at: <http://www.floseal.com/us/about.html>.

37. Renkens KL, Jr, Payner TD, Leipzig TJ, et al: Multicenter, prospective, randomized trial evaluating a new hemostatic agent for spinal surgery. *Spine* 26:1645–1650, 2001.

38. Laboda G: Life-threatening hemorrhage after placement of an endosseous implant. Report of a case. *J Am Dent Assoc* 121:559–600, 1990.

39. Kalpidis CE, Konstantinidis AB: Critical hemorrhage in the floor of the mouth during implant placement in the first mandibular premolar position: a case report. *Implant Dent* 14:117–124, 2005.

40. Flanagan D: Important arterial supply of the mandible, control of an arterial hemorrhage, and report of a hemorrhagic incident. *J Oral Implantol* 29:165–173, 2003.

41. Vujaskovic G: Anastomosis between the left and the right lingual artery in Serb-Croatian (Roman). *Stomatol Glas Srb* 37:267–274, 1990.

42. Bavitz JB, Harn SD, Homze EJ: Arterial supply to the floor of the mouth and lingual gingiva. *Oral Surg Oral Med Oral Pathol* 77:232–235, 1994.

43. Zhao Z, Li S, Xu J, et al: Color Doppler flow imaging of the facial artery and vein. *Plast Reconstr Surg* 106:1249–1253, 2000.

44. Katsumi Y, Tanaka, R, Hayashi T: Variation in arterial supply to the floor of the mouth and assessment of relative hemorrhage risk in implant surgery. *Clin Oral Implants Res* 24(4):434–440, 2013.

45. Sterne GD, Januszkiewicz JS, Hall PN: The submental island flap. *British J Plast Surg* 49:85–89, 1996.

46. Quirynen M, Mraiwa N, van Steenberghe D: Morphology and dimensions of the mandibular jaw bone in the interforaminal region in patients requiring implants in the distal areas. *Clin Oral Implants Res* 14:280–285, 2003.

47. Rosenbaum L, Thurma P, Krantz SB: Upper airway obstruction as a complication of oral anticoagulation therapy. *Arch Intern Med* 139:1151–1153, 1979.

48. Saino M, Akasaka M, Najajima M, et al: A case of a ruptured lingual artery aneurysm treated with endovascular surgery. *No Shinkei Geka* 25:835–839, 1997 [in Japanese].

49. Mitchell RB, Pereira KD, Lazar RH, et al: Pseudoaneurysm of the right lingual artery: an unusual cause of severe hemorrhage during tonsillectomy. *Ear Nose Throat J* 76:575–576, 1997.

50. Lee CYS, Yanagihara LC, Suzuki JB: Brisk, pulsatile bleeding from the anterior mandibular incisive canal during implant surgery: a case report and use of an active hemostatic matrix to terminate acute bleeding. *Implant Dent* 21:368–373, 2012.

51. Chan HL, Brooks SL, Fu JH: Cross-sectional analysis of the mandibular lingual concavity using cone beam computed tomography. *Clin Oral Implants Res* 22:201–206, 2011.

52. Butura CC, et al: Hourglass mandibular anatomic variant incidence and treatment considerations for all-on-four implant therapy: report of 10 cases. *J Oral Maxillofac Surg* 69:2135–2143, 2011.

53. Morimoto Y, Niwa H, Minematsu K, et al: Risk factors affecting postoperative hemorrhage after tooth extraction in patients receiving oral antithrombotic therapy. *J Oral Maxillofac Surg* 69:1550–1556, 2011.

54. Firriolo JF, Hupp WS: Beyond warfarin: the new generation of oral anticoagulants and their implications for the management of dental patients. *Oral Surg Oral Med Oral Pathol Oral Radiol* 113:431–441, 2012.

55. Kitchens CS, Konkle BA, Kessler CM: *Consultative hemostasis and thrombosis: Expert consult—online and print*, Philadelphia, 2013, Elsevier Health Sciences.

# 第8章　术中并发症：感染

Randolph R. Resnik, Joseph E. Cillo, 著

临床医生在种植体植入或骨增量手术期间会面临许多潜在的并发症，其中的微生物感染可能会带来一些最为严重的后果。感染会导致多种问题出现并增加并发症的发病率，包括疼痛、肿胀、骨丧失，以及种植失败的可能。研究表明：种植手术后感染的发生率为 4%～10%，比种植失败发生率高 66%[1]。对于种植临床医生来说，预防、诊断和治疗与种植手术相关的感染至关重要。

在外科手术过程中，有很多可能性因素会促使感染的发生。鉴于口腔种植体和骨增量材料植入的环境并非完全无菌，临床医生必须注意到影响愈合过程及可能引发手术部位感染的每一个细节。临床医生必须了解患者既往史和现病史，以及关于任何药物或补剂的详细用药史。详细采集病史能使临床医生掌握患者的全面情况以实现种植外科手术的成功。

临床医生植入种植体时可能遇到的一些全身性疾病，例如，糖尿病可能会增加种植和骨增量患者感染的机会，未加控制的糖尿病一直被认为是种植术中潜在的感染致病因素[2]。此外，最近有研究表明，两种经常被忽视的机体指标异常会增加感染发生的概率和口腔种植与骨增量手术的失败的风险，即低密度脂蛋白（LDL）水平的升高和血清维生素 D 水平的降低。上述及其他生物学指标强调了全面病史的重要性，用来判定口腔种植相关感染的高风险患者[3]（框 8-1）。

患有上述一种或多种疾病的患者被评估为术后感染和延迟愈合的高风险患者。强烈建议医生为此类患者开具医学证明，并给予抗生素预防。

---

**框 8-1　种植体植入程序中以下因素与感染风险增加有关**

**系统性因素**
- 糖尿病
- 长期使用皮质类固醇
- 吸烟
- 免疫功能低下的系统性疾病
- 营养不良、肥胖
- 老年人口
- ASA 3 或 ASA 4

**局部因素**
- 移植材料的用途/类型（自体移植、同种异体移植、异种移植）
- 牙周病
- 组织炎症
- 牙源性感染
- 不合适的临时修复体
- 切口开裂
- 口腔卫生不良

**外科因素**
- 无菌技术差
- 外科医生的技能/经验
- 手术时间延长
- 手术过程中创口污染
- 外源体（种植体）

ASA. 美国麻醉医师协会评分（引自 Misch CE: *Contemporary implant dentistry*, ed 3, St. Louis, 2008, Mosby）

## 一、感染的风险

即使在理想的条件下，由于口腔环境中自然菌群的存在，口腔种植体或骨增量材料被植入的位置基本属于污染区域，在此处即使远远少于清

洁手术创口所需的细菌数量也能导致感染。例如，当缝线穿过组织时，导致感染所需的细菌数量减少 1 000 个数量级。因此，除了原始存在的细菌，其他口腔细菌在种植体或骨增量区域的定植也使这些感染过程变得复杂[4]。

为了评估术后创口感染的风险，美国外科医生学会外科创口感染控制委员会制定了手术创口和感染风险的分类。所有外科手术根据 4 个级别的污染和感染率进行分类。根据这种分类，公认所有 2 类、3 类和 4 类切口手术都应预防性使用抗生素[5]（框 8-2）。

---

**框 8-2　与感染率相关的外科切口分类**

**1 类：清洁切口（ < 2% ）**
- 择期非创伤性手术；没有急性炎症，未进入呼吸道、胃肠道和胆道

**2 类：清洁污染切口（ 10%～15% ）**
- 择期切开呼吸道、胃肠道和胆道
- 择期口腔种植和骨科手术

**3 类：受污染切口（ 20%～30% ）**
- 炎症；胃肠道和胆道的大量溢出物以及新的创伤

**4 类：肮脏 / 感染切口（ 50% ）**
- 确定的临床感染；呼吸道、胃肠道和胆道的穿孔

---

（改编自 American College of Surgeons Committee on Control of Surgical Infections. *Manual on control of infection in surgical patients*, ed 2, Philadelphia, 1984, JB Lippincott）

根据定义，选择性种植牙手术属于 2 类（清洁污染）手术类别。2 类医疗操作和牙科手术的感染率为 10%～15%。然而，通过适当的外科技术和预防性使用抗生素，感染的发生率可以降低到 1% 以下。在健康患者中，种植牙术后的感染风险受多种因素影响：手术类型和部位、外科医生的技术、术中管理方法、患者因素和无菌技术[6,7]。此外，上述分类中未提及的其他患者相关性风险因素（全身和局部）也与感染的易感性增加相关。可能导致感染的最重要的外科因素之一是有缺陷的无菌技术。致病菌的各种传播途径包括：①直接接触患者的血液或其他体液；②间接接触了受污染的物品；③接触感染的鼻腔、鼻窦或口腔黏膜；④吸入经空气传播的微生物。为了防止以上情况的发生，外科手术过程中必须具备严格控制的无菌环境。

无菌术包括适当的患者的消毒和覆盖程序、术者外科洗手、所有手术成员穿着无菌、并保持器械完全无菌。

另一个导致术后感染的重要外科因素是手术过程的持续时间。这一因素已被证明是影响术后感染率的第二大危险因素（仅次于创口污染）。一般来说，持续时间小于 1h 的外科手术感染率为 1.3%，而持续时间为 3h 的外科手术的感染率超过 4%[8]。据推测，手术时间每增加 1h 的感染率都会翻倍[9]。

已有研究证明：外科医生在口腔种植方面的技术和经验对术后感染和种植失败有着重要的影响。最近的一项研究表明，经验不足的外科医生（种植体植入 < 50 颗）的种植体失败率比经验丰富的外科医生高 7.3%[10]。处于学习曲线早期的临床医生必须严格遵守无菌观念和手术规范，以减少感染的可能性。

医学文献中有充分的证据表明，任何植入的假体或装置都会增加手术部位感染的机会。种植体作为异物，可能使得宿主的防御系统受损。已知种植体的表面有利于细菌黏附，种植体的存在会破坏宿主的防御，这可能导致具有潜在低毒力的正常菌群在种植体-宿主界面引起感染，而已有证据表明，此种情况难以治疗[11]。

既定程序的种植手术的感染风险与局部因素、全身因素和手术因素有关。患者身体状况的评分［美国麻醉医师协会评分（ASA）］用作系统基线，可与各种局部和手术因素相关联。然后从文献中修改风险指数，将这些因素与口腔种植手术联系起来。创口感染的概率可以与切口污染的类型（1～4 类）和风险指数有关。风险指数为 2 的 2 类切口具有更高的术后感染风险，风险指数为 0 的 1 类创伤具有较低的术后感染风险[12]（表 8-1）。

**表 8-1　按创口类型、风险指数和 ASA 状态划分的创口感染概率**

| 手术分类 | 风险指数 | | |
|---|---|---|---|
| | 0 | 1 | 2 |
| 清洁 | 1.0% | 2.3% | 5.4% |
| 清洁 - 污染 | 2.1% | 4.0% | 9.5% |

ASA. 美国麻醉医师协会评分；0；ASA 1 或 ASA 2。随着局部风险因素和外科风险因素的增加，创口感染的概率显著增加（引自 Misch CE: Contemporary implant dentistry, ed 3, St. Louis, 2008, Mosby；data from Cruse PJ Foord R: A five year prospective study of 23 649 surgical wounds, *Arch Surg* 107：206-210, 1973.）

## 二、感染的诊断

### （一）感染过程的病因学

为了确定是否有易感染因素存在，临床医生必须对各方面进行评估，包括宿主、环境和病原微生物。对于健康人，三者之间存在着平衡；在疾病状态下，三者之间平衡被打破，而宿主通常是决定感染结果的最重要的因素。病原微生物与宿主之间存在着一种此消彼长的关系（框 8-3）。

| 框 8-3 种植体周围并发症相关的最常见微生物 |
| --- |
| 葡萄球菌属 |
| 放线菌属 |
| 表面迁移细菌 |
| 沃廉菌属 |
| 二氧化碳嗜纤维菌属 |
| 梭杆菌属 |
| 齿龈内阿米巴 |
| 活动杆菌 |
| 纺锤形细菌 |
| 螺旋体 |
| 肠道革兰氏阴性菌 |
| 白念珠菌 |

（引自 Misch CE: *Contemporary implant dentistry*, ed 3, St. Louis, 2008, Mosby.）

微生物的致病潜能取决于以下 3 个方面。

- **毒力**：微生物的病原性，包括病原体的遗传、生化和结构特征。
- **致病性**：病原体导致疾病的潜力或能力。
- **传染性**：病原体传染宿主并导致感染的能力或水平。

在正常情况下，宿主因素将占主导地位，大量宿主因素的存在将增加抵抗感染的能力。如果微生物大量增加，就会出现宿主与微生物间对抗的逐渐失衡，直至微生物因素占优势，从而导致感染。在种植手术过程中，通常存在局部天然屏障的破坏，这可能导致微生物在与宿主防御的对抗中的获得优势。这种失衡将导致宿主启动体液免疫和细胞免疫。

体液免疫是由存在于抗体、蛋白质和抗菌肽等细胞外液中的大分子介导的。体液免疫物质主要存在于体液中。抗体或免疫球蛋白是存在于血液和组织液中的糖蛋白，它通过与抗原结合并引起凝集来识别和中和细菌，进而利用吞噬作用分解细菌。

细胞免疫是机体的另一种免疫反应，它不涉及抗体，而是利用吞噬细胞、T 淋巴细胞和细胞因子对抗原做出反应。细胞免疫通过 3 种机制保护身体免受感染：①激活抗原特异性 T 淋巴细胞，诱导机体细胞凋亡；②激活巨噬细胞，摧毁病原体和碎片；③刺激细胞分泌多种细胞因子，影响适应性免疫反应中细胞的功能。

在大多数宿主中，这些体液免疫和细胞免疫足以阻止病原体的传播，使得机体可以不受感染地正常愈合。然而，在某些情况下，外来物（种植体、骨增量材料）的存在和局部防御的破坏将导致感染的发生[13,14]。

### 1. 宿主对感染的反应

当感染性病原体突破宿主的防御并导致感染时，宿主将触发一系列反应以应对感染的损害。第一个初始反应是炎症反应，包括介质的释放、血管变化（血管舒张、充血或血管通透性升高），以及白细胞的动员和激活。这是机体对抗原刺激的生理反应，目的是摆脱炎性刺激，这种刺激源于感染部位的病原体。通常，机体对感染的初始炎症反应是迅速的，通常在病理刺激的几分钟内即可发生。

炎症反应的目的是消除传染性病原体和促进组织愈合。健康人的炎症反应分为 6 个阶段：①充血，这是由动脉和毛细血管扩张、小静脉渗透性增加伴静脉血流量减缓导致的；②富含血浆蛋白、抗体、营养物质和白细胞的渗出物进入周围组织；③一种通透性因子 - 白细胞介素被释放，它对多形核白细胞向感染区域迁移至关重要；④渗出物中合成纤维蛋白，这些纤维蛋白将感染区域隔离起来；⑤细菌和死细胞被吞噬；⑥巨噬细胞清除坏死的组织碎片。

病原体除引起炎症反应，还可以通过对宿主细胞的直接伤害、增强病原体的侵袭性和中和宿主防御来攻击宿主。这可能导致宿主的全身反应，如发热、休克、过敏反应和自身免疫反应，并可能危及生命[4]。

## 2. 受损的宿主防御

综前所述，宿主防御是解决感染的最重要方面。伴随着炎症反应，引起白细胞的迁移和抗体的产生，这可能会清除感染，使组织正常愈合。然而，如果宿主的防御以任何方式受到损伤，宿主将无法克服感染过程。Peterson 指出，防御抑制分为4类：生理性抑制、疾病性相关性抑制、免疫系统受损和药物相关性抑制[4]。

（1）**生理性抑制**：患者无法输送白细胞、抗体和补体来对抗细菌的侵袭。这可能与年龄增长、肥胖、生活方式问题和体液失衡有关。此外，压力和许多心理障碍也与这种抑制有关。

（2）**相关疾病**：一些疾病可能影响宿主的防御系统，如营养不良、肿瘤（如白血病、淋巴瘤、多发性骨髓瘤）、糖尿病血糖控制不佳、肺部疾病、人类免疫缺陷病毒（HIV）。

（3）**免疫系统受损**：存在先天性缺陷（如无球蛋白血症）的免疫系统可能在合并发生多发性骨髓瘤等健康问题时受到抑制。

（4）**相关药物**：有许多毒性相关的基团可能会影响防御系统。

①**细胞毒性药物**：这些药物（如烷基胺，抗代谢药物）针对 DNA 或 RNA 发挥细胞毒性作用，导致蛋白质合成和细胞分裂。最终结果将是成纤维细胞增殖障碍和胶原形成受损，从而导致口腔种植患者的创口愈合不良，感染率增加。

②**糖皮质激素**：为抑制炎症反应而使用的糖皮质激素（如泼尼松、地塞米松）可能导致创口愈合方面的并发症及可能的感染。外源性皮质类固醇对胶原的形成、血管和纤维的增生起到负面作用，成纤维细胞减少约30%，从而延迟上皮化和创口的收缩[15]。

③**抗体（如单克隆抗体和多克隆抗体）**：单克隆抗体和多克隆抗体是实验室产生的分子，它们模拟人体在应对细菌感染时自然产生的抗体，被专门设计用以附着在癌细胞的特定缺陷上。

④**对免疫亲和起作用的药物**：用于器官移植的环孢素可以抑制 T 细胞，同时使 B 细胞维持其抗菌活性。其他影响免疫亲和的药物包括干扰素、阿片类药物和肿瘤坏死因子结合蛋白。

## （二）感染的临床表现

为明确是否存在感染，认真评估患者的局部症状至关重要，这些体征可能包括疼痛、肿胀、潮红、渗出物和活动受限。全身表现则患者可能会出现发热、淋巴肿大、全身不适和白细胞升高。

## 1. 生命体征

应记录患者的生命体征，包括血压、心率、呼吸频率和体温。感染后，需要注意以下事项。

（1）**体温**：>101 ℉（38℃）［正常：98.6 ℉（37℃）］。

（2）**心率**：>100 次 / 分（正常：60～100次/分）。

（3）**血压**：如果有疼痛/焦虑，收缩压会升高。

（4）**呼吸**：>18 次/min（正常：14～16次/分）。

## 2. 症状

炎症有以下 5 种主要症状。

（1）**红**：组织发红，是由动脉血管扩张导致的。

（2）**肿**：是脓液或渗出液的积聚。

（3）**热**：是自深层组织的温血流入的结果，由血管舒张导致的血液量增加，以及新陈代谢速度的增加。

（4）**痛**：由组织肿胀引起感觉神经末梢受压而导致的疼痛。

（5）**功能丧失**：表现为咀嚼、吞咽和呼吸困难。

## 3. 轻微感染与严重感染

（1）**轻微的感染**：生命体征正常，只是体温轻微升高。通常与下述情况有关。

①**疲乏**：极度疲劳。

②**不适**：一种疾病或不适的普遍感觉。

③**嗜睡**：缺乏精力或热情。

（2）**严重的感染**：心率、血压、呼吸、体温升高及下列任一症状[4]。

①**牙关紧闭**：咀嚼肌痉挛，由于咀嚼肌痉挛而导致的开口受限或缩小，这通常会给患者带来痛苦和困扰，会影响饮食、言语和口腔卫生，并导致面部外观改变。当牙关紧闭的病因为感染时，通常是由嚼肌间隙或咽旁间隙的感染导致。若延误治疗，可能会导致感染扩散到面部各个间隙，从而导致颈部蜂窝织炎和纵隔炎。开口受限分类如下[16]。

- 正常（垂直向）：35～45mm
- 正常（侧向）：8～12mm

- 轻度受限：20～30mm
- 中度受限：10～20mm
- 重度受限：<10mm

②**淋巴结病**：一般来说，直径>1cm的可触及的淋巴结被视为异常淋巴结，应该接受进一步的检查评估。淋巴结病是指在大小、一致性或数量上异常的淋巴结。如果淋巴结在2个或多个不相连的区域肿大，则归类为全身性淋巴结病，如果仅累及一个区域，则归类为局部性淋巴结病[17]。急性感染时，淋巴结肿大、柔软、触痛，皮肤发红。慢性感染时，肿大的淋巴结不那么紧实，无压痛，周围区域无水肿。

③**吞咽困难**：吞咽困难的症状包括咀嚼困难、启动吞咽困难、将食物或液体从口腔移至咽喉困难，以及吞咽过程中的吞咽疼痛。吞咽困难需要立即就医。

④**呼吸困难**：指呼吸费力或呼吸艰难，需要立即就医。其他症状可能包括呼吸障碍、吞咽困难、视力受损，严重头痛，颈部僵硬，呕吐，意识下降，这些都需要立即就医。

## 4. 术后感染相关术语定义

描述头颈部感染的具体术语的定义为治疗和沟通提供了关键指导（框8-4和表8-2）。

## （三）感染的阶段

临床感染有两个主要阶段，蜂窝织炎阶段和脓肿阶段。

## 1. 蜂窝织炎阶段

蜂窝织炎阶段是临床感染的初始阶段，表现出典型的炎症症状：发热、疼痛、发红和肿胀（图8-1）。这些在拉丁语中有时分别被称为calor、dolor、rubor和tumor。发热（calor）是血液流入以及身体在对抗局部感染的过程中增加局部代谢率的结果。疼痛（dolor）是因为水肿以及内源性炎症介质（如组胺）的释放导致局部感觉神经末梢压力增加。水肿（tumor）与血液及液体渗出物流入局部区域有关。发红（rubor）是靠近黏膜/皮肤表面的血管扩张的结果，也是其他症状的综合结果。一旦身体开始成功地阻隔和抵抗发展中的感染或者开始使用药物（如抗生素）时，感染的临床阶段可能进展到脓肿阶段。

### 框8-4 与术后感染相关的常用术语

**脓肿（abscess）**：最常见的脓肿有清晰的边界，通常非常柔软。因为含有液体，触诊时会有波动感。脓液的出现很可能表明身体已经限制住了感染，身体的宿主防御系统正在抑制感染。

**蜂窝织炎（cellulitis）**：通常比脓肿或水肿更大，分布更广。蜂窝织炎的边界更加弥散，因此，临床医生无法确定边界。它通常硬化或难以触诊，不含脓液。感染的严重程度与硬度成正比。

**慢性皮肤瘘（chronic skin fistula）**：感染病灶存留的标志，在某些情况下，是一种更严重的骨和骨髓炎症状态，即骨髓炎。慢性皮肤瘘最可能在下颌骨观察到，并且与骨内种植体和骨膜下种植体感染有关，这些患者往往口腔卫生意识差以及缺乏种植体维护。

**水肿（edema）**：感染潜伏期的特征，是最容易治疗的阶段。水肿更多时候呈弥漫性和果冻样，触诊有轻微压痛。

**淋巴结炎（lymphadenitis）**：一种局部淋巴结发炎、肿大和发软的状态。淋巴结可能化脓，突破包膜，并累及周围组织。

**坏疽性口炎（noma）**：最初是坏疽性口炎，然后扩散到邻近的骨骼和肌肉，导致组织溶解和坏死。这种罕见的状况会在脸颊、口底造成穿孔，通常见于身体虚弱者。

**蜂窝织炎（phlegmon）**：特指没有化脓的蜂窝织炎。在这种情况下，皮下神经组织的炎症浸润导致恶臭的褐色渗出物积累。通常存在溶血性链球菌感染。

**脓毒症（sepsis）**：感染的一种全身炎症反应。体征和症状包括发热、心率加快、呼吸加快和意识不清。败血症通常是由细菌感染引发的免疫反应所导致的，应采用静脉滴注抗生素和补液治疗。如果患者静脉输液治疗没有效果，患者可能会进入感染性休克，其特征是严重低血压。这些患者通常需要在医院的重症监护室接受治疗。

表8-2  水肿vs蜂窝织炎vs脓肿

| 特征 | 水肿（潜伏期） | 蜂窝织炎 | 脓肿 |
|------|------|------|------|
| 持续时间 | 0～3天（急性） | 1～5天（急性） | 4～10天（慢性） |
| 疼痛，边界 | 轻中度 | 严重、局限 | 温和，局限 |
| 大小 | 小 | 大 | 较小 |
| 颜色 | 正常的 | 变红 | 闪亮的中心，外围变红 |
| 质感 | 胶冻状的 | 柔软的或变硬的 | 波动感 |
| 进程 | 进展 | 进展 | 缓解 |
| 渗出 | 无 | 无 | 存在 |
| 细菌 | 需氧菌 | 主要为需氧菌 | 厌氧菌 |
| 皮表温度 | 微热 | 中度发热 | 发热 |
| 不适程度 | 轻度不适 | 中等程度 | 严重 |
| 严重性 | 最小 | 较大 | 较小 |

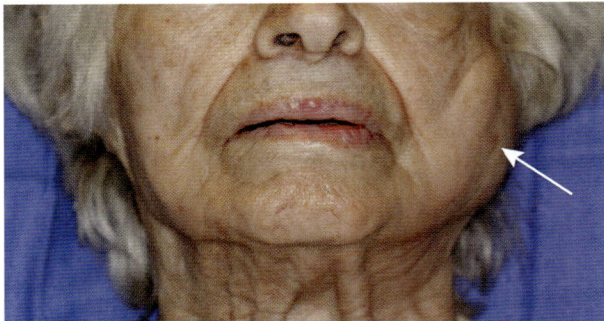

图 8-1  感染阶段：感染的初始阶段以水肿为特征，伴有血液和渗出物流入导致的肿胀（箭头所示）

## 2. 脓肿阶段

脓肿阶段是感染的最终阶段。脓肿是一种封闭的液化组织或脓液，是机体对外来物质或生物防御反应的结果（图8-2）。在蜂窝织炎阶段，一旦通过使用适当的抗生素使机体的免疫反应得到加强，就会形成脓肿。一旦形成脓肿，脓肿产生的脓液会沿阻力最小的路径迁移。

迁移路径可能是通过黏膜或皮肤或是通过头颈部的筋膜通路。一个脓肿可以通过头颈部的深层迁移扩散，例如通过下颌舌侧骨板迁移到舌下空间，可能会阻塞呼吸（如路德维希咽峡炎）或进入大脑（如海绵窦血栓形成或脑膜炎）。这可能会危及生命，需要立即进行手术和医疗护理。当脓肿自发地流到身体外的某个部位，例如皮肤瘘管，脓液会一直流到感染源得到治疗为止。

确定感染阶段：区分不同感染阶段的主要方法之一是触诊有关部位。应注意以下事项：

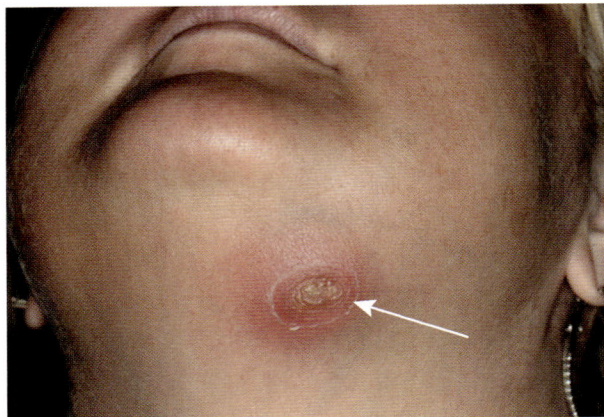

图 8-2  感染脓肿期。感染导致皮瘘（箭头所示），其中脓液通过阻力最小的路径排出

体温：评估是否发热，这是感染表现之一
肿胀的质感：
由软到硬（面团状）：通常是潜伏阶段
硬（硬化）：蜂窝织炎阶段
波动性液体（脓液）：脓肿期

## （四）感染传播途径

感染传播的主要通过以下四种途径：

①血管系统：头颈部的血管系统为感染的传播提供了条件，因为病原体可以通过静脉系统进入其他组织或器官（图8-3）。

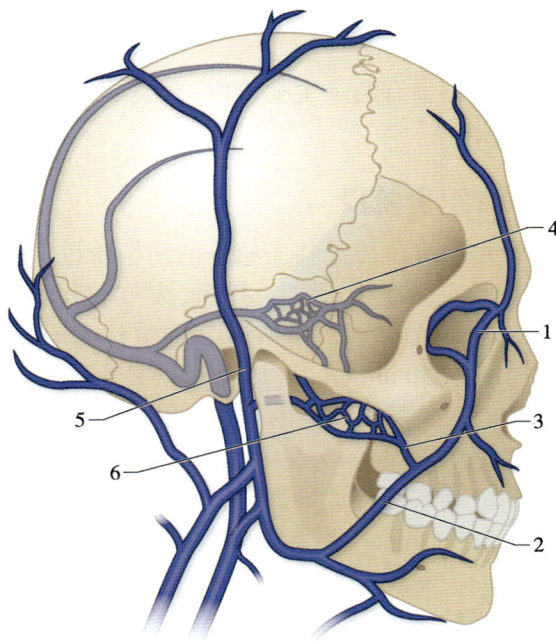

图 8-3  静脉与感染传播有关。1.内眦静脉连接眼静脉，再连接海绵窦；2.面静脉汇入面深静脉；3.与翼状静脉丛相连；4.导静脉；5.上颌静脉；6.翼状静脉丛

②血栓性静脉炎：感染可能扩散到静脉壁，也可能形成血栓，并导致一种称为血栓性静脉炎的疾病。由于头颈部静脉系统缺少瓣膜，血液可逆行流动，可能流经到有感染血栓的海绵窦、翼静脉丛和咽丛。

③淋巴管：淋巴管在头部和颈部非常普遍（图8-4）。它们通常会从感染部位排溢，并将感染带到局部淋巴结。触诊时该淋巴结变软、变大、可移动，即为淋巴结炎。

④筋膜间隙：一旦感染发生在骨外，疏松的网状结缔组织就会形成一条阻力最小的通道，进入头颈部的各筋膜间隙，包括胸纵隔（图8-5）。

肌肉附着于上颌骨、下颌骨和筋膜，这些肌肉或限制或疏导了感染扩散的路径。手术后可能发生的感染，包括肌肉附着处的反应，可能使感染更容易扩散到这些筋膜间隙。当手术涉及面部前庭或颊黏膜襞外侧较大区域的软组织时——破坏肌肉附着并侵犯皮下组织，对患者预防性使用抗生素是明智的选择。

## 1. 感染的淋巴传播

淋巴系统是大淋巴系统的一部分，也是人体免疫系统的一部分。作为机体的体液回流系统，淋巴系统是由连接淋巴结的毛细淋巴管积聚而

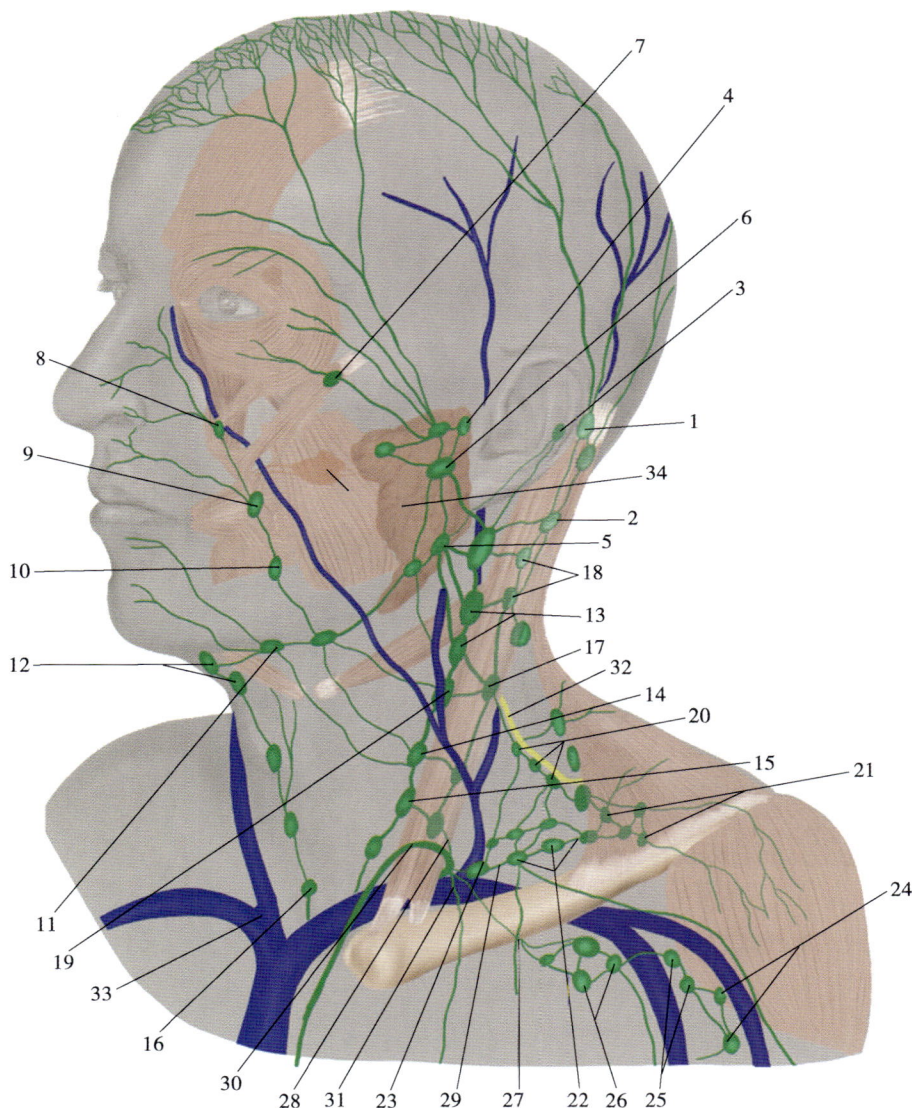

图 8-4　淋巴结：腮腺淋巴结-6，颏下淋巴结-12，下颌下淋巴结-11，耳后淋巴结-3，枕淋巴结-1，深颈淋巴结群-2，18

面部筋膜间隙

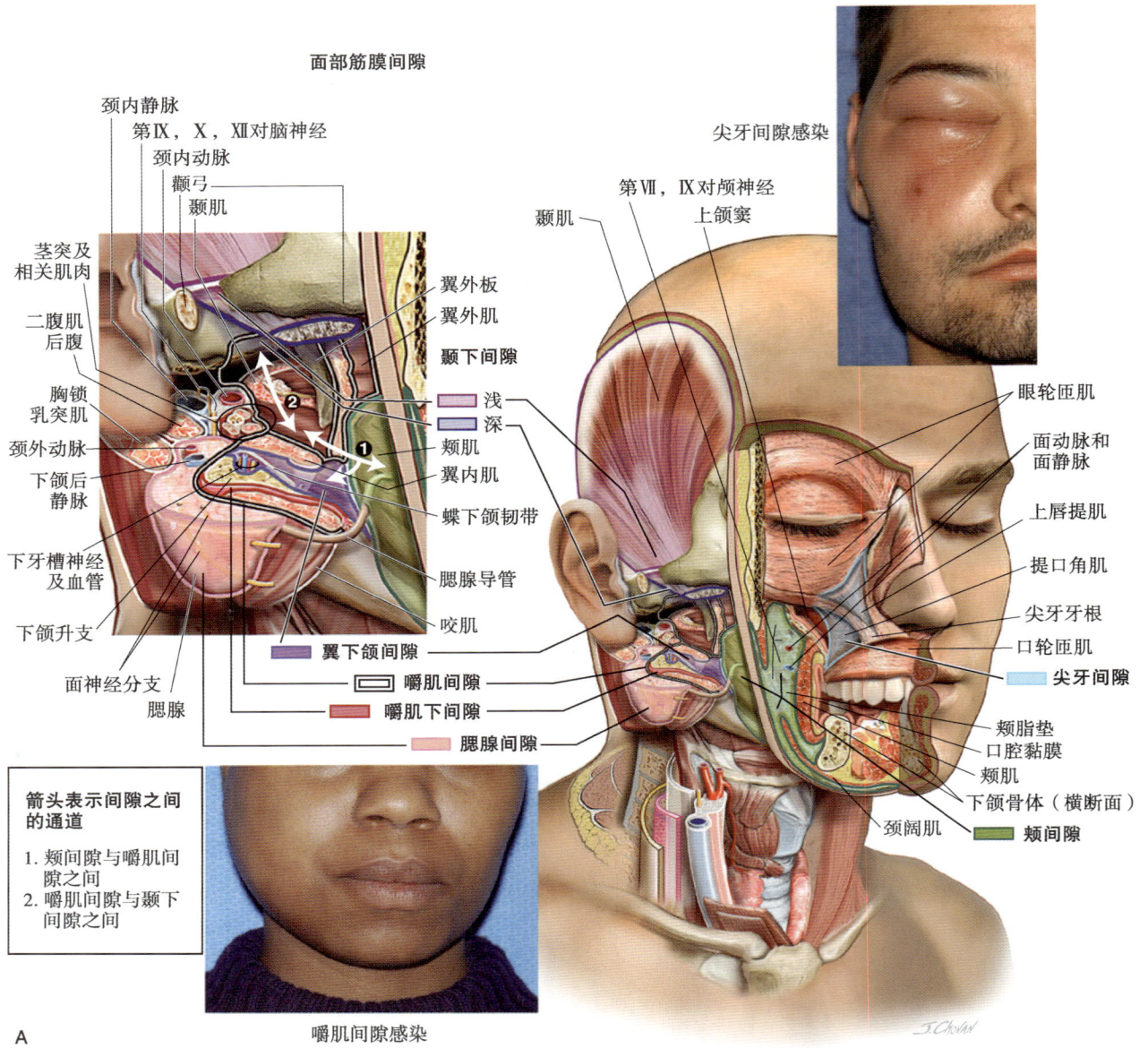

颈内静脉
第Ⅸ，Ⅹ，Ⅻ对脑神经
颈内动脉
颧弓
颞肌

茎突及相关肌肉
二腹肌后腹
胸锁乳突肌
颈外动脉
下颌后静脉
下牙槽神经及血管
下颌升支
面神经分支
腮腺

翼外板
翼外肌
**颞下间隙**
浅
深
颊肌
翼内肌
蝶下颌韧带
腮腺导管
咬肌

翼下颌间隙
**嚼肌间隙**
嚼肌下间隙
腮腺间隙

箭头表示间隙之间的通道
1. 颊间隙与嚼肌间隙之间
2. 嚼肌间隙与颞下间隙之间

尖牙间隙感染

第Ⅶ，Ⅸ对颅神经
上颌窦

颞肌

眼轮匝肌
面动脉和面静脉
上唇提肌
提口角肌
尖牙牙根
口轮匝肌
**尖牙间隙**
颊脂垫
口腔黏膜
颊肌
下颌骨体（横断面）
**颊间隙**
颈阔肌

A　　嚼肌间隙感染

图 8-5　A. 面部筋膜间隙解剖，包括颞下间隙、翼下颌间隙、咬肌间隙、腮腺间隙、尖牙（Canine）间隙和颊间隙

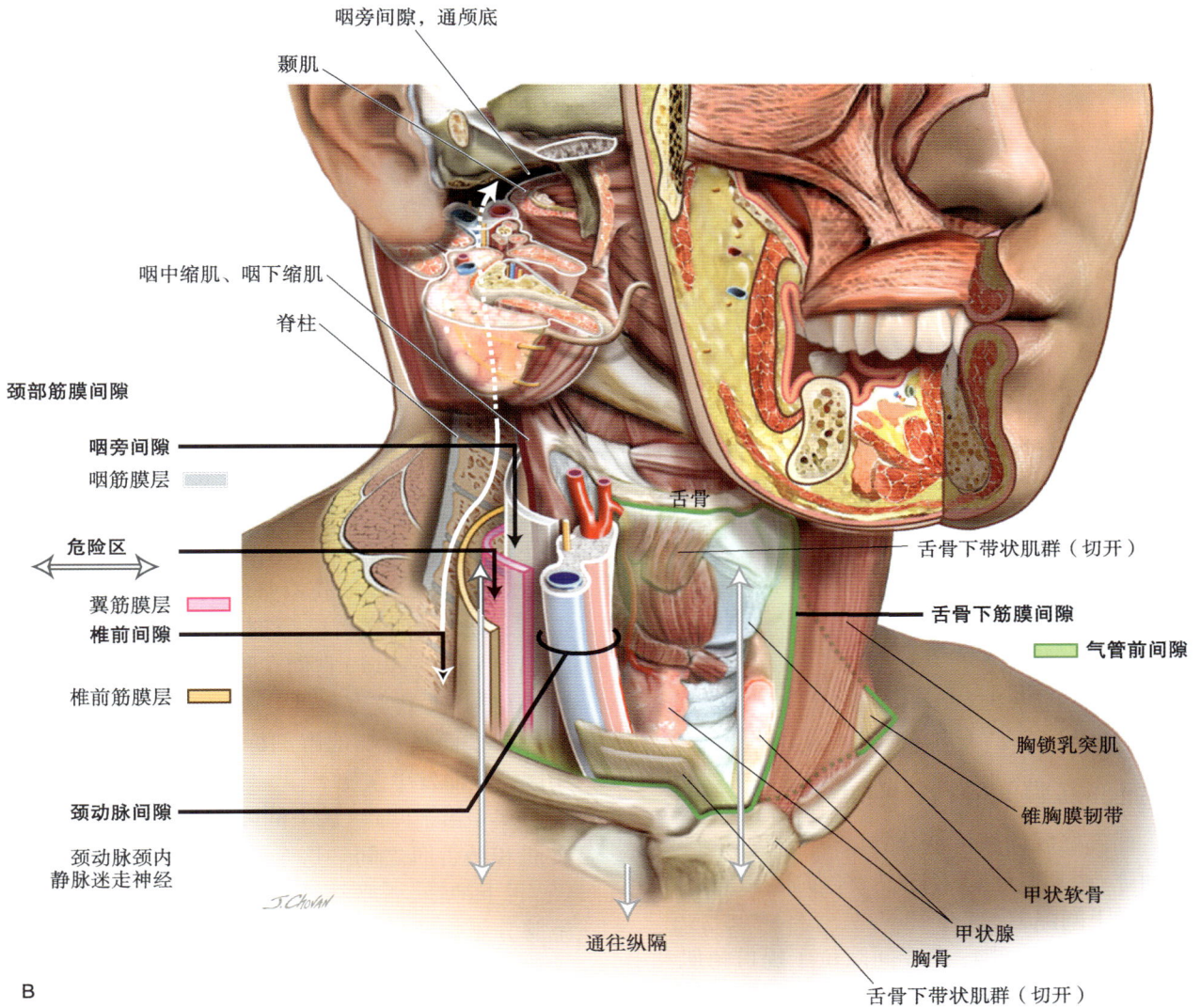

图 8-5（续）　B. 颈部筋膜间隙。（From Kademani D, Tiwana P：*Atlas of oral and maxillofacial surgery*，St. Louis，2016，Saunders.）

成。血浆的渗出液从毛细血管流出进入周围组织，而成为了细胞外液，最终细胞外液被淋巴管收集。淋巴系统通过这一连续的循环过程，过滤细胞外液。而淋巴结内产生的淋巴细胞则抵抗来自整个系统中的传染性生物体。头颈区存在一个巨大的淋巴引流网，有助于对抗外来微生物。虽然人体内约有 600 个淋巴结，但健康患者仅可触及下颌下、腋窝或腹股沟区域的淋巴结。

在头颈区，咽后淋巴结、颏下淋巴结、下颌下淋巴结和颈部淋巴结是诊断感染最重要的淋巴结。咽后淋巴结位于咽壁后面，引流至颈深上淋巴结。颏下淋巴结位于颏下，数量较少，引流下颌骨及相关结构（下颌切牙舌尖、下唇和颏中线），然后引流至颌下淋巴结或直接引流至颈部淋巴结。颌下淋巴结位于颌下腺周围，上颌牙齿的区域、鼻窦（上颌第三磨牙区域除外）、下颌尖牙、所有下颌后牙、口腔底部、大部分舌体、脸颊、硬腭和前鼻腔的引流都流向这些淋巴结。由于颌下淋巴结引流面积大、分布广，在口腔感染发生时通常最先被发现。颈部淋巴结分为上下两部分，位于颈部深处。颈深上淋巴结位于胸锁乳突肌前缘下方的颈内静脉外侧表面。他们接收颌下和咽后淋巴结的引流。颈深下淋巴结也位于颈内静脉外侧表面和胸锁乳突肌前缘下方（但较低，约在锁骨上方 2 英寸处），并引流颈深上淋巴结和颈后部的若干淋巴结。颈深淋巴结上下群都无法触诊。

**淋巴结检查：**理想情况下，淋巴结检查中，总是用指尖（手最敏感的部分）同时检查头部两侧的淋巴结（图 8-6）。用稳定、温和的力量来检查患侧淋巴结的肿大、炎症或疼痛。评估检查结果为以

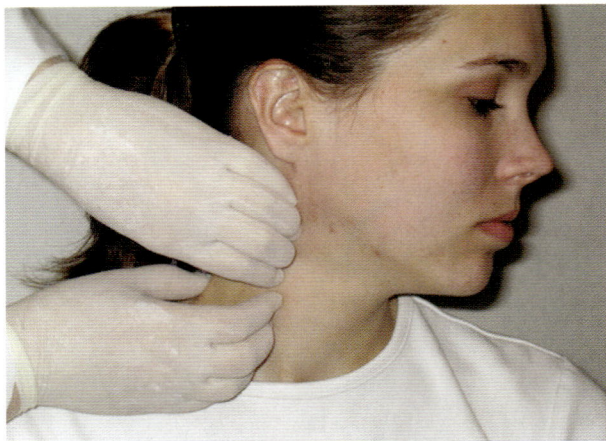

图 8-6    患者转过头触诊颈部深部淋巴结。(引自 Fehrenbach MJ, Herring SW: *Illustrated anatomy of the head and neck*, ed 5, St. Louis, 2017, Elsevier. )

下几项：

- 移动度（移动与固定）
- 质地（软与硬）
- 触诊疼痛（触痛与无触痛）
- 形状（规则与不规则）

## 2. 面部筋膜间隙（图 8-5）

面部筋膜间隙可细分为以下五个：尖牙间隙、颊间隙、咀嚼肌间隙（细分为：嚼肌间隙、翼下颌间隙和颞下间隙）。

（1）尖牙间隙：尖牙间隙位于提口角肌和上唇提肌之间。感染通过上颌牙齿（通常是尖牙）的根尖扩散到这个空间。通过膜龈联合处上方的上颌骨前庭黏膜切口可直达术区。

（2）颊间隙：颊间隙位于嚼肌间隙前方和颊肌的外侧，没有真正的上下边界，含有脂肪组织（颊脂垫填充了间隙的大部分）、腮腺导管、面动脉、面静脉、淋巴管、小唾液腺和第Ⅶ和Ⅸ对颅神经分支。当感染涉及颊间隙时，该间隙可作为口腔和腮腺之间传播疾病的通道。通过口内入路可以很容易地完成对颊间隙感染的手术治疗。涉及颊间隙的更复杂的感染，可能需要耳前和/或下颌下入路。

### （3）咀嚼肌间隙

①嚼肌间隙（嚼肌下间隙）：形成嚼肌间隙边界的筋膜是一层结构清晰的纤维结缔组织，这层筋膜包围着嚼肌，颌内动脉和下牙槽神经包含在内。嚼肌间隙的前部与下颌骨相连，后部与腮腺相连，中间与咽旁间隙相连，上部与颞间隙相连。

嚼肌间隙的感染可能被误诊为腮腺脓肿或腮腺炎[18]。

该间隙感染最显著的临床特征是牙关紧闭。计算机断层扫描（CT）或磁共振成像（MRI）可能是对脓肿和蜂窝织炎的区分以及手术治疗过程中所需的最有效的检查手段[19]。

对于单纯、孤立的嚼肌间隙脓肿，通常可以通过口内入路进入该腔，以便引流，但如果脓肿扩展到邻近间隙，则可能需要口外入路。

②翼下颌间隙：由外侧下颌骨和内侧翼状肌包围。后缘是由屈曲地绕靠着下颌升支后缘的腮腺构成的，前缘是翼下颌韧带，此处是颊肌和咽上缩肌（ superior constrictor muscles）的纤维连接处。单独翼下颌间隙感染的情况下，可口内入路手术进入该间隙，但当涉及多个相邻间隙时，可能需要口外入路[20]。

③颞间隙：颞筋膜以坚硬的片状纤维包围着颞肌，该纤维明显可区分到浅层和深层，两层纤维起源于同一区域，它们在肌肉的上部互相混合。面神经颧支、颞支穿过颞筋膜的筋膜和肌肉，该神经所在平面是重要的解剖标志，以防止手术过程中因误入而发生误伤[21]。

（4）舌下间隙：舌下间隙在下颌舌骨肌、颏舌骨肌和颏舌肌之间。这个间隙包含舌动脉、舌神经、舌下神经、舌咽神经、颌下腺导管、舌下腺，舌下腺分泌物通过口腔底部的几条小排泄管和一条被称为巴托林（ Bartholin）管的主导管流入口腔。感染可以通过舌下两侧下颌骨皮质骨板穿孔扩散到该间隙（图 8-7）。该区域的脓肿通常通过简单的口内入路切开和引流即可得到有效治疗。

（5）颏下间隙：颏下间隙的前部为下颌骨，外侧为二腹肌前腹，上部为下颌舌骨肌，下部为颈阔

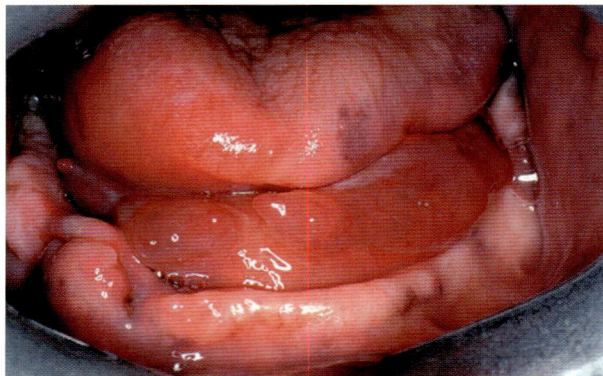

图 8-7    舌下脓肿向左右舌下手术间隙扩散并进入舌头。（引自：Hupp JR, Tucker MR, Ellis E: *Contemporary oral and maxillofacial surgery*, ed 5, St. Louis, 2009, Mosby. )

肌的浅筋膜。没有重要的结构穿过颏下间隙。由于良性或恶性病变均罕见出现在该区域，这个间隙的病变通常涉及下颌前牙牙源性感染。此间隙手术引流感染的途径通常是通过颏下的口外切口（图8-8）。

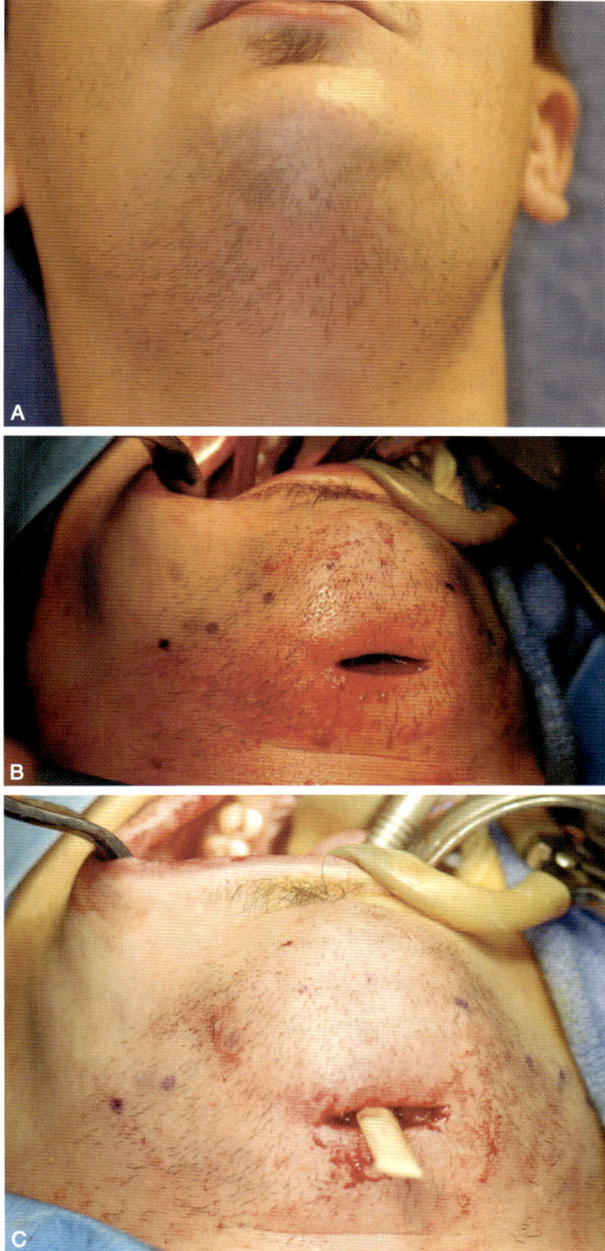

图8-8 下颌前口腔种植体失败。A.下颌骨脓肿形成，表现为下颌骨肿胀。B.切开引流。C.放置彭罗斯引流管

**（6）颌下间隙**：颌下间隙从舌骨延伸到口底黏膜，该间隙前部和外侧以下颌骨为界，其下方与颈深筋膜的浅层连接。下颌舌骨肌将颌下间隙与舌下间隙分开，两者在舌骨的后缘附近相连。下

颌舌骨肌也决定着口腔感染的扩散方向。因为下颌舌骨肌以一定角度附着在下颌骨上，从舌侧穿透下颌骨的感染位置如若位于下颌舌骨线以上，会累及舌下间隙。颌下间隙脓肿引流的手术入路可以是口内或是口外，但通常更适合口外入路。当感染扩散到双侧下颌下间隙时，它便进展成了路德维希咽峡炎（又称口底蜂窝织炎）（连同颏下和双侧舌下间隙受累）的一个组成部分（图8-9）。在这种情况下，外科引流基本上需要行多个口外切口。

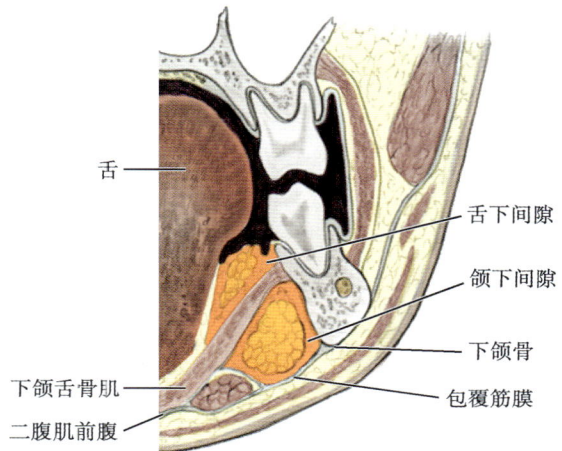

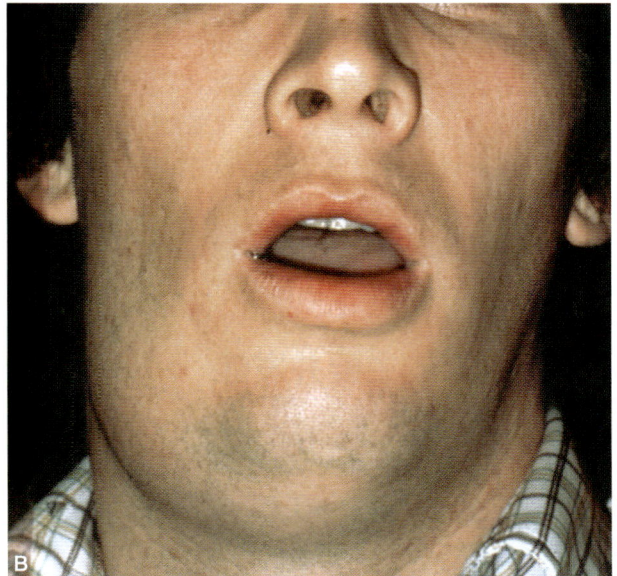

图8-9 路德维希咽颊炎。A.三个受累的面部间隙的示意图。B.筋膜间隙感染，双侧颌下、舌下和颏下间隙受累。（A引自 Fehrenbach MJ, Herring SW: *Illustrated anatomy of the head and neck*, ed 5, St. Louis, 2017, Elsevier. B引自 Auerbach FP: *Wilderness Medicine*, ed 6, Philadelphia, 2012, Mosby.）

**（7）咽旁间隙**：咽旁间隙呈倒锥状，倒锥的底部在颅底，顶部在舌骨，后方为椎前筋膜，前方为翼下颌韧带（颊肌和咽上缩肌纤维连接处），外侧为下颌骨和腮腺筋膜。其感染表现为疼痛、发热、下颌角以下颈部的肿胀以及开口受限（图8-10）。当颈部向健侧旋转时患侧胸锁乳突肌的紧张会导致导致剧烈疼痛。

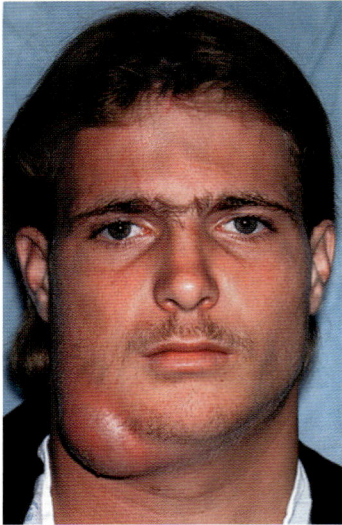

图8-10　颌下脓肿形成后患者出现牙关紧闭和吞咽疼痛。感染扩散到翼颌间隙，咽旁间隙。患者需要住院进行多处切口和引流。（引自 Hupp JR, Tucker MR, Ellis E: *Contemporary oral and maxillofacial surgery*, ed 5, St. Louis, 2009, Mosby.）

口腔感染扩散到这个部位可能是一个不祥之兆。偶尔会由于咽壁内侧隆起和声门上水肿而引发气道阻塞，这可能需要通过气管切开术或气管插管而获得稳定的通气道。治疗咽旁间隙感染需要经口内或口外入路引流[22]。尽管口内入路可以到达间隙前部，但通过下颌下的口外入路可以获得足够的引流通道。

## 三、感染的主要并发症

### 头部和颈部

#### 1. 骨髓炎

骨髓炎是一种骨的炎症，起源于骨髓腔的感染，最终扩展到骨皮质和骨膜。骨的感染使骨在钙化方面变得活跃，并将在髓腔和骨膜下产生脓液，从而损害骨的血供。从而导致骨的缺血性坏死。依据疾病的持续时间分类，颌骨骨髓炎主要可分为两种：急性和慢性，慢性骨髓炎通常被定义为持续1个月以上的疾病[23]。虽然骨髓炎有许多亚型，通常来说急性和慢性骨髓炎又分为化脓性和非化脓性两类，其病因、微生物学、发病机制和治疗方法与长骨骨髓炎并不相同[24]。

与口腔种植相关的骨髓炎，通常开始时为种植体周围的放射线透光区，最终导致溶骨改变。病例报告还表明，若植入的种植体碰触了余留牙的牙根可导致的骨髓炎感染[25]。如果不及时治疗，骨髓炎可能会随着细菌导致的种植体周围炎而变得难以治疗，这可能导致细菌侵入骨的深部，并使感染扩散到更深的组织[26]。

下颌骨髓炎的准确诊断基于临床、放射学、组织学的检查和微生物的检出，在此基础上进行感染区域的手术清创和长期的抗生素治疗（图8-11至图8-13）。X线的改变显示界限不清的骨质透射影像并混和伴有的射线阻射区域，这是死骨的典型特征。通常，下颌骨骨髓炎X线影像的特异性高于敏感性，这使早期发现较为困难。下颌骨骨髓炎的X线表现通常在骨内延伸至少1厘米并损害30%至50%的骨矿物质含量时才会明显，成人的X线表现出明显的特征可能会持续达两周[27]。常规X线摄影的典型早期骨改变影像包括：骨膜增厚、溶解性病变、骨膜内扇贝样改变、骨小梁失去正常的结构和伴行生长的新骨[28]。典型的"虫蛀"外观，是骨髓炎的特征表现。

鉴于常规X线检查难以发现早期骨髓炎，CT扫描和MRI被认为是诊断骨髓炎的标准，因为它们的敏感性和特异性高。即使是最细微的骨改变，如受影响的皮质骨异常增厚伴硬化改变、髓腔浸润以及慢性引流瘘管，CT影像也能清晰显示。虽然CT可能比常规X线片更早显示这些变化，但由于软组织对比度低以及暴露于电离辐射的原因，CT检查不如MRI理想。磁共振短时间反转恢复序列（STIR）MRI已被证明能够早在亚急性期就检测到骨髓炎的骨变化[29]。

在组织学上，化脓性骨髓炎的组织学特征是微生物导致的骨髓炎症和骨髓血管血栓的形成，并保留了有活力的破骨细胞和骨膜，从而形成了一个有利于细菌持续增殖的环境[30]。过去，金黄色葡萄球菌被认为是骨髓炎的主要致病菌。然而，在口腔独特的环境下，往往还存在溶血性链球菌和口腔厌氧菌的混合感染（如：胃链球菌、梭杆菌和拟杆菌）。此外，各种其他生物，如放线菌和梅毒螺旋体也可导致其他类型的骨髓炎[31]。

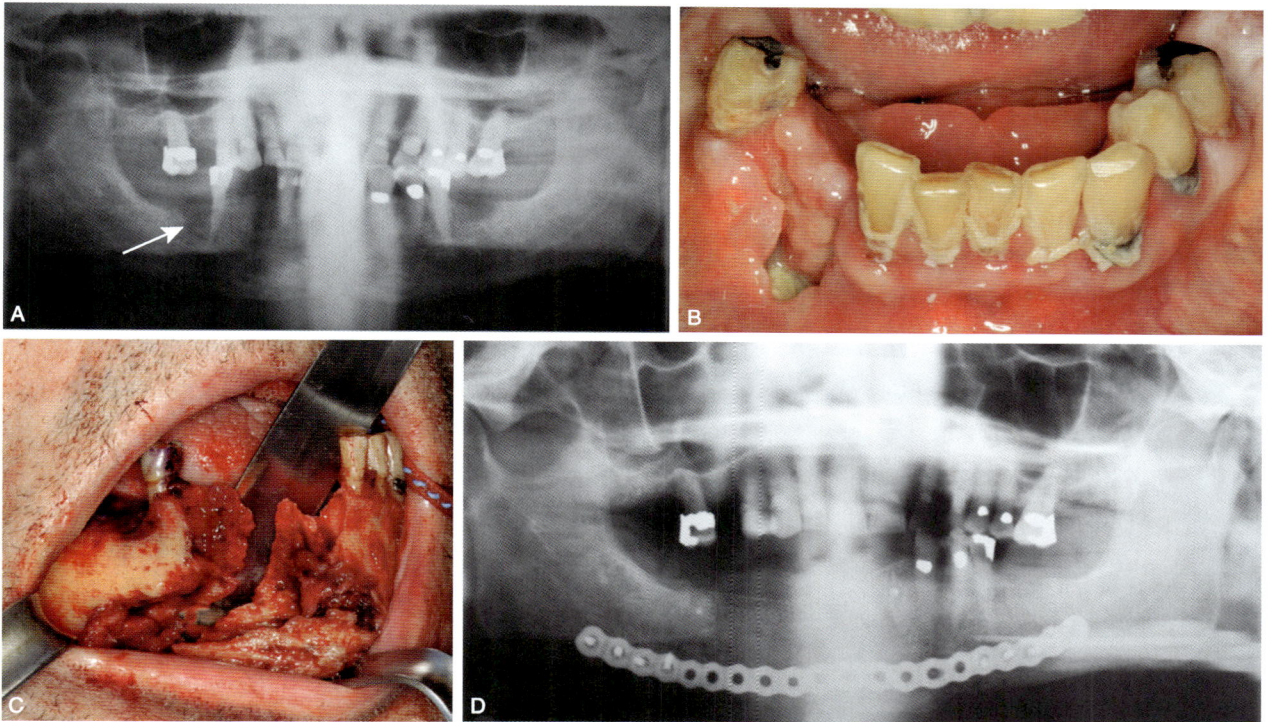

图 8-11　骨髓炎。A. 曲面全景 X 线片显示种植后因延迟愈合去除种植体。B. 口腔内照片显示种植体移除后未愈合。C. 手术切除。D. 术后骨增量

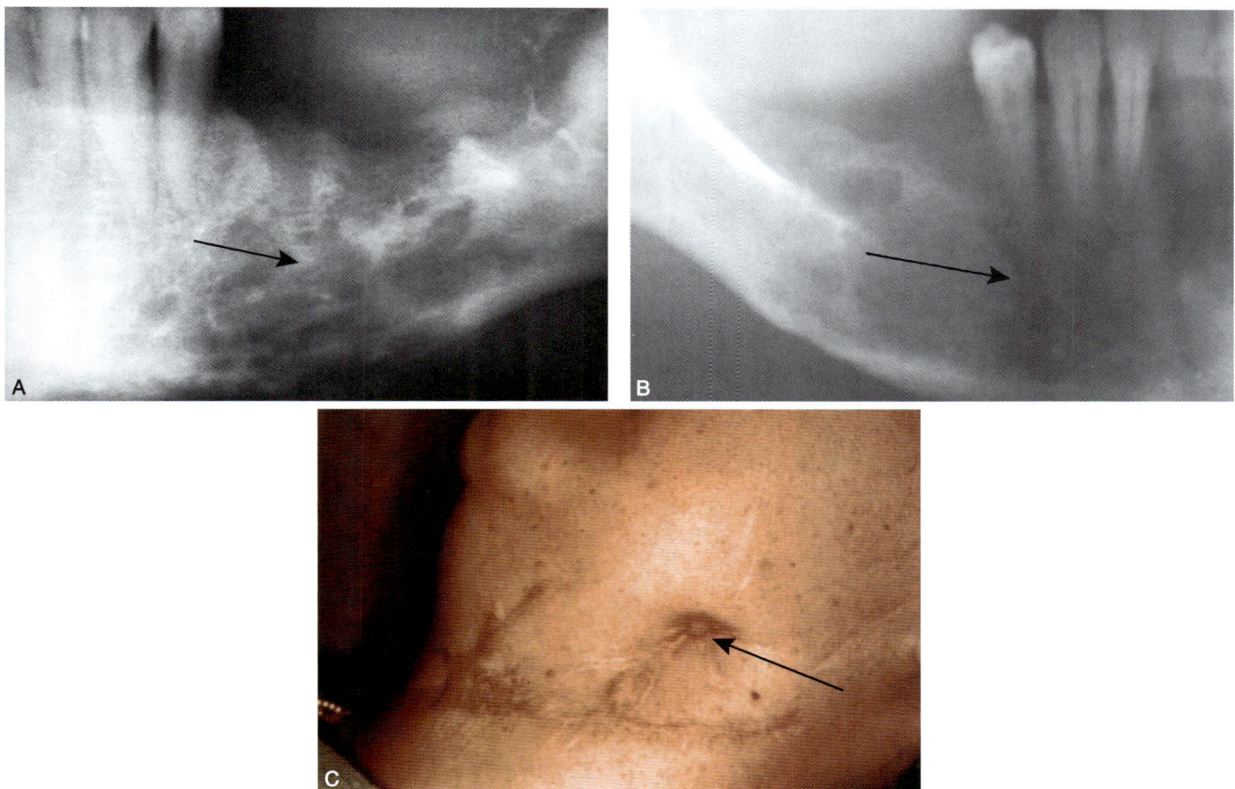

图 8-12　骨髓炎。A～B. 骨破坏的 X 线影像。C. 骨膜下种植体导致的下颌骨骨髓炎形成的多个窦道

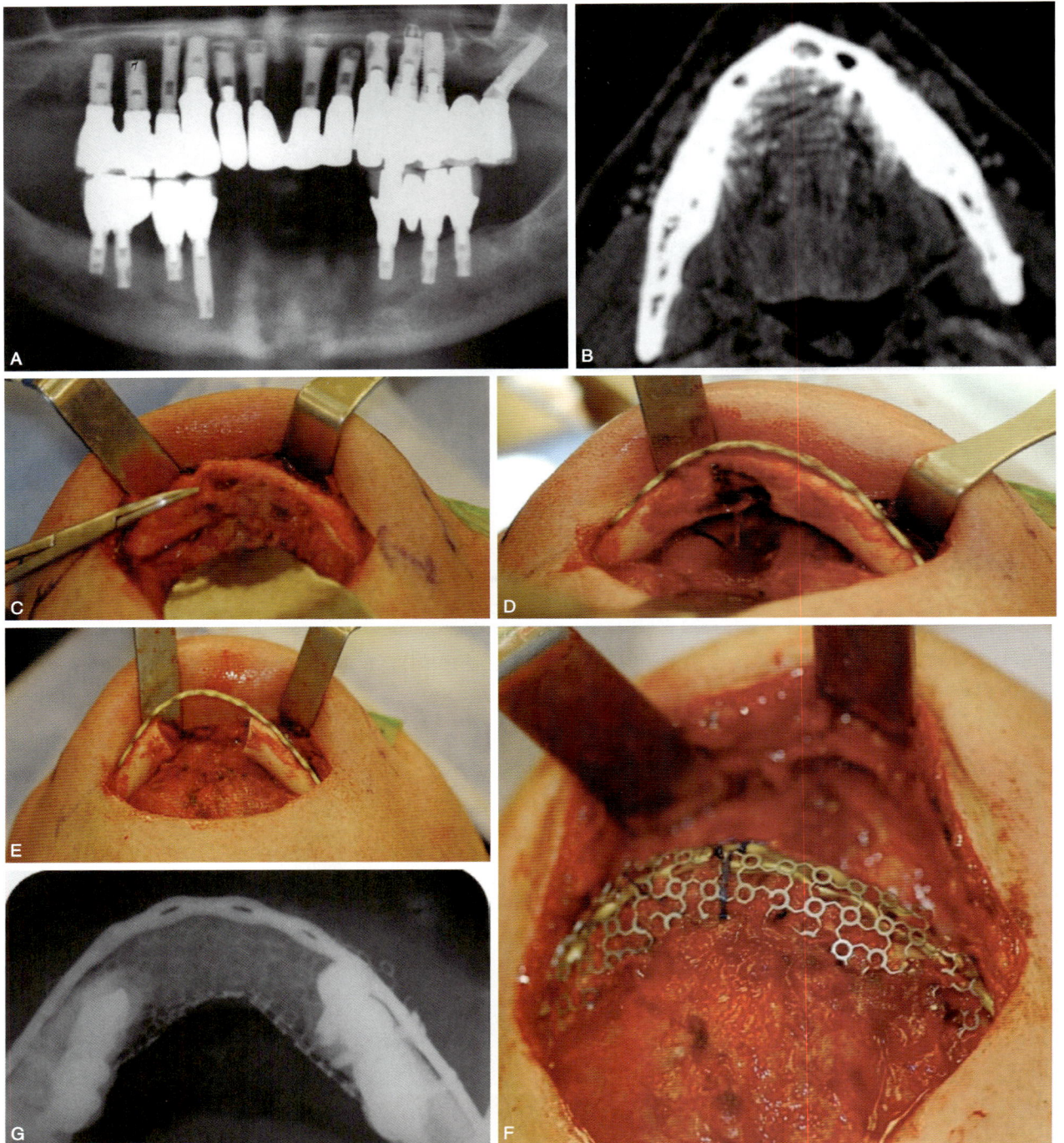

图 8-13　种植体植入后骨髓炎：A. CBCT 全景图，显示前部下颌骨种植体取出后的影像，B. 轴位图像，显示植入后失败和相关的骨髓炎。C～D. 感染导致的骨缺损。E～F. 骨重建手术。G. 术后 X 线片显示的骨增量影像。（宾夕法尼亚州匹兹堡阿勒格尼总医院 OMFS 主席 David Datillo 提供）

　　骨髓炎的治疗通常包括去除可疑感染源、抗生素治疗、药物治疗和手术干预。Topazian 建立了骨髓炎的治疗原则，包括：（1）宿主免疫缺陷的评估与纠正；（2）细菌培养、药敏试验；（3）放射成像检查；（4）染色指导下经验性地应用抗生素；（5）拔除松动的牙或种植体以及去除死骨；（6）按染色指导应用抗生素；（7）可能放置引流管；（8）骨痂切除、清创、去骨皮质以及骨重建手术。彻底清除感染应该是治疗慢性下颌骨骨髓炎患者的重中之重，积极的手术治疗更有可能获得理想的治疗效果。

## 2. 药物相关性颌骨坏死（MRONJ）

　　2003 年，Marx[32] 和 Ruggiero[33] 同时发表了独立的报告，描述了口服和静脉注射进行双膦酸盐药物治疗的患者在口腔颌面部区域发生经久不愈的骨暴露的病例。此后不久，静脉注射双膦酸帕米膦酸盐（Aredia）和唑来膦酸（Zometa）的制造商向卫生保健专业人员通报了使用这些药物的患者发生颌骨骨坏死的风险[34]。

最近，美国口腔颌面外科医师协会（AAOMS）建议修订此术语。将之前的"双膦酸盐相关性颌骨坏死（BRONJ）"，改称为现在的"药物相关性颌骨坏死（MRONJ）"。此修订与颌骨坏死病例的增加有关，这些病例涉及了静脉滴注其他抗骨吸收、抗血管生成和单克隆抗体药物，如 Denosumab（Prolia，Xgeva）——这是一种全人源单克隆抗体，用于治疗骨质疏松症、其他治疗导致的骨质流失、骨转移和骨巨细胞瘤。

美国医学科学院最近开始将 MRONJ 的症状和体征与其他无法治愈的疾病进行比较[35]。还制定了针对病情的各个阶段的治疗指南（表 8-3）（双膦酸盐和骨吸收抑制药物患者的术前管理见第 2 章）。曾经或正在应用骨吸收抑制药物治疗的患者：

- 在口腔颌面部骨暴露或可以通过口内或口外瘘探测到骨面，且持续超过 8 周；
- 无颌骨放射治疗史或明显的颌骨转移性疾病。

虽然 MRONJ 的真正病理生理机制尚不完全清楚，但骨转换减少（骨重建或骨吸收过度抑制）和感染被认为是 MRONJ 发病的核心因素[36]。

组织学上，MRONJ 的特征是骨髓腔内空虚的骨陷窝，缺乏破骨细胞和有活力的骨膜。这提示非炎症性药物对骨的毒性导致破骨细胞的死亡从而导致骨改建受到抑制。还有一些学者提出了其他一些假说，如血管生成受到抑制、持续的微创伤、先天或获得性免疫抑制、维生素 D 缺乏、双膦酸盐的软组织毒性和炎症[37-40]（图 8-14）。

**表 8-3 MRONJ 的分期和治疗策略**

| MRONJ 的分期[a] | 治疗策略[b] |
|---|---|
| 高危类别：口服或静脉注射双膦酸盐治疗的患者无明显的骨坏死 | • 无须治疗<br>• 患者教育 |
| 0 期：无骨坏死的临床证据，但有症状、非特异性临床表现和影像学改变 | • 系统管理，包括使用止痛药和抗生素 |
| 1 期：骨外露、骨坏死，或出现探诊骨瘘管，但无症状且无感染迹象的患者 | • 抗菌漱口水<br>• 每季度进行临床随访<br>• 患者教育和继续双膦酸盐治疗适应证的审查 |
| 2 期：骨外露、骨坏死，或骨瘘管，伴感染，表现为骨外露部位疼痛和红斑，伴或不伴脓性引流 | • 口服抗生素对症治疗<br>• 口腔抗菌漱口水<br>• 疼痛控制<br>• 清创以减轻软组织刺激和控制感染 |
| 3 期：骨外露、骨坏死，或骨瘘管并出现疼痛、感染和以下一种或多种情况的患者：超出牙槽骨区域（即下颌骨的基骨和下颌升支、上颌窦和颧骨）的骨暴露和坏死而导致的病理性骨折、口外瘘、口腔窦、口鼻瘘、骨溶解延伸到上颌窦底与下颌骨的下缘 | • 抗菌漱口水<br>• 抗生素治疗和疼痛控制<br>• 手术清创或切除病变以长期缓解感染和疼痛 |

[a] 未接受颌骨放射治疗的患者使用了抗骨吸收和/或抗血管生成药物治疗，暴露于或可能暴露于颌面区域的骨未溶解超过 8 周。
[b] 无论疾病处于哪个阶段，应在不暴露未受累骨的情况下切除可移动的死骨骨段。应考虑拔除外露坏死骨内有症状的牙齿，因为拔牙加剧已经形成的坏死过程的可能性很小。（引自 Ruggiero SL，Dodson TB，Fantasia J，et al.：American Association of Oral and Maxillofacial Surgeons position paper on medicationrelated osteonecrosis of the jaw—2014 update，*J Oral Maxillofac Surg* 72（10）：1938-1956，2014.）

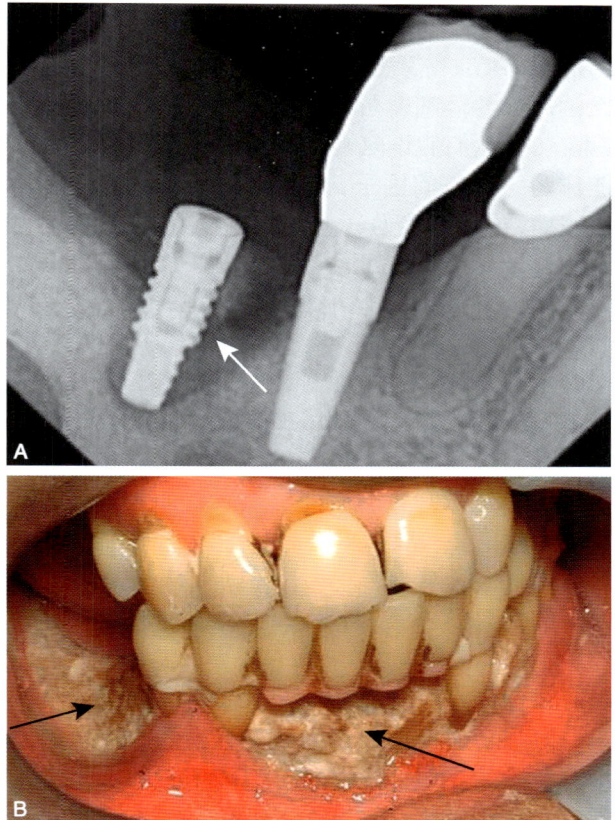

图 8-14 药物相关性颌骨坏死（MRONJ）。A. 种植治疗相关的 MRONJ。B. 多处未愈合的暴露骨。（B，引自 Marx RE：Bone and bone graft healing.*Oral Maxillofac Surg Clin North Am* 19（4）：455-466，2007.）

双膦酸盐可以阻碍骨的更新，使骨头变脆，容易骨折；由于与骨组织的不可逆结合，它在骨骼中的半衰期为 11 年；（静脉注射时）双膦酸盐在骨骼中的积累速度比口服时快 142.8 倍[41]。此外，破骨细胞因吸收双膦酸盐导致其死亡，死亡的破骨细胞破裂并释放细胞内存留的双膦酸盐分子，这些分子在重给药效应下重新分布在局部骨或骨髓中。

最近，生物膜的存在解释了许多慢性感染的病因，这可能是 MRONJ 发生和进展的一个促进因素。生物膜是细菌菌落和其他微生物（如酵母菌、真菌和原生物的集合），它们通过分泌一层黏液保护涂层建立了一个微环境，保护层将它们包裹在其中，使得单独应用药物治疗很难起到作用。

Sedghizadeh 等观察了因 MRONJ 进行截骨术个体标本的生物膜组成[42]。他们发现所有患者受感染部位的标本均显示了大面积骨组织被生物膜堵塞，此生物膜主要由细菌组成，偶尔也有酵母菌（念珠菌属）。标本中可见大量不同的细菌形态，包括梭杆菌属、芽孢杆菌属、放线菌属、葡萄球菌属和链球菌属。细菌在 MRONJ 死骨中的定植表明：双膦酸盐可能会增加细菌黏附和生物膜的形成。Kos 等发现：与对照组相比，氨羟二磷酸二钠涂覆的羟基磷灰石盘上的细菌定植量增加了7倍[43]。他们假设氨羟二磷酸二钠上的氮基团可能作为一个空间因子，促进细菌锚定在羟基磷灰石表面，或者可能通过直接静电作用吸附细菌。

短期（少于3年）口服双膦酸盐治疗的个体，似乎并没有明显地提升种植失败或感染发生率[44]。然而，对于长期（超过3年）口服双膦酸盐并同时使用泼尼松治疗的患者，种植失败和感染的发生率可能会显著增加。这种现象可能与特定位置有关，对于长期口服双膦酸盐病史的患者，将种植体植入颌骨的后部会大大增加 MRONJ 发生的风险[45]。如若接受过至少三次静脉注射抗骨吸收药物（例如，唑来膦酸），则被认为是种植牙治疗的绝对禁忌证，几乎肯定会发生 MRONJ[46]。

### 3. 海绵窦血栓形成

海绵窦血栓形成是头颈部感染的一种罕见但极其危险的主要并发症。虽然抗生素的出现降低了这种疾病的发病率，但临床医生应该能够识别其症状并立即将患者转介给相应的专家。海绵窦是位于颅骨底部的小梁状窦，它接受来自无静脉瓣的面静脉的静脉血。感染可从静脉附近的感染源（最有可能位于面中部）传入该部位。最初的症状是严重的进行性头痛或面痛，通常为单侧，局限于眼眶后和额叶区，并伴有高热。

最终，侧视时眼球运动麻痹是这种疾病的典型症状。这被称为眼麻痹，它是由于第六对颅神经（外展神经）受到鼻窦狭窄空间的脓性压力的压迫所致。眼球突出（眼球前凸）和眼睑水肿也会发生，可能发生在双侧。随着病情的发展，可能会出现面部感觉异常、癫痫发作、意识水平下降。海绵窦血栓的治疗包括清除感染源，以及静脉给药方式应用抗生素数周，但手术治疗被认为是困难和被质疑的（图 8-15）。

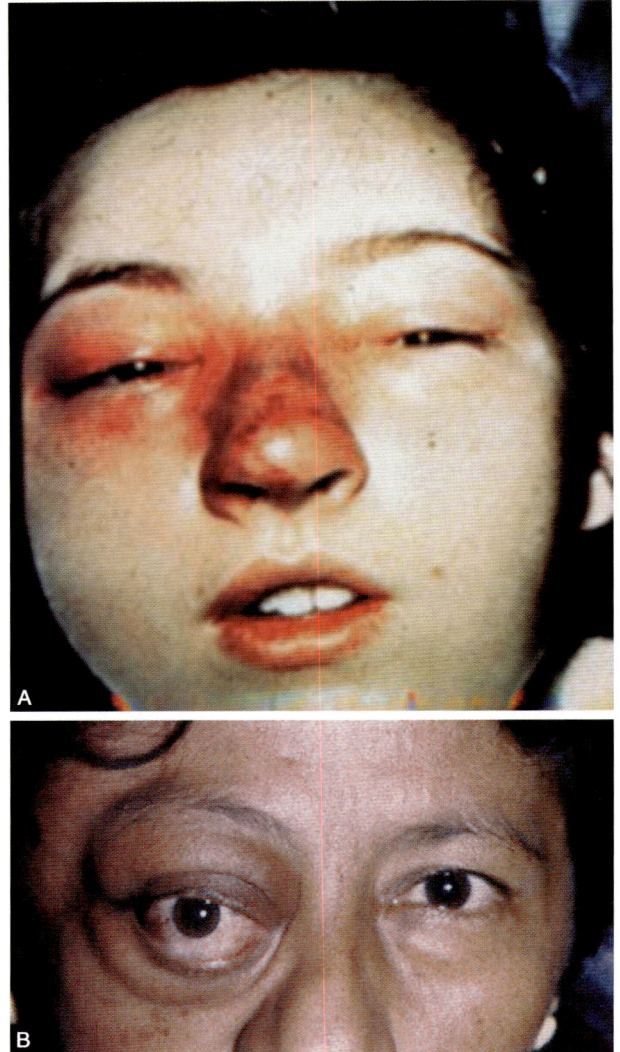

图 8-15 海绵窦血栓形成。A. 牙科治疗72小时后，患者出现严重头痛、高热（104℉）、寒颤、上、下眼睑感觉异常、右眼不能左右移动、鼻、眼睑皮肤水肿小出血点（瘀点）。她被诊断为海绵窦血栓形成。B. 海绵窦血栓感染导致的化脓、眼球突出和眼麻痹。［B. 引自 Del Brutto OH: Infections and stroke. *Semin Cerebrovasc Dis Stroke* 5(1): 28-39, 2005.］

### 4. 脑脓肿

口腔感染向颅内的传播和脑脓肿是一种罕见的，但极具生命威胁的状况。口腔微生物可以通过几种途径进入颅内，包括直接扩展、血液传播、局部淋巴传播和间接的牙源性感染[47]。与海绵窦血栓的治疗类似，建议静脉注射抗生素和液体数周（图 8-16）。

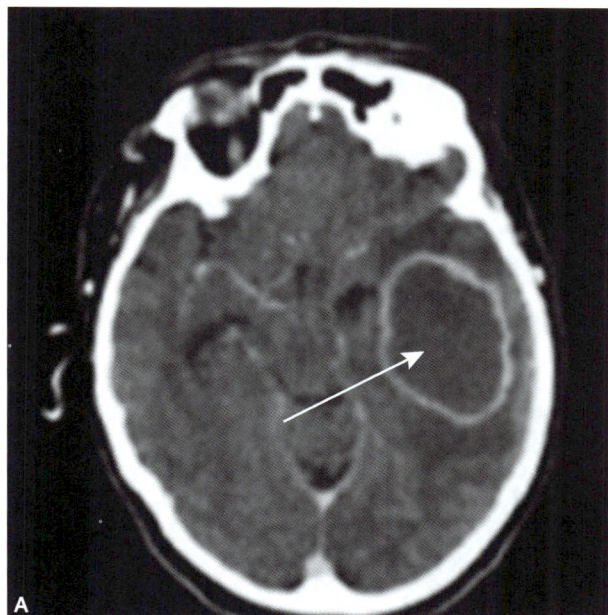

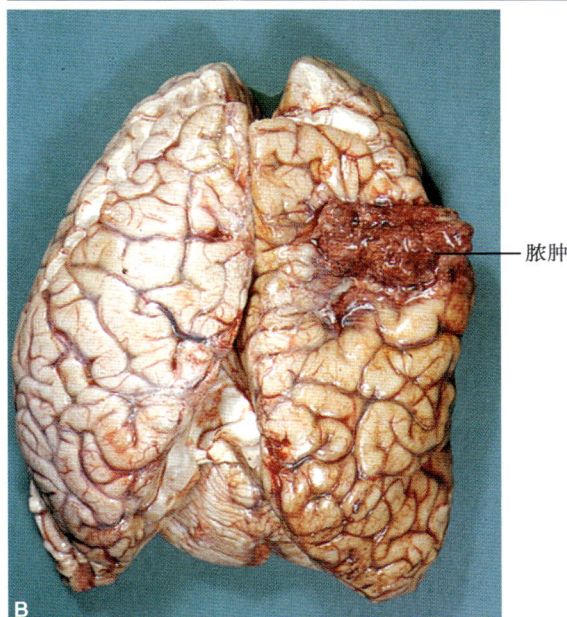

图 8-16 脑脓肿。A. CT 轴向图像显示脓肿（箭头）。B. 干燥标本。（A 引自 Laban JT, O'Neill K: CNS infection. *Surgery* (*Oxford*)25（12）:517-521, 2007. B, 引自 Damjanov I: *Pathology for the health professions*, ed 4, St. Louis, 2012, Saunders.）

## 5. 肿瘤

虽然罕见，但与种植体相关的肿瘤已被报道（图 8-17 和图 8-18）。迄今为止，已有文献报道了涉及种植牙的癌症，鳞状细胞癌最常见[48,49]。其他文献也报道了口腔种植体失败与浆细胞瘤[50]的发展有关，并与肿瘤的乳腺和肺转移有关[51,52]。

在大多数情况下，因肿瘤的临床体征和症状与种植体周围炎一致，而导致诊断延误。癌变的病理生理学尚未确定，但植入生物材料、持续性炎症和慢性骨髓炎已被认为是其促进因素[53]。

与口腔种植相关的肉瘤的进展已被证明与种植体的生物材料及其肿瘤诱导性有关。认为是由钛合金的毒性和诱变特性导致的[54]。虽然金属腐蚀通常与骨科器械有关，但研究表明，金属腐蚀能够溶解到种植体周围组织中。在种植体周围的组织中，钛含量高达万分之三，这能够导致组织变色[55]。

虽然有若干关于肿瘤与口腔种植体的病例报告，但这是一个相对罕见发生的事件，很难确定钛的使用和癌症之间的直接因果关系。最常见的情况是当种植体一旦表现出慢性炎症，任何治疗都没有很好的效果。

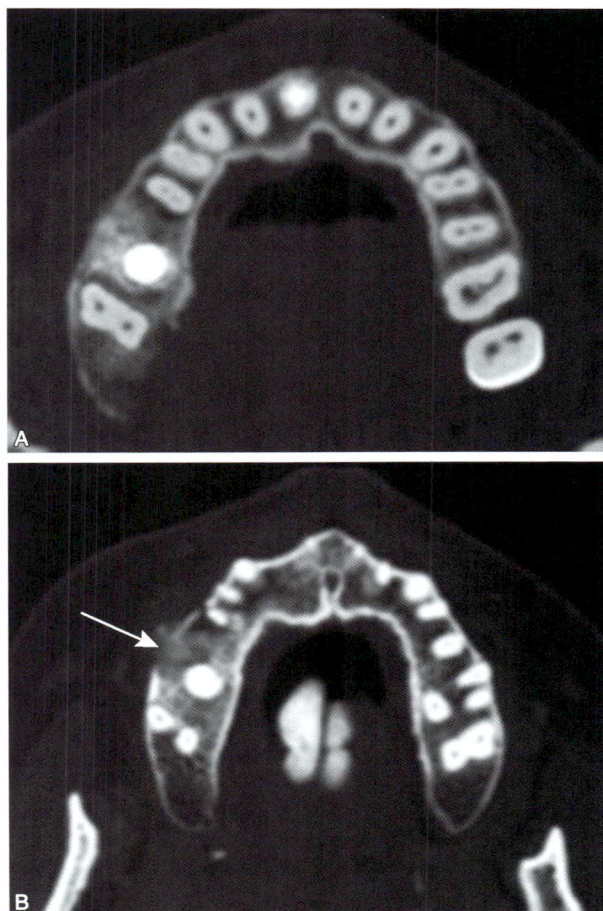

图 8-17 A. CT 扫描显示右侧上颌骨与种植体相关的阻射/透射病变。肿瘤浸润到第二前磨牙的牙周韧带间隙。B. CT 扫描显示骨肉瘤侵蚀突破上颌骨颊侧骨皮质，延伸侵犯邻近软组织（箭头）。（引自 McGuff HS, Heim-Hall J, Holsinger FC, et al: Maxillary osteosarcoma associated with a dental implant: report of a case and review of the literature regarding implant-related sarcomas. *JADA* 139（8）:1052-1059, 2008.）

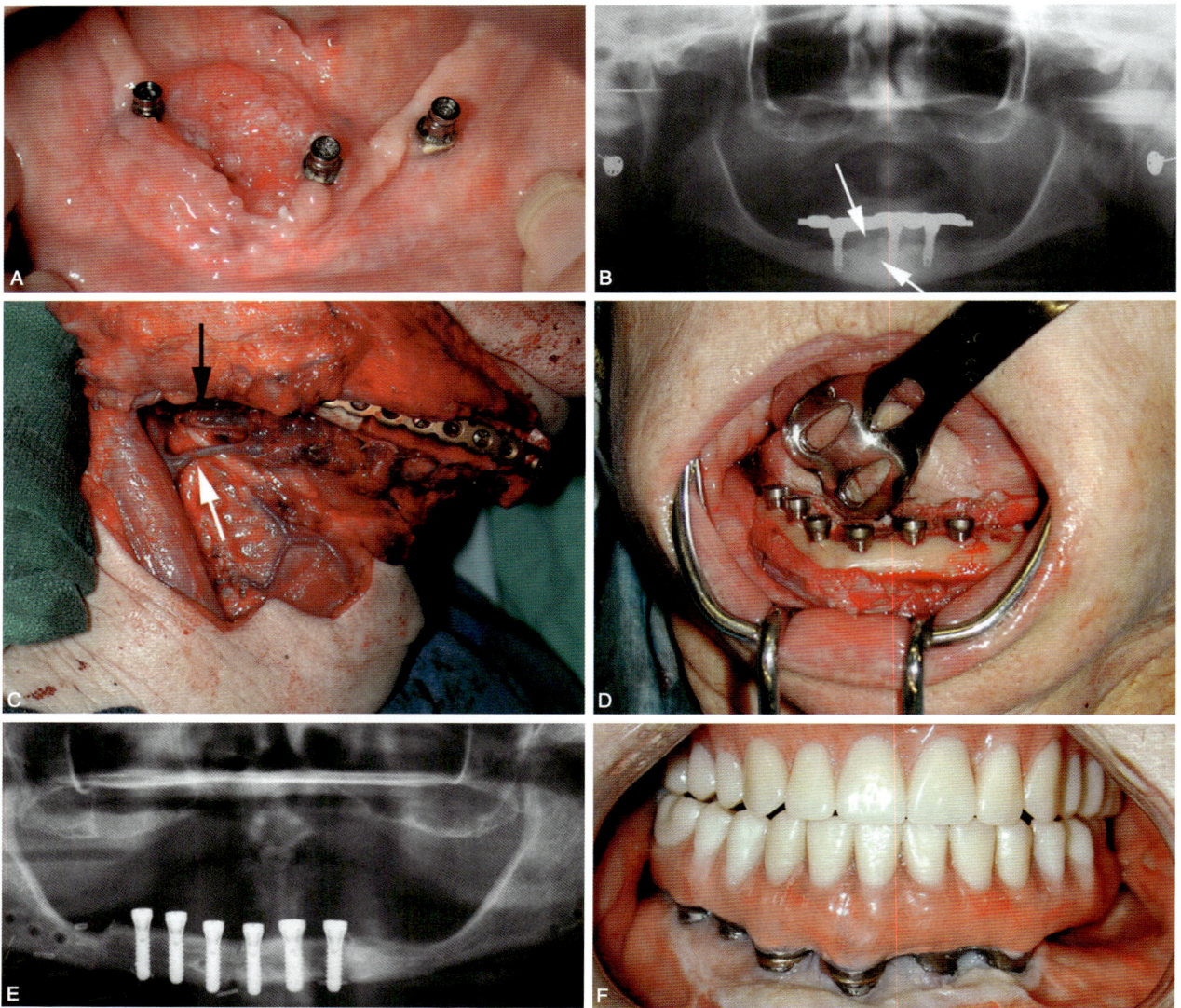

图8-18　A. 位于牙槽嵴和口底的鳞状细胞癌。B. 曲面全景X线片显示病变对骨的侵蚀（箭头）。C. 切除下颌骨及周围软组织后的术中照片，使用游离腓骨瓣和重建骨板以重建下颌骨。注意静脉吻合（白色箭头）。瓣的动脉供应也被展示（黑色箭头），但实际的吻合点位于更近的组织下方，并且不可见。D. 骨增量愈合后，植入口腔种植体。E. 曲面全景X线片显示植入种植体后重建的下颌骨。F. 种植体重建的口腔内观。种植体周围的白色组织是与骨瓣一起移植的皮肤。（Courtesy Dr. Remy Blanchaert, Jr. In Hupp JR, Tucker MR, Ellis E: *Contemporary oral and maxillofacial surgery*, ed 6, St. Louis, 2014, Mosby.）

## 四、感染的治疗

考虑到感染的高发病率，以及临床医生对处置感染的方法和经验可能不足，对患者感染的治疗可转诊给感染专科医生。

通常，治疗的首要目标是治疗或消除导致感染的原因，这可能是种植体、骨增量物或牙齿。第二个目标是让积液和细菌排出体外。

### （一）切开引流

该手术包括切开脓肿或蜂窝织炎，从底层组织中清除积聚的脓液和细菌。脓肿腔的开放将减少细菌的数量，通过组织减压来降低该区域的静压力，并改善局部血液供应，从而增加宿主防御以及有利于抗生素到达感染区域。

蜂窝织炎的切开和引流有助于防止感染扩散到更深的解剖空间。这通常包括插入引流管以防止切口闭合，从而防止感染复发。

### 步骤

用15号手术刀片切开黏膜进入感染腔。切口长度通常小于1厘米，但其长度应足够充分进入脓肿的"重力依赖区域"，以便进行引流。将闭合的弯曲止血钳插入切口并向几个方向打开。止血钳应在关节打开时取出, 不要在关闭时取出, 以免不慎夹住该区域可能的重要结构。上述操作是为了打通那些小的积液或脓腔。然后用大量无菌生理盐水冲洗患处, 直到冲洗液变清, 这表明所有明显的感染物都已被清除。在所有可见的脓液被清除后, 可以在开口处放置一个小引流管。最常见的引流管是 1/4 英寸的 Penrose 引流管, 这是一种软橡胶管, 将其放置在创口区域, 可以防止液体或脓性积聚 (见图 8-8)。口腔颌面部筋膜间隙 (如舌下、下颌下、翼下颌和咽旁间隙) 的切开和引流, 需要口外入路和仔细清扫, 通常在医院手术室全身麻醉下进行, 并由外科专科医生进行适当的术前、手术和术后护理。

## (二) 菌培养和抗生素敏感性

在某些情况下, 在脓肿引流前进行菌培养和药物敏感性 (C&S) 试验。这项工作最好在引流程序开始时完成 (框 8-5)。

---

**框 8-5　菌培养和抗生素敏感性试验的适应征**

- 感染扩散到牙槽突以外的筋膜间隙
- 有症状且进展迅速的感染
- 使用抗生素后无效的感染 (超过 48 小时)
- 大剂量抗生素治疗
- 慢性复发性感染
- 有免疫系统受损和合并症的患者

(引自 Hupp JR, Tucker MR, Ellis E: *Contemporary oral and maxillofacial surgery*, ed 6, St. Louis, 2014, Mosby.)

---

### 步骤

充分麻醉后, 用无菌纱布对手术区域进行消毒和干燥。使用 18 号针或棉签采集标本。将针或棉签插入脓肿或蜂窝织炎, 抽吸 1~2 毫升脓液或组织液。标本应包括脓液、血液、组织液或坏死组织。将标本直接放入需氧和厌氧两种含有不同细菌培养基的无菌培养皿中 (图 8-19)。培养皿的保

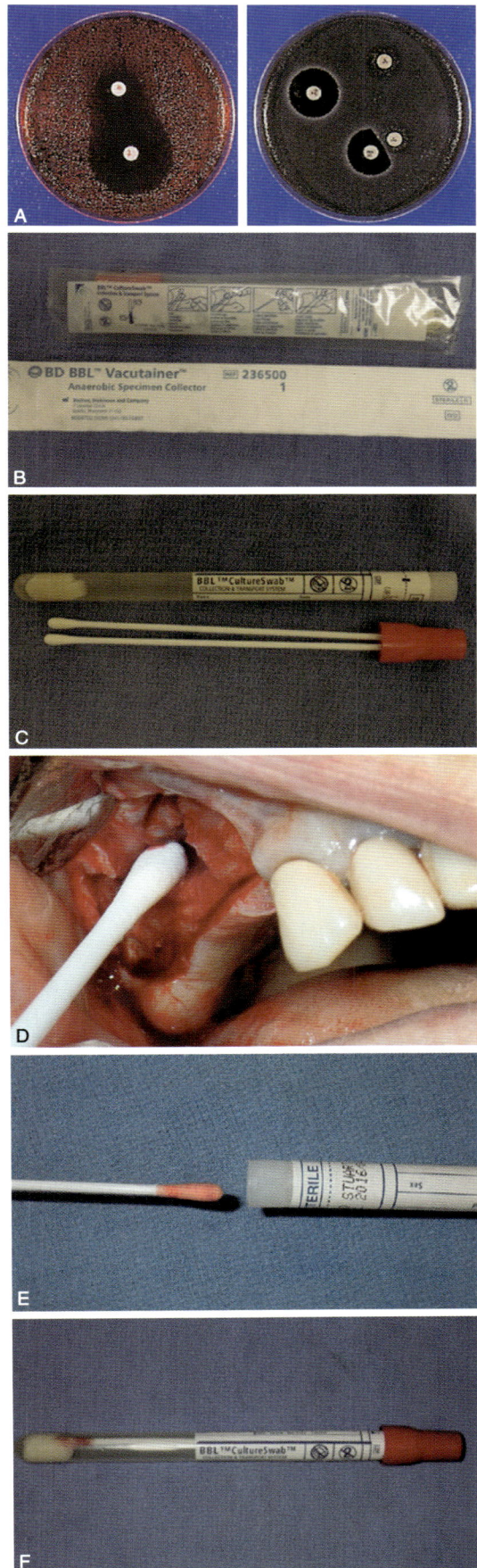

图 8-19　菌培养和抗生素敏感性试验。确定哪种抗生素对特定细菌有效的方法。A. 用微生物浸渍和接种各种抗生素制剂。注意抗生素球周围没有定植的区域。B. 厌氧标本收集器, C. 取下手柄和棉签, D. 接种感染区, E. 将棉签标本收集器放入琼脂中, F. 送实验室进行菌培养和抗生素敏感性试验。用于 C&S 测试的培养物。(A 引自 Goering R, Dockrell H, Wakelin D et al: *Mim's medical microbiology*, ed 4, St Louis, 2008, Mosby. B, Courtesy GettyImages.com.)

质期通常很短，因此在使用前应检查有效期。临床医生应书面明确进行革兰染色、需氧和厌氧培养，以及抗生素敏感性试验。

菌培养和药敏试验完成后，用15号手术刀切开黏膜进入感染腔。切口长度通常小于1厘米。将闭合的弯曲止血钳插入切口并向几个方向打开。这

是为了打通任何小的分叶或脓腔。在所有脓液被清除后，可以在开口处放置一个小引流管。最常见的引流管是Penrose引流管。口腔、舌下、下颌下、翼下颌和咽旁间隙等手术间隙的切开和引流需要皮肤切口和仔细地分离，通常在全麻下进行，并由专科医生进行适当的术前、手术和术后护理（图8-20）。

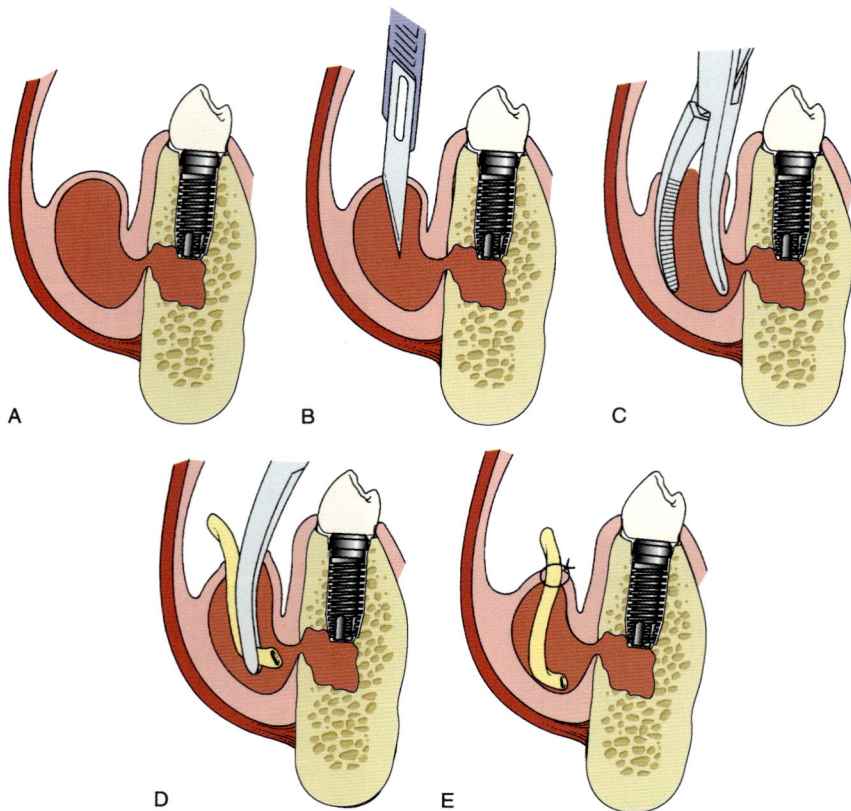

图8-20　A. 下颌种植体感染延伸穿破颊侧骨板，形成相当大的前庭脓肿。B. 用11号刀片切开脓肿。C. 止血钳的喙通过切口插入并打开，使喙扩张以穿透脓肿组织中可能存在的任何脓腔。D. 用止血钳将小引流管插入脓肿腔深处。E. 用一条黑色丝线将引流管缝合到位。请注意，脓液通常沿着管状引流管流出，而不是通过管状引流管流出。（改编自 Hupp JR, Tucker MR, Ellis E: Contemporary oral and maxillofacial surgery, ed 6, St. Louis, 2014, Mosby.）

# 五、口腔种植科使用的抗生素（表8-4）

## （一）β-内酰胺类抗生素

口腔科中最常用的抗生素是青霉素类和头孢菌素类。这些抗生素具有相似的化学结构，作用机制是通过打断肽聚糖分子之间的交联抑制细菌细胞壁合成（杀菌）。

### 1. 青霉素

（1）青霉素V：口服形式的青霉素（青霉素G

是静脉注射形式），是当今口腔科中最常用的抗生素之一。它具有较好的杀菌作用，吸收良好，并在给药30分钟内达到血清水平峰值等特点，在4小时内血液中可检测到有效浓度水平。青霉素及其衍生物通过抑制细菌细胞壁的合成而产生杀菌作用。青霉素V对大多数链球菌和口腔厌氧菌有效。青霉素的主要缺点是半衰期短，需每天服用四次，以及耐药细菌（产β-内酰胺酶细菌）的耐药性。

（2）阿莫西林：阿莫西林，氨苄西林的类似物（青霉素衍生物），是一种广谱的半合成β-内酰胺抗生素，具有良好的吸收率、高生物利用度和非常

**表 8-4　口腔种植常用抗生素**

| 通用名称 | 品牌名称 | 杀菌/抑菌 | 治疗 | | 预防用药剂量 |
| --- | --- | --- | --- | --- | --- |
| | | | 成人常用剂量 | 成人用最大剂量 | |
| 阿莫西林 | Amoxil<br>Polymax<br>Trimax | 杀菌 | 250～500mg TID | 4g/日 | SBE：2g 术前 1 小时<br>手术：1g 术前 1 小时 |
| 阿莫西林/克拉维酸 | Augmentin | 杀菌 | 250～500mg TID or 825mg BID | 4g/日 | 手术：825mg |
| 头孢氨苄 | Biocef<br>Cefanex<br>Keftab<br>Keflex | 杀菌 | 250mg QID or 500mg BID | 4g/日 | SBE：2g 术前 1 小时<br>手术：1g 术前 1 小时 |
| 头孢羟氨苄 | Duricef<br>Ultracef | 杀菌 | 500mg BID | 4g/日 | SBE：2g 术前 1 小时<br>手术：1g 术前 1 小时 |
| 阿奇霉素 | Zithromax | 抑菌 | 500mg 立即，<br>1 000mg QID | — | SBE：500mg 术前 1 小时 |
| 克拉霉素 | Biaxin | 抑菌 | 250mg | — | SBE：500mg 术前 1 小时 |
| 红霉素 | E-mycin<br>E-tab | 抑菌 | 250mg QID | 4g/日 | — |
| 四环素 | Achromycin<br>Sumycin | 抑菌 | 250mg QID | 4g/日 | — |
| 盐酸克林霉素 | Cleocin HCI | 抑菌 | 150～300mg TID or QID | 1.8g/日 | SBE：600mg 术前 1 小时<br>手术：600mg 术前 1 小时 |
| 甲硝唑 | Flagyl | 杀菌 | 250mg TID or QID | 4g/日 | — |
| 左氧氟沙星 | Levaquin | 杀菌 | 500mg/日 | 500mg/日 | 手术：500mg |
| 莫西沙星 | Avelox | 杀菌 | 400mg/日 | 400mg/日 | |
| 磺胺甲噁唑 | Bactrim<br>Septra | 抑菌 | 160mg（双倍量）BID<br>80mg BID | — | |

SBE：亚急性细菌性心内膜炎；TID：每日三次；BID：每日两次；QID：每日一次

（引自：Misch CE：Contemporary implant dentistry，ed 3，St. Louis，2008，Mosby.）

低的毒性。在细菌增殖过程中，它是通过抑制细胞壁生物合成而起作用，从而导致细菌死亡，并且因在感染组织中具有良好的扩散性，从而能够在感染组织中获得较高的药物浓度。Schüsslet 等证实：单次口服阿莫西林（2 克）会使其牙齿中的浓度在给药 1 小时内超过抑制某些口腔细菌的最低起效浓度[56]。针对革兰氏阴性球菌和革兰氏阴性杆菌、链球菌和口腔厌氧菌，阿莫西林具有比青霉素 V 更高的活性。

**（3）阿莫西林/克拉维酸**：是阿莫西林（一种 β- 内酰胺类抗生素）和克拉维酸（一种 β- 内酰胺酶抑制剂）的组合。某些细菌，如金黄色链球菌，可

产生 β- 内酰胺酶，其作用是水解或破坏 β- 内酰胺，使青霉素衍生物类抗生素难以发挥作用，从而可能导致该抗生素的疗效下降和耐药性的发生。青霉素酶是一种特殊类型的 β- 内酰胺酶，对青霉素和青霉素类抗生素具有特异性。为了抵消 β- 内酰胺酶的破坏作用，将克拉维酸添加到阿莫西林中形成 Augmentin（商品名），使其对产青霉素酶的细菌具有效力。克拉维酸作为一种"自杀分子"，通过破坏青霉素酶的功能使细菌更容易受到药物中阿莫西林组分的影响而失去其耐药性。产生青霉素酶的细菌（特别是鼻窦中）的流行程度的增长，使得这种复方抗生素在口腔种植学中得以广泛应

用。这种抗生素主要用于疑似有青霉素酶细菌(或通过培养已确认)感染的病例,并且作为上颌窦骨增量的围手术期抗生素非常实用(图 8-21)。

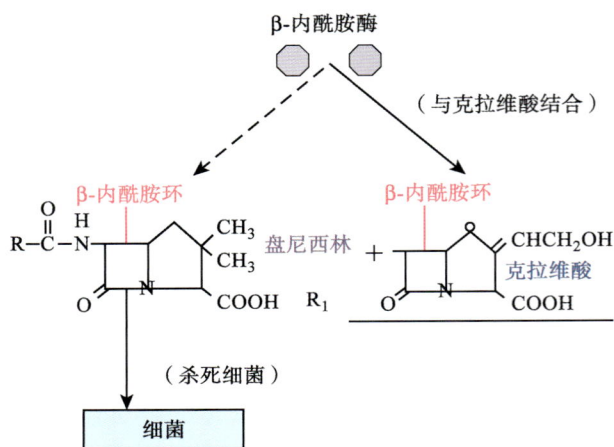

图 8-21 添加进阿莫西林(Augmentin)中的克拉维酸使 β- 内酰胺酶失活。由于克拉维酸的高结合亲和力,β- 内酰胺酶会被灭活,使青霉素能够消灭细菌。(引自 Misch CE: Contemporary implant dentistry, ed 3, St. Louis, 2008, Mosby.)

## 2. 头孢菌素

**头孢氨苄 /Cefadroxil**:第一代头孢菌素 / 头孢氨苄具有与阿莫西林相似的抗菌谱。它们的优点是不容易被金黄色葡萄球菌破坏 β- 内酰胺酶。在口腔科,头孢氨苄通常作为青霉素过敏患者抗生素的替代品,尽管这两种药物之间可能发生交叉反应(近期一项综述得出结论:对青霉素过敏患者使用第一代头孢菌素的交叉反应率比例约为 1%)[57]。

美国食品和药物管理局(FDA)的指南报告了青霉素与头孢菌素 10% 的交叉反应率,因而医生必须谨慎对待这种交叉反应。最近的研究表明,只有 I 型(免疫球蛋白 E:立即超敏反应)青霉素过敏患者不应使用头孢菌素。如果患者既往有非免疫球蛋白 e 介导的青霉素过敏反应史(II 型、III 型、IV 型或特发性反应),可以给予一代头孢菌素。相比二代和三代头孢菌素,一代头孢菌素则表现出更广泛的抗菌谱,更少的交叉反应性,以及对 β- 内酰胺酶作用更强的抵抗能力[58]。

## (二)大环内酯类

口腔科中最常用的大环内酯类药物是红霉素。它对大多数链球菌、葡萄球菌和一些厌氧菌有效,是使用于青霉素过敏患者的一种替代药物。红霉素的优点是吸收效果好,与许多药物不同,红霉素会受到食物的影响。它主要通过口服给药,毒性相对较低。但这种抗生素有很高的恶心发生率,是抑菌而不是杀菌。因此,它不是口腔感染的理想首选药物。

当需要高剂量、存在严重感染或患者免疫功能低下并需要杀菌活性时,应尽量避免使用红霉素。它还有许多更令人不安的药物相互作用,例如它倾向于提高地高辛、茶碱和卡马西平的血清浓度水平。红霉素还被发现可以阻止非镇静性抗组胺药特非那定(Seldane)转化为其活性代谢物。因此,此药物前体血清浓度升高可能导致心脏毒性,表现出一种特殊形式的室性心动过速,称为多形性室性心动过速,可能导致心源性猝死。

在过去的几年中,几种新型大环内酯类药物(即克拉霉素[Biaxin],阿奇霉素[Zithromax])被引入临床,它们比红霉素更有优势。与其他大环内酯药物不同,新药物似乎不抑制肝细胞色素 P450 同工酶的活性,而这正是红霉素与大多数药物相互作用的原因。克拉霉素很少会导致恶心,活性更好;希舒美似乎对流感嗜血杆菌更有效。因为有潜在致命性心律失常的报道,如 QT 间期延长、多形性室性心动过速、心律失常甚至心源性死亡,在使用克拉霉素或阿奇霉素之前,应掌握详细的现病史和用药史,特别是谨慎对待有这些疾病家族史或已经处于心血管事件高风险的个体。

## (三)克林霉素

克林霉素(Cleocin Phosphate)是林可霉素的半合成抑菌衍生物,是一种细菌的蛋白质合成抑制剂,通过抑制 50RNA 亚基的核糖体易位起到抑菌作用。克林霉素用于治疗牙源性感染越来越常见,主要原因是它对厌氧菌的活性。克拉霉素对需氧革兰氏阳性球菌(如葡萄球菌和链球菌)和厌氧革兰氏阴性杆菌(如某些拟杆菌、梭杆菌和普雷沃氏菌)效果最明显。

克林霉素以浓度 300mg/2ml 的水溶液的形式出品,有时用于应用骨增量材料进行上颌窦底骨增量手术的病例。它在正常浓度下具有抑菌作用,在较高浓度下具有相当高的毒性。克林霉素的主要缺点为患者出现腹泻的概率为 20%~30%。当长时间使用这种抗生素时，由艰难梭菌导致的抗生素相关假膜性结肠炎（PMC）的发生率也较高。据报道，PMC 大多数发生在长期使用抗生素的人群中。

与 PMC 相关的抗生素的毒性：氨苄西林、阿莫西林、头孢菌素和克林霉素最高；青霉素、红霉素和喹诺酮类药物 PMC 风险中等；四环素、甲硝唑和万古霉素风险最低。后一组常用于治疗 PMC 病症。

应告知患者，如果在抗生素治疗期间或治疗后不久出现腹泻或腹部绞痛，应停药并通知医生。

当发生抗生素相关腹泻或腹部绞痛，应避免使用止泻药，止泻药会阻碍含病原体的粪便排出。如果有必要继续治疗牙源性感染，在排除其为腹痛腹泻诱因的前提下，咪唑类或万古霉素是最理想的。甲硝唑不仅对导致牙源性感染的厌氧菌有效，而且对致病菌艰难梭菌也有效。如果消化道病情持续 3 天，应由内科医生评估患者是否出现体液和电解质失衡情况。

### （四）四环素

四环素类药物自 20 世纪 50 年代开始使用，对链球菌、葡萄球菌、口腔厌氧菌和需氧的革兰氏阴性杆菌具有广泛的活性。由于这种抗生素在过去被广泛使用，因此存在很高的细菌耐药性。四环素在龈沟中具有很高的生物利用度，将其作为一种辅助药物，在治疗牙龈和牙周病方面值得关注。因此，四环素类药物常被一些从业者用作治疗种植体周围感染的主要药物。但考虑到它们与钙络合物螯合时不具有活性，使人们对其治疗骨下感染的功效存在质疑。四环素的缺点包括促念珠菌感染和与其有关的光敏反应。

### （五）氟喹诺酮类药

最近有关抗生素的分类确实对口腔感染的治疗产生了影响。氟喹诺酮类药物是杀菌性抗生素，具有广泛的抗菌谱，可口服或肠外使用。环丙沙星是第一代喹诺酮类药物之一，是这种抗生素分类的原型。新开发的第三代和第四代喹诺酮类药物对耐药菌和厌氧菌具有很强的活性。在口腔种植科中，氟喹诺酮类药物主要用在上颌窦骨增量手术的预防和治疗性用药。使用左氧氟喹和阿维洛时应谨慎，因为它们与肌腱损伤有关。

### （六）甲硝唑

甲硝唑是一种杀菌性抗生素，最常用于治疗厌氧菌感染。由于甲硝唑对需氧菌没有活性，需与其他抗生素联合使用，用于治疗混合性感染。甲硝唑在治疗严重感染时可与青霉素联合使用。患者在服用此药时应注意忌酒，因为二者相互作用会发生类似双硫仑反应，产生一种类似甲醛的有毒化合物，从而导致一系列症状，包括严重恶心和腹部痉挛。另外，应用口服抗凝药华法林（Coumadin）的患者禁用甲硝唑。

## 六、预防和治疗感染

因存在感染的发病风险，抗菌治疗是种植手术方案的重要组成部分。虽然存在与抗生素治疗有关的不良反应，但其通常是轻微和罕见的。在口腔种植科中最常用的抗菌药物是抗生素（局部和全身应用）和抗菌冲洗液（0.12% 葡萄糖酸氯己定）。

在口腔种植中了解各种抗生素使用方案有益于种植治疗的早期成功和长期稳定。口腔种植科使用抗生素治疗可分为预防性（防止感染）和治疗性（治疗感染）两种。

### 预防性使用抗生素

Burke 的一项具有里程碑意义的研究确立了围手术期使用抗生素预防手术创口感染的科学依据[59]。基于这项研究，Peterson 建立了围手术期预防性使用抗生素的原则[60]。

在普外科（包括其亚专科），预防性使用抗生素的原则已规范应用。指南特别涉及到治疗程序、抗生素的类型和给药方案。在口腔科，预防风险患者的感染性心内膜炎和免疫功能低下患者的并发症方面，预防性使用抗生素也有记录。在口腔种植科，预防性使用抗生素的适应证和规范尚无共识。使用抗生素有明显的缺点，包括耐药细菌的发展，不良反应，以及可能导致的手术技术的松懈。另一方面，术后手术创口感染会对患者的健康和植入物的存活产生重大影响。因此，健康患者对预防性抗生素的需求、抗生素的种类、剂量和持续时间相关的报告是有争议的。有病例记录的感染的潜在后果，其严重程度从疼痛、水肿直至患者死亡。根据 Esposito 和 Hirsch 的说法,种植体失败的主要原因之一是种植体植入处的细菌污染[61]。

手术创口感染必须满足局部接种、突破宿主的防御、允许细菌生长几个方面。这个过程有许多变量,包括宿主、局部组织、全身各系统和微生物毒力因素。虽然预防性使用抗生素只是这个复杂联动中的一个组成部分,但已被证实的是:预防性使用抗菌药物在对抗感染发生方面的效果是显著的[62]。

一些研究已经得出结论:术前使用抗生素对种植牙是有益的[63,64]。在迄今为止最全面的对照研究中,超过 30 家 VA 医院和口腔医学院联合成立了口腔种植临床研究小组,并研究得出结论:术前使用抗生素可显著提高种植早期和后期种植体的存活率。在 2 973 例种植体的评估中,术前使用抗生素(4.6% 失败)与未使用抗生素(10% 失败)的失败率存在显著差异[63]。

预防性使用抗生素的主要目的是在手术创口愈合初期预防感染,从而降低软硬组织感染并发症的风险。虽然没有明确的术前抗生素的作用机制,但很可能是因为形成了更大的无菌局部环境。

## 1. 必须为外科手术选择合适的抗生素[60]

预防性抗生素应该选择对最易导致种植手术感染的细菌有效的种类。在大多数情况下,手术后感染是由源自手术部位的微生物导致的。这些微生物大多数是内源性细菌,包括需氧革兰氏阳性球菌(链球菌)、厌氧革兰氏阳性球菌(胃球菌)和厌氧革兰氏阴性杆状菌(拟杆菌)[6]。

口腔感染是混合性感染,其中厌氧菌数量多于需氧菌,二者比达 2∶1,已有研究表明,厌氧菌需要需氧菌提供增殖的环境[65]。随后的研究表明,口腔内感染的早期阶段有链球菌参与,其为随后的厌氧菌入侵提供生存环境[66]。而理想的抗生素必须对这些病原体有效。

## 2. 应选择毒性最小的抗生素

选择抗生素的第二个要素是使用副作用最小的抗生素。副作用可能从轻微的恶心到极端的过敏反应。

选择抗生素最后一个要素是首选杀菌型抗生素。杀菌抗生素的作用是杀死和消灭细菌。而抑菌抗生素的工作原理是抑制细菌的生长和繁殖,从而使宿主的防御系统消除产生的细菌。然而,如果宿主的防御以任何方式被破坏,细菌可能会

增殖。与抑菌抗生素相比,杀菌抗生素的优势在于:(1)对宿主耐药性的依赖较少,(2)细菌可以单独被抗生素摧毁,(3)效果比使用抑菌药物更快,(4)给药间隔更灵活。手术时组织中必须含有适当浓度的抗生素。

## 3. 为了使抗生素有效,在细菌侵入时必须保证组织中足够的药物浓度[60]

为了实现这一目标,抗生素的剂量应该达到血浆中预期细菌最低抑制浓度(MIC)的三到四倍[67]。MIC 是足以杀灭特定细菌的最低抗生素浓度。通常,为了达到这种血浆浓度,抗生素必须在术前至少一小时给予治疗剂量的两倍[68]。研究表明,正常治疗的血浆浓度水平对抵抗细菌入侵是无效的。如果在细菌污染后使用抗生素,与术前不使用抗生素相比没有预防作用。

## 4. 使用最短有效抗生素[60]

在健康患者中,术后持续使用抗生素通常不能降低手术创口感染的发生率[69]。单剂量预防性使用抗生素通常就足够了。然而,对于风险因素增加的患者或手术,术后更长时间内使用抗生素是必要的[60]。由于种植体感染的高发病率,人们必须权衡长期使用抗生素的益处与风险。

(1)预防性使用抗生素的并发症:据估算,服用抗生素的患者中约有 6% 至 7% 会出现某种不良事件[70]。预防性使用抗生素的严重并发症发生率极低;然而,一小部分可能会危及生命。与抗生素相关的风险包括胃肠道并发症、耐药或真菌菌株的定植、与其他药物的交叉反应以及过敏反应。

过敏反应有不同类型的临床表现,从轻微的荨麻疹到过敏反应导致的死亡。研究表明,接受青霉素治疗的人群中有 1% 至 3% 的人会出现荨麻疹型反应,而 0.04% 至 0.011% 的人出现真正的过敏事件反应,其中 10% 的病例会危及生命[71]。

假膜性结肠炎是普通人群使用抗生素后的一种并发症,它虽不常见但发病率却有增加。假膜性结肠炎是由肠道菌群改变和梭状芽胞杆菌定植导致的。青霉素和克林霉素的使用与假膜性结肠炎显著相关,所有抗生素都被证明是潜在的致病因素。抗生素性结肠炎最常见的治疗药物是万古霉素或甲硝唑。

最新关注的关于抗生素使用所的问题是耐药菌发展。据观察,只有在宿主的易感细菌被杀灭

后，耐药细菌才开始过度生长，这通常需要使用抗生素至少 3 天。短期（1 天）使用抗生素已被证明对耐药细菌的生长影响不大。

（2）**预防性抗生素在口腔种植中的应用**：术后创口感染是种植牙和骨增量手术能否成功的重要影响因素。因手术发生的宿主防御为细菌提供了一个有利生长的环境。这个过程是复杂的，与宿主、局部组织、全身系统和微生物的致病因子相互作用相关。医生采取各种措施试图通过改变宿主和局部组织因素来减少感染，抗菌剂的使用已被证明在减少术后感染方面具有重要意义。

在选择用于预防感染的抗生素时，应选择针对最常见的导致外科手术感染的细菌类型有效的种类。在骨增量或种植术中，建议使用以下抗生素来对抗已知易导致术后创口感染的病原体：

- 阿莫西林是首选药物。如果患者过敏，替代药物有：

　头孢氨苄（并非针对青霉素本身的过敏反应）

　克林霉素（青霉素源的过敏反应）

- 涉及鼻窦的手术（如鼻窦骨增量）。

　阿莫西林克拉维酸

　左氧氟沙星（如果最近使用过阿莫西林克拉维酸[4 周内]）

（3）**治疗**：当出现手术创口感染时，明确的诊断有利于治疗这种并发症。当评估各种可能有效的抗生素时，广谱 β- 内酰胺类抗生素通常是一线药物。治疗的持续时间应涵盖临床症状出现显著改善后的 3 天（通常在第 4 天）使用抗生素至少 7 天[72]。

## 七、口腔种植科治疗性应用抗生素

对于与骨增量或口腔种植治疗相关的口腔内感染，推荐的治疗方法包括：

1. 手术引流
2. 全身性应用抗生素

- 立即口服阿莫西林 2 片（500mg），之后每日三次，每次一片，连续 1 周；如有青霉素过敏，立即服用克林霉素 2 片（300mg），之后每日 3 次，每次 1 片，连用 1 周。
- 注意：如果 4 天后没有改善，可以进行细菌培养和药物敏感性试验，以选择针对感染微生物最有效的抗生素。
- 在获得菌培养和敏感性测试结果之前，将抗生素改为左氧氟沙星一片（500mg），之后每天一

片，持续 1 周；0.12% 葡萄糖酸氯己定冲洗（12 盎司，每天两次，持续 2 周）。

## 洗必泰（葡萄糖酸氯己定）

口腔种植手术的另一种预防性抗菌方法是使用含 0.12% 葡萄糖酸氯己定冲洗液（Peridex；Procter & Gamble）。葡萄糖酸氯己定是一种有效的抗菌药物，通过与细菌细胞膜结合而导致裂解。高浓度的洗必泰使其能通过导致细菌细胞质沉淀和细胞死亡而表现出杀菌的特性[73]。在口腔中，氯己定在 12 小时内从组织表面缓慢释放[74]。

体外研究表明，氯己定对体外培养的上皮细胞和细胞生长有抑制作用；临床研究尚未得出相同的结论[75]。相反，氯己定已被证明是一种有效的辅助药物，可以减少菌斑积累、增强黏膜健康[76]、促进软组织愈合[77]、治疗牙周病、预防干槽症[78]、改善拔牙后组织愈合[79]、逆转种植体周围炎[80]，并且已被证明对种植体表面没有不良影响[81]。

评估种植牙术前预防性使用氯己定的效果：与不使用氯己定相比，感染并发症的数量显著减少（1：2），而种植牙的失败率为 1：6[82]。

### 氯己定在口腔种植中的应用

鉴于大量应用氯己定益处的报道，口腔种植治疗中使用这种抗菌剂的建议如下：

- 患者术前含漱。可用于术前的无菌方案，以减低细菌负荷量。
- 表面消毒。它可用于患者的口内和口外擦洗，在穿手术服和戴手套之前擦洗双手。
- 术后含漱。患者应每天含漱两次，直至切口愈合。
- 日常种植体周的维护。
- 术后感染的治疗。

## 八、无菌技术

理想情况下，任何可能增加细菌侵袭的外科手术都应采用无菌技术。然而，当谈到清洁、洁净和无菌这三种术语的区别时，存在着很多误解。

- 清洁术：清洁术包括常规洗手、擦手和使用非无菌手套。
- 洁净术：洁净术用于短期侵入性手术。它包括消毒洗手，使用无菌手套，消毒漂洗，并使用洁净的专用区域。

- 无菌术：无菌术是通过消除环境中的所有微生物来防止细菌从环境传播给患者的一种措施。它主要用于任何需要降低细菌计数和感染率的增加会显著提高失败率的手术。无菌术包括术前手擦洗、用无菌毛巾擦干手、完整的无菌区、穿戴无菌服、口罩和手套（表8-5，框8-6和框8-7）。

| 表 8-5　Clean 清洁 vs. Aseptic 洁净 vs. Sterile 无菌 |  |  |  |
| --- | --- | --- | --- |
|  | 清洁 | 洁净 | 无菌 |
| 应用场所 | 口腔操作室 | 手术间 | 手术间 |
| 手套 | 非无菌手套 | 无菌手套 | 外科无菌手套 |
| 术前保持手部卫生 | 一般手卫生 | 无菌的（如乙醇） | 外科刷洗，氯己定 |
| 术区皮肤消毒 | 无须 | 乙醇 | 氯己定 |
| 无菌区 | 无须 | 无须 | 需要 |
| 无菌服、口罩、手术帽 | 无须 | 无须 | 需要 |

### 框 8-6　无菌术的一般考虑

- 只有无菌材料和仪器才能放置在无菌区
  - 检查化学指标，以验证放置在无菌区物品的无菌性、包装完整性和包装有效期（应在有效期内）。
  - 无菌操作台上方及下方的区域被视为"非无菌"。
- 对于制造商标注失效日期的材料，在该日期后使用应被视为不安全。
- 如果任何无菌物品（材料、仪器、无菌服、手套）包装受损或受到污染，则包装内容物、无菌服或无菌区被认为受到污染。这可能发生在：
  - 非无菌物品接触了无菌物品；
  - 液体或湿气浸透铺巾、手术服或包装（划痕）。
- 一次性材料应仅用于单个患者的单次手术，然后丢弃。
- 可重复使用的医疗器械应按照制造商的说明进行再包装和消毒。
- 任何低于标准（见图8-22）的物品都被视为未消毒。

### 框 8-7　无菌技术

**步骤1：预刷洗（见图8-23）**

先用洗刷液进行一次短时间的清洗，从手到肘部。预刷洗是为了去除皮肤表面的微生物和粗糙的碎屑。（时长1分钟）

- 刷洗之前，确保已穿好刷手服并摘掉所有首饰，眼镜等应佩戴好。
- 从指尖到肘部进行冲洗，使水从最干净的部位（指尖）流向肘部。使用一个又宽又深的水槽，使刷洗部位都能容纳在水槽的边界内，这样水就不会从水槽里溅出来。
- 下一步骤是清洁每个指甲下方的缝隙。使用一次性指甲清洁器，清除每个指甲下的任何碎屑。

**步骤2：正式刷洗（见图8-24）**

不同的医院或医疗中心会有不同的清洗方法和程序。计数法似乎是保证无菌最有效的方法。包括每个手指的每侧（四个侧面）刷10下，手的每侧刷10下，前臂的每侧刷10下。从指尖到手肘，用自来水从一个方向冲洗双手和手臂。必须注意确保手指、手和手臂不接触任何未消毒的表面（如水龙头）。手应保持在腰部以上，腋窝以下。如果水是由手控杠杆控制的，应该由非无菌外科助理关闭流水。

**步骤3：更衣（见图8-25A～D）**

用无菌毛巾擦干双手，应注意防止无菌手术服或手套被水污染。当从刷手间移动到无菌区时，双手应保持在身体前方、腰部以上、腋窝以下。尽管已刷手，领口、肩部、腋下和袖口仍被认为是非无菌区。

无菌手术服应在双手和前臂完全干燥后立即穿上，然后再戴上手套。虽然整个手术服放在无菌台上是无菌的，但只要术者穿上它，就只有手术服的前面从腰部到腋窝区域是无菌区。穿衣者应该向上提起无菌手术服并远离桌子，通过定位领口和袖孔打开衣物，抓住其内侧，在袖窿的水平处，展开手术服。不要用手触摸手术服的外表面。将双臂伸入袖孔，衣襟和袖子就会展开。

无菌手术服形成了一个屏障，最大限度地减少了从非无菌区域到无菌区域污染的可能性，这通常被称为"穿透"屏障。手术服是由一种能隔离血液和液体渗透的材料制成的。

**步骤 4：无菌手套（见图 8-25E～I）**

最广泛使用的手套戴用方法可以确保双手只能接触到手术服和无菌手套的内部：使用惯用手拿起非惯用手的手套内表面，引导并摆动手指进入手套，将其戴在非惯用手上；再用戴着手套的那只手拿起另一只手套，把它戴在惯用手上，非惯用手拉起惯用手手套的袖口外表面戴在无菌手术服袖口外，确保手套袖口盖住手术服袖口部分。

**步骤 5：无菌手术服的绑扎（见图 8-26）**

在无菌手术服和手套穿戴完后，助理将手术服的领口在背面固定。外科医生左手握住左边的短衣带，右手握住右边的长衣带和标签纸卡。外科医生将短衣带从标签纸卡上取下，把标签纸卡递给助手。外科医生旋转 360 度接过长衣带，助手扯下标签纸卡，把左右两边的衣带留给外科医生绑好。

实现手术无菌需要多个步骤，包括穿戴手术手套和手术服以及保持无菌环境等。参与无菌程序的每个团队成员都有责任保持当下无菌的环境。

## （一）无菌区域

无菌铺巾最常用于无菌区域，以覆盖手术过程中使用的任何手术区域（图 8-22）。铺巾有不同的尺寸，很容易购买到套装。无菌铺巾的表面，除 1 英寸的边界外，被视为无菌区，可以用来放置无菌物品。这个 1 英寸的边界也可以用来界定手术区域内的悬垂物。当将无菌物品放置在手术区域时，物品可以从无菌区域上方约 6 英寸处"掉落"。

## （二）外科刷洗

外科刷洗是指机械清洗和化学消毒的方法尽量去除指甲床、手和前臂上微生物的过程。外科刷洗可使微生物的数量减少，并抑制细菌的再生。有两种不同类型的擦洗技术：含有抗菌剂的无菌海绵 / 刷或使用乙醇 / 葡萄糖酸氯己定的无刷技术（图 8-23 和图 8-24）。

术者在洗手前应该取下所有的戒指、手表、手链和首饰。外科手消毒前必须戴上手术帽、护目镜、头灯和手术口罩。务必要擦干双手和手臂，因为潮湿的表面容易滋生细菌。在洗手后穿手术服、戴手套和系手术服前面的衣带（图 8-25 和图 8-26）。

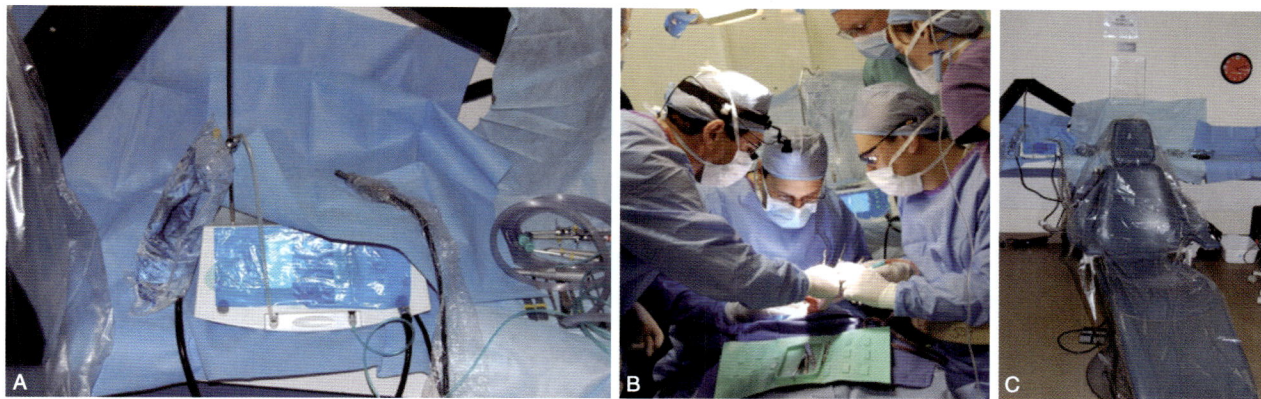

图 8-22　A. 无菌手术野；蓝色的铺巾被认为是无菌的。B. 无菌技术包括所有的医生和工作人员都要穿戴上手术帽、口罩、眼镜和无菌手术服以及无菌患者铺巾。C. 椅子应该有覆盖物，但它仍被认为是非无菌的

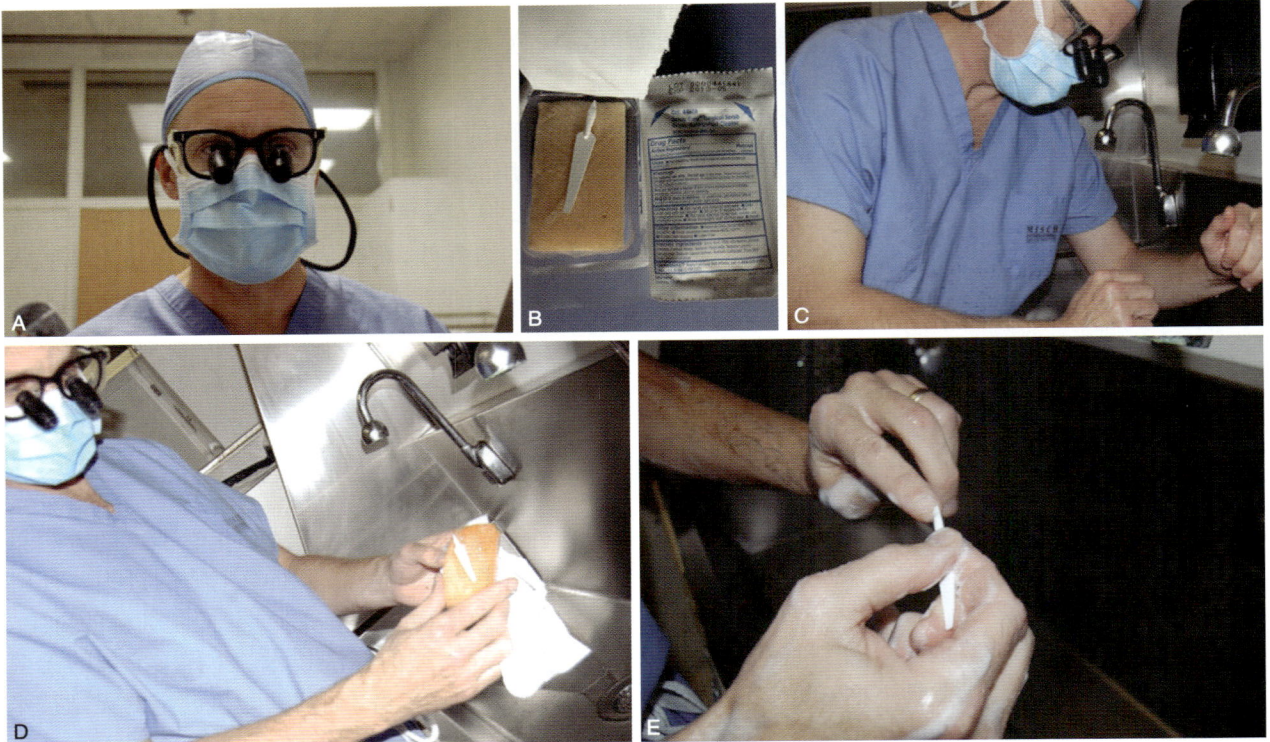

图 8-23 预刷洗。A.刷洗前确保戴好帽子、口罩和已擦洗的眼镜。B.预刷洗用具。C.从指尖到肘部刷洗。D.开封的使用的预刷洗用具。E.清洁所有指甲

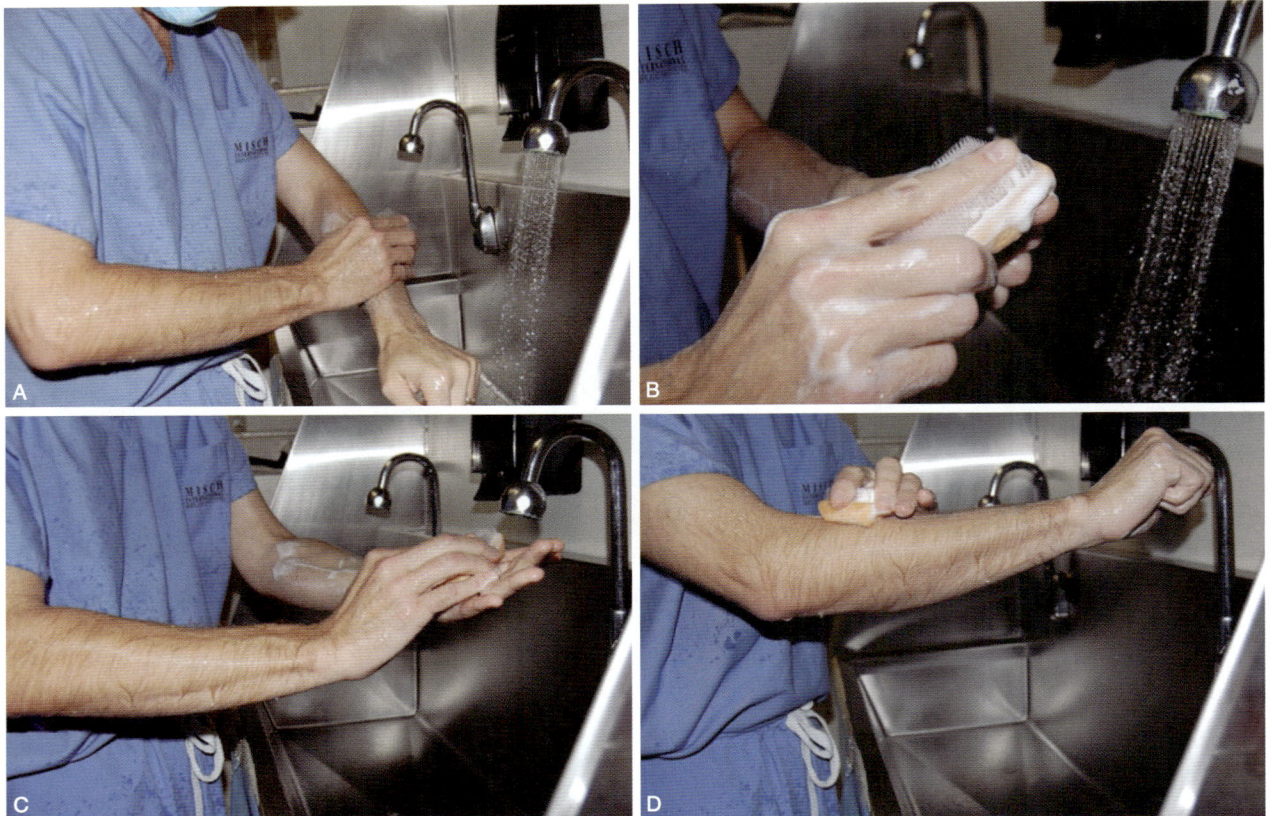

图 8-24 正式刷洗。A.用磨砂刷从指尖到手肘刷洗，然后冲洗。刷手指的每一侧（B），手的每一侧（C），两前臂的每一侧 D～E.各刷 10 下

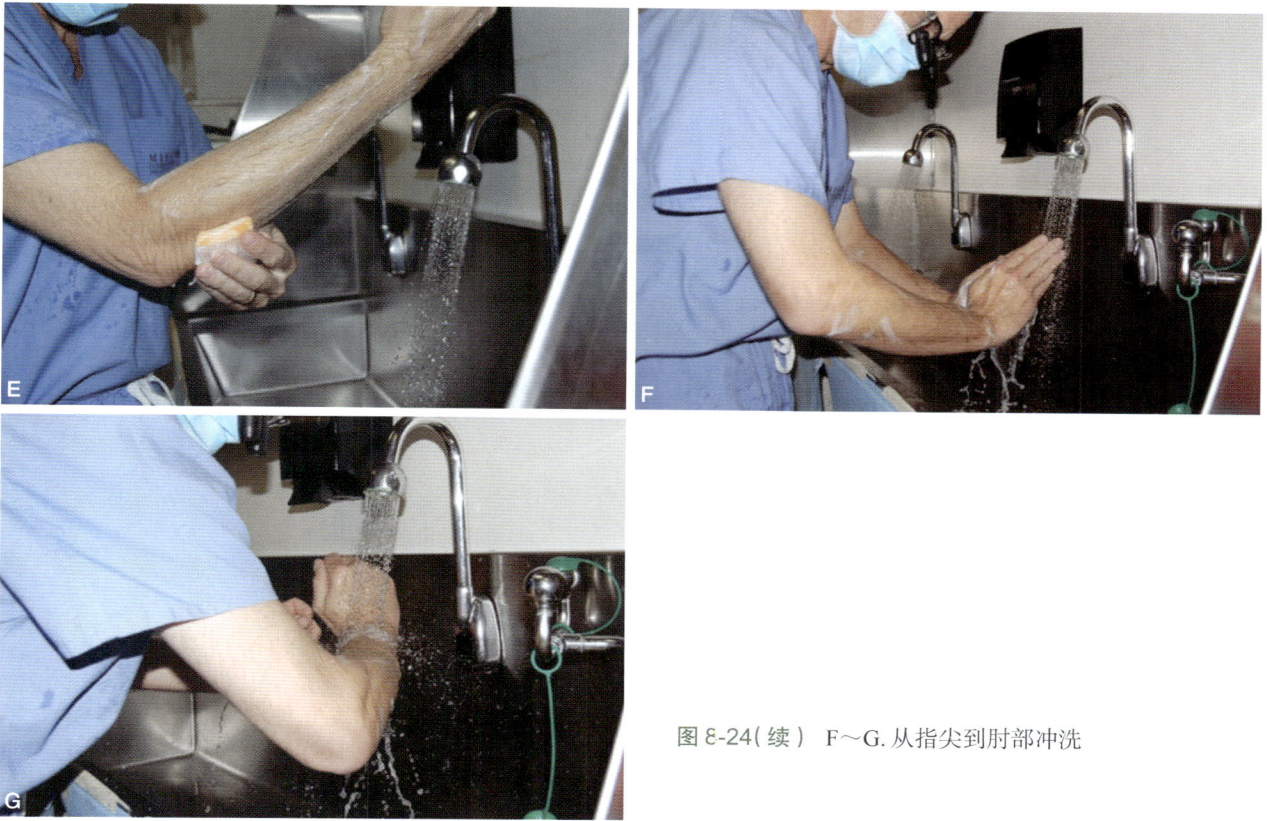

图 8-24（续）　F～G. 从指尖到肘部冲洗

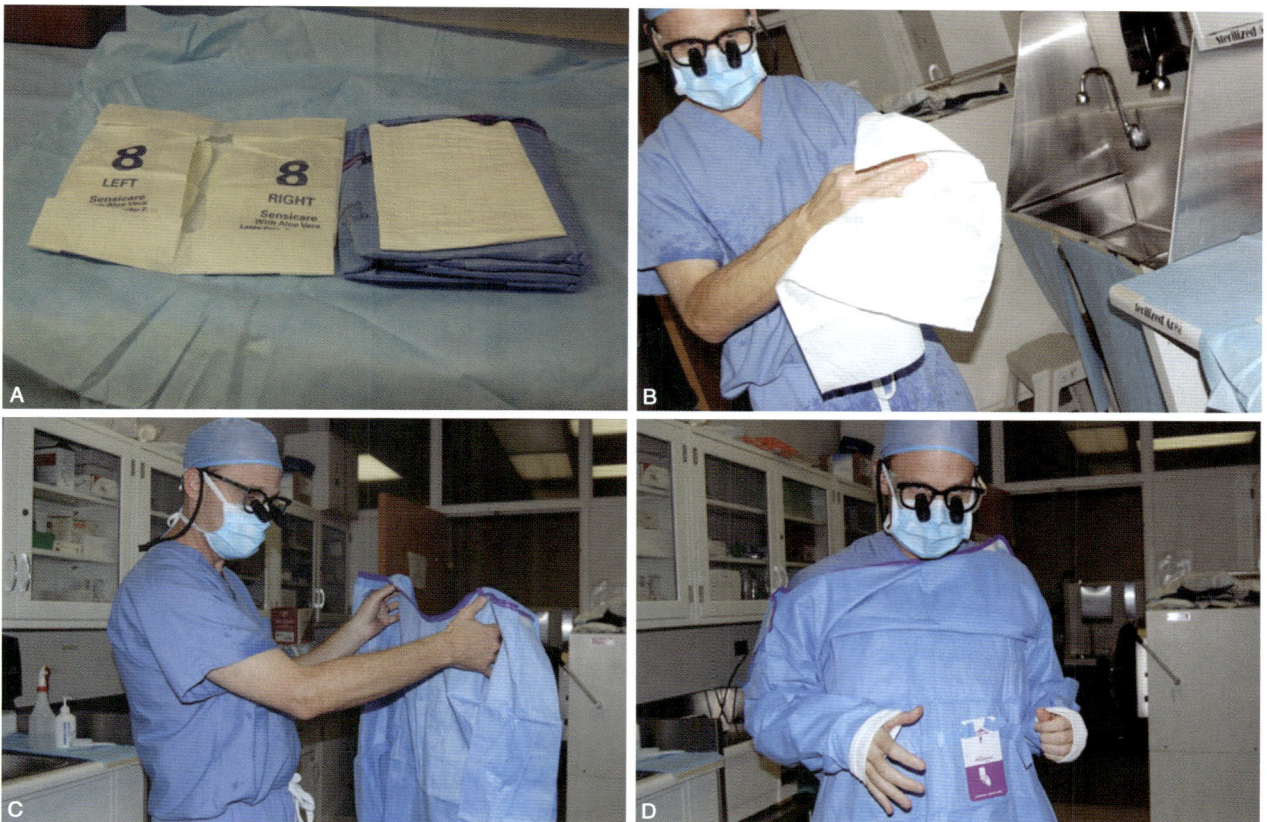

图 8-25　A. 无菌手术服和无菌手套。B. 彻底擦干双手，潮湿的手会影响手套就位。C. 在无菌区从内表面拿起无菌手术服，从无菌区退后一步，让手术服从身体展开，将手臂伸入手术服的袖子。D. 当双手到达在袖口处时，手术服即处于合适位置。双手保持在腰与颈之间

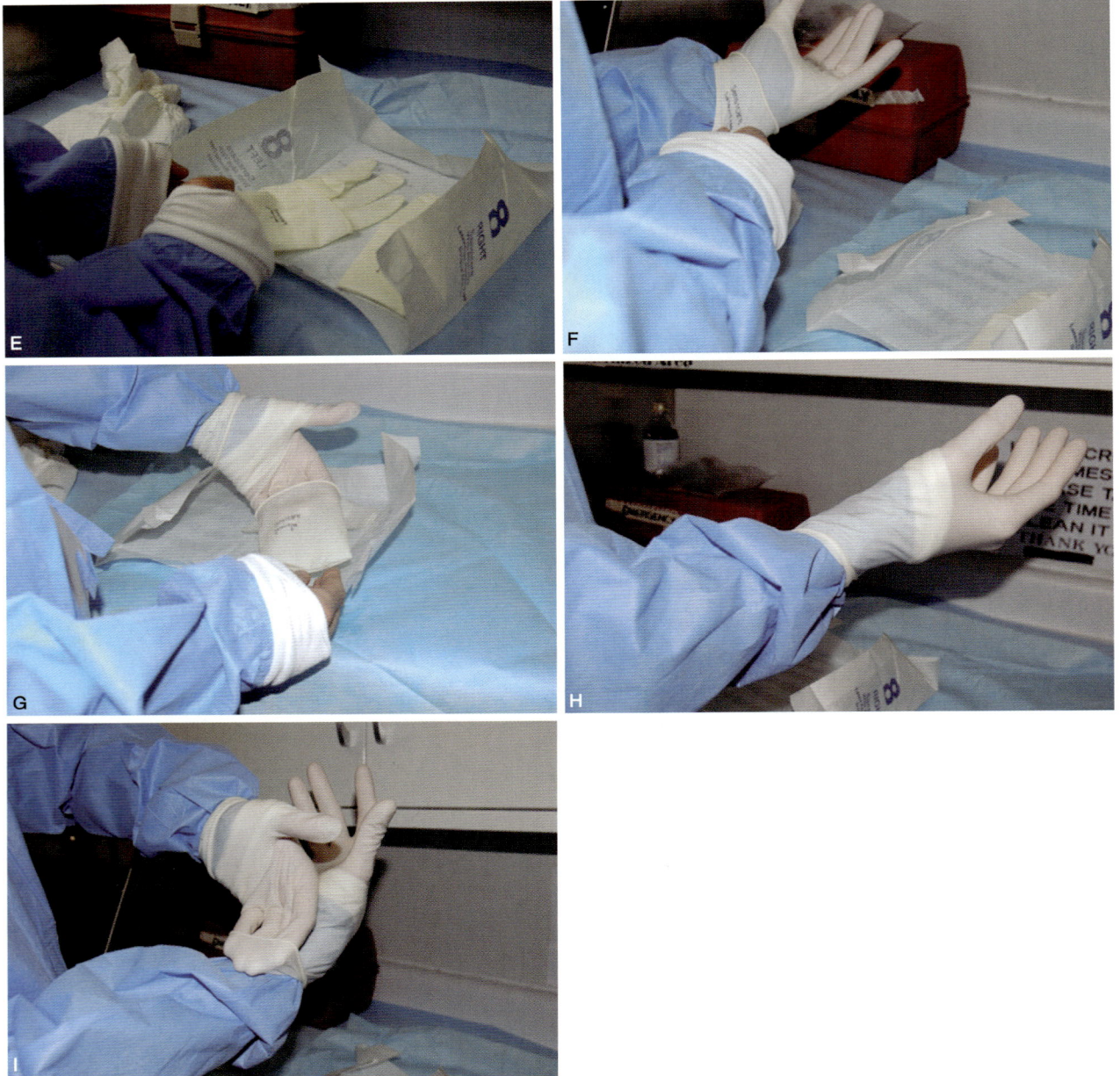

**图 8-25（续）** E. 双手被手术服袖子盖住，用惯用手抓住手套的折叠袖口，为非惯用手戴手套。F. 用惯用手将手套完全拉盖住从袖口伸出的手。G. 用同样的方法戴上第二只手套。H. 将手套完全盖在手术服袖口上。I. 用非惯用手从下面将手套袖口套叠在手术服的袖口上

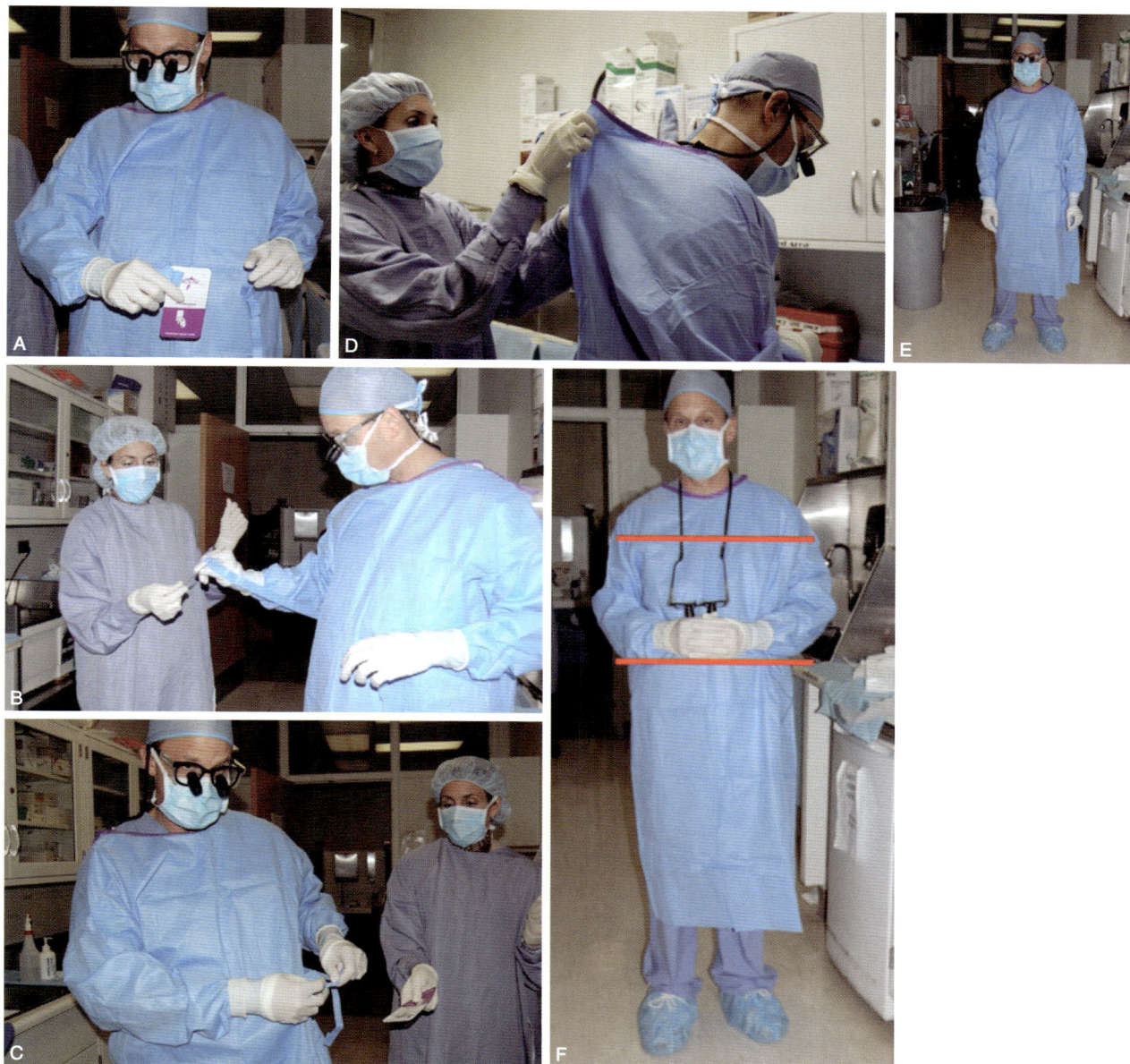

图 8-26　手术服系结。A. 外科医生左手握住左衣带（短），右手握住标签纸卡和右衣带（长），然后用右手摘下标签纸卡。B. 外科医生将标签纸卡递给助理。C. 外科医生旋转 360 度，助理将长绳递给外科医生，外科医生将手术服的前襟系好。D. 助理或巡回人员将领口魔术贴在后面系好。E. 外科医生穿着手术服，双手放在无菌区域以下。F. 腋窝以下、腰部以上为无菌区

## 九、总结

在进行种植体植入或骨增量的手术治疗中，临床医生很可能遇到患者出现感染的状况。正如本章所述，一个看似很小的种植体或骨增量物的感染也有可能累及头颈部的筋膜间隙，导致危及生命的后果。临床医生需要尽快辨识和甄别早期感染的迹象，特别是当患者出现吞咽或呼吸障碍时。此外，需要识别患者海绵窦血栓形成的早期迹象，并立即转介给专科医生。

骨内种植体通常远离天然牙的牙冠。当骨膜下种植体延伸到肌肉附着之外时，会突破感染的天然屏障（图 8-27）。口腔内的感染可能会蔓延到种植体的骨膜下种植体的基底部，这种情况比天然牙的感染更令人担忧。将医疗装置置入患者体内，存在感染的可能性，使患者和医生均需面对可能存在的医疗风险。

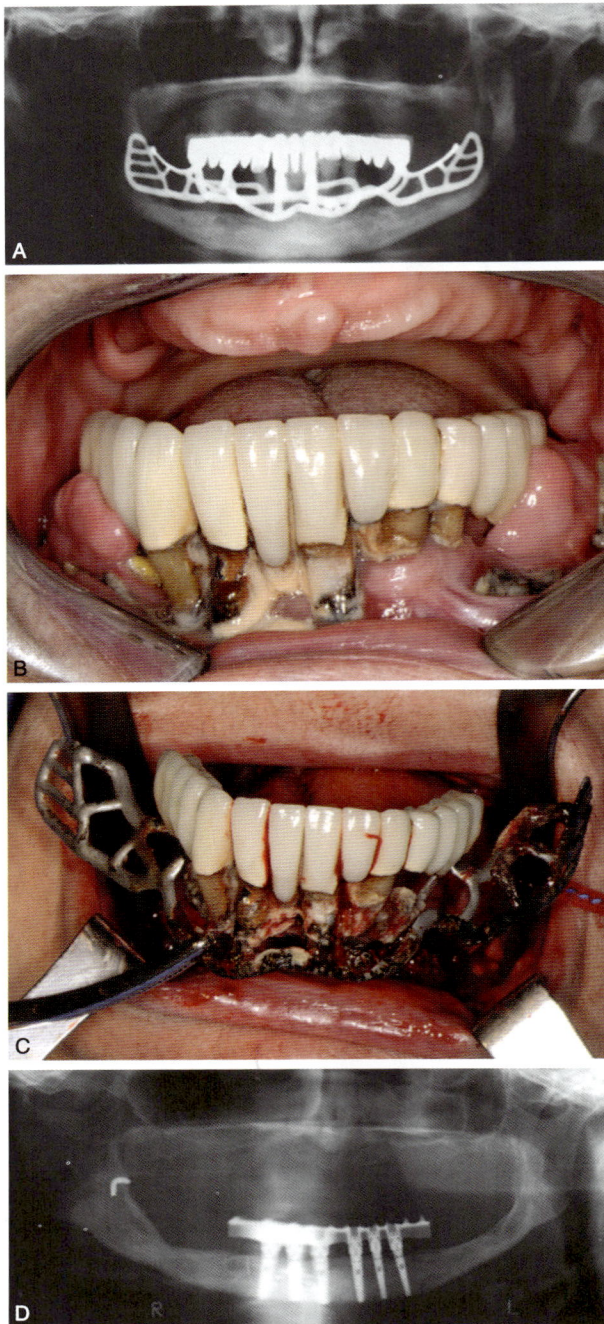

图 8-27　骨膜下种植失败和感染。A. 描绘骨吸收和相关感染的曲面全景图像。B. 术前口内观显示前牙和周围失败的骨膜下种植体。C. 手术取出骨膜下种植体。D. 手术的后续治疗包括植入6个种植体和戴入固定修复体

随着感染的进展，种植医生必须了解患者症状的变化，并在有所指向时立即将患者转介给感染专科医生进行治疗。正如本章所讨论的，感染可能以面部疼痛肿胀开始，患者张嘴、吞咽或呼吸功能没有变化或变化不大，只有轻微的毒血症症状。种植医生必须高度警惕感染进展的可能性，包括咀嚼间隙、咽旁间隙、周围椎间隙和内脏周围

间隙及类似区域，以及体征和症状的变化，如出现张口受限和诸如呼吸困难等生命体征的恶化，应立即将患者收入院治疗。将口外切开和头颈部感染的治疗交由专科医生是至关重要的。

（王屹博　译）

## 参考文献

1. Camps-Font O, Figueiredo R, Valmaseda-Castellón E, et al: Postoperative infections after dental implant placement: prevalence, clinical features, and treatment. *Implant Dent* 24(6):713–719, 2015.
2. Chrcanovic BR, Albrektsson T, Wennerberg A: Diabetes and oral implant failure: a systematic review. *J Dent Res* 93(9):859–867, 2014.
3. Choukroun J, Khoury G, Khoury F, et al: Two neglected biologic risk factors in bone grafting and implantology: high low-density lipoprotein cholesterol and low serum vitamin D. *J Oral Implantol* 40(1):110–114, 2014.
4. Topazian RG, Goldberg MH, Hupp JR: *Oral and maxillofacial infections*, St Louis, 2002, Saunders.
5. Woods RK, Dellinger MD: Current guidelines for antibiotic prophylaxis surgical wounds. *Am Fam Physician* 57:2731–2740, 1998.
6. Peterson LJ: Antibiotic prophylaxis against wound infections in oral and maxillofacial surgery. *J Oral Maxillofac Surg* 48:617, 1990.
7. Page CP, Bohnen JMA: Antimicrobial prophylaxis for surgical wounds: guidelines for clinical care. *Arch Surg* 128:79, 1993.
8. Garibaldi RA, Cushing D: Risk factors for post-operative infection. *Am J Med* 91(Suppl 3B):158S–163S, 1991.
9. Rider CA: Infection control within the oral surgeon's office. *Compend Contin Educ Dent* 25:529–534, 2004.
10. Dent CD, Olson JW, Farish SE, et al: Influence of preoperative antibiotics on success of endosseous implants up to and including stage 2 surgery. *J Oral Maxillofac Surg* 55:19–24, 1997.
11. Drake DR, Paul J: Primary bacterial colonization of implant surfaces. *Int J Oral Maxillofac Implants* 14:226, 1999.
12. Cruse PJ, Foord R: A five-year prospective study of 23,649 surgical wounds. *Arch Surg* 107:206–210, 1973.
13. Quintiliani R, Maderazo EG: Infections in the compromised patient. In Topazian RG, Goldberg MH, editors: *Oral and maxillofacial infections*, Philadelphia, 1995, WB Saunders, pp 537–556.
14. Pier GB, Lyczak JB, Wetzler LM: *Immunology, infection, and immunity*, New York, 2004, ASM Press.
15. Anstead GM: Steroids, retinoids, and wound healing. *Adv Wound Care (New Rochelle)* 11(6):277–286, 1998.
16. Scully C: *Oral and maxillofacial medicine: the basis of diagnosis and treatment*, ed 2, Edinburgh, 2008, Churchill Livingstone.
17. Ferrer R: Lymphadenopathy: differential diagnosis and evaluation. *Am Fam Physician* 58(6):1313–1320, 1998.
18. Rai A, Rajput R, Khatua RK, Singh M: Submasseteric abscess: a rare head and neck abscess. *Indian J Dent Res* 22(1):166–168, 2011.
19. Schuknecht B, Stergiou G, Graetz K: Masticator space abscess derived from odontogenic infection: imaging manifestation and pathways of extension depicted by CT and MR in 30 patients. *Eur Radiol* 18(9):1972–1979, 2008.
20. Bratton TA, Jackson DC, Nkungula-Howlett T, et al: Management of complex multi-space odontogenic infections. *J Tenn Dent Assoc* 82(3):39–47, 2002.

21. Odobescu A, Williams HB, Gilardino MS: Description of a communication between the facial and zygomaticotemporal nerves. *J Plast Reconstr Aesthet Surg* 65(9):1188–1192, 2012.

22. Dzyak WR, Zide MF: Diagnosis and treatment of lateral pharyngeal space infections. *J Oral Maxillofac Surg* 42(4):243–249, 1984.

23. Marx RE, Baltensperger M, Eyrich GK: *Osteomyelitis of the jaws*, New York, 2008, Springer.

24. Topazian RG, Goldberg MH, editors: *Management of infections of the oral and maxillofacial regions*, Philadelphia, 1981, WB Saunders Company.

25. Park SH, Sorensen WP, Wang HL: Management and prevention of retrograde peri-implant infection from retained root tips: two case reports. *Int J Periodontics Restorative Dent* 24:422–433, 2004.

26. Lindhe J, Berglundh T, Ericsson I, et al: Experimental breakdown of peri-implant and periodontal tissues. A study in the beagle dog. *Clin Oral Implants Res* 3:9–16, 1992.

27. Pineda C, Espinosa R, Pena A: Radiographic imaging in osteomyelitis: the role of plain radiography, computed tomography, ultrasonography, magnetic resonance imaging, and scintigraphy. *Semin Plast Surg* 23(2):80–89, 2009.

28. Kothari NA, Pelchovitz DJ, Meyer JS: Imaging of musculoskeletal infections. *Radiol Clin North Am* 39(4):653–671, 2001.

29. Ariji Y, Izumi M, Gotoh M, et al: MRI features of mandibular osteomyelitis: practical criteria based on an association with conventional radiography features and clinical classification. *Oral Surg Oral Med Oral Pathol Oral Radiol Endod* 105(4):503–511, 2008.

30. Marx RE, Tursun R: Suppurative osteomyelitis, bisphosphonate induced osteonecrosis, osteoradionecrosis: a blinded histopathologic comparison and its implications for the mechanism of each disease. *Int J Oral Maxillofac Surg* 41(3):283–289, 2012.

31. Peterson LJ: Microbiology of head and neck infections. *Oral Maxillofac Clin North Am* 3:247–257, 1991.

32. Marx RE: Pamidronate (Aredia) and zoledronate (Zometa) induced avascular necrosis of the jaws: a growing epidemic. *J Oral Maxillofac Surg* 61:1115, 2003.

33. Ruggiero SL, Mehrotra B, Rosenberg TJ, et al: Osteonecrosis of the jaws associated with the use of bisphosphonates: a review of 63 cases. *J Oral Maxillofac Surg* 62:527, 2004.

34. Hohnecker JA: *Novartis "Dear Doctor" precautions added to the label of Aredia and Zometa*, East Hanover, NJ, September 24, 2004, Novartis Oncology.

35. Ruggiero SL, Dodson TB, Fantasia J, et al: American Association of Oral and Maxillofacial Surgeons position paper on medication-related osteonecrosis of the jaw—2014 update. *J Oral Maxillofac Surg* 72(10):1938–1956, 2014.

36. Katsarelis H, Shah NP, Dhariwal DK, et al: Infection and medication-related osteonecrosis of the jaw. *J Dent Res* 94(4):534–539, 2015.

37. Bamias A, Kastritis E, Bamia C, et al: Osteonecrosis of the jaw in cancer after treatment with bisphosphonates: incidence and risk factors. *J Clin Oncol* 23:8580, 2005.

38. Hokugo A, Christensen R, Chung EM, et al: Increased prevalence of bisphosphonate-related osteonecrosis of the jaw with vitamin D deficiency in rats. *J Bone Miner Res* 25:1337, 2010.

39. Wood J, Bonjean K, Ruetz S, et al: Novel antiangiogenic effects of the bisphosphonate compound zoledronic acid. *J Pharmacol Exp Ther* 302:1055, 2002.

40. Ruggiero SL, Fantasia J, Carlson E: Bisphosphonate-related osteonecrosis of the jaw: background and guidelines for diagnosis, staging and management. *Oral Surg Oral Med Oral Pathol Oral Radiol Endod* 102:433, 2006.

41. Marx RE: A decade of bisphosphonate bone complications: what it has taught us about bone physiology. *Int J Oral Maxillofac Implants* 29(2):e247–e258, 2014.

42. Sedghizadeh PP, Stanley K, Caligiuri M, et al: Oral bisphosphonate use and the prevalence of osteonecrosis of the jaw: an institutional inquiry. *J Am Dent Assoc* 140(1):61–66, 2009.

43. Kos M, et al: Pamidronate enhances bacterial adhesion to bone hydroxyapatite. Another puzzle in the pathology of bisphosphonate-related osteonecrosis of the jaw? *J Oral Maxillofac Surg* 71(6):1010–1016, 2013.

44. Grant BT, Amenedo C, Freeman K, Kraut RA: Outcomes of placing dental implants in patients taking oral bisphosphonates: a review of 115 cases. *J Oral Maxillofac Surg* 66(2):223–230, 2008.

45. Jacobsen C, Metzler P, Rössle M, et al: Osteopathology induced by bisphosphonates and dental implants: clinical observations. *Clin Oral Investig* 17(1):167–175, 2013.

46. Nisi M, La Ferla F, Karapetsa D, et al: Risk factors influencing BRONJ staging in patients receiving intravenous bisphosphonates: a multivariate analysis. *Int J Oral Maxillofac Surg* 44(5):586–591, 2015.

47. Li X, Tronstad L, Olsen I: Brain abscesses caused by oral infection. *Endod Dent Traumatol* 15(3):95–101, 1999.

48. Czerninski R, Kaplan I, Almoznino G, et al: Oral squamous cell carcinoma around dental implants. *Quintessence Int* 37(9):707–711, 2006.

49. Block MS, Scheufler E: Squamous cell carcinoma appearing as peri-implant bone loss: a case report. *J Oral Maxillofac Surg* 59(11):1349–1352, 2001.

50. Poggio CE: Plasmacytoma of the mandible associated with a dental implant failure: a clinical report. *Clin Oral Implants Res* 18(4):540–543, 2007.

51. Dib LL, Soares AL, Sandoval RL, Nannmark U: Breast metastasis around dental implants: a case report. *Clin Implant Dent Relat Res* 9(2):112–115, 2007.

52. Verhoeven JW, Cune MS, van Es RJ: An unusual case of implant failure. *Int J Prosthodont* 20(1):51–54, 2007.

53. Saglik Y, Arikan M, Altay M, Yildiz Y: Squamous cell carcinoma arising in chronic osteomyelitis. *Int Orthop* 25(6):389–391, 2001.

54. Keel SB, Jaffe KA, Petur Nielsen G, Rosenberg AE: Orthopaedic implant-related sarcoma: a study of twelve cases. *Mod Pathol* 14(10):969–977, 2001.

55. Esquivel-Upshaw J: Dental implants. In Anusavice KJ, editor: *Phillips' science of dental materials*, ed 11, St Louis, 2003, Saunders, pp 187–204.

56. Schüssl Y, Pelz K, Kempf J, et al: Concentrations of amoxicillin and clindamycin in teeth following a single dose of oral medication. *Clin Oral Investig* 18(1):35–40, 2014.

57. Campagna JD, Bond MC, Schabelman E, et al: The use of cephalosporins in penicillin-allergic patients: a literature review. *J Emerg Med* 42(5):612–620, 2012.

58. Pichichero ME: Prescribing cephalosporins to penicillin-allergic patients. *North Am Pharmacother* 54:1–4, 2006.

59. Burke JF: The effective period of preventive antibiotic action in experimental incisions and dermal lesions. *Surgery* 50:161, 1961.

60. Peterson LJ: Antibiotics: their use in therapy and prophylaxis. In Kruger GO, editor: *Oral and maxillofacial surgery*, St. Louis, 1984, Mosby, pp 45–89.

61. Esposito M, Hirsch JM: Biological factors contributing to failure of osseointegrated oral implants. *Eur J Oral Sci* 106:721–764, 1998.

62. Peterson LJ, Booth DF: Efficacy of antibiotic prophylaxis in intraoral orthognathic surgery. *J Oral Surg* 34:1088, 1976.

63. Laskin D, Dent C, Morris H: The influence of preoperative antibiotics on success of endosseous implants at 36 months. *Ann Periodontol* 5:166–174, 2000.

64. Dent CD, Olson JW, Farish SE, et al: Influence of preoperative antibiotics on success of endosseous implants up to and including stage 2 surgery. *J Oral Maxillofac Surg* 55:19–24, 1997.

65. Greenberg RN, James RB, Marier RL, et al: Microbiologic and antibiotic aspects of infections in the oral and maxillofacial region. *J Oral Surg* 37:873–884, 1979.

66. Lewis MA, MacFarlane TW, McGowan DA: Quantitative bacteriology of acute dento-alveolar abscesses. *J Med Microbiol* 21:101–104, 1986.

67. Norris LH, Doku HC: Antimicrobial prophylaxis in oral surgery. *Oral Maxillofacial Surg Infect* 2:85–92, 1992.

68. Page CP, Bohnen JMA: Antimicrobial prophylaxis for surgical wounds: guidelines for clinical care. *Arch Surg* 128:79, 1993.

69. Hossein K, Dahlin C: Influence of different prophylactic antibiotic regimens on implant survival rate: a retrospective clinical study. *Clin Implant Dent Relat Res* 7:32–35, 2005.

70. Alanis A, Weinstein AJ: Adverse reactions associated with the use of oral penicillins and cephalosporins. *Med Clin North Am* 67:113, 1983.

71. Parker CW: Allergic reactions in man. *Pharmacol Rev* 34:85–104, 1982.

72. Newman MG, Van Winkehoff AJ: *Antibiotic and antimicrobial use in dental practice*, ed 2, Chicago, 2001, Quintessence.

73. Hugo WB, Longworth AR: The effects of chlorhexidine on the electrophoretic mobility, cytoplasmic constituents, dehydrogenase activity and cell walls of E. coli and S. aureus. *J Pharm Pharmacol* 18:569–578, 2001.

74. Schiott C, Loe H: The effect of chlorhexidine mouthrinses on the human oral flora. *J Periodont Res* 5:84–89, 1970.

75. Goldschmidt P, Cogen R: Cytopathologic effects of chlorhexidine on human cells. *J Periodontol* 48:212–215, 1977.

76. Sanz M, Newman MG: Clinical enhancement of postperiodontal surgical therapy by a 0.12% chlorhexidine gluconate mouthrinse. *J Periodontol* 60:570–576, 1989.

77. Beiswanger DD, Mallat ME: Clinical effects of a 0.12% chlorhexidine rinse as an adjunct to scaling and root planning. *J Clin Dent* 3:33, 1992.

78. Larson PE: The effect of a chlorhexidine rinse on the incidence of alveolar osteitis following the surgical removal of impacted third molars. *J Oral Maxillofac Surg* 49:932, 1991.

79. Lang NP, Schild U: Effect of chlorhexidine (0.12%) rinses on periodontal tissue healing after tooth extraction. I. Clinical parameters. *J Clin Periodontol* 21:422, 1994.

80. Hammerle CHF, Fourmousis I: Successful bone fill in late peri-implant defects using guided tissue regeneration: a short communication. *J Periodontol* 66:303, 1995.

81. Thomson-Neal D, Evans GH: Effects of various prophylactic treatments on titanium, sapphire and hydroxyapatite-coated implants: an SEM study. *Int J Perodontics Restorative Dent* 9:300, 1989.

82. Lambert PM, Morris HF: The influence of 0.12% chlorhexidine digluconate rinses on the incidence of infectious complications and implant success. *J Oral Maxillofac Surg* 55:25–30, 1997.

# 第9章　种植手术相关神经感觉并发症

Randolph R. Resnik，著

种植术中主要应考虑的神经感觉相关并发症是由医源性损伤三叉神经分支导致的皮肤和黏膜感觉障碍。随着种植体数量的增加和越来越多的从业者参与到种植术中，神经损伤很可能将会一直是个需要考虑的问题。在文献报道中，种植术后神经损伤发生率的差异很大（0～44%）[1]。研究表明，进行过种植手术的医生中约 73% 经历过术后神经并发症[2]。Libersa 等评估了种植体植入后短暂性与永久性神经损伤，并发现永久性损伤的发生率高达 75%（图 9-1）[3]。

当发生神经损伤时，最重要的是种植医生应该能够识别损伤的类型和程度，并提供最合适的术后护理。外伤和医源性神经并发症可能涉及神经全部或部分切断、挤压、热损伤、拉伸或卡压损

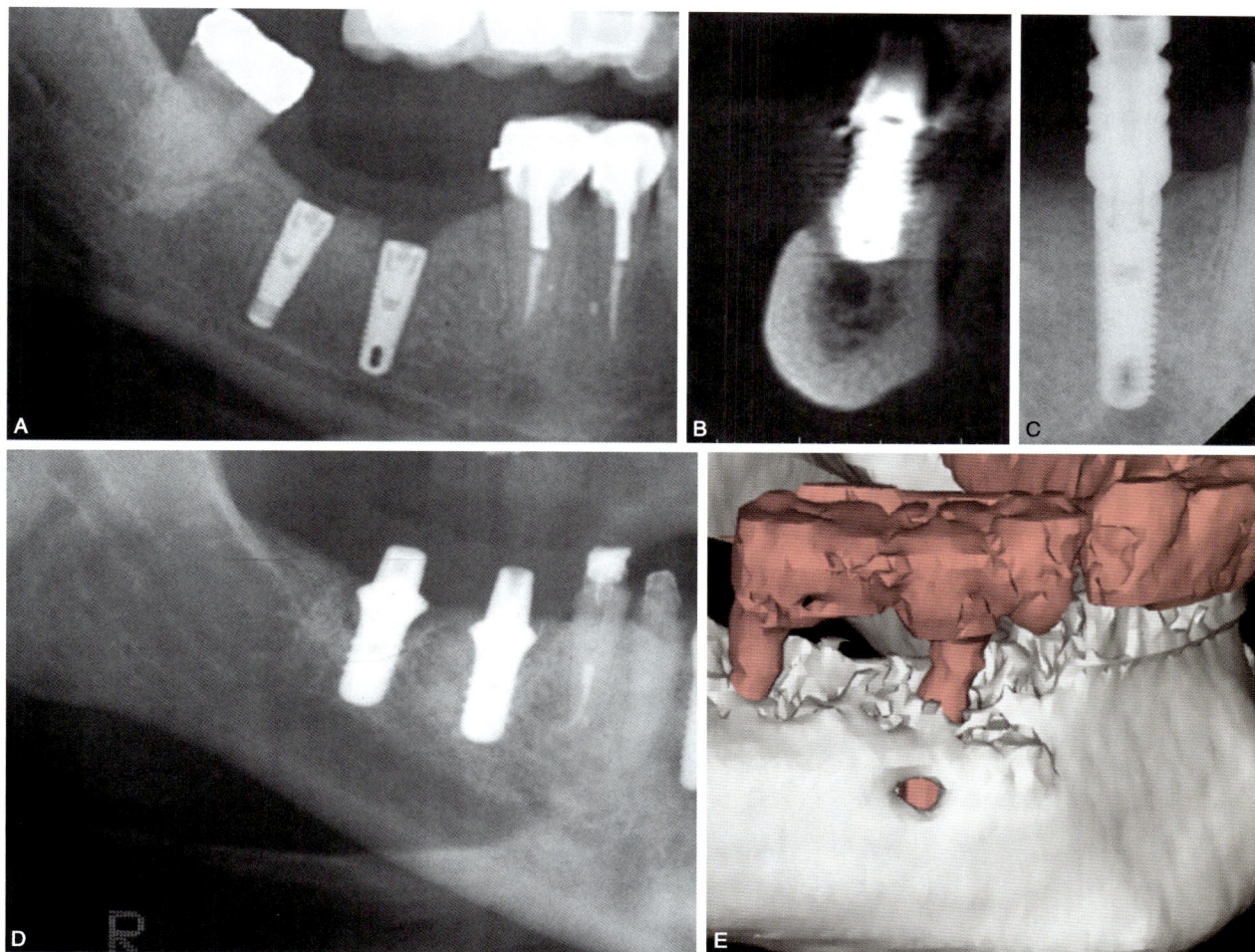

图 9-1　下牙槽神经的神经感觉障碍。A. 植入 2 个种植体，完全横断下颌管；B 和 C. 种植体植入影响到颏孔；D. 前磨牙拔除后即刻植入种植体，导致神经受损；E. CBCT 示种植体植入穿过下颌管

伤。由此导致的感觉障碍可能从无痛性的轻微感觉丧失（感觉减退），到更持久、更严重的剧烈疼痛和功能障碍（感觉障碍）。有神经感觉障碍的患者经常抱怨的症状包括功能、说话、进食、接吻、面部软组织功能障碍，以及无法完成剃须和化妆等日常工作。感觉问题通常会导致整体生活质量下降和长期的心理问题[4]。即使是很轻微的神经损伤，大多数患者发现也很难接受和应对它们。临床医生通常会因此增加患者投诉，也会自我心理压力增加，同时还可能因此面对医疗法律方面的影响。

在当今的口腔种植领域，临床医生必须对神经感觉障碍的病因、预防和治疗有透彻的了解。作者根据病史、损伤的类型和性质，为种植手术后神经感觉障碍的诊断和可能的处理制定了术后指南。

# 一、解剖

## （一）外周神经解剖

周围神经的单个神经纤维位于神经束中，而神经束是指成为一组的神经纤维。例如，下齿槽神经被归类为多束神经，这意味着它包含 10 个以上的神经束，周围有大量的神经束间结缔组织。在这些神经束中，有 7 000～12 000 根轴突呈不同的束状排列[5]。下牙槽神经在下颌骨内的神经束数量不尽相同，在第三磨牙区有 18～21 个神经束，在神经孔区则减少到 12 个神经束[6]。由于下牙槽神经的多束性，它在受伤后能更好地通过未受伤

神经束代偿神经支配来恢复感觉。下牙槽神经的多束结构中，每一神经束周围是由致密的多层结缔组织组成的神经束膜。神经束膜的功能是维持神经束内压，并作为屏障膜保护着里面的神经纤维。神经束周围被两种结缔组织包裹，即神经外膜内层和外层。神经外膜内层由松散的结缔组织和纵向胶原束组成。这种组织可以保护神经纤维免受压缩力和拉伸力的影响，从而保持神经结构的连续性。神经外膜外层与神经系膜相连。神经系膜是外层疏松的网状组织，其将神经干悬挂在软组织内并包含神经所需的营养血供。神经系膜允许神经在周围组织中沿神经走行方向移动。

如果这些神经外组织（神经外膜、神经束膜、神经内膜或神经系膜）中的任何一个受到损伤，单个神经纤维的神经传导就会受损，从而导致感觉障碍。神经感觉障碍取决于所涉及的神经纤维类型。A-α 纤维是最大的纤维，通过肌梭传入并从骨骼肌传出，介导位置和精细触觉。A-β 纤维只负责本体感觉，而 A-δ 纤维则传导初始疼痛神经冲动和温度信息。无髓鞘的 C 纤维传导缓慢，可感知"第二"痛或缓慢疼痛，并带有相关的温度信息。对于种植医生来说，最关心的问题是创伤后触觉、压力、疼痛和温度等感觉功能的丧失（图 9-2）。

## （二）三叉神经

三叉神经是第 V 对脑神经，也是 12 对脑神经中最长的一条，起于脑干，位于脑桥的中外侧，其传入纤维可传递来自面部、口腔、鼻腔及头皮的神

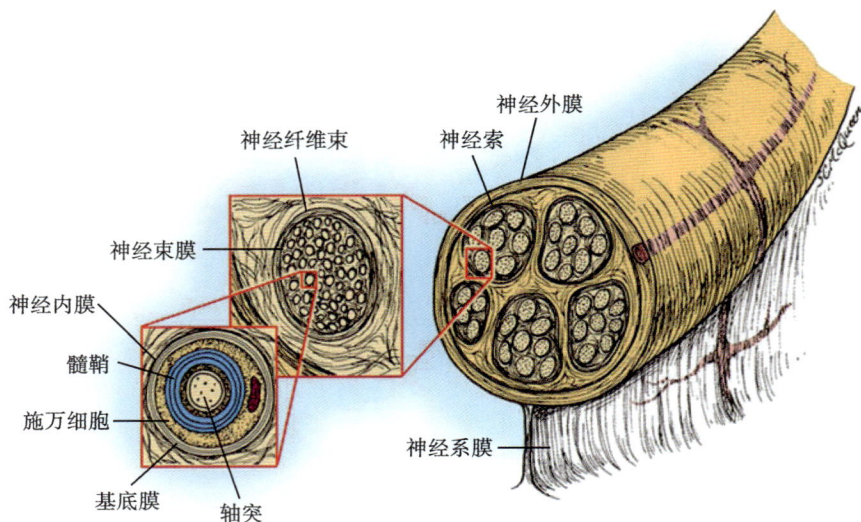

图 9-2　神经纤维解剖显示下牙槽神经的多束性（引自 Canale ST, Beaty JH editors：*Campbell's operative orthopaedics*, ed 11, Philadelphia, 2008, Mosby）

经信号。三叉神经还具有泪腺、唾液腺和鼻黏膜腺的内脏传出纤维。躯体传出纤维支配咀嚼肌。三叉神经有3个主要分支：眼支（$V_1$）、上颌支（$V_2$）和下颌支（$V_3$）。

## 1. 眼支（$V_1$）

最上面的分支是眼神经，即$V_1$，它是三叉神经3个分支中最小的分支。它向睫状体、角膜、结膜、泪腺、鼻黏膜，以及鼻部、眼睑和前额皮肤提供感觉分支。与种植手术相关的神经感觉障碍很少涉及眼支相关的部分。

## 2. 上颌支（$V_2$）

上颌支（$V_2$）通过圆孔离开颅中窝，进入翼腭窝，并在此分支到上颌牙齿和牙龈、上颌窦、上唇、鼻外侧面、下眼睑、面颊和额部皮肤、鼻腔，以及硬腭和软腭黏膜（图9-3）。

（1）**鼻腭神经**：切牙管（又称鼻腭管）融合后形成一个通常为Y形的管从中切牙的舌侧穿出（切牙孔或切牙窝）。鼻腭神经走行于这些管道中，为腭前部提供感觉。这些神经（也称为切牙神经）终止于鼻底，并通过切牙乳头下方的切牙管进入口腔。为防止这些神经受到创伤，术前规划上颌切牙区种植体植入时应进行仔细评估（图9-4）。

**临床意义**：据报道，移除鼻腭管内容物并进行骨增量的成功率很高[7,8]。虽然在切牙区域植入种植体或植骨时经常会影响到这一神经，但感觉障碍却很少见。文献中报道的完全切除[9]或翻瓣手术[10]造成的神经损伤均持续时间较短。这很可能是由于腭大神经在腭前区的交叉神经支配导致的。

（2）**眶下神经**：眶下神经发自眶下孔，有4条分支：下睑神经、鼻外神经、鼻内神经和上唇神经，分别感知下眼睑、面颊和上唇。下睑支感知下眼睑的皮肤和结膜。鼻支感知鼻外侧软组织和鼻中隔的活动部分，上唇支感知面颊和上唇的皮肤。正常情况下，眶缘下缘到眶下孔的平均距离为4.6～10.4mm（图9-5）。

**临床意义**：眶下神经受损可能会对患者造成严重创伤。眶下神经分支的损伤通常是由牵拉相

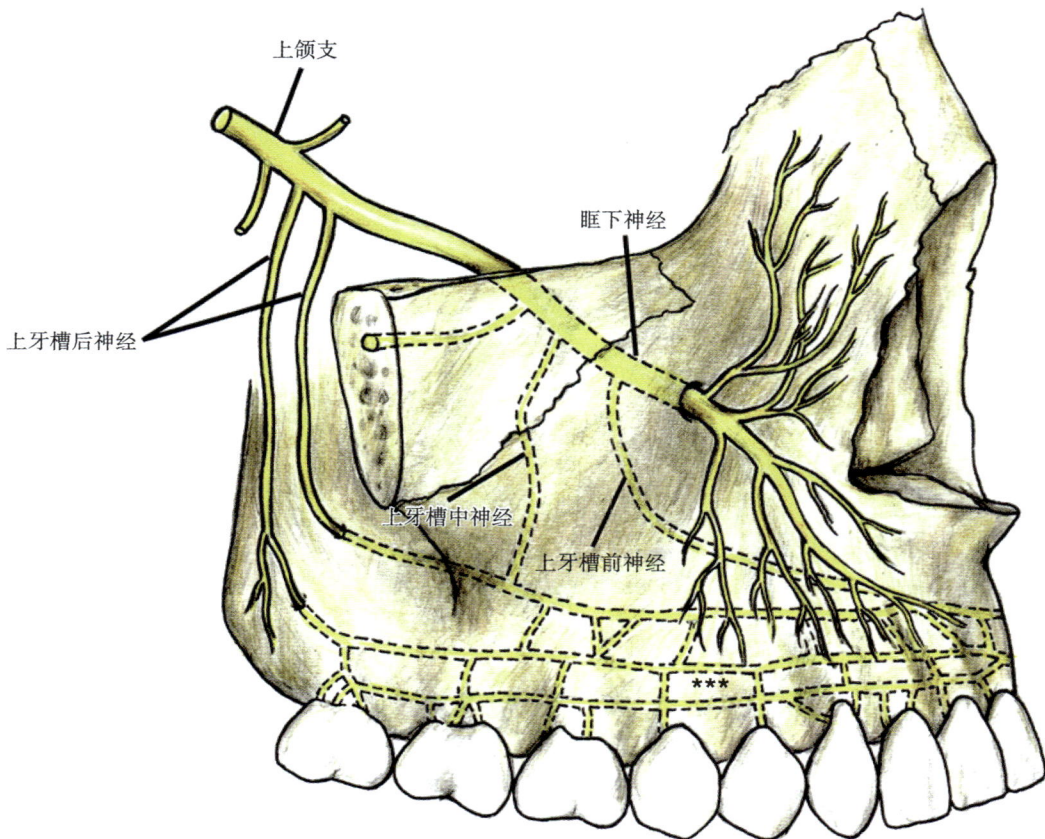

**图9-3**　上颌支（$V_2$）及其相关分支：眶下神经和上牙槽前、中、后神经（引自 Rodella LF，Buffoli B，Labanca M et al：A review of the mandibular and maxillary nerve supplies and their clinical relevance. *Arch Oral Biol* 57：323-334，2012）

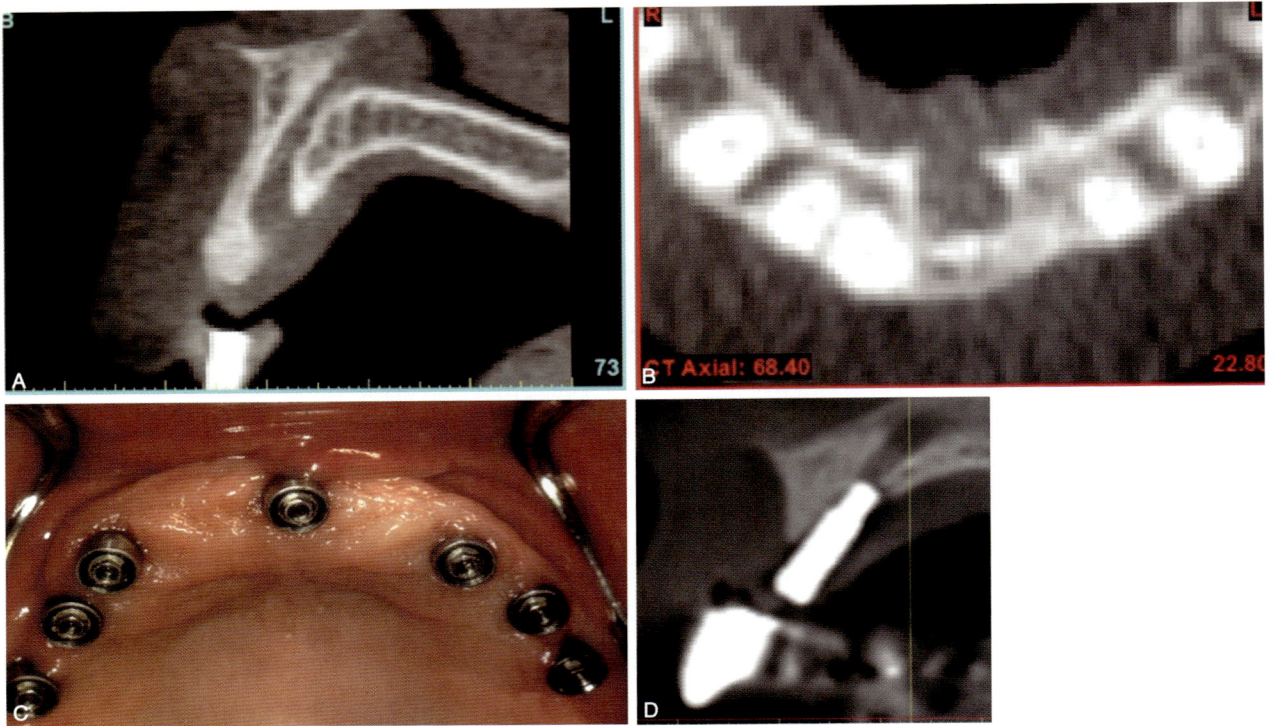

图 9-4　鼻腭神经和鼻腭管。A. 矢状面图像示巨大的鼻腭神经管；B. CBCT 水平面图像；C 和 D. 移除软组织内容物后将植入物放入鼻腭神经管

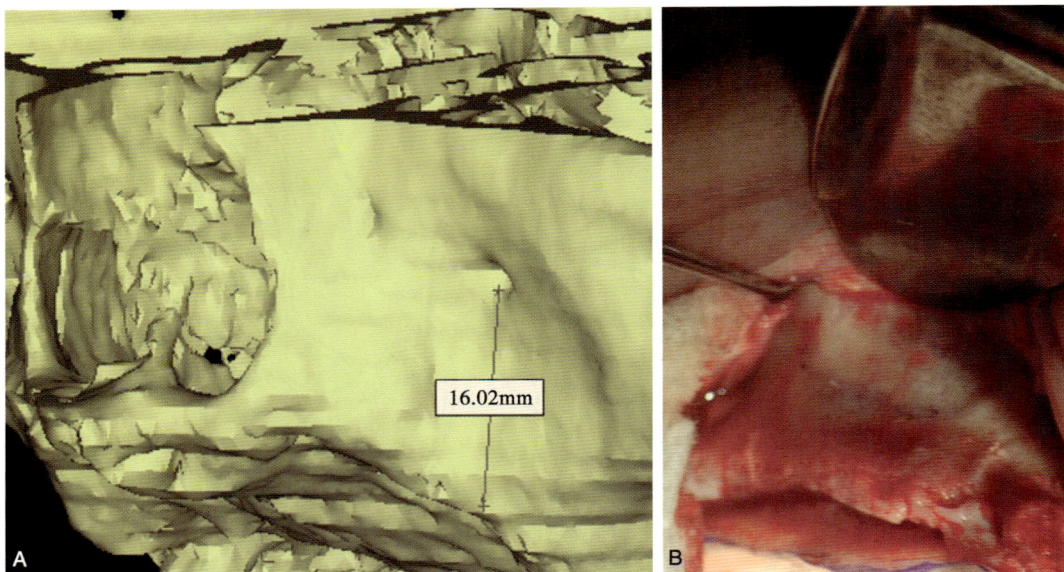

图 9-5　眶下神经。A. 解剖变异显示其与余留牙槽嵴非常接近；B. Minnesota 牵引器靠近眶下神经

关创伤导致的（神经瘫痪）。涉及上颌尖牙 - 双尖牙区域的手术最容易造成损伤。有研究表明，眶下孔在解剖变异时最远距眶下缘可达 14mm。这种情况最有可能出现在牙槽广泛萎缩的老年女性患者身上。

（3）上牙槽前神经：上牙槽前神经从面部外侧的眶下神经管分支。在尖牙的舌侧可以看到这个小管道，被称为窦管。窦管向前向下延伸至眼眶下壁，到达下鼻甲的前鼻孔边缘后，沿着鼻孔下缘向鼻中隔一侧开口[11]。研究表明，在约 15% 的人群中，这一区域被描述为直径为 1～2mm 的孔。这些管道是鼻窦的直接延伸，当＞2.0mm 时可能与临床相关[12]（图 9-6）。

临床意义：由于尖牙区是种植牙的常见区域，

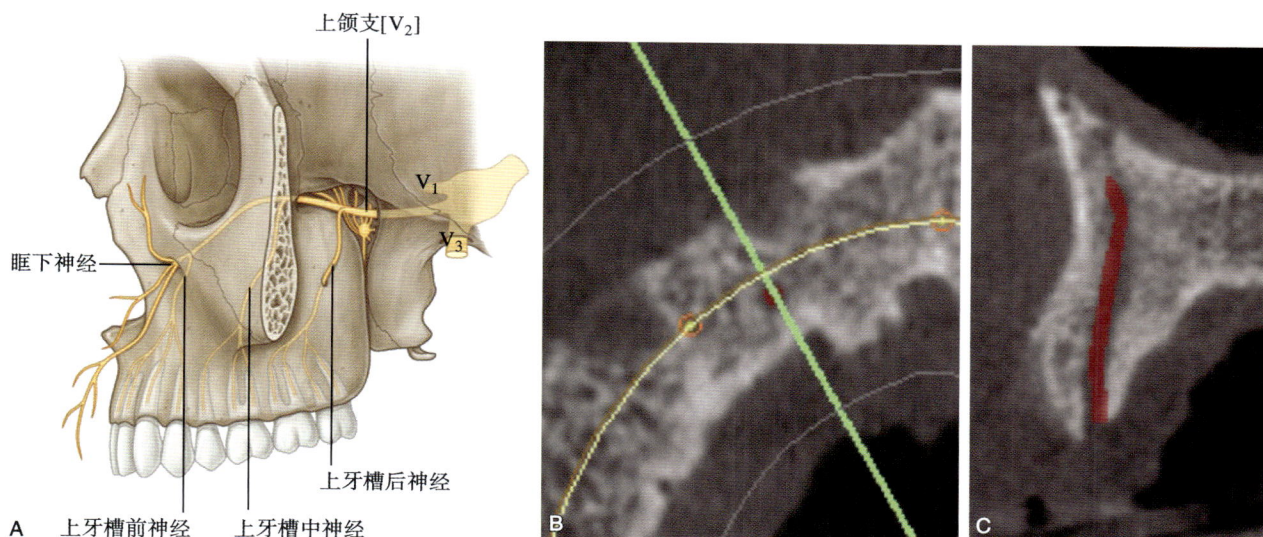

图 9-6　A. 上牙槽前神经；B. 窦管是一种解剖变异，导致将种植体植入窦管内，形成软组织连接，CBCT 水平面图像显示其位于余留牙槽嵴的中心；C. CBCT 矢状面图像，显示了鼻窦（图 A，引自 Wells M：*Local and regional anaesthesia in the emergency department made Easy*，Edinburgh，2010，Churchill Livingstone）

因此应注意检查眶下管是否存在神经血管束。在接近眶下管的位置植入种植体可能会有问题。植入眶下管可能会导致软组织连接、种植手术失败、暂时或永久性感觉功能障碍，以及可能的出血问题[13]。但是，由于存在交叉支配，这个区域很少会出现明显的感觉障碍。许多临床医生并不了解窦管，可能会将这种放射状突起误诊为上颌尖牙的根尖病变。

## 3. 下颌支（V₃）

下颌神经是三叉神经中最大的分支，也是种植牙手术后最常见的出现神经感觉障碍的分支。下颌神经是三叉神经的最低分支，沿着颅底走行，通过卵圆孔进入颞下窝。它有 2 个分支，第一支是较小的前支，包含颊神经和咬肌神经。较大的后支将下颌神经分为 3 个主要分支，即耳颞神经、下牙槽神经和舌神经。

该神经支配颞下颌关节、耳上方的皮肤、耳郭、舌及其邻近的牙龈、口底、下颌牙齿及其相关牙龈、面颊侧的黏膜和皮肤、下唇和颏部，以及咀嚼肌。

**（1）下牙槽神经**：下牙槽神经是下颌神经最大的分支。在进入下颌骨舌侧表面的下颌孔之前，下颌舌骨支会支配下颌舌骨肌和二腹肌的前腹。在下颌管中，它向下向前延伸，然后在约第一磨牙区域分成 2 个末端分支：切牙神经和颏神经[14]。颏神经向前方延伸，直到从颏孔穿出，它负责颏部、下唇和下前牙牙龈软组织的感觉功能。切牙神经继续向前方延伸，支配下颌前牙。准确确定下牙槽神经穿过下颌骨体的确切位置是避免种植体植入后继发神经感觉障碍的最重要措施（图 9-7）。

从组织学角度看，下牙槽神经由结缔组织和神经成分组成，其中最小的功能单位是单根神经纤维。下牙槽神经纤维可能是有髓鞘的，也可能是无髓鞘的。有髓鞘的神经纤维居多；它们由单个轴突和单个施万细胞组成。单个神经纤维和施万细胞被神经内膜包围。内膜是由基底层、胶原纤维和内膜毛细血管组成的保护垫（图 9-2）。

**临床意义**：下牙槽神经（颏神经）的神经损伤是一种常见的临床并发症，具有重大的医疗法律意义。由于其解剖位置，颏神经是最常见的因种植体或植骨手术而受损的神经。创伤通常发生在将种植体直接植入下颌骨后方的下牙槽神经管或下牙槽神经孔内。感觉神经损伤可能导致感觉改变、完全麻木和 / 或疼痛，从而影响说话、进食、饮水、剃须或化妆，并导致社交困难。

**（2）舌神经**：在颞下窝内，舌神经从下颌神经（V₃）后区分出，作为末端分支。舌神经向前方延伸时，位于翼内肌和下颌支的内侧。然后向下穿过咽上缩肌附着处，向前下方延伸至舌侧面。当它向前深入到下颌下腺时，它终止为舌下神经。

舌神经司舌前 2/3、口底和舌侧牙龈的感觉。它还包含来自第Ⅶ对脑神经（面神经）的内脏传入和传出纤维，以及鼓索（传递味觉信息）。随着第二

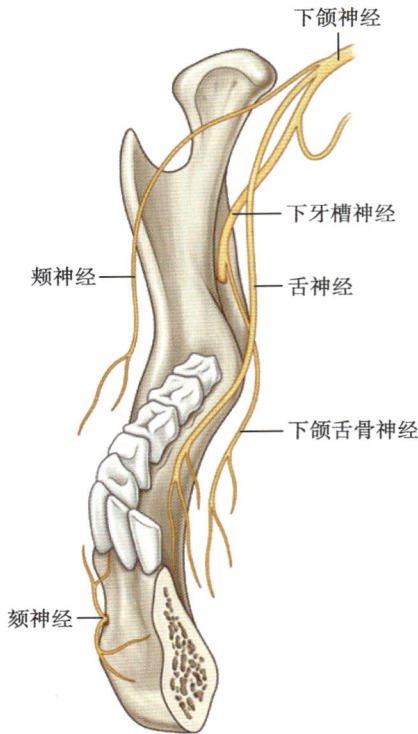

下颌神经

下牙槽神经

颊神经

舌神经

下颌舌骨神经

颏神经

A

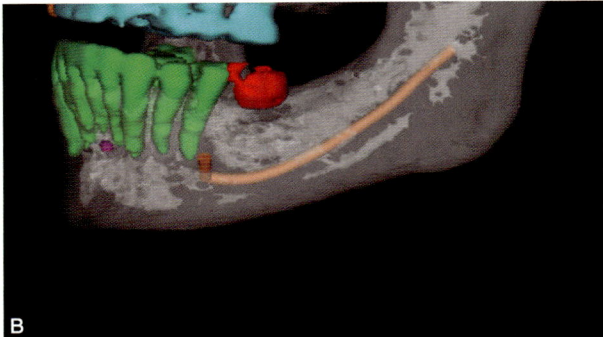

B

图 9-7 A.下颌神经及其分支；B.下颌神经骨内走向的三维图像（图 A 引自 Wells M: *Local and regional anaesthesia in the emergency department made easy*, Edinburgh, 2010, Churchill Livingstone）

磨牙种植体的盛行，应注意舌神经可能位于后磨牙三角区的内侧牙槽嵴上，它沿着上方舌侧牙槽嵴向前方延伸，位于牙齿的略偏舌侧（图 9-8）[15]。

**临床意义：** 由于舌神经的解剖位置不固定，在各种种植手术过程中都可能对其造成医源性创伤。通常情况下，除非舌侧骨板穿孔，否则舌神经不会在种植手术的种植窝预备过程中受损。在第二磨牙区域植入种植体或在植骨术中切开/翻开磨牙后垫时，软组织反应很可能会损伤该感觉神经。此外，舌侧瓣牵拉和下牙槽神经阻滞麻醉也会造成舌神经损伤。研究表明，神经阻滞麻醉后舌神经受损的发生率是下牙槽神经受损的 2 倍[16]。这很

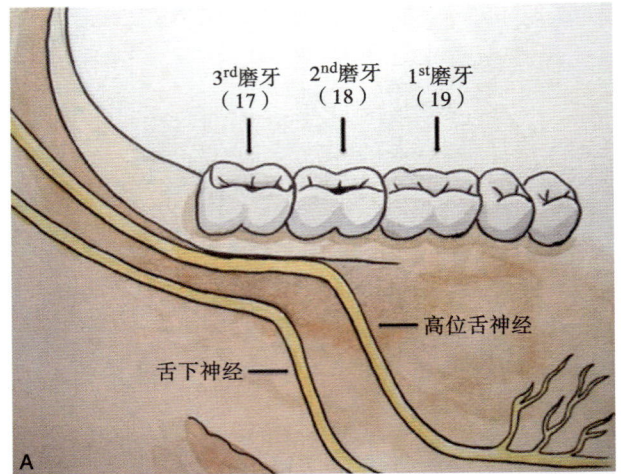

3rd磨牙 2nd磨牙 1st磨牙
（17） （18） （19）

高位舌神经

舌下神经

A

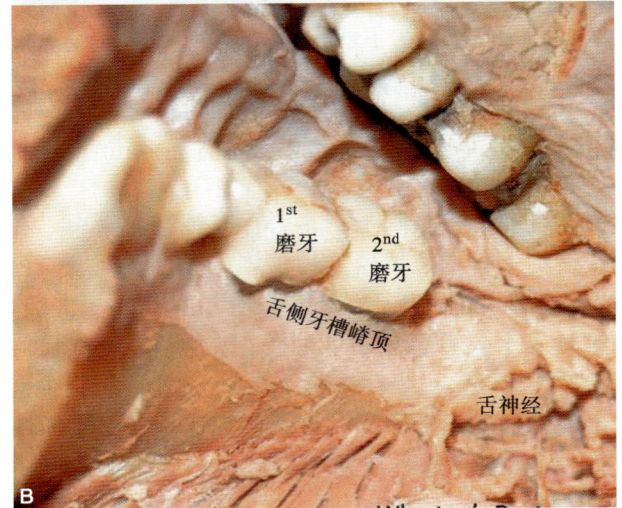

1st 磨牙  2nd 磨牙

舌侧牙槽嵴顶

舌神经

B

图 9-8 A 和 B. 舌神经解剖和变异位置。注意"高"变异位置时靠近牙槽嵴。舌侧切口或过度牵拉均可能会对舌神经造成损伤（引自 Benninger B, Kloenne J, Horn JL: Clinical anatomy of the lingual nerve and identification with ultrasonography, *Brit J Oral Maxillofac Surg* 51: 541-544, 2013. ）

可能是由于注射部位的舌神经通常没有神经束膜。舌神经的感觉损伤可能导致多种并发症，从完全麻醉到麻痹、感觉障碍、流涎、咬舌、味觉改变和语言模式改变。

## 二、神经损伤

### （一）病因

大多数与种植体相关的神经损伤都是治疗规划不当和放射学评估不充分的直接结果。如果种植临床医生不了解骨量或不知道神经管或神经孔的位置，就会造成神经损伤。术前规划对于确定

避开神经结构后的可用骨量、重要结构的位置、骨密度，以及正确植入种植体的位置至关重要。锥形束计算机断层扫描（CBCT）检查是最常用于这些区域规划的三维工具。

各种术中和术后并发症都可能导致神经损伤。神经可能因牵拉、撕裂、压迫、拉伸和横断等间接或直接创伤而受到机械性损伤。热创伤可能会导致炎症和继发性缺血损伤，并伴有退行性变。最后，外周神经已被证明容易受到化学损伤，即神经直接受到化学溶液的创伤。

## 1. 局麻操作

充分的局部麻醉对于成功的种植手术和减张操作至关重要。然而，尽管罕见，但使用神经阻滞可能会导致三叉神经各分支受到创伤。局麻致神经损伤的确切病因尚不清楚，各种文献都有讨论，如针刺创伤、血肿形成和局麻药毒性。虽然其真正的发生率很难量化，但研究表明，约每行25 000 次下牙槽神经阻滞中就有 1 次发生永久性损伤。大多数患者会完全康复，不会出现功能障碍，85% 的患者会在 8～10 周内完全康复[17]。

（1）**针刺创伤**：针刺创伤导致的并发症可能是神经阻滞术后造成神经损伤的最常见原因。首先，针尖在接触骨时发生倒钩（损坏）的情况并不少见。Stace 等的研究表明，78% 的针头在初次注射后出现倒钩，增加了损伤神经的可能性。2/3 的针头出现了朝外的倒钩，这已被证明会导致神经束膜破裂、神经内膜受损并导致神经纤维横断[18]。因注射麻醉药而导致神经损伤的病例中，舌神经所占比例最高（约 70%）[19]。由于舌神经在解剖学上的位置，当使用翼突下颌缝作为注射标志时，由于神经在组织中的位置较浅（距离黏膜 3～5mm），通常会接触到舌神经，因此容易造成神经损伤[20]。

（2）**血肿**：麻醉针也可能会损伤神经周血管，从而导致出血压迫神经纤维。积血可能导致纤维化和瘢痕形成，从而造成与压力相关的创伤[21]。神经受损的程度与血肿的压力大小，以及轴突和结缔组织损伤的恢复时间直接相关。

（3）**麻醉药毒性**：如果在神经束内注射麻醉药，可能会发生化学刺激和损伤。研究表明，54% 的下颌神经阻滞损伤是由阿替卡因造成的[22]，与其他神经损伤相比，阿替卡因造成损伤的概率是其他神经损伤的 21 倍[23]。有关阿替卡因毒性的理论包括高浓度的阿替卡因溶液[24]及由此引发的炎症反应[25]。利多卡因是毒性最小的麻醉药，其次是阿替卡因、甲哌卡因和布比卡因[26]。局部麻醉药的化学创伤已被证明可导致神经纤维脱髓鞘和轴突变性[27]。

## 2. 软组织反应

在软组织反应、回缩或缝合过程中可能会损伤神经和神经纤维。这种情况在颏神经离开或显露在牙槽嵴上时最为明显。在这些区域进行切口时应特别小心，因为经过神经或神经孔的切口可能会造成神经的完全横断损伤。过度牵拉可能会导致拉伸损伤（神经瘫痪），因此应注意牵拉组织邻近的重要神经结构。拉伸组织以减少皮瓣的张力，而不考虑神经的解剖位置，会导致神经完全横断（图 9-9）。

## 3. 种植体钻孔创伤

种植窝预备部位的直接或间接创伤都可能导致感觉神经受损。直接创伤可能是由于种植窝预备过度或不了解扩孔钻的真实长度造成的。种植

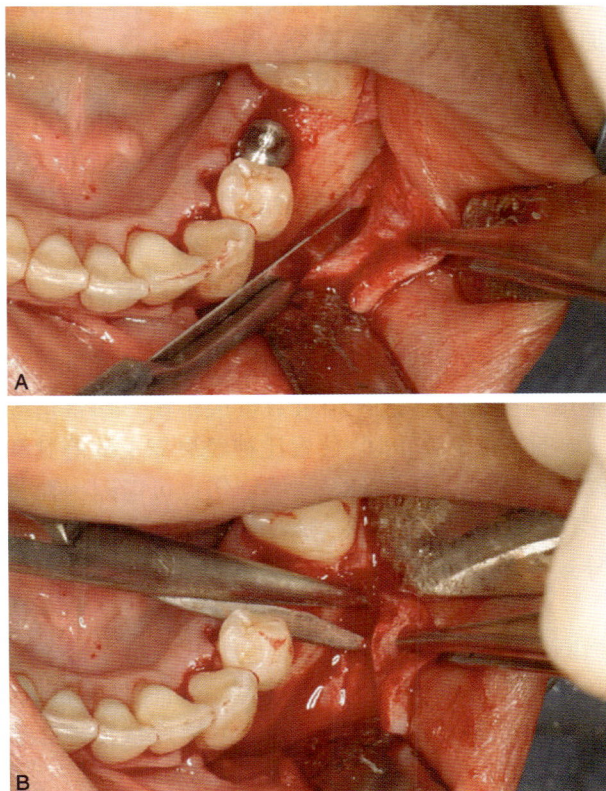

图 9-9　骨膜松解组织以获得无张力缝合。A. 使用 15 号刀片松解骨膜纤维；B. 使用 Metzenbaum 剪刀进行钝性剥离以释放组织

医生必须了解并掌握用于种植窝预备的钻针的真实长度。钻柄上刻有的毫米刻度线通常不包括钻的切削刃，也与钻的实际深度不符。大多数钻头的顶端呈尖锐的 V 形，以提高切削效率。钻头的 V 形顶端部分（在工程学中称为"Y"范围）通常不包括在商用钻头的深度测量值中，其测量值可能比预期深度最多长 1.5mm。

当骨质密度较低时，种植手机可能会出现滑动，导致过度预备。种植医生应该使用最初的种植窝扩孔钻来衡量骨密度类型，并评估钻针相对于下颌管的位置。在当今的种植术中，过度热衷于使用即刻种植体增加了扩孔相关的创伤。为了获得基本的稳定性，大多数即刻种植部位都需要再进行种植窝预备，并将种植体植入拔牙窝的根方。在下颌前磨牙区域植入种植体时，可能会侵犯神经管，造成神经损伤。因此，在这一解剖区域，除非根尖以下有足够的骨量，否则不建议立即植入种植体。

以下是可能导致神经感觉障碍的手术钻创伤类型。

**（1）扩孔侵犯**：即使术中扩孔钻没有侵犯下颌管，也可能因热损伤导致神经受损。最常见的原因是冷却水冲洗不充分，导致骨过热。热创伤可能会在预备过程中因过热而导致骨坏死，从而造成神经损伤。神经组织比骨（骨性）组织对热创伤更敏感。事实证明，过高的温度会导致骨坏死、纤维化、变性和破骨细胞增多[28]。为尽量减少这种并发症，术前应按部位通过 CBCT 检查和触诊评估骨密度。

**（2）部分穿通**：扩孔钻穿通下颌管或颏孔也可能对神经血管束造成直接创伤。神经感觉受损程度与受损的特定神经束数量成正比。通常情况下，当穿通下颌管时，位置比神经更靠上的静脉和动脉会同时受到损伤。间接创伤也可能因出血过多（血肿）及穿入管腔造成的热损伤和化学损伤而导致神经损伤。

**（3）横断**：最严重的神经损伤类型是扩孔钻横断神经管，其再生的可能性最低。由于神经通常被完全切断，因此修复和再生的可能性非常低。这种类型的损伤通常会导致麻醉样症状和神经瘤的形成，并可能伴有感觉迟钝症状（图 9-10）。

**（4）种植体侵入下颌神经管**：种植体位置不佳导致的重要神经结构损伤在下颌后牙区最为常见。这种情况可能由直接创伤（机械创伤）、间接创伤

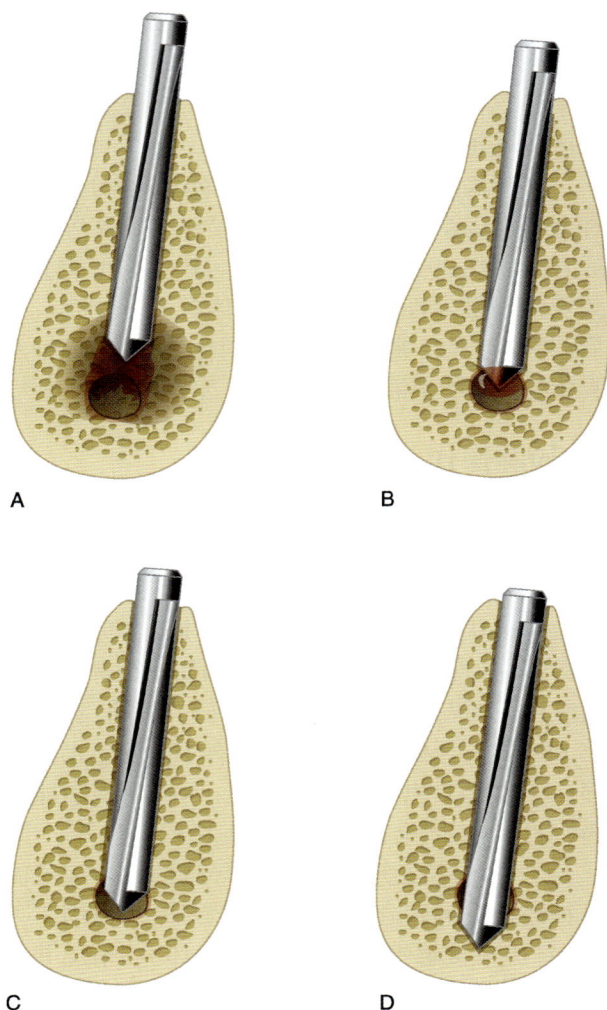

图 9-10　钻针侵入神经管导致的创伤。A. 侵犯：尽管钻针未侵入神经管，但热损伤和牙槽骨坏死（棕色/绿色）可导致神经损伤；B. 部分穿通（血肿）：手术钻针部分进入神经管上部，导致出血和血肿的形成；C. 部分穿通（割裂）：手术钻针进一步进入神经管，导致部分神经纤维的割裂；D. 完全断裂：手术钻针穿过整个神经管，导致神经纤维完全切断

或感染（压力）导致的。种植体靠近或穿透下颌神经管可产生多种类型的神经感觉损伤（图 9-11）。

在下颌神经管附近植入种植体，可能因局部压力或继发性缺血导致神经损伤。术中应保证种植体与下颌神经管间有 2mm 安全距离。研究表明，当骨密度降低时，种植体对下颌神经管的压力增加[29]。Khaja 和 Renton 研究表明，当种植体与神经管距离过近时，可导致出血反应，或者将骨屑推向神经管内，导致神经纤维局部缺血。甚至在移除种植体或改变种植体位置后，这种压力相关的症状并未减轻。另有研究显示，种植体与神经管距离过近可能产生剧烈疼痛，这种疼痛可对下颌神经造成慢性刺激，导致慢性神经病变[30]。

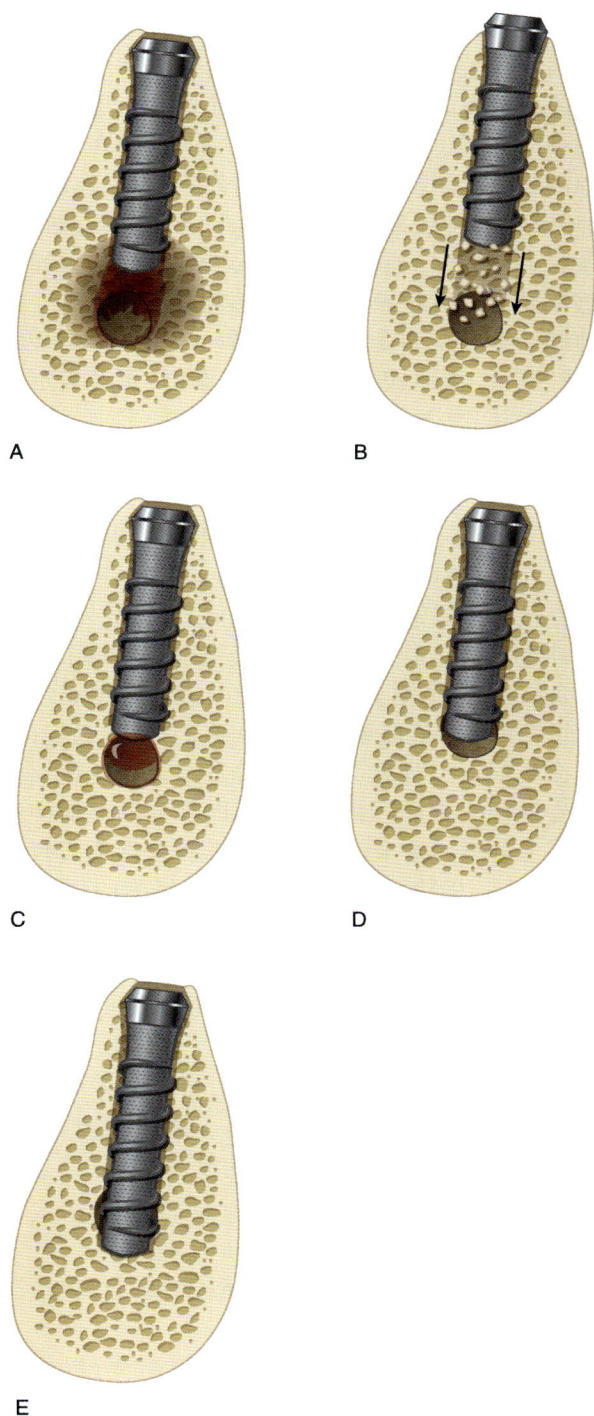

图 9-11　种植体侵入神经管导致的创伤。A. 侵犯：尽管种植体长度小于神经管深度，但牙槽骨热损伤可导致下牙槽神经损伤；B. 骨小梁碎片被推向根方，导致神经管受压坏死；C. 部分穿通（血肿）：种植体部分进入神经管上部，导致出血和血肿形成；D. 部分穿通（割裂）：种植体进一步进入神经管，导致部分神经纤维割裂；E. 完全断裂：种植体穿过整个神经管，导致神经纤维的完全切断

（5）部分穿通下颌神经管：种植体进入下颌神经管的发生率较高。在下颌神经管内，感觉神经束常位于血管下方，并且神经损伤类型和程度

与受损的纤维数量呈比例相关。这就是为什么在某些病例中，种植体进入了神经管，但患者并无感觉神经异常。此外，种植体进入神经管可能会导致血肿的形成（切断了下牙槽动脉或静脉），从而导致神经损伤。

（6）穿通整个神经管：神经管被完全切断的情况可见于术前影像计算错误，或者种植钻针意外下滑导致的备洞过深。这种损伤的后果最为严重，可发生完全的神经损伤（麻木）和神经瘤的形成。通常这种类型的损伤可导致下颌完全麻木和神经逆行性变性，最终导致感觉迟钝[27]。神经感觉的损伤程度与神经束的受损程度成比例相关，同时也与种植体对神经纤维束的刺激时间有一定关系。

（7）感染：当种植体靠近神经管时，种植体周围感染也可导致感觉神经损伤。种植术后感染原因包括热损伤、局部感染或术前已存在的牙槽骨病变。在这些因素下，感染可能发生扩散，并波及下牙槽神经。病例报道显示，种植体周围的慢性炎症可导致神经组织损伤[31]。

（8）下颌牙位点保存：在下颌牙拔除后植骨，可能使下牙槽神经与植骨材料接触，从而导致化学品相关的神经炎。如果刺激长期存在，可能导致不可逆的神经病变（图 9-12）。此外，对于下颌拔牙窝，在刮除神经管周围病变组织时，应务必小心谨慎（Ⅰ型神经）[32]。过度搔刮根尖区域可能导致下颌神经管的直接损伤。

（9）远期神经损伤（神经管变窄）：即使种植体植入了理想位置（距下颌神经管 2mm），也可能导致神经损伤。Shamloo 等报道了 1 例种植体挤压牙槽骨，导致部分骨组织进入下颌神经管上部的病例（神经管变窄）。这可能导致愈合时间增长和下颌神经管周围骨改建，并使神经管被压缩，导致神经纤维束受压。与神经管未受影响的部分（直径约 3.2mm）相比，该处神经管的被压缩了约 0.2mm[33]。在种植术后 2 年，该患者出现了神经损伤的症状（感觉异常和麻木）。

## （二）生理学反应

神经损伤的发生率因人而异。研究表明，女性和老年人发生神经损伤的风险更大。随着患者年龄增加，神经细胞的更新速度降低[34]。与男性相比，女性的神经痛感和神经损伤发生率更高，因

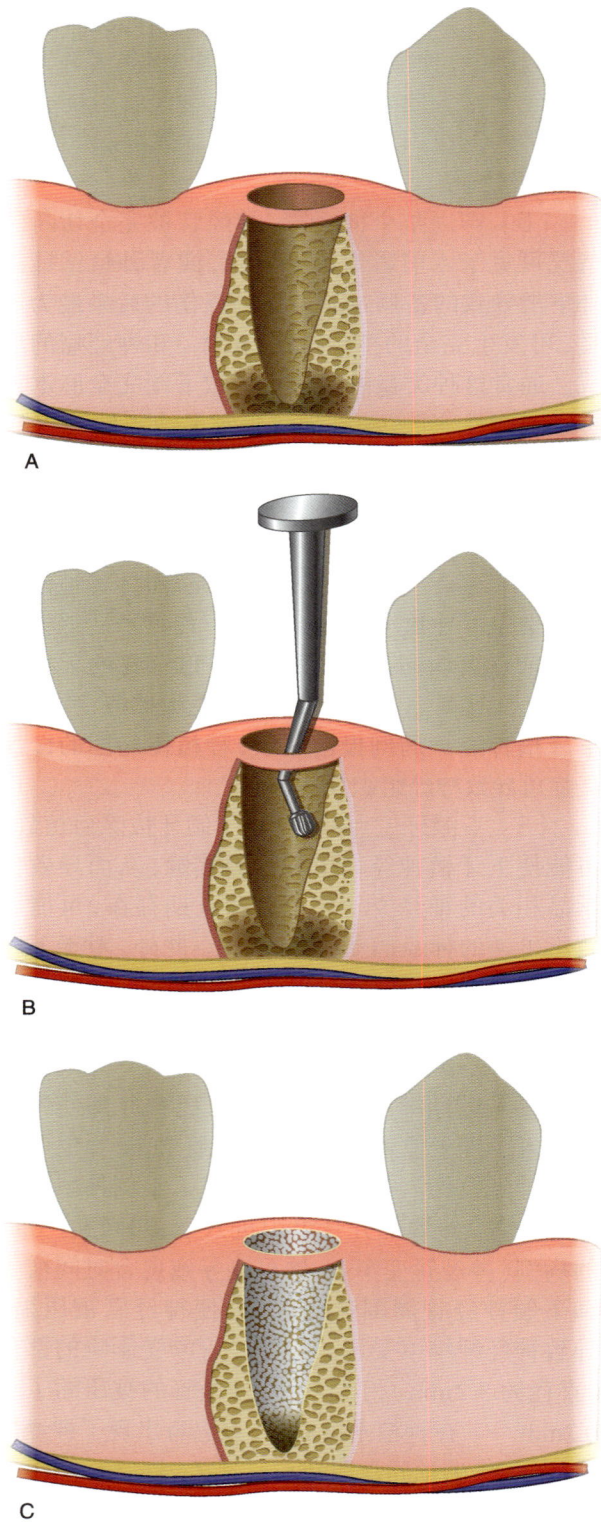

图9-12　拔牙后位点。A. 当拔牙窝靠近下颌神经管时，在植骨术中应特别注意；B. 在使用刮匙时需要小心谨慎，避免对神经造成直接损伤；C. 当植骨区域接近神经管时可能导致神经损伤

为女性疼痛阈值较低，且更积极寻求治疗，更愿意表达自己的不适症状[35]。

神经损伤后的感觉反应与多种局部因素和个体因素相关。与青年人相比，老年人神经细胞更新速度较慢。神经损伤类型是影响患者感觉反应的最显著局部因素。就外周神经而言，在神经近中部分发生的损伤比远中部分影响更大[9]。当神经外组织（神经外膜、神经束膜、神经内膜或神经系膜）受到损伤或创伤时，神经传递受阻，可导致感觉异常。由此导致的神经感觉损伤取决于受损神经纤维类型和受损功能区域。A-α 纤维是最大的纤维束，由肌梭传入、骨骼肌输出，可介导定位和精细触觉；A-β 纤维主要负责本体感觉；A-δ 纤维介导最初的疼痛冲动、传递温觉信息；C-纤维无髓鞘，负责慢传导，介导痛觉和温觉[4]。

当神经被完全切断时，在 96h 内，切断处神经纤维直径收缩 20%～50%。即使将来神经恢复后，其直径也无法达到原直径的 80%[10]。不久后，轴突神经支会向退化的末端神经束延伸。每个轴突包含高达 50 个侧支，每天生长 1～3mm，尝试与周围组织重建神经联系。如果神经支无法重新连接，那么其前进过程就会停止，并发生瓦勒变性。瓦勒变性源于神经纤维的损伤，即部分轴突从神经细胞上分离。这个现象也称为顺行变性或直行性溃变[35a]。瓦勒变性通常可导致神经瘤（良性）的形成，这种变化与机械敏感性、化学敏感性增加有关，可导致神经感觉的慢性损伤[11]。

在神经感觉受损时，应立即进行治疗。在创伤后 6h 可出现神经纤维萎缩[36]。在 3 个月后，会发生永久中枢和外周神经改变，即使手术介入也难以恢复[37]。创伤超过 6 个月，则任何治疗都难以恢复，神经通常会发生永久性损伤[38]。

## 1. 神经恢复

在神经创伤后，存在两个阶段的愈合，包括退化和再生。

（1）退化：神经退化分为两种，部分退化和瓦勒变性。当髓鞘被破坏后，可能出现部分髓鞘脱失，导致神经传导速度减慢，阻碍神经冲动的传输。临床上可表现为感觉异常、感觉迟钝或感觉过敏。第二种类型的退化称为瓦勒变性，即创伤部位远中（远离中枢神经系统）的轴突和髓鞘发生完全退化（图9-13）。接近创伤部位的轴突（朝向中枢神经系统）发生变性的情况较少，但 Ranvier 结节（轴突髓鞘的周期性间隙，负责快速传导神经冲动）会受到影响。瓦勒变性通常出现在神经管被完全切断的情况下，并可产生感觉异常。

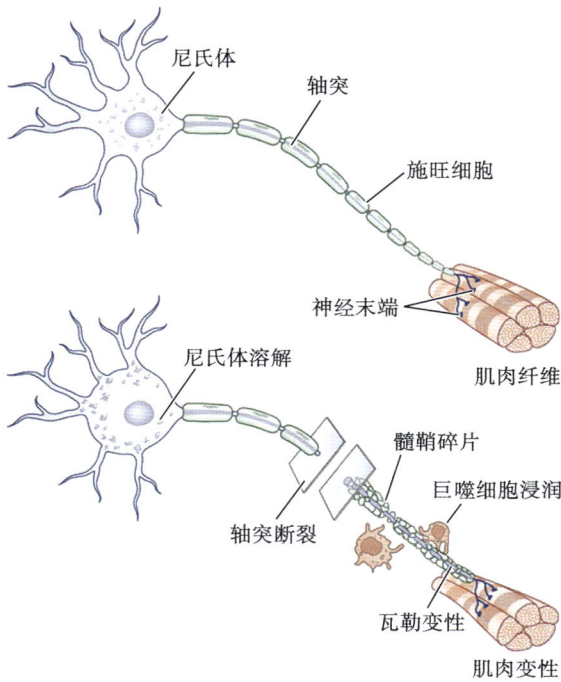

图 9-13　瓦勒变性且神经修复不足（引自 Daroff RB，Jankovic J，Mazziotta JC，et al editors：*Bradley's neurology in clinical practice*，ed 7，London，2016，Elsevier）

**（2）再生**：通常在神经损伤后，神经再生过程立即启动。在神经区域附近可长出纤维支，生长速度为 1.0～1.5mm/天。这个过程会持续进行，直到神经长入其支配区域。该过程也可能受纤维结缔组织、骨组织或其他结构（例如牙种植体）的影响而停止。在再生过程中，随着轴突的生长可形成新的髓鞘。在一些情况下，施旺细胞的连续性被破坏，导致结缔组织长入该区域。此时，纤维支可改换另一条生长路线，或形成创伤性神经瘤，这种神经瘤通常伴有明显的疼痛。研究表明，类固醇的使用，尤其在损伤后第一周高剂量使用类固醇药物可减少神经瘤的形成概率（图 9-14）[2]。

## 2. 感觉神经损伤的分类

目前广泛认可的神经损伤分类有两种。1943年，Seddon 提出三阶段分类假设，在随后的 1951 年被 Sunderland 重新总结为 5 个亚分类。该分类是基于神经损伤后的形态生理学特征，即根据损伤的不同时期，以及感觉恢复的程度进行分类（图 9-15）。

神经麻痹，又称一度损伤，指的是发生传导

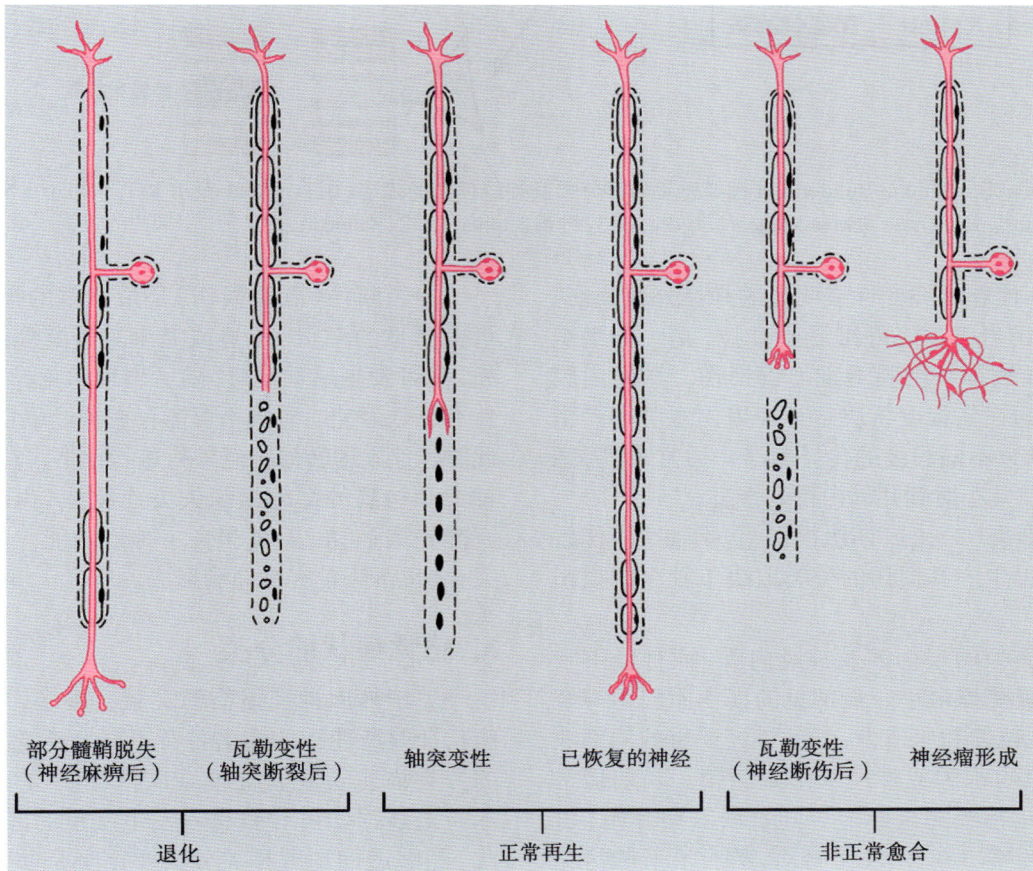

图 9-14　神经损伤下的正常和异常神经反应（退化、再生）（引自 Hupp JR，Tucker MR，Ellis E：*Contemporary oral and maxillofacial surgery*，ed 6，St. Louis 2014，Mosby）

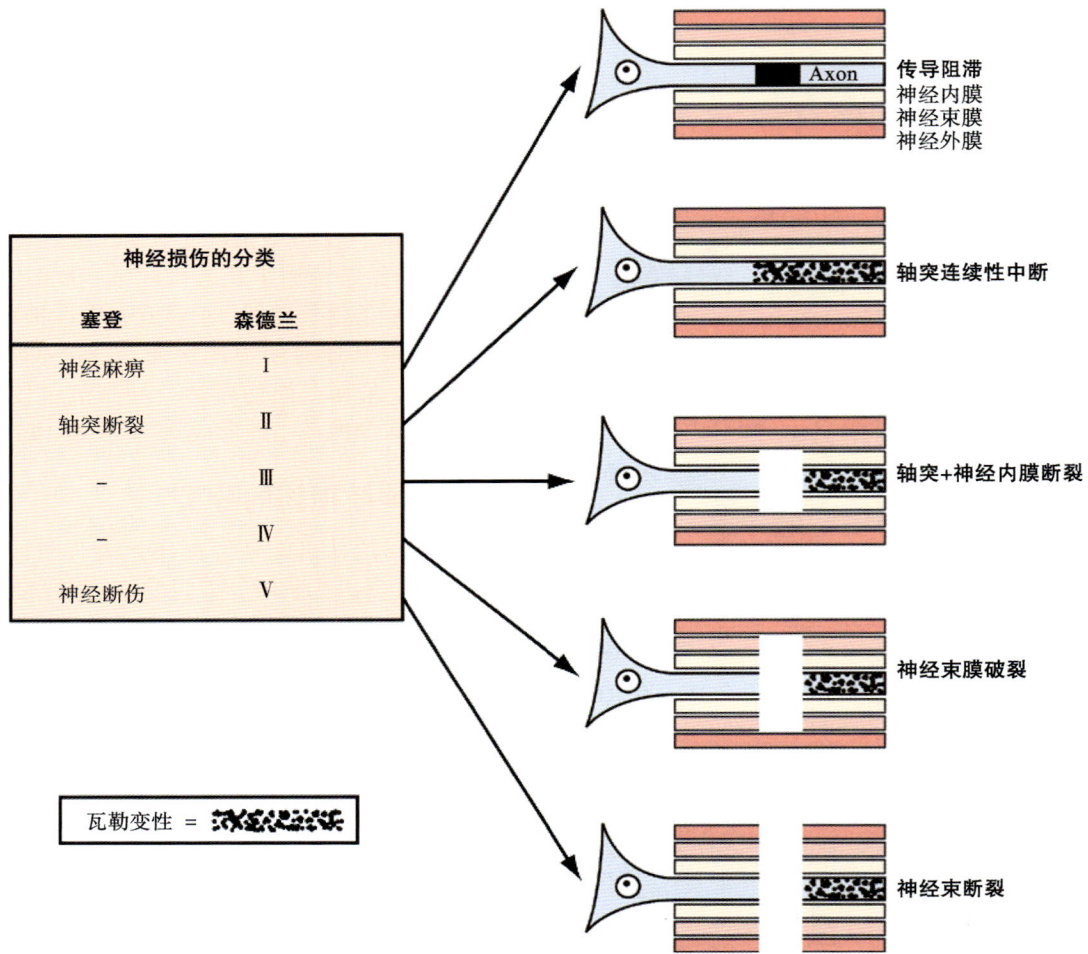

图 9-15　Seddon/Sunderland 神经感觉障碍分类及神经损伤的描述（引自 Ellenbogen RG，Sekhar LN，editors：*Principles of neurological surgery*，ed 3，Philadelphia，2012，Saunders.）

阻滞，但不伴有轴突变性或明显的神经外膜损伤。这种损伤相当于神经纤维受到牵拉，是一种组织反应，可导致神经内膜毛细血管损伤。神经内膜毛细血管的损伤程度将决定神经束内水肿的严重程度，可导致不同程度的传导阻滞。通常来讲，感觉功能可在几小时到几周内得到恢复。

轴突断裂（二、三、四级损伤）包括轴突损伤后的退化或再生。其损伤的分类取决于轴突的损伤程度。

这种类型的损伤涉及神经内膜，而神经束膜和神经外膜受损最小。最常见的损伤原因为神经受到牵引、拉伸和压迫力，导致神经严重的局部缺血、神经束内水肿或神经纤维脱髓鞘。初期最常见的是感觉神经完全麻痹。随着恢复期开始，可出现感觉异常。在 2～4 个月后，感觉麻痹的情况会有所改善，在 12 个月内得到完全康复。在一些病例中，可发生感觉迟钝并形成神经瘤。

神经断伤（五级损伤）是最严重的损伤级别，可由严重的牵引、压迫或完全神经断裂造成。首先，患者发生感觉麻痹，随后出现感觉异常并可能伴有感觉迟钝。有极小可能存在神经感觉的恢复，此时建议立即转诊神经外科进行评估[39,40]。此时，轴突和包裹的结缔组织失去连续性，患者通常会完全丧失运动、感觉和自主神经功能。当神经被完全切断时，常有神经瘤形成。

## 3. 感觉症状的分类

关于外周神经损伤的文献有很多，在描述临床指征时所使用的命名各有不同。感觉神经损伤的分类描述涵盖了面部、口内软组织的疼痛及麻木。上述损伤可导致患者发生严重的并发症，因此，能够透彻理解相关分类及定义是非常有必要的（表 9-1 和表 9-2）。

为了规范神经损伤的命名，国际疼痛研究学

**表9-1　神经感觉损伤分类和损伤后反应[5,6]**

| Sunderland | Suddon | 描述 | 病因 | 反应 | 恢复率 |
|---|---|---|---|---|---|
| Ⅰ | 神经麻痹 | 神经传导暂时中断(传导阻滞) | 神经压迫<br>水肿<br>血肿<br>轻微拉伸<br>热损伤 | 神经炎<br>感觉异常 | 完全恢复(快,<br>几天～几周) |
| Ⅱ | 轴突断裂 | 神经内膜、神经束膜和神经外膜完整。部分轴突退化变性 | 神经压迫<br>牵引<br>血肿<br>局部挤压<br>水肿<br>拉伸 | 感觉异常<br>脉冲式反应<br>感觉迟钝 | 完全恢复(慢,<br>几周) |
| Ⅲ | | 轴突和结缔组织(神经内膜)断裂,产生不规则排列的再生组织。发生瓦勒变性 | 挤压<br>刺破<br>严重血肿<br>拉伸 | 感觉异常<br>感觉迟钝 | 存在多种预后<br>(慢,几周～几个月) |
| Ⅳ | | 损伤范围涉及整个神经束。轴突、神经内膜和神经束膜发生改变,神经外膜完好。瘢痕组织形成 | 完全挤压<br>过度拉伸<br>严重热损伤<br>直接的化学相关的创伤 | 感觉减退<br>感觉迟钝<br>神经瘤形成 | 不易恢复 |
| Ⅴ | 神经断伤 | 神经完全切断或撕脱,在受伤部位形成残端神经瘤 | 完全切断(种植窝洞的过度预备) | 感觉麻木<br>顽固性疼痛<br>神经瘤形成 | 无法恢复 |

**表9-2　神经感觉损伤的描述**

| 感觉麻木 | 完全丧失感觉 |
|---|---|
| 感觉迟钝 | 感觉异常且该感觉令人不适 |
| 痛觉超敏 | 在通常不会导致疼痛的刺激下,产生痛感 |
| 痛觉过度 | 对刺激产生反常的疼痛反应 |
| 灼性神经痛 | 持续性的灼烧痛 |
| 痛性感觉缺失 | 麻醉区域发生疼痛 |
| 感觉过敏 | 对刺激敏感性增强 |
| 痛觉过敏 | 受到疼痛刺激后,痛感增加 |
| 感觉异常 | 产生异样感觉,且该感觉无不适 |
| 感觉减退 | 对刺激敏感性降低 |
| 痛觉减退 | 受到疼痛刺激后,痛感降低 |
| 联觉 | 一个区域受到刺激后,另一个区域产生感觉 |

会将感觉障碍精简为3类:感觉麻痹、感觉异常和感觉迟钝[40a]。感觉麻痹的特点是"感觉"完全丧失,通常和神经完全断裂有关。这种改变最严重,

因为感觉麻痹治疗难度最大,疾病的预后难以预测,形成神经瘤的概率较高。感觉异常指的是感觉发生改变,且这种改变并无不适症状。其特征为"针刺样"的感觉。感觉异常还可细分为许多亚分类,包括感觉减退(对刺激敏感性降低)、痛觉减退(对疼痛刺激的反应减弱)和联觉(刺激一个部位时,另一个部位产生感觉)。感觉迟钝是指感觉改变,且这种改变是令人不适的。通常这种疼痛与损伤有关,可自然形成或受机械刺激形成。感觉迟钝可进一步细分为痛觉过敏(对非疼痛刺激产生疼痛感觉)、痛觉过度(延迟的或持续时间很长的疼痛反应)、痛性感觉缺失(麻醉区域发生疼痛)、灼性神经痛(持续性烧灼样疼痛)、痛觉超敏(对通常不会引发痛觉的刺激产生疼痛)。

## (三)治疗

### 1. 术中产生的神经损伤

在术中,若已发现神经干受到牵拉或压迫,应局部使用地塞米松缓解损伤。在旋出侵犯下颌神

经管的种植体后,可局部静脉注射 1～2ml 地塞米松(4mg/ml)(图 9-16)。直接应用类固醇药物可减轻神经炎症,有助于神经感觉的恢复。研究表明,

局部应用糖皮质激素不会导致不良反应,并且能够显著提升术后恢复效果[12]。为避免刺激受损伤的神经纤维,不建议在此处植骨或植入种植体。

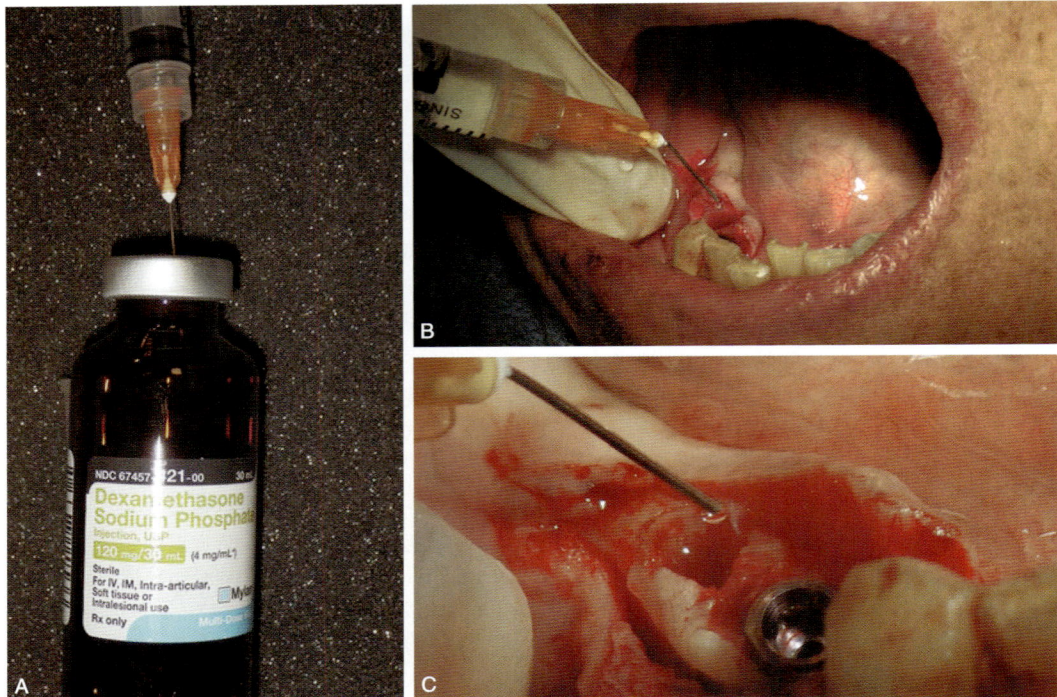

图 9-16　A. 地塞米松 4mg/ml;B 和 C. 1～2ml 地塞米松用于牙槽骨窝洞位点

## 2. 术后神经损伤

术后出现感觉神经损伤时,需要对患者的神经感觉进行综合评估。首先需要判断是否存在感觉损伤,以及受损伤的程度,记录一个基线(可与未来恢复效果作对比),并且判断是否需要转诊进行显微神经手术。

(1)第一步,临床评估:种植医生需要首先详细评估判断一个区域是否存在感觉神经损伤。诊断性检查包括对损伤程度的主观和客观检查,以作为未来评估的基线,并需要判断何时需要转诊进行外科手术。

主观临床感觉测试包括痛觉测试和机械刺激测试。痛觉测试可引发一系列的自主反应,导致主观疼痛感受。机械刺激测试使用机械刺激来激发感觉神经元,导致一系列不同的反应,包括触觉、定位和运动(表 9-3 和图 9-17)。

并发症的临床检查:依赖于患者主观反应可信度的检查存在许多固有问题,容易产生的假阳性和假阴性结果。因此,在进行测试时,医生应使用清晰且明确的指示。例如,在进行"定向运

动"测试时,医生需要先在对侧进行测试,以便患者理解这项测试并能够给予相应的反应。主观临床测试的结果取决于医生和患者的沟通程度,测试结果与患者对测试内容的理解,以及如何表达自己的理解有一定关系。另外,患者在进行测试时需蒙住双眼,以减少发生错误反应的可能性。

(2)第二步,影像学评估/取出或重新放置种植体:建议对患者进行全面综合的放射学检查,若条件允许最好进行 CBCT 检查。如果种植体(或骨螺钉)靠近神经束,那么需要将其取出或换新的位置重新放置。在反旋种植体时应格外小心,因为此时仍可能对神经造成损伤,这种损伤来源于血肿或被挤压进入神经管内的松质骨产生的压力。此外,将种植体反旋退出一部分的做法可能导致种植体位置不佳,因为𬌗间距会减小,将来牙冠修复高度减小(种植体整体位置向冠方移动)。在这种情况下,应直接取出种植体,并使用 4% 地塞米松(1～2ml)。此时不应放置植骨材料,因为植骨材料可能影响神经再生和神经干的修复[41]。

**表 9-3　疼痛感受与机械感受的诊断测试**

| 诊断测试 | 描述 |
| --- | --- |
| **疼痛感受** | |
| 针压试验（A-δ 纤维、C-纤维） | 采用钝头测试针进行针压试验，若刺激区域产生明显的锐痛，未刺激区域无痛感，则表示反应正常。若被刺激区域无痛感，则说明痛觉减退。若与未刺激区域相比，受刺激区域痛感增加，则为痛觉过敏 |
| 温觉测试（热：A-δ 纤维；冷：C-纤维） | 采用冰片或氯乙烷喷雾、加热棒（加热至 43℃）来判断对冷热刺激的反应 |
| **机械感受** | |
| 静态下轻触摸测试 | 嘱患者闭眼，用棉签头轻触患者皮肤来测试患者的触觉感受阈值（A-β 传入轴突） |
| 定向运动测试 | 用软毛刷定向滑动，以测试患者的感觉能力（A-β 轴突和 A-α 轴突）和对定向运动的感知能力。软毛刷先从左向后扫动，然后反方向再扫动一次 |
| 两点距离测试 | 嘱患者闭眼，利用卡尺测试患者辨别两点之间不同距离的能力（髓鞘 A-α 纤维）。正常值差别较大，平均约为 5mm[71] |

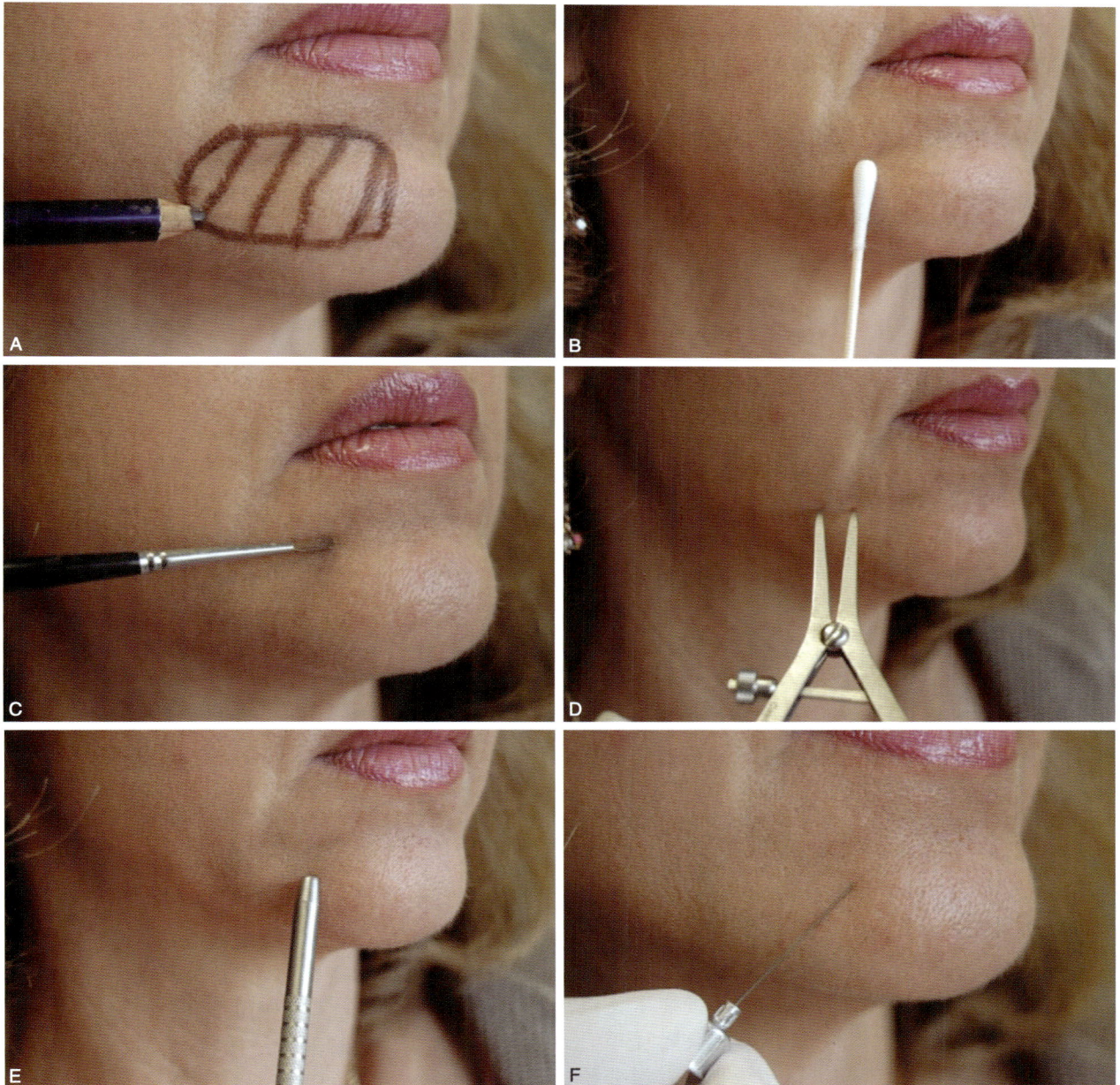

图 9-17　感觉测试。A. 使用眼线笔描绘损伤区域；B. 用棉签进行轻触测试；C. 用刷子进行方向测试；D. 使用卡尺进行两点距离测试；E. 用口镜柄进行温觉测试；F. 使用探针或钝针进行针压测试

**（3）第三步，药物干预**：在神经损伤后，炎症过程立即开始，细胞因子和炎性介质被激活。这些炎症因子会通过激活神经元和疼痛感受器，从而加重神经损伤[42]。

无论发生何种类型的神经损伤，都应立即使用皮质类固醇或非甾体抗炎药。研究表明，神经损伤后 1 周内，全身使用高剂量肾上腺皮质激素（如地塞米松）可最大限度减轻神经性症状[43]。有学者主张，在三叉神经损伤后，采用皮质类固醇 5～7 日，逐渐减少剂量，可帮助神经恢复[44]。尤其推荐使用地塞米松（8mg），因为相比于其他皮质类固醇药物（如甲泼尼龙和泼尼松），该药具有更强的抗炎效果。其他药物包括抗抑郁药、神经性药物、抗交感神经药和局部药剂。

此外，在术后 24h 内可对神经旁组织多次采用冷冻疗法（冰袋），在 24h 后间歇使用。研究表明，冷冻疗法可减轻因水肿压迫导致的继发性神经损伤，减少三叉神经节细胞的代谢变性率并可阻碍潜在神经瘤的形成[45]。其他生理疗法包括经皮点神经刺激、针刺疗法和低水平激光治疗。

**（4）第四步，可能的转诊**：在某些情况下，患者需要被及时转诊给具有丰富神经修复经验的医师。转诊时机应基于患者的症状和损伤的类型，以及种植医生处理神经损伤的经验。一般来讲，患者有足够时间供感觉神经恢复。对于感觉迟钝、感觉麻痹或存在移植神经断裂的患者，及时的外科手术干预能够提高神经感觉恢复的概率。研究表明，早期积极的治疗可以最大限度减少病情转为慢性难治性神经病变的概率（表 9-4）[16]。

| 表 9-4 | 神经感觉缺损治疗程序 | | | |
|---|---|---|---|---|
| **术后** | **记录** | **药物干预** | **治疗** | **转诊** |
| 约 48h | 三维影像学检查（CBCT）；神经感觉检查 | 皮质类固醇（地塞米松 4mg）早晨 2 片连续 3 天，早晨 1 片连续 3 天 | 种植体评估：如果在下颌管内存在压迫，则移除或重新定位；不进行骨移植；冷冻疗法（1 周） | 无须，除非对神经感觉测试不熟悉 |
| 术后 1 周 | 神经感觉检查（此后每 2 周继续测试） | 高剂量非甾体抗炎药（600～800mg 布洛芬每日 3 次） | 对症处理 | 如果：已知神经断裂、感觉异常、完全麻木，转诊至口腔外科医生或神经外科医生 |
| 术后 8 周 | 神经感觉检查 | 按需使用非甾体抗炎药 | 对症处理 | 如果无改善迹象，转诊至口腔颌面外科医生或显微神经外科医生 |

**（5）第五步，后续护理**：后续护理是神经损伤患者治疗过程中的重要内容。复诊间隔时间与神经损伤的类型和程度相关（表 9-4）。通常来讲，在术后 1 周后，应嘱患者应每 2 周复查 1 次，并对损伤情况和部位进行详细记录。

### 3. 手术干预

部分神经受损患者具备外科手术指征。一般而言，早期治疗对神经恢复和减少并发症至关重要。显微神经外科手术方案包括直接神经修复，即把断裂神经的两个末端进行初级吻合。当神经存在分叉时，正确重建神经末端有助于神经的良好恢复与再生（图 9-18）。

### （四）预防

三叉神经第 3 段的医源性损伤是种植术中常见且复杂的问题。头颈部神经感觉损伤可能影响患者生活质量，且医生可能面临法医学方面的问题。为避免破坏重要神经结构，种植医生需要对拟种植区域进行综合全面的影像学评估，详细了解正常与变异的解剖学结构特点，在术中提高警惕，减少神经损伤的可能性。

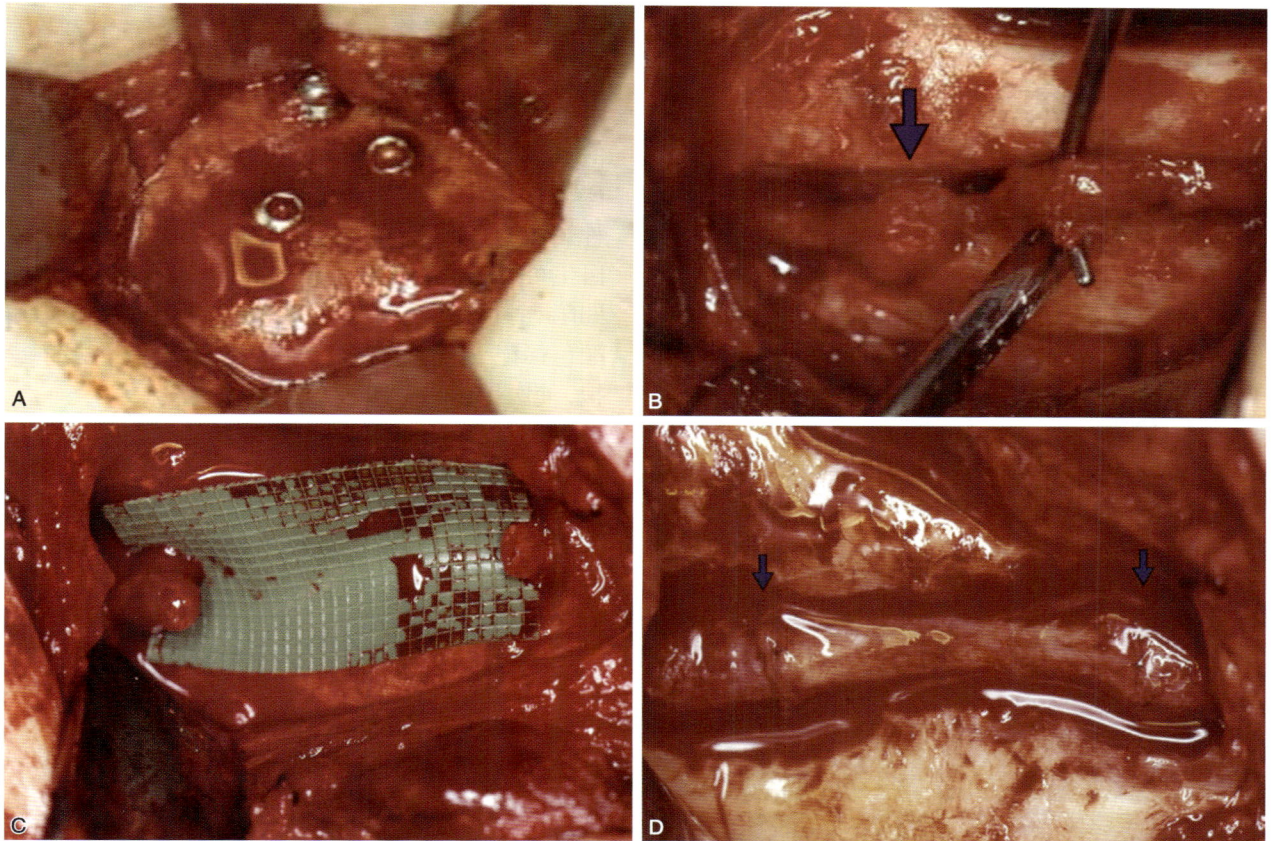

图 9-18　神经修复。A. 一名 29 岁患者在下颌升支矢状劈开术后右侧下牙槽神经（IAN）感觉障碍的下颌骨内固定螺钉；B. 下牙槽神经未被任何螺钉直接接触，但存在近端残端神经瘤（箭）和近端和远端神经（由神经拉钩上）残端之间的一条细长的瘢痕组织，其中不含任何活神经组织；C. 切除近端残端神经瘤，神经残端已为显微手术修复做好准备；D. 自体右侧耳大神经移植重建右侧下牙槽神经（箭指向缝合区域）（引自 Bagheri SC，Meyer RA，Khan HA，et al：Microsurgical repair of the peripheral trigeminal nerve after mandibular sagittal split ramus osteotomy，*J Oral Maxillofac Surg* 68：2770-2782，2010.）

## 1. 影像学考量

（1）认识二维影像资料的缺点和局限性：如今，二维影像在种植评估中的应用越来越少。二维影像，主要是曲面体层放射线片在评估种植区域时存在很多固有缺点。所有的二维影像存在不同程度的畸变、非均匀放大和图像重叠等问题，因此可导致对神经结构的测量评估不准确。研究表明，根尖片和全景片在评估下颌管和颏孔的真实位置时不可靠。在仅使用二维放射影像评估种植位点时应格外小心（图 9-19A 和 B）。

（2）不要使用二维放大导板：制造商为种植科医生提供了基于口内放射影像的放大导板和数字化软件，以帮助在重要结构上放置种植体。需要注意的是，全景片具有可变的放大率（不是许多种植体和全景片厂商宣称的 25%）。由于其源

于二维图像，即使是经过口内校准的软件程序也不能准确评估真实距离。根尖片和全景片都存在放大率不一致且难以确定的问题。Schropp 等表明，通过全景片初步确定种植体尺寸的病例中，超过 70% 在经过 CBCT 评估后必须调整种植体尺寸[47]。放大导板不应作为评估种植位点的唯一标准，因为其可能高估可用骨的维度（图 9-19C）。

（3）三维影像是最准确的影像模式：在大多数情况下，建议使用三维影像来评估下颌弓和相关神经解剖。为了确定种植体植入的最佳位置和测量参数，临床医生必须能够准确测量牙槽嵴到下颌管上缘的距离以及拟种植位点的骨宽度。螺旋 CT（MSCT）和 CBCT 图像已被证明在评估可用骨量和识别下牙槽神经方面是最准确的影像模式[1,48]。充分了解下牙槽神经的相对三维位置对

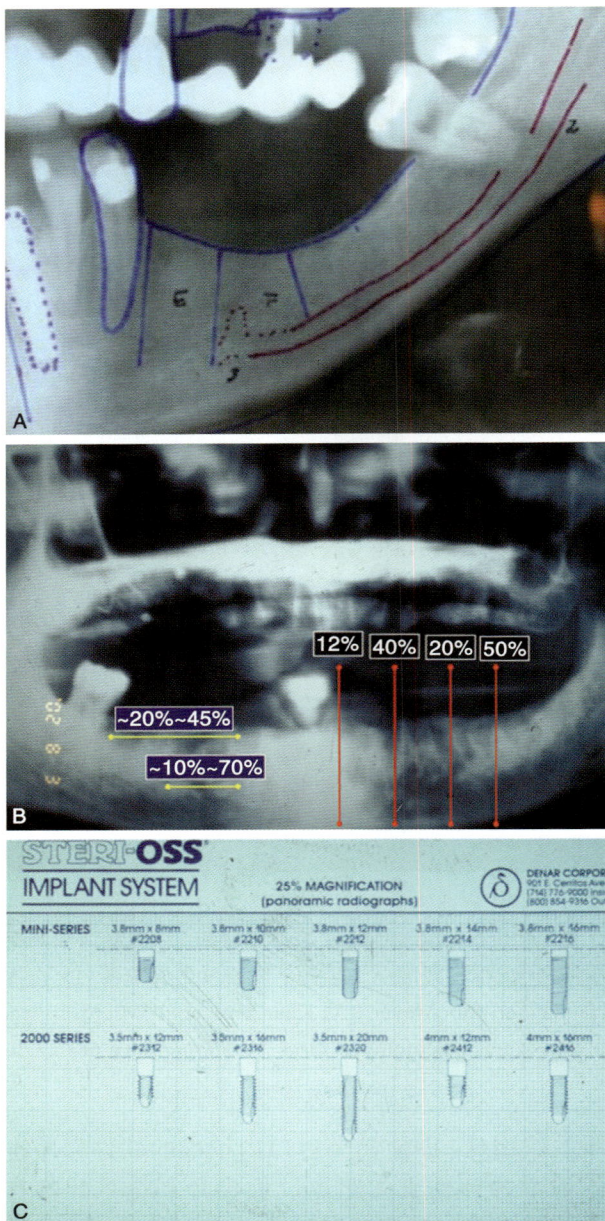

图 9-19  A. 2D 全景片有很多固有误差，全景片放大率不均匀，测量时绝不应单独依赖全景片；B. 放大率可以在垂直平面上确定。水平放大完全不可靠且不准确；C. 放大（25%）导板叠加在二维放射片上常常显示错误的可用骨量

于在种植体植入前防止下牙槽神经损伤至关重要（图 9-20A）。

（4）使用交互式治疗计划软件评估下颌骨后部：由于 MSCT 和 CBCT 已被证明为 1∶1（无放大），种植科医生能够直接通过其制订数字化治疗方案来放置种植体、测量可用骨量、评估骨密度并制作手术导板。目前的交互式治疗计划软件包含大多数种植系统，使临床医生能够准确确定种植体大小、类型和相对解剖结构的理想位置。然后，

可以通过手术导板或计算机辅助导航系统将这个虚拟治疗计划转移到患者的手术中（图 9-20B 和 C）。

（5）骨模型的使用：对于刚开始学习种植技术的口腔医生来说，制作骨模型是一个非常有价值的术前诊断工具。骨模型是直接根据 CT 的 Dicom 数据制作，这需要通过第三方供应商利用某种类型的 3D 打印机（如立体光刻）来完成。临床医生可以在实际术前评估精确的骨形态（骨宽度、凹陷、骨性标志）和重要结构的位置（在模型中用颜色标记）。种植体植入术可以在实验室环境中模拟，使医生能够在术前完成整个手术流程。

（6）手术导板的使用：神经感觉障碍通常是诊断不当、治疗计划或手术技术所导致的意外后果。这些并发症可以通过使用三维手术导板进行理想的定位和植入种植体来克服。基本上，手术导板是将交互式治疗计划从计算机转移到患者实际手术的媒介。这使得医生能够根据治疗计划将种植体植入到准确的位置。手术导板根据固位方式分为：牙支持式、骨支持式和黏膜支持式。SIMPLANT Safe Guide（DENTSPLY Implants）使医生能够通过交互式治疗计划在近远中、颊舌和冠根维度上通过三种类型的导板植入种植体。据报道，与传统手术方法相比，临床中使用手术导板引导的手术提高了种植体植入的准确性（图 9-21）[49]。Nickenig 等表明，使用手术导板植入的种植体与计划位置的偏差在 0.9mm 以内，而自由手植入的偏差为 2～3mm。

## 2. 解剖考虑：下颌骨

（1）下牙槽神经的位置在垂直（下-上）面上是可变且不一致的：人们普遍认为下牙槽神经在下颌骨内的垂直位置是相对恒定的。通常，下牙槽神经从后向前呈凹形走行，前段从颏孔穿出，并有一支向上延伸至下颌中线。然而，研究证实下牙槽神经的下-上（垂直）位置是不一致的[50,51]。Carter 和 Keen 早期报道了一种下牙槽神经走行的垂直位置分类[52]。他们描述了 3 种不同类型：①与牙根尖靠近；②位于下颌骨中部的大神经，向下颌牙提供单独的神经；③靠近下颌骨皮质板的神经干，有向下颌牙的大神经丛。在 1 型神经中，由于靠近神经束，损伤非常常见。3% 的患者下牙槽神经可能直接接触下颌第一磨牙的 1 个或 2 个牙根[53]。强烈建议完善影像学检查，以评估垂直面上的下牙槽神经，特别是 1 型和 2 型神经（图 9-22）。

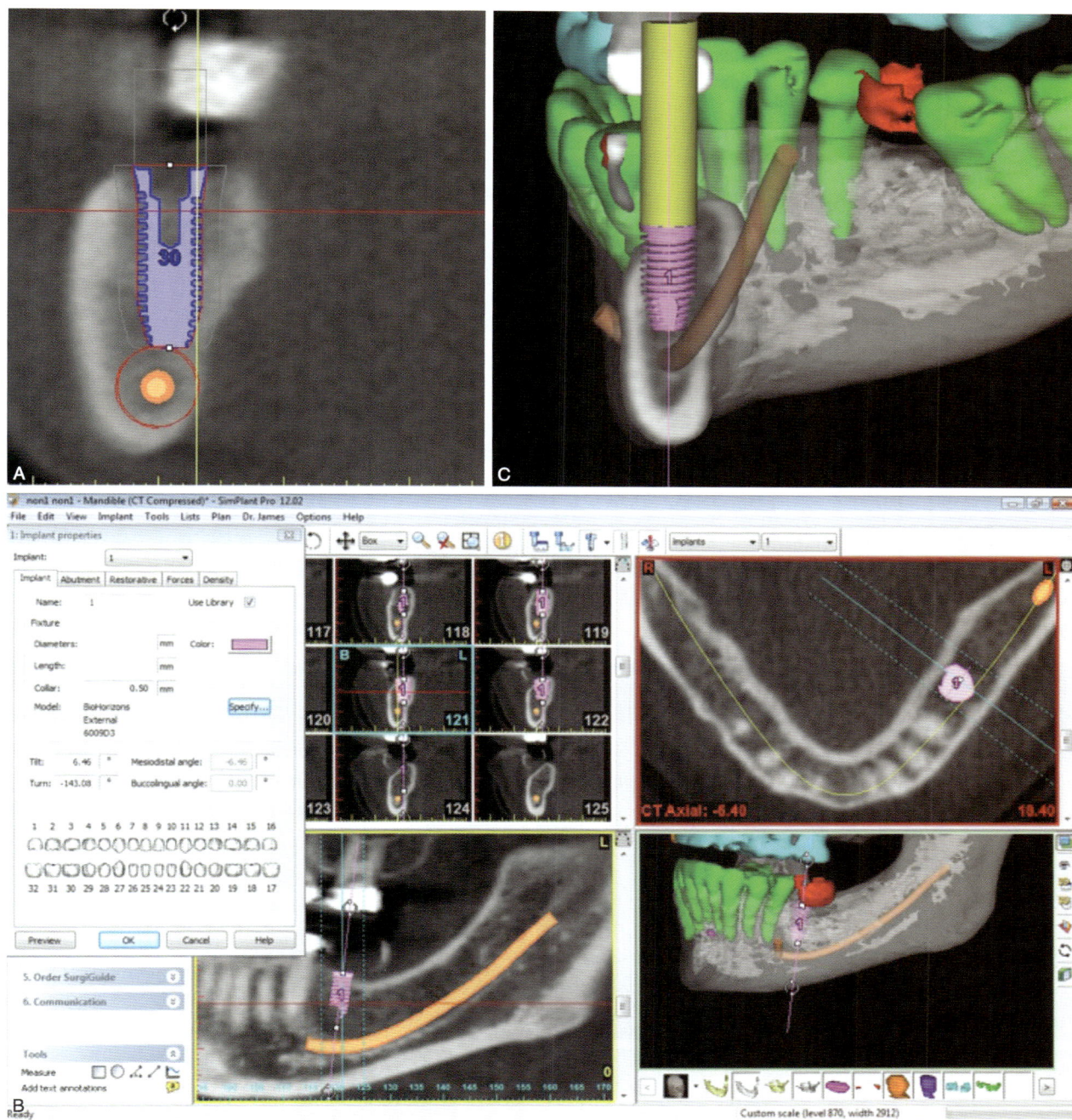

图 9-20　A. CBCT 图像没有放大，比例为 1∶1，可用于靠近重要结构时的测量；B 和 C. 第三方交互软件放置种植体

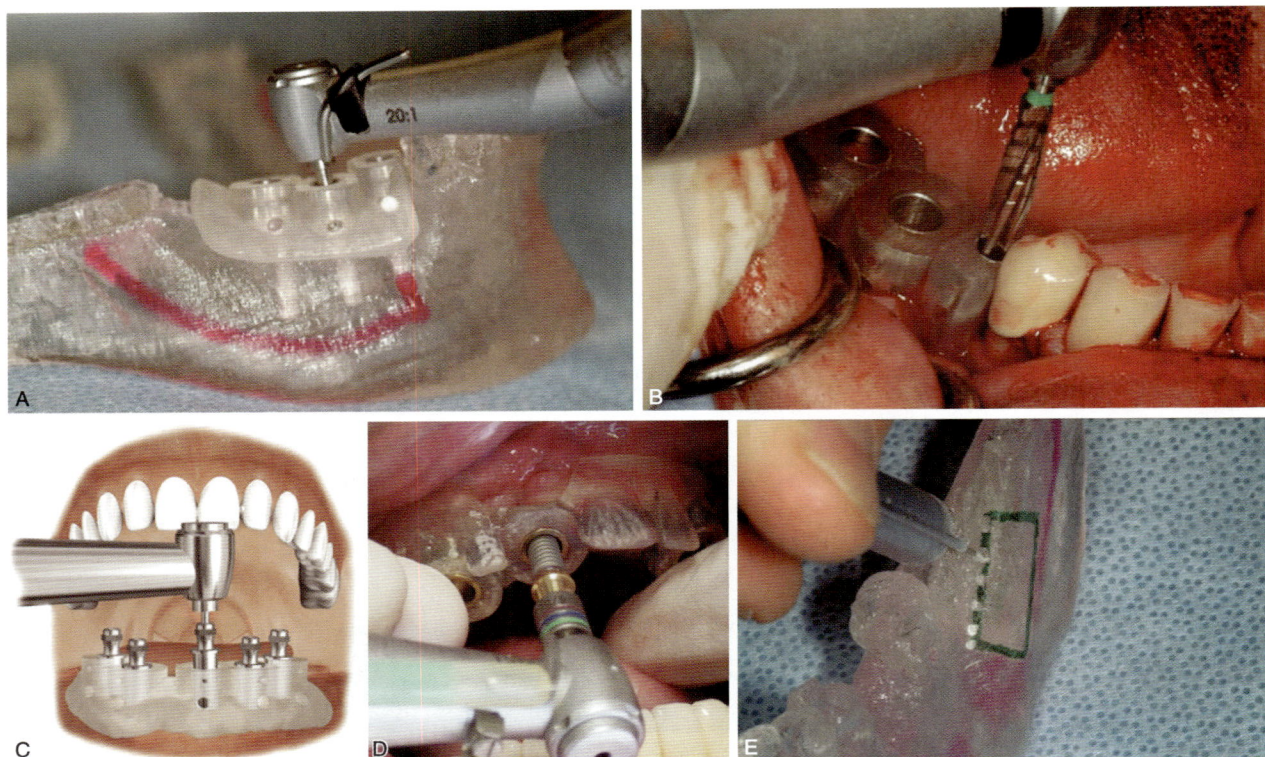

图 9-21 立体光刻骨模型。A. 描绘了下牙槽神经管和颏孔的精确位置以便种植体植入；B. 骨支持式的手术导板在下颌后部植入种植体；C 和 D. Simplant Safe Guide；种植体通过导板植入；E. 下颌升支骨移植的骨模型，红色显示下牙槽神经（图 C 由 Courtesy Dentsply Sirona Implants，Waltham，MA 提供）

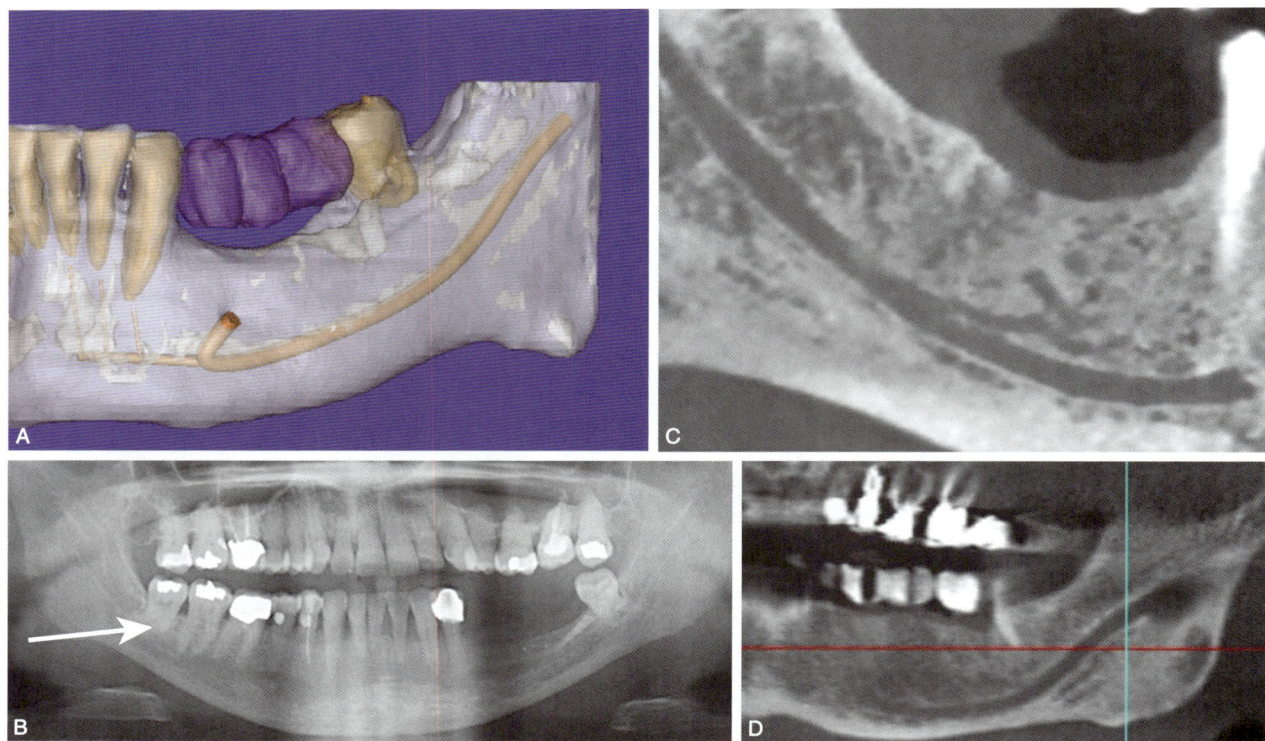

图 9-22 A. 下牙槽神经；B. 1 型神经（箭所示）；C. 2 型神经；D. 3 型神经

**（2）下牙槽神经在颊 - 舌面上的位置是可变且不一致的**：研究表明，下牙槽神经在向前走行时的颊-舌位置是不固定的。神经走行在颊-舌向具有高度可变性，并根据骨吸收量、年龄和种族变化[54]。此外，年长患者和白种人患者组神经的颊面和下颌下缘之间的距离较小[55]。其他研究表明，下牙槽神经在颊、舌骨皮质板之间中部最常见的位置是第一磨牙区域[56]。因此，在颊 - 舌面上，应利用三维横断面影像来确定神经的真实位置（图9-23）。

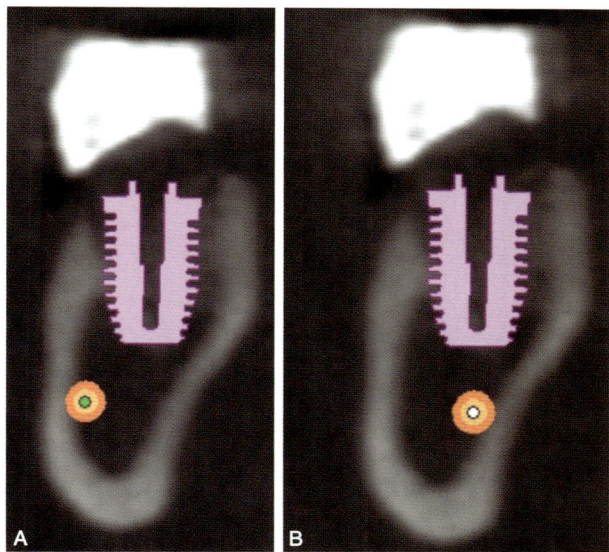

图 9-23　横断面图显示下牙槽神经在颊舌向位置的变异。A. 偏颊侧；B. 偏舌侧

**（3）了解颏孔位置存在很大差异是非常重要的**：当在下颌骨后部植入种植体时，确定颏孔的精确位置至关重要。虽然大多数患者颏孔的位置与对侧是对称的，但存在很大个体差异[57]。颏神经穿过颏孔后分为 3 个神经支。第 1 个神经支支配颏部的皮肤，另外两支则前行支配下唇皮肤、黏膜和第二前磨牙之前的牙龈。如果对这条神经造成任何创伤，都会导致该区域出现神经感觉缺失。从临床上看，确定颏孔位置有许多不同的技术，但可预测性参差不齐。

①**触诊法**：在极少数情况下，医生可以通过触诊来确定颏孔的位置。最显著的情况是，当骨吸收导致神经显露在剩余牙槽嵴时，神经显露所形成的凹陷可以被触诊到。在这种情况下，可以用手术笔标记颏孔的位置。但当神经位于下颌骨的颊侧表面时，触诊法识别颏孔位置的实用性极低（图9-24A）。

②**解剖标志**：文献中，许多作者推测牙和下颌骨的某些区域可能有助于确定颏孔位置。就牙而言，颏孔的位置无法与特定牙位（如第一前磨牙、第二前磨牙或前磨牙根尖之间）确定性地相关联，研究表明颏孔位置取决于性别、年龄和种族等因素[58]。虽然某些骨性标志（如牙槽嵴、正中联合、眶下孔）与颏孔的大致位置相关，但这些测量值变化很大，会受到骨吸收程度、骨关系和解剖变异的影响（图 9-24B 和 C）。

③**二维放射影像**：研究显示，在超过 50% 的根尖片和全景片中，颏孔的实际位置与二维影像所显示的位置不一致[46]。因此，不应将传统二维放射影像作为评估颏孔位置的唯一手段。

④**三维放射影像**：文献表明，三维成像技术是确定颏孔精确位置的最佳工具。CBCT 全景和三维影像是目前确定颏孔精确位置最简单、最准确的方法。

⑤**直接评估法**：直接评估法是当前确定颏孔位置最精确的方式。虽然直接显露颏孔对一些经验尚浅的医生来说可能会担忧，但这种技术的成功与否取决于医生的训练和经验水平（图 9-24D）。

⑥**3D 超声波**：超声波成像技术是未来最有前景的方法。超声波无电离辐射，能以 24μm 的精度重建骨表面的三维图像。目前尚未推出专门用于牙科的超声波设备。

**（4）始终评估是否有副（双）颏孔**：研究表明，约 10% 的患者存在副（双）颏孔[58]。大多数情况下，这些小的副颏孔通常只含有颏神经的细小分支，由于有交叉支配或实际上是营养支，所以不会造成问题。然而，在少数情况下，较粗的颏神经分支（等于或大于颏孔）可能从第 2 个颏孔穿出。这种情况下需要格外小心，因为副颏孔可能含有颏神经三个主要分支中的一支。副颏孔的形成被认为是由于下牙槽神经在孕 12 周时过早分支所致[59]。双颏孔的存在很容易在三维影像或 CBCT 冠状位图像上观察到（图 9-25）。

**（5）评估颏神经的前襻**：颏神经在下颌骨中前行时，有时会绕过颏孔的下缘和前壁。这部分颏神经的前部和尾部将再向上弯曲回到颏孔，形成前襻[59]。最新研究发现，前襻的发生率高达 70%，平均前移距离约为 1.16mm。前襻在矢状位 CBCT 图像上最易观察到，而二维 X 线片无法可靠显示。

确定是否存在前襻对于在颏孔前方植入种植体至关重要。如果无法准确评估前襻的存在

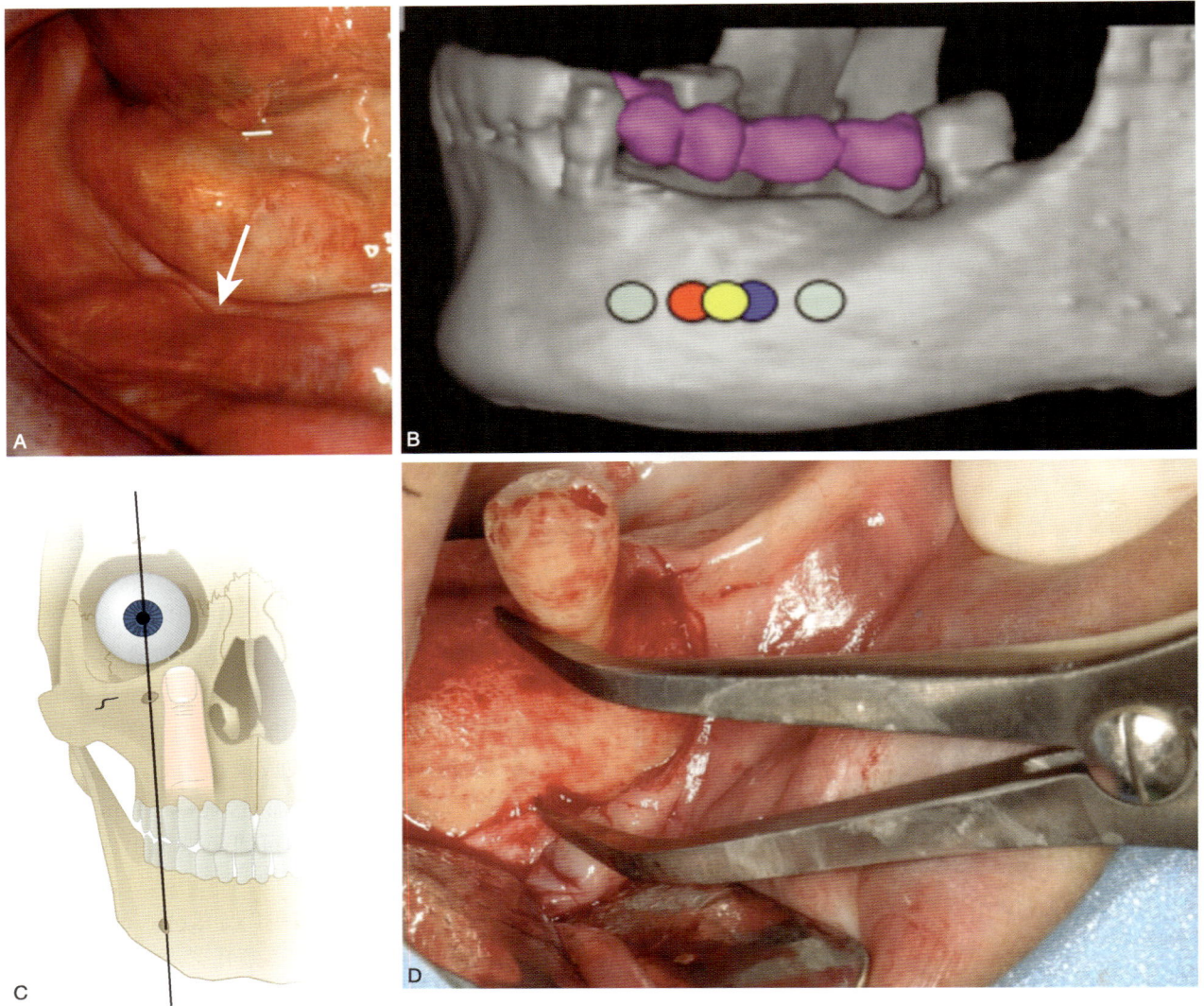

图 9-24 颏孔位置。A. 触诊容易产生误导，不应作为确定颏孔位置的唯一方法；B. 通过牙根根尖定位颏孔的解剖位置存在很大变异——尖牙/磨牙位置（绿圈）、第一前磨牙位置（红圈）、第一/第二前磨牙位置（黄圈）、第二前磨牙（蓝圈）。颏孔的位置还受性别、年龄和种族等因素影响；C. 颏孔的大致位置可通过瞳孔和眶下孔的垂直连线或距鼻翼一指宽处确定；D. 直接显露颏孔并用卡尺测量其距离

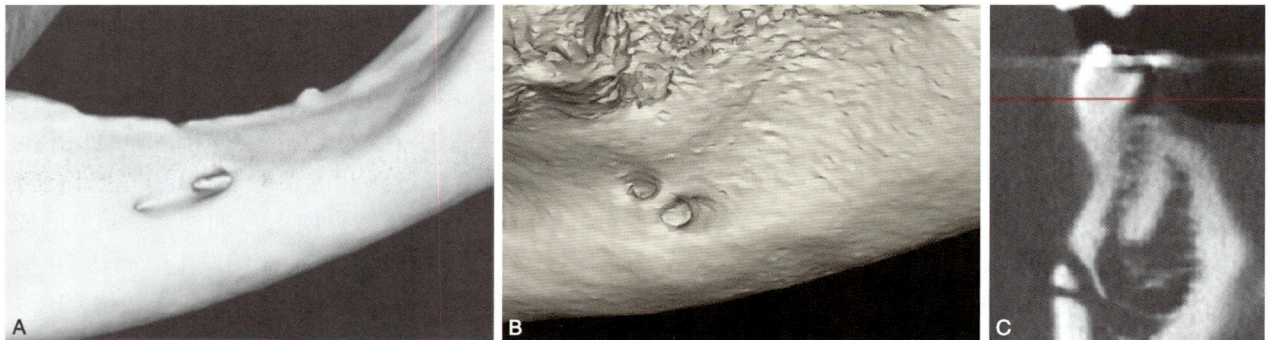

图 9-25 A. 主颏孔前方的附加神经支；B. 双颏孔显示为 2 个大颏孔；C. 冠状位图像显示 2 个神经孔

与否,可能会导致对颏神经的损伤(图9-26)。因此,前襻测量值应加入安全区内,以避免损伤颏神经。

**(6)不要将切牙神经误认为前襻**:切牙神经是下牙槽神经的延续和终末支,供应下颌尖牙和切牙。由于这条神经无感觉神经纤维,因此可在其附近植入种植体而不会导致神经损伤。研究表明,切牙管的平均直径为1.8mm,距下颌下缘约9.7mm[60]。手术时应将切牙神经视为重要的解剖结构加以考虑,但它经常被误认为是下颌骨内的前襻。如果在备洞时不慎穿破切牙管,会导致该区域出现明显出血,这是一个手术并发症(图9-27)。

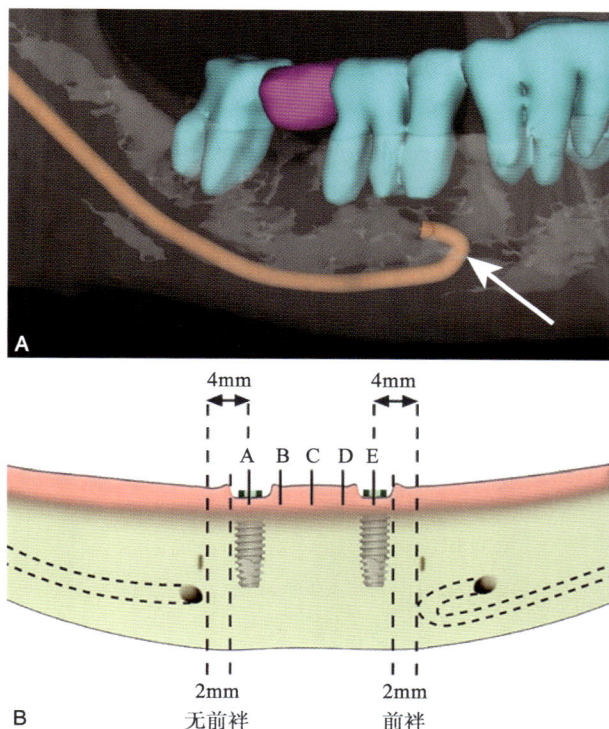

图9-26 A.颏孔前方形成的前襻;B.考虑前襻对安全区的修正。将前襻测量值加入原有的2mm安全区内

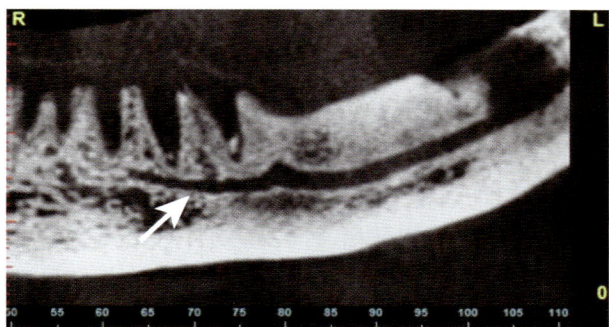

图9-27 CBCT全景图像展示了下牙槽神经的分支(箭)

## 3. 术中注意事项

**(1)采用Misch提出的"安全区"原则**:1990年,Misch提出了"安全区"这一概念,用于确定相对于下牙槽神经或颏神经的理想种植位置。这种方法需要先直接确定颏孔的精确位置,然后测量从颏孔上缘到剩余牙槽嵴的距离。研究表明,在下颌第一磨牙的中部后方,种植体可以100%成功植入,而在第一磨牙远中,种植体的成功植入率为97.5%。相对来说,该安全高度测量值在第二磨牙近中以后的区域只有43%[61]。

**(2)在种植备洞和种植体最终植入时保持2mm的安全距离**:种植备洞和最终植入时的2mm安全距离对于防止神经感觉损伤是至关重要的[41]。压迫相关损伤(神经失用症)可以在没有实际接触的情况下侵犯神经而发生。当种植体植入于距离神经管<2mm的位置而不侵犯神经管时,同样有神经损伤的报道。因为种植体最终的位置太靠近神经血管,出血和由此产生的血肿同样会导致神经损伤[62]。此外,下牙槽神经可被挤压而导致压力性坏死并造成神经损伤[63]。种植体植入规划设计软件可以帮助种植临床医生准确地评估关于这一重要结构的理想位置(图9-28)。

**(3)了解"真正的"种植备洞深度**:在对重要区域进行备洞时,特别是在下颌后牙区,在开始备洞前,种植临床医生应再次检查牙钻上的标记深度。应遵循"测量2次,备洞1次"的原则,以防止医源性的种植窝洞过度准备。此外,还必须了解所使用的种植系统的"Y"尺寸。如前所述,刻在钻头上的毫米线的深度并不总是与钻头的实际深度一致。大多数钻头包含一个V形的顶端部分,设计用于提高切割效率("Y"尺寸)。通常,钻头越宽,"Y"的尺寸就越大。在进行备洞前,种植临床医生应始终注意评估制造商的钻头长度与种植体的长度之间的关系。如果不坚持这一概念,则可能会发生对该部位的过度准备,从而导致神经损伤(图9-29)。

**(4)使用停止钻,以防止过度准备**:防止备洞区域过度预备的另一种技术是使用停止钻。这些钻针有一个预先确定的深度标记,以防止过度准备。停止钻在下颌后区非常有益,特别是当光线和视野不佳的时候。通用的钻头停止套件也可用于大多数种植手术系统(Salvin牙科公司)。这些可重复使用的耐高温高压套件可用于任何大小长

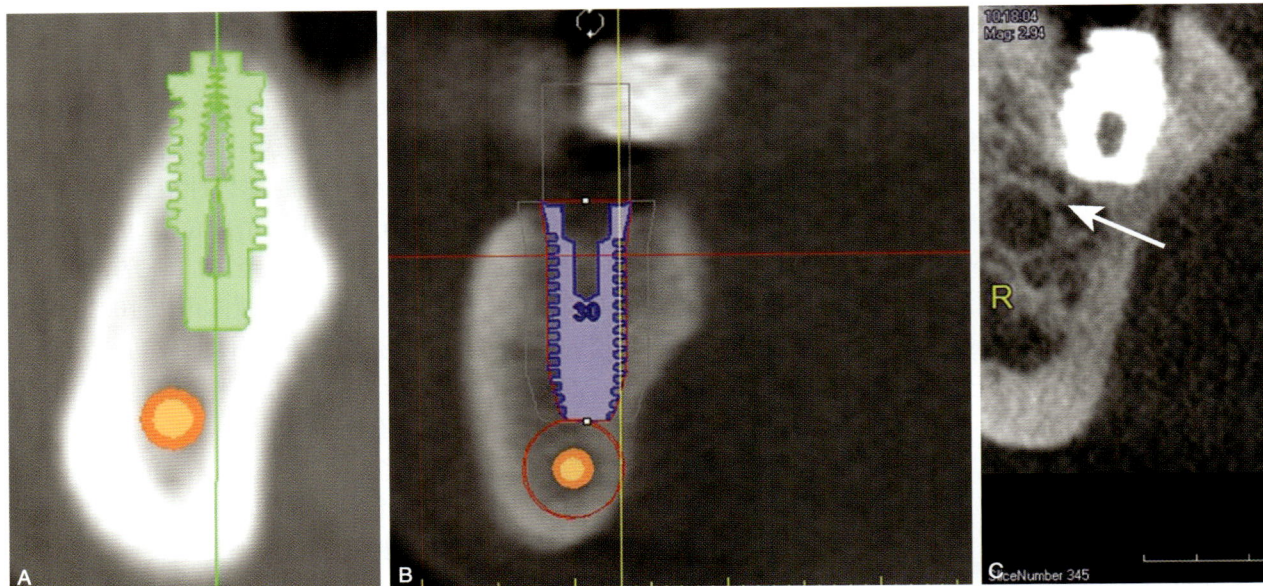

图 9-28　A.理想位置距离神经 2.0mm；B.用于交互式设计的种植软件，可显示 2.0mm 安全区，用于交互式设计；C.压迫性坏死可导致神经损伤（箭）

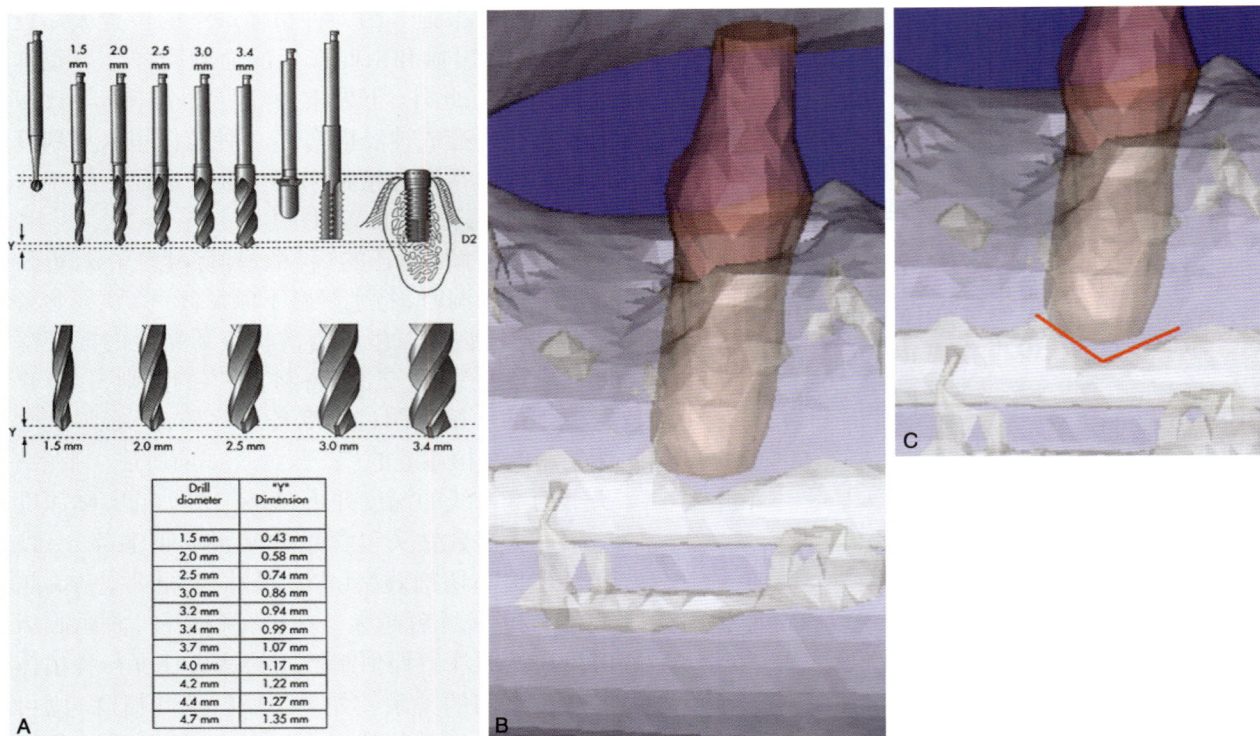

图 9-29　A.理想情况下，在进行备洞前测量所有的钻；B.钻的 "Y" 尺寸；C.CBCT 图像显示 "Y" 尺寸的位置穿透下颌管（图 A 引自 Misch CE, editor: *Contemporary implant dentistry*, St. Louis, 2008, Mosby）

度的种植系统和相应的钻（图 9-30）。此外，一些外科植入系统有特定的深度钻，与实际植入深度一致（例如，Hahn Implants，Glidewell 公司）。

（5）了解骨组织解剖学：由于拔牙后产生的骨吸收，牙槽骨的宽度（B 区骨）受到损害，尤其是颊侧骨板。在测量可用的骨高度时，应特别考虑种植体颈部平台的最终位置，而不是牙槽嵴顶。通常牙槽骨内都有足够的垂直高度放置种植体；然而，备洞后刃状牙槽嵴会被去除，种植体若想要被放置到原来的位置可能会出现深度钻孔过深和种植体被放置得太接近重要结构。临床医生应进行骨增量以保持垂直高度，或在备洞后精密计算致种植体被放置在更根端的位置，进而导致神经损伤。种植医生可以通过 MSCT 或 CBCT 在术前综合评估骨质及骨量。许多第三方植入规划软件允许临床医生评估预期植入区域的骨密度。种植临床医生也可以通过钻孔时的触觉来确定骨密度。此外，在颏孔附近钻孔时，应注意不要弯曲手腕，这可能会将钻头或种植体转至一个错误的方向（例如靠颏孔，进入牙根等）。手术导板和导航有助于防止这种定位错误的并发症发生（图9-32）。

**（7）不要让植骨材料靠近神经**：拔牙后，特别是在下颌前磨牙区域，将骨移植材料（自体、异种、异体）与显露的下颌神经管直接接触应非常小心。无论是位点保存还是与种植同期植骨，病例研究显示骨移植材料均可导致神经感觉损伤，如压迫、破坏或化学烧伤[64]。在上述区域植骨时，应避免过度的压力。

**（8）使用大量冲洗冷却**：备洞过程中的产热可能导致热刺激，导致种植体周围骨坏死和继发性神经损伤。神经组织非常敏感，容易受到热刺激的影响而发生损伤及坏死，坏死区域的范围与制备过程中所产生的热量成正比[65]。种植临床医生必须在术中小心，不要使骨组织过热。可以通过 "bone dancing" 技术来最小化热损伤，包括在较短的时间间隔内钻孔，并使冷却水进入预备的窝洞，以此防止热量的产生。此外，新的（锋利的）和中等大小的钻可以用来减少热量的产生。这对于骨密度较硬（如 D1 类骨或 D2 类骨）或血管供应受损的骨组织（图9-33）更为重要。

**（9）避免与切口相关的损伤**：在下颌骨后部的颏孔及相关神经结构附近做切口时应特别注意。在严重骨萎缩的情况下，神经分支的存在可能会在进行切开时无意中导致神经断裂（即使在牙槽嵴顶切开也有风险）。解剖标志、三维模型、CBCT 扫描的准确测量或神经触诊都是避免这种并发症发生的方法。此外，口腔后部的切口不应在磨牙后垫上切开，这可能导致舌神经的损伤，10% 的此类病例会将舌神经切断（图9-34）。

**（10）避免与翻瓣 / 复位相关的损伤**：过度使用或不正确放置牵开器也可能导致神经感觉障碍。应使用基部较宽的（不尖锐的）牵开器牵开不直接覆盖在颏孔上的软组织，因为神经的过度拉伸可能会造成不可逆的损伤。在放置牵开器时，必须仔细辨别该区域的颏孔和神经分支。牵开器应注

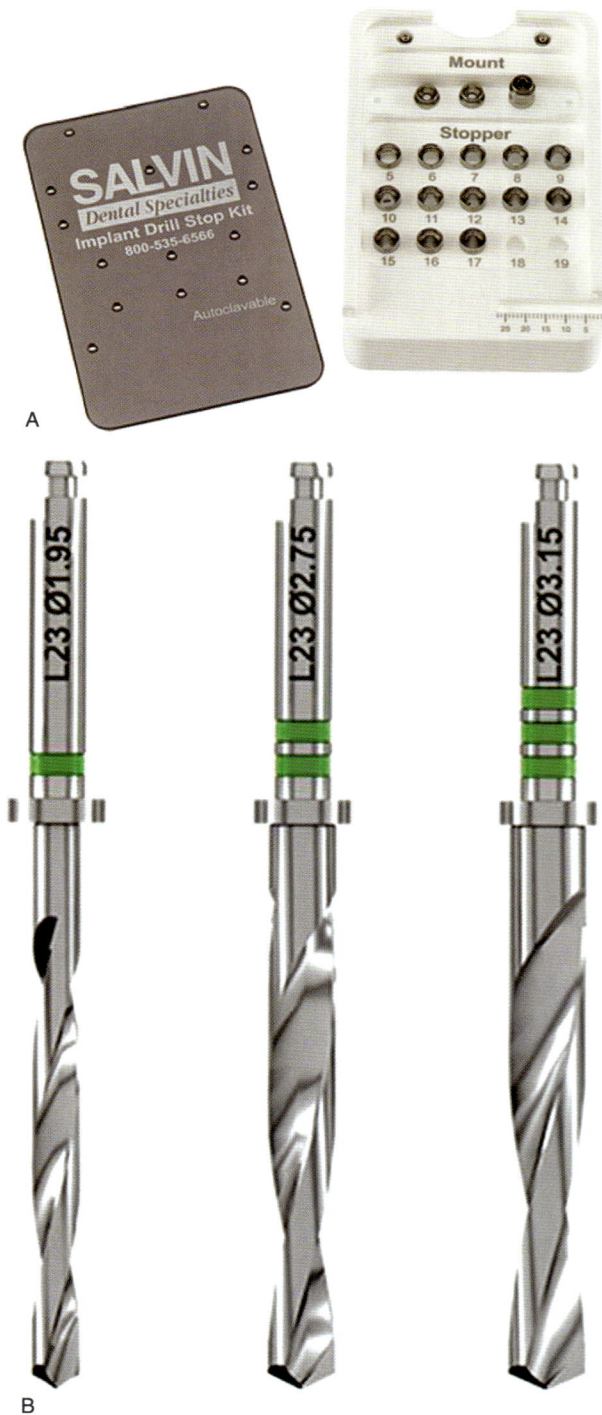

图 9-30　A. 钻针停止套件；B. 一组停止钻，可防止过度准备的止停钻（图 A 由 Courtesy Salvin Dental Specialties, Inc., Charlotte, NC. B. Courtesy Dentsply Sirona Implants, Waltham, MA 提供）

牙槽骨降低的高度（图9-31）。

**（6）保持对手术手机的控制**：在对下颌骨进行备洞时，应特别注意以保持对手术手机的完全控制。通常存在较大的骨髓间隙（即缺乏骨小梁的区域）可能会使备洞部位比预期更深。这将导

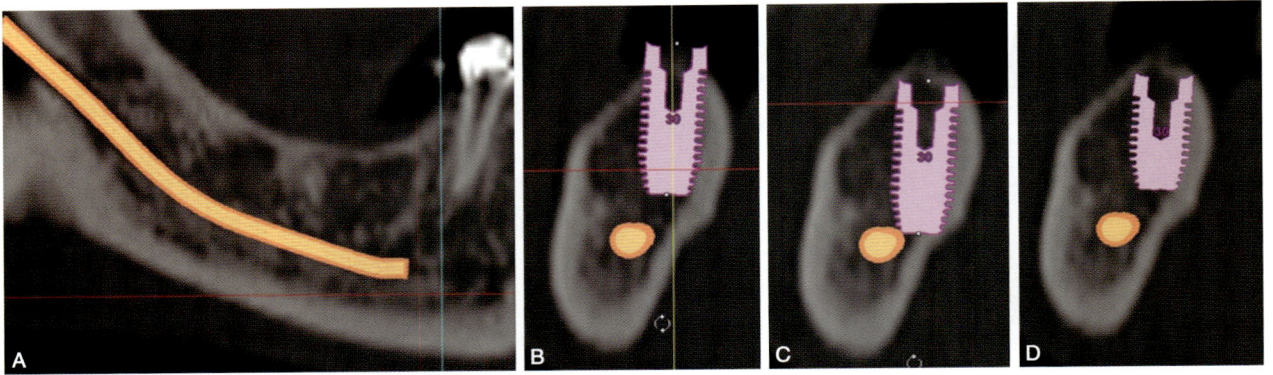

图 9-31    A. 全景片显示在神经管上方的可用骨高度，但是无法评估骨宽度；B. 如果备洞后的牙槽嵴宽度受损，应将刃状牙槽嵴去除；C. 种植体若放置在有足够宽度的位置，则会损伤重要神经结构；D. 选择理想的种植体长度，以保持 2mm 的安全区域

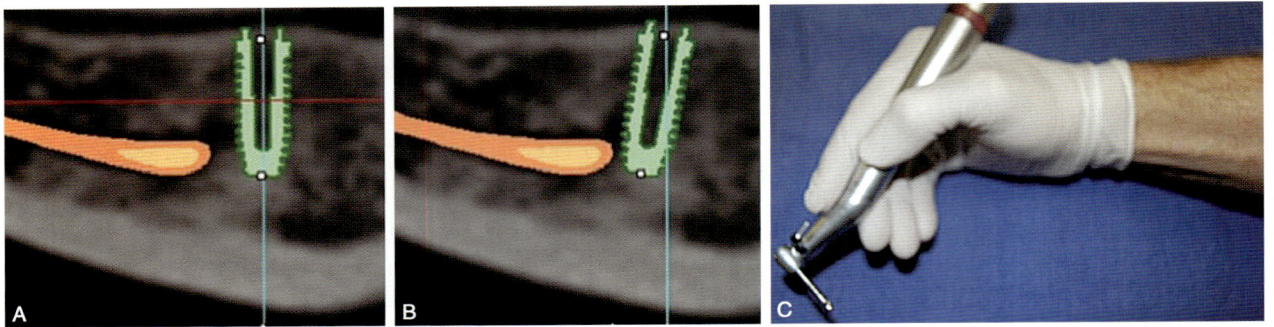

图 9-32    A. 避开神经的理想植入位置；B. 由于扩孔技术不当而导致种植体的偏斜；C. 进行种植窝洞制备时手腕不得弯曲

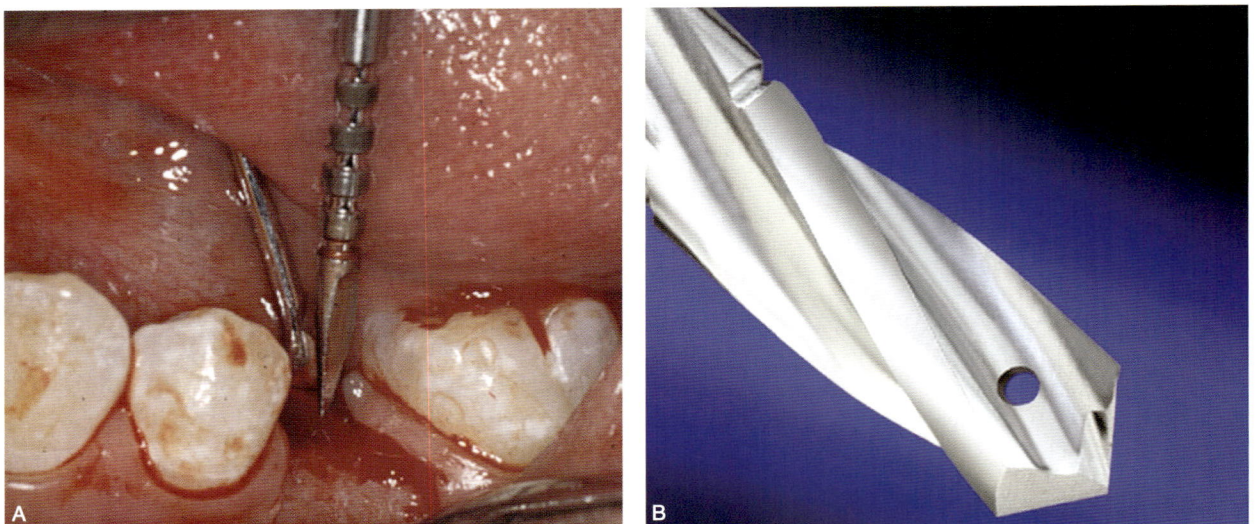

图 9-33    A. 在备洞期间，使用手术导板的同时通常采用大量冷却水冲洗来降低温度；B. 内冷钻头（图 B 由法国托马斯牙科中心 FFDM PNEUMAT 提供）

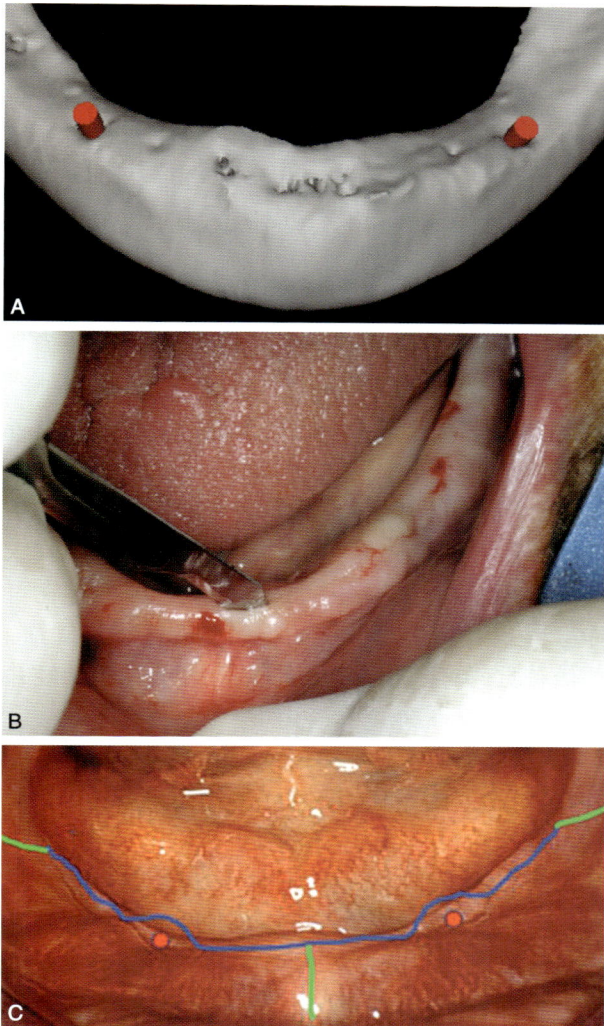

图 9-34　与切口相关的损伤。A. 双侧神经显露；B. 由于牙槽嵴顶部切口会横断神经，因此需要改良切口以降低神经损伤风险；C. 当双侧神经显露时，应偏舌侧作切口

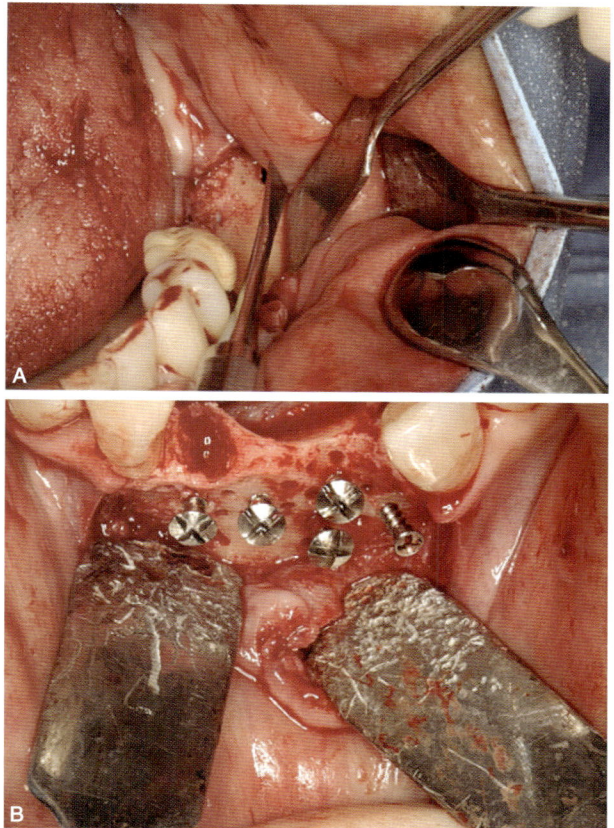

图 9-35　A. 避免牵开器对下颌骨神经及血管的直接压迫；B. 牵拉神经束附近的组织时必须非常小心，注意牵开器的尖锐损伤会导致组织被破坏

意固定，防止滑脱或对软组织压力过度从而导致神经损伤（图 9-35）。组织的过度拉伸也可能导致神经感觉障碍，研究表明，神经周围的神经鞘具有保护神经束的作用；然而如果神经伸长超过 30%，神经纤维就会发生结构损伤[65a]。

**（11）在颏孔周围对骨膜减张时应特别小心**：在种植体植入或骨移植后减张骨膜组织是一种常见的程序，以利于初级愈合和"无张力"愈合。临床尚可使用各种外科技术对组织进行减张，改善切口的血管化和边缘的黏附，以防止切口开裂。Misch 在 1988 年发明的黏膜下分离技术是一种减张软组织的有效方法。这一过程包括使用 15 号手术刀片和软组织剪进行钝性解剖分离。了解三叉神经分支的位置是必要的，因为无意地切开神经分支可能导致横断型神经损伤。

**（12）小心进行缝合**：当神经显露时应小心以防神经组织被夹在缝线内。三叉神经分为 3 个分支，必须谨慎地防止缝线穿过任何神经分支，否则可能导致压迫型的神经损伤。此外，极尖锐的缝合针穿过神经组织也可能会损伤神经纤维（图 9-36）。

**（13）验证 CBCT 指导的种植体植入的正确定位**：研究表明，牙支持式种植手术导板是最精确的。当使用骨组织或软组织支持的手术导板时，必须小心定位的正确性，因为导板位置的偏差可能导致下颌神经的直接损伤。如果可能，牙支持式导板应该始终是首选，因为大量临床研究证实了其最佳的精确性。黏膜支持式导板的精度最低，其最常用于不翻瓣的种植手术[66]。研究表明，种植体位置与理想位置在不翻瓣的种植术中始终有所偏差。50% 以上的不翻瓣病例可发现颊侧骨板开窗或开裂[67]。神经管区域非常小的偏差（前后向）即有可能导致重要结构的损伤（图 9-37）。因此，手术导板应始终保持固定，并验证其放置的位置是否理想和准确。

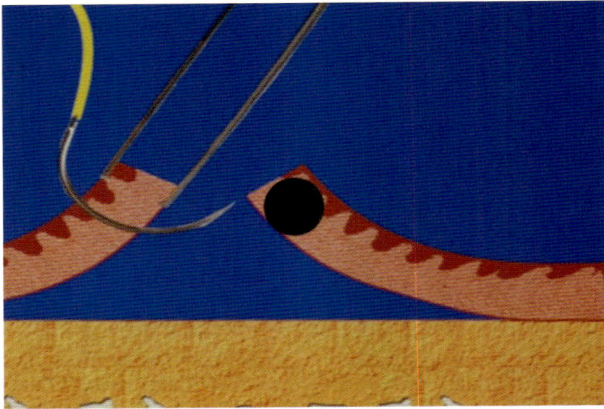

图9-36 缝合进针位置必须非常小心,避免神经组织被卷入缝合线中

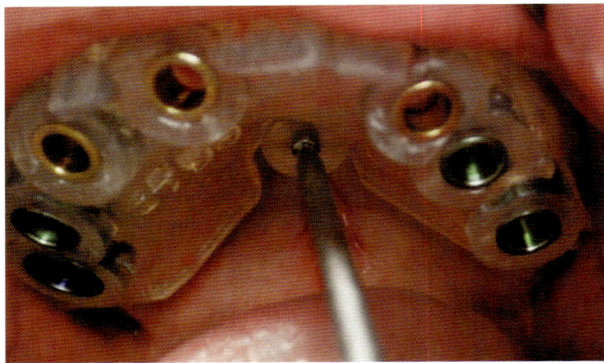

图9-37 于软组织支持的种植导板腭侧置入固定钉,避免导板移动

### 4. 其他的替代手术技术

（1）避免在下颌前磨牙区进行即刻种植:即刻种植在口腔种植治疗中已经十分普及。然而,

在下颌前磨牙区进行即刻种植时,必须非常谨慎。如前所述,颏孔的位置有很多不确定性,其中其高度就是可变的。研究表明,颏孔有25%～38%的概率在前磨牙根尖的上方[58]。由于大多数即刻种植病例需要更深的种植窝洞制备以保持种植体初期稳定,神经损伤的机会也会大大增加。因此,在该解剖区域进行拔牙和即刻种植时,种植临床医生必须谨慎地进行适应证的判断(图9-38)。

（2）"通过触觉感受上层皮质骨进行备洞":文献中提倡备洞深度应该以"感受"到下牙槽神经管的上层皮质骨为准。研究表明,约28%的患者下颌后牙区没有上层皮质骨覆盖,因此需要预留2mm安全区[68]。然而,有学者发现仅凭触觉无法确认下颌神经管周围是否有较厚的骨质[58]。临床报告显示,血肿进入下颌神经管或骨屑的存在可能会导致上层皮质骨中的神经受到压迫而缺血。凭借触觉"感受"上层皮质骨的存在会增加神经并发症的风险(图9-39)。

（3）局部浸润麻醉:下颌后牙区种植的另一种技术是使用浸润麻醉替代下颌阻滞麻醉,注射在术区周围的软组织中。当触碰到下颌神经时,患者的感觉及反应能够及时提示术者[69]。

但由于每个患者的疼痛阈值不同,这种判断方法存在很大的主观性。而牙槽骨神经束位置的个体差异也是这种方法的缺点之一。随着成熟的CBCT成像技术应用于种植当中,对于下牙槽神经的定位也能够更加准确,局部浸润技术应该减少使用,减少患者主观造成的假阳性或假阴性反应。

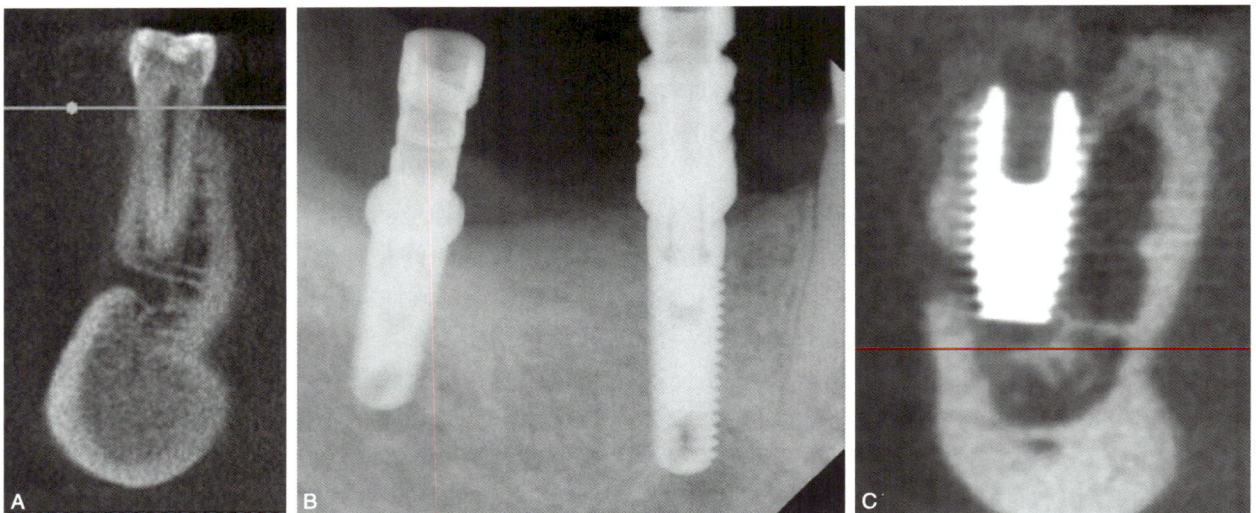

图9-38 A. CBCT显示神经孔与根尖紧邻,根尖位于神经孔冠方;B.前磨牙区牙齿拔除同期种植引发的并发症;C.种植体植入时进入下颌神经孔的位置

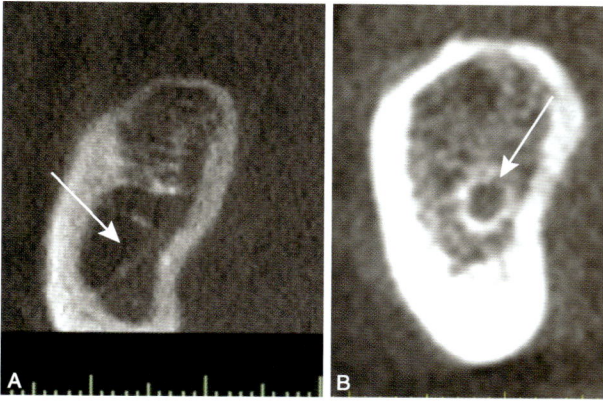

图 9-39 A. 约 28% 的患者神经管周围没有上层皮质骨存在；B. 即使有皮质骨存在，厚度也很薄，从触觉上感受到是非常困难的

Etoz 等发现骨膜上浸润麻醉在 91% 的病例中都是安全的。然而，这意味着约 10% 的患者会出现感觉神经的损伤[70]。

（4）"**将种植体植入下颌神经管或颏孔的颊、舌侧**"：很多学者提倡将种植体植入神经束的颊侧或舌侧（如 Kumar；Stellar 等）。如前文所述，由于个体差异，下颌骨内神经的颊舌向位置并不固定，同时存在舌侧骨凹陷的可能。即使配合准确的 CBCT 进行手术，在下颌神经管颊舌侧植入种植体仍有很高的风险。除此之外还可能会发生皮质骨穿孔，导致舌下出血甚至舌下血肿（图9-40）。

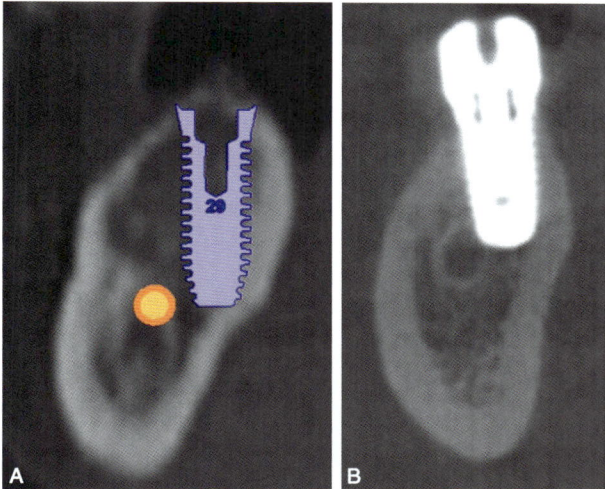

图 9-40 A 和 B. 于舌侧植入植体会增加神经损伤和舌侧皮质骨穿孔的风险

（5）"**根据邻牙根尖的位置确定种植体植入深度**"：许多临床种植医生用邻牙的位置和长度判断种植体的尺寸及种植位置。通常来讲曲面全景片

或根尖片会被用来判断具体长度。当下颌神经在解剖 2 型或 3 型的情况下（即垂直向上与根尖仍有一定距离）采用这种方式时，神经损伤的发生率较低。然而，当神经位置为解剖 1 型时（神经紧邻根尖），靠近神经管种植有极大概率会引发神经损伤。理想情况下，临床医生应该通过 3D 影像分析确认牙槽嵴顶距下颌神经管的高度（图 9-41）。

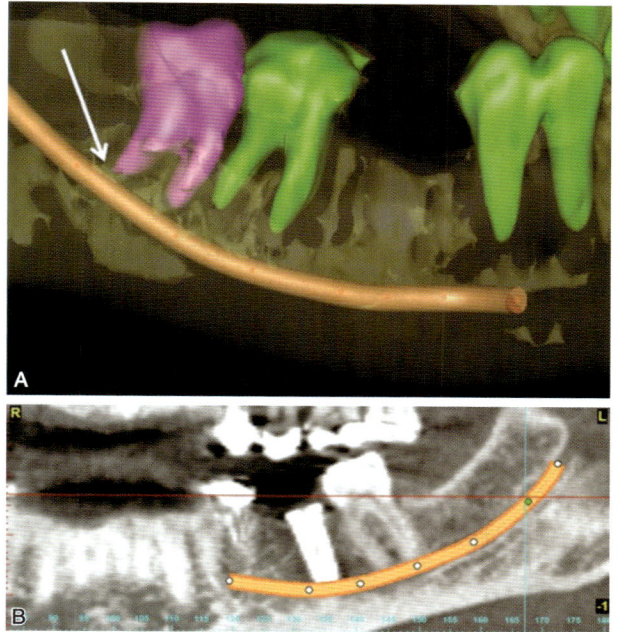

图 9-41 A. 当神经管解剖类型为 2 型或 3 型时，种植体植入的理想位置是在邻牙根尖水平线上；B. 然而，当解剖类型为 1 型时，该准则会导致种植体与下颌神经管重合，增加神经损伤的风险

（6）"**只要没有明显出血，下颌神经管就没有损伤**"：另一种避免神经损伤的传统方法是根据种植术区的出血量判断神经是否受损。许多医生根据出血量判断距离下颌神经束（下颌神经、动静脉及淋巴管）的贴近程度。解剖学研究表明，下牙槽动脉位于下牙槽神经的舌侧并与其平行，它的位置随着下颌神经管的变化而变化。有其他研究则发现，下牙槽动脉与下牙槽神经垂直，位于其上方[12]。此外，下牙槽神经上方盘踞着多根下牙槽静脉，如果受到直接损伤，则会有渗出产生[11]。然而如果下颌后牙区大面积骨髓区域（4 类骨质）受损，也可能会导致出血，进而出现假阳性结果。因此，出血程度不应被作为判断神经是否受损的标准（图 9-42）。

（7）"**适当放弃第二磨牙的种植修复**"：在评估无牙颌的下颌第二磨牙位置时，有许多困难因素，包括舌下区骨质凹陷造成穿孔的高风险性、邻牙过

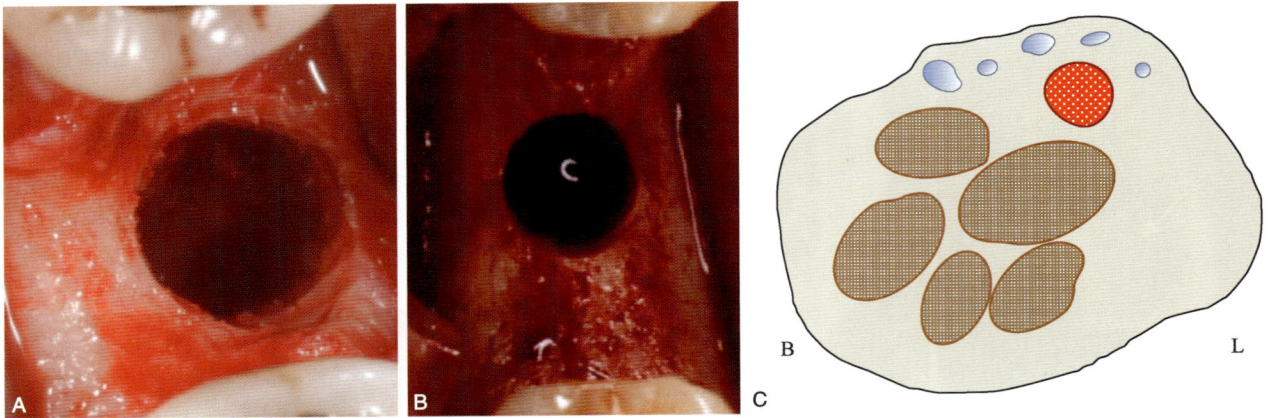

图 9-42　A 和 B. 备洞过程中的出血程度不是神经管损伤的判断标准；C. 尽管解剖形态有众多变异，一些小血管（蓝色）通常存在于下牙槽神经（棕色）的上方，下牙槽动脉（红色）位于两者之间偏舌侧的位置

度突出、开口间隙不足，手术器械及配件无法放入、第二磨牙比第一磨牙多承担 10% 咬合力等。90%的咀嚼效率是由下颌第一磨牙的颊尖功能斜面承担的，因此是否修复第二磨牙对咀嚼功能的影响不大。并且由于其位置及颊肌的增厚，第二磨牙的存在反而会使患者更易咬颊。第二磨牙区是离下颌神经最近的区域，这也是重要的缺点之一，会导致该位置的种植难度增加。通常当种植体植入后，可用骨高度会降低。因此，当后牙区仅缺失第二、第

三磨牙时，则不考虑修复第二磨牙。唯一可能出现的问题是，对颌牙可能会伸长。当对颌牙伸长过多时，应在下颌第一磨牙上制作一个能与上颌第二磨牙的近中边缘嵴形成咬合接触的全冠（图 9-43）。

（8）"神经位置重建"：下颌后牙区牙槽骨重度吸收患者的种植治疗是有挑战性的。使用更短的种植体或在种植术前进行植骨手术恢复可用骨高度都是较好的手段。最近，通过神经转位或神经偏移的方式改变下颌神经的位置也成为一种治疗手段。在术中，显露下牙槽神经并在种植体植入时将其轻微移位，被称为神经偏移。而神经转位技术最早发表于 1987 年，由 Jenson 和 Nock 完成，通过移动下颌神经孔的位置，使下牙槽神经整体向后移动[71]。在这些复杂的术式中，神经损伤的风险是必然存在的，例如，下唇麻木或感觉异常等。尽管这是上述病例的有效治疗方法，但这种技术仍需要操作者对这些步骤进行提前培训，并积累足够的经验（图 9-44）。

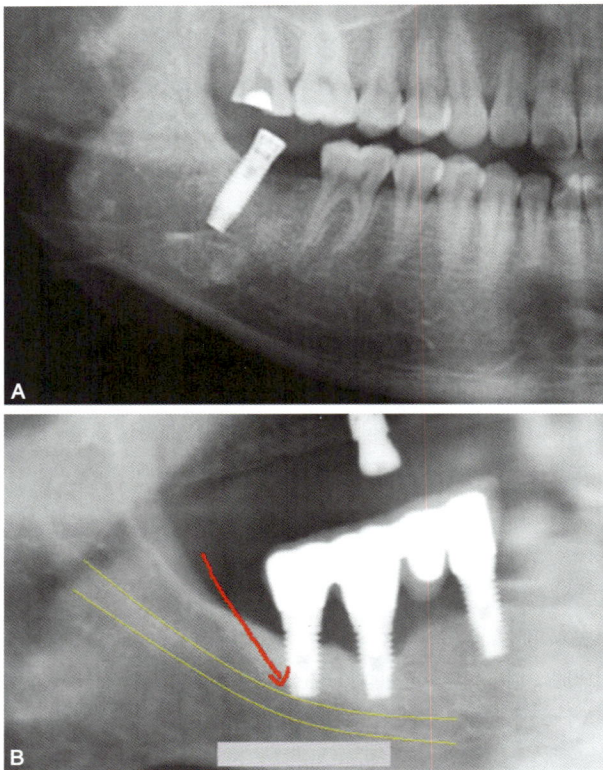

图 9-43　A 和 B. 由于下颌骨体部及升支的弯曲度，下颌神经管是所有神经中距离下颌第二磨牙根尖最近的

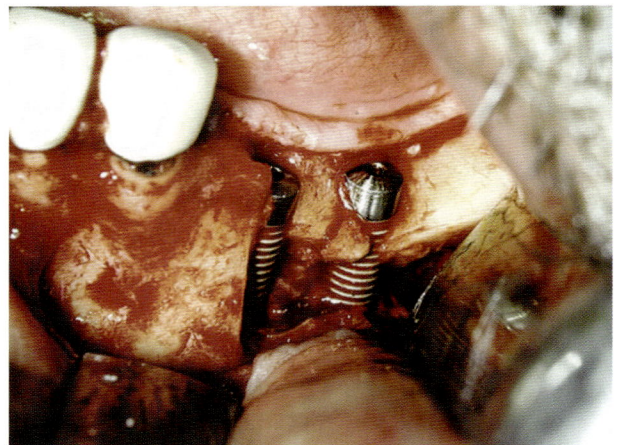

图 9-44　直视下显露下牙槽神经，进行位置重建，并将种植体置于神经束前的区域

## 三、总结

在目前的口腔种植临床治疗中，最严重的并发症之一是种植或植骨过程中的神经损伤。为了避免神经损伤，术前进行全面的影像学分析及掌握解剖结构的位置是至关重要的。当出现神经损伤时，及时发现并给予干预是远期恢复的先决条件。上、下颌神经的解剖位置并不完全一致，因此种植临床医生更应该理解二维影像的局限性，以及术前进行上下颌神经解剖位置评估的重要性。另外，临床医生也应当明白，一些看似创新或改良的技术，在操作过程中也可能导致并发症的发生。

（高振华　耿威　郑嘉宝　张介冰　梁超　肇丹 译）

## 参考文献

1. Alhassani AA, AlGhamdi AS: Inferior alveolar nerve injury in implant dentistry: diagnosis, causes, prevention, and management. *J Oral Implantol* 36:401–407, 2010.
2. Misch CE, Resnik R: Mandibular nerve neurosensory impairment after dental implant surgery: management and protocol. *Implant Dent* 19:378–386, 2010.
3. Libersa P, Savignat M, Tonnel A: Neurosensory disturbances of the inferior alveolar nerve: a retrospective study of complaints in a 10-year period. *J Oral Maxillofac Surg* 65:1486–1489, 2007.
4. Abarca M, van Steenberghe D, Malevez C, et al: Neurosensory disturbances after immediate loading of implants in the anterior mandible: an initial questionnaire approach followed by a psychophysical assessment. *Clin Oral Investig* 10:269–277, 2006.
5. Day RH: Diagnosis and treatment of trigeminal nerve injuries. *J Calif Dent Assoc* 22:48–51, 53–54, 1994.
6. Svane TJ, Wolford LM, Milam SB, Bass RK: Fascicular characteristics of the human inferior alveolar nerve. *J Oral Maxillofac Surg* 44:431–434, 1986.
7. Artzi Z, Nemcovsky CE, Bitlitum I, Segal P: Displacement of the incisive foramen in conjunction with implant placement in the anterior maxilla without jeopardizing vitality of nasopalatine nerve and vessels: a novel surgical approach. *Clin Oral Implants Res* 11:505–510, 2000.
8. Scher EL: Use of the incisive canal as a recipient site for root form implants: preliminary clinical reports. *Implant Dent* 3:38–41, 1994.
9. Filippi A, Pohl Y, Tekin U: Sensory disorders after separation of the nasopalatine nerve during removal of palatal displaced canines: prospective investigations. *Br J Oral Maxillofac Surg* 37:134–136, 1999.
10. Magennis P: Sensory morbidity after palatal flap surgery–fact or fiction? *J Ir Dent Assoc* 36:60–61, 1990.
11. Neves FS, Crusoé-Souza M, Franco LC, et al: Canalis sinuosus: a rare anatomical variation. *Surg Radiol Anat* 34(6):563–566, 2012.
12. de Oliveira-Santos C, Rubira-Bullen IR, Monteiro SA, et al: Neurovascular anatomical variations in the anterior palate observed on CBCT images. *Clin Oral Implants Res* 24:1044–1048, 2013.
13. Jacobs RL, Martens W, Mraiwa N, et al: Neurovascularization of the anterior jaw bones revisited using high resolution magnetic resonance imaging. *Oral Surg Oral Med Pathol Oral Radiol Endod* 103:683–693, 2007.
14. Wadu SG, Penhall B, Townsend GC: Morphological variability of the human inferior alveolar nerve. *Clin Anat* 10:82–87, 1997.
15. Benninger B, Kloenne J, Horn JL: Clinical anatomy of the lingual nerve and identification with ultrasonography. *Br J Oral Maxillofac Surg* 51:541–544, 2013.
16. Pogrel MA, Thamby S: Permanent nerve involvement resulting from inferior alveolar nerve block. *J Am Dent Assoc* 131:901–907, 2000.
17. Bagheri SC, Bell B, Khan HA: Nerve damage in dentistry. In Pogrel MA, editor: *Current therapy in oral and maxillofacial surgery*, Philadelphia, 2011, Elsevier Health Sciences, p 421–468.
18. Stacy GC, Hajjar G: Barbed needle and inexplicable paresthesias and trismus after dental regional anesthesia. *Oral Surg Oral Med Oral Pathol* 77:585–588, 1994.
19. Malamed SF: *Handbook of local anesthesia*, ed 4, St Louis, 1997, Mosby.
20. Smith MH, Lung KE: Nerve injuries after dental injection: a review of the literature. *J Can Dent Assoc* 72:559, 2006.
21. Harn SD, Durham TM: Incidence of lingual nerve trauma and postinjection complications in conventional mandibular block anesthesia. *J Am Dent Assoc* 121:519–523, 1990.
22. Hillerup S, Jensen R: Nerve injury caused by mandibular block analgesia. *Int J Oral Maxillofac Surg* 35:437–443, 2006.
23. Haas DA, Lennon D: A 21 year retrospective study of reports of paresthesia following local anesthetic administration. *J Can Dent Assoc* 61:319–320, 323–326, 329–330, 1995.
24. Simon MA, Vree TB, Gielen MJ, Booij MH: Comparison of the effects and disposition kinetics of Articaine and lidocaine in 20 patients undergoing intravenous regional anaesthesia during day case surgery. *Pharm World Sci* 20:88–92, 1998.
25. Kanaa MD, Whitworth JM, Corbett IP, Meechan JG: Articaine buccal infiltration enhances the effectiveness of lidocaine inferior alveolar nerve block. *Int Endod J* 42:238–246, 2009.
26. Ribeiro PD, Jr, Sanches MG, Okamoto T: Comparative analysis of tissue reactions to anesthetic solutions: histological analysis in subcutaneous tissue of rats. *Anesth Prog* 50:169–180, 2003.
27. Juodzbalys G, Wang HL, Sabalys G: Injury of the inferior alveolar nerve during implant placement: a literature review. *J Oral Maxillofac Res* 2:e1, 2011.
28. Fanibunda K, Whitworth J, Steele J: The management of thermomechanically compacted gutta percha extrusion in the inferior dental canal. *Br Dent J* 184:330–332, 1998.
29. Sammartino G, Marenzi G, Citarella R, et al: Analysis of the occlusal stress transmitted to the inferior alveolar nerve by an osseointegrated threaded fixture. *J Periodontol* 79:1735–1744, 2008.
30. Al-Ouf K, Salti L: Postinsertion pain in region of mandibular dental implants: a case report. *Implant Dent* 20:27–31, 2011.
31. Kim JE, Shim JS, Huh JB, et al: Altered sensation caused by peri-implantitis. *Oral Surg Oral Med Oral Pathol Oral Radiol* 116(1):e9–e13, 2013.
32. Renton T: Oral surgery: part 4. Minimising and managing nerve injuries and other complications. *Br Dent J* 215:393–399, 2013.
33. Shamloo N, Safi Y, Fathpour K, et al: Lower lip numbness due to the mandibular canal narrowing after dental reimplantation: a case report. *Dent Res J (Isfahan)* 12:386, 2015.
34. Bruce RA, Frederickson GC, Small GS: Age of patients and morbidity associated with mandibular third molar surgery. *J Am Dent Assoc* 101:240–245, 1980.

35. Hurley RW, Adams MC: Sex, gender, and pain: an overview of a complex field. *Anesth Analg* 107:309–317, 2008.

35a. Coleman MP, Freeman MR: Wallerian degeneration, wld(s), and nmnat. *Annu Rev Neurosci* 33(1):245–267, 2010.

36. Shimpo T, Gilliatt RW, Kennett RP, Allen PJ: Susceptibility to pressure neuropathy distal to a constricting ligature in the guinea-pig. *J Neurol Neurosurg Psychiatry* 50:1625–1632, 1987.

37. Yekta SS, Smeets R, Stein JM, Ellrich J: Assessment of trigeminal nerve functions by quantitative sensory testing in patients and healthy volunteers. *J Oral Maxillofac Surg* 68:2437–2451, 2010.

38. Rood JP, Shehab BA: The radiological prediction of inferior alveolar nerve injury during third molar surgery. *Br J Oral Maxillofac Surg* 28:20–25, 1990.

39. Seddon JJ: Three types of nerve injury. *Brain* 66:237, 1943.

40. Sunderland S: A classification of peripheral nerve injuries produced by a loss of function. *Brain* 74:491, 1951.

40a. Merskey H, Bogduk N, editors: *Classification of chronic pain: descriptions of chronic pain syndromes and definitions of pain terms/prepared by the International Association for the Study of Pain, Task Force on Taxonomy*, ed 2, Seattle, 1994, IASP Press.

41. Misch CE, editor: *Contemporary implant dentistry*, St Louis, 2008, Mosby.

42. Costigan M, Scholz J, Woolf CJ: Neuropathic pain: a maladaptive response of the nervous system to damage. *Annu Rev Neurosci* 32:1–32, 2009.

43. Vecht CJ, Haaxma-Reiche H, Van Putten WL: Conventional versus high-dose dexamethasone in metastatic spinal cord compression. *Neurology* 39(Suppl 1):220, 1989.

44. Seo K, Tanaka Y, Terumitsu M, et al: Efficacy of steroid treatment for sensory impairment after orthognathic surgery. *J Oral Maxillofac Surg* 62:1193, 2004.

45. Olson J: A review of cryotherapy. *Phys Ther* 52:840, 1972.

46. Yosue T, Brooks SL: The appearance of mental foramina on panoramic and periapical radiographs. II. Experimental evaluation. *Oral Surg Oral Med Oral Pathol* 68:488–492, 1989.

47. Schropp L, Wenzel A, Kostopoulos L: Impact of conventional tomography on prediction of the appropriate implant size. *Oral Surg Oral Med Oral Pathol Oral Radiol Endod* 92:458–463, 2001.

48. Ylikontiola L: Comparison of three radiographic methods used to locate the mandibular canal in the buccolingual direction before bilateral sagittal split osteotomy. *Oral Surg Oral Med Oral Pathol Oral Radiol Endod* 93:736–742, 2002.

49. Fortin T, Bosson JL, Coudert JL, Isidori M: Reliability of preoperative planning of an image-guided system for oral implant placement based on 3-dimensional images: an in vivo study. *Int J Oral Maxillofac Implants* 18:886–893, 2003.

49a. Nickenig H-J, et al: Evaluation of the difference in accuracy between implant placement by virtual planning data and surgical guide templates versus the conventional free-hand method—a combined in vivo–in vitro technique using cone-beam CT (Part II). *J Cranio-Maxillofacial Surg* 38(7):488–493, 2010.

50. Anderson LC, Kosinski TF: A review of the intraosseous course of the nerves of the mandible. *J Oral Implantol* 17:394–403, 1991.

51. Narayana K, Vasudha S: Intraosseous course of the inferior alveolar (dental) nerve and its relative position in the mandible. *Indian J Dent Res* 15:99–102, 2004.

52. Carter RB, Keen EN: The intramandibular course of the inferior dental nerve. *J Anat* 108(Pt 3):433–440, 1971.

53. Simonton JD: Age- and gender-related differences in the position of the inferior alveolar nerve by using cone beam computed tomography. *J Endod* 35:944–949, 2009.

54. Kim ST, Hu KS, Song WC, et al: Location of the mandibular canal and the topography of its neurovascular structures. *J Craniofac Surg* 20:936–939, 2009.

55. Levine MH, Goddard AL, Dodson TB: Inferior alveolar nerve canal position: a clinical and radiographic study. *J Oral Maxillofac Surg* 65:470–474, 2007.

56. Miller CS, Nummikoski PV, Barnett DA, Langlais RP: Cross-sectional tomography. A diagnostic technique for determining the buccolingual relationship of impacted mandibular third molars and the inferior alveolar neurovascular bundle. *Oral Surg Oral Med Oral Pathol* 70:791–797, 1990.

57. Narayana K, Vasudha S: Intraosseous course of the inferior alveolar (dental) nerve and its relative position in the mandible. *Indian J Dent Res* 15:99–102, 2004.

58. Juodzbalys G, Wang HL, Sabalys G: Anatomy of mandibular vital structures. Part II: Mandibular incisive canal, mental foramen and associated neurovascular bundles in relation with dental implantology. *J Oral Maxillofac Res* 1:e3, 2010.

59. Apostolakis D, Brown JE: The anterior loop of the inferior alveolar nerve: prevalence, measurement of its length and a recommendation for interforaminal implant installation based on cone beam CT imaging. *Clin Oral Implants Res* 23:1022–1030, 2012.

60. Mraiwa N, Jacobs R, Moerman P, et al: Presence and course of the incisive canal in the human mandibular interforaminal region: two-dimensional imaging versus anatomical observations. *Surg Radiol Anat* 25:416–423, 2003.

61. Misch CE, Crawford EA: Predictable mandibular nerve location—a clinical zone of safety. *Int J Oral Implantol* 7:37–40, 1990.

62. Lamas Pelayo J, Peñarrocha Diago M, Martí Bowen E, Peñarrocha Diago M: Intraoperative complications during oral implantology. *Med Oral Patol Oral Cir Buca* 13:E239–E243, 2008.

63. Khawaja N, Renton T: Case studies on implant removal influencing the resolution of inferior alveolar nerve injury. *Br Dent J* 206:365–370, 2009.

64. Bagheri SC, Meyer RA: Management of mandibular nerve injuries from dental implants. *Atlas Oral Maxillofac Surg Clin North Am* 19:47–61, 2011.

65. Tehemar SH: Factors affecting heat generation during implant site preparation: a review of biologic observations and future considerations. *Int J Oral Maxillofac Implants* 14:127–136, 1999.

65a. Hubbard JH: The quality of nerve regeneration. Factors independent of the most skillful repair. *Surg Clin North Am* 52(5):1099–1105, 1972.

66. Turbush SK, Turkyilmaz I: Accuracy of three different types of stereolithographic surgical guide in implant placement: an in vitro study. *J Prosthet Dent* 108:181–188, 2012.

67. Van de Velde T, Glor F, De Bruyn H: A model study on flapless implant placement by clinicians with a different experience level in implant surgery. *Clin Oral Implants Res* 19:66–72, 2008.

68. Khawaja N, Renton T: Case studies on implant removal influencing the resolution of inferior alveolar nerve injury. *Br Dent J* 206:365–370, 2009.

69. Heller AA, Shankland WE, II: Alternative to the inferior alveolar nerve block anesthesia when placing mandibular dental implants posterior to the mental foramen. *J Oral Implantol* 27:127–133, 2001.

70. Etoz OA, Er N, Demirbas AE: Is supraperiosteal infiltration anesthesia safe enough to prevent inferior alveolar nerve during posterior mandibular implant surgery? *Med Oral Patol Oral Cir Bucal* 16(3):e386–e390, 2011.

71. Jensen O, Nock D: Inferior alveolar nerve repositioning in conjunction with placement of osseointegrated implants: a case report. *Oral Surg Oral Med Oral Pathol* 63:263–268, 1987.

# 第10章  术后并发症

Randolph R. Resnik，著

牙种植术涵盖了多个步骤，其安全性和成功率较高。然而，种植医生必须敏锐地察觉并全面评估术后可能产生的并发症风险。大多数术后并发症通过及时的简单的干预即可化解，但仍有部分情况可能导致种植失败，甚至使患者面临生命危险。对当前开展种植修复的临床医生而言，了解术后并发症的潜在性和其严重程度至关重要。本章将从病因、预防和治疗三个维度深入探讨各类牙种植术后并发症，旨在降低种植体的失败率，同时保障患者的整体健康与安全。

## 一、医疗相关问题

### （一）水肿（术后）/术后肿胀

术后肿胀，即间质组织内积液的现象，是组织受损后的直接反应。其肿胀程度与以下两个变量相关：① 组织损伤的程度与肿胀程度呈现正相关性；②手术区域的结缔组织疏松程度越高，越容易导致水肿的发生[1]。由于术后肿胀对切口具有潜在的负面影响（可导致切口裂开），因此应采取措施尽量减少这种情况。通常，肿胀在术后 48～72h 达到高峰，医生必须提前向患者说明这一情况。术后第 4 天之后肿胀持续加重可能是感染的迹象，而不是术后水肿。

### 病因

炎症过程的介质包括环氧合酶和前列腺素，两者在术后炎症和疼痛的发展中起重要作用。当组织经受手术处理或损伤时，磷脂在磷脂酶 A2 的作用下转化为花生四烯酸。花生四烯酸是一种氨基酸，它被释放到组织中，通过环氧合酶分解产生前列腺素，最终形成白三烯、前列环素、前列腺素和血栓烷素 A2 等炎症和疼痛的介质。这些物质在炎症

和疼痛的形成过程中发挥着不可或缺的作用。

### 2. 预防

为了减少术后肿胀，需采用精湛的手术技术，尽量减少组织损伤。患者的全身性疾病、肌肉过度牵拉、手术时间过长等其他因素，都可能加重术后炎症反应。预防性药物如布洛芬（非甾体抗炎药）和糖皮质激素（类固醇）等能够显著抵消水肿级联反应的负面影响（图 10-1）。

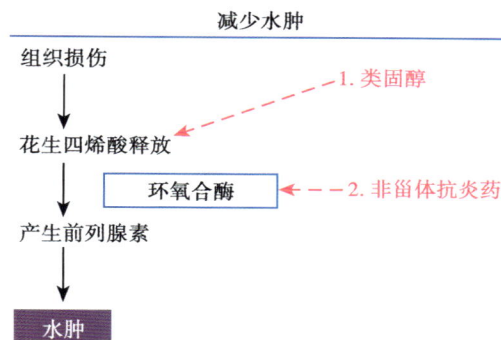

图 10-1　非甾体抗炎药（NSAID）和类固醇在减轻炎症方面的作用机制。类固醇阻断花生四烯酸，非甾体抗炎药干扰环氧合酶生成从而减轻水肿（引自 Misch CE：Contemporary implant dentistry，ed 3，St Louis，2008，Mosby.）

（1）**非甾体抗炎药**：非甾体抗炎药（NSAID）兼具镇痛和抗炎的双重功效。它们主要通过抑制花生四烯酸合成前列腺素来减轻炎症。因此，常用的镇痛药物如布洛芬，在缓解疼痛的同时，也能间接展现出显著的抗炎效果。非甾体抗炎药在抗炎方面并没有上限效应（在镇痛方面，上限为400mg）。然而，为达到抗炎效果而使用高剂量药物会伴随严重的不良反应。

建议：1～4 型手术使用布洛芬 400mg（参考 Misch 预防性用药指南，表 10-1）。

（2）**糖皮质激素**：肾上腺皮质以胆固醇为底

**表 10-1　口腔种植特定程序的药物选择方案**

| 类别 | 患者选择 | 过程 | 抗生素 | 糖皮质激素 | 抗菌剂 | 镇痛方案 |
|---|---|---|---|---|---|---|
| 类别 1 | ASA1/ASA2<br>>ASA2=类别 2 | ● 具有最小反应的单颗种植体植入 | 阿莫西林 1gm<br>术前 1h 服用 | 无 | 氯已定：<br>1/2ozBID 连续 2 周 | 疼痛控制方案<br>PCP 1~2 |
| 类别 2 | ASA1/ASA2<br>>ASA2=类别 4 | ● 伴有病理变化的创伤性拔牙<br>● 牙槽骨移植<br>● 具有广泛组织反应的单颗牙种植手术<br>● 具有最小组织反应的多颗牙种植手术<br>● SA1 上颌窦手术<br>● 不伴有病理变化的即刻种植 | 阿莫西林 1gm<br>术前 1h 服用，6h 后服用 500mg | 地塞米松 4mg<br>● 手术日当天早晨 1 片 | 氯已定：<br>1/2ozBID 连续 2 周 | 疼痛控制方案<br>PCP 1~2 |
| 类别 3 | ASA1/ASA2<br>>ASA2=类别 4 | ● 单颗种植+骨增量手术伴过度组织反应<br>● 多颗种植伴广泛组织反应<br>● 植骨（同种异体/自体骨移植）<br>● SA2 上颌窦手术 | 阿莫西林 1gm<br>术前 1h 服用，之后 3 天内每天 3 次每次 500mg | 地塞米松 4mg<br>● 手术日当天早晨 1 片<br>● 术后第 1 日早晨 1 片<br>● 术后第 2 日早晨 1 片 | 氯已定：<br>1/2ozBID 连续 2 周 | 疼痛控制方案<br>PCP 2~3 |
| 类别 4 | 以下任意一种：<br>● ASA2<br>● 手术时间长<br>● 手术经历久<br>● 免疫功能不全<br>● 活动性牙周疾病 | ● 有手术或患者因素的任何 3 类手术<br>● 伴有病理变化的即刻种植<br>● 自体骨移植 | 阿莫西林 1gm<br>术前 1h 服用，之后 5 天内每天 3 次每次 500mg | 地塞米松 4mg<br>● 手术日当天早晨 2 片<br>● 术后第 1 日早晨 2 片<br>● 术后第 2 日早晨 1 片 | 氯已定：<br>1/2ozBID 连续 2 周 | 疼痛控制方案<br>PCP 3~4 |
| 类别 5 | 所有<br>SA3/SA4<br>上颌窦手术患者 | ● 所有<br>● SA3/SA4<br>● 上颌窦手术 | 阿莫西林克拉维酸钾（875mg/125mg）<br>术前 1 日，BID，一次 1 片，之后 5 天内 BID 每次 1 片 | 地塞米松 4mg<br>● 术前一日早晨 2 片<br>● 手术日当天早晨 2 片<br>● 术后第 1 日早晨 2 片<br>● 术后第 2 日早晨 1 片 | 氯已定：<br>1/2ozBID 连续 2 周 | 疼痛控制方案<br>PCP 2~3 |

疼痛控制方案见表 10-5。

ASA. 美国麻醉医师协会评分；NSAID. 非甾体抗炎药；SA. 窦底；BID. 每日 2 次

可选择药物：

阿莫西林（1gm）=头孢氨苄（1gm）、克林霉素（600mg）

阿莫西林克拉维酸钾（875mg/125mg）=头孢呋辛酯（500mg）=多西环素（100mg）

[注：SBE 预防用药：改变术前抗生素用量为阿莫西林（2gm），头孢氨苄（2gm）或克林霉素（600mg）]

布洛芬（400mg）>对乙酰氨基酚（500mg）或萘普生（375mg）

二氢可待因酮（5mg/500mg）>泰诺 #2/曲马多（50mg）

二氢可待因酮（7.5mg/750mg）>泰诺 #3/曲马多（100mg）/Nucynta（阿片类药物）（50mg、75mg、100mg）

二氢可待因酮（10mg/660mg）>轻考酮 奥施康定 7.5/500mg

[注：如患者不能口服药物：① 布洛芬口服混悬液（OTC）；② Lortab Elixar（7.5mg 二氢可待因酮/500mg APAP/15ml）]

物，合成并分泌两种类固醇激素：雄激素和皮质类固醇。皮质类固醇根据其主要作用可以细分为两类：①糖皮质激素，它们对碳水化合物的代谢具有显著影响，并展现出强大的抗炎作用；②盐皮质激素，它具有保钠的特性。在口腔外科手术后，为了控制炎症，合成糖皮质激素的应用相当普遍。与天然类固醇相比，这些合成糖皮质激素不仅抗炎能力更强，而且导致钠和水潴留的不良反应相对较少。尽管大多数类固醇在化学结构上存在相似性，但它们的毫克效价（milligram potency）却各不相同[2]。合成糖皮质激素的抗炎作用是通过调节结缔组织对损伤的反应来实现的，它们能使充血减少，进而降低渗出和细胞迁移，减少损伤部位的浸润[3]。

糖皮质激素在细胞内与特定的糖皮质激素受体结合，形成糖皮质激素受体复合体。这一复合体影响从 DNA 分子合成 mRNA，从而调控多种蛋白质的合成。它通过抑制炎症相关蛋白质的合成，此外，糖皮质激素还能激活脂氧素，脂氧素已被证明能抑制磷脂酶 A2（phospholipase A2，PLA2）的活性。而 PLA2 是参与花生四烯酸从细胞膜释放的关键酶。

花生四烯酸是一种与细胞膜结合的 omega-6 脂肪酸。当细胞受损时，花生四烯酸从细胞膜释放出来，并在环氧合酶（cyclooxygenase，COX）-2 的作用下转化为炎性和疼痛性前列腺素。花生四烯酸的释放需要活化酶 PLA2。然而，脂氧素（脂皮素）可抑制 PLA2，进而阻止花生四烯酸释放，从而减少炎性前列腺素的量。

许多糖皮质激素制剂适用于局部涂抹、口服给药和静脉给药等不同途径。相较于天然皮质醇（氢化可的松），合成糖皮质激素具有更长的持续时间和更强的药效。基于时效可将其分为短效（<12h）、中效（12~36h）和长效（>36h）糖皮质激素。表 10-2 概述了最常见的糖皮质激素。

### 表 10-2 合成糖皮质激素

| 糖皮质激素 | 抗炎效力 | 等效剂量（mg） | 持续时间（h） |
|---|---|---|---|
| **短效** | | | |
| 氢化可的松 | 1.0 | 20 | <12 |
| 可的松 | 0.8 | 25 | <12 |
| **中效** | | | |
| 泼尼松 | 4.0 | 5 | 24~36 |
| 泼尼松龙 | 4.0 | 5 | 24~36 |
| **高效** | | | |
| 地塞米松 | 25 | 0.75 | 48 |

引自 Misch CE：Contemporary implant dentistry，ed 3，St Louis，2008，Mosby.

对种植牙手术而言，理想的合成糖皮质激素应兼具强大的抗炎效果和较弱的盐皮质激素效应。长效糖皮质激素地塞米松正是满足这一需求的理想选择。为了确保足够的血药浓度，应在术前使用这种药物。此外，推荐在早上给药，从而与皮质醇的自然释放（约上午 8 点）时间相吻合，从而最大限度地减少对肾上腺皮质系统的干扰。鉴于炎症通常在术后 48~72h 达到高峰，术后地塞米松给药时间应控制在 3 天以内。这种短期大剂量糖皮质激素治疗已被证明不会对下丘脑 - 垂体 - 肾上腺轴产生显著影响。下丘脑 - 垂体 - 肾上腺轴轴控制着身体的许多反应，包括对压力的反应[4]。

地塞米松治疗不仅具有显著的抗炎效果，还具有预防术后恶心和呕吐的额外优势。因此，它已成为当前医院门诊术中广泛认可的一种治疗药物，常以 8~10mg 的剂量静脉注射[5]。

皮质类固醇的使用存在一些明确的禁忌证，包括由病毒、细菌、真菌导致的活动性感染、肺结核、眼部单纯疱疹、原发性青光眼、严重的精神病和糖尿病等。由于糖皮质激素具有抗胰岛素作用，可导致血清葡萄糖和尿糖水平升高，因此糖尿病患者在接受此类治疗时应特别小心[6]。胰岛素依赖型糖尿病患者通常被禁止使用皮质类固醇。而对于那些通过口服药物和饮食控制来管理糖尿病的患者，应在糖皮质激素应用前进行医疗咨询。

**建议**：对于 1~4 型手术，推荐采用 4mg 的地塞米松作为预防性用药方案（表 10-1）。

**（3）冷冻疗法**：冷冻治疗（冰敷）是治疗术后软组织炎症最经济便捷的方法之一。这种通过冰敷来减轻疼痛和肿胀的方法可以追溯到 4 000 多年前的古埃及时期[7]。

在种植牙手术后，若存在过度炎症反应的风险，高度建议患者进行冰敷治疗。其作用机制包括减少组织内的液体积聚、减缓新陈代谢、控制出血，以及降低周围神经纤维兴奋性从而提高疼痛阈值[8]。

冰敷时间不宜超过 2 天，因为长时间冰敷可能导致肿胀反弹和细胞损伤。时间不当或长时间冰敷可导致血管收缩、缺血和毛细血管血栓形成，最终导致细胞死亡[9]。

术后 2~3 天后，可以对患处进行热敷处理，以加快血液和淋巴液流动，促进炎症吸收。同时，热敷也有助于减少组织炎症反应可能产生的瘀斑。虽然冰敷通常被视为安全有效的治疗方法，但对于某些特殊患者群体,如冷刺激不耐受者和血管疾病患者,应谨慎使用。此外,老年人和幼儿的体温调节能力及沟通能力有限,冰敷治疗对于他们来说存在风险。在使用面部绷带辅助冰敷时,需要特别小心,避免长时间冰敷导致软组织损伤。

**建议:**术后 24～36h,将冰袋妥善放置于术区对应的口外位置进行冷敷(冰袋不得直接接触皮肤;应在冰袋和皮肤之间放一层干布作为缓冲),敷 20min 后,停用 20min(图 10-2)。

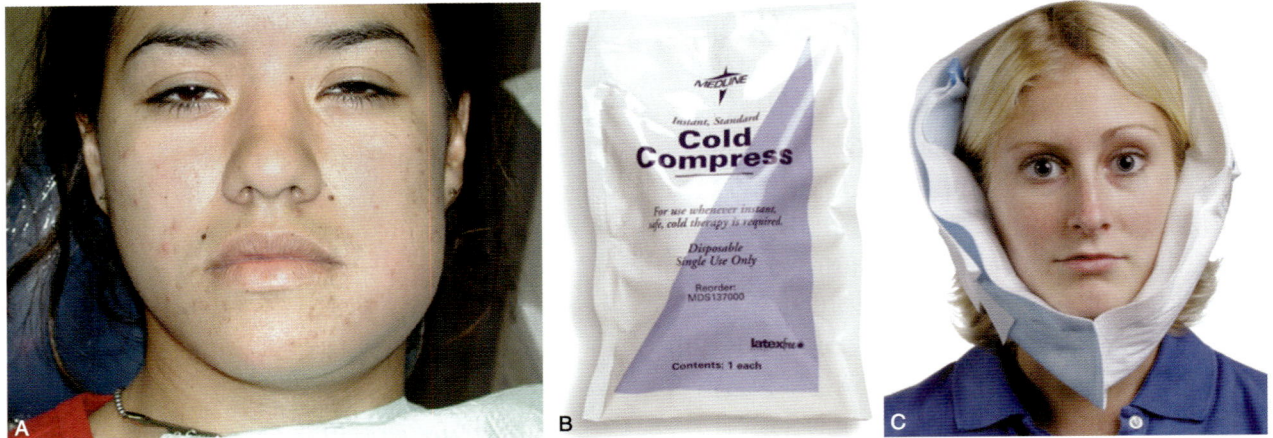

图 10-2　术后水肿。A. 种植牙术后水肿,在 48～72h 达到高峰;B. 使用冰袋进行冰敷治疗以减少肿胀;C. 应谨慎使用面部包裹绷带,因为它们可能导致皮肤长时间显露于低温环境并造成创伤(图 A 引自 Torabinejad M, Fouad A: *Endodontics*: *principles and practice*, ed 4, St Louis, 2009;图 B 和 C 由北卡罗来纳州夏洛特市萨尔文口腔科专业公司提供)

**(4)减少活动:**应指导患者术后减少活动从而使术后肿胀降到最低。患者活动越剧烈,肿胀将越明显。

**建议:**术后前 3 天,建议患者减少活动量。同时,抬高头部(保持坐姿)和在睡眠时使用多个枕头垫高头部可以减少术后肿胀。

### 3. 治疗

肿胀是自限性的,但一旦发生,将持续相应时间。以上提到的药物 / 治疗(地塞米松、非甾体抗炎药、冷冻疗法)可有助于减少术后炎症。

## (二)瘀斑(瘀伤)

瘀斑是组织内血液外渗至皮下导致的皮肤变色。在重力作用下,瘀斑的位置有时可能会远离原始的手术部位(这一点在术前应当向患者明确说明)。尤其是当瘀斑出现在下颌骨区域或颈部时,可能是由于皮下出血在重力作用下通过面部间隙转移而形成的(图 10-3)。

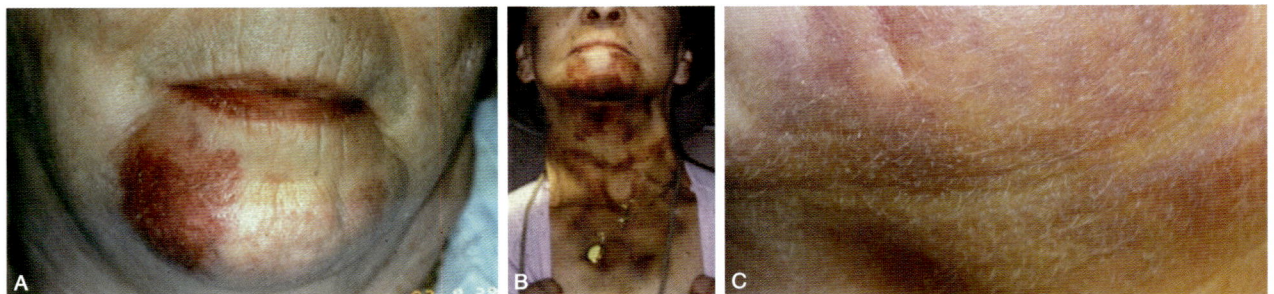

图 10-3　瘀斑。A. 术后瘀斑;B. 瘀斑延伸至颈部;C. 瘀斑的消退会导致不同程度的黄色至金棕色

### 1. 病因

瘀斑(瘀伤)的形成并非仅由血液疾病或药物导致的出血所引发。种植牙术后,尤其是在时间较长、侵入性较大的手术之后,可能会出现一定程度的瘀斑。女性患者和老年患者相对更容易出现瘀斑现象。瘀斑引发的级联反应如下。

(1)血管破裂。

（2）红细胞凋亡并释放血红蛋白。

（3）巨噬细胞（白细胞）通过吞噬作用降解血红蛋白。

（4）血红素＞胆红素＝蓝红色。

（5）胆红素＞含铁血黄素＝金棕色。

瘀斑的外观可呈现为亮红色、黑色、蓝色、紫色或以上颜色的混合。它通常由平的、圆形和不规则的区域组成，在种植术后 3～4 天内逐渐加重，随后开始逐渐减轻。当瘀斑开始消退时，其颜色可能会转变为黄色，并可能持续 2～3 周直至完全消退。

## 2. 预防

不幸的是，即使手术操作轻柔且技术精湛，瘀斑可能依旧难以避免。为减少瘀斑，术后应避免服用阿司匹林、中药及其他可能增加出血风险的保健品。术前应告知患者可能出现瘀斑的情况（最好在术后注意事项中以书面形式说明）。老年患者由于组织间张力下降和细胞黏附力较弱，更容易发生瘀斑。

## 3. 治疗

瘀斑通常是自限性的，通常无须治疗即可自行消退。然而，为了帮助患者更快地恢复，以下是一些建议的治疗方法。

（1）**休息/避免剧烈活动**：促进组织愈合和减少炎症反应。

（2）**抬高手术部位**：有助于减少炎症，促进静脉正常回流，改善手术部位的血液循环。

（3）**使用镇痛药**：有助于减轻与瘀斑有关的疼痛。

（4）**减少日晒**：过度暴晒可能导致瘀斑部位出现永久性变色，因此应建议患者尽量避免暴晒瘀斑部位。

## （三）牙关紧闭

牙关紧闭是指由于咀嚼肌创伤或痉挛导致的下颌张口度减小。张口受限可能影响进食、语言和口腔卫生，并可能导致疼痛。

## 1. 病因

种植手术后出现牙关紧闭可由多种因素导致。最可能的病因是下牙槽神经阻滞麻醉时局麻药注入翼内肌或咬肌内。此外，需要制备全厚瓣的复杂或长时间手术易造成肿胀和牙关紧闭。正常张口度为 35～45mm，轻度张口受限张口度为 20～30mm，重度张口受限张口度 <10mm（图 10-4）[1]。

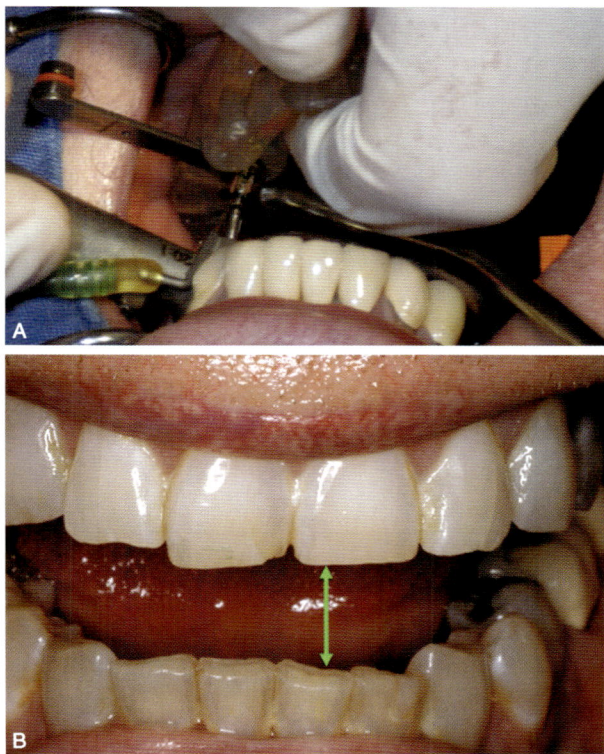

图 10-4　张口受限。A. 通常由过长时间张口导致咀嚼肌痉挛导致。由于进入通道经常受限，医师在后牙区使用手术导板植入种植体时应更为注意；B. 最大张口度测量，通常人的最大张口度为 35～45mm

种植手术后出现牙关紧闭的情况，其背后可能隐藏着多种复杂的因素。其中，最常见的诱因是在进行下牙槽神经阻滞麻醉时，局麻药不慎注入翼内肌或咬肌内，导致咀嚼肌受到影响。此外，对于那些需要制备全厚瓣的复杂或长时间手术，手术过程中的肿胀也是导致牙关紧闭的一个重要原因。

在正常情况下，人的张口度为 35～45mm，这一范围确保了我们在进食、说话及口腔卫生维护时能够顺利进行。然而，当出现牙关紧闭时，张口度会受到限制。轻度张口受限时，张口度可能缩减至 20～30mm，而重度张口受限则可能使张口度 <10mm（图 10-4）。因此，在术后恢复阶段，患者应密切关注自己的张口度变化，并及时向医生反馈任何异常症状。

## 2. 预防

当放置种植体时（尤其是在磨牙区），应注意尽量避免患者张口过度，以免导致咀嚼肌痉挛。为了降低牙关紧闭的风险，可以使用咬合垫来减轻张口压力，合理缩短治疗时间，必要时采取镇静措施。当使用手术导板时，导板设计中应考虑到侧方通道开口，以避免为容纳手术导板和钻针而导致患者过度张口（这种情况这主要发生在后牙区）。

## 3. 治疗

牙关紧闭的症状通常会随着时间的推移而逐渐缓解。在此期间，患者应选择食用柔软的食物并尽量减少过度张口活动。此外，还有其他多种治疗方法，如物理疗法、进行一定范围内的被动张口训练、夹板治疗，以及药物治疗如非甾体抗炎药、肌肉松弛药和类固醇（Medrol Dosepak、地塞米松）等。

## （四）术后疼痛

根据文献记载，约 50% 的外科手术患者未接受充分的术后疼痛治疗[10]。口腔外科研究也已经证实在术后首个 12h，口腔中的疼痛感往往会达到峰值，高达 97% 的患者反馈术后第 1 天的疼痛是最剧烈的[11]。

术后疼痛易使患者对有害刺激过度敏感（痛觉过敏），并将原本无痛的刺激误认为是疼痛（痛觉异常）。对于有过疼痛经历（如手术）的患者来说，疼痛体验可能会变得更加强烈，因此在后续的术中可能需要使用更多的镇痛药来应对。口腔种植手术疼痛控制的目标是确保局部麻醉作用消退前使患者具备足够的镇痛能力，并在手术结束后为他们提供有效的术后镇痛方案，从而使患者舒适地度过恢复期。

## 1. 病因

疼痛刺激的机制受外周神经系统和中枢神经系统的调节。有害刺激（如组织损伤或种植窝预备）发生时，它们可激活外周伤害感受器，这些感受器通过背根神经节的神经纤维迅速传递疼痛信号。这些神经的轴突在脊髓的背角形成突触，随后，信号沿着脊髓的脊髓丘脑束向上传递到丘脑和皮质。在皮质和丘脑内，来自组织损伤的信号被加工和整合，最终形成了我们对疼痛的主观感知和理解。

对于重复的有害刺激，外周伤害感受器反应会更加迅速。组织损伤过程中会释放一系列组织因子和炎症介质，这些物质会进一步增强伤害感受器对这些刺激的敏感性。人体内存在多种炎症介质，包括前列腺素、激肽、白三烯、P 物质和组胺等，它们启动并放大了传递给中枢神经系统的痛觉冲动。

前列腺素作为一种关键的炎症介质，在增强周围神经元对局部刺激的敏感性方面的作用至关重要。前列腺素也在脊髓和大脑中合成，并通过激活次级神经元来增强对初级刺激的反应，从而增强疼痛敏感性[12]。

非甾体抗炎药是最常用的镇痛药之一，主要作用于组织损伤部位，通过抑制环氧合酶（COX）的活性，从而阻断前列腺素的合成过程。COX 负责分解花生四烯酸以形成前列腺素。在组织中，有两种明确区分的环氧合酶，即 COX-1 和 COX-2。其中，COX-1 酶有助于止血过程（如血小板脱颗粒和黏附）、维护胃黏膜的完整性，以及调节肾功能。COX-2 酶是一种诱导酶，它在受损组织中被激活并合成，进而促进促炎前列腺素的形成，促炎前列腺素在炎症、疼痛和发热等病理过程中发挥核心作用。近年来，在大脑中发现了一种相对新颖的 COX（COX-3），它被认为是对乙酰氨基酚的主要作用靶点[13]。

与非甾体抗炎药相比，阿片类药物减轻疼痛的作用机制不同。阿片类药物通过与特定受体（m 阿片受体）结合作用于中枢神经系统，有效地阻止了伤害性神经通路的传递，同时激活了下行到脊髓的抑制性通路。在与 m 阿片受体结合后，阿片类药物能阻止 P 物质的释放，从而进一步削弱疼痛刺激（图 10-5）[14]。

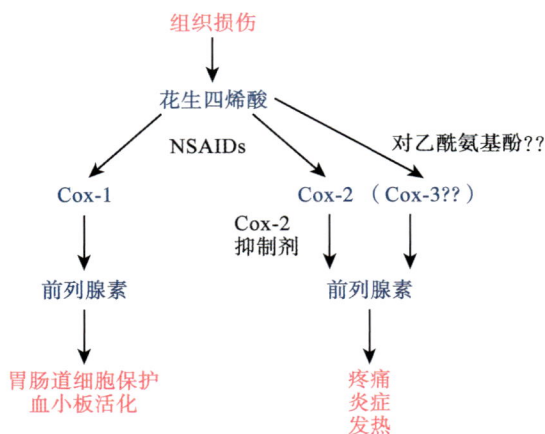

图 10-5　疼痛级联反应中花生四烯酸分解成各种形式的前列腺素

## 2. 预防

预防术后疼痛可采用以下方法。

（1）精湛的手术技术。

（2）手术时间控制：确保手术时间不超过患者的承受能力。

（3）术后长效麻醉药。

（4）全面的术后疼痛管理和指导。

（5）术后患者活动限制。

## 3. 治疗

种植临床医生必须对种植牙手术后疼痛控制充分了解。在多数案例中，我们可以观察到以下 3 种情况：①疼痛程度较轻，可通过轻度非处方镇痛药来有效缓解；②疼痛通常在手术后约 12h 达到高峰，随后会随着时间的推移而逐渐减轻；③疼痛持续时间通常不会不超过 2 天。然而，这些观察结果具有患者特异性，每位患者的疼痛感受和恢复速度可能有所不同[1]。

种植手术后疼痛管理的核心原则是精准把握药物治疗的时机。在理想情况下，应当在局部麻醉药效消退之前就及时服用镇痛药物。这种做法能更有效地控制术后疼痛，并显著降低患者遭受剧烈急性疼痛的风险。相反，如果在疼痛出现后服药，患者可能不得不增加药量以缓解疼痛，提高了镇痛药不良反应发生的概率。

在口腔种植领域，可采用多样化的疼痛控制策略和机制，目前已经制定了一个简化和标准化的疼痛控制方案（表 10-3），该方案全面涵盖了疼痛缓解的各个方面：非阿片类镇痛药（非麻醉药）、阿片类镇痛药（麻醉药）和佐剂。

**（1）非阿片类药物**：种植口腔科中使用的非阿片类镇痛药包括对乙酰氨基酚、非甾体抗炎药、COX-2 抑制药和曲马多。

**表 10-3　用于控制手术后疼痛的镇痛剂**

| 镇痛药 | 商品名 | 起效 (h) | 峰值 (h) | 持续时间(h) | 推荐剂量 | 给药间隔 | 最大剂量/日 |
|---|---|---|---|---|---|---|---|
| **非阿片类药物** | | | | | | | |
| 对乙酰氨基酚 | Tylenol | 0.5 | 0.5～2 | 4～6 | 650～1 000mg | 4～6 | 4 000mg |
| 布洛芬 | Motrin、Advil | 0.5 | 1～2 | 4～6 | 400mg | 4～6 | 2 400mg |
| 萘普生 | Anaprox | 1 | 2～4 | 5～7 | 275～550mg | 6～8 | 1 375mg |
| 曲马多 | Ultram | 0.5 | 1～2 | 4～6 | 50～100mg | 4～6 | 400mg |
| **阿片类药物** | | | | | | | |
| 可待因 | Tylenol with codeine | 0.1～0.3 | 0.5～1 | 4～6 | 60mg | 3～4 | |
| 二氢可待因酮 | Dicodid | 0.25～0.5 | 0.5 | 4～8 | 5～10mg | 4～6 | |
| 羟考酮 | Percocet | 0.25～0.5 | 1 | 4～6 | 5～10mg | 4～6 | |
| 哌替啶 | Demerol | 0.1～0.45 | 0.5～1 | 2～4 | 50～100mg | 6 | |
| 丙氧芬 | Darvon | 0.5～1 | 2～2.5 | 4～6 | 65～130mg | 4～6 | |

引自 Misch CE：Contemporary implant dentistry, ed 3, St Louis, 2008, Mosby.

**①对乙酰氨基酚**：对乙酰氨基酚的作用方式尚不清楚，普遍认为它主要与中枢神经系统中的前列腺素通路有关，而对外周的前列腺素合成影响较小。COX-3 酶在脑、脊髓和心脏等部位高表达，其主要功能是调节疼痛反应和发热过程，被认为是对乙酰氨基酚发挥作用的靶点[15]。

对乙酰氨基酚适用于轻度至中度疼痛，是非甾体抗炎药的安全替代品。它具有优异的镇痛和解热性能，并且避免了非甾体抗炎药可能带来的不良反应。但与非甾体抗炎药相似，对乙酰氨基酚同样存在上限剂量（建议每天不超过 4g），以确保使用的安全性。与众多非甾体抗炎药相比，对乙酰氨基酚在抗炎方面的作用相对较弱。对乙酰氨基酚的主要不良反应为肝损伤，这通常与长期过量使用此药物密切相关。

**②非甾体抗炎药**：非甾体类抗药是目前口腔种植科最常用的镇痛药之一。临床试验表明，非甾体抗炎药对所有程度的疼痛（轻度、中度、重度）都有效[16]。非甾体抗炎药（NSAID）镇痛作用的关键机制在于抑制花生四烯酸转化为前列腺素的路径，这主要是通过抑制环氧合酶（COX）实现的。随着 COX 活性的降低，花生四烯酸无法顺利转化为前列腺素的前体，从而导致组织中前列腺素的含量减少。因此，这种抑制作用有效缓解了急性

炎症相关的过度疼痛和水肿[17]。

非甾体抗炎药之所以广受青睐，首要原因便是其卓越的镇痛效果及对炎症的多样化作用（取决于药物种类和用药剂量）。炎症和疼痛作为两个独立的现象，在药物干预时呈现出不同的响应模式，镇痛效果具有明确的上限效应[18]，而抗炎作用则没有固定的剂量上限。在针对急性疼痛的治疗中，药物的使用量通常无须超过镇痛的上限剂量，因为超过此剂量并不会带来额外的疼痛缓解效果，反而可能增加不必要的不良反应风险。

非甾体抗炎药具有诸多不良反应，包括胃肠道紊乱（消化不良、糜烂、溃疡），以及对肝脏、肾脏和心脏产生的负面影响[19]。这类药物所引发的严重药物并发症数量最多，远超其他所有药物[20]。在2005 年，非甾体抗炎药引发的胃肠道问题导致的死亡，已成为美国的第 14 大死因，其排名位于凶杀案（第 13 位）和动脉粥样硬化（第 15 位）之间[21]。

非甾体抗炎药对血小板聚集的影响微乎其微，并未观察到其导致出血时间显著延长。随着非甾体抗炎药的长期使用，我们已发现它可能对多数抗高血压药物产生干扰。对于术后持续服用非甾体抗炎药超过 5 天的患者，应密切监测其血压变化。

- **布洛芬**：1969 年，布洛芬作为一种新型非甾体抗炎药首次进入市场，并迅速成为最广泛使用的非甾体类抗炎处方药。布洛芬在治疗轻度至中度疼痛方面表现出色，特别是在口腔科手术后疼痛缓解方面，临床研究已明确证实其显著效果。布洛芬的镇痛上限剂量为每次 400mg，每天不超过 1 200mg[22]。在这些剂量范围内，布洛芬的安全性高，与对乙酰氨基酚相当，同时其镇痛效果更佳，并能有效减少恶心和痉挛等不良反应。

- **阿司匹林**：乙酰水杨酸作为第一种典型的非甾体抗炎药，具备镇痛、抗炎和解热的特性。然而，在镇痛剂量下，它可能导致较高的胃肠道并发症风险。其具有显著的抗血小板作用，因此在口腔科种植手术患者的治疗中，乙酰水杨酸并非首选药物。

③**曲马多**：曲马多代表了一种独特的镇痛药分类，它作为一种中枢作用镇痛药，融合了阿片类药物与抗抑郁药的双重优势。其作用机制在于抑制中枢神经系统疼痛通路中的去甲肾上腺素和血清素再摄取，同时展现出对 m 阿片受体相对较低的亲和力。曲马多是一种非处方药，显著减少了传统阿片类药物常见的不良反应如依赖性、镇静、呼吸抑制和便秘等问题。其镇痛效能与可待因（60mg）相媲美，适用于中度至中重度疼痛的治疗。对于非甾体抗炎药引发的胃肠道疾病患者以及阿片类药物耐受的患者，曲马多成了理想的术后镇痛的替代选择。此外，当与对乙酰氨基酚联合使用时，可有效减轻疼痛。Ultracet（曲马多 / 对乙酰氨基酚）这一联合镇痛药含有 37.5mg 曲马多和 325mg 对乙酰氨基酚，在疼痛治疗领域的研究中展现出了卓越的疗效[23]。

**（2）麻醉药品（阿片类药物）**：麻醉药物（阿片类药物）是应对牙源性中度至重度疼痛时的主要镇痛药物。这类药物作为中枢镇痛药，是 μ 阿片受体和 κ 阿片受体的激动剂。其中，吗啡作为一种天然的阿片类药物，被誉为典型的麻醉药代表，并作为市场上所有其他麻醉药物效力的参照基准。

与非阿片类药物不同，阿片类药物在镇痛效果上并没有明确的上限。随着剂量的增加，其镇痛效果也会相应增强。然而，除了通过与 m 受体结合来缓解疼痛外，阿片类药物还可能带来欣快感、恶心、呕吐和便秘等不良反应。高剂量使用时，患者可能会出现镇静过度甚至呼吸抑制的情况。此外，长期使用阿片类药物也容易导致生理和心理依赖。

下文将深入探讨口腔种植学领域中最为常用的麻醉药物。这些麻醉药物在结构上与吗啡相近，能够在相同的剂量下提供相同程度的疼痛缓解效果，且无上限效应。

①**可待因**：可待因是一种天然存在的生物碱，被归类为轻度镇痛药。可待因具有优异的止咳性能，但同时也与显著的恶心和便秘等不良反应相关。口服可待因的生物可利用性仅为 60%，其中仅有 10% 被转化为具有镇痛活性的吗啡，这意味着仅有这 10% 的成分发挥了镇痛效果，而剩下的90% 则不具备镇痛功效。鉴于其相对较低的镇痛效力和较多的不良反应，与其他阿片类药物相比，可待因通常不作为口腔种植的首选麻醉药。

②**二氢可待因酮**：重酒石酸二氢可待因酮是一种半合成的麻醉、镇痛及止咳药物，与可待因有着诸多相似之处。它常被用作联合镇痛药，与对乙酰氨基酚或布洛芬联合使用。多年来，这种麻醉药一直是美国最常用的处方药。值得注意的是，

二氢可待因酮易产生依赖性，在服用过程中，患者可能会出现头晕、镇静感、恶心以及呕吐等不良反应。

③羟考酮：羟考酮是一种半合成阿片类药物，其镇痛效果与吗啡相近，适用于中度至重度疼痛的缓解。其主要作用是镇痛和镇静，在口服时展现出优异的生物利用度，能够保留一半的镇痛活性。

与大多数阿片类药物相似，羟考酮也存在一定的不良反应风险，其中药物滥用和药物依赖的可能性相对较高。羟考酮是一种复合麻醉药，可

与对乙酰氨基酚或阿司匹林联合使用。一种缓释羟考酮药物（奥施康定）已显示出较高的药物滥用可能。

（3）术后疼痛的综合镇痛治疗：在疼痛管理领域，一种被广泛采用的策略是联合镇痛治疗，它是指通过组合使用多种具有不同作用机制的镇痛药物来增强治疗效果。这一策略的核心目的在于最大化镇痛效果，同时最小化不良反应的发生。当这些药物协同作用时，它们能产生增强效应，允许每种药物在较低的剂量下发挥效用（表10-4）。

| 表 10-4　联用镇痛药物 | | | |
|---|---|---|---|
| 通用名 | 商品名 | 平均成年人剂量 | 类型 |
| 5mg 可待因/300mg 对乙酰氨基酚 | 泰诺 #1 | 每 4 小时 1～2 片 | III |
| 15mg 可待因/300mg 对乙酰氨基酚 | 泰诺 #2 | 每 4 小时 1～2 片 | III |
| 30mg 可待因/300mg 对乙酰氨基酚 | 泰诺 #3 | 每 4 小时 1～2 片 | III |
| 60mg 可待因/300mg 对乙酰氨基酚 | 泰诺 #4 | 每 4 小时 1 片 | III |
| 5mg 二氢可待因酮/500mg 对乙酰氨基酚 | Vicodin/Lortab 5/500 | 每 4～6 小时 1～2 片（最大剂量 8 片/24h） | III |
| 7.5mg 二氢可待因酮/750mg 对乙酰氨基酚 | Vicodin ES | 每 4～6 小时 1 片 | III |
| 7.5mg 二氢可待因酮/650mg 对乙酰氨基酚 | Lorcet | 每 4～6 小时 1 片 | III |
| 10mg 二氢可待因酮/660mg 对乙酰氨基酚 | Vicodin | 每 4～6 小时 1 片 | III |
| 10mg 二氢可待因酮/650mg 对乙酰氨基酚 | Lorcet 10/650 | 每 4～6 小时 1 片 | III |
| 7.5mg 二氢可待因酮/200mg 布洛芬 | Vicoprofen | 每 6 小时 1～2 片 | III |
| 5mg 羟考酮/325mg 对乙酰氨基酚 | Percocet 5/325 | 每 4～6 小时 1 片 | II |
| 7.5mg 羟考酮/500mg 对乙酰氨基酚 | Percocet 7.5/500 | 每 4～6 小时 1 片/最大剂量 8 片/日 | II |
| 10mg 羟考酮/650mg 对乙酰氨基酚 | Percocet 10/650 | 每 4～6 小时 1 片 | II |
| 5mg 羟考酮/400mg 布洛芬 | Combunox | 每 6 小时 1 片/最大剂量 4 片/日 | II |

引自：Misch CE: Contemporary implant dentistry, ed 3, St Louis, 2008, Mosby.

在联合镇痛治疗中，常见的组合包括对乙酰氨基酚或非甾体抗炎药与阿片类药物的联合使用。由于对乙酰氨基酚和非甾体抗炎药具有上限效应，即使增加其剂量也无法带来额外的疼痛缓解效果，反而增加了不良反应的可能性。

（4）口腔种植中的镇痛剂：理想情况下，术后镇痛药物或镇痛方案应依据预期的疼痛强度进行选择，需综合考虑患者的病史、痛阈、手术类型、组织反应的程度和手术持续的时间。鉴于种植牙术后疼痛治疗涉及的药物种类繁多，我们制订了一套疼痛控制方案，旨在指导临床医生精准、高效地运用这些药物。遵循世界卫生组织的权威指南，我们要求

对所有手术及患者进行综合评估，并依据评估结果将其归入轻度、中度或重度疼痛等级（表10-5）。

①轻度疼痛：轻度疼痛具有自限性，通常可以通过按照正常推荐剂量的非甾体抗炎药来有效缓解。

②中度疼痛：中度疼痛比轻度疼痛更强烈，通常无法仅凭非甾体抗炎药缓解。这种疼痛会干扰身体机制，扰乱日常活动。

③重度疼痛：重度疼痛被定义为足以干扰部分或全部日常活动的强烈痛感。患者可能因疼痛而被迫长时间卧床，需要连续数天使用强效阿片类药物进行治疗，并且可能还需辅以其他药物来增强疗效（表10-5）。

| 表 10-5 推荐疼痛控制方案（PCP） | |
|---|---|
| 药物 | 剂量 |
| **PCP 1：预计轻度疼痛** | |
| 布洛芬 | 术前 1h 400mg |
| **PCP 2：预计轻中度疼痛** | |
| 布洛芬 + 二氢可待因酮<br>（Vicodin） | 术前 1h 400mg+术后 2 日<br>每日 4 次<br>必要时 5mg/300mg |
| **PCP 3：预计中度疼痛** | |
| 布洛芬 + 二氢可待因酮<br>（Vicodin ES） | 术前 1h 400mg+术后 2 日<br>每日 4 次，其后必要时<br>服用<br>术后 2 日 7.5mg/300mg<br>每日 4 次，其后必要时<br>服用 |
| **PCP 4：预计重度疼痛** | |
| 布洛芬 + 二氢可待因酮<br>（Vicodin HP） | 术前 1h 400mg+术后 4<br>日每日 4 次，术后 2 日<br>10mg/300mg 每日 4 次，<br>其后必要时服用 |

引自：Misch CE：Contemporary implant dentistry, ed 3, St Louis, 2008, Mosby.

**（5）术后手术疼痛的控制**：术后疼痛管理的目标是通过药物和行为干预策略来提升患者的舒适度。世界卫生组织特别制定了镇痛"阶梯"作为治疗疼痛的指南。以下方案描述了治疗急性疼痛的三个阶段[24]。

- 第一步，针对轻度至中度疼痛，最大限度地使用非甾体抗炎药（如对乙酰氨基酚，布洛芬）进行治疗，作为辅助手段，糖皮质激素和冷冻治疗也常被推荐用于增强镇痛效果。
- 当疼痛预期为中度或持续呈现中度疼痛时，应在非甾体抗炎药的基础上加入阿片类药物（如二氢可待因酮、可待因）。固定剂量的阿片类药物与非甾体抗炎药结合使用可提供额外的镇痛效果，此外也鼓励使用糖皮质激素和冷冻疗法进一步增强疼痛管理效果。
- 当疼痛预期为中度至重度，或者持续呈现中度至重度疼痛时，应适当增加阿片类药物的剂量。此外，在没有明确的用药禁忌情况下，糖皮质激素和冷冻疗法特别有效。

按照世界卫生组织的指南，我们根据患者预期的术后疼痛程度制订了一个术后疼痛控制方案（框 10-1）。

| 框 10-1 世界卫生组织疼痛缓解阶梯 |
|---|
| **三步法概念模型**<br>1. 非阿片类药物+辅助方法<br>2. 非阿片类药物 + 辅助方法 + 阿片类药物（中度）<br>3. 非阿片类药物 + 辅助方法 + 阿片类药物（重度） |

辅助方法：长效麻醉药、糖皮质激素、三环类抗抑郁药。
©2016 世界卫生组织版权所有

## （五）以统一药理学方法治疗每位患者/步骤

### 1. 并发症

许多临床医生在预防种植牙术后并发症时，忽视了患者的 ASA 和手术类型，对所有种植牙患者采用统一的预防方案。然而，如上颌窦骨增量手术这类复杂手术的患者，其并发症发病率显著高于单牙种植术患者，因此需要采用不同的用药方案。手术的并发症和发病率与患者的健康状况、手术方式、手术时长，以及组织反应程度有直接关系且呈现正相关。作者结合上述因素制订了一种药理学方案，推荐了不同患者群体所适用的治疗方案（表 10-5）。

### 2. 预防

临床医生应对用于减少术后并发症和降低发病率的各类预防性药物（抗生素、抗炎药、镇痛药）有深入清晰的认识。同时，种植临床医生还需对药物使用的相互作用和禁忌证有所了解。

### 3. 治疗

鉴于种植口腔科中药物制剂使用需考虑局部、全身及手术等多种变量，我们制订了一个标准化预防用药的方案。依据患者的 ASA 状态、手术类型及手术的侵入性程度，提出了详尽的药理学四分类体系（表 10-5）。

## （六）未给予充分术后指导

每位患者都应接受详尽的口头和书面术后指导。忽视这一步骤可能会增加术后并发症的风险，同时削弱患者对医生的信任，甚至可能使医生面临医疗鉴定和法律风险。

## 1. 病因

遗憾的是，许多医生在术前和术后的指导上缺乏一套固定的方案。这会导致患者对术后反应产生不切实际的期望，进而在非工作时间频繁来电咨询，无形中增加了患者的压力。此外，许多临床医生仍然采用通用或一般化的指导方案。在理想情况下，应该针对不同类型的手术及其侵入性程度，制订具体的、个性化的术后指导方案。

## 2. 预防

在术前和术后，通过口头和书面方式为患者提供详尽的术后指导。如果可能，还应在官方网站上提供这些指导内容，以便患者随时查阅和参考。

## 3. 治疗

对所有术后并发症进行全面回顾是治疗流程中不可或缺的一环。对于某些常见的术后并发症，我们应主动向患者提供清晰详细的说明和解释。

（1）瘀伤：即使是时间短、侵入性小的手术，也务必向患者详尽解释可能出现瘀伤或瘀斑的情况。这种解释至关重要，因为瘀伤会导致尴尬和美观问题。我们应明确告知患者，瘀伤可能在术后 3～4 天出现，其消退可能需要长达 10～14 天。此外，鉴于瘀斑可能蔓延至下颌和颈部（受筋膜平面和重力影响），我们还应提前告知患者这一点，以减少他们对手术操作或创伤性的误解和质疑。

（2）出血：种植牙术后出血的发生率非常高。应明确告知患者术后 24h 内存在出血的风险，并解释减少出血的有效方法。首先，应为患者提供纱布（建议使用 3cm×3cm 或 4cm×4cm 纱布，因为 2cm×2cm 的纱布可能导致患者意外吸入）作为压力敷料。其次，建议患者尽量避免使用临时修复体，因为这可能导致出血增加。若发生严重或长时间的出血，应指导患者联系医生以获取专业指导（见第 7 章）。此外，患者在饮用液体时应避免使用吸管，因为吸管产生的负压可能会加剧出血。同时，频繁的吐痰和漱口动作也可能导致伤口裂开并增加出血的风险。

（3）肿胀：应明确告知患者术后肿胀是常见的现象，肿胀通常在 48～72h 达到高峰。通常，患者在手术当天仅会出现轻微的肿胀，但术后 2～3 天内肿胀可能会逐渐加重。提前的告知有助并避免患者错误地将肿胀视为术后感染。为了减轻肿胀，应建议患者在睡眠时使用多个枕头，以便抬高头部，从而减少头部和颈部的肿胀。

（4）口腔卫生：术后第 1 天，需避开手术部位，轻轻刷洗其他牙齿区域。从术后第 2 天开始，可以使用氯己定轻柔地漱口，在伤口完全闭合之前，避免使用强效防腐剂（如李施德林）。

（5）饮食：患者在接受口腔科种植手术后，需确保摄入充足的液体和营养。理想情况下，在术后的 24h 内，至少应饮用 2 升的液体（牛奶、清水或非酸性果汁），其后逐渐引入固体食物。建议在术后 24h 内选择高热量饮食，增加流质和半流质食物的摄入。患者对软食的接受度通常较高，如奶昔（使用勺子而非吸管）、冰激凌、苹果酱、布丁、果冻、酸奶、土豆泥、炒鸡蛋、意大利面（不含番茄酱）。在局部麻醉失效前（4～8h），应避免饮用高温液体（咖啡、茶、汤等）。

若患者接受了静脉麻醉，由于术前已禁食至少 6h，术后需指导其适时进食。建议优先选择质地柔软的食物，如酸奶、果冻、汤或冰激凌。

（6）禁止吸烟或饮酒：患者应充分认识到术后吸烟和饮酒对创口愈合，以及种植体/骨移植材料成功率的潜在危害。建议在术前至少 2 周和手术后 6 周完全戒烟（理想情况下）。关于在创口完全愈合前摄入乙醇的问题，必须引起患者的重视，因为乙醇摄入可能会增加创口裂开和感染的风险。

（7）神经损伤：患者应了解神经损伤的可能后果，包括感觉异常、感觉迟钝和麻木等症状。如果在手术后 24h 内出现这些症状且持续不减，建议患者立即联系医生进行评估和适当的治疗（见第 9 章）。

（8）感染：虽然术后感染很罕见，但患者仍需了解感染的可能症状，包括肿胀突然加剧、疼痛、体温升高和嗜睡。一旦出现上述任何一种情况，患者应立即将自己的症状告知诊所。

（9）临时修复体：如果患者佩戴了临时修复体，术后需给予他们详尽的使用指导。理想情况下，在创口愈合前及炎症状态下，患者不应戴用临时修复体。如果患者因社交或美观需求坚持佩戴，医生应调整修复体，确保主要应力承受区域得以保留，从而避免对手术区域造成不必要的压力。

（10）术后随访：患者应了解术后随访的重要性，通常，患者需要在手术后两周内接受专业医生的评估和拆线处理。

（11）当前药物治疗的停用：患者应充分认识到，他们绝不可擅自停止或调整医生开具的任何药物。如果患者未能服用抗高血压药、降血糖药或抗凝药等药物,可能会引发严重的并发症。

## (七) 术后恶心

种植术后出现恶心并不少见,通常是暂时性的,多数能在几小时内缓解。然而对于患者而言,这种恶心感可能带来极大的不适,尤其是对于术前因医嘱需要禁食的患者来说。

### 1. 病因

术后恶心可能往往是源于预防性药物的不良反应,或者由于长时间手术后吞咽了过量的血液所致。在患者禁食并接受静脉麻醉的情况下,多种抗生素(如奥格门汀和克林霉素)导致术后恶心的发生率很高。

### 2. 预防

麻醉性镇痛药是导致恶心最常见的原因,在恶心消退前应避免使用这类药物。为了缓解恶心,建议在服用镇痛药之前先摄入少量软食,并在服药时大量饮水。对于大多数植入手术,预防性类固醇药物地塞米松已被证明是预防术后恶心和呕吐的极佳选择。为了减少过量血液对胃黏膜的刺激,务必尽量避免吞咽过多血液。通过吸引装置或纱布细致地清除手术部位的血液,将最大限度地减少血液吞咽,Yankauer 吸引管对于清除口咽部的血液特别有效(图 10-6)。

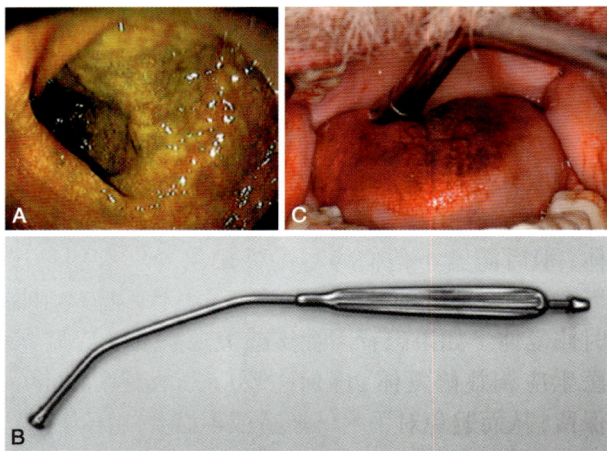

图 10-6  A. 艰难梭菌(*C.diff*)是肠道中存在的正常细菌,可能会因使用抗生素而导致感染;B. Yankauer 吸引管可以有效、轻松地去除手术部位和口咽部的血液;C. 临床图像——Yankauer 吸引管的使用(图 A 引自 Courtesy Dr. Clarence Wong. In Walsh TC, Caraceni AT, Fainsinger R, et al., editors: Palliative medicine, Philadelphia, 2009, Saunders. )

### 3. 治疗

如果手术后恶心症状较为严重,可以考虑使用非处方止吐药或处方药来缓解症状(如昂丹司琼 4mg 舌下含服)。

## (八) 抗生素相关性腹泻

抗生素相关性腹泻( antibiotic-associated diarrhea, AAD )通常表现为一种良性的、具有自限性的疾病,其发生率因抗生素种类的不同而有所差异。在多数病例中,腹泻并非由明确的病原体引发,而是源于肠道菌群的组成与功能的改变。AAD 的诊断标准为每日至少 3 次水样便。这种腹泻可能在抗生素摄入后的数小时~2 个月内出现。研究表明,使用抗生素后 AAD 的发生率为 5%~25%[25]。

### 1. 病因

AAD 是肠道细菌失衡的结果。当微生物群发生改变时,碳水化合物的代谢和脂肪酸的吸收过程也会受到影响,进而引发渗透性腹泻。几乎各类抗生素都可能导致 AAD 的发生,但已知其中广谱抗生素(尤其是头孢菌素类、氟喹诺酮类、广谱青霉素和克林霉素)的发生率最高[26]。

### 2. 预防

抗生素餐中服用有助于最大限度地降低 AAD 的发生率。此外,许多研究表明,使用益生菌可降低 AAD 的发病率[27]。如果种植患者既往有 AAD 病史,这些措施将非常有帮助。

### 3. 治疗

对于由非艰难梭菌导致的轻度腹泻患者,通常除了停用抗生素外无须额外治疗。应补充因腹泻而流失的液体和电解质,并避免摄入难以消化和吸收的碳水化合物。如果需要替换抗生素,建议咨询患者的内科医生。如果患者出现任何脱水迹象,应将其转诊至其内科医生或急诊室。

## (九) 假膜性结肠炎

在某些 AAD 病例中,会出现结肠炎,进而演变为更为严重的假膜性结肠炎。其症状通常包括严重腹泻伴随痉挛、腹痛、恶心、呕吐和发热等。在病情严重的情况下,如果不积极治疗,假膜性结肠炎可能危及生命。

## 1. 病因

　　抗生素治疗导致腹泻的另一个后果是致病菌艰难梭菌的过度增殖[28]，这种情况在 AAD 病例中占 10%～20%。当炎症性结肠炎导致大量正常肠道菌群遭到破坏时，就会发生这种情况。随着"健康"细菌数量的减少，艰难梭菌得以大量繁殖，从而引发假膜性结肠炎的症状（图 10-6）。

## 2. 预防

　　对于有 AAD 或艰难梭菌感染史的种植患者，未经内科医生咨询之前，应避免自行使用任何抗生素。此外，老年人群是艰难梭菌的易感人群，特别是 65 岁以上的患者，他们感染艰难梭菌的风险是年轻患者的 10 倍。对于既往有艰难梭菌感染史的患者来说，在服用抗生素后，他们再次感染艰难梭菌的风险会增加 20%[29]。

## 3. 治疗

　　当发现患者出现艰难梭菌感染时，强烈建议停止抗生素治疗，并将患者转诊至其内科医生进行治疗。对于严重的艰难梭菌阳性腹泻病例，需要口服万古霉素（125mg，每天 4 次）、甲硝唑（250mg，每天 3 次）或杆菌肽（25 000U，每天 4 次）[30]等抗生素治疗。这些药物的开具和使用必须严格遵循内科医生的处方和指导。

## ■ 二、种植相关并发症

### （一）邻牙损伤

　　在种植牙过程中，若不慎损伤邻牙，可能会对邻牙的结构造成严重的负面影响，甚至导致种植失败。对邻牙牙根的损伤可能是直接的（钻针或种植体对牙齿的损伤）或间接的（备洞过程中的热伤）。损伤可能导致骨缺损、天然牙脱落、种植体失败、感染、牙根内/外吸收、牙髓坏死或修复失败。

## 1. 病因

　　在种植过程中，若种植体的植入角度不当、位点可用空间或骨量不足，以及种植体直径选择不当，都可能会对邻牙造成创伤。特别是当牙根弯曲或牙齿在近远中方向过度倾斜时，这些情况可能显著影响种植空间，进而妨碍种植体的理想放置。此外，冠部空间和根尖空间之间经常存在可用空间差异。研究表明，与牙齿紧密接触的正畸微螺钉种植体（直径<1.0mm）可能会引发牙根吸收的现象。但是，如果及时发现并取出这些种植体，牙骨质将进行自我修复[31]。

## 2. 预防

　　在植入种植体之前，应评估邻牙与种植位点的关系。在初步备洞后，必须使用方向指示杆（在种植窝中插入已知直径和长度的指示杆并拍摄 X 线片）评估定位的准确性。为了最大限度地避免邻牙牙根表面的损伤，可采用锥形束计算机断层扫描（CBCT）手术导板进行辅助。理想情况下，建议种植体和邻牙牙根表面之间至少保留 1.5mm 的安全距离（图 10-7 和图 10-8）。

## 3. 治疗

　　（1）**围手术期**：如果种植体侵犯牙周膜（PDL）或牙齿结构，理想情况下应将其取出并重新植入。

　　（2）**术后/愈合后**：如果种植体已经植入并且没有侵犯牙周膜/牙齿结构（无症状），则应通过定

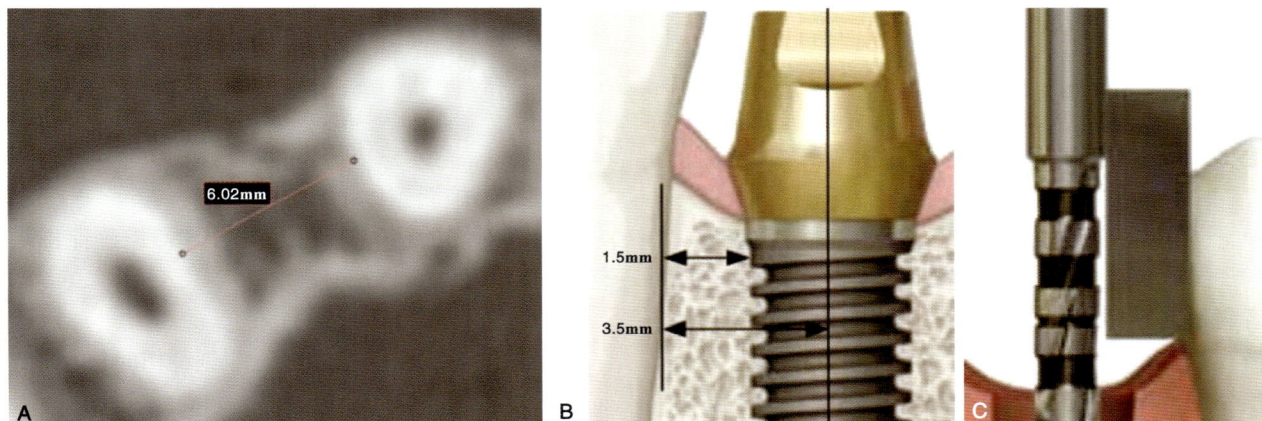

图 10-7　防止损伤邻牙。A.锥形束计算机断层扫描（CBCT）用于识别相邻牙根之间的实际可用空间；B.理想情况下，种植体和牙齿结构之间应至少存在 1.5mm 的空间；C.定位装置，以防止植入位置不当和保证理想的备洞位置

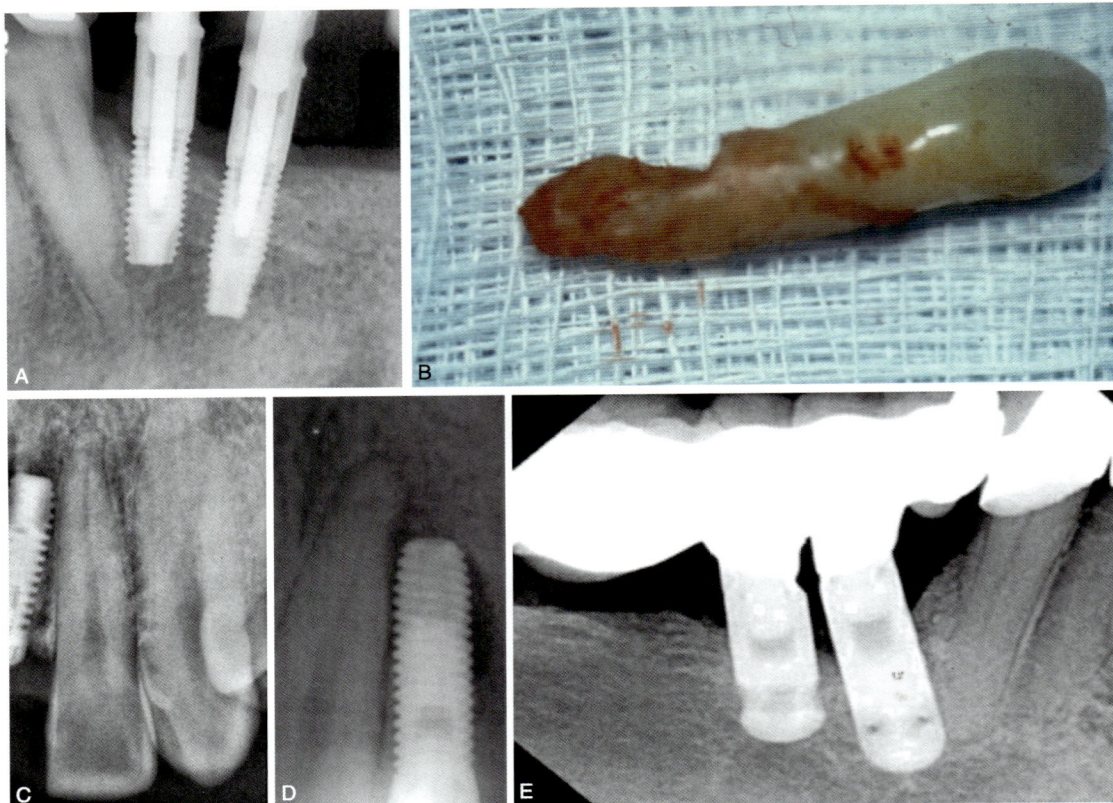

图 10-8　A. 种植体放置距离牙根太近，导致牙根损伤；B. 由此导致的牙齿脱落；C 和 D. 种植体放置距离牙齿太近导致的牙齿和种植体病理状态；E. 当种植体距离牙根过近时，应遵守严格的术后回访。弯曲及倾斜牙根可导致根间种植空间缩小

期牙髓活力测试进行严密监测。如果牙齿对叩诊或温度刺激敏感，应立即取出种植体。

## （二）种植体尖周病变

种植体植入和复诊检查时，病例报告有时会显示根尖周出现病变（射线透射区），这往往被视为种骨内植体可能失败的预警信号[32]。这些根尖周病变被称为种植体尖周围炎和逆行性种植体周围炎[33]，这些病变是指在种植体成功植入并已形成正常的冠部骨结合后，出现的有症状或无症状的根尖周射线透射区域，需密切关注并及时处理。

### 1. 病因

（1）无症状：当影像学检查存在骨破坏，但患者无临床症状时，临床上无症状的根尖周透射影被视为非活动性病变。这种情况可能源于种植窝预备时深度超过种植体长度，从而在种植体根尖部留下空隙。此外，当种植体被放置在具有根尖瘢痕（apical scar）的牙齿附近时，也可能会导致透

射影。非活动性病变有可能因过度产热导致的骨灼伤而引发。热伤可能会导致纤维组织界面的形成，对种植体的预后产生潜在影响[34]。

（2）有症状：有临床症状的病变最常见的原因是在种植过程中细菌污染。当种植体被植入细菌感染的区域（存在感染、囊肿、肉芽肿或脓肿）时，这种情况就可能发生。一旦病变从根尖开始，它们可能会向冠部或颊侧蔓延。活动性病变的临床症状包括剧烈疼痛、炎症、叩痛、松动或瘘管形成（图 10-9）[34]。

### 2. 预防

预防措施涵盖以下几个方面。

（1）对邻牙结构进行详尽的评估，以确保排除任何已存在的感染或病变。

（2）进行邻牙牙髓活力测定。

（3）潜在病变的位点进行即刻种植时，必须持谨慎态度。

（4）对病变组织进行彻底清创处理，同时在即刻拔牙的位点行去皮质术。

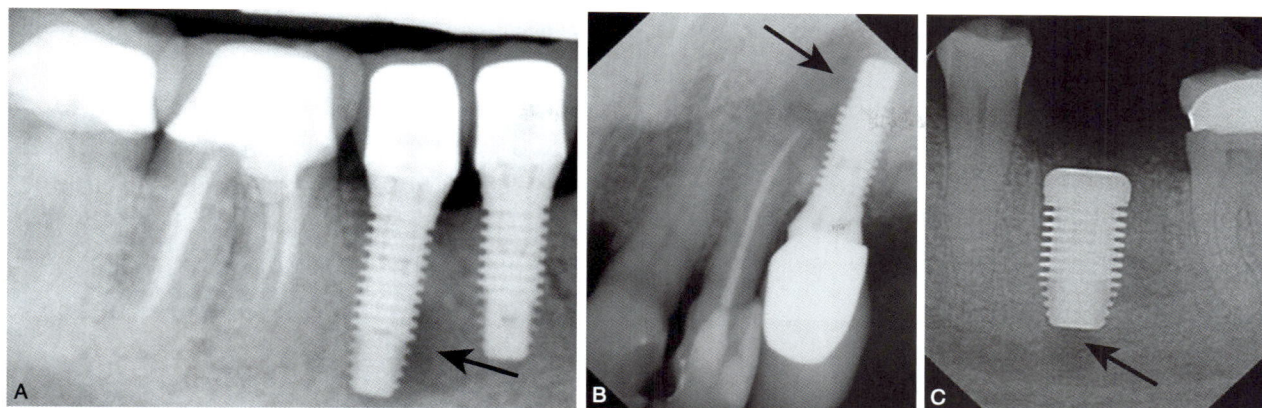

图 10-9　逆行性根尖周病变。A 和 B.骨整合种植体的根尖病变；C.种植窝预备深度超过种植体长度导致的根尖射线区

## 3. 治疗

鉴于种植体根尖周病变的病因复杂多样，其治疗方法尚未形成统一的共识。非手术的抗生素治疗已被证明是不成功的[35]。以下方法已被证明是种植体根尖周病变的有效治疗手段。

（1）**显露**：进行组织翻瓣以彻底显露种植体根尖区域（颊侧或舌侧入路）。

（2）**清创**：在显露的根尖区域，彻底清除肉芽组织，直至骨壁清晰可见。

（3）**去除种植体根尖（选择性）**：在不对种植体整体生物力学稳定性造成损害的前提下，可选择性去除种植体的根尖部分，以便更好地对骨壁进行清创，促进愈合。

（4）**表面去污**：种植体表面可以使用各种化学物质进行去污，例如四环素（250mg）[36]、柠檬酸（40%）[37]、氯己定和过氧化氢[38, 39]。

（5）**同种异体移植物**：用同种异体移植材料和可吸收膜对缺损区域进行骨增量。应在移植物中添加局部抗生素（如头孢唑啉、克拉霉素）以扩大抗菌覆盖范围。

（6）**全身抗生素应用**：全身预防性抗生素（如阿莫西林）应与 0.012% 氯己定口腔含漱液联合使用。

## （三）钛过敏/变态反应

在当今医学领域，钛过敏并发症的病例报告正逐渐增多，其发生与各种情况相关。

在骨科学领域，有很多钛合金过敏的病例报道。Witt 和 Swann 报道了 13 例全髋关节置换失败的病例，并指出金属磨损碎片导致的组织反应可能是植入物失败的原因。这一过程被称为再钝化，可能会产生一种氧化物，包围种植体周围组织并使之颜色变黑[40]。

在心血管领域，Yamauch 等报道了由钛植入式起搏器导致的过敏反应。患者的植入部位出现明显的红斑，并出现全身湿疹，皮内和淋巴细胞刺激试验进一步证实了患者对钛的敏感性[41]。

在口腔科文献中，对纯钛的过敏反应相对罕见。然而，但许多专家认为，钛合金种植体过敏的发生率实际上可能更高，且由于对失败或过敏了解过少，其实际发生率被低估[42]。Preez 等报道了由于种植体周围疑似钛过敏反应而导致的种植失败案例，组织学结果显示慢性炎症反应并伴有纤维化[43]。Egusa 等报道了一例因钛种植体覆盖义齿导致的全身湿疹病例，湿疹在种植体移除后完全消退[44]。Sicilia 等在一项涉及 1 500 名种植患者的临床研究中指出，约有 9 颗种植体引发了钛过敏反应[45]。

## 1. 病因

对钛的敏感性已被证明是巨噬细胞、T 淋巴细胞和 B 淋巴细胞共同作用的结果，这种相互作用会触发Ⅳ型变态反应[46]。在生物体内环境中，所有金属都会受到腐蚀，进而形成金属离子，并与内源性蛋白质结合生成复合物，这些复合物能激活免疫系统[47]。钛合金种植体已被证明含有多种可能引发Ⅳ型变态反应的"杂质"。Harloff 通过光谱分析研究了多种钛合金种植体，发现所有钛合金样品中均含有微量其他元素，如铍（Be）、钴（Co）、铬（Cr）、铜（Cu）、铁（Fe）、镍（Ni）和钯。这些杂质元素已被证明是变态反应的诱因[48]。

## 2. 预防

全面了解患者的病史,包括任何与钛过敏相关的既往病史。

## 3. 治疗

当怀疑钛过敏时,应取出种植体,并将患者转诊至其内科医生处进行适当的检查。病例报告表明,在种植体被完全取出后,过敏反应会完全消退[44]。金属过敏通常使用"斑贴试验"进行诊断,该试验将钛(变应原)放置在皮肤上 3~4 天,阳性测试结果包括出现红斑反应。然而,由于皮肤对直接接触的密封特性可能会影响测试结果的准确性,也有可能出现假阴性(图 10-10)。

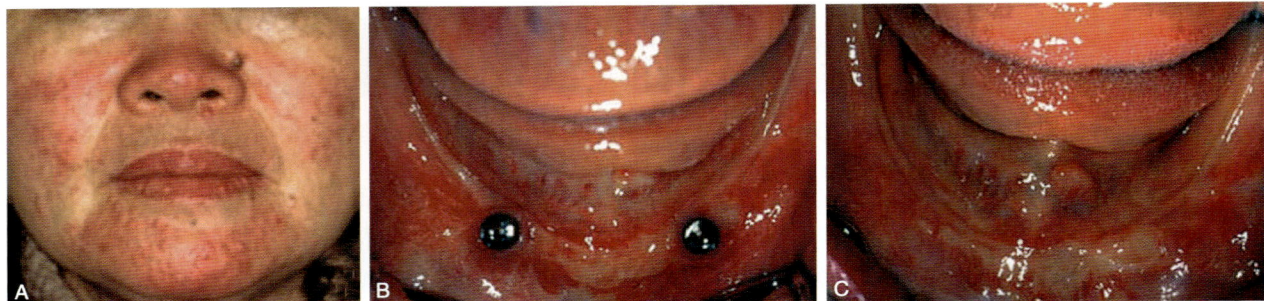

图 10-10 钛种植体过敏。A. 种植体植入后的面部湿疹;B. Ⅳ型变态反应的口内视图;C. 移除种植体后过敏反应完全消退[引自 Egusa H, Ko N, Shimazu T, et al: Suspected association of an allergic reaction with titanium dental implants: a clinical report. *J Prosthet Dent* 100(5): 344-347, 2008.]

## (四)种植体植入后下颌骨骨折

种植体植入后下颌骨骨折虽然罕见,但一旦发生,可能给患者带来极其严重的并发症。骨折可能在手术早期(即手术过程中)或晚期(手术后)出现。大多数情况下,患者在术后会出现严重的疼痛、炎症和张口受限等症状。种植体植入后下颌骨骨折的发生率约为 0.2%[49]。种植体植入后骨折(晚期)发生的最常见部位是最远端种植体的附近[50]。

## 1. 病因

下颌骨骨折较有可能发生在牙槽嵴严重吸收的种植患者中,特别是在进行了单皮质骨移植和牙槽嵴劈开术的患者中。骨折风险较高的患者群体包括咬合力过大的患者,以及下颌骨属于 C-w 和 D 类骨的患者。研究表明,软骨病或骨质疏松的症患者骨折发生率更高,这是由于脆弱的颌骨在支撑不足的情况下承受咬合负荷时更易受损。下颌骨骨折的其他原因包括种植体设计不当,如过宽或过长的种植体,这些种植体植入时对患者颌骨造成损害,并需要过度拧紧[50]。种植手术后(晚期)下颌骨骨折最有可能是由种植体部位的应力增加导致的。种植体植入后产生的拉伸应力集中削弱骨骼强度,反复施加于种植体上的功能性作用力最终导致骨折的发生[51]。

## 2. 预防

下颌骨骨折的预防在于正确的治疗计划和诊断。D 类下颌骨被视为种植体植入禁忌证,对于 D 类骨患者,应考虑髂嵴移植。在严重吸收的下颌骨中制备种植窝时,务必采取降温措施,避免牙槽骨过度产热。为达到此目的,推荐逐级使用扩孔钻头,使每钻去骨量最小化,这是一种既简单又高效的方法。其他技术包括种植同期使用接骨板。

## 3. 治疗

当种植体植入后发生下颌骨骨折时,应尽快转诊至口腔颌面外科医生进行专业治疗。可能移除相应的种植体,同时进行下颌骨的复位和固定。下颌骨骨折的治疗通常基于骨折的类型、位置及下颌骨萎缩的程度,治疗选择包括拉力螺钉、钢丝和钢板(图 10-11)。

## (五)良性阵发性位置性眩晕

良性阵发性位置性眩晕(benign paroxysmal positional vertigo, BPPV)是一种发生在内耳的疾病,表现为反复发作的位置性眩晕症状。眩晕最常见的特征是当患者处于静止状态时感到旋转或摇摆。BPPV 通常还伴有恶心、呕吐、出汗和行走

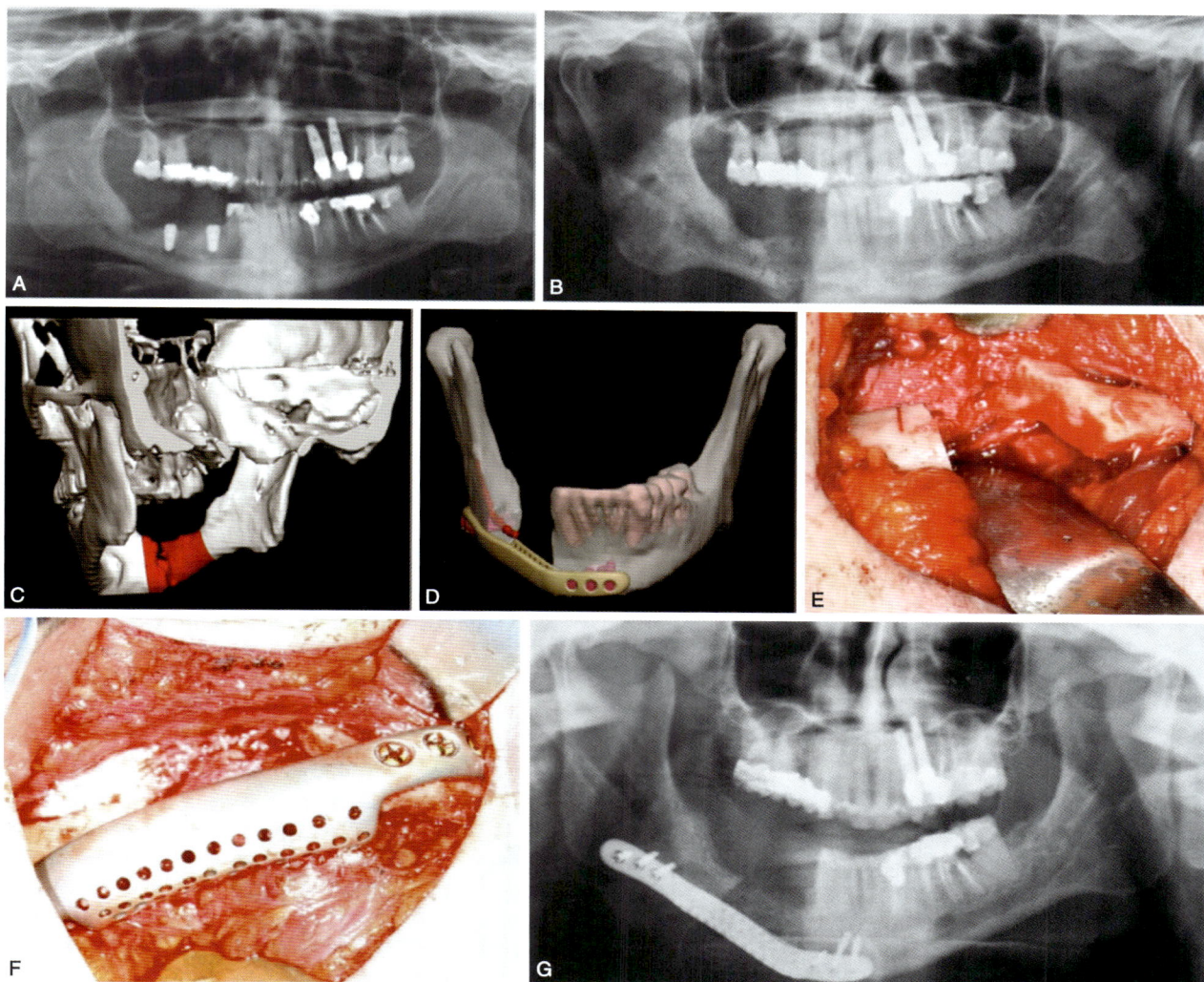

图 10-11　下颌骨骨折。A. 全景片显示早期种植失败；B. 全景片显示植区病理性骨改变和骨髓炎；C. 锥形束计算机断层扫描（CBCT）显示骨折的三维图像；D. CBCT 三维显示接骨板；E. 骨折和坏死骨的切除；F. 接骨板的篮网结构稳定骨移植物；G. 骨移植术后最终全景。（图片由 Courtesy David J. Dattilo, DDS, Chief OMFS Allegheny General Hospital, Pittsburgh, PA 提供）

困难。BPPV 偶尔也会作为牙种植和骨移植术后的意外（罕见的）并发症。

### 1. 病因

BPPV 的病因与特定手术技术的使用、长时间的仰卧位及颈部过伸相关。这种病症通常源于椭圆囊内碳酸钙晶体的脱落并迁移到半规管。这些晶体不仅对移位敏感，也对头部长时间保持的静态位置敏感。当晶体撞击到半规管（壶腹帽）平衡装置内的敏感神经末梢（壶腹）时，便会导致体位性或运动性眩晕和不平衡[52]。

### 2. 预防

避免患者长时间颈部过伸。要特别注意使用

骨凿和骨锤等工具时可能产生的冲击力，这有可能导致晶体移位。

### 3. 治疗

针对 BPPV 唯一被证实有效的治疗方法是转诊至耳鼻喉科（ENT）专家或熟悉 Epley 手术（耳石症复位）的医疗保健人员。这种治疗涉及一系列精心设计的、缓慢的头位动作（框 10-2 和图 10-12），旨在将脱落的耳石颗粒从内耳半规管安全地移动到前庭区域。

### （六）封闭螺钉未完全就位

两段式种植体植入术后可能发生局部浅表感

**框 10-2　Epley 复位法步骤（图 10-12）**

1. 患者保持直立的坐姿，双腿完全伸展，头部向一侧旋转 45°。
2. 进行治疗的临床医生指导患者迅速且被动地向后仰卧，确保头部保持约 30° 的后仰，持续 1～2min。
3. 临床医生轻柔地将患者的头部向另一侧旋转 90°，同时继续维持 30° 的颈部伸展，持续 1～2min。
4. 保持头部和颈部相对于身体处于固定位置时，指导患者缓慢转动头部至一侧肩膀，使头部沿其面对的方向再旋转 90°，此时患者将以 45° 向下看，持续 1～2min。
5. 当头部保持 45° 旋转时，临床医生将患者缓慢地抬起至直立的坐姿，保持该姿势 30s。
6. 整个过程可以再重复 2 次，总共 3 次[53]。

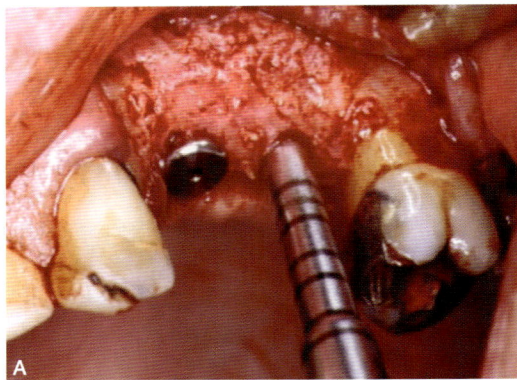

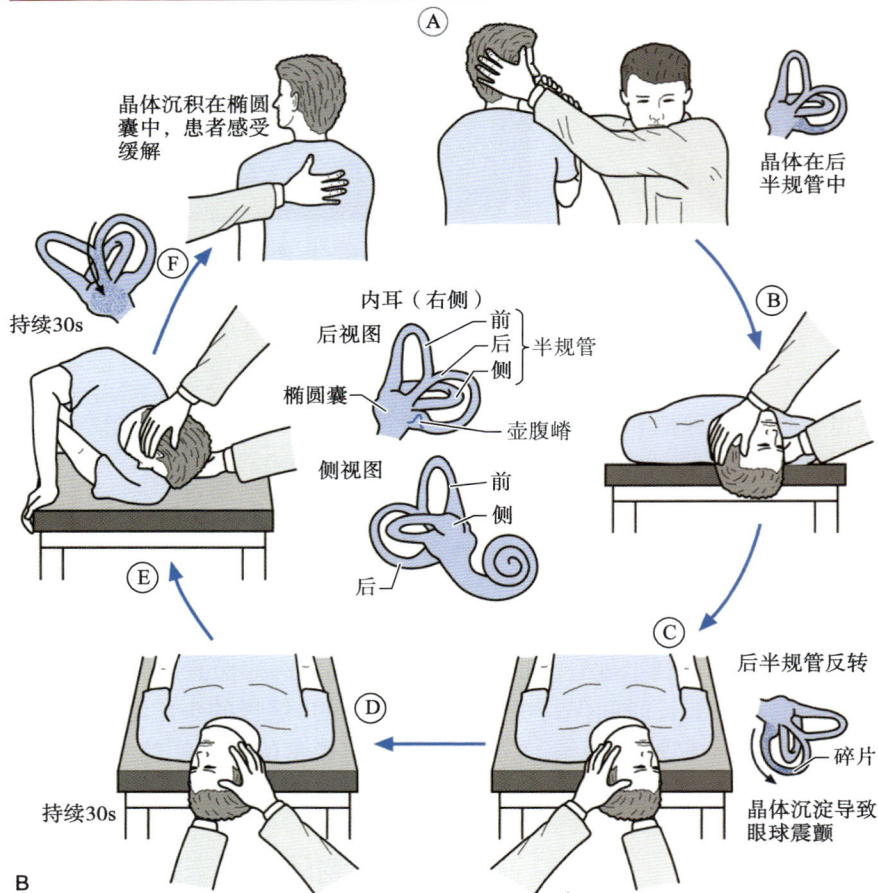

图 10-12　种植牙手术后的眩晕。A. 最常见的原因是使用骨凿；B. Epley 复位法（图 B 来自 Beck RW: *Functional neurology for practitioners of manual medicine*, ed 2, Edinburgh, 2011, Churchill Livingstone）

染，包括瘘管形成。种植体植入后，如果封闭螺钉未充分拧紧，可能会导致术后感染，从而使种植失败。

## 1. 病因

由于种植体和封闭螺钉之间存在微间隙，细菌将易于在此处定植，可能导致局部组织的刺激和感染。这种现象往往是由于封闭螺钉的放置位置不当，或者埋入式种植体顶受到过大外力导致的。

## 2. 预防

在种植术中，确保封闭螺钉被适度拧紧，以消除潜在的微间隙。注意清除可能影响封闭螺钉正确就位的任何软硬组织。在 D4 类骨（Misch 分类）中，不应过度拧紧封闭螺钉，因为这可能会降低种植体的初期稳定性。此外，在植入种植体后，应移除植入部位的修复体，以避免咬合力直接传递到种植体的顶部（图 10-13）。

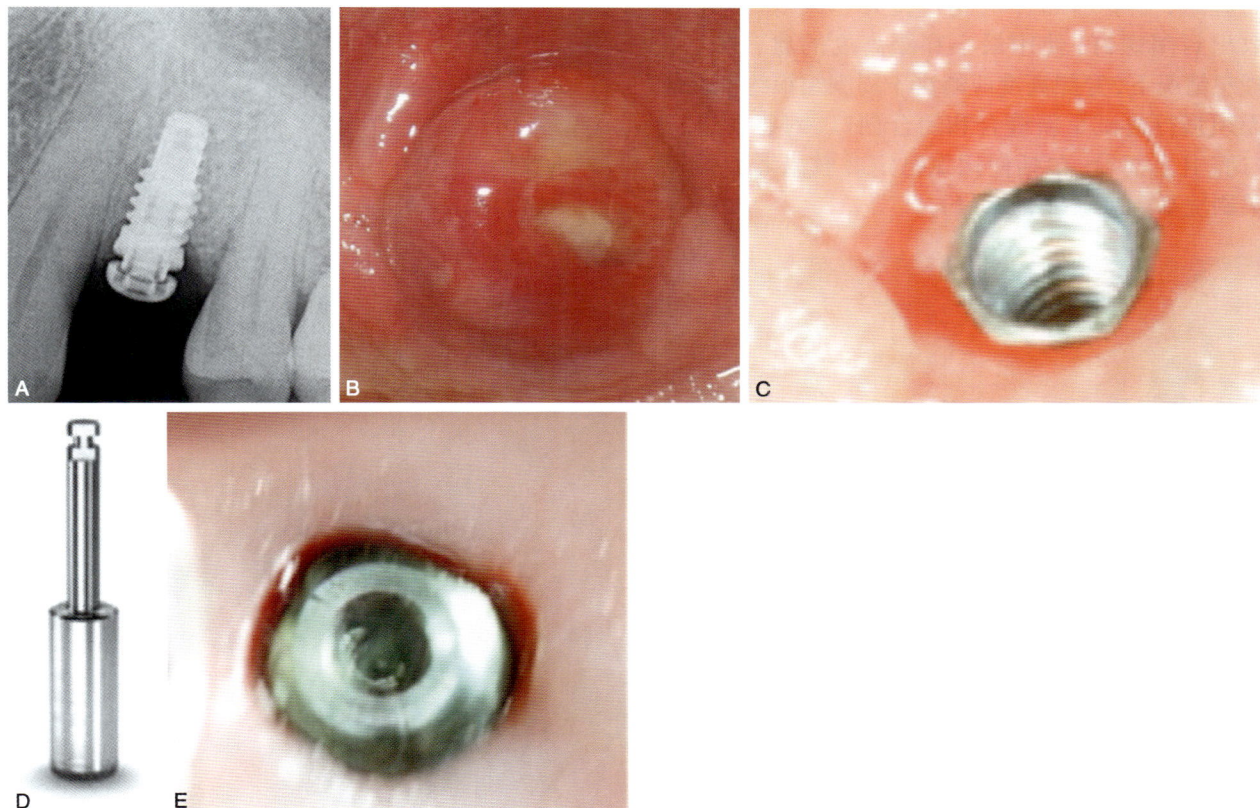

图 10-13　A. 手术后，种植体上的封闭螺钉未充分拧紧；B. 封闭螺钉上方出现渗出和肿胀；C. 种植体周围组织增生；D. 组织环切钻；E. 治疗方法包括彻底显露种植体并正确放置愈合基台

## 3. 治疗

若病因是由软组织阻挡所致，需首先去除封闭螺钉，并采用手用钻、组织环切钻或激光精准地去除阻挡的软组织。若问题源于骨阻挡，则应选用修整钻（末端切削钻）精细地去除多余骨组织。应避免使用高速手机，以防对种植体造成损坏。最后，应正确放置愈合基台以保证组织愈合良好。

## （七）封闭螺钉部分显露

当封闭螺钉在愈合期间出现部分显露（两段式

种植体），种植体将面临过早负荷的风险，骨吸收和感染风险增加。

## 1. 病因

在两步法种植术中，封闭螺钉显露的可能原因如下。

- 切口线裂开。
- 切口线张力过大。
- 菲薄的组织（薄龈生物型）。
- 临时修复体压力。
- 即刻种植。
- 种植体设计——较高的封闭螺钉。

## 2. 预防

为防止切口过早裂开，应释放切口的张力。这将确保创口在无张力状态下闭合，将切口的压力降至最低。同时，对临时修复体进行适当调整，确保它不会直接接触手术部位。

## 3. 治疗

当封闭螺钉部分显露时，它将成为细菌定植的温床，显著增加种植体骨丧失和失败的风险。取出封闭螺钉，使用最小穿龈高度的愈合基台。理想情况下，穿龈高度应略高于周围组织约1mm。无须强行尝试重新缝合和闭合创口，对患者进行口腔卫生指导，包括使用氯己定并教患者如何轻柔刷洗基台边缘（图10-14）。

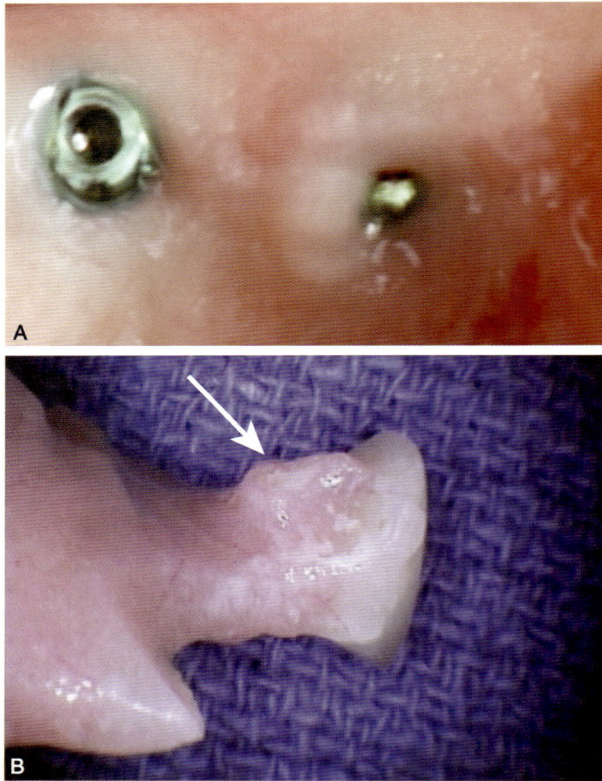

图10-14 封闭螺钉部分显露。A.种植体的组织封闭不完全通常是由于修复体局部压力过大造成的；B.修复体未经调整，其突出部分（如箭所指）可能是种植体受力过大的主要源头

## （八）基台和种植体间软组织阻挡

在某些情况下，若最终基台在愈合期或修复期间发生松动，可能会导致软组织阻挡的问题。

多余的组织会妨碍封闭螺钉、愈合基台、印模转移或最终修复基台的准确就位（图10-15）。

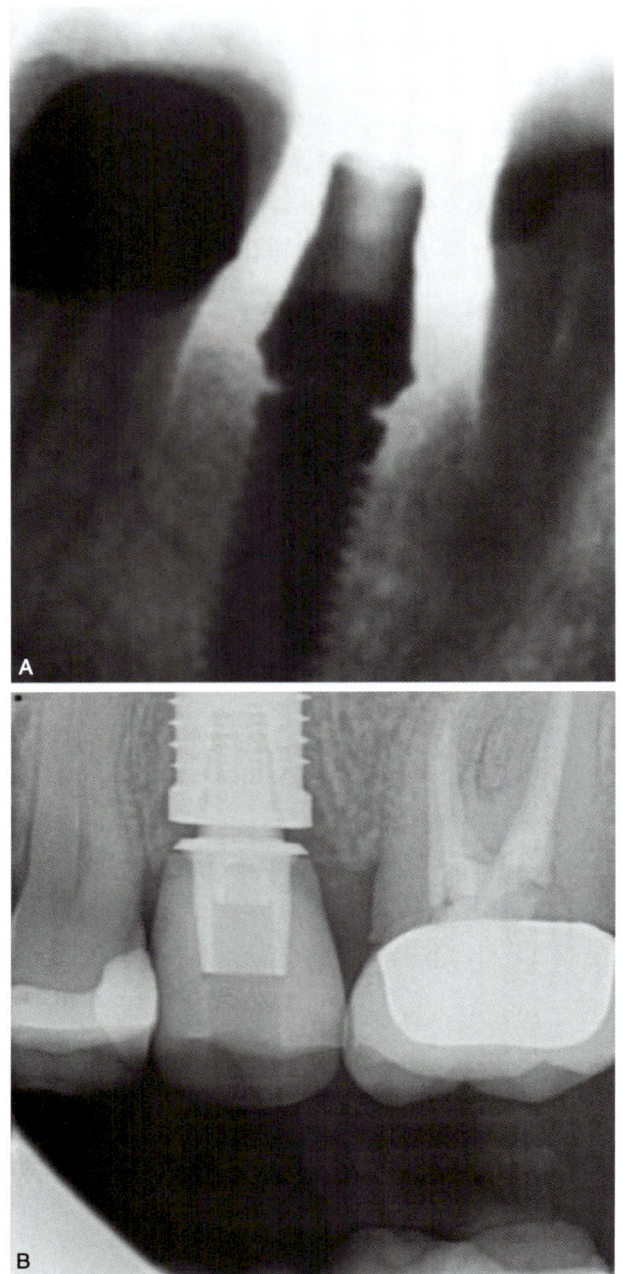

图10-15 组织阻挡。A和B.组织妨碍基台完全就位

## 1. 病因

由于种植体周围组织的连续性和出色的恢复能力，组织回弹的速度往往相当迅速。这种快速的回弹可能导致组织阻挡，尤其是在种植体愈合基台或修复基台长时间缺失的情况下。

## 2. 预防

在放置任何基台之前，确保种植体周围的所

有组织都已彻底清除。在放置修复基台或试戴最终修复体后,建议进行根尖片检查以确认修复体完全就位。如果 X 线片上种植部件之间存在间隙,应考虑软组织阻挡可能性。

须拍摄 X 线片以验证种植体或基台已完全就位。

### （九）基台和种植体之间的骨阻挡

在两段式种植体中,种植体(封闭螺钉)的顶部偶尔会出现过度骨生长的情况。为确保封闭螺钉、愈合基台、印模转移杆,以及最终修复基台充分就位,必须去除多余的骨组织(图 10-16 )。

### 3. 治疗

应使用适当尺寸的组织修整钻、组织环切刀或激光去除种植体或基台周围的多余组织。其后,必

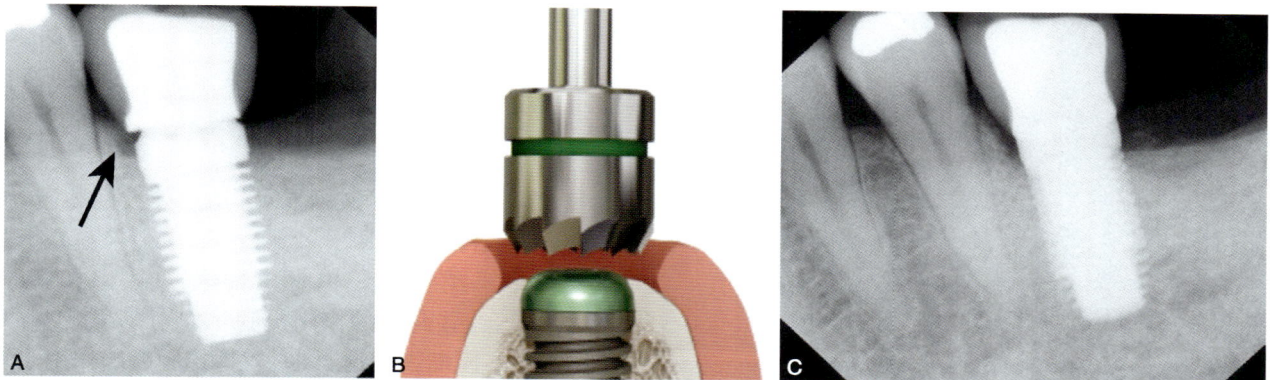

图 10-16　骨阻挡。A. 近中骨(箭)阻碍牙冠完全就位;B. 末端切削钻被用于去除多余骨组织;C. 去除多余骨组织后,牙冠完全就位

### 1. 病因

当种植体的位置略低于牙槽嵴顶时,易诱发骨过度生长或产生干扰现象。在某些情况下,特别是牙槽嵴高度不一致(舌侧板高于颊侧板)时,若种植体按照颊侧骨水平植入,可能会导致舌侧骨板与基台或封闭螺钉发生碰撞,这将导致种植配件无法就位。

### 2. 预防

种植体位置应与颊舌侧骨高度平齐。如果种植体上方存在多余骨组织,应予以去除。在整个操作过程中,必须细致小心,避免损坏种植体。

### 3. 治疗

用于降低骨高度的修整钻能够有效去除妨碍基台准确就位的骨组织。在操作过程中应避免使用车针,因为这可能会损坏种植体。最后,应拍摄根尖片验证种植体配件的准确对位。

### （十）种植体周围过度慢性疼痛

种植体植入后无法缓解的慢性疼痛很可能与

炎症性、创伤性或神经性因素有关。创伤性疼痛和炎性疼痛通常源于机械、热或化学创伤(如种植窝预备)对感觉受体的有害刺激。另外,神经性疼痛可能源于神经系统内的原发性病变或功能障碍,即使在没有明显外部刺激的情况下也可能发生。慢性神经性疼痛极有可能涉及外周神经和中枢神经系统的多种机制[54]。

### 1. 病因

由于慢性神经性疼痛的确切病理生理学机制尚不清楚,其背后往往涉及多种因素的交织影响。术前疼痛、既往存在的疼痛状态和不良的全身健康状况等因素均已被证实为术后持续疼痛的潜在诱因。许多心理因素,如焦虑、抑郁、对手术的恐惧和精神脆弱,都与慢性疼痛的发展有关。此外,多项研究还揭示,女性、40 岁以上的患者、下颌骨较小的患者、吸烟者、糖尿病患者和骨吸收严重的患者更容易遭受慢性疼痛综合征的困扰(图10-17 )。

### 2. 预防

为最大限度地减少种植术中神经损伤的风险,种植医生必须对所有重要结构(如神经)谨慎对待。

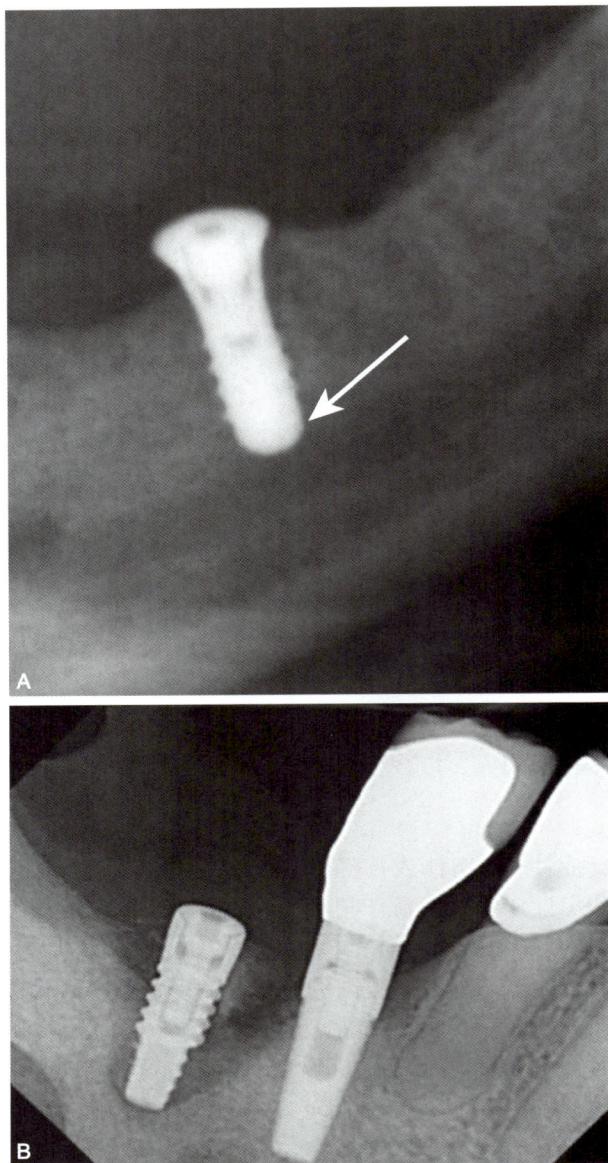

图 10-17　慢性神经性疼痛最常见于种植体位置接近重要结构时。A. 下牙槽神经（箭）；B. 植入失败可能导致慢性剧烈疼痛

事前应拍摄 CBCT 来评估可用骨量，以避免手术过程中对神经组织造成损伤。

在种植术中，热伤是另一种潜在导致神经损伤的重要因素，临床医生在预备种植窝时必须严格控制热量的产生。具体而言，种植窝预备时应使用轻压力、锋利的钻针，采用"骨舞"（提拉式备洞）技术，同时进行充的分冲洗降温。这种预防措施尤为关键，因为神经组织很容易因受到热刺激而损伤，一旦受损，将直接影响骨组织的修复和再生能力[55]。

### 3. 治疗

　　神经性疼痛的治疗十分复杂且治疗方案并不

确切，针对慢性神经病理性疼痛的治疗方法有很多种。

　　（1）取出种植体：Renton 等的研究表明，对于出现神经性疼痛的患者，应在植入后 24h 内迅速取出种植体。早期移除种植体显著提高了症状缓解的可能性。相比之下，若是在植入后 3～90 天后取出种植体，则对缓解神经感觉并发症的效果并不明显[56]。

　　（2）心理学评估：对神经性疼痛患者的心理状态进行评估，最好由临床经验丰富的心理医生或精神病学家进行会诊。心理变量可能包括抑郁、苦恼、多动症、不切实际的治疗期望以及背景环境因素。

　　（3）药物治疗：文献显示，治疗神经性疼痛的药物种类繁多[57]。

　　①三环类抗抑郁药（阿米替林、地西帕明和去甲替林）：这些药物的作用机制是抑制单胺类物质的再摄取，阻断钠通道，同时发挥抗胆碱能作用。

　　②血清素和去甲肾上腺素再摄取抑制药（SNRI）（度洛西汀、文拉法辛）：SNRI 是血清素和去甲肾上腺素再摄取的强效抑制药，这两种神经递质在调节患者情绪方面起着重要作用，常用于治疗重度抑郁症和慢性神经性疼痛。

　　③抗惊厥药（加巴喷丁和普瑞巴林）：主要通过降低中枢敏化和痛觉传导发挥作用。

　　④局部麻醉药物：尽管局部麻醉药通常用作诊断工具，但由于其具有稳定细胞膜的潜力，在某些慢性神经病理性疼痛的病例中具有治疗价值。值得注意的是，局部麻醉药可抑制交感神经，而交感神经与神经性疼痛有关[58]。

　　⑤局部用药（利多卡因或苯佐卡因）：其他药物，如阿米替林、卡马西平和氯胺酮，可由合剂与局部麻醉药一起添加到混合物中（与利多卡因一起）。

　　⑥阿片类药物/镇痛药：阿片类药物已被证明对治疗神经性疼痛无效。鉴于神经性疼痛通常具有慢性特征，而阿片类药物存在潜在的成瘾风险，因此不建议使用阿片类药物[59]。

　　（4）疼痛科会诊：对于无法通过手术、药物或心理治疗有效缓解的神经病理性疼痛患者，应建议他们前往慢性疼痛诊所或疼痛专科进行咨询。

## （十一）种植体折裂

　　种植体折裂虽然在当前的种植体中很少见，

但一旦发生,将对临床医生和患者构成严重困扰。种植体折裂可能是导致种植远期失败的主要原因之一,而且可能牵涉复杂的医疗纠纷。Goodacre 等的研究表明,直径为 3.75mm 的种植体在早中期发生种植体折裂的风险约为 1%,基台螺钉折断的风险为 2%,修复螺钉折断的风险为 4%(图 10-18)[60]。

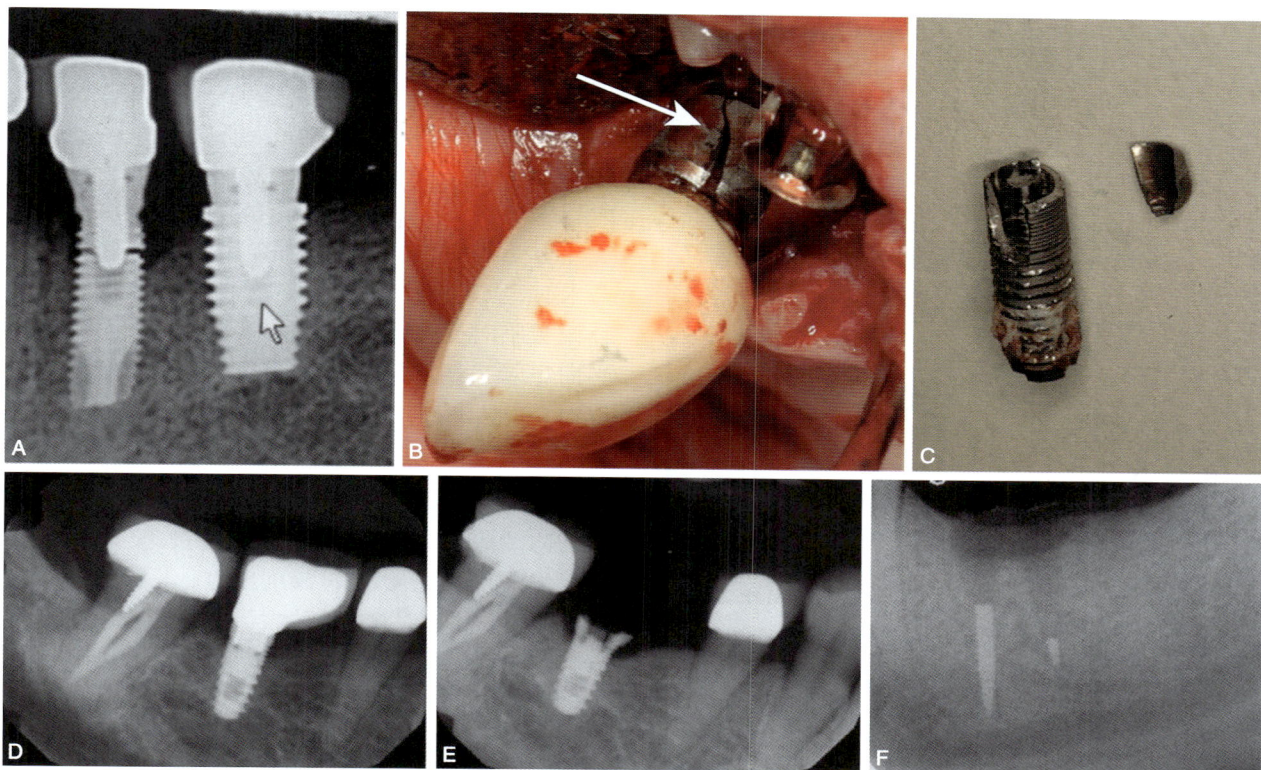

图 10-18 种植体折断。A. 种植体主体部分折断;B 和 C. 种植体颈部折裂;D. 小直径种植体放置在非理想位置,应注意修复体近中悬臂;E. 内六角小直径种植体上部修复体存在中近端悬臂,种植体颈部折裂;F. 在下颌后牙区,靠近下颌骨神经管的两个微型种植体发生折断

## 1. 病因

种植体的折裂风险与其所受的力直接相关,受力越大,折裂的发生率便越高。悬臂结构、非轴向力,以及口腔功能异常运动都会增加种植体折裂的风险。随着种植体使用时间的延长,其折裂的风险也相应增加。典型的机械性失败可由静态负荷或疲劳负荷造成。静态负荷(即一个负荷周期)折裂是指单次负荷作用下应力超过材料极限强度;而疲劳负荷折裂则发生在材料承受的负荷低且循环往复时。耐久极限或疲劳强度,指的是材料在反复循环加载下不会折裂的最高应力水平,材料的耐久极限通常小于其极限拉伸强度的 1/2。疲劳强度和极限强度值是相关的,但疲劳强度是一个更为关键的因素,尤其是对存在口腔功能异常的患者而言,他们口内的种植体及其配件承受着更大的应力和更长的负荷周期。不同材料对重复负荷和疲劳负荷折裂的抵抗力各有差异。钛合金(Ti-6Al-4V)的疲劳强度是 1 级钛的四倍(更安全),几乎是 4 级钛的 2 倍。选用钛合金而非任何等级的市售纯钛,可显著降低种植体及其配件在长期使用中发生折断的概率(图 10-19 和表 10-6)。

**表 10-6 不同等级钛的机械性能**

| 属性 | 1 级 | 2 级 | 3 级 | 4 级 | 5 级 |
|---|---|---|---|---|---|
| 抗拉强度 | 240 | 345 | 450 | 550 | 930 |
| 挠曲强度,0.2% 偏移,最小强度(MPa) | 170 | 275 | 380 | 483 | 860 |
| 弹性模量 | 103 | 103 | 103 | 103 | 113 |

1～4 级.CP 钛;Ti-6Al-4V.钛钒合金
引自 Misch CE: *Contemporary implant dentistry*, ed 3, St Louis, 2008, Mosby

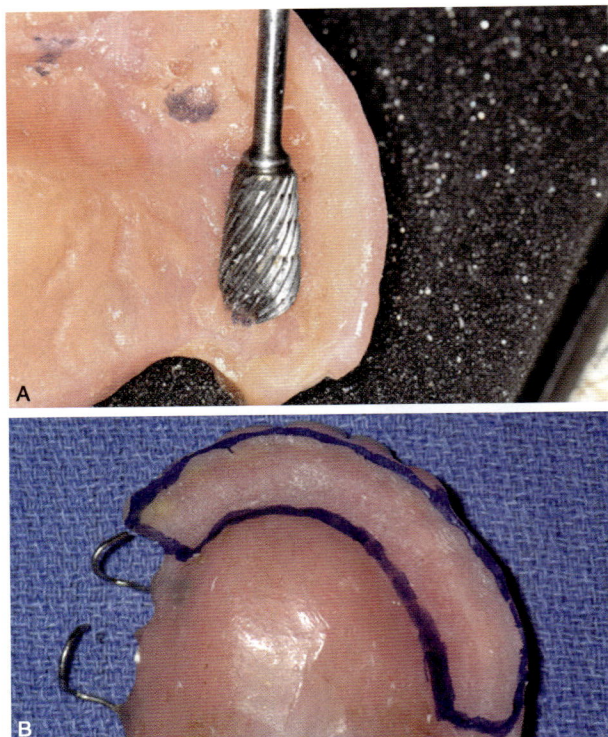

图 10-19　A. 对修复体进行调改, 挖空种植区域, 形成缓冲, 维持主承托区支撑功能不变; B. 尽量缩短修复体边缘长度, 并在种植术区进行缓冲, 同时确保主承力区稳定受力

### 2. 预防

为降低种植体折断的概率, 最好选择钛合金种植体。对于存在口腔功能异常习惯的患者, 应通过佩戴𬌗垫、修复体减径、无侧向接触和制订理想的咬合方案来优化口腔内的力学环境。

### 3. 治疗

对于折断的种植体, 理想的干预措施首先是将其谨慎取出, 并在条件允许的情况下重新植入新的种植体。另一种解决方法为调整修复体, 避开折断的种植体。

## (十二) 临时修复体产生过大应力

如果患者在种植术后或植骨手术后佩戴临时修复体, 过大的应力可能导致手术部位过早负荷。此外, 义齿粘结剂也可能会影响组织愈合, 导致切口裂开, 并可能导致种植或植骨失败。虽然在理想情况下, 不应佩戴临时修复体, 但考虑到部分患者可能存在社交或审美需求, 这在很多情况下是不现实的。

### 1. 病因

若临时修复体没有𬌗托或𬌗力没有集中分布在主承托区 (上颌骨: 腭板; 下颌骨: 颊板区), 咬合力会使手术部位过载。这可能导致种植体过早受力、增加种植体周病发病率, 如边缘骨丢失、种植失败等。

### 2. 预防

（1）**患者教育**: 当患者提出佩戴临时义齿的需求时, 应建议他们尽量减少佩戴时间, 并详细解释佩戴临时义齿可能带来的潜在风险。同时, 务必向患者强调修复体粘结剂可能引发的并发症, 特别是当粘结剂接近手术切口位置时。

（2）**义齿调改**: 为了减少手术部位可能受到的压力, 我们应尽量缩减唇侧及手术部位上方覆盖的丙烯酸树脂。应注意调整临时修复体的主承托区, 以避免对手术部位施加压力。

（3）**选择合适的修复体衬垫材料**

①**硬衬垫材料**: 一般来说, 硬衬垫材料主要由改性聚甲基丙烯酸甲酯 (PMMA) 制成, 由于其硬度较高, 不适宜在术后作为衬垫材料使用[61]。靠近手术部位的硬衬垫材料可能会对种植位点产生不利影响。

②**软衬垫材料**: 软衬垫材料可分为丙烯酸类和硅橡胶类。硅橡胶软衬材料包括与 Molloplast-B 类似的热固化软衬垫材料, 是一种 γ- 甲基丙烯酰氧基丙基三甲氧基硅烷热聚合硅橡胶。临床上应使用对手术部位无刺激的软衬垫材料。至于丙烯酸软衬垫材料, 尽管它们通常采用冷固化的方式制作, 但也应在切口区域上进行缓冲。

③**组织调整剂**: 组织调整剂是一种软弹性体, 被归类为增塑丙烯酸树脂。它是由聚甲基丙烯酸乙酯 (粉剂) 与邻苯二甲酸酯增塑剂和高达 25% 乙醇 (液体) 混合而成。封闭的增塑剂降低了玻璃化转变温度, 因此刚性丙烯酸树脂变得坚韧且有弹性。

组织调整剂若混合得当, 会形成一种富含聚合物和单体的黏弹性凝胶。这种有弹性的凝胶为与硬质义齿基托材料的凹面相邻的创伤组织提供了极好的缓冲。定期且适时地更换合适的组织衬垫材料, 可促进口腔内受损的支持组织恢复至健康状态。组织调整剂的更换频率因材料特性而异,通常需要在 3～30 天内进行更换。随着使用时间的推移，这些材料会变得粗糙坚硬，甚至可能滋生细菌和真菌。

在使用组织调整剂之前，必须保持口腔内组织清洁干燥。虽然大部分口腔科材料的混合应严格遵循制造商的说明，但一些组织调整剂的混合可以根据临床实际所需的黏度和流动性进行灵活调整。将材料涂抹在修复体表面并在口腔内固定后，随着患者咬合至牙尖交错位或达到理想的咬合关系，材料会在间隙中自然流动。待材料完全凝固后，利用锋利的、预先加热的手术刀，修剪掉多余的部分。

在修复体表面使用组织调整剂以进行频繁的衬垫材料更换操作相对简单，但如果不遵循制造商的建议对软衬材料进行定期更换，可能会导致手术部位承受过大的压力，进而引发组织损伤，这是因为材料会随着增塑剂的渗出逐渐硬化。因此，选择适合的组织调整剂对于最大限度地减少植入部位或骨组织移植部位的负荷至关重要。

市面上常见的组织调整剂包括 Coe-Comfort（GC America Inc.），Lynal（DENTSPLY Caulk）和 Visco-Gel（DENTSPLY International）。当组织活动性较大或处于炎症状态（如种植体植入或骨移植后）时，宜选择黏性较小（流动性较好）的材料。在这些选项中，Visco-Gel 因其抗菌性、良好的流动性和较长的更换周期（通常每 30 天更换一次）而成为黏膜调整的首选材料，相较于每 2～3 天需要更换一次的组织调整剂，Visco-Gel 无疑更为方便。

### 3. 治疗

（1）**修复体修整**：将术区上方的修复体组织面均匀削去 3～5mm。一个常见的错误是对修复体的整个凹面进行缓冲，这将导致手术部位区域超负荷。同时，手术部位的基托翼缘区也应去除。

（2）**组织调整剂**：应坚持正确使用组织调整剂，推荐选用稠度较高的组织调整剂，以尽量减少其移位（图 10-19，框 10-3）。因为组织调整剂的移位可能会压迫切口线，从而导致切口愈合不佳。

---

**框 10-3　软衬技术**

1. 修复体准备：手术部位对应的修复体组织面表面刮去至少 1～2mm 的丙烯酸，同时去除修复体上可能接触手术部位的任何凸起部分。
2. 混合组织调整剂：按照制造商的说明书，按照指定的粉液比配制组织调整剂。可适量添加额外的粉末使混合物变稠，从而减少修复体置入口腔时材料的流动性，多余的材料可使用可溶于水的凡士林轻松去除。
3. 将修复体置入口腔：示患者进行正中咬合。
4. 修剪多余的材料：在足够的固定时间（约 10min）后，将修复体从患者口腔中取出，并用锋利的手术刀去除多余的材料。

引自 Misch CE：*Dental implant prosthetics*，ed 2，St Louis，2015，Mosby.

## （十三）种植体位置不理想造成的创伤

在某些情况下，由于种植体失败或位置不当，我们可能需要将其移除并重新植入至理想的位置。以下是种植体需要被取出的几种原因。
- 种植体松动。
- 大面积骨丧失。
- 慢性疼痛。
- 种植体折裂。
- 种植体位置不理想。

### 1. 并发症

采取激进的方法移除种植体可能会导致进一步的骨丧失，并影响未来重新种植的部位。由于种植体不具有牙周膜，若在移除过程中施加过大的力量，极有可能引发颊侧或舌侧骨板的吸收现象，这种颊舌侧骨板的丧失或骨量的过度减少，很可能会增加未来进行大范围骨增量手术的需求。

### 2. 治疗

种植体取出与否取决于种植体的位置、骨量、种植体类型及松动度。

（1）**松动种植体**：当种植体丧失骨结合时，必须立即将其取出，因为这种情况可能导致感染及进一步的骨丧失。在某些情况下，种植体甚至可能在组织间隙内发生移动，或者被患者误吞、误吸。

①**反扭矩棘轮技术**：该技术通常是非常微创的，操作过程涉及将基台或专用的种植体拔除工具置入种植体内，通过逆时针方向扭转将种植体取出。

②**传统种植体取出技术**：这种方法使用传统的镊子和牙挺，应使用轻力以避免颊舌侧骨板折裂。取出种植体后，在骨移植或重新植入前，务必对植入位点进行细致的搔刮处理，以彻底清除所有软组织残留。

**（2）不松动种植体**：对于部分或完全骨整合的种植体，其取出过程通常更具挑战性，并且可能较为困难。传统的取出技术可能导致严重的骨丢失或骨折，因此不宜采用。如果种植体上方存在永久修复体和基台，应将其移除以方便手术操作。

- 反扭矩棘轮技术：该技术涉及将基台或专用的种植体拔除工具置入种植体内，并逆时针扭转取出种植体，主要适用于低密度骨（如上颌骨）。在高密度骨中应谨慎使用此技术，以避免对邻近的骨组织造成不必要的损伤或骨折。影响反扭矩棘轮技术取出种植体难度的因素有很多：

①**Hex（D1-D2）**：内六角种植体更容易通过反扭矩棘轮技术去除。外六角种植体其六角在种

植体冠方，由于杠杆作用的缺乏而更难取出。有研究显示，内三通连接种植体，特别是小直径的植体，在施加 >45N/cm 的扭矩时，存在折裂的风险[62]。因此，取种植体过程中必须格外小心，以避免种植体折断。

②**种植体螺纹形状**：种植螺纹的设计有4种：V形、方形、支撑和反支撑形。方形螺纹具有最高的骨结合率（BIC），最难通过反扭矩棘轮技术取出。

③**种植体设计**：锥形种植体的螺纹深度和表面积在根尖区域减小，所需的扭矩力也随之最小化，从而使得锥形种植体相较于柱形种植体在取出时更为容易。

④**抗旋设计**：一些种植体会在根尖部位设计叉口，以促进骨生长及骨整合。这一设计也使得部分或完全骨整合的种植体在需要取出时变得更为复杂。在取出该类型的种植体时，可能需要借助环钻或使用高速车针去除种植体周围骨质。

- 反螺纹技术：当种植体内部（螺纹）受损或反扭矩棘轮技术不成功时，可以采用反螺纹拆卸钻作为替代方案。在使用此方法取出小直径内连接种植体（约 3.0mm）时应谨慎，过度用力可能会导致种植体折断（图 10-20）。

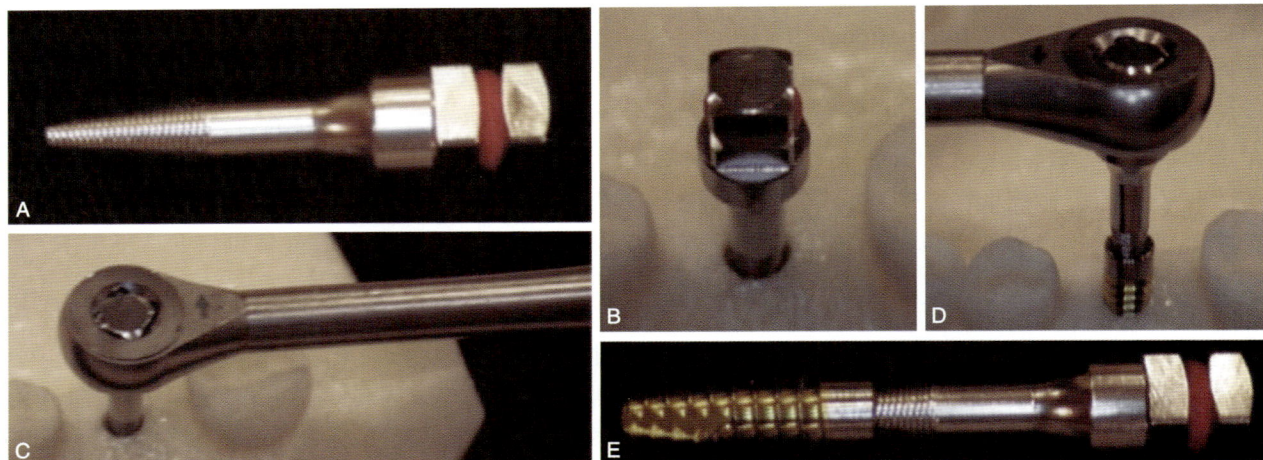

图 10-20　反扭矩棘轮技术。A. 固定装置拆卸螺丝刀；B. 螺丝刀插入种植体；C. 扭力扳手反向旋转；D. 种植体拧出颌骨；E. 种植体卡抱在螺丝刀上

- 高速车针：使用高速车针是一种快速、有效地取出骨整合种植体的方法。理想情况下，使用锥形车针（超长：700XXL）能够最小化去骨量，车针在种植体周围 360° 磨除骨组织，直至达到待移除种植体长度的 1/2～3/4 深度。为了降低手术过程中的热伤和骨髓炎风险，操作过程中应持续使用大量生理盐水进行冲洗冷却，从而减

少骨丧失及对重要结构的损害。种植体取出后，应彻底冲洗术区以清除残留的微粒（图 10-21）。

- 使用超声刀：超声刀通过压电振动机制切割骨组织，通过调整超声波频率，它能够在高效去除硬组织的同时，最大限度地避免对周围软组织的损伤。研究表明，与传统的种植体取出技术相比，超声骨刀在手术过程中对软组织的损伤

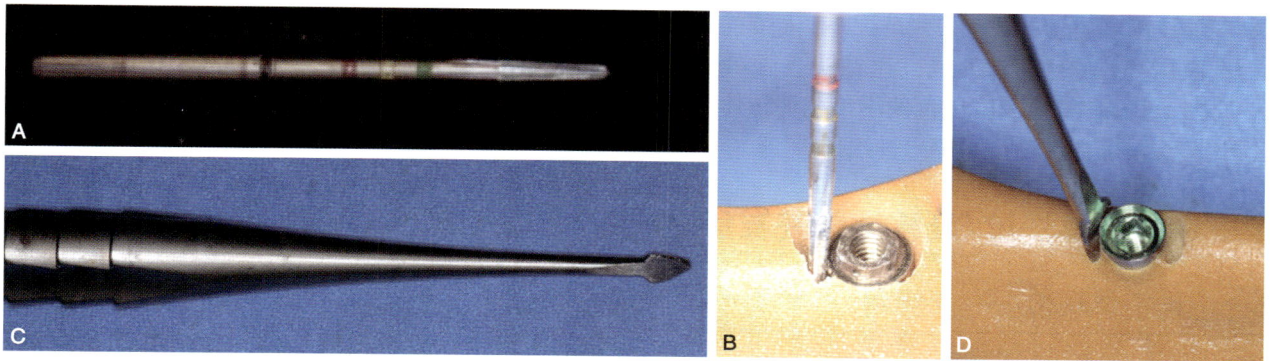

图 10-21　高速车针。A. 700XXL；B. 于种植体近远中处各磨除种植体长度 1/2 的骨；C. 使用牙挺使种植体侧方移动以取出种植体

更小（图 10-22）[63]。

- 使用环钻：环钻是具有各种直径的筒状车针，所选的环钻直径应略大于待取出种植体颈部的直径。若环钻直径过大，可能导致不必要的骨组织丧失；而直径过小则可能使种植体颗粒碎屑形成并遗留在种植位点。术中应使用大量生理盐水冲洗冷却，以尽量减少热损伤，降低骨髓炎的风险。当种植体的根方接近重要解剖结构时，避免在此区域使用环钻，以防意外损伤重要结构。种植体取出后，应彻底冲洗术区以清除残留的种植体颗粒碎屑（图 10-23）。

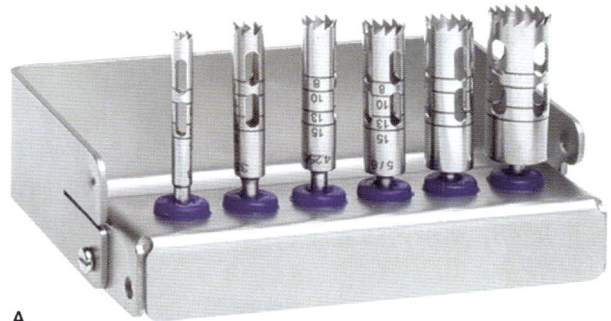

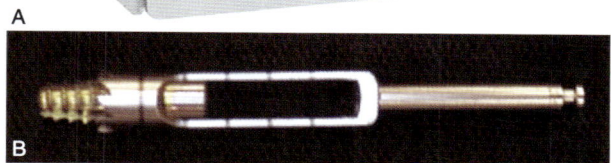

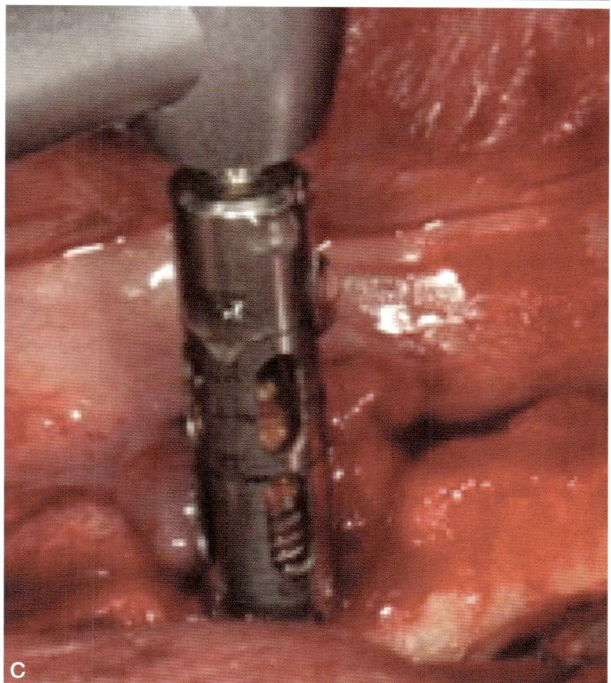

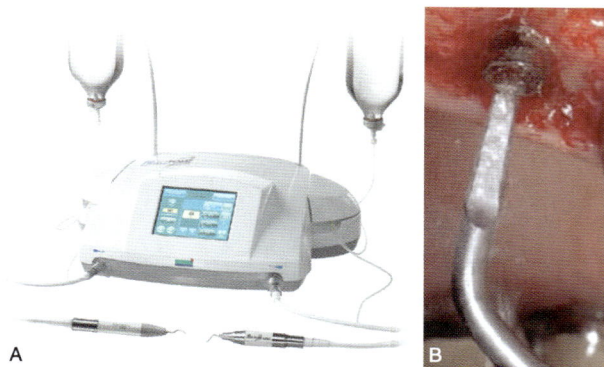

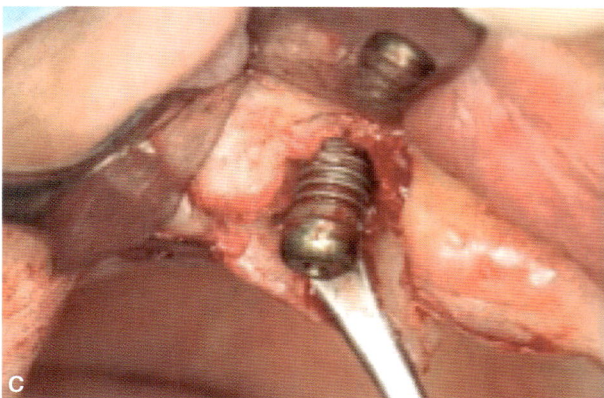

图 10-22　A. 超声刀机；B 和 C. 使用超声骨刀取出种植体（图 A 由 Courtesy ACTEON North America，Mount Laurel，NJ 提供）

图 10-23　环钻。A. 各种直径的环钻；B. 应使用能包绕种植体的最小环钻；C. 手术取出种植体（图 A 由 Courtesy Société FFDM-PNEUMAT-Département Dentaire THOMAS，Bourges，Cedex France 提供）

- 多种技术联合应用：在某些情况下，谨慎的做法是使用环钻、超声骨刀或高速钻头去除种植体周围 1/2~3/4 的骨组织，再使用传统种植体取出技术或反扭矩棘轮技术取出种植体。

# 三、种植体移位/迁移相关并发症

## （一）种植体移位——上颌骨

近年来已有较多关于种植体在手术过程中发生移位或术后迁移至邻近部位的病例报道。在上颌骨，种植体可能移位至上颌窦、筛窦[64]、蝶窦[65]、额窦[66]、眼眶区[67,68]、鼻底和前颅底等部位[69]。

### 1. 病因

种植体若不慎移入上颌窦，可能无明显临床症状因此不为临床医生发现，这种移位的发生时间可从术中到永久修复体戴入后 10 年[70]。一旦确定种植体移位至上颌窦内，应立即启动评估程序，并尽快安排取出手术。若未及时处理，移位的种植体有可能逐渐钙化（形成窦石），甚至进一步迁移到邻近的解剖区域。已有文献中的病历记录了上颌窦移位以及迁移到头颈部各个区域的情况。

（1）上颌窦[71]：所有关于种植体移位（早期或晚期移位）的病例报告均显示，种植体移位始于上颌窦，因为上颌窦位于上颌后牙区种植体植入部位的上方。一旦种植体移位至上颌窦，它有可能进一步迁移到不同的解剖区域（图 10-24）。

（2）上颌窦口[70]：上颌窦口是上颌窦进入鼻咽部的主要引流位置。上颌窦纤毛的黏液纤毛推动分泌物至窦口，随后经半月孔进入中鼻道，最终流入鼻咽部。据文献记载，功能性上颌窦口的直径约为 2.4mm，显著小于常规种植体直径[72]。上颌窦的生理活动有可能将种植体推送到上颌窦口附近，进而堵塞窦口，进一步导致感染发生或促使种植体通过上颌窦口进一步移位到其他解剖区域（图 10-24）。

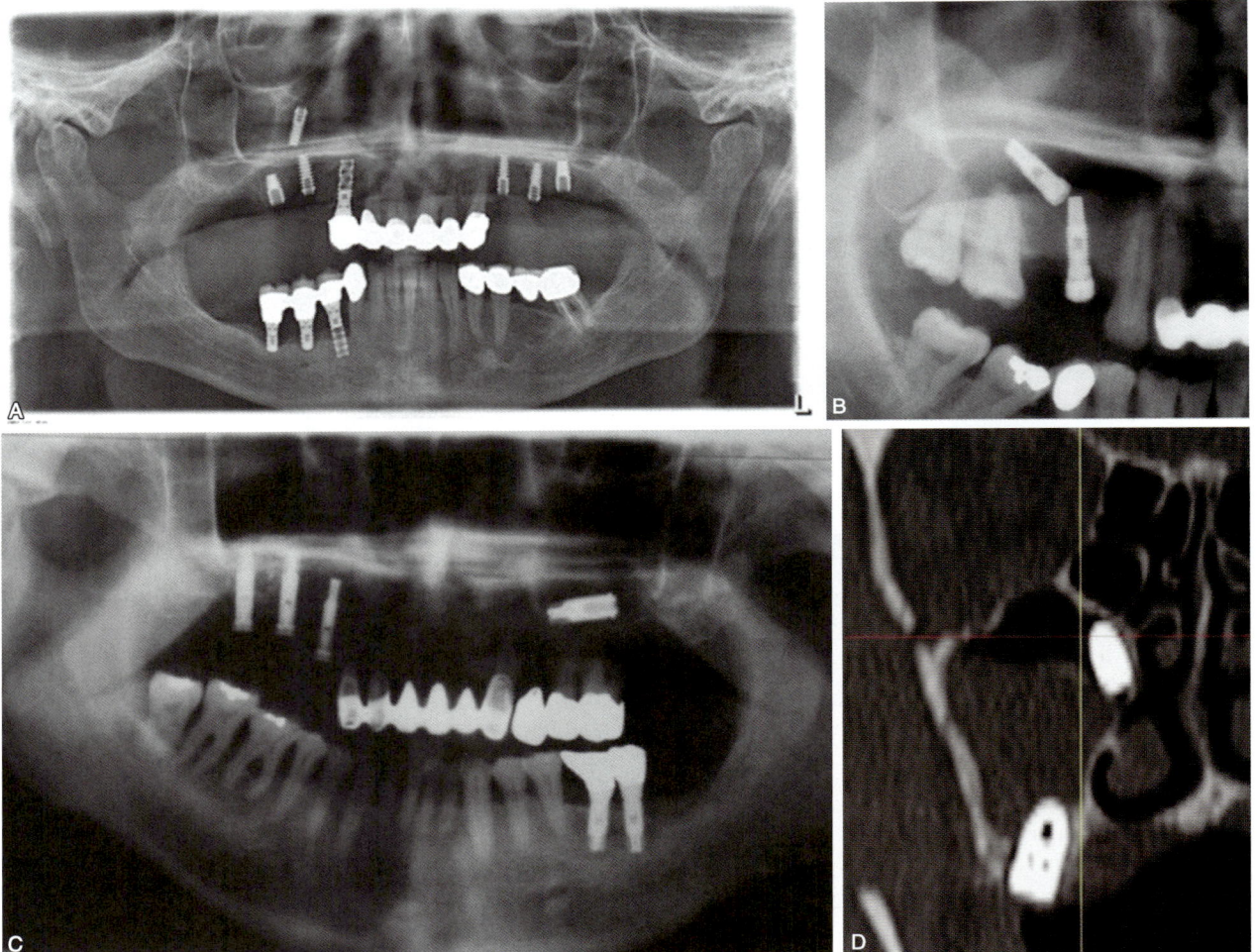

图 10-24 上颌窦。A 至 C. 种植体进入上颌窦内；D. 种植体进入上颌窦导致上颌窦堵塞

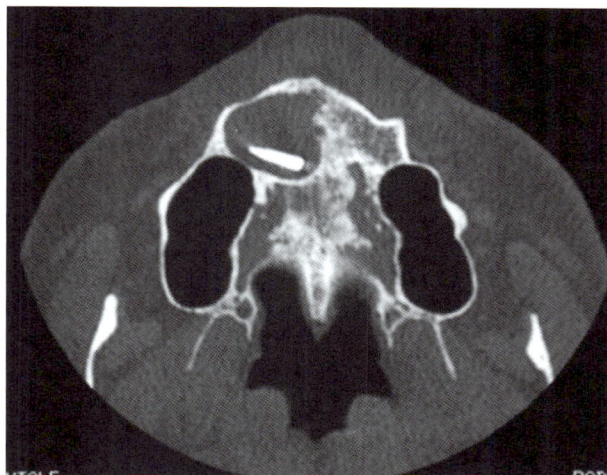

图 10-25  鼻腔。种植体进入上颌窦内并经上颌窦内壁进一步移位

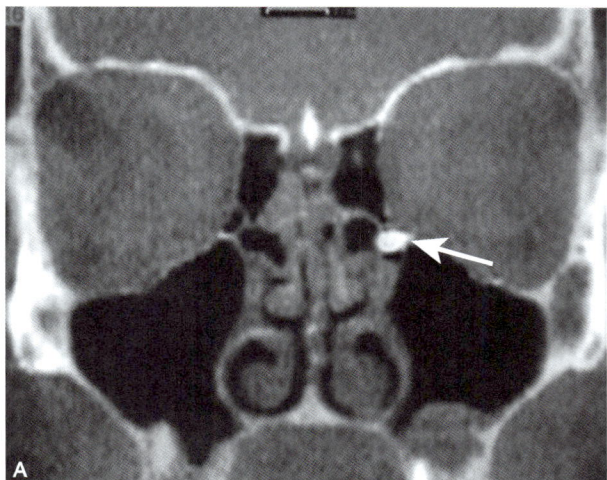

（3）**鼻腔**[73]：种植体可通过上颌窦口的挤压作用，或穿透上颌窦内侧壁（鼻腔侧壁）从上颌窦迁移到鼻腔。上颌窦的内侧壁由一层极其纤薄的皮质骨构成，其厚度通常＜0.5mm（图 10-25）。

（4）**筛窦**[64]：双侧筛窦起源于筛骨内，形成显著的锥形气房，这些气房位于上颌窦上方（眶间），被薄隔膜分隔，它们的边界由中鼻甲和上颌窦的顶部共同构成。种植体可能通过上颌窦的窦口直接进入筛窦，也可由于侵蚀作用穿过上颌窦的上壁而进入筛窦（图 10-26A）。

（5）**蝶窦**[74]：蝶窦起源于颅骨中央的蝶骨，蝶骨的解剖变异程度较大，可能延伸至枕骨大孔。蝶窦的皮质壁厚度因部位而异，前上壁最薄。种植体可自蝶骨前表面和上鼻甲内侧的蝶窦孔进入

图 10-26  种植体移位。A. 筛窦；B 至 D. 种植体移位进入蝶窦（图 A 引自 Haben M，Balys R，Frenkiel S：Dental implant migration into the ethmoid sinus，*J Otolaryngol* 32：342-344，2003；图 B～D 引自 Felisati G，Lozza P，Chiapasco M，et al：Endoscopic removal of an unusual foreign body in the sphenoid sinus：an oral implant，*Clin Oral Implants Res* 18：776-780，2007.）

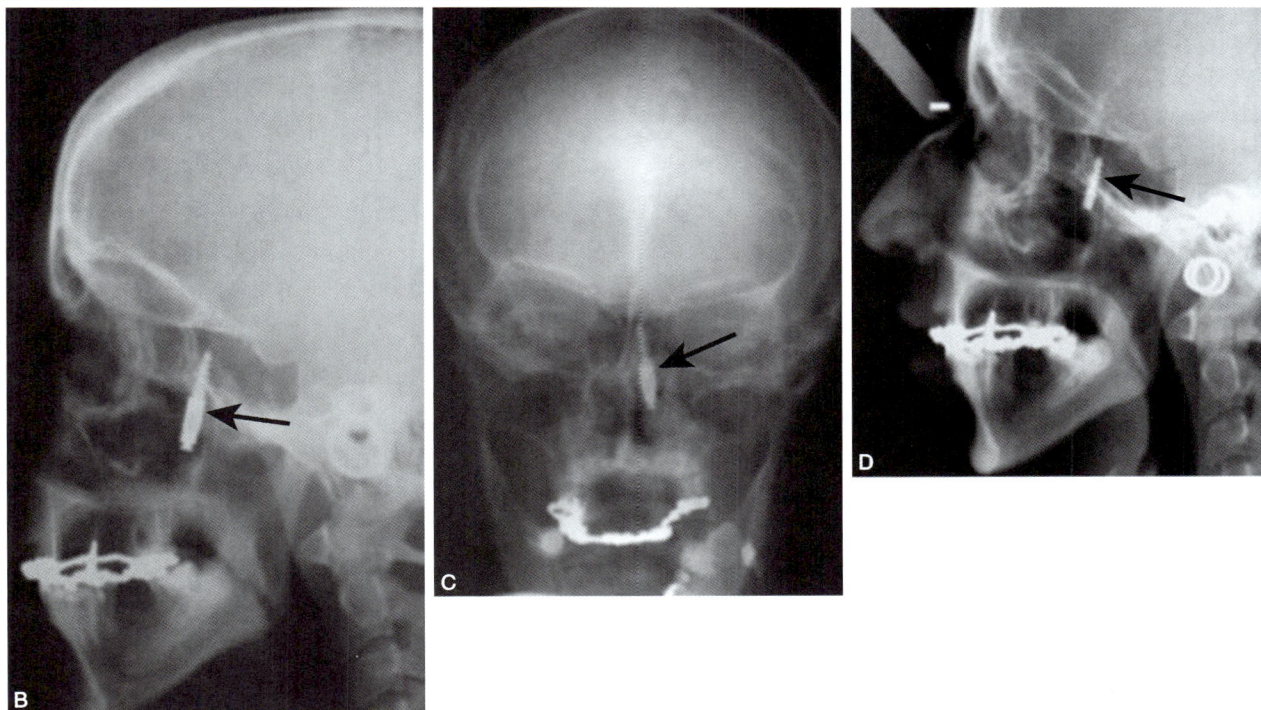

蝶窦（图 10-26B）。

（6）眼眶区[75]：眶底与上颌窦顶（上）壁重合，眶下神经和血管横贯此区域。种植体可能从上颌窦迁移到眶下壁（上颌窦上壁）（图 10-27）。

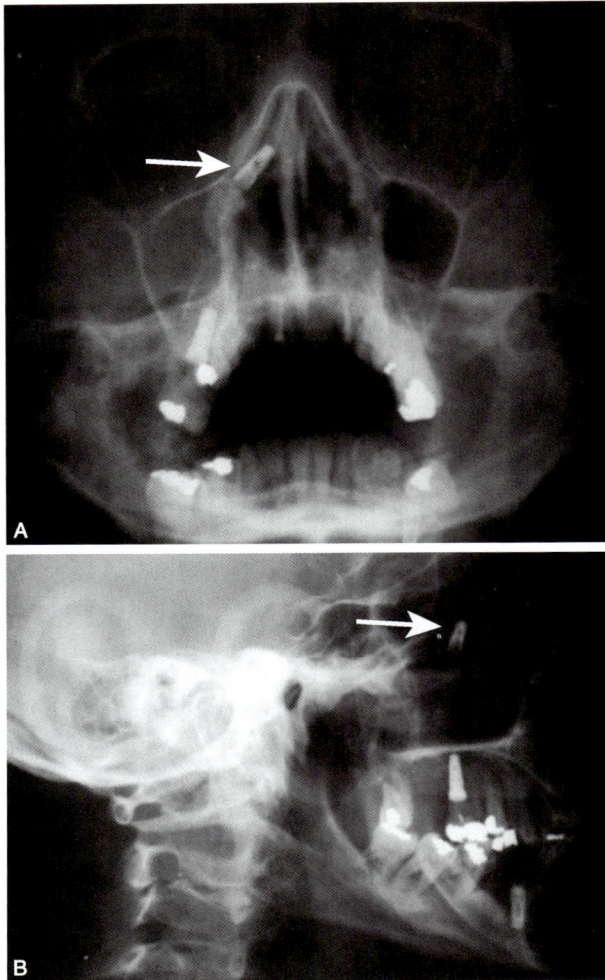

图 10-27　A 和 B. 种植体进入眼眶（引自 Griffa A, Viterbo S, Boffano P: Endoscopic-assisted removal of an intraorbital dislocated dental implant, *Clin Oral Implants Res* 21：778-780，2010.）

（7）前颅底[76]：颅腔的底部形成颅底，将大脑与其他颅骨结构分开。颅底可分为前、中、后 3 个区域，前颅底由额骨的眶部、筛骨筛状板和蝶骨小翼构成（图 10-28）。

## 2. 种植体早期移位（术中）

（1）骨条件较差：在上颌后牙区，骨密度较低的骨（Ⅳ类骨）十分常见，这类骨由极细的骨小梁构成，缺乏皮质骨。由于骨条件不佳，骨密度低和强度低，无法维持种植体的刚性固定。在受力或

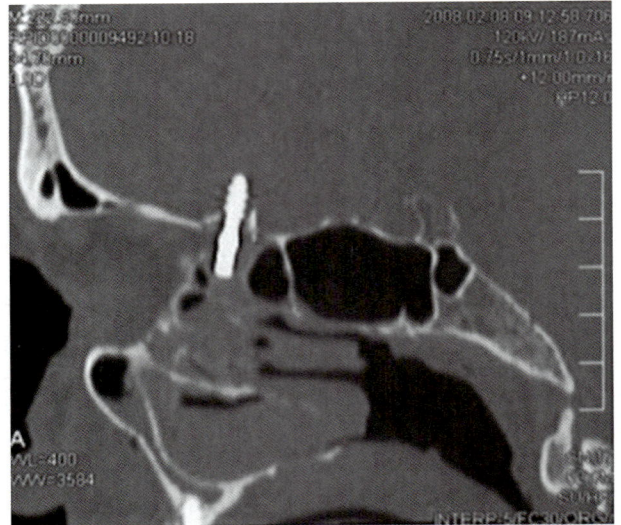

图 10-28　种植体进入前颅底（引自 Cascone P, et al：A dental implant in the anterior cranial fossae, *Int J Oral Maxillofac Surg* 39：92-93，2010.）

上颌窦内负压的影响下，种植体可能发生移位并进入上颌窦内部（图 10-29）。

（2）不当的手术操作：在骨质较差的上颌骨进行种植时，若采用常规的备洞顺序（制造商提供的标准方案），将导致种植窝的过度预备。这将导致在牙槽嵴水平将没有足够的骨，无法为种植体提供刚性固定，此时种植体可能发生移位。因此，在骨质量较差的区域备洞时，应进行级差备洞或使用骨挤压。

（3）无骨移植的种植体植入策略：上颌后牙种植的治疗计划应与 Misch 窦提升方案（SA-1～SA-4）一致。对于不进行骨移植的种植体植入，至少应具 8～10mm 的骨高度。若骨高度低于 8mm，种植体可能因缺乏足够的刚性固定而发生移动或迁移。在需要进行植骨的区域，种植体的初期固定则要求至少 5mm 的自体骨作为支撑。建议采用极差备洞技术，以保留尽可能多的骨组织，确保种植体的初期固定。

Galindo-Moreno 等进行的一项关于移位种植体的回顾性研究报告称，在 73% 的种植体移位病例中，患者在种植体植入过程中并未同期接受骨移植手术，且种植体植入的平均骨高度仅为约 5.2mm，而种植体的平均长度为 13.43mm，导致平均约 8.23mm 的种植体表面无骨接触。研究报告指出，自体骨不足且未进行必要的骨移植是导致种植体移位的主要原因[76a]。

（4）即刻种植：随着即刻种植技术的普及，拔

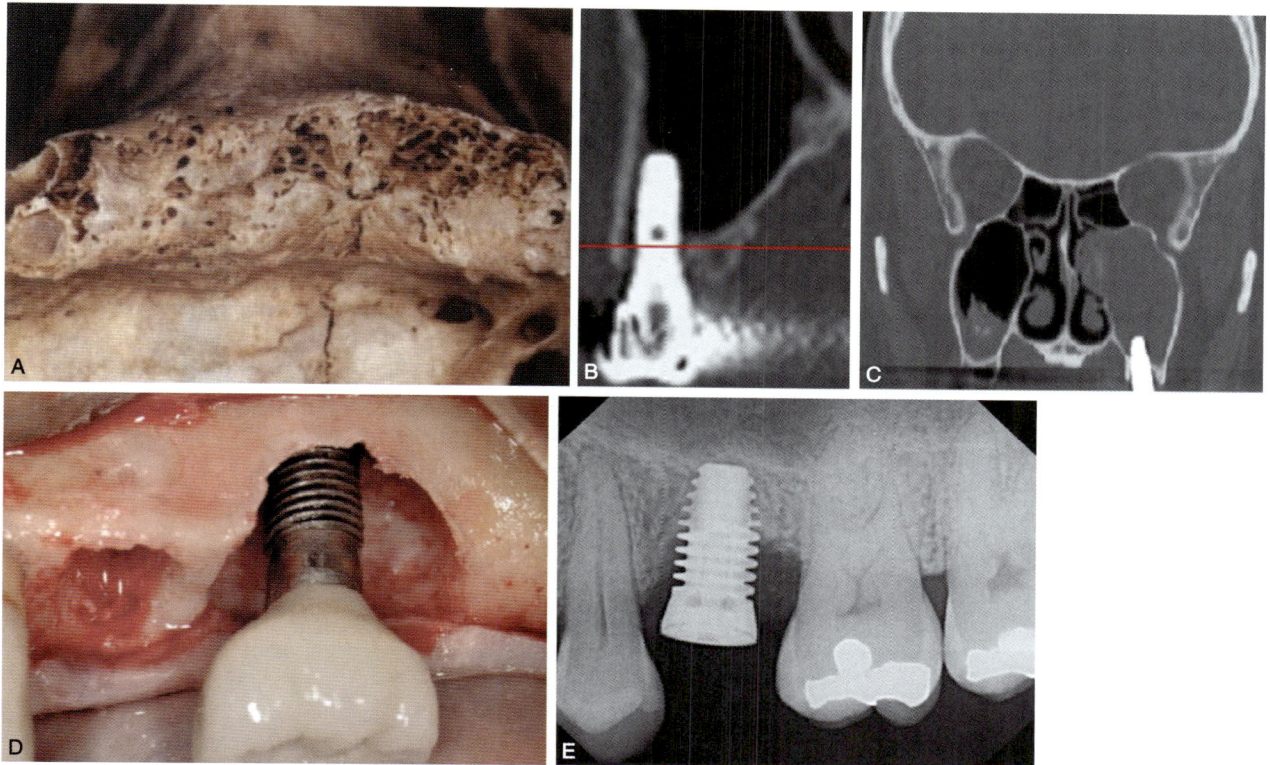

图 10-29 种植体移位的病因。A. 骨质量差；B. 种植体植入时未进行骨增量；C. 自身免疫反应／鼻窦炎；D. 种植体周骨量极少，易进入窦腔

除多根上颌磨牙后行即刻种植，种植体发生移位至上颌窦内的风险显著增加。特别是在上颌第一磨牙区域，由于超过 2/3 的上颌第一磨牙腭根及近颊根紧邻上颌窦底部，拔牙造成的骨缺损会导致种植体初期稳定性不足。

### 3. 种植体晚期（术后）移动

（1）**负压**：当种植体在初期稳定性不足时，鼻内压力及其波动可能会成为种植体进入上颌窦的诱因。由于种骨结合率（BIC）不佳，鼻窦内和鼻腔的气压变化可引发吸入效应，导致负压形成，这可能促使种植体发生位移，最终进入上颌窦。根据病例研究的结果，进入上颌窦的种植体有可能通过上颌窦口及鼻腔自然排出[77]。

（2）**自身免疫反应**：许多学者认为与种植体相关的自身免疫反应会导致种植体周围骨丢失、骨整合丧失及种植体进入上颌窦[78]。

（3）**咬合力过大**：鉴于上颌后牙区的骨质量通常较差，过大的咬合力会导致骨丢失或种植体稳定性下降。种植体植入时，足够的初期稳定性至关重要。种植体植入后应保证足够的愈合时间，并严格遵守渐进式骨负荷和种植体保护性咬合原则（见第 17 章），这包括避免种植修复体承受剪切力（非轴向力），并尽量减少悬臂效应对种植体的影响。对于存在明显功能异常运动的病例，建议在修复完成后使用殆垫。

（4）**种植体周围炎**：若上颌骨后牙区种植体周围炎未得到及时有效的治疗，将导致种植体及修复体松动，并可能进一步移位至上颌窦内。

### 4. 预防

为了防止种植体移位至上颌窦内，应针对上颌后牙区的具体骨质情况，制订理想的治疗计划及手术方式。术前应全面评估上颌后牙区牙槽骨情况，充分考虑其固有的解剖缺陷和潜在的病理状态。在治疗方案的设计过程中，应严格遵循 Misch 上颌窦提升（SA-1～SA-4）的分类指导，以尽量降低种植体进入上颌窦的风险。

### 5. 治疗

对于移位的种植体，应立即取出，这通常需转诊至口腔颌面外科或耳鼻喉科专家处完成。常见的种植体取出方法包括传统的 Caldwell-Luc 手术、口内入路及经鼻入路的功能性内镜鼻窦手术。Pagella 曾报道过利用口腔内镜技术从上颌窦中成功取出金属异物的案例[79]。Regev 详细描述了 Caldwell-Luc 手术（上颌前壁入路）的操作流程，以及通过口内入路取出种植体的方法[80]。一项多中心研究比较了这 3 种从鼻窦取出种植体的方法，研究结论显示，功能性内镜鼻窦手术联合口内入路的方法在移除种植体或移植材料方面表现最为理想[81]。

如果种植体未能及时从上颌窦中取出，最终可能会通过自然的生理性纤毛黏液运输机制，经由上颌窦口排出。在此过程中，种植体会经过鼻窦内的正常生理通道进行传输。若种植体长期滞留未取出，可能带来一系列长期影响，这在多个病例报告中已有详尽描述，这些影响包括慢性鼻窦炎、真菌感染和肿瘤性变化（图 10-30）[82,83]。

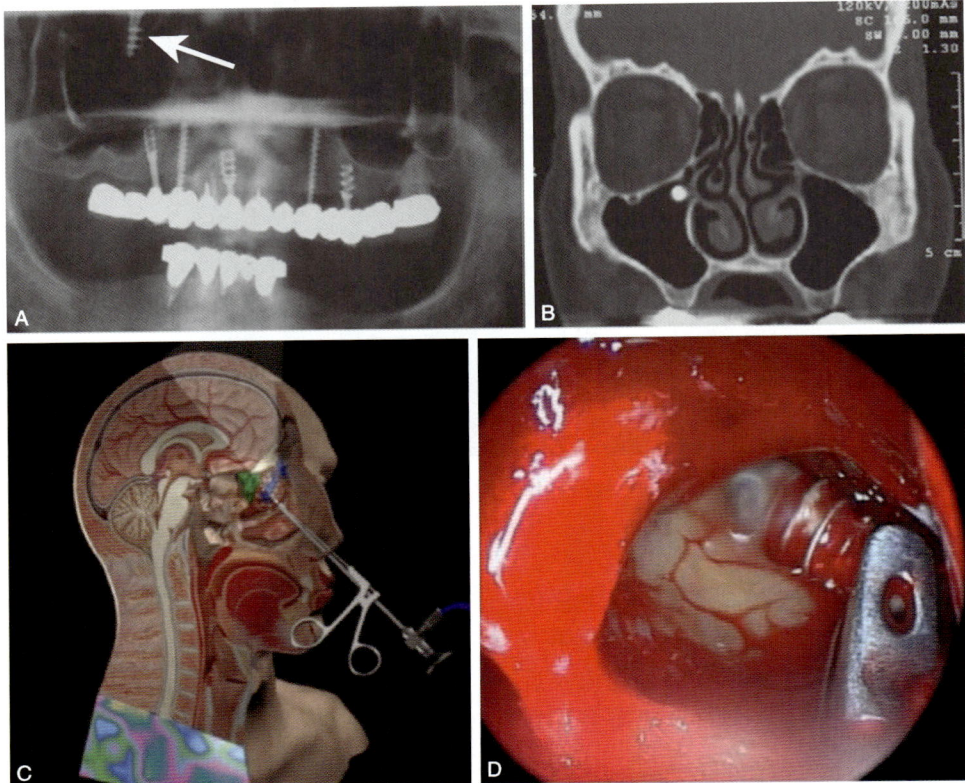

图 10-30　A. 全景片提示种植体进入右上颌窦；B. 冠状面提示种植体位于上颌窦口；C. 功能性内镜鼻窦手术取出种植体；D. 从窦腔中取出种植体[引自 Chiapasco M, Felisati G, Maccari A, et al: The management of complications following displacement of oral implants in the paranasal sinuses: a multicenter clinical report and proposed treatment protocols. *Int J Oral Maxillofac Surg* 38(12): 1273-1278, 2009.]

## （二）种植体移位：下颌骨

种植体在下颌骨中的移位并不常见，可能由以下两种原因导致：①下颌骨存在舌侧凹陷；②局灶性骨质疏松性骨髓缺陷（图 10-31A）。

### 1. 下颌骨舌侧凹陷

由于下颌后牙区牙槽骨固有的舌侧凹陷，若种植体的放置位置过于偏向舌侧，则可能导致种植体的骨接触面积减小，种植体初期稳定性差。由于缺乏充足的骨组织固定，种植体可能会发生

移位，最终进入舌下间隙。为了预防这一潜在并发症，应采用三维 X 线摄影评估下颌骨的形态结构（图 10-31B），当下颌骨存在明显的舌侧凹陷时，应将其视为种植禁忌证。

### 2. 局灶性骨质疏松性骨髓缺损

在中年女性中，可能出现一种射线透射性病变，这类病变常见于磨牙区，并伴有种植体移位的风险。此类病变通常无明显症状，主要通过锥形束计算机断层扫描（CBCT）对下颌骨后部进行评估时得以发现。病变主要出现在牙缺失区域，表现为孤立或多发的射线透射区，直径为几毫米到几厘米，边界不清晰（图 10-31C）[84-86]。

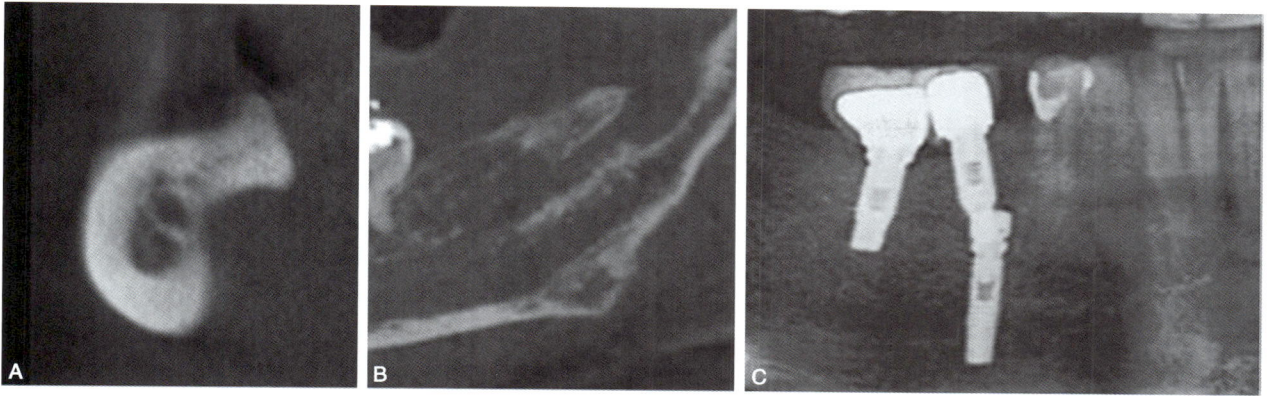

图 10-31 下颌移位种植体。A.下颌舌侧凹陷；B.骨质量差（骨髓腔隙）；C.下颌骨种植体移位至舌下间隙

## （三）同种异体移植物的移位

Seok 等报道了一例特殊情况，该病例在经侧壁上颌窦底黏膜提升术后，骨移植物意外进入上颌窦，并引发了活动性感染（图 10-32）。这起事件发生在同种异体移植物移植的过程中，当时已知存在上颌窦底黏膜穿孔和上颌窦病变。术后不久，患者出现颌下区肿胀，且最终需要切除下颌下腺来解决。活检结果显示，下颌下淋巴管中存在来自上颌窦的骨移植材料。可以得出结论，移植材料沿淋巴管从上颌窦迁移到颌下淋巴结，上颌窦淋巴管通过上颌窦口和鼻淋巴管流入颌下淋巴结（图 10-32A）[87]，为了彻底治疗这一并发症，需要

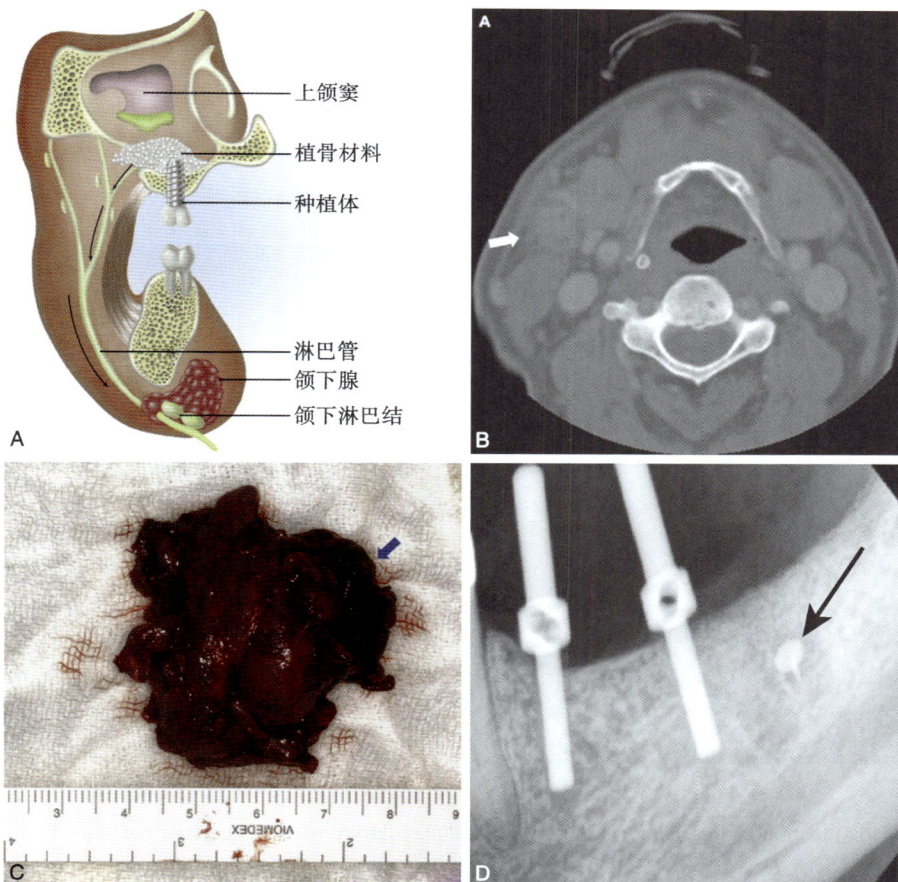

图 10-32 A.同种异体移植骨材料经淋巴管从上颌窦迁移到颌下腺；B.轴向面显示下颌下淋巴结肿大（箭）；C.切除的右侧颌下腺和淋巴结，观察到淋巴结坏死改变（箭）；D.根尖周 X 线片显示骨移植材料缺乏固定及材料移位路径颌骨透光性增大（箭）（A 至 C 引自 Seok，Hyun，et al：Migration of alloplastic bone graft material in infected conditions：a case study and animal experiment. *J Oral Maxillofac Surg* 72（6）：1093，2014.）

采取手术切除颌下腺的措施。

## （四）骨钉移位

骨钉通常用于固定膜，通常用于骨移植手术。为了减少在取出骨钉时的组织创伤，通常不将其取出。然而骨钉有可能从骨组织中脱位，并在软组织和筋膜间隙内发生移位（图 10-32B 和 C）[88]。因此，建议在骨愈合完成后适时取出骨钉。

## （五）口腔科材料的移位

当患者上颌磨牙缺失时，应尽量减少在上颌后牙区对材料的过度挤压（如印模材料、衬里材料），因为上颌磨牙缺失可能伴随上颌窦与口腔连通的情况。当口腔与上颌窦相通时，口腔科材料有可能被不慎挤入上颌窦内。当这种情况发生时，由于异物周围盐分沉积，材料将在上颌窦内发生钙化，进而形成鼻窦结石。鼻窦结石是慢性鼻窦炎的常见原因（图 10-33）[89]。

## 1. 病因

拔牙后异物进入上颌窦的原因主要有两点。在印模制取或修复体重衬时，如果临床医生在不知情的情况下对印模托盘或修复体施加过大的压力，尤其是当使用流动性良好的材料时，这些材料可能会经口腔-上颌窦通道流入上颌窦内。就单个牙齿而言，上颌第一磨牙拔除后异物进入上颌窦的风险尤为显著，因为其牙根最接近上颌窦。研究表明，约 66% 的上颌第一磨牙腭根和近颊根接触或穿入上颌窦[90]。因此，上颌第一磨牙拔除后，口腔与上颌窦连通的概率很高，在印模制取完成前，临床医生必须特别小心。

## 2. 预防

当混合衬垫材料或印模材料时，应注意增加其黏稠度以降低材料进入上颌窦内的可能性（框 10-3 及图 10-34）。

## 3. 治疗

若衬垫材料或其他口腔科材料被挤入上颌窦，建议患者及时转诊至耳鼻喉科专家处，以便进行

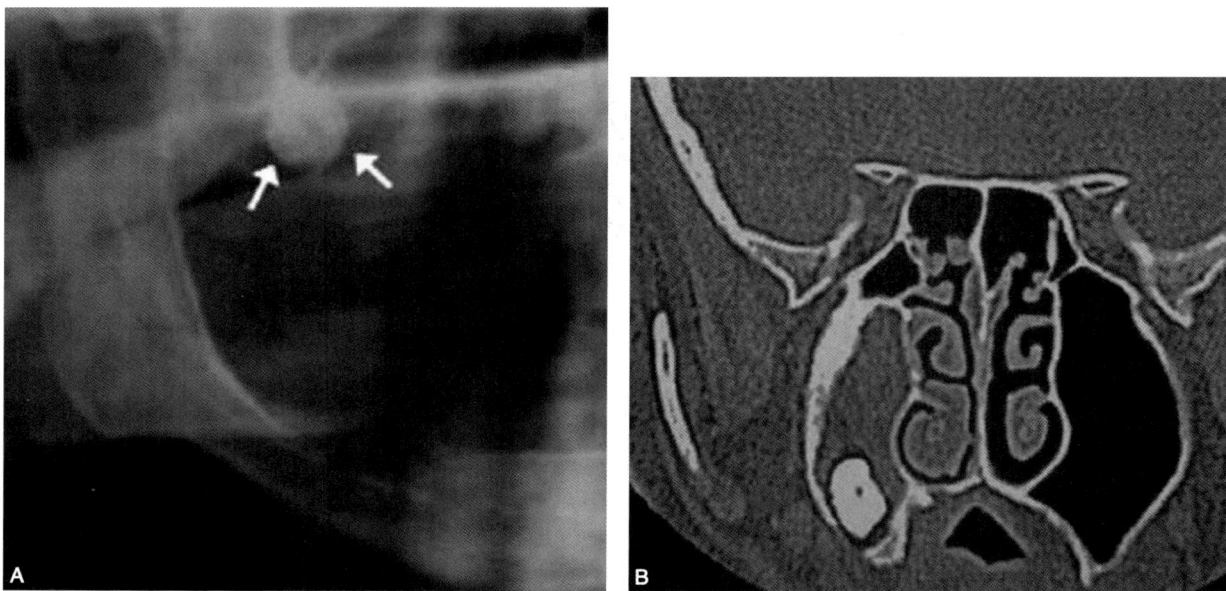

图 10-33　A. 全景 X 线片显示右侧上颌窦 X 线阻射异物；B. 冠状位显示异物（软衬材料）和 X 线阻射的上颌窦（引自 Evren OK, et al: Evaluation of the relationship between the maxillary posterior teeth and the sinus floor using cone beam computed tomography, *Surg Radiol Anat* 36：907-914, 2014.）

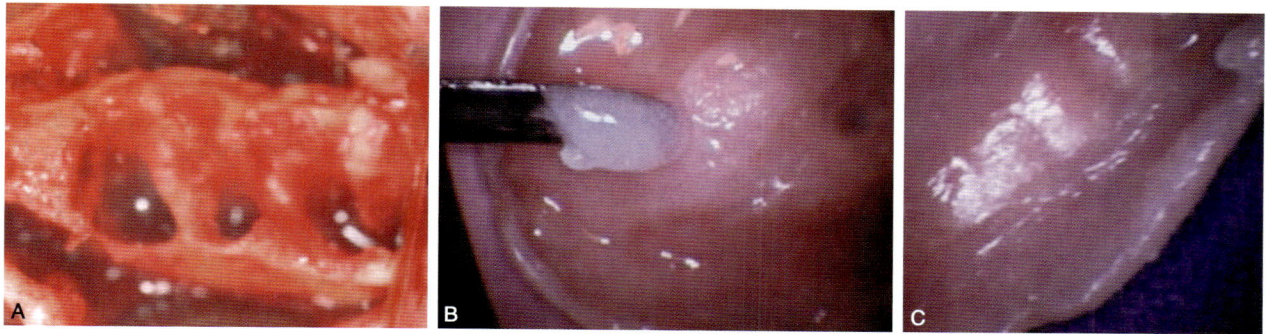

图 10-34　A. 上颌后牙拔除后重衬修复体时应特别小心，因为软衬材料可能会被挤压到上颌窦中；B. 软衬材料的理想稠度；C.重衬后的修复体

专业的材料取出操作。患者必须充分了解这种并发症的潜在风险，以及异物取出的必要性。

## 四、总结

临床医生在进行种植治疗时，最重要的是确保随访及后续治疗的严谨执行。正如本章所述，即便在手术初期取得最佳效果，术后并发症的风险仍不容忽视。因此，医生应高度重视修复体并发症的监测，并制订周密的随访计划。一个对种植治疗各个阶段潜在并发症有深刻理解的种植临床医生能够迅速且有效地应对各种突发情况。在治疗全程中，医生应与患者保持密切沟通，医生应预先向患者详细解释可能出现的并发症并强调随访计划的重要性。通过构建一个强有力的随访体系，使患者在出现任何情况时都对临床医生充满信心。这样不仅有助于减轻种植医生和患者的心理压力，还能最大限度地减少医患纠纷。

（顾新华　赖海燕　陈佳欣　陈燕　杨宇飞　译）

## 参考文献

1. Hupp JR, Tucker MR, Ellis E: *Contemporary oral and maxillofacial surgery*, St Louis, 2013, Mosby.
2. American Dental Association: *Accepted dental therapeutics*, ed 40, Chicago, 1984, ADA.
3. Esen E, Tasar F: Determination of the anti-inflammatory effects of methylprednisolone on the sequelae of third molar surgery. *J Oral Maxillofac Surg* 57:1201–1206, 1999.
4. Neuper EA, Lee JW, Philput CB, et al: Evaluation of dexamethasone for reduction of postsurgical sequelae of third molar removal. *J Oral Maxillofac Surg* 50:1177–1182, 1992.
5. Wang JJ, Ho ST, Lee SC, et al: The prophylactic effect of dexamethasone on postoperative nausea and vomiting in women undergoing thyroidectomy: a comparison of droperidol with saline. *Anesth Analg* 89:200–203, 1999.
6. Misch CE, Moore P: Steroids and the reduction of pain, edema and dysfunction in implant dentistry. *Int J Oral Implantol* 6:27–31, 1989.
7. Bull MJV: Cutaneous cryosurgery: principles and clinical practice. *Brit J Gen Pract* 45:399–566, 1995.
8. Forouzanfar T, Sabelis A, Ausems S, et al: Effect of ice compression on pain after mandibular third molar surgery: a single-blind, randomized controlled trial. *Int J Oral Maxillofac Surg* 37:824–830, 2008.
9. Cameron MH: *Physical agents in rehabilitation—from research to practice*, Philadelphia, 1999, Saunders.
10. Carr DB, Jacox AK: *Clinical practice guidelines for acute pain management: operative or medical procedures and trauma*, Washington, DC, 1992, Agency for Health Care Policy and Research.
11. Fisher ES, Frame JW, Rout PG, McEntegart DJ: Factors affecting the onset and severity of pain following the surgical removal of unilateral impacted mandibular third molar teeth. *Br Dent J* 164:351–354, 1988.
12. Huynh MP, Yagiela JA: Current concepts in acute pain management. *J Calif Dent Assoc* 31:1–13, 2003.
13. Chandraasekharan NV, Dai H: COX-3, a cyclooxygenase-1 variant inhibited by acetaminophen and other analgesic/antipyretic drugs: cloning, structure, and expression. *Proc Natl Acad Sci USA* 99:13926–13931, 2002.
14. Basbaum AL, Leveine JD: Opiate analgesia. How central is a peripheral target? *N Engl J Med* 325:1168–1169, 1991.
15. Schwab JM, Schluesener HJ: COX-3: just another COX or the solitary elusive target of paracetamol? *Lancet* 361:981–982, 2003.
16. Ahmad N, Grad HA: The efficacy of non-opioid analgesics for postoperative dental pain: a meta-analysis. *Anesth Prog* 44:119–126, 1997.
17. Jackson DL, Moore PA: Preoperative nonsteroidal anti-inflammatory medication for the prevention of postoperative dental pain. *J Am Dent Assoc* 119:641–647, 1989.
18. Ruffalo RL, Jackson RL, Ofman JJ, et al: The impact of NSAID selection on gastrointestinal injury risk for cardiovascular events: identifying and treating patients at risk. *Therapy* 20:570–576, 2002.
19. Hernández-Diaz S, García-Rodríguez LA: Epidemiologic assessment of the safety of conventional nonsteroidal anti-inflammatory drugs. *Am J Med* 110(Suppl 3A):20S–27S, 2001.
20. Smalley WE, Griffin MR: The risks and costs of upper gastrointestinal complications attributable to NSAIDs. *Gastroenterol Clin North Am* 25:373–379, 1996.
21. Raney LH: Evidence-based use of NSAIDs in the ED, 2001. Available at http://www.emedhome.com.
22. Seymour RA, Ward-Booth P: Evaluation of different doses of ibuprofen and ibuprofen tablets in postoperative dental pain. *Br J Oral Maxillofac Surg* 34:110–114, 1996.
23. Mullican WS, Lacy JR: Tramadol/acetaminophen combination tablets and codeine/acetaminophen combination capsules for the treatment of pain: a comparative trial. *Clin Ther* 23:1429–1445, 2001.

24. United States Department of Health and Human Services: *Agency for Health Care Policy and Research clinical practice guidelines, Number 9*, Washington, DC, 1994, US Government Printing Office.

25. Bartlett JG: Management of Clostridium difficile infection and other antibiotic-associated diarrhoeas. *Eur J Gastroenterol Hepatol* 8:1054–1061, 1996.

26. Wiström J, Norrby SR, Myhre EB, et al: Frequency of antibiotic-associated diarrhoea in 2462 antibiotic-treated hospitalized patients: a prospective study. *J Antimicrob Chemother* 47(1):43–50, 2001.

27. Hempel S, Newberry SJ, Maher AR, et al: Probiotics for the prevention and treatment of antibiotic-associated diarrhea: a systematic review and meta-analysis. *JAMA* 307:1959–1969, 2012.

28. Wolfson AB: *Harwood-Nuss' clinical practice of emergency medicine*, ed 4, New York, 2005, LWW.

29. C. difficile infection: Available at: http://www.mayoclinic.org/diseases-conditions/c-difficile/basics/risk-factors/con-20029664.

30. Högenauer C, Hammer HF, Krejs GJ, et al: Mechanisms and management of antibiotic-associated diarrhea. *Clin Infect Dis* 27:702–710, 1998.

31. Kim H, Kim TW: Histologic evaluation of root-surface healing after root contact or approximation during placement of mini-implants. *Am J Orthod Dentofacial Orthop* 139:752–760, 2011.

32. Ayangco L, Sheridan PJ: Development and treatment of retrograde peri-implantitis involving a site with a history of failed endodontic and apicoectomy procedures: a series of reports. *Int J Oral Maxillofac Implants* 3:412–417, 2001.

33. Quirynen M, Gijbels F, Jacobs R: An infected jawbone site compromising successful osseointegration. *Periodontol 2000* 33:129–144, 2003.

34. Temmerman A, Lefever D, Teughels W, et al: Etiology and treatment of periapical lesions around dental implants. *Periodontol 2000* 66(1):247–254, 2014.

35. Dahlin C, Nikfarid H, Alsen B, et al: Apical peri-implantitis: possible predisposing factors, case reports, and surgical treatment suggestions. *Clin Implant Dent Relat Res* 3:222–227, 2009.

36. Ashley ET, Covington LL, Bishop BG, et al: Ailing and failing endosseous dental implants: a literature review. *J Contemp Dent Pract* 4(2):35–50, 2003.

37. Suarez F, Monje A, Galindo-Moreno P, et al: Implant surface detoxification: a comprehensive review. *Implant Dent* 22(5):465–473, 2013.

38. Meffert RM: How to treat ailing and failing implants. *Implant Dent* 1(1):25–26, 1992.

39. Artzi Z, Tal H, Chweidan H: Bone regeneration for reintegration in peri-implant destruction. *Compend Contin Educ Dent* 19(1):17–20, 1998.

40. Witt JD, Swann M: Metal wear and tissue response in failed titanium alloy total hip replacements. *J Bone Joint Surg Br* 73:559–563, 1991.

41. Yamauchi R, Morita A, Tsuji T: Pacemaker dermatitis from titanium. *Contact Dermatitis* 42:52–53, 2000.

42. Siddiqi A, Payne AG, De Silva RK, et al: Titanium allergy: could it affect dental implant integration? *Clin Oral Implants Res* 22:673–680, 2011.

43. du Preez LA, Bütow KW, Swart TJ: Implant failure due to titanium hypersensitivity/allergy? Report of a case. *SADJ* 62:24–25, 2007.

44. Egusa H, Ko N, Shimazu T, Yatani H: Suspected association of an allergic reaction with titanium dental implants: a clinical report. *J Prosthet Dent* 100:344–347, 2008.

45. Sicilia A, Cuesta S, Coma G, et al: Titanium allergy in dental implant patients: a clinical study on 1500 consecutive patients. *Clin Oral Implants Res* 19:823–835, 2008.

46. Holgers KM, Roupe G, Tjellström A, Bjursten LM: Clinical, immunological and bacteriological evaluation of adverse reactions to skin-penetrating titanium implants in the head and neck region. *Contact Dermatitis* 27:1–7, 1992.

47. Hallab N, Merritt K, Jacobs JJ: Metal sensitivity in patients with orthopaedic implants. *J Bone Joint Surg Am* 83A:428–436, 2001.

48. Harloff T, Hönle W, Holzwarth U, et al: Titanium allergy or not? "Impurity" of titanium implant materials. *Health* 2:306–310, 2010.

49. Almasri M, El-Hakim M: Fracture of the anterior segment of the atrophic mandible related to dental implants. *Int J Oral Maxillofac Surg* 41:646–649, 2012.

50. Camargo IB, Van Sickels JE: Surgical complications after implant placement. *Dent Clin North Am* 59(1):57–72, 2015.

51. Stellingsma C, Vissink A, Meijer HJ, et al: Implantology and the severely resorbed edentulous mandible. *Crit Rev Oral Biol Med* 15:240, 2004.

52. Shivu ME, Billimaga A: Benign paroxysmal positional vertigo during lateral window sinus lift procedure: a case report and review. *Implant Dent* 24:106–109, 2015.

53. Parnes LS, Agrawal SK, Atlas J: Diagnosis and management of benign paroxysmal positional vertigo (BPPV). *CMAJ* 169:681–693, 2003.

54. Costigan M, Scholz J, Woolf CJ: Neuropathic pain: a maladaptive response of the nervous system to damage. *Annu Rev Neurosci* 32:1–32, 2009.

55. Tehemar SH: Factors affecting heat generation during implant site preparation: a review of biologic observations and future considerations. *Int J Oral Maxillofac Implants* 14:127–136, 1999.

56. Renton T, Dawood A, Shah A, et al: Post-implant neuropathy of the trigeminal nerve. A case series. *Br Dent J* 212:E17, 2012.

57. Al-Sabbagh M, Okeson JP, Khalaf MW, et al: Persistent pain and neurosensory disturbance after dental implant surgery: prevention and treatment. *Dent Clin North Am* 59:143–156, 2015.

58. Takatori M, Kuroda Y, Hirose M: Local anesthetics suppress nerve growth factor-mediated neurite outgrowth by inhibition of tyrosine kinase activity of TrkA. *Anesth Analg* 102:462–467, 2006.

59. Rodríguez-Lozano FJ, Sanchez-Pérez A, Moya-Villaescusa MJ, et al: Neuropathic orofacial pain after dental implant placement: review of the literature and case report. *Oral Surg Oral Med Oral Pathol Oral Radiol Endod* 109:e8–e12, 2010.

60. Goodacre CJ, Bernal G, Runcharassaeng K, et al: Clinical complications with implants and implant prostheses. *J Prosthet Dent* 90:121, 2003.

61. O'Brien WJ: *Dental materials and their selection*, ed 3, Chicago, 2002, Quintessence, pp 78–85.

62. Froum S, Yamanaka T, Cho SC, et al: Techniques to remove a failed integrated implant. *Compend Contin Educ Dent* 32:22–26, 2011.

63. Preti G, Martinasso G, Peirone B, et al: Cytokines and growth factors involved in the osseointegration of oral titanium implants positioned using piezoelectric bone surgery versus a drill technique: a pilot study in minipigs. *J Periodontol* 78:716–722, 2007.

64. Haben CM, Balys R, Frenkiel S: Dental implant migration into the ethmoid sinus. *J Otolaryngol* 32:342–344, 2003.

65. Felisati G, Lozza P, Chiapasco M, Borloni R: Endoscopic removal of an unusual foreign body in the sphenoid sinus: an oral implant. *Clin Oral Implants Res* 18:776–780, 2007.

66. Chiapasco M, Felisati G, Maccari A, et al: The management of complications following displacement of oral implants in the paranasal sinuses: a multicenter clinical report and proposed treatment protocols. *Int J Oral Maxillofac Surg* 38:1273–1278, 2009.

67. Griffa A, Viterbo S, Boffano P: Endoscopic-assisted removal of an intraorbital dislocated dental implant. *Clin Oral Implants Res* 21:778–780, 2010.
68. Kluppel LE, Santos SE, Olate S, et al: Implant migration into maxillary sinus: description of two asymptomatic cases. *Oral Maxillofac Surg* 14:63–66, 2010.
69. Cascone P, Ungari C, Filiaci F, et al: A dental implant in the anterior cranial fossae. *Int J Oral Maxillofac Surg* 39(1):92–93, 2010.
70. Ridaura-Ruiz L, Figueiredo R, Guinot-Moya R, et al: Accidental displacement of dental implants into the maxillary sinus: a report of nine cases. *Clin Implant Dent Relat Res* 11(Suppl 1):e38–e45, 2009.
71. Iida S, Tanaka N, Kogo M, et al: Migration of a dental implant into the maxillary sinus: a case report. *Int J Oral Maxillofac Surg* 29:358–359, 2000.
72. Aust R, Drettner B: The functional size of the human maxillary ostium in vivo. *Acta Otolaryngol* 78:1–6, 432–435, 1974.
73. Ramotar H, Jaberoo MC, Koo Ng NK, et al: Image-guided, endoscopic removal of migrated titanium dental implants from maxillary sinus: two cases. *J Laryngol Otol* 124(4):433–436, 2010.
74. Felisati G, Lozza P, Chiapasco M, et al: Endoscopic removal of an unusual foreign body in the sphenoid sinus: an oral implant. *Clin Oral Implants Res* 18:776–780, 2007.
75. Griffa A, Viterbo S, Boffano P: Endoscopic-assisted removal of an intraorbital dislocated dental implant. *Clin Oral Implants Res* 21:778–780, 2010.
76. Cascone P, Ungari C, Filiaci F, et al: A dental implant in the anterior cranial fossae. *Int J Oral Maxillofac Surg* 39:92–93, 2010.
76a. Galindo-Moreno P, Padial-Molina M, Avila G, et al: Complications associated with implant migration into the maxillary sinus cavity. *Clin Oral Implants Res* 23(10):1152–1160, 2012.
77. Reqev E, Smith RA, Perrott DH, Pogrel MA: Maxillary sinus complications related to endosseous implants. *Int J Oral Maxillofac Implants* 10:451–461, 1995.
78. Galindo P, Sánchez-Fernández E, Avila G, et al: Migration of implants into the maxillary sinus: two clinical cases. *Int J Oral Maxillofac Implants* 20:291–295, 2005.
79. Pagella F, Emanuelli E, Castelnuovo P: Endoscopic extraction of a metal foreign body from the maxillary sinus. *Laryngoscope* 109:339–342, 1999.
80. Regev E, Smith RA, Perrott DH: Maxillary sinus complications related to endosseous implants. *Int J Oral Maxillofac Implants* 10:451–461, 1995.
81. Chiapasco M, Felisati G, Maccari A, et al: The management of complications following displacement of oral implants in the paranasal sinuses: a multicenter clinical report and proposed treatment protocols. *Int J Oral Maxillofac Surg* 38:1273–1278, 2009.
82. Mladina R, Hat J, Klapan I, Heinzel B: An endoscopic approach to metallic foreign bodies of the nose and paranasal sinuses. *Am J Otolaryngol* 16:276–279, 1995.
83. Kobayashi A: Asymptomatic aspergillosis of the maxillary sinus associated with foreign body of endodontic origin. Report of a case. *Int J Oral Maxillofac Surg* 24:243–244, 1995.
84. Bayram B, Alaaddinoglu E: Implant-box mandible: dislocation of an implant into the mandible. *J Oral Maxillofac Surg* 69:498–501, 2011.
85. Carvalho A, Barros MM, Garcia FB, et al: Displacement of dental implant into the focal osteoporotic bone marrow defect [abstracts]. *Oral Surg Oral Med Oral Pathol Oral Radiol Endod* 117:e154, 2014.
86. Garcia NG, Barros FBA, Carvalho MMD, et al: Focal osteoporotic bone marrow defect involving dental implant: a case report. *Int J Implant Dent* 1:1–3, 2015.
87. Seok H, Lee SK, Kim SG, et al: Migration of alloplastic bone graft material in infected conditions: a case study and animal experiment. *Int J Oral Maxillofac Surg* 72:1093–e1, 2014.
88. Harrison K, Iskandar I, Chien H-H: Fixation tack penetration into the maxillary sinus: a case report of a guided bone regeneration procedure complication. *Am J Case Rep* 14:43–47, 2013.
89. Brisolla ADOP: Chronic maxillary sinusitis associated with dental impression material. *Med Oral Patol Oral Cir Bucal* 14(4):E163–E166, 2009.
90. Ok E, Güngör E, Çolak M, et al: Evaluation of the relationship between the maxillary posterior teeth and the sinus floor using cone-beam computed tomography. *Surg Radiol Anat* 36:907–914, 2014.

# 第 11 章　创口开裂：切口显露

Jon B. Suzuki，Randolph R. Resnik，著

软组织初期关闭是种植和植骨手术成功的必要条件。它确保了在需要最少的软组织胶原形成和软组织重塑情况下的一期愈合，从而最大限度地减少手术后的不适。创口沿着缝合线裂开时发生的切口显露（incision line opening, ILO）是口腔种植外科中最常见并发症（图 11-1）。

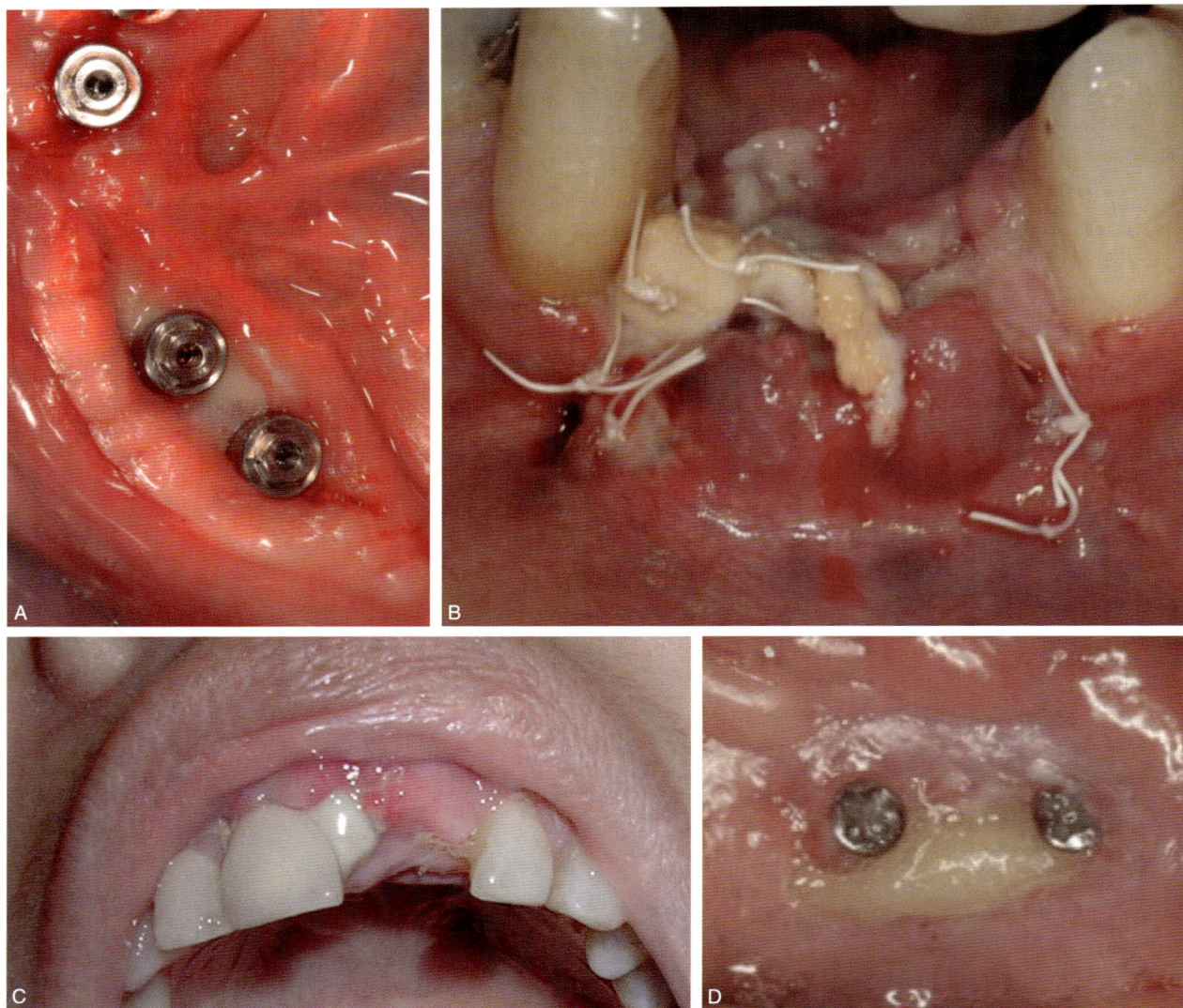

图 11-1　切口显露。A. 种植体植入之后切口显露；B. 同种异体骨植入术后切口显露；C. 术后屏障膜显露；D. 固位螺钉显露

研究表明，切口显露发生率在埋入式种植中为 4.6%～40%[1,2]。根据 Mendoza 的研究，37% 没有裂开，43% 部分裂开和 20% 切口完全裂开[3]。软组织开裂（30%）已被证明在引导性骨组织再生术（guided bone regeneration，GBR）过程中放置的膜（屏障）周围[4]。因此，切口显露是口腔种植和骨移植手术常见的术后并发症。本章将在程序和时间明确的治疗方案下讨论切口显露的病因、预防和管理。

## 一、切口显露并发症的分类

当两段法植入根型种植体时，埋入式种植体的早期自发性显露，有可能造成影响愈合和种植体骨结合的并发症。这些显露的分类与命名体系有助于临床记录和沟通。Tal 等对临床创口裂开进行了分型（框 11-1 和图 11-2）[2]。

> **框 11-1 临床创口裂开分型[2]**
>
> 0 型：覆盖种植体的黏膜完好无损（图 11-2A）。
>
> Ⅰ型：观察到覆盖种植体的黏膜有裂口。可以用牙周探针探触到种植体，但如果不机械性干扰黏膜，则无法观察到种植体（图 11-2B）。
>
> Ⅱ型：黏膜上可见覆盖螺钉开孔；覆盖螺钉可见。穿孔的边缘不与覆盖螺钉的边缘重合（图 11-2C）。
>
> Ⅲ型：覆盖螺钉可见。在覆盖螺钉的某些区域，穿孔孔径的边界与覆盖螺钉的边界重叠（图 11-2D）。
>
> Ⅳ型：覆盖螺钉完全显露。当检测到或观察到显露（Ⅰ～Ⅳ型级）时，指导患者用浸有 0.2% 氯己定溶液的纱布轻轻擦拭黏膜，每天 2 次清洁显露部位（图 11-2E）。

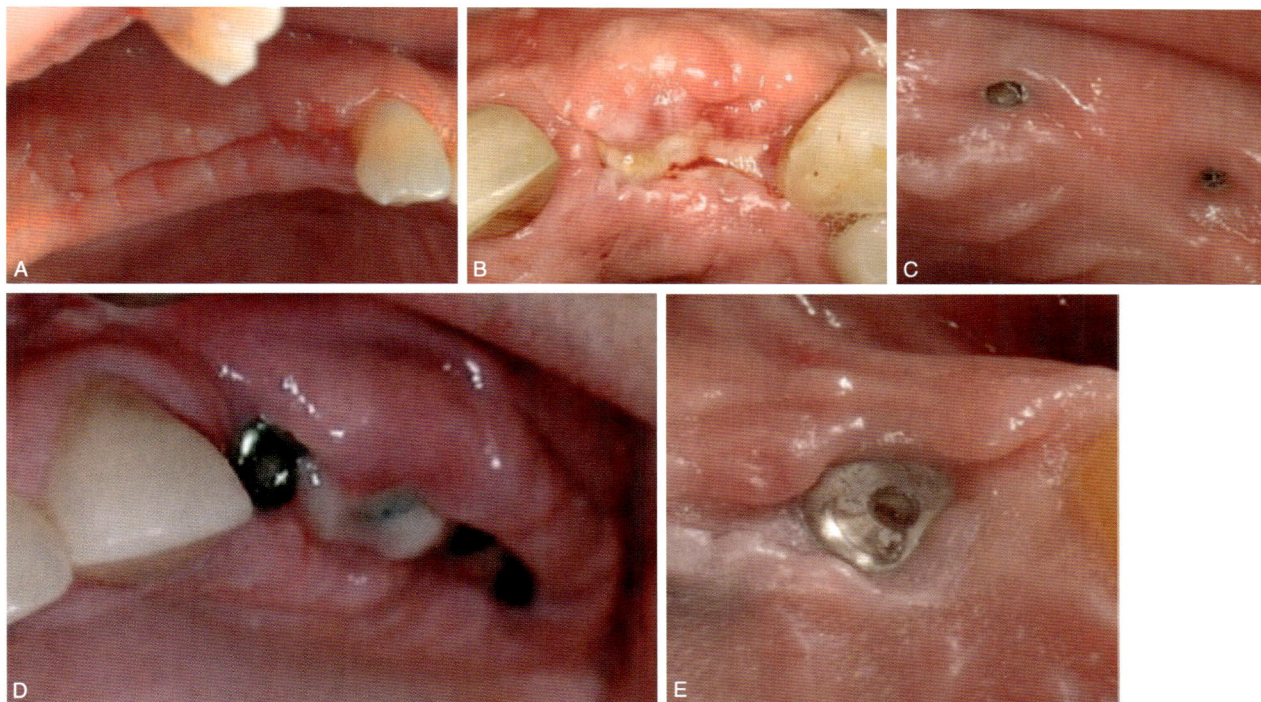

图 11-2 创口裂开分型。A. 0 型创口愈合；B. Ⅰ型创口裂开；C. Ⅱ型创口裂开；D. Ⅲ型创口裂开；E. Ⅳ型创口裂开

考虑到自发性早期显露的并发症可能导致龈炎或种植体周围炎，Barbosa 提出了基于诊断方法和治疗模式的埋入式种植体自发性早期显露分类，以预防或阻止此类并发症。他们建议，种植体自发性显露应立即尽早手术，以防止龈炎。移除覆盖螺钉后，应放置愈合基台（图 11-3）[5]。

## （一）种植或植骨切口显露的影响

由 ILO 产生的后果可能因种植体或骨移植的类型而异。对于具有良好初期稳定性的种植体植入而言，一步法直接放置穿龈愈合基台有利于切

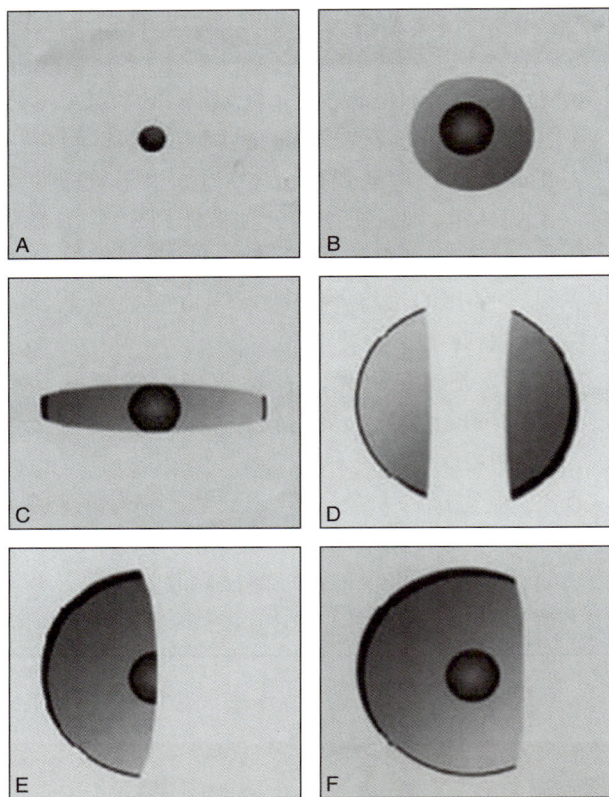

图 11-3 Barbosa 切口显露分类。[引自 Barboza EP and Caula AL: Diagnoses, clinical classification, and proposed treatment of spontaneous early exposure of submerged implants, *Implant Dent* 11(4): 331-337, 2002]

口初期关闭。在骨增量术中，切口初期关闭对于在完成 GBR 技术和自体骨 Onlay 移植的临床医生具有极其重要的意义。当在自体骨块移植过程中出现切口显露时，往往极有可能会导致愈合延迟，移植骨颗粒掉入口腔而丧失，并增加感染风险。

可吸收膜的暴露增加了感染和疗效不佳的额外风险。如果引导骨再生与种植体植入同期进行，ILO 也可能导致种植手术失败。ILO 最可能会在种植体体部上形成细菌涂层，从而抑制骨形成。感染引起的骨吸收可能会使得种植体脱落。在没有同期种植的情况下，同等程度的 ILO 可通过骨挤压、使用窄种植体、增加种植体数量和/或附加的骨增量来解决和补偿。

### 1. 即刻种植

在新鲜的拔牙窝中立即植入种植体已成为一种可接受的治疗方式。当种植体植入在具有较小且完整的拔牙窝时，ILO 通常不是问题，因为不需要初期关闭。当种植体植入在不完整并且需要骨

增量的拔牙窝中时，将根据骨缺损的尺寸和结构进行分类（类似于延期种植）。同期种植并联合显著增量的牙槽嵴可能使 ILO 更容易出现。

### 2. 美学效果

此外，ILO 也会对临床美观产生负面影响。种植体植入与骨增量手术同时进行，增加了功能与美学协调结果的风险。对于复杂骨增量手术而言，初期软组织愈合可获得最理想的美学效果。切口技术、黏膜瓣设计、软组织处理和避免传统修复体压力是避免 ILO 的关键因素。

### 3. 术后护理

创口裂开可能伴随不适感的增加，必须密切观察。需要更多的术后复诊。由于有些患者可能会寻求处置或二次手术，从而对首诊临床医生失去信心。因此对于诊疗收益而言有经济上的非收益性和负面影响。复诊临床医生缺乏处理此类病例的知识或经验可能会对首诊临床医生造成法律诉讼。当 ILO 发生时，临床医生应积极主动地进行后续护理，并就并发症后果对患者进行宣教。

## （二）创口愈合的分类和类型

创口愈合是一个复杂的过程，在这个过程中身体组织在受创（手术切口）后会自我修复。尽管具有相似的愈合机制，但通常观察到，口腔黏膜的伤口比口腔外伤口愈合更快，瘢痕更少[6]。

### 1. 创口愈合过程

手术创面愈合，无论是正常愈合还是延迟愈合，都分为 3 个阶段。创口愈合不是一个线性过程，而是受许多与患者相关因素影响的不同过程。创面愈合的 3 个阶段分别是炎症期、细胞增殖期和成熟期。

（1）炎症期：炎症期是机体对手术损伤的自然反应。其特征是血管和炎症反应，包括最初 5～10min 的局部血管缩窄，随后是局部血管扩张反应。这个阶段发生在受创伤后的最初几天。

在受创后的最初几分钟内，血小板黏附在该部位，被激活并聚集。这些发生之后是凝血级联的激活，在交联的纤维蛋白网中形成聚集的血小板凝块。

创口床上的血管收缩形成血痂，促进止血。

形成的血凝块有两个功能：暂时保护剥脱的组织，并作为细胞迁移的临时基质。

血凝块由血液中的细胞组成（包括红细胞、白细胞和血小板）由纤维蛋白、血浆连接蛋白、玻璃体连接蛋白和血小板球蛋白的基质组成[7]。一旦止血成功，血管就会扩张，使白细胞、生长因子、抗体、酶和营养物质侵入手术创口。在这个阶段，可以看到炎症的特异性征象：红斑、发热、水肿、疼痛和功能紊乱。在细胞水平上，中性粒细胞和巨噬细胞将启动宿主反应，使坏死组织溶解和死亡。创伤的强度主要取决于纤维蛋白斑块的完整性。细菌和细胞碎片被白细胞吞噬并从伤口中清除[8]。

**（2）细胞增殖期**：细胞增殖期以形成新的肉芽组织为特征，主要由胶原蛋白和细胞外基质组成。增生阶段在损伤后24h内开始，可能持续3～12天。其特点是血管生成、胶原沉积、肉芽组织形成、上皮化和创口收缩。创口一期愈合可在24～48h内完成上皮化，继发愈合创口可延迟3～5天完成上皮化。

在血管生成过程中，血管内皮细胞形成新的血管。在纤维增生和肉芽组织形成过程中，成纤维细胞生长并通过分泌胶原蛋白和连接蛋白形成新的临时细胞外基质。同时，表皮的再上皮化发生，上皮细胞在创口床上增殖和迁移，为新组织提供覆盖。

健康的肉芽组织要由成纤维细胞组成，必须有足够的氧气和营养，这些都由血管提供。健康肉芽组织的特征包括颗粒状和不均匀的表面，粉红色，不易出血。上皮细胞开始在手术创口上重新出现，这被称为上皮化。

**（3）成熟期**：成熟阶段是创口愈合过程中的最后阶段。在创口收缩过程中，肌成纤维细胞紧邻创口边缘并用类似平滑肌细胞收缩的机制收缩来减小创口的大小。创口瘢痕的强度和体积增加，红斑减少。瘢痕的完全成熟和形成最终的抗拉强度通常需要12～18个月[9]。当这些细胞的功能接近完成（不再需要）时，它们就会因细胞凋亡而消失在成熟和重塑过程中，胶原蛋白沿着张力线被重塑和重新排列。细胞活动和血管数量也会减少（图11-4）[10,11]。

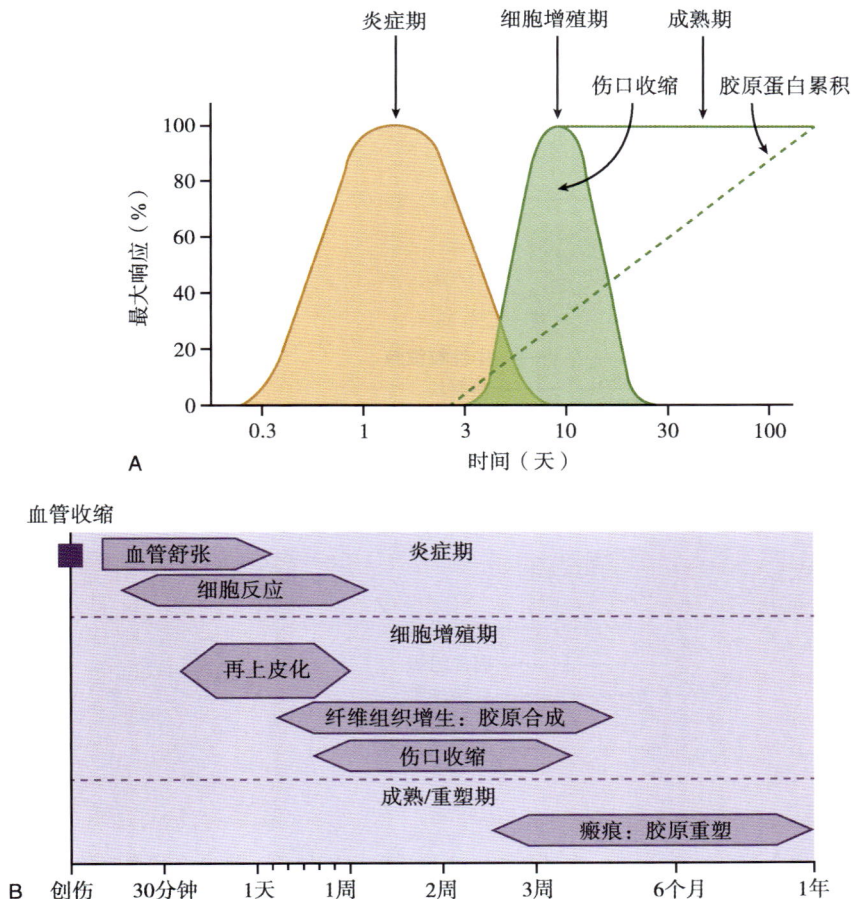

图 11-4 伤口愈合时间的相关阶段，显示愈合过程的不同组成部分

了解软组织和硬组织的愈合速度对于确定患者是否按计划愈合是有效的。手术后创口修复的时间是组织特异性的。

①上皮化：愈合速度为 0.5～1mm/d（经过 12h 的间隔时间）。

②结缔组织形成：愈合速度为 0.5mm/d。

③骨：愈合速度为 50μm/d，每个月 1.5mm。

④黏骨膜瓣：通过纤维蛋白凝块，附着在骨（或软组织瓣）上（0～24h）。[12]

## 2. 创口愈合的类型

关于创口愈合，有三种类型：一级愈合、二级愈合和三级愈合。

（1）一级愈合：除了少数病例外，口腔种植手术通常设计手术皮瓣，理想情况下这些瓣膜能通过一期愈合来促进恢复。当创口边缘通过缝线拉拢并固定时，便发生一期愈合。软组织皮瓣通常维持在"被动"且无张力的位置。导致切口显露的常见原因是临床医生利用缝合线积极复位黏膜 - 骨膜瓣。这可能会导致瓣膜承受过大的张力，进而引发缺血和瓣膜坏死，从而导致切口显露。

实现创口一期愈合的目的将有助于止血，减少感染和骨坏死的可能性，同时改善患者的舒适度。当切口显露发生时，伤口愈合的唯一途径是通过二级愈合，这可能导致并发症增加。

皮肤或组织在受伤后进行修复，创口愈合是一个复杂而精细的过程。在正常皮肤的情况下，表皮和真皮处于一种平衡的稳定状态，形成了一个抵御外部环境的保护屏障。一旦保护屏障被打破，创口愈合的生理过程就会立即启动。愈合的一般原理及在口腔外部观察到的细胞和分子机制，同样适用于口腔外科手术后发生的愈合过程[13]。

（2）二级愈合：当创口破裂或发生 ILO 时，创口通过继发性创口愈合。二级愈合是由身体的自然机制愈合，不需要手术干预。这通常发生在创伤性组织丢失或撕脱的较大创口，因此创口边缘被广泛分开，不能缝合。愈合通过血凝块形成、肉芽化、胶原沉积和最终上皮化来实现。创面挛缩使创面边缘愈合在一起（图 11-5）。

（3）三级愈合：第三种类型的愈合被描述为三级愈合。三级愈合发生在一级愈合延迟时，允许伤口在短时间内形成肉芽组织。然后利用手术操作或其他技术重新缝合创口[14]。这种方法被称为延迟初次缝合，可用于在缝合前对受感染的急性创口进行清创，这种类型的愈合在种植和骨增量术中并不常见。

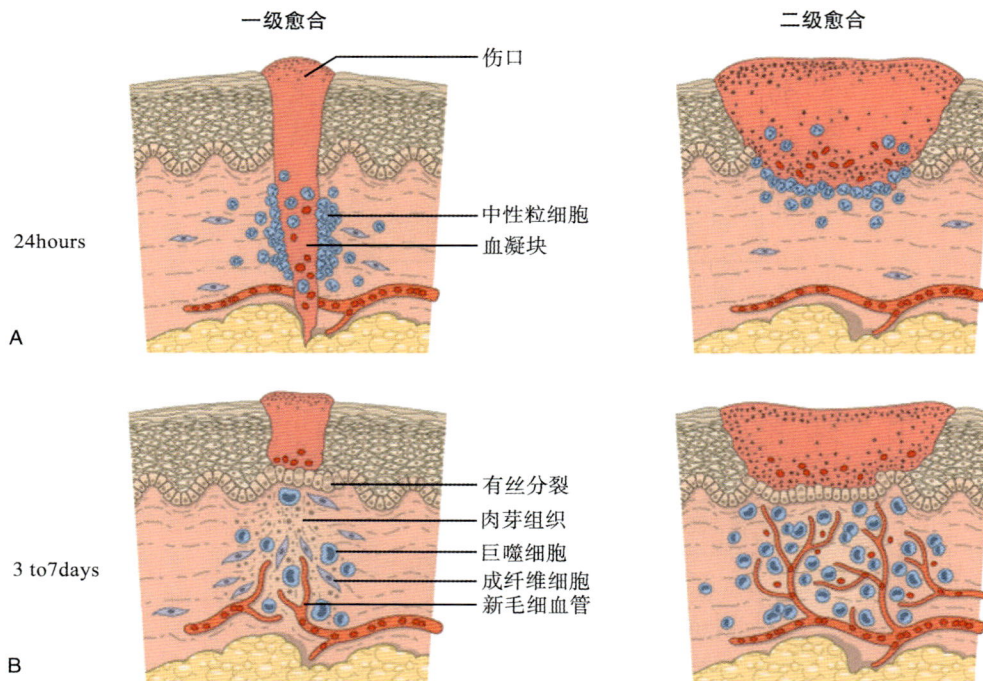

图 11-5　一级愈合和二级愈合。A. 在最初 24h 内形成的血凝块比一级愈合的血凝块大；B. 在 3～7 天内，出现炎症、血管生成、巨噬细胞和成纤维细胞的增加，这导致愈合速度比一级愈合要慢

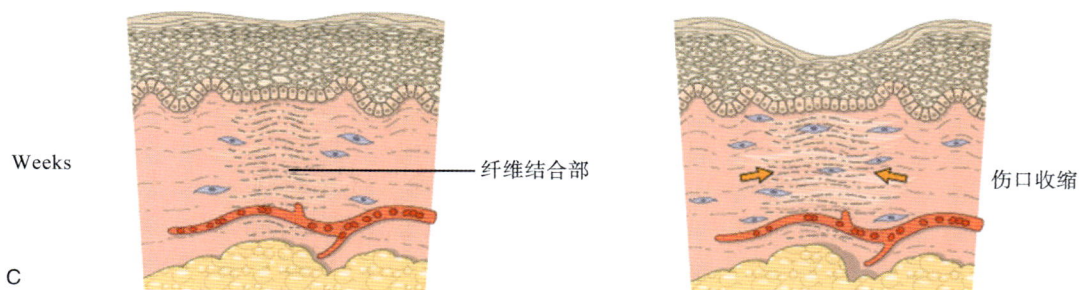

Weeks ———————————— 纤维结合部

伤口收缩

C

图 11-5（续） C. 最终愈合导致创口收缩（引自 Kumar V，Abbas AK，Aster JC：*Robbins & Cotran pathologic basis of disease*，ed 9，Philadelphia，2015，Saunders.）

## 二、影响创口愈合/切口显露的因素

### （一）唾液

动物研究表明，与口腔外部相比，口腔黏膜的创口愈合速度更快，瘢痕较少。唾液中存在的因子和口腔内特定的微生物群能促进口腔创口愈合[15]。此外，参与口腔黏膜组织再生的细胞具有的特性与胎儿细胞相同[16]。这些观察结果表明，胎儿细胞和牙龈成纤维细胞具有与皮肤成纤维细胞不同的几种重要的组织修复功能。

牙龈成纤维细胞是成人组织中表型独特的细胞，可能有助于口腔伤口的快速愈合，牙龈瘢痕最小。同样明显的是，唾液在口腔中提供了一个独特的环境，有利于组织的快速修复。有报道指出，口干症患者或唾液腺切除动物的口腔伤口愈合延迟[17]。

唾液中有几种物理化学因素有利于牙龈创口愈合。包括适当的 pH、离子强度，以及存在愈合所需的钙和镁等离子。唾液使口腔黏膜润滑也有利于创口愈合。

保持湿润的创口环境有利作用包括防止组织脱水和细胞死亡，加速血管生成，增加纤维蛋白和组织碎片的分解。使用水胶体创口敷料可促进皮肤创口愈合。唾液处理的创口有更短的炎症反应和更快的上皮覆盖，以及更快的结缔组织再生。水份和离子强度可能是唾液中促进组织修复的主要因素，对整体创口愈合很重要。这种潜力可能是由于唾液中存在的几种元素，包括生长因子和细菌[18]。

### 治疗影响

唾液有利于创口愈合。出现口干症或唾液腺疾病的患者易出现创口愈合并发症。唾液替代品和更频繁地召回复诊是必要的。

### （二）细菌

口腔内有大量的细菌，在口腔内已确定的细菌种类超过 500 种。很明显，细菌影响口腔创口的愈合，并且已经确定被致病细菌定植的创口会延迟愈合[19]。临床医生认识到拔牙创口修复中由于细菌感染导致的并发症是疼痛。

众所周知，小浓度的细菌可能会增加创口愈合的速度。1921 年，Carrel 报道说，用特定浓度的金黄色葡萄球菌治疗狗的创口比未治疗的创口愈合得快。几项研究证实了使用其他种类细菌获得相同的观察结果。Larjava 发现，在培养基中加入中间普菌可增加牙龈成纤维细胞的增殖，而加入相同浓度的牙龈卟啉单胞菌则会降低牙龈成纤维细胞的增殖[20]。有趣的是，从不同患者身上获得的成纤维细胞之间的这种效果有很大差异。这些发现表明，牙周修复的潜力取决于牙周创口的细菌菌群和个体细胞群。

### 治疗影响

细菌类型直接影响创口愈合的延迟。使用 0.12% 氯己定冲洗有利于减少细菌导致的切口相关问题。此外，在术前和术后治疗阶段应全身性预防性使用抗生素。

### （三）系统性疾病

全身性疾病是治疗计划和种植治疗的重要组成部分。特定的全身性疾病和状态会影响创口愈合和骨代谢，这两者都可以直接影响种植治疗的成功。糖尿病是一种主要的内分泌疾病，约占

10%。与糖尿病相关的胰岛素缺乏或代谢缺陷会导致葡萄糖留在血液中并增加血糖水平。糖尿病患者有发生感染和血管并发症的危险。愈合过程受到血管功能受损、细胞趋化性受损和中性粒细胞功能受损的影响。蛋白质代谢减少，软硬组织的愈合延迟。神经再生被改变，血管生成受损。

许多非危及生命的疾病和病症需要药物来明确管理或控制潜在的创口愈合并发症。常见的例子包括抗凝血药、免疫抑制药和双膦酸盐。在切口和反应性组织进行被动闭合时遇到的出血问题可能会因抗凝药而复杂化。

然而，考虑到停用华法林等抗凝药物可能导致危及生命的并发症，只要治疗药物水平在正常范围内，通常不建议停用。无论如何，必须特别注意良好的手术技术和使用适当的局部止血措施来控制出血。

常用的两类免疫抑制药是糖皮质激素（如泼尼松）和细胞抑制药（化疗药物）。这些药物对创口愈合的负面影响可以通过适当的患者选择、治疗时机和医疗咨询来减轻。

双膦酸盐也会导致手术后的创口裂开。这些药物通过抑制和减少破骨细胞骨吸收起作用，用于治疗骨疾病，包括骨质疏松症、转移性骨癌和 Paget 病（JBS 关于骨代谢的数据）。涉及颌骨的手术后，可能发生骨显露而不是正常的软组织愈合关闭[21]。这在含氮双膦酸盐静脉注射病例中更常见，而口服双膦酸盐的患病率较低[22]。然而，临床医生必须能够区分这种双膦酸盐来源的骨显露和黏膜瓣关闭不足或拔牙后尖锐的骨片形成。

### 1. 治疗影响

全身性疾病在种植牙和植骨手术后的愈合过程中有着重要的影响。影响愈合的最常见的全身性疾病是糖尿病，如果不加以控制，可能会导致严重的术后愈合问题。

此外，许多药物包括抗凝血药、免疫抑制药和双膦酸盐可能会增加手术创口愈合的风险。在任何种植手术之前进行彻底询问全身病史的重要性容易被忽视。

## （四）个体 / 生活方式相关因素

### 1. 吸烟

在美国，约有 4 500 万成年人和 21% 的人吸烟。约 23% 的男性和 19% 的女性吸烟。烟草使用涉及许多不良的系统性影响，包括牙齿脱落和种植失败[23]。事实上，整个口颌系统都受到烟草副产品的影响。

烟草烟雾降低中性粒细胞的活性，导致活性降低，趋化迁移率降低，吞噬活性降低。这些情况导致对炎症、感染的抵抗力下降，创口愈合潜力受损[24]。

吸烟也与钙吸收减少有关。其他研究结果表明，老年吸烟人群骨骼中的矿物质含量减少，绝经后女性吸烟人群骨骼中的矿物质含量减少的程度更大。烟草与口腔癌的关系是公认的。

当手术后切口显露时，吸烟会延迟二级创口愈合，可能污染骨移植物，并导致愈合过程中的早期骨丧失。任何类型种植牙手术的治疗计划都应强调戒烟的必要性。

### 2. 乙醇依赖

乙醇是世界上使用最广泛的改变情绪的药物之一。超过 95% 的吸烟者也饮酒。乙醇中毒与很多疾病相关，例如，肝脏和代谢功能障碍、导致出血并发症的骨髓抑制、易感染和软组织愈合延迟等疾病[25]。对骨的直接影响包括减少骨形成，增加骨吸收，成骨细胞功能下降，伤口愈合减少，甲状旁腺激素分泌增加，从而导致骨密度降低。然而，有研究表明，适量饮酒可以在几天内逆转对成骨细胞功能的负面影响[26]。此外，手术后立即饮酒可能使手术创口愈合减慢。

### 3. 肥胖

肥胖是照顾这类患者的医护人员面临的主要挑战。肥胖是一种慢性疾病，已成为一个主要的流行性公共卫生问题。2008 年，35% 的成年人（20 岁以上）超重（体重指数 ±25kg/m²），肥胖患病率（体重指数≥30kg/m²）自 1980 年以来翻了一番，估计有 5.02 亿人受影响。一般来说，肥胖患者出现创口愈合并发症的风险增加，如皮下积液、血肿、感染、创口裂开。与此相关的心血管问题可能通过向组织提供的氧气和营养物质不足而导致缺血，从而导致组织坏死。呼吸问题可能损害肺活量和呼吸功能，这可能通过损害组织氧合对创口愈合产生不利影响。较高的感染发生率和其他伴随的慢性不愈合创口的可能性可能会减弱免疫应答和愈合反应。口腔伤口愈合也可能受到肥胖的影响[27]。Suvan 和同事发现，体重指数和肥胖似乎是牙周治疗后不良反应的独立预测因子[28]。此外，对肥胖患者进行手术的技术困难，包括延长手术时间，可能会增加创口污染的风险。由于患者的体位，可能导致气道并发症。

治疗影响：与生活方式有关的问题，如饮酒和吸烟，可能会延长种植牙和植骨手术后的创口愈合。必须告知患者，这些生活方式问题可能导致创口愈合缓慢和创口裂开的风险增加。此外，机体特征可能使患者易患并发症。

## （五）牙周生物型

尽管一些研究报道组织生物型对骨移植和种植体植入成功的长期影响很小，但较厚的生物型可以防止缝合过程中的组织破裂或撕裂。对于存在薄龈生物型的患者应考虑软组织增量。厚龈的生物型存在更多的角化组织，愈合更好，缝合更容易，创口破裂的可能性更小。

### 治疗影响

术前应评估患者的组织生物型。薄龈型患者可能需要在种植和植骨手术之前或同时进行软组织增量手术。组织生物型受损的患者可能易患与美学相关的问题，特别是如果患牙位于美学区（例如上颌骨前牙区）。

## （六）术后问题

尽管手术非常细致，但患者故意或意外的行为方式可能导致切口显露。未能将饮食调整到软食或试图观察手术部位可能会造成创伤或增加切口的张力，导致切口开裂。同样重要的是，临床医生应调改任何可能接近切口的过渡性修复体，同时也建议患者正确使用这些修复体，其中可能包括在愈合早期禁止使用。这些术后问题的不良决策增加了切口创伤和破裂的风险。

### 治疗影响

术前和术后应给予患者书面和口头的术后指导，以确保患者的依从性。应教育患者在接近手术伤口的地方使用义齿软衬，因为这很可能会降低愈合并导致切口显露。

# 三、切口显露的预防

## （一）良好的手术技术

为了最大限度地减少和促进创口最佳愈合，减少切口显露的可能性，应遵守以下手术原则。

### 1. 角化组织切口

理想情况下，切口应尽可能设计在角化组织内。这样可以增加创面面积，从而增加切口的血运。这不仅减少了最初的口内出血，还切断了较小的血管，减少了术后的血肿。如果在牙槽嵴上有 3mm 或更多的附着龈，切口将该组织一分为二，使切口两侧各附着龈宽度的一半。如果牙槽嵴上附着的角化组织<3mm，则将切口向舌侧进一步移动，以便种植体的唇侧存在至少 1.5mm 的附着龈。这个理念在下颌后部非常重要，因为需要附着龈来防止颊肌的张力和牵拉（图 11-6）[29]。

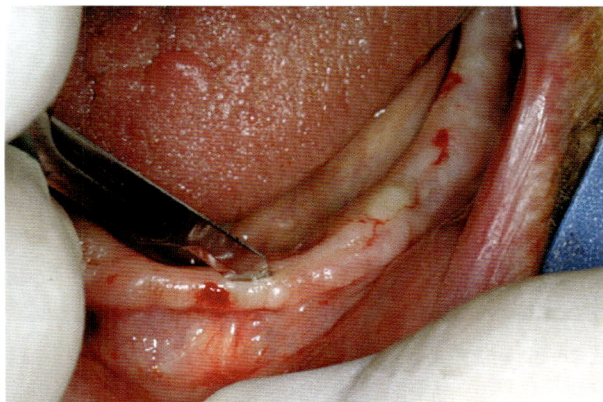

图 11-6　沿附着龈切开

### 2. 宽切口设计

黏膜瓣的顶端不应比底部宽（例如，从底部到顶端缩窄）。

这将保持足够的血运系统，防止黏膜瓣缺血性坏死，减少切口显露的可能性。黏膜瓣的长度一般不应超过基底宽度的 2 倍。此外，黏膜瓣的底部不应有明显的压力或过度拉伸或扭曲，这可能会影响血液供应（图 11-7）[30]。

### 3. 足够的视野

黏膜瓣应足够大，以提供足够的手术视野，满

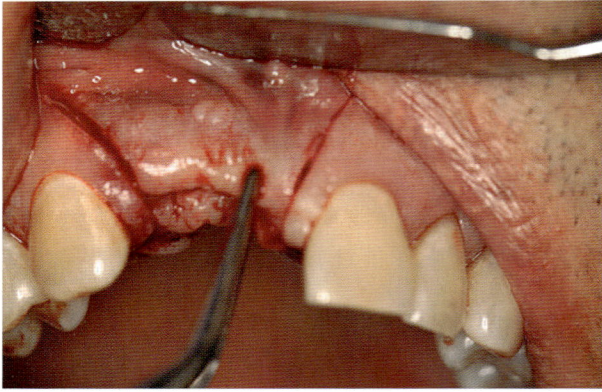

图 11-7    黏膜瓣的设计显示应该有较宽的基底使瓣产生的张力最小

足手术器械进行手术。如果黏膜瓣太小，拉钩将无法在没有过大压力的情况下牵拉黏膜瓣。过度的回缩压力会导致炎症增加，可能会危害切口的愈合（图 11-8）。

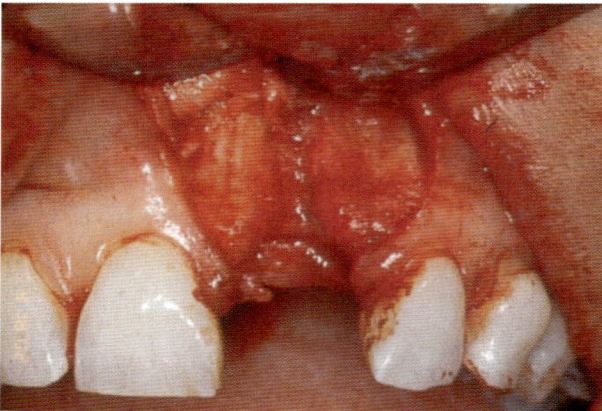

图 11-8    黏膜瓣应保证足够的视野，以最小的组织张力减少组织创伤

### 4. 垂直减张切口维持血液供应，降低黏膜瓣张力

只要有可能，应保持对应黏膜瓣的血液供应。唇侧瓣（通常是种植体或骨移植的黏骨膜瓣）的主要血液供应来自未角化的可移动黏膜。

面部表情肌或功能性肌肉附着于骨膜的地方尤其如此。因此，在膜龈联合高度处做垂直减张切口，使唇侧黏膜瓣垂直切口延伸至膜龈联合交界上方 5mm 处。这两处切口入路都能维持唇侧黏膜瓣更多的血液供应。此外，在可移动牙槽黏膜的水平和垂直切口在一期愈合时增加了黏膜瓣的收缩，这可能导致切口显露，并可能增加瘢痕形成

的风险，并由于血液供应减少而延迟切口的愈合。

垂直减张切口不应在骨突起处（如尖牙隆起），因为这会增加切口上的张力，并可能增加切口开裂的风险（图 11-9）。

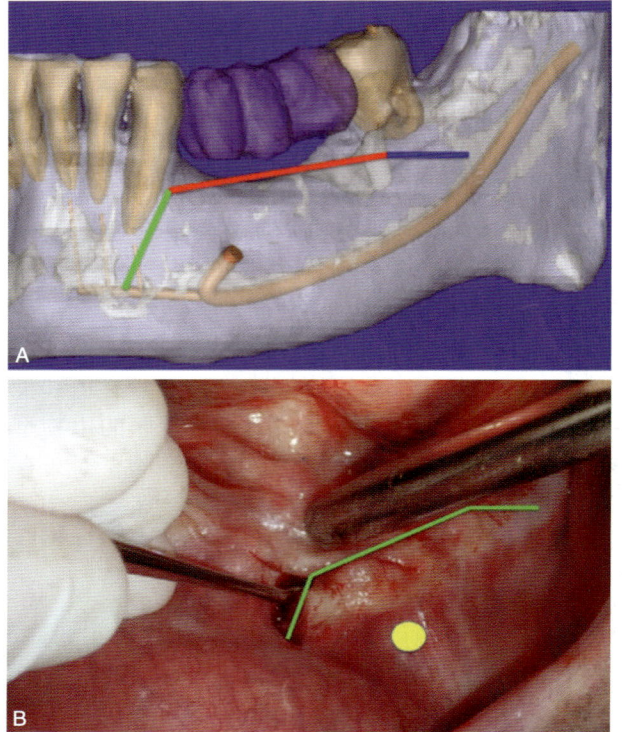

图 11-9    A. 下颌骨后牙区切口，描述了牙槽嵴上近、远中减张切口；B. 下颌后牙区切口的临床图像

### 5. 黏膜瓣的边缘位于骨上

软组织瓣的设计也应尽可能使创面边缘设计在宿主骨上。当骨移植物或屏障膜接近软组织边缘时，这一点尤其重要。宿主骨为软组织边缘提供生长因子，并保证骨膜更快地在该部位再生。黏膜瓣远端对接边缘应有最小的重叠。腭侧瓣和唇侧瓣与对应固定在腭骨上的黏膜瓣不应该抬高（除非骨增量需要），因为切口处的血供将被延迟。

此外，无重叠黏膜瓣在一期愈合时不会收缩，但可能会增加切口的张力。移植物远端软组织重叠可为骨增加厚度，以维持切口周围的骨膜在骨上。这改善了切口的早期血管化和边缘的固位，以减少一期愈合期间的回缩（图 11-10）。

### 6. 干净、简洁的切口

在手术刀的均匀压力下，沿着一个方向在组

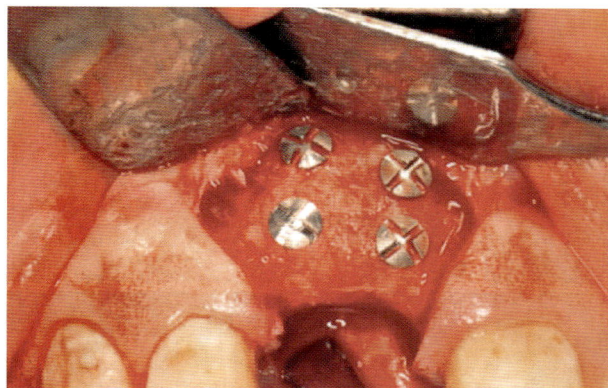

图 11-10 较宽的基底部减张避免骨性突出

织上形成清晰的切口。应使用适当大小的锋利刀片（15 号刀片）进行干净、简洁的切口，而不要反复、暴力不规则地损伤组织。试探性不确定的切开，尤其是不同平面的切开，会增加受损组织的数量，增加出血量。长而连续的切口优于短的、不一致的和间断的切口[31]。

锐性剥离可最大限度地减少对切口的创伤，从而更容易缝合。理想情况下，切口应该总是在骨面上。应注意潜在至关重要的神经、血管和相关肌肉。手术刀刃很容易变钝，尤其是在骨和组织阻力较大使用时。临床医师应在发现变钝时更换刀片以减少组织创伤。

切开时刀刃应垂直于上皮表面。这将产生一个方形的伤口边缘，在缝合时更容易再缝合，也不太可能发生手术创口坏死（图 11-11）。

## 7. 全厚瓣和理想的黏膜瓣牵张

理想情况下，黏膜瓣应该是全层的，包括黏膜表层、黏膜下层和骨膜。骨膜是愈合所必需的；将骨膜恢复到其原来的位置有助于促进愈合。

组织牵张应非常小心地完成。为了减少对软组织的创伤，需要细致地处理。正确使用合适的组织镊，避免助手的过度吸引，以及"褥式"缝合均有助于改善黏膜瓣管理。无锁定组织拾取镊，又称"拇指镊"，一般是在单手拇指和两三个手指之间夹持。

这些镊子在缝合时用于固定组织，并在探查手术时轻柔地移动组织。可在不使用手或手指的情况下重新复位黏膜瓣。组织钳可以有光滑的尖端、交叉的尖端或锯齿状的尖端（通常称为"老鼠的牙齿状"）。在组织上使用锯齿状的镊子会比光滑表面的镊子造成更小的组织损伤，因为外科医生可以用更小的整体压力来抓握。光滑的或交叉的镊子用于移动敷料，拆除缝线，以及执行类似的操作。

在黏膜瓣翻开过程中，器械应位于骨上而不是软组织上。应注意不要连续吸引唾液，因为这可能刺激和损伤组织边缘。使用指尖控制的吸引器头部有助于减少组织损伤。黏膜瓣复位术后，对组织施加几分钟的压力有利于减少血凝块厚度，确保出血已经停止（图 11-12）。

尽量缩短手术时间将直接使软组织受益，并

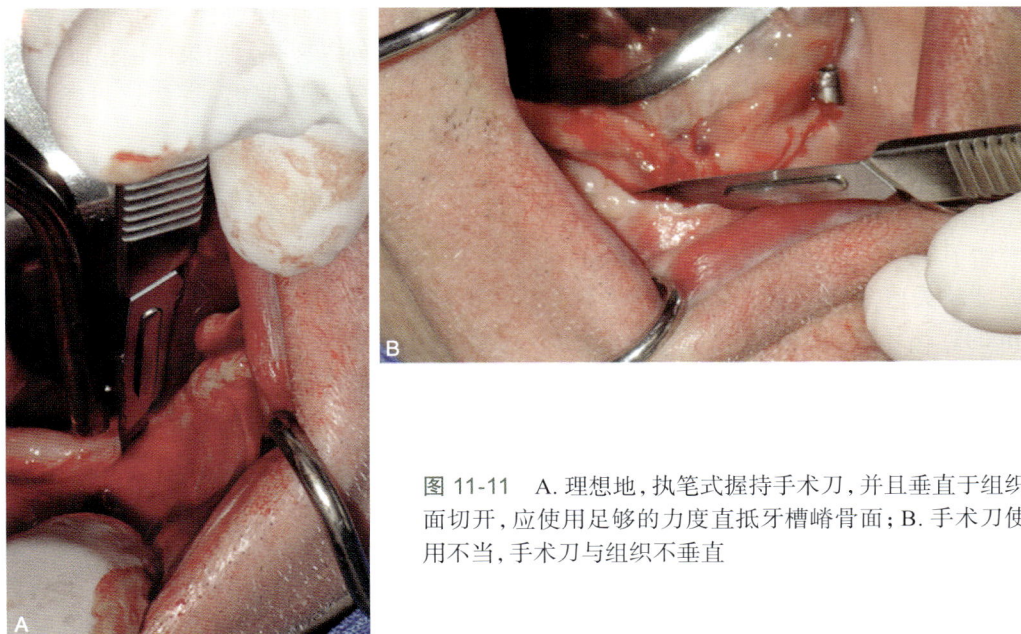

图 11-11 A. 理想地，执笔式握持手术刀，并且垂直于组织面切开，应使用足够的力度直抵牙槽嵴骨面；B. 手术刀使用不当，手术刀与组织不垂直

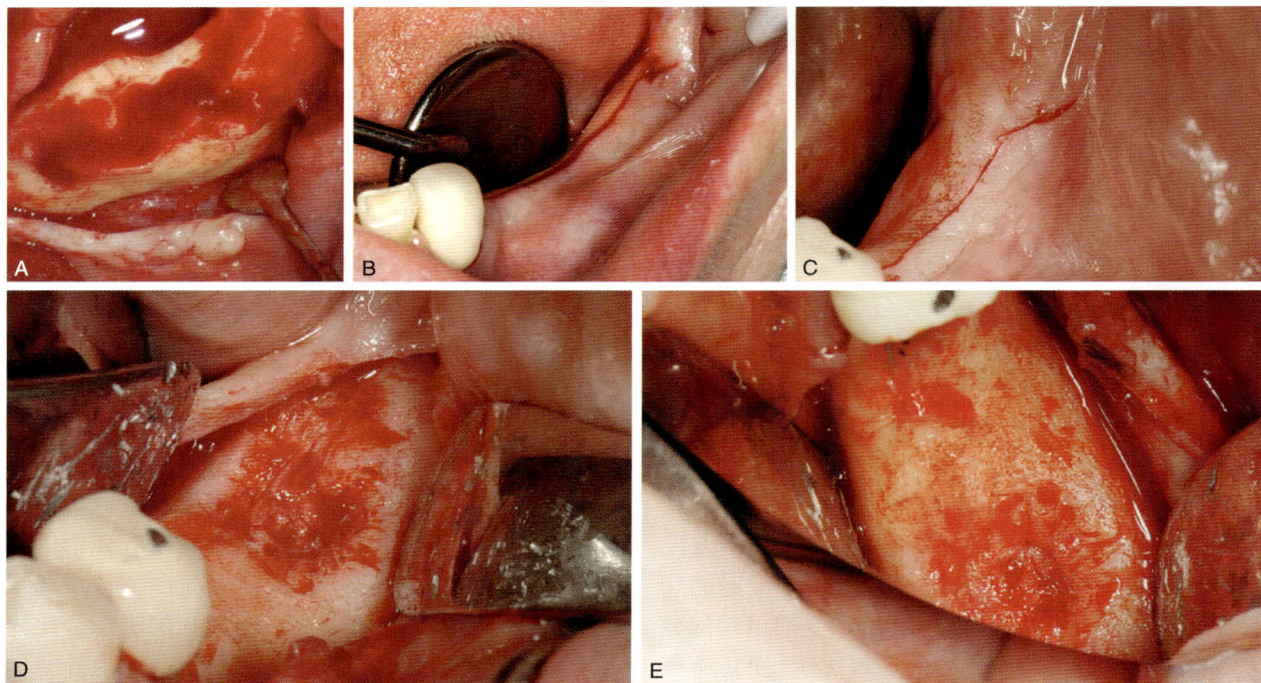

图 11-12　A. 全厚瓣；B. 后牙区牙缺失区牙槽嵴顶上的切口，通常延伸到尖牙的远端；C. 远端松解切口沿升支向磨牙后垫的外侧延伸；D. 舌侧黏膜瓣首先从牙槽嵴上剥离；E. 颊侧黏膜瓣被剥离，当计算机断层扫描不能使用时，通常显露颏孔的上方（图 B 至 E 引自 Misch CE：Contemporary implant dentistry, ed 3, St.Louis, 2008, Mosby.）

将降低感染风险[32]。组织拉钩的选择和放置位置应防止组织受到过度压力。保持牵引器在骨上而不是在软组织上将减少对组织的创伤。组织瓣的压力和张力过大时，会影响创面的血液循环，影响手术创面的生理性愈合，使创面易于细菌定植。

### 8. 保留牙龈乳头切口

　　紧邻天然牙位置的软组织高度可分为 3 类：①牙缺失区牙龈乳头高度在可接受范围内；②牙龈乳头高度低于可接受范围内；③一侧牙龈乳头可接受，另一侧牙龈乳头退缩并需要抬高。垂直切口在无牙位点的唇侧，从膜龈联合交界下方 1mm 开始，在角化组织中。将垂直切口延伸至膜龈联合外增加了切口处瘢痕形成的风险。然后全层切口接近牙缺失区牙槽嵴顶，在每颗牙旁留下 1.0～1.5mm 的近端牙龈乳头。垂直切口在基底部的宽度不大于组织的顶部宽度。这使得在手术结束时，唇侧黏膜瓣可以跨过种植体上方或缩短而靠近经黏膜延伸，在切口和一期缝合处没有空隙（图 11-13 ）。

### 9. 止血

　　止血重要的原因有很多，如提供一个清洁的

手术区域用于准确切开和剥离黏骨膜瓣，同时减少创伤。动、静脉或毛细血管可能发生出血，并可能导致弥漫性、持续性渗出。理想情况下，应在伤口关闭前完全止血。否则，持续出血或血肿将妨碍手术伤口对合。有许多机械、热和化学方法可用于实现充分止血。应注意的是，使用主动或被动止血剂，连同伤口边缘的电灼术，可能会降低伤口边缘的正常生理愈合，使该部位易于发生感染和可能的创口裂开。如果使用止血剂（如纤维素），应在止血完成后取出，因为这可能会干扰手术伤口愈合。

### 10. 防止组织干燥

　　组织应保持在潮湿的环境中，不应长时间干燥。如果发生组织干燥，则伤口完全闭合的可能性较小。如果组织边缘变干，可使用无菌生理盐水（0.9% 氯化钠）或湿润的生理盐水纱布进行定期冲洗。

### 11. 松解组织（无张力）

　　黏膜瓣张力过大是造成创口裂开的最常见原因。通过适当的切口和瓣设计、使用骨膜减张切口和钝性分离（"组织拉伸"），可以更好地预防这

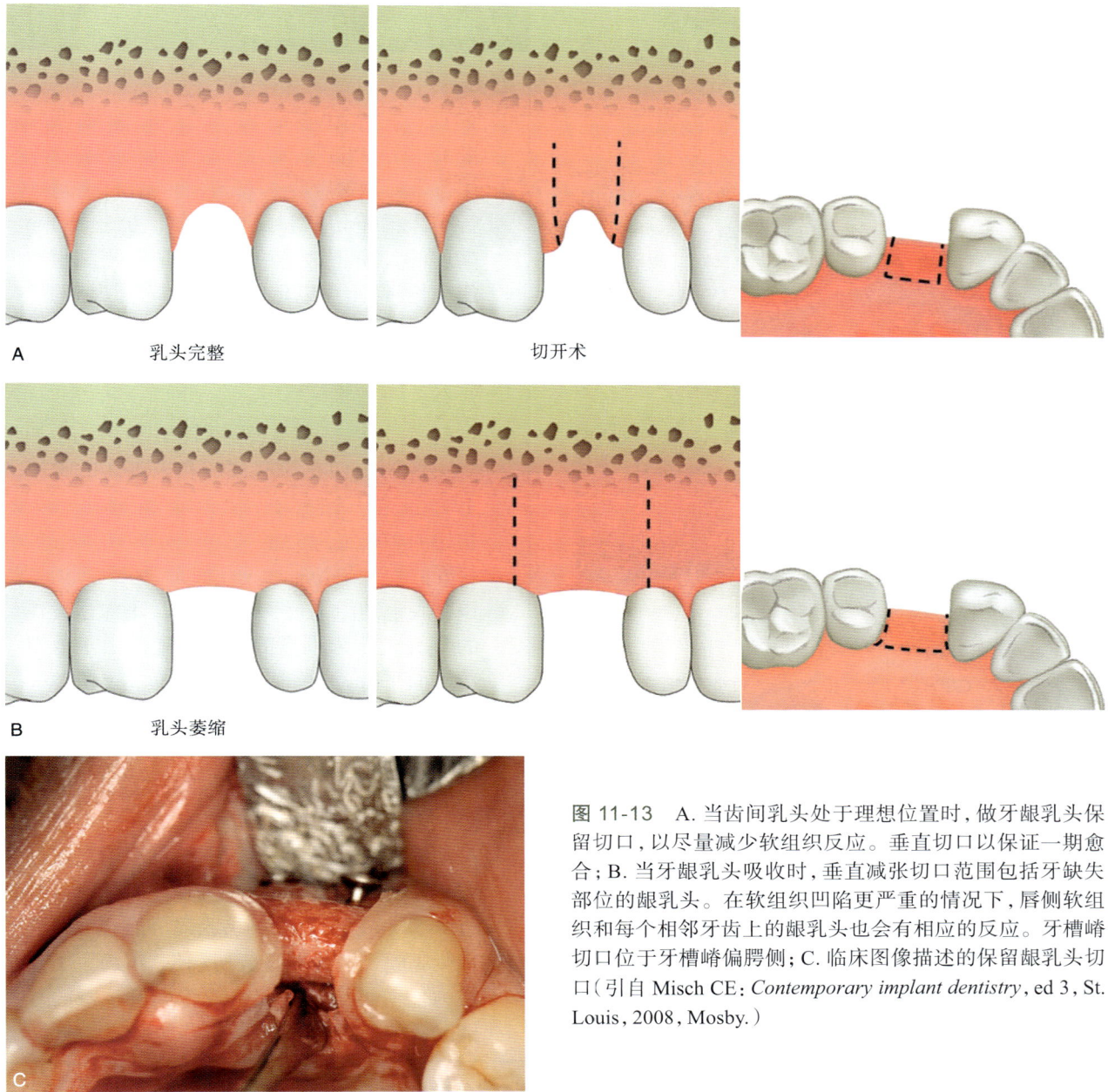

A    乳头完整    切开术

B    乳头萎缩

图 11-13    A. 当齿间乳头处于理想位置时，做牙龈乳头保留切口，以尽量减少软组织反应。垂直切口以保证一期愈合；B. 当牙龈乳头吸收时，垂直减张切口范围包括牙缺失部位的龈乳头。在软组织凹陷更严重的情况下，唇侧软组织和每个相邻牙齿上的龈乳头也会有相应的反应。牙槽嵴切口位于牙槽嵴偏腭侧；C. 临床图像描述的保留龈乳头切口（引自 Misch CE: *Contemporary implant dentistry*, ed 3, St. Louis, 2008, Mosby.）

种情况。过去扩张组织的技术主要使用更多根尖组织剥离和平行于初始切口的骨膜水平划开。从历史上看，Branemark 推荐的前庭入路，可以实现解剖标志的最佳可视化，远离手术区域的缝合，完整的组织覆盖，以及可预测的一期关闭和愈合[33]。该方法的术后缺点包括前庭和其他解剖标志的移位、水肿、难以拆除缝线，以及患者的持续不适[34]。Langer 和 Langer 提出了使用重叠的部分厚瓣。该方法可使颊侧或腭侧黏膜瓣的冠状面延伸，使其以重叠的方式在切口部位周围进行一期缝合[35]。当需要皮瓣推进＜5mm 时，这种方法通常对一期缝合有效（图 11-14）。

Misch 在 20 世纪 80 年代早期开发的黏膜下空间扩张技术是使用一种在较大移植物（高度和宽度＞15mm×10mm）扩张软组织的有效方法（框 11-2）[36]。

Park 研究了骨膜切口用于获得黏膜瓣减张[37]。他发现，在 5g 的最小张力下，通过 2 个垂直切口和 1 个骨膜减张切口（periosteal releasing incision, PRI），黏膜瓣可以延展高达 171.3%（超过其原始长度的 1.5 倍）而 1 个或 2 个没有 PRI 的垂直切口，可以将黏膜瓣推进 113.4% 和 124.2%。这些结果表明，PRI 可以预见地用于在最小的黏膜瓣牵拉张力下实现无张力的一期缝合。

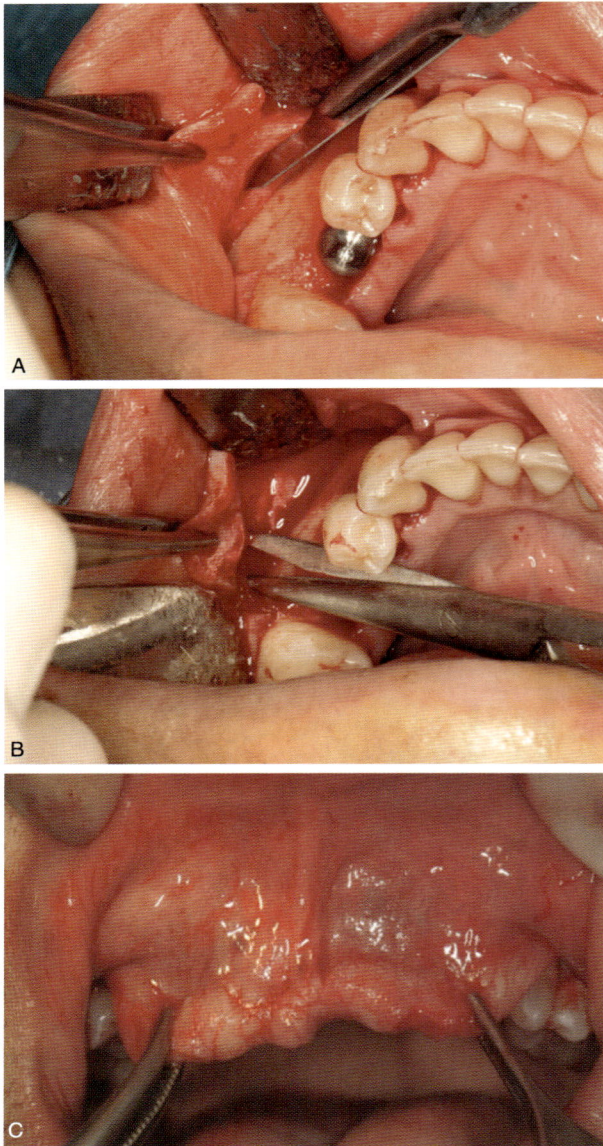

图 11-14　拉伸或缓解组织以进行初步闭合。A. 对 15 号刀片的骨膜评分；B. 用 Metzenbaum 剪刀进行钝性解剖；C. 缓解组织，允许无张力闭合

**框 11-2　黏膜下扩张技术**

**步骤**

1. 首先将唇侧全厚黏膜瓣从骨面上剥离，在前庭高度上方约 5mm 处。

2. 用手术刀做深度为 1～2mm 的切口，通过平行于牙槽嵴切口和距离前庭上方 3～5mm 高度的骨膜。这个浅层切口是唇侧黏膜瓣的全长，甚至可以延伸到垂直减张切口的上方和外侧。注意在膜龈联合交界处上方做切口，否则，黏膜可能会穿孔，延迟软组织愈合。

3. 在钝性分离技术中使用软组织剪刀（如 Metzenbaum）在前庭顶部和未剥离的骨膜上方创建一个隧道。闭合剪刀，将剪刀从初始的 10mm 深的手术刀切口中推出，缓慢打开。

4. 该黏膜下间隙平行于表面黏膜（不深达覆盖的骨），位于未剥离的骨膜之上。由于剪刀与表面平行，唇侧黏膜瓣的厚度应该是 3～5mm，使用组织剪刀在垂直切口上方和远端几毫米处扩大该隧道。

5. 形成黏膜下间隙，黏膜瓣推进"隧道"的距离，覆盖移植物，对合软组织，进行无张力一期缝合。理想情况下，唇侧黏膜瓣应该能够在移植物上向前移动，并且能够越过舌侧边缘 5mm 以上。唇侧黏膜瓣可能会复位到舌侧黏膜瓣边缘并缝合，这种软组织手术是在为任何类型的骨移植或骨增量手术的受植区做准备（图 11-15）。

## （二）确认覆盖螺钉完全就位（两段式）

　　两段式种植术中覆盖螺钉放置不当经常会导致创口裂开和感染。覆盖螺钉和种植体之间的任何微小间隙都会导致细菌定植并刺激组织。这很可能直接导致种植体上方组织肿胀。缝合前，应检查覆盖螺钉完全就位（图 11-16）。

## （三）理想缝合材料与技术的使用

　　适当缝合手术伤口的目的是定位和固定切口

边缘，以促进理想和最佳的愈合。缝合材料和技术的目标是保持创口对位缝合，直到创口愈合足以承受切口上的正常功能性张力和应力。如果手术创口缝合不当，会发生边缘分离，导致术后发病率增加。临床医生必须选择具有以下特性的缝合线：高抗张强度、防止组织刺激的组织生物相容性、易于打结，以及能够防止最小线结滑脱的能力（表 11-1）。

## （四）缝线类型

### 可吸收缝线

　　由于不需要拆线，可吸收缝线在口腔种植中

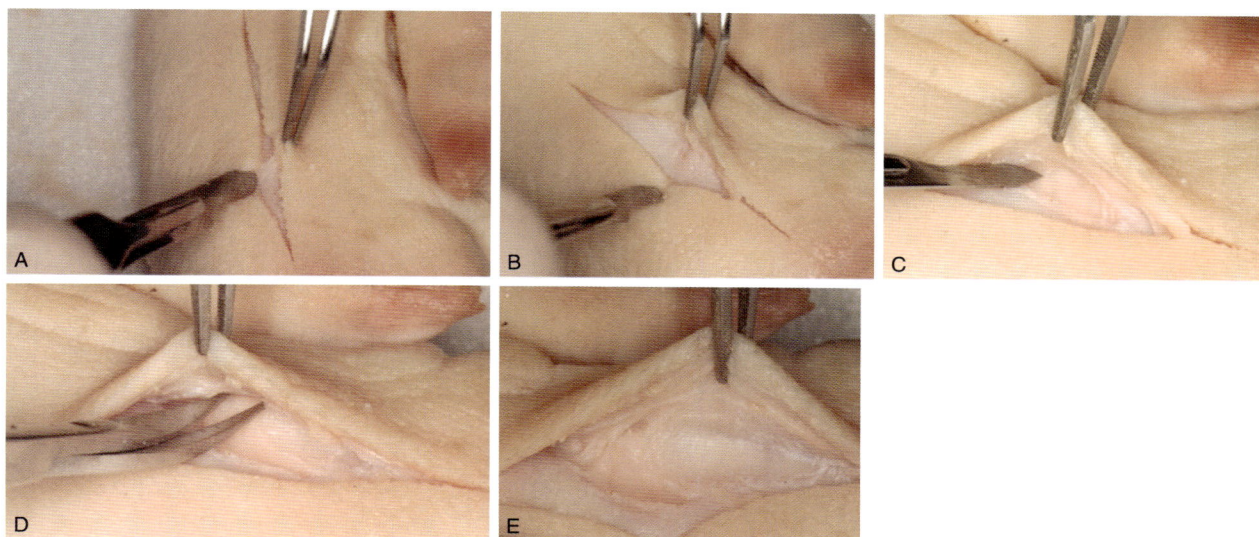

图 11-15　A. 切口；B. 使用组织拾取镊牵拉唇侧黏膜瓣；C. 用 15 号刀片进行骨膜切开（与黏膜瓣平行）；D. 使用 Metzenbaum 剪进行钝性剥离（平行于黏膜瓣）；E. 无张力黏膜瓣

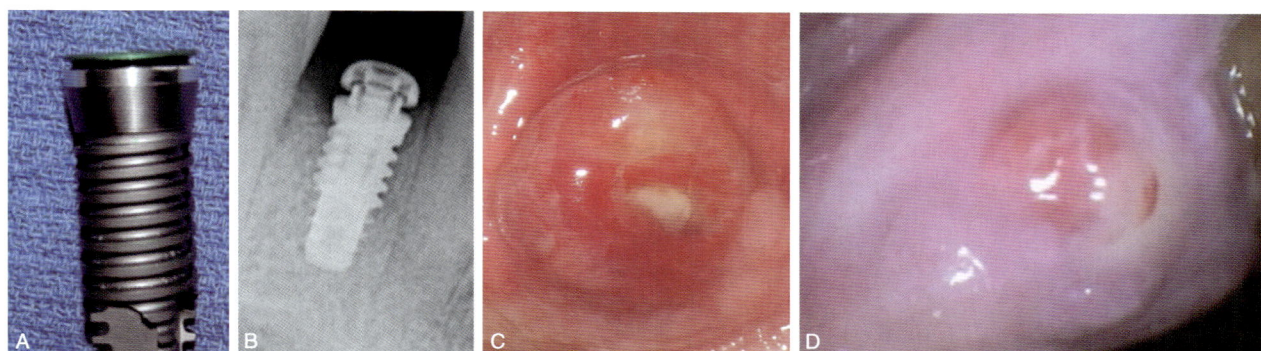

图 11-16　A. 手术覆盖螺钉未完全就位；B. X 线片显示未完全就位的覆盖螺钉；C 和 D. 种植位点软组织肿胀伴渗出液

非常流行并具有优势。有两种类型的可吸收缝线：天然缝线和合成缝线。

（1）**天然缝线**：天然缝线主要通过体内酶分解。最常见的天然缝线是普通肠线和铬肠线（图 11-17）。

①**肠线**：普通肠线是一种从羊肠黏膜下层高度纯化的胶原蛋白衍生而来的单股纤维。具有抗原性强，24h 后丧失抗张强度的 50%。由于分解肠线的酶和巨噬细胞，肠线的吸收不可预测。这种类型的缝线已被证明有较高的组织反应，其阻碍愈合。

②**铬肠线**：铬肠线也是来自用铬盐处理的羊肠黏膜下层纯化的胶原蛋白，其吸收速率慢。该材料抗原性强，5 天后丧失 50% 的抗张强度。作为一种单股纤维，它会导致显著的组织反应性。铬肠线会导致炎症，失去张力，吸收过快，无法在骨

增量部位保持软组织对合。不建议在组织进行骨增量时使用[38]。过敏反应的发生是由于缝线中存在铬酸盐颗粒[39]。

（2）**合成缝线**：合成缝线因其疏水性质而被水解分解。聚乙醇酸线（polyglycolacid，PGA）是种植中最常见的可吸收合成缝线（图 11-18）。

①**聚乙醇酸线（Vicryl）**：由于 PGA 缝线是通过水解分解吸收的，不受低 pH 的影响，由多聚体制造合成，因此吸收较慢，维持切口的抗张强度保留率比大多数缝合线材料要长得多。该缝合线材料将在前 2 周内（75%）保持充分张力，3 周后为 50%，4 周后为 25%[40]。40 种 PGA 缝线的吸收率不同，包括常规分解（21～28 天）和快速吸收（7～14 天）。缝合线材料是惰性的，具有相对较低的组织反应。

②**不可吸收缝线**：不可吸收缝线是由人造材料合成的，不能被机体代谢。口腔科中最常用的

**表 11-1　各种缝合线特性**

| 缝合线 | 类型 | 材料颜色 | 原材料 | 体内抗张强度保留率 | 吸收速率 | 组织反应 | 禁忌证 | 警告 |
|---|---|---|---|---|---|---|---|---|
| 羊肠线 | 编织 | 黄褐色-棕褐色 | 来源于健康哺乳动物（牛、羊）的胶原蛋白 | 3~5天内消失。个体患者特征可能影响抗张强度损失率 | 7~10天内被蛋白水解酶消化 | 中等 | 不应用于愈合缓慢且需要支撑的组织或高张力区域 | 吸收相对较快 |
| 羊肠线 | 铬 | 棕色蓝色 | 来源于健康哺乳动物（牛、羊）的胶原蛋白。经处理以抵抗身体组织的消化 | 7~10天内消失。个体患者特征可能影响抗张强度消失比例 | 7~10天内通过机体酶消化 | 中等，但低于普通的外科手术 | 可吸收，不得用于需要长时间受力的组织 | 以蛋白质为基础的可吸收缝合线在打结时有着磨损的倾向 |
| 合成可吸收性外科缝线 Coated VICRYL（polyglactin 910） | 单股 | 紫色未染色（天然色） | 涂有聚乳酸370和硬脂酸钙的丙交酯和乙交酯共聚物 | 2周时约保留60% 3周时约保留30%（取决于类型） | 第40天之前最低。基本在60~90天内完成。通过缓慢水解吸收 | 中等 | 即使是高抗拉强度，也可能不足以用于高张力区域 | 未知 |
| 聚对二氧环己酮线（PDS） | 单股 | 紫色透明 | 涂有聚丁烯的聚酯聚对苯二甲酸乙二醇酯 | 2周时约保留70% 4周时约保留50% 6周时约保留25% | 第90天之前最低。在210天内基本完成。通过缓慢水解吸收 | 轻微 | 可吸收，不可用于需要长时间受力的组织 | 未知 |
| 医用丝线 | 编织 | 黑色白色 | 桑蚕丝天然蛋白纤维（即垂丝） | 约1年内全部或大部分消失 | 通常2年后无法发现。可能导致纤维结缔组织包埋 | 急性炎症反应； | 不得用于任何难以拆除缝线的部位 | 缓慢吸收，组织反应 |
| e-聚四氟乙烯线 | 单股 | 白色 | 细胞质 | 不可吸收 | 不可吸收 | 生物惰性，患者舒适 | 未知 | 未知 |
| 手术用钢丝 | 单股 多股 | 银色金属色 | 铁铬合金 | 不明确 | 不可吸收 保留在身体组织中 | 低 | 不应在植入另一种合金时使用 | 在弯曲和打结部位可能腐蚀和断裂 |

**表 11-1　各种缝合线特性（续）**

| 缝合线 | 类型 | 材料颜色 | 原材料 | 体内抗张强度保留率 | 吸收速率 | 组织反应 | 禁忌证 | 警告 |
| --- | --- | --- | --- | --- | --- | --- | --- | --- |
| ETHILON 尼龙线 | 单股 | 黑色 绿色 透明 | 聚酰胺聚合物 | 每年降低 15%～20% | 以每年 15%～20% 的速度降解 | 极低 | 未知 | 未知 |
| NUROLON 尼龙线 | 编织 | 黑色 白色 | 聚酰胺聚合物 | 每年降低 15%～20% | 以每年 15%～20% 的速度降解 | 极低 | 未知 | 未知 |
| MERSILENE 聚酯纤维 | 编织 | 绿色 白色 | 聚酯纤维 聚乙烯 对苯二甲酸酯 | 不明确 | 不可吸收，保留在身体组织中 | 最小 | 未知 | 未知 |
| ETHIBOND 聚酯纤维线 | 编织 | 绿色 白色 | 聚酯涂层的聚酯聚对苯二甲酸乙二醇酯 | 不明确 | 不可吸收，仍保留在身体组织中 | 最小 | 未知 | 尚未在眼科手术中进行评价 |
| PROLENE 聚丙烯线 | 单股 | 透明 蓝色 | 丙烯聚合物 | 不明确 | 不可吸收，保留在身体组织中 | 极轻微的一过性急性炎症反应 | 未知 | 未知 |

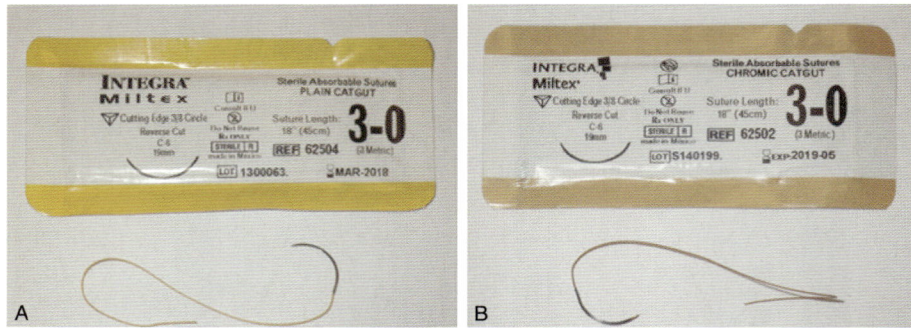

图 11-17　A. 肠线；B. 铬肠线

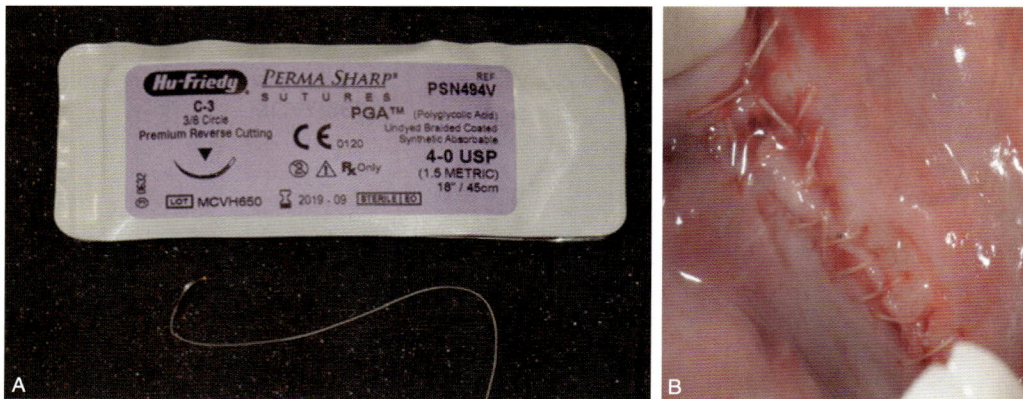

图 11-18　A. 合成可吸收缝线：聚乙醇酸（PGA）缝线，提供不同的吸收率；B. PGA 缝合线的临床图像，其具有可吸收性和优异的抗拉强度的优点

不可吸收缝线是天然纤维丝，通过特殊的制造过程使其足以在术中使用。其他不可吸收缝合线由人造纤维（如聚丙烯、聚酯、尼龙）制成，可能包含涂层以增强其特异性能（图 11-19）。

- **丝线**：随着时间的推移，丝线已经是口腔科中最普遍使用的缝合材料，因为其成本较低且易于操作。然而，丝线在口腔种植方面有许多缺点。首先，它是不可吸收的，必须拆除。其次，由于丝线是多股的，已被证明具有"虹吸"特性，从而导致细菌和液体积聚到手术创口。最后，已证明丝线在黏膜瓣愈合早期收缩期间释放的张力较小，同时导致更严重的炎症反应，这可能比合成材料更易导致切口显露[41, 42]。

- **聚丙烯线（如 prolene）**：这种单股缝线不会随时间推移而失去抗张强度。它是惰性材料，组织反应很小，摩擦系数低，很容易通过组织，具有良好的线结牢固性。该缝合材料组织的主要缺点是周围组织末端会受到缝合线牵拉的刺痛。

- **聚四氟乙烯线**：聚四氟乙烯（PTFE）缝合线材料是单股的，具有相对较高的抗张强度和非虹吸作用（低细菌积聚）。此外，PTFE 缝线具有良好的操作属性，易于打结，具有极好的线结牢固性，患者感觉柔软舒适，并具有生物惰性。PTFE 的主要缺点是非常昂贵。PTFE 缝线光滑，线结松动的摩擦系数低。使用 PTFE 材料时，至少需要 7 个等张力的方形单结以产生安全结。

## （五）缝线质量

缝线材料的选择应当参考手术部位和类型而定。理想的缝合材料应该具备以下特性。

### 1. 高抗拉强度

高抗拉强度是缝线在断裂之前所测量能承受的力量（单位：磅）。拉伸强度低的缝合材料会导致缝线断裂，这很可能会影响切口的愈合。理想情况下，要缝合的组织的抗拉强度决定所选缝线的抗拉强度。缝线的抗拉强度应至少与被缝合组织的抗拉强度相等。

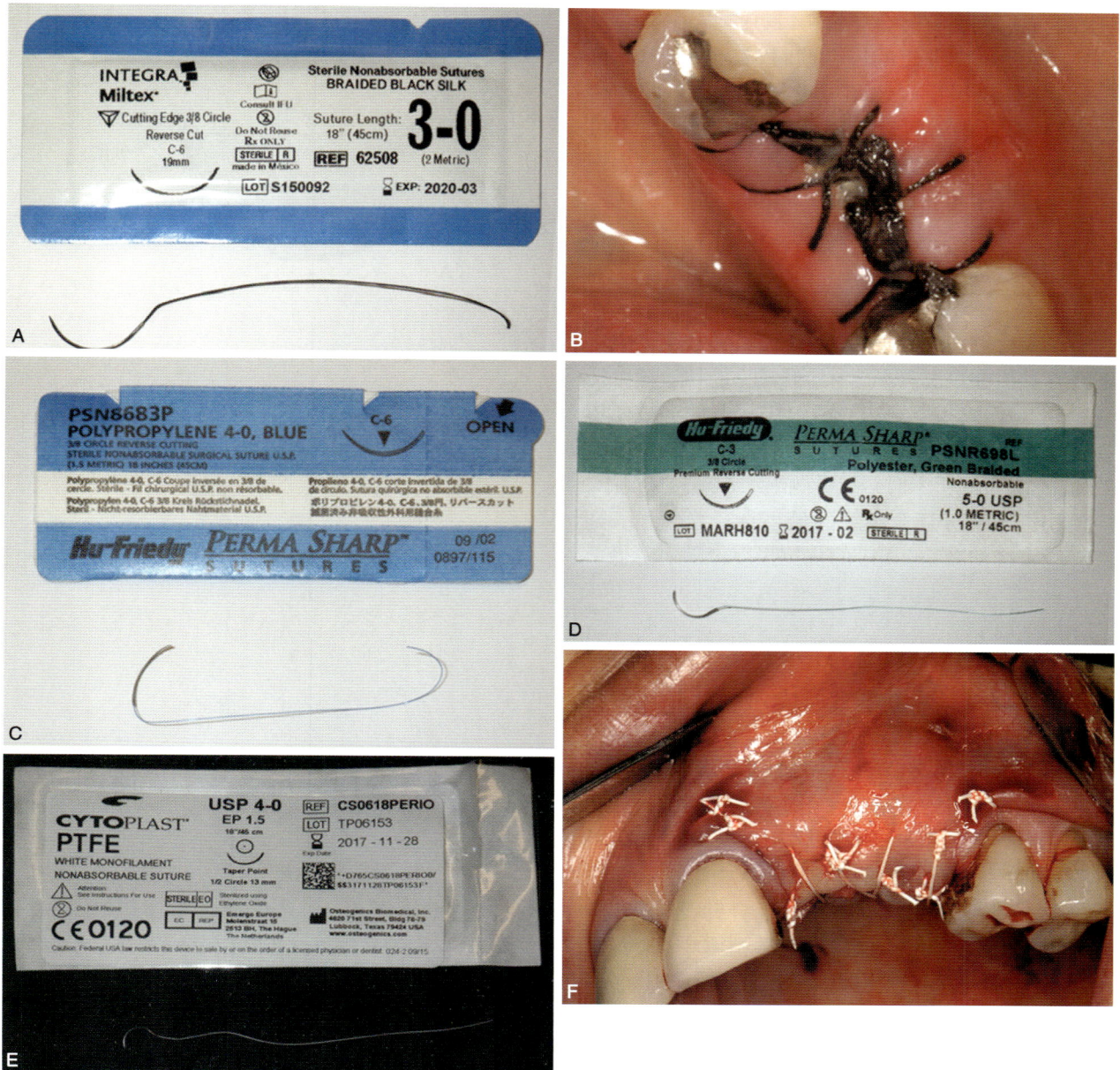

图11-19 不吸收性缝线的临床图像。A. 丝线；B. 虹吸特性；C. 聚丙烯线；D. 绦纶线；E. 聚四氟乙烯线（PTFE）；F. 聚四氟乙烯缝线的临床图像

## 2. 低组织反应性

来自缝合材料的组织反应表现为炎症反应，通常在组织缝合后的2～7天内发生。所选择的缝合材料应具有固有的低组织反应性。低组织反应性意味着缝线材料应该表现出最小的炎症反应，不会使伤口愈合延迟，也不会增加感染概率。组织反应为炎症反应，在缝合组织后的2～7天内发生。过去40年发表的几项研究报道，在口腔组织内与非合成缝合线材料相比，合成材料在组织炎症反应方面表现出较优的性能。

## 3. 可吸收性

可吸收缝合线材料因不需拆线而便利。这些类型的缝线在组织中发生降解和吸收，因此无须拆除缝线。可吸收缝线的降解机制有两种：酶分解或水解降解（PGA）。生物来源（即普通肠线和铬肠线）的缝线可被口腔内的酶消化。通常这些类型的缝线会很快失去抗拉强度（在手术后的几天内），对于种植手术来说并不理想。其次，当口腔内pH较低时，这些缝线可能会分解得更快。pH降低可能由感染、药物治疗、代谢紊乱或口干导致。缝线吸收造成的创伤有时会导致切口显露。

**治疗影响**:理想的缝合线材料应表现出高抗拉强度、低组织反应性和可吸收性。在口腔种植中,这种性能的材料包括 PGA 或聚乙醇酸。不可吸收的缝合线如 PTFE 缝线(如 Cytoplast),它表现出高抗拉强度和非虹吸作用。

## (六)缝线规格

手术缝线按直径 1~10 分类,最大数字为最小缝线直径。在口腔种植学中,最常见的切口缝合线直径是 3-0,减张组织边缘或组织较薄的区域使用直径是 4-0 或 5-0 缝线。在某些情况下会使用 2-0 缝线,如作为下颌手术时牵拉舌侧组织。理想情况下,应使用能够充分缝合组织的最小直径缝合线。随着缝线直径的减小,相应的抗拉强度也随之降低。

## (七)缝合针

手术缝合针由三部分组成:针尖、针体和针尾。针按曲率、半径和形状分类。种植术中最常用的缝针为 3/8 弧形圆针和 1/2 弧形圆针[43]。

3/8 弧形圆针能够在一次缝合中使针从颊侧进入舌侧。1/2 弧形圆针通常用于更多受局限的部位,如上颌磨牙区,骨膜和膜龈术中[44]。临床医生应始终了解存在两种类型的缝合针设计:反角缝合针和传统缝合针。在口腔种植术中,应推荐使用反角针,因为这将最大限度地减少组织切割。反角针内弯光滑,其 1/3 切割缘位于其凸面(外)缘上(图 11-20)。

## (八)缝合技术

### 1. 间断缝合

(1)**单纯间断缝合**:口腔种植学中最常用的缝合方法。它几乎可用于所有牙缺失区域手术分离的黏膜瓣。穿过组织缝合后,打结并剪线。这种缝合方法的缺点是比连续缝合耗时更长。然而,它也具有一定的优势,即如果其中一根缝线松动或断裂,剩下的缝线将尽最大可能将创口固定在一起,以尽量减少创口裂开(图 11-21)。

(2)**"8"字缝合**:"8"字形缝合是在颊侧形成一个简单的环;然而,在舌侧针穿过黏膜瓣的外侧。"8"字形的主要缺点是完全闭合后,缝合线被

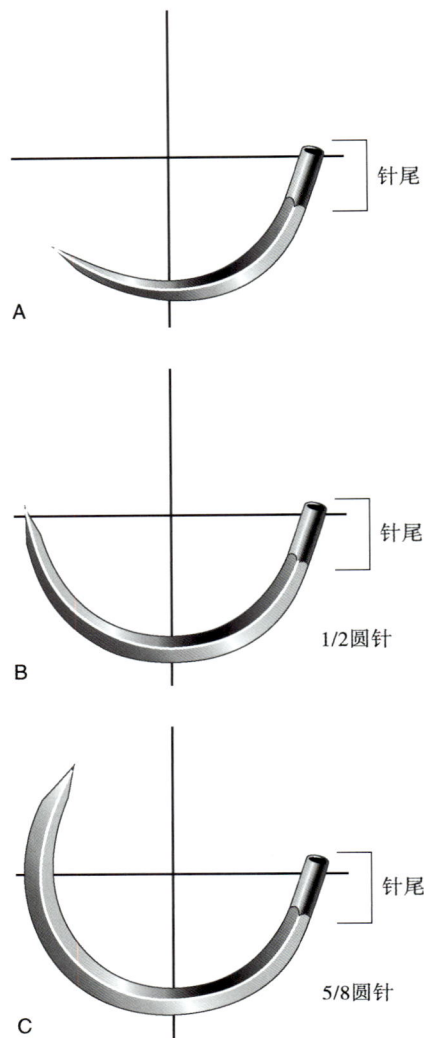

针尾

针尾

1/2 圆针

针尾

5/8 圆针

图 11-20 种植口腔科中使用的不同尺寸的针。A. 3/8 弧;B. 1/2 弧;C. 5/8 弧

放置于黏膜瓣之间。"8"字缝合最常用于拔牙位点及牙龈乳头周围(图 11-22)。

(3)**二期手术**:**穿黏膜愈合基台缝合**

在二期术中,采用带有缝合槽的穿黏膜基台可以使用改良间断缝合。缝合槽可以整合在愈合基台上方 3~5mm[例如,外连接种植系统,之前称为 Maestro 口腔科系统(BioHorizons IPH, Inc.)](图 11-23A)。当软组织需要根向复位,或者当软组织厚度为 3~4mm,并且软组织可能覆盖愈合基台生长时,可以使用缝合槽(图 11-32)。在愈合基台附近进行缝合。组织镊将缝线从切口抬起,然后旋转缝线形成环。将线环放置在扩大的愈合基台上,进入缝合槽或愈合帽下。然后系紧缝合线,将组织固定在缝合线槽的高度(图 11-33)。在愈合基台的另一侧使用类似技术。这两根缝线(每

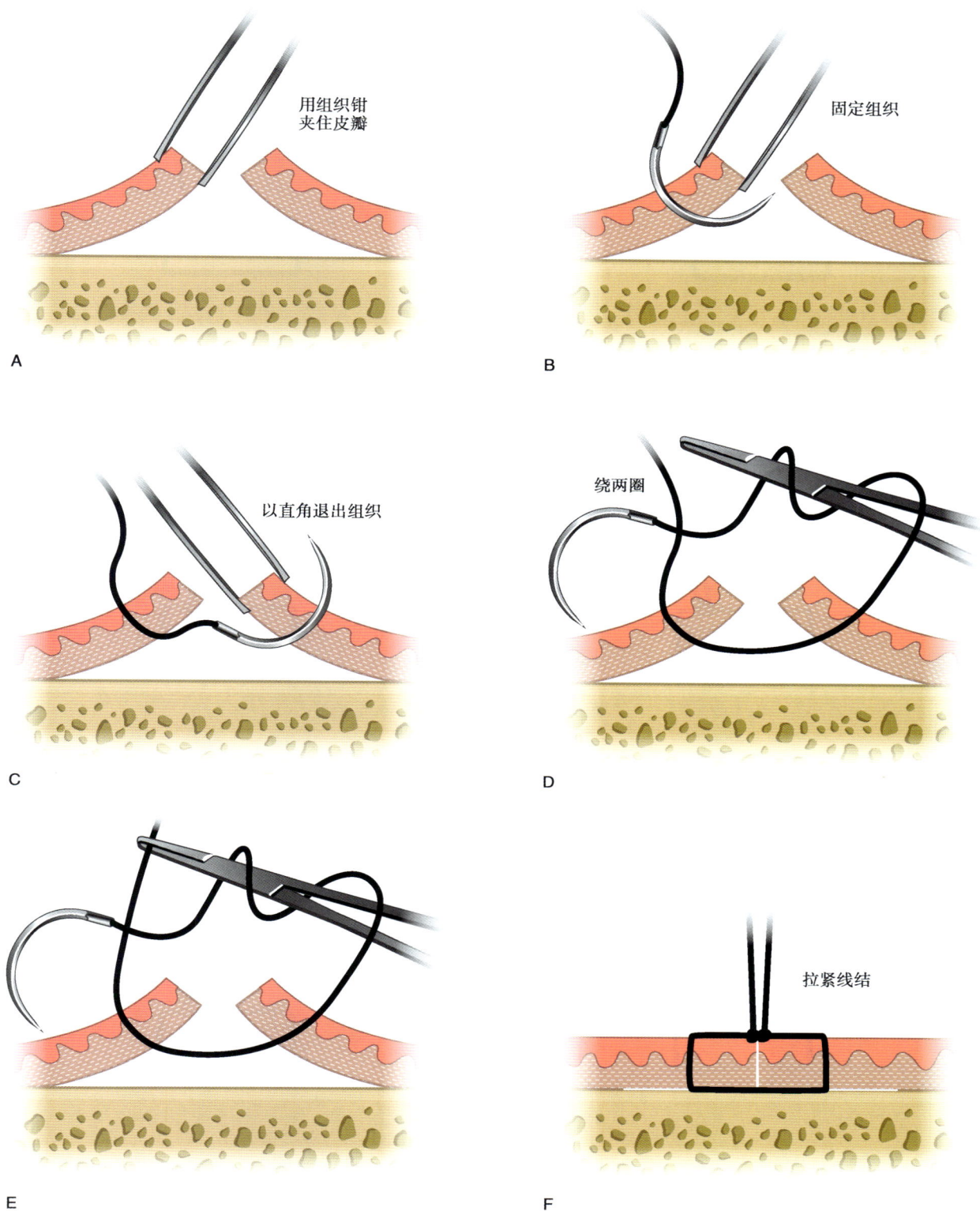

图 11-21　单纯间断缝合。A. 用组织镊夹持组织；B. 缝合针以 90° 进入组织；C. 以 90° 穿出组织；D. 持针器将缝合线打两圈；E. 持针器夹持住缝线的另一端；F. 拉紧第一个线结，使切口两端组织平整

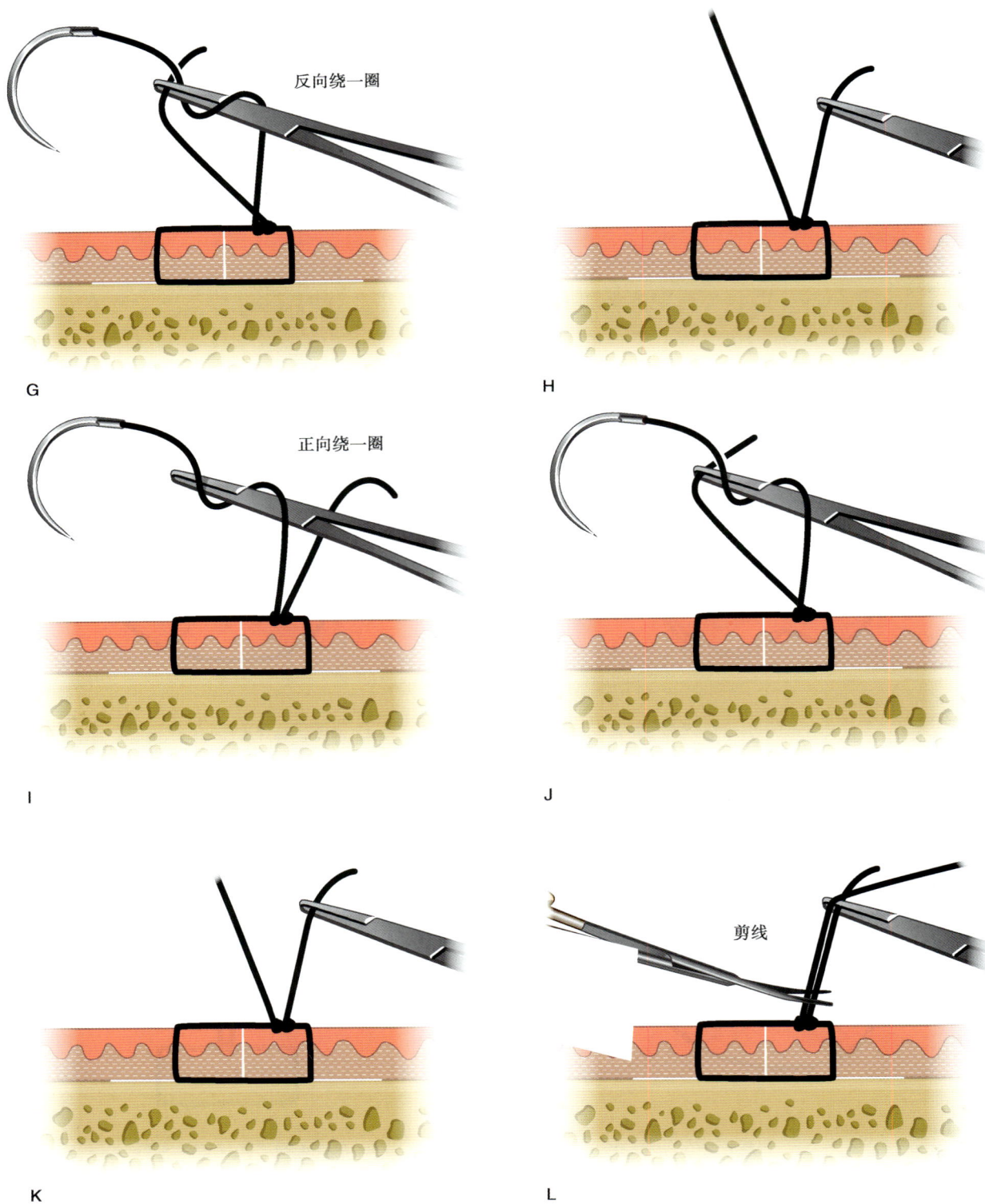

反向绕一圈

G

H

正向绕一圈

I

J

K

剪线

L

图 11-21（续）　G. 第二个线结与第一个线结的方向相反；H. 固定第二个线结；I. 第三个线结与第一个线结相同方式；J. 持针器夹持住缝线的另一端；K. 第三个线结固定；L. 在缝线末端约 3mm 处剪线

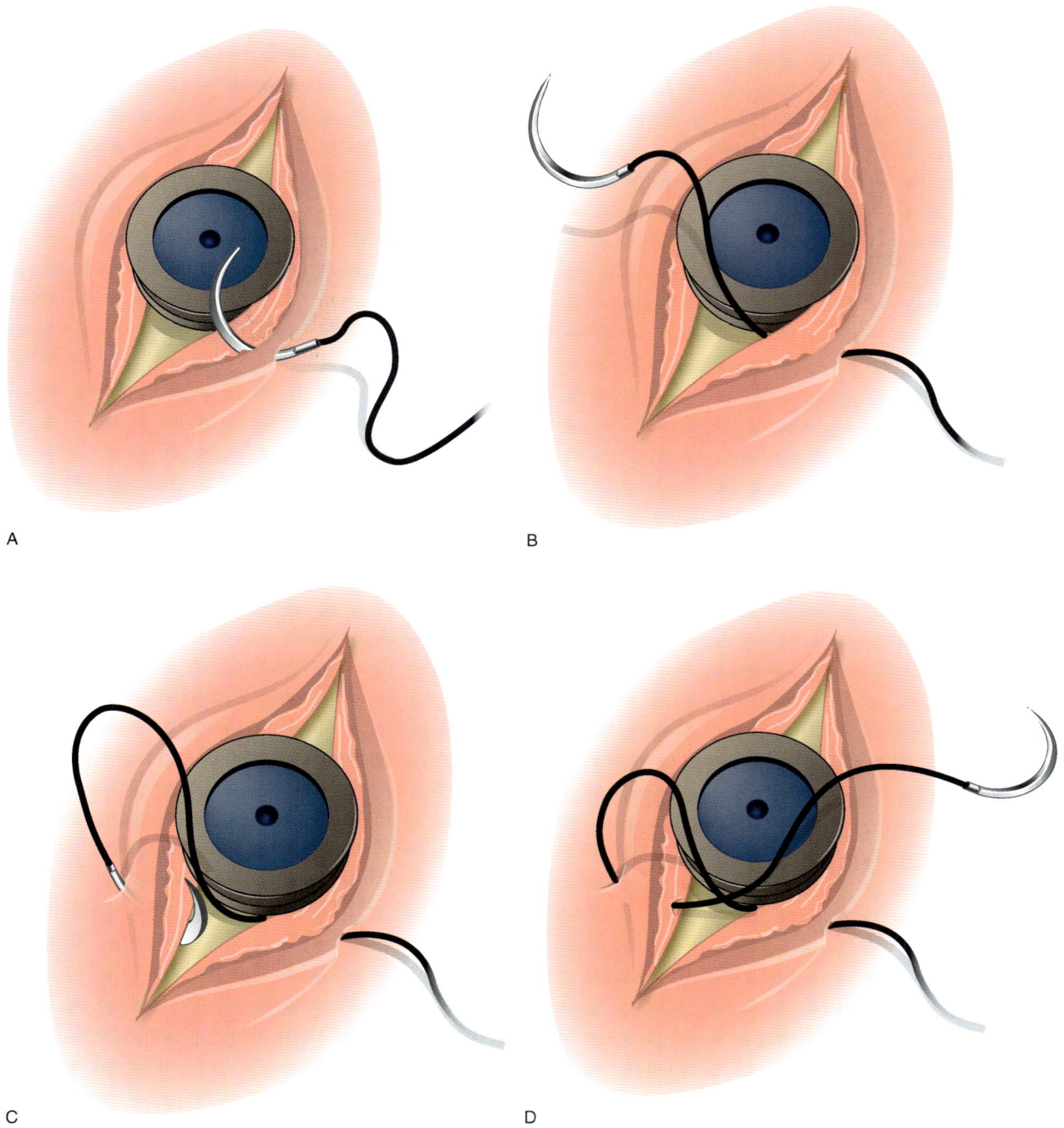

图 11-22　"8"字缝合。A. 以 90° 进入颊侧组织；B. 不要进入舌侧黏膜瓣；C. 从舌侧 90° 进入；D. 不要进入颊侧黏膜瓣

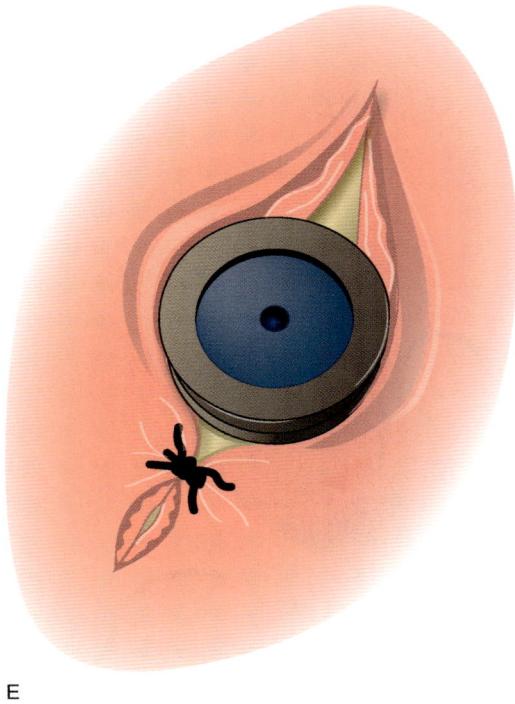

E

**图 11-22（续）** E. 缝线末端打结

**图 11-23** A. 穿黏膜扩展的缝合槽可位于骨上 3～5mm；B. 缝合槽有助于根向复位软组织，因此它将保持少于 3～5mm 厚度，以减少龈沟的深度；C. 可使用穿黏膜扩展中的缝合槽将缝线绕在凹槽周围并将组织固定在更靠根方的位置（引自 Misch CE：*Contemporary implant dentistry*，ed 3，St. Louis，2008，Mosby.）

侧一根）将软组织固定在缝线槽的水平，并防止其在软组织愈合期间越过并覆盖愈合帽。

## 2. 连续缝合

需要 4 次或更多次间断缝合的软组织跨度时，最好使用简单连续（非锁边）缝合。这种缝合设计对缝合线和软组织的张力较小，可以使剥离的黏膜瓣更加快速血管化。然而，无论是锁边或非锁边，由于张力分布不均匀，这种缝合线结有松开的趋势，从而破坏了缝线结的完整性（图 11-24）。

## 3. 水平／垂直褥式缝合

褥式缝合是间断缝合的一种变体，最常用于存在肌肉牵拉或较大张力的位置。这种类型的缝合技术将使缝合后创缘外翻，使表皮远离下层结构，并将组织瓣保持到下层结构（牙种植体、植骨材料、生物膜）上[45]。

褥式缝合包括水平褥式缝合和垂直褥式缝合两种。这两种缝合方式都允许在缝合软组织上施加更大张力，且没有撕裂软组织瓣的风险。应当强调的是，当术中软组织瓣上存在张力时，褥式缝合不用于获得一期愈合。缝合前组织应减张并能无张力被动地放在一起。然而，在组织功能／异常功能运动期间，可采用水平褥式缝合降低切口

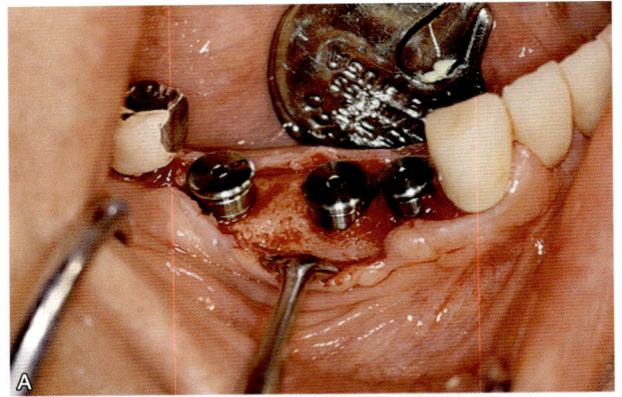

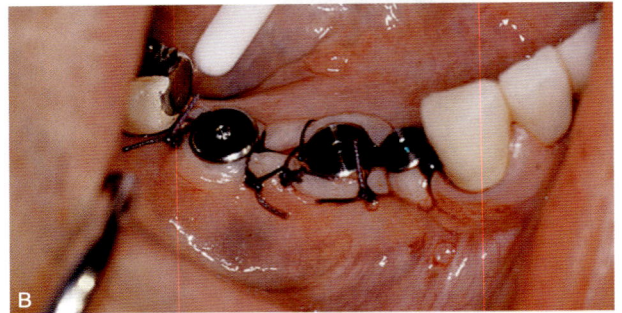

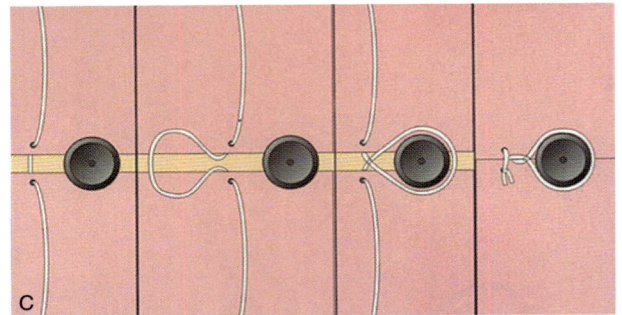

上的张力。通常用于口底接近舌侧黏膜瓣且组织较薄的下颌骨。也可用于在软组织上伴有较强肌肉拉力的唇侧黏膜瓣。此外，水平褥式缝合外翻软组织边缘，确保创口在无上皮干扰下一期愈合。也可以用几个水平褥式缝合线与连续缝合线的组合来关闭较大跨度的软组织创口（图 11-25 和图 11-26；框 11-3）。

## （九）缝合器械

种植医生必须对缝合技术中所使用的器械有完整的了解。

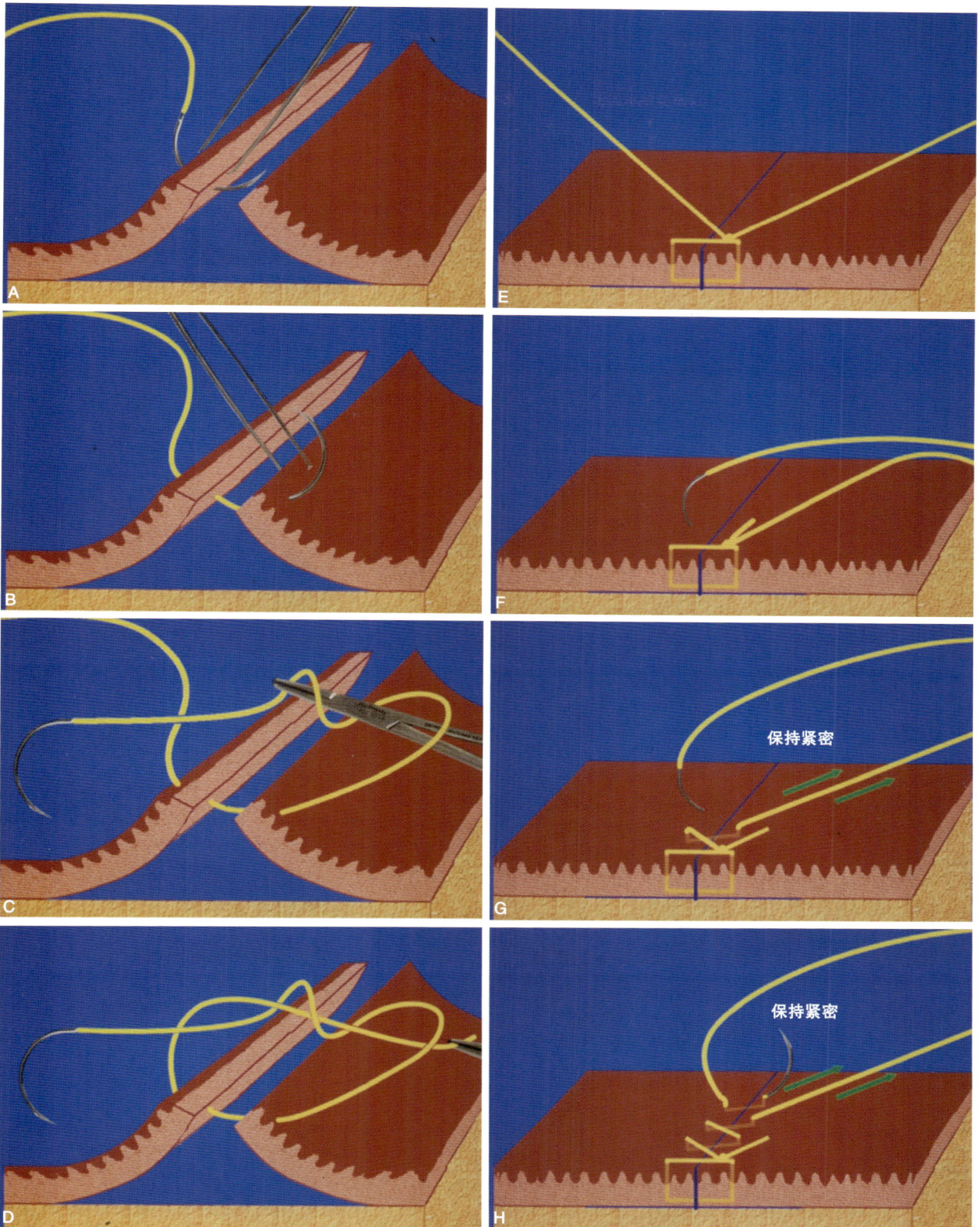

图 11-24  简单连续缝合。A 至 E. 在组织上 90° 进针，与简单间断缝合相同操作步骤；F. I 代替剪断两股线（末端），只剪断短的线并留下 2～3mm 线头。第二针距第一针约 3mm；G 和 H. 沿着整个切口进行多针缝合

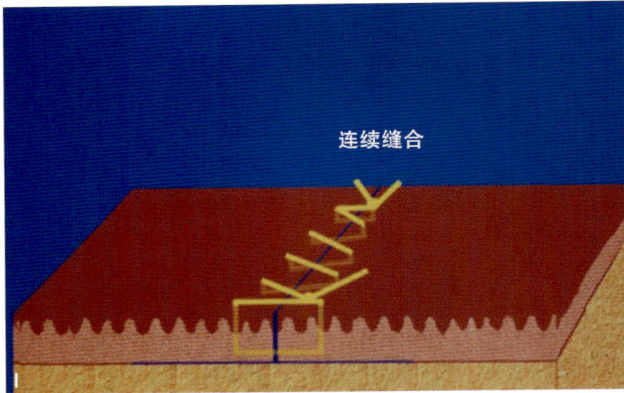

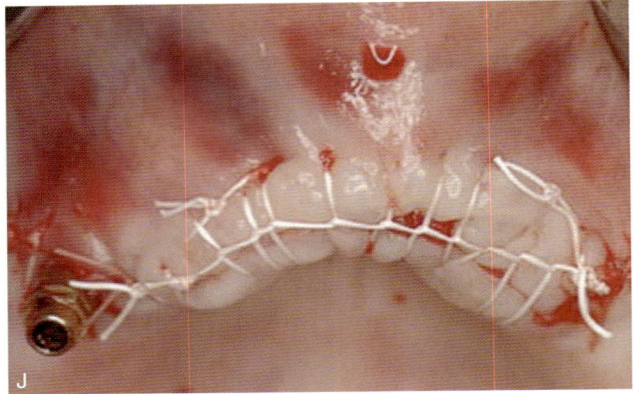

**图 11-24（续）** I. 最后一针缝合线不用完全穿过软组织。相反，用持针器钳口夹住较短线一端打结，以便将缝合的远端打结固定；J. 连续缝合的临床图像

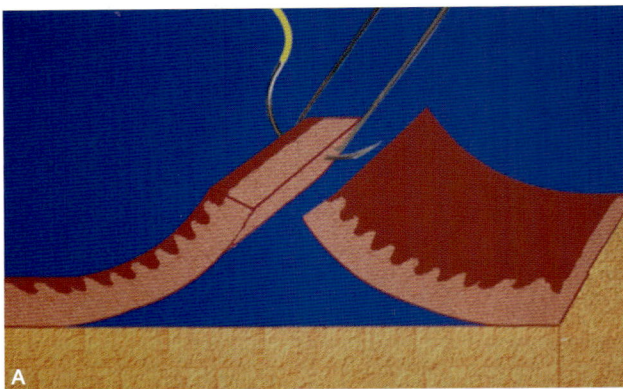

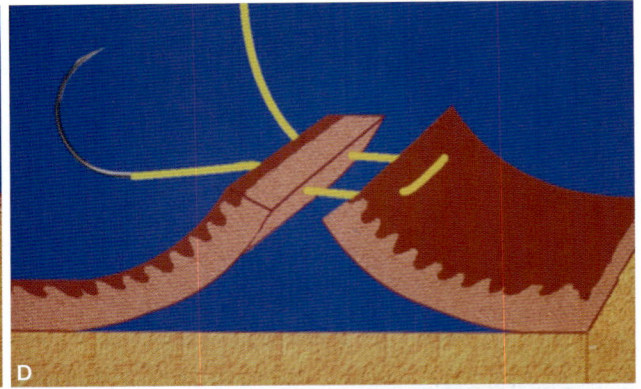

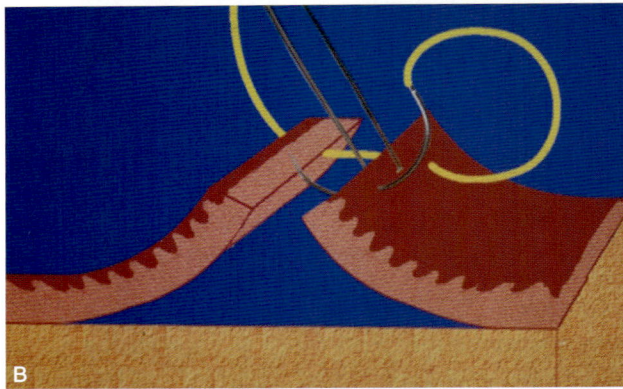

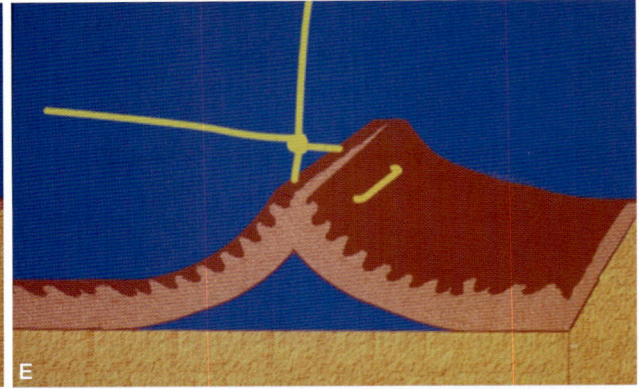

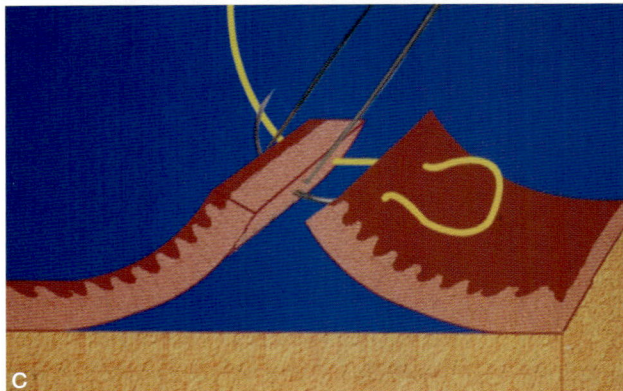

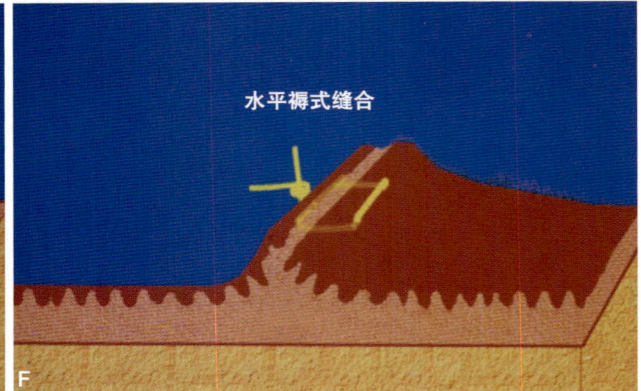

**图 11-25** 水平褥式缝合。A. 缝合针以 90° 进入软组织，并从切口舌侧方向穿出；B 至 E. 用持针器反向夹持缝合针，并在距第一针约 4mm 处进针。针从远中对侧穿出（颊侧）；F. 将缝合线轻轻系在初始进针缝合创口的一侧

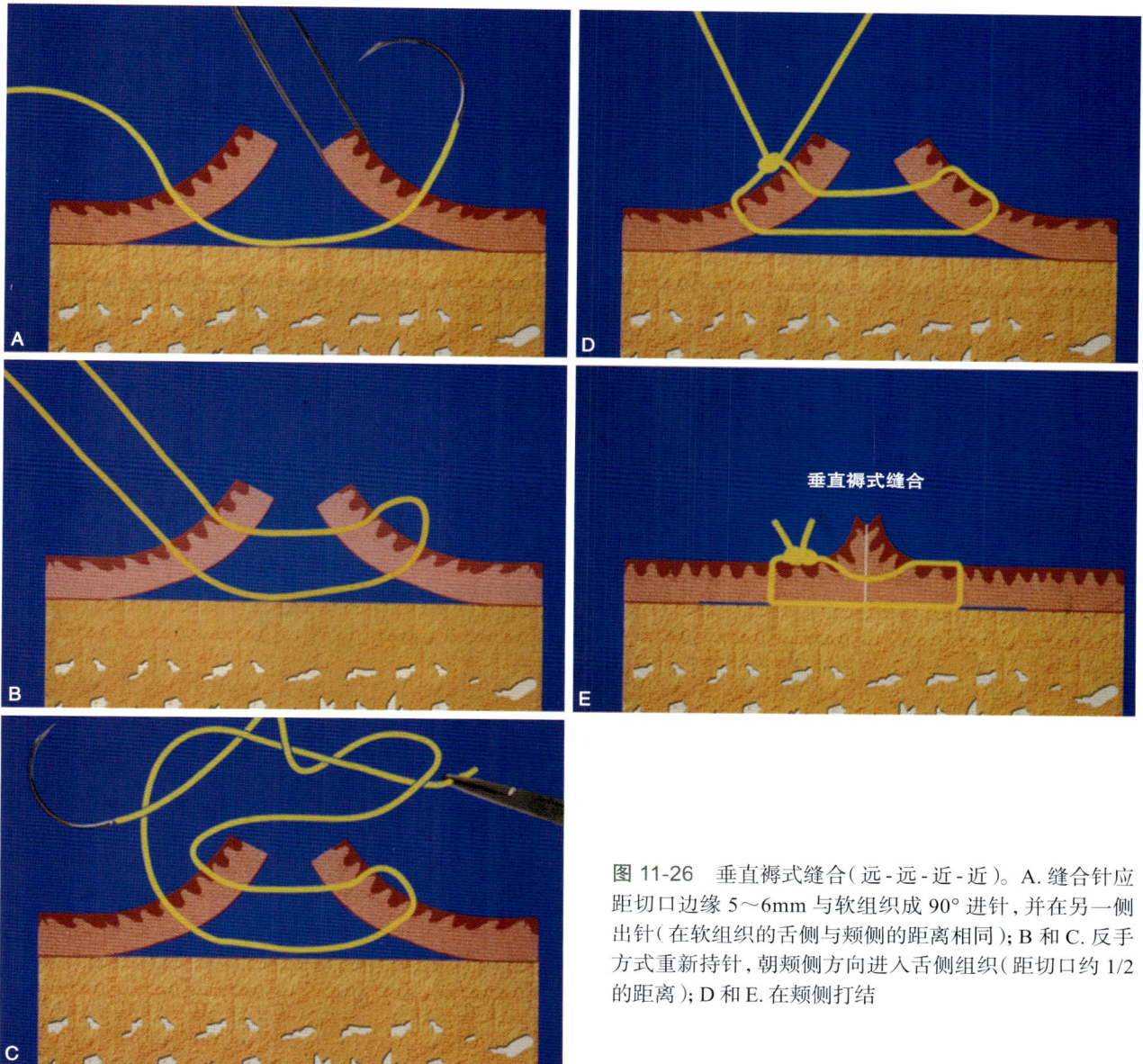

图 11-26　垂直褥式缝合（远 - 远 - 近 - 近）。A. 缝合针应距切口边缘 5～6mm 与软组织成 90° 进针，并在另一侧出针（在软组织的舌侧与颊侧的距离相同）；B 和 C. 反手方式重新持针，朝颊侧方向进入舌侧组织（距切口约 1/2 的距离）；D 和 E. 在颊侧打结

## 框 11-3　缝合基本原则

1. 缝合应从游离组织到固定组织：可以更好地控制和操作组织（图 11-27A）。
2. 不要夹持缝合针的针尾：这可能导致缝合针弯曲（图 11-27B）。
3. 以 90° 度在软组织上进针：这样可以使缝合针更容易穿过组织，防止撕裂（图 11-27C）。
4. 保持手指在持针器内（为了安全起见，推荐示指）：为了加快缝合过程，并能更好地控制持针器，通常用拇指和示指握持针器，手指应始终保持在持针器上（图 11-28A 和 B）。
5. 保证于软组织边缘 2～3mm 进针：＜2mm 会导致组织边缘撕裂（图 11-29）。
6. 缝线间隔 3～5mm：缝合间距过小过密会影响切口的血供，增加切口显露的风险（图 11-29）。
7. 第一个线结必须是平结：第一个线结系好后，必须保证为平结。如果折叠，线结将失去张力且线结的安全性也会失去。第一个线结的最终张力应尽可能保持水平（图 11-30）。
8. 避免过紧：打结太紧会导致组织缺血和 ILO。线结张力不应导致组织发白。在打结时，应避免反复拉紧"锯"样动作，因为这会削弱缝合线的完整性。

9. 保持软组织外翻, 避免内卷: 可有效降低 ILO 发生的可能性 (图 11-31)。

10. 在打结完成时将缝合线留长 2~3mm 剪断: <2mm 可导致线结张力丧失, >3mm 则会

刺激患者口腔内组织。当末端过长时, 患者经常会用舌触碰该区域 (图 11-32)。

11. 完成打结: 线结最终应该紧而牢固, 这样就不会发生滑结。理想情况下, 应尽可能使用最小的线结来防止机体组织和异物反应。

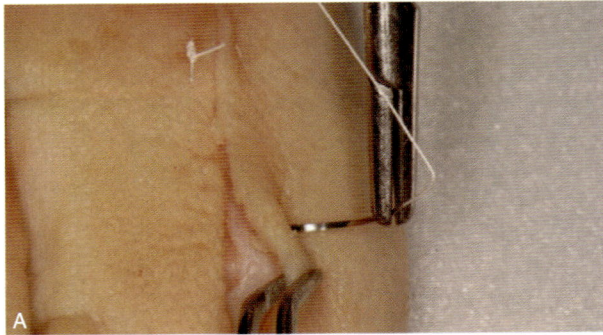

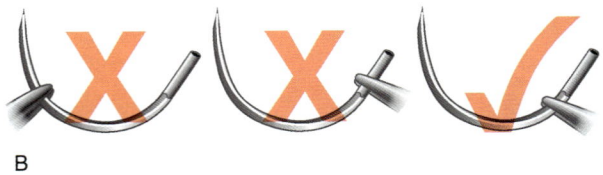

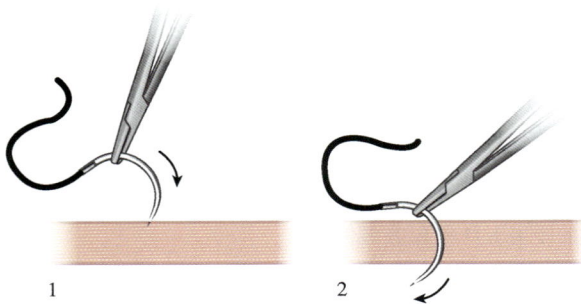

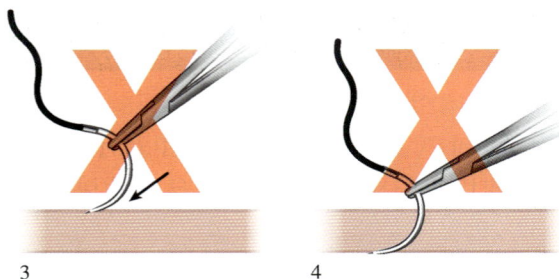

图 11-27 A. 缝合时始终保持先从牙龈游离端进入, 再穿过较为固定的另一端; B. 不要将持针器夹持在针尾处, 以免缝合针折断; C. 始终以 90° 进针软组织

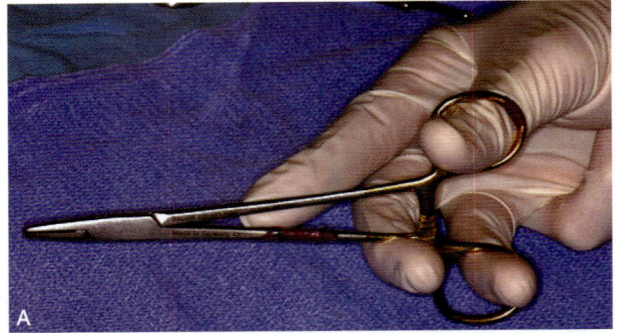

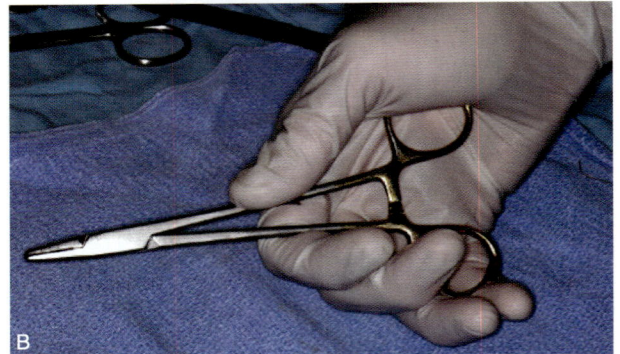

图 11-28 A. 正确持针器的位置。示指和拇指应始终保持在持针器内; B. 不正确地握持针器时手的位置: 使用手掌抓握持针器, 导致控制不足

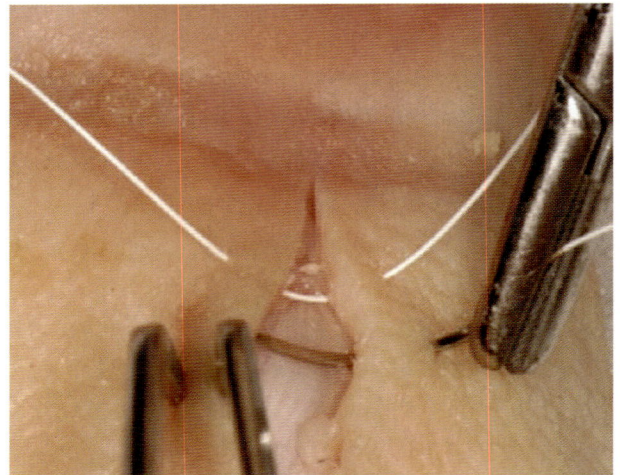

图 11-29 缝合针应距软组织创缘 >2mm 进针, 从而避免软组织撕裂。多个缝合线结的间距不应 <3~5mm

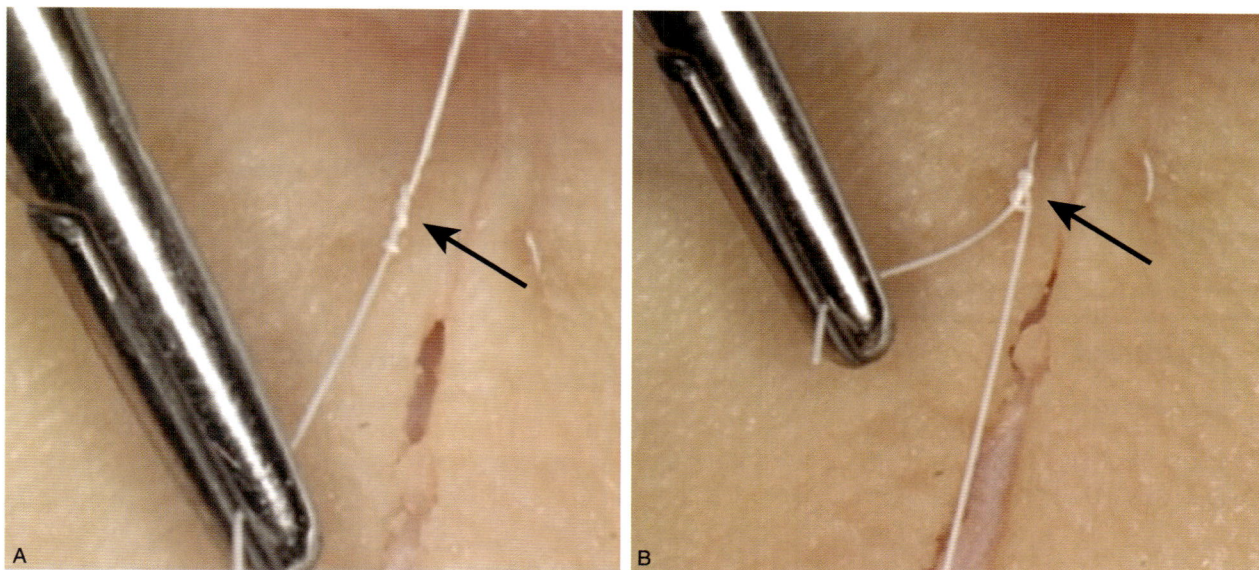

图 11-30　A. 理想缝合结（平结，又称方结）（箭指向）；B. 不合理的折叠结，导致张力损失（滑结）（箭指向）

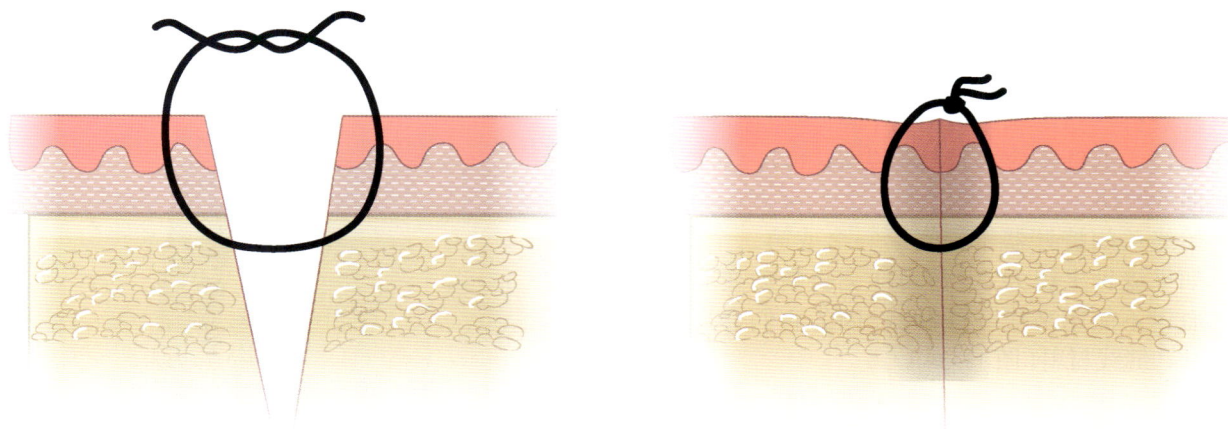

图 11-31　始终保持软组织外翻，而不是内卷

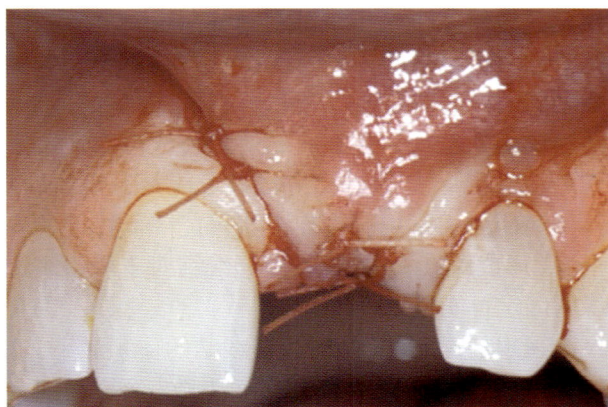

图 11-32　缝合线线头应延长 2～3mm 剪断。缝合线线头太短将造成缝线松脱，太长则会对患者创口周围软组织造成刺痛

## 1. 组织镊

组织镊的主要用途是在缝合时夹持组织（即黏膜瓣）。应注意不要压碎或切断组织。有各种类型的组织镊，锯齿镊是最常用的。1×2 的尖端通常会导致组织撕裂，特别是组织很薄时（图 11-33）。

## 2. 持针器

大多数持针器由不锈钢、钛和碳化钨合金制成，并带有锯齿状齿纹。碳化钨锯齿状齿纹持针器使缝合针的变形最小。正确使用持针器的方法如下。

● 应根据针的大小选择合适的持针器。针的尺寸

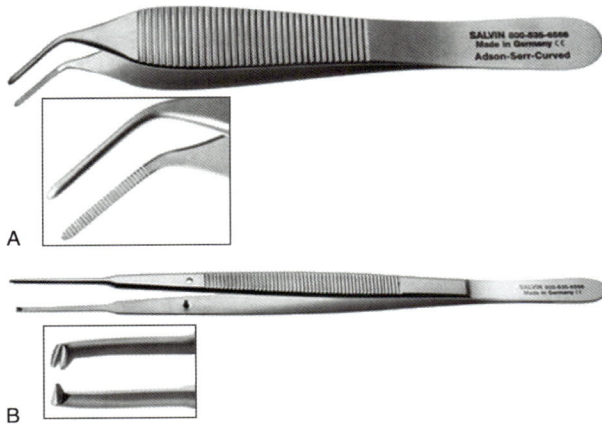

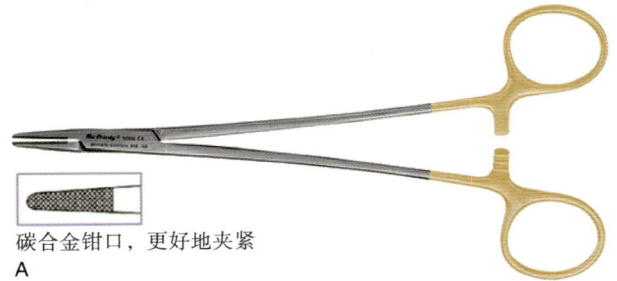

碳合金钳口，更好地夹紧

**A**

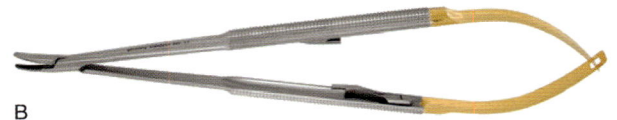

**B**

图 11-33 组织镊。A. 平镊；B. 齿镊，1×2 个尖（图片由 Courtesy Salvin Dental Specialties, Inc., Charlotte, NC 提供）

越大，持针器应该越宽越重。相反，如果组织较薄，使用较小尺寸的针和缝合线材料，则建议使用更小、更精致的持针器（如 Castroviejo）。

- 避免将持针器放置在靠近针尖或针眼的位置。应该夹持在针体部针长的 1/4～1/2 位置。
- 检查持针器尖端钳口对齐，确保钳口之间没有开口。缝针不应在持针器尖端钳口内摇摆、扭曲或转动。
- 始终关闭持针器钳柄间第一个或第二个棘轮。如果缝针夹得太紧，针可能会折断或变弱。止血钳不能用来代替持针器，因为它们会损坏缝针和缝线材料（图 11-34）。

### 3. 缝线剪

有许多不同类型的剪刀可用于缝合过程中。有直剪、弯剪和特殊的缝线剪刀，用于剪断缝线，特别是用于术后拆线（图 11-35）。当使用缝合剪刀剪断线结的两端时，确保剪刀的两个尖端都是可见的，以避免无意中剪断缝线以外的组织。

### （十）缝合结

手术缝合打结是缝合中重要的部分，也是常出现问题的操作。手术缝合结在口腔中必须特别牢固，以克服唾液和口腔正常功能影响下造成的潜在松动可能[46]。一个缝合的结有 3 个组成部分：①环，它是由结构成的；②结，由多个纠缠组成，每个纠缠相当于两股线的编结；③线头，由剪断的缝合线结末端组成[47]。为了使线结有效，它们必须包含所有这 3 个部分，并且所有线结和环都应安全

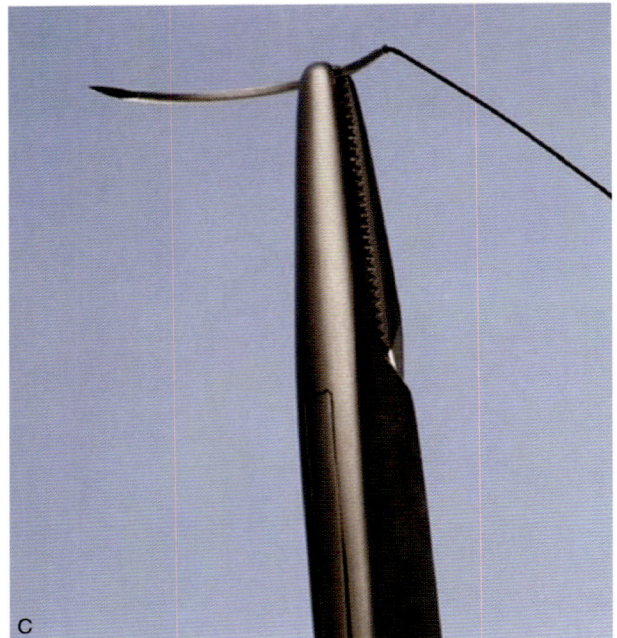

**C**

图 11-34　A. 传统 Mayo 持针器；B. Castroviejo 持针器；C. 理想持针器夹持位置。（A 和 B 由 Courtesy Hu-Friedy Mfg. Co., LLC, Chicago, IL 提供）

稳定。线结安全是指线结在施加负荷时能有效抵抗滑动。这取决于 3 个因素：摩擦、内部干扰和缝线之间的松弛部分。

线结安全性是指在打结时保持缝合线环绕紧密的能力[48]。任何打结方法都可能是安全的，但打结时因用力不均或操作不当可能降低线结的安全性（形成滑结）。松弛的缝合线结对于软组织边缘的固定可能是无效的。

理想情况下，打结时保证线结的体积最小，这样打结时就只会因为线断裂而失败，而不是因为打滑而失败。应使用三重外科结（2/1/1）[49]。

线结的安全性取决于使用的材料、创口的深度和位置，以及术后对创口施加的压力。操作人

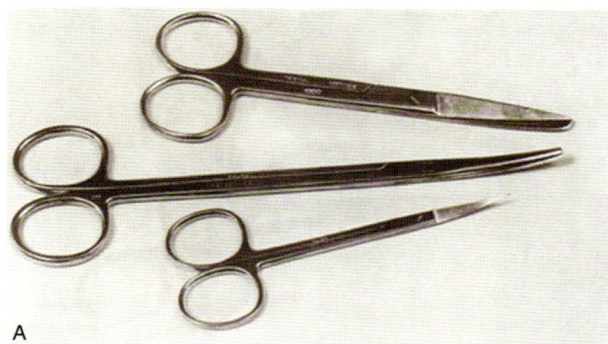

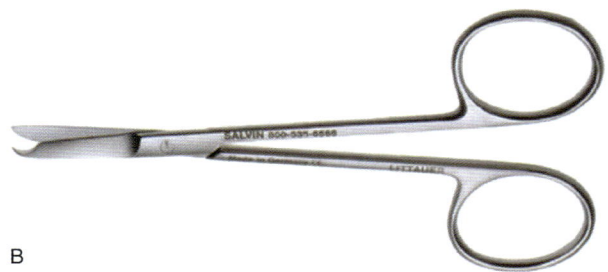

图 11-35　A. 各种类型的直剪刀与弯剪刀；B. 术后拆线剪（A 引自 Trott AT：*Wounds and lacerations*：*emergency care and closure*，ed 3，Philadelphia，2005，Mosby. B 引自 Salvin Dental Specialties，Inc.，Charlotte，NC.）

员的经验是一个重要因素，因为不同外科医生打的结之间甚至同一个人在不同情况打的结可能存在很大差异（图 11-36）[50]。

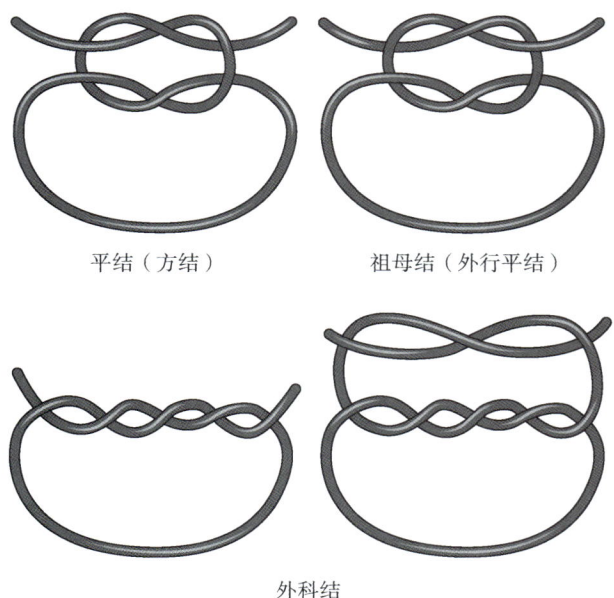

平结（方结）　　祖母结（外行平结）

外科结

图 11-36　各种类型缝合结

### 治疗影响

手术缝合结的类型与使用的缝合线材料直接相关。当使用丝线、e- 聚四氟乙烯、铬肠线或普通肠线时，应配合使用滑结（祖母结）。对于合成的可吸收和不可吸收缝合线材料，建议使用改良的外科结[51]。对于大多数种植手术，手术结的选择应是改良的外科结。基本的外科结由两个反手结构成。第一个反手结是一个双结（需要绕 2 圈），第二个反手结是一个反方向的单结（需要绕 1 圈）。另外缝合结的安全性可以通过对外科结的常见改良来实现，包括在与第一个结相同的方向上添加第 3 个结（由两个圈组成）[52]。

### （十一）在切口上的骨移植（颗粒）材料

在初始一期缝合时，切口上不应有颗粒状的骨移植物材料，因为这会延缓软组织愈合。一旦组织缝合，应检查切口处的软组织边缘之间是否有骨移植颗粒（图 11-37）。

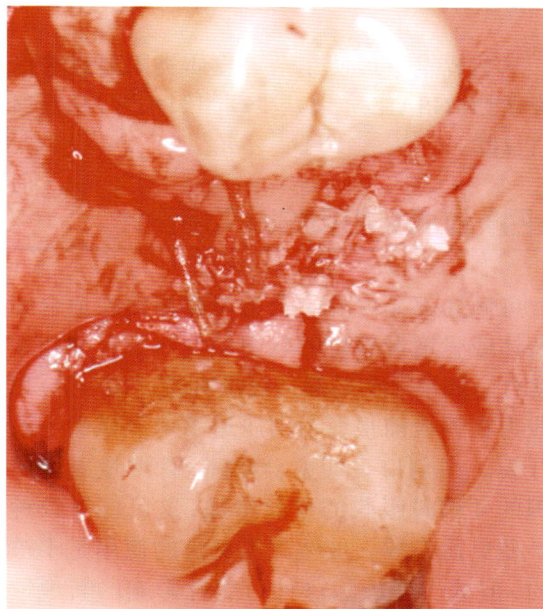

图 11-37　必须清除切口内植骨材料，以防止创口裂开

### （十二）减少"无效腔"

轻轻地按压创口周围的软组织瓣 3～5min。这种按压可以减少组织瓣下的术后出血，这种术后出血可能导致软组织内"无效腔"，从而延迟软组织愈合。皮瓣下任何留滞的血液都可以通过轻柔的按压从软组织下"挤"出。这也使得血小板形成的纤维蛋白更好地将黏膜瓣"黏合"到移植部位（图 11-38）。

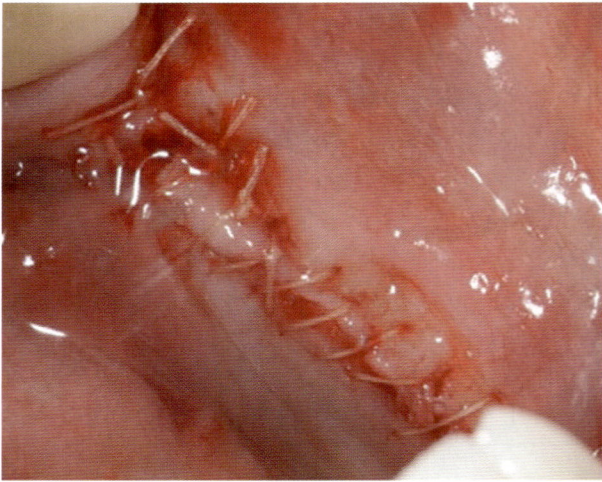

图 11-38    缝合完成后，轻轻按压以减少无效腔，减少细菌积聚的可能性

## （十三）减少炎症

术前或术后可使用全身皮质类固醇或非甾体抗炎药物（NSAID），以减少软组织水肿，从而避免切口显露。

## （十四）过渡义齿和临时义齿设计

可摘局部义齿的咬合力可能导致在愈合中的种植体或骨增量部位的软组织创口裂开并延缓创口愈合。如果可摘局部义齿没有通过适当的调整，这些力在拆线前很容易因压迫手术区域而导致创口开裂。在创口一期愈合期间，骨增量或种植体周围的牙槽骨吸收的可能增加，这可能导致种植体早期负荷失败。虽然此类义齿的使用是不被鼓励的，但减少或消除这种可能性影响的其他策略包括义齿组织面的广泛缓冲，消除凸点和使用组织面软衬。更推荐使用牙齿或种植体（过渡）支持的临时义齿（图 11-39）。

固定过渡义齿的其他方法包括通过邻近天然牙冠或义齿在修复牙缺失间隙制作黏结义齿，以及对现有固定局部义齿进行修改，即磨改缩短桥体。可摘的过渡性义齿，如 Essix 保持器或美学区𬌗垫修复体，由于其刚性支撑并且对切口无压力而经常被推荐使用。树脂黏结固定修复体也可提供更好的功能，特别在骨增量时。

义齿可能压迫相邻牙齿的齿间乳头。因此，树脂黏结固定义齿用于需延长愈合期时，可摘义

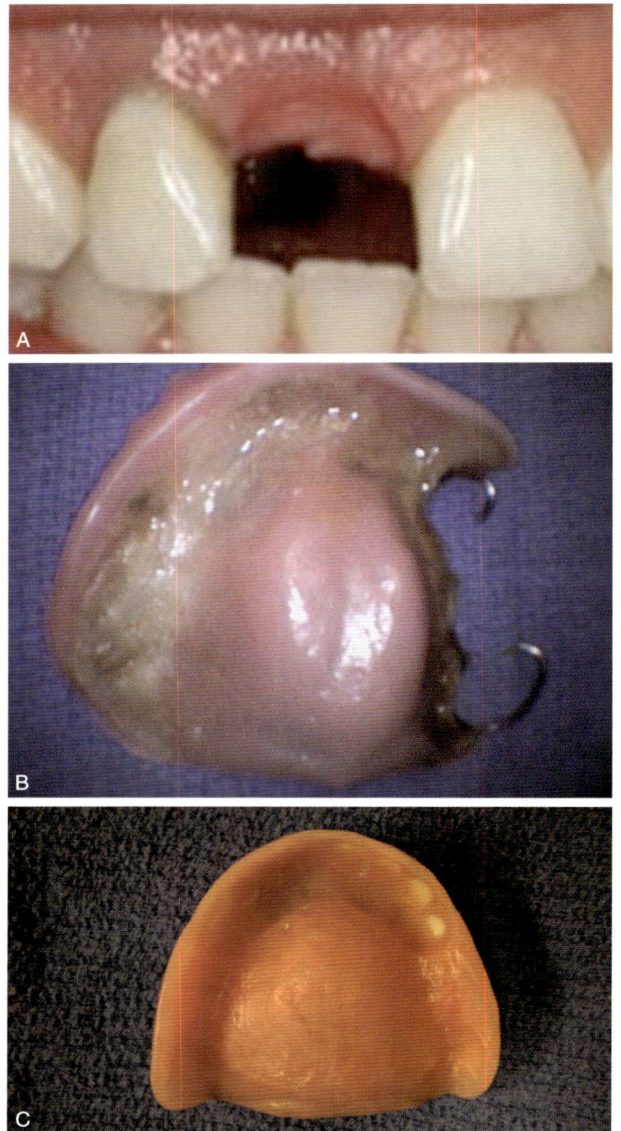

图 11-39    A. 临时义齿使软组织受压；B. 重衬材料可能造成真菌生长；C. 主要受力区域（如上颌：颚部；下颌：颊板区）必须保持

齿可用于短期恢复美观的紧急情况（如果修复体脱落）。

当使用树脂黏结修复时，相邻牙齿不需要预备，该修复体黏结在中心咬合接触区以下的牙齿上。但牙槽窝愈合后，齿间乳头经常会退缩。这种单牙种植体的过渡修复具有多种优点，可以避开软组织褶皱，愈合中的骨增量生长部位及种植体-骨界面愈合区域。几种可选择的树脂黏结修复体可以实现这些目标。Essix 保持器是一个丙烯酸外壳，类似于美白托盘，上面有一颗义齿来代替缺失的牙齿。这种义齿是术后牙齿缺失最简单的替代方法。

在整体治疗计划中当邻牙需要制作牙冠时，可以预备邻牙，并在手术部位上使用带有桥体的悬臂式过渡固定局部义齿。当患者需要矫正牙齿时，义齿和黏结的托槽可以被固定在正畸金属丝上。戴间接殆支托的铸造卡环 RPD 是一个很好的选择，它可以防止义齿在手术部位的旋转运动。

## （十五）无损伤拆线

### 1. 病因

过早或创伤性地拆除缝合线可能导致创口裂开及愈合延迟，从而致种植体或骨移植物的愈合不良。

### 2. 预防

通常，不可吸收缝合线或吸收时间长的可吸收缝合线应在手术后 10～14 天内拆除。拆线应包括以下步骤。

（1）用 0.12% 葡萄糖酸氯己定轻轻清洗。

（2）使用组织镊，夹持提起缝合线打结的一端，沿最靠近组织面将缝合线另一段剪断。应注意不要使手术创口受到创伤或刺激。

（3）轻轻地将组织外的缝合线结拉出。不要将缝合线结拉过组织内取下。

（4）用 0.12% 氯己定清洗创口。评估并确保临时义齿不会压到手术创口（图 11-40）。

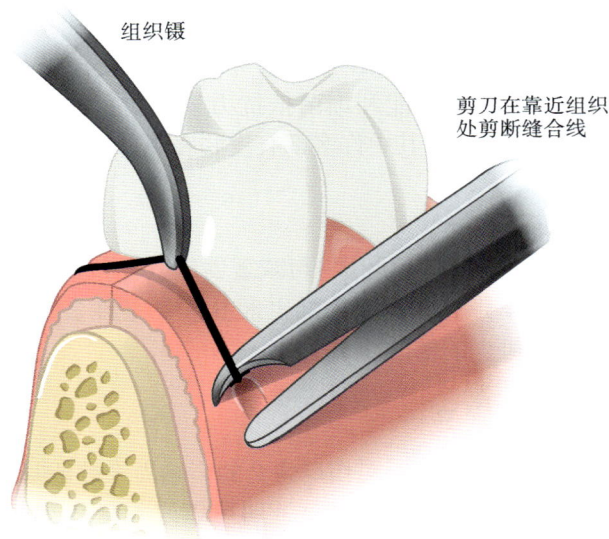

组织镊

剪刀在靠近组织处剪断缝合线

图 11-40　缝线剪无创伤拆除缝合线

## （十六）减少感染的可能性

### 1. 抗生素

种植术后需预防的一个重要并发症是感染。感染会导致许多问题，包括疼痛、肿胀、骨质丧失，以及可能导致种植体植入失败。由于感染的发病风险，抗菌治疗是手术方案的重要组成部分。伤口处较高的微生物积聚会增加宿主对该区域的炎症反应。

细菌释放内毒素和金属蛋白酶破坏愈合结缔组织的细胞外基质并导致细胞溶解。细菌感染和炎症加剧会进一步导致软组织损伤。细菌还通过与愈合组织竞争营养和氧气来影响创口愈合[53]。

在种植手术之前，应谨慎处理慢性或急性牙周或牙髓感染。预防性使用抗生素和抗菌冲洗剂等抗生素对预防种植术后感染有显著的优势。

术后伤口感染可能会对患者的健康和种植体的存活产生严重影响。感染的潜在后果病例从加重的疼痛和水肿到患者死亡皆有报道。牙种植体失败的主要原因之一可能是种植体植入时的细菌污染。

### 2. 抗菌液漱口

种植体手术的另一种抗菌预防方法是使用口腔漱口液（如 0.12% 或 0.2% 葡萄糖酸氯己定）。葡萄糖酸氯己定是一种有效的抗菌漱口剂，通过与细菌细胞膜结合导致溶解。它具有高亲和性，这使得它在高浓度下通过引起细菌细胞质沉淀和细胞死亡而表现出杀菌特性。

在口腔中，氯己定已被证明具有生物亲和性，并且在 12h 内从组织表面缓慢释放。体外研究报道了氯己定对培养上皮和细胞生长有抑制作用。临床研究并未支持实验室的发现。

相比之下，氯己定已被证明在减少菌膜，增强牙龈健康，促进软组织愈合，治疗牙周病，预防干槽症，促进拔牙后组织愈合，逆转种植体周围炎上是一种有效的辅助剂，同时对种植体表面没有不良影响。在评估种植术前使用氯己定的效果时，与不使用氯己定对照组相比，发现感染的并发症数量显著减少（2∶1），种植失败的数量减少到六分之一（图 11-41）。

### 3. 无菌操作

为了防止感染的发生，手术过程中应该有一

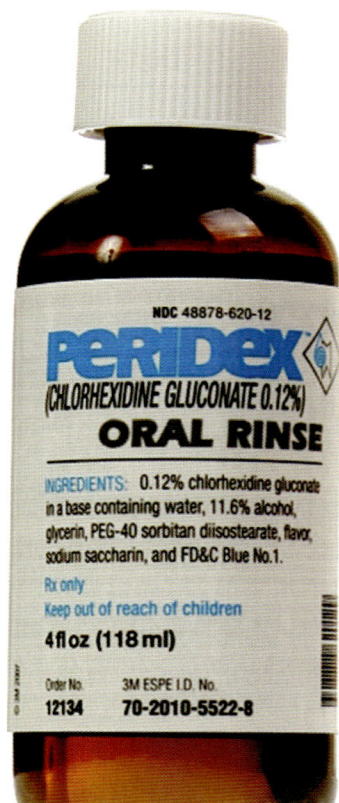

图 11-41 0.12% 葡萄糖酸氯己定（由 3M 公司提供，St. Paul，MN）

个控制良好的无菌环境。无菌手术程序包括对患者进行适当的消毒和铺巾过程、洗手消毒、所有手术人员穿无菌服，以及保持手术器械完全无菌。

#### 4. 缩短手术时间

另一个与手术后感染相关的重要手术因素是手术过程持续的时间。这一因素已被证明是影响术后感染率的第二大危险因素（仅次于创口污染）[18]。手术过程持续的时间 <1h 的感染率为 1.3%；手术时间超过 3h 会使感染率增加到 4% 以上。据推测，手术每进行 1h，感染率就会增加 1 倍。

#### 5. 临床经验和技能

外科医生的种植手术技术和经验对术后感染和种植失败有重要影响。最近的一项研究报道，经验不足的外科医生（种植体植入少于 50 个）与经验丰富的外科医生相比，失败率增加了 7.3%。

### （十七）饮食和补充营养

除了常规的术后特殊饮食指导外，营养补充

品的使用和潜在优势是患者经常询问的话题。愈合迅速且不复杂的急性创口的患者很少有严重的维生素和微量矿物质缺乏。然而，对于慢性疾病和营养不良的患者，维生素缺乏可能在延缓创口愈合方面有重要影响。一般来说，如果患者的营养状况有问题，应建议服用带有几种关键维生素的补充剂。这些药物价格不贵，如果以治疗剂量服用，并发症发病率会显著降低。

#### 1. 维生素 C

维生素 C、氧气、酮戊二酸和铁是脯氨酸羟化酶和赖氨酸羟化酶必不可少的辅助因子，这两种酶都是正常胶原代谢所必需的。维生素 C 在有氧代谢中很重要。纤维增生症对维生素 C 的缺乏特别敏感。这在坏血病患者中得到了显著的证明，在这类患者中可能发生伤口及骨折不愈合，愈合的伤口裂开的情况。

#### 2. 维生素 A

即使不使用类固醇，维生素 A 缺乏也会影响创口愈合[54]。维生素 A 是通过影响细胞繁殖和细胞分化，从而在创口愈合中发挥重要作用。此外，维生素 A 可以降低伤口感染的风险，因为它对机体本身的免疫系统功能和炎症控制至关重要。

#### 3. 维生素 B

复合维生素 B 由 8 种水溶性维生素组成，存在于肉类、乳制品、蔬菜、鱼类和谷物中。复合维生素 B 有助于促进细胞增殖，保持健康的皮肤和肌肉张力，提高新陈代谢率，增强免疫和神经系统功能。缺乏维生素 B 可能会导致创口愈合、抗体形成、白细胞功能和细菌抵抗力异常。这些都与多种疾病有关，其中许多都有皮肤表现。

#### 4. 维生素 $B_1$

维生素 $B_1$（硫胺素）与减缓创口愈合和创口显露强度下降有关。复合维生素 B 和钴是许多酶系统必不可少的辅助因子。

#### 5. 维生素 E

维生素 E 缺乏对伤口愈合的影响尚未被证明。然而，使用维生素 E 已被证明可以改善暴露于电离辐射的患者创口的拉伸强度。维生素 E 可以减少辐射导致的脂质过氧化。大剂量的维生素 E 可能对伤口愈合有害，如果患者没有明显缺乏维生素 E，则不应给予[55]。

## 6. 铜

赖氨酸胺氧化酶需要铜，而粒细胞胶原酶和其他胶原酶的正常功能需要钙作为辅助因子。

## 7. 锌

缺锌延缓了纤维增生和上皮化。锌是人体中许多酶的常见元素，是 DNA 复制所必需的，也是 DNA 聚合酶和反转录酶的辅酶。更新速度快的细胞受锌缺乏的影响更严重。

## （十八）减少局部因素

无论是否使用临时修复体，不良 / 破坏性的口腔习惯会导致伤口开裂。应在患者治疗计划的早期阶段检查是否有非功能性习惯。即使临时修复体调整良好，异常的咬合负荷也会将有害的力传递到皮下组织。

从伤口开裂开始，可能会导致一系列并发症，并影响骨整合或者硬组织和 / 或软组织增量手术的失败。牙齿异常功能或无功能接触的原因可分为 6 类：局部因素、全身因素、心理因素、自由职业、无意识运动和自主因素[56]。局部因素包括牙齿形状或咬合，以及软组织改变如溃疡或冠周炎。

心理原因发生的频率最高，与情绪紧张或焦虑的释放有关。这类习惯包括咬指甲、咬颊症和吸吮。专业人员，如医生、口腔医生、运动员和精密制造工作者，以及裁缝或音乐家的职业因素使他们的口腔习惯发生了改变，从而进一步导致功能障碍。第 5 个导致功能异常的原因是无意识的运动，它会导致下颌紧闭，比如举起重物或开车时突然停车。自主原因的例子包括嚼口香糖或咬铅笔，把电话放在头和肩膀之间，以及用烟斗吸烟。

## 四、切口显露的处理

在口腔科种植的专业文献中，有两种关于切口显露的治疗建议被讨论。第一种是通过使用抗菌药物和卫生措施，使手术伤口二期愈合（框 11-4）。第二种治疗方案是重新缝合手术伤口，作者不推荐这种方法（表 11-2）。

---

**框 11-4　二期愈合方案**

**临床医生**
1. 使义齿无颊侧翼缘，与手术创面无接触。
2. 使用软衬材料维持义齿的承力区域；并移除开裂区域材料。
3. 用 0.12% 氯己定局部清洗裂开区域。
4. 对患者进行更密切的观察，在第 1 个月内每周至少 1 次复诊。

**患者指导**
1. 用 0.12% 氯己定缓慢含漱，每日 2 次，控制菌斑。
2. 尽量减少使用临时义齿。
3. 不要在裂开的区域直接咀嚼。
4. 避免吸烟和饮酒。
5. 避免使用过氧化物和含乙醇的漱口水。
6. 避免酸性食物。
7. 避免检查开裂部位（牵拉唇部检查区域）。
8. 临时义齿不能使用任何义齿粘结剂。

---

为了使创口达到二期愈合，需要严格的组织管理和患者的合作来取得这个成功的结果。这种治疗技术是由许多变量决定的，如现有组织的健康状况、组织厚度、位置、患者的年龄和裂口的大小。该技术包括以下内容。

## 再缝术技术

再缝术是更困难和不可预测的技术。当试图重新缝合新鲜伤口时，通常上皮薄而易碎往往易导致创缘撕裂。从而可能导致更大的裂开或感染。如果完成再缝术后，组织的边缘应该用手术刀或金刚砂钻处理"使产生新鲜切面"。Greenstein 建议，当在 24～48h 内发生很小裂口时，临床医生可以立即重新缝合裂口。一旦创面较大（2～3cm）或时间超过 2～3 天，创面边缘再切除和二次缝合就变得更加困难[57]。作者建议使用可能最终导致手术伤口并发症发病率增加的再缝术时一定要谨慎。

如前所述，在评估伤口裂开时存在许多变量。两个最重要的因素是已完成的手术类型和发生裂开的时间长短。因此，建立了一个具体的手术方案，该方案取决于裂开的时间［早期（术后 2～3 天内）与晚期（约术后 4 周）］（图 11-42）。

**表11-2　切口显露的处理**

| 外科手术过程 | 治疗方案 | |
| --- | --- | --- |
| | 早期（<1周） | 晚期（约>3周） |
| 种植：一期手术 | 二期愈合方案<br>（仅在有利条件下重新缝合） | 二期愈合方案 |
| 二期手术 | 二期愈合方案 | • 用组织环切钻或手术刀去除覆盖的软组织<br>• 放置愈合基台（组织上方约1mm；较高的愈合基台可能导致对种植体施加过大的力，图11-42） |
| 颗粒状骨移植 | 二期愈合方案 | 二期愈合方案 |
| 块状骨移植 | 二期愈合方案 | • 检查骨块是否松动<br>• 磨除尖锐的骨边缘<br>• 用金刚砂钻创造新鲜伤口边缘 |
| 膜：胶原膜（常规） | 二期愈合方案 | 二期愈合方案 |
| 胶原蛋白（扩展） | 二期愈合方案 | 二期愈合方案<br>用剪刀修剪软组织水平以上多余的膜 |
| 无细胞真皮基质（Alloderm） | 二期愈合方案 | 二期愈合方案<br>用剪刀修剪软组织水平以上多余的膜 |
| 不可吸收膜（cytoplast，钛） | 二期愈合方案 | • 如果发生慢性组织刺激或感染，应移除膜<br>• 理想情况下，尝试维持至少6周 |

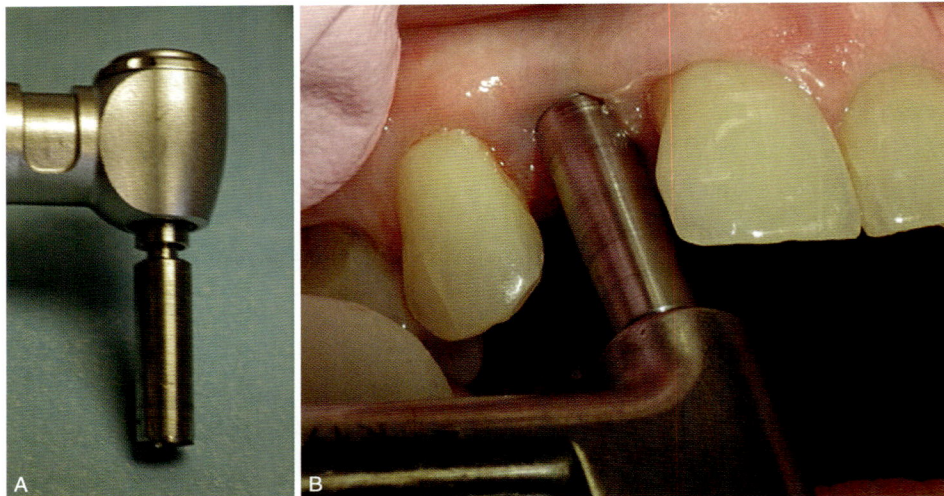

图11-42　A.使用与种植体直径一致的软组织环切钻切除软组织；B.带有软组织环切钻的种植手机去除多余的软组织

# 五、总结

大多数经验丰富的种植外科医生都表示，在他们各自的学习过程中遇到的最大困难之一是手术期间和手术后切口的维护。种植手术，尤其是骨增量手术，通常会导致硬组织量大于原来覆盖部位的软组织量。那么必须对软组织进行处理，以防止切口显露。在术中处理这种状况需要很好的外科基础知识和临床技巧。

尽管我们尽了最大的努力，但切口显露还是时有发生。当创口裂开，种植体/移植物暴露在口腔环境中时就需要非常小心，以保证手术的总体理想结果。本章的内容将有助于为临床医生奠定基础，以确保在有并发症的情况下采用可以取得成功结果的方式来处理这些情况。

（曲哲　张旭　陈静雯　梁艺馨　译）

# 参考文献

1. Adell R, Lekholm U, Rockler B, et al: Marginal tissue reactions at osseointegrated titanium fixtures (I). A 3-year longitudinal prospective study. *Int J Oral Maxillofac Surg* 15:39–52, 1986.

2. Tal H: Spontaneous early exposure of submerged implants: I. Classification and clinical observations. *J Periodontol* 70:213–219, 1999.

3. Mendoza G, Reyes JD, Guerrero ME, et al: Influence of keratinized tissue on spontaneous exposure of submerged implants: classification and clinical observations. *J Osseointegr* 6:47–50, 2014.

4. Lekovic V, Kenney EB, Weinlaender M, et al: A bone regenerative approach to alveolar ridge maintenance following tooth extraction. Report of 10 cases. *J Periodontol* 68:563–570, 1997.

5. Barboza EP, Caula AL: Diagnoses, clinical classification, and proposed treatment of spontaneous early exposure of submerged implants. *Implant Dent* 11:331–337, 2002.

6. Hakkinen L, Uitto VJ, Larjava H: Cell biology of gingival wound healing. *Periodontol 2000* 24:127–152, 2000.

7. Polimeni G, Xiropaidis AV, Wikesjo UM: Biology and principles of periodontal wound healing/regeneration. *Periodontol 2000* 41:30–47, 2006.

8. Fonseca RJ, Barber HD, Powers MP, et al: *Oral and maxillofacial trauma*, 2013, Elsevier Health Sciences.

9. Midwood KS, Williams LV, Schwarzbauer JE: Tissue repair and the dynamics of the extracellular matrix. *Int J Biochem Cell Biol* 36:1031–1037, 2004.

10. Leaper DJ, Harding KG, editors: *Wounds: biology and management*, USA, 1998, Oxford University Press.

11. Hutchinson J: *The wound programme*, Dundee, Scotland, 1992, Centre for Medical Education.

12. Greenstein G, Greenstein B, Cavallaro J, et al: Flap advancement: practical techniques to attain tension-free primary closure. *J Periodontol* 80(1):4–15, 2009.

13. Stadelmann WK, Digenis AG, Tobin AR: Physiology and healing dynamics of chronic cutaneous wounds. *Am J Surg* 176(Suppl 2A):26S–38S, 1998.

14. Andrew H, Mustoe TA: The principles of wound healing. *Plastic Surgery Secrets Plus* 3–7, 2010.

15. Brand HS, Ligtenberg AJ, Veerman EC: Saliva and wound healing. *Monogr Oral Sci* 24:52–60, 2014.

16. Schor SL, Ellis I, Irwin CR, et al: Subpopulations of fetal-like gingival fibroblasts: characterisation and potential significance for wound healing and the progression of periodontal disease. *Oral Dis* 2(2):155–166, 1996.

17. Epstein JB, Scully C: The role of saliva in oral health and the causes and effects of xerostomia. *J Can Dent Assoc* 58:217–221, 1992.

18. Zelles T, Purushotham KR, Macauley SP, et al: Concise review: saliva and growth factors: the fountain of youth resides in us all. *J Dent Res* 74(12):1826–1832, 1995.

19. Moore WE, Moore LV: The bacteria of periodontal diseases. *Periodontol 2000* 5:66–77, 1994.

20. Larjava H, Uitto VJ: Effects of extracts from Bacteroides gingivalis, Bacteroides intermedius, and Bacteroides asaccharolyticus on the growth of fibroblast lines obtained from healthy and inflamed human gingiva. *Oral Microbiol Immunol* 2:112–116, 1987.

21. Marx RE: Pamidronate (Aredia) and zoledronate (Zometa) induced avascular necrosis of the jaws: a growing epidemic. *J Oral Maxillofac Surg* 61:1115–1117, 2003.

22. Jeffcoat MK: Safety of oral bisphosphonates: controlled studies on alveolar bone. *Int J Oral Maxillofac Implants* 21:349–353, 2006.

23. Krall EA, Garvey AJ, Garcia RI: Alveolar bone loss and tooth loss in male cigar and pipe smokers. *J Am Dent Assoc* 130:57–64, 1999.

24. Noble RC, Penny BB: Comparison of leukocyte count and function in smoking and nonsmoking young men. *Infect Immun* 12:550–555, 1975.

25. Rees TD: Oral effects of drug abuse. *Crit Rev Oral Biol Med* 3:163–184, 1992.

26. Pepersack T, Fuss M, Otero J, et al: Longitudinal study of bone metabolism after ethanol withdrawal in alcoholic patients. *J Bone Miner Res* 7:383–387, 1992.

27. Wilson JA, Clark JJ: Obesity: impediment to wound healing. *Crit Care Nurs Q* 26:119–132, 2003.

28. Suvan J, Petrie A, Moles DR, et al: Body mass index as a predictive factor of periodontal therapy outcomes. *J Dent Res* 93:49–54, 2014.

29. Gapski R, Wang HL, Misch CE: Management of incision design in symphysis graft procedures: a review of the literature. *J Oral Implantol* 26:134–142, 2001.

30. Hupp JR, Tucker MR, Ellis E: *Contemporary oral and maxillofacial surgery*, Philadelphia, 2013, Elsevier Health Sciences.

31. Peterson LJ, Ellis E, Hupp JR, et al: *Oral and maxillofacial surgery*, St. Louis, 1998, Mosby.

32. Leong G, Wilson J, Charlett A: Duration of operation as a risk factor for surgical site infection: comparison of English and US data. *J Hosp Infect* 63:255–262, 2006.

33. Zarb GA, Albrektsson T, Branemark PI: *Tissue-integrated prostheses: Osseointegration in clinical dentistry*, Illinois, 1985, Quintessence.

34. Buser D, Dahlin C, Schenk R: *Guided bone regeneration*, Chicago, 1994, Quintessence.

35. Langer B, Langer L: Overlapped flap: a surgical modification for implant fixture installation. *Int J Periodontics Restorative Dent* 10:208–215, 1990.

36. Misch CE: Bone augmentation for implant placement: keys to bone grafting. In Misch CE, editor: *Contemporary implant dentistry*, ed 2, St Louis, 1999, Mosby, pp 421–447.

37. Park JC, Kim CS, Choi SH, et al: Flap extension attained by vertical and periosteal-releasing incisions: a prospective cohort study. *Clin Oral Implants Res* 23:993–998, 2012.

38. Yaltirik M, Dedeoglu K, Bilgic B, et al: Comparison of four different suture materials in soft tissues of rats. *Oral Dis* 9:284–286, 2003.

39. Engler RJ, Weber CB: Turnicky R: Hypersensitivity to chromated catgut sutures: a case report and review of the literature. *Ann Allergy* 56:317–320, 1986.

40. Selvig KA, Biagiotti GR, Leknes KN, et al: Oral tissue reactions to suture materials. *Int J Periodontics Restorative Dent* 18:474–487, 1998.

41. Leknes KN, Roynstrand IT, Selvig KA: Human gingival tissue reactions to silk and expanded polytetrafluoroethylene sutures. *J Periodontol* 76:34–42, 2005.

42. Leknes KN, Selvig KA, Boe OE, et al: Tissue reactions to sutures in the presence and absence of antiinfective therapy. *J Clin Periodontol* 32:130–138, 2005.

42a. Lilly GE, Armstrong JH, Salem JE, et al: Reaction of oral tissues to suture materials, Part II. *Oral Surg Oral Med Oral Pathol* 26(4):592–599, 1968.

43. Cohen ES: *Atlas of cosmetic and reconstructive periodontal surgery*, New York, 2007, PMPH-USA.

44. Silverstein LH: Suture selection for optimal flap closure and tissue healing. Perio-implant showcase. *Pract Periodontics*

*Aesthet Dent* 16:2–3, 2005.

45. Silverstein LH, Kurtzman GM: A review of dental suturing for optimal soft-tissue management. *Compend Contin Educ Dent* 26:163–166, 2005.

46. Alzacko SM, Majid OW: "Security loop" tie: a new technique to overcome loosening of surgical knots. *Oral Surg Oral Med Oral Pathol Oral Radiol Endod* 104:e1–e4, 2007.

47. Edlich RF, Rodeheaver GT, Morgan RF, et al: Principles of emergency wound management. *Ann Emerg Med* 17:1284–1302, 1988.

48. Burkhart SS, Wirth MA, Simonich M, et al: Knot security in simple sliding knots and its relationship to rotator cuff repair: how secure must the knot be? *Arthroscopy* 16:202–207, 2000.

49. Drake DB, Rodeheaver PF, Edlich RF, et al: Experimental studies in swine for measurement of suture extrusion. *J Long Term Eff Med Implants* 14(3):251–259, 2004.

50. Herrmann J: Tensile strength and knot security of surgical suture materials. *Am Surg* 37:209, 1971.

51. Silverstein LH: *Principles of dental suturing: the complete guide to surgical closure*, New York, 1999, Montage Media.

52. Silverstein LH, Shatz P, Kurtzman D: *The suture book: the definitive guide to dental suturing and surgical flap closure*, New York, 2011, AEGIS Communications.

53. Ulma RM, Aghaloo TL, Freymiller EG: Wound healing. In Fonesca RJ, editor: *Oral and maxillofacial trauma*, Philadelphia, PA, 2013, pp 9–29.

54. Hunt TK: Vitamin A and wound healing. *J Am Acad Dermatol* 15:817–821, 1986.

55. Koch JP, Dunson B: Factors affecting bone healing following implant surgery. *J Oral Implantol* 22:7–11, 1996.

56. Nadler SC: Detection and recognition of bruxism. *J Am Dent Assoc* 61:472–479, 1960.

57. Greenstein G, Cavallaro J, Romanos G, et al: Clinical recommendations for avoiding and managing surgical complications associated with implant dentistry: a review. *J Periodontol* 79:1317–1329, 2008.

58. Dunn DL, Phillips J: *Ethicon wound closure manual*, New York, 2004, Johnson and Johnson, pp 1–127.

# 第12章　骨增量并发症

Stephen Caldwell, 著

　　任何种植手术都是以恢复患者最佳的形态、功能和美观为目标。大量临床和研究支撑,形成了以修复为导向的关于种植体数量和位置的指南。患者现有的骨量通常不能使种植体植入到正确的三维位置。在理想的种植治疗计划中,需要考虑以修复为导向,恢复相应的牙槽骨缺损。包括发育异常、创伤等在内的多种因素均可导致牙槽骨缺损,其中最常见的是拔牙后的骨改建。牙齿拔除后,牙槽窝在水平向和垂直向发生可预测性的吸收[1,2]。

　　无论是为了支持传统的可摘义齿修复,还是为了种植修复获得理想美学和功能,牙槽骨缺损都可能会带来挑战。在骨增量技术发展以前,种植体被植入于有可用骨支撑的位点,常导致种植体位于非理想位置,从而给修复带来挑战。现代口腔种植的成功很大程度上与骨增量技术的发展有关,这些技术可重建最佳的牙槽嵴形态,从而实现理想的种植功能和美学[3-7]。

　　骨增量技术具有高度敏感性。高效且可预期的骨增量要求精湛的手术技巧、实践和理论知识。该技术并发症很多,如可能的神经感觉异常、出血和感染等问题,可导致治疗时间延长,患者和医护对结果不满意。种植外科医生必须充分认识各种骨增量技术的局限性,才能制订出合适的治疗计划;不仅要预防治疗过程中的并发症,还要能够在出现这些问题时进行适当的处理。

## 一、治疗计划

### (一)未能正确认识骨吸收

#### 1. 病因

　　在制订牙缺失区种植修复治疗计划前,必须对牙槽骨吸收模式有清晰的理解。随着牙槽骨吸收,可用骨量减少,以致无法实现以修复为导向的种植体植入。牙齿缺失后,牙槽骨吸收初期发生在颊侧,最终导致骨高度降低。当这个骨吸收过程发生时,种植支持的义齿位置也随着上、下颌新的𬌗位关系而改变。例如,当上颌后牙缺失伴随颊侧骨宽度减少时,常导致后牙的反𬌗。当下颌骨吸收成为 C 类骨或 D 类骨时,这种情况会变得非常复杂,骨吸收持续不断,直到剩余的下颌基骨处于上颌骨的颊侧(图 12-1)。

　　制订治疗计划时必须先合理评估骨缺损程度与骨再生能力,为种植体植入理想三维位置,获得舒适、美学、功能和支持创造条件。在评估骨增量范围时,必须使用准确的修复诊断蜡型来确定每个修复体的预期位置。评估未来理想修复体的位置及骨缺损之间的关系,可指导骨增量所需的体积和形态。选择最可预期的手术方法和骨增量材料(如自体骨、同种异体骨、异种骨),以确保形成充足的骨支持,使种植体植入到理想位置。

#### 2. 并发症

　　在评估并制订治疗计划时,如果医生未能理解各种骨增量技术的局限性与整体修复成功所需骨轮廓和骨量再生的可预测性之间的关系,往往就会发生并发症。用简单或有局限性的技术来治疗所有骨缺损是不可能的,实际存在严重的骨缺损,需要多种骨增量技术来重建与再生。当使用不恰当的技术时,骨增量的体积不足,将导致种植修复效果不佳或失败。这不仅损害了局部骨增量位点,也会破坏天然牙周围的牙槽骨,导致比初始更严重的结果。

#### 3. 预防

　　在理想的情况下,对牙槽嵴保存和减少骨丧

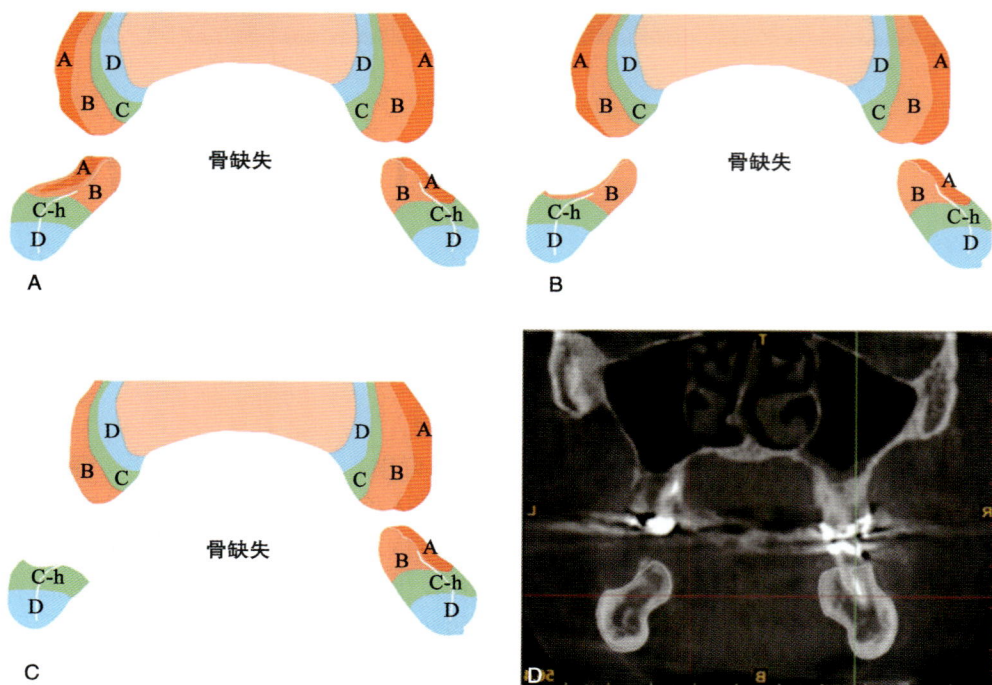

图 12-1　A. 上、下颌牙弓骨轮廓的冠状面视图；B. 下颌牙弓骨吸收始于唇颊侧；C. 下颌牙弓进一步骨吸收导致剩余骨处于上颌牙弓的颊侧。上颌骨水平向吸收导致剩余骨相对下颌牙弓更偏腭侧；D. 患者 CBCT 影像的冠状面视图，展示了与图 B 中相同的骨吸收模式

失有全面的认识是预防的第一步，了解位点保存的必要性，并采用微创拔牙的技术，才能避免大量的骨缺损。牙缺失时间越长，需要额外骨增量的概率就越高。对于长期牙缺失的患者，外科医生必须充分认识骨吸收的机制，以便理解剩余颌骨结构，并选择正确的骨增量程序，以达到正确地重建预期修复所需的骨量。掌握牙槽骨吸收的基本知识和使用有效的影像诊断技术以准确评估骨量，使得医生可以制订合理的可预期的种植治疗计划（图 12-2）。

## （二）未能理解骨增量的必要性

### 1. 病因

任何成功的种植修复都需要种植体植入于一个能实现理想美学、功能、舒适与支持的位置上。在牙缺失区，为了能够成功实现良好的功能与美学修复，需仔细分析种植体、牙槽骨、最终修复体及咬合力的关系，以确定种植体数量和位置。目的是使修复体行使良好的功能，同时维持种植体周骨量的稳定。有些医生经常试图避开骨增量程序，为的是节省时间，或者是因为他们并没有掌握进阶的骨增量技术。种植区骨量不足可导致植入过窄、过短、过少的种植体。这样的妥协最终会导致种植体周及其上部修复体发生明显损害。事实上，每一个牙缺失位点都会发生骨吸收，常需额外的骨增量，这对于成功的种植修复是至关重要的（图 12-3）。

### 2. 并发症

错误地认识骨增量的必要性会造成很多治疗上的问题，包括美学并发症、种植与修复失败。为了避开骨增量程序而使用小直径种植体，或者减少种植体数量，是一种妥协的办法，经常会导致与力学相关的种植体配件、修复体失败或伴随骨丧失，最终导致种植修复并发症。

### 3. 预防

必须用多学科联合的方法，基于患者意愿、可用骨量和其他因素为患者制订最佳的修复方案。修复方案确定后，便可规划种植体位置，继而评估相关位点的骨量是否可满足种植体植入。如果骨量不足，种植体无法放置到修复所需的关键位置上，那么治疗计划中应该包含骨增量，以重建适当的骨量。

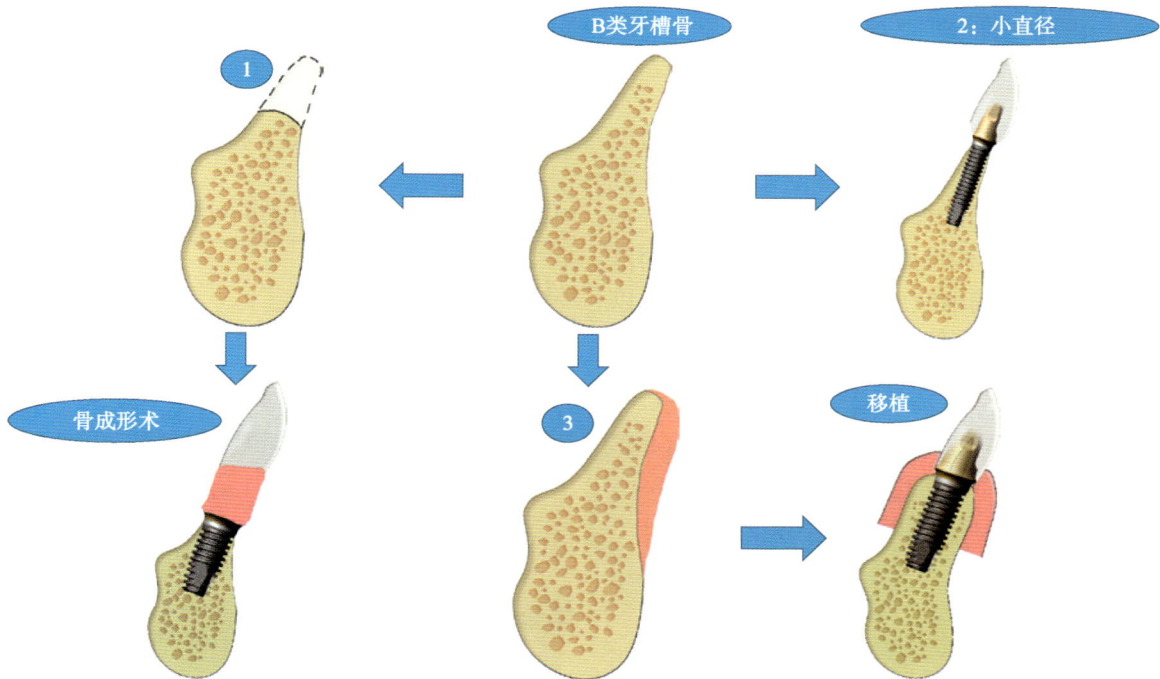

图 12-2　这组图片展示了在制订治疗计划时，每个病例都应参考的决策树。例如，在 B 类牙槽骨中，有许多治疗方式可选，包括截骨术、窄直径种植体或骨增量。应该评估每种治疗方式的优缺点，因为其将决定最终修复类型（例如，FP1、FP2 或 FP3）

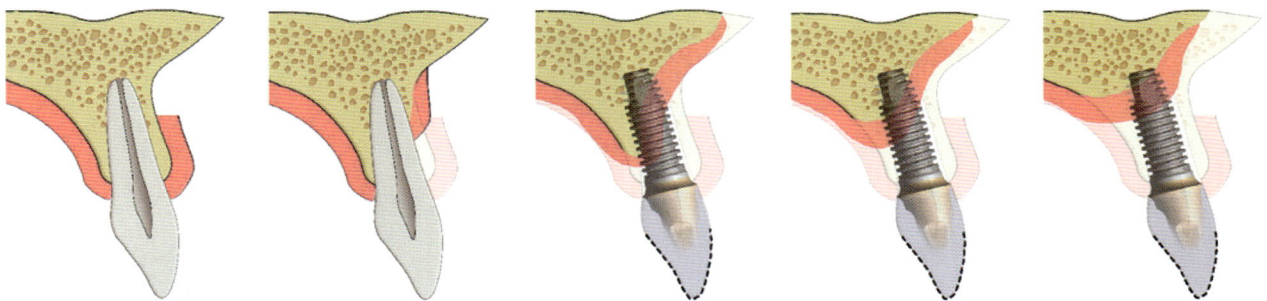

图 12-3　上颌骨相对于义齿位置的骨吸收。随着上颌前牙区骨质的吸收，天然牙和种植体周围的软组织在垂直向和水平向的支持消失。这将暴露种植体螺纹，种植失败，如果需要重新种植，应该在新的治疗计划中加入牙龈瓷使用

## （三）低估骨增量所需的骨量

### 1. 病因

　　骨增量治疗计划中最难的部分，是如何预估修复治疗计划中所要求的、可提供适当基础支持的实际所需骨量。结合实际临床情况、二维影像、修复诊断蜡型及 CBCT 影像等，对决定骨增量的范围和体积具有重要作用。当使用自体骨进行骨增量时，所需骨量的评估是很重要的，如果不能清楚地判断获取充足自体骨量的难度，会导致最终骨增量效果不佳。

### 2. 并发症

　　当骨增量后未能获得充足的骨量，翻开骨增量的位点，可见骨量不足，未能满足预期的种植体尺寸和位置。此时，医生必须作出决定，以防止由于该不足而影响整体治疗的成功。最优的解决方式是停止种植体植入并重新行骨增量，但这会给患者带来不便，给外科医生增加手术难度，同时导致总体的治疗时间延长和费用增高。另外一种方案则是忽略骨量的不足，在该骨量不足区域植入种植体。这最终会限制种植体的尺寸，或者迫使种植体植入于不当的位置。成功的修复需要遵循

治疗原则,否则会导致治疗效果不佳。

## 3. 预防

使用 CBCT 影像和诊断模型有助于临床医生制订恰当的治疗计划。修复体诊断蜡型可以很方便地融合到 CT 影像软件中,用于评估关键位置上满足种植体植入所需的骨量。在确定骨增量的范围和体积后,须正确地应用骨增量技术和材料,以确保可达到预期的骨体积。此时,应该向患者介绍骨增量程序的细节和治疗流程。复杂的骨增量程序会延迟最终修复的时间,患者应该意识到这个手术过程所带来的不便。医生还应该评估获取自体骨的部位,以保证能够获取充足自体骨量,满足治疗计划所需(图 12-4 和图 12-5)。

## (四)未能在治疗计划中评估组织生物型

### 1. 病因

对比不同患者天然牙周围的软组织,可发现其在颜色、质地、厚度和整体美学等方面存在显著

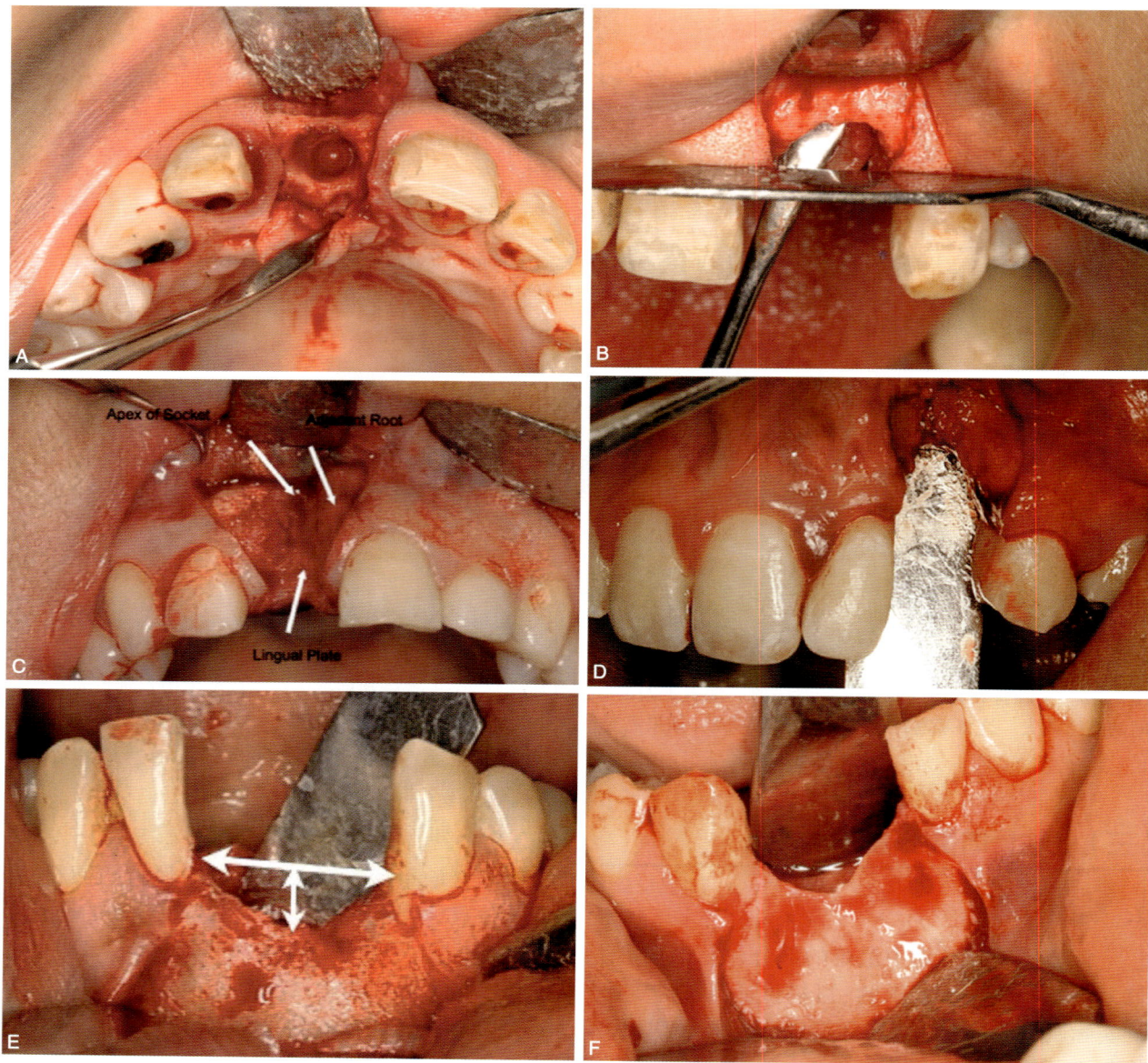

图 12-4  A. 严重缺损的牙槽骨的形态。当考虑在这些区域进行种植修复时,应该考量骨缺损与相邻牙齿的三维位置关系;B. 严重的垂直向骨吸收需行骨增量,以避免负荷、美学和愈合不良的问题;C. 颊侧骨板完全丧失时应该行骨增量重建足够的牙槽骨宽度;D. 贯穿唇腭侧骨板的骨缺损限制了可选的骨增量方式;E 和 F. 当天然牙邻近急剧降低的牙槽骨时,如果种植体边缘距离天然牙 1.5mm,就注定会失败。随着时间的推移,两者之间的牙槽嵴吸收,天然牙和种植体都会受到影响。增加种植体与天然牙的距离可减少这种问题,但随后由于种植体植入过低,义齿设计和负荷会出现问题

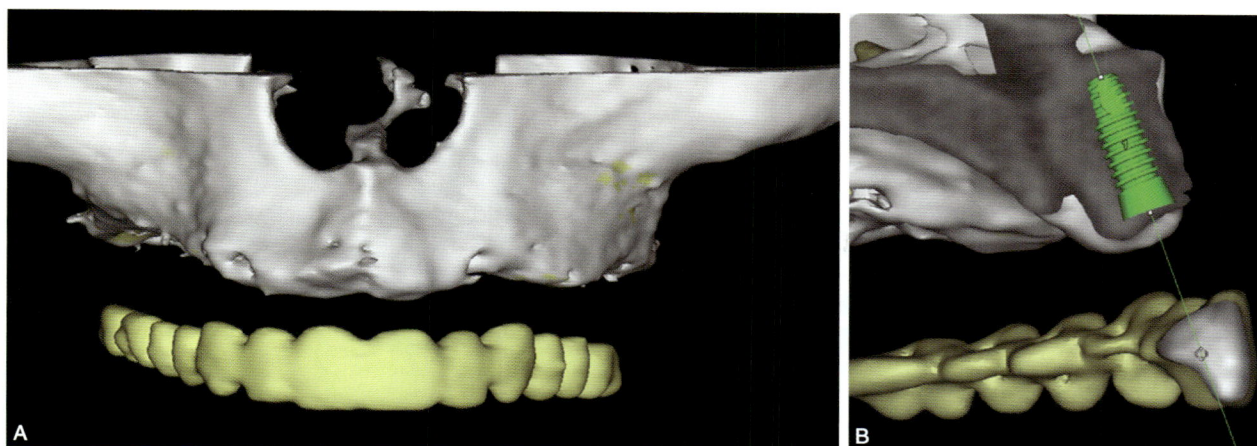

图 12-5　A. 利用硫酸钡放射导板拍摄的 CBCT 三维图像，展示了牙齿的理想位置；B. 矢状面视图显示了理想的种植体、修复体位置和牙槽骨缺损三者之间的关系

差异。当前牙周围的软组织菲薄且脆弱时，应该引起注意。在前牙种植治疗中，将牙龈组织分为"厚龈生物型"和"薄龈生物型"是很关键的。Cook和 Mealey 阐述了最简单的划分组织生物型的方法，即在前牙龈沟中使用牙周探针检测探针的可视程度。具有厚龈生物型的患者，不会显示牙周探针通过龈沟时的金属透色。反之，薄龈生物型可见金属透色。厚龈生物型的患者，牙龈呈现健康的粉红色和点彩，并有足够厚度的致密结缔组织。当天然牙冠修复或种植牙修复时，这层组织具有相当的宽容性。薄龈生物型患者则会面临严峻的挑战。这类患者通常唇侧骨板较薄，角化龈宽度窄，釉质牙骨质界（CEJ）至牙槽嵴顶的距离较远。当牙齿在牙弓中发生移位或扭转时，牙根更易突出，使软组织的情况更加复杂。薄龈生物型的上颌前牙需更加精心地设计，以隐藏牙冠边缘。在种植修复中，种植体和基台的金属透色会使最终修复的美学更加复杂（图 12-6）[58]。

## 2.　并发症

当忽视患者的组织生物型时，美学并发症可能就会发生，尤其是在前牙区。薄龈生物型更容易出现牙龈退缩，在种植修复体的龈缘位置出现蓝灰色调的透色。如果出现牙龈退缩或轻微的骨丧失，种植体唇侧可能显露，其表面的组织可出现类似的深色，使患者看起来美观不佳，令人不满。

## 3.　预防

如果临床医生重视组织生物型，应在治疗前就制订维持或改变患者组织生物型的方案，从而获得最佳的美学效果。对薄龈生物型的患者，可评估其是否在术中同期进行唇侧结缔组织增量和骨增量，以在种植部位创造更宽容的软组织。由于较厚的皮质骨有利于"厚龈生物型"组织，因此需在种植体植入前和修复前进行美学区的软硬组织增量。医生应制定术前计划，在治疗前告知患者这些问题，并指出潜在的美学并发症风险。医生应该降低患者的期望值，特别是当患者对通过移植改变组织生物型不感兴趣时（图 12-7）。

## 4.　治疗

薄龈生物型的纠正需通过组织增量创建一层厚的致密纤维组织，弥补种植体和邻近天然牙的牙龈缺陷。这种情况可通过结缔组织移植来增加组织厚度。上腭结缔组织或脱细胞真皮基质［例如，AlloDerm（BioHorizons IPH, Inc.）］可作为上皮下结缔组织移植的供体来源。这块较厚的结缔组织可通过隧道术插入至缺损的区域，受区的组织可提供充足的血供。使用这种上皮下移植的方法，使得术区组织与邻近组织有一致的颜色。早期的"游离组织瓣移植术"使用上腭来源的带上皮的组织。这通常会生成较厚的偏白色的角化龈区域。从美学的角度看，不建议用于上颌前牙区。目前大多数前牙区的治疗都使用自体骨或小牛骨颗粒联合屏障膜，以限制这些关键区域发生过度的骨吸收。在"即刻种植"病例中需重点考虑这些概念，因为大部分病例都需要同时进行软、硬组织增量（图 12-8）。

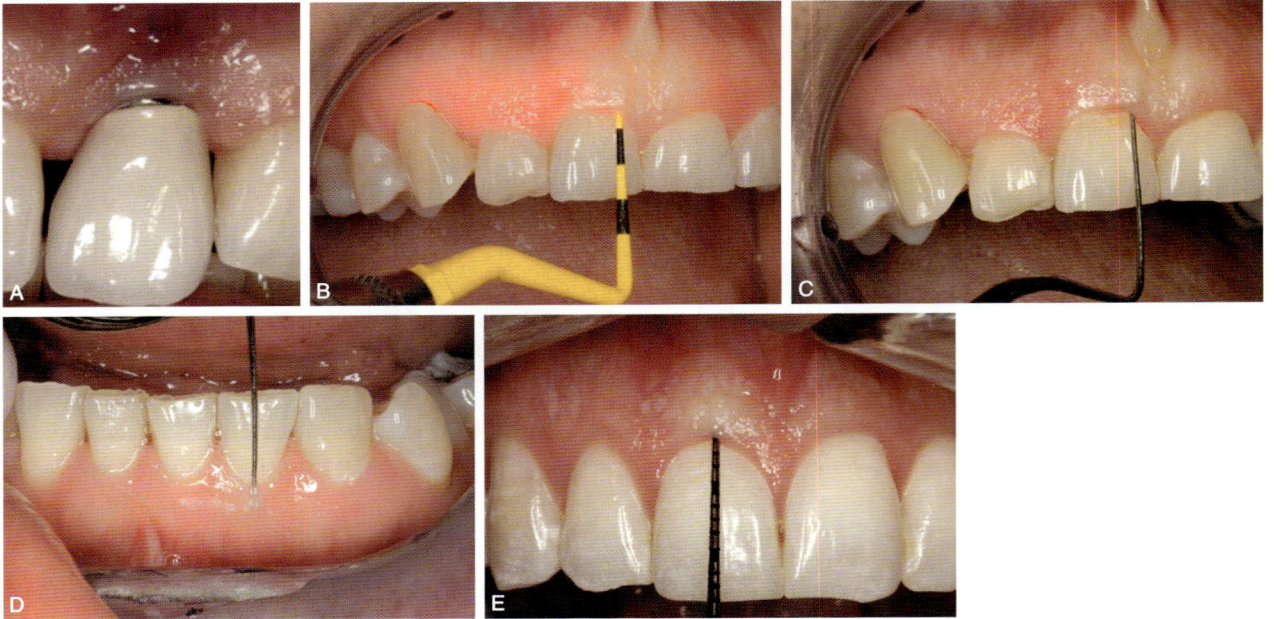

图 12-6　组织生物型可以通过探针在龈沟中的透色程度来定义。A. 薄型生物型，表现为金属透色；B. 使用黄色探针时，厚型生物型的表型；C. 使用深色探针时，厚型生物型的表现；D. 中厚型生物型，通过龈沟组织可见探针；E. 使用探针时，薄型生物型的表现

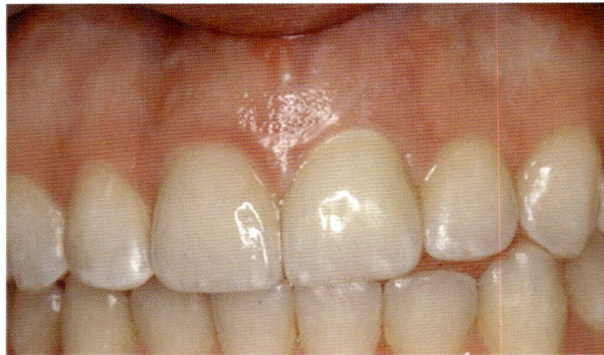

图 12-7　该病例中，厚龈生物型牙龈完全掩盖了前牙种植体

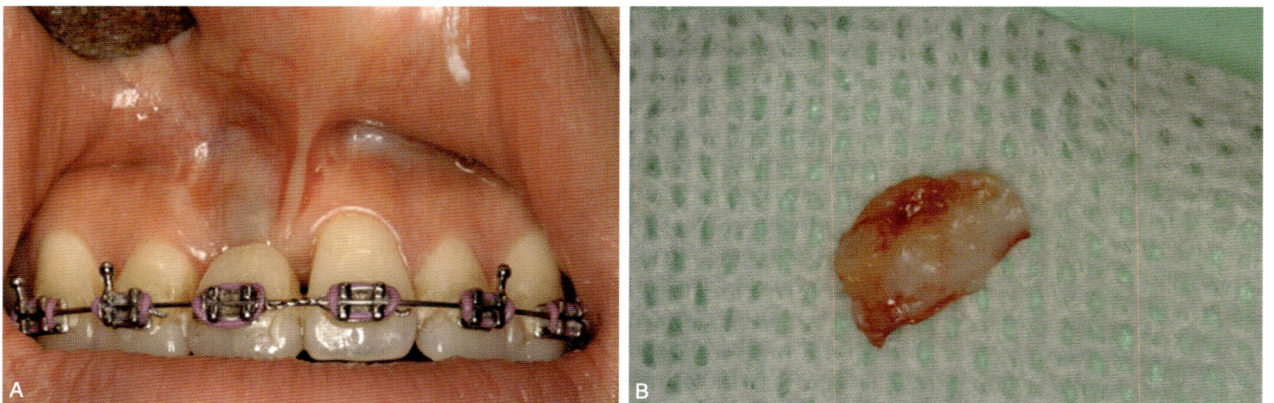

图 12-8　使用上皮下结缔组织移植掩盖种植体唇侧的金属透色。A. 术前。种植体唇侧的灰色透色；B. 结缔组织瓣

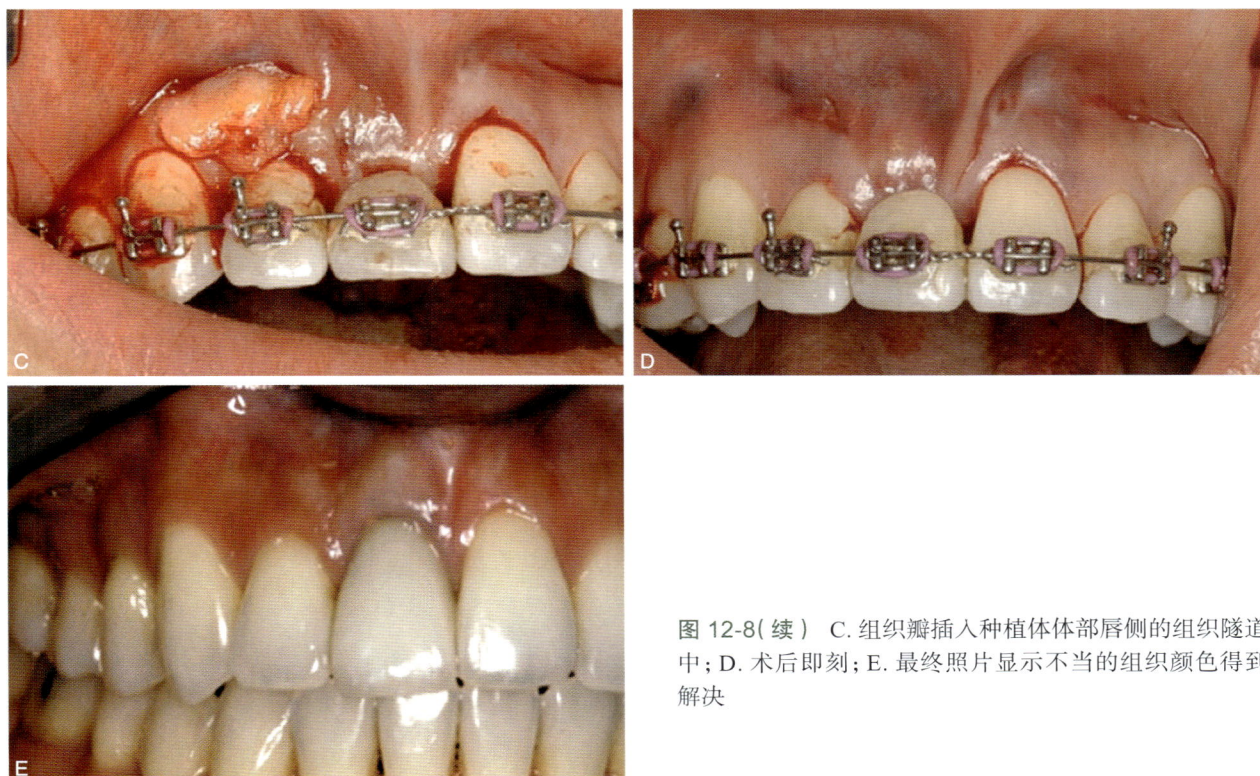

图 12-8（续）　C. 组织瓣插入种植体体部唇侧的组织隧道中；D. 术后即刻；E. 最终照片显示不当的组织颜色得到解决

# 二、治疗流程中的技术相关并发症

## （一）未能正确理解再生材料的局限性

### 1. 病因

成功的骨增量可以提供持续的骨性基础支持，使修复体能够置于美学和功能上最佳的位置。一旦确定了骨增量技术，外科医生还应该对移植材料和屏障技术有清晰的认识，以防止修复体负荷和使用后，骨增量区域的骨再生或稳定性不足。目前，牙槽骨增量的技术包括了引导骨组织再生术（GBR）、块状骨移植、牙槽嵴劈开、牵张成骨或是这些技术的联合应用[5,6,8,9]。部分观点认为，使用患者自身来源的自体骨的 GBR 技术是牙槽骨增量的金标准[10]。同种异体骨具有骨诱导作用，使用时要求其能及时地被新生骨替代，生成的牙槽骨应该具有足够的骨密度，可抵抗窝洞预备和种植体植入时产生的力。使用具有骨诱导作用的移植材料可以促进生成强健的牙槽骨，缩短总体骨替代过程。自体骨具有最活跃的骨诱导特性，同样，使用骨形态发生蛋白（BMP）和其他生长因子

也可达到相同的效果[55]。

### 2. 并发症

医生如果不能正确理解各种骨移植材料的局限性，就可能在治疗时陷入"用一个方法解决所有问题"的陷阱。当重度骨缺损需要大量骨移植时，自体骨移植可能是首选。同种异体骨的使用可以减少患者开辟第二术区所带来的潜在不适。然而，在某些情况下，使用同种异体骨无法为种植体的植入和美学修复生成足够的骨量。通常，当使用不恰当的技术放置移植物，或者使用的骨移植材料无法满足骨缺损所需时，就会发生并发症。糟糕的结果最终会导致治疗次数、费用增加，患者对医生失去信心。

### 3. 预防

为避免骨增量失败和骨增量体积不足，需对不同缺损的解剖、修复和美学要求有清晰的认识。这些因素必须与可用的骨移植材料、屏障膜、空间维持和位点保存技术相匹配。有效的骨再生材料匹配可靠的屏障膜可为后续修复治疗打下基础。

## （二）GBR 屏障膜

### 1. 不可吸收屏障膜

理想的 GBR 屏障膜应该具有良好的生物相容性，可阻挡上皮并避免产生可能会影响骨再生的免疫反应。屏障膜通常分为可吸收屏障膜和不可吸收屏障膜两种。不可吸收屏障膜包括钛膜、钛加强或无钛加强的膨体聚四氟乙烯（e-PTFE）膜和致密聚四氟乙烯（d-PTFE）膜。研究已证实，使用钛加强不可吸收膜的 GBR 技术，可成功实现牙槽骨水平向和垂直向增量。这是因为该膜具有良好的空间维持作用，可减少移植物移动并阻挡上皮[11-21]。不可吸收屏障膜的缺点包括需要二次手术取出，以及经常出现的早期膜暴露导致的术后感染[20,22]。许多研究表明，GBR 程序中膜的早期暴露通常会导致并发症增加和骨再生减少。近期，关于 d-PTFE 膜使用的报道显示，膜暴露并不一定会导致骨移植失败。如果 d-PTFE 膜能够维持 6 周以上再拆除，通常可以获得比较满意的牙槽骨骨量。这与以往的病例不同，以往病例中 e-PTFE 膜上面比较大的孔隙可允许细菌入侵至整个骨移植区域。d-PTFE 膜上较小的孔隙阻止了细菌直接越过，最终受影响的骨改建仅发生在暴露的膜的边缘（图 12-9）[22,54]。

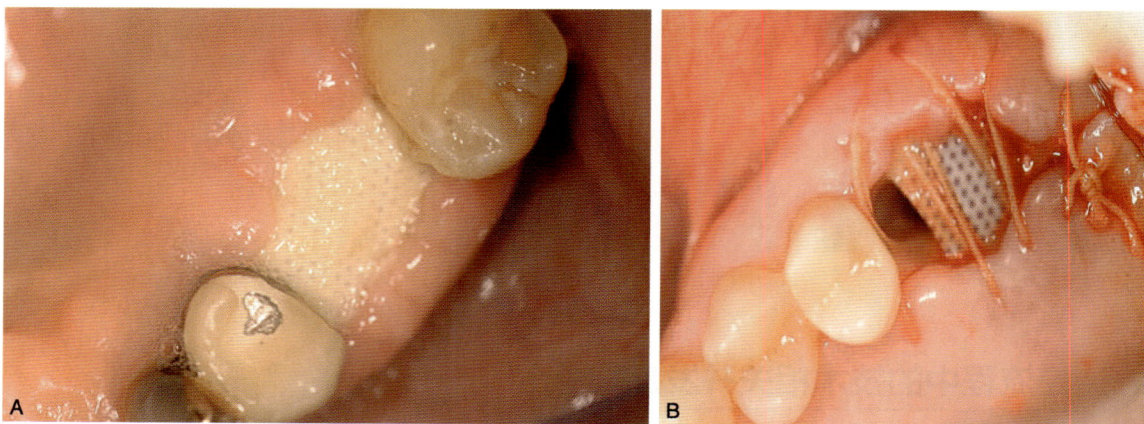

图 12-9　A 和 B. 过早的膜暴露会导致并发症增加

### 2. 可吸收屏障膜

可吸收屏障膜具有生物降解性及暴露后较低的感染率，可以克服不可吸收膜的相关局限性，已成为一种临床常用的选择[23-26]。可吸收屏障膜通常由聚酯纤维［例如，聚乙二醇酸（PGA）、聚乳酸（PLA）］，或是组织来源的胶原蛋白（例如，AlloDerm GBR, Ossix Plus）组成。AlloDerm 是在 1994 年研发出来的一种脱细胞真皮基质，作为同种异体皮肤移植物用于烧伤患者[27]。现已有诸多文献报道，得益于其快速血管化和增加软组织厚度的能力，这种材料已被应用于多种治疗中。在口腔医学领域，AlloDerm 已经被成功应用于根面覆盖、软组织增厚和 GBR[24,28-30]。AlloDerm GBR（厚度 0.5～0.9mm）专为 GBR 设计，相比原来 AlloDerm 产品（厚度 0.9～1.6mm）更薄。AlloDerm GBR 已经被成功地用作屏障膜，当应用于水平向牙槽骨缺损的 GBR 时，可显著增加软组织厚度，相较于基线，在 6 个月和 9 个月的时候厚度分别增加了约 45% 和 73%（基线 0.55mm±0.16mm，6 个月时 0.80mm±0.26mm，9 个月时 0.95mm±0.28mm；$P<0.0033$）[29]。

除了软组织隔离和血凝块稳定，空间维持也是 GBR 成功的关键。空间维持可以通过使用钛加强的屏障膜、钛网、特殊的骨增量材料、块状骨、种植体或帐篷钉等各种方法来实现[5,31,11,12,32-35]。不可吸收屏障膜[5,19,34-37]和可吸收帐篷钉[38]已经被用于各种水平向和垂直向牙槽骨增量的研究中。帐篷钉类似于"帐篷杆"被用于支撑屏障膜，减少移植物移动，减轻作用于移植物的外部压力[55]（图 12-10）。

## （三）骨移植材料的类型

### 1. 自体骨

自体骨由于其具有骨生成、骨诱导和骨传导的

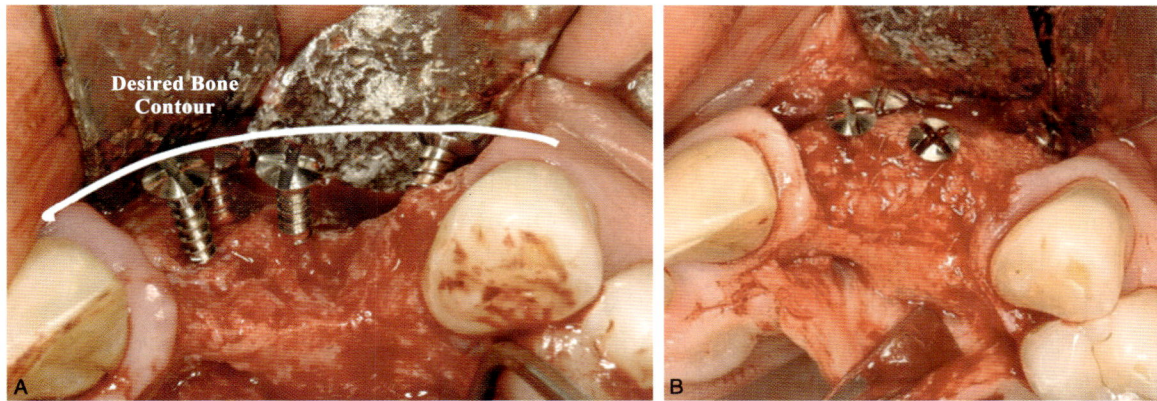

图 12-10　A.使用帐篷钉稳定屏障膜，以实现预期的骨弓轮廓；B.术后的图片展示了骨再生至理想轮廓

特性，依然被认为是 GBR 移植材料的金标准[6,10,39]。通常可以通过口内从下颌升支和颏部获取自体骨，但也伴随着第二术区相关的并发症、不可预期的骨吸收和骨坏死[5,10,13,40-44]。

后牙缺失区的解剖结构限制了其作为自体骨供区的骨形态和体积[44]。很多时候，为了使自体骨块与受植区能够紧密地贴合，两者必须经过大量地修整，这导致有很大一部分骨块不能利用[43]。一些临床医生提倡把自体骨块研磨成颗粒状，以便减少受植区的预备，充分利用获取的自体骨，并减少取骨量，由此减少这个过程产生的并发症（图 12-11）[17,45]。

## 2. 同种异体骨

为了克服自体骨量获取的限制，各种骨代用品，包括异种骨（从其他物种获取的材料）、人工合成骨（惰性合成材料）和同种异体骨（从相同物种的不同个体中获取的材料），已经成为 GBR 的补充，获得成功的临床和组织学结果[6,8,13]。一些临床医生主张在其他骨代用品中添加自体骨[16,23,45,46]。在同种异体骨中添加颗粒状自体骨的潜在好处是在具有骨传导性能的骨代用品中增加了具有骨生成和骨诱导的生长因子。这种组合减少了需要获

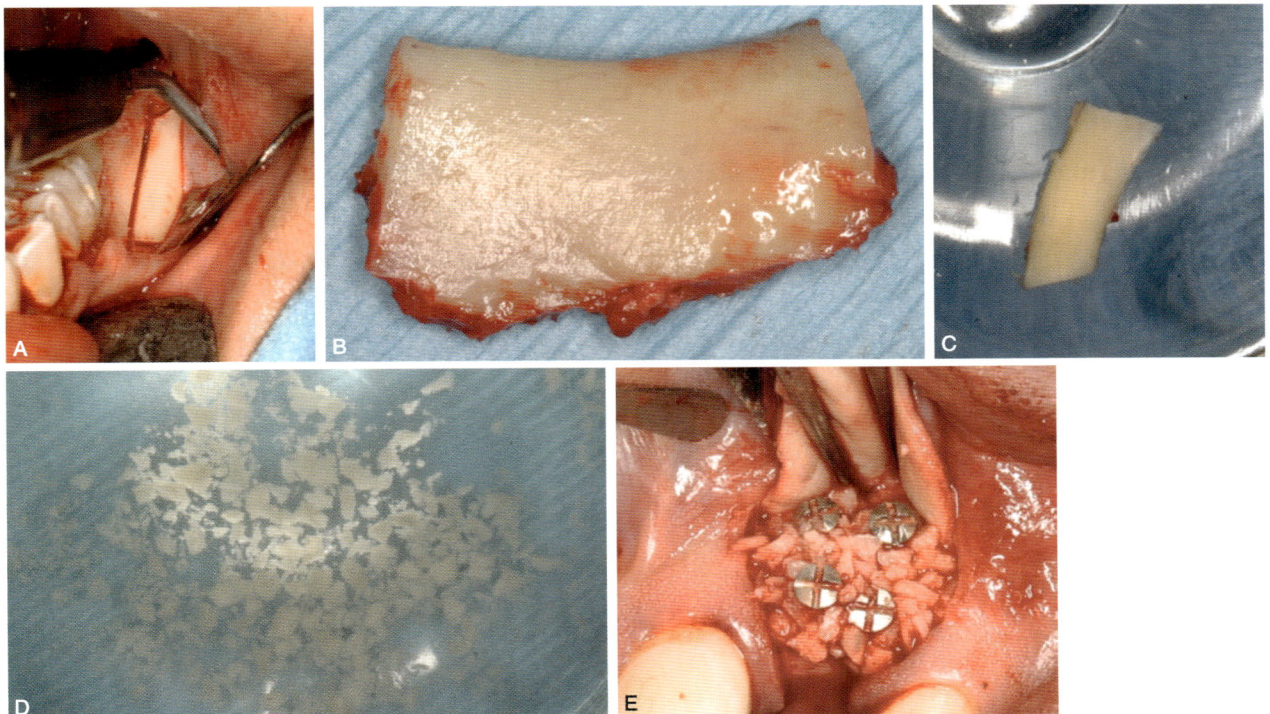

图 12-11　A.下颌升支自体骨块获取；B.获取的升支皮质骨块；C.骨块储存于生理盐水中；D.骨块制备成颗粒状；E.颗粒状骨置于受植区

取的自体骨量、并发症和患者术后的不适感。

### 3. 异种骨

异种骨是从一个物种获取后移植到另外一个物种中去的移植材料。该型移植材料通过骨传导愈合。Simian 等发现，在自体骨中添加去蛋白小牛骨矿物质（Bio-Oss），相比于单独使用自体骨，在垂直向骨增量中效果更佳。Urban 联合颗粒状小牛骨与自体骨，用于严重骨缺损部位的垂直和水平向增量。联合使用小牛骨产品目的是增加移植物体积，在移植物成熟过程中及时转化为新骨（图 12-12）[16, 47]。

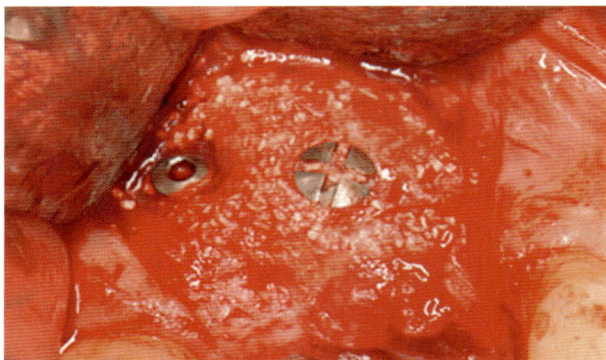

图 12-12　骨替代不足。该骨增量位点上存留未被活性骨替代的颗粒状小牛骨材料。任何骨再生的目标都是在种植体植入前尽可能多地生成活性骨

### 4. 人工合成骨

目前，并不建议在大体积的牙槽骨增量中使用人工合成骨。成功的骨增量要求移植物颗粒能够持续地通过关键的骨相关细胞替代。使用人工合成骨在愈合后比较容易出现颗粒状牙槽骨，导致在备洞和种植体植入时更容易出现断裂。还有一些方法联合使用人工合成骨和冻干同种异体骨（freeze dried bone allograft，FDBA）或脱矿冻干同种异体骨（demineralized freeze dried bone allograft，DFDBA），但总体上，不推荐在需要进行大量骨再生的时候使用人工合成骨[55]。

## （四）错误地选择与缺损严重程度不相匹配的骨增量技术

### 1. 病因

当前文献提供了众多用于种植位点骨缺损的骨再生手术方法。这些技术包括颗粒状骨移植、联合 BMP 的骨移植、块状骨移植和牙槽嵴劈开等技术。修复治疗计划中，种植医生应该仔细地考虑每种临床情况，决定哪一项技术所提供的骨支撑是最可靠的。评估时，缺损区的解剖结构通常是选择特定技术的主要考量因素，因为需要考虑骨移植物放置的难易程度，如在高度不规则的受植区放置坚硬骨块的难度。在表面不规则的受植区，更推荐使用颗粒状骨移植物。当受植床可以修整平滑，与骨块紧密贴合时，块状皮质骨则是最佳选择。

评估骨缺损时，前庭沟的深度是一个重要的考虑因素。在前庭沟较深及有足够空间可以容纳整个骨块时，使用块状骨移植更容易。有时在缺损较浅的位置放置块状骨比较困难，因为这样的解剖限制会使块状骨突出于邻牙牙槽骨。这会导致创口裂开，移植物暴露以及愈合过程受阻（图 12-13）。

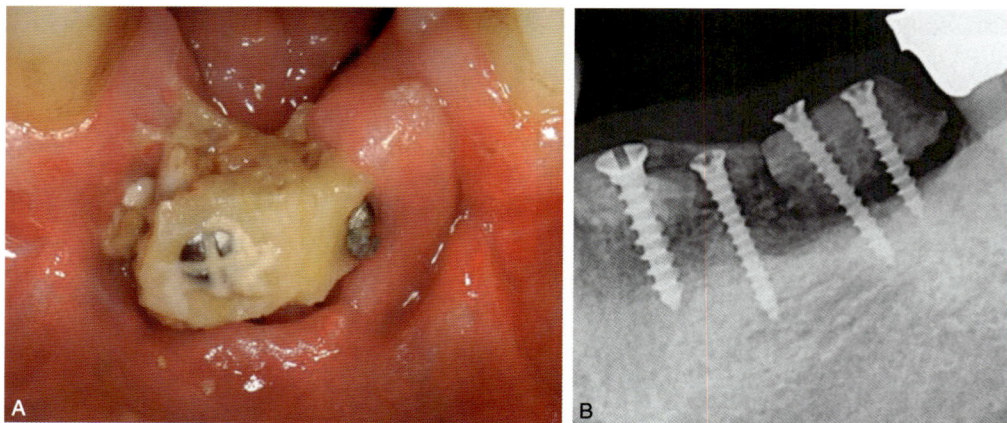

图 12-13　A. 创口裂开导致自体骨块移植失败；B. 自体骨块移植失败源于骨块与供区牙槽骨存在间隙

如果是使用颗粒状骨移植材料，必须在移植物侧方增加支撑，为骨再生过程创建和维持空间，从而预防移植材料在愈合过程中侧向移位（图 12-14）。

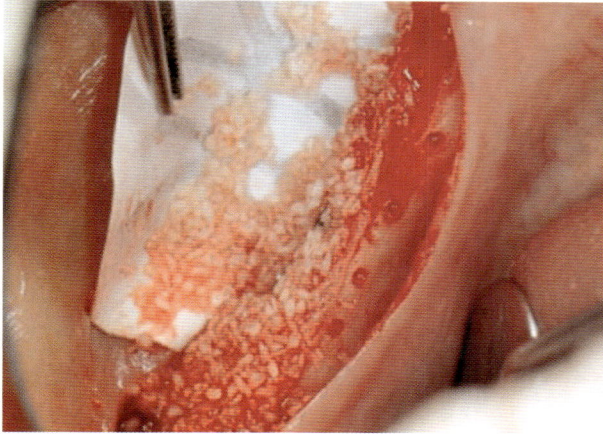

图 12-14　缺乏支撑的骨移植物。如果颗粒状骨移植物置于没有稳定支撑（如帐篷钉）的地方，结果将变得不可预期

只有当根尖区的骨宽度充足，皮质骨经劈开后向两侧扩张而不发生骨折，才会考虑使用"牙槽嵴劈开"技术。由于上颌前牙区根尖处存在倒凹，骨宽度往往不足，无法预测劈开效果，因此，牙槽嵴劈开技术较少应用于上颌前牙区。在使用该技术时需非常小心，以确保劈开和增量后的牙槽骨有足够的宽度植入恰当直径的种植体。上颌前牙区经骨劈开后呈现的前倾角度往往会导致种植体过于唇倾，通常需要使用角度基台来补偿种植体轴向位置上的偏差。对于这样的病例，更适宜选用可同时增宽牙缺失区牙槽骨冠方和根方的骨增量技术。通过对根尖区进行骨增量，可以保障种植体在牙槽骨中的轴向和修复体的穿龈轮廓，提高患者满意度（图 12-15）。

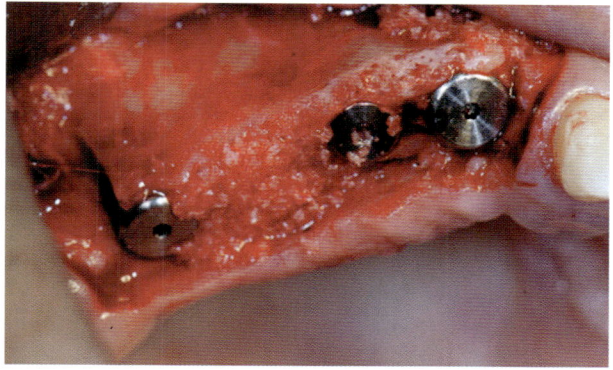

图 12-15　牙槽嵴劈开术。同种异体骨联合牙槽骨劈开可用于增加缺损牙槽骨的宽度［引自 González García R, Monje F, Moreno C: Alveolar split osteotomy for the treatment of the severe narrow ridge maxillary atrophy: a modified technique. Int J Oral Maxillofac Surg 40（1）: 57-64, 2011.］

### 2. 并发症

未能选择适宜的骨再生技术可导致牙槽骨形态重建不佳，无法满足种植体理想三维位置及可接受的穿龈轮廓的需要。选择不适宜的骨增量技术可能影响移植物的隔离及稳定，从而导致在整个愈合过程中更容易发生相应的并发症。这些问题通常与切口张力过大、临时修复体不稳定、移植物移位或过度骨增量有关。

### 3. 预防

种植医生必须熟悉各种骨增量技术的适应证，并将其应用到治疗计划中。在三维成像的帮助下，医生可以对骨缺损情况进行全面的评估。随后综合考虑骨缺损的大小及范围、缺损区牙槽骨再生潜能、临时修复体存在与否等因素，制订相应的治疗计划。治疗计划中需要考虑供区部位、移植材料、缝线类型和缝合技术、空间维持方法等（图 12-16 至图 12-18）。

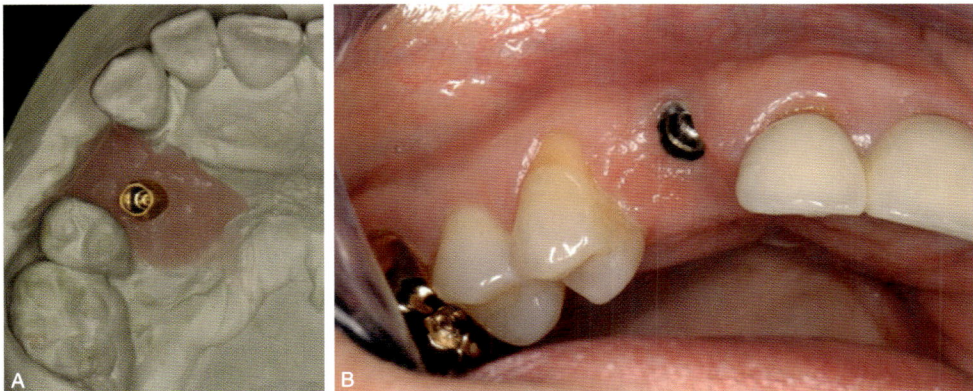

图 12-16　A. 牙槽骨宽度重建失败；B. 迫使种植体植入于过度偏腭侧的位置

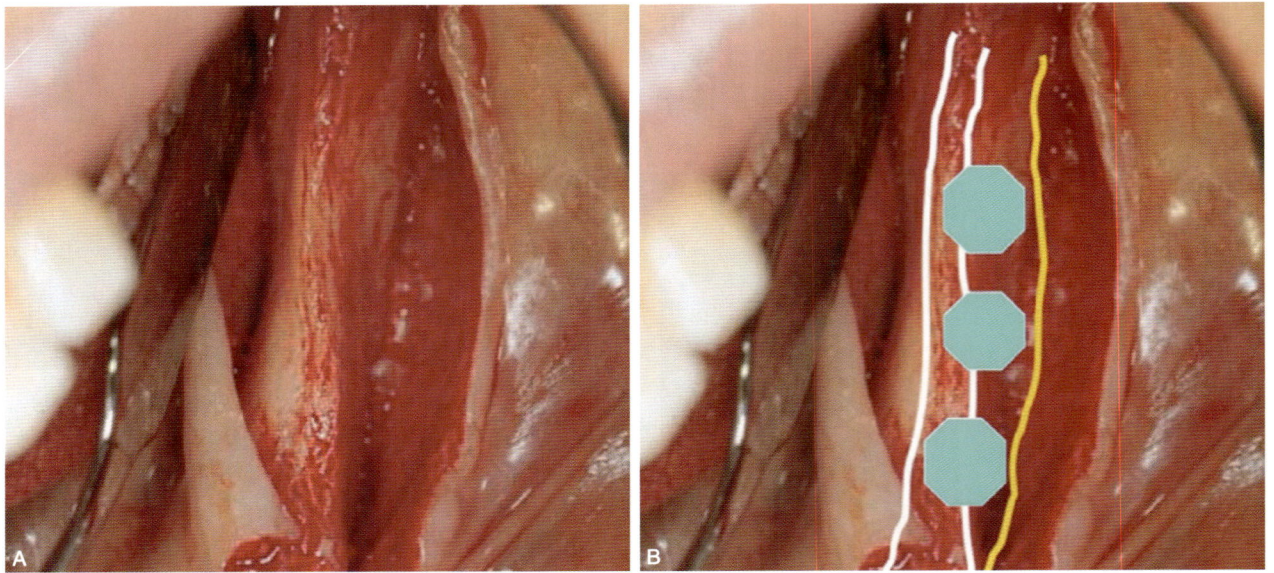

图 12-17　牙槽嵴宽度不足。A. 该牙槽嵴宽度不足，需要行骨增量；B. 可视化预期的牙槽骨宽度和适当的种植体植入所需的骨量

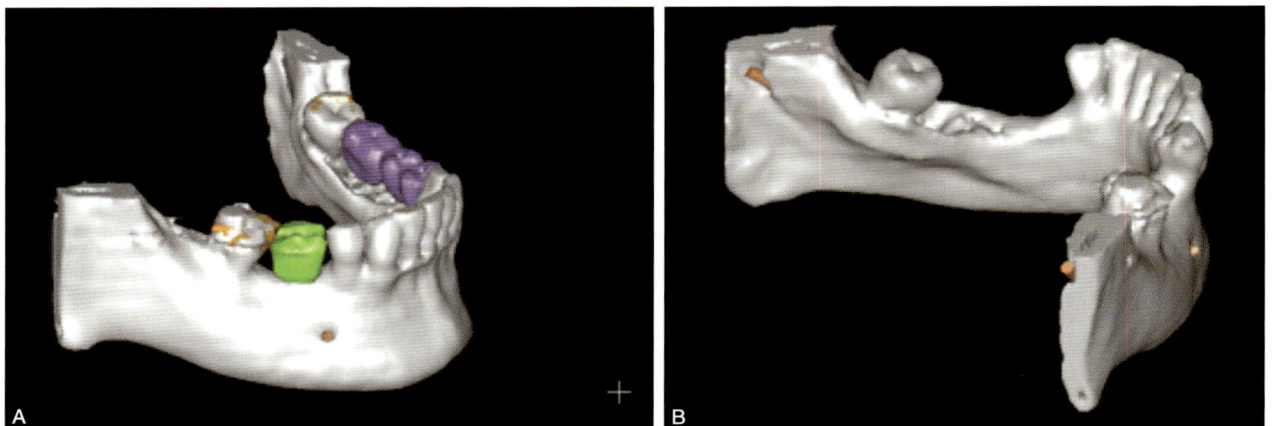

图 12-18　A. 诊断蜡型展示了所需的修复/骨的维度；B. 三维重建模型展示了下颌骨中种植体下方明显的骨凹陷

## 三、术中并发症

### （一）切口设计不良

#### 1. 病因

切口设计是影响骨增量效果的关键因素之一。理想的切口设计，应在不损害周围组织完整性的前提下充分显露术区。设计切口时，需考虑邻牙龈乳头的情况，避免损伤邻牙龈乳头，影响美观与功能。同时还应考虑患者的牙龈生物型、角化龈宽度，以及附着龈质和量。手术切口应远离颗粒状骨移植物或块状骨移植物可能暴露的区域。切口设计应遵循一定的外科原则，保持组织

血供。切口基底部应较宽，以有效预防组织瓣血供不足。

#### 2. 并发症

在行骨增量术时，切口设计不良会引发许多问题，主要与创口裂开相关。当创口裂开时，口腔内的病原体及软组织均可侵入暴露的移植物，造成移植物吸收，影响移植物的骨替代。若切口设计未考虑保留邻牙龈乳头，则会影响最终修复的美学效果。切开深度不一会导致瓣的厚度不一，极易损伤组织瓣及瓣内重要结构。在角化龈不足的区域设计切口时，常可见切口边缘为薄层黏膜。菲薄层黏膜往往难以缝合至邻近的组织瓣上，且在术后数日即可出现裂开。此外，未能进行广泛

松解的切口可能出现组织瓣血供不足，局部组织缺血。

### 3. 预防

　　冠方的切口一般位于牙槽嵴顶，应尽量偏腭侧。在角化龈不足的区域，切口应平分角化龈。切口应远离影响移植物再生和屏障保护的关键区域，尽量保留龈乳头。如果龈乳头形态良好，切口设计应避开龈乳头，或者将切口设计在邻牙间隙处。如果龈乳头缺失或扁平，切口可直接位于邻近的牙根，或者是邻牙间隙处。切口位于邻牙间隙处可使其远离骨增量术区，减少术后创口裂开导致的并发症。有时邻牙间隙处切口难以做到无张力缝合，需要进行额外的减张。

　　为了保证组织瓣根方来源的血供，切口应设计为根方较冠方宽的形态。应注意将完整的骨膜连同组织瓣一同翻起，从而避免术中出血，影响视野。在翻瓣过程中应注意组织瓣的厚度，小心使用手术刀及其他手术器械。器械应牢牢抵住骨面，以确保翻开全厚瓣。

　　在移植物边缘数毫米的位置，应做垂直向附加切口，松解组织瓣张力。骨增量区创口裂开，可直接导致暴露的移植物发生污染，影响术区骨再生。若将切口设计在远离骨再生的位置，可在一定程度上减少类似污染的发生（图 12-19 至图 12-22）。

## （二）舌侧瓣撕裂

### 1. 病因

　　下颌舌侧软组织菲薄、质脆，在翻瓣和骨增量术中极易被撕裂。由此产生的"纽扣孔"样创口可能会影响周围软组织的血供，并最终影响骨增量术的成骨效果。

### 2. 并发症

　　舌侧瓣的撕裂或穿孔不仅会导致移植位点暴露，还可能导致冠方组织边缘坏死，从而导致整个骨增量手术失败（图 12-23）。

### 3. 治疗

　　如果术中出现舌侧瓣撕裂，可用 5-0 缝线对位缝合，并注意避免软组织薄弱处产生张力。一般建议在穿孔处使用胶原膜辅助关闭创口并隔离移

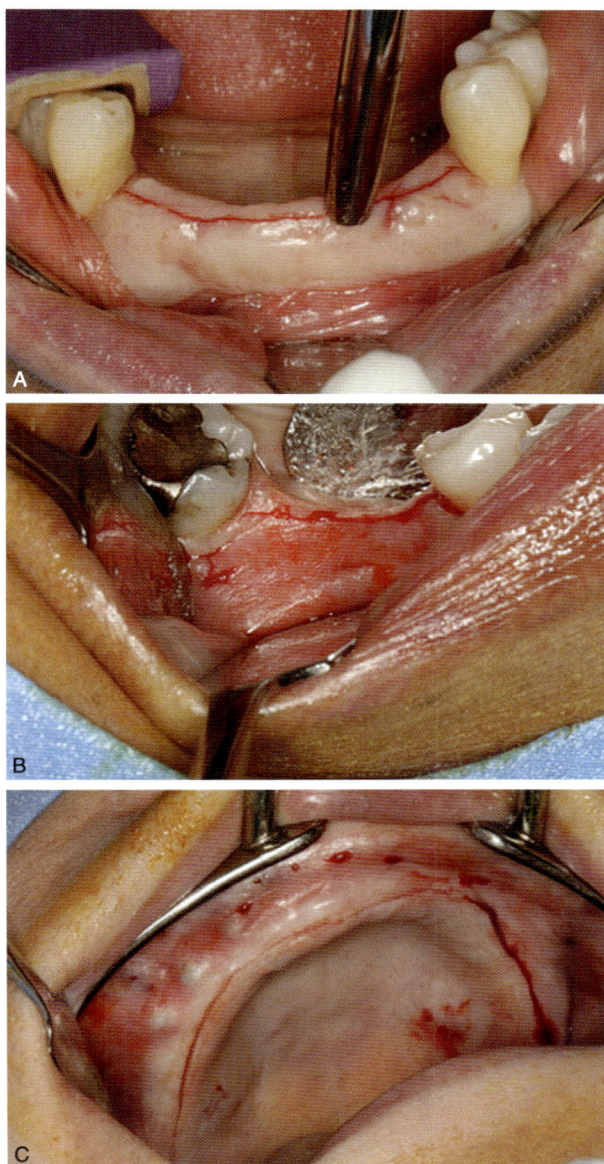

图 12-19　切口设计。A. 常规的带角化龈的牙槽嵴顶切口；B. 嵴顶切口，保存了有限的角化龈组织；C. 全牙弓的嵴顶切口保留有限的唇侧角化龈组织

植物。维持组织瓣的血供至关重要；因此，修补舌侧瓣穿孔应注意消除瓣的张力。

### 4. 预防

　　切开时必须一次性完全穿透软组织和骨膜。翻瓣时需注意将软组织瓣连同骨膜完整地剥离骨面。此时，如果组织瓣边缘撕裂，会影响后续翻瓣操作，并可增加组织瓣整体发生撕裂的风险。在整个翻瓣的过程中，必须使用剥离子或拉钩进行均匀地松解和翻开，从而获得完整的全厚瓣。

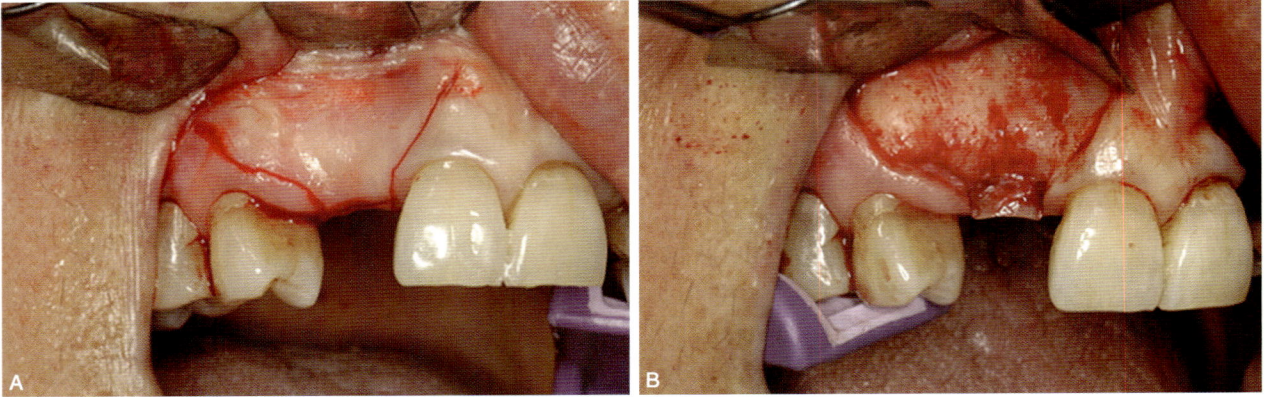

图 12-20    减张切口。A. 一种带垂直向减张的保留龈乳头的切口；B. 这些切口向侧方移动而远离关键的移植区，当创口裂开时可减少移植物受影响

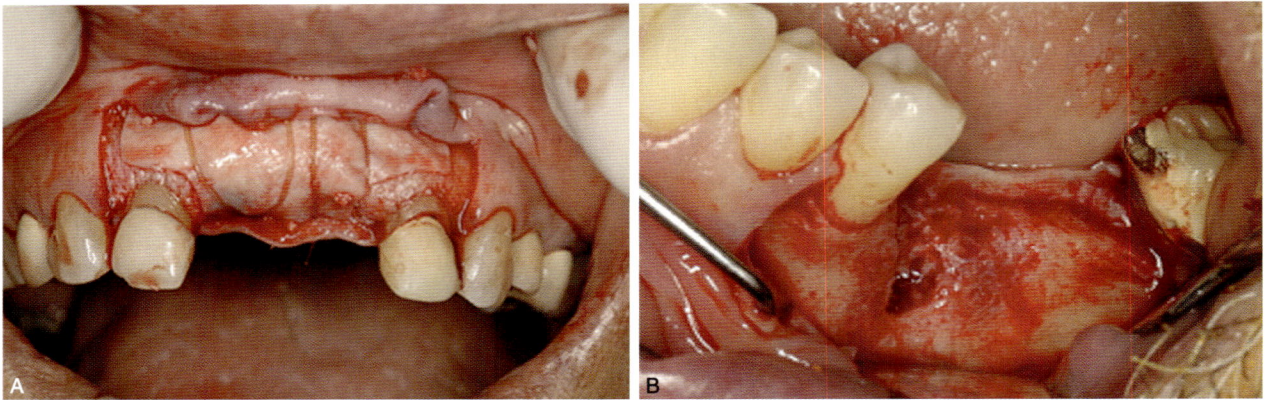

图 12-21    可选的减张切口。A 和 B. 垂直减张切口向侧方移至邻牙的龈乳头区。这可以防止创口裂开导致的问题直接影响关键部位的移植物

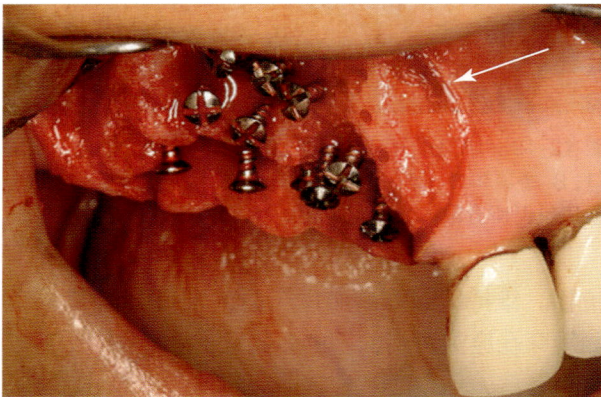

图 12-22    糟糕的减张切口设计。切口应该向侧方移开，远离关键的骨增量区（箭）

## （三）组织瓣减张困难，无法实现无张力关闭

### 1. 病因

保证愈合过程中创口的无张力关闭，是骨增量手术获得成功的关键。在临床医生学习的早期阶段，最常见的并发症就是创口裂开。当组织瓣被牵拉覆盖于体积增大的移植位点时，创口关闭的成败主要与组织瓣的张力相关。如果不首先改变组织瓣的完整性，就无法将瓣完全覆盖在体积增大的骨增量位点上。组织瓣内侧面可见一层光滑且有光泽的薄层组织，称为骨膜。骨膜由一层薄而坚韧的致密结缔组织组成，不含弹性纤维，会限制组织瓣在移植位点上的拉伸。在骨膜上做一简单切口，即可在其根方获得组织松解。骨膜下的软组织主要由弹性纤维组成，一旦骨膜上的应力得到释放，整个组织瓣就可获得松解得以伸展。简单的减张切口即可帮助移植位点上的组织实现无张力关闭。

### 2. 并发症

如果组织瓣的张力没有完全释放，在愈合过程中，组织瓣就会经常被拉开（创口裂开）。

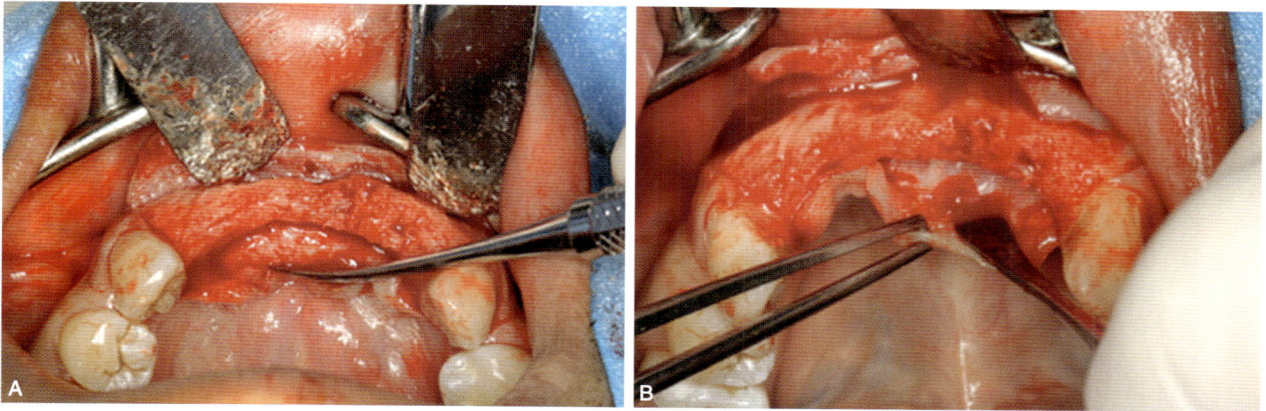

图 12-23　舌侧瓣暴露。A.在再生术中,保持这块组织瓣的完整性非常重要,因为这块瓣在翻开时容易撕裂,或者在减张时容易发生穿孔;B.如果发生撕裂或穿孔,将很难修补,这可能会影响移植部位的封闭,或者导致愈合中的创口裂开

组织瓣上的张力会影响缝线两端组织的血供,导致组织瓣边缘坏死并最终出现创口裂开。一旦发生这种情况,组织瓣往往很难缝合回原位,移植物暴露,随之软组织长入暴露的移植物。在缓慢的成骨过程中,骨增量术的成功在很大程度上取决于成骨空间的维持及颗粒状骨移植物的隔离。软组织长入、细菌污染及颗粒状骨移植物移位都会给最终的成骨效果造成不良影响。

## 3.　预防

　　通常情况下,覆盖骨增量术区的组织瓣应充分减张,至少需超过对侧瓣边缘 5mm,方可实现切口的无张力关闭。想要实现组织瓣无张力关闭的唯一方法,就是在组织瓣内侧面做一个穿过骨膜层的浅切口,使得下方组织瓣的弹性纤维充分松解。

## 4.　治疗

　　无张力组织瓣减张技术:使用 15 号刀片,在骨增量术区对应的组织瓣上,由近中向远中作穿透骨膜的浅切口。切开后,可见切口两侧明显分离。减张切口下方的组织可使用锋利的剪刀(如 Metzenbaum)尖端进行钝性分离,因此无须做深层切口。将闭合的剪刀尖端平行于组织瓣放入切口处。当剪刀尖端打开时,组织就会随之分离开。不断重复此操作,直至组织瓣可伸展超过对侧瓣边缘至少 5mm。使用剪刀尖端进行组织分离可避免切断根方组织,同时可有效避免损伤血管、神经等重要解剖结构。在上、下颌前牙区大部分的骨增量位点中,组织瓣通常需要更加充分地减张,方可实现无张力关闭。后牙区则通常不要求广泛地组织分离。需注意避免骨膜切口下方的组织瓣厚度过薄,或者出现"纽扣孔"样穿孔(图 12-24 至图 12-26)。

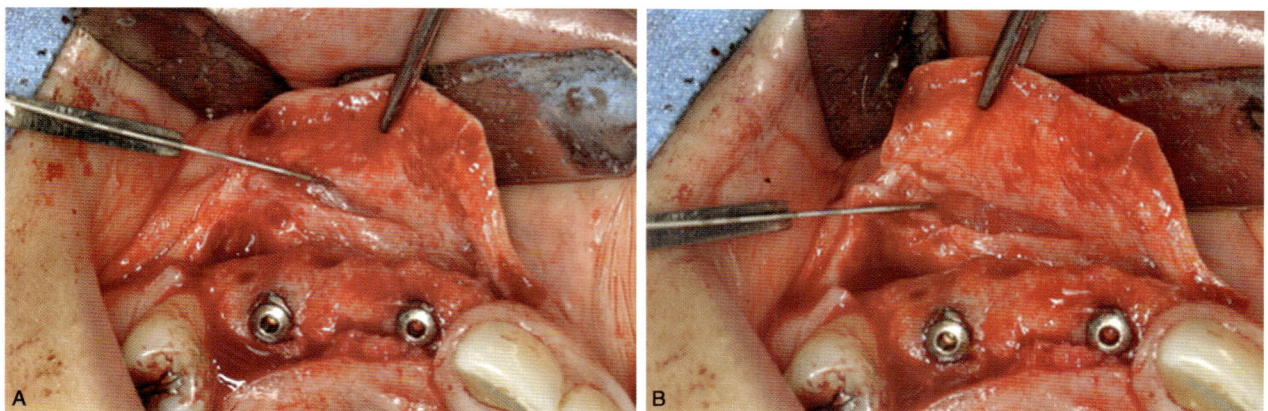

图 12-24　组织减张。A.对骨增量部位周围的组织瓣进行充分减张是实现无张力创口关闭和骨增量成功最关键的步骤,在瓣内侧预备一个单一的浅层切口穿透骨膜;B.牵拉瓣时,可见骨膜切口边缘清晰地分离,弹性纤维的存在使得瓣可以伸展

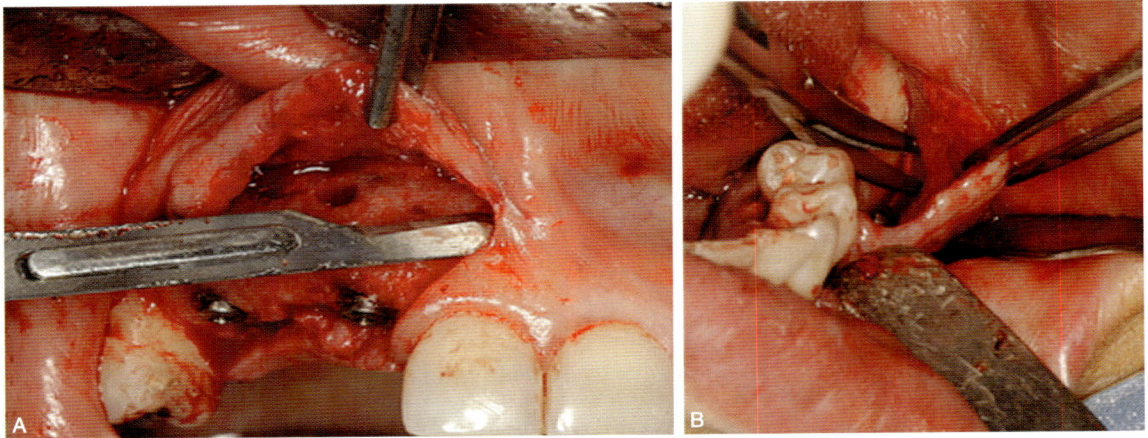

图 12-25　进一步骨膜减张。A. 切口向移植部位的近远中延伸,使瓣在牵拉时可获得足够的动度;B. 用尖锐的剪刀钝性分离骨膜后,移植部位上方的瓣就可以自由地延伸。最终使得瓣可覆盖对侧瓣至少 5mm

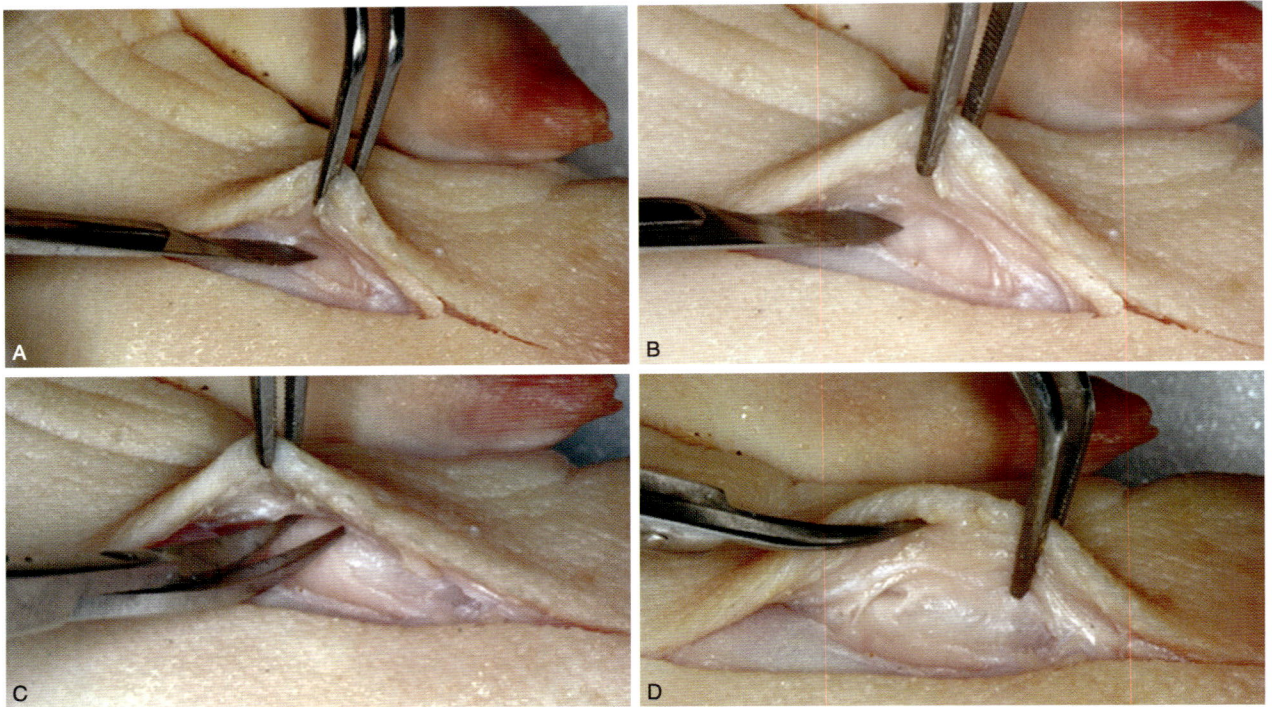

图 12-26　动物模型减张示例。A. 使用 15 号刀片在猪脚上演示通过骨膜的初始切口;B. 延伸切口,可看到两侧边缘之间的距离逐渐扩大;C. 将一把锋利的尖头手术剪刀平行放置在组织瓣上,剪刀尖端以闭合状态指向组织,当打开剪刀时,可轻轻地拉伸并分离瓣上的弹性纤维,这可以防止手术刀减张造成的损伤;D. 当减张完成时,可看到组织基底与减张的瓣内侧之间有明显的分离

## (四)屏障膜在骨增量位点垂直向和水平向上的空间维持不足

### 1. 病因

　　骨增量技术的出现,促进口腔种植的发展。在此之前,种植体只能植入到翻瓣后暴露的牙槽骨中。这在很大程度上限制了术前治疗计划的制订,常常会导致种植体出现异常轴向,造成各种长期负荷和修复上的问题。大多数的骨增量技术都是从块状骨移植技术发展而来。块状骨移植可显著增加水平向骨量,在一些病例中也可用于增加垂直向骨量。目前仍有很多外科医生在使用块状骨移植技术,但其技术敏感性较高,且从患者的角度出发,其并发症也是一个问题。

　　使用颗粒状骨移植物进行骨增量,最初是联合使用不可吸收 e-PTFE 膜进行的。这种方法使用钛支架来防止屏障膜在关键的再生空间上发生塌陷。

钛支架经过修剪和预弯，可支持修复计划中所需的骨轮廓。不可吸收屏障膜得到了一定程度的临床应用，但由于受植区和屏障膜之间空间维持能力受限，通常只能获得 1～3mm 厚度的骨再生。在大多数情况下，可以将 1～2 枚骨固位螺钉置于有利位置，从而在较小的骨增量位点上维持足够的空间。

近年来，随着屏障膜和帐篷钉技术研究的不断深入，不可吸收的钛加强 d-PTFE 膜、钛网、温感成型屏障膜等替代技术开始在临床上得以应用。这些技术的关键都集中在如何使屏障膜维持稳定的成骨空间。在整个成骨过程中，这个空间必须与向内生长的软组织细胞隔离开来，覆盖这个空间的组织瓣也应该得到完全支撑。不同的骨增量技术都有其自身的优势，但屏障效果也存在不同的问题。所有骨增量技术都需要等待 5～6 个月的时间直至新生骨成熟。在这段时间内，多种情况均可导致移植位点受力过大、创口裂开及屏障膜边缘撕裂。

当违反这些原则中的一项或多项时，就会出现骨增量效果不佳。屏障膜的移动会影响血凝块的稳定，从而影响新生骨的形成。当无受限或保护的颗粒状骨移植物受到压力时，移植物往往会向压力较小或动度较小的区域移动。由于种植体平台周围的牙槽骨承担了较大的咬合力，所有骨增量位点冠方的空间维持都非常重要。如果此处的骨缺损重建及空间维持不佳，即可导致牙槽骨冠方宽度不足，进而导致种植体植入后在唇舌侧出现骨开裂。这种骨缺损会导致剩余牙槽骨承受额外的应力，并影响基台周围软组织的附着。所有骨增量技术的成功都要求生成大量的新生骨，在条件允许时应通过渡骨增量来保障骨增量的效果。如果没有正确预估骨增量所需的骨性支撑，常常会导致种植体唇侧骨板菲薄。根据笔者的经验，临床上很难遇到较厚的唇侧骨板。随着牙槽骨的持续性改建，唇侧骨板往往会变得非常菲薄。菲薄的种植体唇侧骨板不仅会影响修复美学效果，还可能影响种植体的稳定。缺乏坚固固定的屏障膜极易发生移位，可导致骨再生早期发生各种材料和骨的吸收，软组织和细菌可侵入成骨空间，骨移植材料发生移动。以上提到的这些环节看似微不足道，但每一个都可能影响整个成骨过程。

## 2. 并发症

通常情况下，颗粒状骨移植物出现移动或屏障膜发生塌陷的区域往往无法获得修复治疗计划中预期的牙槽骨形态。此时，医生只能根据现有骨量妥协种植体的植入位点，或者选择终止种植体植入，直到通过二次骨增量获得充足的骨量，这样一来就会延长整个种植治疗周期。妥协植入的种植体在修复负荷和骨重建时更容易出现相关并发症。

## 3. 预防

GBR 技术使用屏障膜来隔离缺损牙槽骨冠方的牙龈上皮及结缔组织，防止其向内长入骨缺损区域。屏障膜允许骨相关细胞由邻近牙槽骨向血凝块定植并诱导骨再生[31,47]。除了隔离软组织、稳定血凝块，空间维持也是 GBR 成功的关键。采用骨固位螺钉支撑的屏障膜可有效创建成骨空间并维持稳定。还可选择钛加强屏障膜、钛网及其他类似的材料来提供垂直向的刚性支撑。

（1）骨固位螺钉：骨固位螺钉可为屏障膜提供垂直向和水平向刚性支撑，隔离颗粒状骨移植物，形成稳定的成骨空间。所需成骨体积和形态决定了骨固位螺钉的数量和位置。通常情况下，多枚骨固位螺钉固定在受植部位，形成圆拱形支撑，恢复理想种植三维位置所需的骨量。一旦缺乏稳定的空间维持，将导致骨增量效果不可预期，种植体平台颊、舌侧及冠方骨量不足。冠方过薄或呈颗粒状的牙槽骨易导致种植体平台的颊、舌侧出现骨开裂。

（2）钛加强 d-PTFE 膜：现已证实，无论是小范围的骨缺损，还是严重的伴有皮质骨破坏的垂直向骨缺损，钛加强 d-PTFE 膜均可有效保障骨增量效果。早期应用 e-PTFE 膜［Gore Tex（W. L. Gore & Associates，Inc.）］发现，一旦屏障膜出现暴露，最终的骨增量效果会受到严重影响，这在很大程度上与 e-PTFE 膜的大直径孔隙有关。细菌可经这些孔隙（直径 5～25μm）穿过 e-PTFE 膜，从而影响骨增量区域的骨再生效果。应用 d-PTFE 膜能保障骨增量效果则主要与膜的小直径孔隙（<2μm）有关，这些孔隙可有效阻止细菌入侵[58]。在 d-PTFE 膜发生暴露的部位，并未发现细菌直接经膜入侵影响骨再生的相关证据，但仍然会存在细菌由暴露的膜边缘侵入问题。文献报道，d-PTFE 膜发生暴露后，要想保障骨增量效果，仍需维持至少 6 周的时间才能取出。如果过早取出暴露的 d-PTFE 膜，则会导致细菌侵入暴露的移植物，从而影响最终的骨增量效果。对暴露的 d-PTFE 膜应使用氯己定含漱液，并注意维护口腔卫生。同时，应注意使用临时装置防止屏障膜发生移位[54,56]。

（3）钛网：钛网支撑技术是指使用一片薄的

钛网作为支撑,该钛网可根据种植体植入所需的牙槽骨形态进行塑形。这项技术的优势在于钛网可直接为移植物塑形并进行刚性固定,有效保证骨增量的空间维持。骨代用品可以选择颗粒状骨移植物,也可以选择添加了 BMP 的混合物。愈合过程中,如果软组织能够一直保持完整,那么骨增量的效果也可得到保证;如果钛网边缘或冠方发生暴露,那么最终成骨效果将受到影响。

## 4. 治疗

对于牙槽骨骨量不足的处理有两种方法。第一种是在现有牙槽骨内植入种植体,同时在种植体螺纹暴露处进行骨增量。根据暴露的种植体相对于邻牙骨弓轮廓的位置,通常会出现不同的结果:与位于邻牙骨弓轮廓外的种植体相比,位于轮廓内的种植体合并螺纹暴露行骨增量的效果更好。因为这种情况可以同时满足血供、骨性支撑,以及种植体表面充分覆盖等影响骨增量效果的关键条件。另一种方法则是延期植入种植体:先行骨增量,并在获得足够的骨量后植入种植体。这种方法的长期效果更加可靠(图 12-27 至图 12-32)。

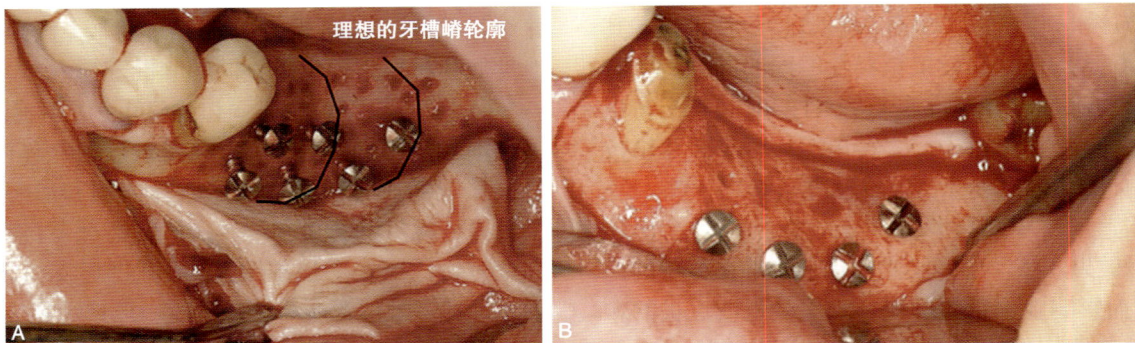

图 12-27 支撑牙槽骨轮廓的骨固位螺钉。A. 在放置骨增量材料之前,使用骨固位螺钉形成预定的牙槽骨轮廓;B. 成熟的移植物生长到了螺钉头的水平。这体现了"空间维持"的原则,即只要在愈合过程中移植物受到支撑,并防止软组织长入,骨组织就能填补于隔离的空间内

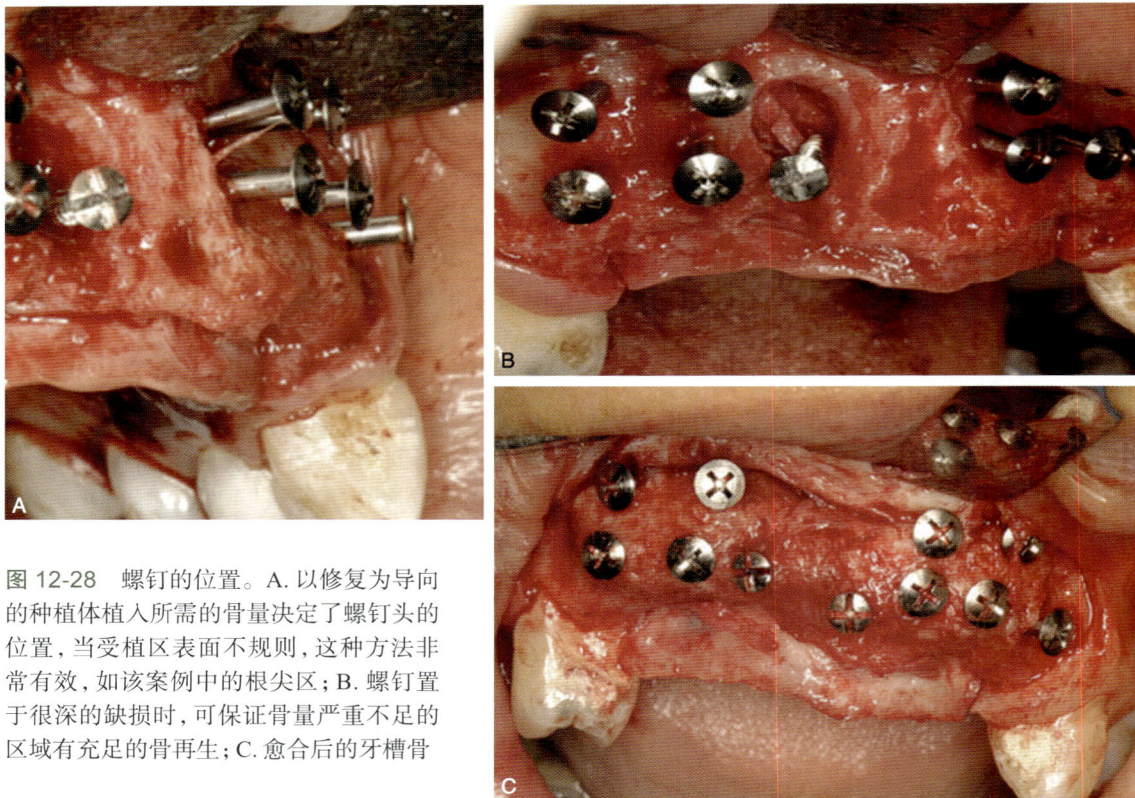

图 12-28 螺钉的位置。A. 以修复为导向的种植体植入所需的骨量决定了螺钉头的位置,当受植区表面不规则,这种方法非常有效,如该案例中的根尖区;B. 螺钉置于很深的缺损时,可保证骨量严重不足的区域有充足的骨再生;C. 愈合后的牙槽骨

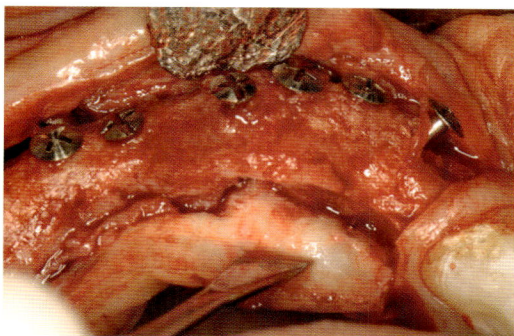

图 12-29 在该成熟的骨增量位点上，骨充填于螺钉之间的间隙，为种植体植入创建了大量的牙槽骨

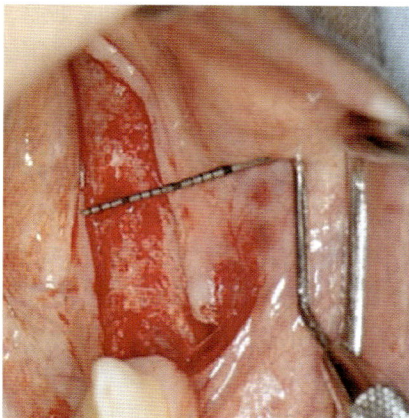

图 12-30 术后获得额外宽度的牙槽骨

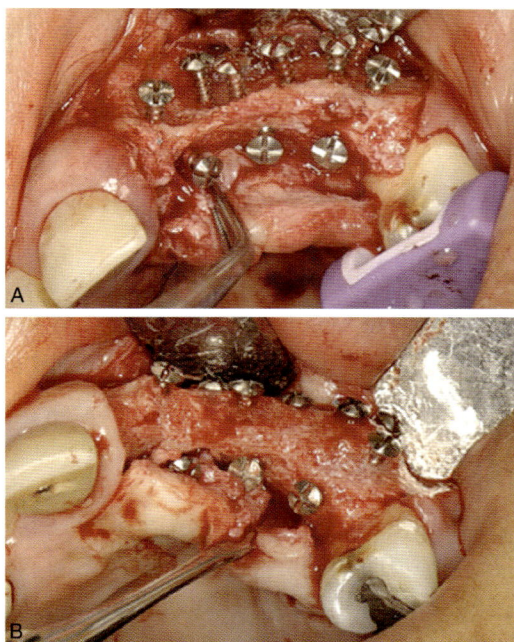

图 12-31 唇腭侧骨增量。A. 该图中剩余牙槽骨宽度最窄处接近 2mm，需要唇腭侧都行骨增量。固位螺钉形成了需要行骨增量的轮廓；B. 这种螺钉的定位策略使外科医生可准确地勾画出骨增量的轮廓。移植物的形态不再是一个问题，因为颗粒状骨移植物可充填于表面不规则的缺损中

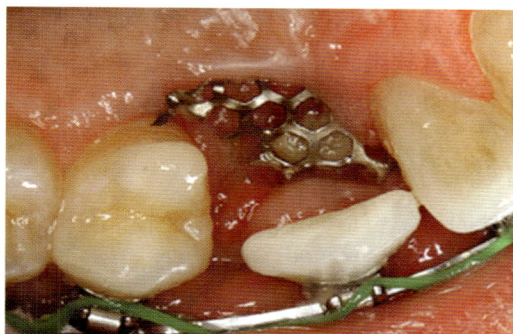

图 12-32 如果锐利的钛网边缘位于软组织瓣的区域，就很容易发生暴露。愈合阶段的钛网暴露可常规维护，但这也往往减少了最终骨生成量

## 四、颗粒状骨移植物

### （一）愈合过程中骨固位螺钉暴露

#### 1. 病因

骨增量位点在愈合过程中可能出现骨固位螺钉的暴露，导致细菌侵入螺钉颈部。在这种情况下，仔细关注骨固位螺钉暴露的时间及骨增量技术的类型是很重要的。

（1）**块状骨移植物**：块状骨移植物上的骨固位螺钉发生暴露时，除了移除暴露的骨固位螺钉别无选择。块状骨移植的关键是移植物的刚性固定。因此，移除暴露的骨固位螺钉就会导致骨增量的失败。对于这种情况，应尽可能地维护好暴露的骨固位螺钉直到移植物完成改建。

（2）**颗粒状骨移植物**：当骨固位螺钉的头部穿过覆盖其冠方的屏障膜并最终穿透术区表面的薄层黏膜时，即发生骨固位螺钉的暴露。这种情况通常发生在螺钉头部直径较小时，螺钉极易穿透屏障膜及表层软组织。采用颗粒状骨移植物进行骨增量时，需要使用骨固位螺钉支撑屏障膜并确定理想的骨轮廓。使用"大头"骨固位螺钉则可有效保障骨增量效果。如果考虑到骨固位螺钉有穿透屏障膜和软组织的可能性，还可通过选择不同类型的屏障膜来减少螺钉暴露的发生。在愈合过程中，AlloDerm GBR 能有效减少屏障膜穿孔，而胶原膜在湿润状态下非常柔软，一旦受到压力，极易发生穿孔甚至撕裂。

#### 2. 并发症

屏障膜一旦发生穿孔，就会导致异物及纤维

组织细胞侵入术区,干扰骨再生。如果骨固位螺钉头部穿透软组织并暴露,则可能导致细菌污染,导致移植物感染和骨增量失败。

### 3. 预防

骨固位螺钉应具有一个直径较大且光滑的头部,从而为屏障膜提供足够的表面支撑,同时避免刺激其上方覆盖的黏膜层。若螺钉头部直径过小,在受到较大张力时则极易穿透屏障膜。经典的骨固位螺钉直径为 1.5mm,其头部直径应该尽可能大。

### 4. 治疗

对暴露的骨固位螺钉头部应用氯己定含漱液维护,直至周围软组织愈合。对于使用颗粒状骨移植物的病例,为了避免细菌经创口污染内部移植物,一般建议移除暴露的螺钉。如果螺钉是用来抵抗可摘局部义齿对术区的压力,则可考虑保留螺钉。需要注意的是,在任何情况下,都应该避免软组织重新覆盖暴露的螺钉(图 12-33)。

## (二)屏障膜边缘距离邻牙过近

### 1. 病因

GBR 技术通常需要将屏障膜放置于天然牙附近。这就要求术者清楚地了解屏障膜与天然牙牙根表面位置关系的相关原则。

(1)不可吸收屏障膜:早期 GBR 中使用的屏障膜是不可吸收的 e-PTFE 膜,通常需要修剪,并与邻牙牙根保持至少 2mm 的间隙。这使得天然牙生物学宽度得到保留,并稳定屏障膜上方的组织。如今使用的 d-PTFE 膜,同样需要遵循膜边缘和相邻牙根之间保持 2mm 间隙这个原则。由于类似的问题,使用钛网的 GBR 技术也需要与邻牙牙根留出 2mm 距离。

(2)可吸收屏障膜:在使用可吸收屏障膜的 GBR 技术中,"2mm 原则"并不是关键的因素,可吸收屏障膜可以直接放置于邻牙牙根表面而不易导致并发症(图 12-34)。

### 2. 并发症

过于靠近邻牙的可吸收膜会通过间隙直接导致膜的污染,造成软组织长入和移植物感染。靠近邻牙根面的钛支架经常导致屏障膜暴露和该区域的骨增量体积受损。可吸收膜直接覆盖在天然

牙牙根上时,产生并发症的唯一原因是与邻牙上的创口初期关闭相关。屏障膜必须光滑,且可以使上方的组织瓣均匀地贴合到牙根颈部上。

### 3. 预防

(1)不可吸收屏障膜:不可吸收屏障膜应该尽可能地与邻牙牙根保持 2mm 以上的距离。钛加强的屏障膜应该选择不含有侧支形式的,以防侧支被置于邻牙牙根上。比较新的屏障膜可在牙槽间隔上形成支撑,无须在这些关键的邻间区域上使用侧支。

(2)可吸收屏障膜:在大多数病例中,可吸收屏障膜不要求与邻牙牙根分离。脱细胞真皮基质不需要与牙根表面隔离,这个膜常规用于牙周根面覆盖术。

骨增量成功的核心是从开始放置屏障膜到完成骨成熟这一过程,屏障膜都要完全覆盖骨移植材料。骨增量的成功与软组织瓣的关闭直接相关。成功的病例始于切口、完整的黏骨膜瓣翻开、屏障膜的正确放置,最后完成于组织瓣的无张力关闭(图 12-35)。

## (三)移植物感染

### 1. 病因

在低 pH 下,移植材料会快速吸收,例如羟基磷灰石晶体在 pH ≤ 5.5 时就会溶解。感染环境下 pH 可降到 2 或更低,导致移植材料快速降解。缺乏无菌外科操作、创口裂开或邻牙感染传染均可导致感染。

### 2. 并发症

局部感染会导致骨移植材料降解,骨增量失败。这种失败的严重程度取决于感染的开始时间和持续时间。

### 3. 预防

预防手术感染的关键是使用适宜的外科技术。术前抗生素预防用药,氯己定含漱和无菌操作可以减少手术时的细菌污染。移植材料中添加抗生素可以减少细菌入侵。正确的缝合及组织瓣设计是骨增量技术的基础,可以预防因创口裂开而导致移植物暴露。最后,临床医生应该保证所有的空间维持装置(不可吸收屏障膜、钛网、帐篷钉)无尖锐的边缘,以防术后黏膜穿孔及细菌侵入。

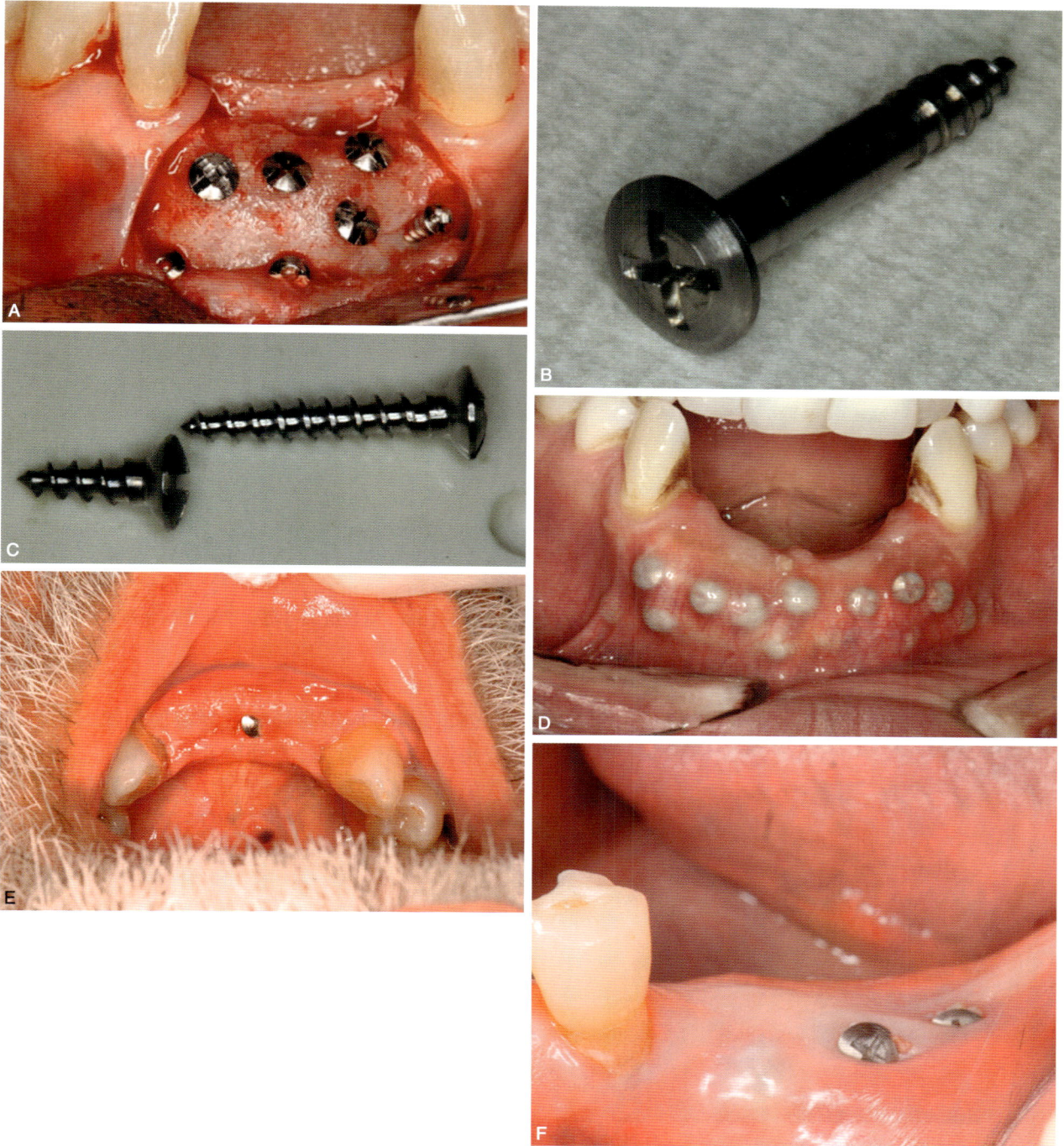

**图 12-33** 帐篷钉。A. 使用较大的螺钉头部更易成骨，注意该图片中右侧边上的小头螺钉周围缺乏牙槽骨生成；B. "宽头固位螺钉"示例；C. 不同直径和长度的固位螺钉；D. 愈合中骨增量部位的薄层黏膜上常可见固位螺钉头。这不是并发症，也无须特殊的治疗；E 和 F. 暴露的固位螺钉

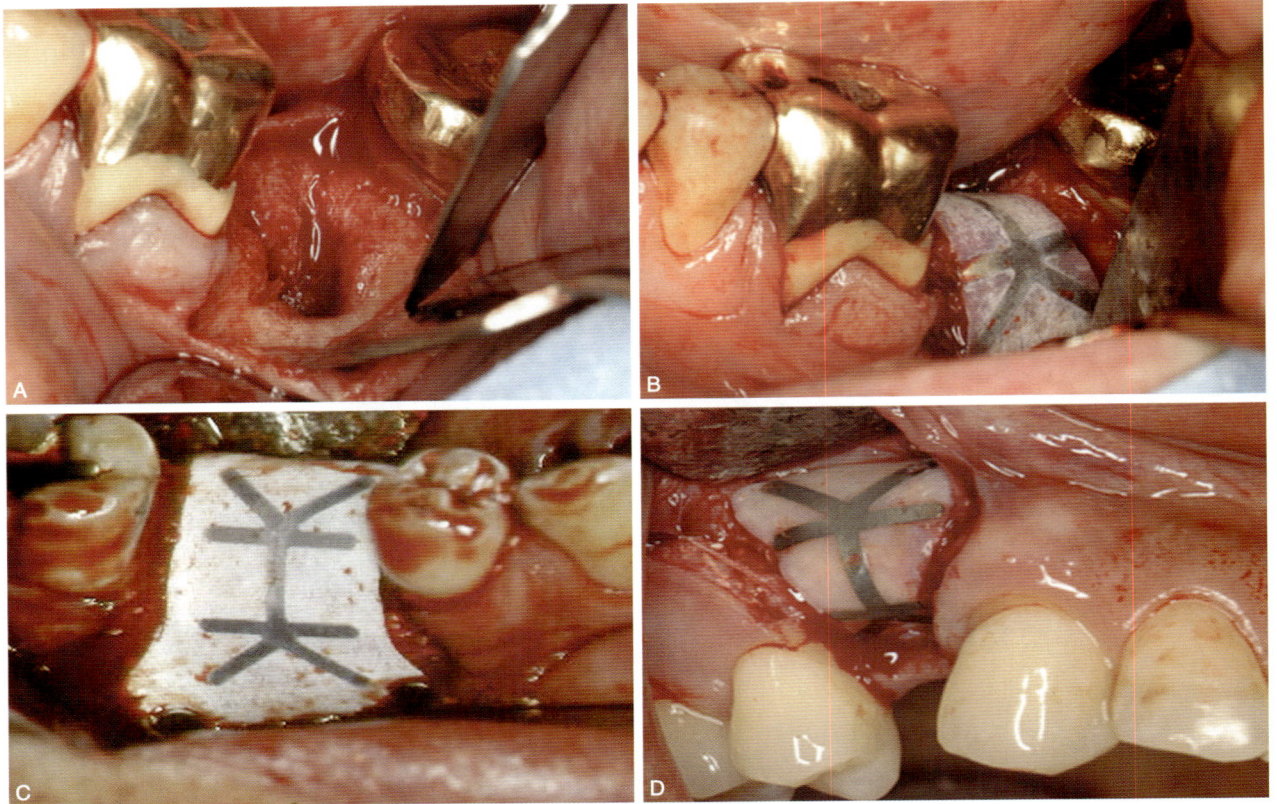

图 12-34　钛加强不可吸收屏障膜。A. 该骨缺损需要行骨增量恢复颊侧骨板，使用不可吸收膜进行空间维持；B. 在愈合阶段，钛支架的支撑防止了膜塌陷；C. 钛加强屏障膜边缘距离邻近的牙根 2mm，使软组织可附着于邻近的牙根周围；D. 膜的边缘太靠近切口，可能导致创口裂开

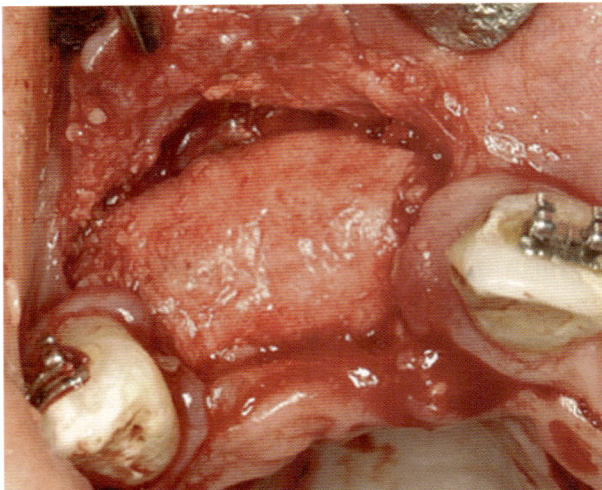

图 12-35　可吸收屏障膜的使用不要求膜的边缘与邻近的牙根分开

## 4. 治疗

　　术后定期复查是必需的，尤其是在创口愈合的早期阶段。指导患者口腔卫生维护，减少创口张力，术后使用氯己定含漱液控制菌斑。如果出现创口裂开，应该指导患者规范使用氯己定含漱液来保持术区清洁，直到肉芽组织形成。如果患者出现术区化脓或全身不适，应立即使用抗生素治疗。如果不可吸收屏障膜暴露，至少需维持 6 周；如发生感染，应在病情进一步进展前移除不可吸收屏障膜（图 12-36）。

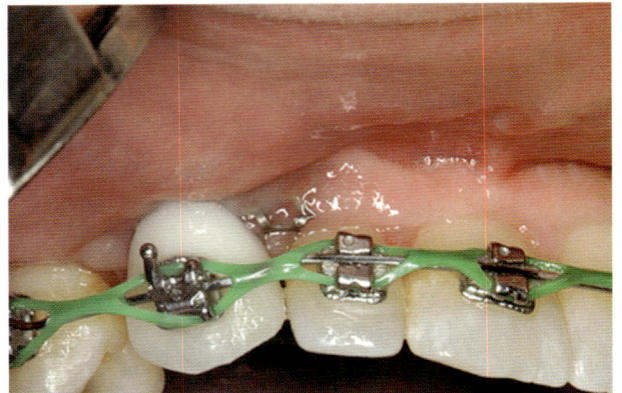

图 12-36　移植部位的感染使得钛网暴露的情况更加复杂。这种情况下，暴露的钛网将会使侧切牙远中的牙龈乳头生长更加困难

## 五、块状骨移植：下颌颏部取骨

### （一）颏部骨量不足

#### 1. 病因

使用单层块状皮质骨用于修复牙槽骨缺损时，经常需要获取相当厚的皮质骨才能使骨块厚度＞3mm。下颌升支获取的骨块平均厚度不超过 3～4mm，相比于下颌升支，颏部是获取更厚骨块的潜在来源。不同患者颏部的断面解剖存在差异，医生应该在术前就仔细评估。在 CBCT 普及前，常不得不使用侧位投影或早期断层影像来预测这些区域的骨厚度。现在，CBCT 断层影像可以精确测量供区的骨厚度。

#### 2. 预防

推荐使用螺旋 CT 或 CBCT 影像测量下颌颏部和升支处的骨解剖和厚度。首先测量唇侧骨板至舌侧骨板的实际距离，用以确定该区域是否可提供所需充足骨量；其次，可为外科医生提供指引，使得医生在获取骨块时可确定骨皮质切入的深度。当无法获得断层影像时，使用侧位投影或者二维骀位片可获得这个区域的基本解剖信息。

断层影像可真实地评估潜在供区，且可在术前就进行测量。医生必须测量皮质骨厚度，并鉴别缺乏松质骨的病例。松质骨的缺乏会导致骨块获取时唇、舌侧骨板难以分离，并且当盲目获取骨块时，发生贯穿舌侧骨板的折断风险就会增加。

#### 3. 并发症

供区骨不足时就可能会出现并发症，可导致移植的骨量和厚度不足、移植物密度不足。有文献报道，颏部骨折可威胁生命安全，因为这会导致下颌颏部骨块错位于下颌下，造成气道受阻。骨块预备时穿通唇舌侧，游离骨块可通过肌肉附着被牵拉至舌侧。颏结节区域附近的骨直接连接于颏舌肌和颏舌骨肌。如果骨块不再连接于周围的下颌骨，则会直接被牵拉出下颌骨，到达舌下的空间（图 12-37 至图 12-39）。

### （二）血管 / 神经相关并发症

#### 1. 并发症

在颏部获取皮质骨和周围的松质骨，常损伤

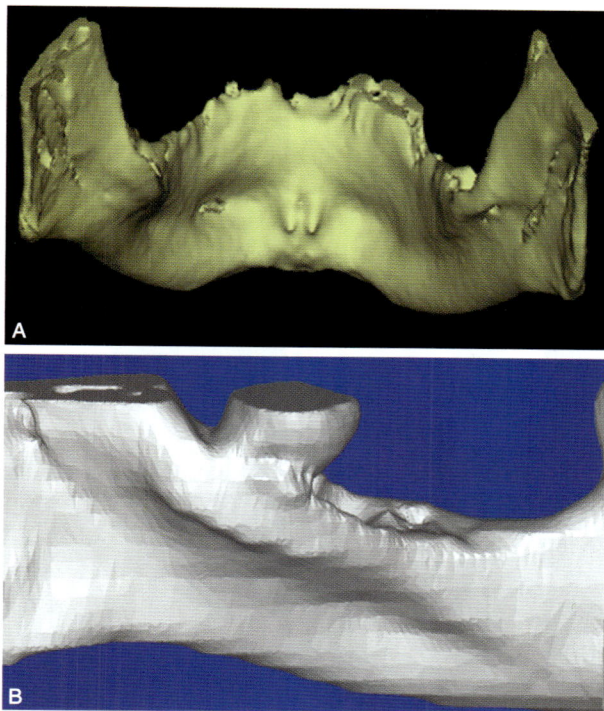

图 12-37　A 和 B. 这个病例中舌侧凹陷极大地限制了种植治疗

其内部的神经血管。对神经和血管的破坏可能伴随着不同程度的感觉障碍，以及移植物获取后即刻出现的严重出血。

#### 2. 病因 / 预防

（1）下颌切牙神经管：多年来，人们一直认为颏孔之间的区域是取骨的安全区域，因为这个区域内没有重要的解剖结构。充分认识颏部神经血管的解剖结构对于预防术中、术后并发症是至关重要的。一般来说，与后牙区的病例相比，下颌切牙区植入种植体后，嘴唇和下颌较少出现感觉异常。然而，当舌侧骨板穿通或从这个区域获取大量的自体骨时，仍可能会出现并发症。

研究表明，在所有回顾的病例中，CBCT 影像中存在下牙槽神经的"切牙分支"，该分支始于颏孔处，从下颌骨内部越过正中联合。普遍还认为可能颏神经存在"前襻"，它是自颏孔穿出向前延伸的分支。在邻近颏孔种植时，颏神经前襻容易受到损伤。下牙槽神经的"切牙分支"在到达正中联合的区域时转向舌侧骨板。在大多数情况下，切牙神经会在中线区域与对侧的神经相连[48]。

当从颏部取骨时，通常是获取皮质骨块。在这个过程中，还可以刮取该部位的松质骨。在刮

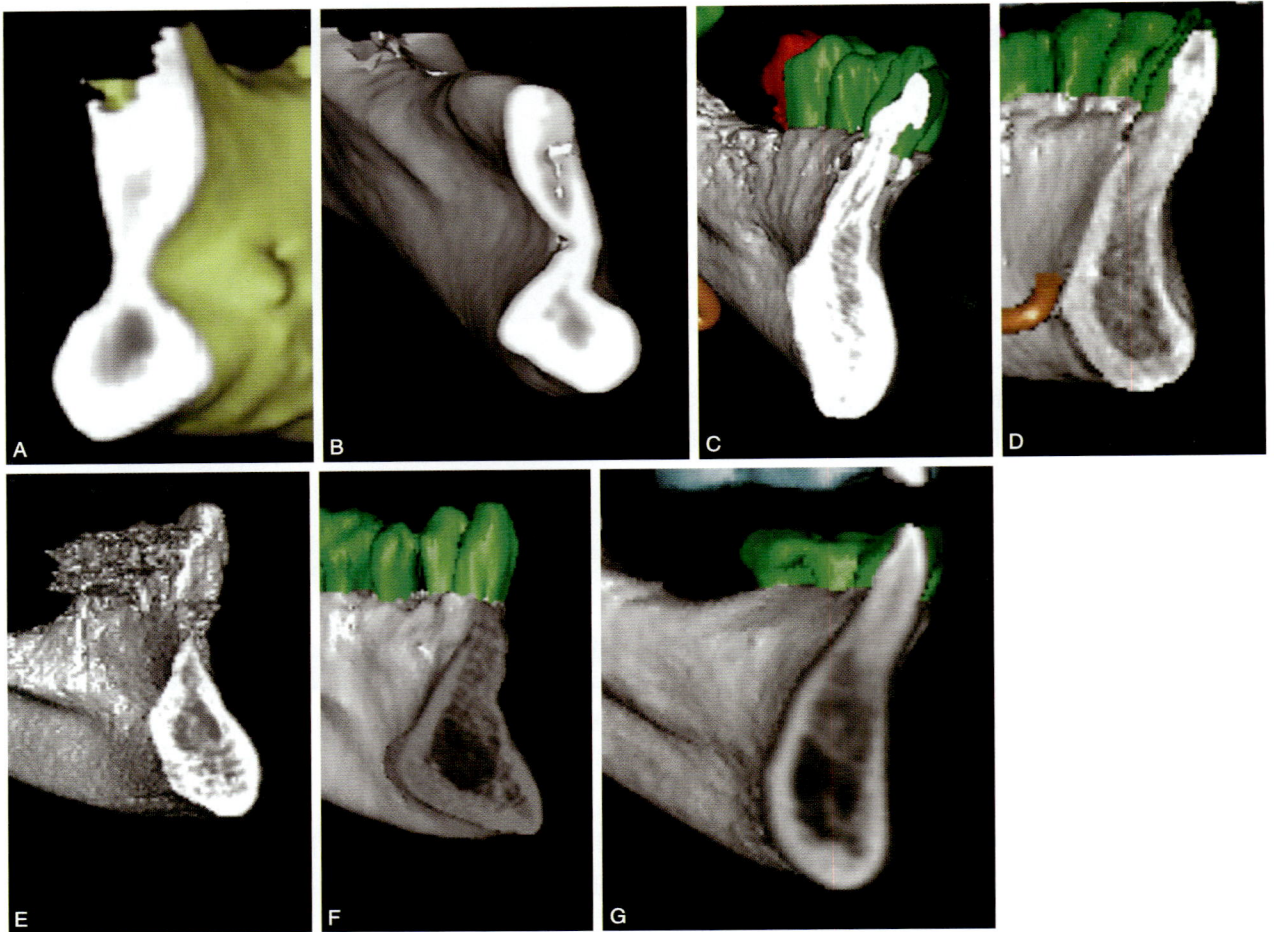

图 12-38　下颌颏部解剖形态差异。A 和 B. 解剖形态差异（沙漏型下颌骨）；C 和 D. 颊舌向宽度窄；E 至 G. 骨密度低

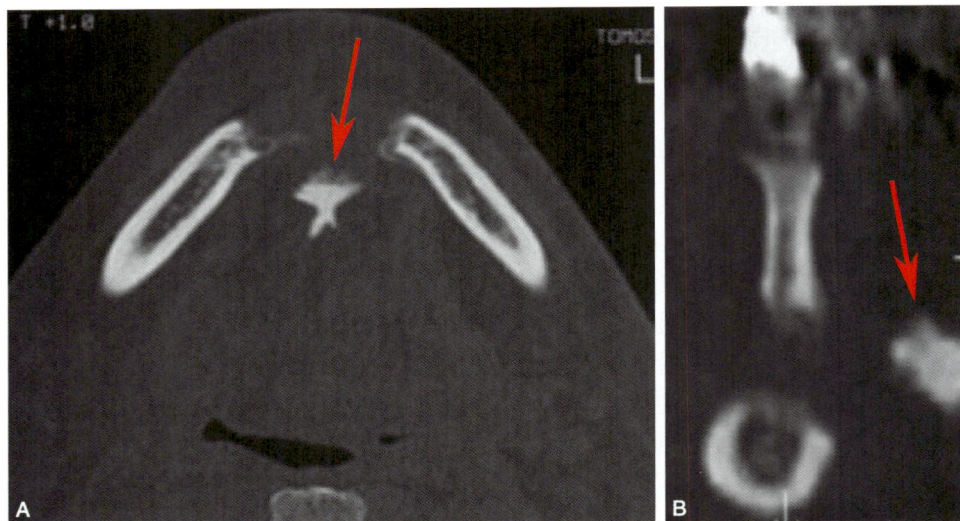

图 12-39　A. 横断面图像显示，由于患者颏部取骨不当导致骨块移位至舌侧；B. 轴位视图 ［引自 Cordaro L，Rossini C，Mijiritsky E：Fracture and displacement of lingual cortical plate of mandibular symphysis following bone harvesting：case report. Implant dentistry 13（3）：202-206，2004.］

取松质骨时，可能会在无意中破坏神经和血管。如果这些神经血管被破坏，就可能会发生大量出血，术后患者可能会抱怨切牙感觉异常。这不是痛觉，患者通常会描述为切牙具有"麻木感"，令人困扰。这一系列的并发症可通过避免过度地采集供区的松质骨来预防。

有研究对比了从下颌升支和颏部获取骨块之后神经损伤的发生率。术后 18 个月，超过 50% 的颏部取骨的患者仍然有感觉异常，而下颌升支取骨的患者，无任何症状[48]。

（2）舌动脉：在正中联合处，切牙神经血管束与其他血管结构相连。颏舌肌在中线处附着于颏结节上，舌动脉穿过颏结节处的舌侧孔。舌动脉直径为 1～2mm，横断面图清楚地显示其在此处与营养管吻合。

在中线位置进行截骨术时，如果血管位于垂直切口经过的路线上，那么就可能被切断，舌动脉的延伸部分被切断后，舌动脉可能会脱垂回到口底位置。被切断的动脉血管可能会在舌下间隙出血，使舌体抬高，阻塞气道。应立即紧急干预，维持气道。严重时，需要行气管切开术，直到出血得到控制。

（3）上颏棘孔：Miller 发现了下颌前部额外存在的直径约 2mm 的开孔，与营养管吻合。在正中联合区域翻瓣时出现的大量出血可能归因于这些大血管[26]。营养管内没有神经感觉成分。在骨增量和靠近正中联合处进行手术时，避免组织瓣向根尖过度延伸，可以减少损伤这些血管。

## （三）错误的骨块尺寸和形态

### 1. 病因

骨缺损区受植面的解剖形态通常是不规则的，这给骨增量带来了挑战。在需要用块状骨建立适当骨体积的区域，临床医生必须选择改变骨块或受植区骨面的形态，尽可能地消除移植物/受植区接触面之间的间隙，以确保缺损处正常的骨愈合。

### 2. 并发症

如果皮质骨块不能与受植床良好地紧密贴合，两者间往往会留下缝隙，从而抑制早期血管生成，最终影响骨生成。而"镶嵌"到受植部位的块状骨可以避免这种间隙的产生，并使新形成的骨与受植床融合良好。皮质骨块的松动必然会导致其与受植床的结合失败。任何移植物的微动都会导致预后不佳，甚至是彻底的失败。

### 3. 预防

必须详细检查骨缺损处的解剖结构，以确定所需的三维骨量，确保种植体在正确的三维位置中有足够的骨支撑。然后必须对三维骨量进一步评估，确保供区部位能够提供足够厚度的骨块，满足修复骨缺损大小和形态所需。当受区部位需要的骨量超过 4mm 时，就不适合从下颌升支区域取骨。该区域的解剖结构限制移植物的厚度在 3～4mm，超过 4mm 厚度可能会侵犯到邻近重要解剖结构。

必须使用圆形车针（如 10-12 球钻）去除受植部位表面所有的纤维组织。随后对受植床进行修整塑形，为移植的骨块提供一个表面平整的受植床。应尽可能将骨块嵌入牙槽骨，以获得支撑并更好地整合到受区牙槽骨。受植床的重新塑形可激发局部加速现象（regional acceleratory phenomenon，RAP），增加骨块与受植床之间发生牢固结合的机会。

骨块的预备：在制备皮质骨块时，应尽可能保留骨块的体积。皮质骨块不仅提供了具有成骨潜能的细胞来源，还通过实体屏障方式促进了骨的发育。随着时间的推移，骨的自然重塑会减少多余的骨量，因此在这种情况下，骨量过多不是问题（图 12-40 至图 12-43）。

## （四）皮质骨块破碎过程中骨颗粒的流失

### 1. 病因

在使用致密的皮质骨块进行牙槽骨增量时，常需要修整不规则的皮质骨块表面以适应供区，往往会出现一些问题。在颗粒状骨移植中，必须先将整块皮质骨制备成颗粒状。在此过程中，对骨颗粒的控制至关重要，因为松散的颗粒很容易在处理过程中丢失或受到污染。自体骨的获取是非常具有挑战性的，骨颗粒或骨块的丢失会导致不必要的时间延误，而骨块受到污染则需额外获取骨块来替代，也造成了患者的不适。

### 2. 并发症

在制备过程中，如果皮质骨块不置于容器中，制备的骨颗粒可能就会丢失。此时，"骨颗粒"往

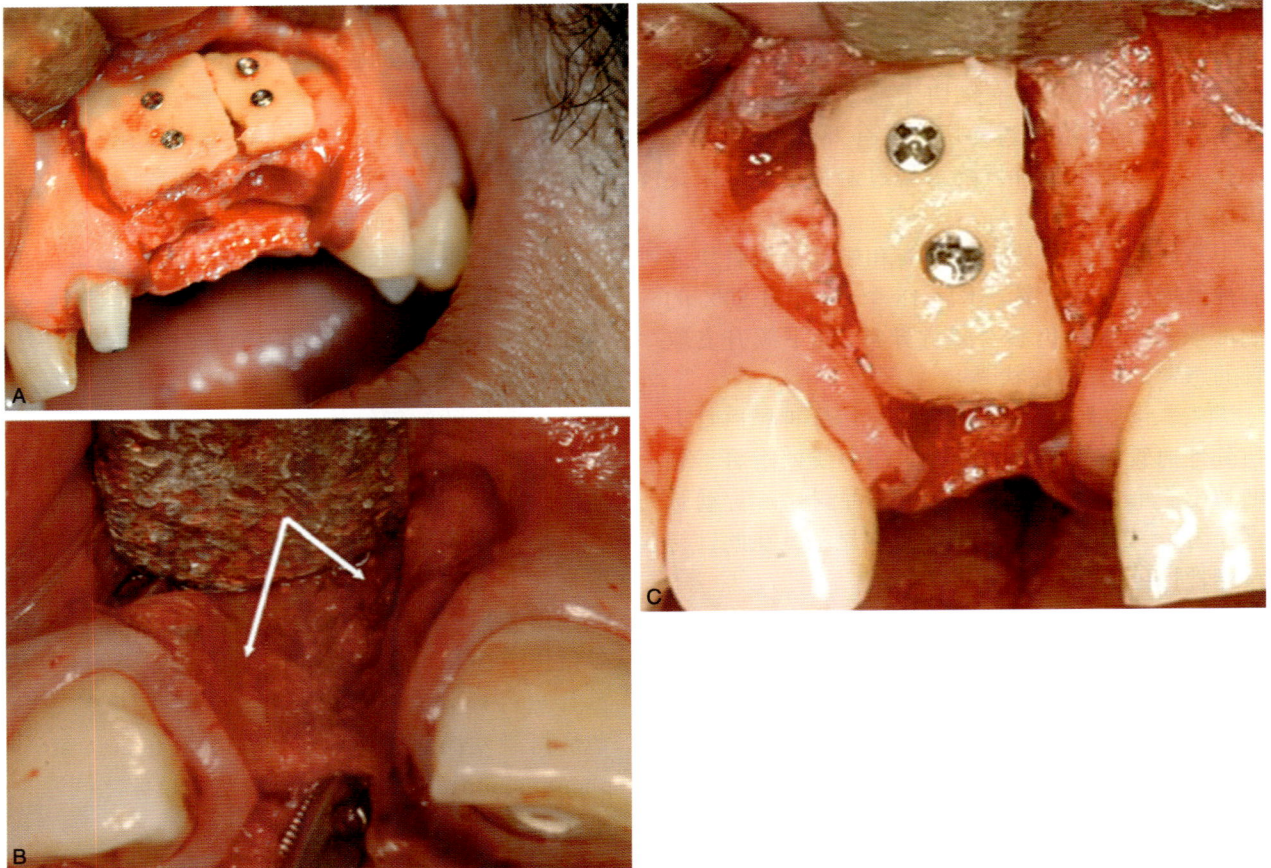

图 12-40　A. 骨块与受植部位贴合不良,导致骨不连的概率增加;B. 受植部位经过修整,使移植的皮质骨块能够就位,不会移动;C. 受植部位经过修整,可将块状骨移植物置于光滑受植面上

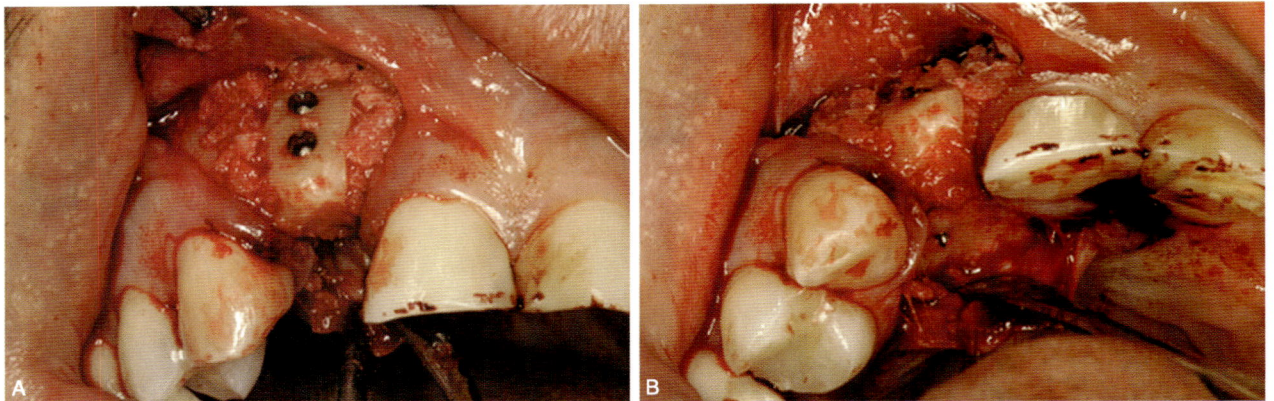

图 12-41　A 和 B. 骨松质颗粒用于填充块状骨周围的间隙和不平整处

往往会从咬骨钳上飞落,或者与周围环境表面接触而污染。曾经发生过整个骨块从手术区域掉落的情况,完全无法用于手术。

## 3. 预防 / 治疗

　　本章介绍的颗粒状骨增量技术是将一块皮质骨块完全破碎成小颗粒,并填充进不规则的骨缺损处。如果操作时不小心谨慎,这些小颗粒往往会从咬骨钳中"蹦出"。防止皮质骨颗粒丢失的最佳方法是在透明浅玻璃杯或碗中注入生理盐水,然后将骨块浸没在生理盐水中,使用双关节咬骨钳将其粉碎成手术所需的颗粒大小。生理盐水会减慢颗粒蹦出的速度,就像水会减慢子弹射入水中的速度一样(图 12-44)。

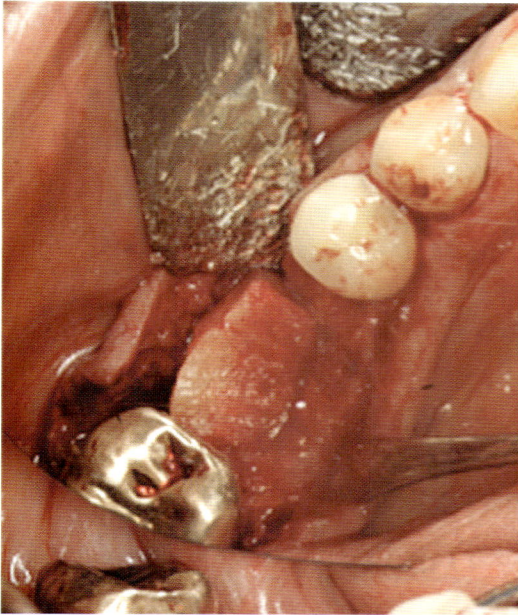

图 12-42　在第一磨牙区颊面较大的缺损处嵌入一个非常厚的骨块

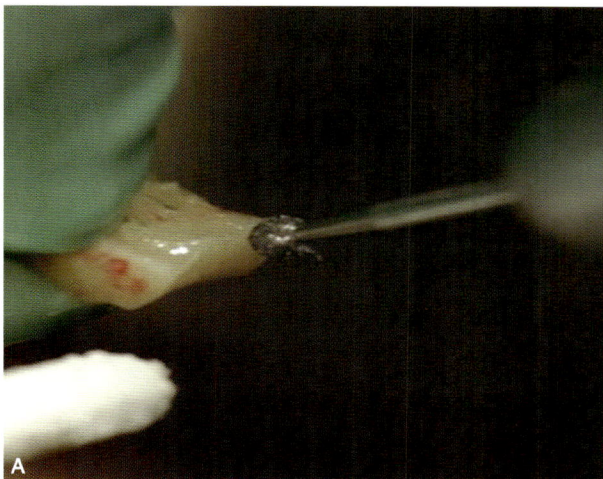

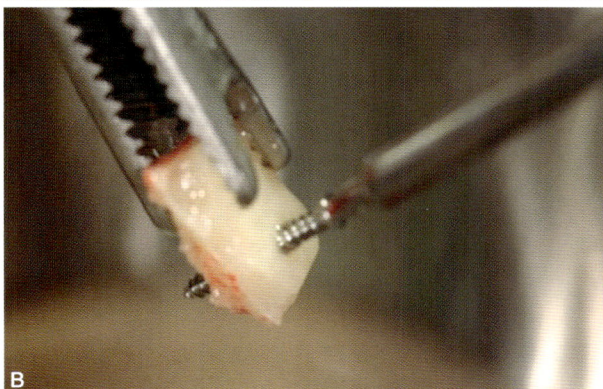

图 12-43　块状骨的修整。A. 所有锐利的边缘都应在充分冲洗下用圆形硬质合金或金刚石钻针切削；B. 应在骨块就位之前预先拧入固位螺钉。这样可以在固定移植物时获得理想的位置和稳定性

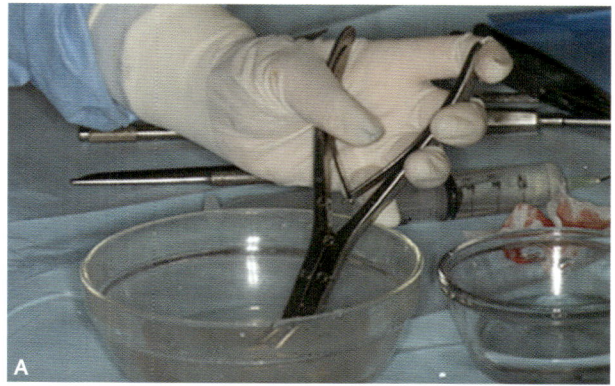

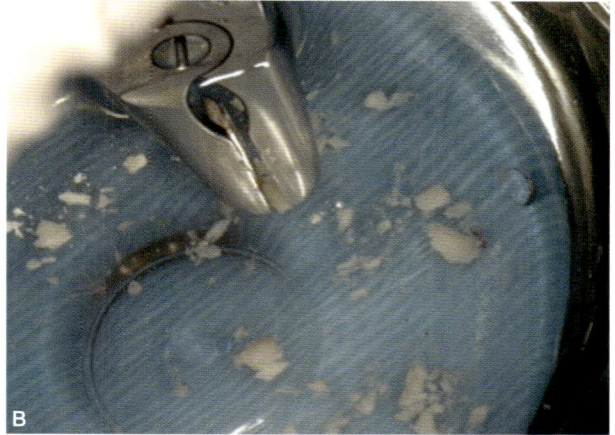

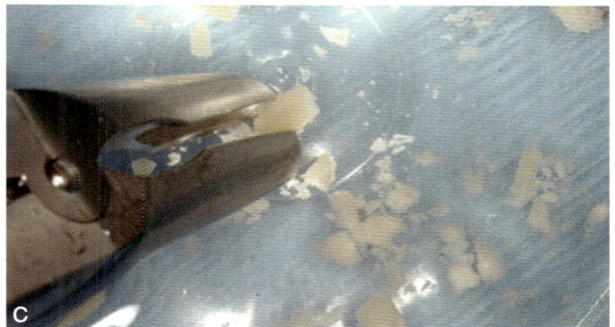

图 12-44　A. 双关节咬骨钳将皮质骨破碎成小颗粒；B. 用咬骨钳喙切割较大的骨块和密度不大的小颗粒骨；C. 在此过程中，保持骨块浸入生理盐水中，以防骨颗粒丢失

## （五）超声骨刀导致的组织损伤

### 1. 病因

　　超声技术在牙科中的应用始于 20 世纪 50 年代，在过去的 20 年中，利用低频超声波（10～60kHz）选择性地切割骨的超声骨刀得到了发展和应用。传统上，临床医生用马达手机进行骨钻孔，但其在切割致密骨过程中会产生过多热量，可能会损伤周围组织。马达手机可能还会切断或损伤邻近的重要解剖结构，例如，血管、神经或上

颌窦黏膜。目前，在种植术中，超声骨刀已经成为更受欢迎的替代马达手机的选择。超声骨刀的超声波频率较低，刀片可以切割坚硬的矿化骨，而不会损伤周围的软组织或产生大量的热能。由于需要切割的骨块常毗邻神经或血管，在进行骨切割时，超声骨刀不会破坏或切断直接接触的脆弱组织。因此，超声骨刀在种植术中的应用效果卓越。

## 2. 并发症

在超声骨刀长期应用中，有报道提出，超声刀片在直接接触软组织瓣时不应继续工作。据报道，早期的超声骨刀在使用中会出现"超声刀片尖端发

热"的现象，有时可出现软组织瓣受热、灼伤。

## 3. 预防

灼伤软组织的问题在改进后的超声骨刀中并不明显，但在使用过程中仍然需要注意保护周围的软组织。超声骨刀尖端高频震动时会对软组织造成磨损，必须注意使刀尖避让软组织。

## 4. 治疗

出现任何磨损或灼伤时都应对症治疗，就像治疗其他口腔灼伤或磨损病变一样。如果发生更严重损伤，可能需要转诊患者，进行更深入的治疗（图 12-45 和图 12-46）。

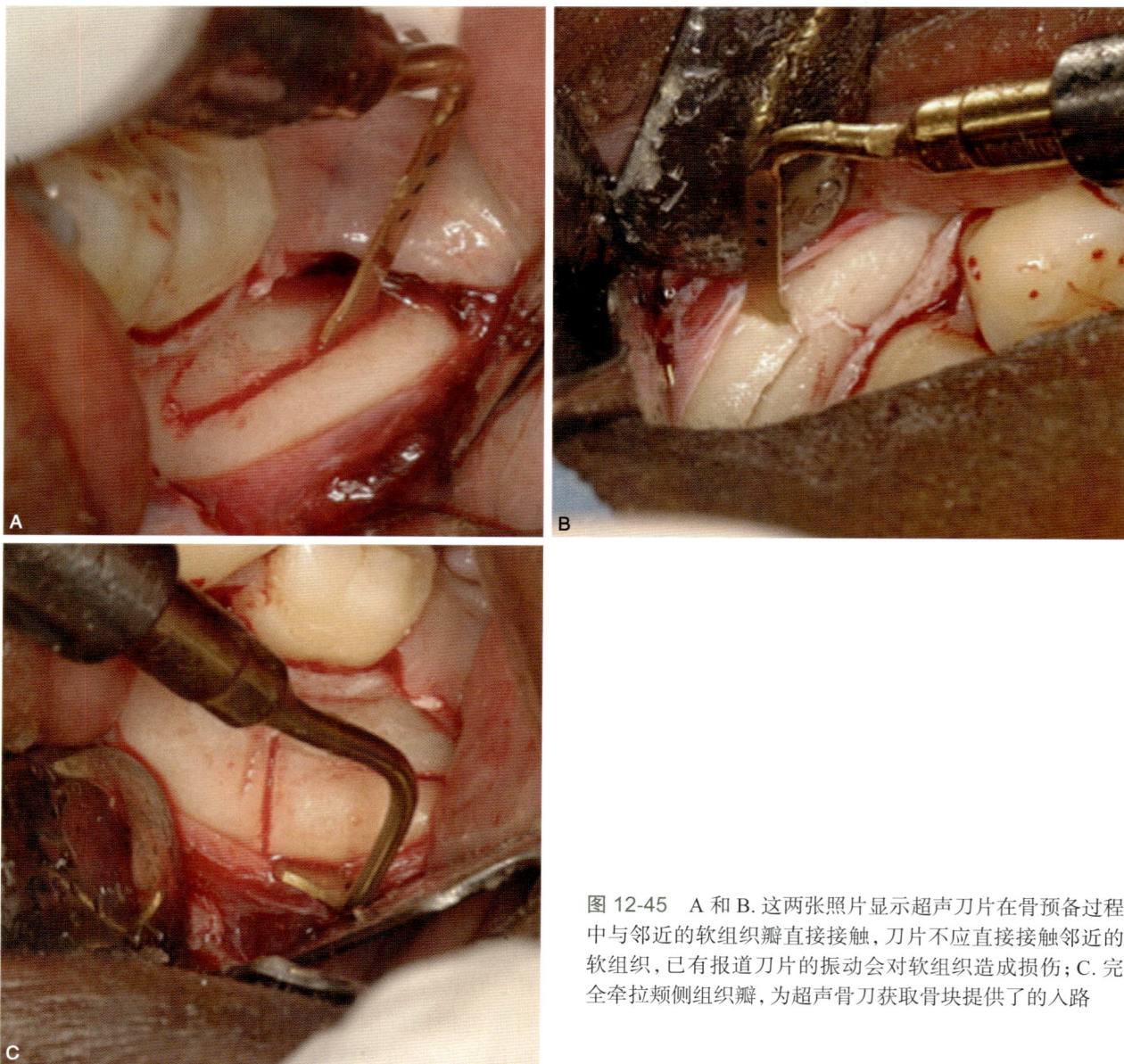

图 12-45　A 和 B. 这两张照片显示超声刀片在骨预备过程中与邻近的软组织瓣直接接触，刀片不应直接接触邻近的软组织，已有报道刀片的振动会对软组织造成损伤；C. 完全牵拉颊侧组织瓣，为超声骨刀获取骨块提供了的入路

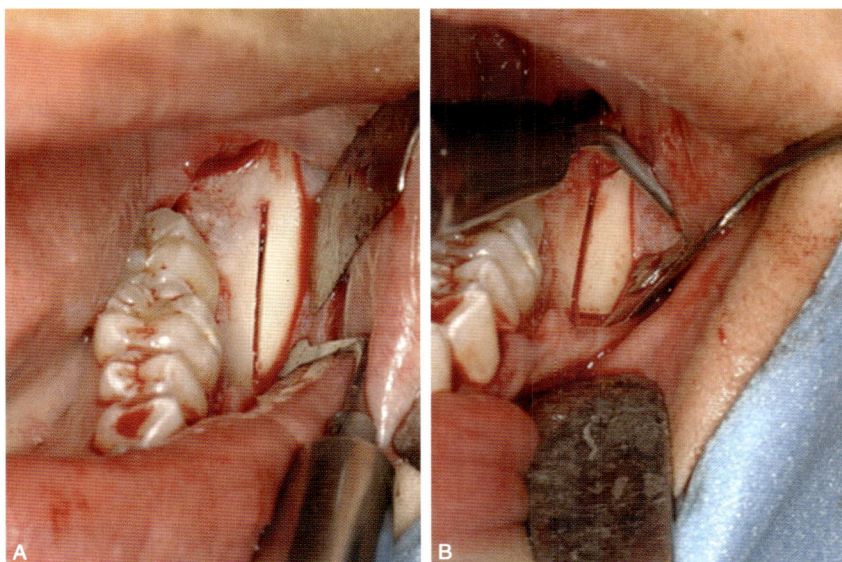

图 12-46　A. 通过 Pritchard 拉钩和充足的手术入路，超声骨刀避免接触周围软组织；B. 用两个拉钩拉开组织，超声骨刀进入制备骨块

## （六）颏部取骨创口关闭相关并发症

### 1. 病因

颏部取骨部位的创口关闭是一个非常精细的过程，术后创口裂开时有发生。颏部的情况比较特殊，因为周围肌肉组织会对颏部取骨部位的创口造成持续的牵拉。颏肌附着在颏部骨面，容易造成创口裂开。

### 2. 并发症

如果发生创口裂开，创口愈合将受到影响，导致疼痛、炎症、可能的感染和移植物吸收。

### 3. 预防

建议先仔细检查覆盖下切牙的组织厚度和完整性，再决定使用龈沟内切口还是前庭切口。组织生物类型是影响医生选择手术入路和创口关闭的主要因素。如果是厚龈生物型且没有发生退缩，可选择创口关闭相对简单的龈沟内切口。如果是薄龈生物型，则最好采用前庭切口，防止术后出现牙龈退缩。否则，组织瓣上的张力很容易导致牙龈退缩，骨面暴露，愈合缓慢。

在需要做前庭切口的情况下，必须注意尽可能地保留颏肌附着。这样可以减少切口的张力，从而降低创口裂开的发生率。推荐使用双层缝合，首先缝合肌肉，然后缝合黏膜组织（图 12-47）。

## （七）下颌颏部取骨后的软组织变化（下垂）

### 1. 病因

对于颏部取骨，患者最担心的问题之一就是面部或软组织外观的改变。这种颏部的骨性缺损或外观改变会使患者焦虑。

### 2. 并发症

颏部取骨后，患者最关心的问题是术后颏部软组织轮廓的改变。没有证据表明颏部取骨术后会出现具有统计学差异的缺损或颏部软组织下垂。

### 3. 预防

在翻瓣过程中，注意保留下颌骨的唇侧、下缘和下缘舌侧的颏肌，避免颏肌脱套。此外，为防止下唇高度降低和唇缘内翻，组织瓣下方剩余完整黏骨膜不少于唇红缘到膜龈联合距离的 1/3。术后可使用口外绷带或压力敷料来辅助加压创口。

## （八）颏部取骨后的神经感觉变化

### 1. 并发症

颏部取骨所导致的三叉神经第 3 支感觉神经损伤罕见，但下颌前牙出现感觉异常比较常见。

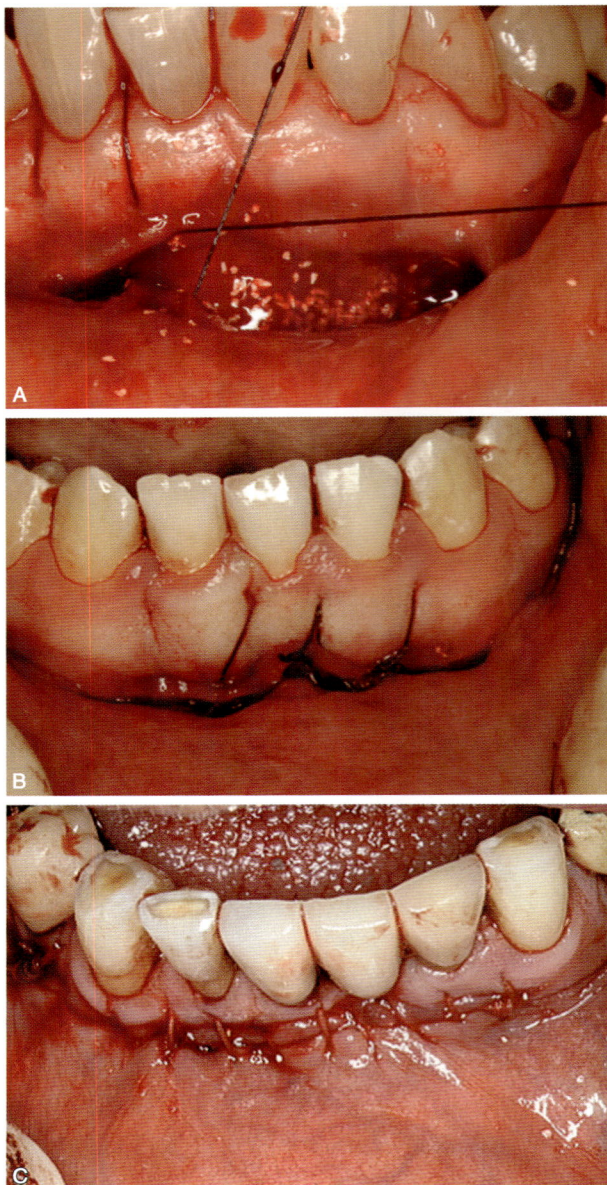

图 12-47　A. 双层缝合关闭创口；B. 采用双层缝合方法可减轻颏部取骨后创口关闭的组织瓣张力，该图显示了悬吊缝合的应用，首先穿过下颌正中联合处两侧的颏肌，绕过切牙颈部后打结。这样可以防止闭合后的组织瓣浅层出现任何张力；C. 另一个组织瓣浅层缝合的例子，牙齿周围的角化组织提供了良好的固定

## 2. 病因

　　由于下牙槽神经的第 2 终末支（切牙神经支）终止于下颌前部区域，因此在截骨过程中切断该神经的情况并不少见。但是，切牙神经只是切牙的感觉神经，通常只导致感觉"迟钝"。Hoppenreijs 等的研究显示，16% 的患者出现牙髓活力无反应，但在 6～12 个月内完全恢复[49, 50]。

## 3. 预防

　　取骨部位最上缘应在下切牙根尖水平以下至少 5mm 处。骨块两侧也必须注意避开尖牙的牙根。在可能的情况下，应尽量减少刮取颏部的松质骨，以减少对该区域内神经的损伤。最重要的是，必须在术前对患者进行全面教育，告知他们可能发生的感觉变化。患者应了解术后下颌前牙可能会出现感觉迟钝或"麻木"感。这种感觉可能是暂时的，也可能是永久性的，大多数人可以接受。由于牙髓活力会恢复正常，因此很少有牙髓治疗的指征（图 12-48）。

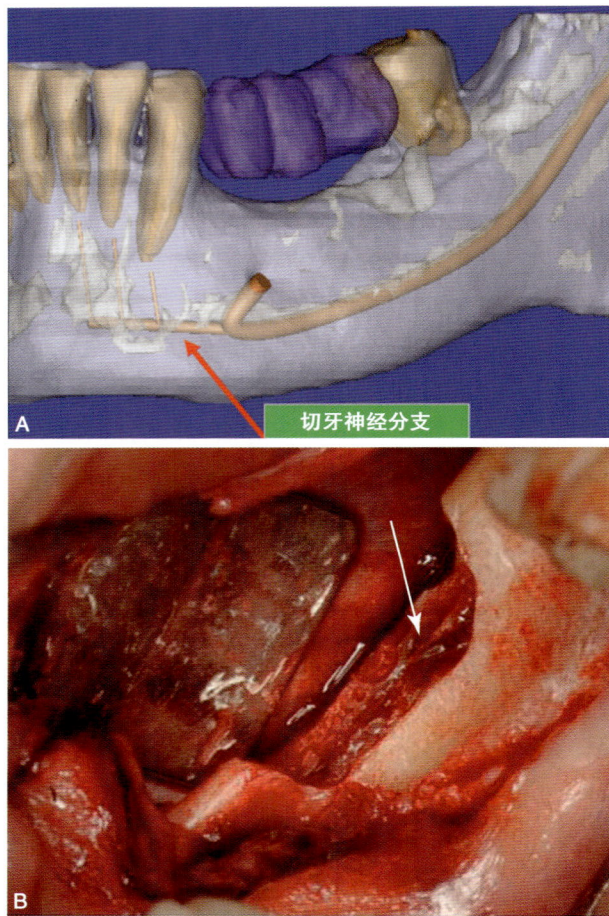

切牙神经分支

图 12-48　虽然颏部取骨切断了切牙神经分支，但通常在 2 到 4 个月内就可产生神经代偿

## （九）上缘位置不当：颏部取骨

## 1. 并发症

　　在颏部取骨时，如果骨块上缘截骨的位置不当（如太靠近下颌切牙根尖），就可能会导致下切

牙神经失活。

## 2. 病因

截取骨块的上缘不应超过切牙区域中最长牙根尖下 5mm 范围内，且必须避免损伤两侧尖牙的牙根。术前评估皮质骨的厚度非常重要，尤其是对体形较小的患者和患有骨质疏松症的女性。

这些患者的皮质骨板可能很薄，很难获取足量的骨块。

## 3. 预防

CBCT 检查可显示下颌前牙根尖的确切位置。如果尖牙牙根过长，可以将骨块分成两块获取，从而最大限度地减少对尖牙的损伤（图 12-49）。

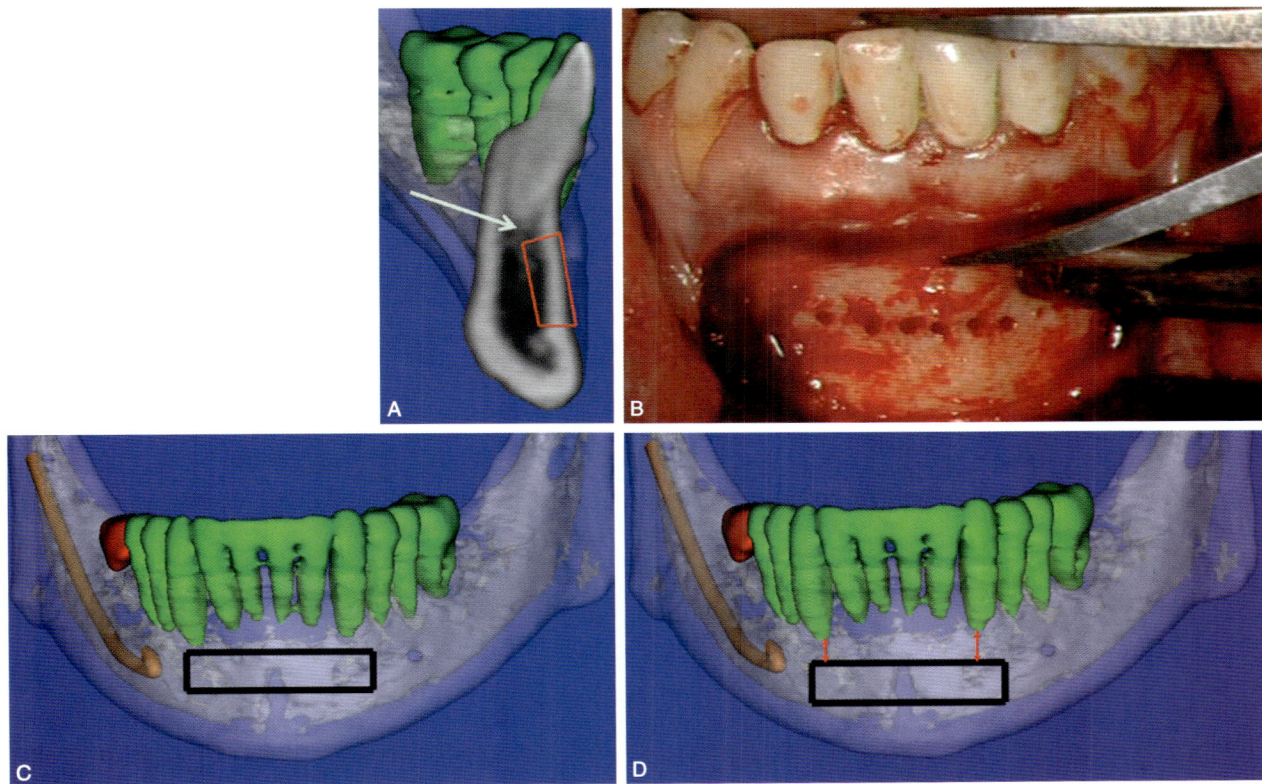

图 12-49　上取骨线的位置。A. 截骨部位应在所有天然牙根尖的下方至少 5mm 处（箭），这可避免牙齿失活和损伤；B. 应注意尖牙牙根，它们可能会影响截骨位置；C. 上取骨线切口的理想位置。D. 上取骨线切口的位置必须远离尖牙的根尖

## 六、块状骨移植：下颌升支取骨

### （一）下颌升支条件不佳

#### 1. 病因

下颌升支皮质骨致密，所取骨块可根据骨缺损形态进行修整，因此是获取块状骨的常见部位。与颏部取骨相比，下颌升支取骨术后并发症较少。但是，仍有一些患者由于解剖结构的限制而难以从下颌升支取骨。

#### 2. 并发症

下颌升支取骨的主要并发症是下牙槽神经

（IAN）的严重损伤，主要是因为下牙槽神经走行邻近外斜线（颊板区）的位置。如果患者的 IAN 距离外斜线少于 10mm，那么在该区域进行取骨时更易发生神经受损。此外，下颌升支解剖形态也限制了取骨量，如果过度取骨则可能损伤神经。

#### 3. 预防

CBCT 分析可为评估下颌升支取骨的可行性和骨量提供参考，有效预防神经损伤。应测量下颌升支的前-后宽度（A-P 间隙）、从外斜线到 IAN 的距离，以及下颌升支后部的颊舌向宽度。由此，可评估能否获得足够的骨量（图 12-50）。

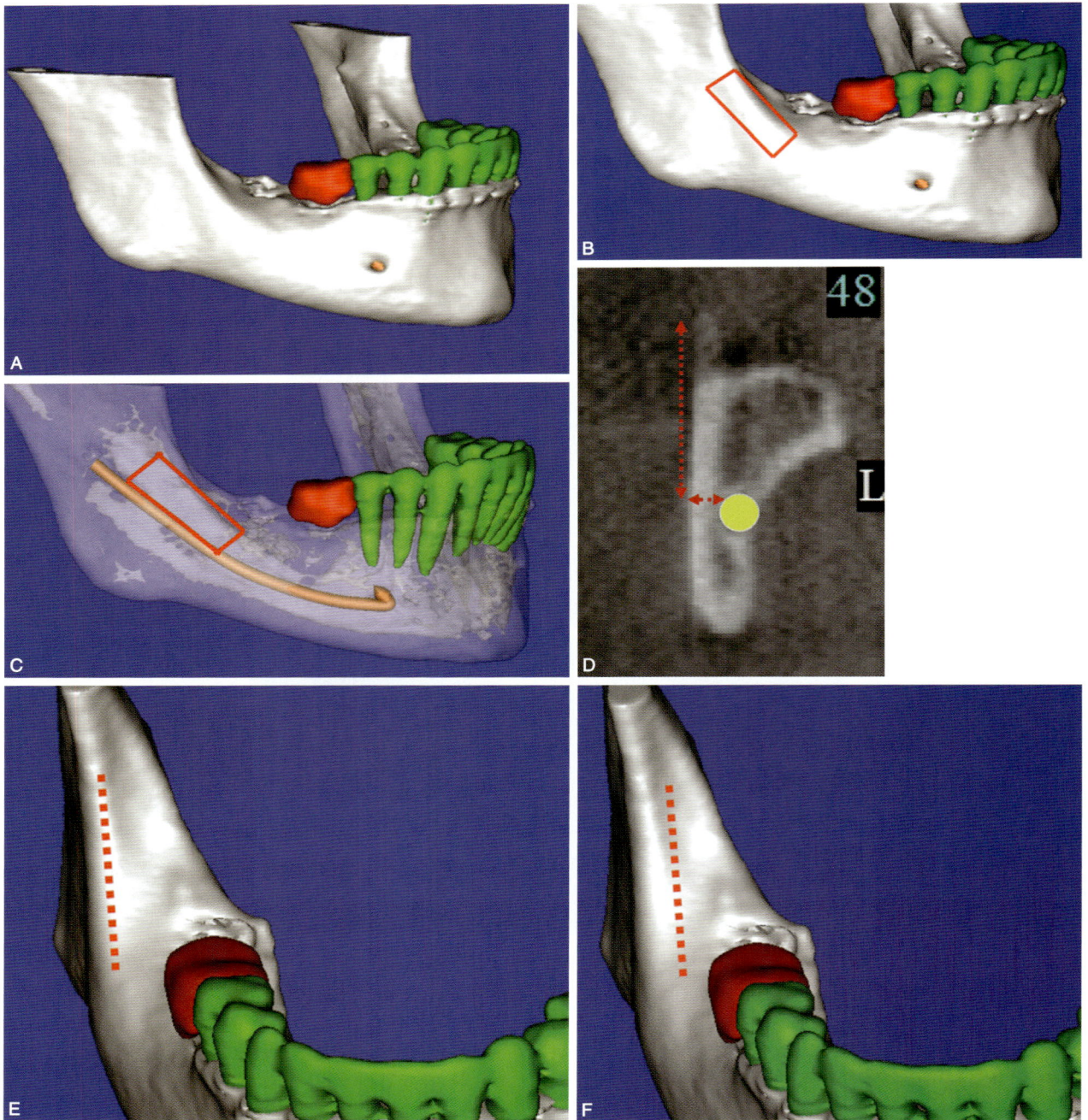

图 12-50   下颌升支供骨部位。A. 对供区的评估必须包括可用骨量、外斜线和下颌管的位置；B. 下颌升支骨块范围；C. 下颌升支取骨切口与下牙槽神经的影像透视图；D. 神经位置的横截面解剖图；E. 并发症包括移植物厚度不足；F. 更理想的位置是距离外侧缘约 4mm

## （二）受植区骨未去皮质化

### 1. 病因

　　骨块移植中，许多受植部位，尤其是在下颌骨，都覆盖着致密的皮质骨。血管再生和骨生成所需要的细胞都需要穿过这层致密骨。当受植区去皮质化不足时，移植的骨块可能脱落，最终骨再生失败。

### 2. 并发症

　　在块状骨移植的部位进行种植窝洞预备和植入时，会向周围的骨产生挤压力。如果移植的块状骨没有完全与受植部位骨融合，骨块就会分离、脱落。在颗粒状骨移植中,如果已形成的骨质不致密,并且没有与受植部位完全融合,也会出现类似的情况。在这种情况下,骨密度不足以支撑种植体,冠方新生的牙槽骨会在种植体植入时发生折裂。

### 3. 预防

所有受植部位都必须去皮质化,为骨原细胞的迁移开辟通道,同时还能刺激该区域的 RAP。强烈建议使用与骨固位螺钉相同大小的钻针进行滋养孔预备,使其充分出血,确保骨生长因子进入该部位(图 12-51)。

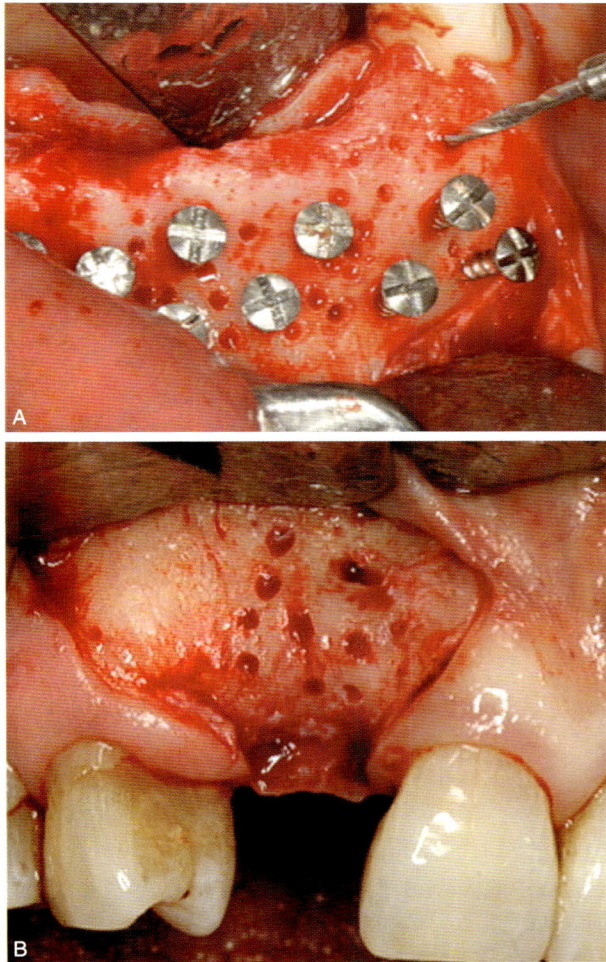

图 12-51　受植区去皮质化。A. 用裂钻(如 169L)预备受植区,以刺激血管生成;B. 去皮质化必须达到足够深度,引起出血,从而使血管可长入该区域

## (三)骨块移动(图 12-52A 和 B)

### 1. 并发症

自体或同种异体骨块在愈合过程中发生移动,

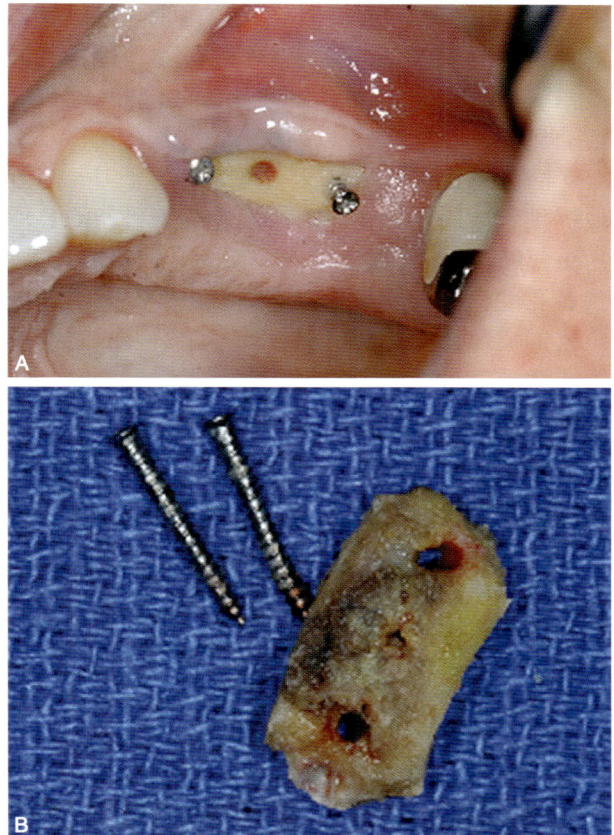

图 12-52　骨移植失败。A. 创口裂开导致骨移植失败;B. 取出死骨

都会导致骨增量失败。骨块的移动会阻碍新骨的正常形成,并最终导致软组织侵入移植骨块和受植部位之间。将移植的骨块刚性固定于受植部位是骨再生成功的关键。

### 2. 病因

使用块状骨移植与实体屏障的概念有关,但微动通常会导致骨块与受植部位之间的结合减弱。当种植体植入窝洞时,会对基骨与骨块的融合界面产生压力,这可能会导致骨块从基骨上分离。骨块移动的最常见原因是固定不充分或术后受到来自修复体的压力。

### 3. 预防

块状骨必须牢牢固定于受植部位。在愈合过程中,骨块的任何移动都会破坏迁移的细胞周围血凝块的稳定,松动的骨块将无法与宿主骨整合。理想情况下,为消除骨块在愈合过程中的任何微动,都应使用 2 枚骨固位螺钉进行固定。为了骨块表面与受植部位的紧密贴合,应进行受植床的预备,使骨块嵌入受植部位,并在周围填充松质骨或同种异体骨颗粒,使其没有任何间隙。过渡义齿应修整到与骨增量区域无接触,并且应去除可摘活动义齿的颊侧基托,以减少骨增量区域的微动。

固位螺钉应充分拧入受植部位基骨中,为骨块提供刚性固定。骨质疏松的情况下可能需要使用更长的螺钉进行固定。螺钉尖端应具有自攻性,预备孔的深度应穿透皮质骨,以防螺钉无法突破致密的皮质骨。如果孔的深度预备不足,螺钉攻入非常致密的骨质时会承受过大压力,导致尖端折断。大多数最新的固位螺钉尖端都具有自攻性,这有助于螺钉的拧入。

## 4. 治疗

如果在术中就发现骨块微动,则应先移除骨块,更换更长或更宽的固位螺钉。如果微动发生在愈合阶段,则应仔细观察骨块是否有继续成骨。但如果骨块持续微动,则必须取出骨块,并择期再次行骨增量(图 12-53 至图 12-55)。

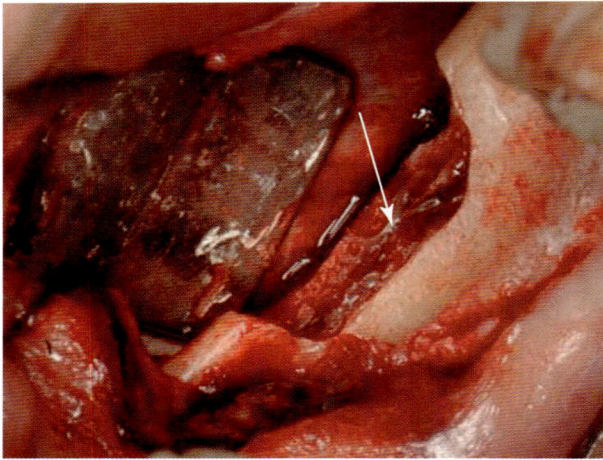

图 12-53 供区截骨范围较大,导致下牙槽神经显露(箭),并伴有感觉障碍

## (四)骨移植物储存不当(图 12-56)

### 1. 病因

理想的骨增量术中,采集的骨移植物可以立即转移到受植部位。但在许多情况下这是不可能的。因此,需要在使用前将骨移植材料(自体骨或同种异体骨)安全地置于储存液中。由于移植物缺乏血供,其内部的细胞很容易死亡,因此必须在储存期间保持稳定,使细胞存活。

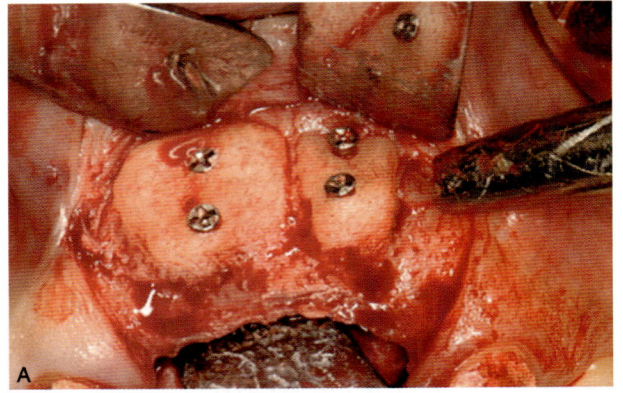

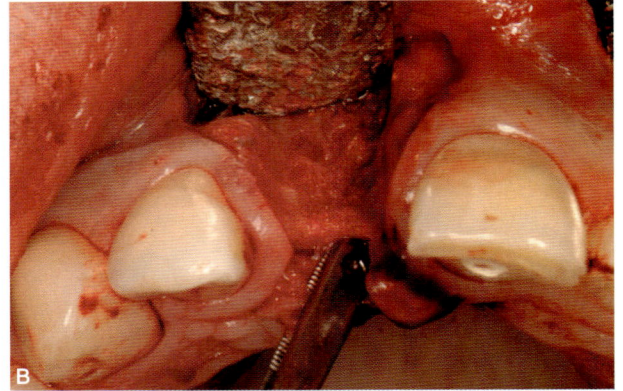

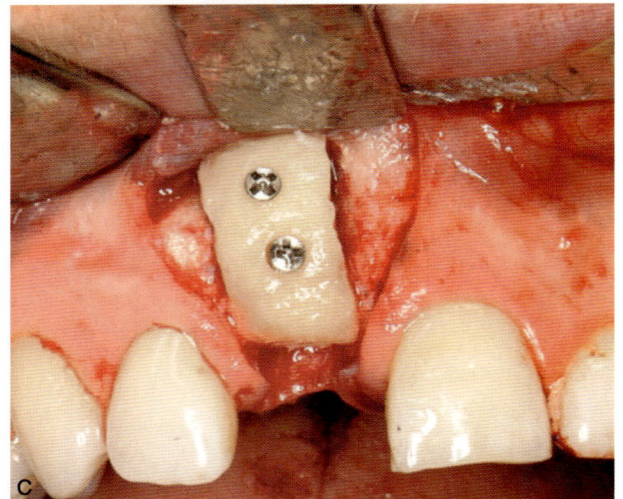

图 12-54 预防骨块移动。A. 使用两颗螺钉固定以防止愈合过程中的微动;B. 受植区需要做好准备,尽量减少固定时骨块的"摇摆";C. 将骨块牢牢固定在受植区

### 2. 并发症

将移植物储存在非等渗溶液中会导致移植物内的细胞死亡。这种细胞的损失使自体骨失去许多优势。

### 3. 预防

生理盐水为骨移植材料的短期储存提供完美

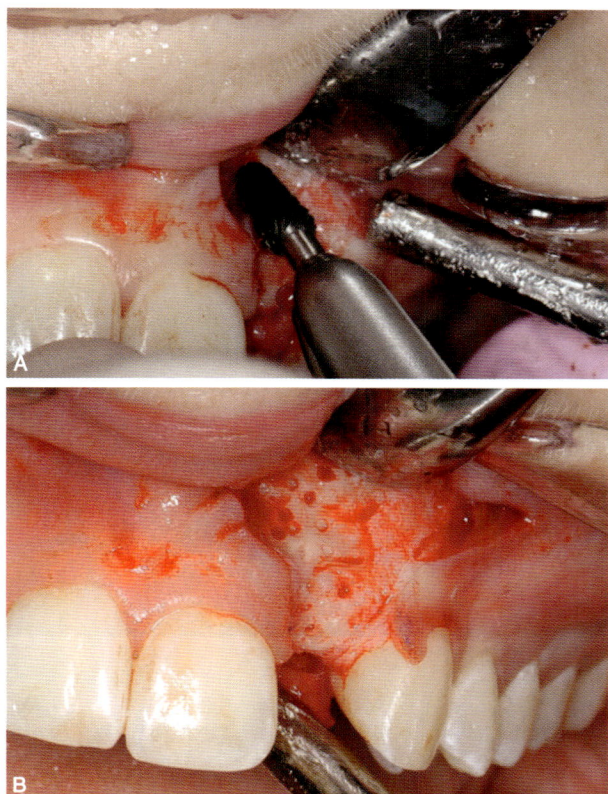

图 12-55 受植区修整。A. 对受植区进行修整,使其与骨块可被动贴合;B. 受植区修整后的形态

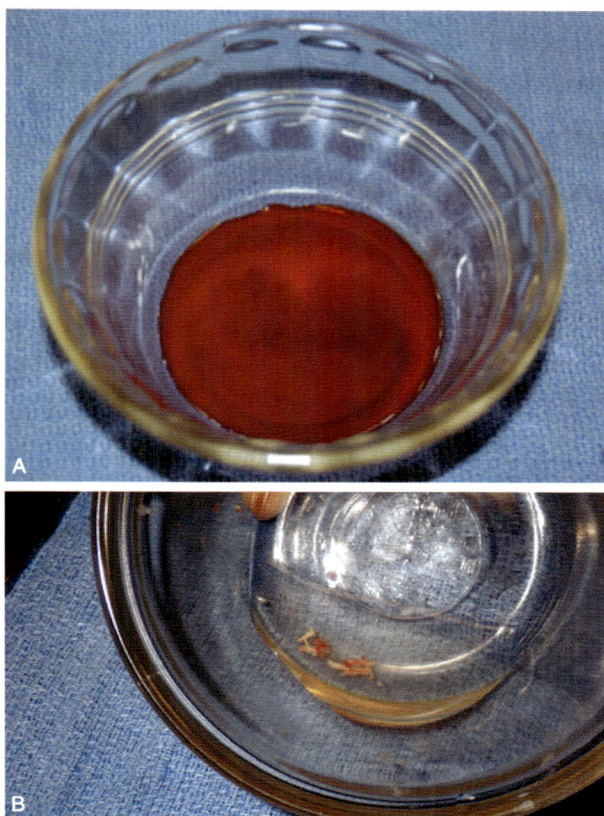

图 12-56 骨移植物的储存液。A. 骨移植物不应干燥保存或保存在血液中,以免细胞死亡;B. 理想情况下,骨移植物应储存在无菌生理盐水中

的等渗环境。术中应使用装有无菌生理盐水(即0.9% 氯化钠)的玻璃皿。避免使用蒸馏水,因为其低渗特性会导致移植物内的细胞裂解。另外,还应避免使用患者自身的血液,因为血液中的溶血分解产物会降低溶液的 pH,导致细胞死亡。

### (五)固位螺钉过长刺激软组织

#### 1. 病因

在种植相关的术中,经常使用到骨固位螺钉。螺钉尖端超出舌侧或腭侧皮质骨板的情况并不少见,过长的螺钉可能会引起患者不适。

#### 2. 并发症

过长的螺钉可能会刺激下颌骨舌侧菲薄的软组织和舌体组织,引起患者不适。而在上颌,由于腭侧软组织较厚,可以起到缓冲、保护作用,通常不会出现这种不适。

#### 3. 预防

植入螺钉后,应对相应的皮质骨表面目视检查,并对可能发生问题的区域进行影像学检查。

#### 4. 治疗

处理螺钉过长的唯一方法是翻开组织瓣,去除过长的部分或完全取出螺钉。取出螺钉通常不是首选的解决方案,因为这需要翻开覆盖于正在成熟中的移植物上的软组织,且在取出螺钉时会干扰移植物(图 12-57)。

### (六)种植体植入过程中骨块与基骨分离

#### 1. 病因

骨移植中涉及新骨形成于受植部位上。在块状骨移植中,皮质骨块通过实体屏障的概念辅助骨再生过程。在这一过程中,皮质骨块在早期血管化和骨再生过程中起到维持空间的作用。而受植部位和骨块之间存在的间隙,需要大量的新生骨来填补,并生长到移植的骨块中。如果这两者不能完全结合,就会造成骨块在种植体植入时因受压而从牙槽骨上脱落、分离。

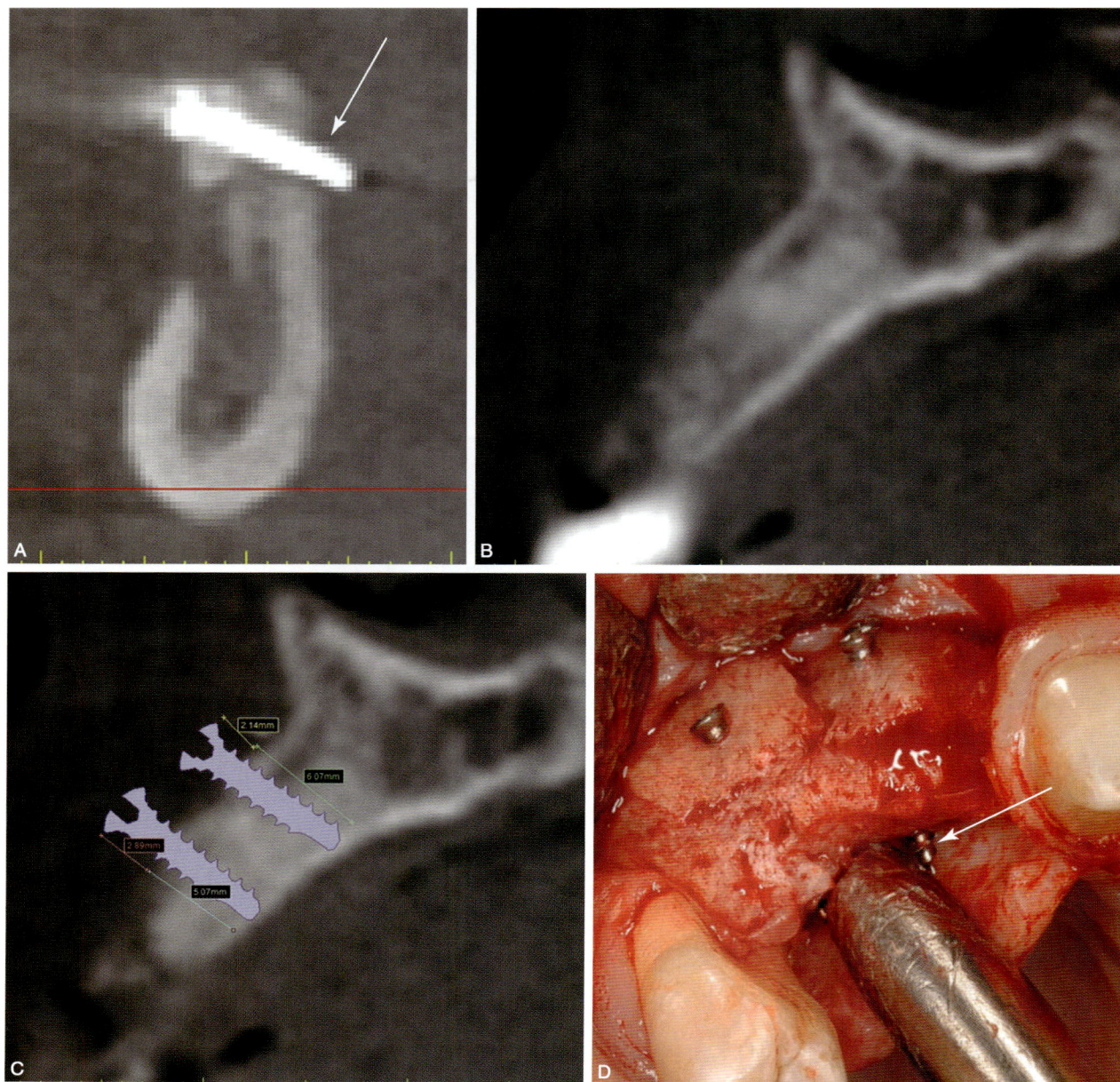

图 12-57　螺钉过长。A. 当螺钉穿通舌侧骨板时（箭），患者往往会感到疼痛和不适；B. 术前评估固位螺钉的长度；C. 理想情况下，固位螺钉应利用双皮质骨固定获得稳定，其长度可通过 CBCT 测量确定；D. 可以看到该固位螺钉的尖端穿出骨板

## 2. 并发症

种植体在植入过程中，如果骨块与牙槽骨分离，则必须重新行块状骨移植。在骨增量失败的部位，由于没有足够的牙槽骨宽度使种植体植入于正确位置上，此时直接植入种植体，注定会失败。

## 3. 预防

应使用粗钻针彻底清除受植部位残余的纤维组织，并对受植部位骨积极地去皮质化，以打开骨原细胞迁移的通道。应重新修整受植部位，使骨块的内表面与受植床之间紧密贴合，以便坚强固定。这种对受植部位骨的处理将刺激 RAP，促进两者的结合（图 12-58 至图 12-60）。

## （七）骨再生部位的鼻腭管/切牙孔受累

### 1. 病因

上颌前牙区的种植修复是当今牙科领域中最困难的挑战之一。美学、生物力学、功能和发声等的实现都需要种植体植入于理想的位置。切牙孔是鼻腭管的开口部位，腭降动脉和鼻腭神经的终

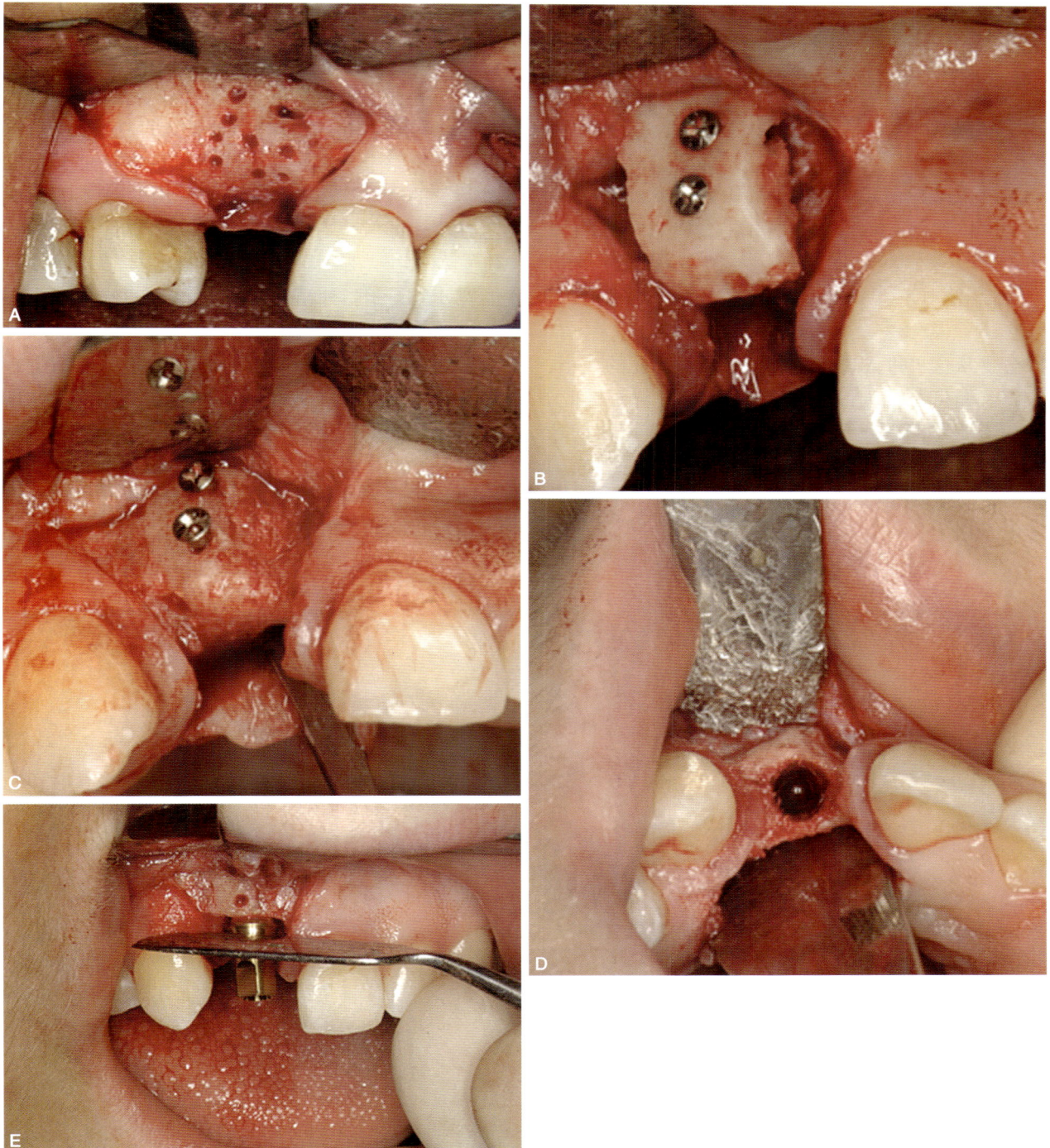

图 12-58　A. 受植部位充分去皮质化；B. 将骨块固定在受植区。注意骨块与受植区的贴合。这是确保新骨长入骨块的必要条件；C. 骨块已完全与现有牙槽骨整合，抵抗种植体植入过程中产生的侧向力，防止骨块分离；D. 在涉及骨块的位置进行种植窝洞预备。为尽量减少骨块分离，应在预备过程中稳定骨块；E. 种植体植入

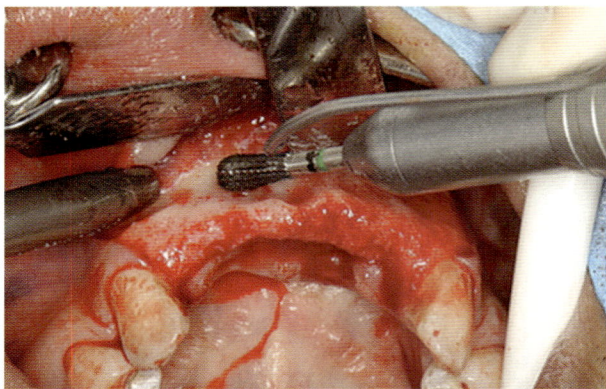

图 12-59　受植区修整。使用梨形钻去除受植区的纤维组织。这种方法不仅能去除软组织，还能使骨表面变得粗糙，更利于移植骨块与受植区骨的结合

## 2. 预防

　　通过 CBCT 影像确定鼻腭管的大小和走行后，就可确定是否能以修复为导向植入种植体，或者需要进行骨增量以获得理想的植入位置。这一点对于即刻种植的患者尤为重要，由于即刻种植时需偏腭侧预备种植窝洞，可能会导致鼻腭管开窗。神经/纤维组织会通过开窗处长入种植窝内，影响种植体骨整合。CBCT 影像可以最准确地显示的鼻腭管的大小、形状和位置。使用 CBCT 断层和三维重建影像也有助于确定这一重要解剖结构的位置和大小。临床医生必须知道，鼻腭管管径可能宽于切牙孔，种植窝洞越往根方的位置越容易与鼻腭管穿通。在 CBCT 检查时，应同时排除可能存在的鼻腭囊肿，并应检查无牙颌牙弓中是否存在扩大的切牙孔。由于 FP-1 类修复（固定，恢复牙冠，类似天然牙）的种植体不严格要求植入的位置，在涉及切牙孔的中切牙区域，种植体位置应向远中调整，可以防止在腭中线角上出现开窗（图 12-61）。

末分支从这里进入口腔。鼻腭管和切牙孔的大小、位置和角度都因人而异，存在很大的差异。因此，在所有上颌切牙的种植治疗中，都必须评估切牙孔的位置和鼻腭管的路径。随着上颌中切牙周围骨质的吸收，剩余可利用骨逐渐向腭侧移动，经常吸收至切牙孔。

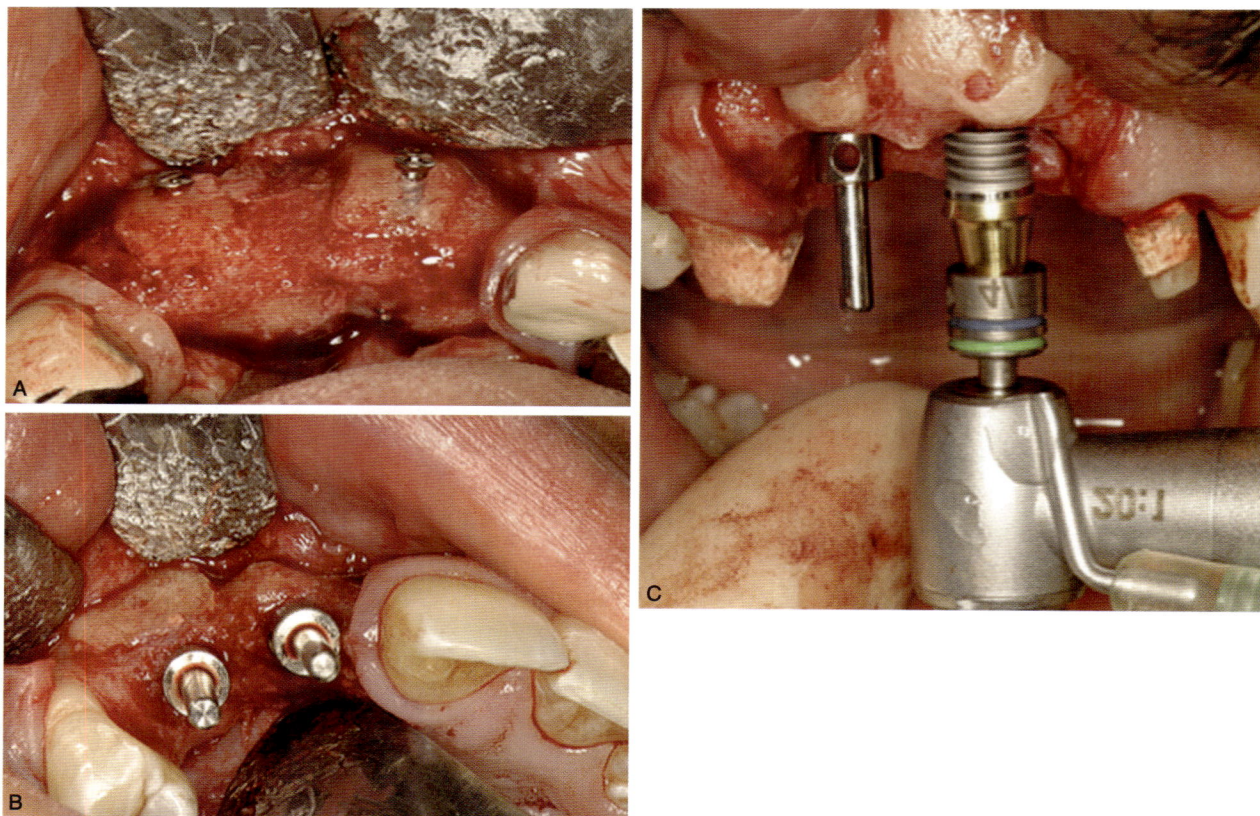

图 12-60　A. 完全愈合的自体骨块术后照片；B. 指示杆已插入种植窝洞。由于种植体的直径略大于预备的窝洞，因此在种植体植入时会对洞壁产生压力；C. 注意窝洞直径不要过小，否则可能会在种植体植入发生骨块折断

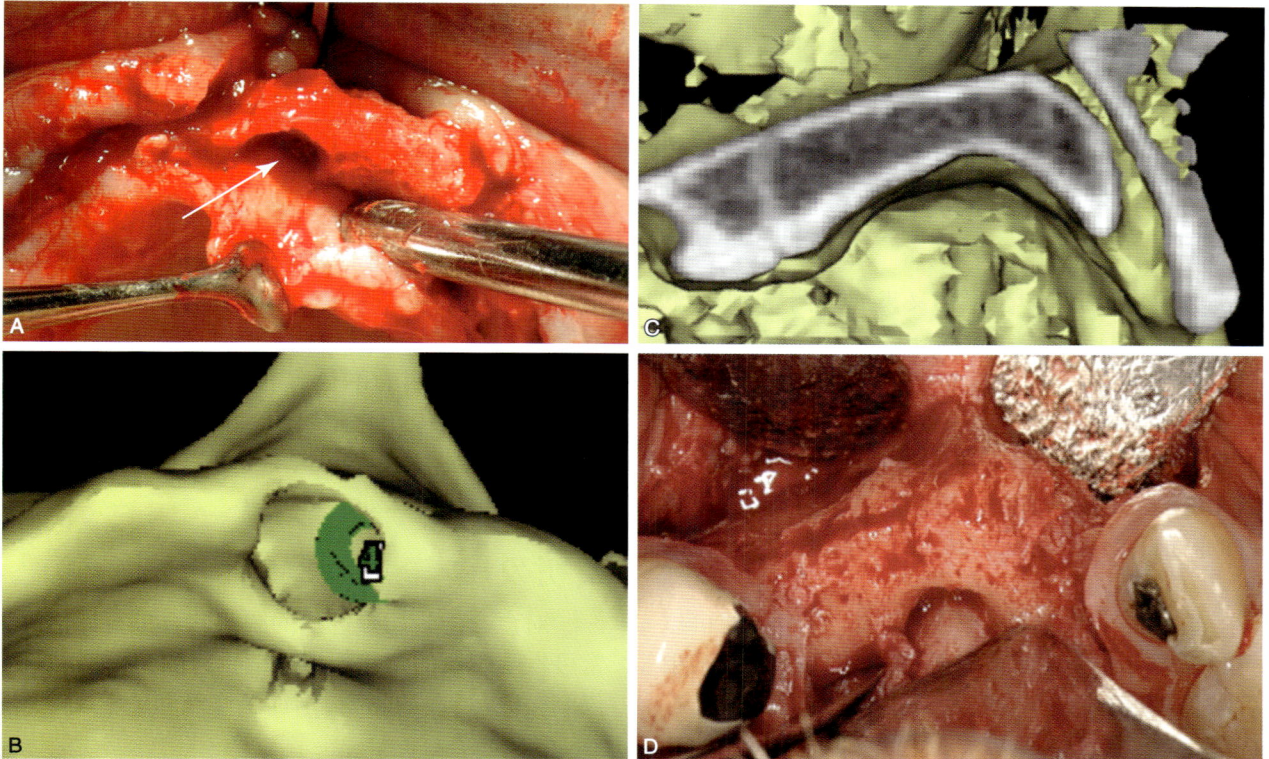

图 12-61　过大的切牙孔。A. 临床照片显示过大的切牙孔；B. CBCT 三维重建图像显示种植体侵犯切牙孔；C. 切牙孔截面；D. 过大的切牙孔限制了种植体的三维位置

### 3. 并发症

上颌骨颊侧严重的骨吸收会使牙槽骨厚度减少，往往只剩下菲薄的腭侧骨板。需要注意的是，切牙孔位于两侧尖牙舌隆突连线的中点。因此，如果种植体植入位点同样偏向腭侧，穿龈轮廓则会明显偏斜，最终修复体也会在偏向腭侧的位置。这类病例需要在种植体植入前先对严重缺损的牙槽骨进行骨增量。

种植窝洞预备导致的鼻腭管穿孔，会造成神经和纤维组织长入窝洞。这将导致种植体骨整合失败并最终脱落。术中鼻腭管严重损伤会导致出血过多，但随着种植体植入后的压迫，出血立即停止。

### 4. 治疗

对于缺损的区域，需要进行骨增量手术，使其生成足够的水平 / 垂直向骨量，以保证种植体植入正确位置并最终修复成功。有些病例中，种植体可以向远端稍稍移动，这样可以避免进行大范围的骨增量。另一种方法是鼻腭管内植骨，为种植体的植入提供充足的骨量（图 12-62 ）。

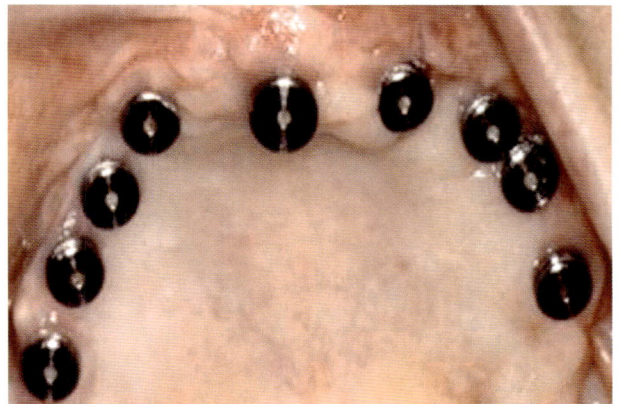

图 12-62　在切牙孔处进行种植体植入和骨增量

## 七、术后并发症

### （一）过渡义齿过度压迫骨增量部位

### 1. 病因

应该完全避免屏障膜或移植骨块受到干扰、产生微动，确保骨增量部位的骨成熟。25μm 的微动可使最终骨生成量减少高达 40%。通常最主要的干扰来源是自骨增量部位的过渡义齿。

## 2. 并发症

骨增量部位的微动会持续影响移植物的成熟，甚至导致骨增量完全失败。在愈合过程中，必须采取措施防止移植物发生任何微动或移位。

## 3. 预防

必须对过渡义齿（隐形义齿或可摘局部义齿）进行调改，避免接触骨增量部位。建议尽可能避免使用可摘义齿。如果必须使用，则应去除所有的颊侧翼缘区（颊板区），并修改基托组织面，使其支撑于邻牙舌侧面。还应该尽可能使用𬌗支托，当无法做到这一点时，须对修复体进行调改，以将力很好地传导到其他受力区域（远离骨增量部位的区域，以避免移植部位受压）。

当缺失牙数量较少时，透明压膜保持器可以暂时恢复牙齿，从而可以等待初期愈合阶段结束后制作最终修复体。然而，透明压膜保持器也存在美学、易断裂和磨损、变色等问题。Snap-On Smile 修复义齿（Den-Mat Holdings，LLC）已成功用于较长跨度的牙缺失区，其美观性能被大多数患者接受（图 12-63 至图 12-66）。

## （二）骨增量后附着龈不足

### 1. 病因

牙槽骨增量术要求对颊侧前庭软组织进行减张，以达到创口无张力关闭。多数情况下，这会使角化龈冠向移位，改变膜龈联合的位置。通常膜龈联合冠向移位会导致附着龈变少，对于修复是不利的。附着龈的不足需要在修复前进行处理，重建修复体边缘角化龈组织，并恢复前庭沟深度。这不仅可以消除美学风险，还可以防止种植修复体唇颊侧角化龈缺如。

### 2. 并发症

对愈合中骨增量部位的膜龈联合进行评估时，常可发现剩余的角化龈组织偏舌腭侧，牙槽嵴颊侧仅剩松散、可动的黏膜，增加了修复和美学风险。

### 3. 预防

医生必须认识到骨增量导致的软组织变化对

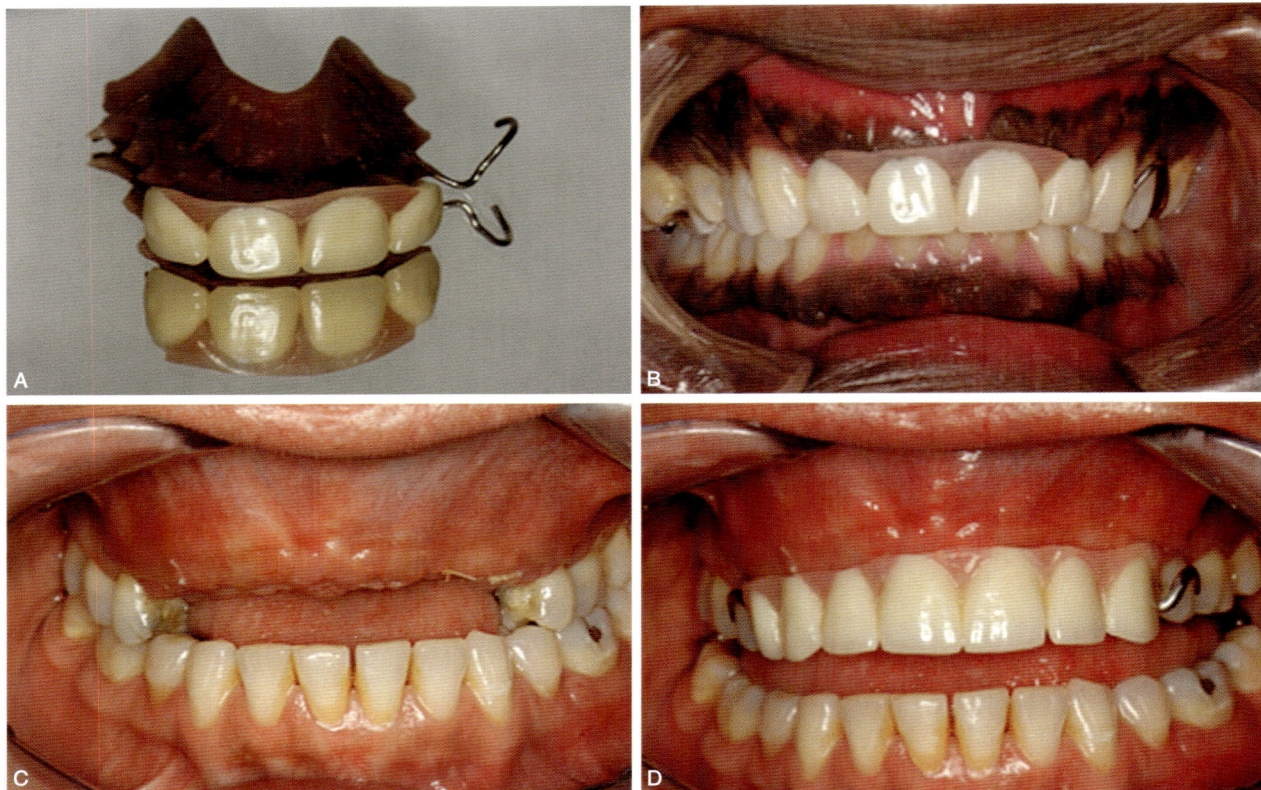

图 12-63 A. 过渡义齿经过调改，没有颊侧翼缘区；B. 口内照片显示义齿无颊侧翼缘区；C. 术后移植部位显示组织上无分界线；D. 调改后的过渡义齿

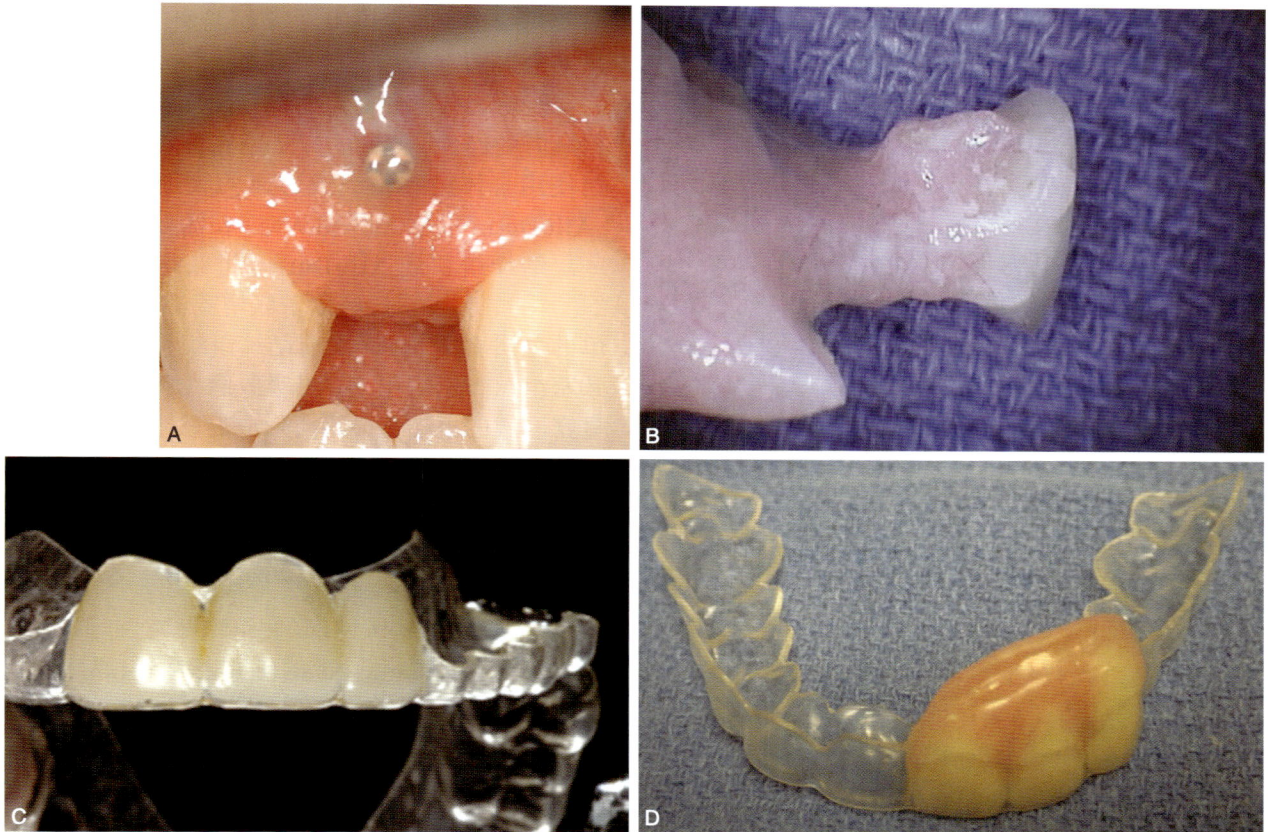

图 12-64　A. 与固位螺钉相关的骨丧失；B. 是过渡义齿的突出部分对移植物造成压力所导致的；C. 压膜隐形义齿可以临时替代窄跨度的牙齿，在初期愈合后，制作最终修复体。但压膜隐形义齿存美观差、易断裂和易褪色的缺点。如果调改得当，它不会对移植部位造成任何压力；D. 压膜隐形义齿可添加丙烯酸，掩盖软组织缺损

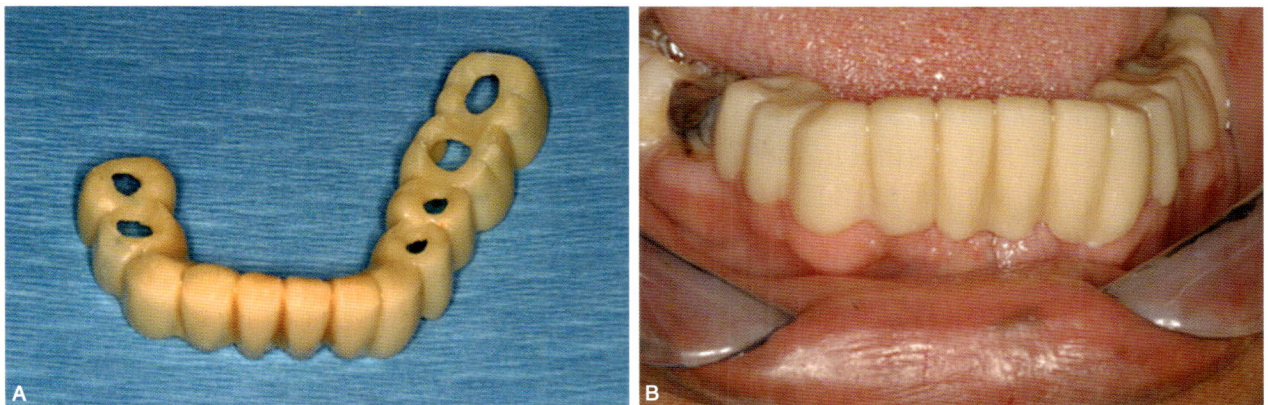

图 12-65　Snap-On Smile 修复体已成功应用于跨度较大的牙缺失区，其美观性被大多数患者接受。A 和 B. Snap-On Smile 用于替换 #22～#27 牙齿。邻牙的支撑可防止桥体唇颊侧和龈方与移植部位的任何接触

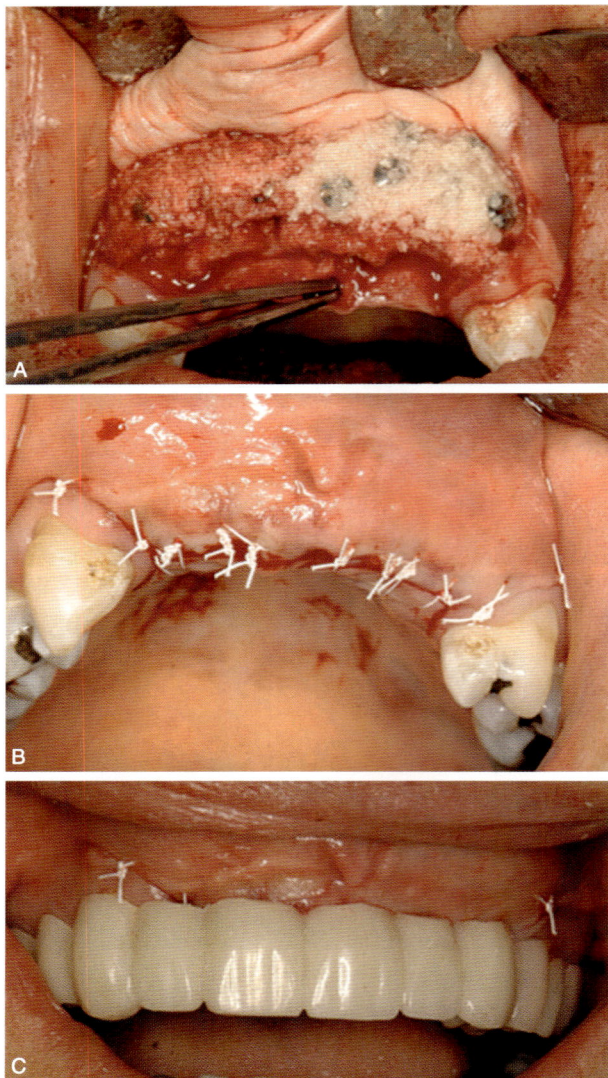

图 12-66 A.骨增量部位;B.骨增量部位的创口关闭;C.使用 Snap-On Smile 修复体,在愈合过程中保护骨增量部位

修复的影响。牙槽黏膜被牵拉到修复体周围,会导致修复困难和美学并发症。角化龈不足需行角化龈移植,可以在骨增量术前或骨增量预后进行。先行软组织增量的方法是使用上腭来源的软组织移植到牙缺失区。获取的带角化上皮结缔组织通常覆盖在拟骨增量区域,无须过度移动膜龈联合的位置。如果骨增量前没有完成软组织移植,可以将软组织增量纳入外科序列中,最终形成适当的组织美学和软组织附着。在种植术前,应告知患者,确保他们充分了解可能需要的额外手术以纠正软组织缺陷。

## 4. 治疗

骨增量术导致的附着龈冠向移位,需要在种植术前或术后进行软组织移植。如果存在软组织缺陷,则需要选择以下其中一种方案。

(1)**方案 1**:骨增量术后软组织处理的目的是重建一定厚度的角化上皮结缔组织,使得种植体基台周围有强韧的附着组织,同时可获得良好的穿龈轮廓外形和更好的邻间牙龈乳头高度。根据笔者的经验,首选的方法是在种植体植入时同期使用自体结缔组织或较厚的脱细胞真皮基质(AlloDerm)。种植体植入时,在需要的位置放置一层结缔组织或 AlloDerm,可获得较厚的软组织。在二期种植时,行附着龈增宽:对黏膜进行简单的分层剥离,显露之前结缔组织移植所形成的致密组织。然后用 5-0 可吸收缝线将黏膜缝合到显露区域的根端。最终所形成的软组织具有正常的角化程度和外观。如果骨增量部位的软组织菲薄,为保证种植体颈部周围的软组织厚度至少达到 3mm,需要使用更厚的去上皮结缔组织或一层以上的 AlloDerm。此方法尤其适用于上、下颌后牙区,因为在这些区域,颊侧组织瓣明显向冠方移位。Tomas Linkevivius 的研究表明,与厚龈生物型且种植体颈部周围软组织厚度≥3mm 的患者相比,种植体颈部周围软组织菲薄的患者更容易发生边缘骨吸收[51]。

(2)**方案 2**:Esteban Urban 教授介绍了条带技术,种植体植入术前和术中都不进行软组织增量,仅在种植体植入后进行软组织增量。在术区制备半厚瓣,保留完整的骨膜。将"mucograft"缝合到暴露的结缔组织上。再将一条取自上腭的上皮结缔组织缝合至根向移位瓣与 mucograft 之间,以创建一个保护性的角化组织带,可限制术区黏膜的移动。mucograft 覆盖的区域可逐渐被角化上皮替代。这种方法得到的软组织厚度不如方案 1,因为方案 1 可以在种植部位放置多层结缔组织[52]。

(3)**方案 3**:可在骨增量之前使用自体上腭组织进行软组织增量。在这种方法中,受植区制备半厚瓣,保留完整的骨膜。从第一磨牙近中附近的腭组织向前并避开前牙区域的褶皱,获取游离结缔组织。此方法的优点是能够根据所需软组织厚度,从供区获取相应厚度的组织,使缺损区域形成一个宽厚的角化龈区域。遗憾的是,移植后的软组织色调偏白,这与上腭组织的密度和纤维特性有关。这种差异性也限制了其在对组织颜色和表面轮廓要求比较高的前牙美学区的应用(图 12-67 至图 12-70)。

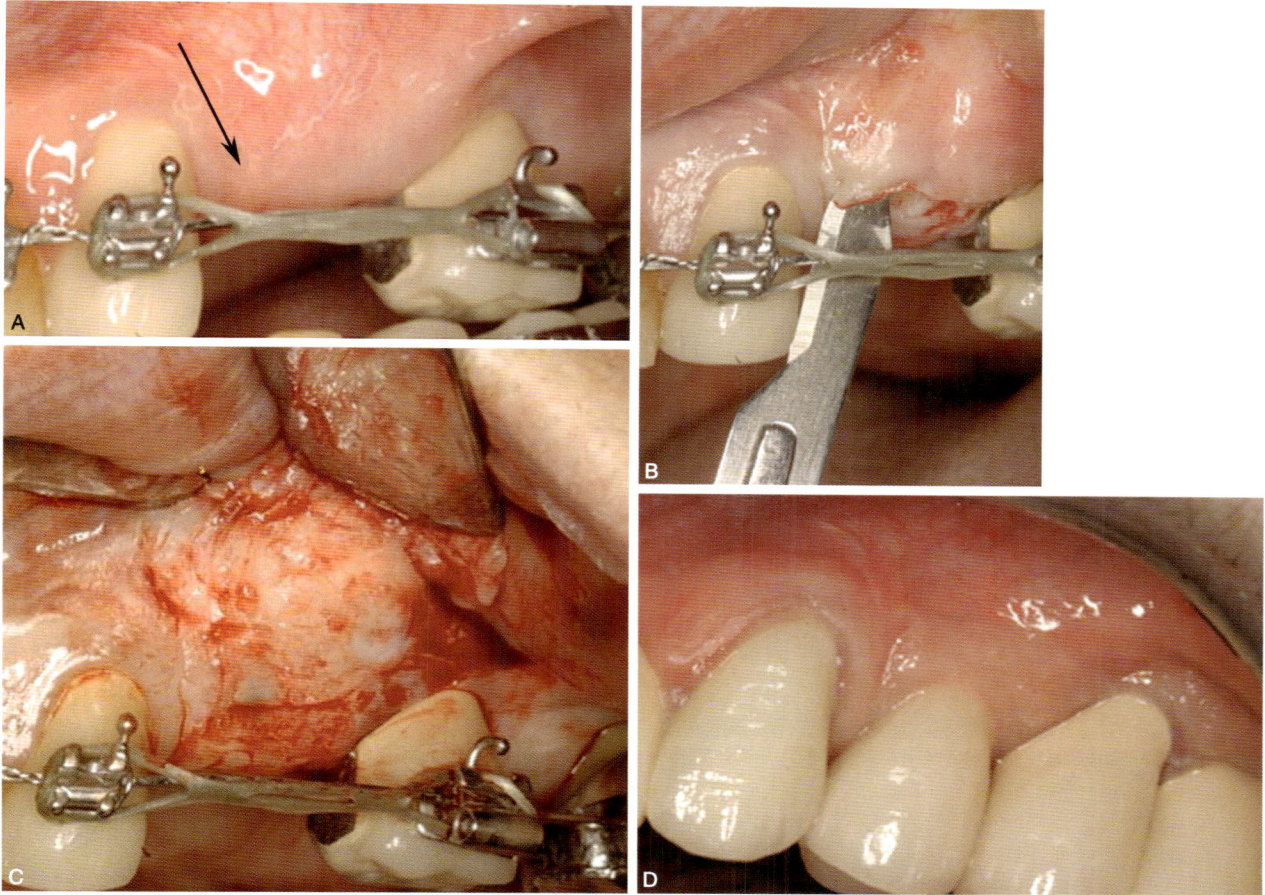

图 12-67 软组织增量。A. 在此骨增量和种植位点上的牙槽黏膜延伸到牙槽嵴顶( 箭 )。第一阶段种植手术同期, 在种植部位覆盖一层 AlloDerm 真皮基质。在修复之前, 必须将牙槽黏膜重新定位至根方；B. 使用 15 号手术刀片在两颗天然牙之间的颊侧预备半厚瓣的切口, 将覆盖在 AlloDerm 层上的软组织分离；C. 当上方覆盖的弹性纤维去除后, 可看到很厚AlloDerm 层；D. 最终修复体就位, 可以看到 12 种植体颈部周围的角化组织带

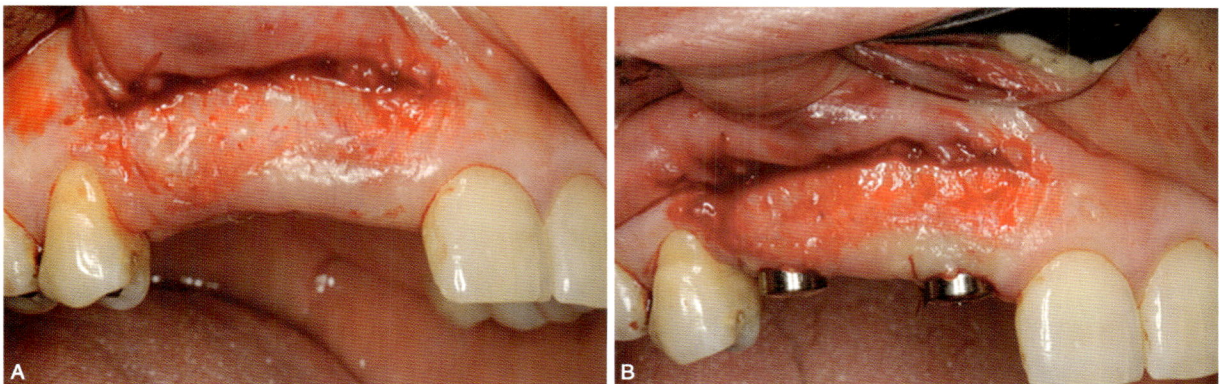

图 12-68 软组织增量。A. 首先对使用了 AlloDerm 的黏膜进行分层剥离, 用 5-0 可吸收线将黏膜固定在暴露的AlloDerm 层根方；B. 同时, 放置愈合基台

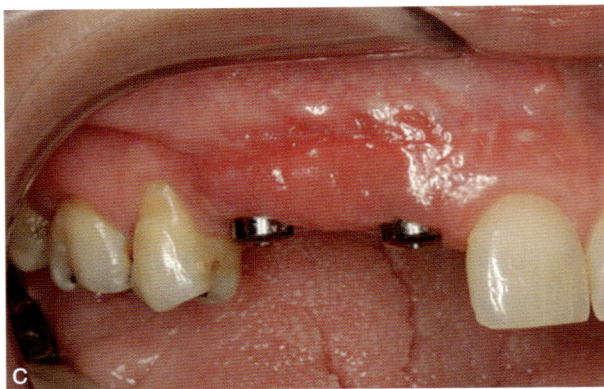

图 12-68(续)  C. AlloDerm 愈合区术后 2 周口内照

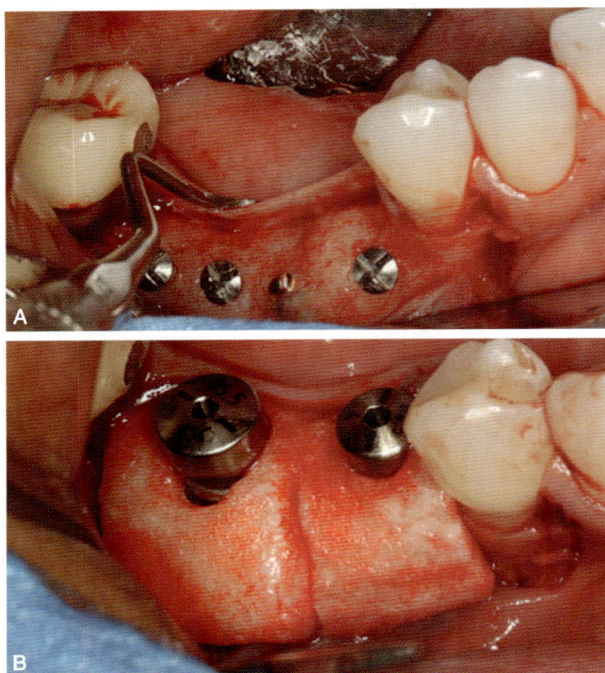

图 12-69  A. 骨增量区翻瓣显示,牙槽骨上的软组织菲薄,剩余的角化组织很少;B. 在种植体上覆盖一层 AlloDerm,然后在 AlloDerm 上关闭组织瓣,以便日后行前庭沟加深

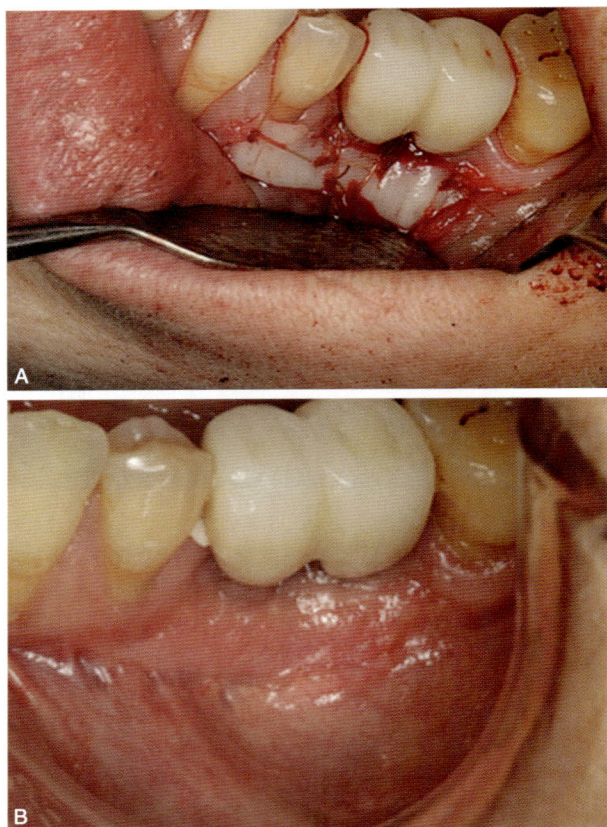

图 12-70  A. 在两个没有足够角化龈附着的种植体颊侧,植入上腭来源的游离组织瓣;B. 3 周后移植部位愈合。注意种植体的颊侧已经出现了大面积的角化组织

## (三)牙槽骨增量后的骨密度差异

### 1. 病因

牙槽骨增量的唯一目的,是为以修复为导向的种植体植入提供致密、稳定的骨支持。骨增量后最终成骨的质量和密度非常重要,当骨质薄弱和呈现颗粒状时,其在种植体植入过程中更容易发生崩塌。种植体负荷后,种植体/骨界面的冠方受力,这些颗粒状的牙槽骨就会发生吸收。在计划骨增量术时,必须了解所使用的材料和技术的局限性。Misch 提出了一个种植相关的骨密度评估系统,从 D1 类骨(最硬)到 D4 类骨(最软/多孔)[53]。此系统划分了种植体植入和种植体骨整合可接受的骨密度。成功的骨增量术应在最终种植位点获得致密、坚固的充足骨量,并含有大量骨相关细胞,使其更易于与钛种植体整合。

## 2. 并发症

如果骨增量术没有遵循原则，或者使用了不恰当的移植材料，术后的种植体植入部位可能会出现骨密度不足的情况，无法与种植体发生骨整合。这些部位的骨质呈颗粒状，表明原始的非活性骨颗粒没有被充分替代、形成含较多骨相关细胞的致密骨组织。如果骨再生失败，就必须再次行骨增量，这将延长治疗时间，总费用增加，并打击了患者和治疗团队的信心。

## 3. 预防

要想在各种类型的骨增量中获得成功，就必须充分了解现有的各种移植材料的特性，以及这些材料能否及时被替代成新生骨。骨诱导和骨传导机制是骨增量成功的关键。单独使用骨传导性移植材料将显著延长移植物中的非活性成分转化成活性骨组织所需的时间。在加入自体骨后，自体骨的骨诱导能力能够加速移植物向活性骨组织转化，并可能在成熟后形成一致性更佳的牙槽骨。脱矿冻干同种异体骨（DFBA）具有一定的骨诱导能力，添加 DFBA 也能改善骨增量的效果。小牛来源的相关产品也具备类似的特点，只要了解其特性，就能改善手术效果。

骨增量材料还可分为皮质或松质骨颗粒及矿化骨颗粒或脱矿骨颗粒。每种材料都有其特性，可用于特定的临床情况，但错误地选择材料可能会影响骨增量效果（图 12-71 至图 12-74）。

## （四）组织瓣与帐篷钉粘连

### 1. 病因

翻瓣是所有外科术中常见的基本程序。正确的组织操作可完整松解和翻开组织瓣，而不会撕裂或损伤骨膜。在使用骨固位螺钉的颗粒状骨移植中，牙龈翻瓣操作变得复杂，因为骨膜的纤维组织层会包绕螺钉头部和颈部暴露的部分。当组织瓣从螺钉处翻开时，必须先切断纤维层并松解粘连组织，才能继续将组织瓣从该区域翻开。

### 2. 并发症

在螺钉支撑的骨增量部位进行翻瓣，会发现支撑的螺钉头部周围有粘连组织。这种粘连附着物不容易从螺钉头部分离，在松解组织瓣时有可

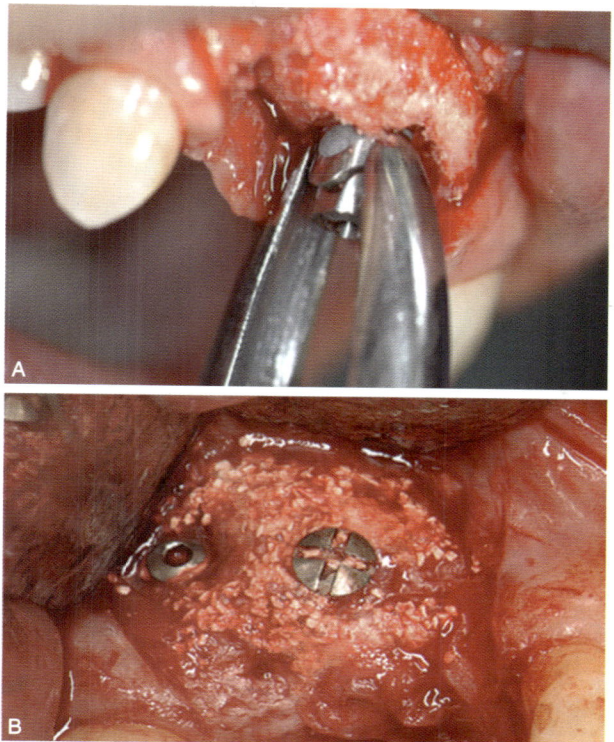

图 12-71　使用小牛骨的骨增量。A. 使用 Pepgen15（DENTSPLY Tulsa Dental Specialties）时牙槽骨生成过少；B. 使用了 Osteograf 300/Grafton Matrix（Osteograf 300/Grafton Matrix）的牙槽骨

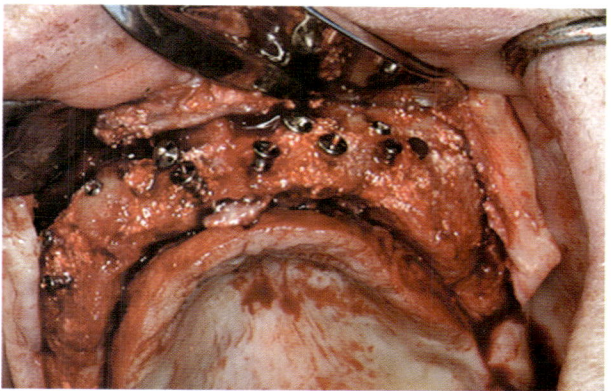

图 12-72　骨愈合不良。本病例在尖牙位置使用了 2 个块状骨联合 FDBA 和小牛骨颗粒同时进行植骨。可见愈合的牙槽骨质地一致，但移植材料质地不同。移植材料的骨生成不可预测

能造成穿孔或撕裂。

### 3. 治疗

在这种情况下翻瓣，首先要在移植部位的牙槽嵴顶做一个简单的全层切口。用锋利的骨剥松解组织并翻开骨膜，从一侧刮到另一侧，直到整个

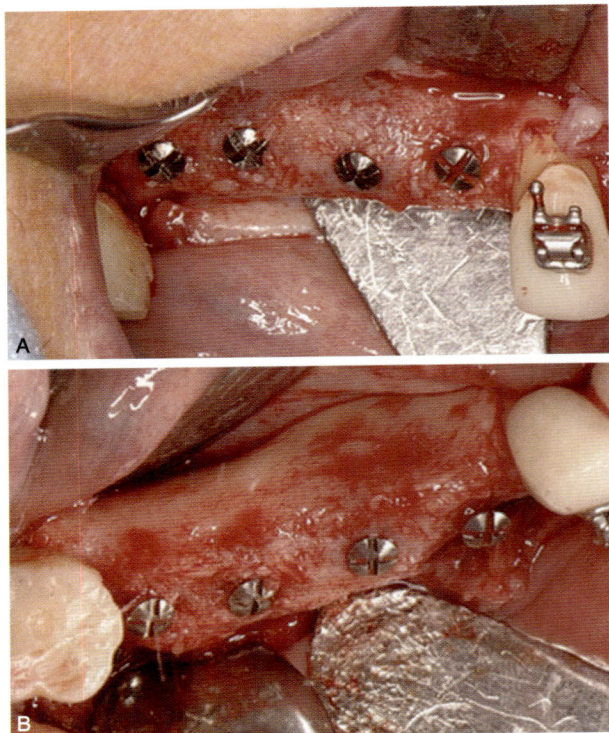

图 12-73　A.该病例显示的是自体骨颗粒移植 5 个月后；B.可见移植物质地致密且具有一致性,在最终的牙槽骨形态中没有任何"颗粒状"区域

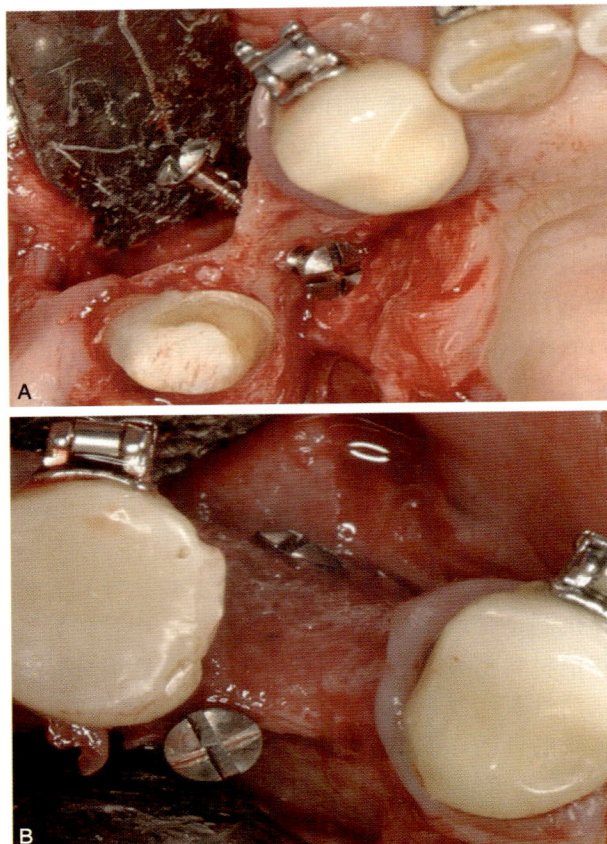

图 12-74　A.为制订合理的种植治疗计划,需要对垂直向骨缺损先行骨再生；B.自体骨颗粒移植实现了垂直方向的牙槽骨再生

瓣翻开。翻开组织瓣时,必须先将骨固位螺钉头部从粘连的厚层纤维组织中游离出来。使用 12 号手术刀片切断螺钉上的纤维层,然后使用剥离子继续翻开组织瓣,直到下一颗螺钉。当完全翻开组织瓣,就可以在植入种植体之前取出骨固位螺钉(图 12-75 至图 12-78 )。

## (五)骨增量部位的创口裂开

### 1. 病因

　　骨增量部位愈合过程中,保持完整的软组织覆盖是骨增量成功必须遵守的最重要原则之一。在愈合过程中,如果骨移植材料暴露,最终成骨的体积就会受到影响。创口裂开导致的骨增量效果不佳,往往是限制种植体能否理想植入的主要因素。

### 2. 并发症

　　即使是最精心规划的骨增量,创口裂开也会导致其效果受影响,如果出现更严重的并发症,往往需要再次行骨增量。愈合过程中,创口裂开会带来许多潜在并发症。首先,微生物通过开放的

创口进入移植部位,导致感染。移植的骨颗粒暴露和脓液出现预示着骨增量将会失败。感染会降低骨增量部位的 pH,导致骨颗粒降解,最终影响骨再生体积。其次,开放的创口可能会使屏障膜暴露和破坏,导致纤维组织长入。最后,颗粒状骨移植材料有可能从移植部位逸出,最终导致种植体植入部位的骨量不足[57]。

### 3. 预防

　　从整个外科过程中组织瓣管理的角度来看,无张力的创口关闭是预防创口裂开最有效的方法。临床医生操作软组织的经验比骨增量术的任何其他方面都更能影响骨再生过程。随着医生在精细组织管理方面获得更多经验,并开始了解如何获得无张力组织瓣关闭,移植物和屏障膜暴露的问题将变得越来越少。

　　缺乏无张力创口关闭:创口出现屏障膜暴露最常见的原因是组织瓣缺乏无张力关闭。所有骨增量术的最后,都要求将组织瓣拉伸并覆盖到移

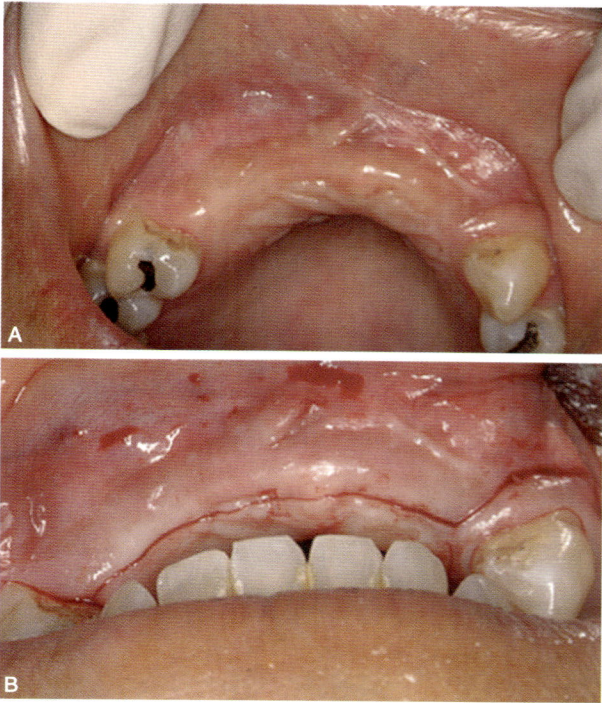

图 12-75 取帐篷钉的切口。A. 切口设计应尽可能多地保留牙槽骨唇颊侧的附着龈；B. 切口应该附带减张切口。通常用 15 号刀片切透组织，以防止组织分层

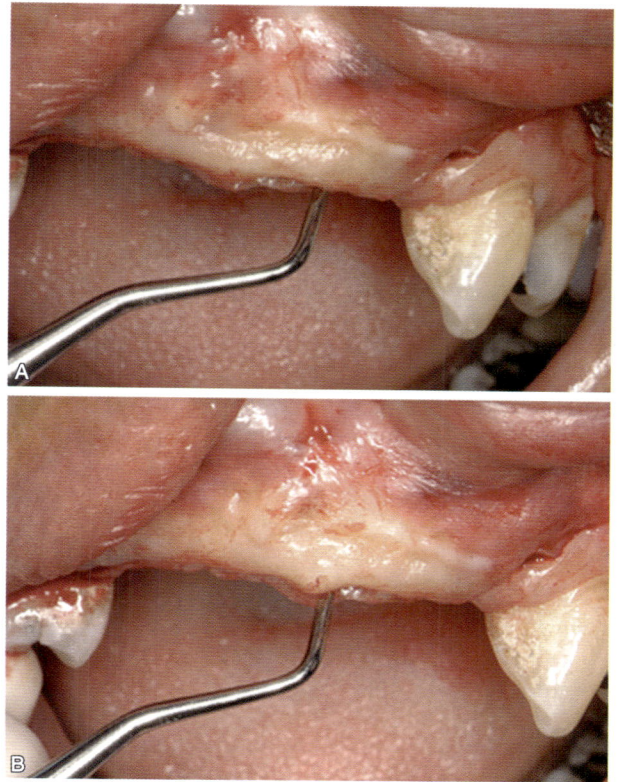

图 12-76 翻瓣。A 和 B. 使用锋利的刮匙或 2-4Molt 翻开黏骨膜瓣，从一侧刮到另一侧，直到整个组织瓣翻开（如全厚瓣）

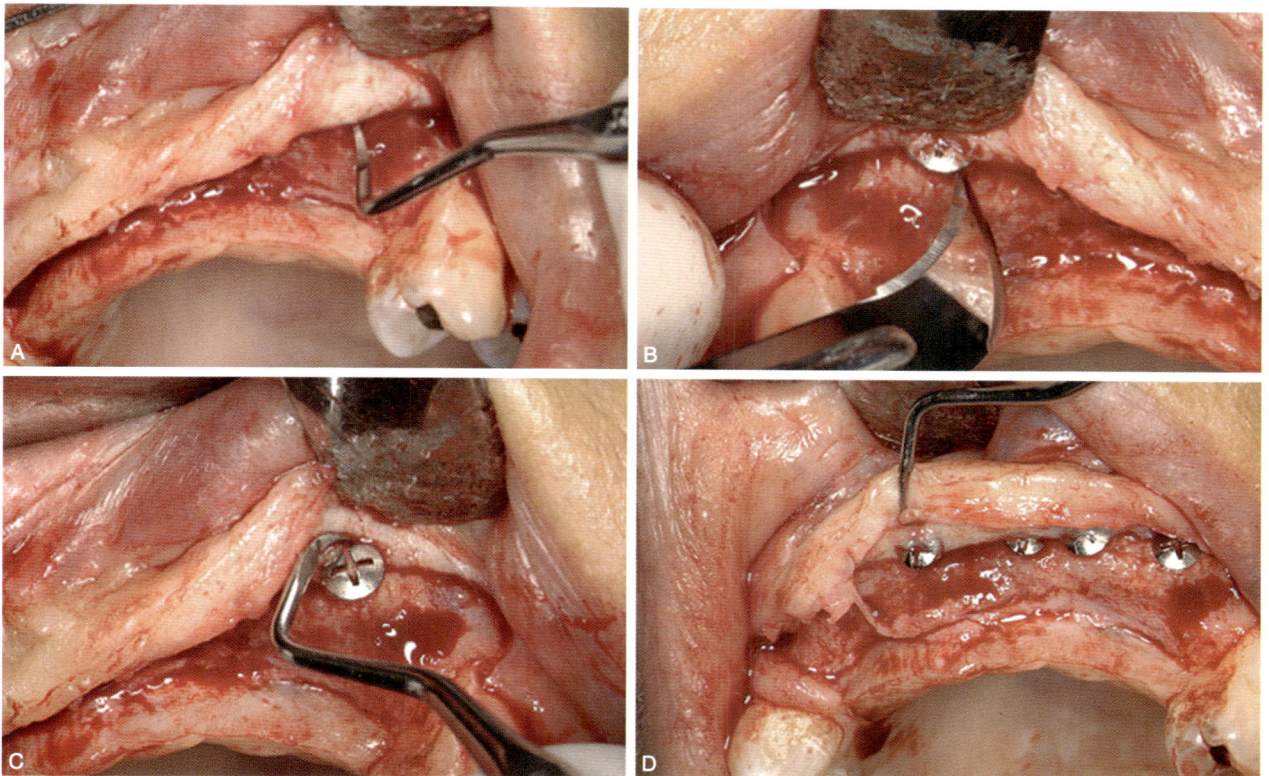

图 12-77 暴露固位螺钉。A. 翻开组织瓣时，必须将螺钉头与粘连的厚纤维组织层分离；B. 用 12 号手术刀片切断螺钉上的纤维层；C 和 D. 使用刮匙继续翻开组织瓣，直到暴露所有螺钉

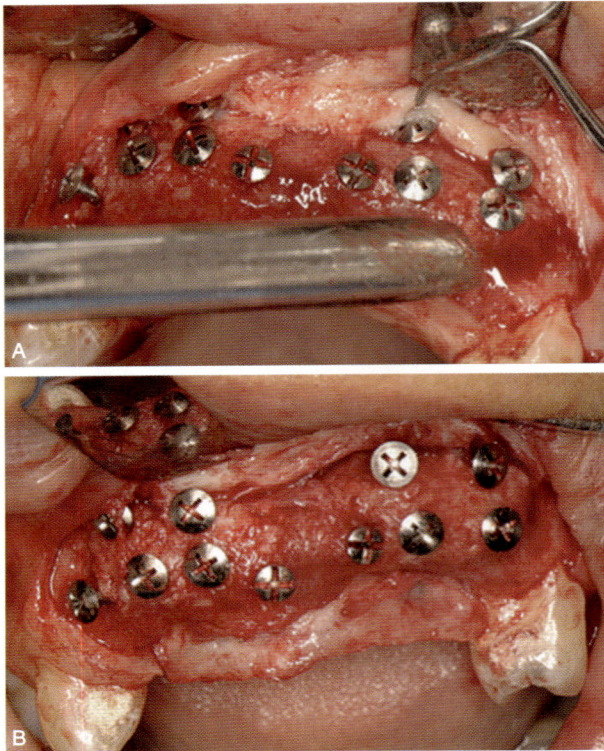

图 12-78　A 和 B. 已完全翻开组织瓣,可以取出固位螺钉(放置种植体之前)

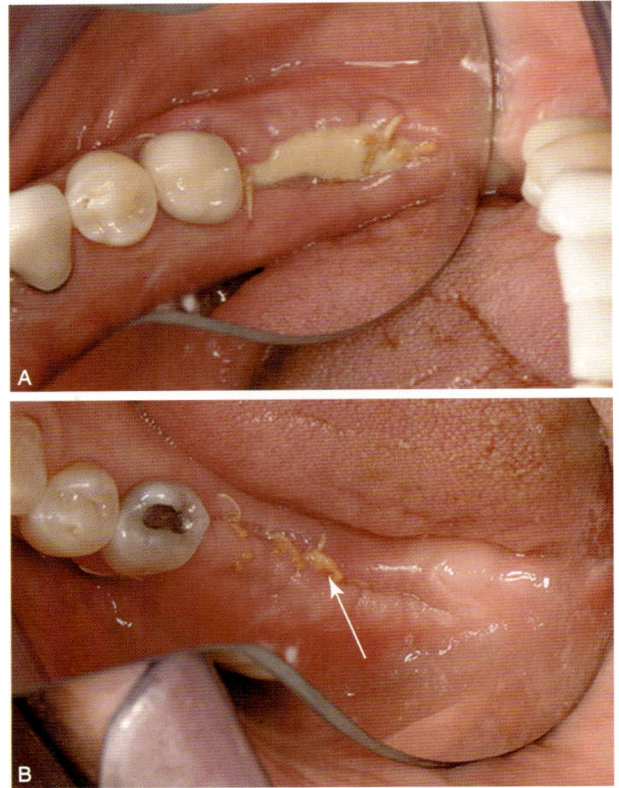

图 12-79　创口裂开。A 和 B. 术后创口裂开及屏障膜暴露

植物上。这种拉伸产生的张力会传导至切口上的缝线,如果组织瓣没有得到充分松解,其最终会在术后导致缝线周围的组织坏死,创口裂开。

翻起的组织瓣内衬一层薄而致密、不能被拉伸的骨膜。必须先切断这层组织,以拉伸移植部位上方的组织瓣:在骨膜上预备一个清晰、连续的松解切口,暴露出下方的弹性组织层,就可以松解这些组织层,使组织瓣在移植部位上得以伸展。当切透骨膜层时,可以看到切缘两侧分离,使得骨膜下的弹性组织可以伸展。将一把锋利的 Metzenbaum 剪(梅氏解剖剪)放入骨膜下方,张开剪刀时,可钝性分离组织。如此反复,直到组织瓣覆盖移植部位,并超出对侧组织瓣边缘5mm。

### 4. 治疗

当创口裂开时,应加强患者随访,严密观察移植材料和支撑材料的状态。必须每天使用氯己定含漱液,以控制口腔菌群。正在愈合的创口边缘无法承受再次缝合时的牵拉,因此,临床医生不得在此时尝试重新缝合该部位(图 12-79 至图12-82)。

## (六)使用颗粒状骨移植物时唇侧骨增量不足

### 1. 病因

应该牙槽骨增量术前就评估最终修复体所需的位置。这评估可给出满足种植体植入正确位置所需的骨量,以获得理想的穿龈轮廓。强烈建议在计划进行骨增量时,要对牙槽骨唇侧骨弓轮廓进行过度增量,以应对愈合过程中可能出现的移植物吸收,并为牙槽骨唇侧提供额外的支撑。种植体唇颊侧菲薄的骨质,很容易发生重建,最终沿种植体表面被吸收。尽管种植体唇颊侧存在骨壁,但种植体颈部 5mm 处较薄的骨壁很容易受到自然应力的影响,可能在未来出现问题。

### 2. 并发症

牙槽骨再生不足会导致种植体植入时容易出现骨开裂,或者不足以支撑种植体的负荷和长期使用。随后持续的骨破坏会导致种植体暴露,需要进行修复,或者取出。

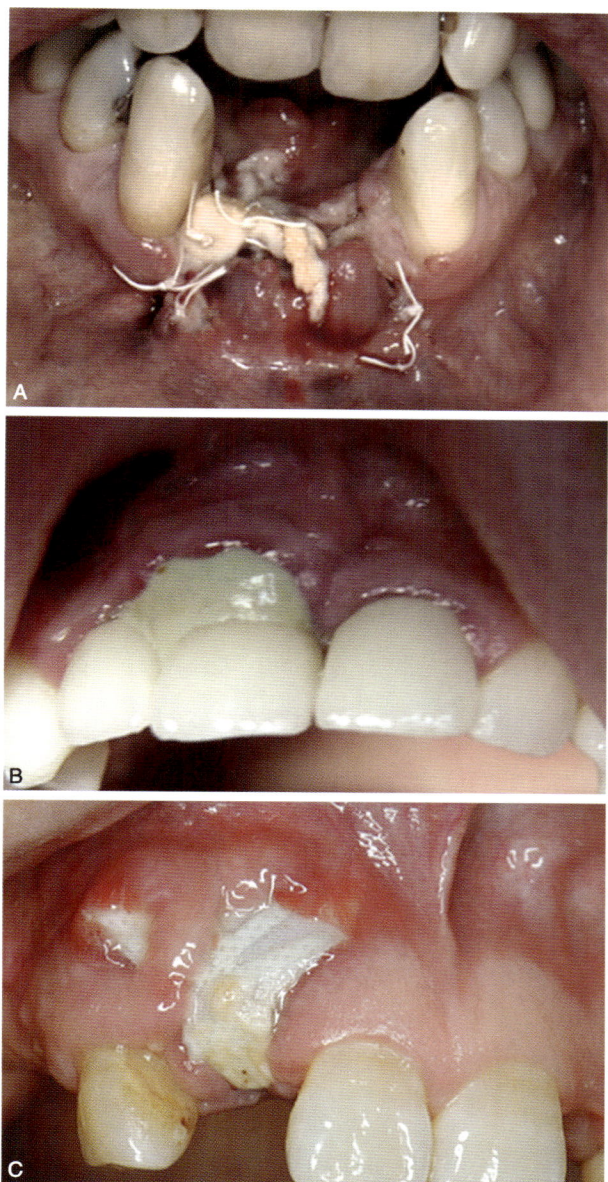

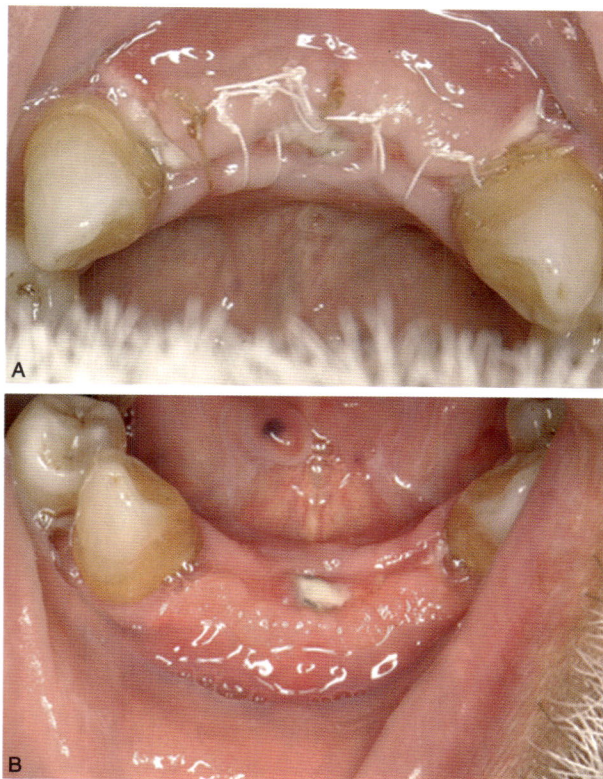

图 12-81 A. 愈合过程中，下颌前牙区移植物暴露；B. Allo-Derm 膜可以维持暴露部位的稳定，以便软组织慢慢愈合

图 12-80 创口裂开。A. 组织瓣减张不充分和组织坏死导致屏障膜完全暴露；B. 软组织缺乏无张力闭合和过渡义齿带来的压力导致屏障膜暴露；C. 这层不可吸收膜已经暴露。需要继续维持至少 6 周，以试图挽救下方的移植物

## 3. 预防

术前规划是预防这类并发症的关键。应通过 CBCT 评估牙缺失区当前的骨量，并选择合适的种植体，以确保种植体在负荷过程中的稳定性和功能。前牙的种植还应该进行角度评估，以确保种植体具备适当的穿龈轮廓。一旦确定了种植位点和修复设计，就可以选择合适的骨增量方案，以确保种植体周有足够的骨量。理想情况下，种植体植入后，种植体唇颊侧应保留至少 1.5mm 的骨厚度。

骨增量部位的空间维持是骨再生成功的关键。必须通过钛加强膜、帐篷螺钉、钛网或其他空间维持方法对骨增量部位的外形轮廓进行刚性支撑。未固定的膜下方松散的骨颗粒，很容易发生移位，导致移植部位的冠方变薄，形成尖锐和缺损的牙槽骨。

了解骨增量中所使用的屏障膜特性，可以防止纤维组织长入。强烈建议使用降解速率慢的屏障膜，能耐受覆盖移植物和缝合时的张力，以及耐受术后移植部位所受压力。

良好的骨膜松解和无张力创口关闭使外科医生可以使用较大体积的移植物，而不必担心创口裂开。必须限制临时可摘义齿对移植部位的压力，因为它有可能使移植物发生微动而减少最终骨生成量。

## 4. 治疗

如果种植体植入于骨增量后的牙槽骨，唇侧骨板菲薄或呈现颗粒状而存在风险时，建议种植体植入时同期行骨增量。应在整个骨质薄弱区域放置同种异体或异种骨移植材料，并覆盖胶原膜。应考虑延后种植二期和负荷，延长愈合时间，以使移植物更好地成熟（图 12-83）。

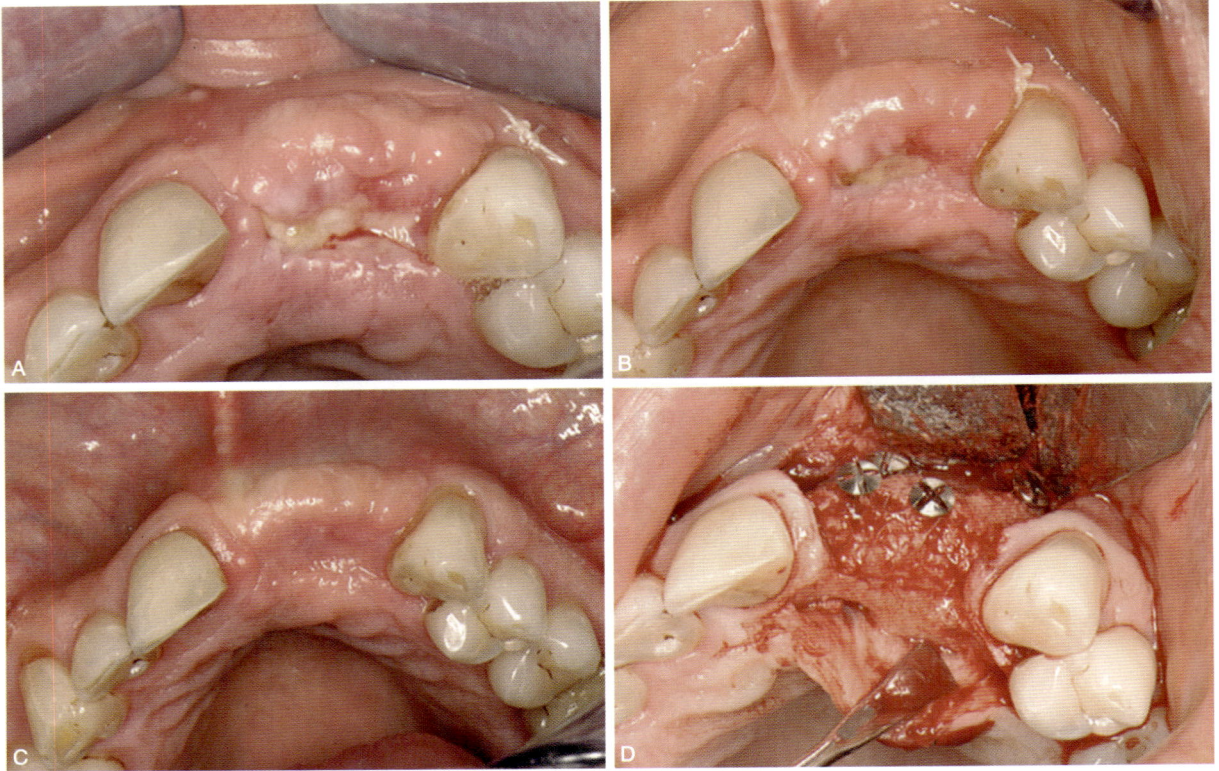

图 12-82　A 和 B. 当上颌前牙骨增量后发生明显膜暴露时，AlloDerm 展示了促进软组织愈合的能力。指导患者使用氯己定含漱液保持该区域清洁；C. 骨增量部位的成熟，骨完全再生至固位螺钉头的位置；D. 该病例中膜暴露完全没有影响最终的骨增量效果

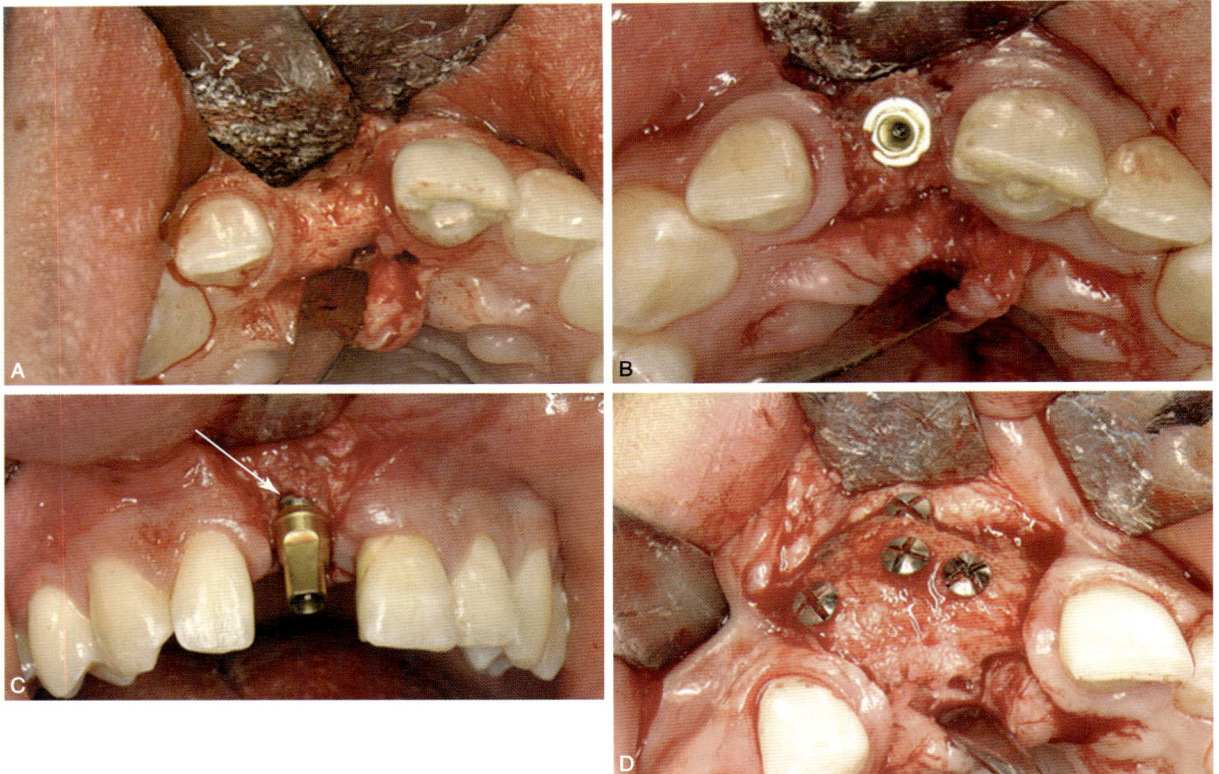

图 12-83　骨量不足。A 至 C. 当牙槽嵴宽度不足时，植入种植体可能导致唇颊侧菲薄的骨板出现骨开裂；D. 理想和成功的骨增量部位具备充足的唇/颊侧骨量，可以使种植体植入在理想的位置

## （七）骨增量后种植体植入：种植体根尖部骨宽度不足

### 1. 病因

无论使用哪种骨增量技术或材料，如果根尖区骨量不足或植骨范围没有向根尖区延伸，都可能会出现种植体根尖区骨缺损。在常规的种植窝洞预备中，种植体的根尖部应位于骨内。某些情况下，根尖区会出现骨开窗，需要进行额外的程序来维持可预期的骨支持。

### 2. 并发症

当种植窝洞的预备超过可用骨高度时，就会出现种植体根尖区骨开窗。这种情况很可能会导致种植体缺乏固位和稳定性，并有可能导致种植并发症。

### 3. 预防

牙槽骨水平向增宽时，增量的范围应该延伸至根尖区，为拟植入种植体的整体长度提供支撑。不管是采用块状皮质骨还是颗粒状骨移植物的骨增量术，移植物的范围都必须延伸到牙槽骨根尖区，以防止种植体植入时发生骨开窗。由于临床医生可以很好地观察到移植部位的冠方，但往往忽略根尖区，因此，必须从三维角度关注骨增量的范围。在骨移植材料放置过程中，很难将大量的材料延伸到根尖区，如果要在根尖区形成可观的骨量，就必须在此狭窄的间隙内维持稳定的空间。从骨密度的角度来看，根尖区与种植体唇颊侧的骨质一样非常重要，这是因为最终修复后，这一关键的支撑区域将承受相应的压力。骨质不佳或骨量菲薄区域的种植体唇颊侧组织往往会出现金属透色，降低整体美学效果。

（1）根尖区固定：对于屏障膜是否需要固定仍存在争议，但根据笔者的经验，屏障膜的固定对于建立和维持移植物在根尖区的体积非常重要。使用膜钉或螺钉很容易将屏障膜固定到位，也可以将屏障膜缝合到骨膜上。值得注意的是，所有膜钉都应在种植体植入时去除，以防日后移位。有证据表明，松动的膜钉可通过软组织迁移到邻近的重要结构中。

固定屏障膜的最佳位置位于膜的根端边角处、移植部位的前后。必须去除受植部位上所有纤维组织，并在该处用膜钉或缝线固定屏障膜。除非移植物体积非常大，膜容易向冠方移动导致移植物外露，否则不建议在这两个位点之间固定膜。骨增量范围较大时，建议采取策略保持固定稳定。

（2）舌/腭侧屏障膜固定：理想情况下，屏障膜舌腭侧也应该固定，以确保即使在创口裂开时或过渡义齿压迫时，屏障膜不会移位。但由于视野受限，在舌侧使用膜钉固定通常比较困难。在组织瓣关闭时，可利用舌腭侧的缝线来固定屏障膜。

### 4. 治疗

如果最初的骨增量不足，有根尖区骨开窗，则必须用颗粒状骨移植材料或额外的皮质骨加屏障膜来覆盖开窗区域。也有建议使用冻干同种异体骨或小牛骨颗粒联合胶原膜（图12-84至图12-88）。

## （八）新生骨覆盖骨固位螺钉

### 1. 病因

在使用颗粒状骨移植物或块状骨联合颗粒状骨移植物时，过量的骨颗粒常常会导致新生骨覆盖固位螺钉。这通常是一层很软的骨，可以用刮匙刮除，很容易暴露螺钉头部。必要时，可以使用根尖片来确定螺钉的位置。如果计划在该区域进行种植治疗，必须取出螺钉。

### 2. 并发症

如果没有从骨增量部位取出，螺钉可能会影响种植窝洞预备或种植体植入。

### 3. 预防

骨过度生长并无大问题，也不需要采取任何措施来预防这种情况的发生。通过影像学检查该部位螺钉的数量和位置，就可以避免将移植的螺钉遗留在原位。

### 4. 治疗

通过影像学检查和骨增量区骨面的检查，可确认隐藏的螺钉的位置。螺钉正上方的骨质有时会显现金属深色，从而可确定位置。这种骨质通常不像周围的骨质那样致密，因此可以进行轻微搔刮，直到找到螺钉头部（图12-89）。

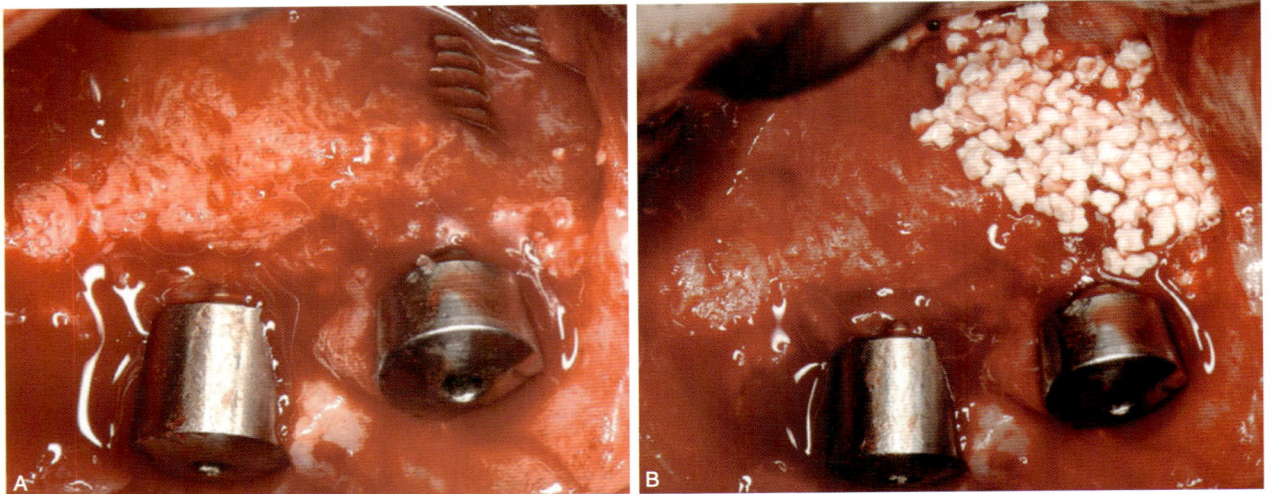

图 12-84    骨增量后种植体根尖区骨开窗。A. 种植体植入后出现根尖区骨开窗。使用同种异体骨和胶原膜进行骨增量；B. 同种异体骨覆盖骨缺损区域［引自 Peñarrocha-Oltra D，Peñarrocha-Diago M，Balaguer-Martínez J，*et al*：Full-arched fixed prosthesis supported by four implants in patients with recessive dystrophicepidermolysis bullosa. *Oral Surg Oral Med Oral Pathol Oral Radiol Endod* 112（2）：e4-10，2011.］

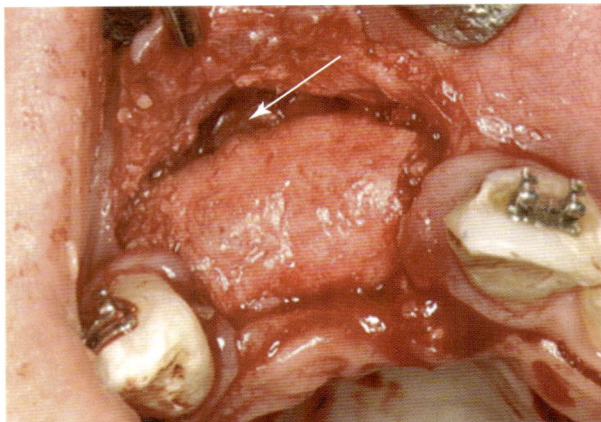

图 12-85    覆盖颗粒状骨移植物的屏障膜必须充分向根尖区延伸，以保证所有移植材料与软组织隔离

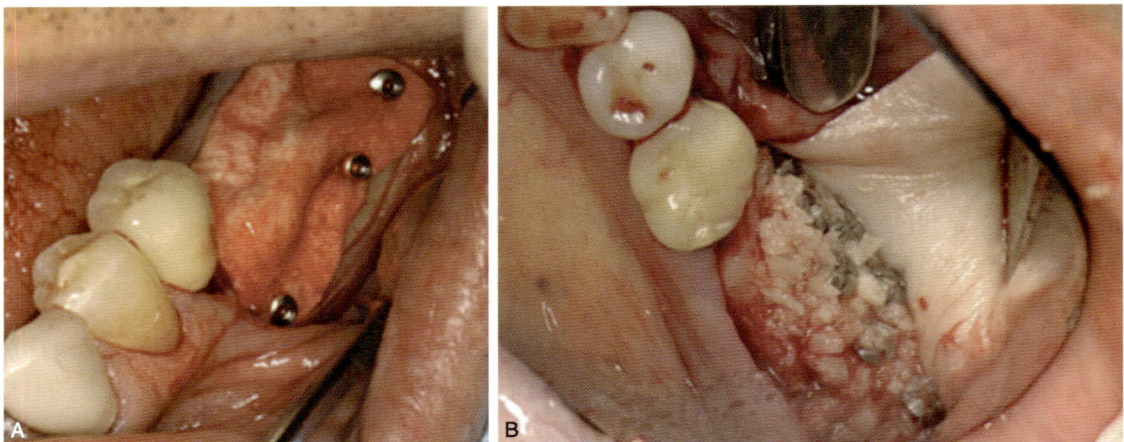

图 12-86    根尖区膜钉固定。A. 3 枚膜钉固定在皮质骨中，位于骨颗粒最根端的位置；B. 展示了需要用屏障膜隔离的骨量

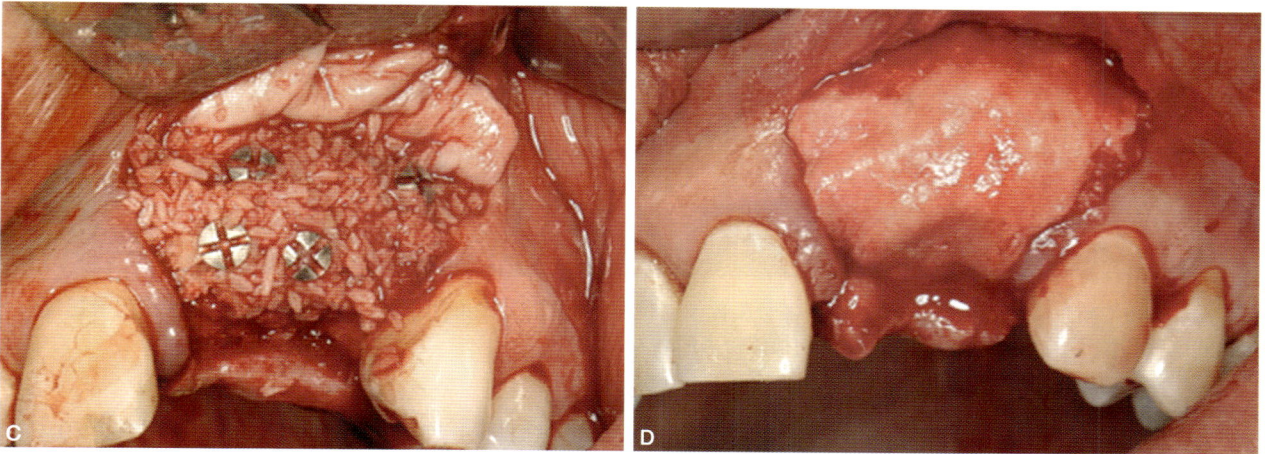

图 12-86（ 续 ）　C 和 D. 必须确保根尖区有足够的骨增量材料, 以防止之后种植体植入时发生骨开窗

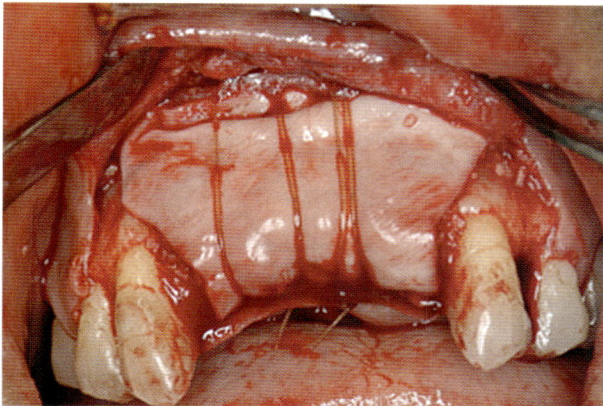

图 12-87　可选的屏障膜固定技术。屏障膜的固定也可以通过丝线与根尖区骨膜缝合来实现, 这有助于防止屏障膜或同种异体骨增量材料的移位

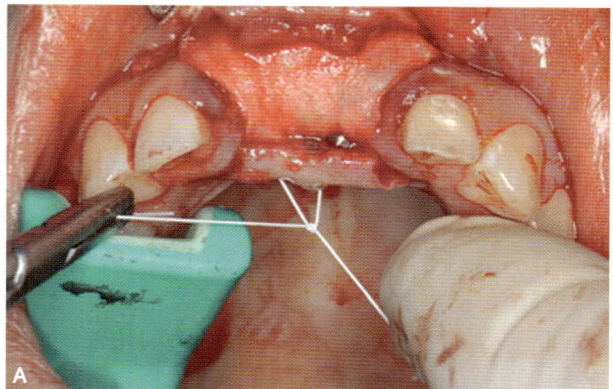

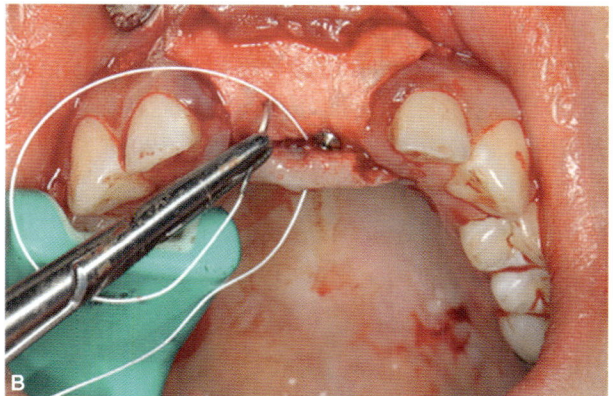

图 12-88　舌腭侧屏障膜缝合固定。A. 腭侧皮质骨板上放置膜钉, 缝线从腭侧瓣进入, 经过瓣下方穿过屏障膜后返回; B. 缝线从腭瓣下方穿出

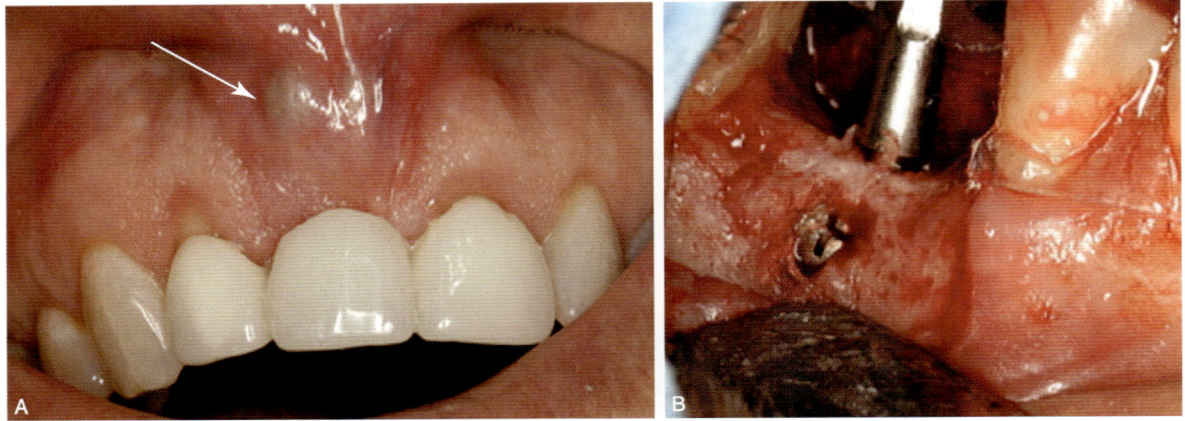

图 12-89　新生骨覆盖固位螺钉。A. 新生骨覆盖于固位螺钉上（箭），最好用探针或刮匙去除；B. 应始终记录螺钉的位置和数量。在本病例中，螺钉是在种植体植入后才发现的

## 八、总结

为了给患者提供最佳的治疗，医生必须掌握骨再生的理论。如果医生希望修复体具有适当形态、功能和美学，那么很大一部分患者在种植体植入前是需要进行骨增量的。

骨增量包含许多不同的方法，使用的材料和技术也各不相同。随着医生逐渐掌握这些技术方法，骨增量成功率将稳步提高。事实上，临床上会遇到各种各样的骨缺损，需要采用不同的方法来确保可获得适当的骨量。

除了掌握这些技术的理论和外科实践，种植医生还必须清楚地了解如何正确处理术中可能出现的各种并发症。骨增量并发症的预防，涉及准确的术前评估、明确的骨增量策略和足够的手术技巧（尤其是牙龈翻瓣和无张力闭合）。随后还必须采取适当的术后措施，包括过渡义齿的调整和随访。

人体的骨再生潜力巨大，但这一过程必须在有利的条件下才能正常进行。这些最小化并发症的骨增量临床原则，使得当今的患者有机会实现最佳的口腔健康和美学修复。

（苏汉福　葛青　译，王丽萍　李冰劼　校）

## 参考文献

1. Van der Weijden F, Dell'Acqua F, Slot DE: Alveolar bone dimensional changes of post-extraction sockets in humans: a systematic review. *J Clin Periodontol* 36:1048–1058, 2009.

2. Schropp L, Wenzel A, Kostopoulos L, Karring T: Bone healing and soft tissue contour changes following single-tooth extraction: a clinical and radiographic 12-month prospective study. *Int J Periodontics Restorative Den* 23:313–323, 2003.

3. Clementini M, Morlupi A, Canullo L, et al: Success rate of dental implants inserted in horizontal and vertical guided bone regenerated areas: a systematic review. *Int J Oral Maxillofac Surg* 41:847–852, 2012.

4. Hammerle CH, Jung RE, Feloutzis A: A systematic review of the survival of implants in bone sites augmented with barrier membranes (guided bone regeneration) in partially edentulous patients. *J Clin Periodontol* 29(Suppl 3):226–231, discussion 232–223, 2002.

5. McAllister BS, Haghighat K: Bone augmentation techniques. *J Periodontol* 78:377–396, 2007.

6. Jensen SS, Terheyden H: Bone augmentation procedures in localized defects in the alveolar ridge: clinical results with different bone grafts and bone-substitute materials. *Int J Oral Maxillofac Implants* 24(Suppl):218–236, 2009.

7. Nevins M, Mellonig JT: The advantages of localized ridge augmentation prior to implant placement: a staged event. *Int J Periodontics Restorative Den* 14:96–111, 1994.

8. Aghaloo TL, Moy PK: Which hard tissue augmentation techniques are the most successful in furnishing bony support for implant placement. *Int J Oral Maxillofac Implants* 22(Suppl):49–70, 2007.

9. Esposito M, Grusovin MG, Felice P, et al: The efficacy of horizontal and vertical bone augmentation procedures for dental implants—a Cochrane systematic review. *Eur J Oral Implantol* 2:167–184, 2009.

10. Misch CM: Autogenous bone: is it still the gold standard? *Implant Dent* 19:361, 2010.

11. Pellegrini G, Pagni G, Rasperini G: Surgical approaches based on biological objectives: GTR versus GBR Techniques. *Int J Dent* 2013:521–547, 2013.

12. Dahlin C, Linde A, Gottlow J, Nyman S: Healing of bone defects by guided tissue regeneration. *Plast Reconstr Surg* 81:672–676, 1988.

13. Buser D, Dula K, Hirt HP, Schenk RK: Lateral ridge augmentation using autografts and barrier membranes: a clinical study with 40 partially edentulous patients. *J Oral Maxillofac Surg* 54:420–432, discussion 432–423, 1996.

14. Buser D, Dula K, Hess D, et al: Localized ridge augmentation with autografts and barrier membranes. *Periodontol 2000* 19:151–163, 1999.

15. Chiapasco M, Abati S, Romeo E, Vogel G: Clinical outcome of autogenous bone blocks or guided bone regeneration with e-PTFE membranes for the reconstruction of narrow

edentulous ridges. *Clin Oral Implants Res* 10:278–288, 1999.

16. von Arx T, Cochran DL, Hermann JS, et al: Lateral ridge augmentation using different bone fillers and barrier membrane application. A histologic and histomorphometric pilot study in the canine mandible. *Clin Oral Implants Res* 12:260–269, 2001.

17. Simion M, Dahlin C, Rocchietta I, et al: Vertical ridge augmentation with guided bone regeneration in association with dental implants: an experimental study in dogs. *Clin Oral Implants Res* 18:86–94, 2007.

18. Simion M, Fontana F, Rasperini G, Maiorana C: Vertical ridge augmentation by expanded-polytetrafluoroethylene membrane and a combination of intraoral autogenous bone graft and deproteinized anorganic bovine bone (Bio Oss). *Clin Oral Implants Res* 18:620–629, 2007.

19. Fontana F, Santoro F, Maiorana C, et al: Clinical and histologic evaluation of allogeneic bone matrix versus autogenous bone chips associated with titanium-reinforced e-PTFE membrane for vertical ridge augmentation: a prospective pilot study. *Int J Oral Maxillofac Implants* 23:1003–1012, 2008.

20. Trombelli L, Farina R, Marzola A, et al: GBR and autogenous cortical bone particulate by bone scraper for alveolar ridge augmentation: a 2-case report. *Int J Oral Maxillofac Implants* 23:111–116, 2008.

21. Langer B, Langer L, Sullivan RM: Vertical ridge augmentation procedure using guided bone regeneration, demineralized freeze-dried bone allograft, and miniscrews: 4- to 13-year observations on loaded implants. *Int J Periodontics Restorative Den* 30:227–235, 2010.

22. Lindfors LT, Tervonen EA, Sandor GK, Ylikontiola LP: Guided bone regeneration using a titanium-reinforced ePTFE membrane and particulate autogenous bone: the effect of smoking and membrane exposure. *Oral Surg Oral Med Oral Pathol Oral Radiol Endod* 109:825–830, 2010.

23. Buser D, Dula K, Belser U, et al: Localized ridge augmentation using guided bone regeneration. 1. Surgical procedure in the maxilla. *Int J Periodontics Restorative Den* 13:29–45, 1993.

24. Machtei EE: The effect of membrane exposure on the outcome of regenerative procedures in humans: a meta-analysis. *J Periodontol* 72:512–516, 2001.

25. Beitlitum I, Artzi Z, Nemcovsky CE: Clinical evaluation of particulate allogeneic with and without autogenous bone grafts and resorbable collagen membranes for bone augmentation of atrophic alveolar ridges. *Clin Oral Implants Res* 21:1242–1250, 2010.

26. Borges GJ, Novaes AB, Jr, Grisi MF, et al: Acellular dermal matrix as a barrier in guided bone regeneration: a clinical, radiographic and histomorphometric study in dogs. *Clin Oral Implants Res* 20:1105–1115, 2009.

27. Feuille F, Knapp CI, Brunsvold MA, Mellonig JT: Clinical and histologic evaluation of bone-replacement grafts in the treatment of localized alveolar ridge defects. Part 1: Mineralized freeze-dried bone allograft. *Int J Periodontics Restorative Den* 23:29–35, 2003.

28. Sterio TW, Katancik JA, Blanchard SB, et al: A prospective, multicenter study of bovine pericardium membrane with cancellous particulate allograft for localized alveolar ridge augmentation. *Int J Periodontics Restorative Den* 33:499–507, 2013.

29. Wainwright DJ: Use of an acellular allograft dermal matrix (AlloDerm) in the management of full-thickness burns. *Burns* 21:243–248, 1995.

30. Fowler EB, Breault LG, Rebitski G: Ridge preservation utilizing an acellular dermal allograft and demineralized freeze-dried bone allograft: Part II. Immediate endosseous implant placement. *J Periodontol* 71:1360–1364, 2000.

31. Sudarsan S, Arun KV, Priya MS, Arun R: Clinical and histological evaluation of alloderm GBR and BioOss in the treatment of Siebert's class I ridge deficiency. *J Indian Soc Periodontol* 12:73–78, 2008.

32. Griffin TJ, Cheung WS, Hirayama H: Hard and soft tissue augmentation in implant therapy using acellular dermal matrix. *Int J Periodontics Restorative Den* 24:352–361, 2004.

33. Polimeni G, Koo KT, Qahash M, et al: Prognostic factors for alveolar regeneration: effect of a space-providing biomaterial on guided tissue regeneration. *J Clin Periodontol* 31:725–729, 2004.

34. Le B, Burstein J, Sedghizadeh PP: Cortical tenting grafting technique in the severely atrophic alveolar ridge for implant site preparation. *Implant Dent* 17:40–50, 2008.

35. Le B, Rohrer MD, Prasad HS: Screw "tent-pole" grafting technique for reconstruction of large vertical alveolar ridge defects using human mineralized allograft for implant site preparation. *J Oral Maxillofac Surg* 68:428–435, 2010.

36. Hempton TJ, Fugazzotto PA: Ridge augmentation utilizing guided tissue regeneration, titanium screws, freeze-dried bone, and tricalcium phosphate: clinical report. *Implant Dent* 3:35–37, 1994.

37. Simon BI, Chiang TF, Drew HJ: Alternative to the gold standard for alveolar ridge augmentation: tenting screw technology. *Quintessence Int* 41:379–386, 2010.

38. Fugazzotto PA: Ridge augmentation with titanium screws and guided tissue regeneration: technique and report of a case. *Int J Oral Maxillofac Implants* 8:335–339, 1993.

39. Becker W, Becker BE, McGuire MK: Localized ridge augmentation using absorbable pins and e-PTFE barrier membranes: a new surgical technique. Case reports. *Int J Periodontics Restorative Den* 14:48–61, 1994.

40. Goldberg VM, Stevenson S: Natural history of autografts and allografts. *Clin Orthop Relat Res* 225:7–16, 1987.

41. Noia CF, Ortega-Lopes R, Olate S, et al: Prospective clinical assessment of morbidity after chin bone harvest. *J Craniofac Surg* 22:2195–2198, 2011.

42. Noia CF, Rodriguez-Chessa JG, Ortega-Lopes R, et al: Prospective study of soft tissue contour changes following chin bone graft harvesting. *Int J Oral Maxillofac Surg* 41:176–179, 2012.

43. Song JM, Lee JY, Kim YD: CBCT morphologic analysis of edentulous posterior mandible for mandibular body bone graft. *J Oral Implantol* 41(4):477–482, 2015.

44. Misch CM: Comparison of intraoral donor sites for onlay grafting prior to implant placement. *Int J Oral Maxillofac Implants* 12:767–776, 1997.

45. Capelli M: Autogenous bone graft from the mandibular ramus: a technique for bone augmentation. *Int J Periodontics Restorative Den* 23:277–285, 2003.

46. Urban IA, Nagursky H, Lozada JL: Horizontal ridge augmentation with a resorbable membrane and particulated autogenous bone with or without anorganic bovine bone-derived mineral: a prospective case series in 22 patient. *Int J Oral Maxillofac Implants* 26:404–414, 2011.

47. Urban IA, Nagursky H, Lozada JL, Nagy K: Horizontal ridge augmentation with a collagen membrane and a combination of particulated autogenous bone and anorganic bovine bone-derived mineral: a prospective case series in 25 patients. *Int J Periodontics Restorative Den* 33:299–307, 2013.

48. Miller RJ, Edwards WC, Boudet C, Cohen JH: Revised Maxillofacial Anatomy: the mandibular symphysis in 3D. *Int J Dent Implants Biomaterials* 2:1–7, 2009.

49. Hoppenreijs TJM, Nijdam ES, Freihofer HPM: The chin as a donor site in early secondary osteoplasty: a retrospective clinical and radiological evaluation. *J Cranio Maxillofac Surg* 20(3):119–124, 1992.

50. Borstlap WA, Stoelinga PJ, Hoppenreijs TJ, van't Hof MA: Stabilisation of sagittal split advancement osteotomies with miniplates: a prospective, multicentre study with two-year follow-up. Part I: clinical parameters. *Int J Oral Maxillofac Surg* 33(5):433–441, 2004.

51. Linkevicius T, Puisys A, Steigmann M, et al: Influence of vertical soft tissue thickness on crestal bone changes around implants with platform switching: a comparative clinical study. *Clin Implant Dent Relat Res* 17(6):1228–1236, 2015.

52. Urban IA, et al: Treatment of severe mucogingival defects with a combination of strip gingival grafts and a xenogeneic collagen matrix: a prospective case series study. *Int J Periodontics Restorative Dent* 35(3):345–353, 2015.

53. Misch CE: *Contemporary implant dentistry*, ed 3, St. Louis, 2008, Mosby.

54. Bartee BK, Carr JA: Evaluation of a high-density polytetrafluoroethylene (n-PTFE) membrane as a barrier material to facilitate guided bone regeneration in the rat mandible. *J Oral Implantol* 21(2):88–95, 1995.

55. Caldwell GR, Mealy BL: A prospective study: alveolar ridge augmentation using tenting screws, acellular dermal matrix and combination particulate grafts. A thesis for Master of Science in Periodontics—The University of Texas Health Science Center at San Antonio Graduate School of Biomedical Sciences. May 2013.

56. Bartee BK: Implant site development and extraction site grafting: bone biology and physiology, selection of grafting materials, selection of barrier membranes, and surgical technique. *Osteogenics Clinical Education* 18–20, 2012.

57. Fontana F, Maschera E, Rocchietta I, Simion M: Clinical classification of complications in guided bone regeneration procedures by means of a nonresorbable membrane. *Int J Periodontics Restorative Dent* 31(3):265–274, 2011.

58. Ryan CD, Mealey BL, Verrett RG, et al: Relationship between clinical periodontal biotype and labial plate thickness: an in vivo study. *Int J Periodontics Restorative Dent* 31(4):344–354, 2011.

# 第13章　上颌后牙区并发症

Randolph R. Resnik，著

## 一、解剖学

上颌后牙的部分或全部缺失是牙科治疗中最常见的疾病。在美国有 3 000 万人上颌牙齿全部缺失，占成年人口数量的 17.5%。此外，在 45 岁以上牙列缺损的人群中，有 20%～30% 的人单侧上颌后牙缺失，15% 的人双侧上颌后牙缺失。约40% 的成年患者存在上颌后牙缺失[1]。

在口腔种植中，上颌后牙区牙缺失存在许多独特和具有挑战性的情况。最值得注意的手术方法包括上颌窦底提升增加可用骨高度，骨移植增加骨宽度，以及在骨密度差的位点采用改良的手术程序植入种植体。在过去的几十年中，通过上颌窦底提升解决垂直骨量不足的问题已经成为一个非常普遍和可预期的方法。这种骨增量的方法已被证明能够为临床医生提供足够的骨量以在正确的三维位置上放置理想尺寸的种植体。然而，这一解剖区域存在比口腔的任何其他区域更多的种植并发症。

### （一）上颌后牙区的解剖缺点

#### 1. 上颌窦的气化作用

上颌后牙脱落后，上颌窦会增大，这是口腔种植中的一个独特的问题。上颌窦黏骨膜（Schneiderian 膜）内破骨细胞活性的持续增加导致了扩张。上颌窦内的正压升高也会加剧牙槽骨萎缩，从而使种植位点的可用骨量减少[2]。由于牙槽骨的重建和牙周结构的正常/病理状况，上颌窦气化与剩余的牙槽骨之间呈反比关系（图 13-1）。

**临床意义**：上颌窦气化的最终结果是种植体植入时骨高度的不足，因此需要骨增量以增加未

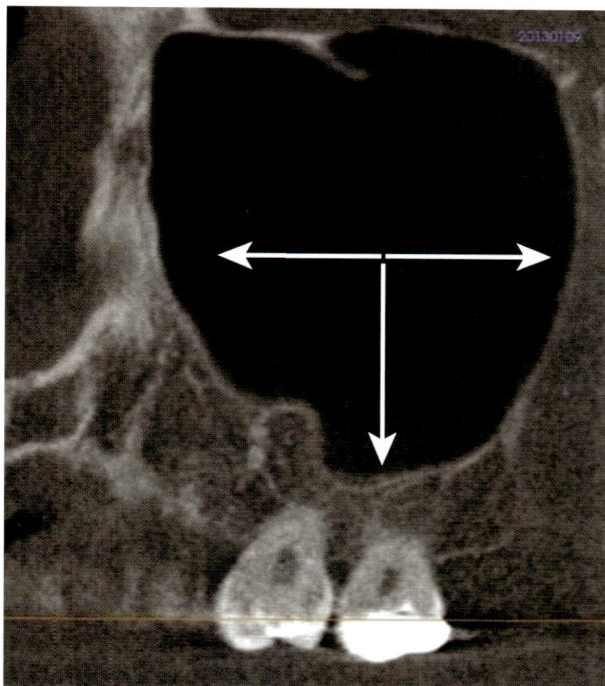

图 13-1　上颌窦的气化现象在牙齿存在的情况下也很显著，随着上颌窦尺寸的增加，种植的可用骨量逐渐减少

来种植体植入时的骨量。通过适当的移植技术来增加骨体积，这个解剖区域可以恢复到一个更可预期的符合生物力学原则的未来种植体植入位置。如果在骨量不足的位置骨增量不充分，种植体失败或移位的发病率可能会增加。

#### 2. 牙槽嵴宽度 / 向腭侧移位

与口腔的其他区域（如下颌骨）相比，上颌骨的颊侧皮质骨更薄，牙齿脱落后会迅速吸收。上颌后牙缺失导致以颊侧骨板吸收为主的骨宽度的减少[3]。牙槽骨血管化的丧失和现有的细小梁骨类型加速了骨吸收，导致这一区域的吸收速度比在口腔的任何其他区域都要快。然而，由于上颌

后牙区最初的牙槽嵴本来很宽，即使骨宽度减少了60%，通常也可以放置足够直径的种植体。但是随着时间的推移，牙槽嵴向腭侧移位，直到牙槽嵴被吸收到较窄骨量的中间位置[4]。随着骨吸收的持续发展，上颌牙槽嵴不断向中线重塑。

临床意义：由于骨宽度不足，颊舌方向上种植体的植入位置可能并不理想。研究表明，在上颌窦底提升的同时，可行骨增量以增加牙槽骨宽度，但与单独的上颌窦底提升术相比，种植体失败的发生率会有所增加。由于牙槽嵴的位置更偏腭侧，种植体也会位于理想位点的腭侧。从修复来看，对于中重度吸收的牙槽嵴，通常会出现最终修复体的颊尖变成悬臂的情况，为了满足美学要求而牺牲生物力学（图13-2）[1]。在一些严重骨吸收的病例中，上颌后牙区种植体修复成反𬌗更为理想。

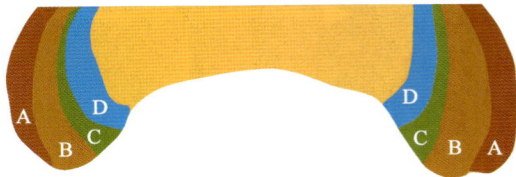

图13-2　上颌后牙区颊侧骨板的吸收速度比口腔的任何其他区域都快。吸收方向为A-B-C-D，剩余牙槽嵴的位置越来越偏腭侧。这导致最终的种植体被放置在更腭侧，可能与下颌后牙呈反𬌗或不理想的角度

### 3. 骨密度

上颌后牙区骨的质量通常比口腔内其他区域差。骨强度与其密度直接相关，该区域的低密度骨的强度通常比下颌前牙区弱5～10倍[5]。5不同的骨密度直接影响骨结合率（BIC），它负责将力传导到骨。上颌后牙区骨最常表现为D4类骨（Misch分类），与其他骨质类型相比，其在负荷状态下的生物力学弹性模量与钛之间的差异最大。D4类骨的特征是骨小梁很细，皮质骨很少。种植体植入到D4类骨中最容易发生骨丧失和并发症增加。因此，建议在上颌后牙区植入种植体时采用一些手术技巧（如级差备洞、骨挤压）来增加BIC。

临床意义：因为BIC在D4类骨中最少，在这种骨类型中，应力分布（从生物力学角度）表现为向种植体根尖方向偏移。因此，种植体根方的骨丧失更明显，而在致密骨类型（D1类骨）中，可能

只会看到牙槽嵴顶的骨吸收。仅靠外侧皮质骨获得的骨结合往往是不够的；因此，为了增加骨种植体接触面积和上颌后牙区种植体的成功率，手术和修复技术需要改良；可使用级差备洞、骨挤压技术，并且需要更长的愈合期，以及在修复治疗阶段的渐进性负荷（图13-3）。

### 4. 解剖位置

基于解剖位置（上颌后牙）的原因，在张口度受限时，手机加上钻针的长度往往超过40mm，手术入路较为困难，因此，上颌后牙区是种植备洞最困难的区域之一。另外，由于对颌牙的阻挡，术者通常无法以正确的角度进行种植窝洞的预备（图13-4）。

临床意义：种植医生往往都会面临张口度的限制，这使得手术操作的难度增加；另外，上颌后牙区的手术视野较差，尤其是有出血发生时；再者，手术对患者来说也非常不舒服，特别是咽反射强烈的患者。

空间的限制也给手术导板的使用带来问题，特别是通过CBCT制作的数字化导板，使得用于容纳手术钻针和手术导板的空间很小。然而，目前已经设计出一种新的手术导板，即导环颊侧开窗（提供颊侧通道），这种导板可以让种植临床医生获得额外的空间来进行骨预备。

### 5. 疾病易感性

鼻旁窦，特别是上颌窦，已被证明非常容易发生各种疾病。研究表明，约46%需行上颌窦骨增量的无症状患者，存在不同程度的病理性改变，从早期的局限性炎症反应到后期弥漫性改变。

临床意义：种植医生必须具备上颌窦解剖及变异和相关病理学的知识。在行上颌窦内行骨移植手术或种植体植入术之前必须确认上颌窦裂孔通畅。为了减少术后并发症，在任何上颌窦内骨移植手术之前，种植医生必须遵从耳鼻喉科（ENT）医生的建议。

### （二）鼻窦的解剖学和生理学

为了减少上颌后牙区治疗的并发症，了解该区域的重要结构是必要的。种植医生应该在术前评估这些解剖结构，确定有无解剖变异和病理改变（图13-5）。

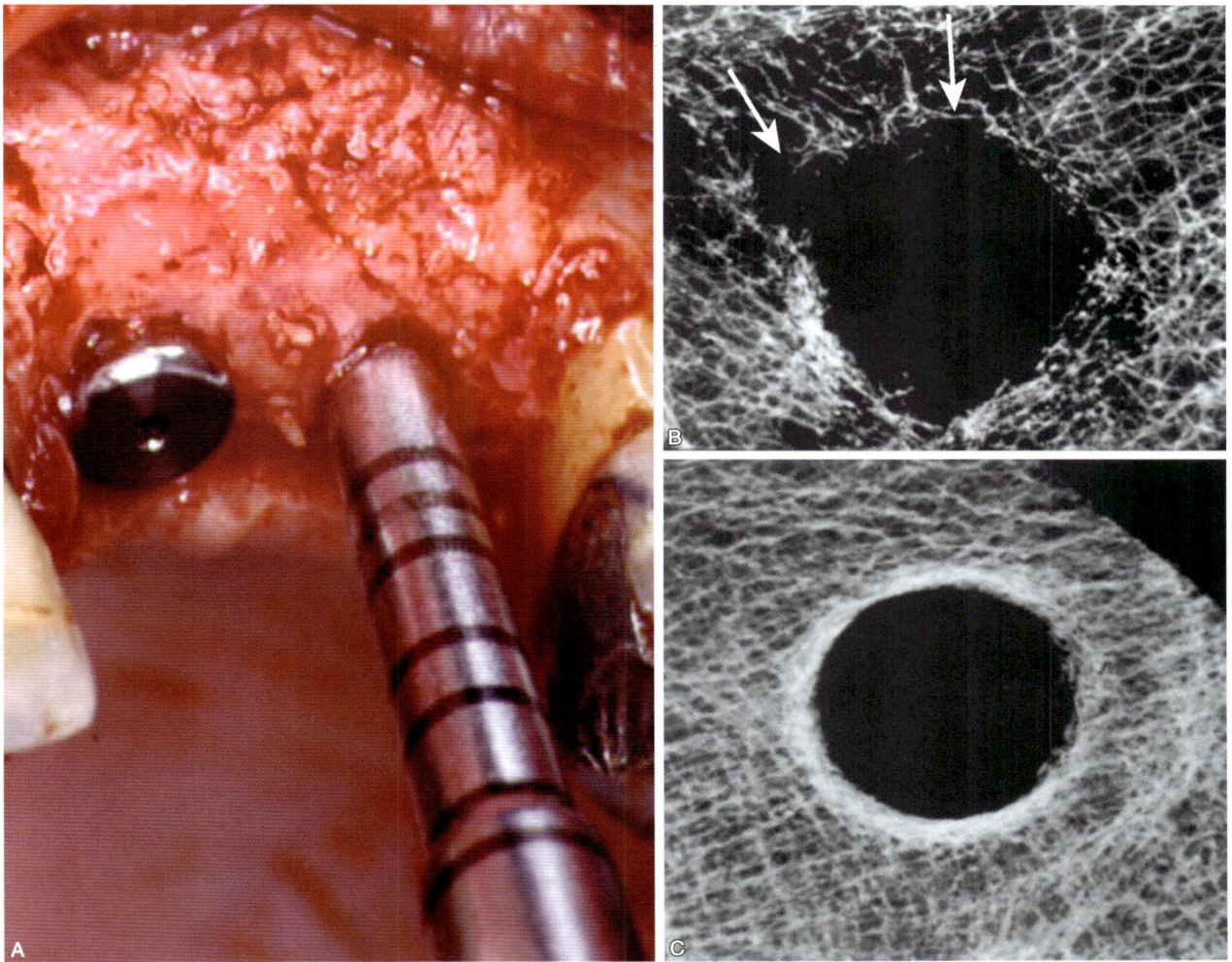

图 13-3　骨密度较低。A. 在 D4 类骨，手术位点的级差备洞及骨挤压技术的使用增加了种植体的 BIC，有利于种植体的预后；B. 传统备洞采用提拉技术，会造成锯齿状洞口边缘并带出骨屑；C. 骨挤压技术通过挤压骨可以获得更致密的骨床，增加种植体的 BIC

## 1. 窦口鼻道复合体

窦口鼻道复合体由上颌窦裂孔、筛漏斗、前筛细胞、半月裂孔和额隐窝组成，包括中鼻道区域。该通道允许额窦、上颌窦和前组筛窦的气流和黏液得以引流。窦口鼻道复合体阻塞会导致上颌窦、额窦和筛窦的引流功能受损，这可能会在种植或植骨术后发生并发症，导致鼻窦炎。

临床意义：术前对窦口鼻道复合体和相关结构进行影像学识别和评估，以防止发生潜在的术后并发症。窦口鼻道复合体的病变或改变均可能导致上颌窦黏膜纤毛引流功能受损（正常窦生理变化），进而引发上颌窦植骨或种植术后并发症。

## 2. 上颌窦裂孔

上颌窦的主要引流通道是上颌窦裂孔。裂孔位于上颌窦内侧壁的上方，分泌物经过筛漏斗和半月裂孔排出，进入鼻腔的中鼻道。漏斗长度为 5～10mm，通过纤毛运动可使黏液向上和向内引流。健康状态下，裂孔直径平均为 2.4mm；但病理状态下，其大小可能会改变，范围为 1～17mm[1]。

上颌窦裂孔和漏斗作为前组筛窦中鼻道复合体的一部分，同时也是额窦和上颌窦引流的区域，主要功能是将黏液通过纤毛运动排至鼻咽部。因此，在复杂区域的一个或多个部位的阻塞通常会导致鼻窦炎或导致骨移植或种植的并发症。

临床意义：在术前及术后，上颌窦裂孔保持通畅是预防上颌窦提升术后感染和并发症的关键之处。通过 CBCT 很容易评估上颌窦裂孔的通畅程度。在上颌窦植骨或种植体植入时，应行预防性使用抗生素和糖皮质激素以保持术后上颌窦裂孔的通畅。

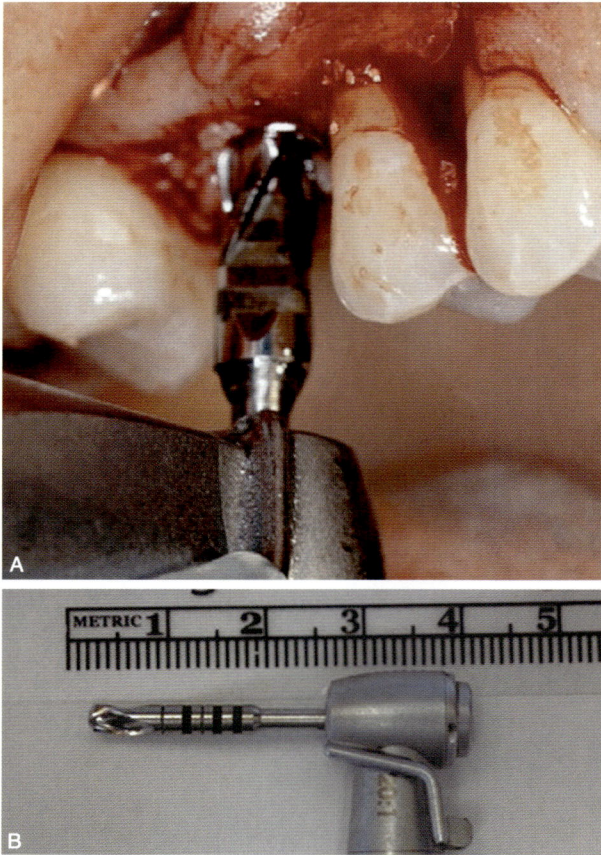

图 13-4 A.基于解剖位置受到张口度的限制,上颌后牙区的种植窝洞预备往往比较复杂。通常导致种植体植入角度不理想;B.种植钻针+手机通常超过 40mm,这可能使手术入路非常困难

### 3. Schneiderian 膜

上颌窦的上皮细胞衬里是鼻黏膜的延续,属于假复层纤毛柱状上皮,也称为呼吸上皮。上颌窦上皮衬里比鼻上皮薄,所含的血管更少。这就是 Schneiderian 膜呈现苍白色和淡蓝色的原因。该上皮组织中主要存在 5 种细胞类型:纤毛柱状上皮细胞、非纤毛柱状细胞、基底细胞、杯状细胞和浆液细胞。每个纤毛细胞有 50～200 个纤毛。在健康的上颌窦,纤毛柱状上皮细胞的主要作用是将黏液从上颌窦排至鼻咽部。非纤毛柱状细胞含有微绒毛,组成 Schneiderian 膜的顶层,用于增加表面积。理论上,这些细胞可湿润和温暖吸入的空气。基底细胞类似于一个可以根据需要进行分化的干细胞。上颌窦的杯状细胞可合成糖蛋白,决定了所产生黏液的黏度和弹性。与其他鼻旁窦相比,上颌窦中含有更多的杯状细胞。Schneiderian 膜附着在骨上的弹性纤维较少 7(通常不存在紧密附着),这降低了上颌窦底提升过程中将黏膜从骨组织剥离抬高的难度。正常时的 Schneiderian 膜厚度各不相同,一般为 0.3～0.8mm。8 在吸烟者中,Schneiderian 膜的厚度可以从非常薄,甚至几乎不存在到非常厚,情况各异,有的还存在鳞状上皮细胞。

**(1)影像学评估**:正常健康的上颌窦在 CBCT

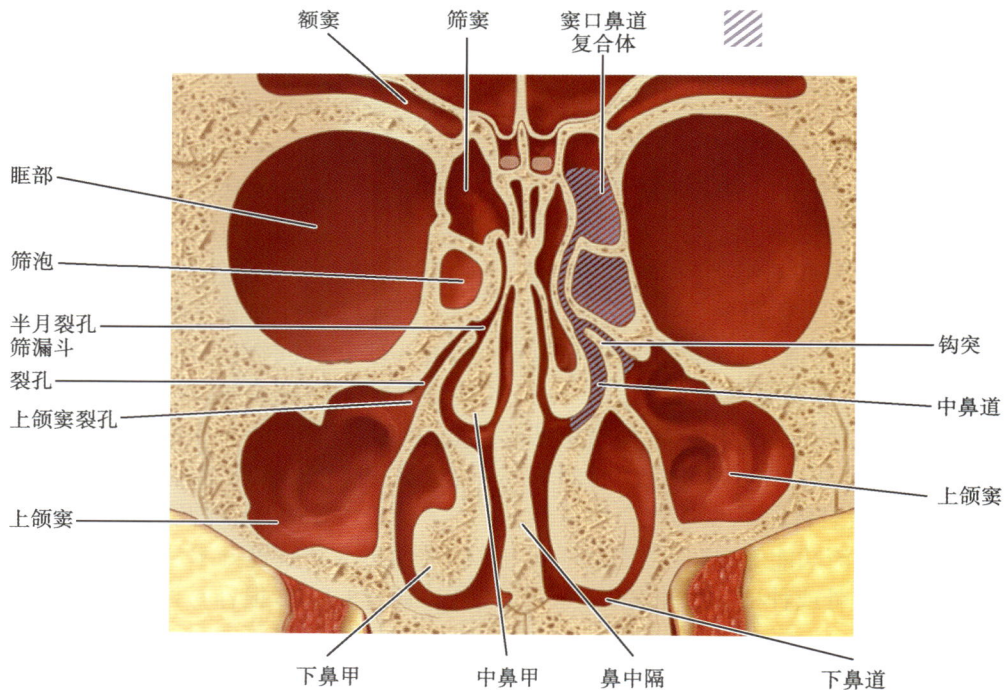

图 13-5 正常鼻窦解剖

扫描时会显示出一个完全透射（黑色）的影像。窦腔内任何阻射影像（发白的）均不正常，应怀疑有病理改变。正常窦膜在放射学上是不显影的，该结构的任何炎症或增厚均表现为阻射影像。病变组织或积液的密度与不同程度的灰度值成正比。

（2）**临床意义**：保持上颌窦膜的完整性对于减少术后并发症，包括移植材料的丧失及感染至关重要。许多因素可能会改变上颌窦黏膜的生理机制，包括病毒、细菌和异物（植入物）。术中应尽量避免窦膜穿孔。一旦出现穿孔，应遵循正确的修补治疗方案（见"窦膜穿孔"部分）。

## 4. 黏液纤毛引流系统

正常的黏液纤毛引流系统是维持上颌窦生理健康的关键。在健康的鼻窦中，始终保持着充分的黏液产生、清除及引流。纤毛是维持鼻窦正常生理的关键所在，是黏液纤毛引流系统的主要组成部分，可将污染物排向窦口，进入鼻咽。

（1）**并发症**：柱状上皮的纤毛向上颌窦裂孔方向摆动 15 次/min，每次有力的摆动将分泌液穿过浆液层排至黏液层。然后纤毛在浆液层内通过缓慢反向移动恢复到原有位置。这种机制使黏液层以 9mm/min 的速度缓慢地向鼻孔移动，并进入中鼻道[8]。

在健康状态下，黏液样液体被运送到上颌窦裂孔，并流入鼻腔，消除了吸入的小颗粒和微生物。这种黏液纤毛运输系统是一个严重依赖氧气的主动运输系统。从血液中吸收的氧气量不足以维持这个排泄系统；额外的氧气必须从鼻窦内的空气中吸收。这就是为什么上颌窦裂孔的通畅对维持正常的运输系统至关重要。

很多因素可能会减少纤毛的数量，减缓它们的摆动速度，比如病毒感染、污染、过敏反应和某些药物等。另外，[9]遗传性疾病（如纤毛运动障碍综合征）、长期脱水、抗胆碱能药物、抗组胺药、香烟烟雾和化学毒素等因素也会影响纤毛的运动（图 13-6）。

（2）**临床意义**：上颌窦裂孔通畅度或分泌物的质量的改变会破坏纤毛运动，这可能会导致鼻窦炎。

为了保持清洁，足够的通气是必要的。通气和引流依赖于窦口鼻道复合体，这是主要的窦开口。纤毛上皮细胞的纤毛运动负责上颌窦的清洁。

术后保持上颌窦裂孔和窦口鼻道复合体的通畅是很重要的。

黏液纤毛引流系统的生理机制可能因纤毛的异常而受损，包括纤毛总数的减少和运动协调不良。这种生理机制的改变可能导致种植体植入或骨移植的并发症增加。因此，在整个术后治疗期间，维持黏液纤毛引流机制是至关重要的。这主要是通过良好的手术技术、对既往引流问题的评估和治疗，以及严格坚持使用药物（如抗生素、皮质类固醇）来实现的。

## 5. 上颌窦菌群

关于上颌窦的菌群有很多争议。健康状态下的上颌窦被认为是无菌的；但细菌也可以在上颌窦内定植而不产生症状。理论上，维持无菌环境的机制包括黏液纤毛引流系统、免疫系统和窦腔内产生的一氧化氮。在最近的内镜研究显示，正常的上颌窦不是无菌的，有 62.3% 呈现出定植的细菌。培养的最常见的细菌是甲型溶血性链球菌、表皮葡萄球菌和肺炎链球菌[10]。急性上颌窦炎分泌物的培养结果显示大量的白细胞，肺炎链球菌或化脓性链球菌，脓性分泌物的培养后可观察到流行性感冒嗜血杆菌和少量葡萄球菌。其他报道表明，上颌窦的菌群包括非溶血性链球菌和 α 溶血性链球菌，以及奈瑟菌属。其他不同数量的微生物包括葡萄球菌、嗜血杆菌、肺炎球菌、支原体和拟杆菌。因为上颌窦提升手术经常触及窦黏膜，细菌可能污染移植物部位导致术后并发症，这一点值得注意[11]。

**临床意义**

①**无菌技术**：种植临床医生必须明白减少细菌和可能导致上颌窦感染的微生物数量的重要性。在任何涉及正常上颌窦的外科手术过程中，都应遵循严格的无菌技术。这将减少细菌在移植物内定植，以及增加并发症发生的可能性。

②**抗生素**：了解定植在上颌窦内的细菌类型是非常重要的，因为细菌类型决定了术前、术后和治疗中预防感染所用的抗生素。上颌窦内最常见的细菌必须是对特定抗生素的敏感，以预防感染和减少发病率。抗生素的选择不应该是根据临床医生的喜好，而是针对特定菌株最理想的。理想情况下，奥格门汀（阿莫西林克拉维酸钾，875/125mg）已被证明对上颌窦最有效。

## 6. 血液供应

上颌窦的血液供应是上颌窦植骨后骨再生及

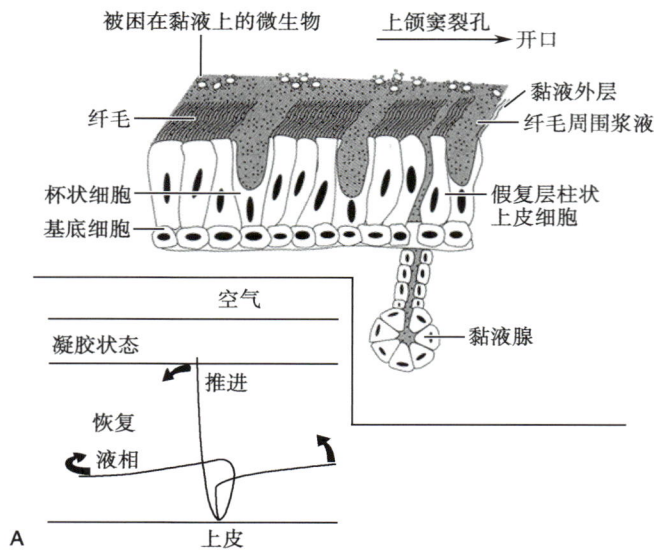

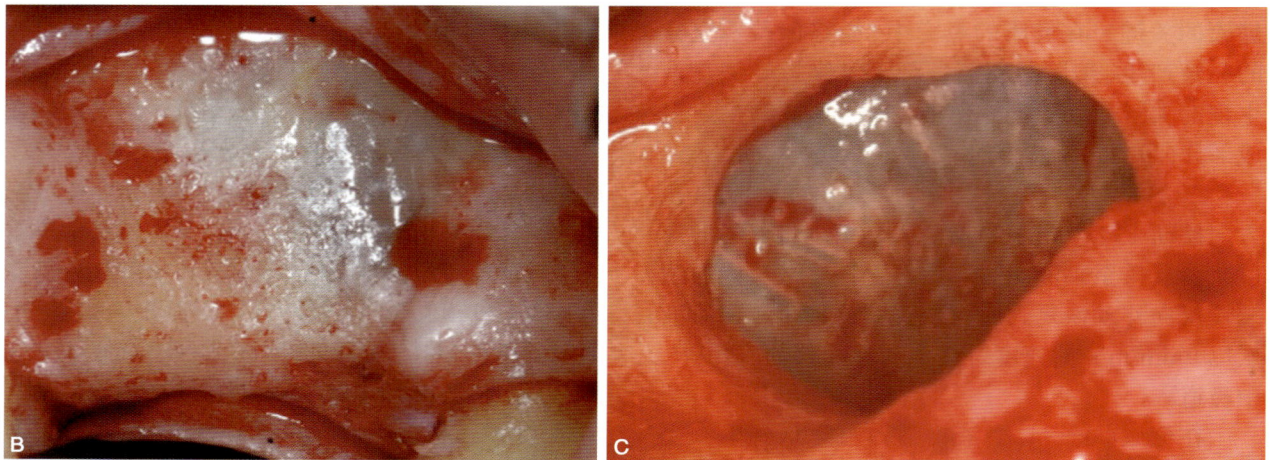

图 13-6 A.假复层柱状上皮细胞每个细胞有 50～200 根纤毛,向上颌窦口方向摆动,每天帮助清除杯状腺和黏液腺分泌的黏液约 1L。健康状态下黏液有两层:底部浆液层和顶部黏液样层。纤毛在黏液层向窦口有力地摆动,然后在浆液层缓慢地恢复;B.临床图像显示上颌窦侧壁薄,可透出 Schneiderian 膜的颜色(深蓝色);C.侧壁骨窗预备后膜呈蓝色色调

种植术后愈合的重要保障。上颌窦的血液供应来自上颌动脉,而上颌动脉是颈外动脉的分支。上颌动脉供应上颌窦周围的骨和窦膜。上颌动脉的分支,通常包括上牙槽后动脉和眶下动脉,形成骨内和骨外吻合网,覆盖上颌窦。上颌窦的骨内和骨外吻合被称为双动脉弓。研究表明,移植后材料的血管化依赖于骨内和骨外吻合,以及 Schneiderian 膜上的血管,后者由上牙槽后动脉和沿侧壁的眶下动脉供应[11]。

有很多不同的因素影响该区域的血管化。随着年龄的增长,上颌骨血管的数量和直径逐渐减小。随着骨吸收的增加,皮质骨变薄,导致血管化减少。随着外侧壁变薄,骨外侧壁和侧方骨移植物的血液供应主要来自骨膜,导致该区域的血管化受损。

**(1)骨外吻合**:在约 44% 的人中存在骨外吻合,通常靠近侧壁的骨膜。骨外吻合位于窦道复合体上方,距离牙槽嵴 15～20mm。

**①并发症预防**:在手术和解剖上都要注意尽量减少骨外吻合的血管创伤。理想情况下,垂直切口应尽可能短,以减少血管损伤的可能性。在上颌骨外侧获得充足的入路空间是至关重要的,应非常小心地翻全厚瓣。粗暴操作可能会切断或损伤血管吻合支,导致术后水肿。

**②治疗的意义**:切断骨外吻合可能导致手术过程中出血显著增加。这种术中并发症会导致临床医生的术野受损,同时增加手术时间。此外,疼痛、水肿和瘀斑等术后并发症也会因此出现。

如果这些血管发生创伤,可以直接压迫止血或电灼止血。然而,电灼止血可能会导致膜损

伤或坏死。如果发生严重出血,则使用弯止血钳(Kelly)夹住后再结扎止血。建议采用具有高强度吸收缓慢的可吸收缝合线,如 Vicrylis。

**(2)骨内吻合:**骨内吻合位于上颌窦侧壁,供应侧壁和上颌窦膜。上颌牙缺失且发生垂直骨吸收时,骨内吻合距离牙槽嵴顶 5~10mm。在需行上颌窦底提升的患者中,约有 1/2 的患者通过 CBCT 扫描可以观察到骨内动脉[12]。然而,尸体解剖研究显示,发生率为 100%[13];最常见的解剖位置是在尖牙和第二前磨牙之间,占 82%[14]。然而,长期牙缺失患者的上颌窦侧壁较薄,动脉可能萎缩甚至缺如。

①**并发症预防:**为了减少对这些血管的创伤,应从外科、放射学和解剖学等方面进行综合考量。术前应通过 CBCT 对这些血管进行识别并做好相应的准备。但如果影像的像素大小(约 1.0mm)小于血管直径的 1/2,则可能在影像上看不到。如果 CBCT 像素大小为 0.3mm 或 0.4mm,则能显示出较小的血管[15]。研究表明,当上颌窦侧壁骨内存在血管时,有 20% 的可能发生严重的出血并发症[16]。这主要发生在血管的直径>1.0mm 时。研究表明,<1.0mm 的血管一般不会出血且容易止血,而>1.0mm 的血管容易导致严重的出血(图 13-7)。

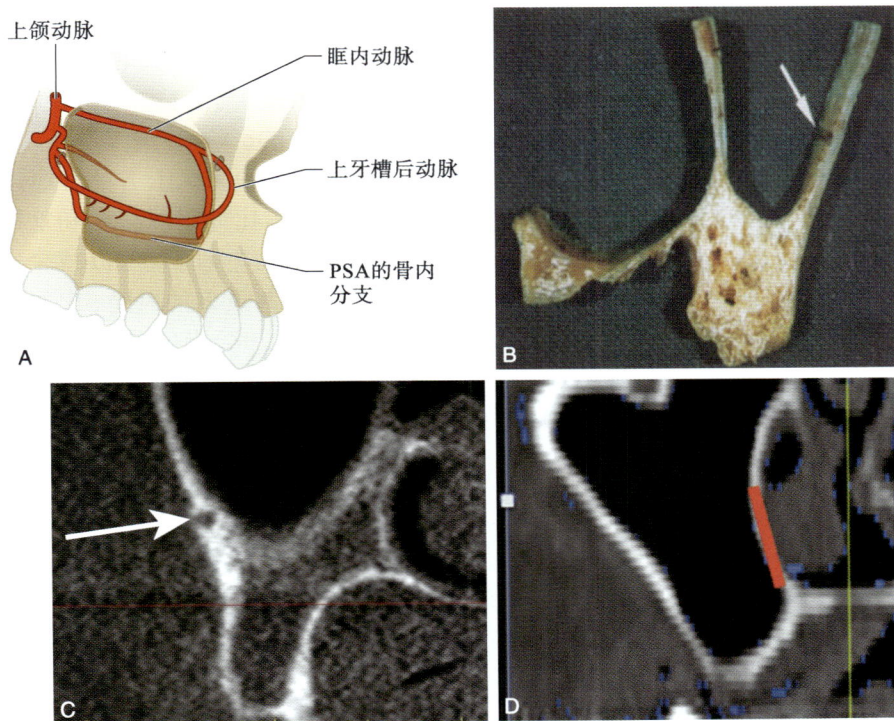

图 13-7　A. 骨外和骨内血管吻合网,由眶下动脉和上牙槽后动脉组成;B. 骨内切迹(箭所指的位置),包裹着骨内吻合,由上牙槽后动脉和眶下动脉组成;C. 横断面 CBCT 图像显示骨内吻合(箭);D. 鼻后外侧动脉位于上颌窦内侧壁

②**治疗的含义:**在大多数情况下,出血是短暂且轻微的;然而某些情况下可能是严重且难以控制的。控制出血的治疗方法如下:将患者调整到直立位置,用吸收性明胶海绵压迫止血;可以使用电灼,尽管存在膜坏死、穿孔及移植材料移位的风险;如果原来的开窗口无法止血时,可在附近开辟第二个窗口;用不带冷却冲洗的高速金刚砂车针切割骨和血管(烧灼血管)(见"出血"部分)。

**(3)鼻后外侧动脉:**鼻后外侧动脉(蝶腭动脉的分支,也起源于上颌动脉)供应窦腔的内侧壁。上颌窦黏膜的内壁和后壁的血供来自鼻后外侧动脉。

①**并发症预防:**上颌窦底提升手术过程中,当剥离内侧壁的窦膜时,离这条动脉很近。临床医生应当小心避免损伤该区域,因为可能导致血管损伤或穿孔入鼻腔。

②**治疗的意义:**伤及此动脉时可能会导致上颌窦腔内和鼻腔内的明显出血。由于内侧窦壁非

常薄（通常是外侧壁厚度的 1/2），膜剥离时可能导致创伤引发出血（见第 7 章）。

（4）蝶腭动脉 / 眶下动脉：蝶腭动脉也是上颌动脉的一个分支，通过蝶腭孔进入鼻腔，在上鼻道后部的位置。蝶腭动脉出孔分为鼻后外侧动脉和后间隔动脉[17]。此外，眶下动脉经窦顶的眶下裂进入上颌窦，并上升进入眼眶。由于这些血管的解剖位置，上颌窦底提升术中很少涉及。

并发症的影响：蝶腭和眶下动脉基于其解剖位置的缘故，在上颌窦侧壁提升术中很少出血。然而，不正确的切口位置和粗暴操作可能会损害血管。如果确实发生出血，也很容易用压迫和局部止血剂来控制。

## （三）上颌窦壁的解剖学意义

上颌窦有 6 个骨壁，每个骨壁都包含重要的解剖结构，可能会在上颌窦移植术中引起并发症。种植临床医生应该在手术术前评估中对这些结构有深刻的了解（图 13-8）。

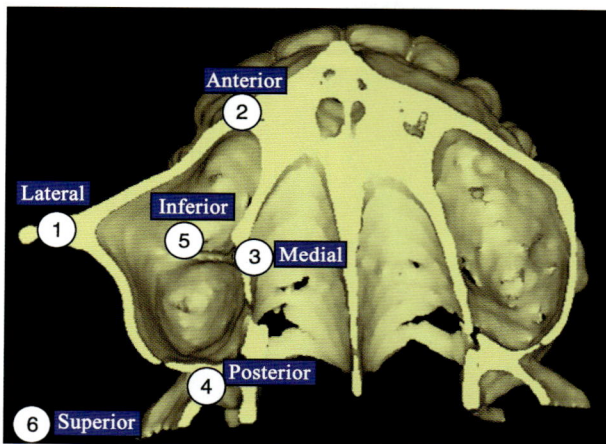

图 13-8 上颌窦的 6 个骨壁：前壁、内壁、外壁、上壁、后壁和下壁

### 1. 前壁

上颌窦前壁由薄而致密的骨组成，上至眶缘，下至根尖上方。随着尖牙的丧失，上颌窦前壁可能接近余留的牙槽嵴。在上颌窦前壁上距眶下缘 6～7mm 是眶下孔，解剖变异时距眶缘可达 14mm。眶下神经沿窦顶部延伸，经眶下孔穿出。眶下血管和神经位于窦上壁的黏膜内。眶下神经分布于从眶下缘到鼻外侧到上唇之间的软组织（图 13-9A）。

**并发症的影响**

①上颌窦感染：眶下孔压痛或上覆皮肤发红可能表明由感染或创伤导致的窦膜炎症，这是上颌窦骨移植的禁忌证。

②神经损伤：当患者解剖变异时，该区域的牵拉可能导致神经感觉障碍。翻瓣时应避免使用磨损或边缘锋利的拉钩。在窦前壁内，最薄的部分是尖牙正上方的尖牙窝。上颌窦的前壁也可以作为 Caldwell-Luc 手术通路，治疗原有病变或上颌窦移植术后的病变。

### 2. 上壁

上颌窦的上壁是眼眶的底壁。眶底向中外向下倾斜，凸向上颌窦腔。壁上有骨嵴为眶下管，其内走行眶下神经和相关的血管。部分患者存在骨开裂，眶下结构与窦黏膜间接接触（图 13-9B）。

**并发症的影响**

感染：上颌窦区上方的肿瘤或感染可能会引发眼部症状，比如眼球突出和复视。当这些症状出现时，患者应及时就医以减少感染向上继续传播导致严重并发症的风险，比如严重的眼部问题或脑脓肿。因此，当出现眼部或大脑症状时，需要采取积极的治疗方法来控制感染。如果发生上颌窦感染，在上颌窦底提升过程中骨移植材料的放置会对上壁产生压力。

### 3. 后壁

上颌窦后壁对应翼突上颌区，将窦腔与颞下窝分开。后壁在翼上颌窝区域有几个重要的结构，包括上颌内动脉、翼静脉丛、蝶腭神经节和腭大神经。在 X 线片上应该能看到后壁，若看不到，则怀疑有病理状况（包括肿瘤）发生（图 13-9C）。

**并发症的影响**

①出血：常规取自体骨用于上颌窦骨增量的供区包括上颌结节，在其后方取骨时应特别注意，可能会导致颞下窝（翼静脉丛）出血从而危及生命。

②穿翼种植体：值得注意的是，穿翼种植体植入时可能会接触到重要结构，比如上颌动脉。在没有引导的情况下进行自由手穿翼种植存在较高的手术风险。然而，穿翼种植主要在需要进行第三磨牙或第四磨牙修复或无法行上颌窦底提升手术时进行。

### 4. 内壁

上颌窦内侧壁是鼻腔的外侧壁，是上颌窦各

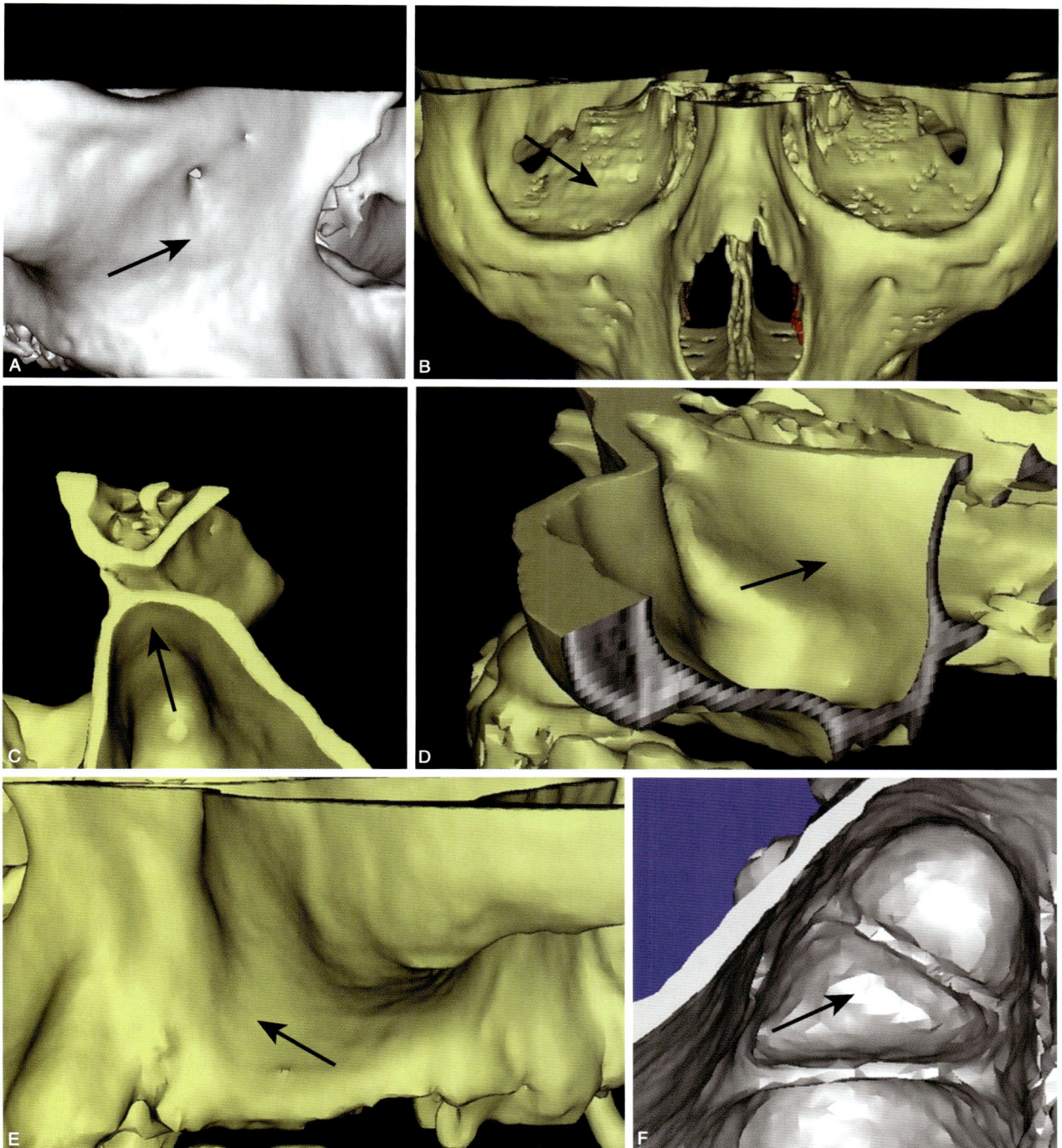

图 13-9　上颌窦的 6 个骨壁。A. 前壁；B. 上壁；C. 后壁；D. 内壁；E. 外壁；F. 下壁

壁中最复杂的。在鼻侧，内壁的下方与下鼻道平行；上方对应中鼻道。内壁在窦腔侧通常是垂直且光滑的；内壁的上方是上颌窦裂孔（图 13-9D）。

#### 并发症的影响

①确认通畅度：在术前必须保证上颌窦裂孔通畅以防止术后并发症；可以通过 CBCT 的冠状面或横断面图像来确认。在整个术后愈合期间最重要的就是保持上颌窦裂孔的通畅性。由于上颌窦的黏液

纤毛的作用受到损害，移植物的发病率就会增加。

②副口：副口存在于中鼻道内上颌窦裂孔的后方，可能是慢性上颌窦炎和黏膜破裂的结果。发生率约为 30%，范围直径为 1～5mm，常见于上颌窦内侧壁的膜性囟门内[18]。囟门根据它们与钩突的位置关系，命名为前囟和后囟。窦壁的薄弱区域可被用来人为制造上颌窦开口治疗慢性上颌窦感染。主副孔有时会在漏斗内区合并成一个大孔。

## 5. 外壁

上颌窦外侧壁形成上颌后牙区和颧突。壁厚度的差异很大，从有牙患者的几毫米到无牙患者不足 1mm。CBCT 可以显示外侧壁的骨厚度，这是确定骨开窗位置的关键。咬合功能异常的患者外侧壁更厚（图 13-9E）。

### 并发症的影响

①厚度差异：上颌窦外侧壁厚度差异很大，有些患者薄至几近缺如。这会使得膜穿孔的可能性增加，甚至翻瓣时膜就会破裂。相反，上颌窦外侧壁也可能非常厚，常见于咬合功能异常和最近失去后牙的患者。当上颌窦外侧壁较厚时，侧壁上颌窦底提升术也会变得很困难。

②出血：外侧壁上有眶下动脉和上牙槽后动脉的骨内吻合网，因为上颌窦底提升术时要在该区域进行开窗骨预备，可能会导致出血。

## 6. 下壁

上颌窦的下壁与上颌磨牙和前磨牙的根尖关系密切。通常情况下，牙齿会通过一层薄薄的骨头与窦黏膜分开；然而有时候牙齿会穿通窦底部，与窦黏膜间接接触。研究表明，第一磨牙的牙根骨开裂最为常见，约占 30%[19]。有牙患者的窦底约在鼻底的水平，牙缺失患者的上颌窦底通常比鼻底低 1cm（图 13-9F）。

### 并发症的影响

①不规则的窦底：通过三维成像可以看到窦底的形态影像。窦底很少是平坦和光滑的；应明确是否存在不规则形态和间隔，并注意它们的确切位置。不规则的窦底形态最常见于拔牙后，残留的骨嵴使得窦膜剥离困难，增加了穿孔的风险。在一些病例中，骨嵴甚至在 CBCT 评估时都看不到。

②间隔：完全或不完全的骨间隔可能存在于窦底的垂直方向或水平方向上。上颌窦间隔的发生率约为 30%，其中 3/4 出现在前磨牙区域。完全的间隔将窦分隔为两部分，它的发生率很低，仅为 1.0%～2.5%[20]。上颌窦间隔的存在使上颌窦底提升手术更复杂，膜穿孔的可能性增加。

## （四）解剖变异

许多解剖变异会使患者术后并发症的风险增加。当发现变异时，可通过药物治疗改变这种状况或选择延期植入种植体，降低并发症的风险。

种植体可以在上颌窦骨移植愈合后植入，而不是风险较高的同期植入。

## 1. 鼻中隔偏曲

鼻中隔由鼻腔内的一个骨性隔板和软骨组成。软骨被称为四边形软骨，鼻软骨由上颌牙槽嵴、犁骨和筛骨的垂直板组成。当软骨偏左或偏右时，就会出现鼻中隔偏曲，导致鼻塞。鼻中隔将鼻腔分隔成两个鼻孔。正常情况下，鼻中隔位于中央，因此鼻部通道是对称的[5]。研究表明，鼻中隔偏曲的发生率高达 70%[21]。鼻中隔偏曲可以通过冠状位影像或三维 CBCT 图像来诊断（图 13-10A）。

### 并发症的影响

孔隙堵塞：当骨性结构偏移时，患者可能有术后并发症的风险。这种骨变异在极端情况下可能导致窦口鼻道复合体的阻塞，进而出现空气湍流引发炎症，导致黏膜干燥和颗粒沉积。如果偏曲明显，或术前存在病理改变，建议于耳鼻喉科就诊。需要注意的是，手术同侧可以正常清除时，术后并发症的可能性较小。

## 2. 鼻甲气化

中鼻甲在上颌窦的引流系统中起着重要的作用。正常情况下，该骨结构上衬有呼吸道黏膜。中鼻甲的一种变异是鼻甲气化，它是指中鼻甲骨质内存在气化腔（气泡）。诊断鼻甲气化最理想的是 CBCT 的冠状面图像。这种变异的发生率为 4%～15%（图 13-10A 和 B）[22]。

### 并发症的影响

裂孔堵塞：当鼻甲气化存在时，种植临床医生应仔细确认上颌窦裂孔的通畅性以及是否存在病理改变。鼻甲气化会使中鼻道变小，影响上颌窦正常的黏液排出。通常这种变异不需要手术矫正，当影响通畅性时需要耳鼻喉科评估和矫正。通常，矫正手术包括鼻甲切除术，即通过鼻腔镜手术切除部分鼻甲。

## 3. 中鼻甲反向弯曲

中鼻甲内的另一种变异是反向弯曲，凹向鼻中隔侧（向后），鼻道空间变小。正常情况下，中鼻甲的凸出侧将朝向中线或鼻中隔。通过 CBCT 冠状面图像可以很容易看到中鼻甲反向弯曲，患病率约为 26%（图 13-10C）。

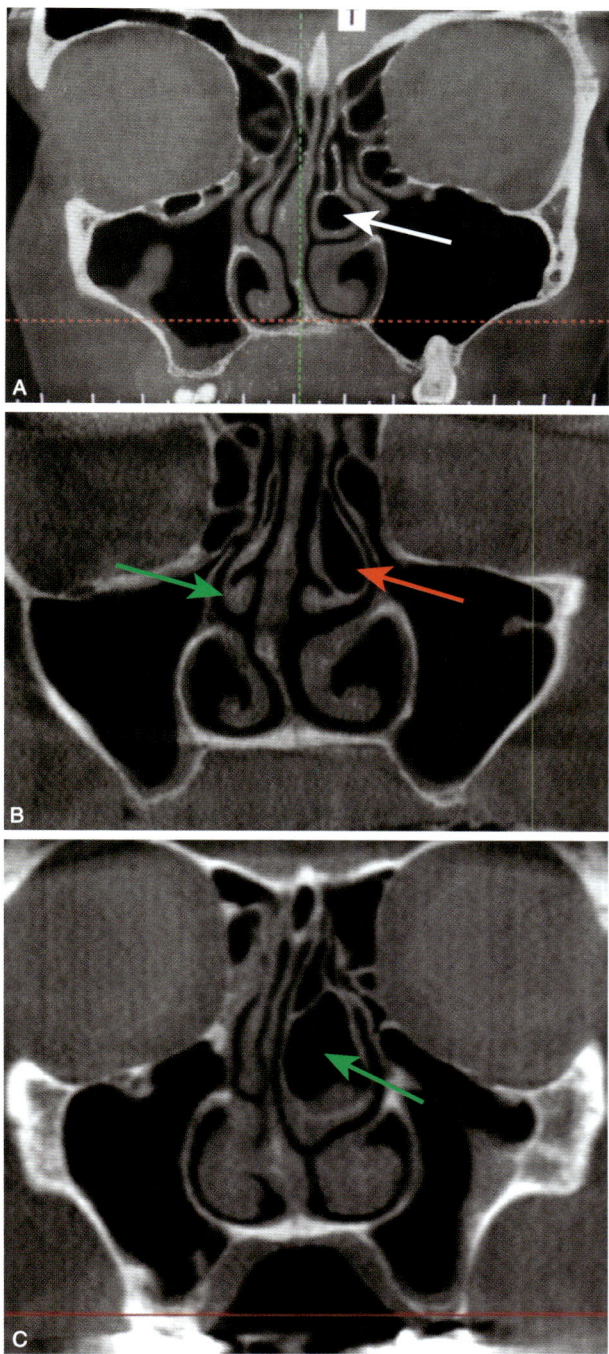

图 13-10　A. 鼻甲气化（箭头）和鼻中隔偏曲；B. 左侧大泡状鼻甲（红色箭头），鼻中隔偏向右侧，中鼻甲反向弯曲（绿色箭头）；C. 中鼻甲反向弯曲（绿色箭头）凹向鼻中隔，可能会影响清洁

### 并发症的影响

**裂孔堵塞**：当中鼻甲反向弯曲存在时，种植临床医生应仔细确认上颌窦裂孔的通畅性和有无病理改变。反向弯曲的中鼻甲可能会压迫钩突，导致上颌窦窦口堵塞。反向弯曲的中鼻甲会造成中鼻道狭窄，影响上颌窦的正常引流。

### 4. 钩突变异

钩突偏曲（内偏或外偏）会造成筛漏斗狭窄，从而影响窦口鼻道复合体的通畅性。穿孔也可能发生在钩突上，导致鼻腔和筛漏斗之间连通。此外，钩突也可能会气化，是耳鼻喉科慢性鼻窦炎治疗中的一种常见病。

### 并发症的影响

**裂孔堵塞**：钩突偏曲可能会导致裂孔流出道狭窄，影响通畅性。当钩突偏曲存在时，种植临床医生应仔细确认上颌窦裂孔的通畅性，以及是否存在上颌窦的病理改变。钩突偏曲会导致中鼻道狭窄，影响上颌窦黏液的正常排出，引发上颌窦植骨术后或种植术后并发症。

### 5. Haller 气房

Haller 气房，也称为眶下筛窦气房或上颌筛窦气房，是筛窦气化而成。气房位于眶底，绝大多数起源于前组筛窦，发生率约为 34%[23]。Haller 气房容易在冠状面图像上识别。

### 并发症的影响

**鼻窦炎的发生率增加**：Haller 气房在大多数情况下没有症状，可能与鼻窦炎的发病率增加有关，感染时可能会扩散到眼眶。此外，Haller 气房可能影响上颌窦裂孔的通畅性，也与慢性息肉样疾病相关，这可能导致术后并发症（图 13-11）。

### 6. 副口

在上颌窦和中鼻道之间可能有上颌窦副口或第二裂孔，通常位于后囟门。副口的发生率为 18%～30%。有时会在上颌窦内壁黏膜剥离抬高、移植物放置之前碰到这种副口。

### 并发症的影响

**再循环**：因为第二开口通常位于自然开口的后下方，可能会将感染的分泌物从鼻道循环回上颌窦，提升了患者鼻窦炎的易感性。副口的存在也会增加行上颌窦底提升术患者的并发症发生率。当术中发现副口时，应在其上放置一块胶原海绵，防止移植物进入鼻腔。

### 7. 上颌发育不全

上颌窦发育不全可能是上颌骨发育过程中受到创伤、感染、手术或放射所致。这些因素使上颌生长中心中断，因此上颌骨较小。慢性裂孔阻塞

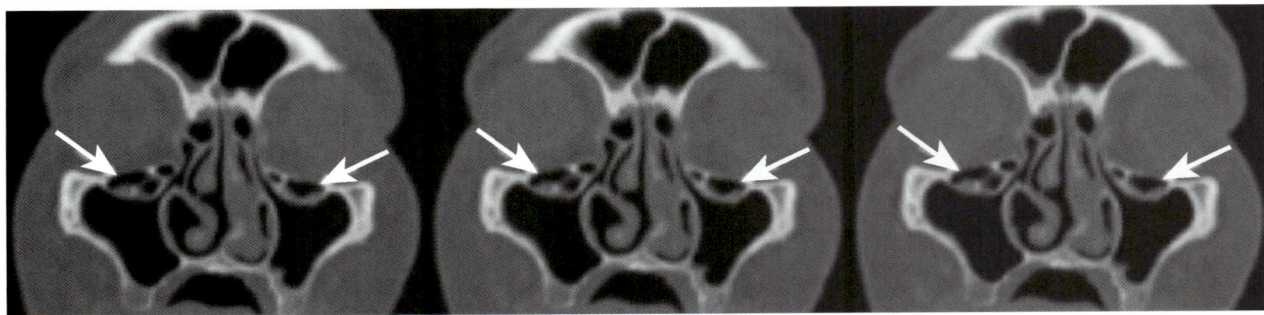

图 13-11 Haller 气房。箭头指向 Haller 气房,是在筛泡下和沿着上颌窦顶部的气房。这种解剖变异可能会影响上颌窦的黏液纤毛引流

导致上颌窦内负压,影响上颌窦的气化过程从而导致发育不全。慢性的鼻窦引流不畅通常与形态或位置异常的钩突有关。上颌窦发育不全伴有鼻窦症状的发生率为 1.73%～10.4%,但有些发育不全的患者是无症状的[24]。

### 并发症的影响

**疾病易感性:**尽管上颌窦发育不全的患者疾病易感性较高且更容易出现引流不畅,但这个影响对种植来说是微乎其微的。由于上颌窦的体积较小,可用骨量更充足,因此一般不需要进行骨增量。通常情况下,种植体植入位置位于上颌窦下壁的下方(图 13-12)。

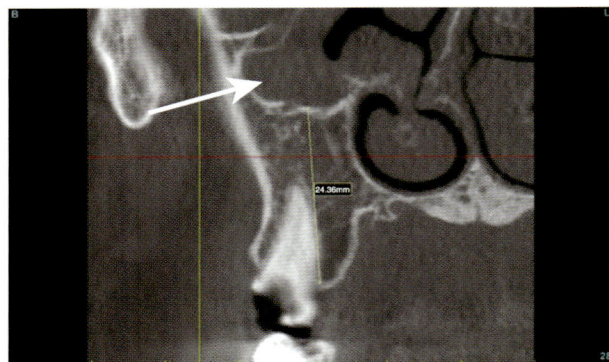

图 13-12 上颌窦发育不全具有较高的疾病易感性(箭头),但一般具有充足的可用骨量完成种植

### 8. 下鼻甲和鼻道气化(大鼻型变异)

下鼻道气化(或大鼻型变异)是一种罕见的解剖变异,对种植治疗计划有重要影响。当鼻腔向后气化时,会位于牙槽嵴上方。这种情况大概率可以在 CBCT 的全景图像上看到,发生率约为 3%。

### 并发症的影响

**种植骨量不足:**当患者存在这种情况时,上颌窦位于牙缺失区的外侧,当该结构下方的骨高度不足时,上颌窦底提升无法增加可用骨高度。如果临床医生没有意识到这种变异,种植体可能会被意外植入到牙槽骨上方的鼻腔中,导致穿通下鼻道与下鼻甲接触。上颌窦移植是这种患者的禁忌,因为上颌窦位于植入位置的外侧。相反,需要进行外置法植骨来增加骨高度和骨宽度(图 13-13)。

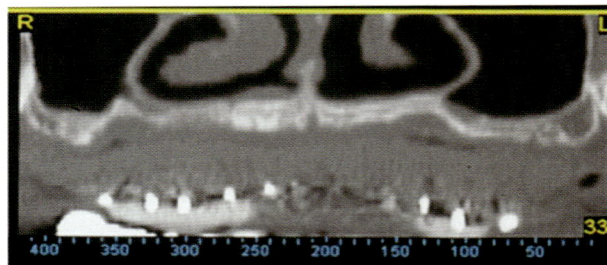

图 13-13 下鼻道气化(大鼻型变异)表现为鼻腔向后牙区扩张

## 二、病理学

与鼻旁窦相关的疾病非常普遍,每年有超过 3 100 万患者。约有 1 600 万人会因鼻窦炎就诊,是目前临床中最常见的未确诊疾病之一。鼻窦区的潜在感染可能导致严重的并发症,如慢性鼻窦炎、眶蜂窝织炎、脑膜炎、骨髓炎和海绵窦血栓。事实上,在每年所有的脑脓肿患者中,鼻旁窦感染的导致占 5%～10%[25]。

先前存在病理改变是上颌窦底提升或种植手术的禁忌证,会导致术后感染的风险升高、损害种植体。不利于患者的健康。不管术前或术后,上颌窦都对其病变进行评估、诊断,有需要者进行治疗。

上颌窦的病理状况可分为 5 种：炎症、囊性疾病、肿瘤、真菌和窦石/异物。研究表明，约 45% 的无症状人群在上颌窦存在亚临床病变。一项在 Misch 国际种植机构完成的研究评估了超过 1 000 名拟行上颌窦底提升术的患者，结果表明 32.7% 的无症状患者经 CBCT 评估存在上颌窦病变。由于发病率高，强烈建议对所有上颌窦底提升的患者进行全面的影像学评估（图 13-22）。

## （一）炎症

### 1. 牙源性上颌窦炎（根尖周窦黏膜炎）

当上颌牙感染或颌骨病变侵犯上颌窦膜时会发生牙源性上颌窦炎。上颌后牙根与窦底的密切接触可能导致牙周组织或周围牙槽骨发生炎性改变，这些变化可能促进上颌窦病变的进一步发展。

（1）病因：牙源性上颌窦炎是由根尖周脓肿、囊肿、肉芽肿或牙周病导致的，导致上颌窦底的病变扩散。其他原因还包括拔牙过程中的上颌窦穿孔，异物（如牙胶、根尖、汞合金）。牙源性鼻窦炎常是混合感染，涉及厌氧链球菌、拟杆菌、变形杆菌和大肠菌群。研究表明，当上颌后牙存在时，30%～40% 的慢性鼻窦炎病例是牙源性的[26]。约 42% 的上颌第一磨牙的一个或多个牙根，以及 40% 的上颌第二磨牙牙根会突入到上颌窦内[27]。

（2）影像学表现：牙周炎能造成广泛性窦黏膜增生，表现为沿窦底轮廓的带状阻射影像。根尖周炎显示病变牙齿附近的黏膜增厚，有时还会穿通窦底。这种影像学表现被称为光晕效应（图 13-14A）。

（3）鉴别诊断：牙源性鼻窦炎表现为病变牙附近的上颌窦黏膜增厚（图 13-14B），影像表现为条带状阻射影。这种情况可能与急性鼻窦炎或轻度黏膜增厚相混淆。然而，在牙源性鼻窦炎中，患者通常表现出与牙齿相关的症状（如上颌后牙疼痛或最近拔牙，天然牙周围有渗出物）。

（4）治疗：在上颌窦底提升或种植之前，相关的牙齿应进行牙周或牙髓治疗，或者拔除。在口内软组织愈合和病变消除后再行上颌窦底提升术可将术后并发症的风险降到最低。术后 12～16 周行 CBCT 扫描评估上颌窦状况及窦口的通畅性。

### 2. 急性上颌窦炎

上颌窦最常见的鼻窦炎是一种非牙源性疾病

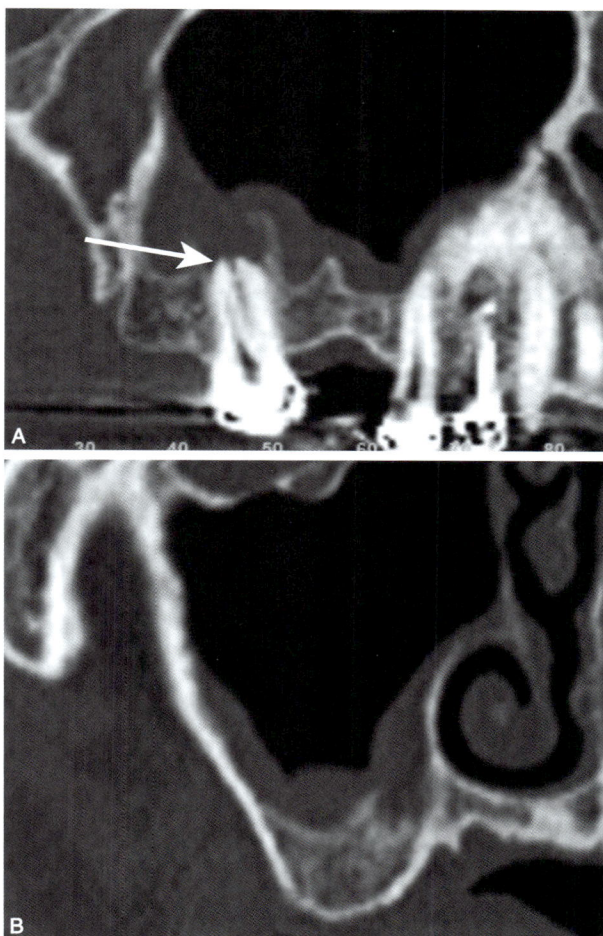

图 13-14　A. 牙源性鼻窦炎显示黏膜增厚且存在骨间隔（箭头）；B. 上颌窦下壁黏膜增厚

导致的炎症和感染，称为急性上颌窦炎。急性鼻窦炎的体征和症状是非特异性的，很难与普通感冒、流行性感冒型症状和变应性鼻炎区分。通常患者会表现出流脓涕、面部疼痛和压痛、鼻塞，以及可能出现发热症状。在美国，每年有 2 200 万～2 500 万急性上颌窦炎的患者就诊，直接和间接成本达 60 亿美元[25]。

（1）病因：急性上颌窦炎是病毒性上呼吸道感染后从鼻腔扩散而来的一种炎症。微生物培养显示，导致急性上颌窦炎最常见的病原体是肺炎链球菌、流行性感冒嗜血杆菌和卡他莫拉菌。这些病原体中 20%～27% 属于 β- 内酰胺酶耐药菌。金黄色葡萄球菌也是急性鼻窦炎的致病菌，但仅见于医院获得性鼻窦炎，在上颌窦底提升的患者中不太可能看到。

急性上颌窦炎发病机制中最重要的因素是窦口的通畅性[28]。窦内产生的黏液存在质量或数量的异常，再加上黏液纤毛引流受损。在堵塞的鼻窦中，炎症细胞、细菌和黏液的积聚。由于在受感染的分泌物中发现 IgA、IgG 和 IgM 的浓度较低，免疫球蛋白（Ig）对细菌的吞噬作用也有所下降。

上颌窦内的氧张力对病理状况有显著影响。当鼻窦内的氧张力发生改变时，鼻窦炎就会产生。厌氧菌和兼性厌氧菌大量增殖。许多因素可能会改变窦内正常的氧张力。

窦口的大小与氧张力具有直接关系。复发性鼻窦炎的住院患者，即使不存在感染，氧张力也会降低。因此，具有急性鼻窦炎复发病史的患者，上颌窦底提升同期进行种植体植入可能会增加并发症风险。

（2）**影像学表现**：急性上颌窦炎在影像上表现为液平面，是上颌窦内的液体和空气之间的一条分界线。如果患者仰卧位拍摄 CBCT，液体会积聚在后部区域；如果患者站立位拍摄，将在底壁上看到液平面。其他的影像学征象包括窦黏膜光滑、增厚，有时会不透明。严重时窦腔完全充满渗出物，呈阻射影像。具备这些特征时也称为脓囊肿或积脓（图 13-15A 和 B）。

（3）**鉴别诊断**：急性上颌窦炎的影像学表现呈液平面。急性上颌窦炎需要与长时间的上呼吸道病毒性感染进行鉴别诊断。然而，急性鼻窦炎一般具有典型的液平面。此外，病毒性鼻窦炎通常会在 7～10 天内好转，而急性细菌性鼻窦炎持续时间一般超过 10 天[29]。

（4）**治疗**：急性上颌窦炎是当前常见的疾病之一，需行上颌窦提升术的患者应仔细评估病史和当前的症状。虽然急性鼻窦炎是一种自限性疾病，但在植骨之前应对有症状的患者进行治疗。这些

患者也更容易发生术后鼻窦炎。因此，一种更保守的方法是先行上颌窦底提升，愈合几个月后再行种植。

### 3. 慢性上颌窦炎

慢性上颌窦炎是指上颌窦炎持续 6 周未痊愈或好转，且反复发作。它是美国最常见的慢性病，影响约 3 700 万人。慢性上颌窦炎的症状与脓性鼻腔分泌物、鼻塞和面部疼痛的周期性发作有关。

（1）**病因**：随着上颌窦炎从急性转为慢性，厌氧菌成为主要的病原体。慢性鼻窦炎的病原微生物很难确定，因为无法准确地培养。研究表明，可能的细菌包括拟杆菌属、厌氧革兰氏阳性球菌、梭杆菌属及需氧生物体（链球菌属、嗜血杆菌，葡萄球菌）。Mayo[30]最近的一项临床研究表明，在 96% 的慢性鼻窦炎患者中，也检测到活跃的真菌[31]。

（2）**影像学表现**：慢性上颌窦炎影像学可能表现为黏膜增厚，窦腔完全混浊和/或窦壁硬化性改变（上颌窦侧壁皮质骨更致密）。慢性上颌窦病变通常通过冠状 CBCT 图像诊断。

（3）**治疗**：强烈建议慢性上颌窦炎患者在行上颌窦提升术前由专科医生进行评估审核，因为很可能有大量的细菌和真菌存在。真菌感染难以治疗，并可能导致严重的术后并发症。慢性上颌窦炎患者必须经耳鼻喉科治疗，否则可能是上颌窦提升术的禁忌证（图 13-15C）。

### 4. 过敏性上颌窦炎

（1）**病因**：过敏性上颌窦炎是一种由上呼吸道的刺激性变应原导致的窦内局部反应。这种变应

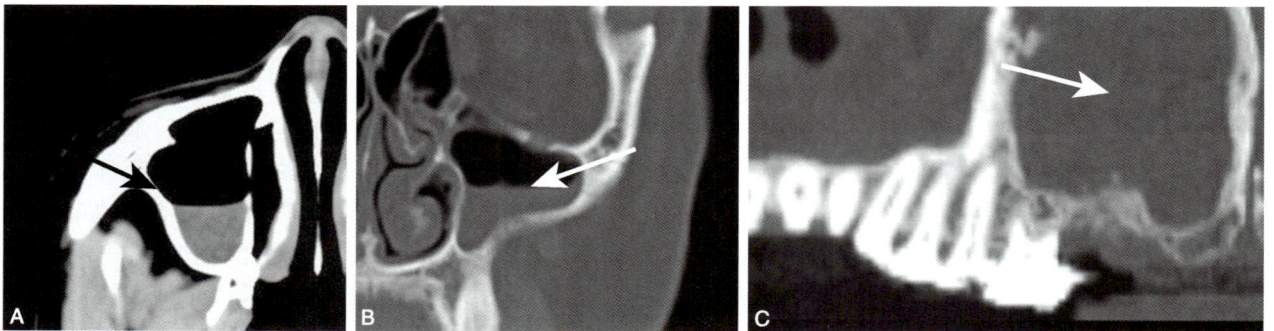

图 13-15　A. 轴向 CT 扫描显示右侧窦腔内的液平面。这种液体的灰度值低于肌肉，通常是水样的窦分泌物。这可能代表急性上颌窦阻塞，上颌窦引流不畅且长期仰卧（无意识）的患者，或者最近因鼻窦炎进行鼻窦冲洗的患者；B. 冠状位 CT 扫描显示左侧窦腔典型的液平面，伴极少的黏膜增厚和窦口鼻道复合体的阻塞。左侧筛窦和右侧上颌窦也存在一些黏膜病变。该患者临床表现为急性上颌窦炎；C，慢性上颌窦炎可导致上颌窦腔完全浑浊（A 和 B 引自 Som PM, Curtin HD: *Head and neck imaging*, ed 5, St.Louis, 2011, Mosby. ）

原可能是导致急性或慢性上颌窦炎的原因之一。这类鼻窦是最常见的,15%～56% 的因鼻窦炎接受内镜检查的患者可查出过敏。这种情况通常会导致15%～60% 的患者患有慢性鼻窦炎[32]。鼻窦黏膜呈不规则或分叶状,最终形成息肉。

（2）影像学表现:过敏性鼻窦炎相关的息肉通常表现为上颌窦壁上多发、光滑、圆形的高密度影像。这类息肉最常见于上颌窦窦口附近,通过CT 或 CBCT 检查很容易观察到。在晚期病例中,可能存在窦口阻塞,窦壁移位或破坏,以及窦腔完全混浊的影像学表现。

（3）治疗:这类患者必须予以特别关注,保证窦口通畅、减少细菌耐药性的发生,建议进行密切的术后随访观察。息肉如果扩大,需要在术前于耳鼻喉科就诊切除。这可以通过 Caldwell-Luc 进行上颌窦根治或经窦口行内镜手术。

过敏性鼻窦炎患者通常有更高的与变应原产生增加相关的并发症风险。因为上颌窦提升术是一种选择性的手术,手术时机的改变可能会降低术后感染的风险。例如,如果患者的鼻窦炎与花粉或草过敏有关,上颌窦提升术应选在激惹窦黏膜风险最小的季节进行（即冬季或秋季）（图 13-16）。

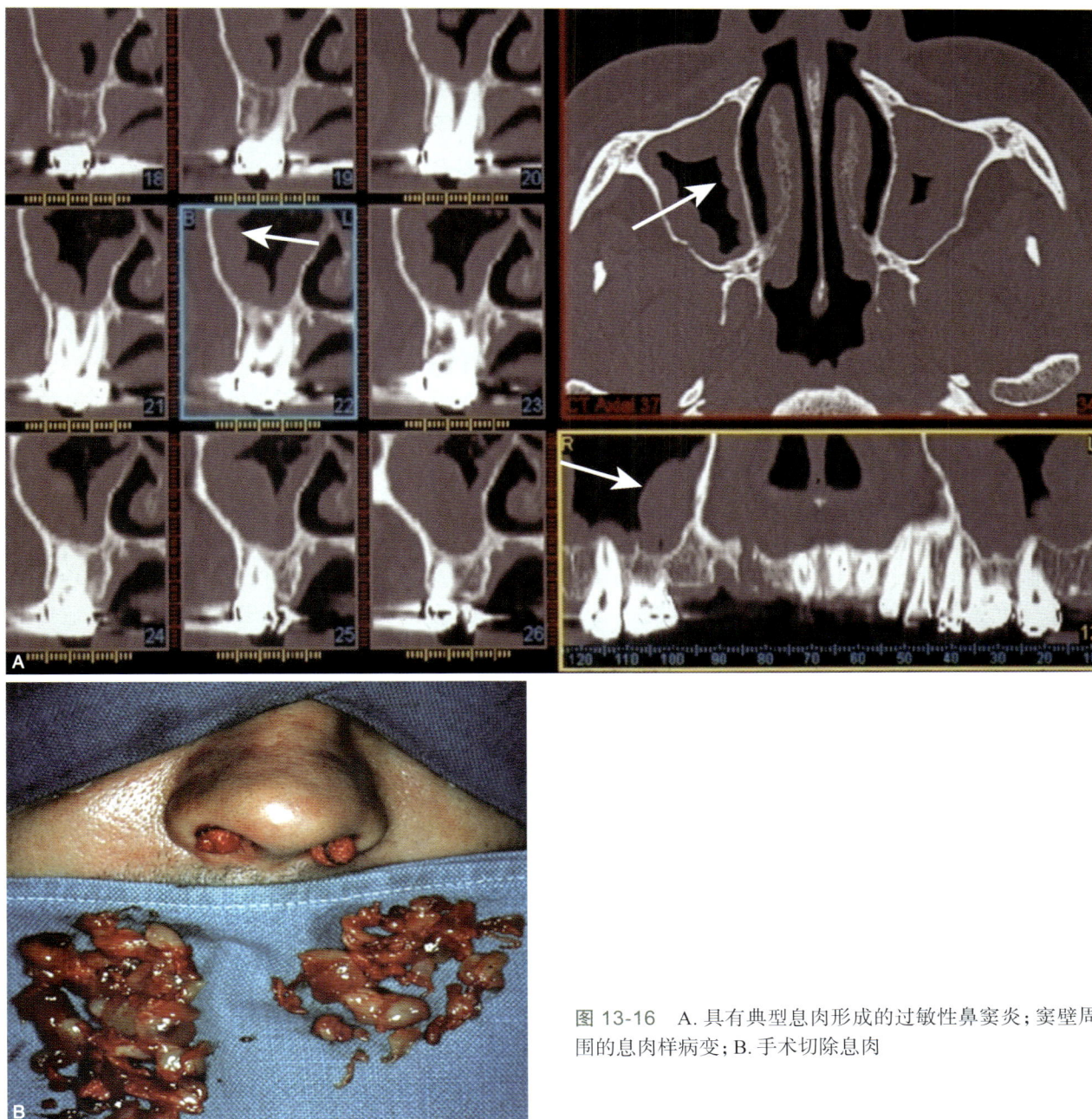

图 13-16 A.具有典型息肉形成的过敏性鼻窦炎;窦壁周围的息肉样病变;B.手术切除息肉

## （二）囊性病变

　　囊性病变是上颌窦常见的病变，文献报道的发病率为 2.6%～20%[34]。它们各式各样，从极微小到很大、破坏性的、扩张性的病变，包括假性囊肿、潴留囊肿、原发性黏液囊肿和术后上颌窦囊肿。

### 1. 假性囊肿（黏液潴留囊肿）

　　上颌窦最常见的囊肿是黏液潴留囊肿。经过众多争议之后，1984 年，Gardner[35] 将这些囊肿分为两类：假性囊肿和潴留囊肿。与潴留囊肿相比，假性囊肿在上颌窦提升术中更常见，更受关注。约 30% 患者的假性囊肿会复发，且通常不伴有鼻窦症状。因此，许多医生认为这种病变并不需要治疗。然而，当其直径＞10mm 时，假性囊肿可能会在上颌窦提升术时堵塞上颌窦裂孔，增加术后感染的风险。

　　（1）病因：假性囊肿是由上颌窦黏骨膜下液体积聚而成，将黏膜从窦底部抬高，形成圆顶状病变。假性囊肿也被称为黏膜囊肿、浆液性囊肿和非分泌性囊肿。细菌毒素（如病变牙）对血管壁的损害会导致血管内蛋白质和液体流失。渗出物在结缔组织中积聚形成小间隙，然后合并成一个由成纤维细胞而不是上皮细胞作为衬里的腔。因此，假性囊肿并不是真正的囊肿，因为它们缺乏上皮衬里。产生这种液体的原因是来自鼻窦黏膜或牙源性的细菌毒素。组织学上，假性囊肿是充满稀薄、透明、黄色液体的光滑、浅蓝色、半透明结构[35a]。

　　（2）影像学表现：假性囊肿在影像学上呈光滑，均匀，圆顶状，圆形到卵圆形，边界清晰的阻射影像。假性囊肿的边缘没有骨皮质（完全阻射），通常位于窦底部（图 13-17A 和 B）。在极少数情况下，假性囊肿可以使窦腔完全混浊。

　　（3）治疗：假性囊肿通常不是上颌窦提升术的禁忌证。如果假性囊肿较大，在上颌窦底提升术中窦黏膜的抬高会使囊肿随之升高，造成窦口堵塞。此外，在骨替代材料放置时，囊肿可能会穿孔，进而导致囊肿内的液体污染移植物。

　　大的假性囊肿应在上颌窦底提升术前或术中进行引流、促进其愈合。往往需要耳鼻喉科医生在术前评估。如果假性囊肿＜8mm，可在术中同期引流，操作时要小心防止膜穿孔。由于假性囊

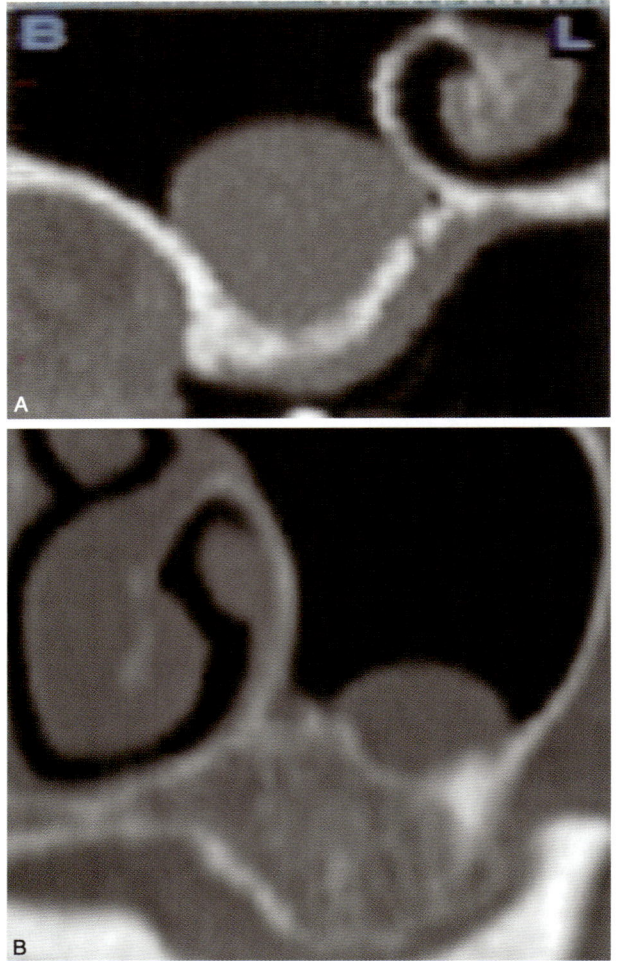

图 13-17　A 和 B.假性囊肿，窦底上的典型穹窿状病变

肿的复发是很常见的，因此需要在上颌窦底提升术后对这些以往感染的区域进行严密的术后随访。许多研究表明，种植体可以在假性囊肿存在的情况下成功植入[35b-d]。极少数假性囊肿具有临床症状，如头痛或疼痛，需要手术干预。

### 2. 潴留囊肿

　　第 2 种黏液潴留囊肿称为潴留囊肿。潴留囊肿可能位于窦底，靠近窦口，或者在窦息肉内。由于它们有上皮衬里，因此认为它们属于黏液分泌囊肿，是"真"囊肿。潴留囊肿通常极微小。

　　（1）病因：潴留囊肿是由于位于皮下结缔组织内的黏膜黏液腺管部分阻塞所致的。随着分泌物积聚，导管扩张，形成一个被纤毛柱状上皮或立方上皮包围的囊肿。它们可能是由鼻窦感染、过敏或牙源性疾病导致的。

　　（2）影像学表现：潴留囊肿通常非常小，在临床或影像学上看不到。极少数情况下，它们能

够在 CT 图像中被看到，外观类似一个小型假性囊肿。

（3）治疗：上颌窦底提升和/或种植体植入前或术中通常不需要对潴留囊肿进行治疗。

### 3. 原发性上颌窦黏液囊肿

原发性黏液囊肿是一种囊性、扩张性、破坏性的病变，可能会存在脸颊疼痛性肿胀、牙齿移位、鼻塞和眼部症状[36]。

（1）病因：原发性黏液囊肿是由纤维结缔组织阻塞上颌窦裂孔所致。因为引流系统不畅导致黏膜扩张，突出窦壁。原发性黏液囊肿被归为囊肿是因为上皮衬里含有黏蛋白。随着黏液样分泌物的增加，囊肿内含的蛋白质导致摩尔浓度增加，从而吸引更多的液体进入囊肿。随着黏液囊肿增大，压力升高，会导致压力性坏死和骨破坏[35a]。

（2）影像学表现：在早期阶段，原发性黏液囊肿累及整个窦，表现为不透射影像。随着囊肿的扩大，窦壁变薄导致穿孔。到了晚期，会有一个或多个窦壁明显破坏（图 13-18）。

（3）治疗：这类病变需要耳鼻喉科医生进行评估和治疗。在行骨增量之前，需要手术切除（摘

除）囊肿。

### 4. 上颌窦术后囊肿（继发性黏液囊肿）

上颌窦术后囊肿是一种继发于上颌窦创伤或手术后的囊性病变。它也被称为术后纤毛囊肿、上颌窦术后黏液囊肿或继发性黏液囊肿[37]。

（1）病因：上颌窦术后囊肿是由上颌窦内创伤或既往手术史发展而来的直接结果。囊肿来源于先前手术部位残留的窦上皮和黏膜，黏膜残余形成一个有上皮衬里的腔，内含黏蛋白。窦腔被纤维隔分成两部分，其中一部分正常引流，而另一部分是黏液囊肿。它在美国相对罕见；然而，在日本，它约占所有囊肿的 24%，与鼻窦炎的高发病率有关。

（2）影像学表现：囊肿的影像学表现为一种界限分明的透射影像，周围有硬化。早期病变通常是球形的，不伴有骨破坏。随着它进一步发展，窦壁变薄直至最终穿孔。到后期阶段，它变为两个分离的解剖区域（图 13-18B 和 C）。

（3）治疗：上颌窦术后囊肿应在骨增量前摘除，如果是上颌窦骨移植术后发现囊肿，则应该摘除囊肿后再次骨增量，为将来种植做准备。

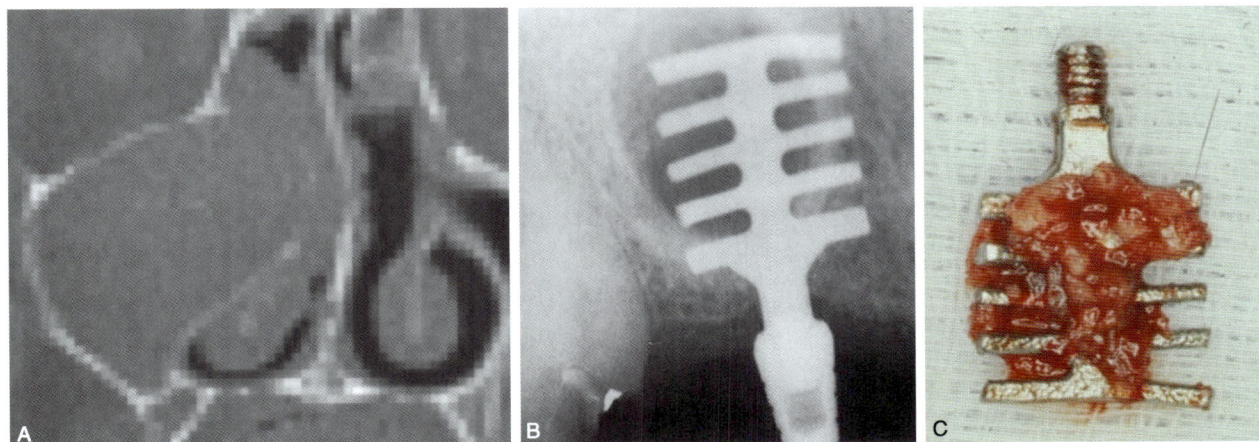

图 13-18　A.原发性上颌窦黏液囊肿。典型的影像学表现为上颌窦混浊伴骨壁扩张；B.继发性黏液囊肿（术后纤毛囊肿）；C.叶状种植体连同囊肿组织摘除，确诊其为术后纤毛囊肿

## （三）肿瘤

上颌窦肿瘤在美国相对罕见，在亚洲和非洲更为常见。它们在所有恶性肿瘤中占比不到 1%，其中低分化鳞状细胞癌最为常见。大多数上颌窦肿瘤仍然无症状，有时会类似鼻窦炎[37a]。

### 1. 病因

上颌窦内的原发性恶性肿瘤通常是鳞状细胞癌或腺癌。其症状和体征与肿瘤侵犯周围窦壁有关，包括颊区肿胀、疼痛、麻木或眶下神经感觉异常（前壁）和视力障碍（上壁）。这些上颌窦内肿瘤通常是非特异性的，会引发多种结果，如上颌窦混

浊,窦内软组织肿块,以及硬化、侵蚀或窦壁破坏。60%的鼻旁窦鳞状细胞癌位于上颌窦,通常在上颌窦的下半部分。口腔的临床表现为受累牙齿的动度增加,反映了肿瘤的扩张。有时也可能侵犯颞下窝[25]。

### 2. 影像学表现

肿瘤的影像学征象可能包括大小不一的不透射的团块、完全混浊或骨壁改变。X线片上颌窦后壁缺如可能是肿瘤的迹象(图13-19)。

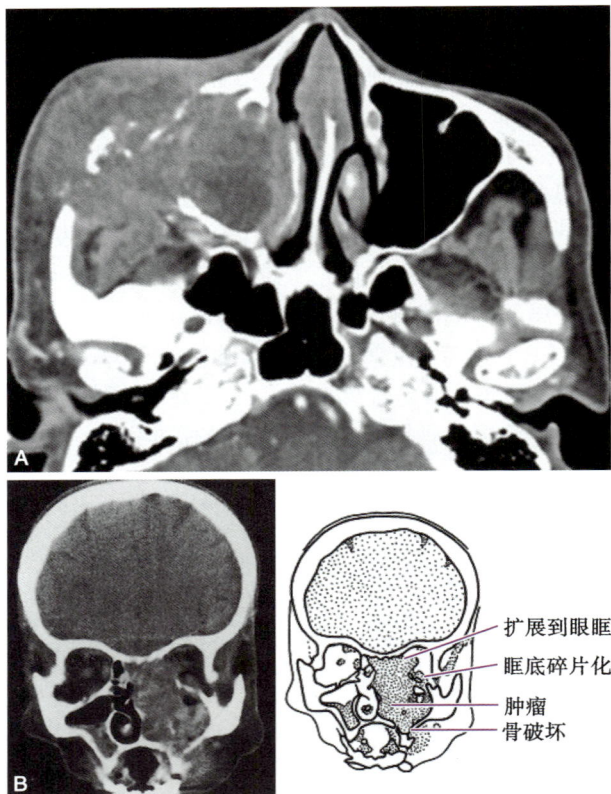

图13-19　鳞状细胞癌。A和B.表现为病变阻射影像侵犯窦壁

### 3. 治疗

有任何这类病变的迹象或症状都应立即转诊进行诊疗。禁止在受肿瘤影响的区域进行种植体植入或骨移植。

## (四)真菌性鼻窦炎(嗜酸性真菌鼻窦炎)

肉芽肿性鼻窦炎是一种非常严重(经常被忽视)的上颌窦疾病。真菌性鼻窦炎的患者通常有抗生素滥用史,或者长期暴露于霉菌或真菌环境中,或者免疫功能低下。真菌性鼻窦炎最常见的分类包括:侵袭性和非侵袭性真菌性鼻窦炎,这是基于真菌的组织病理学评估。侵袭性真菌性鼻窦炎又分为:急性侵袭性(暴发性)、肉芽肿性侵袭性和慢性侵袭性真菌性鼻窦炎。非侵袭性真菌性鼻窦炎包括腐生真菌感染、真菌球,以及与真菌相关的嗜酸性粒细胞感染[37b]。

### 1. 病因

真菌感染通常由曲霉菌、毛霉菌或组织胞质菌病导致[33]。慢性鼻窦炎患者应经常评估观察是否出现肉芽肿,因为在该类患者中存在很高比例的真菌生长。令人担忧的是,嗜酸性粒细胞被激活,释放主要碱性蛋白(MBP)进入黏液,从而攻击并破坏真菌。这将导致细胞膜受到刺激,并导致不可逆地损坏,从而细菌大量增殖。

### 2. 鉴别诊断

可通过3种临床体征将真菌性鼻窦炎与急性或慢性鼻窦炎区分:①抗生素治疗无反应;②反应性骨增厚相关的鼻窦软组织改变,伴局部骨髓炎;③涉及鼻窝和面部软组织的上颌窦炎症性病变。某些情况下,阳性诊断可能需要真菌学和组织学的检查。

### 3. 影像学表现

真菌性鼻窦炎通常是单侧(78%的病例)的,骨破坏罕见,在上颌窦内,可能存在窦膜轻度增厚至完全混浊。在大多数情况下,可以看到不同密度的影像("双密度")(图13-20)。

### 4. 治疗

当前有真菌性鼻窦炎或有病史的患者应转诊到专科医生或耳鼻喉科医生进行治疗和手术清除。治疗通常包括清创和抗真菌药物治疗,如两性霉素B。在许多病例中,真菌性鼻窦炎病史是上颌窦骨移植手术的禁忌证。

## (五)结石

### 上颌窦结石

上颌窦结石是窦内的异物完全或部分包裹的结果。这些在上颌窦内发现的肿块起源于中央病灶,可以是内源性或外源性的[38]。

(1)病因:大多数的内源性来源于牙科,包

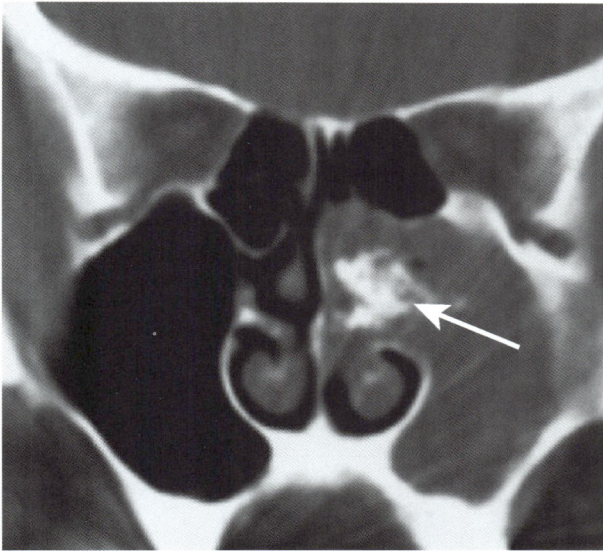

图 13-20　真菌性上颌窦炎，具有不透射的真菌球（箭头）

括残根、根充材料、断的牙科器械和牙种植体。此外，针、血液和黏液已被报道导致上颌窦结石。文献中关于外源性报道的来源包括纸张、香烟、鼻烟和胶水[39]。虽然大多数上颌窦结石无症状，但它们常与鼻窦炎有关。

（2）影像学表现：上颌窦结石的影像学表现类似于中央病灶（例如，残根、种植体）或表现为上颌窦内不透明的钙化团块（图 13-21A 和 B）。

（3）鉴别诊断：因为钙化的上颌窦结石是由磷酸钙（$CaPO_4$）、碳酸钙盐、水和有机物质组成，因此它比炎症或囊性病变的阻射性更强[40]。上颌窦结石的中央病灶通常与它影像学外观相似。

（4）治疗：在行上颌窦底提升或种植体植入之前，应通过手术去除上颌窦结石。如果存在鼻窦炎，应在上颌窦完全愈合后再行上颌窦骨增量。

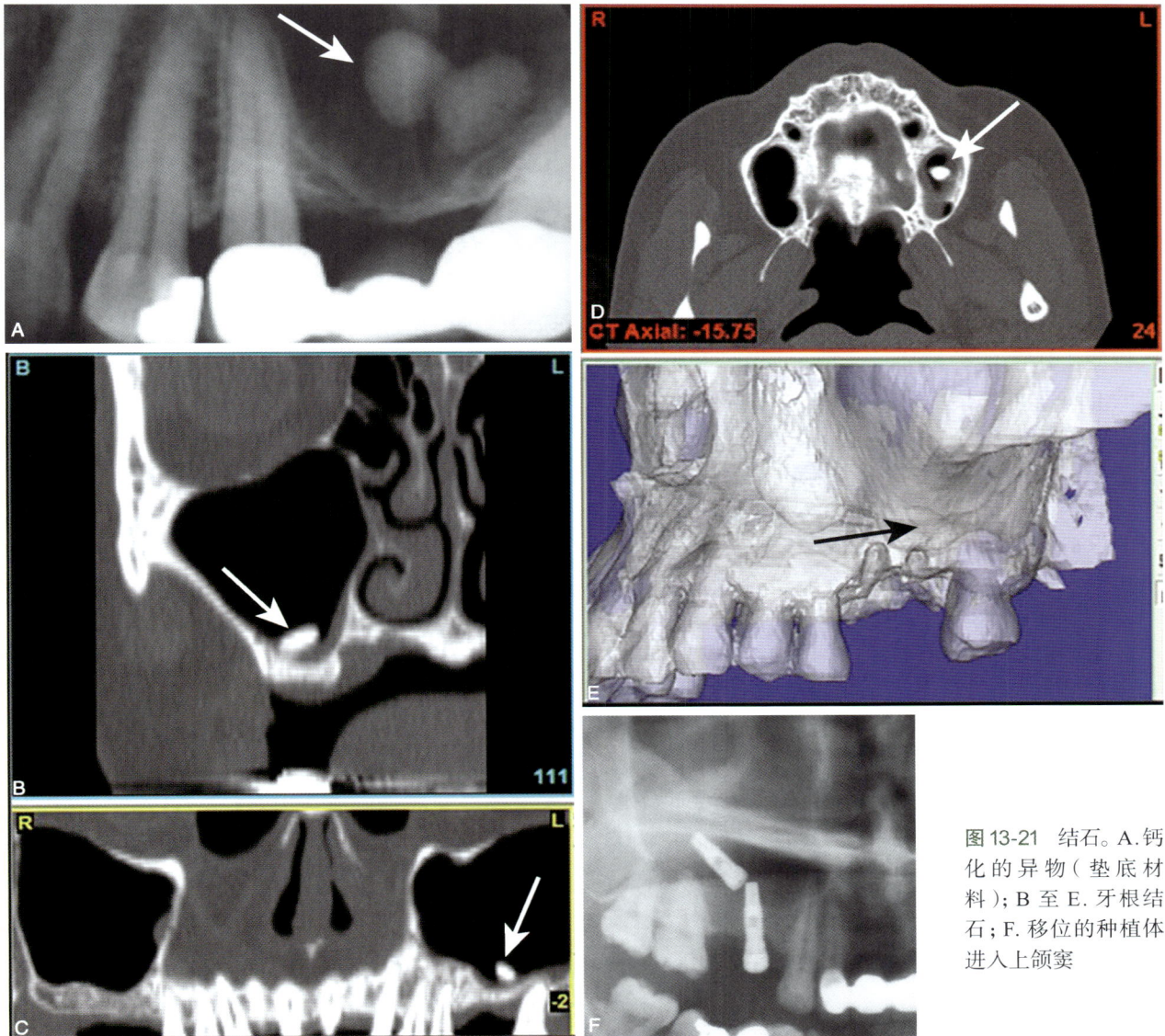

图 13-21　结石。A.钙化的异物（垫底材料）；B 至 E.牙根结石；F.移位的种植体进入上颌窦

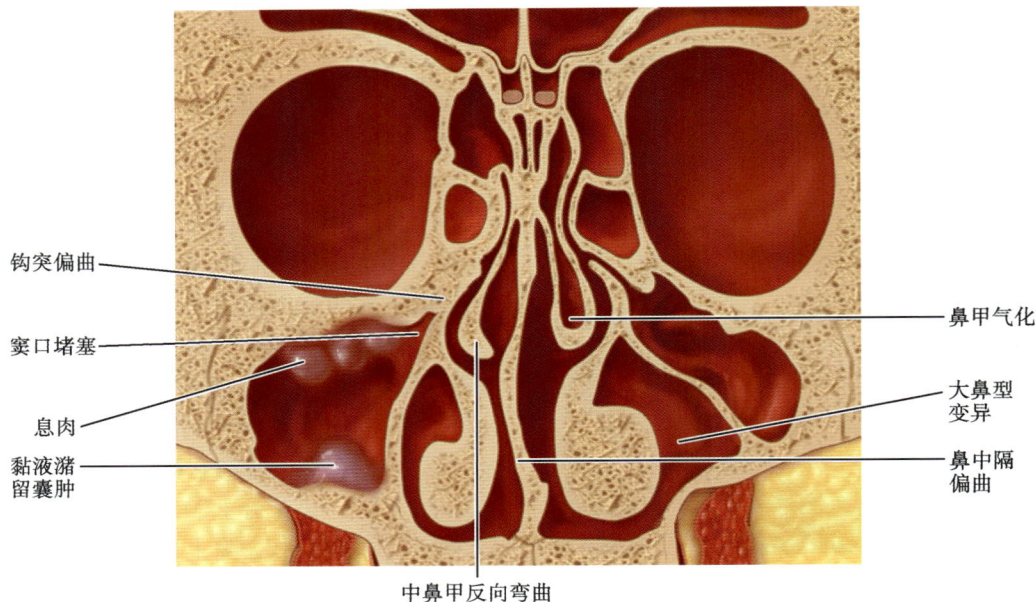

图 13-22　最常见的病理状况概述

无症状时,可去除上颌窦结石,封闭窦膜开口,同期进行上颌窦骨移植。

## 三、治疗计划并发症

### (一)未进行 CBCT 检查

在当今的口腔种植治疗中,在进行上颌后牙区侵犯上颌窦的种植体植入前,应对鼻旁窦做全面的 CBCT 评估。最重要的是评估和确定上颌窦窦口的通畅性。许多因素都可能导致上颌窦窦口阻塞,包括病理、解剖变异和异物。进行上颌窦骨增量手术的种植临床医生应熟练掌握在 CBCT 检查中识别这些情况的方法。

#### 并发症预防

如果需要在上颌后牙区进行种植体植入术或骨增量手术,而这些手术会侵犯上颌窦,则 CBCT 的上限范围应包括上颌窦窦口,以验证窦口是否通畅。如果 CT 扫描没有拍摄到窦口,则无法确定窦口是否通畅。如果存在病变,因为 CBCT 检查视野限制将无法全面评估窦口。这很可能需要耳鼻喉科医生重新进行 CT 扫描。

### (二)非骨增量的治疗计划

许多医生在制定治疗计划时"忽略"上颌窦都会给自己带来风险。由于上颌后牙区颌骨的固有缺点(如骨密度差、骨量不足、咬合力较大),因此成功率会降低,种植体并发症的发病率也会增加,尤其是在治疗方案折中的情况下。最常见的折中治疗方案包括微型种植体、短种植体、以非理想角度植入种植体以避开上颌窦,以及颧骨种植体。

这些方法并非没有缺陷,因为它们会给修复阶段的种植体带来生物力学难题(图 13-23)。

#### 并发症预防

1984 年,Misch 根据上颌窦底骨量提出了上颌后牙的各种治疗方法,后来又将与种植体设计相关的可用骨宽度纳入其中(图 13-24)[41]。在 Misch 的上颌窦骨增量(sinus augmentation,SA)分类中,治疗方案取决于理想种植体位置区域的窦底和牙槽嵴顶之间的可用骨高度。上颌窦骨增量术方案还提出了手术方法、理想的骨移植材料(分层技术),以及修复前的愈合时间表。

(1)SA-1:SA-1 是在有足够的骨高度可以按照传统手术方案植入种植体的情况下采用的。由于上颌后牙的骨质通常为 D3 或 D4 类骨质(质量较差),因此通常需要骨挤压来进行种植窝洞预备。使用骨凿可以扩大备洞尺寸同时挤压侧壁骨质,这样可以增加种植体初期稳定性,并在初始愈合后增加种植体-骨结合率(BIC)。

由于上颌窦在 SA-1 手术过程中没有受到侵犯,生理结构也没有发生变化,因此在植入种植体

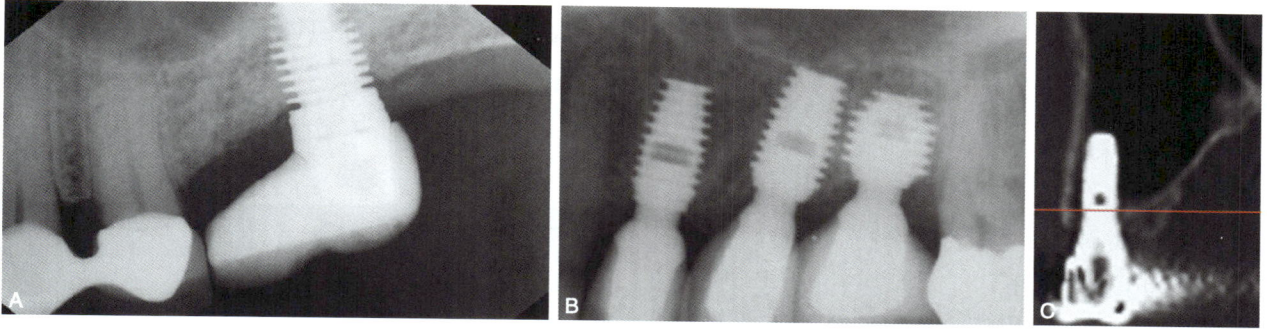

图 13-23　避开上颌窦的治疗计划。A. 通过远中和倾斜种植避开上颌窦，结果造成明显的悬臂，容易导致生物力学失败；B. 较短的种植体；C. 在不植骨的情况下植入窦内

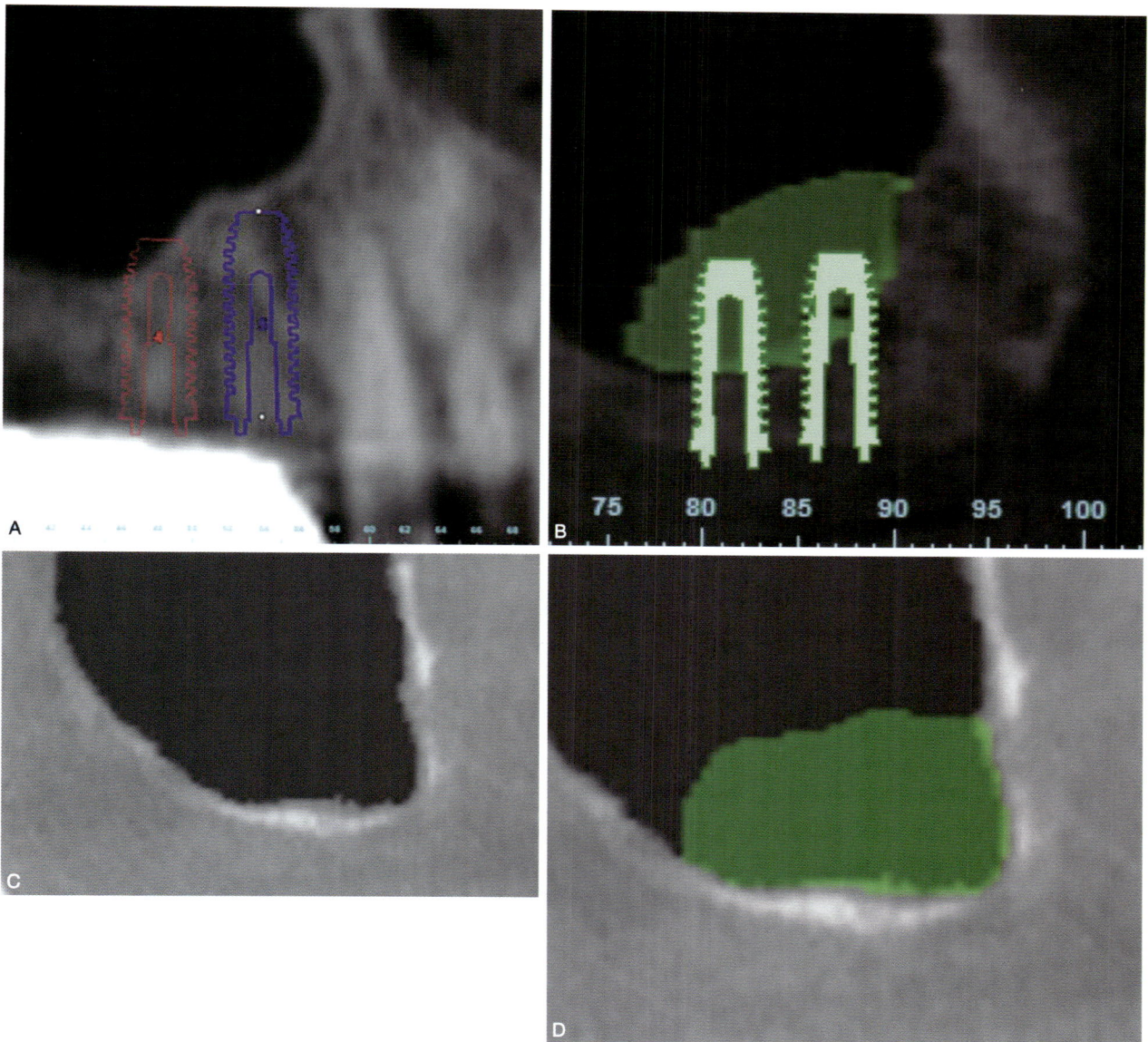

图 13-24　Misch 上颌窦植骨治疗方案。A. SA-1：植入种植体时不进入上颌窦（蓝色）；SA-2：植入种植体时少量进入上颌窦；B. SA-3I：植入种植体的同时进行上颌窦骨增量；C 和 D. SA-4：垂直骨量不足（可用骨 < 5mm），需要在植入种植体前进行骨增量手术

之前对上颌窦进行评估并不那么重要。上颌窦骨增量手术的禁忌证（如上颌窦病变）并不适用于此类型手术，因为上颌窦下方有足够的骨量能够植入合适规格的种植体以支撑修复体的负荷。虽然种植牙的一个常见原则是与解剖标志点保持 2mm 或更大的距离，但在 SA 区却没有这个必要。

SA-1 类种植体需要在无负荷状态下愈合需 4～8 个月，这主要取决于骨密度、植骨材料的类型和植骨量多少。由于上颌后牙区的骨质较差，应特别注意防止种植体过早负荷。因此，应调整临时修复体以防止过载。愈合后，修复阶段的治疗应包括渐进性负荷，特别当骨质为 D3 或 D4 类骨时。

**（2）SA-2**：当可用垂直骨量为 10～12mm 时（比 SA-1 中的最小高度少 2mm），归类为 Misch SA 分类中的 SA-2。为了在足够宽度的牙槽嵴（A 类）获得提高种植体存活率所需的 12mm 垂直骨（理想种植体长度为 12mm），需要通过种植手术部分抬高前牙底部。SA-2 手术方法将上颌窦底抬高 0～2mm。尽管上颌窦底的改变很小，但仍会改变上颌窦内黏膜纤毛清除的生理机制。在植入种植体之前，应先解决上颌窦内原有的病理状态或上颌窦窦口不通畅的问题，避免种植体可能会受到逆行感染。

种植窝洞预备方案是根据骨密度来确定的，其中最常见的是 D3 类骨密度。提升高度为上颌窦下底的 1～2mm。当对高度尺寸有疑问时，应选择较短的提升高度以防止黏膜穿孔的可能性。提升过程应持续到相同的深度（但注意要低于上颌窦底），直到获得种植体植入所需的最终宽度。

选择与最终备洞直径相同的平顶或杯口状骨凿对窦底进行不全骨折。在选择合适的骨凿时应小心谨慎，因为上颌窦提升骨凿与用于骨扩张的骨凿形状不同。在达到最终垂直位置之前，将骨凿平稳地敲击插入并超出初始深度 0.5～1.0mm 的增量，不应超出预备完成的种植体备洞深度 2mm。缓慢、仔细地提升上颌窦底并不容易损伤上颌窦黏膜。由于该技术造成上颌窦底青枝骨折，因此窝洞上方的骨折片和窦膜将被抬高以形成新的窦底。

**（3）SA-3**：上颌后牙区第三种类，适用于可用垂直骨量至少有 5mm 同时牙槽嵴足够宽度的情况。SA-3 上颌窦骨增量术包括使用 Tatum 上颌侧壁开窗，以及在剩余牙槽嵴上方上颌窦范围进行

植骨。上颌窦侧壁开窗后将上颌窦黏膜向内和向上抬高到上部位置，将自体骨和同种异体材料（分层技术）的混合物放置到术区完成手术。有两种上颌窦提升骨增量技术，即 SA-3I（即刻）和 SA-3D（延迟）（框 13-1）。

---

**框 13-1　SA-3 即刻种植 vs. 延期种植**

**即刻种植（SA-3I）**
当种植体植入术同时进行上颌窦骨增量时，应具备以下条件。
- 骨高度＞5mm
- 骨宽度＞6mm
- D3 类或更好的骨质
- 无鼻窦病变
- 无复发性鼻窦炎病史
- 无相对禁忌证
- 术中无窦膜撕裂，或者撕裂较小用胶原膜完全修复
- 软组织支撑的活动义齿无功能异常

**延期植入（SA-3D）**
当存在以下情况时，种植体不应与上颌窦骨增量同期植入。
- 骨宽度＜6mm
- D4 类骨质
- 最近几个月内接受过上颌窦病理性治疗
- 有复发性鼻窦炎病史（特别是反复使用抗生素药物治疗）
- 相对禁忌证（吸烟、药物依赖性强的患者）
- 骨增量术中出现中到大面积窦黏膜撕裂
- 活动义齿存在功能异常

---

**（4）SA-4**：在第四类方案（SA-4）中，首先对拟进行种植的上颌窦区域进行骨增量，待其愈合后再植入种植体。当可用垂直骨量＜5mm 时采用这种方法。SA-4 类型中上颌窦腔变大，同时种植体的外侧、前方和远端区域的牙槽骨较少，因为上颌窦腔通常会向这些区域扩张。在这些情况下，垂直骨量不足会降低种植体植入的可预测性（骨量不足以获得良好的初期稳定性），与此同时，为上颌窦内植骨材料提供血供的自体骨量也较少。因此，由于骨壁较少、血供条件较差、局部自体骨量极少，以及植骨材料体积较大，因此必须采用延长愈合期的治疗方案。

## （三）系统性方面：吸烟

众所周知，吸烟与过敏和感染的易感性增加有关，因为它会干扰鼻腔的纤毛功能和分泌免疫。在上颌窦，这可能会对免疫排斥和抑制产生影响，因为 IgA 和 IgM 反应会减少，而 IgE 反应会增加。吸烟被认为会干扰骨增量的愈合，因为吸烟会增加外周阻力并导致血小板聚集增加，从而减少局部血流量[42]。吸烟的副产物化学物质，如氰化氢和一氧化碳已被证明会抑制伤口愈合，尼古丁也会抑制细胞增殖。烟草可能会直接干扰成骨细胞的功能，并且有确凿的证据显示吸烟者骨形成减少。此外，吸烟者的骨矿物质含量也明显减少。长期吸烟者的骨矿密度可降低至 1/2 到 1/6。总之，吸烟可能会导致现有骨质差，以及血供和成骨细胞功能障碍导致的愈合能力差。

吸烟是一个与种植体存活率降低有关的相对风险因素。Busenlechner 及其同事对 4 316 名患者的 13 147 个种植体进行了为期 8 年的随访研究，发现吸烟者的失败率比不吸烟者高出 3 倍[43]。在最近的一项系统回顾中，Pjetursson 及其同事发现吸烟者的种植失败率几乎是不吸烟者的 2 倍[44]。

### 治疗意义

吸烟可能是一个相对禁忌证，因为吸烟有可能导致伤口开裂、移植物感染和 / 或吸收，并降低骨结合的可能性。但是，如果决定进行手术，建议患者在术前至少 14 天（尼古丁在全身清除所需的时间）和术后 4～6 周内不要吸烟。患者可向其主治医生咨询戒烟计划。此外，吸烟者应签署一份详细的知情同意书（口头和书面），其中应明确解释与吸烟有关的风险（参见第 2 章中的戒烟技巧）。

## 四、术中并发症

### （一）麻醉不充分：V₂ 阻滞

在上颌窦骨增量术中，为了患者的舒适和止血，最好对手术区域的所有结构进行麻醉。三叉神经的上颌分支（$V_2$）通过圆孔穿出，在翼腭窝前方穿过眶下裂进入上颌后部。该神经支配所有上颌牙齿、牙龈组织、面中部软组织、鼻腔和上颌窦，因此涵盖了上颌窦骨增量手术的整个相关区域。

### 1. 技术

通过腭大神经管一次注射实现对上述所有结构麻醉的技术。麻醉针通过腭大孔进针，推进至翼腭窝下段。为了帮助确定腭大孔的位置，可以使用开口器械（如口腔镜手柄的圆形后端）在腭大孔上标记位置。在第二磨牙区域（舌侧约 1cm）牙槽嵴和硬腭的区域，沿腭组织施加压力。器械会"掉入"一个凹陷，将此标记为孔开口的区域。将一根 1.5in 的长针从口腔的另一侧刺入孔内，并在缓慢注射麻醉药的同时在牙槽骨内穿行约 1in（取决于牙槽骨的长度）（图 13-25）。

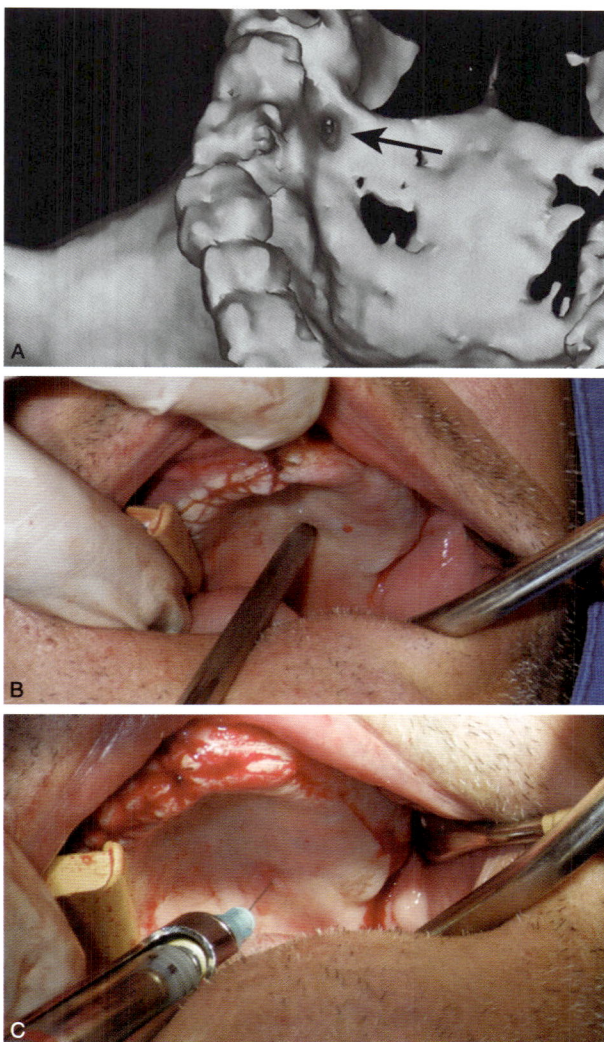

图 13-25　A. 腭大孔；B. 通过镜柄末端识别腭大孔；C. $V_2$ 阻滞麻醉

### 2. 并发症

如果针头定位不当，可能会出现许多并发症。

定位偏近中可能导致鼻出血；针头过于靠上可能导致复视；定位偏后侧可能导致咳嗽；定位错误还会导致手术部位麻醉不充分。应注意防止血管内注射（吸入），可能会导致全身反应和血肿形成。

## （二）不正确的开窗位置

术前 CBCT 扫描有助于确定上颌窦外侧壁的厚度、窦底与牙槽嵴的位置关系、牙齿的位置，以及窦底和/或窦壁是否存在间隔。开窗的设计和位置必须包括将来植入种植体的区域。

### 1. 骨增量范围不足

如果窗口的边缘不理想，植骨材料的最终位置将无法覆盖将来植入种植体所需的区域。种植体植入后，种植体周围会出现空隙和骨质包绕不充分。这可能会导致种植体骨结合不充分、种植体脱落或种植体移入上颌窦内。

### 2. 超过窦底开窗截骨

如果开窗位置和截骨不在上颌窦的范围内，侧壁骨块就无法折断。因此，侧壁开窗位置超过窦底则无法进入术区（图 13-26 和图 13-27）。这将导致手术时间延长，并损伤了维持种植体初期稳定性所需的宝贵的牙槽骨（如下边界）。

### 3. 邻牙牙根的损伤

开窗时应注意与邻近的牙根保持至少 2mm 的距离，并在窦腔内进行。损伤牙根可能会使牙齿失去活力，导致可能的牙髓治疗或牙齿出现内部/外部吸收。这种情况在弯根或多根前磨牙中并不少见（图 13-27C）。

### 4. 预防

为了保证理想的骨充填材料植入，需要一个理想的开窗轮廓设计。

（1）下部：上颌骨外侧壁矩形开窗的下缘应

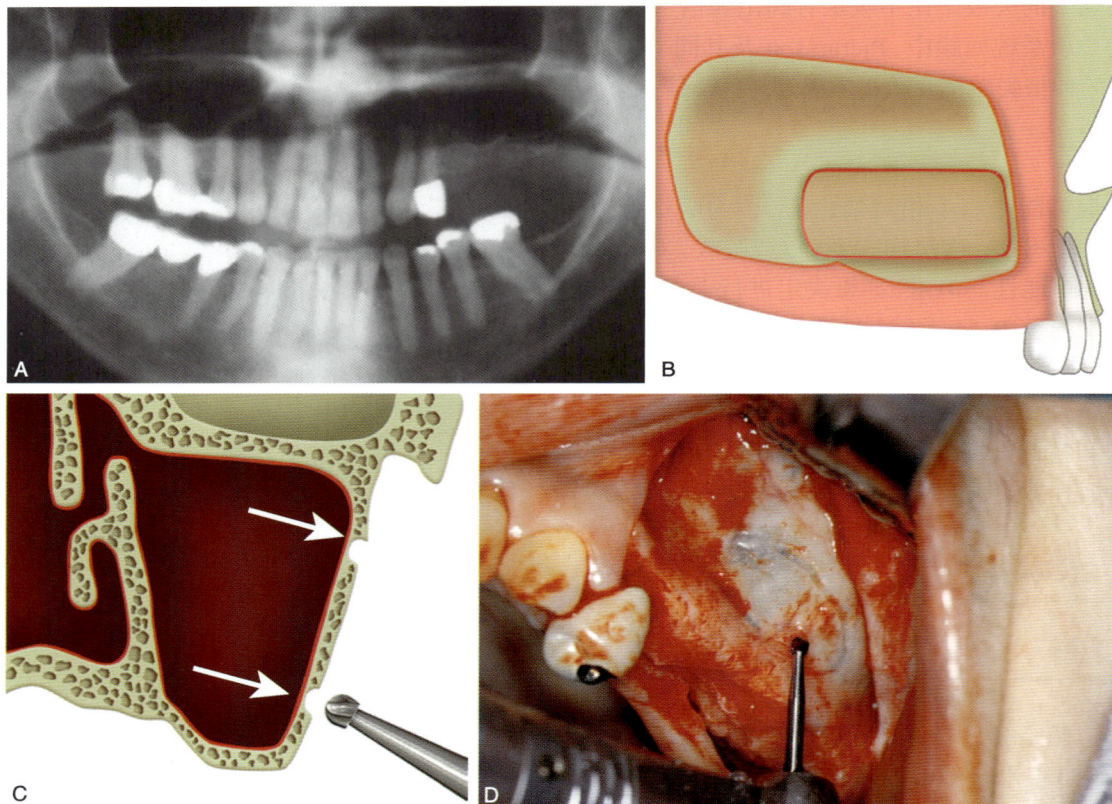

图 13-26　A. 上颌左侧后牙缺失的全景片；上颌窦底至牙槽嵴顶有 5～10mm 的骨量；B. 上颌骨外侧翻瓣：显露出颧突、上颌结节和上颌骨外侧壁。Tatum 术式入路开窗于窦底上方 2～5mm 处，距离前壁 2～5mm，开窗长 15mm，高 10mm；C. 钻头不能完全穿透外侧骨壁，否则会撕裂窦膜。在骨窗预备前可用笔标记出开窗位置；D. 在直手机或弯手机上使用 4～6 号球钻，在标记线上逐渐加深预备，直到观察到蓝色色调或出血

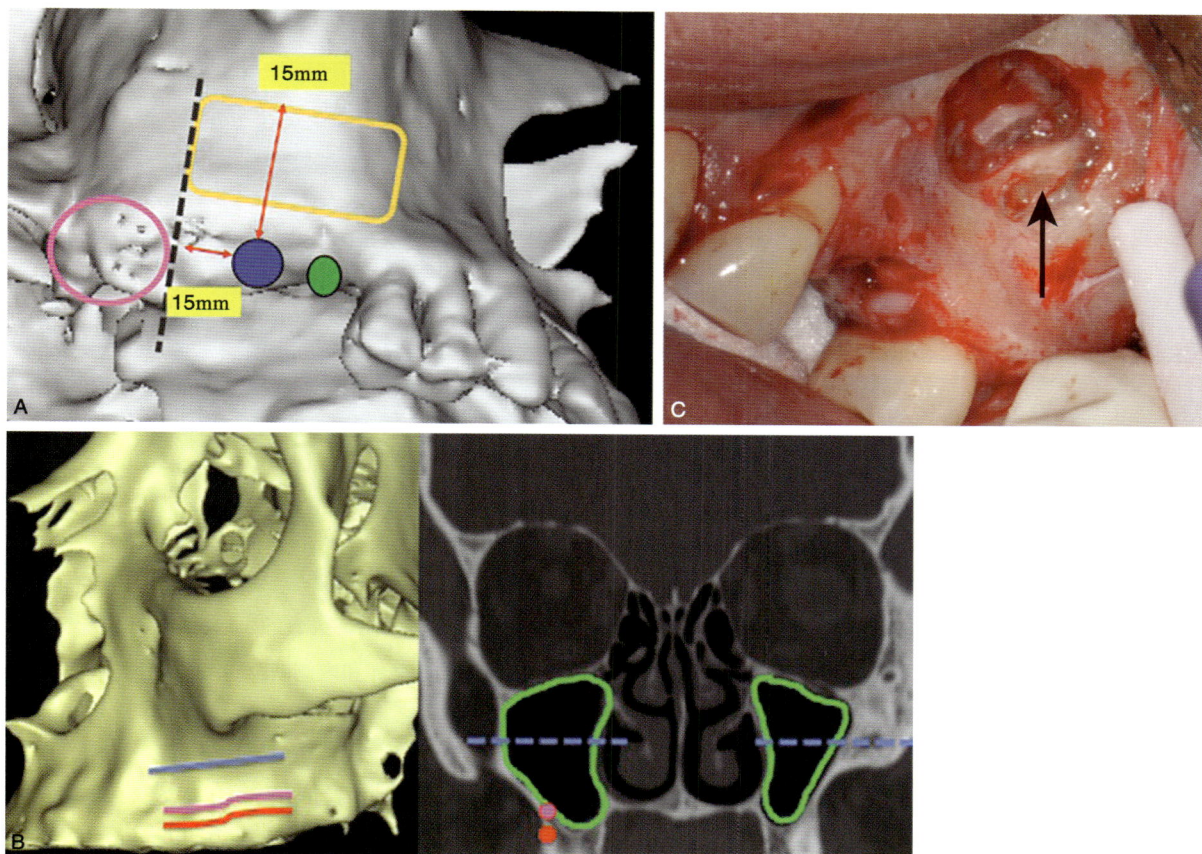

图 13-27　正确的开窗位置。A. 应在开窗前规划种植位点。开窗口上缘切线应与牙槽嵴顶平行且位于牙槽嵴顶上方 15mm，并注意避免在距离最远种植体的远中面 5mm 之内行上颌结节切除术；B. 截骨应始终在上颌窦的范围内进行；如果超越窦底位置则无法完成开窗；C. 一定要注意邻近牙根的位置（箭），以避免损伤邻牙导致牙髓坏死

位于上颌窦底上方 1～2mm 处。如果开窗下缘处于或低于窦底水平，则很难折断外侧壁，并可能导致窦膜穿孔。如果开窗下缘位于窦底上方过高（>5mm），由于视野受限无法直视下剥离窦黏骨膜，这将导致更高的窦黏骨膜穿孔率。截骨线下缘应遵循上颌窦下缘的轮廓（图 13-28B）。

**（2）下缘**：上颌窦外侧壁矩形入路窗口的下缘线应位于窦底水平上方 1～2mm 处。如果下缘线位于或低于窦底，则很难对侧壁骨块分离，从而可能导致窦膜穿孔。如果下缘线在窦底上方过高（>5mm），窦底上方的骨壁将导致盲目剥离窦底黏膜，这将导致更高的窦膜穿孔率。下边缘线应遵循上颌窦下缘的轮廓（图 13-28B）。

**（3）上缘**：上颌窦外侧壁矩形入路窗口最上缘应在牙槽嵴上约 15mm 处。这样可以留出 3mm 的缓冲区，因为在骨增量后可植入理想长度为 12mm 的种植体。将软组织拉钩（Seldin）放置在侧壁开窗口上缘的上方，这有助于牵拉面部皮瓣，并防止拉钩不慎滑入开窗口而损伤窦黏骨膜。上缘线应

始终与牙槽嵴平行（图 13-28B）。

**（4）前缘**：在距上颌窦前壁 2～3mm 处标记出开窗的前缘。如果开窗口的轮廓与窦腔的关系难以确定，则应在上颌窦腔范围内而不是在周围颌骨部位开窗。此外，应始终确定前壁位置，以最大限度避免后期植入种植体时植骨不充分。如果窦膜未从前壁完全剥离，则可能导致该区域窦黏骨膜穿孔。如果出现穿孔，其修复非常困难，且易出现并发症。

如果近中有牙齿，可用它们来确定开窗前缘的位置（图 13-28A）。

**（5）后缘**：如果开窗位置没有向后方延伸足够长度，未来会由于骨填充不足影响种植体植入，从而导致需要采取补救措施或种植位点欠佳（图 13-28 C～F）。后缘应延伸到最后一个拟种植位点的远中约 5mm 处。需要注意的是，要确保开窗口后缘位置足够充分，以便种植体能够完全被骨组织包绕。此外，作为供区的上颌结节切除范围应根据最远中种植位点来确定，如果切取的上颌结节距离种植位点太近，则可能会影响种植体的植入（图 13-28E）。

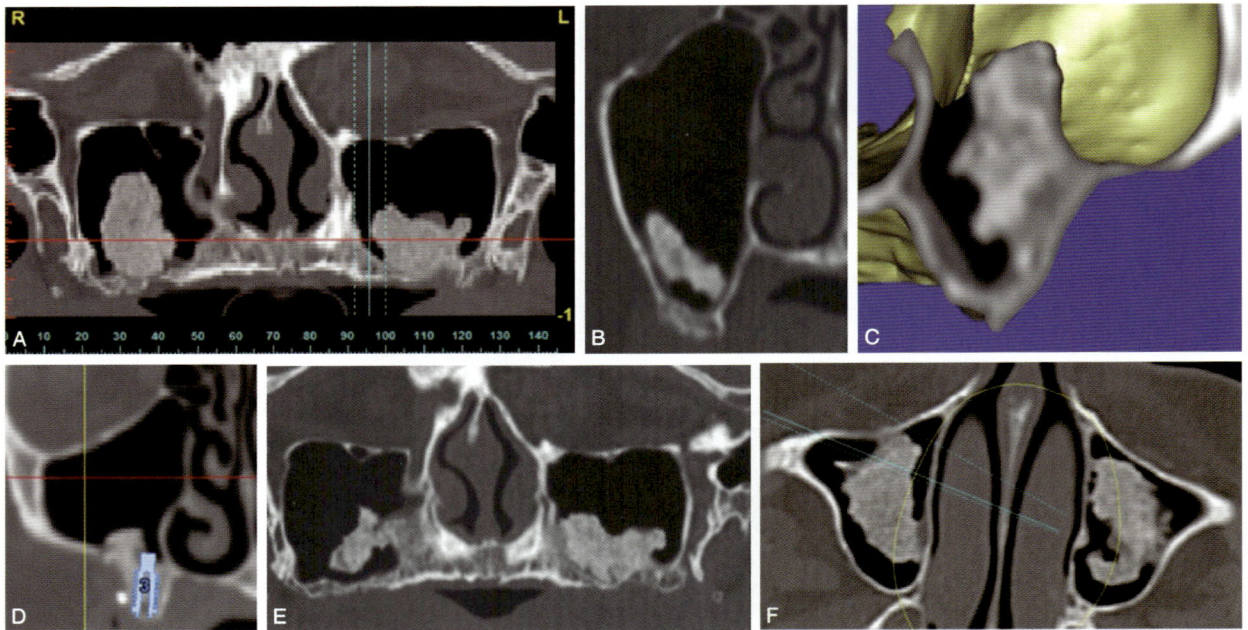

图 13-28　植骨不足。A. 前部植骨不足导致种植体植入近中受影响；B. 下部、上部和内侧缺损；C 和 D. 内侧植骨不足，导致种植体不能被骨组织包绕；E. 后部植骨不足；F. 外侧植骨不足

## （三）骨开窗术前准备

应使用 6 号或 8 号硬质合金或金刚砂球钻或超声骨刀进行开窗。必须小心缓慢地刻画开窗的轮廓直至蓝色色调窦膜的出现。一旦发现窦膜，用口镜手柄的末端轻轻敲击骨窗，可以辅助临床医生检查仍然附着的骨壁区域。

### 1. 并发症

如果术者没有停下来检查骨窗的活动性，就有可能穿透侧壁过深导致窦黏骨膜穿孔。穿孔会使手术复杂化并增加并发症风险（图 13-29）。

### 2. 预防

为防止开窗过度，种植医生应选择理想的器械进行操作。通常情况下，初学者应使用超声骨刀进行开窗，这样窦膜穿孔的可能性最小。应谨慎使用硬质合金钻头，因为这种技术造成窦黏骨膜穿孔的可能性最大。

## （四）上颌窦过度填充

上颌窦骨增量的目的是获得足够的垂直骨高度，以便植入骨内的种植体能获得长期稳定的成功。具有足够设计表面的种植体最大长度很少超过 12mm，因此，最初的上颌窦骨增量的目标是从牙槽嵴顶处获得至少 12mm 的垂直骨量。这通常需要用植骨材料填充上颌窦底部的 1/3～1/2，因为大多数上颌窦的高度约为 35mm。术前对上颌窦进行 CBCT 扫描（即完善的治疗计划），可用于估算理想的上颌窦提升植骨材料体积所需的材料量。上颌窦的平均容积约为 15ml[45]。应注意放入上颌窦的植骨材料量。

### 并发症

植骨材料过度填充可能导致上颌窦窦口堵塞，尤其是在窦膜处于炎症状态或增厚的情况下，这可能会导致慢性上颌窦炎。

大多数上颌窦植骨材料过度填充术后不会出现并发症。但是，如果术后感染没有得到初步控制，可能需要再次进入术区移除部分植骨材料，并改变抗生素治疗方案（图 13-30）。

## （五）填充不足：密度（空隙）

术后，由于上颌窦植骨材料充填不足导致的空隙会使得种植体植入更为复杂，并发症发生率增加。这种情况可能会导致软组织与种植体接触，从而降低成功率。

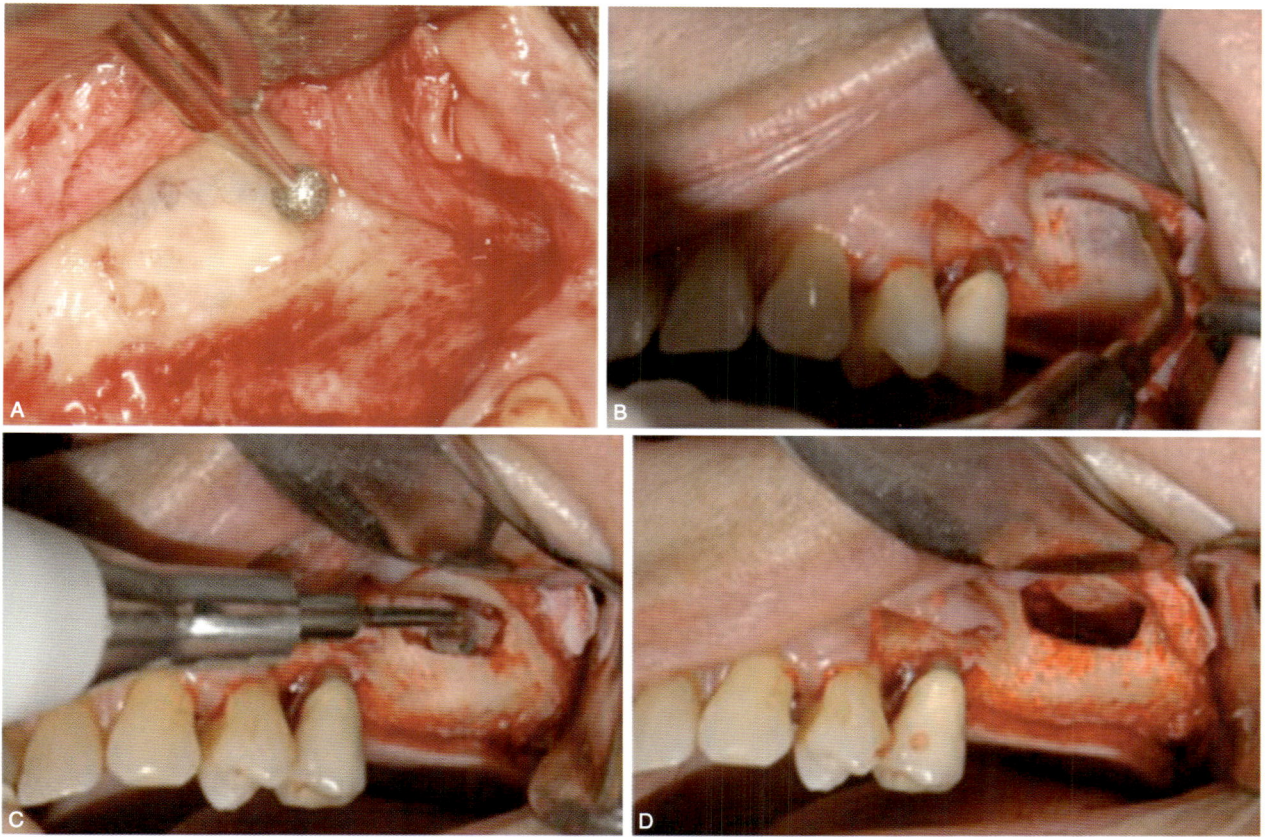

图 13-29　A. 使用 8 号金刚砂球钻开窗。手术过程中应使用轻触法，以尽量避免穿孔；B 至 D. 使用超声骨刀是一种更安全的技术，可最大限度地减少穿孔

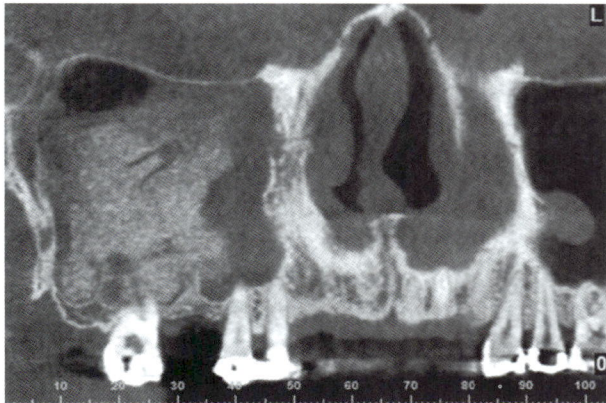

图 13-30　植骨材料过度填充可能导致上颌窦窦口堵塞，引发鼻窦炎

## 预防措施

在抬高窦膜后进行植骨时，可以使用上颌窦注射器（1ml 或 3ml 注射器）将植骨材料植入上颌窦。材料应少量多次、从下向上地导入（最远的先导入），这将确保植骨材料达到所有的剥离区域。一次性输送入大量的植骨材料可能造成空隙。此外，应使用带锯齿的充填器械填塞植骨材料，直到感受到回推阻力为止。填充不足会导致空隙，而填充过紧则造成压力过大导致填充物过于致密，不利于血管整合和血管生成。

（1）内侧：如果内侧壁没有充分剥离，就会造成植骨不充分。由于种植体植入轴向通常向内侧倾斜，种植体植入可能会导致种植体周围骨质缺乏。此外，内侧壁是重要的血供来源，可以使植骨材料更好地愈合。应注意确保植骨材料向内侧方向填充，以便与内侧壁接触。

（2）侧壁：侧壁至少应按照原始轮廓进行骨充填。否则，缺损将导致组织内陷，从而增加并发症和感染的可能性。这就是为什么在上颌窦骨增量术后要在侧壁上覆盖一层胶原膜，以尽量减少植骨材料的损失，并使骨再生达到原始骨性轮廓（图 13-31）。

## （六）上颌结节切除术

上颌结节是一种常见的供骨部位，常作为分

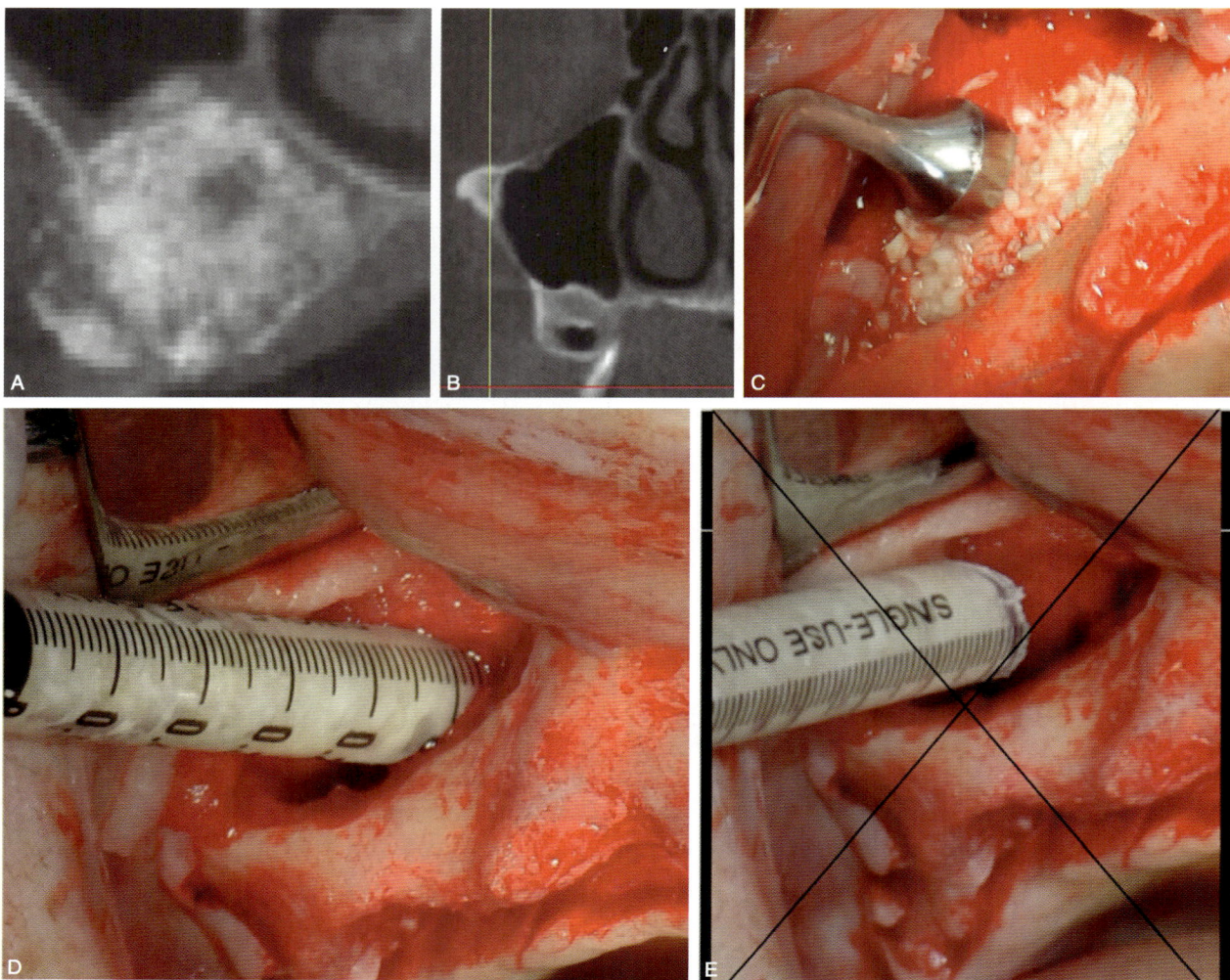

图 13-31　植骨空隙。A. 植骨中心的空洞；B. 窦底的空洞；C. 应渐进式地放置植骨材料，并用带锯齿的上颌窦充填器填塞牢固；D. 防止空洞的方法包括用注射器沿"下"和"前"方向进行填充植骨材料，这样可以最大限度地减少植骨材料强行挤入；E. 向上方向地进行植骨材料充填，可能导致植骨材料不能进入造成侧壁的空洞

层植骨技术自体骨的来源。使用自体骨可以使骨生长更加稳定，并缩短愈合时间。在上颌窦骨增量中添加自体骨成分在缺乏足够的宿主骨时（SA-4）最为重要，因为宿主骨越少，该区域愈合所需的血液供应就越少。松质骨是上颌窦移植的理想材料，因为这种骨的松质性质使其具有可塑性，不易移位。

### 治疗意义

（1）**准确定位**：结节区域较厚的软组织可能会误导对该供骨部位的评估。应通过 CBCT 对结节区域进行检查评估，在冠状位或全景图像上进行测量最为方便。该区域的解剖边界包括上颌窦、翼板、邻近的牙齿（如果有）和腭大管。在上颌骨外侧后方做一个垂直切口。切口向前方延伸，穿过上颌结节进入磨牙区。翻开黏骨膜瓣后，可使用咬骨钳、骨凿或取骨钻从结节处取骨。

（2）**暴露窦腔后部**：应小心谨慎，不要因为过度移除骨质而无意中暴露了窦腔后部。这可能会导致口腔交通，并可能造成细菌污染，从而增加移植区域的并发症。

（3）**切除位置过于靠后**：切取上颌结节过于向远中可能会导致潜在的出血问题。过度切除可能导致翼静脉丛血管出血，如面深静脉或上牙槽后动脉。这可能导致出血进入翼上颌间隙和颞下间隙，进而通过眶下裂形成血肿（图 13-32）[46]。

### （七）SA-2（骨凿技术）并发症

SA-2 技术（也称为经牙槽嵴顶方法、骨凿法上颌窦底提升术、Summers 技术或 Crestal 技术）可被

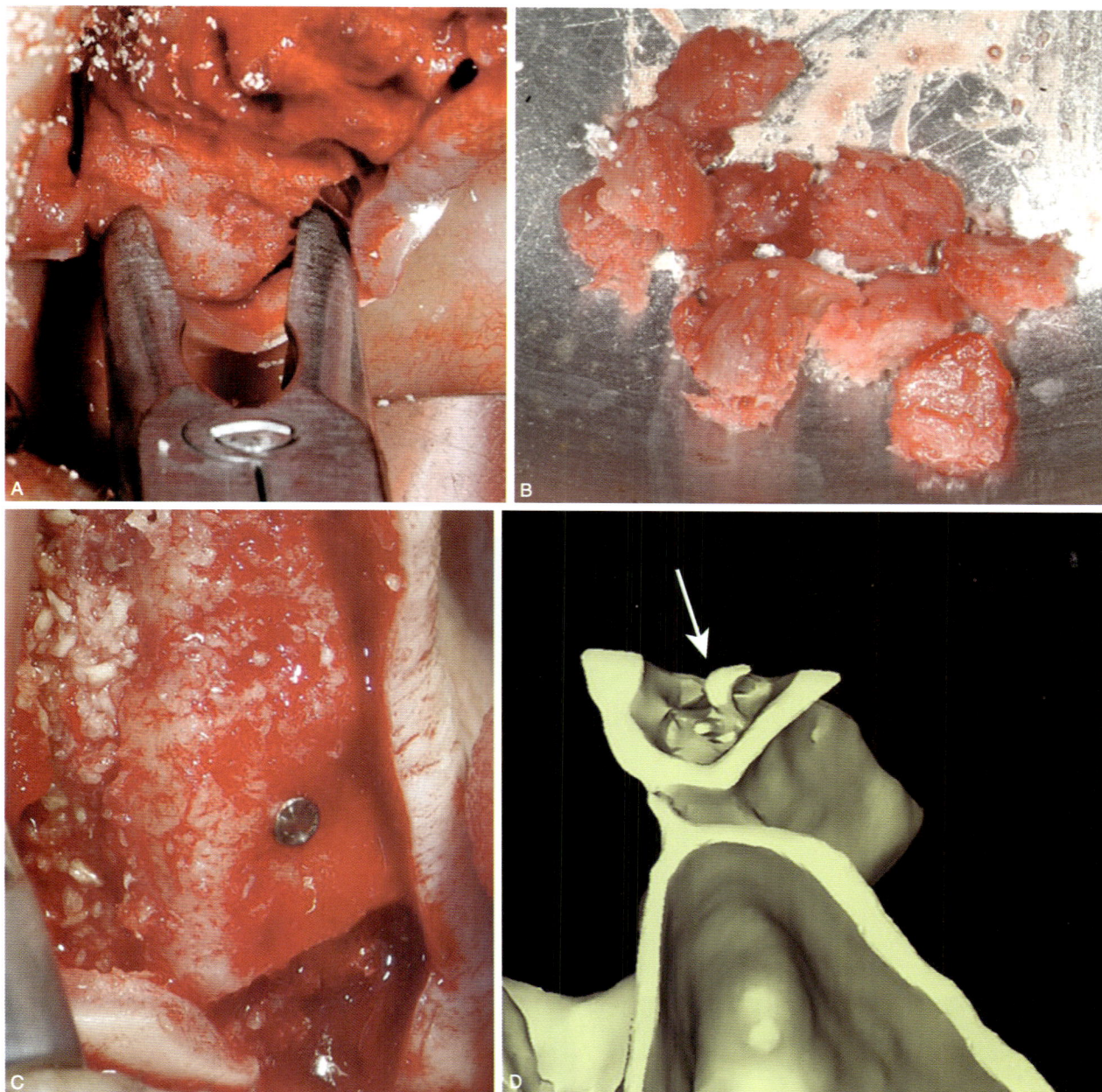

图 13-32　上颌结节取骨。A. 使用咬骨钳可轻松移除骨质；B. 取自上颌结节的松质骨；C. 注意供骨部位的分界。应注意不要在离计划植入位点太近的地方取骨。在最远端种植位点放置骨块，以便移植愈合后识别植入部位；D. 上颌结节后方相邻的颞下窝、翼内板和翼外板解剖示意图

认为是一种更保守、创伤更小的上颌窦骨增量技术（图 33-33）。这种方法是通过牙缺失区上颌窦底的牙槽嵴顶进行手术。它包括抬高上颌窦膜，形成一个"帐篷"，为植骨材料的提供空间。该方法的缺点是无法确定窦底黏骨膜（施奈德）是否穿孔。

这种技术的并发症如下。

## 1. 患者的选择：骨质不足

建议采用这种技术时，窦下至少要有 10mm 的骨量。如果骨的高度和宽度不足，刚性固定就会受到影响，种植体可能会移动，并有可能移入上颌窦内。此外，倾斜的窦底、间隔、病变或上颌窦裂孔不通可能会增加可能的并发症发生，也可能是骨凿技术的禁忌证。

## 2. 骨凿术中过度准备

由于上颌骨后部的骨质较差（D4 类骨），D4 类骨的骨强度不足，加上缺乏皮质骨，改变了初期稳

定性。由于缺乏稳定性，种植体可能会向上颌窦或周围区域迁移或移位。

### 3. 窦膜穿孔

由于这种技术的封闭性，通常无法确定膜是否穿孔（除非进行术后 CBCT 检查）。由于存在不规则的前壁、间隔、粘连和病理性改变，窦膜撕裂的发生率肯定比大多数报道要高。穿孔可能导致植骨材料和植入物的感染及病变。

### 4. 进入

由于咬合空间限制，一些患者的上颌窦内提升植骨手术可能会因为入路而出现问题。为了使手术更容易进行，咬块配合非角度骨凿也可使用。

患者长时间张口可能会导致肌肉痉挛或颞下颌关节（TMJ）的并发症。

### 5. 使用不正确的骨凿

使用直的骨凿并不理想，因为特制的（上颌后牙）偏置骨凿的设计更便于使用，工作效率更高。使用超声骨刀可以进行更有控制的截骨，同时穿孔风险较低（图 13-33）。

### 6. 最终骨凿只能使用一次

多次进入备洞会导致种植窝洞直径增大，从而降低原始稳定性。通常情况下，减小尺寸的骨凿可以获得更好的固定，同时增加种植体界面的骨量。骨质较差的患者（如 D4 类骨）可以通过骨

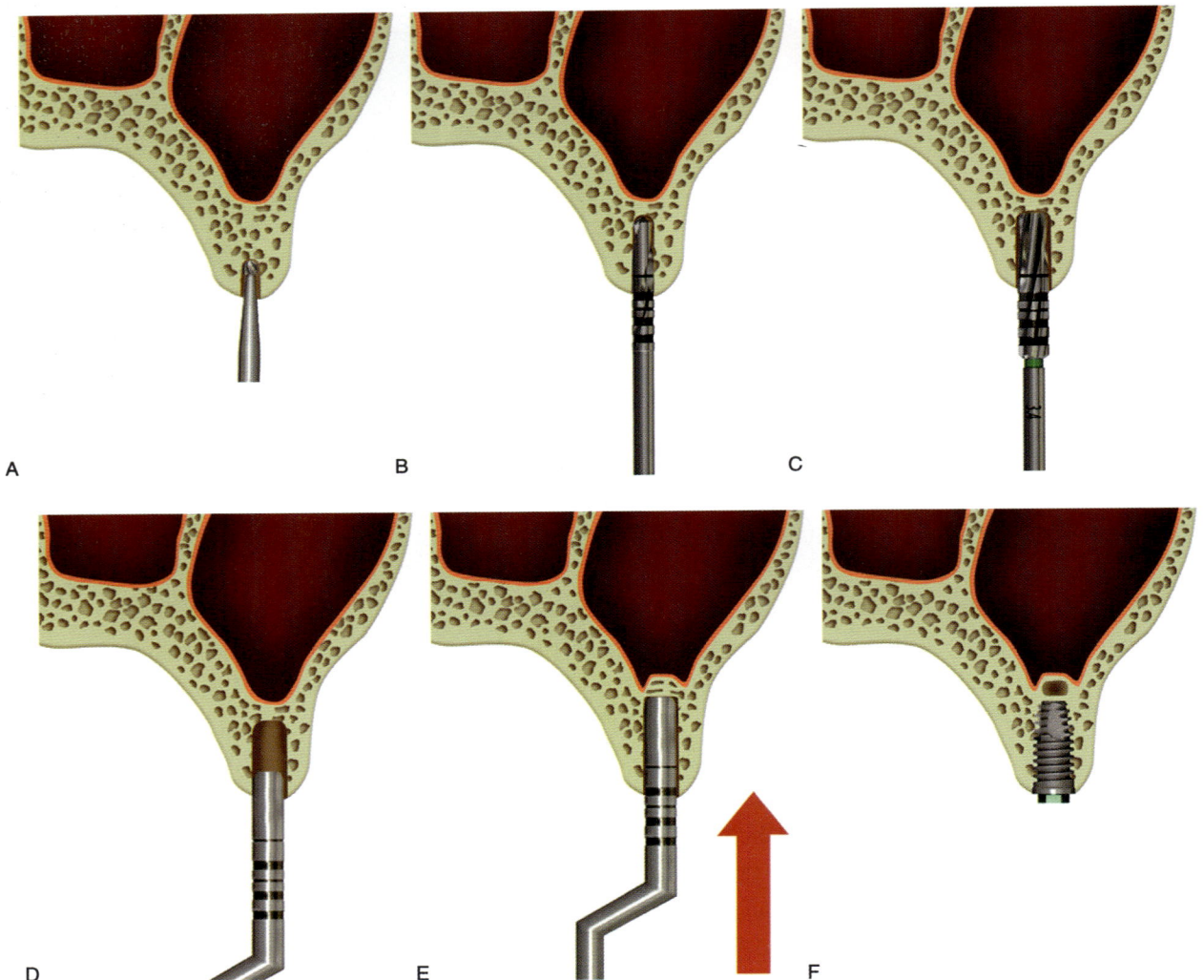

图 13-33 SA-2 技术。A. 牙槽嵴顶入路（SA-2）技术首先使用先锋钻标记种植位点；B. 用 2mm 麻花钻在距窦底 1～2mm 处备洞；C. 依次扩孔至最终直径，始终距窦底保持 1～2mm；D. 使用直径与最终备洞尺寸相同的平头骨凿；E. 使用手术植轻轻、缓慢地敲击骨凿，使其穿过窦底 1～2mm。骨凿在种植位点抬高 1～2mm 的骨质和窦黏膜；F. 将种植体植入位点，可超过上颌窦底 0～2mm

挤压技术将骨质变为 D3 类骨或 D2 类骨。

### 7. 使用小增量的植骨材料

一次性植入过多的材料会妨碍将种植体植入截骨全长度。理想情况下，一次植入的骨量不应超过 0.2ml，这就需要采用少量多次进行植骨材料充填。

### 8. 良性阵发性体位眩晕

良性阵发性体位眩晕（BPPV）已被证明与骨凿行窦底提升有直接关系[47]。研究表明，这种术后并发症的发生率相对较高，为 3%[48]。在骨凿的敲击和反复用力下，碳酸钙晶体脱落并沉积在半椎管的杯状（杯状结石）上。它们撞击半规管的神经末梢，从而产生体位或运动诱发的眩晕[49]。

（1）诊断：BPPV 的相关症状包括眩晕和恶心，头部位置改变会导致这些症状。这种疾病可能在数天内缓解，也可能持续数月。

（2）治疗：治疗 BPPV 的方法有很多，包括药物、手术和前庭康复训练。不过，最常见和最可预测的治疗方法之一是 Epley 法，通常由耳鼻喉科医生实施。患者坐在检查台上时，头部会向不同方向旋转。这种方法的结果是碳酸钙晶体从半规管移位到椭圆囊腔，从而解决了 BPPV（见第 10 章）。

## （八）膜穿孔

上颌窦提升植骨术中最常见的并发症是窦膜撕裂或穿孔，文献报道发生率为 10%～60%[50]。窦膜穿孔可能会导致患者出现感染、移植物材料移位/丢失及种植体脱落等其他并发症。

### 1. 病因

窦膜穿孔的病因包括：①缺少膜；②既往穿孔；③侧壁开窗时撕裂；④抬升窦膜时撕裂；⑤粘连；⑥技术不佳和突入上颌窦底；⑦上颌窦颊舌侧狭窄；⑧先前的病理状况。

### 2. 预防

（1）手术医疗设备：在上颌窦骨增量术中对侧壁进行开窗时有许多不同的技术。使用球形硬质合金车针（6 号或 8 号）的优点是可以提高窗口预备的效率和速度。但是，圆形硬质合金车针也有颤动和穿孔率增加的缺点。使用圆形金刚砂车针（6 号或 8 号）是一种更为安全的技术，因为穿孔现象并不常见，这对处于学习曲线初期的外科医生来说可能是有利的。但是，由于这种技术去骨速度较慢，因此手术时间会增加。使用超声骨刀可以降低穿孔的概率，也是最安全、并发症发生率最低的开窗去骨技术。

（2）开窗尺寸：一般来说，窗口的尺寸越大，膜穿孔的概率就越小。但是，在某些情况下，窗口的大小是由相邻牙齿或解剖形态变异决定的。如果需要增加窗口的大小，可以开辟第二个窗口或使用 Kerrison 咬骨钳。窗口增大更易于进行窦膜的剥离提升。

（3）狭窄的上颌窦：一般来说，上颌窦越狭窄，植骨过程就越困难，穿孔的概率也越大。通常情况下，上颌窦最狭窄的部分位于前部；但是，有些上颌窦在颊舌侧的尺寸本来就很小。为了防止穿孔，可以移除侧壁，以减少对窦膜的创伤。

（4）开窗口截骨线角度：开窗口的角应始终呈圆形，而不是直角或锐角。如果角的角度过于尖锐，就可能在揭开骨块时发生黏膜穿孔。此外，截骨切口应足够深，以便在揭开骨块前使开窗骨块完全游离。

（5）膜的厚度：Schneiderian 膜的平均厚度约为 1mm。一般来说膜越薄，穿孔的概率就越大。术前应确定膜的厚度，以确定需要关注或注意的确切部位。在 CBCT 扫描中，膜的厚度会在上颌窦外围显示为不同程度的灰色。在健康的情况下，CBCT 扫描中看不到薄膜。研究表明，厚度<1.5mm 的窦膜穿孔率为 31%，而较厚的牙周膜穿孔率为 16.6%[51]。其他研究表明，较厚的牙周生物类型与牙周膜厚度增加有直接关系，后者会导致穿孔率降低[52]。

（6）将刮匙放在骨质底部：将窦膜从窦底剥离开时，一定要将刮匙放在骨面上，因为这样可以减少穿孔的机会。如果直接在骨膜上施压，穿孔的概率会增加（图 13-34），尤其是当窦膜较薄时。

### 3. 治疗

（1）改变手术方法：一旦发现撕裂或穿孔，就应改变进行上颌窦提升手术的方法。尽管有黏膜撕裂，仍应从窦口将窦膜自所有骨壁上抬起。如果窦膜的一部分没有被抬离窦壁，植骨材料就会被放置在窦膜的上方，从而阻止植骨材料与骨壁的贴合。应封闭窦膜穿孔，以防止黏液和窦内容

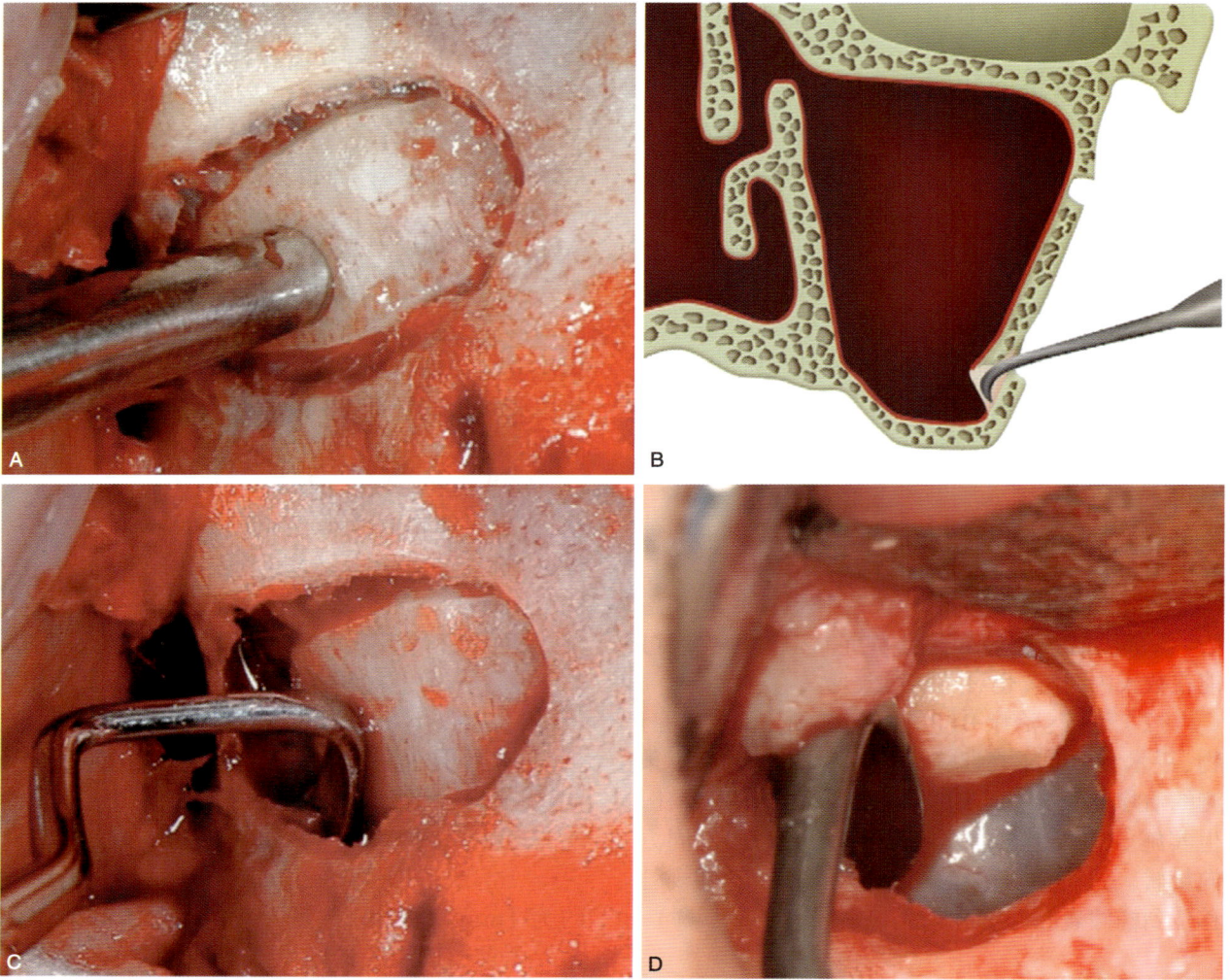

图 13-34　防止穿孔。A. 开窗截骨应完全穿透骨质，以防止穿孔；B 至 D. 剥离器应始终贴紧骨面上。黏骨膜与骨的黏附力不强，因此很容易被剥离

物污染植骨材料，同时防止植骨材料挤入窦内。

（2）小面积穿孔：穿孔的手术修补首先要剥离开窗口远中的黏膜，远中组织被剥离后，应使用上颌窦黏膜剥离器从四面抬高窦膜接近窦口处，以便在不增大开窗口的情况下抬高剥离穿孔区域。窦黏膜提升技术可缩小穿孔的整体大小，将窦膜"折叠"起来，从而使穿孔闭合。在充填植骨材料之前，将一块可吸收的胶原膜［如 CollaTape（ZimmerDentalInc.）］放置在穿孔处，以确保窦黏膜的连续性。胶原蛋白附着在膜上，将 SA 空间与窦腔分封起来（图 13-35）。

（3）大面积穿孔：如果窦膜撕裂超过 6mm，且无法用环状提升法闭合，则可使用吸收周期较长的可吸收胶原膜（BioMendExtend，约 4 个月）来封闭穿孔。如前所述，首先抬高剩余的窦黏膜。切割一块胶原膜，覆盖窦膜穿孔位置，边缘需重叠

5mm 以上。一旦开口被封住，就可以按常规方式完成上颌窦植骨手术。但是，在进行植骨材料充填上颌窦时应小心谨慎。穿孔后，移植物很容易通过胶原密封的开口推入上颌窦，因此可以在植骨区域上方、穿孔处下方放置一个骨膜剥离器。然后将植骨材料轻轻插入并推向窦底和两侧，但不要推向植骨材料的上方（图 13-36 和图 13-37）。

（4）局部抗生素：细菌通过撕裂的窦膜进入植骨材料的风险非常大。必须在颗粒状植骨材料中局部添加抗生素（纯抗生素）。此外，黏液可能会侵入植骨材料，影响成骨量。植骨材料可能会从穿孔处进入到鼻窦内，移到鼻孔内并通过鼻孔，然后从鼻腔排出或阻塞鼻孔，阻碍或改变鼻窦的正常引流。

（5）术后监测：必须小心谨慎，尽量减少潜在的术后并发症。应嘱咐患者不要用吸管喝水、打喷嚏或擤鼻涕。患者必须遵医嘱服用所有预防性

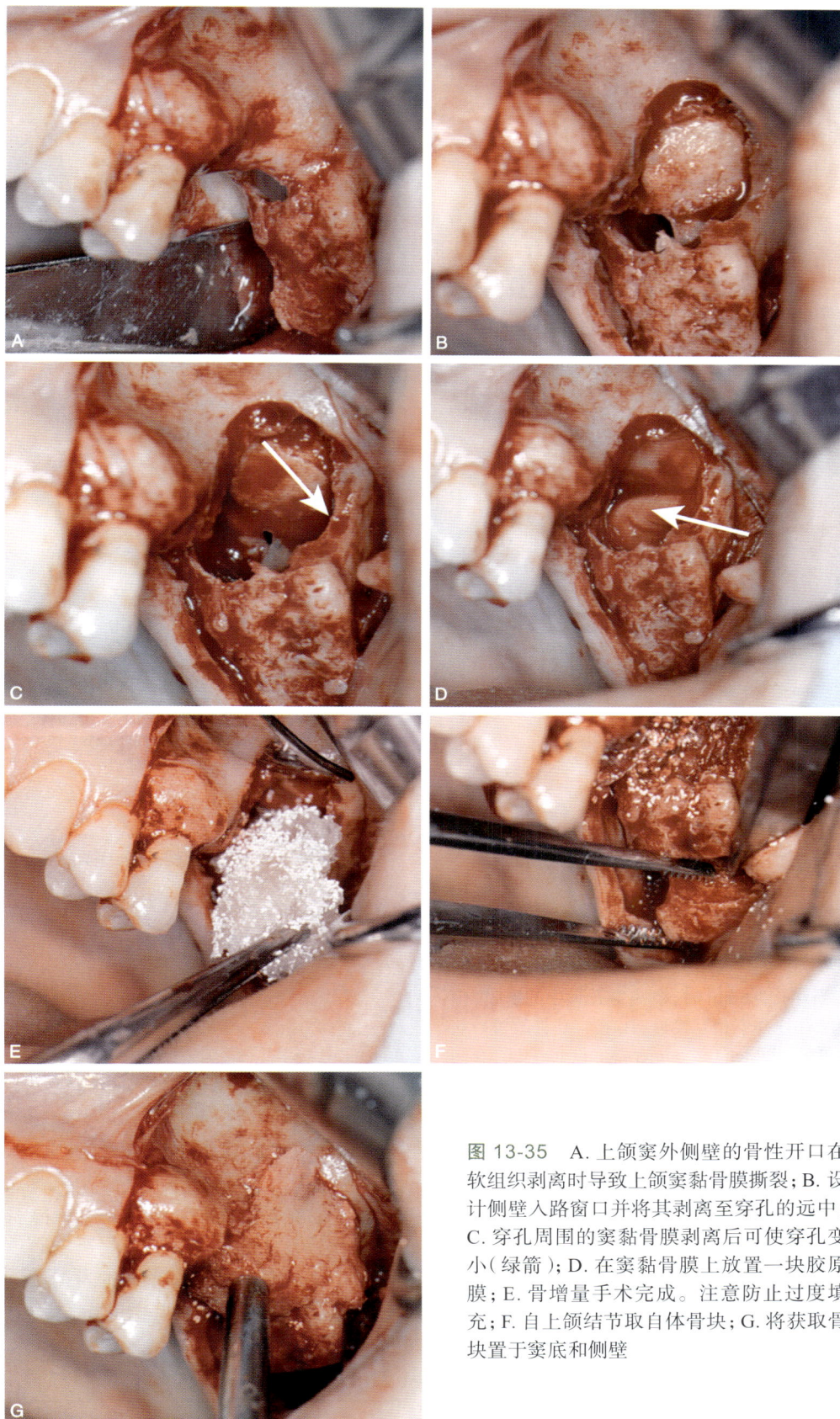

图 13-35　A. 上颌窦外侧壁的骨性开口在软组织剥离时导致上颌窦黏骨膜撕裂；B. 设计侧壁入路窗口并将其剥离至穿孔的远中；C. 穿孔周围的窦黏骨膜剥离后可使穿孔变小（绿箭）；D. 在窦黏骨膜上放置一块胶原膜；E. 骨增量手术完成。注意防止过度填充；F. 自上颌结节取自体骨块；G. 将获取骨块置于窦底和侧壁

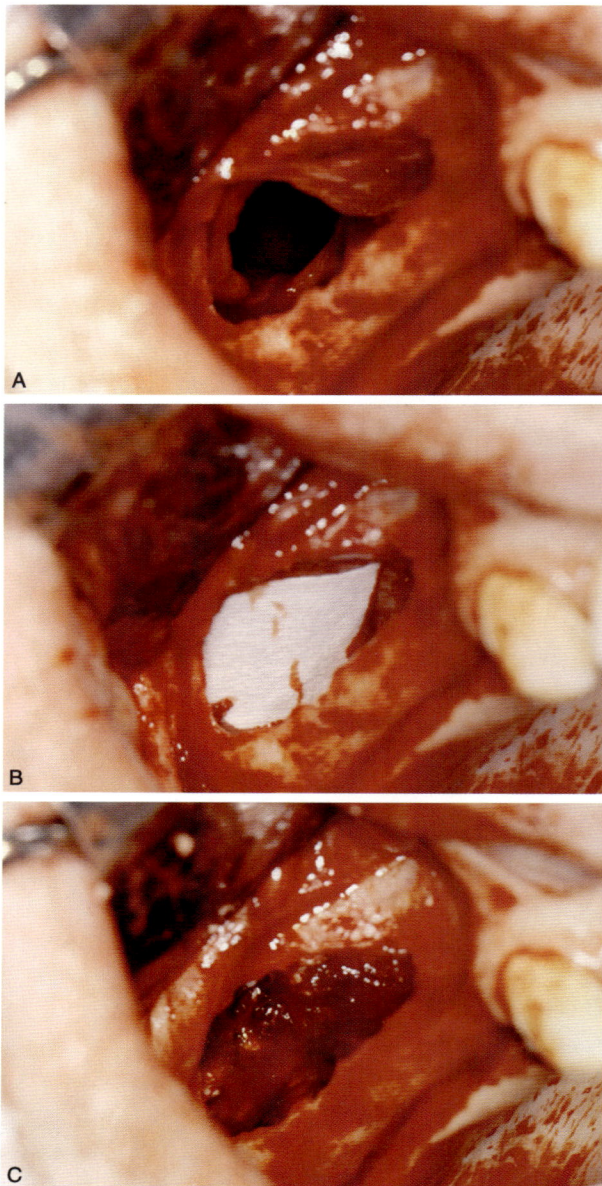

图 13-36 A. 当穿孔＞6mm 时，剥离穿孔远中的窦膜，但剩余的黏膜边缘往往并不相互接近；B. 在穿孔处放置一块干的可吸收胶原膜 BioMend（Zimmer Dental Inc.）；C. 在同种异体骨替代材料中加入抗生素的同时，使用肠外抗生素湿润窦膜，以降低感染的可能性

药物，并提醒他们在最初的 24h 内可能会出现鼻孔出血／植骨材料通过鼻孔排出的情况。

（6）SA-3I 患者中止种植体植入手术：在 SA-3 即刻（上颌窦植骨术＋种植体植入术）方法中发生窦膜穿孔时，谨慎的做法是种植体延期植入。种植体植入至少要推迟 2 个月（在 SA-3 方案中），使窦膜和牙缺失区牙槽嵴上的牙龈组织愈合。当在植骨部位植入种植体时，上颌窦植骨材料进入上颌窦的风险会增加。植入种植体前的等待期使

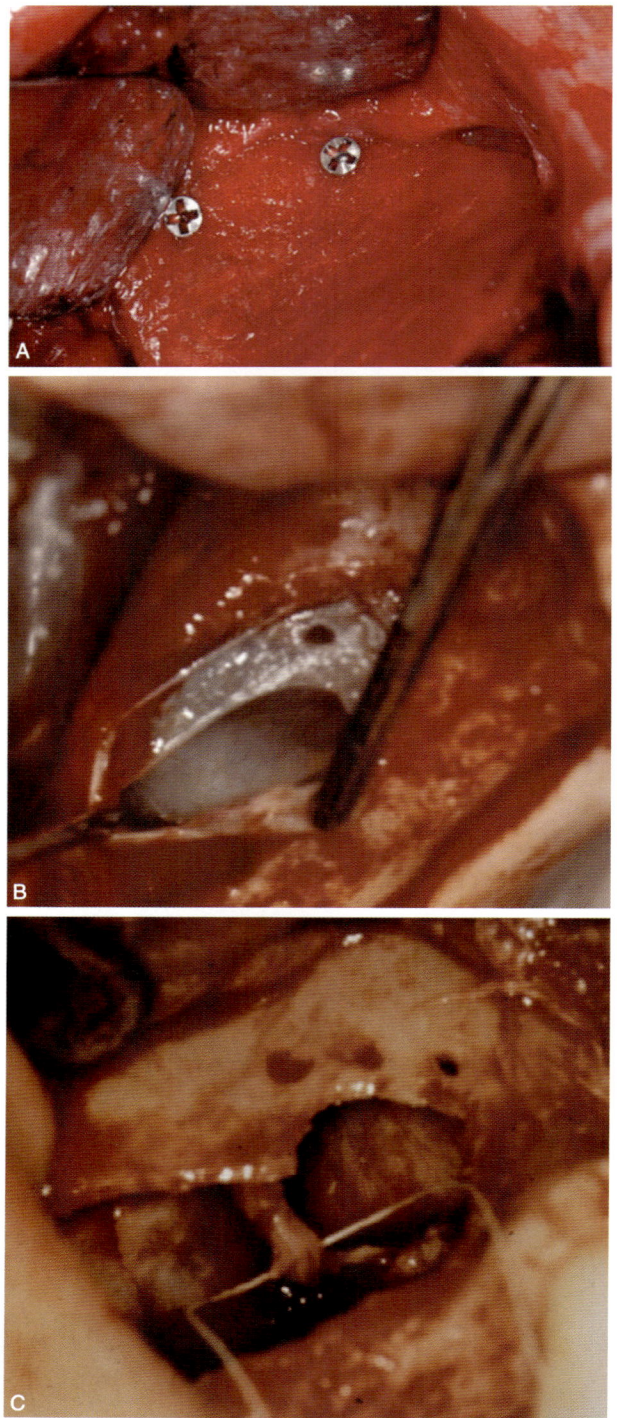

图 13-37 A. 上部使用钛钉固定胶原膜可防止移植材料移位；B. 大面积穿孔；C. 用 6-0 Vicryl 缝合材料缝合窦膜穿孔

我们可以在植入种植体前评估手术后并发症和植骨材料的巩固情况。

### （九）窦间隔

上颌窦间隔（突起、网格和分隔）是上颌窦中

最常见的骨性解剖变体。解剖学家 Underwood 于1910年首次描述了上颌窦间隔，这些骨性变异有时被称为 Underwood 隔。间隔的位置、方向、数量、大小和厚度各不相同，可能会影响上颌后牙区种植体的位置，导致侧壁开窗和骨膜剥离复杂化。据报道，间隔的存在会显著增加窦膜穿孔的风险[53]。通过 CBCT 检查最容易发现间隔的存在，并确定其位置和方向。对三维或横截面图像的评估可为临床医生提供最准确的信息。

## 1. 病因

Underwood 推测这些骨性突起来自牙齿发育和萌出的三个不同时期。Krennmair 等[54]进一步将这些结构分为两类：原发性和继发性，前者是上颌骨发育的结果，后者是牙齿脱落后窦底气化产生的。

窦底的间隔可能是完整的，也可能是不完整的，这取决于间隔是否将窦底分成几个部分。不完整的上颌窦间隔的形状通常类似于从上颌窦下壁或侧壁形成的倒哥特式拱门。在极少数情况下，它们可能会将上颌窦分成两个部分，从内侧壁向外侧壁辐射。

据报道，上颌窦间隔最常见的位置在窦腔中部（第二双尖牙-第一磨牙）。CT扫描研究显示，41%的间隔位于中间区域，35%位于后部区域，24%位于前部区域。

## 2. 并发症

上颌窦间隔可能会给手术带来更多困难。上颌窦隔膜会妨碍对上颌窦底的充分接触和观察，导致上颌窦植骨不充分或不完全。这些致密的突起会在多个方面使手术复杂化。按照常规方法对侧入路窗进行截骨后，侧壁开窗后可能不会发生青枝骨折并旋转到内侧位置。间隔的支柱加强作用也更有可能在窦膜剥离时造成穿孔。在窦膜提升操作过程中，因为很难将窦膜抬高到网状物的锋利边缘上，而刮匙很容易在这个位置撕裂窦膜。然而，由于间隔主要由皮质骨构成，即刻种植的种植体可以接触到这种致密的骨质，从而实现牢固固定的中介作用。此外，间隔还能加快骨形成，因为它为血管长入移植物提供了额外的骨壁。

## 3. 治疗

根据间隔的位置不同，手术方式也不尽相同。间隔可能位于窦腔的前部、中部或远端。

**（1）前部**：当发现鼻中隔位于前部时，侧方入路窗口会被分为两部分：一部分位于间隔前方，另一部分位于间隔远端。这样就可以使用钝器敲击侧壁开放每个开窗口。每个开窗口部分允许进入间隔的确切位置，以继续进行窦膜的剥离提升。也可将窗口（侧壁）移除，以防止对窦膜造成创伤。

黏膜组织通常可以从间隔上方的侧壁抬起。然后，剥离器可沿侧壁向下滑动，释放两侧间隔下半部的黏膜。然后，剥离器应从两个方向接近间隔，直至其尖锐的顶点。这样可以在保证窦膜不穿孔的情况下剥离提升间隔区域的组织（图13-38）。

**（2）中间**：当间隔位于窦腔中间区域时，要在外科医生的直视范围内分别开两个窗口就比较困难。因此，需要在间隔前方开一个窗口。然后，剥离器沿着间隔的前侧向顶端移动。然后，剥离器滑向侧壁，到达间隔顶点上方。然后，剥离器可在间隔嵴上滑动1～2mm。用力一拉间隔顶端就会断裂。反复进行类似的操作可将间隔结构从底部折断。一旦窦膜脱离底面，剥离器就可以沿着底壁和骨壁向更远处移动（图13-39）。

**（3）后部**：当间隔位于窦腔后部时，通常位于最后一个植入位点的远中。在这种情况下，后部间隔被视为窦腔的后壁进行植骨材料的充填。窦膜剥离至间隔的上方，骨替代材料放置在间隔前方（图13-40）。

## （十）出血

侧壁开窗上颌窦提升手术可能会导致出血。手术应关注3条主要动脉血管。在这种术中，存在多条动脉，可能会导致出血问题增加（见第7章）。

### 1. 骨外血管吻合

在上颌骨吸收的情况下，颊侧皮瓣的软组织垂直松解切口可能会切断骨外（血管）吻合。

骨外（血管）吻合平均距离牙槽嵴23mm。但是，在上颌骨吸收的情况下，吻合可能距离牙槽嵴不到10mm。一旦吻合被切断，就会出现大量出血。这些血管源自上颌动脉，没有骨性标志物压迫血管。软组织中的垂直松弛切口高度应保持在最低限度，并对骨膜进行精细翻瓣。

### 2. 骨内血管吻合

侧壁开窗截骨术的垂直切口通常会切断上牙

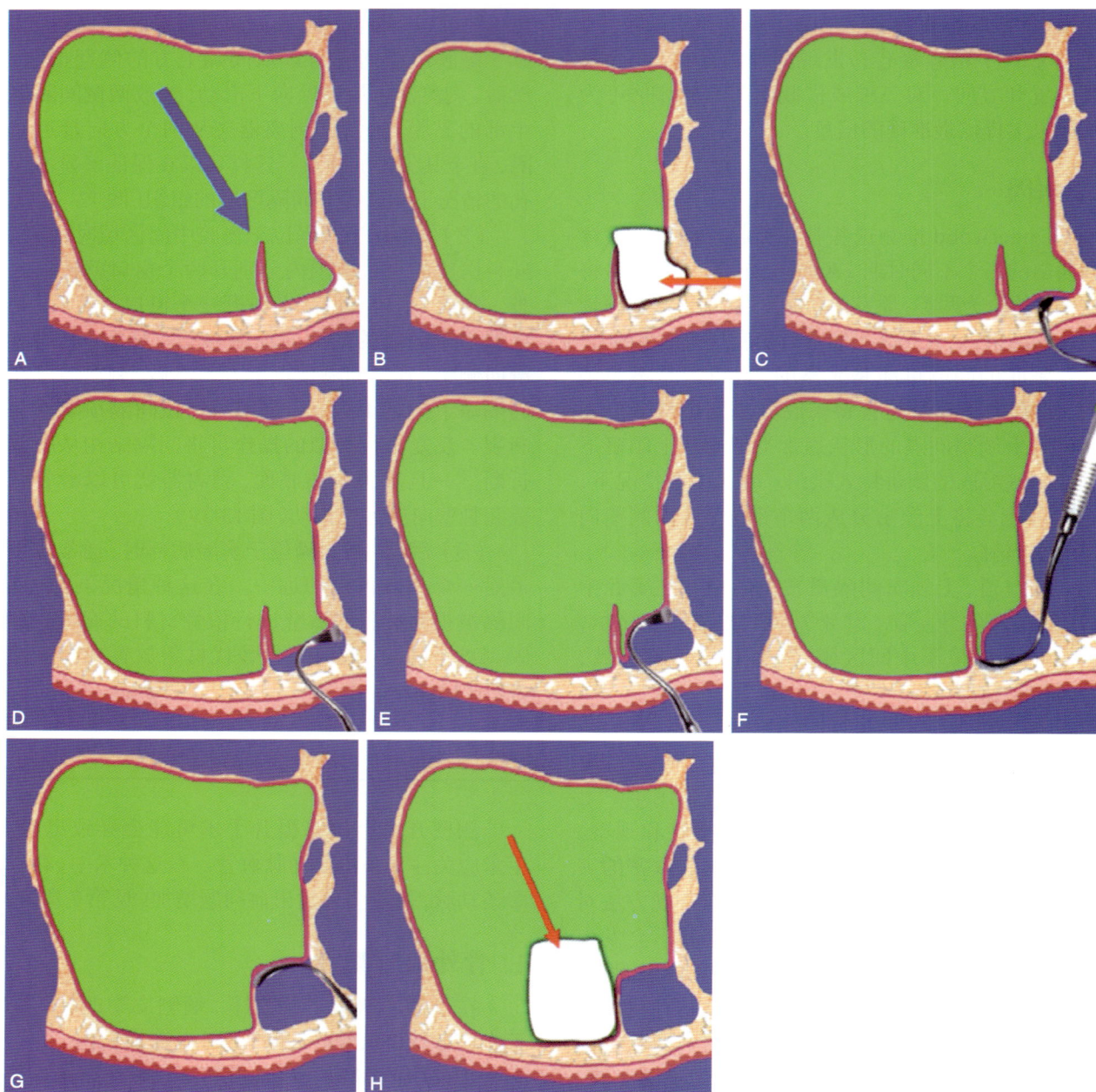

**图 13-38**　A 和 B. 在间隔近中开窗；C 至 F. 剥离提升窦膜以完全暴露鼻窦前部；H. 在间隔远中开第二个窗，范围包括最远中的种植体

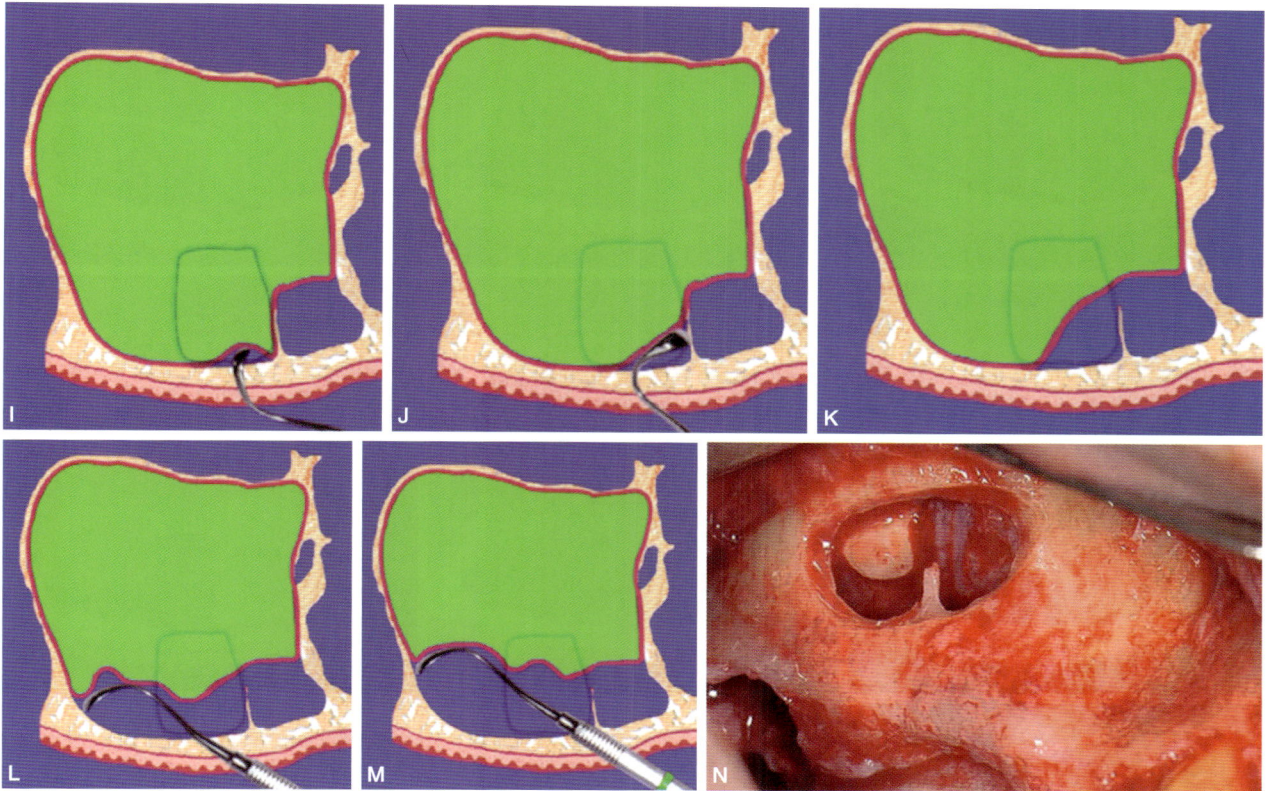

图 13-38（续）　I 至 K. 间隔的远中部分窦膜被剥离提升；L 和 M. 后壁不需要暴露，除非最远处的种植体贴近后壁的位置；N. 两个开窗口的临床图像

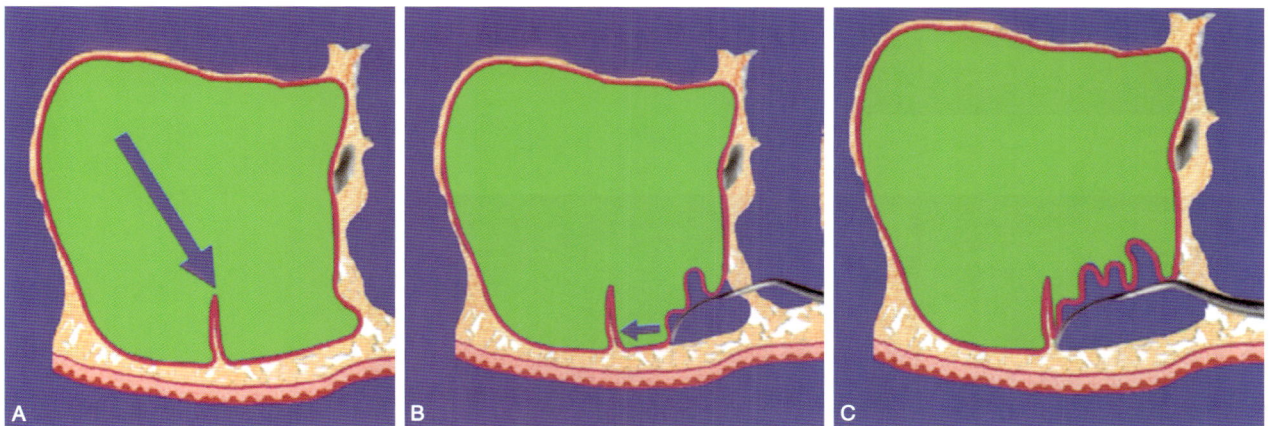

图 13-39　A. 上颌窦间隔位于上颌窦底中间位置；B 至 E. 窦间隔近中开窗并使用剥离器剥离提升窦底黏骨膜

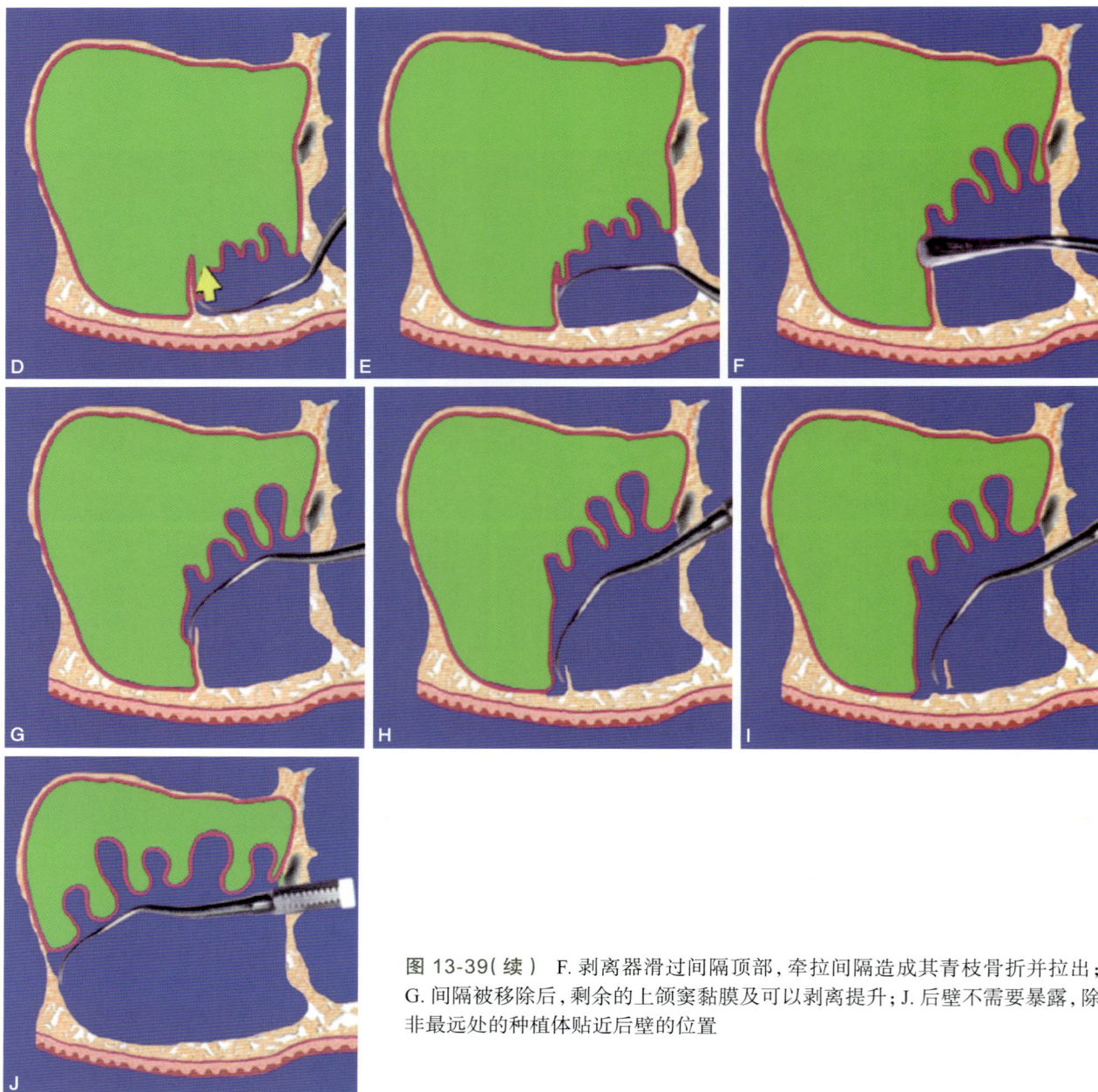

图 13-39（续） F. 剥离器滑过间隔顶部，牵拉间隔造成其青枝骨折并拉出；G. 间隔被移除后，剩余的上颌窦黏膜及可以剥离提升；J. 后壁不需要暴露，除非最远处的种植体贴近后壁的位置

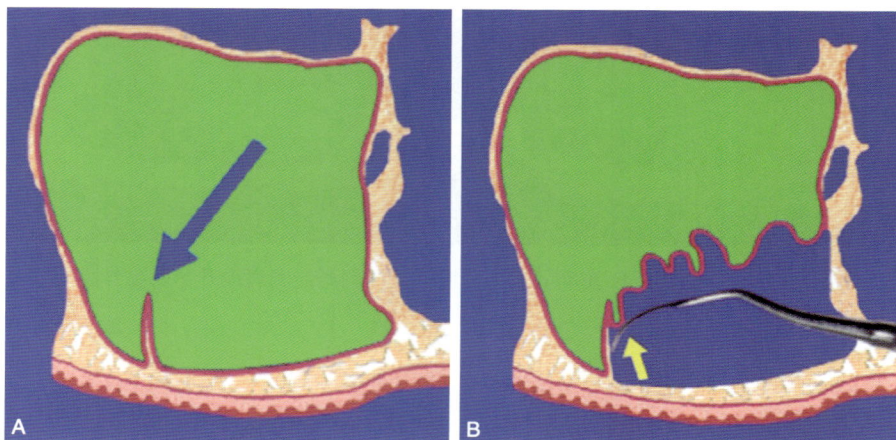

图 13-40 A. 上颌窦间隔位于上颌窦底远中位置；B. 通过开窗口入路使用剥离器剥离提升间隔近中的窦黏骨膜。间隔作为后壁容纳骨替代材料

槽后动脉和眶下动脉的骨内吻合,其平均距离牙槽嵴为 15～20mm。由于眶下动脉和上牙槽后动脉形成的骨内外吻合,术中可能会出现侧壁出血并发症。

## 3. 治疗

如果出现骨内出血,可在不冲水的情况下使用用于开窗的高速金刚砂球钻打磨出血点,利用产热烧灼血管以进行止血。必要时也可对这些血管进行电灼。也有报道称,使用蘸有肾上腺素(1∶100 000)的无菌棉签进行压迫止血。用止血钳压迫动脉的效果可能较差,因为可能会造成侧壁骨折和/或窦黏膜穿孔。抬高头部可能有助于减少出血,因为研究表明血流量可能会减少 38%[55]。如果内侧壁被抬升时发生大量出血,可以用纱布或止血剂(如 BloodSTOP 或 HemCon)填塞窦腔。

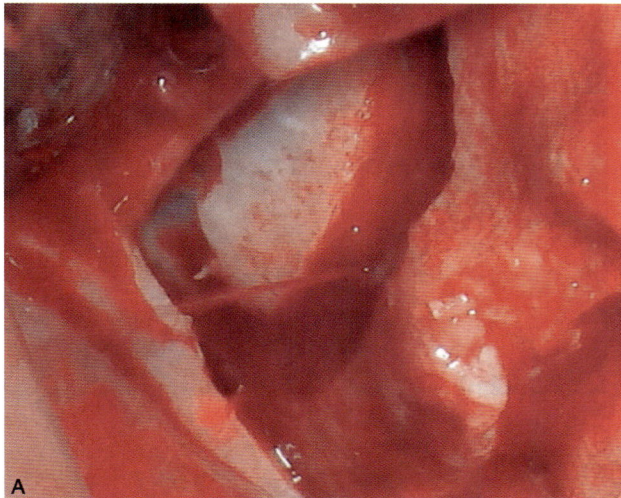

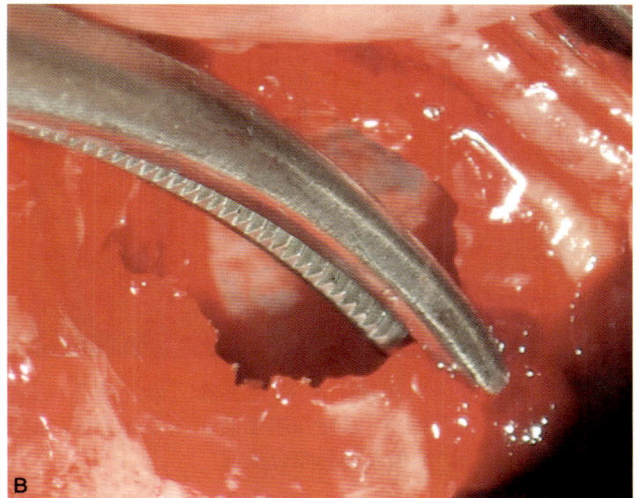

A. 骨内血管吻合处出血(箭头); B. 使用弯曲的 Kelly 止血钳夹住出血血管

### 4. 鼻后外侧动脉

种植临床医生需要注意的第 3 条动脉是鼻后外侧动脉。该动脉是位于上颌窦内侧壁的蝶腭动脉的分支,当它向前走行时,它与面动脉和筛动脉的终末支吻合。如果该血管在抬升黏膜与薄的内侧壁过程中被切断,可能会导致严重的出血并发症。鼻出血最常见的部位(90%)是鼻中隔前下方和前鼻腔(位于鼻窦腔前方,鼻前突内)处的血管丛。后鼻腔占鼻出血事件的 5%～10%,且位于上颌窦骨增量区域。如果窦内侧壁穿孔,刮匙可能会进入鼻孔并导致出血。

## (十一)植骨部位压力过大

上颌窦植骨材料的稳定对骨生长至关重要,因为它能确保血凝块的黏附和相关生长因子作用,从而实现可预测的愈合。植骨材料的稳定对于毛细血管的生长和移植物的再血管化至关重要。种植医生必须非常小心地防止植骨部位受到任何过大的压力。

### 1. 并发症

接受种植治疗的最常见和最具挑战性的障碍之一是患者对植骨后无牙颌区域的临时修复体。在大多数情况下,手术部位直接或间接受到的压力会导致骨质流失,增加植骨部位的并发症发生率。

### 2. 预防措施

理想情况下,手术后不进行临时修复是最好的治疗方法。但是,如果患者要佩戴可摘义齿(带翼),则必须对义齿进行调整,减轻植骨区域压力。修复体的翼缘连同牙槽嵴区域应挖空,以免咬合力对移植物造成损伤。上颌骨的主要应力承载区(水平腭部)不得修改,当患者在修复体上咀嚼时,所有的力都集中在这个区域是必需的(图 13-41)。

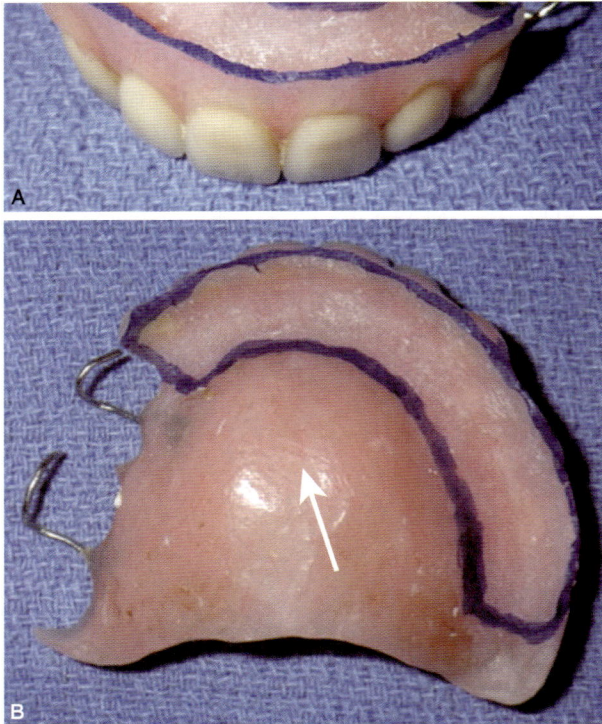

图 13-41 修复体的缓冲。A. 必须去除义齿上的凸缘；B. 将牙槽嵴顶位置挖空，以便在咀嚼时由主要受力区（水平腭部，箭头所指）承担大部分咬合负荷

# 五、术后并发症

## （一）神经损伤

眶下神经因其解剖位置，在上颌窦底提升术中备受关注。该神经通过眶下裂进入眼眶，并向前方延续；它位于眶底部（上颌窦上壁）的眶下沟内，然后从眶下孔穿出。眶下孔距眶下缘 6.1～7.2mm。

应该注意，该部分的解剖变异有眶下孔开裂和眶下孔异位，以及眶下神经横穿上颌窦窦腔，而不是穿过窦顶（眶底部）部位。据报道，个别眶下神经会发生异位，使眶下孔距眶下缘远至 14mm。重度萎缩的上颌骨，眶下孔可能靠近口腔内的剩余牙槽嵴，行上颌窦植骨手术时应尽可能避免损伤该神经；在软组织翻瓣和制备骨开窗上缘时应特别注意。翻瓣时避免使用锐分离软组织上份，牵拉时避免使用带有尖锐边缘的牵拉器。颅底较小的患者（老年女性）损伤该神经的风险最大。

## 1. 并发症

眶下神经是感觉神经，其支配区域是位于眶下

缘和上唇之间相当于磨牙区的皮肤。医源性损伤这一重要结构可导致该解剖区域严重的感觉丧失。大多数情况，该神经不会被完全切断，但仍然可导致神经麻痹。尽管是感觉性神经损伤，并不会导致运动障碍，但患者通常很难适应这种感觉损伤（图 13-42）。

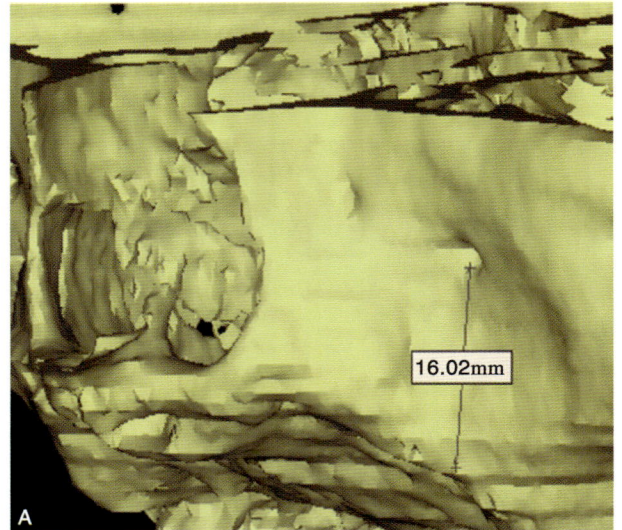

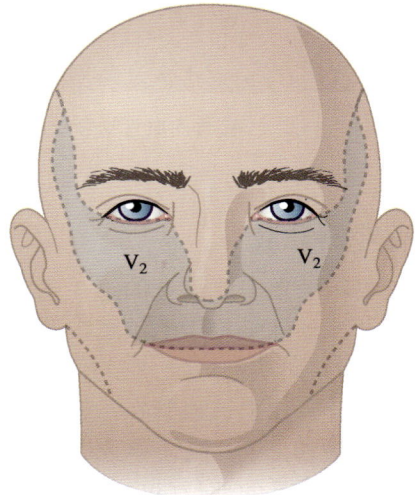

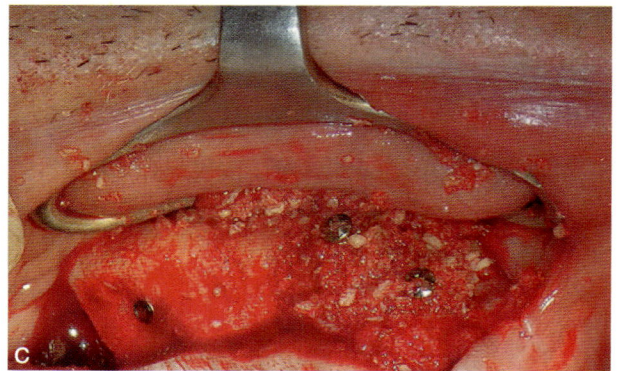

图 13-42 神经损伤。A. 眶下孔的解剖变异，靠近剩余牙槽嵴；B. V$_2$ 感觉障碍；C. 使用边缘圆钝宽大的牵拉器，以避免神经损伤

## 2. 治疗

一旦发生眶下神经损伤,临床医生应立即实施神经感觉损伤的临床和药理学治疗方案(如第 9 章所述)。

## (二)再次植骨手术

当上颌窦植骨失败或受损时,有时需要再次手术来弥补。上颌窦植骨失败或受损会引发局部软硬组织特征性改变,主要是 Schneiderian 膜与颊侧黏膜瓣粘连;这导致在再次手术进入过程中难以顺利地翻起颊侧黏膜瓣。研究表明,将粘连的窦黏膜分离出来,可导致 47% 的穿孔率。

此外,上颌窦植骨失败会导致 Schneiderian 膜变成较厚且质韧缺乏弹性的一种纤维膜。对某些病例,如果再次手术难以入路,可考虑通过骨凿提升上颌窦底的方法重新进行上颌窦内的植骨手术[56]。

### 治疗影响

由于手术入路困难,再加上较高的穿孔率和 Schneiderian 膜的纤维化改变,需要告知患者,再次手术的并发症发生率更高,包括植骨和种植成功的不确定性。如果需要进行再次手术,上颌窦外侧骨壁通常会出现骨粘连或骨开窗。

Schneiderian 膜的纤维化改变、较高的穿孔概率和上颌窦内生理改变,这些均会导致较高的并发症发生率。上颌窦黏膜和口腔黏膜的粘连使再次手术翻瓣变得困难(图 13-43)。需要将粘连的口腔和鼻窦黏膜分离后,才能顺利进行手术。

## (三)水肿

由于较大范围的翻瓣和手术操作,上颌窦手术会导致明显的术后水肿。术后肿胀可能会对切口的愈合产生不利影响,甚至会导致更为严重的并发症。

### 预防

良好的外科基本技能,包括仔细地翻瓣和缝合,可减轻术后水肿。

(1)**最大限度地缩短手术时间**:手术持续时间越长,发生水肿的可能性就越大。应尽量减少手术持续时间,且不应超过患者的耐受性。

(2)**皮质类固醇治疗**:为了减轻术后水肿,可

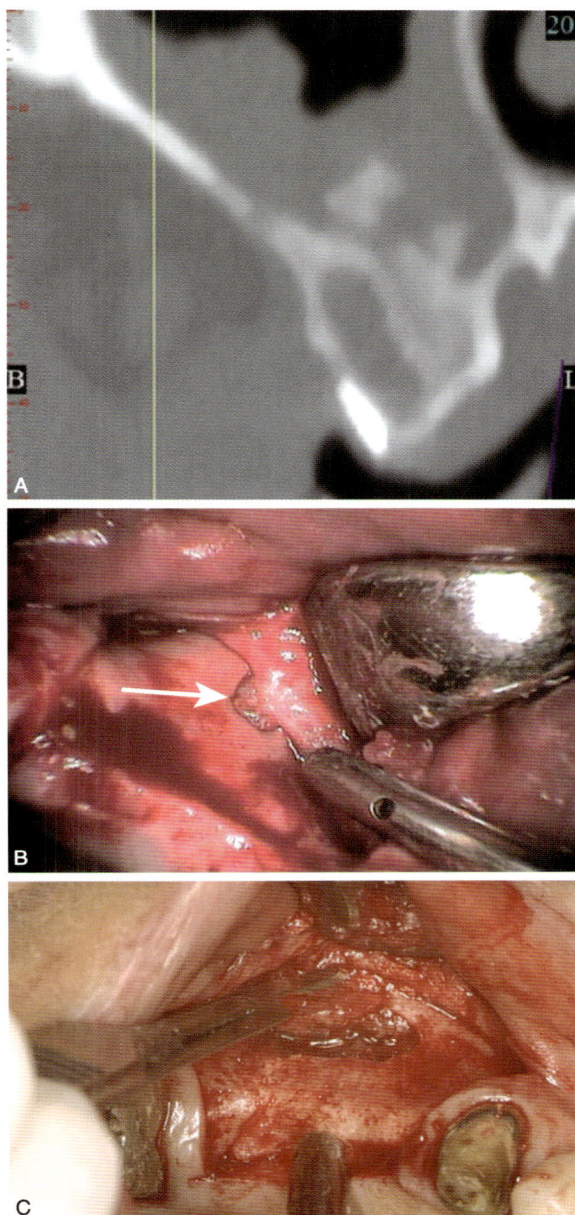

图 13-43　上颌窦植骨术后感染。A. 上颌窦术后感染导致纤维组织长入骨移植物材料中;B. 术后感染,上颌窦黏膜和前庭黏膜粘连;C. 为了进入窦腔,用 15 号刀片完成粘连组织的分离

在术前 1 天至术后 2 天内使用皮质类固醇。这种短期预防性应用可在 48~72h 后达到血药浓度峰值,能在术后有效预防水肿发生。地塞米松具有较强的抗炎作用,是理想的选择。

(3)**冷敷**:用冰袋冷敷并限制头部活动 2~3 天,会减轻术后肿胀。通过冷敷使毛细血管收缩,减少血液和淋巴液流动,降低肿胀程度。冰块或冰袋敷料只能在术后最初的 24~48h 使用。术后 2~3 天后,术区可使用热(湿)敷,增加该区域血

液和淋巴液的流动,帮助清除局部的炎症,这也有助于减少瘀斑发生的可能。

### (四)瘀斑

上颌窦植骨手术也增加了瘀斑发生的可能性。由于大范围的翻瓣、骨开窗,并且该区域血供比较丰富,该手术较易发生瘀斑。

### 1. 病因

瘀斑的病因如下:血管破裂→红细胞死亡和血红蛋白释放→巨噬细胞通过吞噬作用降解血红蛋白→产生胆红素(蓝红色)→胆红素分解为含铁血黄素(金棕色)。

### 2. 预防

大多数情况,瘀斑并不能完全预防;然而,我们的目标应该是将瘀伤的程度降到最低。良好的外科技能、较短的手术时间、避免使用抗凝镇痛剂,以及术后冷敷治疗均有助于减少瘀斑的发生(图 13-44)。作为术后指导的一部分,一定要告知患者术后出现瘀斑的可能性。

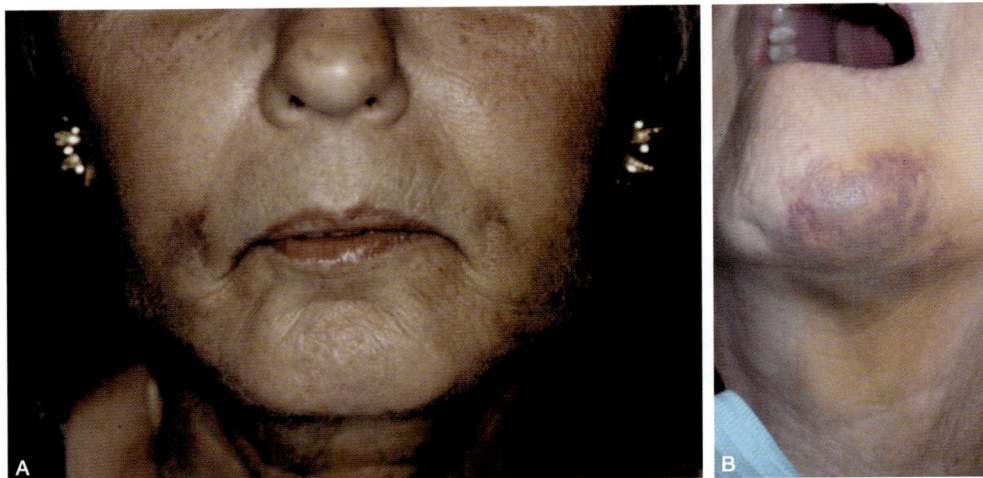

图 13-44　瘀斑。A.因为大范围的翻瓣和牵拉,上颌窦植骨术后肿胀和瘀斑发生较为常见;B.重力的影响,其范围可能会延伸到颈部

### (五)疼痛

上颌窦植骨手术通常伴随着轻微不适和疼痛。如果术后需要镇痛,通常会应用含有可待因的镇痛合剂,如酚麻美敏片;此外,可待因还是一种有效的镇咳药,可防止咳嗽的发生,因为一旦咳嗽可能会对上颌窦膜施加额外的压力,导致将细菌引入移植材料中。术后应进行相关指导(如有必要),告知患者咳嗽时应同时张开嘴,以尽量减少上颌窦腔内可能发生的气压变化。

### (六)鼻出血

鼻出血(鼻部活动性出血)是上颌窦底提升术后的常见并发症,特别是窦膜穿孔后,鼻出血通常发生在术后 24h 内。

### 治疗

鼻出血的治疗方法包括鼻腔填塞、电灼术和血管收缩药物的使用。对于术后鼻出血,可将棉卷(表面涂布凡士林,一端系有牙线)塞入鼻腔进行止血,5min 后轻轻拽住牙线取出棉卷;同时可抬起头部,冰敷鼻梁。如果出血无法控制,可能需要再次手术,由耳鼻喉科医生通过内镜进入植骨区域结扎止血。

### (七)创口开裂

上颌窦手术通常在角化龈上进行切开,且距上颌窦侧壁骨开窗处至少 5mm,而且软组织创口封闭缝合时常规需要进行减张处理,所以上颌窦底提升术后创口裂开并不常见。但是,当上颌窦底提升术同期行牙槽嵴骨增量,或者种植体行骨上植入时,牙槽嵴顶上的软组织会出现张力,更容易导致创口开裂。另外,拆线前如果佩戴软组织支持的过渡义齿可能会过早压迫术区,也可导致创口开裂。

### 1. 并发症

创口开裂可导致愈合延迟,移植材料污染,增加感染的风险。若创口开裂,未曾行牙槽嵴植骨,且开裂部位位于牙槽嵴上,远离上颌窦骨开窗部位,创口通常会自行二期愈合。

### 2. 预防

上颌窦底提升术时,通常在上颌窦外侧壁的骨开窗部位覆盖胶原膜;如果没有在颊侧瓣膜龈联合上方(软组织开始变厚)行软组织减张,释放骨膜的张力,则软组织不能靠近,创口难以在初期关闭。因此进行切口无张力缝合是必要的。

### 3. 管理

一旦创口出现裂开,而且在牙槽嵴表面没有移植材料,应当积极进行软组织减张缝合。如果创口裂开,且暴露部分不可吸收屏障膜(例如,行牙槽嵴顶植骨),则应该对屏障膜行喷砂清理和氯己定漱口液清洗,每天至少 2 次;2 个月后如果创口仍未闭合,则应再次手术,去除屏障膜,软组织减张使其重新靠近,行无张力缝合。

## (八)口腔上颌窦瘘

上颌窦术后可能发生口腔上颌窦瘘,尤其是既往有鼻窦病变或感染史的患者。较小的口腔上颌窦瘘(<5mm)通常会在全身应用抗生素和每天氯己定冲洗清洁后自行闭合。然而,较大的口腔上颌窦瘘(>5mm)通常需要额外的手术治疗(图13-45)。由于上颌窦膜与口腔上皮发生融合,较大的瘘管内通常会形成上皮化。当这种情况发生时,患者可能抱怨进食时会有液体进入鼻腔。在确认是否存在口腔上颌窦瘘时,可使用捏鼻鼓气试验验证,该试验是捏住患者两个鼻孔,堵住鼻通气,同时让患者轻轻鼓气,看空气是否通过上颌窦进入口腔。但进行该试验应格外谨慎,因为这样操作可能会产生瘘口或使一个小瘘口变得更大。

### 管理

可以通过具有宽阔基底部的舌侧或颊侧旋转

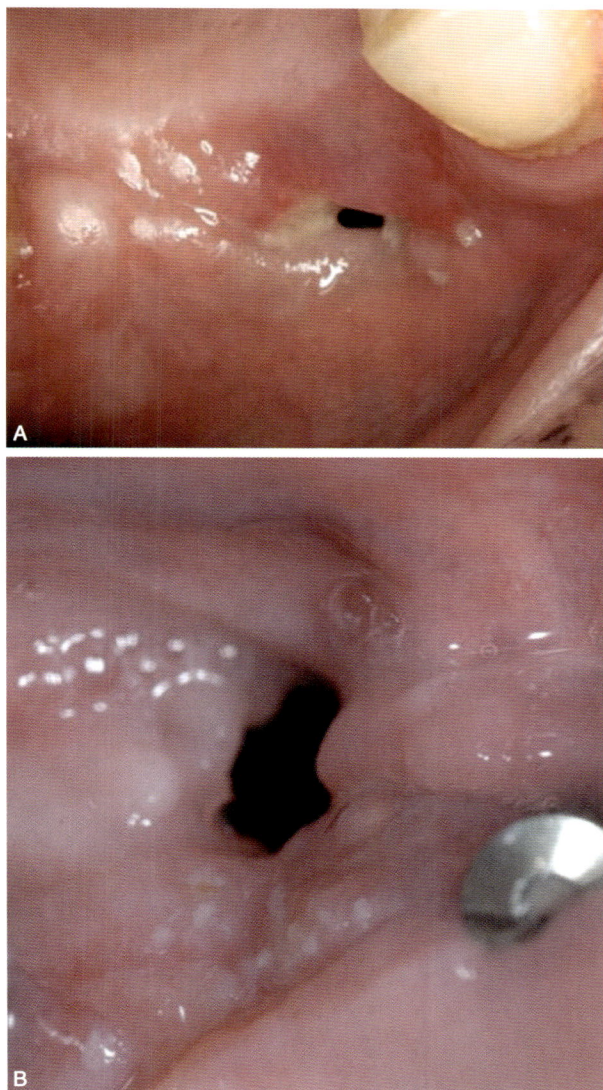

图 13-45　口腔上颌窦瘘。A. 小瘘口;B. 大瘘口

瓣来关闭口腔上颌窦瘘(图 13-46 和图 13-47)。由于上颌窦植骨术多是由外侧壁入路,所以一旦发生口腔上颌窦瘘,用颊侧瓣来封闭瘘口可能更为困难;另外颊侧组织通常较薄,旋转或延长瓣通常会导致前庭沟变浅。在皮瓣覆盖瘘口之前,应切除瘘管周围的部分软组织,搔刮窦底,确保皮瓣可直接与骨接触;然后制备无张力黏膜瓣覆盖瘘口。对于上颌窦植骨术后的口腔上颌窦瘘口封闭术,推荐使用舌侧瓣,因为它有更丰富的角化黏膜和充足的血液供应。根据暴露部位和瘘口大小,可以设计为岛状瓣、"舌状"瓣,旋转或延长瓣。

口腔上颌窦瘘封闭术的关键在于瘘管侧方颊侧瓣的剥离。首先,在瘘管的前后向各延伸约15mm 进行切开;然后,在瘘管的两侧各做一椭圆

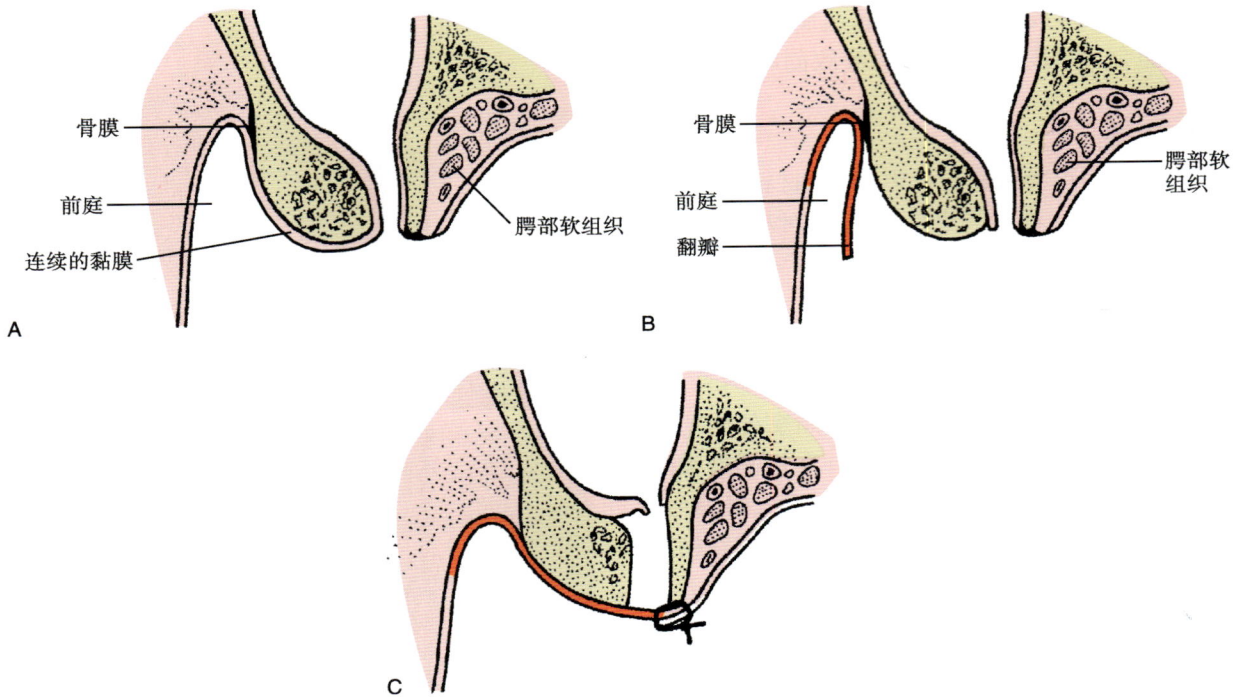

**图 13-46**　应用颊侧瓣关闭口腔上颌窦瘘。A. 磨牙区口腔上颌窦瘘横断面；B. 翻起颊侧瓣；C. 切除瘘管上皮，在前庭部释放颊侧瓣骨膜张力，无张力的黏膜瓣覆盖瘘口，黏膜的边缘直接与瘘口周围暴露的骨面接触（引自 Hupp JR, et al: *Contemporary oral and maxillofactal surgery*, 5 ed, St. Louis, 2009, Elsevier.）

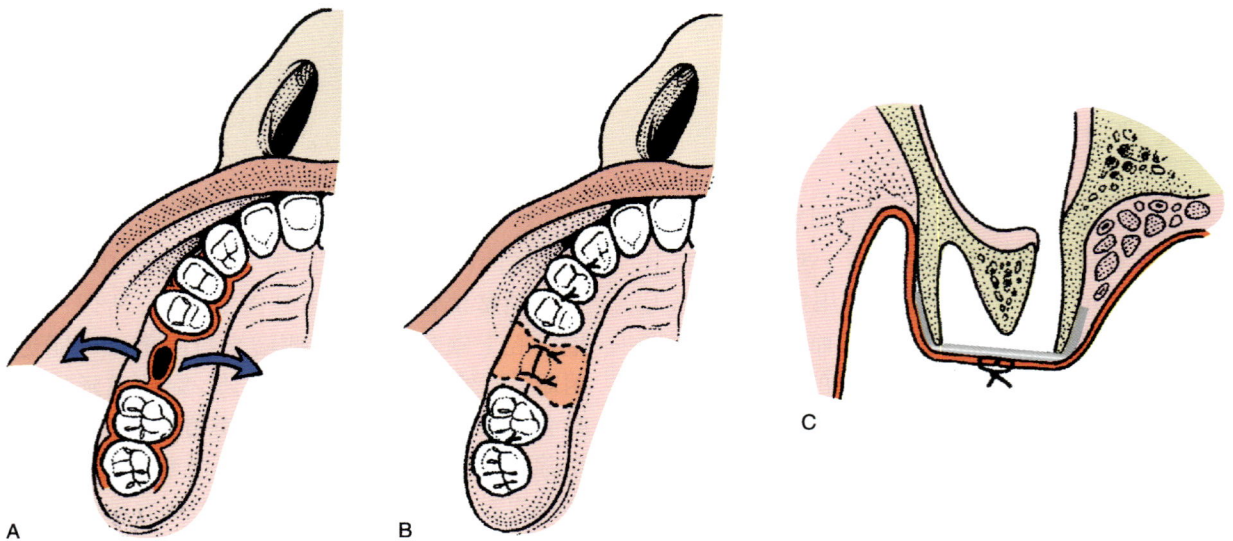

**图 13-47**　屏障膜辅助口腔上颌窦瘘封闭术。A. 右上颌第一磨牙缺失，口腔上颌窦瘘，骨膜下放置异质材料（如金、钛膜或可吸收胶原膜）来封闭瘘口。翻起颊侧和腭侧黏骨膜瓣：沿着龈沟延伸前后各 1～2 个牙位翻起的黏骨膜瓣，可具有一定程度的拉伸，以便于黏骨膜瓣推进封闭组织缺损。清除瘘管内的上皮组织。必须暴露缺损周围 360° 的骨面，以便将屏障膜放置在黏骨膜瓣下。黏骨膜瓣的所有侧面都有下方的颌骨支撑。B. 口腔上颌窦瘘封闭。理想状况下，黏骨膜瓣可以相互接触关闭缺损。有些病例中，即便黏骨膜瓣间存在细小间隙，没有形成一期愈合，上颌窦内衬上皮通常也会愈合并封闭瘘口，随着屏障膜剥脱或吸收，口腔黏膜形成二期愈合。C. 口腔上颌窦瘘屏障膜封闭术截面。剥离颊侧和腭侧黏骨膜瓣，暴露缺损处和口腔上颌窦瘘管周围大面积的骨面。屏障膜覆盖整个缺损，在屏障膜上将颊侧及腭侧黏骨膜瓣缝合（引自 Hupp JR, et al: *Contemporary oral and maxillofactal surgery*, 5 ed, St. Louis, 2009, Elsevier.）

形切口,切除瘘管及其内部组织。将颊侧的黏骨膜瓣向颊部行骨膜下潜行剥离,松解延伸;腭侧形成带蒂的舌状瓣,通常为半厚瓣,其切开位置应考虑腭大动脉的位置和深度。将腭侧形成的角化

龈瓣旋转并与颊侧瓣相连,用水平褥式缝合关闭创口,以实现瘘口的完全封闭。通常建议使用抗拉强度较高的缝合线(如: Vicryl),2 周后拆线(图13-48)。

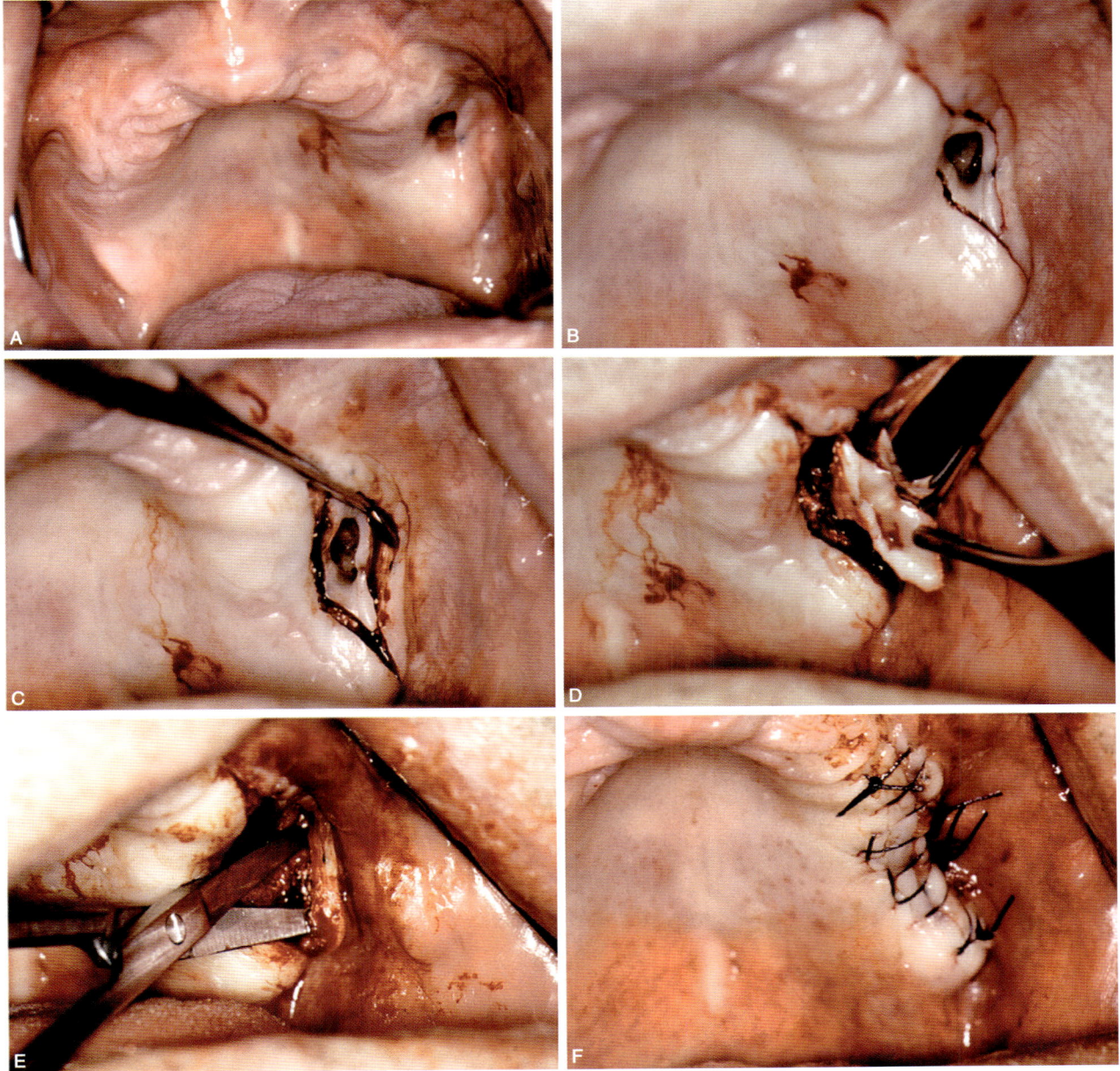

图 13-48　A. 左侧上颌窦植骨感染后的形成口腔上颌窦瘘;B. 瘘管周围做椭圆形切口,并延伸到瘘口的前部和后部;C. 翻开组织;D. 切除瘘管,完全去除上皮衬里;E. 颊侧瓣行骨膜下潜行剥离;F. 水平褥式缝合封闭创口

## 六、感染

　　在评估上颌窦植骨术后感染性并发症时,必须区分感染的类型、位置和病因。感染可能来自植骨

部位、上颌窦本身或两者的合并感染(表 13-1),但很少有研究评估这些不同起源感染的异同。研究报道,有 0~27% 病例可能发生上颌窦植骨术后感染并导致急性上颌窦炎[56a]。上颌窦植骨术后的感染可能与以下因素有关:

**表 13-1 术后感染**

| | 急性上颌窦炎 | 植骨部位感染 | 合并感染 |
|---|---|---|---|
| 病因 | 原有病理改变<br>窦口不通畅<br>解剖变异<br>植骨材料过度充填<br>术后生理改变<br>植骨部位感染传播<br>慢性鼻窦炎病史<br>牙源性鼻窦炎<br>过敏性鼻窦炎 | 原有病理改变<br>口腔病原体污染<br>未治疗的牙周炎<br>上颌窦黏膜穿孔<br>消毒不彻底<br>手术时间过长<br>同期行牙槽嵴植骨<br>同期行种植体植入<br>没有预防性使用抗生素<br>没有局部使用抗生素<br>系统性疾病、吸烟/饮酒 | 原发部位可能是上颌窦或植骨部位 |
| 细菌 | 需氧革兰氏阳性球菌(肺炎链球菌)<br>需氧革兰氏阴性杆菌(流行性感冒嗜血杆菌、表皮葡萄球菌、绿色链球菌、卡他莫拉菌) | 绿色链球菌<br>金黄色葡萄球菌<br>拟杆菌<br>消化链球菌 | 各病原体的组合 |
| 预防 | CBCT:<br>确定窦口通畅性<br>确定无病理改变及解剖变异<br>预防性用药 | 预防性使用抗生素<br>良好的外科技能<br>无菌操作<br>尽量缩短手术时间<br>避免上颌窦黏膜穿孔 | 预防措施的组合 |
| 症状 | • **轻症**<br>面部疼痛/水肿<br>鼻腔充血<br>鼻涕/鼻塞<br>咳嗽<br>• **重症**<br>明显面部疼痛/水肿<br>发热<br>头痛<br>眼球突出/复视<br>焦虑不安 | 移植部位疼痛/水肿<br>切口开裂<br>有渗出物<br>口腔异味<br>出血<br>口内肿胀 | 各症状的组合 |
| 抗生素 | β-内酰胺类<br>喹诺酮类 | β-内酰胺类<br>林可酰胺类 | β-内酰胺类<br>喹诺酮类 |
| 治疗 | 抗生素:<br>• 阿莫西林克拉维酸(Augmentin)<br>• 左氧氟沙星(Levaqin)<br>鼻腔盐水冲洗 | 抗生素:<br>• 阿莫西林克拉维酸(Augmentin)<br>• 克林霉素(Clindamycin)<br>氯己定漱口 | 抗生素:<br>• 阿莫西林克拉维酸(Augmentin)<br>• 左氧氟沙星(Levaqin)<br>鼻腔盐水冲洗及漱口 |
| 后期治疗 | 出现脑/眼部症状转诊 | 清创/冲洗<br>细菌培养及药敏 | 清创<br>细菌培养及药敏<br>出现脑/眼症状转诊 |

- 急性上颌窦炎:固有窦内感染。
- 植骨部位:植骨区域内的感染(图 13-49)。
- 合并感染:源自急性上颌窦炎或植骨区域的感染。

　　图 13-50 显示了术前和术后,以及术后 4 周后的感染。

## (一)植骨部位感染

### 1. 植骨部位感染的病因

　　植骨部位可能受到多种来源的感染:①术区

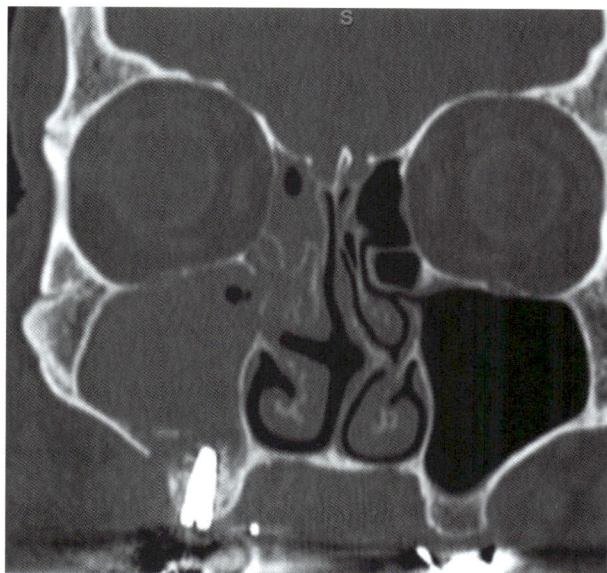

图 13-49 显示种植体植入和上颌窦植骨后感染的冠状面 CBCT 图像（SA-3 即刻）

存有细菌；②手术部位的细菌污染；③移植物材料；④外科技术因素；⑤急性鼻窦炎导致的细菌污染；⑥缺乏全身和局部预防性抗生素应用；⑦全身、心理或生活方式因素。此外，研究表明植骨部位感染率的增加与同期植入种植体，以及同时行牙槽嵴骨增量存在直接相关性；另一项研究表明，与单独进行上颌窦植骨（3%）相比，同时进行牙槽嵴骨增量，感染率（15.3%）显著增加[57]。大多数情况下，感染发生在术后 1 周，最快可能开始于术后 3 天。

### 2. 诊断

植骨部位感染最常见的症状是手术部位的肿胀、疼痛、创口裂开或有渗出。患者可能会有口内异味，自觉植入材料颗粒丢失。植骨部位感染通常发生在术后几天到几周内，晚期感染很少见。感染可能最初始于植骨部位（局限于植骨区域），然后进一步导致急性上颌窦炎。

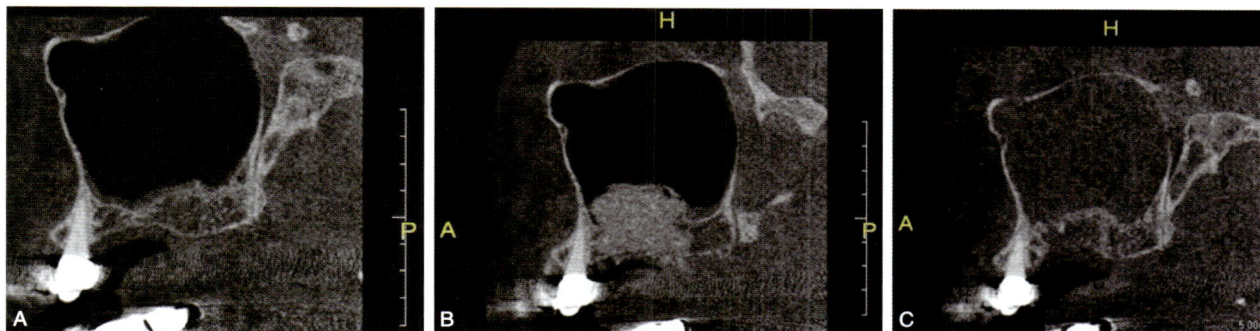

图 13-50 上颌窦植骨术后感染。A. 术前；B. 植骨术后；C. 移植术后 4 周感染，上颌窦表现为阻射影像，上颌窦口阻塞

### 3. 预防

植骨部位感染的预防措施如下。

**（1）良好的外科技能：**良好的外科技能包括严格无菌技术的实施，比如手术铺巾和穿脱手术衣的无菌操作。严格无菌操作可明显减少植骨部位被易感病原体污染的可能性；另外，进行植骨时的无菌操作至关重要。因此，除了手套和器械的无菌外，还应考虑手术环境，包括用氯己定进行口内漱口、口外消毒、铺巾，以及为医生和助手的手术衣穿戴。当进行了无菌操作并在术前、术后预防性使用抗生素后，上颌窦植骨术后感染的风险通常低于 5%[57]。

**（2）预防性用药：**上颌窦植骨手术及围手术期间细菌感染的风险与常规种植手术大不相同。用药方案应该有效针对该手术部位的微生物；包

括抗生素、消炎药、抗菌漱口液和镇痛药。

①**抗生素：**根据预防性使用抗生素的原则，抗生素应该对最有可能导致感染的细菌有效。口腔手术后感染风险最高的微生物主要是链球菌、革兰氏阳性厌氧球菌和革兰氏阴性厌氧杆菌。肺炎链球菌、流行性感冒嗜血杆菌和卡他莫拉菌是急性上颌窦感染最常见的 3 种病原体[58]。金黄色葡萄球菌和厌氧菌在导致慢性上颌窦炎中起着重要作用。据报道，口腔术中与同种异体骨（脱钙冻干骨）的植骨感染相关的微生物包括甲型溶血性链球菌和病毒性链球菌[59]。因此，金黄色葡萄球菌、拟杆菌和内源性细菌导致了绝大多数术后感染。合理用药可有效地针对这些微生物。

● **细菌耐药性：**通过对各种抗生素的评估，β- 内酰胺类是治疗上颌窦感染的首选。由于细菌感染

的途径多，致病菌种类广泛，考虑到这些原因，必须选择广谱抗生素。然而，细菌耐药性已成为消除这些病原体的一个重大阻碍。细菌耐药性由两种常见机制导致：产生抗生素灭活酶（金黄色葡萄球菌、流行性感冒嗜血杆菌和卡他性支原体）；靶点位置的改变（肺炎链球菌）。有研究显示了如下耐药结果[60]。

— 流行性感冒嗜血杆菌：36.8%

— 卡他性支原体：98%

— 肺炎链球菌：28.6%

②**理想的抗生素**：由于细菌耐药性高，阿莫西林（多年来的首选药物）不再用于上颌窦植骨手术的预防性使用；建议使用阿莫西林-克拉维酸（Augmentin）替代它。因为添加的克拉维酸，可以增强阿莫西林对产 β-内酰胺酶菌株的活性。克拉维酸也是一种抗生素，对 β-内酰胺酶有亲和力，由于这种相互作用，β-内酰胺酶被灭活。此外，阿莫西林-克拉维酸（Augmentin）对可能导致口腔感染的细菌均有较好的预防作用。

● **替代抗生素**：对青霉素有过敏反应史的患者可以服用头孢呋辛酯（Ceftin）作为替代品，这是一种第二代头孢菌素[61]。头孢呋辛酯（Ceftin）对耐药的肺炎链球菌和流行性感冒嗜血杆菌具有较强的抗菌活性，作为预防性抗生素使用，具有良好的有效性。

如果患者有青霉素过敏史、反复鼻窦感染史或近期抗生素使用史，则可能需要使用左氧氟沙星（Levaqin）。这种喹诺酮类药物对大多数的相关细菌，以及耐药菌株表现出优越的抗菌活性。

● **早期用药**：在细菌侵入组织之前，如果抗生素在组织中能够达到足够浓度，才能够达到预防性抗生素药物的最佳效果。由于上颌窦黏膜的血供有限，无法对抗上颌窦手术可能导致的细菌侵入，发生炎症的概率较高，故应在术前至少1天应用抗生素，并持续应用到术后5天。

③**局部抗生素应用**：上颌窦植骨材料血凝块内的抗生素浓度取决于全身血药浓度。血凝块稳定后，直到重建血液循环之前，进一步的抗生素药物并不会进入该区域[62]。上颌窦内植骨材料处于一个密闭的空间，血液供应少，缺乏宿主细胞防御机制的保护；这使移植物容易发生感染，虽然这种感染通常会被宿主防御或抗生素所消除。当发生细菌感染后，自体移植物和同种异体移植物的成骨诱导效用会大大降低[63]。为了确保移植物中

有足够的抗生素水平，建议在移植物中混合添加抗生素；局部抗生素应用可保护移植物免受细菌的早期污染和感染[64]。大量研究表明，在移植物材料中添加抗生素对骨生长并无有害影响；即使在高浓度抗生素下（如青霉素、头孢菌素和克林霉素），也没有发现对骨诱导蛋白具有破坏性[65]。

局部应用的抗生素应该对最常见的微生物有效。由于 β-内酰胺类抗生素的过敏发生率较高，因此可选择非肠道吸收的头孢唑林（Ansef）或克林霉素。因为口服胶囊和片剂含有不利于成骨的填充物，所以在移植物内，一般不使用该剂型药物。非肠道吸收的抗生素一般为液体，应将添加到移植物中的液体体积最小化，能达到充分处理混合移植物即可。

临床经验表明，当术前和术后口服和移植物中使用抗生素时，感染风险较小。因为一旦感染不利于新骨形成，所以在上颌窦植骨术后应继续使用抗生素，并持续5天。

④**抗菌漱口液**：推荐使用葡萄糖酸氯己定，该药物是另外一种抗菌药物。这类漱口液已被证明可成功减少感染发生概率，并最大限度地减少影响切口愈合的术后并发症。通常建议术后使用0.12% 葡萄糖酸氯己定漱口2周，每天2次。

⑤**糖皮质激素类药物**：可减少软组织炎症，并可减轻术后疼痛和肿胀，防止创口裂开。此外，应用激素还可减少上颌窦黏膜的术后临床反应[66]。对于大多种植体植入术（包括上颌窦植骨术）而言，短期小剂量应用地塞米松（Decadron）已成为常规。为了确保鼻腔-上颌窦裂孔通畅，并在术前最大限度地减少上颌窦炎症，建议术前1天开始服用激素类药物。由于水肿一般在术后48～72h 后最为明显，因此激素类药物通常服用至术后2天。

⑥**减充血药**：拟交感神经药可抑制 α 肾上腺素受体，可作为鼻腔减充血药缓解黏膜充血。无论全身或局部应用减充血药，均可改善上颌窦裂孔的阻塞状况。然而，最近的耳鼻喉科文献并不建议使用减充血药；如果局部应用减充血药物超过3～4天，停药后会导致发生反弹现象，并发展为药物性鼻炎。另外还值得注意的是，使用减充血药（如羟甲唑啉）有可能会降低窦黏膜的血流量，这反过来可能会降低组织的防御功能[67]。因此，不建议使用鼻腔减充血药如 0.05% 羟甲唑啉（Afrin 或 Vicks 鼻喷雾剂）和 1% 去氧肾上腺素来预防和治疗上颌窦植骨术后的感染。

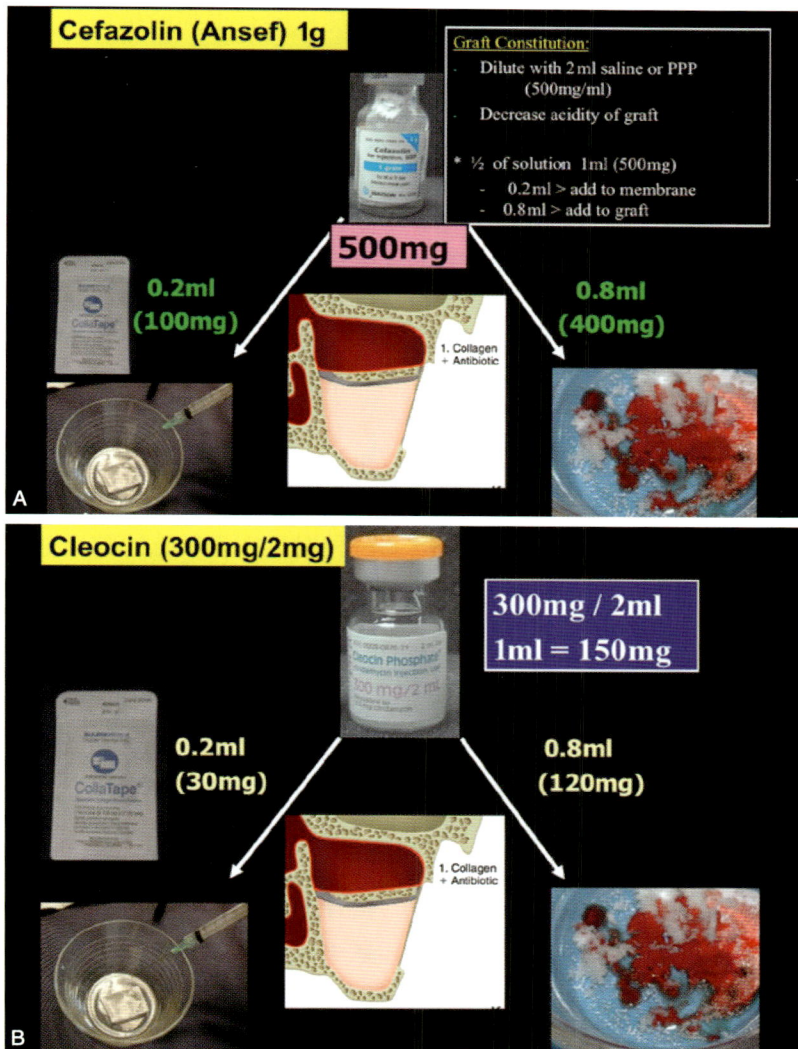

A. 头孢唑林钠（Ansef, 1g）用 2ml 生理盐水稀释，0.2ml 加入屏障膜中，0.8ml 加入骨移植材料中；B. 克林霉素（Cleocin, 300mg/2ml），0.2ml 加入屏障膜中，0.8ml 加入骨移植材料中（译者注：原文剂量换算有误，已更正）

## 4. 治疗

　　尽管上颌窦植骨术后发生感染的概率很低，但是植骨区域的感染会明显损害成骨效果或产生进一步的严重并发症，因此对于任何感染都必须积极治疗。通常感染都会沿着阻力最小的路径发展，当其扩展到特定解剖部位均会观察到体征的改变；所以一旦发生术后感染，建议通过视诊、触诊和叩诊对局部进行细致的临床检查，以确定受感染影响的主要部位[68]。

　　为了防止移植材料的丢失、感染扩散到上颌窦导致急性上颌窦炎或感染扩散到其他重要部位，应该早期积极治疗移植物部位发生的术后感染。感染初期应全身性使用抗生素，并进行局部抗菌冲洗治疗。如果感染持续存在，应及时进行清创和引流，并使用无菌生理盐水和氯己定冲洗治疗。对全身应用抗生素无效的病例也可以使用彭氏引流管进行引流。在某些情况下，感染发生后会导致口腔上颌窦瘘（见"口腔上颌窦瘘"部分）。

　　无论是预防还是治疗，上颌窦的抗生素治疗都与多数口腔外科手术有着很大的不同。在选择治疗上颌窦感染的抗生素时，必须对病原体类型、抗生素耐药性、药代动力学和药效学特性，以及各抗生素的组织（窦）渗透性等各种因素进行评估。所选择的抗生素应对呼吸道和口腔病原体有效，同时对常见病原体的耐药性菌株具有活性。在评价上颌窦抗生素时，要注意两个因素：最低抑菌浓度（minimum inhibitory concentration, MIC）和抗生素对上颌窦发生炎症病变组织的渗透浓度。MIC的定义是可抑制微生物生长的抗生素的最低浓度。MIC通常以MIC50或MIC90表示，这分别表示50%或90%的微生物分离株可被抑制。

原来是使用阿莫西林作为首选治疗药物；随着产青霉素酶和β-内酰胺酶菌株如流行性感冒嗜血杆菌和卡他莫拉菌，以及耐青霉素的肺炎链球菌的流行增加，应该选择其他替代抗生素。

（1）**β-内酰胺类药物**：用于治疗上颌窦炎和移植物部位感染的抗生素最常见的是β-内酰胺类药物，比如青霉素（阿莫西林、阿莫西林-克拉维酸）和头孢菌素（头孢呋辛酯、头孢泊肟酯）。多年来，阿莫西林一直是对抗导致上颌窦炎和口腔感染相关微生物的首选药物；然而，由于产β-内酰胺酶细菌和耐青霉素肺炎链球菌的比例逐渐增高，其有效性最近受到质疑。阿莫西林-克拉维酸具有抗β-内酰胺酶细菌的优点，但是更容易导致胃肠道的不良反应。改变用药方式（每天2次）可有效减少这些副作用的产生。

两种头孢菌素类药物被推荐用于治疗鼻窦炎：分别是头孢呋辛酯（Ceftin）和头孢泊肟酯（Vantin），它们同时对耐药肺炎链球菌和流行性感冒嗜血杆菌表现出较强的活性，具有较好的疗效。不建议使用其他头孢菌素类药物，因为在上颌窦分泌液中达不到足够浓度来拮抗致病病原体。

（2）**氟喹诺酮类药物**：氟喹诺酮类药物可快速杀菌，分为四代；第三代氟喹诺酮类药物具有广谱抗菌作用，已被美国食品药品监督管理局（FDA）认证，可用于对抗上颌窦和口腔相关病原体。即使在病理条件下，这类药物也表现出极好的吸收能力，并达到非常显著的上颌窦和血药浓度。喹诺酮类药物可广泛分布于整个鼻窦，在炎症组织和上颌窦囊肿中也发现高水平的喹诺酮类药物浓度。其组织和血液内的药物浓度比约为4：1，使其在病变的上颌窦内有着非常好的抗菌效果。左氧氟沙星（Levaquin）、加替沙星（Tequin）和莫西沙星（Avelox）是最常用于治疗上颌窦感染窦的三种氟喹诺酮类药物。

（3）**大环内酯类药物**：大环内酯类药物主要有红霉素、克拉霉素（Biaxin）和阿奇霉素（Zithromax）。大环内酯类药物对敏感肺炎球菌有很好的抗感染活性；然而，随着大环内酯类药物耐药率的增加，它们在对抗上颌窦病原体无效及临床治疗失败的可能性越来越高。这类抗生素对卡他莫拉菌有很强的抗菌活性，但针对流行性感冒嗜血杆菌的活性还有待商榷。因此这类抗生素药物不建议用于治疗上颌窦植骨术后感染。

（4）**林可酰胺类药物**：克林霉素（Cleocin）是目前临床上常用的林可酰胺类药物，虽然高浓度克林霉素可能存在杀菌作用，但主要还是起到抑菌效果。克林霉素主要用于革兰氏阳性需氧菌和厌氧菌的治疗。由于克林霉素对流行性感冒嗜血杆菌和卡他莫拉菌没有抑菌活性，急性上颌窦炎并不是其适应证。厌氧菌在上颌窦慢性炎症中发挥着更大的作用，克林霉素可用于治疗慢性上颌窦炎症。

（5）**四环素类药物**：多西环素（Vibramycin）是一种对青霉素敏感的肺炎球菌和卡他莫拉菌具有足够活性的抑菌剂；但是对青霉素耐药细菌没有任何活性，对流行性感冒嗜血杆菌也无效，因此不建议使用多西环素治疗急性上颌窦炎。然而，多西环素可作为替代药物来治疗急性上颌窦炎。

（6）**磺胺类药物**：复方新诺明（Baxtrim）是最常见的磺胺类药物。目前，肺炎链球菌、流行性感冒嗜血杆菌、卡他莫拉菌及其他上颌窦病原体对其耐药率很高，因此该药不建议用于治疗上颌窦植骨术后感染。除非进行了细菌培养和药敏试验，显示其药敏阳性，方可使用。

（7）**甲硝唑类药物**：甲硝唑是硝基咪唑族中最重要的成员，具有杀菌作用，对革兰氏阳性和革兰氏阴性厌氧菌均有效；主要用途是治疗慢性（非急性）上颌窦炎症。该药物通常与其他抗菌药物一起使用，以有效地对抗需氧菌。

## 5. 抗生素总结

在评估用于治疗上颌窦炎症的不同抗生素药物时，必须仔细分析其对常见病原体的活性。在评估了所有抗菌药物后，阿莫西林-克拉维酸、头孢呋辛酯、左氧氟沙星和莫西沙星对上颌窦感染相关的常见病原体显示出较显著的鼻窦内药物浓度和最低抑菌浓度（MIC90）。莫西沙星是第3代氟喹诺酮类药物，已被证明与许多其他抗菌药物相比具有更好的治疗效果；它可广泛分布于整个鼻窦，无论是在炎症还是非炎症组织，在上颌窦囊肿中也显示着较高的药物浓度；其组织/血液内的药物浓度比约为4：1，在给药后3～4h内达到有效血药浓度。基于费效比的因素，该药物只限用于严重感染的治疗。

（1）**减充血药物**：最近文献中的建议指出，除非在严重充血和感染的情况下，否则不应使用鼻腔减充血药（拟交感神经药物）。现已证明，鼻腔减充血药会减少血流量，从而降低局部的抗生素水平。此外，反复使用交感神经（缩血管）药物后会产生负反馈作用，导致血管扩张，因此停用鼻腔减充血药后可能会出现反弹现象并发展为药物性鼻炎。

（2）**盐水冲洗**：对于急性上颌窦炎和移植物感染，使用生理盐水冲洗是一个重要的治疗手段，其方法是将球形注射器或挤压瓶塞入鼻孔，用生理盐水通过上颌窦裂孔冲洗上颌窦。鼻腔盐水冲洗用来治疗鼻腔疾病由来已久，高渗盐水和等渗盐水冲洗已被证明对慢性上颌窦炎有效。最佳的鼻腔冲洗方法是通过注射器或挤压瓶将盐水温和地挤入鼻腔，以进行正压冲洗。注射器或挤压瓶不应完全密封鼻孔，因为这样可能会将致病菌向上顶入筛窦。取而代之的是用无菌盐水温和地冲洗上颌窦，直至冲洗出黏液和渗出物。冲洗时，头部向下向前倾斜，这样冲洗的生理盐水就可通过位于上颌窦前上部的上颌窦裂孔流出。一般一个疗程至少持续7天[69]。另外也可使用鼻腔护理器（Neti-Pot）进行鼻腔冲洗，这在慢性鼻窦炎患者中非常常见（图13-51）。

## （二）急性上颌窦炎

### 1. 急性上颌窦炎病因

上颌窦移植术后发生急性上颌窦炎的原因包括：①术前存在上颌窦病变；②上颌窦移植术后感染涉及或发展至上颌窦。

### 2. 诊断

当患者在术后出现下列任何症状：（轻症）头痛、上颌窦区疼痛或压痛、鼻腔有溢出物或（重症）发热、头痛或出现眼部症状，可诊断为急性鼻窦炎。研究验证，存有鼻窦炎易感因素的患者，在手术后发生一过性鼻窦炎的风险更高；基于诊断标准（即临床、放射学、内镜）的不同，报告发生的百分比范围较大（3%～20%）。

口腔种植术后发生上颌窦炎的病例在文献中报道很少。但是在近些年的文献中，因种植行上颌窦部位手术，在术后出现从轻度到重度并发症的病例有大量记录。术后发生重度并发症虽然并不

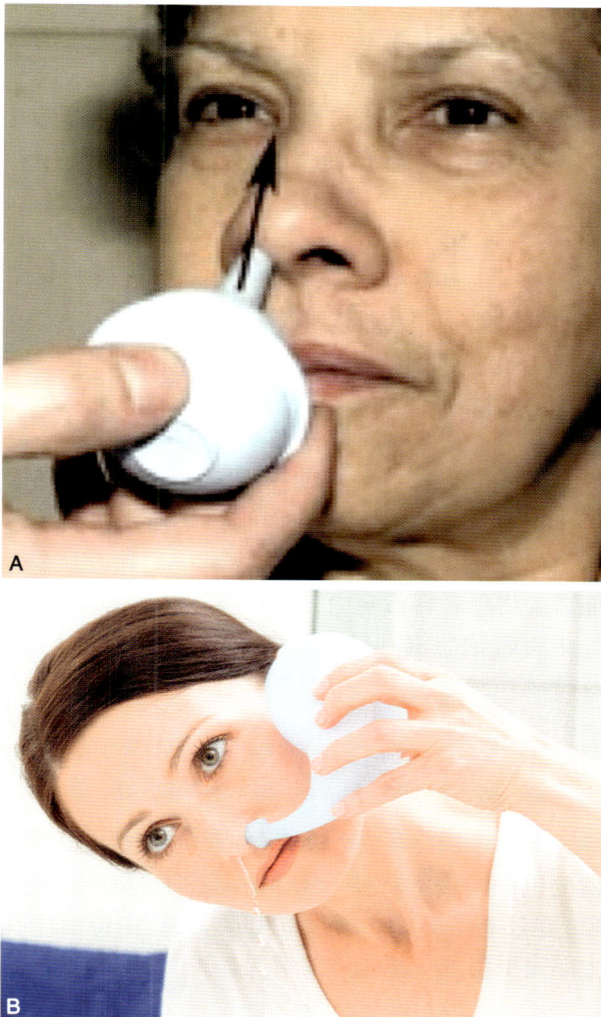

图13-51　A. 生理盐水冲洗应直接对向上颌窦口（箭）；B. 用于清理鼻腔通道的鼻腔护理器

常见，但重度的上颌窦感染可能会导致更为严重的并发症，如眶部蜂窝组织炎、视神经炎、海绵窦血栓静脉炎、硬膜外和硬膜下感染、脑膜炎、脑炎、失明、骨髓炎等；甚至可导致脑脓肿和死亡，尽管罕见[70]。

### 3. 预防

预防上颌窦移植术后发生急性上颌窦炎的措施如下。

（1）**CBCT检查**：术前检查必须明确鼻窦区域内有无病理性改变、解剖变异和上颌窦口是否通畅。CBCT检查的上界必须包括上颌窦口；该解剖区域的评估对于预防术后是否发生并发症最为重要。此外，术前必须明确鼻窦区域是否存在解剖变异、病理性改变，以及任何原有且需要清除的病变。

（2）**预防性抗生素**：预防性使用抗生素药物

和良好的无菌操作可将术后感染和并发症的发生率降至最低。上颌窦对病原体污染的抵抗力很低，口腔内或上颌窦病原体的污染很容易增加术后上颌窦炎发生的可能性。全身使用抗生素、抗菌漱口液和激素有助于维持上颌窦口的通畅。

### 4. 治疗

术后一旦发生感染，必须积极治疗，因为封闭性的解剖结构很可能会出现其他严重并发症。全身应用抗生素治疗是治疗的第一道防线，同时密切观察症状的改变。最近的文献不建议使用全身减充血药，但强烈建议使用生理盐水冲洗。全身性使用减充血药已被证明会减少抗生素的局部输送，并有发生反弹效应（药物性鼻炎）的高度风险。

如果抗生素和减充血药物不能缓解症状，可能需要将患者转诊至内科或耳鼻咽喉科医生处理。如果患者抱怨温和镇痛药不能缓解严重头痛，以及持续高热、嗜睡、视力障碍或眼眶肿胀，则应考虑紧急会诊。

作者强烈建议有必要与耳鼻咽喉科医生建立专业联系。因为这些重度感染的发病概率及致病原体并不容易确定，转诊有时是必要的；如果轻微的上颌窦炎症状持续存在或存在严重感染的迹象，建议立即转诊。通过抗生素应用、内镜治疗或上颌窦根治术可解决这些情况。

## （三）合并感染（植骨部位感染/急性上颌窦炎）

### 1. 病因学

合并感染的病原可以从植骨部位开始，也可以从上颌窦本身开始。

### 2. 诊断

合并感染的诊断与植骨部位和/或急性上颌窦炎症状的相同。

### 3. 预防

与前面讨论的植骨部位感染和急性上颌窦炎的预防相同。

### 4. 治疗

合并感染的治疗包括使用 β- 内酰胺类抗生素（如 Augentin），以及局部清创和鼻腔生理盐水冲

洗。如果出现眼部或脑部症状并持续存在，或者抗生素治疗无效，则建议转诊。

## （四）术后 CBCT 黏膜增厚（感染假阳性）

术后即刻 X 线片可显示上颌窦内明显的黏膜增厚。除非观察到上述感染迹象，否则临床不应诊断为术后感染。正常情况下，上颌窦黏膜抬高和植骨确实会通过缩小上颌窦体积，黏液纤毛运输系统需要重新定位来改变整个上颌窦环境；因此短期内会存在黏液清除障碍，这样上颌窦生理状态仅会受到亚临床影响。然而，对于术前有上颌窦炎病史的病例中，上颌窦底提升术可能使患者更容易发生术后并发症；这是因为上颌窦植骨手术确实改变了上颌窦内的微生物环境。有研究表明，在术后 3 个月，与术前培养物相比，上颌窦内培养物呈阳性；但是术后 9 个月，培养物与术前的培养结果相似。关键是要保持上颌窦和鼻腔间的骨性上颌窦裂孔通畅。

## （五）种植体漂移/移位

1995 年，报道了第一例种植体漂移/移位进入上颌窦的病例。此后陆续报道了越来越多的种植体移位病例，蝶窦、筛窦、眼眶、鼻腔和前颅底均有发现从上颌窦移位的种植体；证明种植体移位是一个日益严重的问题。

### 1. 病因学

种植体漂移或从上颌窦移位的原因包括多种可能性。种植体移位进入上颌窦的时间点不同，有的发生在术中，也有的在种植数年后的才发生。根据种植体发生移位的时间点（早期与后期）提出了许多病因（表 13-2）。

### 2. 预防

种植体发生早期漂移/移位，最有可能的原因是手术或错误的治疗计划。种植体发生晚期漂移/移位时，主要是术后修复问题（过早加载）导致的，或者是种植体骨结合不好或骨结合面积不足而导致的。

### 3. 管理

种植体漂移/移位进入上颌窦应予以紧急处

| 表 13-2 种植体漂移/移位 | |
| --- | --- |
| **早期** | **后期** |
| • 洞形预备过大<br>• 骨质差<br>• 缺乏皮质骨<br>• 种植体进入上颌窦但未植骨<br>• 诊疗计划错误<br>• 外科经验不足<br>• 未治疗上颌窦病理性改变<br>• 术后上颌窦感染<br>• 即刻种植 | • 过早负荷<br>• 鼻腔或上颌窦腔内压力变化<br>• 种植体周围炎<br>• 自身免疫反应 |

理。上颌窦中的种植体可能导致急性上颌窦炎；此外，遗留在上颌骨的种植体可能发生钙化（形成上颌窦结石）或移位到其他解剖区域（如其他鼻旁窦腔、眼眶、鼻腔及脑部）。应尽早通过上颌窦根治术（Caldwell-Luc）或鼻窦内镜手术取出种植体（图 13-52）。

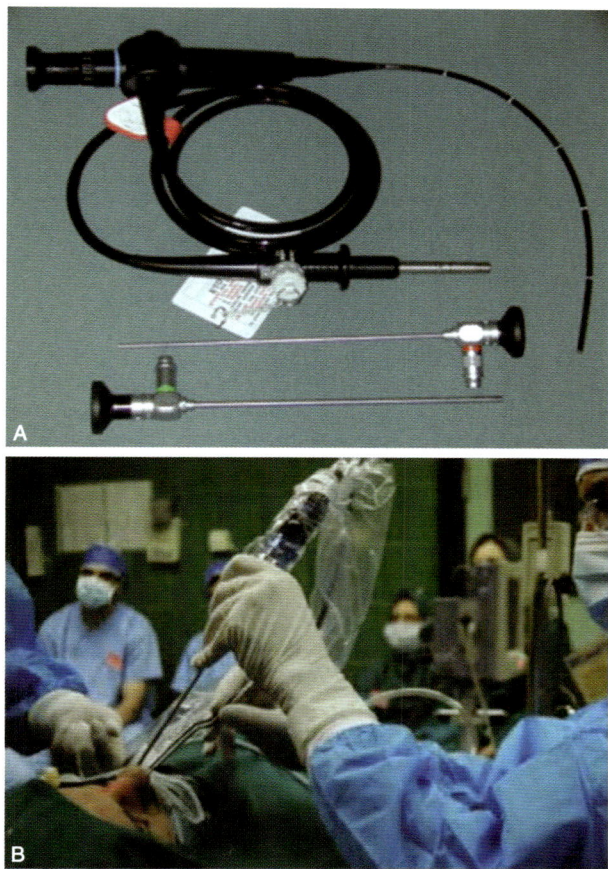

图 13-52 A.鼻窦内镜；B.鼻窦内镜手术操作

## （六）术后真菌感染

上颌窦植骨术后真菌感染的报道很少；然而，随着上颌窦植骨手术临床应用的增加，文献中不可避免地会有更多的报道。真菌性上颌窦炎是一种具有侵袭性的破坏性疾病，主要由曲霉菌感染引起。曲霉菌是属于子囊菌纲的一种真菌，是人类环境中最常见的真菌之一。

真菌性上颌窦炎的诊断分为两种：非侵袭性和侵袭性。侵袭性很少见，一般都是与免疫功能低下的患者有关；侵蚀和骨质破坏的发生可能是致命的。然而，侵袭性上颌窦炎的发生通常与种植体或上颌窦植骨手术无关。

病例报道表明，上颌窦骨移植术后[71]和根管过度充填导致的真菌感染均为非侵袭性[72]；这种真菌性上颌窦炎表现为真菌增生，也被称为真菌球或曲菌瘤，通常发生在免疫功能正常的患者上。

### 1. 诊断

一般患者会出现额部头痛、眼眶疼痛、鼻塞和出血等临床症状，并伴有慢性鼻窦炎的症状。放射学检查，CBCT 可见软组织密度明显增加呈团块样（阻射影像）。

### 2. 管理

这类患者应转诊至耳鼻喉科进行评估确诊。由于全身抗真菌药物治疗效果欠佳，通常需要通过上颌窦根治术（Caldwell-Luc）或鼻窦内镜手术切除治疗。

## （七）术后上颌外科囊肿

文献曾报道过在上颌窦移植术后发生的术后上颌囊肿的病例；但是罕见。1927 年，Kubo 报道了一例术后上颌骨囊肿，为上颌窦根治术的延迟并发症[36]。1992 年，Misch 等报道了一例上颌外科囊肿，该囊肿与上颌窦骨移植和叶片状种植体植入术相关；摘除囊肿后完全愈合[37]。在日本，上颌窦病变通常进行积极的手术治疗，因此这类病例在日本报道较多，但是世界其他国家和地区很少见[73]。

（王美洁　张雪健　邓悦　译）

# 参考文献

1. Misch CE: *Contemporary implant dentistry*, ed 3, St Louis, 2008, Mosby.
2. Raja SV: Management of the posterior maxilla with sinus lift: review of techniques. *J Oral Maxillofac Surg* 67(8):1730–1734, 2009.
3. Pietrokovski J: The bony residual ridge in man. *J Prosthet Dent* 34:456–462, 1975.
4. Misch CE: Divisions of available bone in implant dentistry. *Int J Oral Implantol* 7:9–17, 1990.
5. Misch CE, Qu Z, Bidez MW: Mechanical properties of trabecular bone in the human mandible: implications for dental implants treatment planning and surgical placement. *J Oral Maxillofac Surg* 57:700–706, 1999.
6. Manji A, Faucher J, Resnik RR, Suzuki JB: Prevalence of maxillary sinus pathology in patients considered for sinus augmentation procedures for dental implants. *Implant Dent* 22(4):428–435, 2013.
7. Sharawy M, Misch CE: The maxillary sinus membrane—a histologic review (unpublished data), 2007.
8. Morgensen C, Tos M: Quantitative histology of the maxillary sinus. *Rhinology* 15:129, 1977.
9. Scadding GK, Lund VJ, Darby YC: The effect of long-term antibiotic therapy upon ciliary beat frequence in chronic rhinosinusitis. *J Laryngol Otol* 109:24–26, 1995.
10. Jiang RS, Liang KL, Jang JW: Bacteriology of endoscopically normal maxillary sinuses. *J Laryngol Otol* 113:825–828, 1999.
11. Traxler H, Windisch A, Geyerhofer U, et al: Arterial blood supply of the maxillary sinus. *Clin Anat* 12(6):417–421, 1999.
12. Elian N, Wallace S, Cho SC, et al: Distribution of the maxillary artery as it relates to sinus floor augmentation. *Int J Oral Maxillofac Implants* 20:784–787, 2005.
13. Rosano G, Taschieri S, Gaudy JF, Del Fabbro M: Maxillary sinus vascularization: a cadaveric study. *J Craniofac Surg* 20:940–943, 2009.
14. Nicolielo LFP, Van Dessel J, Jacobs R, et al: Presurgical CBCT assessment of maxillary neurovascularization in relation to maxillary sinus augmentation procedures and posterior implant placement. *Surg Radiol Anat* 36(9):915–924, 2014.
15. Apostolakis D, Bissoon AK: Radiographic evaluation of the superior alveolar canal: Measurements of its diameter and of its position in relation to the maxillary sinus floor: a cone beam computerized tomography study. *Clin Oral Implants Res* 25:553–559, 2014.
16. Zijderveld SA, van den Bergh JP, Schulten EA, ten Bruggenkate CM: Anatomical and surgical findings and complications in 100 consecutive maxillary sinus floor elevation procedures. *J Oral Maxillofac Surg* 66:1426–1438, 2008.
17. Solar P, Geyerhofer U, Traxler H: Blood supply to the maxillary sinus relevant to sinus floor elevation procedures. *Clin Oral Implants Res* 10:34–44, 1999.
18. Rice DH, Schaefer SD: *Endoscopic paranasal sinus surgery*, ed 3, Philadelphia, 2003, Lippincott Williams & Wilkins.
19. Kilic C, Kamburoglu K, Yuksel SP, Ozen T: An assessment of the relationship between the maxillary sinus floor and the maxillary posterior teeth root tips using dental cone-beam computerized tomography. *Eur J Dent* 4(4):462, 2010.
20. Ulm CW, Solaur P, Krennmar G, et al: Incidence and suggested surgical management of septa in sinus lift procedures. *Int J Oral Maxillofac Implants* 10:462–465, 1995.
21. Bolger WE, Butzin CA, Parsons DS: Paranasal sinus bony anatomic variations and mucosal abnormalities: CT analysis for endoscopic surgery. *Laryngoscope* 101:56–64, 1991.
22. McKenzie M: *Manual of diseases of the nose and throat*, London, 1980, Churchill Livingstone.
23. Stackpole SA, Edelstein DR: The anatomic relevance of the Haller cell in sinusitis. *Am J Rhinol* 11(3):219–223, 1997.
24. Erdem T, Aktas D, Erdem G, et al: Maxillary sinus hypoplasia. *Rhinology* 40(3):150–153, 2002.
25. American Academy of Otolaryngology—Head and Neck Surgery: Fact sheet: 20 questions about your sinuses. Available at: URL: http://www.entnet.org/healthinfo/sinus/sinus_questions.cfm.
26. Simuntis R, Kubilius R, Vaitkus S: Odontogenic maxillary sinusitis: a review. *Stomatologija* 16(2):39–43, 2014.
27. Jeong SS, Yoo ES, Goong HS, et al: A computed tomographic study of the relationship between the inferior wall of the maxillary sinus and maxillary molar root. KAID conference (autumn), poster presentation, 2007.
28. Daley DL, Sande M: The runny nose infection of the paranasal sinuses. *Infect Dis Clin North Am* 2:131, 1988.
29. Rosenfeld RM, Andes D, Bhattacharyya N, et al: Clinical practice guideline: adult sinusitis. *Otolaryngol Head Neck Surg* 137(Suppl 3):S1–S31, 2007.
30. Bolzer WE, Kennedy DW: Changing concepts in chronic sinusitis. *Hosp Pract* 27:20, 1992.
31. Ponikau JU, Sherris DA, Kern EB: The diagnosis and incidence of allergic fungal sinusitis. *Mayo Clin Proc* 74:877–884, 1999.
32. Beninger MS, Mickleson SA: Functional endoscopic sinus surgery, morbidity and early results. *Henry Ford Hosp Med J* 38:5, 1990.
33. Dufour X, Kauffmann-Lacroix C, Ferrie JC, et al: Paranasal sinus fungus ball: epidemiology, clinical features and diagnosis. A retrospective analysis of 173 cases from a single medical center in France, 1989-2002. *Med Mycol* 44:61–67, 2006.
34. Yoshiura K, Ban S, Hijiya K, et al: Analysis of maxillary sinusitis using computed tomography. *Dentomaxillofac Radiol* 22:86, 1993.
35. Gardner DG: Pseudocysts and retention cysts of the maxillary sinus. *Oral Surg Oral Med Oral Pathol* 58:561–567, 1984.
35a. Barnes L: *Surgical pathology of the head and neck*, (vol 2). ed 2, New York, 2001, M. Dekker, pp 1477–1481.
35b. Kara İM, Dervişhan K, Serkan P: Experience of maxillary sinus floor augmentation in the presence of antral pseudocysts. *J Oral Maxillofac Surg* 68(7):1646–1650, 2010.
35c. Tang ZH, Wu MJ, Xu WH: Implants placed simultaneously with maxillary sinus floor augmentations in the presence of antral pseudocysts: a case report. *Int J Oral Maxillofac Surg* 40(9):998–1001, 2011.
35d. Lin Y, Hu X, Metzmacher AR, et al: Maxillary sinus augmentation following removal of a maxillary sinus pseudocyst after a shortened healing period. *J Oral Maxillofac Surg* 68(11):2856–2860, 2010.
36. Kudo K, et al: Clinicopathological study of postoperative maxillary cysts. *J Jpn Stomatol Soc* 21:250–257, 1972.
37. Misch CM, Misch CE, Resnik RR, et al: Postoperative maxillary cyst associated with sinus elevation procedure: a case report. *J Oral Implantol* 18:432–437, 1991.
37a. Jham BC, Mesquita RA, Ferreira MC, et al: A case of maxillary sinus carcinoma. *Oral Oncology Extra* 42(4):157–159, 2006.
37b. Chakrabarti A, Denning DW, Ferguson BJ, et al: Fungal rhinosinusitis: a categorization and definitional schema addressing current controversies. *The Laryngoscope* 119(9):1809–1818, 2009.
38. Blaschke FF, Brady FA: The maxillary antrolith. *Oral Surg Oral Med Oral Pathol* 48:187–191, 1979.

39. Crist RF, Johnson RI: Antrolith: report of case. *J Oral Surg* 30:694–695, 1972.

40. Karges MA, Eversol LR, Poindexter BJ: Report of case and review of literature. *J Oral Surg* 29:812–814, 1971.

41. Misch CE: Maxillary sinus augmentation for endosteal implants: organized alternative treatment plans. *Int J Oral Implantol* 4:49–58, 1987.

42. Levin L, Schwartz-Arad D: The effect of cigarette smoking on dental implants and related surgery. *Implant Dent* 4:357–361, 2005.

43. Tawil G, Mawla M: Sinus floor elevation using a bovine bone material (Bio-Oss) with or without the concomitant use of a bilayered collagen barrier (Bio-Gide): a clinical report of immediate and delayed implant placement. *Int J Oral Maxillofac Implants* 16:713–721, 2001.

44. Boyne PJ, James RA: Grafting of the maxillary sinus floor with autogenous marrow and bone. *J Oral Surg* 38:613–616, 1980.

45. Lang J, editor: *Clinical anatomy of the nose, nasal cavity and paranasal sinuses*, New York, 1989, Medical Publishers.

46. Warburton G, Brahim JS: Intraorbital hematoma after removal of upper third molar: a case report. *J Oral Maxillofac Surg* 64:700–704, 2006.

47. Peñarrocha M, Pérez H, Garciá A, Guarinos J: Benign paroxysmal positional vertigo as a complication of osteotome expansion of the maxillary alveolar ridge. *J Oral Maxillofac Surg* 59:106–107, 2001.

48. Di Girolamo M, Napolitano B, Arullani CA, et al: Paroxysmal positional vertigo as a complication of osteotome sinus floor elevation. *Eur Arch Otorhinolaryngol* 262:631–633, 2005.

49. Schuknecht HF: *Pathology of the ear*, ed 2, Philadelphia, 1993, Lea & Febiger, pp 248–253.

50. Oh E, Kraut RA: Effect of sinus membrane perforation on dental implant integration: a retrospective study on 128 patients. *Implant Dent* 20(1):13–19, 2011.

51. Cho SC, Yoo SK, Wallace SS: Correlation between membrane thickness and perforation rates in sinus augmentation surgery. Presented at Academy of Osseointegration Annual Meeting, Dallas, March 14–16, 2002.

52. Aimetti M, Massei G, Morra M, et al: Correlation between gingival phenotype and Schneiderian membrane thickness. *Int J Oral Maxillofac Implants* 23(6):1128–1132, 2007.

53. Betts HJ, Miloro M: Modification of the sinus lift procedure for septa in the maxillary antrum. *J Oral Maxillofac Surg* 52:332, 1994.

54. Krennmair G, Ulm CW, Lugmayr H, et al: The incidence, location and height of maxillary sinus septa in the edentulous and dentate maxilla. *J Oral Maxillofac Surg* 57:667–671, 1999.

55. Flanagan D: Arterial supply of maxillary sinus and potential for bleeding complication during lateral approach sinus elevation. *Implant Dent* 14:336–339, 2005.

56. Mardinger O, Moses O, Chaushu G, et al: Challenges associated with reentry maxillary sinus augmentation. *Oral Surg Oral Med Oral Pathol Oral Radiol Endod* 110(3):287–291, 2010.

56a. Guerrero JS: Lateral window sinus augmentation: complications and outcomes of 101 consecutive procedures. *Implant Dent* 24(3):354–361, 2015.

57. Barone A, Santini S, Sbordone L, et al: A clinical study of the outcomes and complications associated with maxillary sinus augmentation. *Int J Oral Maxillofac Implants* 21(1):81–85, 2006.

58. Peterson LJ: Antibiotic prophylaxis against wound infections in oral and maxillofacial surgery. *J Oral Maxillofac Surg* 48:617–620, 1990.

59. Marx RE, Kline SN, Johnson RD, et al: The use of freeze-dried allogenic bone in oral and maxillofacial surgery. *J Oral Surg* 39:264–274, 1981.

60. Jacobs MR, Felmingham D, Appelbaum PC, et al: The Alexander Project 1998-2000: susceptibility of pathogens isolated from community-acquired respiratory tract infection to commonly used antimicrobial agents. *J Antimicrob Chemother* 52:229–246, 2003.

61. Snydor A, Gwaltney J, Cachetto DM, et al: Comparative evaluation of cefuroxime axetil and cefaclor for treatment of acute bacterial maxillary sinusitis. *Arch Otolaryngol Head Neck Surg* 115:1430, 1989.

62. Gallagher DM, Epker BN: Infection following intraoral surgical correction of dentofacial deformities: a review of 140 consecutive cases. *J Oral Surg* 38:117–120, 1980.

63. Urist MR, Silverman BF, Buring K, et al: The bone induction principle. *Clin Orthop Relat Res* 53:243–283, 1967.

64. Beardmore AA, Brooks DE, Wenke JC, et al: Effectiveness of local antibiotic delivery with an osteoinductive and osteoconductive bone-graft substitute. *J Bone Joint Surg Am* 87:107–112, 2005.

65. Mabry TW, Yukna RA, Sepe WW: Freeze-dried bone allografts combined with tetracycline in the treatment of juvenile periodontitis. *J Periodontol* 56:74–81, 1985.

66. Mabry RC: Corticosteroids in rhinology. In Goldsmith J, editor: *The principles and practice of rhinology*, New York, 1987, John Wiley & Sons. pp. 147–162.

67. Falck B, Svanholm H, Aust R: The effect of xylometazoline on the mucosa of human maxillary sinus. *Rhinology* 28:239–477, 1990.

68. Sandler NA, Johns FR, Braun TW: Advances in the management of acute and chronic sinusitis. *J Oral Maxillofac Surg* 54:1005–1013, 1996.

69. Olson DEL, Rosgon BM, Hilsinger RL: Radiographic comparison of three nasal saline irrigation. *Laryngoscope* 112:1394–1398, 2002.

70. Smith D, Gcycollea M, Meyerhoff WL: Fulminant odontogenic sinusitis. *Ear Nose Throat J* 58:411, 1979.

71. Sohn DS, Lee JK, Shin HI, et al: Fungal infection as a complication of sinus bone grafting and implants: a case report. *Oral Surg Oral Med Oral Pathol Oral Radiol Endod* 107(3):375–380, 2009.

72. Khongkhunthian P, Reichart PA: Aspergillosis of the maxillarysinus as a complication of overfilling root canal material into the sinus: report of two cases. *J Endod* 27:476–478, 2001.

73. Lockhart R, Ceccaldi J, Bertrand JC: Postoperative maxillary cyst following sinus bone graft: report of a case. *Int J Oral Maxillofac Implants* 15:583–586, 2000.

# 第14章　即刻种植相关并发症

Glenn J. Jividen，Carl E. Misch，著

在拔牙的同时植入骨内种植体已被证明是一种可行的方案[1-5]。即刻种植的治疗目标与分期种植相同：实现种植体的初期稳定性、愈合后有足够的刚性固定、适当的修复体位置，以及良好的美学效果。即刻种植有可能以更少的步骤、更短的治疗时间和更低的成本实现这些目标。尽管任何特定的技术或方案都可能出现并发症，但即刻种植技术增加了多个变量，这些变量累积起来使临床医生面临更高的不良结果风险（表 14-1）。即刻种植技术也可结合即刻修复技术（即刻负荷或无负荷）。本章将专门讨论与拔牙后即刻种植相关的并发症。

**表 14-1　拔牙位点即刻种植**

| | 即刻 | 延期 |
| --- | --- | --- |
| **优点** | ↑手术 | ↑手术可控性、种植体位 |
| | ↑时间 | 置、种植体角度 |
| | ↓软组织保留 | ↑硬组织质量 |
| | 骨内骨移植 | ↑成功率，感染风险更低 |
| **缺点** | ↑负荷后或愈合过程中唇 | 治疗时间延长 |
| | 侧骨板丧失 | 术中可能需要 Onlay 植骨 |
| | 种植体穿出方向过于偏唇 | |
| | 侧和/或使用了角度基台 | |

（引自 Misch CE：*Contemporary implant dentistry*，ed 3，St Louis，2008，Mosby.）

## 一、一般注意事项

拔牙后同期植入种植体将可能减少就诊次数和治疗时间。患者对这项技术的接受度很高。在许多病例中保留了硬组织和软组织，达到最佳的美学效果（图 14-1 至图 14-3）。注意事项与病例选

择和不断变化的医学标准有关。在讨论即刻种植并发症之前，先回顾一下延期（分期）种植，并适当地与即刻种植进行对比。

## （一）可用骨量

可用骨量是指拟种植的牙缺失位点的骨量。它是根据骨宽度、高度、长度、角度和牙冠高度空

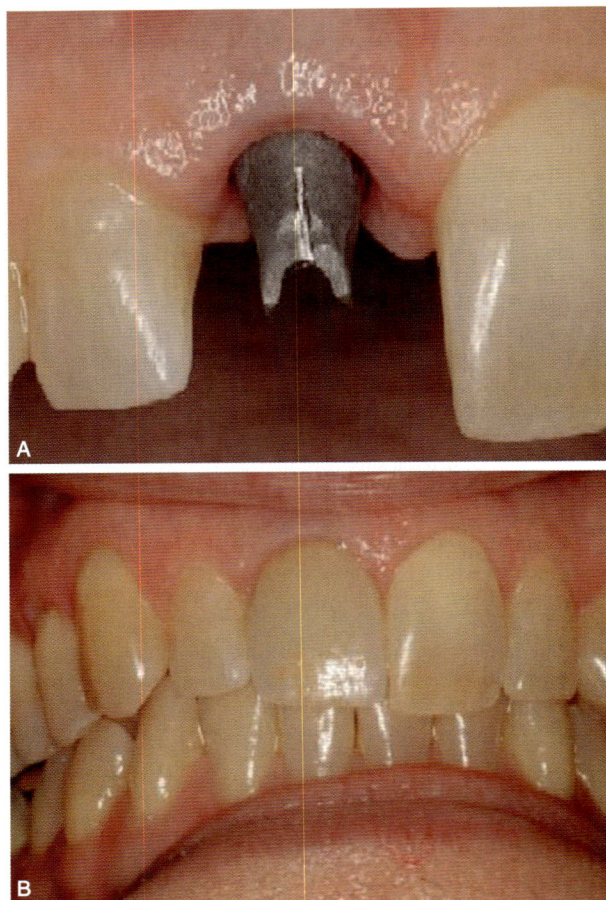

图 14-1　软硬组织得到保留，即刻种植可获得最佳的美学效果

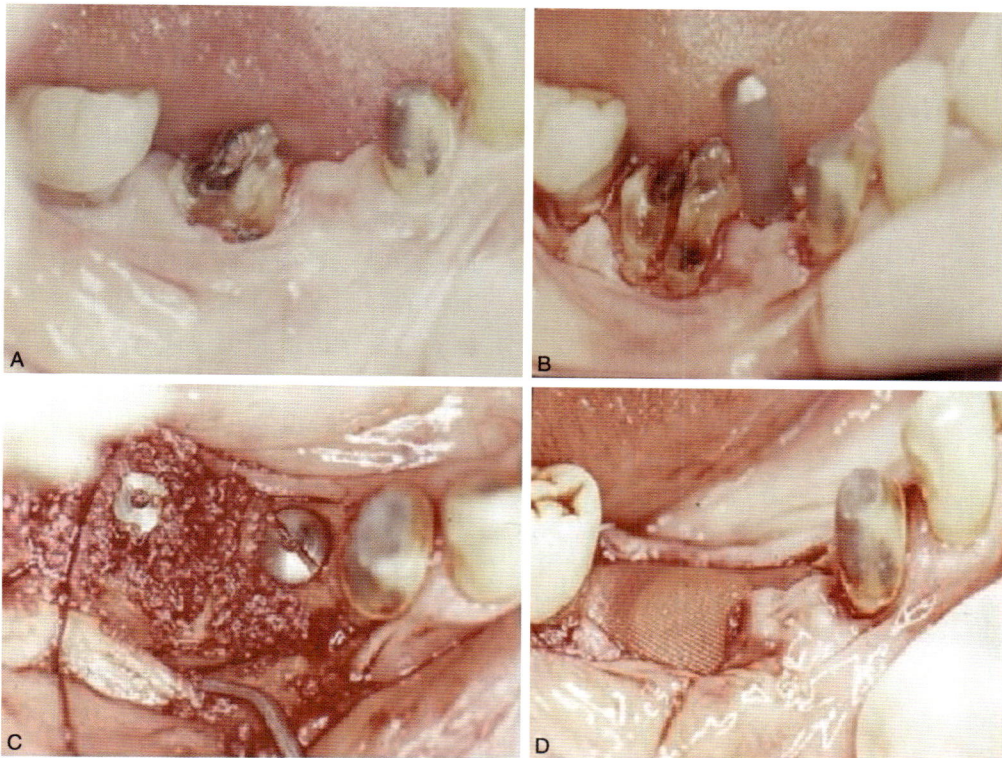

图 14-2　A. 下颌磨牙龋坏，计划拔除行即刻种植；B. 磨牙分根后拔除，以最大限度地减少与拔牙过程有关的骨丧失。前磨牙区种植体植入到已愈合的牙槽骨中，力方向指示器就位；C. 同种异体骨移植，填充拔牙间隙；D.GBR 膜使用 Vicryl 网片

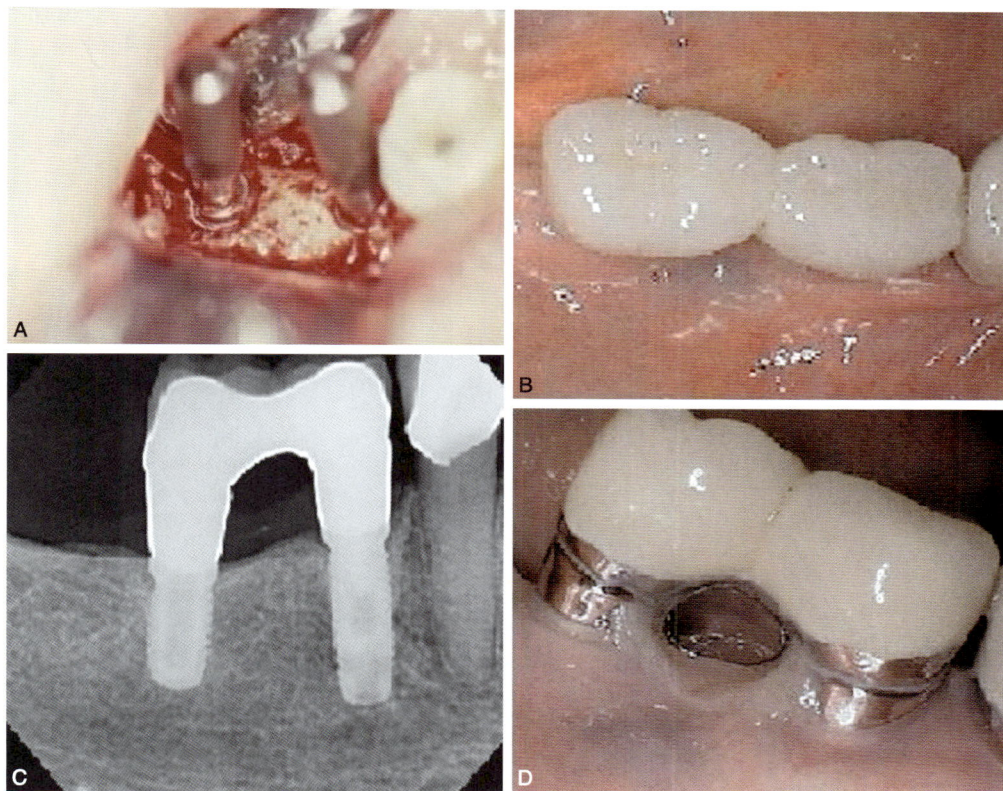

图 14-3　即刻种植术后 21 年的临床结果。A. 即刻种植体周围完整的骨填充；B. 终修复体的𬌗面观；C. 联冠修复体的 X 线片；D. 联冠修复体的颊面观

间来测量的(图 14-4)。一般来说,种植体和任何邻近重要解剖结构之间应保持 1.5~2mm 的安全距离。当解剖结构是下颌下牙槽神经时,这一距

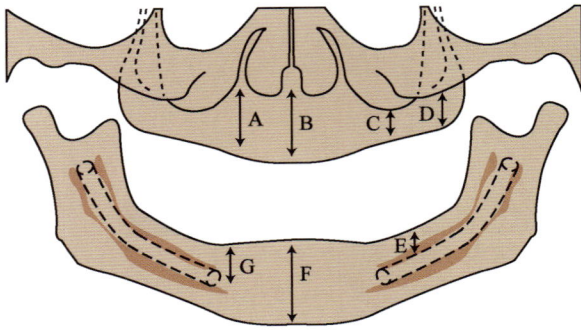

图 14-4 可用骨高度是牙缺失区牙槽嵴顶到相对的解剖结构标志之间的距离。相对应的解剖结构标志包括上颌尖牙区(A)、鼻底(B)、上颌窦(C)、上颌结节(D)、下颌尖牙区(G)、下颌前牙(F)和下颌神经管上方的骨质(E)(引自 Misch CE: *Contemporary implant dentistry*, ed 3, St Louis, 2008, Mosby.)

离尤其重要。但是,种植体可以穿过上颌窦皮质骨或下颌骨下缘植入,而不会出现并发症。种植体也可以植入到更接近天然牙松质骨的位置[6]。在即刻拔牙位点植入种植体时,外科医生需要考虑牙槽窝的大小,以及唇侧骨板和种植体之间的间隙缺损。例如,前牙的颊舌径宽度往往大于其近远中径。当前牙需要拔除时,在拔除过程中,菲薄的唇侧皮质骨往往会受损或丧失。因此,唇侧骨板常常位于腭侧皮质骨板的根方几毫米处,且经常需要在种植时同期植骨和/或放置生物膜。使用圆柱形种植体在前牙区即刻种植通常需要预备种植窝洞,种植体通常与牙槽窝的腭侧壁接触,并沿着拔牙窝穿透至剩余腭侧骨壁的 1/2~2/3 以进行刚性固定(图 14-5)。这种手术方法比在骨密度均匀的情况下备洞更具挑战性。对于中切牙来说,最佳种植体尺寸通常是直径 4~5mm,因为中切牙的拔牙窝直径通常>6mm(特别是颊舌径),

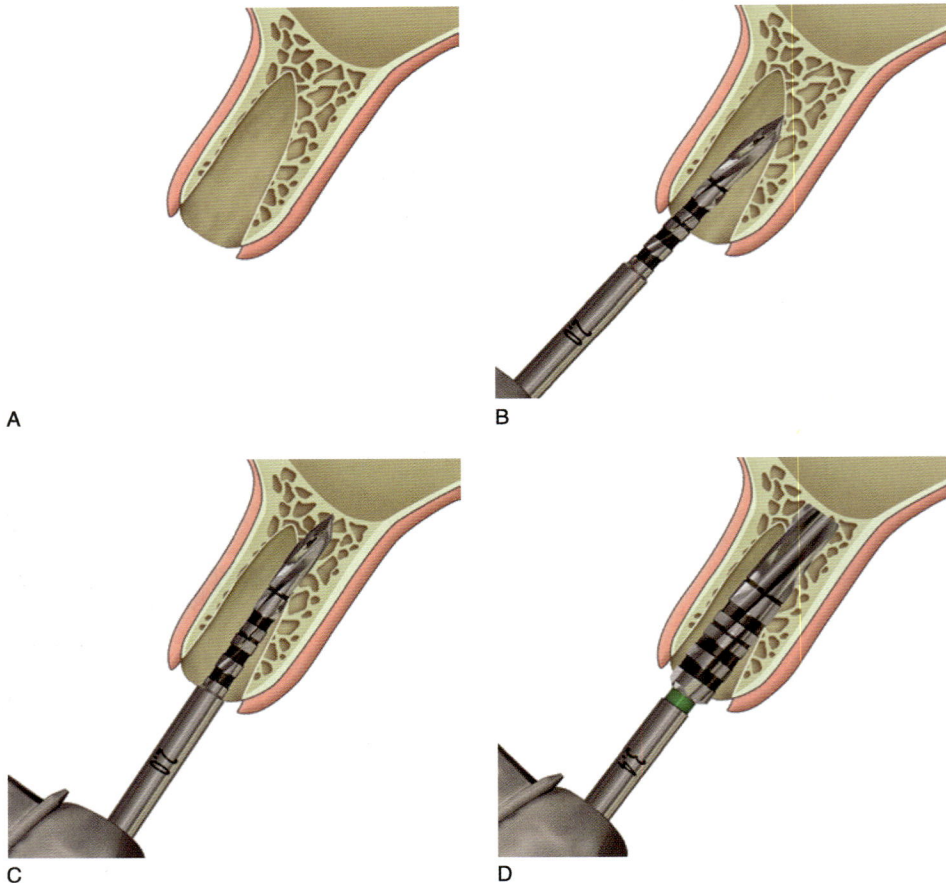

A

B

C

D

图 14-5 三维备孔技术。A. 对拔牙窝进行评估,确认骨壁完整且无感染;B.2mm 先锋钻在牙槽嵴顶向下 2/3 处穿透厚的腭侧筛状板,定位;C. 按对应解剖结构标志或预先计划的长度进行种植窝洞预备;D. 备孔方向保持与相邻牙齿的切缘呈同一角度(引自 Misch CE: *Contemporary implant dentistry*, ed 3, St Louis, 2008, Mosby.)

因此种植体周围会有宽至 2mm 的跳跃间隙。已有文献描述牙槽窝与种植体之间的冠状延伸空间呈板状、椭圆状或肾形[7]。唇侧骨板的自然吸收可能不会因为种植体的植入而停止，并且当唇侧骨板吸收时，种植体与骨的接触面积可能会减少[8]。

## 1. 可用骨高度

可用骨高度是牙缺失区牙槽嵴顶到相对的解剖结构标志之间的距离。前牙区的可用骨高度受到上颌鼻底或下颌骨下缘的限制。颌骨前部的高度最大，因为上颌窦和下牙槽神经限制了颌骨后部的可用骨高度。上颌尖牙隆突区通常是上颌前部可用骨的最大高度[9]。在上颌后牙区，由于上颌窦底的凹陷形态，上颌第一前磨牙的可用骨高度通常大于第二前磨牙，第二前磨牙的可用骨高

度大于磨牙。同样，下颌第一前磨牙区通常位于颏孔前方，是下颌后牙区可用垂直骨的最大高度。但有时，由于下颌神经管前襻的存在，该前磨牙位点的高度可能会比前牙区更低。下牙槽神经走行于下颌神经管中，最后穿出颏孔。后牙神经解剖对即刻种植有特殊的意义。即刻植入种植体的初期稳定性通常是利用拔牙位点的根方剩余骨量来实现的。在下颌后牙区，下牙槽神经的走行可分为 1～3 型，与之相应的根方骨量从没有到充足，手术风险也因此不同。此外，颏孔的变异也会增加在该区域即刻种植时损伤下牙槽神经的可能性（图14-6）。牙缺失区的可用骨高度是种植手术最重要的考虑因素，因为它同时影响种植体长度和牙冠高度。牙冠高度影响修复体受力因素和美学效果。此外，如果手术需要，垂直骨增量的效果比水平骨增量更难预测。

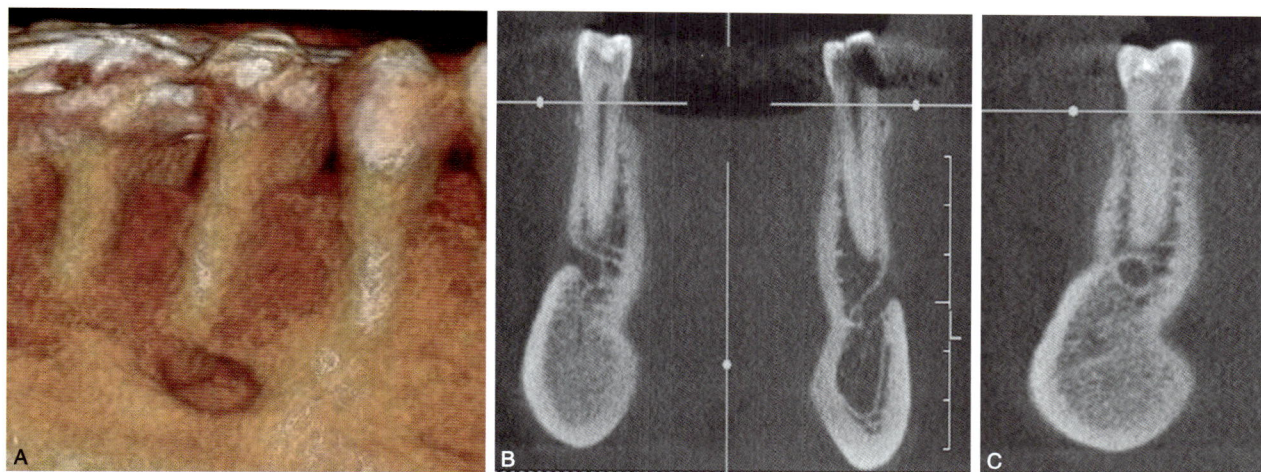

图 14-6 颏孔位置的变异。A. 三维图像重建显示前磨牙牙根位于颏孔内；B. 在25%～38%的患者中，颏孔位于前磨牙根尖的根方；C. 下颌神经管紧贴前磨牙根尖

## 2. 可用骨宽度

可用骨宽度是在拟种植的位点，牙槽嵴顶唇舌侧骨板之间的距离。它是影响骨内种植体长期存留的次要因素。剩余牙槽嵴顶通常是皮质骨，其密度比下方的松质骨高，尤其在下颌骨中。

因此，拔牙位点嵴顶皮质骨的缺失，使即刻种植的初期稳定性更难以实现。与其他骨缺损相比，在拔牙和即刻种植后常见的唇侧骨缺损的愈合更加复杂，效果更差[10]。

## 3. 可用骨长度

可用骨长度是指拔牙位点骨的近远中距离。

它最常受到邻近天然牙或种植体的限制。一般来说，种植体距离邻近天然牙至少 1.5mm，距离邻近种植体至少 3mm。这一距离不仅允许手术误差，而且还补偿了种植体或牙齿颈部凹陷的宽度，该宽度通常 <1.4mm，并可能随种植体直径和螺纹设计而变化。因此，如果种植体的颈部周围或患有牙周病的天然牙周围发生骨丧失，出现的垂直骨缺损通常不会扩展为水平骨缺损，从而导致邻近结构的骨丧失。

## 4. 剩余牙槽骨角度

剩余牙槽骨角度是可用骨量的另一个决定因素。原始牙槽骨角度是指相对于咬合平面的天然

牙根方向。理想情况下,它垂直于咬合平面,咬合平面与咬合力一致,并且与口腔修复体的长轴平行。牙齿的切面和咬合面遵循 Wilson 曲线和 Spee 曲线。因此,上颌牙齿的牙根向约 10.16cm 远的中心点倾斜。下颌牙齿牙根呈分叉状,因此,与牙根相比,下颌牙冠在后部更偏向于舌侧,而在前部更倾向于唇侧。下颌第一前磨牙牙尖通常垂直于其根尖。上颌前牙区是上下牙弓中唯一不延牙齿长轴负荷咬合的区域,而是通常以 12° 负荷咬合。因此,上颌前牙的牙根直径大于下颌前牙。在所有其他颌骨区域,牙齿垂直于 Wilson 曲线或 Spee 曲线负荷咬合。上颌前牙区可能还有唇侧骨凹陷,这通常要求种植体的植入角度更大或在植入时同期骨移植。宽度较窄的牙槽嵴通常需要采用同样小直径的根形种植体设计。与直径较大的设计相比,直径较小的种植体设计会产生更大的颈部应力,并且厂家可能不会提供与尺寸相匹配的个性化基台。此外,较窄的牙槽嵴使剩余牙槽骨的角度中可供种植体植入的角度受限。窄牙槽嵴通常将与相邻临床牙冠的轴线或垂直于咬合平面的轴线之间的可用牙槽骨角度限制在 20°[6]。上颌第一前磨牙区可用牙槽骨的角度可能会在种植体植入过程中给邻近的尖牙带来损伤风险(图 14-7)。

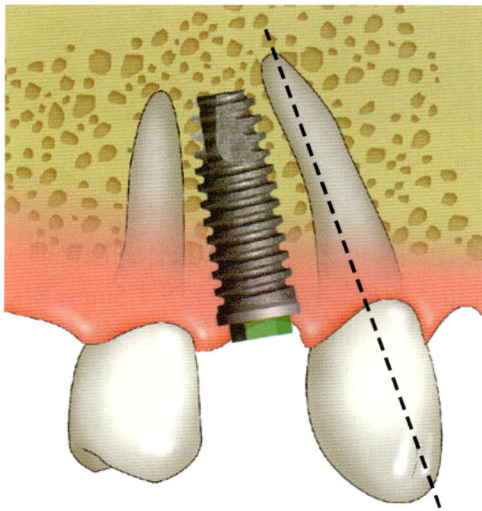

**图 14-7** 与上颌尖牙相邻的可用牙槽骨角度会增加牙齿损伤的风险
上颌第一前磨牙通常向远中倾斜,以保持与尖牙牙根平行。选择较短的种植体或锥形种植体可能会有优势。骨 - 种植体接触面积的这种限制可能会影响即刻种植体的初期稳定性(引自 Misch CE: *Contemporary implant dentistry*, ed 3, St Louis, 2008, Mosby.)

## (二)修复体类型

临床医生必须始终对终修复体类型及其相关的牙冠高度尺寸有预期,无论是单个牙冠还是全牙弓修复体。在拔牙后无牙颌的情况下,经常需要进行牙槽骨成形术,消除残留的即刻拔牙窝,从而使其与愈合后位点种植的方案相媲美。

当考虑为部分无牙颌患者行即刻种植时,根据所需的终修复体在牙弓内和牙弓之间的位置,被拔除后修复的牙齿空间的尺寸可能需要正畸评估和治疗。典型的例子是突出和倾斜的牙齿。

## (三)骨密度

骨质量或骨密度是指骨的内部结构,反映了骨的许多生物力学特性,如强度和弹性模量。在种植修复过程中,拟种植位点的可用骨的骨密度是治疗计划、种植体设计、手术入路、愈合时间和初始渐进性骨负荷的决定性因素。骨质量通常取决于牙弓的位置。最致密的骨通常位于下颌骨的前部,密度较低的骨位于上颌骨的前部和下颌骨的后部,密度最低的骨通常位于上颌骨的后部。几个独立的研究小组也报道了除牙弓的位置外与骨密度相关的种植失败率的不同。Johns 等报道了在中等骨密度下种植的失败率为 3%,但在最差的骨密度类型中种植失败率为 28%[11]。Smedberg 等在最差的骨密度下报道了 36% 的种植失败率[12]。种植体存留率的降低与骨密度的关系通常大于与牙弓位置的关系。在一项长达 15 年的随访研究中,Snauwaert 等报道了上颌骨种植每年的早期和晚期失败更为常见[13]。Hermann 等[14]发现种植失败与患者因素密切相关,包括骨质量因素,特别是当伴随着骨量不足时。骨质量直接关系到即刻种植能否获得可接受的初期稳定性,以及所有种植方案的远期成功率。

## (四)解剖定位

对于即刻种植,了解拟种植的解剖位置的骨特征将有助于制订适当的治疗方案,以获得短期和长期的成功。颌骨区域可用骨量和骨密度的差异已在前文描述。在制订术前初步的治疗方案时,通常将上颌骨前部认为 D3 类骨,上颌骨后部认为

D4 类骨，下颌骨前部认为 D2 类骨，下颌骨后部认为 D3 类骨。牙槽骨改建，包括骨密度的丧失，主要与该区域牙缺失（因此无骨负荷）的时间长度、骨的初始密度，以及下颌骨抗弯曲和扭转强度有关。即刻种植基于这样的事实，具有在牙齿脱落后颌骨的骨密度开始下降之前进行种植的优势。

## （五）细菌感染 / 共存病理学

与在愈合后具有良好骨质的牙槽骨中种植相比，即刻种植通常被认为是一种更复杂的手术操作。感染的存在为这种复杂性增加了一个额外的变量。感染可分为根尖周感染、牙髓感染、牙髓牙周联合感染和牙周感染。多项研究发现，植入在感染牙槽窝内的即刻种植体的存留率与植入在未感染牙槽窝或愈合后的牙槽骨中的种植体的存留率相似[15-17]。然而，在参考这些综述研究时，应该考虑到感染的分类在不同的研究中往往是模糊的和不同的。

## （六）生物力学过载问题

即刻种植后即刻修复、即刻负荷已被证明可以缩短治疗时间。文献中已经描述了许多不同的即刻负荷方案（Schnitman、T Arnow、Misch）[18-20]。然而，一个公认的问题是咬合过载的风险。通常，在种植手术后的第 1 周，即刻负荷咬合过载的风险被认为是最高的。实际上，种植体植入当天的骨界面强度比 3 个月后更高[21]。由于手术备洞植入，种植窝洞周边的排列有序的、矿化的板层骨转变为排列无序、矿化程度较低的编织骨[22]。种植体 - 骨界面在手术植入后 3～6 周最弱，最有可能过载，因为手术创伤会导致在这段时间内矿化和无组织程度最低的骨界面进行骨重塑。Buchs 等的一份临床报告发现，即刻负荷的种植体失败主要发生在种植后 3～5 周，且没有发生感染[23]。除了掌握即刻种植所需的程序和技术外，即刻负荷技术要求临床医生能够解决和控制咬合过载和骨重塑可能会出现的问题。

## （七）学习曲线

临床经验已被证明会影响口腔种植治疗的结果。Lambert 报道，从一期手术到二期手术，手术经验可能会影响牙种植体的成功率[24]。Preiskel 等的结论是，2 年的手术经验差异可以对未负荷种植体的失败率产生重大影响[25]。Geckii 指出，外科医生随着 5 年时间内技术的提高，种植失败率从 4.6% 下降到 1.6%[26]。在 Smith 进行的一项为期 6 年的研究中，即刻种植往往进行同期骨增量的这一因素，被认为会对种植成功率产生负面影响。该研究报道即刻种植总体 1 年存留率为 94%，5 年存留率为 92.8%。此外，由于治疗计划或手术操作错误而导致的技术性失败的比例相对较高，占术中失败病例的 33% 和晚期失败病例的 14%，这是由于年轻医生的经验水平导致的[27]。

## （八）种植体尺寸

### 缺失的一颗或多颗牙齿的长度

修复体类型、骨密度和预期负荷因素是种植体尺寸、设计、数量、表面处理和渐进性负荷是否需要及方法的影响因素。

种植体的宽度尺寸往往受到相邻牙齿或种植体的限制。一般来说，种植体距离邻近天然牙至少 1.5mm，距离邻近种植体至少 3mm。这一距离不仅允许手术误差，而且还补偿了种植体或牙齿颈部凹陷的宽度，该宽度通常 <1.4mm。因此，如果种植体的颈部模块周围或患有牙周病的天然牙周围发生骨丧失，出现的垂直骨缺损通常不会扩展为水平骨缺损，从而导致邻近结构的骨丧失[28]。单个或多个相邻种植体的理想宽度通常与在该位置缺失的天然牙有关。天然牙在邻面接触点宽度最大，在釉牙骨质界（CEJ）处较窄，在 CEJ 下方 2mm 处的原始牙槽嵴顶处更窄。理想的种植体直径对应于天然牙 CEJ 下方 2mm 的宽度，如果此处距离邻牙也有 1.5mm。这样，种植牙冠穿龈形态可以类似于天然牙（表 14-2）[6]。与拔牙窝相比，在已愈合的牙槽骨基于这些参数选择最理想的种植体尺寸要容易得多。理想的治疗方案中种植体长度应为 12mm 或更长，大多数前牙种植体直径为 4mm，磨牙区则为 5mm 或更大[29]。当由于骨量不足而不能植入理想尺寸的种植体时，除了骨增量，还有一种替代方案是通过修改种植体的设计来增加种植体的表面积[6]。

## （九）种植体设计

口腔种植学最可预测的方面似乎是从种植体

**表 14-2　上颌前牙的尺寸**

| 牙齿的类型和数量 | 近远中牙冠（mm） | 近远中颈部（mm） | 近远中釉牙骨质界（-2mm） | 颊舌向牙冠（mm） | 颊舌向颈部（mm） |
|---|---|---|---|---|---|
| 中切牙 | 8.6 | 6.4 | 5.5 | 7.1 | 6.4 |
| 侧切牙 | 6.6 | 4.7 | 4.3 | 6.2 | 5.8 |
| 尖牙 | 7.6 | 5.6 | 4.6 | 8.1 | 7.6 |

（引自 Misch CE：*Contemporary implant dentistry*，ed 3，St Louis，2008，Mosby.）

植入到取出的手术成功率；无论种植体设计或尺寸如何，手术成功率通常都高于 98%[30-36]。然而，种植体设计的考量因素应该以长期稳定的成功为目的，而不仅仅是短期的手术植入成功；与减少并发症的发生相比，为了植入手术方便而进行种植体设计似乎不是整个与种植修复相关的长期过程中最重要的方面。考虑到种植体长期存留和种植体周围组织健康的需要，种植体设计的选择要点应包括钛合金材料、表面粗糙处理、锥形颈部模块和方形螺纹设计[37,38]。

　　许多生物相容性材料无法承受可能施加在口腔种植体上的负荷的类型和大小。钛和钛合金在牙科和整形外科中的成功应用已有很长的历史。钛及其合金良好的生物相容性已经得到了很好的证明。在所有金属生物材料中，钛-铝-钒合金（Ti-6Al-4V）在机械和物理性能、耐腐蚀性和一般生物相容性方面的组合最具吸引力[39,40]。与其他等级的钛相比，钛合金的主要优势是其强度。考虑到口腔种植体所承受的负荷情况，极限强度和疲劳强度是首要考量因素，这些负荷情况仍会使合金面临断裂风险（图 14-8）。

　　颈部模块设计对种植体整体设计有重要影响。造成种植体颈部边缘骨丧失的原因至少有 6 种，包括"生物宽度"的形成和种植体在正常负荷后的咬合过载[6]。考虑到种植体承受的负荷情况，极限强度和疲劳强度是首要考量因素，并且仍可能使理想尺寸的种植体面临折断风险。种植体的颈部模块应略大于种植体的外螺纹直径（图 14-9）。这样，颈部模块可以完全封闭种植窝洞，在愈合后牙槽骨位点种植的初始愈合过程中，提供屏障阻止细菌或纤维组织的进入。更大的颈部所产生的骨接触也可以在植入后提供更大的初期稳定性，特别是在较软的未成熟骨中，因为它可以压迫牙槽嵴顶区域。在即刻种植的情况下，如果有颈部骨接触，通常是在舌侧或腭侧，将有助于提供初期稳定性。颈部模块的下一个设计考量与咬合负荷有关。大多数咬合应力发生在种植体设计的颈部区域（图 14-10）。光滑、平行的种植体颈部模块会增加负荷后骨丧失的风险，而任何颈部模块的设计，比如在种植体颈部模块上加入有角度的几何形状或凹槽，再加上增加骨接触的表面纹理，将对邻近的骨施加有益的压缩应力，降低骨丧失的风险（图 14-11）。

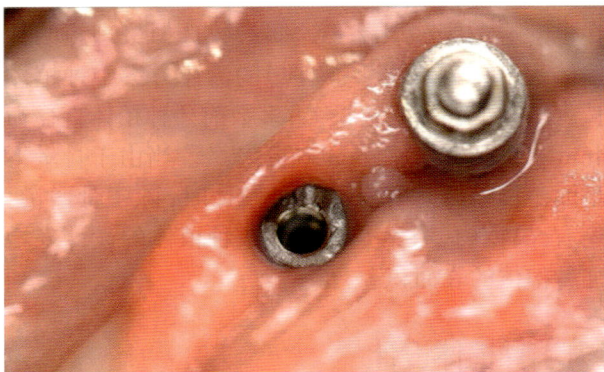

图 14-8　5mm 直径的外六角连接种植体折裂（BioHorizons IPH，Inc.）

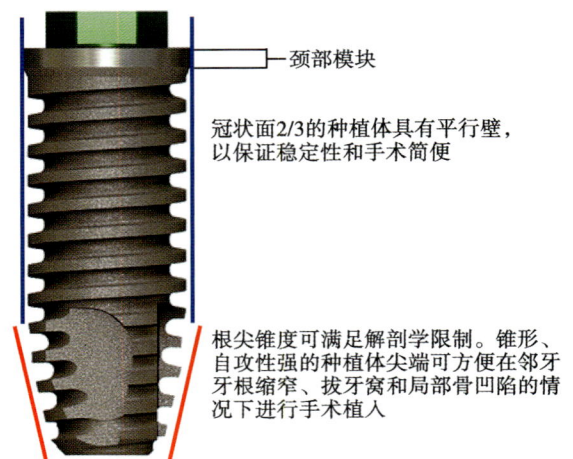

颈部模块

冠状面 2/3 的种植体具有平行壁，以保证稳定性和手术简便

根尖锥度可满足解剖学限制。锥形、自攻性强的种植体尖端可方便在邻牙牙根缩窄、拔牙窝和局部骨凹陷的情况下进行手术植入

图 14-9　直径 5mm 的合金种植体折裂。在愈合后或骨增量后的位点选择不太复杂的术式以及理想的种植体尺寸可以最大限度地减少这种并发症（引自 Misch CE：*Contemporary implant dentistry*，ed 3，St Louis，2008，Mosby.）

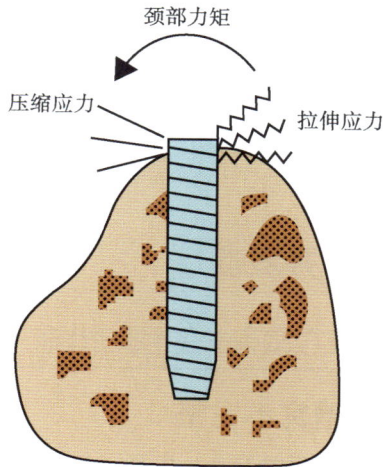

图 14-10　种植体周围的应力在嵴顶附近较高

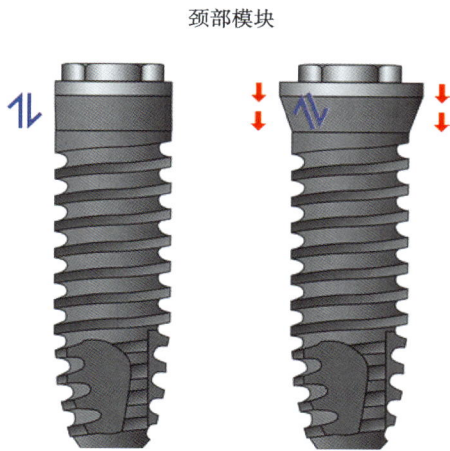

图 14-11　带有圆柱形金属颈圈的颈部模块主要将剪切力传递到骨骼（左）（引自 Misch CE：*Contemporary implant dentistry*，ed 3，St Louis，2008，Mosby.）

种植体的表面处理对于即刻植入的种植体的愈合尤为重要。与光滑的金属相比，粗糙种植体表面的骨结合率（BIC）在初期愈合过程中会增加[41]。最后，尽管螺纹形状的选择应该针对长期的负荷功能进行优化，但是螺纹形状可能会影响骨结合的初期愈合阶段。Steigenga 等的一项动物研究比较了 3 种具有相同种植体宽度、长度、螺纹数、螺纹深度和表面处理的螺纹形状。V 形螺纹和锯齿形螺纹在初期愈合后具有相似的 BIC 和相似的取出种植体时的反向扭矩值。方形螺纹设计（图 14-12）具有更高的 BIC 和更大的反向扭矩测试值[38]。

## 与即刻种植方案相关的潜在并发症

在唇侧骨板缺失的情况下，通过引导骨再生（GBR）在种植体唇侧再生的骨通常是未成熟的编织骨，由于咬合过载，这种骨更容易被吸收。为了提高 GBR 的成功率，拔牙后即刻种植的技术通常将种植体植入到唇侧骨板下方 2mm 或更深的位置（已经比腭侧骨板更偏向根方），然后植入生物材料，如脱蛋白牛骨、磷酸钙（$CaPO_4$）、可吸收羟基磷灰石（HA）、同种异体骨和/或自体骨，来填充唇侧骨缺损，同时覆盖或不覆盖结缔组织移植物和/或膜。关于即刻种植，已经提出了许多分类和方案。几乎所有这些技术都能使种植体获得刚性固定。然而，种植治疗的目标并不仅限于刚性固定。如果不能获得适当的美学效果和健康参数，就会影响效果，并增加美学

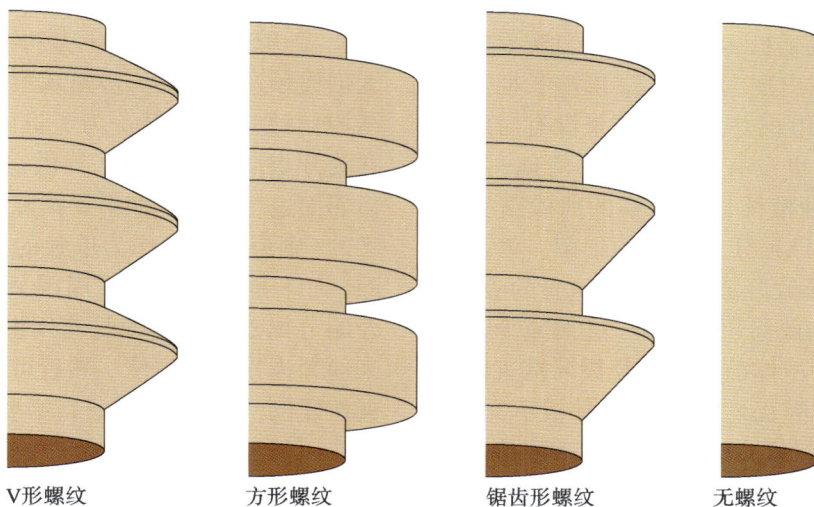

图 14-12　种植体设计中的标准螺纹形状。V 形螺纹、方形螺纹、锯齿形螺纹和无螺纹［引自 Steigenga J，et al：J Perodontol 75（9）：1233-1241，2004］

或种植失败的风险[42]。当种植体埋入嵴顶下方时，种植体平台与邻牙 CEJ 的顶端距离可能长达 4mm，这会增加牙冠的解剖高度和种植体周袋的深度，尤其是在第 1 年颈部骨吸收后。此外，如果在钛种植体周围使用人工合成骨移植物，会形成密度较低的骨质，这也限制了种植体的骨接触。由种植体周围的屏障膜引导再生的这种密度较低的骨的承受负荷的能力似乎有限，动物研究表明，负荷后可能会损失多达 85%[43]。一种可能的解释是，种植体周围没有血管；相反，它减少了缺损处骨壁的数量，限制了骨移植的血液供应。因此，骨形成的可能性较小，即使形成了骨，其密度也较低，一旦种植体负荷，骨吸收的风险也更大。虽然在植骨时一期关闭软组织创口可以提供更可预测的结果，但使用即刻种植技术关闭创口可能会更加困难。虽然不提倡使用这种方式，但通常会对唇侧组织进行反折处理覆盖拔牙窝。这项技术会进一步影响唇侧皮质骨的血液供应，同时由于唇侧组织被置于拔牙窝上，也会减少唇侧角化牙龈的宽度。因此，在一期愈合后，可能需要采用某种类型的软组织修复术，以恢复唇侧附着和角化牙龈。唇侧骨板通常会在基台 - 种植体连接处（在大多数情况下，基台 - 种植体连接处已经沉入嵴顶以下，腭侧骨板以下几毫米）下方 0.5mm 处重塑。骨丧失可能会持续到第一个螺纹的位置（种植体颈部模块设计的结果），然后稳定在骨密度较高的区域。因此，经常显示在面中部牙齿位置软组织袋深度超过 7～8mm。有记录显示，在 5mm 或更深的软组织袋中存在厌氧微生物。在良好的卫生条件下，软组织通常也会退缩，从而导致临床牙冠延长，由于缺乏适当诱导的牙间乳头而在邻间隙出现"黑三角"，影响长期美学效果和 / 或导致软组织并发症。如果没有对病例进行审慎的选择，也没有进行彻底的清创，那么术后即刻植入的种植体周围感染的风险就会增加，因为其中存在导致牙齿脱落的细菌。渗出液会降低 pH，从而导致溶液介导的移植骨的吸收，并使种植体受到细菌涂层的污染，进而减少骨接触。如果在植入种植体前对大直径拔牙窝进行植骨，就可以改善骨界面。如果唇侧骨板不完整，则需补充自体骨和 / 或 GBR。延迟植入种植体的方法似乎在种植前促进了毛细血管的再生和骨小梁的形成，促进了种植体 - 骨界面的形成[44]。分期治疗方案可以使软组织在拔牙位点形成肉芽，

从而增加附着龈区域。在植入种植体之前，可以对增量的结果进行评估，而不是在植入种植体后再处理。这样就可以将种植体植入到相对于牙槽骨和邻牙的理想位置，并与最终修复体的轮廓保持一致[6]。

## 二、术中并发症

### 与即刻种植方案有关的预防措施

#### 1. 存在牙槽窝不完整

在完整的牙槽窝内，拔牙位点种植体周围的骨填充是最有利的。然而临床上常常会遇到不完整的牙槽窝，这可能与拔牙前牙齿的状况或拔牙过程有关。如果临床医生只期望有一个完整的牙槽窝，这种意料之外的骨丧失在程度和解剖结构上可能会让临床医生措手不及。

#### 2. 预防措施

（1）完善的治疗前评估：通过仔细的术前临床检查，包括牙周探诊、二维和三维 X 线片，可以预测拔牙后骨缺损的类型（如存在骨壁的量）。这些临床数据，包括附着水平，有助于检查是否存在诸如骨裂的骨缺损。

（2）无创拔牙：一旦确定要拔除一颗天然牙齿，就需要采取维持或获得所需周围软硬组织的方法。由于骨膜为皮质骨提供了 80% 以上的血液供应，因此避免软组织损伤可减少下方骨的骨丧失[45]。天然牙的拔除首先要在龈沟内切开，最好使用薄的手术刀刀片而不是钝的刀片，围绕牙齿 360° 做切口，以切断骨上方的结缔组织附着纤维。无创拔牙过程的下一步是观察牙冠和牙根的解剖结构，特别是多根牙。为了防止对邻牙造成损伤，并为牙根周围的骨扩张提供空间，可能需要对牙齿邻面进行磨除。如果要拔除的牙齿的牙根是分叉的，则应将它们作为单独的单元进行切分和拔除，而不是冒着牙根或周围牙槽骨折裂的风险。牙龈分离器和牙挺都是利用楔形物的机械优势，来使牙齿松动及脱位。然后可以使用传统的牙钳夹住牙齿，在拔除前再进行必要的松动。或者，可以使用基于生物力学的牙钳（物理牙钳）。这种牙钳的机械优势更强，可以在不施加旋转力的情况下拔除牙齿，从而最大限度地减少牙槽骨骨折的可能性[46]。

## 3. 治疗方案

（1）**放弃手术**：根据残存的牙槽骨缺损的程度，如果担心或怀疑植骨所需的技能，临床医生可以考虑放弃手术。

（2）**骨移植**：使用的骨移植材料和术式取决于拔牙后剩余的骨壁数量（图 14-13）[47]。

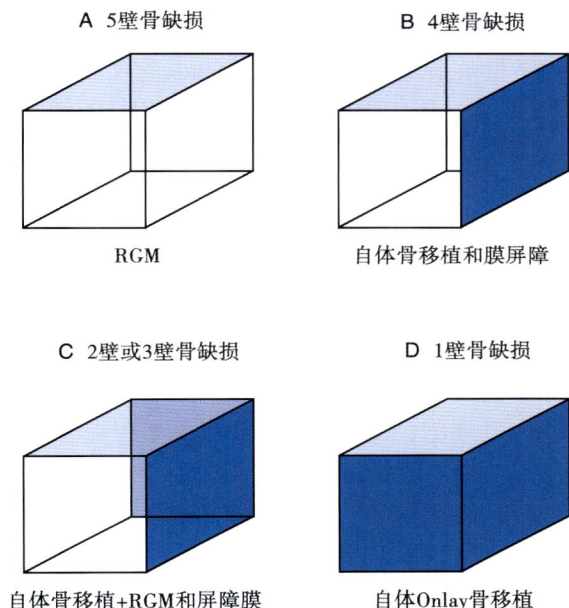

图 14-13　植骨材料和骨增量术式与剩余骨壁的数量有关。A. 厚的 5 壁骨缺损可以使用任何可吸收移植材料（RGM）；B.4 壁缺损需要自体骨移植或矿化同种异体骨、同种异体骨和屏障膜；C.2 壁或 3 壁骨缺损可以使用一些同种异体 / 矿化异体骨移植，但也应该使用自体骨移植和屏障膜；D.1 壁骨缺损使用自体皮质骨移植固定在宿主骨上的效果最理想（引自 Misch CE: *Contemporary implant dentistry*, ed 3, St Louis, 2008, Mosby.）

①**厚 5 壁骨缺损**：骨再生可使剩余牙槽骨恢复完整的形态和骨体积。这种情况多发生在拔牙位点周围有 5 层厚的骨壁时。在这种情况下，可预测的骨再生的大部分关键因素都已具备，拔牙窝内的骨再生通常不会损失宽度或高度。对没有病理改变的牙齿进行无创性拔牙，为可预测的骨再生提供了许多必要的条件。拔牙位点周围的软组织开始在拔牙窝内的血凝块和肉芽组织上生长，并在 2～3 周内覆盖该位点。

②**4～5 壁骨缺损**：当牙槽窝周围的唇侧骨板缺失时，该壁的缺失会阻碍空间的维持，减少宿主成骨的血管化，取而代之的是软组织的血管化。牙缺失区唇侧骨板水平永远不会超过天然牙唇侧

皮质骨板的骨高度。为了获得理想的骨体积和外形，必须使用骨增量手术。侧壁缺失的牙槽窝严重受损，机体通过修复而不是再生来愈合。拔牙完成后，首先要评估的是唇侧骨板和腭侧骨板的厚度及其与理想骨量的相对高度。当一侧骨板的厚度 <1.5mm 或需要恢复骨高度时，即使存在 5 个骨壁，也需要进行骨移植。类似地，当唇侧骨板缺失时，也可以使用骨增量手术。有两种术式可供选择，一种是屏障膜（barrier membrane，BM）加矿化同种异体骨 / 冻干骨（freeze-dried bone，FDB）的牙槽窝充填术，另一种是改良的牙槽窝封闭手术。

③**同种异体骨 / 冻干骨并覆盖屏障膜**：如果还需要进行软组织增量，选择脱细胞真皮基质作为屏障膜；当软组织轮廓不是问题时，使用胶原膜。使用牙骨凿或薄的骨膜剥离器在骨膜下打通隧道，并将软组织从骨薄壁上抬起。这条隧道应延伸到骨增量位点以外数毫米。然后，将屏障膜滑入组织下形成的"口袋"，并向拔牙位点的根尖、近中和远中方向延伸。屏障膜应超出边缘组织 6～8mm。当骨板较薄时，拔牙窝可以填充 FDB（如 MinerOss，Puros）或矿化 HA 源骨基质（如 BioOss，Osteograf-N）。当唇侧骨板缺失时，可在根尖区植入 FDB，但应在拔牙窝上半部植入颗粒状自体骨。窝洞近中、远中和腭侧的骨壁为自体骨移植提供成骨血管。然后，胶原蛋白或异体真皮的延伸部分覆盖在牙槽窝的顶部，并塞入腭侧组织的下方。然后在屏障膜的顶部进行缝合。由于软组织需要在牙槽窝上爬行愈合，对软组织的轮廓有利，因此不进行软组织的一期关闭。4～6 个月后重新入路进行种植手术。实施种植手术的临床时间取决于根尖周 X 线片上皮质骨衬里（筛状板）的消失。一旦出现这种情况，就可以植入种植体，然后进行常规的愈合和修复。

④**牙槽窝封闭手术**：Misch 等开发了一种由结缔组织、骨膜和骨小梁组成的复合型移植物牙槽窝封闭手术，用于封闭新鲜的拔牙窝[48,49]。与角化牙龈移植物相比，结缔组织移植物的优势在于能与周围附着的牙龈区域相融合，提供类似上皮的颜色和质地。这在上颌前牙区和其他美学区最为有利。复合移植物还含有自体骨。自体骨的主要优点是成骨更快和更可预测。这项技术可以在任何时候作为拔牙和种植手术的替代方案。它是在低速、高扭矩的手机上使用一个 6～10mm 的环

钻磨头（与拔牙位点的直径相对应）来采集带有下层骨的牙龈移植物。最常见的口腔内复合移植物取材部位是上颌结节区。用组织剪修剪骨核（通常高5～10mm）和附着的软组织（厚约3mm）上皮，留下3～6mm的结缔组织附着在骨核上。使用锤子和钝器将其敲击到位，压缩骨核，使其与牙槽嵴轮廓相吻合。然后唇侧和腭侧用4-0Vicryl缝线间断缝合移植物的结缔组织部分与周围的牙龈组织。在拔牙后的最初几周内，禁止戴用可摘过渡性义齿；否则，复合移植物可能会发生移位分离。具有完整骨膜层的骨移植可加速血管重建并缩短愈合时间[50,51]。因此，可以在4～5个月后再次入路行种植手术，并且通常可以植入理想直径的种植体。

**（3）2～3壁骨缺损**：2～3壁骨缺损的治疗方法与4壁骨缺损非常相似。但由于缺损面积较大，植骨时需要更多的自体骨。与4壁骨缺损在拔牙窝上半部使用自体骨移植相比，使用一整层自体骨对2～3壁骨缺损来说是有益的。因此，更多情况下需要下颌骨作为供体部位。最常见的2～3壁骨缺损是拔牙位点除唇侧骨壁外还有其他骨壁缺损。由于近中和远中骨壁通常存在，因此与一壁骨缺损相比，植骨效果更容易预测。术后较少出现伤口裂开的并发症，因为在缺损周围的剩余牙槽嵴有软组织支撑外形。

**（4）1壁骨缺损**：针对此类型的骨缺损，骨增量通常应用GBR或块状骨移植技术。关于牙缺失区骨增量的几种技术已经讨论过，每种骨再生技术各有利弊。虽然本章将重点讨论颗粒状骨移植技术，但临床医生需要根据缺损的大小、预期的软组织轮廓、愈合时间和技能/经验水平，仔细辨别骨增量病例的范围和目标。

①**屏障膜和引导骨再生**：对于所有类型骨缺损或骨量不足，使用GBR程序都有缺点。使用屏障膜增加骨的高度和宽度，增量范围通常在3～4mm以下。GBR软组织轮廓更难预测。GBR需要较长的愈合时间。再生的骨质通常不太理想。GBR的概念是将屏障膜直接放置在骨缺损上方和软组织（包括骨膜）下方，然后一期关闭创口。一般认为，骨膜是骨形成的成骨细胞的来源，参与了骨增量过程。然而，这种观点显然是不正确的。当骨膜直接覆盖在颗粒状骨移植物上时，骨膜下不会成骨。相反，在表面可以观察到纤维组织。而将屏障膜放置在颗粒状骨移植物上时，就能发

现成骨。新骨从宿主骨缺损周围的骨壁上形成，并沿着新生血管生长到由膜或颗粒状骨移植物提供的空间中。GBR使用的屏障膜种类很多。用于GBR的可吸收屏障膜主要有3类：胶原蛋白膜、聚乳酸/聚乙醇酸膜和脱细胞真皮基质。理想的屏障膜应该具有可吸收性（但维持时间要足够长，以形成可预测的骨），限制组织运动，并在必要时增加骨移植物上的组织厚度。对不同吸收率（6周～6个月）的GBR进行的临床研究往往显示出相似的骨增量效果。其中包括Biomend，它的吸收周期为4～8周。BioGuide是一种由Ⅰ型和Ⅲ型猪胶原蛋白制成的双层胶原蛋白膜，吸收周期为2～4周。Ossix是一种猪源屏障膜，可能需要6个月以上的时间才能吸收。看起来，一旦宿主成骨新生血管生长到骨移植物空间，其他关键因素（如移植物的固定）就会变得更加重要。另一种类型的屏障膜是异体真皮（LifeCell Corporation）。这种同种异体真皮移植物是深层皮肤组织，经过处理后去除所有细胞，留下无细胞真皮基质。其上胶原蛋白、弹性蛋白和蛋白多糖仍然存在，因此可以获得惰性的无血管结缔组织[52]。因此，脱细胞同种异体移植物在6周后可以完全永久地融入软组织，而不是像胶原屏障膜一样吸收，从而增加移植部位的软组织厚度。这对需要软组织轮廓的美学区是有益的。因为它与覆盖的软组织结合，可能会形成一个固定的组织区域。这有利于颗粒移植物的固定和修复体戴入后种植体周围软组织的维护。

②**种植体植入和引导骨再生**：在动物和人体试验中，都有在植入种植体时同期引导骨再生的成功报道[45,53]。在大多数报道中，种植体的螺纹只暴露在一侧。当GBR只针对宽度而不是宽度和高度时，那么手术的风险就会降低。这项技术与前面介绍的技术非常相似。种植位点的种植窝洞应预备到（在可能的情况下）相对的解剖结构标志，并从钻头中收集骨屑。种植体的长度不需要与种植窝洞一样深，但额外的深度可以获取更多的骨屑。在种植体周围的皮质骨上打孔（避开完整的侧壁骨板上方），将帐篷螺钉、自体骨移植物、第二层脱矿冻干骨（DFDB）（30%）、冻干骨（FDB）（70%）、富含血小板血浆（PRP）和移植物顶部用屏障膜覆盖，并一期关闭软组织。GBR最困难的部分是在种植体植入时确保种植体植入到理想的修复位置上，而不是偏向腭侧（舌侧）的位

置或倾斜以接触更多的宿主骨。不应为了提高骨移植的成功率或骨结合率而改变种植体的位置。植入种植体的作用是修复牙齿，而不是植骨。当种植体因宿主骨量不足而无法植入到正确位置（3 个平面）时，只能先进行植骨。只有在骨再生完成后，才能植入种植体。值得注意的是，在口腔的前部，只要唇侧骨板厚度＜1.5mm，就可以在唇侧骨板上进行 GBR 手术（使用脱细胞真皮基质）。这样可以降低导致种植体牙冠颈部软组织退缩或凹陷的颈部边缘骨丧失的风险（图 14-14）。

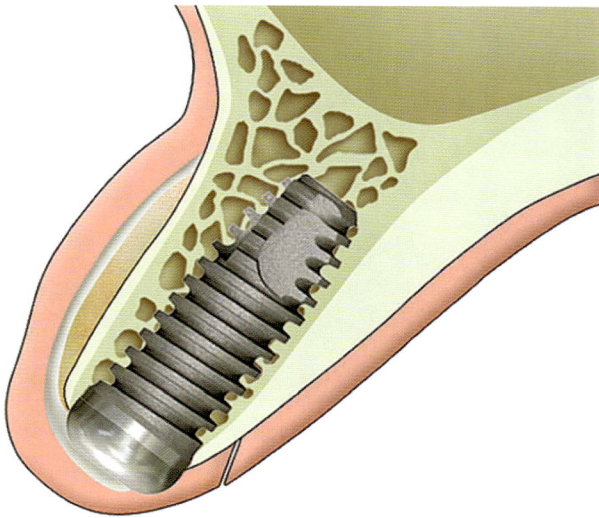

图 14-14　种植体可以植入到正确的位置，但唇侧骨板厚度＜1.5mm。当唇侧骨板较薄，骨丧失会增加美学风险时，需要在种植体的唇侧进行植骨并覆盖屏障膜（引自 Misch CE：*Contemporary implant dentistry*，ed 3，St Louis，2008，Mosby.）

在拔牙后立即植入种植体时，如果条件允许，可以在不影响理想修复体的情况下植入种植体，这时就可以使用 GBR 程序。种植体的窝洞预备到对应的解剖结构标志。将自体移植材料置于种植体上方，完全填充拔牙缺损。在唇侧骨板较薄或缺失时放置第二层移植材料并覆盖屏障膜。当唇侧骨板缺失时，首选软组织一期闭合（图 14-15）。如果无法维持一期闭合，将直接影响植骨的成功率（图 14-16 和图 14-17）。

## 4. 无法实现初期稳定性

种植体稳定性在评价治疗效果中起着重要作用[54]。初期稳定性是指种植体放置后在骨组织中不发生移动。其背后的原理与长骨骨折复位的原

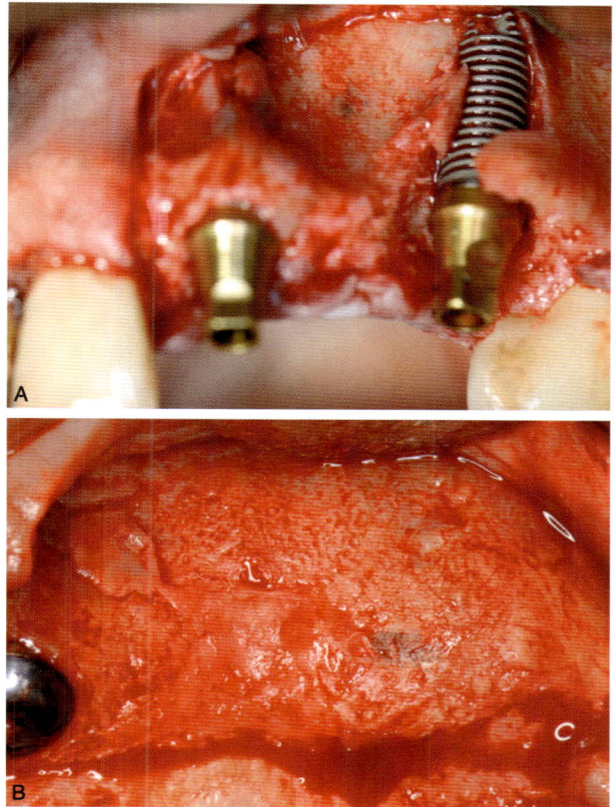

图 14-15　A. 在尖牙拔除部位即刻种植，唇侧骨板受损；B. 创口一期闭合 6 个月后的骨再生效果

理相同；长骨骨折的两端进行复位时，为使骨折愈合，骨片之间绝对不能有任何移动[55]。这是因为，即使是微米级的移动也会产生应力或应变，从而阻碍骨间隙中新细胞的形成。同样，在种植体愈合过程中，50～150μm 的微动可能会在骨 - 种植体界面形成纤维组织，从而诱导骨吸收，对骨整合和骨重塑产生负面影响[55]。

在骨小梁密度不理想的拔牙位点，可能很难实现种植体的初期稳定性。即使在已经愈合的部位，也有种植体移位到重要结构或过于接近这些结构的病例，如下颌管[56]或上颌窦[57]。种植体移位或移入筛窦、鼻底或颅前窝的情况也有报道[58-60]。

与愈合后具有理想骨量的牙槽骨不同，由于存在的剩余骨量较少，而且拔牙位点冠状面的解剖宽度往往比植入的种植体更宽，因此新鲜拔牙位点通常更难实现初期稳定性。与在均质骨密度下进行的手术相比，骨密度的潜在变化可能造成对种植窝洞预备和种植体植入的方案进行多次修改。因此，在尝试植入后，临床医生可能会面临一个初期稳定性不佳的可移动的种植体。

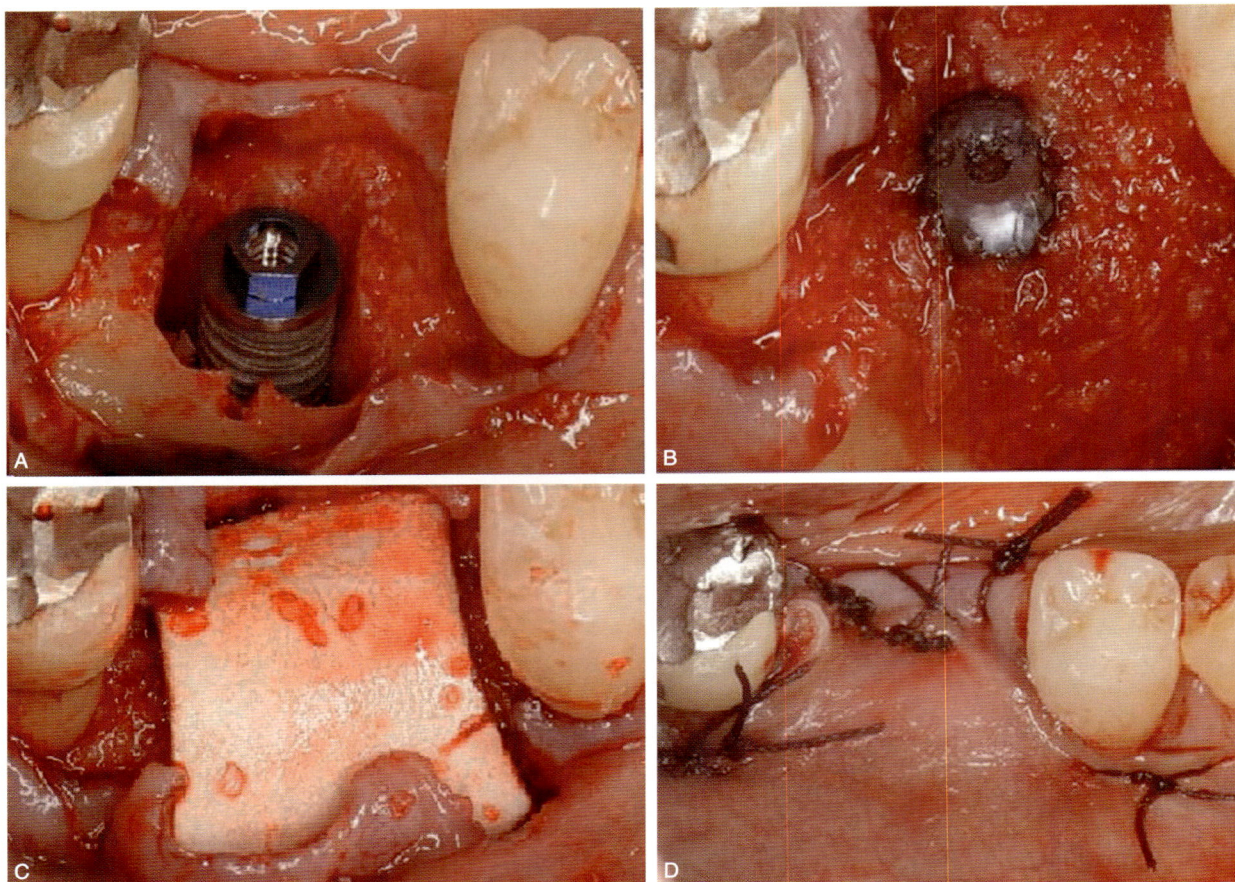

图 14-16　磨牙位点即刻种植。A. 种植体埋入，不破坏颊侧骨板；B. 同种异体骨移植物填充空隙；C. 放置引导骨再生膜；D. 关闭创口

## 5. 预防

**（1）在适当的位置、按一定顺序预备种植窝洞**：根据要拔除的牙齿和要植入的种植体的大小尺寸，种植体将沿着原始拔牙窝表面的某处植入到超过牙根的深度，为种植体提供机械固位[61]。如一般注意事项部分所述，前牙区域的 1/2～2/3 深度位置植入剩余舌侧骨板，以实现刚性固定。对于上颌后牙，先锋钻定位应偏离中心，朝向根间隔的舌侧。对于下颌后牙，先锋钻定位于牙根间隔的近中。Lindemann 钻针对于确定和修改备洞方向非常有用。这种多平面准备过程的目的是在不损伤颊侧骨壁的情况下，在正确的修复位置备洞植入种植体。

**（2）种植窝洞宽度过小预备，深度超预备**：Misch 最初提出了一种方案，该方案将治疗计划、种植体选择、手术方法、愈合方案和修复体初始负荷调整为适用于所有骨密度和所有牙弓位置，结果是所有骨密度的种植体都取得了相似的成功率[6]。

为了辅助进行骨质评估，Cavallo 建议临床医生使用 2mm 麻花钻来确定牙槽骨的骨密度，并介绍了如何利用这些信息来改变备洞方案和随后的修复体设计[62]。这些概念同样适用于即刻种植。

剩余的天然牙槽骨的密度会影响获得足够的初期稳定性的能力。对于前牙单根牙，利用根尖深部的骨质和部分或全部牙槽窝侧壁有助于获得足够的初期稳定性。对于后牙种植体，下牙槽神经和上颌窦等重要结构限制了根尖深部的骨能提供的稳定性。此外，有限的天然牙槽骨在窝洞预备和种植体植入的手术创伤后会发生重塑。这种创伤会导致骨-种植体界面的弱化，并可能对种植体的稳定性产生不利影响。通常情况下，初期稳定性不足的问题可能在 4～6 周后才会显现出来；与 3 个月后相比，种植体植入当天的骨界面更加牢固。种植体窝洞预备和种植体植入的手术过程会导致种植体界面周围的骨修复出现局部加速现象。由于手术备洞植入，排列有序、矿化的板层骨在种植体周围变为排列无序、矿化程度较低的编织修

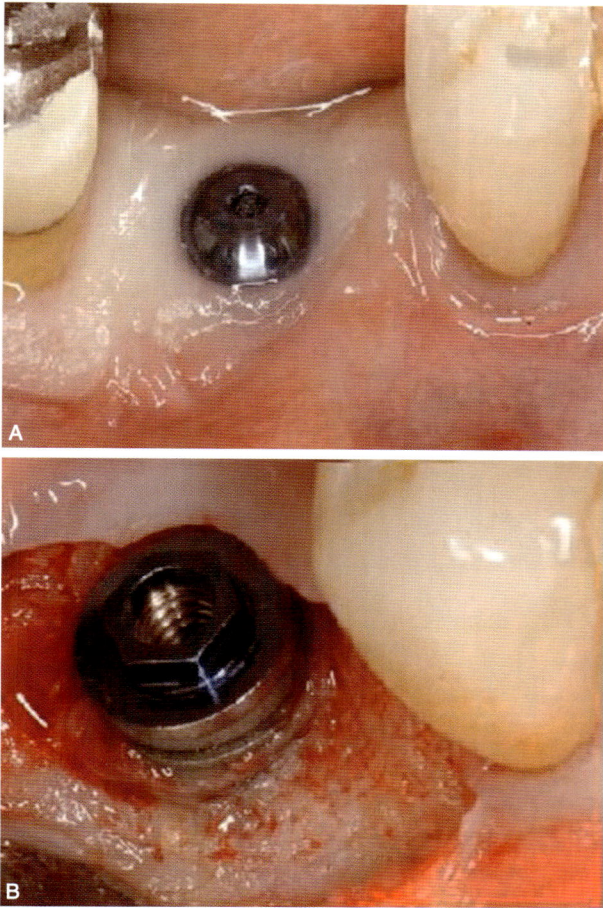

图 14-17　A. 术后 6 个月创口，封闭螺钉完全暴露；B. 造成部分边缘骨丧失

复骨。种植体 - 骨界面在手术植入后 3～6 周内最弱，也最容易超负荷，因为手术创伤导致界面处骨重塑，在这段时间内界面处的骨矿化程度最低且排列无序。Buchs 等[23]的临床报道发现，即刻负荷种植体的失败主要发生在植入后 3～5 周，原因是松动但没有感染。在 4 个月时，矿化和排列有序的板层骨仍只占 60%。随着时间的推移，骨的形成和矿化将导致与种植体表面的骨锁结增加，种植体 / 骨界面也将更加牢固。然而，事实证明在大多数骨类型和临床情况下，4 个月时的骨结合强度足以满足两阶段愈合和延迟种植负荷的需要。与愈合后的牙槽骨相比，即刻种植牙槽骨的相对缺乏，表明种植窝洞应该经常采取过小预备，其程度取决于骨密度。此外，对于密度较低的骨质，如果临床医生可以使用工具进行径向骨挤压，则可以提高即刻种植体的稳定性。

根据拔牙窝的大小和解剖结构，有时仅通过侧壁接触就可以获得足够的种植体稳定性。将备

洞深度延长 3～5mm（不侵犯重要结构）也常常可以获得初期稳定性[61]。

**（3）临床确认初期稳定性：** 在即刻种植方案中，对初期稳定性的准确评估至关重要。测量种植体稳定性的方法包括叩击试验、植入扭矩（insertion torque，IT）、反向扭矩测试（reverse torque testing，RTT）、共振频率分析（resonance frequency analysis，RFA）和手术经验。仪器叩击试验采用 Periotest 系统。Periotest 系统对评估种植体初期稳定性非常有用[55,63,64]。该系统主要由机头和一个金属敲击棒组成，机头由电子控制，电磁驱动。敲击产生的信号被转换为 Periotest 值。Periotest 值可以以任意单位表示，可接受的范围为 -4 至 -2 和 -4 至 +2[55]。由于 Periotest 系统的结果缺乏可重复性，该设备已被 RFA 取代。这两种测量方法受到多种因素的影响，例如，测量点在基台上的垂直位置、机头的角度及机头与基台的水平距离[65]。

反向扭矩测试（RTT）在二期术中可以作为对骨 - 种植体界面初期整合[66]或"充分性"的最终临床验证[67]。鉴于这种测试可能会导致早期嵴顶骨丧失和早期种植体失败，尤其是在密度较低的骨类型中，因此 RTT 不建议用于评估愈合的骨 - 种植体界面[68]。笔者发现 RTT 的一种变体在确定种植体是否具有足够的初期稳定性时非常有用。一些种植系统在销售时已经预装了基台，基台螺钉按照制造商的规格拧紧（如 BioHorizons 外六角系统基台螺钉的预紧力为 6～10N/cm）。在没有反扭矩的情况下松开基台螺钉，种植体也没有发生任何相关的移动，进一步证明了种植体具有足够的初期稳定性。

较常用的初期稳定性评估方法是 IT 测量法和RFA 法。有趣的是，IT 和 RFA 似乎是初期稳定性的两个独立特征。Degidi 的一项研究数据表明，IT 仅受骨密度的影响，RFA 仅与所使用种植体的长度相关[69]。植入扭矩值也与通过 CT 扫描[70]评估的校准骨密度值显示出良好的相关性，可被视为确定种植部位骨质量的有效测量方法。一些研究表明，与 32N/cm、35N/cm、40N/cm 及更高扭矩值相关的种植体稳定性是即刻负荷的首选阈值[55,71,72]。

共振频率分析（RFA）（图 14-18）是一种在种植体治疗过程的不同阶段对侧向微动进行客观和可靠测量的方法。该方法分析安装到种植体或基台上的小型传感器的第一次共振频率。它可以用来监测种植体 - 组织界面的硬度和稳定性的变化，并用于区分成功的种植体和临床失败的种植体。

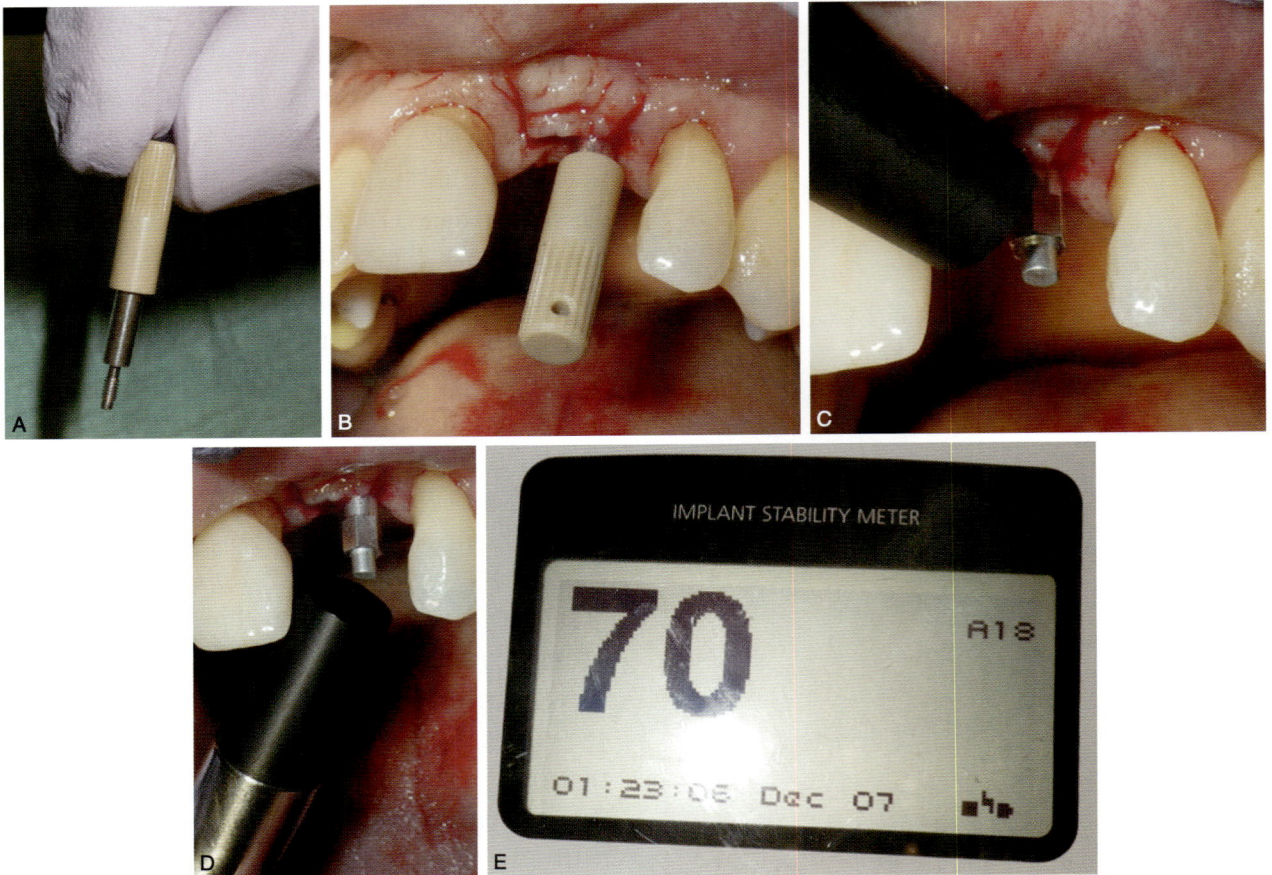

图 14-18 射频分析测试。A. Osstell 传感器；B. 传感器连接在即刻植入的种植体上；C 和 D. 传感器不同表面的植入稳定系数（ISQ）读数；E. ISQ 读数为 70，提示即刻种植体的稳定性很高

Integration diagnostics 公司开发了种植体稳定系数（implant stability quotient, ISQ）作为 RFA 方法的测量尺度标准。这种更客观的稳定性评估有助于改善临床医生的学习曲线，并有助于未来的研究比较分析。多项研究[73,74]已经确定可接受的稳定性系数范围为 55～85，平均 ISQ 水平为 70[75]。

RFA 提供的信息是有用的；然而，临床医生应该警惕完全依赖 ISQ 读数的一般标准化范围，因为不同的种植体设计和表面条件可能存在差异，以及 RFA 无法与骨锚定的组织形态学数据或与敲击就位骨内种植体时所需的扭矩相关联。研究认为，使用 RFA 单独测量种植体稳定性结果的有效性应慎重考虑，因为周围牙槽骨的高度、宽度和密度因素会影响牙种植体的共振频率。然而，目前还没有临床研究证明长期存留的种植体的 RFA 水平，以及进行种植体即刻负荷（IL）所需的最低 RFA 阈值。这些数据似乎证实了 RFA 和 IT 代表了初期稳定性的两个不同特征，前者表示对抗弯曲负荷能力，后者表示对抗剪切力[76]。

Degiti 进行了一项临床研究，目的是：①评估 Osstell 作为一种诊断工具是否能够区分稳定的和可移动的 ITI（Straumann）种植体；②评估种植体植入时获得的 ISQ 临界值（ISQitv），该值在负荷 1 年后评估时可能会预测骨结合情况；③比较 IL 和 DL 种植体的 ISQitv 预测值。Degidi 在 2006 年的研究证明了外科医生有能力预测 IT，但同时预测 RFA 值的准确性较差。尽管有这些研究结果，但外科医生在任何情况下都不应忽视其对初期稳定性的经验感知[75]。

**种植体设计和初期稳定性：**临床上通常根据种植体植入时的切削阻力来判断种植体的初期稳定性。如果种植体在就位时有突然停止的感觉，那么"良好的"初期稳定性的感觉就会更加明显。虽然根状锥形种植体的几何形状通常可以提供稳固的支点，但由此产生的稳定性可能是一种错误的感觉[77]。此外，在锥形螺纹种植体中，由于种植体的外径不断减小，根尖部的螺纹通常较浅。这限制了种植体的初期稳定性，并进一步减少了功能表面积。对于即刻种植来说，锥形 / 圆锥形种植体的设计在最初植入时可能会有优势，因为它在与骨接触之前就已经一半进入了种植窝洞[36]。在初期稳定性方面，种植体的选择并不明确，可能更多地受到备洞而不是种植体设计的影响。Sakoh 的一项研究得出结论，锥形种植体设计和过小预备技术的结合似乎与初期稳定性的提高有关[78]。

## 6. 治疗方案

（1）**骨密度**：根据骨密度的不同，有时可以将种植体重植入到密度更高的骨中；重定位植入可能需要在多个维度平面上进行，并保持在修复体所需的三维边界内。通常情况下，在轴向上对（螺纹）种植体进行轻敲可以获得所需的初期稳定性，

而不会使种植体面临相对于嵴顶和邻牙植入到更根尖位置的风险。可以使用直的或有偏移的钻针（图 14-19）。

（2）**使用更大直径的种植体**："挽救"种植体的尺寸会更长和 / 或更宽，可以获得满意的初期稳定性；但是，种植体必须仍然处于相对于嵴顶、邻牙和最终修复体的合理位置内[79]。种植体可以以上述重定位的方式植入。增加种植体的表面积可以接触到更多的皮质骨。在兔胫骨的一项实验研究也表明，种植体直径越大，移除扭矩值也越大[80]。Matsushita 等[81]使用二维有限元方法分析了不同直径种植体对使用 HA 涂层种植体在牙槽骨内应力分布的影响。他们发现，皮质骨中的应力随着种植体直径的增加而减少。然而，据 Ivanhoff 报

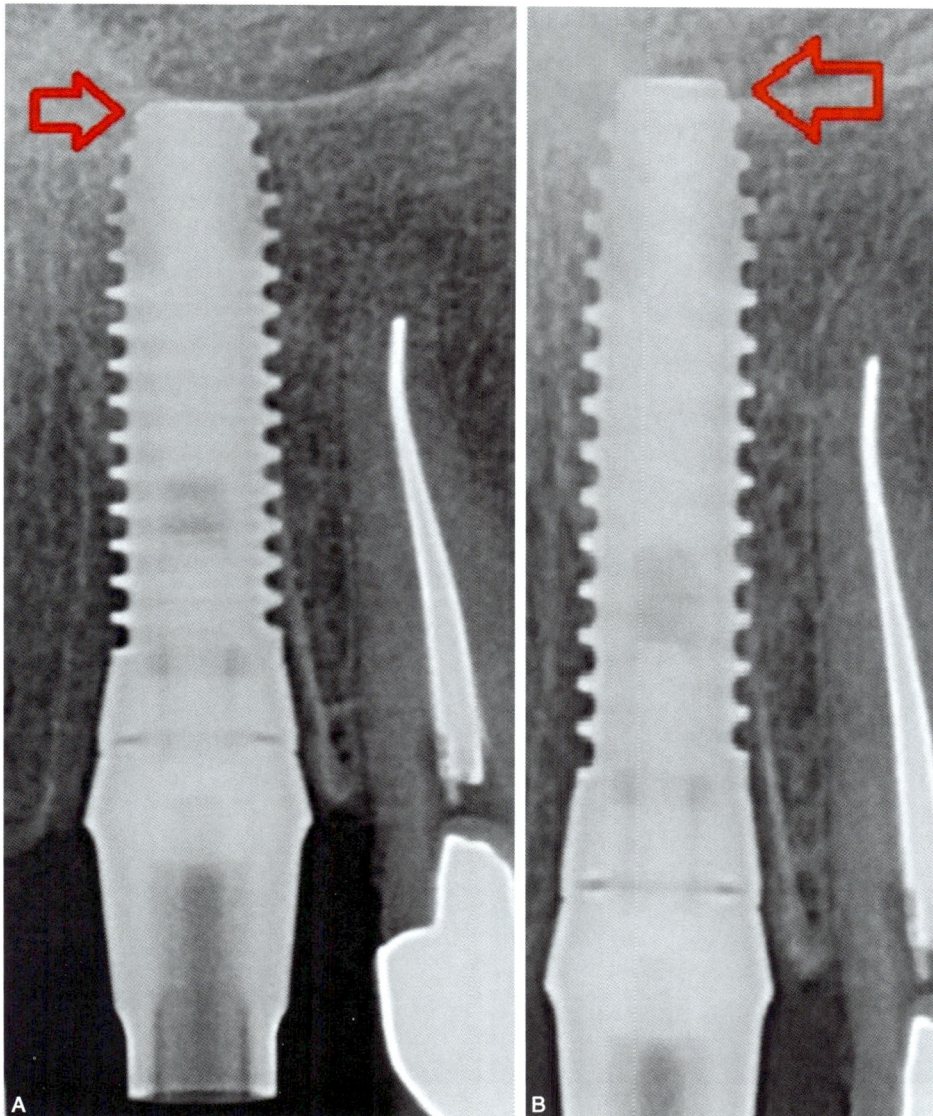

图 14-19 使用骨挤压技术获得 / 提高螺纹种植体的初期稳定性。A. 在敲击之前；B. 在敲击之后

道，与直径为 3.75mm 或 4.0mm 的种植体相比，直径 5.0mm 的种植体存活率较低，骨丧失也较多[82]。随着种植体直径增大，唇侧骨板厚度减小，增加了软组织退缩的可能性。

（3）**将种植体留在原位**：如果种植体丧失旋转稳定性（可以旋转），且周围牙槽骨缺损极小（如果有的话），则可以将种植体留在原位。如果无法替换种植体（例如，在骨量不足或无法获得更大尺寸种植体的情况下），外科医生必须决定是将种植体留在原位，还是将其取出，并在愈合完成后重新评估以进行下一步的种植治疗。一些研究发现，初期稳定性虽然与种植体骨结合关系密切，但并不是实现和维持骨结合的绝对要求[83]。

Ivanhoff 报道称，由于骨 - 种植体界面的创伤性破坏而移动的种植体，如果再经过一段时间的愈合，可能会重新进行骨结合[84]。Orenstein 报道称，在植入时可移动的种植体 3 年后的存留率为 79.8%。对于大多数种植体来说，一个重要的因素是否具有 HA 涂层。近一半的无涂层、植入时可移动的种植体在植入 3 年后失败。即使发现最初植入时可移动种植体完成了骨结合，也建议采取预防措施以避免种植体咬合过载。临床医生可能希望在完成最终修复体之前采用诸如长期临时性修复的策略来促进骨结合成熟，并评估该种植体的功能可行性[83]。

（4）**放弃手术**：临床医生可以考虑放弃种植体植入，只进行植骨手术。

（5）**种植体位置不正**：通常情况下，邻牙、对颌牙和牙槽骨等口内参照物可以提示即刻种植体的植入位置和方向。然而，与正常解剖位置的偏差和多颗种植体同时植入的情况参照物可能具有误导性，并导致种植体位置不正（图 14-20）。根据

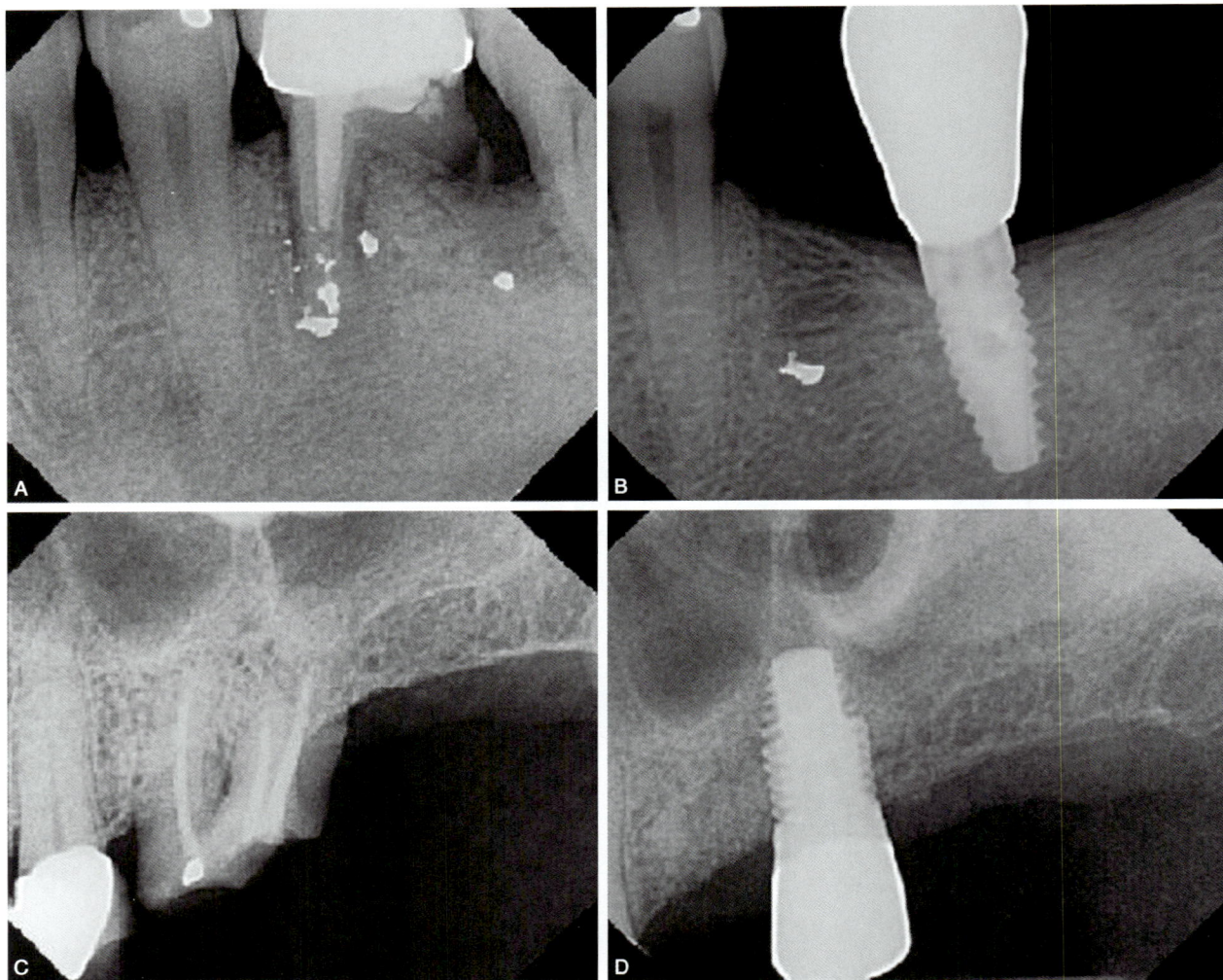

图 14-20　第一磨牙即刻种植后种植体位置不正。A 和 B. 下颌种植体植入过远；C 和 D. 上颌种植体植入过远；C. 术前不能保留的磨牙；D. 种植体植入不当，导致修复位置过远

临床医生的经验水平,手术导板可以帮助在颊舌、近远中和垂直向上更精确地植入种植体[85]。使用力方向指示器进行术中 X 线成像有助于评估当前窝洞预备的深度并与计划位置进行对比。联合使用术中 X 线片和手术导板(临床可视化)可以最大限度地给种植外科医生提供反馈,并在备洞完成和种植体植入前采取纠正措施。

## 三、术后并发症

### (一)过渡性义齿压迫

颗粒状移植物或愈合中的种植体上方的过渡性义齿不应压迫该部位的软组织。虽然帐篷螺钉能为移植部位提供一定的保护,但固定的过渡性义齿更能预测治疗愈合过程。颗粒状移植物在愈合过程中更容易移动,从而阻碍血管进入并在该部位成骨。使用固定临时修复也可以提高患者的依从性。

### (二)神经感觉障碍

下牙槽神经与下颌后牙根尖的距离很近,因此在种植窝洞预备过程中和种植体植入时可能会造成神经感觉损伤。通常情况下,即刻种植体的初期稳定性主要来自根尖区根方的骨质。这种风险在下颌后牙即刻种植位点中更高,因为愈合后牙槽骨位点的骨体积增加,更丰富的骨量使在不损伤神经的情况下获得初期稳定的可能性更高。如果外科医生怀疑有神经损伤,应该遵循第 9 章"种植牙神经感觉障碍并发症"中概述的方法。预防措施包括术前三维成像,在导航下手术以及提高对局部解剖的认识。

### (三)过度的术后疼痛

如果临床医生的患者在两阶段种植手术后没有出现过术后不适的情况,那么即刻种植技术的术后症状(如不适和浮肿)的增加可能反映了手术时间的增加和经验不足的操作者额外的龈瓣操作。术前与患者就治疗后的预期、治疗阶段和药物的正确选择进行沟通,有助于最大限度地减少或消除这种并发症。在治疗过程中拔除牙齿可能会使剩余的某些牙齿处于咬合创伤状态,这种情况并不少见。通过选择性调𬌗往往可以迅速解决这一问题。虽然这种情况并不常见,但临床医生应始终注意病史显示可能出现非典型面部疼痛的患者[86]。

### (四)患者管理:医疗法律方面的考量

当预期即刻植入种植体时,应告知患者手术可能需要终止,可能只进行骨移植。外科医生不希望仅仅为了避免多等待 3～6 个月而影响 30 年的修复效果[6]。

### (五)创口裂开

除了简单的 3 壁缺损(无论是否植入种植体),在尝试骨再生时,通常需要一期闭合创口。植入种植体的同时进行复杂骨增量手术,术后的创口裂开可能会造成破坏性后果,而在其他情况下,根据缺损的大小和解剖结构,可无须进行一期闭合(图 14-14)。创口裂开的处理策略在第 11 章"创口裂开"中讨论。尽管一些作者描述了一期关闭软组织瓣的必要性,但并不是所有病例种植体的存留都依赖于一期关闭创口[87,88]。

## 四、一期术后并发症

#### 骨愈合

**1. 种植体位置不正**

这种即刻种植的常见并发症可能在修复过程开始后才会显现出来(图 14-21)。此讨论中,必须注意区分延迟/两阶段修复过程中可能造成的损害(如最终牙冠高度增加)与完全由于拔牙时种植体植入造成的损害导致的位置不正。后一种情况的特点是在潜在的三个参考平面中的一个或多个平面中位置过偏。多阶段手术后也可能出现种植体位置不正,但是,即刻种植的病例需要剩余天然牙槽骨来获得初期稳定性,这就增加了植入位置错误的可能性。由此造成的近远中间隙/冠长度过大的病例,通常可以通过植入额外的(通常是直径较小的)种植体来处理。对于希望在术中利用物理参考点的临床医生,建议使用手术导板或在导航下手术。

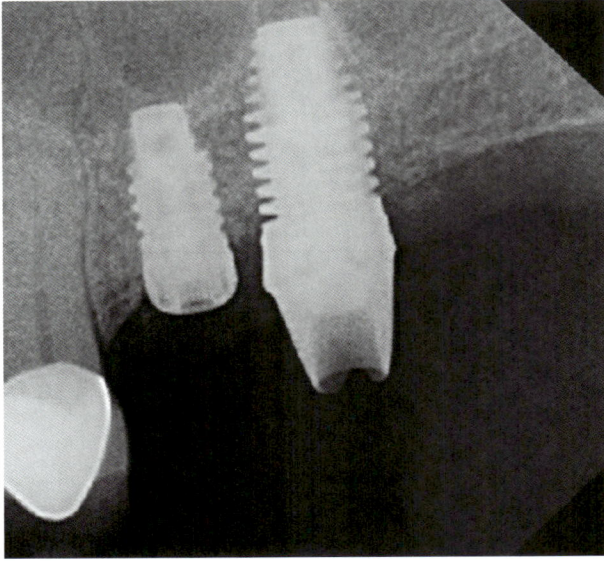

图 14-21 通过额外植入窄种植体来处理位置不正

## 2. 长期效果

在新鲜拔牙窝中植入种植体的即刻种植的成功率和放射学结果与延迟种植相当[89]。

Rodrigo 进行的一项为期 5 年的前瞻性队列研究显示,在同一患者中,拔牙后即刻植入的种植体与延迟植入的种植体的临床效果相似。两者显示出相似的临床特征,但即刻方案植入的种植体显示出更高的嵴顶骨丧失和种植体周围炎的发生率[90]。

Lang 发现,尽管即刻种植软组织问题较多,但存活率很高[5]。尤其是软组织退缩与薄龈生物型、种植体唇/颊舌向位置错位和/或颊侧骨板薄或不完整有关(图 14-22 和图 14-23)。在观察期为 3 年或 3 年以上的研究中,约有 20% 的即刻种植和延迟修复的患者因口腔软组织退缩而导致美学效果不佳。

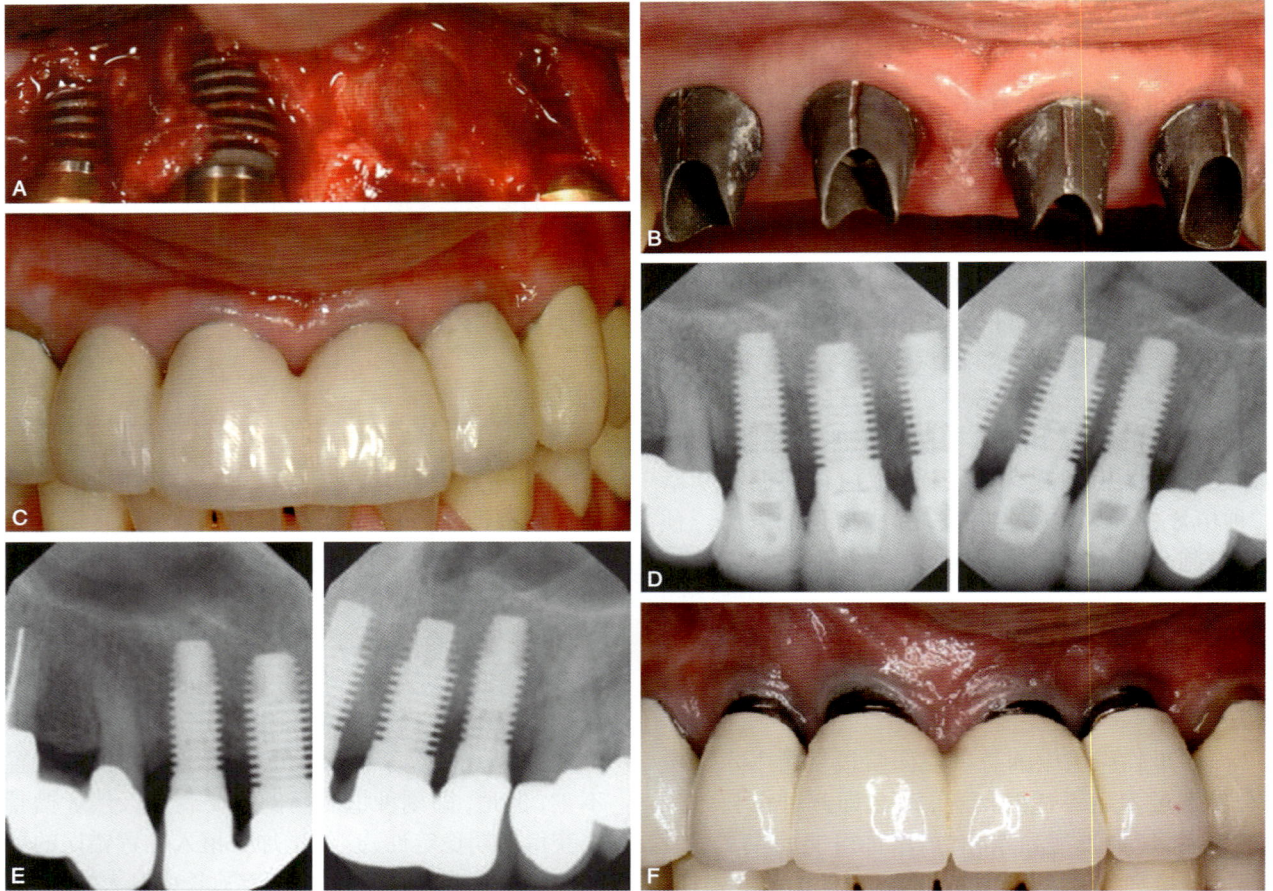

图 14-22 上颌前牙即刻种植。A. 唇侧骨板穿孔;B. 刚性固定的种植体,附着区软组织良好;C. 临时固定修复;D. 临时修复阶段的 X 线片;E. 使用 7 年后的 X 线片;F. 使用 7 年后唇侧软组织退缩

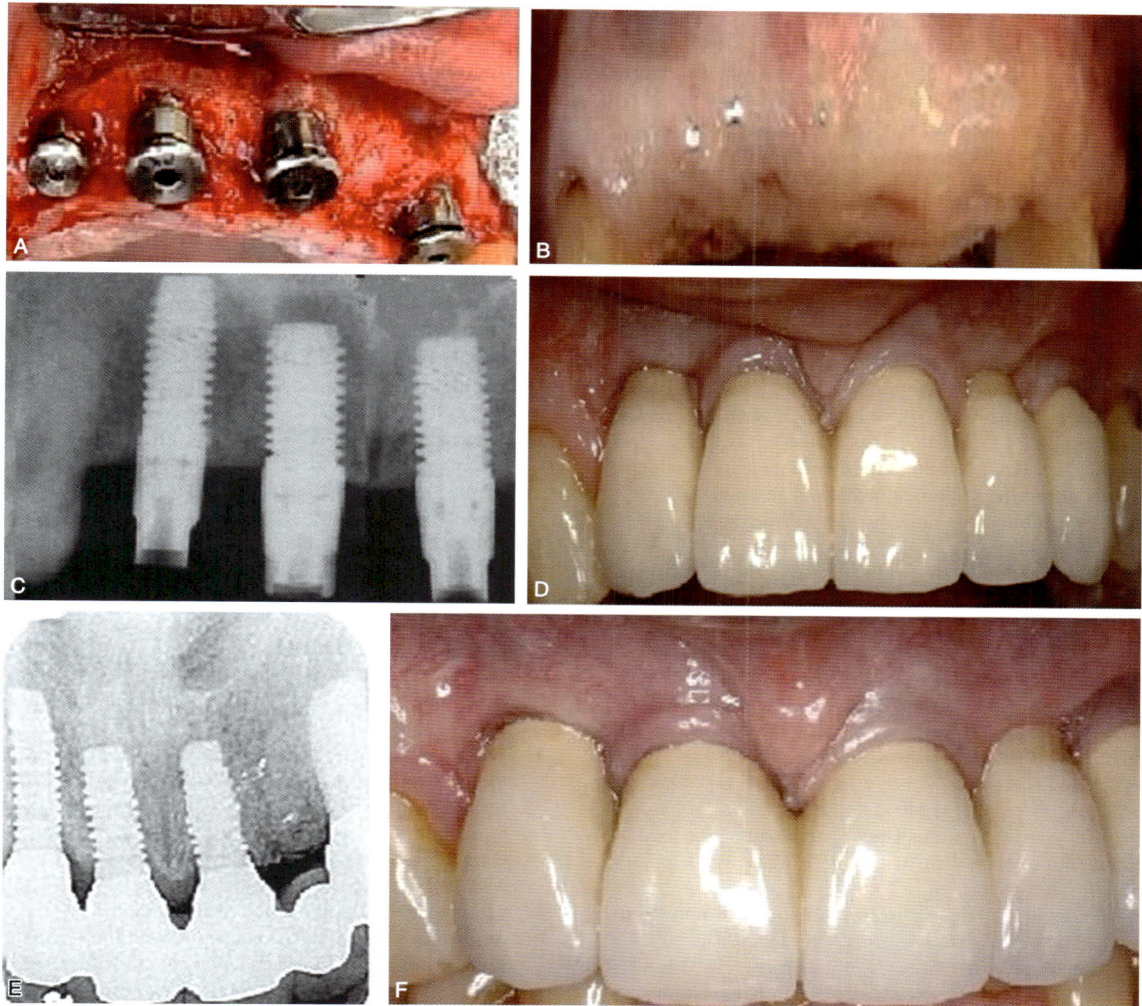

图 14-23　上颌前牙分期种植。A. 愈合后的牙槽嵴无唇侧缺损；B. 在完好的牙槽骨中植入种植体；C. 植入时的 X 线片；D. 终修复体戴入即刻；E. 联冠修复种植体使用 10 年后的 X 线片；F. 使用 10 年后的终修复体

## 五、总结

种植体植入一般涉及多个步骤和决策点。作为一种独特的程序，即刻种植技术增加了多个决策点，使其成为一种对技术敏感的术式。如果种植外科医生意识到潜在的风险隐患，并有能力应对其独特的并发症，那么即刻种植的成功率与分期种植相当。

（汤春波　吕佳欣　译）

## 参考文献

1. Lazzara RJ: Immediate implant placement into extraction sites: surgical and restorative advantages. *Int J Periodontics Restorative Dent* 9(5):332–343, 1989.

2. Gelb DA: Immediate implant surgery: three-year retrospective evaluation of 50 consecutive cases. *Int J Oral Maxillofac Implants* 8(4):388–399, 1993.

3. Schwartz-Arad D, Chaushu G: Placement of implants into fresh extraction sites: 4 to 7 years retrospective evaluation of 95 immediate implants. *J Periodontol* 68(11):1110–1116, 1997.

4. Rosenquist B, Grenthe B: Immediate placement of implants into extraction sockets: implant survival. *Int J Oral Maxillofac Implants* 11(2):205–209, 1996.

5. Lang NP, et al: A systematic review on survival and success rates of implants placed immediately into fresh extraction sockets after at least 1 year. *Clin Oral Implants Res* 23(Suppl 5):39–66, 2012.

6. Misch CE: *Contemporary implant dentistry*, ed 3, St Louis, 2008, Mosby.

7. Schwartz-Arad D, Chaushu G: The ways and wherefores of immediate placement of implants into fresh extraction sites: a literature review. *J Periodontol* 68(10):915–923, 1997.

8. Araujo MG, Lindhe J: Dimensional ridge alterations following tooth extraction. An experimental study in the dog. *J Clin Periodontol* 32(2):212–218, 2005.

9. Razavi R, et al: Anatomic site evaluation of edentulous maxillae for dental implant placement. *J Prosthodont* 4(2):90–94, 1995.

10. Schropp L, Kostopoulos L, Wenzel A: Bone healing following immediate versus delayed placement of titanium implants into

extraction sockets: a prospective clinical study. *Int J Oral Maxillofac Implants* 18(2):189–199, 2003.

11. Johns RB, et al: A multicenter study of overdentures supported by Branemark implants. *Int J Oral Maxillofac Implants* 7(4):513–522, 1992.

12. Smedberg JI, et al: A clinical and radiological two-year follow-up study of maxillary overdentures on osseointegrated implants. *Clin Oral Implants Res* 4(1):39–46, 1993.

13. Snauwaert K, et al: Time dependent failure rate and marginal bone loss of implant supported prostheses: a 15-year follow-up study. *Clin Oral Investig* 4(1):13–20, 2000.

14. Herrmann I, et al: Evaluation of patient and implant characteristics as potential prognostic factors for oral implant failures. *Int J Oral Maxillofac Implants* 20(2):220–230, 2005.

15. Waasdorp JA, Evian CI, Mandracchia M: Immediate placement of implants into infected sites: a systematic review of the literature. *J Periodontol* 81(6):801–808, 2010.

16. Crespi R, Cappare P, Gherlone E: Immediate loading of dental implants placed in periodontally infected and non-infected sites: a 4-year follow-up clinical study. *J Periodontol* 81(8):1140–1146, 2010.

17. Crespi R, Cappare P, Gherlone E: Fresh-socket implants in periapical infected sites in humans. *J Periodontol* 81(3):378–383, 2010.

18. Schnitman PA, et al: Ten-year results for Branemark implants immediately loaded with fixed prostheses at implant placement. *Int J Oral Maxillofac Implants* 12(4):495–503, 1997.

19. Tarnow DP, Emtiaz S, Classi A: Immediate loading of threaded implants at stage 1 surgery in edentulous arches: ten consecutive case reports with 1- to 5-year data. *Int J Oral Maxillofac Implants* 12(3):319–324, 1997.

20. Misch CE, Wang HL: Immediate occlusal loading for fixed prostheses in implant dentistry. *Dent Today* 22(8):50–56, 2003.

21. Strid KG: Radiographic results. In *Tissue-integrated prostheses: Osseointegration in clinical dentistry*, Chicago, 1985, Quintessence, pp 187–198.

22. Frost HM: The regional acceleratory phenomenon: a review. *Henry Ford Hosp Med J* 31(1):3–9, 1983.

23. Buchs AU, Levine L, Moy P: Preliminary report of immediately loaded Altiva Natural Tooth Replacement dental implants. *Clin Implant Dent Relat Res* 3(2):97–106, 2001.

24. Lambert P, Morris HF, Ochi S: Relationship between implant surgical experience and second-stage failures: dicrg interim report No. 2. *Implant Dent* 3(2):97–101, 1994.

25. Preiskel HW, Tsolka P: Treatment outcomes in implant therapy: the influence of surgical and prosthodontic experience. *Int J Prosthodont* 8(3):273–279, 1995.

26. Geckili O, et al: Evaluation of possible prognostic factors for the success, survival, and failure of dental implants. *Implant Dent* 23(1):44–50, 2014.

27. Smith LP, et al: Outcomes of dental implants placed in a surgical training programme. *Aust Dent J* 54(4):361–367, 2009.

28. Tarnow DP, Cho SC, Wallace SS: The effect of inter-implant distance on the height of inter-implant bone crest. *J Periodontol* 71(4):546–549, 2000.

29. Misch CE: Wide-diameter implants: surgical, loading, and prosthetic considerations. *Dent Today* 25(8):66, 68–71, 2006.

30. Golec TS, Krauser JT: Long-term retrospective studies on hydroxyapatite coated endosteal and subperiosteal implants. *Dent Clin North Am* 36(1):39–65, 1992.

31. McGlumphy EA, et al: Prospective study of 429 hydroxyapatite-coated cylindric omniloc implants placed in 121 patients. *Int J Oral Maxillofac Implants* 18(1):82–92, 2003.

32. Winkler S, Morris HF, Ochi S: Implant survival to 36 months as related to length and diameter. *Ann Periodontol* 5(1):22–31, 2000.

33. Lekholm U, et al: Survival of the Branemark implant in partially edentulous jaws: a 10-year prospective multicenter study. *Int J Oral Maxillofac Implants* 14(5):639–645, 1999.

34. Buser D, et al: Long-term evaluation of non-submerged ITI implants, Part 1: 8-year life table analysis of a prospective multi-center study with 2359 implants. *Clin Oral Implants Res* 8(3):161–172, 1997.

35. Misch CE, et al: A bone quality-based implant system: a preliminary report of stage I & stage II. *Implant Dent* 7(1):35–42, 1998.

36. Misch CE: *Dental implant prosthetics*, ed 2, St Louis, 2014, Mosby.

37. Chang PK, et al: Distribution of micromotion in implants and alveolar bone with different thread profiles in immediate loading: a finite element study. *Int J Oral Maxillofac Implants* 27(6):e96–e101, 2012.

38. Steigenga J, et al: Effects of implant thread geometry on percentage of osseointegration and resistance to reverse torque in the tibia of rabbits. *J Periodontol* 75(9):1233–1241, 2004.

39. Williams DF: *Biocompatibility of clinical implant materials*, (vol 1). Boca Raton, FL, 1981, CRC Press.

40. Luckey HA, Kubli F, Jr: *Titanium alloys in surgical implants*, Philadelphia, 1983, AMTM STP.

41. Rasmusson L, Kahnberg KE, Tan A: Effects of implant design and surface on bone regeneration and implant stability: an experimental study in the dog mandible. *Clin Implant Dent Relat Res* 3(1):2–8, 2001.

42. Schropp L, Isidor F: Timing of implant placement relative to tooth extraction. *J Oral Rehabil* 35(Suppl 1):33–43, 2008.

43. Becker W, et al: The use of e-PTFE barrier membranes for bone promotion around titanium implants placed into extraction sockets: a prospective multicenter study. *Int J Oral Maxillofac Implants* 9(1):31–40, 1994.

44. Ogiso M, et al: Delay method of implantation enhances implant-bone binding: a comparison with the conventional method. *Int J Oral Maxillofac Implants* 10(4):415–420, 1995.

45. Roberts WE, et al: Implants: bone physiology and metabolism. *CDA J* 15(10):54–61, 1987.

46. Misch CE, Perez HM: Atraumatic extractions: a biomechanical rationale. *Dent Today* 27(8):98, 100–101, 2008.

47. Misch CE, Dietsh F: Bone-grafting materials in implant dentistry. *Implant Dent* 2(3):158–167, 1993.

48. Misch CE, Dietsh-Misch F, Misch CM: A modified socket seal surgery with composite graft approach. *J Oral Implantol* 25(4):244–250, 1999.

49. Tischler M, Misch CE: Extraction site bone grafting in general dentistry. Review of applications and principles. *Dent Today* 23(5):108–113, 2004.

50. Knize DM: The influence of periosteum and calcitonin on onlay bone graft survival. A roentgenographic study. *Plast Reconstr Surg* 53(2):190–199, 1974.

51. Zucman J, Maurer P, Berbesson C: The effect of autografts of bone and periosteum in recent diaphysial fractures: an experimental study in the rabbit. *J Bone Joint Surg Br* 50(2):409–422, 1968.

52. Rothamel D, et al: Biodegradation of differently cross-linked collagen membranes: an experimental study in the rat. *Clin Oral Implants Res* 16(3):369–378, 2005.

53. Dahlin C, et al: Generation of new bone around titanium implants using a membrane technique: an experimental study in rabbits. *Int J Oral Maxillofac Implants* 4(1):19–25, 1989.

54. Sennerby L, Roos J: Surgical determinants of clinical success of osseointegrated oral implants: a review of the literature. *Int J Prosthodont* 11(5):408–420, 1998.

55. Javed F, Romanos GE: The role of primary stability for successful immediate loading of dental implants. A literature

review. *J Dent* 38(8):612–620, 2010.

56. Bayram B, Alaaddinoglu E: Implant-box mandible: dislocation of an implant into the mandible. *Int J Oral Maxillofac Surg* 69(2):498–501, 2011.

57. Borgonovo A, et al: Displacement of a dental implant into the maxillary sinus: case series. *Minerva Stomatol* 59(1–2):45–54, 2010.

58. Haben CM, Balys R, Frenkiel S: Dental implant migration into the ethmoid sinus. *J Otolaryngol* 32(5):342–344, 2003.

59. Dimitriou C, et al: Foreign body in the sphenoid sinus. *J Craniomaxillofac Surg* 20(5):228–229, 1992.

60. Cascone P, et al: A dental implant in the anterior cranial fossae. *Int J Oral Maxillofac Surg* 39(1):92–93, 2010.

61. Greenstein G, Cavallaro J: Immediate dental implant placement: technique, part I. *Dent Today* 33(1):98, 100–104; quiz 105, 2014.

62. Cavallaro J, Jr, Greenstein B, Greenstein G: Clinical methodologies for achieving primary dental implant stability: the effects of alveolar bone density. *J Am Dent Assoc* 140(11):1366–1372, 2009.

63. Romanos GE, Nentwig GH: Immediate functional loading in the maxilla using implants with platform switching: five-year results. *Int J Oral Maxillofac Implants* 24(6):1106–1112, 2009.

64. Romanos GE, Nentwig GH: Immediate versus delayed functional loading of implants in the posterior mandible: a 2-year prospective clinical study of 12 consecutive cases. *Int J Periodontics Restorative Dent* 26(5):459–469, 2006.

65. Derhami K, et al: Assessment of the periotest device in baseline mobility measurements of craniofacial implants. *Int J Oral Maxillofac Implants* 10(2):221–229, 1995.

66. Pebe P, et al: Countertorque testing and histomorphometric analysis of various implant surfaces in canines: a pilot study. *Implant Dent* 6(4):259–265, 1997.

67. Sullivan DY, et al: The reverse-torque test: a clinical report. *Int J Oral Maxillofac Implants* 11(2):179–185, 1996.

68. Jividen G, Jr, Misch CE: Reverse torque testing and early loading failures: help or hindrance? *J Oral Implantol* 26(2):82–90, 2000.

69. Degidi M, Daprile G, Piattelli A: Primary stability determination by means of insertion torque and RFA in a sample of 4,135 implants. *Clin Implant Dent Relat Res* 14(4):501–507, 2012.

70. Turkyilmaz I, et al: Biomechanical aspects of primary implant stability: a human cadaver study. *Clin Implant Dent Relat Res* 11(2):113–119, 2009.

71. Lorenzoni M, et al: Immediate loading of single-tooth implants in the anterior maxilla, Preliminary results after one year. *Clin Oral Implants Res* 14(2):180–187, 2003.

72. Degidi M, Piattelli A: 7-year follow-up of 93 immediately loaded titanium dental implants. *J Oral Implantol* 31(1):25–31, 2005.

73. Bischof M, et al: Implant stability measurement of delayed and immediately loaded implants during healing. *Clin Oral Implants Res* 15(5):529–539, 2004.

74. Sennerby L, Meredith N: Resonance frequency analysis: measuring implant stability and osseointegration. *Compend Contin Educ Dent* 19(5):493–498, 500, 502; quiz 504, 1998.

75. Konstantinović VS, Ivanjac F, Lazić V, et al: Assessment of implant stability by resonant frequency analysis. *Military Medical and Pharmaceutical Journal of Serbia* 72(2):169, 2015.

76. Degidi M, Daprile G, Piattelli A: Determination of primary stability: a comparison of the surgeon's perception and objective measurements. *Int J Oral Maxillofac Implants* 25(3):558–561, 2010.

77. Sennerby L, Meredith N: Implant stability measurements using resonance frequency analysis: biological and biomechanical aspects and clinical implications. *Periodontol 2000* 47:51–66, 2008.

78. Sakoh J, et al: Primary stability of a conical implant and a hybrid, cylindric screw-type implant in vitro. *Int J Oral Maxillofac Implants* 21(4):560–566, 2006.

79. Langer B, et al: The wide fixture: a solution for special bone situations and a rescue for the compromised implant: Part 1. *Int J Oral Maxillofac Implants* 8(4):400–408, 1993.

80. Ivanoff CJ, et al: Influence of implant diameters on the integration of screw implants: an experimental study in rabbits. *Int J Oral Maxillofac Surg* 26(2):141–148, 1997.

81. Matsushita Y, et al: Two-dimensional FEM analysis of hydroxyapatite implants: diameter effects on stress distribution. *J Oral Implantol* 16(1):6–11, 1990.

82. Ivanoff CJ, et al: Influence of variations in implant diameters: a 3- to 5-year retrospective clinical report. *Int J Oral Maxillofac Implants* 14(2):173–180, 1999.

83. Orenstein IH, et al: Three-year post-placement survival of implants mobile at placement. *Ann Periodontol* 5(1):32–41, 2000.

84. Ivanoff CJ, Sennerby L, Lekholm U: Reintegration of mobilized titanium implants: an experimental study in rabbit tibia. *Int J Oral Maxillofac Surg* 26(4):310–315, 1997.

85. Cavallaro J, Greenstein G: Immediate dental implant placement: technique, part 2. *Dent Today* 33(2):94, 96–98; quiz 99, 2014.

86. Ferreira JN, Figueiredo R: Prevention and management of persistent idiopathic facial pain after dental implant placement. *J Am Dent Assoc* 144(12):1358–1361, 2013.

87. Wagenberg B, Froum SJ: A retrospective study of 1925 consecutively placed immediate implants from 1988 to 2004. *Int J Oral Maxillofac Implants* 21(1):71–80, 2006.

88. Chen ST, Wilson TG, Jr, Hammerle CH: Immediate or early placement of implants following tooth extraction: review of biologic basis, clinical procedures, and outcomes. *Int J Oral Maxillofac Implants* 19(Suppl):12–25, 2004.

89. Crespi R, et al: Immediate versus delayed loading of dental implants placed in fresh extraction sockets in the maxillary esthetic zone: a clinical comparative study. *Int J Oral Maxillofac Implants* 23(4):753–758, 2008.

90. Rodrigo D, Martin C, Sanz M: Biological complications and peri-implant clinical and radiographic changes at immediately placed dental implants: a prospective 5-year cohort study. *Clin Oral Implants Res* 23(10):1224–1231, 2012.

# 第15章　可摘种植义齿并发症

Randolph R. Resnik,著

近些年美国无牙颌的发病率和趋势发生了明显变化。总体趋势为无牙颌患者减少,但需要口腔重建治疗的患者却迅速增加。根据估算,近30年无牙颌患者减少了10%。然而,55岁以上的成年人口增加了79%,抵消了该减少的数值[1]。根据文献,年龄与牙齿脱落有直接关系[2]。人口老龄化程度是评估种植体支持覆盖义齿需求量的一个重要因素。该年龄组的牙缺失,进行传统可摘义齿修复时,可能会出现一系列的不利后果,如咀嚼功能退化、全身变化、患者满意度下降,以及言语和心理影响等(框15-1)。

尽管种植学领域近年来取得了进展,种植体的植入数量也不断增加,但种植支持覆盖义齿还是会出现并发症。并发症出现可能与治疗计划的制订、种植体的位置、种植体数量、附着体的类型、修复体的戴入等有关。本章将讨论种植支持覆盖义齿可能出现的各种并发症,以及预防和治疗并发症的各种方法(图15-1和图15-2)。

| 框15-1　全口义齿的不利后果 |
| --- |
| • 无牙颌患者佩戴总义齿咬合力仅约50psi,而全牙列患者约为200psi。 |
| • 总义齿佩戴15年后,咬合力会下降至6psi。 |
| • 咀嚼效率降低。 |
| • 需要更多的药物治疗消化系统疾病。 |
| • 食物选择受限。 |
| • 健康食物摄入减少。 |
| • 预期寿命可能缩短。 |
| • 患者对义齿满意度不足。 |
| • 发音困难。 |
| • 心理影响。 |

（引自 Misch CE: *Dental implant prosthetics*, ed 2, St Louis, 2015, Mosby）

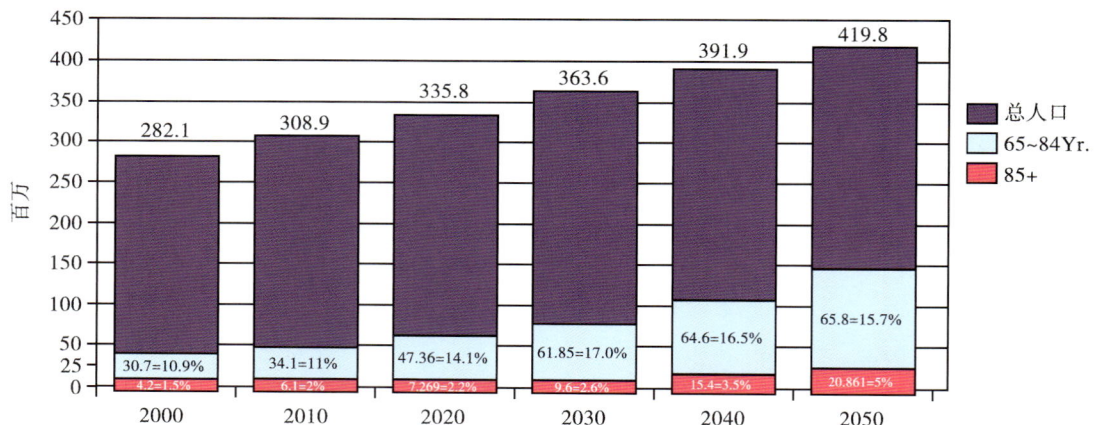

图 15-1　到 2050 年,20.7% 的人口将超过 65 岁。除了 65 岁的成年人比例增加之外,人口也在增加。因此,2000 年有 3 490 万人年龄超过 65 岁,到 2050 年将有 8 660 万人超过 65 岁(引自 Misch CE: *Dental implant prosthetics*, ed 2, St Louis, 2015, Mosby.)

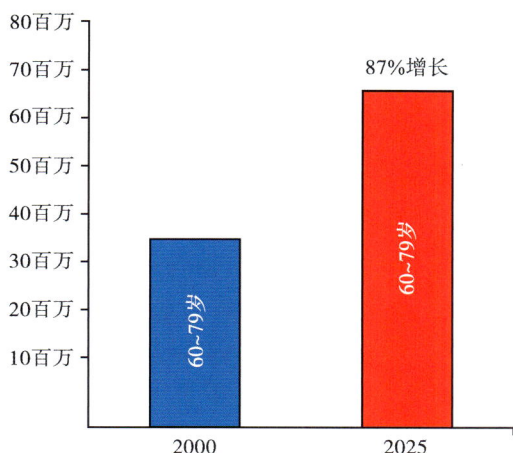

图 15-2　2000—2025 年，60 岁以上的成年人口将增加 87%（引自 Misch CE：*Dental implant prosthetics*，ed 2，St Louis，2015，Mosby.）

# 一、无牙颌覆盖义齿的并发症

## （一）不了解无牙颌的不良后果

对无牙颌患者进行评估时，临床医生有责任向患者解释清楚无牙颌可能引发的不良后果。以下是无牙颌的不良后果，这对制订治疗计划非常重要（框 15-2）。

| 框 15-2　无牙颌的不利因素 |
| --- |
| • 持续的骨丧失。<br>• 咀嚼力降低。<br>• 咀嚼功能降低。<br>• 软组织不舒适度增加。<br>• 全身系统影响。<br>• 患者对义齿满意度不足。<br>• 发音困难。<br>• 心理影响。 |

### 1. 持续骨丧失

无牙颌最常见的问题之一就是持续的骨丧失，但医生通常没有向患者充分解释这一问题。牙槽骨需要持续的应力刺激以保持其形态、强度和骨密度。Roberts 等称 4% 的应变可以使骨骼系统更好地维持骨吸收和骨形成的稳态[3]。牙齿可以将加载在其上的外力转化成压应力和张应力传导至

其周围的骨组织。然而牙齿缺失后其周围的骨组织会缺乏相应的应力刺激，使该区域的骨小梁含量和骨密度降低，导致牙槽骨体积发生水平向及垂直向的萎缩[4]。有研究表明，在牙缺失第 1 年牙槽骨宽度下降 25%。行即刻义齿修复的患者在拔牙第 1 年内牙槽骨高度总体下降约 4mm[5]。在一项对无牙颌患者进行的长达 25 年的临床研究中，Tallgren 观察到这期间的下颌骨骨丧失可达 4 倍[6]。1963 年，Atwood 提出了下颌无牙颌牙槽骨丧失的 5 个阶段，体现了随着时间推移下颌骨的骨丧失过程[7]。下颌骨吸收速度快于上颌骨，但其初始可用骨量约为上颌骨的 2 倍。

当患者佩戴可摘义齿时，骨组织受到应力刺激的形式与天然牙不同。义齿会将应力传至骨组织表面而非骨组织内部，这会导致相应区域的骨组织血供减少，进一步引起骨体积丧失[8]。当义齿组织面与患者软组织形态不贴合时，骨丧失会加速。佩戴全口总义齿的患者平均 14.8 年才去找口腔医生复诊，但理想状态下应每 1～2 年复诊一次，并每隔 3～5 年定期对义齿进行重衬或制作新的总义齿，以弥补骨组织发生的自然萎缩或额外的骨丧失体积。

骨丧失的速率和数量可能会受到诸多因素的影响，如性别、激素、代谢、口腔功能异常、不合适的义齿等。研究表明，近 40% 的义齿佩戴者佩戴不合适的义齿已超过 10 年[9]。日夜连续佩戴义齿可能会使软硬组织承受更大的应力，并导致骨丧失加速。尽管如此，80% 的患者还是会日夜佩戴义齿[9]。上下颌骨的骨丧失不仅局限于牙槽骨，也会发生在基骨，特别是在下颌骨后部。严重的基骨吸收可能会导致颏孔或下颌管开裂，进而引发严重的疼痛和不适，以至于患者无法再继续佩戴传统可摘义齿。上颌骨的前牙区牙槽嵴和鼻棘也可能吸收，导致疼痛，并增加义齿在功能运动时的动度（图 15-3 和框 15-3）[10]。

### 2. 咬合力降低

患者在从多种治疗方案中进行选择时，咬合力是一个重要的考虑因素，这也是医生必须让患者知情的。天然牙患者和无牙颌患者的咬合力差异巨大。人的天然牙列中第一磨牙区域测得平均咬合力为 150～250psi[11]。而磨牙症或紧咬牙的该数值可高达 1 000psi。无牙颌患者的最大咬合力低于 50psi。这在向患者解释各种治疗方案时非常

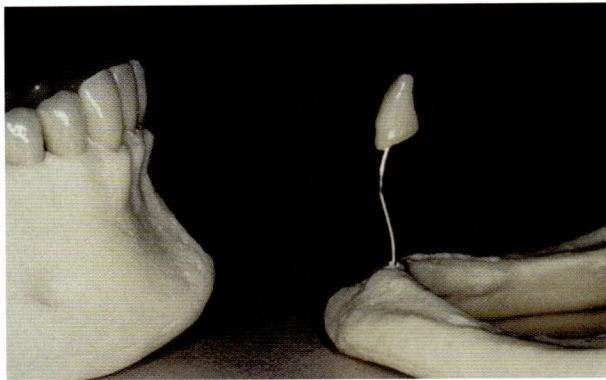

图 15-3    左边为有牙下颌骨，右边为无牙颌下颌骨。注意垂直骨高度的降低。下颌骨骨高度的丧失可以用厘米来衡量，但常常被忽视。这种骨丧失通常比牙周病造成的骨丧失（以毫米计）更为严重。患者应该明白，修复体通常将替代更多的骨而非牙齿，以恢复面部适当的尺寸（引自 Misch CE：*Dental implant prosthetics*，ed 2，St Louis，2015，Mosby.）

---

**框 15-3    无牙颌的解剖学后果**

- 义齿支持区域骨宽度降低。
- 义齿支持区域骨高度降低。
- 下颌舌骨嵴和内斜嵴突出，压痛点增加。
- 角化龈逐渐丧失。
- 颏上结节增生致义齿动度增加。
- 肌肉附着点接近牙槽嵴顶。
- 下颌舌骨肌和颊肌导致义齿后牙区抬高。
- 中晚期骨丧失导致的解剖结构前倾使义齿向前移动。
- 表面黏膜变薄导致敏感性增加。
- 基骨丧失。
- 下颌管和颏孔开裂导致感觉异常。
- 中晚期骨丧失增加下颌骨体骨折风险。

---

重要，尤其是期望值高的患者。患者无牙颌的时间越长，咬合力越小。有研究表明，患者佩戴总义齿 15 年以上，咬合力不足 6psi[12]。这是总义齿的一个重大缺陷，患者需明确知晓，特别是当患者拒绝种植治疗计划，想选择传统的总义齿时。相比之下，种植体支持的修复体提供的咬合力可高达传统总义齿的 300% 以上[13]。

### 3. 咀嚼效率降低

由于咬合力的降低和全口义齿的不稳定性，咀嚼效率也会随着牙齿的脱落而降低。Rissen 等

的研究表明，用天然牙齿咀嚼的 90% 的食物颗粒都能通过 12 号筛；而在全口总义齿佩戴者中，这一比例降至 58%[12]。一项对 367 名义齿佩戴者（158 名男性和 209 名女性）的临床研究发现，47% 的人表现出咀嚼能力低下[14]。在佩戴义齿的患者中，29% 的人只能吃软的或捣碎的食物，50% 的人避免吃很多食物，17% 的人声称他们不戴义齿吃得更有效率[15]。女性患者组的水果、蔬菜和维生素 A 的摄入量较低，义齿佩戴者服用的药物（37%）也明显多于咀嚼能力较强的患者（20%），28% 的患者服用胃肠道疾病药物。无牙颌患者咀嚼功能不足时，减少高纤维食物的摄入可导致胃肠道问题。此外，较大的食物颗粒可能会损害正常的消化和营养吸收功能[16]。

### 4. 软组织不适加剧

Misch 的一项研究指出，下颌义齿不适与义齿动度大的发生率相同（63.5%），令人惊讶的是，16.5% 的患者表示他们从不戴下颌义齿。相比之下，上颌义齿不适的发生率为 32.6%，只有 0.9% 的患者基本不佩戴义齿。这 104 名义齿佩戴者报告的第 4 大常见问题是功能。1/2 的患者避免吃很多食物，17% 的患者声称他们在没有义齿的情况下能够咀嚼得更有效率。无法在公共场合进食的心理影响可能与上述因素有关。其他研究也指出患者接受种植相关治疗的主要促进因素为进食困难、义齿不合适，以及义齿佩戴不适[15]。

### 5. 系统性后果

文献的几篇报道表明，牙齿功能受损会导致咀嚼能力低下和吞咽未充分咀嚼的食物，这反过来可能会产生系统性变化，导致疾病、体质衰弱和预期寿命缩短[17, 18]。在一项评估无牙颌患者吃水果、蔬菜和其他膳食纤维能力的研究中，10% 的人声称有困难。血液化验结果表明，与有牙受试者相比，无牙颌患者的血浆抗坏血酸和血浆视黄醇水平降低。老年人患皮肤病和视力问题的风险增加与这两项血液检查结果有关。另一项研究将义齿佩戴者的咀嚼功能和效率与全牙列者进行比较。结果显示，当根据不同的表现标准和水平进行适当的矫正后，义齿佩戴者的咀嚼效率不到全牙列者的 1/6[19]。

文献中的一些报道将患者的健康和寿命与牙齿健康联系起来。咀嚼能力差可能是老年人非自

愿体重减轻的一个原因,并会增加死亡率[20]。相比之下,牙缺失较多的人更容易肥胖。在考虑到卒中和心脏病发作的传统风险因素之后,牙齿疾病和心血管疾病之间存在显著关系,后者仍然是死亡的主要原因[21]。恢复牙缺失患者的口颌系统以行使正常功能,确实可以提高他们的生活质量和寿命,这是合乎逻辑的假设。

## 6. 对修复体不满意

一项针对无牙颌患者的临床研究发现,66%的患者对他们的下颌全口义齿不满意,主要原因是义齿缺乏固位导致疼痛和不适。以往的健康调查表明,只有 80% 的无牙颌患者能够一直佩戴可摘义齿。有些患者只戴单颌义齿,通常是上颌义齿;其他患者只能在短期内佩戴义齿。此外,约7% 的患者根本不能戴活动义齿,成为"牙齿残障者"或"口腔残疾者"。他们很少离家,当他们被迫外出时,一想到不戴义齿和别人见面和交谈,就会感到不安[22]。

## 7. 言语困难

一篇研究报道了由 Misch 治疗的 104 例无牙颌患者。纳入的患者中有 88% 的人声称有语言困难,其中 1/4 的人有很大的困难。当下颌骨后部吸收时,下颌义齿紧贴在颊肌和下颌舌骨肌上。患者张开嘴时,这些肌肉的收缩就像蹦床一样推动下颌义齿离开牙槽嵴。因此,当患者说话时,牙齿经常咔嗒作响,不是因为垂直距离恢复得过高,而是因为义齿缺乏稳定性和固位。言语问题可能会引发对社交活动的担忧。62.5% 的患者能感受到下颌义齿的动度,尽管下颌义齿与上颌义齿在大多数时间保持原位不动的比例几乎相同。

## 8. 无牙颌的心理影响

无牙颌对患者的心理影响是复杂而多样的,可能影响非常小,也可能引发神经质状态。虽然全口总义齿能够满足许多患者的美学需求,但一些人仍然认为他们的社交生活受到了重大影响。他们对亲吻和浪漫的场景很在意,特别是如果新伴侣不知道他们的口腔障碍时。Fiske 等在一项对无牙颌受试者的研究中发现,牙齿脱落与朋友死亡或身体其他重要部位的丧失一样,都会导致自信心下降,最终导致羞耻感或丧亲之痛[23]。

无牙颌患者的心理需求表现为多种形式,例如

1970 年英国人使用了约 88 吨义齿粘接剂[24]。1982年,超过 500 万美国人使用义齿粘接剂(Ruskin denture Research Associates:AIM study,未发表的数据,1982),一份报道显示,在美国,每年义齿粘接剂的花费超过 2 亿美元,售出 5 500 万份[27]。增加义齿固位是使用粘接剂唯一好处,患者为了这唯一好处不惜接受不好的味道、反复使用的麻烦、义齿的不匹配、尴尬的情况和持续的费用。显然,对于佩戴可摘义齿的患者,口腔专业必须解决义齿缺乏固位的问题,并帮助患者克服尴尬的心理。

## (二)种植支持修复体的优势(框 15-4)

### 1. 维持现有骨量

与软组织支持的传统可摘义齿相比,种植体支持修复体有诸多优势。用种植体修复缺失牙的一个主要原因是对牙槽骨骨量的维持。人们普遍认为,在下颌骨前部植入种植体有助于增加下颌覆盖义齿的固位,并且比传统全口义齿对患者更有益。然而,下颌骨后部会持续发生骨丧失,最终可能导致严重的并发症。反之,当植入足够数量的种植体时,不仅修复体的固位得以保证,且有助于维持患者的软硬组织。种植体不仅能作为修复体的固位体,还可传导应力刺激并维持剩余骨量。因此种植治疗在口腔医学中是一种具有预防性的治疗措施。

---

**框 15-4　种植支持修复体的优势**

- 维持现有骨量。
- 更理想的颌位关系。
- 咀嚼功能增强。
- 与天然牙相比发病率更低。
- 咬合力增加。
- 增强了义齿的固位和稳定性。
- 增强发音功能。
- 改善心理健康状况。

---

### 2. 更理想的颌位关系

佩戴下颌活动义齿的主要并发症之一是义齿动度过大和缺乏固位及稳定性。说话或咀嚼时,下颌舌骨肌和颊肌的收缩通常会导致下颌义齿移动。软组织支持式义齿很难建立稳定的咬合

关系。下颌义齿在行使咀嚼功能时可能会产生多达 10mm 甚至更多的移位,因此恰当的咬合接触只是偶然发生,而并非预先设计。相较之下,种植支持的覆盖义齿要更稳定[25]。患者能更稳定地回到正中关系,而非被迫去适应由义齿动度导致的多种咬合位置。本体感觉指对某结构在时间和空间上的感知。天然牙的牙周膜本体感受器有助于确定咬合位置。尽管骨内种植体无牙周膜,但其相较于全口义齿而言却提供了更强的咬合感知能力。天然牙患者可以感知到牙齿间 $20\mu m$ 的差异,种植固定修复体间可感知 $50\mu m$ 的差异,而种植支持全口覆盖义齿可感知 $100\mu m$ 的差异(半口或全口)[26]。咬合感知提高的结果,患者的𬌗运动范围更恒定。选择种植支持覆盖义齿进行修复时,医生可以更好地控制咬合力的方向。加载在义齿上的水平向分力可能加速骨丧失,降低义齿的稳定性并增加软组织的磨损。种植支持覆盖义齿所受的水平分力有所降低,能更好地改善局部参数并更好地保存患者的软硬组织。

## 3. 咀嚼功能增强

在 Kapur 等进行的一项比较传统与种植支持义齿的随机临床试验中,种植体组患者能更好地享受饮食,并且在言语、咀嚼能力、舒适度、义齿安全性和总体满意度方面都更好[27]。Awad 和 Feine 评估了传统全口义齿和下颌种植支持覆盖义齿患者咀嚼几种不同食物的能力。种植覆盖义齿不仅适合咀嚼较硬的食物,如胡萝卜和苹果,而且也适合咀嚼较软的食物,如面包和奶酪。Geertman 等评估下颌骨重度吸收的无牙颌患者进行种植覆盖义齿修复之前和之后的区别,结果显示患者进行种植覆盖义齿修复后咀嚼硬物及粗糙食物的能力显著增强[28]。

麦吉尔大学的研究人员评估修复完成后 6 个月传统全口义齿患者和 30 个上下颌种植覆盖义齿的血液水平。在这相当短的时间内,种植覆盖义齿患者就拥有了更高的维生素 $B_{12}$ 血红蛋白(与铁元素增加有关)和白蛋白水平(与营养有关)。这些患者肩部和手臂的体脂也更多,而腰部的体脂降低[29]。

## 4. 与天然牙相比发病率更低

种植体的成功率取决于患者的诸多因素。然而,与传统的修复方法相比,种植支持义齿具有更长的使用期限、更好的功能、更好的骨保存和更好的心理效果。一项对天然牙固定修复体长达 10 年的生存分析研究显示,龋齿是最常见的修复原因,修复体的存留率约为 75%[30]。对于牙列缺损的患者,用种植体代替邻牙基牙进行固定修复可以保持邻牙天然牙的完整性。天然牙还有诸如龋齿或牙髓问题等并发症,这些并发症是天然牙支持固定修复体失败的最常见原因。种植支持修复体的一个主要优点是基台不会龋坏,并且永远不需要进行牙髓治疗。种植体及其支持修复体的 10 年生存率超过 90%。

## 5. 咬合力增加

使用种植支持固定义齿的患者在完成治疗后 2 个月内可将最大咬合力提高 85%。3 年后,平均咬合力可达到治疗前的 300% 以上。因此,种植义齿佩戴者可以表现出媲美天然牙支持固定修复患者的咬合力。与软组织支持义齿相比,种植体支持修复体的咀嚼效率大大提高。Rissin 等评估了传统义齿、种植覆盖义齿和天然牙列的咀嚼性能。结果显示,传统义齿的咀嚼效率下降 30%;也有其他研究表明,传统义齿佩戴者的功能不到天然牙列者的 60%。与天然牙列相比,天然牙覆盖义齿的咀嚼效率仅下降 10%,这一结果与种植覆盖义齿相似。此外,刚性的、种植体支撑的固定桥可能与天然牙的功能相同[31]。

## 6. 增强了义齿的固位和稳定性

相比于软组织支持义齿,种植义齿的固位和稳定性有很大的提高。种植支持修复体的固位远优于传统义齿或粘结剂提供的软组织固位,且导致的相关问题较少。最终修复体的种植体支持方案是可调整的,取决于种植体的数量和位置,但所有的治疗方案都比传统的义齿治疗方案有显著的改善。

## 7. 增强发音功能

传统义齿的不稳定性可能会影响发音。无论垂直距离如何,颊肌和下颌舌骨肌收缩时都可能向上推动下颌义齿的后部,与上颌碰撞发出“咔哒”声。因此,一个垂直距离已经缩短 10～20mm 的患者在说话时仍可能发出“咔哒”声。通常,义齿佩戴者的舌头在后面的区域会变平,以保持义齿的位置。下颌前部的表情肌会收紧,以防止下颌义齿向前滑动。而种植支持的义齿是稳定的,不需要这些口腔的适应性动作。种植支持覆盖义齿可减少腭（舌）杆和腭板的面积，这对刚接受修复治疗的患者来说是很有益处，因为他们对大体积的修复体感到不适。义齿的延伸覆盖结构也会影响食物的口感，延伸区域的软组织可能会变敏感。上颌义齿的腭板可能会使一些患者呕吐，这可以在种植支持的覆盖义齿中去除。

## 8. 改善心理健康状态

使用种植支持修复体的患者认为，与使用传统的可摘义齿相比，他们的整体心理健康状况改善了 80%。他们认为种植支持义齿是他们身体不可分割的一部分[32]。例如，Raghoebar 等在一项随机多中心临床研究中评估了 90 名无牙颌患者。治疗 5 年后该研究设计一份有效的问卷，涵盖患者使用下颌总义齿、下颌总义齿配合前庭沟成形术或下颌双种植体支持覆盖义齿的审美满意度、固位、舒适度，以及说话和进食能力。种植覆盖义齿组的评分明显高于两个传统全口义齿组，但两个传统全口义齿组间评分无明显差异[33]。Geertman 等关于传统全口义齿与下颌种植覆盖义齿咀嚼能力的对比研究亦得出类似的结果[34]。

## （三）不了解种植支持修复体（覆盖义齿）的缺点

虽然种植覆盖义齿在许多情况下是成功的，但患者应该了解其固有的缺点和可能出现的并发症。许多研究表明覆盖义齿并发症的发生率相当高。Goodacre 等研究显示覆盖义齿并发症包括卡/附着体松动（30%）、卡/附着体断裂（17%）和覆盖义齿断裂（12%）。Bilhan 等对 59 例患者的研究显示，2/3 的种植覆盖义齿（IOD）患者在第 1 年出现义齿相关并发症。例如，16% 的患者需要义齿重衬，10.2% 的患者义齿固位不良，8.5% 的患者发生 IOD 折断，8.5% 的患者出现压力点，6.8% 的患者出现附着体移位，3.4% 的患者出现种植体螺钉松动[35]。其他研究表明，高达 18% 的覆盖义齿患者在第 1 年就要求重衬义齿[36]。患者必须充分了解种植覆盖义齿的原理和远期问题。

## 1. 并非固定修复体

覆盖义齿的固位和支持水平取决于种植体的位置、数量和固位体类型，然而许多患者并不知

情。患者最常见的误解就是认为覆盖义齿是"固定义齿"，因此，患者必须了解与固定义齿相比，覆盖义齿咬合力降低了。通常患者认为种植固定修复体在美观和功能上与他们的天然牙齿相似。使用覆盖义齿时，患者通常会感受到义齿的移动，同时咀嚼功能也会下降（图 15-4）。

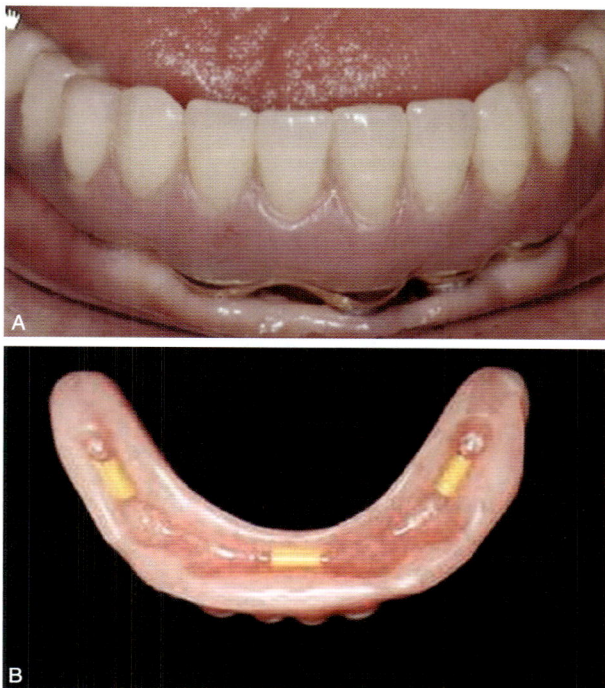

图 15-4　A. 固定修复体，具有更高的咀嚼效率；B. 可摘修复体，与固定修复体相比有许多缺点

## 2. 需要足够的冠高空间

与其他类型的种植义齿相比，种植体支持覆盖义齿需要更大的冠高空间（CHS）。使用覆盖义齿修复时，颌间距离不足可能导致义齿折断或人工牙脱落。当颌间距离不足时，可能会磨改义齿材料（从义齿基托中减少丙烯酸树脂或将义齿掏空）以获得附着体的空间。此时必须选择合适的附着体（如 Locator 6- 短型）以尽量减少这些并发症。当骨量充足时植入种植体，如果种植体的数量和位置尚可，CHS 不足时，治疗计划可能由覆盖义齿修复改为固定义齿修复（图 15-5）。

## 3. 维护

覆盖义齿通常需要更经常地维护。与传统义齿相比，IOD（咬合力的增加）磨耗更快。因此旧义齿还能继续用时，会根据其磨耗量决定是否制作

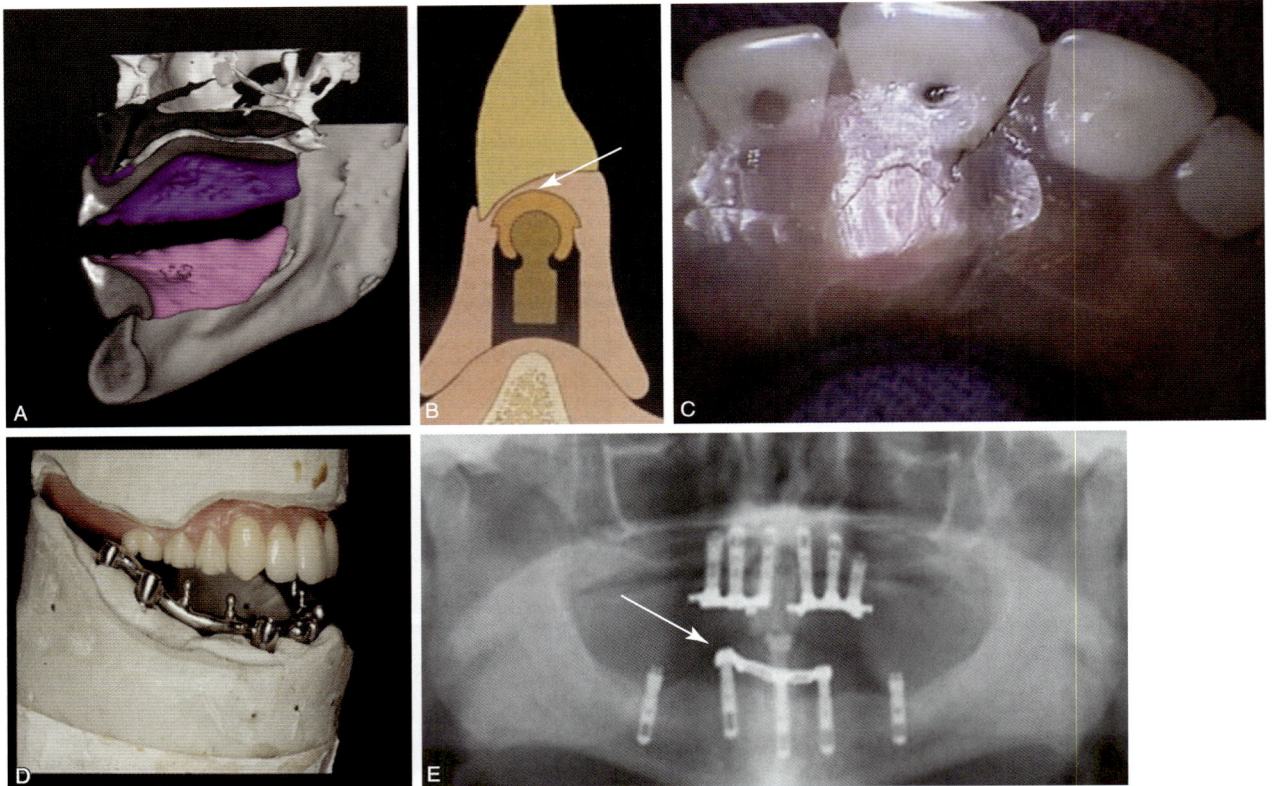

图 15-5 A. 要成功进行种植覆盖义齿修复,需要有足够的空间放置附着体和修复体。矢状位 CBCT 可显示骨面和修复体切缘之间的可用空间;B. 当可用空间不足时(箭),义齿基托或义齿变弱(即丙烯酸树脂厚度不足),可能导致义齿折断;C. 由于丙烯酸树脂体积不足,义齿基托断裂;D. 覆盖义齿病例的杆卡设计,显示缺乏咬合间隙,杆与上颌后牙接触;E. 全景片显示由于成骨量不足导致义齿修复空间不足(箭)

新的 IOD。应在治疗开始时告知患者义齿需要定期维护,以避免发生由患者引起的并发症。虽然 IOD 的初始治疗费用可能较低,但与固定修复体相比,覆盖义齿的佩戴者通常招致更多的远期维护费用。附着体("O"形环或卡)经常磨损,必须更换,在某些情况下,这是非常耗时的。Walton 和 McEntee 指出,与固定修复体相比,覆盖义齿维护和调整的问题数量是固定义齿的 3 倍[37]。

### 4. 食物嵌塞

　　IOD 患者经常抱怨义齿下的食物嵌塞。在制作完成义齿时,会采用整塑动作采集肌肉收缩位置时的信息。在肌肉放松状态下,食物有时会滞留在义齿边缘。例如,当患者吞咽时,食物会被推到义齿下面。由于 IOD 移位幅度比传统义齿小,所以食物会卡在 IOD 下面,通常需要患者手动去除这些刺激物(图 15-6)。

### 5. 后牙区骨丧失

　　专业人士设计的大多数下颌 IOD 由颏孔前的

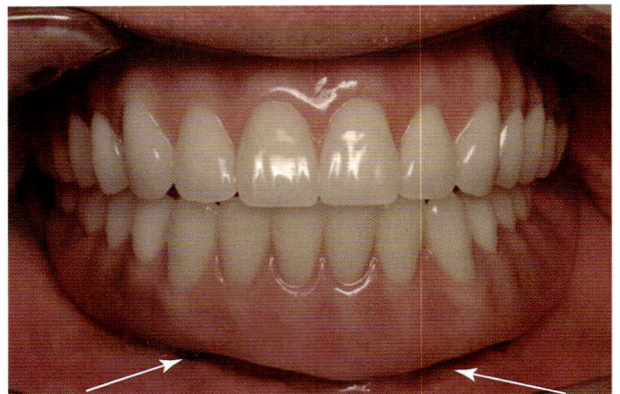

图 15-6 覆盖义齿比传统可摘义齿受食物的影响更大。RP-4,完全种植体支持的修复体,比 RP-5(软组织支持与种植体辅助支持)更容易积累食物残渣

种植体和后牙区域的软组织支撑。前牙区的种植体可以维持前牙区的剩余骨量,且改善义齿的功能、固位和稳定。下颌前牙区种植体有助于下颌义齿固位,明显优于传统总义齿。但后牙区将持续发生骨丧失,当软组织水平降低时,可能会引发严重的并发症(如 RP-5 修复体)。研究表明,后牙

区骨丧失速度是前牙区的 4 倍[38]。缺乏后牙区支撑结构的 2 颗或 3 颗种植体覆盖义齿可能会导致后牙区持续的骨丧失。与 RP-4 或固定修复体(完全支持、固位和稳定)相比,对 RP-5 覆盖义齿(后牙区软组织支持)的主要关注点应该是后牙区持续的骨丧失。

Wright 等将佩戴下颌杆卡附着体 IOD 患者与 5 个或 6 个种植体支持下颌固定悬臂式修复体进行比较,比较两者后牙区牙槽嵴的变化,并通过全景 X 线片数字化追踪下颌后牙区骨量的变化。下颌固定悬臂式修复体显示下颌后牙区骨量增加,而 IOD 的同一区域发生骨吸收(图 15-7)[39]。

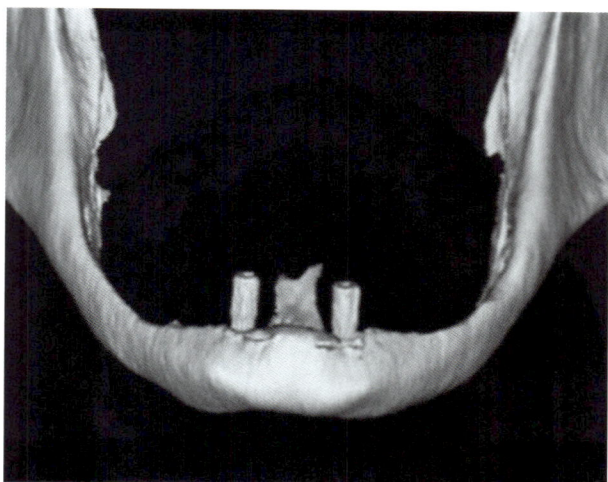

图 15-7　后牙区骨吸收。由于种植体的存在,前牙区剩余骨量得以保留;然而,后牙区会发生骨吸收

Reddy 等也证实了这一发现,他们在可拆卸的固定悬臂式修复体下测量后牙区骨高度,该修复体由 5 个或 6 个骨内种植体支持。他们使用计算机增强的方法测量最后一个种植体远端下颌骨骨高度,显示在修复体负荷的第 1 年该区域下颌骨有显著的骨生长[40]。

## (四)缺乏理解覆盖义齿固位的广泛性

### 1. 病因

在覆盖义齿治疗计划中,对所有患者使用相同或"最喜欢"的治疗方案(即种植体数量和位置相同)会使问题复杂化。临床医生必须意识到,覆盖义齿治疗方案会因种植体数量、种植体位置、对颌牙情况和患者期望等方面的不同而存在显著差异。

### 2. 预防

**(1)理解覆盖义齿的力学机制**:为减少下颌 IOD 的并发症,义齿的最终设计应该预先确定,并与以下 3 个因素相关联。

①**固位**:固位指义齿脱位所需的垂直力大小。覆盖义齿的固位力大小由附着体的数量、位置和类型决定。

②**支持**:支持是指义齿在组织上的垂直位移量。这很大程度上取决于患者的牙槽嵴形态。支持主要与种植体数量、独立附着体或后牙区是否有杆设计有关。

③**稳定**:义齿稳定是指在修复体受到水平力或悬臂力作用时的稳定程度。IOD 的稳定性更多与种植体(附着体和杆)的位置有关。患者常常存在误解,认为修复体不应该有任何动度。

**(2)根据患者期望制定治疗方案**:患者的主诉、软硬组织解剖情况、修复期望和经济承受能力决定所需的种植体支持、固位和稳定水平。由于不同的解剖条件和患者咬合力状况会影响上述的 IOD 因素,所以不能对所有义齿采取同样的治疗方式。换言之,不应将 2 颗种植体支持的覆盖义齿作为唯一治疗方案推荐给患者。应当强调,大多数下颌覆盖义齿最终应设计为完全由种植体支持的 RP-4 型。如果患者希望固位较弱、支持较少和稳定较差的义齿,则需要让患者了解这种选择的固有缺陷。强烈建议临床医生向所有患者提供所有可能的覆盖义齿治疗方案。这有两个重要原因:首先,患者将完全了解自己选择的义齿类型;其次,让患者明白可以在以后升级到具有更好固位、支持和稳定的义齿。这将防止修复完成后患者对义齿产生不切实际的期待。

**(3)了解义齿动度**:下颌 IOD 最常见的并发症与义齿,以及对义齿固位、支持和稳定的误解有关。对于种植体支持的固定修复体,由于其刚性,悬臂或偏载负荷很容易被发现。例如,医生很少会使用 3 颗种植体支持全口固定修复体,尤其是在受到种植体位置的限制而存在过大悬臂的情况下。然而,3 颗前牙种植体通过连接杆完全可以支撑一个固定的覆盖义齿,仅仅因为附着体的设计和放置的缘故。修复医生认为 3 颗种植体支持的覆盖义齿咬合负荷较小,但没有意识到仅仅由于附着体的设计,3 颗种植体支持的覆盖义齿可能变成"固定式"的。临床医生需要完全理解义齿动度(prosthesis movement,PM)的概念(图 15-8)。

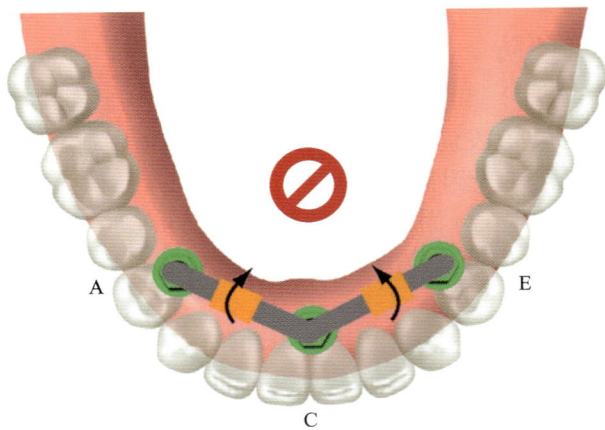

图 15-8 错误使用杆/附着体系统示例。由于附着体不在同一平面，义齿将变得固定而不能旋转（箭头）

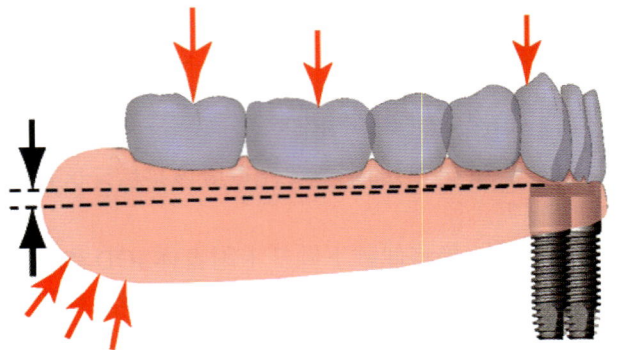

图 15-9 义齿动度。由于前牙区种植体和后牙区缺乏软组织支撑（即主要受力区域-颊板区）导致的义齿铰链运动（引自：Misch CE: *Dental implant prosthetics*, ed 2, St Louis, 2015, Mosby.）

## （五）缺乏理解义齿动度的概念

根据定义，覆盖义齿是可摘义齿；然而，在功能或功能异常运动中，义齿可能没有动度（例如因固位机制变为固定修复体）。临床医生需要理解，虽然附着体在任何方向上都能移动，但如果使用不当或与其他附着体组合使用，实际上可能会改变其运动范围。这可能会对种植体或修复体产生破坏力。

### 1. 义齿动度

IOD 中使用许多移动范围不同的精密附着体。移动可能发生在 0（刚性固定）到 6 个方向或平面上：殆向、龈向、颊向、舌向、近中向和远中向[41]。例如，2 型附着体可在两个平面内移动，4 型附着体可在 4 个平面内移动。附着体动度和义齿动度是相互独立的，应当分开评估。IOD 治疗计划中一个重要的考虑因素是患者能够适应或容忍最终修复体的动度。为解决这一问题，Misch 提出了义齿动度的概念代替单独附着体的分类。PM 分类涵盖从 PM-0～PM-6 型的动度（图 15-9）。

（1）PM-0：PM-0 型附着体在任何方向上都没有动度。例如，如果就位后义齿是固定的（即在任何方向上都不能移动），但可以被取下，则无论使用何种附着体，其 PM 级别都被标记为 PM-0。虽然单个"O"形环可以在 6 个不同方向上移动，但如果沿着全牙弓杆放置 4 个"O"形环，义齿将固定在杆上，形成 PM-0 型修复体。因附着体和义齿的设计，最终效果将是一种固定义齿（图 15-10）。

（2）PM-2：PM-2 型类似于铰链运动，允许

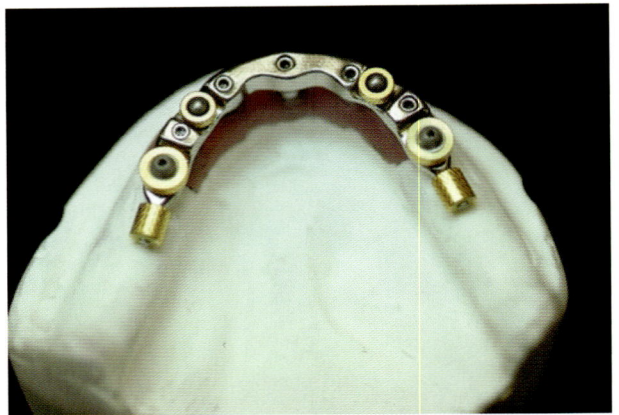

图 15-10 PM-0 型义齿动度

在 2 个平面移动，通常使用具有铰链功能的附着体。最常见的 PM-2 型附着体是无间隙的 Dolder 杆卡或 Hader 杆卡。Dolder 杆横截面呈卵圆形，而 Hader 杆为圆形。卡附着体可直接在 Dolder 杆上旋转。Hader 杆弹性更大，因为与基台间距离（x）成正比，圆杆的弹性为 $x^4$，而其他形杆的弹性为 $x^3$。因此，通常会在 Hader 杆的组织侧增加一个挡板以限制金属弯曲，从而防止基台松动或杆断裂[42]。Hader 杆卡系统的横截面显示，虽然挡板的加入使附着体系统强度较单独圆杆设计更高，但也使卡和义齿受到围绕支点旋转幅度为 20° 的限制，这使义齿和杆组合更加刚性。当后牙区牙槽嵴形态有利并且软组织足够稳定以限制义齿旋转时，可使用 Hader 杆卡系统作为 PM-2 型（图 15-11）。

需要注意，为了使这些系统按设计运行，铰链附着体必须垂直于义齿旋转轴，这样 PM 也将限制在两个平面内（即 PM-2 型）。如果 Hader 杆或 Dolder 杆与所需旋转方向成角或平行，义齿将更

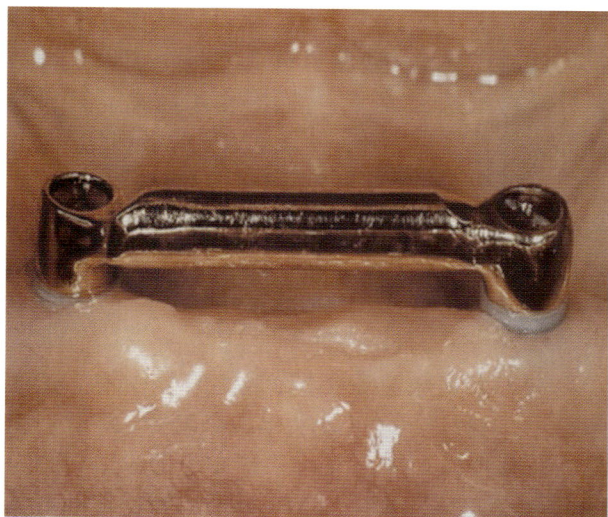

图 15-11　义齿动度 PM-2、3 或 4 型取决于所使用的附着体数量和类型

加刚性，实际上可能类似 PM-0 型。因此可能会使种植体系统负荷过重，从而导致并发症，例如修复螺钉松动或断裂、种植体颈部骨丧失，甚至种植失败。Hader 杆卡系统是 PM-0 型的 RP-4 义齿的理想小龈上高度附着体。通常这些卡会沿着牙弓布置在杆的不同旋转平面。

（3）PM-3 型：能够做根向运动和铰链运动的修复体被定义为 PM-3 型。例如，在 Dolder 杆上方留有间隙。因此，义齿先向组织移动，再绕其旋转。

（4）PM-4 型：PM-4 型允许在 4 个方向上移动。

（5）PM-6 型：PM-6 型在所有 6 个方向上都有移动。最常用于 PM-6 的覆盖义齿附着体是独立的 "O" 形环或 Locator 附着体（图 15-12）。

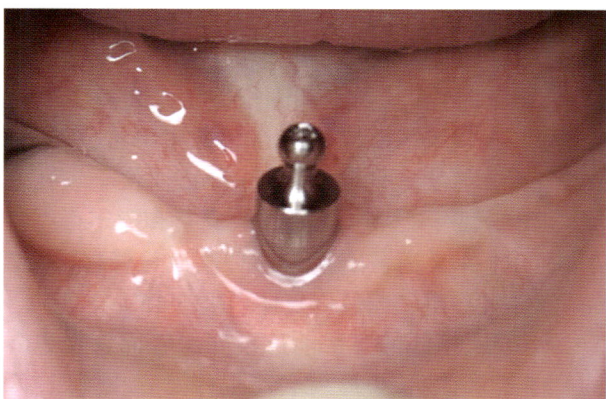

图 15-12　义齿动度 PM-6 型。单颗种植体上的 "O" 形环可在所有 6 个方向上运动

## 2. 附着体高度

覆盖义齿 PM 的一个重要方面也与附着体连接的高度有关。覆盖义齿有两个冠高尺寸：①从𬌗平面到附着体旋转的高度；②从附着体到骨水平的高度。𬌗平面到附着体的高度可以放大覆盖义齿的侧向力或悬臂力。当附着体直接连接到种植体上时，附着体上方的冠高大于将附着体放置在杆上时的冠高。如果将冠高加倍，力就会增加 200%。因此，单个种植体附着体上方的冠高更大，对义齿的侧向力也更大。因此，这种覆盖义齿的稳定性较差（图 15-13）。

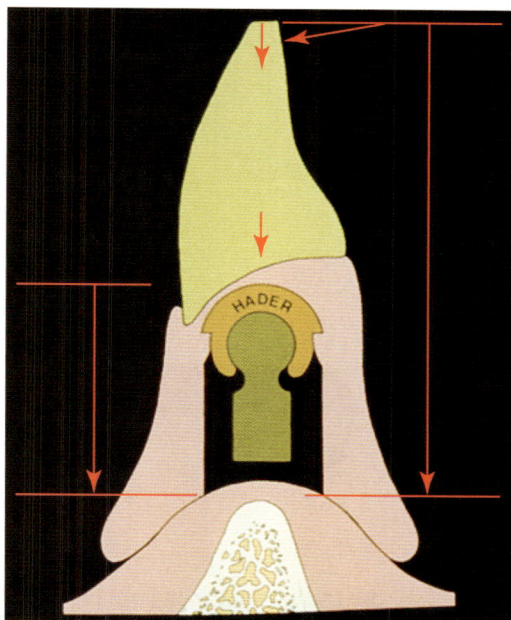

图 15-13　对于种植覆盖义齿，有两个冠高空间需要考虑。从𬌗平面到附着体的距离会放大对覆盖义齿施加的力。任何侧向偏载负荷都将被附着体上方的冠高成正比放大

当附着体安装在杆上时，可以提高修复体的稳定性，因为减小了作用在其上的侧向力（即降低了附着体上方的冠高）。只要条件允许，种植体就应该与杆连接，并在杆顶部安装附着体。义齿旋转应尽量远离骨面。不过附着体与人工牙之间至少应留有 2mm 或更大的树脂空间。这样可以保证足够的材料体积，降低修复体断裂或人工牙脱落的风险。

第二个冠高空间是指从附着体到骨水平的距离。附着体到骨的距离越大，任何侧向负荷对种植体基台螺钉、边缘骨和种植体-骨界面造成的力就越大。当附着体到骨的高度超过 7mm 时，应该将种植体连接起来，以降低种植体系统并发症的风险。

## （六）悬臂过大（"隐藏悬臂"）

所谓"隐藏悬臂"，是 1993 年由 Misch 提出的概念，指从最后一颗种植体或连接杆向远中延伸的可摘义齿部分。存在的隐藏悬臂可能会导致义齿缺乏支持、附着体磨损加剧、杆 - 种植体界面受力增大，以及义齿断裂。在大多数这种情况下，由于可摘义齿无动度（PM-0），附着体系统本身不会磨损。然而过大的应力会给义齿、基台螺钉和边缘骨带来风险。

### 1. 病因

如果杆 / 附着体设计不当，可摘义齿在种植体或杆的末端不会产生旋转从而传递负荷于软组织。这就形成了"隐藏悬臂"。例如，如果一个悬臂杆延伸到第二前磨牙，同时作用在义齿第二磨牙部位的力不会导致义齿移位（即后下移位，前上移位），那么实际的悬臂就延伸到第二磨牙的位置。悬臂长度是测量至产生义齿动度的受力点，而不是杆或附着体系统的末端。

### 2. 预防

对于大多数覆盖义齿，最终修复体不应延伸超过第一磨牙。这将最小化隐藏悬臂，降低过度受力的可能性。覆盖义齿系统应设计成适当的动度，并应小心避免引发 PM 运动，特别是在种植体数量极少的情况下（图 15-14）。

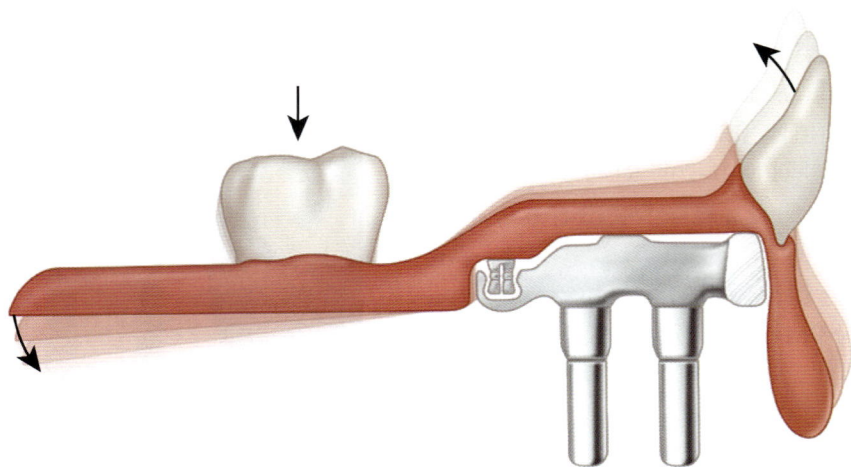

图 15-14　隐藏悬臂是指可摘义齿延伸至连接杆以外的那部分，该部分不会产生旋转。如果义齿在第一磨牙位置旋转，而杆延伸到前磨牙，则真正的悬臂长度是到第一磨牙的位置（引自 Misch CE：*Dental implant prosthetics*，ed 2，St Louis，2015，Mosby.）

## 二、下颌覆盖义齿并发症

1985 年，Misch 提出 5 种系统性治疗方案，用于无牙颌患者的种植支持式下颌覆盖义齿。研究表明在使用本章介绍的系统性治疗方案和修复指南，147 例下颌覆盖义齿（IOD）在 7 年期间内种植失败率低于 1%，并且未发生修复失败[43]。Kline 等报道按 Misch 方案为 51 名患者植入 266 颗种植体并制作夹板式种植支持下颌覆盖义齿，种植体存活率为 99.6%，修复体存活率 100%[44]。

在为患者评估下颌覆盖义齿时，必须考虑理想的治疗计划和力学原理。需要确定最终义齿完全由种植体支持还是由软组织支持。Misch 将 IOD 治疗方案分为从主要由软组织支持和次要由种植体固位的 RP-5 型，到完全由种植体支持的刚性义齿（RP-4），其稳定和固位主要来自覆盖义齿附着体（无软组织支持）。这 5 种方案中，义齿通常由 2～5 颗前牙区种植体支持，种植体位于颏孔之间。RP-5 型有 4 种选择，固位、支持和稳定程度各不同。RP-4 义齿被定义为一种刚性悬臂杆，能够完全支持、稳定和固位修复体（图 15-15）。

当按照相同的方案治疗不同患者而忽视患者的具体需求和期望时，就会产生并发症。例如，两颗种植体的覆盖义齿可能对某些患者效果良好，但对其他患者效果不佳。在实施治疗计划前，需

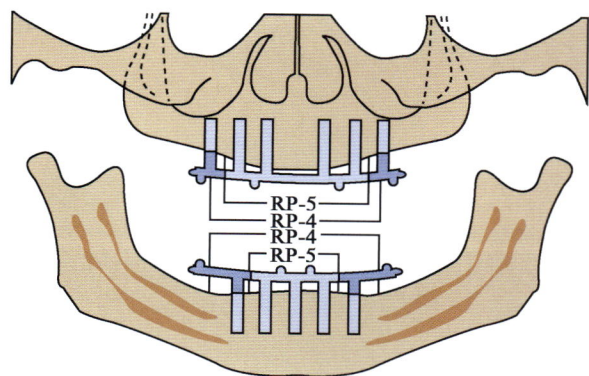

图 15-15　RP-4/RP-5 型义齿。为下颌覆盖义齿设计了 5 种修复方案。4 种是 RP-5 型（后牙区由软组织支持），一种是 RP-4 型（义齿完全由种植体和连接杆支持）（引自：Misch CE：*Dental implant prosthetics*，ed 2，St Louis，2015，Mosby。）

要评估多方面因素。要根据不同计划全面了解种植体的位置、数量和类型，并充分考虑患者的期望值。另外，报道显示，RP-5 型的下颌 IOD 可能会导致类似于全口义齿的并发症，表现为松动加重、不贴合及上颌义齿发生中线断裂[45]。

# （一）冠高空间不足

## 1. 病因

当存在冠高空间（即𬌗间隙）不足时，种植覆盖义齿可能会出现严重的并发症。冠高空间不足时，义齿更容易发生组件疲劳和断裂，并且与金属烤瓷固定修复体相比，发生并发症的风险更高[1]。

## 2. 预防

可摘义齿对于连接杆、附着体类型和位置及修复材料（金属与树脂）等元素都有特定的空间需求。根据 English 的报道，Locator 型附着体的最小冠高空间为 10mm，杆和"O"形环则需要 12～15mm[14]。可摘义齿的理想冠高空间＞14mm，最小高度为 10.5mm[46]。在冠高空间减小的情况下，应使用最低矮的附着体，以适应修复体的外形，提供更大的树脂体积降低断裂风险，以及适当的排牙而无须削弱树脂基托的固位和强度[16]。

最小冠高空间可提供足够树脂体积以抵抗断裂；无须调整的排牙空间；并为附着体、杆、软组织和清洁留出空间。下颌骨上方的软组织通常厚 1～3mm，因此𬌗平面到软组织的高度至少应为 12mm（图 15-16）。

在植入种植体之前，尤其是在骨高度和宽度充足的情况下，经常需要通过截骨术增加冠高空间。应在种植体植入前评估并适当规划冠高空间，否则应考虑使用固定金瓷修复体（图 15-17）。

对于覆盖义齿来说，杆最常见的固位方式是螺钉固位，几乎占覆盖义齿的大部分。在冠高空

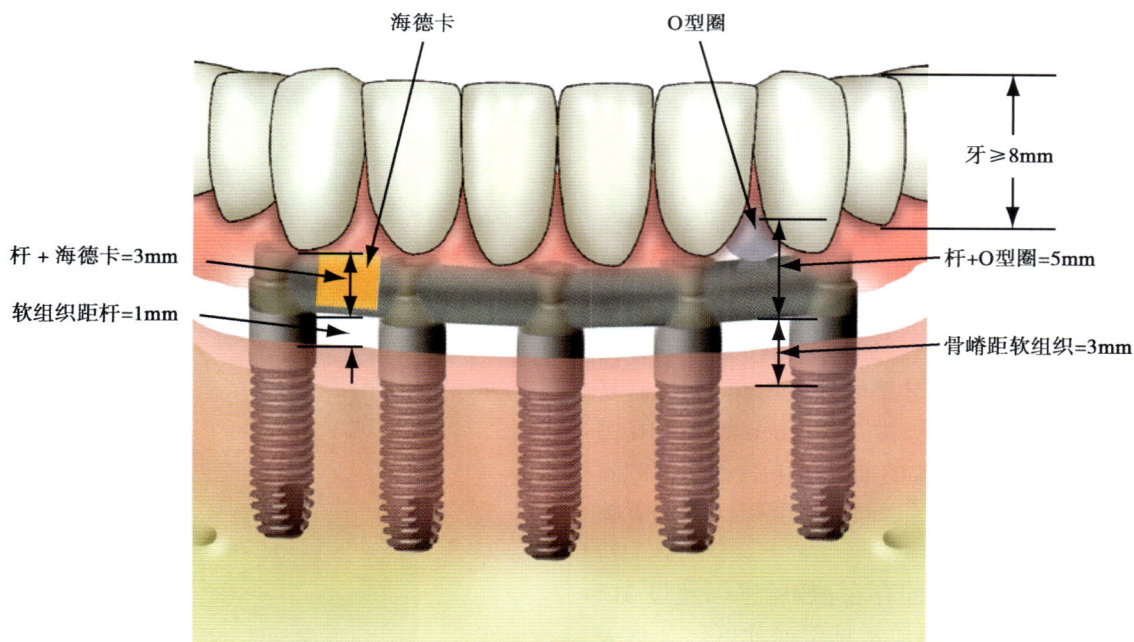

图 15-16　下颌覆盖义齿需要软组织与𬌗平面之间至少 12mm 的空间（从骨水平到𬌗平面为 15mm），以提供足够空间容纳杆、附着体和人工牙（引自：Misch CE：*Dental implant prosthetics*，ed 2，St Louis，2015，Mosby.）

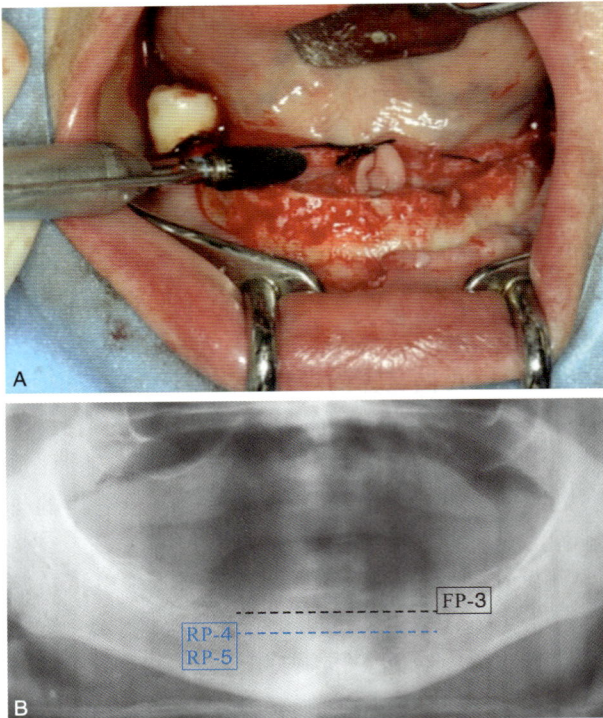

图 15-17 截骨术。A. 增加冠高空间；B. FP-3 型与 RP-4/5 型义齿所需截骨量的差异

间最小的情况下，螺钉固位杆具有明显优势，但在冠高空间过高的情况下，可考虑使用粘接固位杆。在某些基台上使用螺钉固位，在其他基台上使用粘接固位的组合方式对许多 RP-4 型义齿有利，尤其是在种植体位于后牙区时。

## （二）不利的骨倾角（C-A）

### 1. 病因

随着骨吸收加剧，下颌骨从 A 类骨吸收为 C 类骨，最终出现角度（C-a 类）。C-a 类被定义为前牙区下颌骨相对于水平面倾斜角度超过 30°。如果医生没有意识到这种角度，种植体可能会穿透舌侧骨板并刺激口底组织。如果种植体位于颌骨范围内，可能会从口底的牙槽嵴顶穿出，从而使修复几乎不可能（图 15-18）。在 Quirynen 等对 210 例 CT 图像的研究中，28% 的前牙区下颌骨向舌侧倾斜角度为 −67.6°±5.5°[47]。倾斜角度＜−60° 的下颌骨约占 5%（图 15-19）。

约 10% 的患者可能存在，较𬌗平面超过 30° 倾斜的下颌骨，此情况最常见于前牙区。在这类下颌骨中植入的根形种植体（骨皮质内），其基台可能位于口底，从而影响修复质量、语音和舒适度。

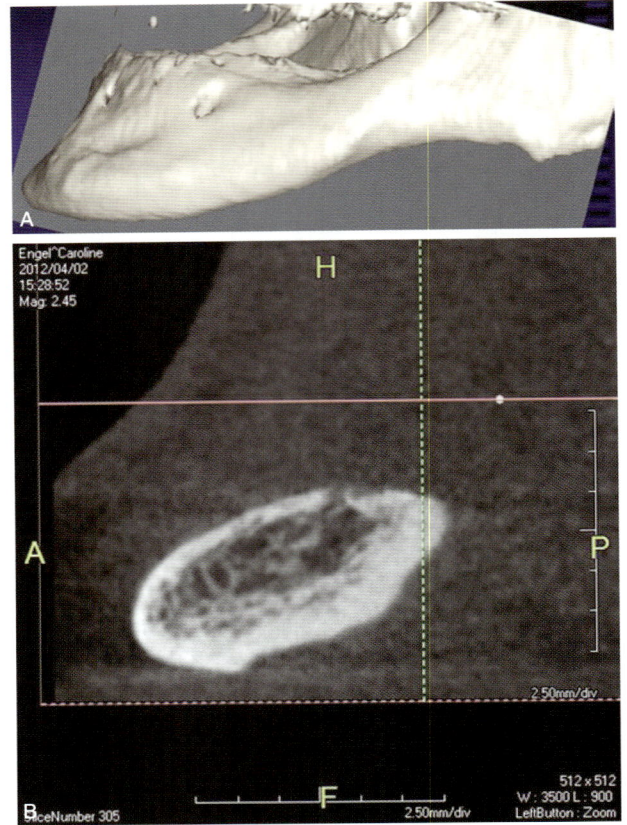

图 15-18 C-a 型下颌骨。A. CBCT 检查显示明显的角度；B. CBCT 横断面显示由于过度颊侧骨吸收导致的角度

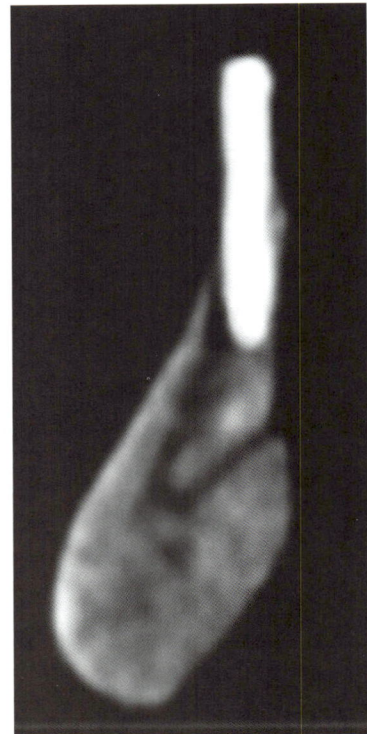

图 15-19 种植体植入在倾斜的下颌骨中。过度纠正角度可能导致穿出舌侧骨板

## 2. 预防

对于 C-a 类骨患者，为防止手术和修复的并发症，可能不适合种植。在某些情况下，可能需要常规可摘义齿治疗或大量植骨，将 C-a 类下颌骨转变为 A 类。

## 3. 治疗

如果在修复前已植入种植体，这些种植体可能无法修复。如果种植体无法修复，治疗选择包括：①取出种植体然后进行植骨，在更理想的位置重新植入种植体；②在种植体上放置封闭螺钉，使种植体"休眠"，然后制作传统义齿。

## （三）种植体位置不理想

### 1. 病因

通常情况下，在无牙颌的下颌骨中，可获得的最大骨高度位于颏孔之间的前牙区域。这个区域最有可能呈现支持种植体的理想骨密度和种植体植入的便利性。之前呈现的几种植覆盖义齿治疗备选方案，设计在颏孔之间的前牙区植入种植体，因为这样可以减少义齿动度，并且相比于后牙区，骨量和骨密度对种植体更有利。

不理想的种植体位置会导致许多并发症，包括硬组织和软组织并发症、修复体不满意或断裂，以及堪忧的种植体长期健康状况。

### 2. 预防

下颌骨前部（颏孔之间）的可用骨量被等分为5 段，作为潜在的种植体位置，从患者右侧开始依次标记为 A、B、C、D 和 E（图 15-20）[48]。颏孔之间平均距离约为 53mm[49]。通常可以按照种植体间距 3mm、距颏孔 2～3mm 的常规距离植入 5 颗直径 4～5mm 的种植体。

无论何种治疗方案，种植手术和计划时种植体都应该位于这 5 个理想的种植位点。有以下 3个原因。

（1）如果最初未使用全部的 5 个种植体植入位点，患者将来仍可选择植入更多种植体，从而获得更好的义齿支持和稳定。例如，对于 4 颗种植体支持的 IOD，患者可能觉得固位、稳定和支持足够。但是如果该患者将来希望改成固定义齿，4 颗

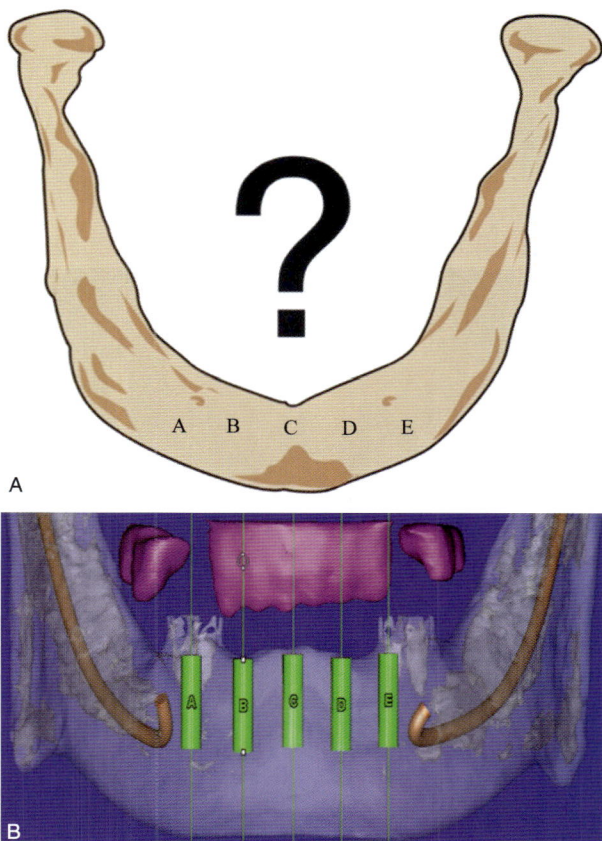

图 15-20　A. 下颌骨颏孔间的空间用于植入覆盖义齿的种植体；B. 从右侧开始，很容易选择 5 个种植体位置，依次标记为 A、B、C、D、E

种植体很可能无法满足新的修复要求。如果医生在初次手术时未规划备用的种植体位置，而是将4 颗种植体等距植入，则无法在不取出现有种植体的情况下获得备用的间隙。

（2）患者可能希望完全由种植体支持的修复体（如 RP-4 型种植支持的覆盖义齿或 FP-3 型固定义齿），但由于经济原因暂时无法接受该治疗。可以先在 A、C 和 E 位置植入 3 颗种植体并提供IOD。这是治疗的初始或第一阶段，相比传统全口义齿有许多优势。以后可以在 B 和 D 位置添加 2颗种植体，然后制作完全由种植体支持的覆盖义齿或固定修复体（图 15-21）。

（3）如果发生种植并发症，预先选择的位点允许进行重复纠正程序。例如，如果在 A、B、D 和 E 位点植入种植体，其中一颗骨结合失败，则可以在取出该失败种植体的同时在 C 点植入一颗额外的种植体。这样可以减少一次额外手术，并且无须进行骨移植或等待愈合就可以重新植入另一颗种植体。

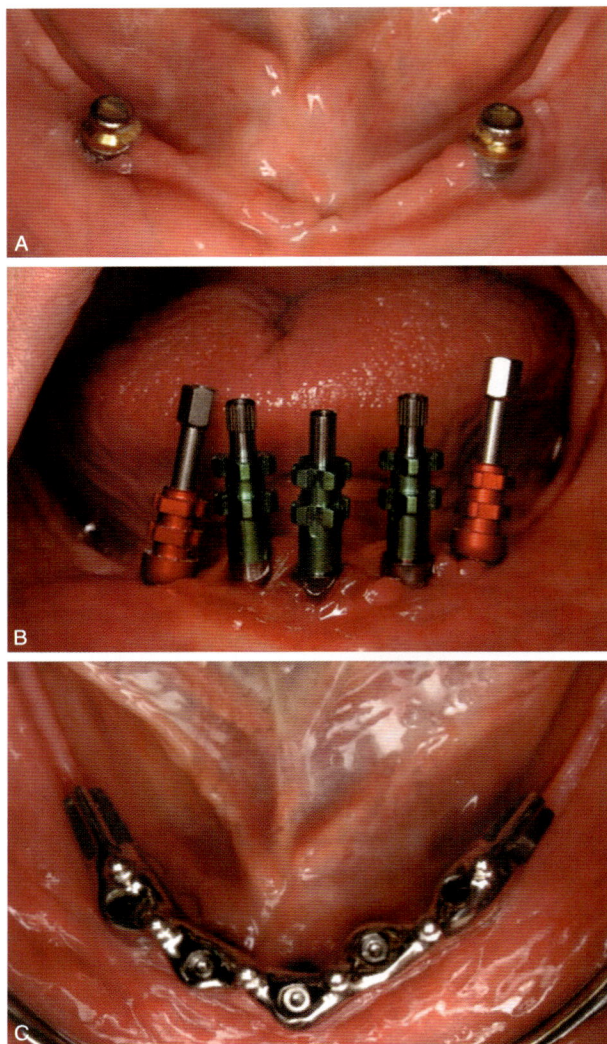

图 15-21 A. 患者为 2 颗种植体支持的覆盖义齿, 固位不足; B. 在 B、C、D 位点额外植入 3 颗种植体; C. 最终的 RP-4 型义齿

## （四）不了解下颌覆盖义齿治疗方案

种植支持覆盖义齿的 5 种治疗方案充分考虑到各种解剖因素的限制, 为解决患者的问题提供了明确的方法。最初为 A 或 B 类前部颌骨的无牙颌患者选择覆盖义齿设计方案。当冠高空间过高 (前部颌骨属于 C-h 类) 且牙槽突类型不属于 D 类时, 这些方案需要调整。覆盖义齿方案中种植体位于两侧颏孔之间的位点 A～E (图 15-22)。

### 1. 覆盖义齿方案 1

覆盖义齿方案 1 ( overdenture option-1, OD-1 ) 一定是 RP-5 ( 软组织支持同时种植体辅助支持 ),

意味着修复体旋转并使下颌骨后牙区的软组织承压。与全口义齿类似, 这种修复体主要通过下颌骨的解剖和修复体的设计获得稳定和支持。

（1）**优点**: 治疗方案 OD-1 的主要优点是费用较低。2 颗种植体通常是最少的种植体数量, 它们之间没有连接杆的设计减少了复诊次数和技工加工费用。

（2）**适应证**: 当费用是患者关心的最重要因素时, 下颌覆盖义齿的首选方案是 OD-1。然而, 重要的是观察到患者期望值也应该是很低的 ( 即患者必须理解治疗计划的局限性 ), 并且此方案要求患者前、后牙区骨量应足够 ( A 类或 B 类 )。后牙区牙槽嵴的形态应该呈倒 U 形, 具有高度平行的侧壁, 这种良好甚至优秀的解剖条件也为传统义齿提供支持和稳定。现有义齿主要问题是固位力不佳, 而非支持和稳定不足。此外, 对颌最好是无牙颌或为传统的全口义齿修复 ( 框 15-5 )。

| 框 15-5 患者选择标准: OD-1 |
| --- |
| • 对颌是上颌全口义齿。 |
| • 解剖条件良好或非常好 ( 前、后区域牙槽骨为 A 类或 B 类 )。 |
| • 后牙牙槽嵴为倒 U 形。 |
| • 患者的期望较低, 主要解决义齿固位问题。 |
| • 无牙颌牙槽嵴的牙弓形态不是锥形。 |
| • 费用是主要因素。 |
| • 3 年内将增加种植体。 |

（引自 Misch CE: Misch CE: *Dental implant prosthetics*, ed 2, St Louis, 2015, Mosby ）

（3）**解剖位置**: 2 颗种植体通常放置在位点 B 和 D。2 颗种植体互相独立且不用上部结构连接。覆盖义齿的附着体主要用于增加固位, 对修复体的支持和稳定改善微弱。修复体的稳定性在前牙区通过种植体获得轻微改善, 在后牙区是通过牙槽嵴倒 U 形提高 ( 图 15-23 )。

以往, 多数 2 颗种植体支持的覆盖义齿, 种植体的植入位置在颏孔前, 即 A、E 位点。但是在 OD-1 修复方案中, 种植体位置在 B、D 位点比在 A、E 位点更理想。A、E 位点的种植体通常是第一前磨牙的位置, 2 颗种植体距前牙区支点线较远, 导致修复体更大幅度地摆动。但是种植体位点在 B、D 位点 ( 类似天然尖牙所在的位置 ), 修复体的

| 下颌治疗方案 | | | |
|---|---|---|---|
| | 方案 | 描述 | 5类可摘修复体 |

| | 方案 | 描述 | 5类可摘修复体 |
|---|---|---|---|
| A | 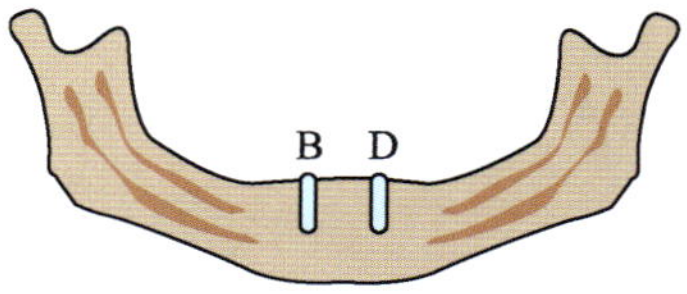 OD-1（理想义齿） | 种植体位于B、D位点，彼此独立 | 理想的前、后牙槽嵴形态。费用是首要因素。固位仅为PM-6 |
| 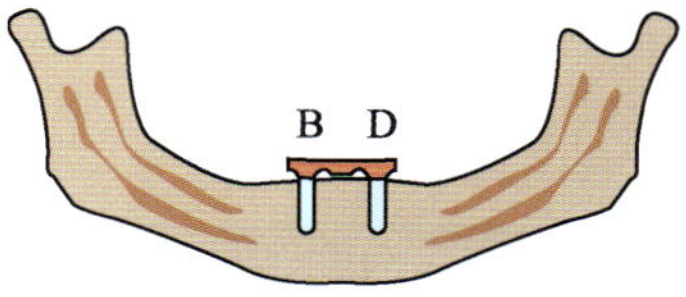 | OD-2 | 种植体位于B、D位点，用杆刚性连接 | 理想的后部牙槽嵴形态。理想的义齿。费用是首要因素。PM-3~PM-6的固位和较小稳定性 |
| B | 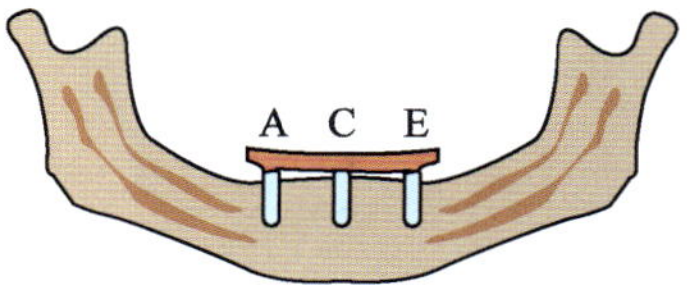 OD-3A | 种植体位于A、C、E位点，当后部牙槽嵴形态良好时用杆刚性连接 | 理想的后部牙槽嵴形态，理想的义齿。PM-2~PM-6的固位和中等的稳定性（2条腿椅子） |
| 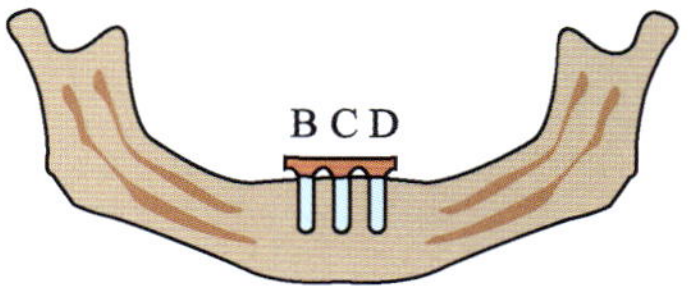 | OD-3B | 种植体位于B、C、D位点，当后部牙槽嵴形态不佳时用杆刚性连接 | C-h分类中的前牙区骨量，不佳的后部牙槽嵴形态。PM-3~PM-6的固位和较小稳定性 |
| C | 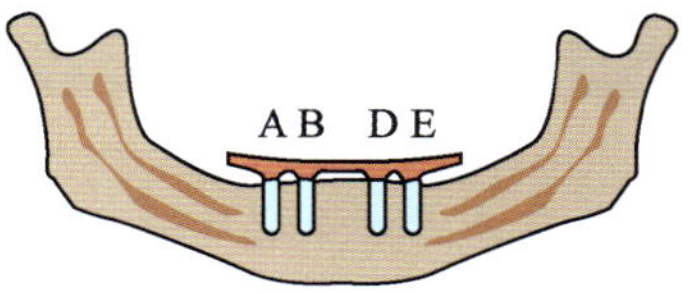 OD-4 | 种植体位于A、B、D、E位点，杆刚性连接，远中有约10mm长的悬臂梁 | 患者要求更好的固位、更高的稳定和支持效果。PM-3~PM-6（3条腿椅子） |
| 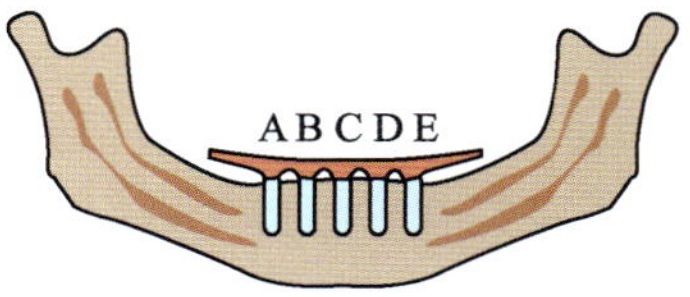 | OD-5 | 种植体位于A、B、C、D、E位点，杆刚性连接，远中有约15mm长的悬臂梁 | 患者有很高的要求或希望。固位、稳定和支持为PM-0（4条腿椅子） |

图 15-22　A. 下颌种植覆盖义齿有 5 种治疗方案。2 颗种植体植入在 B、D 位点，彼此独立（OD-1）或相互连接（OD-2）；B. 植入 3 颗种植体并使用杆连接（OD-3）；C. 植入 4 颗种植体，使用带悬臂梁的杆连接（OD-4）或植入 5 颗种植体，使用带有悬臂的杆连接（OD-5）。通过以上方式支持 RP-5 或 RP-4 的修复体。C-h. C 类伴牙槽骨垂直向高度不足；OD. 覆盖义齿方案；PM. 义齿动度分类（引自 Misch CE：*Misch Implant Institute manual*，*Dearborn*，MI，1984，Misch Implant Institute.）

前移位将会减少（图 15-24）。

（4）支持：OD-1 修复体的支持主要依靠后牙的颊板区及前牙的牙槽嵴，类似传统的义齿。种植覆盖义齿为 RP-5，倾向于 PM-3 或更高，这样才能够为下颌后牙区软组织旋转和负荷留出余地（图 15-25）。

（5）附着体：在 OD-1 中最常用的附着体类型是"O"形环或 Locator。由于附着体在任何平面上都允许应力释放，所以种植体的支持作用不佳。换言之，这种种植体支持的覆盖义齿像传统的全

口义齿一样，主要通过下颌骨的解剖形态和修复体设计获得稳定和支持。

（6）**OD-1 的并发症**

①**缺乏后牙区的支持**：如果后牙区支撑不足（颊板区），则主要由种植体承担咬合力。这种过大的力量作用于种植体，容易导致种植体周围骨丧失。后牙区牙槽嵴吸收，导致患者逐渐丧失咬合，最终后牙区开𬌗。

②**定位**：2 颗独立种植体形成的固位系统较其他治疗方案更易发生修复体相关的并发症。并发

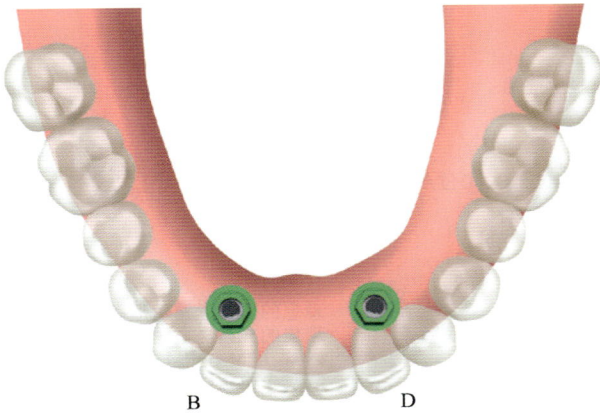

图 15-23　覆盖义齿方案 1 包括 2 颗独立的种植体。为防止种植体在行使功能时向前晃动，最佳植入位置为 B 和 D 位点（引自 Misch CE：*Dental implant prosthetics*，ed 2，St Louis，2015，Mosby.）

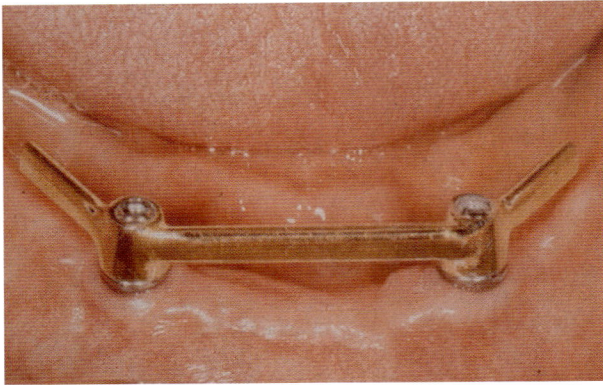

图 15-24　应注意不要阻碍 RP5 义齿的旋转运动。在此病例中，两颗种植体被准确放置在 B、D 位点，但由于附着体位于不同的平面上，义齿变成了一个固定义齿

图 15-25　A 和 E 位点的种植体。A. A 和 E 位点独立的种植体更易使修复体向前晃动，并对种植体施加更大的杠杆力（箭）；B. 修复体前后均有悬臂（箭）

症风险增加有以下几个原因（图 15-26A）。

**a. 垂直于𬌗平面：**2 颗种植体的方向需要与𬌗平面垂直，这样有利于覆盖义齿的后牙区域向下移动，充分利用下颌骨的颊板区获得支持。铰链旋转轴应该是与旋转路径成 90°；否则，两侧种植体会以不同的方式负荷。此外，由于在功能或功能异常运动过程中只有两个种植体承担咬合力，通过将种植体放置在沿种植体长轴并与咬合平面垂直的位置来减小对种植体部件和牙槽嵴骨的应力（图 15-26B）。

**b. 高度上平行于𬌗平面：**两个独立的种植体应该位于与𬌗平面平行的相同高度上。如果一个种植体比另一个高，那么义齿在功能运动中将与较低的种植体脱离，并主要在较高的种植体上旋转。这种情况会加速 "O" 形环或 Locator 附着体的磨损。此外，由于位于较高位置的种植体承受过大

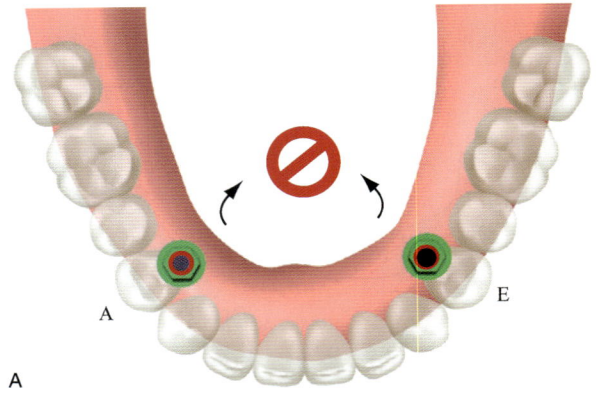

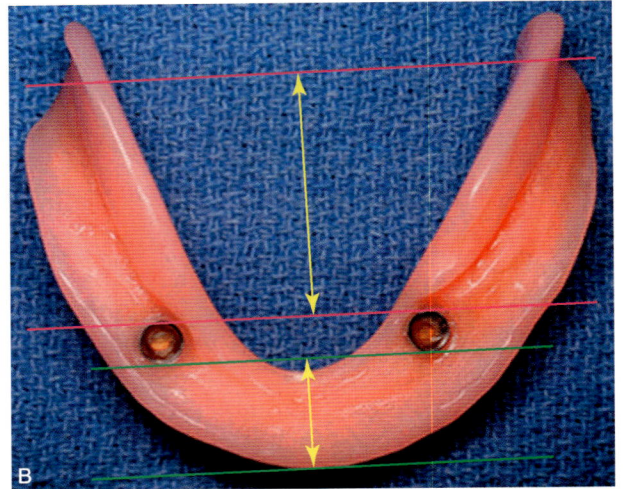

咬合力，可能会增加并发症的风险，包括基台螺钉松动、种植体边缘骨丧失和种植体失败（图 15-27）。如果种植体位于不同高度，应使用不同高度的基台使它们尽可能平齐。

**c. 至中线的距离：**2 颗种植体应该在中线两侧并至中线距离相等。如果一个种植体更偏远中（更远离中线），它将在后牙区咬合时充当主要的旋转点或支点。在这种情况下，导致较近中的种植体附着体磨损更快。当患者在前牙区咬合时较远中的种植体将承受更大的咬合力（图 15-27）。

**d. 种植体的平行度：**在这种治疗方案中，两个种植体应该相互平行。义齿的戴入角度也应与附着体的戴入角度一致。当种植体不平行时，先就位的附着体磨损较少，后就位附着体沿着阳性部件的侧面摩擦，增加磨损速率。当修复体的就位道与附着体的不同时（例如在牙槽嵴顶颊侧下方存在倒凹时），附着体将会过早磨损（图 15-27）。

**e. 倾角：**如果存在颊侧倒凹，由于种植体位置

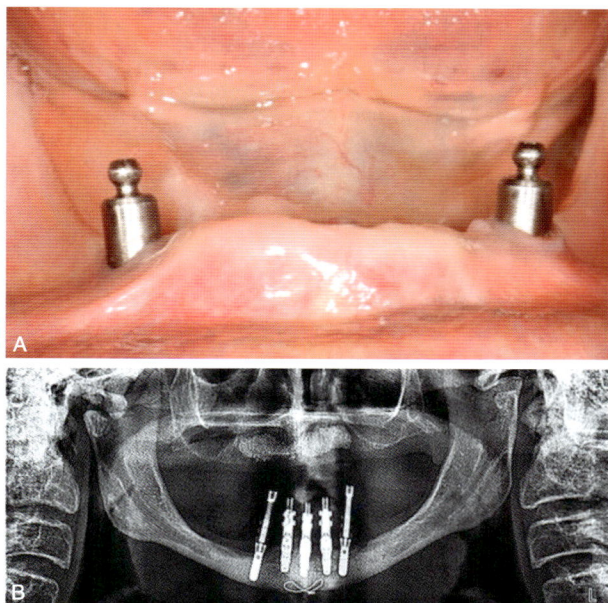

图 15-26　A. 非理想位置；B. 理想位置：处在同一高度

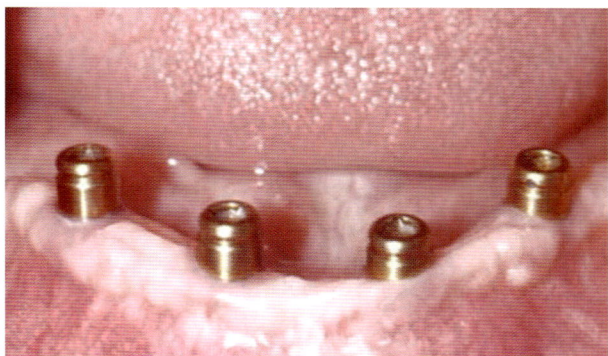

图 15-27　种植体植入在理想位置，基台处在同一高度

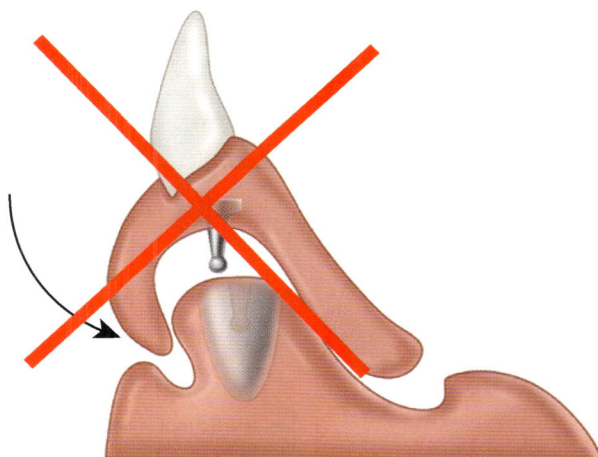

图 15-28　当下颌前部存在倒凹时，它决定了修复体的戴入方向，这就要求附着体就位方向与义齿就位方向一致（引自 Misch CE：*Dental implant prosthetics*，ed 2，St Louis，2015，Mosby.）

的原因，修复体的就位道无法与附着体的一致，这可能导致出现慢性疼痛点并需要多次调改。这种情况最常见于下颌骨 A～B 类骨或 C 类骨的广泛萎缩（颊侧吸收）（图 15-28）。

**f. 牙弓形态：**存在两种类型的牙弓形态：有牙的牙弓形态和无牙颌的牙槽嵴形态。需要注意，无牙颌剩余牙槽嵴可能是方圆形、卵圆形或尖圆形。有牙的牙弓形态也分为方形、卵形和锥形 3 种，可能与牙槽嵴形态不同步。当一个尖圆形的牙列由方圆形牙槽嵴中的两个独立种植体支持时，下颌前牙会从种植固位系统向前悬出。在这种牙弓形态与支持牙槽嵴形态的组合中，需要更多的种植体来协助义齿稳定，OD-1 选项就存在很大的劣势。

**g. 支持减少：**独立的种植体相较于用杆连接的种植体，更容易产生修复并发症。当种植体用

杆相连时，单个种植体上的力和应变会减少。杆加工修复体的附着体在技工室制作，更易在水平、垂直和轴向平面上控制平行度，这种方式比依赖外科手术平行植入种植体，要容易和可预测。

下颌选择 OD-1 治疗方案时，对颌应该是传统全口义齿。当患者为无牙颌时，咬合力明显减弱。上颌义齿在行使功能时会发生一定的移动，从而起到减小应力的作用。上颌全口义齿的不稳定性和下颌 OD-1 覆盖义齿相互匹配。与上颌全口义齿相对时，下颌后部区域的支持需求降低。因此，当选择 OD-1 方案时，上颌应该是全口义齿。

③**患者的误解：**当患者知晓连接杆、更多种植体是更好的选择，但因经济原因受到限制时，OD-1 可以是过渡的选择方式。值得注意，很多患者不清楚仅 2 颗种植体的支持作用是不足的。这种治疗方案的最终目标是在患者出现严重的下颌后牙区骨吸收之前将 OD-1 转变为 RP-4 修复体或固定修复体。未来方案可以改为在 A、E 位点植入种植体，将 A、B、D、E 位置的 4 颗种植体用杆连接，并制作悬臂延伸到磨牙区。此外，支持面积的增加有利于减少后牙区骨吸收。

④**基台高度：**2 颗独立的种植体常使用"O"形环或 Locator 附着体。愈合之后，穿龈部分及预成的钛合金"O"形环或 Locator 基台插入种植体体部。附着体基台代替穿龈部分。附着体应彼此平行并处于相同咬合高度。基台越高，义齿侧向稳定性越好。然而，在人工牙和附着体封套部件外周之间应至少有 2mm 厚的丙烯酸树脂（图 15-29）。

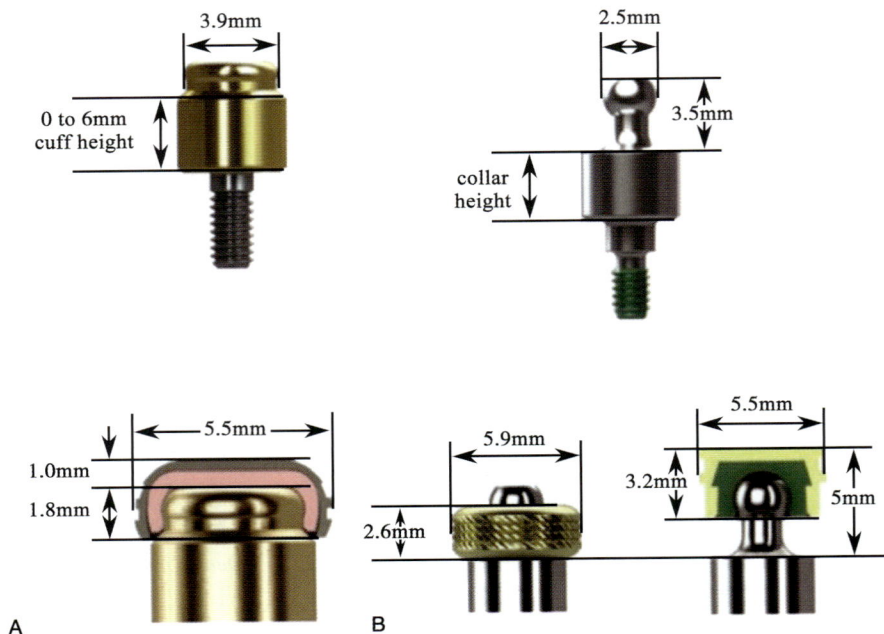

图 15-29　附着体高度。A. Locator 附着体；B. "O" 形环附着体

　　提供不同高度的附着体基台。理想情况下，基台应该在组织上方 2mm，在人工牙下方 2mm，这样可以保证丙烯酸树脂有足够的厚度。附着体和封套部件安装在种植体上。然后用扭力扳手以 20～35N·cm（按照种植体制造商的要求）旋紧基台。需要注意，选择过高基台会增加扭力和不稳定性。

## 2. 覆盖义齿方案 2

　　（1）**适应证**：与 OD-1 方案相比，当需要更多支持时，下颌覆盖义齿（OD-2）是第 2 种治疗方案（框 15-6）。OD-2 需要的解剖条件和患者诉求与 OD-1 方案基本一致。利用杆设计将附着体在中线两侧对称分布，相互平行，距咬合面高度相同，角度接近，从而增加固位力。种植体间理想的距离是 14～16mm，也就是 B、D 位点之间的距离。

　　（2）**解剖位置**：OD-2 方案中种植体的位置仍在 B、D 位点，2 颗种植体利用上部结构杆相连，不设置远中悬臂。与独立的种植体相比，当用杆连接时，两个前牙种植体上的负荷会减少[50,51]。即使用杆连接，也不应该将种植体种植在 A、E 两位点。A、E 位点最常位于下颌第一前磨牙位置，甚至在下颌第二前磨牙位置（取决于性别和种族）。当种植体以直杆连接时，连接杆位于前牙区牙槽嵴的舌侧。通常覆盖义齿的边缘增厚，甚至会压迫

> **框 15-6　患者选择标准：OD-2**
>
> - 对颌为上颌义齿。
> - 解剖条件中等或良好（前、后牙区为 A 类或 B 类骨质）。
> - 后牙区牙槽嵴形态为倒 U 形。
> - 患者要求不高，主诉为缺乏固位。
> - 患者能够支付连接杆和新义齿的费用。
> - 超过 3 年的时间不需要额外的种植体植入。
> - 患者的力学因素较小（如功能异常）。
> - 下颌骨剩余牙槽嵴形态是方圆形或卵圆形，牙弓形态也是方圆形或卵圆形。

（引自 Misch CE：*Dental implant prosthetics*, ed 2, St Louis, 2015, Mosby.）

舌下区影响发音。人工牙可能排在剩余牙槽嵴的前方，以杠杆行为作用于连接杆上，导致修复体不稳定（即前悬臂）。A、E 位点之间连接杆的弯曲形变量是在 B、D 位点之间连接杆的 5 倍。因此，出现螺钉松动的风险更高。当弯曲杆设置在更靠前的位置，修复体常沿杆的两侧转动，限制义齿动度（PM）。如果修复体靠在弯曲杆的两侧，修复体动度可能会减少到 0。这会使种植体系统承受更大的垂直和侧向力，A、E 位点承受更大的侧向力，增加螺钉松动的风险。如果患者 A、E 位点已经植入种植体，最佳的治疗方案是在 C 位点增加 1 颗

种植体,用杆将 3 颗种植体连在一起(图 15-30 和图 15-31)。

**(3)杆/附着体**:当用杆将 2 颗种植体连在一起时,减少前部 2 颗种植体的受力。与 OD-1 方案相比,首先能降低螺钉松动和牙槽嵴顶骨吸收的风险。其次,技工室可以将附着体设计得彼此平行,距咬合面距离一致,并与中线等距,而不用考虑种植体的位置,从而降低修复体并发症。根据可用的冠高空间,连接杆上的固位部分通常设计为"O"形环或固位卡。连接杆与 Dolder 杆卡或 Hader 杆卡类似。杆的横截面为卵圆形(Dolder)或带有抗旋结构的圆形,以便增加杆的强度并降低其形变。理想情况下,杆应该距离软组织 1mm 以上,以便获得更便利的清洁通道。

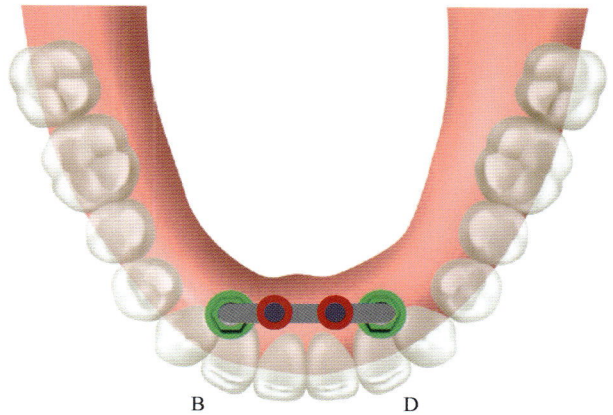

图 15-30　覆盖义齿方案 2 中的种植体位于 B、D 两位点,有杆将其相连。可以在杆上添加能允许修复体有动度的附着体,如"O"形环或 Hader 杆卡。附着体应位于同一高度、与中线等距且互相平行(引自 Misch CE:*Dental implant prosthetics*, ed 2, St Louis, 2015, Mosby.)

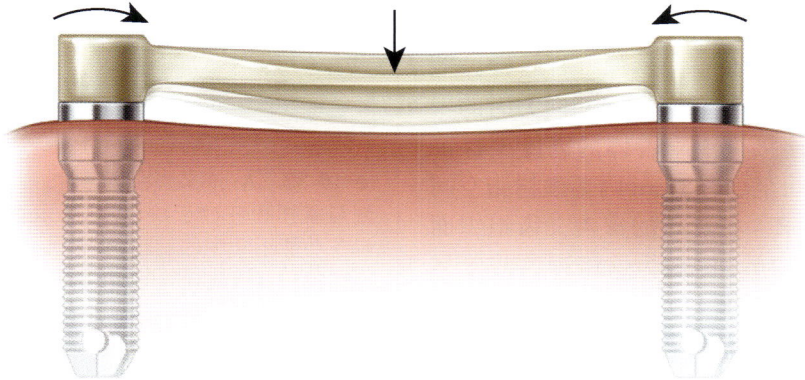

图 15-31　A 和 E 位点种植体连接杆的弯曲形变量是 B、D 种植体连接杆的 5 倍。因此,A、E 位点种植体螺钉松动的概率也相应增加。这种情况下应考虑在 C 位点植入 1 颗种植体,而不能将 A、E 位点种植体用杆相连(引自 Misch CE:*Dental implant prosthetics*, ed 2, St Louis, 2015, Mosby.)

**(4)OD-2 的并发症**

①**不良骨形态**:在骨量充足的病例中,2 颗种植体的治疗方案效果较好。在 C-h 或 D 类骨中,存在口腔功能异常、对颌前部或后部有余留天然牙时,不推荐使用 2 颗种植体支持的覆盖义齿。较大的冠高空间、较差的后牙区牙槽嵴形态、较大的𬌗力都会造成种植系统额外的受力,增加发生并发症的可能性。存在以上情况时,应该植入更多的种植体来降低潜在的修复风险。

②**连接杆并发症**:种植体连接杆最常见的并发症是杆与软组织之间的空间不足。这种情况极易导致口腔清洁困难,导致食物残渣堆积进而发生软组织炎症。通过选择适宜高度的基台和精确的模型,可以使杆的位置更准确。基台高度应该位于软组织以上 1mm,不超过 2mm。过高的基台对修复体部件增加应力和压力。当 Hader 或 Dolder 杆卡用于固位时,从义齿附着体系统到上部结构连接杆都要仔细检查。连接杆与固位卡应垂直于旋转轨迹并平行于𬌗平面。这通常需要一个垂直于中线的直杆。弯曲杆通常将固卡放置在离种植体更近的位置,进而妨碍修复体旋转,使其更像固定修复体(图 15-32)。

修复体的连接杆应在确定覆盖义齿的最终轮廓和人工牙位置之后制作。否则,易导致义齿排牙空间不足或覆盖义齿的外形轮廓过大(通常是在舌侧面)。杆可以在每个种植体平台的唇侧连接。这样,义齿的舌侧基托仍然在传统义齿的外形范围内。

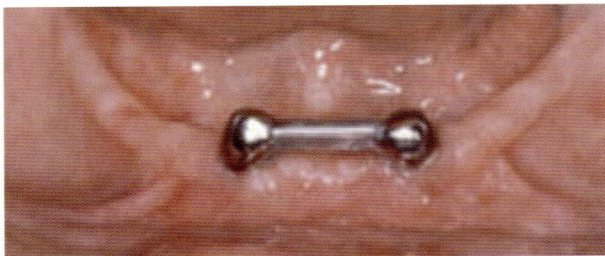

图 15-32　两个过近种植体上的连接杆

③定位：需要注意，如果种植体间距小于在 B、D 位点间距，无论独立或通过杆连接，行使功能时修复体稳定性都会明显降低。当制作杆时，种植体间距过近会阻碍附着体的使用。另外，位置不理想会影响未来增加种植体的治疗计划。种植体种植在 B、D 位点之外的位置，未来将无法在 A、B、C 位点种植。

④杠杆臂：附着体越高，覆盖义齿的稳定性就越好。附着体上方的冠高空间就像杠杆一样。冠高空间越大，受力越大，覆盖义齿受侧向力时的稳定性越差。然而，连接杆上附着体的高度要保证人工牙和附着体之间至少有 2mm 丙烯酸树脂空间以满足义齿强度要求。杆支持的覆盖义齿组织面不应贴在基台或杆的侧面，因为这将限制修复体旋转，并增加折断的可能性（图 15-33）。

⑤悬臂：2 颗种植体的连接杆远中不应当设置悬臂。当杆从前牙区种植体延伸出悬臂，而 2 颗种植体之间没有足够的 A-P 距离以抵消悬臂效应，悬臂会增加修复体失败和基台螺钉松动的风险（图 15-34）。

⑥增加的费用：覆盖义齿方案 2 中建议使用杆，临床医生必须考虑到相关费用的增加。技工室制作杆、附着体价格较高，患者在开始治疗之前需要知晓。

## 3. 覆盖义齿治疗方案 3

（1）适应证：第 3 种治疗方案（OD-3）适用于当对颌为全口义齿，对固位、支持和稳定有中、低度需求的患者。对颌为全口义齿，施加到修复体的力量是最小的。当后牙区牙槽嵴形态不佳时（C-h 骨量或 D 类），采用 OD-3 方案是最低要求。

如果患者对覆盖义齿抱怨较少，价格是中度敏感因素，期望获得固位和前部稳定性，OD-3 方案通常是首选。在此方案中需要评估后牙区牙槽嵴形态，它决定义齿后部舌侧翼缘区的延伸范围，

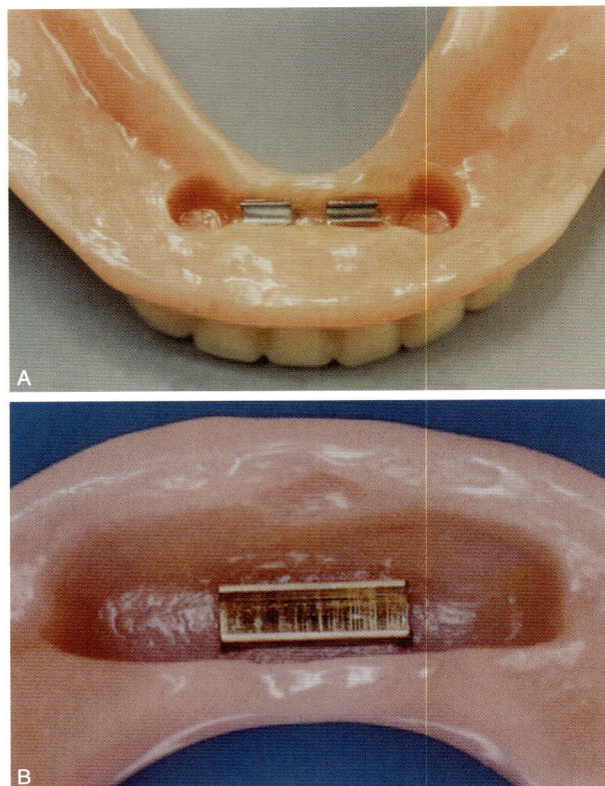

图 15-33　A. 该义齿在加工时，丙烯酸塑料阴性部分的两侧与基托和杆过于贴合，这会限制（或妨碍）种植覆盖义齿在功能运动中的旋转；B. 夹应该与杆接触，义齿不应该靠在种植基台或杆的侧面（引自 Misch CE：*Dental implant prosthetics*，ed 2，St Louis，2015，Mosby.）

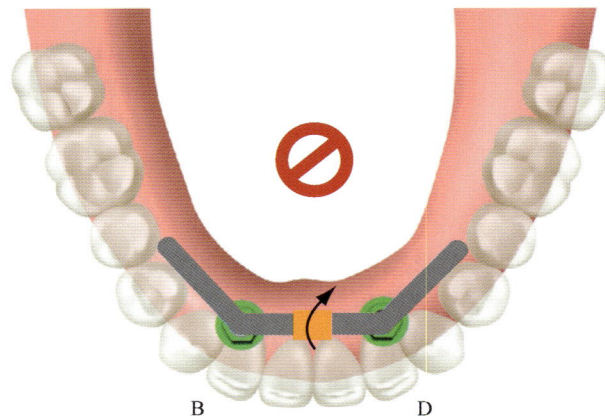

图 15-34　种植体 B 和 D 之间的连接杆不能向远中延伸形成悬臂（箭）（引自 Misch CE：*Dental implant prosthetics*，ed 2，St Louis，2015，Mosby.）

它可以限制修复体的摆动（框 15-7）。

（2）位置：在 OD-3 方案中，3 个根形种植体位于 A、C、E 位点，上部结构杆连接种植体，但是不设置远中悬臂。A、C、E 的 3 颗前牙种植体可设计 PM-2 或更大动度的义齿。未来如果需要更多

的固位、支持和稳定，可以在 B、D 位点追加种植体。如后牙区牙槽嵴形态不好（C-h 类），侧向稳定不足会使前牙区种植体受到额外的力。为使修复体获得更大的活动自由度，种植体最好位于 B、C、D 位点。系统受到的应力越大，对修复体活动 / 应力的缓冲就应该越充足。这些措施增加了修复体后部的移位，但是降低了对种植体和螺钉固位杆的应力（图 15-35）。

（3）优势：相比于连接 B、D 位点种植体的杆卡，A、C、E 位点的杆卡具有很多优势。首先，A、C、E 位点种植体连成的杆不是一条直线。C 位点常位于 A、E 位点的近中（A、E 位点位于前磨牙区），理想情况下 C 位点对应下颌前牙区义齿人工牙的舌隆突，该设计可增加义齿的 A-P 距离。有益于咬合力直接传递至前牙区种植支撑结构，减少义齿翘动，提高义齿稳定性。因此，当支撑义齿的种植体数量 >2 时，可形成三角形稳定支撑系统。在确定 A-P 距离时，先将两侧最远端种植体后缘连成直线，最前端种植体中心点至该直线的垂直距离记为 A-P 距离。因为以杆连接，A、C、E 位点种植体的 A-P 距离越大，在降低种植体应力方面杆的生物力学优势越明显。对于修复体稳定性，夹板式 A、C、E 位点种植体及其杆位置优于 B、D 位点。因为附着体设计相当于在 B、D 位点，而种植体位于更远端的 A、E 位点，覆盖义齿的侧向稳定性有提升。相比于 OD-2 方案，OD-3 方案中的种植位点比 B、D 位点更偏远中。此外，当咬合空间允许时，可增加杆的高度，使其远离牙龈，这样附着体至牙槽骨的距离更大，更可限制义齿转动。因此对于 C-h 类牙槽骨的无牙颌患者，采用 3 颗种植体的 OD-3 设计具有较大优势，该类型患者骨高度明显不足。

（4）杆 / 附着体系统："O" 形环 /Locators 固位

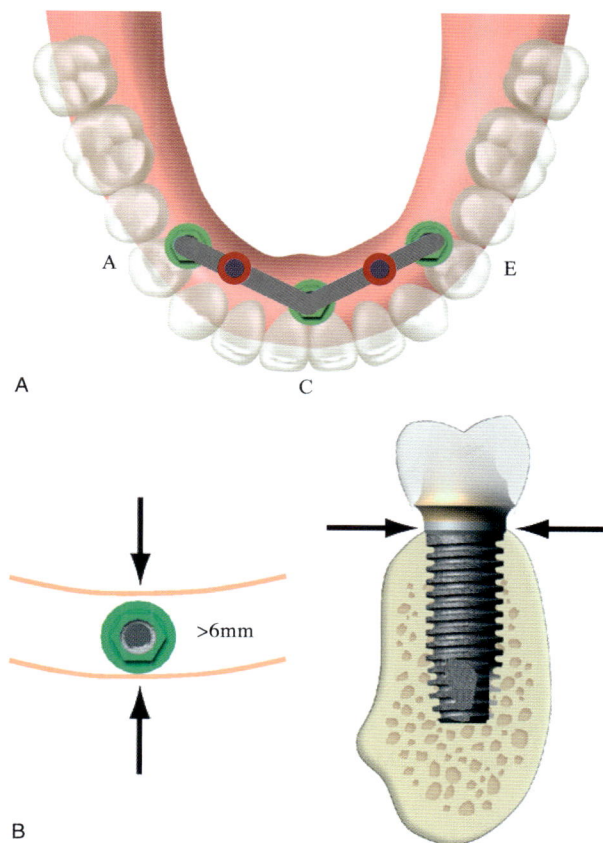

A

B

图 15-35　A. 覆盖义齿方案 3 即种植体位于 A、C、E 位点，种植体之间通过杆相连。附着体的位置不能妨碍修复体远中部分的运动；B. 4mm 直径种植体要求颊舌向最低的骨宽度为 6mm，种植体的圆形设计结果是在各个维度均有足够的骨质（宽度和高度）（引自 Misch CE：*Dental implant prosthetics*，ed 2，St Louis，2015，Mosby.）

的上部结构为杆的设计和位置选择提供更大余地。为增加附着体至牙槽骨距离，并减少殆平面至附着体距离，当冠高度空间允许时，常采用 "O" 形环附着体系统。殆平面至附着体距离越小，受侧向力时覆盖义齿越稳定。该设计中，覆盖义齿的凹面不宜接触连接杆侧面，否则会导致刚性过大，使杆系统承受过大应力。

连接杆应平行于殆平面，附着体应设计在连接杆相同的高度。该设计确保义齿在功能运动时能更有效地旋转。在 3 颗种植体支持的附着体系统中，连接杆两侧不应设计悬臂。但是，附着体或许可以设计在 A、E 基台的远中，类似于肯氏 I 类局部义齿设计（在受到正向力作用时）。

（5）OD-3 方案的并发症

①附着体设计不佳：方案 3（OD-3）通常不会采用 2 个 Hader 卡作为附着体，因为 2 个卡无法在同一平面旋转，常导致义齿的刚性过大。此外，

Hader 卡通常无法旋转,除非 Hader 卡已发生变形。因此,杆和卡的磨损也是常见的并发症。在设计杆卡附着体时,若用杆连接 A 和 E 点种植体颊侧及 C 点种植体的舌侧,那么就可能设计出一个垂直于义齿转动路径的直杆(图 15-36)。

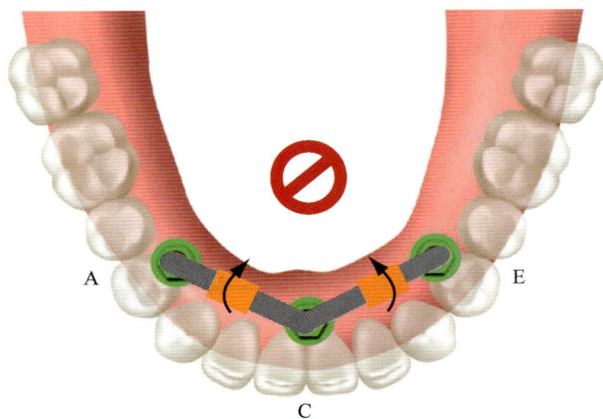

图 15-36 种植覆盖义齿方案 3(OD-3)极少采用 Hader 卡作为附着体系统(引自 Misch CE: *Dental implant prosthetics*, ed 2, St Louis, 2015, Mosby.)

②**制作 RP-4 修复体**:对于 3 颗种植体支持的覆盖义齿而言,该设计需要软组织支持,宜采用 RP-5 型修复体。若采用 RP-4 型修复体,则往往对种植体产生过大负荷。这种做法会导致附着体过度磨损,或者加速附着体的磨损。

### 4. 覆盖义齿方案 4

(1)**适应证**:方案 4(OD-4)对患者条件的最低要求包括影响覆盖义齿固位和稳定的中等至严重萎缩的后牙区牙槽骨、反复发生的软组织疼痛史及发音困难。临床医生应知晓在牙缺失状态下,下颌后牙牙槽骨吸收速率是下颌前牙区的 4 倍。对于 C-h 类下颌后牙牙槽骨而言,外斜线和下颌舌骨嵴往往较高(相比于剩余牙槽嵴),并常与剩余牙槽骨相移行,肌肉附着于牙槽嵴顶或其附近。此外,当患者出现比之前治疗方案更大程度的抱怨和期望时,应将 OD-4 方案作为最低的治疗选项(框 15-8)。

(2)**位置**:OD-4 为 4 颗种植体支持的覆盖义齿,种植体分别位于 A、B、D、E 4 个位点。当患者上颌存在天然牙,或下颌前牙区为 C-h 类骨且冠高空间 >15mm 时,应至少选用 4 颗种植体支持下颌义齿。当𬌗力因素(例如,功能异常、冠高空间、咀嚼运动、对颌牙等)影响程度中等或偏低时,该设

**框 15-8 患者选择标准:OD-4**

- 传统义齿存在中度至重度的问题。
- 需求或愿望迫切。
- 要求减小义齿体积。
- 无法佩戴传统义齿。
- 期望减少后牙区牙槽骨吸收。
- 解剖结构不良,总义齿修复较为困难。
- 义齿功能和稳定性不佳。
- 后牙区存在压痛点。
- 对颌为天然牙。
- C-h 类牙槽骨。
- 不良力学因素(功能异常、年龄、外形、冠高空间 >15mm)。

(引自 Misch CE: *Dental implant prosthetics*, ed 2, St Louis, 2015, Mosby.)

计可为双侧 10mm 长的悬臂梁提供足够支持(图 15-37)。

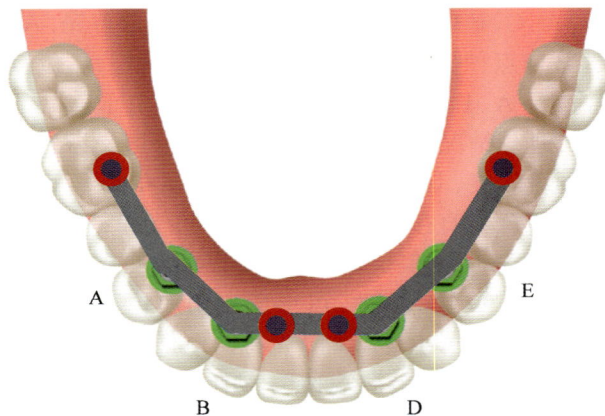

图 15-37 OD-4。4 颗种植体放置在 A、B、D、E 位点。种植体可为远中长达 10mm 的悬臂提供足够支持力(引自 Misch CE: *Dental implant prosthetics*, ed 2, St Louis, 2015, Mosby.)

①**悬臂**:对于无牙颌患者,在种植体 ≥4 颗时采用悬臂梁(杆)的原因有以下 3 种。

- 与前 3 种方案相比(OD-1~OD-3),种植体支持增加。
- 当患者为尖圆形或卵圆形牙弓时,与 OD-1、OD-2 方案相比,夹板式种植体的生物力学分布得到改善。
- 新增加的第 4 颗种植体为上部结构杆提供额外的固位力,可以降低螺钉松动风险,减少悬臂梁

相关的并发症。

若希望在下颌覆盖义齿上增加悬臂，应重点考虑种植体的位置设计。悬臂梁可类似于力学中的 I 类杠杆。当力施加在双侧远端悬臂梁时，双侧最远端种植体可作为支点。殆力被悬臂长度放大，悬臂为杠杆。例如，当 25 磅力施加到 10mm 悬臂时，可产生 250 磅力矩。

这个力矩是由支点前的杆来对抗的。如果前牙区种植体（B、D）到支点（远中种植体 A、E）的距离为 5mm，那么后牙区悬臂的效应就会减弱。当前、后种植体间相距 5mm，远中悬臂长度（10mm）除以 A-P 距离（5mm）等于 2。由于种植体连接在一起，在悬臂施加 25 磅力时，近中种植体的受力可达 50 磅，而支点位置的种植体受力可达 75 磅（即 50 磅 +25 磅）。

②弓形：普遍的治疗原则，当其他应力因素的影响为中等或偏低时，后牙区悬臂长度应与 A-P 距离相等。下颌剩余牙槽嵴的形态分为方圆形、尖圆形或卵圆形。颌弓形态与 A-E 线至 B-D 线之间的 A-P 距离有关。对于方圆形牙弓，A-P 距离往往较小，因此无法对抗远中悬臂所受的压力。

方圆形牙弓的 A-P 距离往往仅有 4mm 或更小。该条件下，悬臂长度应尽可能短，宜采用 PM-3～PM-6 动度的修复体。方圆形牙弓的远中悬臂应明显缩短。对于下颌尖圆形或卵圆形颌弓，A、E 和 B、D 位点种植体间的 A-P 距离更长，悬臂长度可增加。A-P 距离通常为 8～10mm，因此允许远中悬臂长度增加至 10mm。

值得强调，A-P 距离只是决定悬臂长度的因素之一。当应力因素例如殆力增加时，悬臂长度需相应减小。功能异常、对颌牙弓、咀嚼运动及冠高空间都会影响悬臂所承受的压力。例如，当牙冠高度翻倍时，力矩也会翻倍。在理想的、低咬合力的情况下（牙冠高度＜15mm、无功能异常、老年女性患者、对颌为义齿），OD-4 覆盖义齿远中悬臂长度可设计为 A-P 距离的 1.5 倍。当咬合力为中等时，悬臂长度应降至与 A-P 距离相同。因此，悬臂长度主要与殆力因素和颌弓形态有关，并与 A-P 距离呈对应关系（图 15-38）。

③附着体：最常见的附着体类型是"O"形环或 Locator 附着体系统，因为这两种系统设计的自由度较大。"O"形环常位于杆的远中部分，或者在 A、B 位点（或 D、E）种植体中间。另一个做法是将一个"O"形环放置在 C 位点（该位点下方没有种植体）。后牙区的 2 个"O"形环允许义齿向颊板区转动，前牙区"O"形环允许义齿向切方转动。连接杆给予侧向稳定性和自前磨牙区向前的种植支持。"O"形环可提供足够的固位力，当前牙区设计 2 个"O"形环时，一般采用尺寸较小的小"O"形环；或者在前牙区设置其他固位能力较弱的固位装置。

（4）优势：患者受益于 4 颗种植体方案，更好地支撑殆负荷，义齿侧向稳定性和固位力提升。颊板区、双侧第一、二磨牙区和磨牙后垫软组织承担义齿负荷。由于杆并未延伸至殆力更大的磨牙区，因此（与全口固定修复或 RP-4 型义齿相比）OD-4 方案中种植体所受殆力更小。

对于上颌存在天然牙的患者，OD-4 设计方案是进行覆盖义齿修复的最低要求。当下颌覆盖义齿在垂直或水平向受力较大时，需要在侧向运动中将前牙设计为脱离殆接触，以降低咬合力。在这种情况下，需要增加前牙区种植体数量。

（5）OD-4 方案的并发症/劣势

①隐藏悬臂：为减少潜在悬臂的影响，下颌覆盖义齿一般不设置第二磨牙。此外，当负荷施加在磨牙区时，义齿必须有动度。连接杆上附着体的类型和位置非常重要。OD-4 型覆盖义齿常可获得较高的稳定性，且义齿动度较小。其附着体常设计在远端悬臂上，并在中线处设计一个"O"形环。义齿仍属于 RP-5 型修复体，但软组织支持要小于其他所有 RP-5 型修复体。前牙区附着体应允许义齿远中部分的垂直向移动，以确保义齿向组织面旋转。

②Hader 杆/卡的定位：Hader 杆/卡可允许义齿旋转，在带有悬臂的义齿中使用 Hader 杆/卡有一定困难。为义齿能活动，Hader 卡需垂直于义齿旋转方向，不能平行于悬臂；若平行于悬臂，则其只能起到固位作用，并且会限制义齿旋转。当 Hader 杆/卡方向与义齿就位道不垂直时，义齿被固定住，对杆/附着体系统产生较大应力。

## 5. 覆盖义齿方案 5

（1）适应证：第 5 个下颌覆盖义齿方案（OD-5）为两类患者设计。第一类是佩戴传统义齿出现中、重度问题的患者，对他们而言，该设计是最低的治疗选项。此类患者的治疗期望往往很高，要求减小义齿尺寸，主要的关注点在于恢复功能运动（咀嚼和发音）或义齿稳定性、解决后牙区压痛点，以及无法佩戴下颌义齿等问题。该方案常用

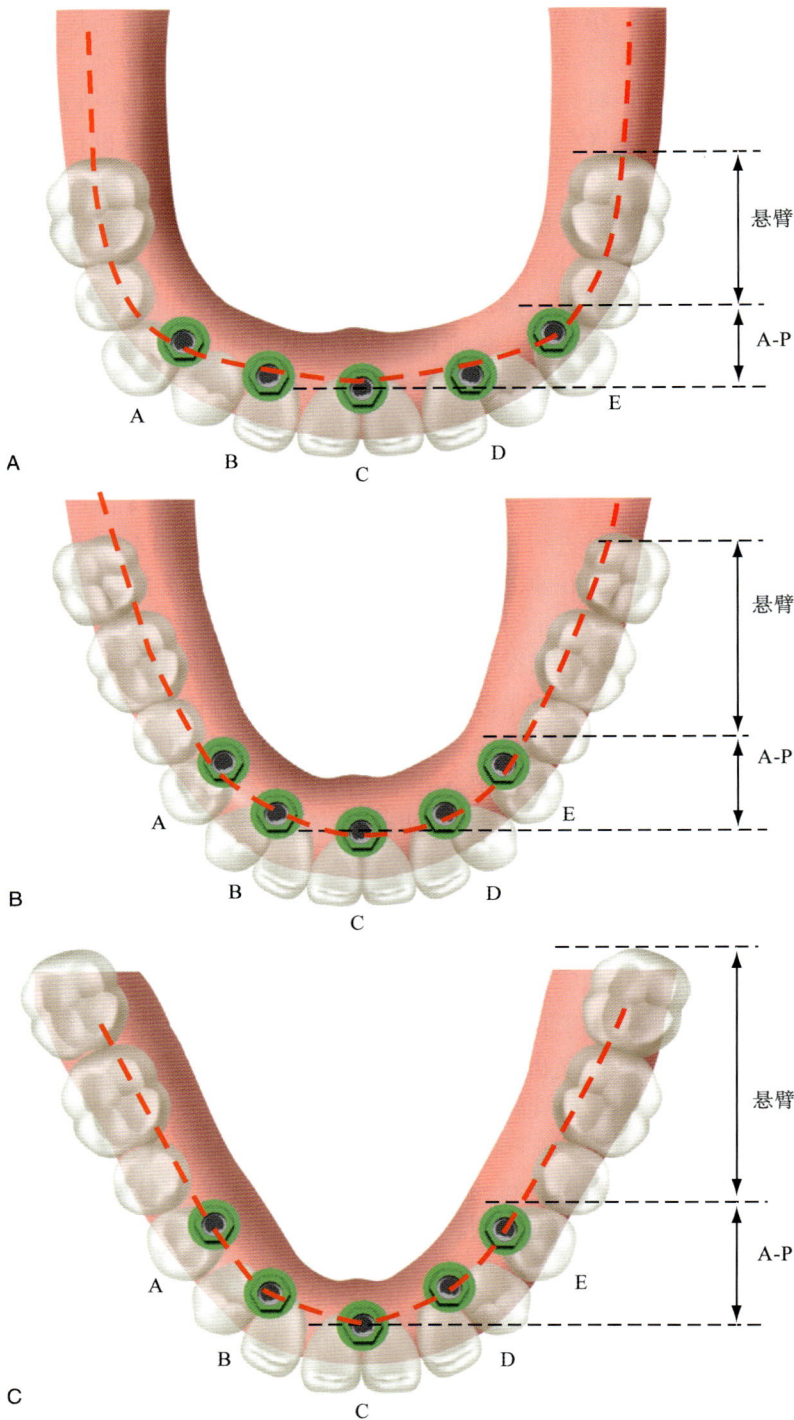

图 15-38 A.颌弓形态影响前后向（A-P）距离。方圆形颌弓的 A-P 距离<5mm；B. 卵圆形颌弓的 A-P 距离通常为 5～8mm；C. 尖圆形颌弓的 A-P 距离往往最大，一般>8mm（引自 Misch CE：*Dental implant prosthetics*，ed 2，St Louis，2015，Mosby.）

于对颌牙存在天然牙，或者对颌牙为种植固定义齿修复的患者（尤其存在功能异常时）（框 15-9）。

　　该方案适合的第二类人群是期望减少下颌后牙区持续性骨吸收的患者。当后牙区不再受到义齿压力时，骨吸收过程会减慢甚至逆转。甚至当后牙区没有种植体时，悬臂和覆盖义齿可防止后牙区剩余牙槽骨受到压力，使骨吸收过程停止。近期研究显示，采用完全由种植体支持的义齿，其

至当种植体全部集中在前牙区，后牙区不植入种植体时，后牙区牙槽骨高度反而会增加[52]。然而，值得强调的是，为减少后牙区骨吸收、增加 A-P 距离，更优的选择方案是在牙槽骨萎缩前，于后牙区植入 1 颗或更多的种植体。OD-5 方案的适应证包括患者期望采用 RP-4 修复体或固定修复体，颌弓为方圆形，对颌牙存在天然牙等（尤其在较为年轻患者或男性患者中）。

- 传统义齿存在中重度问题。
- 有强烈的治疗需求。
- 要求减小义齿尺寸。
- 无法佩戴传统义齿。
- 期望减少后牙区骨吸收。
- 全口义齿解剖结构不佳。
- 存在功能运动或义齿稳定性方面的问题。
- 后牙区存在压痛点。
- 后牙区解剖条件一般或较差。
- 缺乏固位力和稳定性。
- 软组织破损。
- 发音困难。
- 患者要求较多。
- 上颌（对颌）存在天然牙或为固定种植修复。
- 安氏Ⅱ类Ⅰ分类，修复后为安氏Ⅰ类。

（引自 Misch CE：*Dental implant prosthetics*，ed 2，St Louis，2015，Mosby）

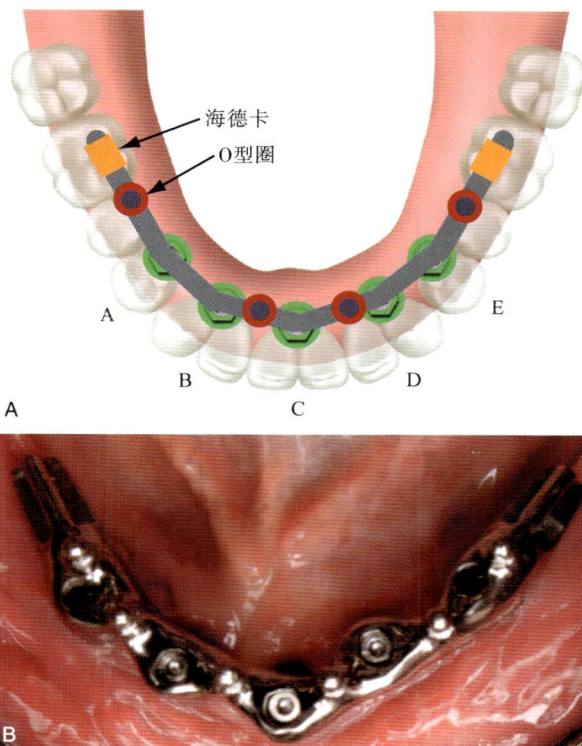

图 15-39　OD-5。A. 种植体分别植入 A、B、C、D、E 位点，由连接杆连接上述种植体，远端设计悬臂。悬臂长度取决于许多因素，包括种植体尺寸和位置、A-P 距离、骨密度、功能异常和对颌牙情况；B. 5 颗种植体及连接杆的临床照片

（2）**位置**：在 OD-5 方案中，5 颗种植体分别植入 A、B、C、D、E 位点。上部结构远中常采用悬臂梁，悬臂长度达到 A-P 距离的 2 倍，平均约 15mm，延伸至第一磨牙区域（当𬌗力因素有利时）（图 15-39）。

（3）**力 / A-P 距离**：远端悬臂的长度（一定程度）与 A-P 距离有关。多篇文献围绕悬臂长度和种植体承受压力进行研究。结果发现，最远端种植体承受压力比其他种植体高出 2～3 倍。最大的应力集中点位于咀嚼侧最远端种植体的远中牙槽嵴顶。种植体长度对种植体受力影响不大，无统计学意义。种植体承受压力随悬臂长度增加而增大。因此，在设计悬臂时，应慎重考虑相关的力学因素。

应力随悬臂长度增加而成比例增加，因此在设计悬臂时应慎重考虑患者咬合力因素和牙槽骨解剖结构。因为 C 位点种植体常常与 B、D 点种植体相比更偏近中，OD-5 方案的 A-P 距离比 OD-4 长。方圆形牙弓的 A-P 距离常＜5mm，因此即使采用 5 颗种植体支持的 OD-5 方案，悬臂长度应尽可能小。卵圆形牙弓的 A-P 距离 5～8mm，对于尖圆形牙弓，这个距离常＞8mm。在上述情况下，当患者咬合力正常时（咬合力不能过大），悬臂长度通常设计为 A-P 距离的 2 倍（图 15-39）。

主要的应力来源若不利（如功能异常、对颌因素），应减少悬臂长度。患者自身的应力因素与 A-P 距离同等重要。在一项探讨种植体螺钉连接处失败的研究中，设置相同的 A-P 距离，采用 3～6 颗种植体支持，对修复体施加 143～400N 的力，修复体连接处所承受的力量超过该系统的屈服强度。研究强调，设计悬臂长度时，咬合力大小和持续时间这两项因素比 A-P 距离重要[53]。

在咬合力低的情况下，可将杆的悬臂增加至 A-P 距离的 2 倍，原因如下：新增的 C 点种植体可增加种植体 - 牙槽骨接触面积，额外增加一个提高固位力同时螺钉松动减少的因素，增加 A-P 距离。该方法可对抗远中悬臂梁所产生的Ⅰ型杠杆力。

5 颗种植体时修复体和上部结构可向前牙区牙槽嵴的前方伸出悬臂，尤其适合安氏骨性Ⅱ类患者。下颌休息位时，下唇可得到上颌牙支撑。传统总义齿前牙恢复原始的水平向覆盖，因此在休息位或功能运动时，不会侵占中性区。然而，对于 RP-4 修复体而言，牙齿被排列成Ⅰ类关系，以呈现最佳的美学效果，同时该方法提高前牙区的功能。

由于这些患者原为骨性Ⅱ类关系,排牙时将下颌前、后牙位置均向近中调整,这样可以减小远中悬臂长度,减小后牙区杠杆力。

**(4)附着体**:在带有悬臂的连接杆设计中,通常采用 4～6 个具有固位作用的附着体。经典的附着体包括"O"形环、Locators 或 Hader 卡。足够的附着体数量和分布可提供固位力,对抗义齿移位。通常来讲,4 个"O"形环均匀分布(2 个位于前牙区,2 个位于远端种植体的远中)。如果患者颌间距垂直向不足或存在功能异常,覆盖义齿需采用金属支架(类似可摘义齿),该设计可降低覆盖义齿折裂的风险。

Hader 杆卡可设计在左右两侧悬臂区域,位于最后一个"O"形环的远中。在实际使用中,"O"形环可能是唯一使用的附着体类型。Hader 卡可作为备用装置。当"O"形环断裂时,可采用 Hader 卡进行固位。当垂直修复空间不足,难以容纳较高的"O"形环时,或当采用"O"形环后,丙烯酸基托厚度不足而反复断裂时,可考虑改用 Hader 卡。此外,Hader 卡还可提供固位力,防止黏性食物提起义齿后部。

当出现螺钉松动或种植体周围骨吸收时,6 个附着体的杆设计方案可提供减小杆和种植体上应力的方法。此外,Hader 杆卡还可以从连接杆上切除,将 RP-4 型修复体改为 RP-5 型修复体,此时义齿以后牙区种植体远中的 2 个"O"形环为支点转动。

## 三、上颌覆盖义齿并发症

相比于下颌覆盖义齿,上颌覆盖义齿存在很多不同点。部分学者对上颌种植支持的覆盖义齿与下颌覆盖义齿进行比较。Goodacre 等研究发现,下颌覆盖义齿是成功率最高的修复方式之一,而上颌覆盖义齿种植体失败率最高(失败率为 19%)[54]。John 等学者的一项前瞻性研究报道了上颌覆盖义齿在术后 1 年、3 年和 5 年的使用效果[55],共 16 名患者完成研究期随访。其中,修复体累计存留率为 78%,种植体累计存留率 72%。

### (一)未认识到上颌覆盖义齿的优势

### 1. 面部美学效果可得到改善

面部美学丧失常常首先发生在上颌牙弓,出现唇红缘丧失、上唇长度增加、面部骨性支撑丧失。然而,患者可能不清楚上述变化的出现和进展是源于牙齿缺失和牙槽骨吸收。种植体支持的义齿可减慢持续性的骨吸收,避免发生上述美学并发症。尽管存在上颌前牙区骨吸收导致修复治疗困难,上颌覆盖义齿可避免上述并发症。

### 2. 较少的软组织(腭侧)覆盖

上颌义齿对腭侧软组织的覆盖可影响患者对食物的味觉体验和温觉感受。随着牙槽嵴顶骨吸收,义齿边缘软组织变得敏感易痛。对于一些患者,上颌义齿紧贴上颚的部分容易导致恶心。可以通过改用种植体支持的覆盖义齿解决上颌总义齿的大部分缺点,尤其是 RP-4 型马蹄状覆盖义齿。减少义齿基托面积,尤其是去掉义齿的腭侧部分基托时,可为患者带来很多益处,下颌不存在这个便利。去掉义齿腭侧部分可减少部分患者的恶心症状,并提高患者对食物的味觉体验。在部分患者中,第Ⅺ对脑神经存在变异,可支配上腭味蕾。尽管不常见,但这部分患者在去掉义齿腭侧部分后,味觉体验得到提升。

### 3. 减少上颌前部牙槽骨吸收

当上颌骨前部骨吸收加剧时,上颌义齿会变得不稳定。上颌前牙相对于剩余牙槽骨的位置会逐渐向前。其结果可使义齿整体向前转动,义齿的后牙区向下转动,导致义齿后牙区边缘封闭被破坏。对于上颌,在前牙区出现明显骨吸收之前就应考虑采用种植体支持的覆盖义齿。对于上颌骨,前牙区牙槽嵴甚至鼻棘都可能出现完全吸收,导致上颌义齿在功能运动中出现压痛和移位[56]。

多种因素可对上颌前部牙槽骨产生影响,并可能导致种植体存留率下降,增加修复并发症发生率。在上颌前牙拔除后,前牙区牙槽骨常不够丰满,骨内无法容纳种植体。其唇侧骨板可能因牙周炎而发生吸收,或者在拔牙后发生吸收。此外,唇侧骨板可能在初次骨改建时已经吸收。前牙牙槽嵴宽度在牙缺失后第 1 年减少 25%,牙缺失后 3 年内减少 40%～60%。大部分吸收部位位于唇侧骨板,故上颌义齿一般更偏腭侧[57]。

对于上颌骨,水平和垂直向吸收会导致剩余牙槽骨更偏腭侧,因此与原天然牙相比种植体位置更偏腭侧。对于覆盖义齿,这是一个优势。在这种临床情况中,覆盖义齿具有许多优点。覆盖义齿无须为义齿清洁留出间隙。对于唇侧有悬臂的固定义齿，牙周清洁较为困难。覆盖义齿可在睡觉前摘下，减少冠高空间增加对夜间功能异常的影响。此外，覆盖义齿可对因骨吸收导致塌陷的唇部提供足够支撑。覆盖义齿拥有足够体积的丙烯酸树脂，可减少义齿折裂。此外，冠高空间的增加为义齿人工牙提供足够空间，避免基托侵占基本结构（附着体）的位置。

## 4. 对软组织的支撑能力增加

　　与上颌固定义齿相比，上颌覆盖义齿最主要的优势为支撑上唇丰满度、改善牙周卫生、降低治疗费用。因此，在选择修复方式前，为帮助医生诊断，需将旧义齿（或蜡型试戴的新义齿）取下，在无义齿状态下评估唇侧外形丰满度。全口固定义齿的一个常见并发症是唇丰满度不佳导致患者不满意。若对唇支撑不满意，可采用以下两种方法。

　　（1）在上颌前部植骨或行软组织移植，可选在种植前、种植同期或在固定修复体佩戴前。

　　（2）上颌覆盖义齿修复，覆盖义齿基托覆盖上颌前牙唇侧。

## （二）上颌覆盖义齿可能的并发症

### 1. 冠高空间不足

　　可摘义齿往往需要＞12mm 的冠高空间，以保证容纳足够强度的丙烯酸树脂基托、杆和附着体，并方便口腔清洁[58]。无牙颌患者的冠高空间差别较大。冠高空间越大，越容易行覆盖义齿修复，因为较大的空间可容纳人工牙和较厚的基托，保证足够的修复体强度。冠高空间不足是覆盖义齿的禁忌证。这种情况可能会影响义齿排牙位置，义齿易反复发生折裂，且附着体的选择受限。受到上颌骨量和运动轨迹等因素影响，这种情况常发生在上颌。当冠高空间＜12mm 时，在种植体植入前可考虑行牙槽骨修整术。然而，实际上很少做牙槽骨修整术，因为植入种植体时会出现骨量不足（图 15-40）。

### 2. 隐藏的悬臂

　　因为 RP-4 修复体在功能运动时无动度，所以在种植体位置和数量方面，刚性覆盖义齿（RP-4 型修复体）与固定义齿的设计原则类似。当冠高空间过大，且无法设计足够种植体支撑时，一般采用软

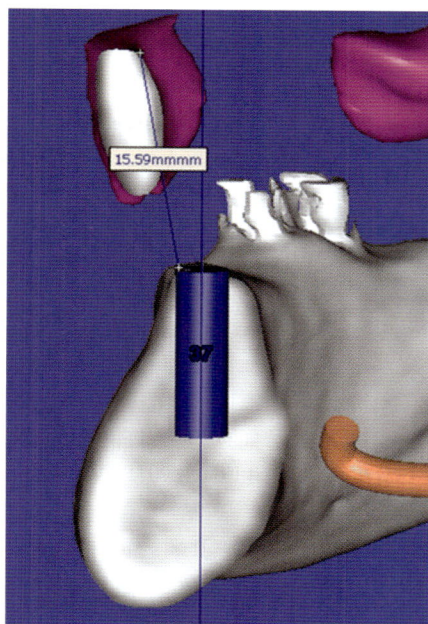

图 15-40　低于 15mm 冠高空间（CHS）的种植覆盖义齿可能侵占义齿人工牙的空间，并增加义齿折裂的风险。冠高空间不足是义齿制作中的大麻烦（引自 Misch CE：*Dental implant prosthetics*，ed 2，St Louis，2015，Mosby.）

组织辅助种植体的联合支持式覆盖义齿修复。在刚性附着体支持的覆盖义齿中，Misch 描述为悬臂梁后方的"隐藏悬臂"[59]。若义齿在功能运动中不发生移位，悬臂不是止于悬臂基础结构的末端，而是止于义齿最远端的咬合接触点处，常止于第二磨牙远中。这种情况可导致咬合负荷过重，并对种植体系统产生过大压力。

### 3. 设计方案不佳

　　当上颌前牙区骨量不足时，一些医生选择在后牙区（前磨牙区、磨牙区）植入种植体，而尖牙区不设计种植体。用全牙弓的杆将所有种植体相连，采用覆盖义齿修复。不支持从一侧后牙区，沿着牙弓，再到达另一侧后牙区的杆设计方案，因为该覆盖义齿完全由种植体支持（RP-4），在功能运动和功能异常时义齿无法移动（PM-0）。因此，在行使功能时这种覆盖义齿与固定义齿类似，但缺少种植体支持，尤其在关键位置缺少种植体支持。

　　另一个不佳治疗方案是仅在两侧后牙区放置种植体（非尖牙位置），设置两个独立的杆，每侧后牙区种植体由一个杆连接（图 15-41）。这个治疗方案容易失败，原因如下。

● 若种植体支持的覆盖义齿仅由后牙区种植体支撑，且非刚性连接，那么当患者用前牙啃咬食物

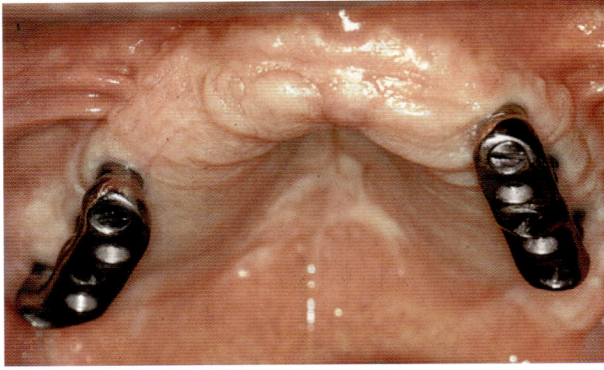

图 15-41　后牙区种植体和独立的杆允许义齿旋转，加速附着体磨损和义齿螺钉的松动（引自 Misch CE：*Dental implant prosthetics*，ed 2，St Louis，2015，Mosby.）

或下颌侧向运动时，上颌义齿向前转动，前牙区发生下沉。刚性的后牙区种植体成为支点，义齿不稳定。

- 前磨牙区种植体成为支点，支点至义齿切端可成为悬臂。这种设计的结果是，附着体系统反复失败。这种义齿类似于肯氏 Ⅳ 类可摘义齿，并且是最不稳定的义齿类型。事实上，它还不如传统义齿稳定。

- 该设计中的后牙区种植体呈直线分布，不擅于抵抗侧向力。附着体经常需要更换，且牙弓一侧的种植体可能全部失败。

**未考虑治疗计划因素**：为增加种植体和义齿的生存率，在上颌覆盖义齿的治疗方案中，上颌 A 类骨可参照下颌 C 类骨高度不足的情况（C-h）来处理，同时应注意咬合力较大。换言之，需要在双侧第一前磨牙之间植入≥4 颗种植体。此外，为在后牙区放置更多种植体，常需要上颌窦底骨增量，再用杆将前后种植体相连，有效增加 A-P 距离。该方法使上颌覆盖义齿获得与下颌覆盖义齿相近的成功率。

从生物力学角度而言，与其他位点相比上颌前牙区的种植体最为脆弱。该位点解剖结构不佳，种植修复效果受以下因素影响。

①**骨质不佳**：对于上颌存在可用骨的大部分患者而言，上颌前牙区骨密度低于下颌前牙区。在下颌，致密的皮质骨板配合粗大的骨小梁，种植体得到致密的牙槽骨支持。上颌骨的唇侧及鼻底骨皮质薄且多孔，腭侧皮质骨较为致密。骨小梁常常稀疏，与下颌前牙区骨质相比欠致密。

②**力学问题**：由于美学和发音的需要，将上颌前部义齿设计在与原天然牙相同或接近的位置，

剩余牙槽嵴向上、向腭侧吸收，常在剩余牙槽嵴唇侧形成悬臂。理想状态时上颌前牙的天然牙冠高度已大于其他牙，作为应力放大器的牙冠高度是前牙区极其重要的考量因素。闭口曲线位于剩余牙槽嵴唇侧，因此种植体支持的上颌前牙冠受到力矩最大，力量传至较薄的唇侧骨板。所有下颌侧向运动可对上颌前牙产生侧向力，导致上颌前牙区牙槽嵴顶的压力增加，尤其是上颌前牙种植体唇侧。

③**可用骨量**：上颌前牙区牙槽嵴窄，且骨壁平行，因此通过骨修整术来增加牙槽嵴宽度效果不佳。由于骨宽度不足，因此小直径的种植体会导致应力集中在种植体与连续性界面组织，尤其在牙槽嵴顶。

④**悬臂**：唇侧悬臂可导致种植体颈部力矩负荷增加，常引起牙槽嵴顶局部骨改建或种植体、基台断裂。

⑤**𬌗**：倾斜的正中咬合接触可产生潜在的有害非轴向负荷，侧向运动时产生的非轴向力可导致种植体承受较大的力矩负荷。

⑥**唇侧骨板厚度**：上颌前牙区本身具有菲薄的唇侧骨板。牙槽嵴顶厚皮质骨板的缺失意味着失去对种植体高强度支持，对较大应力的角度负荷抵御能力下降。

⑦**骨丧失**：上颌前牙丧失后，上颌切牙区骨丧失加速。若不采用大量植骨，则无法在中切牙、侧切牙区植入种植体。上颌后牙区骨量不足是常见问题，需要上颌窦底骨增量。

## （三）上颌覆盖义齿治疗方案

下颌骨有 5 种种植覆盖义齿治疗方案，而上颌骨只有 2 种方案可供选择（框 15-10）。这种差异主要源于上颌骨不利的生物力学特征。独立的种植体是不可预测的，其发病率更高，使用时要谨慎。此外，由于附着体更靠近牙槽嵴顶，附着体𬌗方的冠高空间更大，义齿移位更大。因此，这两种

| 框 15-10　上颌种植覆盖义齿方案 |
| --- |
| 1. RP-5 修复体：在 3～5 个颌弓位置上植入 4～6 颗种植体 |
| 2. RP-4 修复体：在全部 5 个关键种植体颌弓位置植入 6～10 颗种植体 |

治疗方案局限于 4～6 颗种植体支持的，且后牙区软组织提供一些支持的 RP-5 可摘修复体，或者使用 6～10 颗种植体支持的 RP-4 可摘修复体（完全由种植体支持、固位和稳定）。

## 1. 方案 1：上颌 RP-5 种植覆盖义齿

（1）**适应证**：上颌种植覆盖义齿的第一种治疗方案是 RP-5 修复体。与下颌 RP-5 修复体相比，这种选择对患者差强人意。因为前部种植体在义齿下方起支点的作用，上颌 RP-5 种植覆盖义齿具有一定的动度，甚至可能比传统义齿更容易发生转动。上颌 RP-5 种植覆盖义齿的主要优点在于颌弓前部骨量的保存和费用（是比 RP-4 或固定修复体更便宜的治疗方案）。RP-5 覆盖义齿的治疗花费比 RP-4 覆盖义齿低，是因为使用较少的种植体，且不需要进行双侧上颌窦植骨和牙槽嵴增量来支撑磨牙区的种植体。当患者由于经济因素考虑需要分阶段治疗时，RP-5 通常用作向 RP-4 修复体的过渡。

（2）**种植体数量/位置**：无牙颌的上颌 OD-1 治疗方案使用 4～6 颗种植体来支持 RP-5 修复体，其中 3 颗通常位于颌骨前部。基于文献中报道的较低成功率、特定的生物力学要求和较差的骨质，RP-5 上颌覆盖义齿的种植体数量最少应为 4 个，且有较大的 A-P 距离（图 15-42）。种植体的数量和位置比其尺寸更重要，但理想情况下，种植体的长度应至少为 9mm，体部直径应至少为 3.5mm。支持 RP-5 修复体更优和更可预测的种植体数量选择是 5 个。关键种植体的植入位置在双侧尖牙区域和至少一个中切牙位置。其他辅助种植体可以放置在第一或第二前磨牙区域（治疗设计的"五边形颌弓"）。

其他可选择的位置包括可将种植体放置在切牙孔或侧切牙区域。当种植体不能放置在中切牙位置时，可以考虑在切牙孔进行植入。另一种选择是使用侧切牙种植体。在这种情况下，侧切牙作为最前面的植入部位使 A-P 距离减小，需在对侧增加第二前磨牙位置的植入（与尖牙一起），以改善 A-P 距离。当咬合力量较大时，RP-5 修复体通常需要 6 颗种植体支持（图 15-43）。

（3）**修复体设计**：理想情况下，种植体用刚性杆连接在一起的。杆的设计应没有远端悬臂，并应沿着牙弓弧度，在上颌前牙区稍偏舌侧。这将留给丙烯酸材料足够的空间以增强义齿的强度。

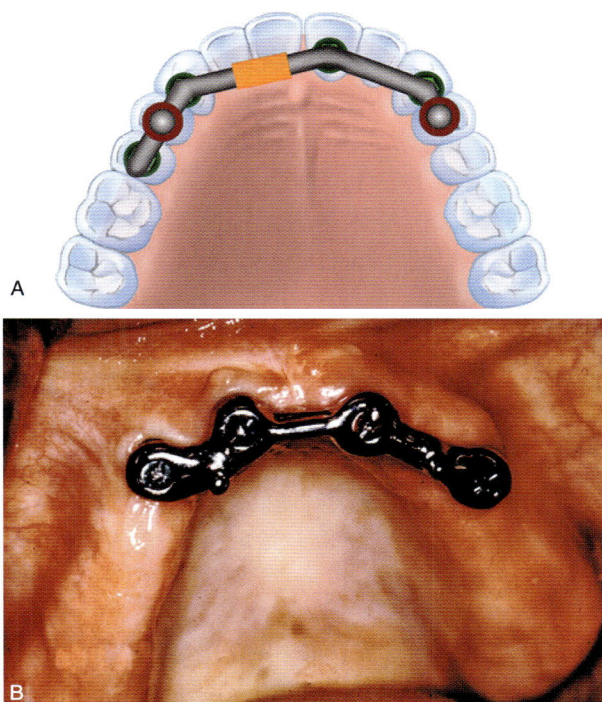

图 15-42　上颌种植覆盖义齿，至少需要 4 颗种植体连接在一起，其中至少 3 颗种植体位于前颌骨（引自 Misch CE：*Dental implant prosthetics*，ed 2，St Louis，2015，Mosby.）

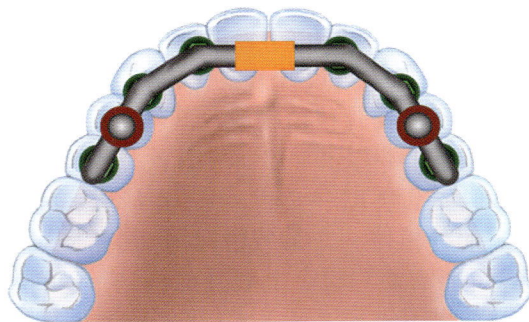

图 15-43　具有 6 颗种植体的替代设计，关键种植体的植入位置包括：尖牙区域、侧切牙区域和第二前磨牙区域，以改善 A-P 距离。Dolder 卡或"O"形环的使用可以允许修复体在两个方向上的移动（引自 Misch CE：*Dental implant prosthetics*，ed 2，St Louis，2015，Mosby.）

修复体应至少有 2 个方向的动度，3 个或更多方向更好。Dolder 卡或"O"形环可放置在颌弓的中心并垂直于中线。Dolder 卡在夹子上有一个垫片，可以在旋转之前进行一些垂直向移动。当使用"O"形环来固定修复体时，它们的位置可能比中心 Dolder 卡更远，通常位于尖牙位置的远中。"O"形环也可以在双侧的最后一个基台的远端或在种植体之间使用。当使用中间"O"形环时，应在杆的远端缓冲，以允许修复体在咬合力的作用下向组织方移动。

（4）**支持**：上颌 RP-5 覆盖义齿与全口总义齿相似，具有充分延展的腭板和基托。在行使功能过程中，应允许修复体在前牙区域有轻微移动，以便其可围绕位于尖牙或前磨牙位置的支点向后部软组织旋转。修复体是软组织所支持，种植体辅助固位。理想的支撑来自上颌骨的主要应力承受区域（水平腭部）。

（5）**优势**：上颌 RP-5 覆盖义齿的优势在于其来自种植体的固位和稳定性。后部从软组织获得支持。另一个主要的优点是由于种植体对颌骨的力学刺激而维持了前部颌骨骨量。与 RP-4 修复体设计相比，RP-5 的费用有所降低，是因为未进行磨牙区种植所需要的双侧上颌窦骨增量，而且种植体的数量可能只有 4 个。

## 2. 方案 2：上颌 RP-4 种植覆盖义齿

（1）**适应证**：上颌种植支持覆盖义齿的第 2 种方案是 RP-4 修复体，它由 6～10 颗种植体支持，在行使功能过程中是刚性的（图 15-44）。这种选择是更优的种植支持覆盖义齿设计，因为与传统总义齿或 RP-5 修复体相比，它保存了更多的骨量，并为患者提供了更好的安全性和信心。在上颌 RP-4 种植覆盖义齿设计方案中，颌骨前部骨宽度的丧失并不需要骨移植物或羟基磷灰石作为固定修复那样的唇部支撑。然而，其治疗费用与固定修复相似。上颌 RP-4 修复通常仍需要上颌窦骨增量和后部种植体。在某些情况下，对于固定修复设计，可能需要对整个上颌骨前部进行广泛的骨增量。如果不进行增量手术，可能需要进行 RP-4 修复以达到面部的支撑和美观。

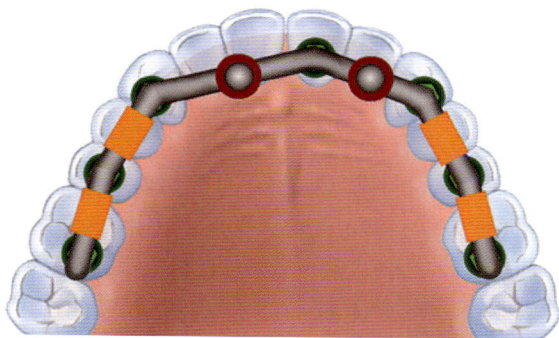

图 15-44　上颌覆盖义齿的杆和 RP-4 修复体由 7～10 颗种植体支持，并且在行使功能过程中是刚性的（引自 Misch CE: *Dental implant prosthetics*, ed 2, St Louis, 2015, Mosby.）

然而，许多医生认为，与固定修复相比，RP-4 覆盖义齿需要更少的种植体，也更少需要关注咬合负荷生物力学机制，仅仅因为覆盖义齿是可摘的。这是上颌种植支持覆盖义齿种植失败的主要原因。当覆盖义齿完全被种植体所支持、固位和稳定时，它就起到了固定修复体的作用。且其植入种植体的数量与固定修复所需的种植体数量相似。

（2）**种植体数量 / 位置**：RP-4 上颌覆盖义齿的治疗方案与固定义齿非常相似，因为其在行使功能过程中是固定的。RP-4 上颌覆盖义齿的两个关键植入位置位于双侧尖牙区和第一磨牙的远中 1/2 区域。这些位置通常需要在磨牙位置进行上颌窦骨增量。额外的后部种植体位于两侧的前磨牙位置，优选位于第二前磨牙部位（比第一前磨牙有更好的支持力）。此外，尖牙之间通常需要至少一个前牙区种植体。当前部骨宽度不足时，前部种植体通常可以放置在切牙管的区域（图 15-45）。6 颗种植体是 RP-4 治疗方案的最低建议数量，7 颗种植体更常用。当咬合力因素较大时，另一个重要的位置是第二磨牙位置（双侧），增加 A-P 距离以改善系统的生物力学性能。第 10 颗种植体可以放置在上颌骨前部以形成尖圆形的牙弓形态。

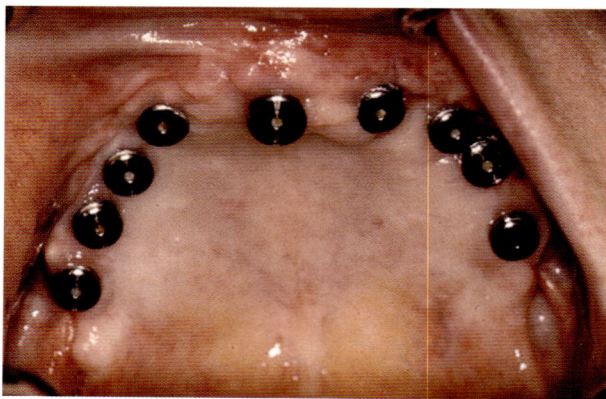

图 15-45　切牙管种植体

（3）**修复体设计**：6～10 颗种植体间使用刚性杆连接在一起（治疗设计的"五边形颌弓"）。沿着牙弓放置 4 个或更多的附着体，可使覆盖义齿具有很好的固位和稳定性。通常，腭部覆盖主要采用马蹄形设计。这有助于发音，并使患者更加舒适。

（4）**𬌗规划**：这种 RP-4 修复体的咬合规划与固定修复的相似，全牙弓的正中𬌗接触，在下颌侧向运动中仅前牙接触（除非下颌是全口总义齿）。

上颌覆盖义齿应在睡眠期间摘下，以避免睡眠时功能异常导致的不良影响。如果患者同时佩戴上颌和下颌覆盖义齿，则只需摘下下颌义齿。然而，上颌覆盖义齿应在白天短时间内摘掉。

（5）**附着体**：覆盖义齿附着体的位置和类型会使其在行使功能过程中成为刚性连接，即使在杆上没有远端悬臂的情况下也是如此。例如，当3 颗前牙区种植体用夹板固定连接在一起，并使用 Hader 卡固定修复体时，如果 Hader 卡与中线成一定角度放置，则附着体的运动受限，并在行使功能过程中形成刚性覆盖义齿。

（6）**优势**：RP-4 上颌修复体的主要优点在于其腭部覆盖范围更小。由于修复体是马蹄形的，患者的满意度要高得多，尤其是在患者有呕吐习惯时。

## （四）了解上颌弓的形状

当评估种植修复体的牙弓形态时，临床医生应评估两种不同的情况：无牙和有牙。剩余无牙的颌骨决定种植体支持的 A-P 距离。有牙的牙弓形状将决定最终修复体的牙弓形状。两种弓形都可以描述为卵圆形、尖圆形或方圆形。

### 1. 弓形的类型

（1）**卵圆形**：弓形中最常见的是卵圆形，其次是方圆形，再然后是尖圆形。卵圆形牙弓既有尖圆形的特点，也有方圆形的特点。

（2）**方圆形**：剩余牙槽嵴可能由于吸收至基骨而呈方圆形。然而，在上颌种植患者中，当前牙比尖牙更早缺失时，由于上颌骨前部区域的唇侧骨吸收，方圆形的颌弓存在更为常见。当尖牙区和后部种植体用于支持前牙时，方圆形牙弓形式是更优的选择。

（3）**尖圆形**：由于生长发育过程中的功能异常习惯，在骨性 II 类患者中经常可以发现尖圆形弓形。在上颌和下颌中发现不同弓形的情况并不罕见。尖圆形剩余牙槽嵴有利于前牙区种植体支持后部悬臂。

### 2. 弓形的重要性

有牙的牙弓形态和无牙的牙槽嵴形态不一定相关，上颌骨最糟糕的情况相当于是方圆形的剩余牙槽骨支撑一个尖圆形的修复体。在这种组合中，前牙区修复体的悬臂是最大的（图 15-46）。

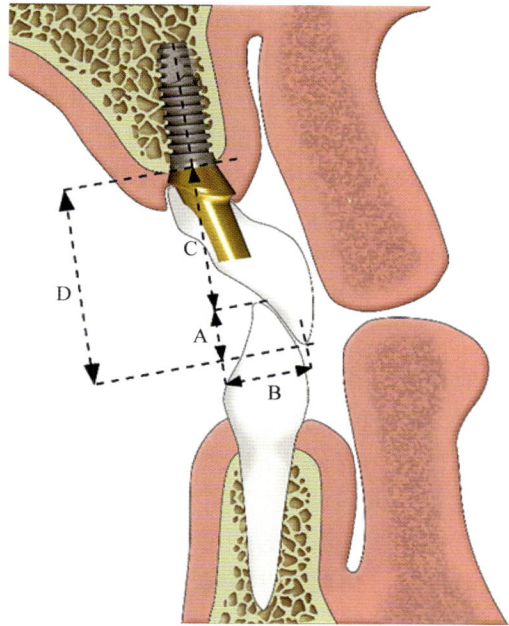

图 15-46　牙弓形态可能不同于剩余牙槽嵴的骨弓形态。方圆形骨弓上的尖圆形牙弓是最糟糕的组合，因为前牙修复体到种植体基台有很大的悬臂（引自 Misch CE：*Dental implant prosthetics*，ed 2，St Louis，2015，Mosby.）

当前牙区种植体连接在一起并支持后部有悬臂的修复体时，弓形是一个关键因素。对于这些情况，方圆形牙弓的预后比尖圆形差。A-P 距离是指从最前端的种植体中心到连接两个最远端种植体远端的线的距离[60]。它提示如何合理规划悬臂长度。当下颌骨的 5 颗前部种植体用于修复体的支持时，如果患者的咬合力和应力因素都较低且骨密度较好时，修复体的悬臂梁不应超过 A-P 距离的 2 倍。悬臂的实际长度不仅取决于种植体的位置，同时也取决于其他应力因素，包括功能异常、牙冠高度、种植体宽度和数量。

决定悬臂长度的主要因素与应力有关，而不仅仅与 A-P 距离有关。例如，支撑悬臂（C）的 2 颗种植体之间的距离形成 I 类杠杆。对于相距 10mm 的种植体和 10mm 的远中悬臂梁，施加以下力：悬臂 C 上的 25 磅力会导致悬臂（A）在最前方的种植体上产生 25 磅的力，悬臂（B）在最近的种植体上产生 50 磅的力。在相同的 10mm 悬臂和施加在 C 上的 25 磅力的情况下，当种植体之间的距离为 5mm，A 上的力为 50 磅，B 上的力为 75 磅。种植体间的距离显著增加了对 2 个种植体的力。但在第一个例子中，如果有功能异常的患者在 C 上用 250 磅的力咬合，则种植体 A 上的力为 250 磅，种植体 B 上的力则为 500 磅。换言之，在设计悬臂时,功能异常力学因素比种植体间距离(A-P 距离)更有意义。A-P 距离只是评估悬臂长度的一个应力因素。功能异常、牙冠高度、咀嚼动力学、牙弓位置、相对颌位关系、力的方向、骨密度、种植体数量、种植体宽度、种植体设计和 A-P 距离都是需要考虑的因素。当力学因素较小而种植体相关因素(种植体数量、宽度和设计)较理想时,在较好骨质量的病例中,悬臂长度可以是 A-P 距离的 2 倍之多。

如前所述,由于唇侧骨板吸收和植入部位骨宽度不足,前牙种植体通常可能无法植入到上颌骨的理想位置。与原始的天然牙齿相比,种植体的植入位置更偏向腭侧,且并不在中切牙和侧切牙的位置,在严重萎缩的颌弓中可能需要使用尖牙区域的位置。由此产生的修复体是一种固定的具有前部悬臂的修复体,以恢复原始的牙弓形态。在这种情况下,当所有其他因素都相同时,与方圆形相比,尖圆形牙弓所受到的应力更大[60]。

当以上颌前部悬臂来修复尖圆形牙弓时,需要更大宽度和数量的额外种植体来支撑,以抵消横向负荷和力矩的增加。例如,除了尖牙区种植体是必要的,而且还建议再植入两个额外的前部种植体,即使在植入前需要进行骨增量。此外,强烈建议在第一至第二磨牙区域增加后部种植体,并与最前部种植体连接。如果上颌尖圆形牙弓需要这种治疗方法,建议至少植入 8 颗种植体(每侧 4 颗),并增加磨牙区种植体与前牙种植体之间的 A-P 距离。此外,第二磨牙位点种植体应与前部种植体夹板连接,以增加 A-P 距离。在上颌骨中,建议的前部悬臂尺寸小于下颌骨中的后部悬臂尺寸,因为上颌骨的骨密度较低,并且在运动过程中受力指向牙弓外。

## (五)覆盖义齿附着体并发症

覆盖义齿附着系统的选择通常是治疗过程中令人困惑的部分。关于附着体的临床研究很少且难以评估。通常,附着体的选择是基于临床医生的个人偏好、实验室偏好、专家意见或经验累积。理想的覆盖义齿附着体应具有一定的基本特征,以最大限度地减少临床并发症。覆盖义齿附着体的主要目标是固位义齿并允许义齿在行使功能或摘除过程中可移动。由于施加在义齿上的力,所有覆盖义齿的附着体都会随着时间的推移而磨损

且变得不那么牢固。临床医生应该了解附着体相关的优缺点。

### 1. 理想的附着体

(1)**易于更换**:理想情况下,所选附着体应便于更换。当需要更换附着体时,不应每次都使用椅旁的冷固化丙烯酸程序。这将导致临床医生的时间变得紧张,也使义齿面临被改变的风险。此外,更换附着体时,将导致相当长的时间、相当多的花费、高风险和挫折感。为了防止出现此问题,应选择便于更换和长期使用的附着体。

(2)**控制固位能力**:理想的覆盖义齿附着体还应提供许多选择来控制固位程度。在初次交付使用时,采用固位力较差或者可移动的附着体容易导致义齿错误就位,从而导致义齿移动和可能的螺钉松动。在义齿最终就位于前,应确定附着体是否有足够的固位力。之后可以通过用更具固位力的附件替换来实现固位能力的逐渐提高。同样,如果未来需要更大的固位力,由同一封装器内的更硬元件可以很容易地解决问题(图 15-47)。

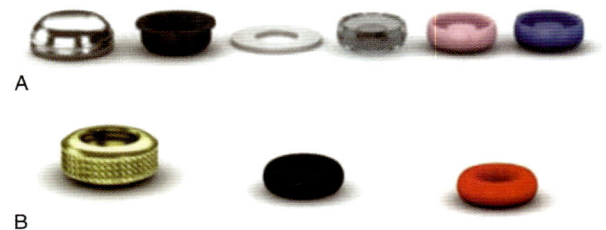

图 15-47 可控的固位力。A. Locator:各种颜色的附件,具有不同程度的固位力;B. "O"形环:固位力随材料类型而变化

(3)**种植体上的阳性部件 / 义齿中的阴性部件**:如今,种植义齿中使用的大多数附着体分为在口腔侧的阳性部分,和在义齿侧的阴性部分。阳性附件在口腔中可以更容易地清洁,而更困难的部件(即阴性附件)可以通过口腔外(即义齿内)的通道直观清洁干净。当阴性部件是种植体或连接杆的一部分时,如果部件内积聚了任何牙菌斑或食物,覆盖义齿将无法完全就位。这将导致患者因咬合不协调、固位不足和可能的组织撞击而受挫(图 15-48)。

(4)**义齿充足的固位力**:固位和稳定性是影响附着体系统类型的重要因素。对于单独的附着体,建议将 4N 作为最小固位力[61]。有研究表明,

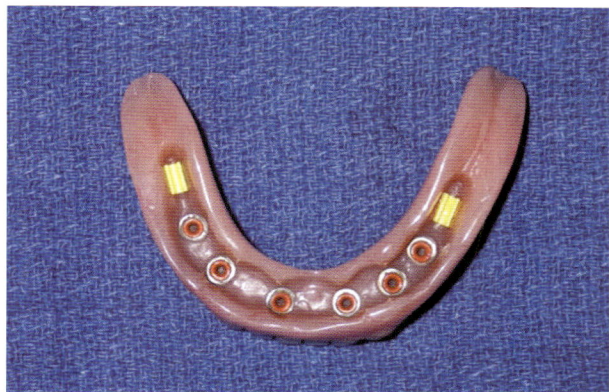

图 15-48　义齿中的阴性附着体。当阴性附着体位于义齿内时，更便于清洁。然而，当阴性附着体置于口腔内时，食物易嵌在其中，导致义齿不易完全就位

2 颗种植体支持的下颌覆盖义齿所需的固位力约为 20N[62]。在评估附着系统的固位能力时，术语峰值负荷（peak load）用于定义附着组件与种植体完全分离之前产生的最大力。在评估峰值负荷时，各种附件系统被分类为：①高等（例如，ERA 灰色）；②中等（例如，Locator LR 白色、Spheroflex 球、Hader 杆和金属卡、ERA 白色）；③低等（例如，Locator LR 粉红色）；④极低等（例如，Shiner 磁铁、Maxi 磁铁、Magnedisc 磁铁）固位组[63]。

　　Alsabeeha 等的研究表明，Locator 附着体白色、粉色和蓝色附件显示出比 7.9mm 球形附着体模型设计或标准 2.25mm 球形附着体更高的固位力[64]。还有研究表明，与 Nobel Biocare ball、Zest Anchor 和 Sterngold ERA（Sterngold Dental，LLC）相比，具有最高峰值负荷的附着体是 Zest Anchor Advanced Generation（ZAAG）附着体（Zest Dental Solutions）[65]。ZAAG 附着体系统在垂直和倾斜方向上显示出最高的垂直和倾斜固位力。

　　（5）理想附着体总结：在当前的种植义齿中，最常用的两种附着系统是 Locator 系统和"O"形环附着系统。它们具有不同固位强度的优势，利用金属密封盘，易于更换，并且在口腔中具有阳性附件。通过大量的临床研究，Locator 和"O"形环已被证明是持久的。此外，这两种附着体都可以单独使用，也可以通过铸造法结合到连接杆中（图 15-49）。

## 2. 种植附着体的并发症

　　随时间推移固位力丧失：随着时间的推移，种植附着体的主要并发症是固位力丧失。根据不同

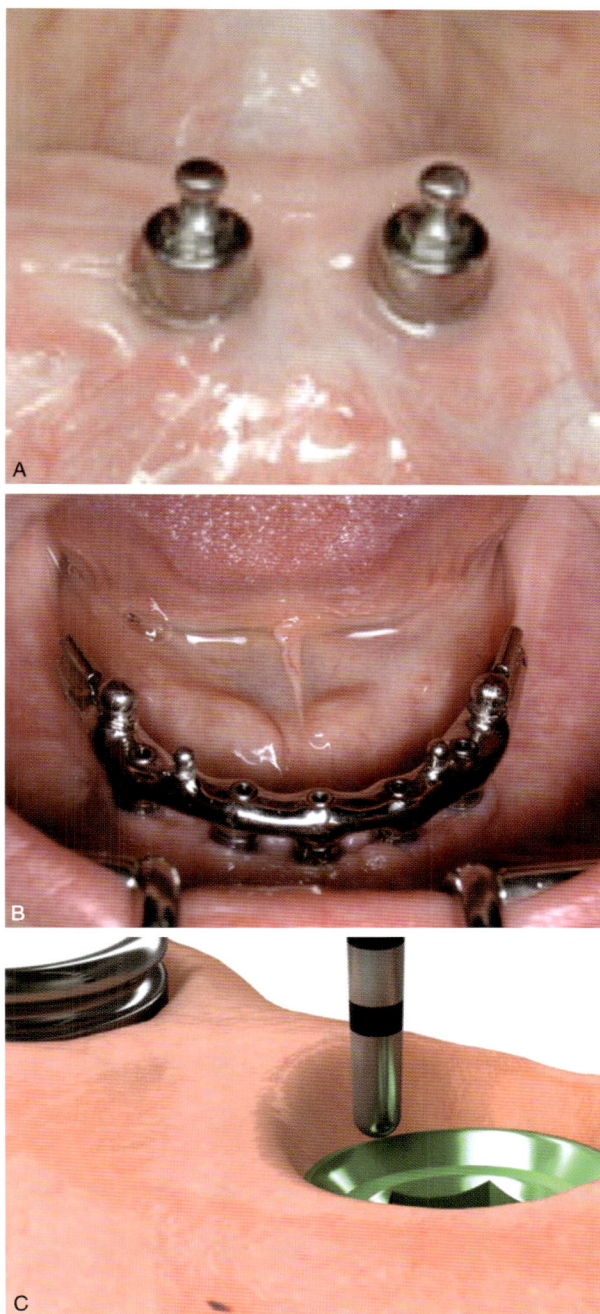

图 15-49　附着体的位置。A. 独立附着体；B. 结合到连接杆上；C. 基台的高度是根据软组织深度确定的。附着体需要稍高于组织深度的最高区域

情况，这种变化非常大，取决于许多因素。固位力损失研究表明，随着时间的推移，每个附着系统固有磨损引起的结构变化将不可避免地导致固位力的减少或完全丧失。单独的机械作用或化学和机械作用的组合将导致材料表面损耗，这被定义为磨耗。磨耗已被证明会降低附着体的固位力，导致磨损加重和变形、机械硬化，还可能导致附着

体的断裂[66]。易导致固位力损失和磨耗的因素包括：

①**咀嚼磨耗**：由咬合力导致的附着体磨耗与摘戴所导致的磨耗非常不同。在大多数覆盖义齿（RP-5）中，施加到附着体上的咬合负荷量取决于组织的弹性。黏膜移位的量将减少义齿的运动，从而减少附着体上的力。研究表明，模拟咀嚼运动下，Locator 附着体固位力下降 40%，且呈非线性下降曲线。这种维护问题直接与咀嚼力因素相关。在这项研究中，发现球形附着体仅有轻微变化[67]。

②**摘戴磨耗**：已被证明机械疲劳可在 15 000 个疲劳循环后降低几乎所有附着系统的固位力[62]。研究表明，约需要 800 个循环才能实现覆盖义齿附着体相对稳定的固位力[68]。与 ERA 附着系统橙色和白色相比，Locator 粉色附着体在疲劳后保持最强的固位力。然而，研究人员得出的结论是，与附着体的选择或类型相比，种植体的平行度对并发症发生的影响更大[69]。当直接拿起附着体时，应注意不要在义齿上施加过大的力（即位移力）。任何大于 0N 的安装负荷都将产生作用在义齿/种植体上的合力。

其他研究评估了附着体系统在摘戴过程中与力学因素相关的问题。Alsabeeha 等通过重复摘戴义齿，使各种附着体系统承受 540～10 000 个周期的轴向或近轴向力。这将代表 6 个月～9 年的临床使用时间，基于卫生清洁考虑，覆盖义齿每天摘戴 3 次。在大多数附着体系统中都发现了固位力降低或完全丧失的共同趋势[70]。Rutkunas 等得出结论，球帽式附着体在重复摘戴循环后，固位力会逐渐且持续性丧失。这种固位力丧失在约 500 个循环后可能是突然发生的，在 2 000 个循环后可能仅保留初始值的 80%[68]。

## （六）附着体系统的类型

### 1. "O" 形环附着体系统

"O" 形环附着体系统由弹性 "O" 形环、金属底座和金属柱组成。它可以作为一个独立的单元或作为种植体连接杆的一部分（图 15-50）。"O" 形环是聚合物形成的环形垫圈，具有抗弯曲性，受压后可以恢复到近似原来的形状。在某种程度上，这一特征是由弹性链的三维网状结构造成的。"O" 形环通过环内的凹槽或倒凹区域连接到金属柱上。"O" 形环在两个配件之间被径向压缩，配件由柱和

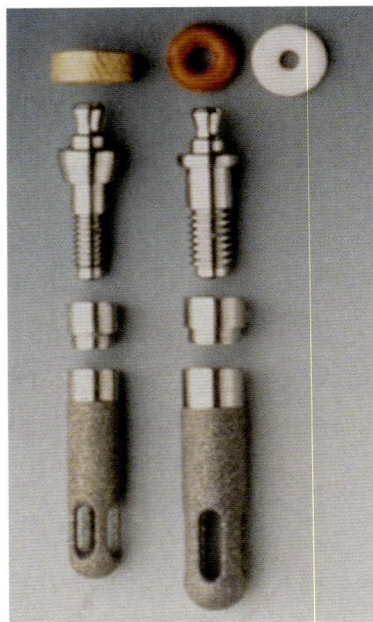

图 15-50 一个 "O" 形环附着体系统包括一个弹性 "O" 形环垫圈（右上），一个金属底座（左上）和一个阳性金属柱（中间）（引自 Misch CE: *Dental implant prosthetics*, ed 2, St Louis, 2015, Mosby.）

金属底座组成，被安装在金属底座之中。作为一种固位装置，"O" 形环主要用于可摘义齿中，尤其流行用于种植覆盖义齿中，并且可广泛地用于大多数种植体系统[71]。"O" 形环的优点是易于更换附件，移动范围广，成本低，固位力大小可选，能够减少修复体上部结构所花费的时间和成本。

（1）**移动范围**：所有 "O" 形环应根据相对运动来进行分类。在需要很少或不需要移动部件或移动的情况下，"O" 形环被归类为静态（例如，垫圈或垫片）。在涉及往复运动，旋转，或相对于 "O" 形环摆动运动的情况下，它被归类为动态的。"O" 形环动态运动使其成为最具弹性或可移动的附着体类型之一。

"O" 形环可以允许在 6 个不同的方向上运动。然而，在上部结构连接种植体后，运动范围将会减小。如果将 "O" 形环放置在连接杆的 4 个不同位置上，并且修复体就位于上部连接杆上，则修复体无动度（PM-0）。放置在垂直于中线的杆上的两个 "O" 形环可能具有 2～6 个方向的动度，这取决于 "O" 形环的弹性凹陷，金属柱头上方是否有垫片，或者连接杆上方是否还有空间。

（2）**底座**：当 "O" 形环发生磨损或损坏时，金属或塑料材质的底座可以很容易地更换 "O" 形环。这样就不需要医生在椅旁用自凝树脂重新使 "O"

形环就位。事实上，每一个底座都有一个容纳"O"形环的倒凹区域，称为内部空间。"O"形环的体积一定大于内部空间，才能将环压入底座的特定位置，防止"O"形环在就位时发生移动或旋转，减少过早磨损和损坏。底座的整体尺寸要大于"O"形环，并且在修复体制造印模过程中，应将"O"形环放置在"O"形环柱上，以确保足够的空间（至少2mm 的丙烯酸树脂空间）（图 15-51）。

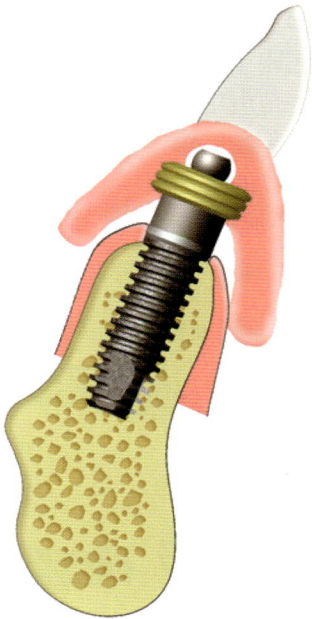

图 15-51　"O"形环的金属底座应该与种植覆盖义齿的轮廓相匹配，因此这一结构周围至少应有 2mm 的丙烯酸树脂（引自 Misch CE：*Dental implant prosthetics*，ed 2，St Louis，2015，Mosby.）

（3）"O"形环柱："O"形环柱通常由钛合金机械加工而成，一般用作独立的附着体，或者将聚甲醛树脂柱连接到杆附着体的蜡型上，由金属合金铸造而成。"O"形环柱的 3 个组成部分是头部、颈部和体部。头部比颈部大，插入时"O"形环压在头部上。在头部下方有一个倒凹区域称为颈部，"O"形环穿过头部就固定在这个位置。"O"形环柱的体部连接种植体基台或上部连接杆。

并发症：头部或颈部区域的过度抛光可能无意中会导致附着体的固位力降低。该附件在制造和铸造过程中，应注意在精加工时不要过度抛光。

（4）"O"形环尺寸："O"形环的内表面与柱体颈部接触。"O"形环的内径（孔径）必须小于柱体颈部，并紧贴在颈部。当"O"形环紧贴在柱体颈部时，其内径将拉伸 1%～2%（不超过 5%）[72]。如

果不拉伸，"O"形环将发生转动或摆动，增加附着体的磨损。"O"形环和柱体的尺寸取决于修复体的可用空间。"O"形环的直径越大，就越容易将其固定在底座内。使用更大直径的系统消除并发症更容易，也可以获得更长久的使用寿命。通常，有 3 种尺寸的"O"形环用于种植修复体（小、中和大）（图 15-52）。

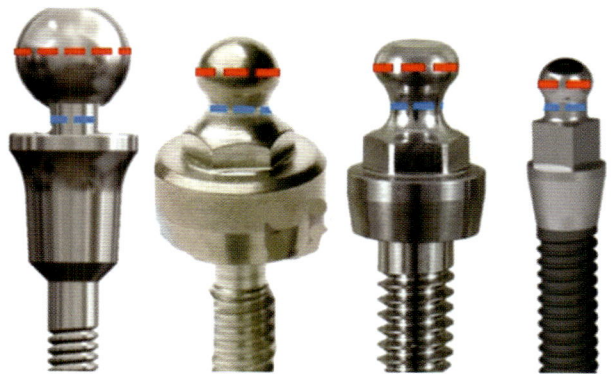

图 15-52　"O"形环尺寸标识。红线，球附着体的高度。通常，选择"O"形环时要超过测量值约 0.5mm。蓝线，固位区的直径，与"O"形环的大小相关（Courtesy Preat Corporation，Grover Beach，CA.）

并发症：所有"O"形环系统应遵守制造商的尺寸说明书。"O"形环尺寸过大将导致固位力受损，而"O"形环过小将阻止修复体的完全就位。大多数"O"形环是专门为特定的种植体和基台系统制造的（例如，尺寸、固位力）。

（5）"O"形环高度："O"形环附着体的高度需要至少 5mm，这是用于覆盖义齿中最大的附着体。此外，建议在"O"形环柱上方留出 1～2mm 的空间，以确保"O"形环可以完全就位。这个空间可以防止柱体穿透或修复体折裂，并允许部分软组织支持的可摘义齿（RP-5）有根向的动度。

并发症："O"形环附件对高度有一定的要求，这也带来一些缺点。覆盖义齿病例中常见的冠高空间降低可能需要更矮的附着体。义齿排牙、"O"形环、柱体、连接杆和清洁通道通常需要至少 12～15mm 的冠高空间，以便为丙烯酸树脂留出足够的空间来抵抗修复体基托折断。此外，应力缓冲式附着体（所有部分软组织支持式覆盖义齿所需的）可移动自由度越大，附着体上的力矩就越大。由于"O"形环的旋转点在"O"形环柱体的颈部，这个点的高度通常不是我们最开始认为的高度。如果修复体制作不恰当，将在柱体上施加侧向力，柱体

的杠杆臂可能会增加对连接杆、螺钉、种植体和颌骨的受力。

**（6）"O"形环硬度**："O"形环硬度可以用硬度计测量，硬度计通过压痕点穿透表面的阻力来测量，所得到的硬度值在 0～100 的范围内。最软的 "O" 形环硬度值为 30～40，最硬的为 80～90。"O" 形环的颜色与硬度无关，这取决于不同的制造商[72]。

**（7）"O"形环材料**：美国食品药品监督管理局发布了医用 "O" 形环指南。满足这些要求的弹性材料包括硅、腈、氟碳化合物和乙烯 - 丙烯。这些材料可从各种工业制造商处获得[72]。

**并发症**：临床医生应了解所使用的 "O" 形环材料的类型。硅树脂是一种由硅、氧、氢和碳制成的弹性体。硅以其柔韧抗性和低压缩性而闻名，还具有抗真菌、无臭、无味和无毒的特性。然而，硅的拉伸强度和撕裂强度很差，耐磨性较差，摩擦特性高，不是制作 "O" 形环的理想材料。此外，硅与石油基产品（如凡士林）不相容[73]。乙烯 - 丙烯是乙烯和丙烯的共聚物，有时与第 3 种共聚单体结合。与硅类似，这种弹性体在暴露于石油基产品时表现不佳。

腈是一种更广泛用于制作 "O" 形环的弹性体之一。腈对石油基产物、硅酮润滑脂、水和醇类有优异的耐性，以及高拉伸强度和高耐磨性等理想性能。碳氟化合物对石油基产物有良好的耐性，以及卓越的抗化学腐蚀性。碳氟化合物可成为制作 "O" 形环的理想材料[74]。

使用润滑剂对 "O" 形环进行表面处理，有助于减少其在使用过程中的磨损、磨耗和切割。表面润滑剂也有助于将 "O" 形环轻松地固定在金属底座中，减少安装过程中的扭曲或损坏，并加快组装速度。在所有需要 "O" 形环润滑剂的情况下，应选择与 "O" 形环和口腔环境兼容的润滑剂。腈材料的 "O" 形环可以用凡士林或石油基润滑油膏进行润滑。石油基产品会损坏硅胶 "O" 形环，因此应使用含有甘油成分的水基润滑剂[ 例如 KY Jelly（Johnson&Johnson）]。

**（8）"O"形环故障**：由于不利的应力和环境因素（例如，摩擦、热和膨胀）的共同影响，"O" 形环在使用过程中通常会失效[75]。"O" 形环尺寸不准确、技工室操作不当、安装过程中发生损坏、维护不当或润滑剂使用不当，都会造成 "O" 形环损坏。

**①挤压和慢性损坏**：挤压和慢性损坏往往发生在 "O" 形环延伸到金属底座间隙中的部分。可以通过 "O" 形环直径增大或从垫圈内径上被磨出许多小切口（咬痕）来判断该问题的发生。"O" 形环材料过软、唾液使 "O" 形环退化或 "O" 形环太大不适合金属底座时，就会出现这种情况。对于该问题的临床解决方案是使用更硬的材料或更换大小合适的 "O" 形环。

**②扭转破坏**：当 "O" 形环的某一段滑动，而没有跟随其他部分同时转动时，会导致扭转破坏（图 15-53）。在 "O" 形环外围的一个点上，被压在偏心部件或金属底座壁，导致扭转、转动或表面切削。这些情况通常是由于 "O" 形环表面不光滑或技工室加工的主体光洁度不均匀、润滑不足或 "O" 形环材料过软所造成的。建议的解决方案是确保柱体光滑无突起，增加 "O" 形环硬度，并确保患者定期使用润滑剂。

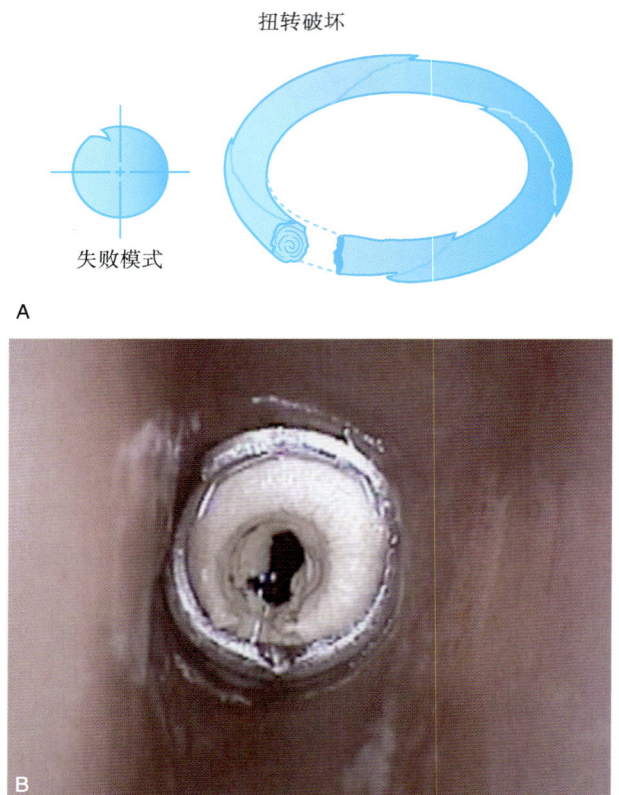

图 15-53　A. "O" 形环的扭转破坏时，在表面上出现一系列深的螺旋切痕；B. "O" 形环故障的临床照片（引自 Misch CE：*Dental implant prosthetics*，ed 2，St Louis，2015，Mosby.）

**③磨损**：在 "O" 形环反复旋转或晃动时，"O" 形环可能会发生磨损。这种故障模式可以通过 "O" 形环横截面的扁平磨损内表面来判断。最常

见的原因是患者磨牙症或频繁摘戴覆盖义齿（多由于精神紧张）。其他原因还包括柱体的粗糙金属表面（起到研磨剂的作用）。建议使用金属饰面；更换为更耐磨的"O"形环材料（腈）；或减少饮食中可能存在的磨损颗粒（如咀嚼烟草中的磨损颗粒）[76]。

④**压缩变形**：压缩形变会使"O"形环上、下横截面压缩成一个平面（图 15-54）。这类故障最常见的原因是功能紊乱造成的紧咬牙。其他原因还包括选择的材料压缩性能较差，或者过度"挤压"将修复体咬合到位。建议的解决方案是确保在夜间取下修复体或降低"O"形环硬度，从而降低戴入修复体的压力。

压缩形变

失败模式

**A**

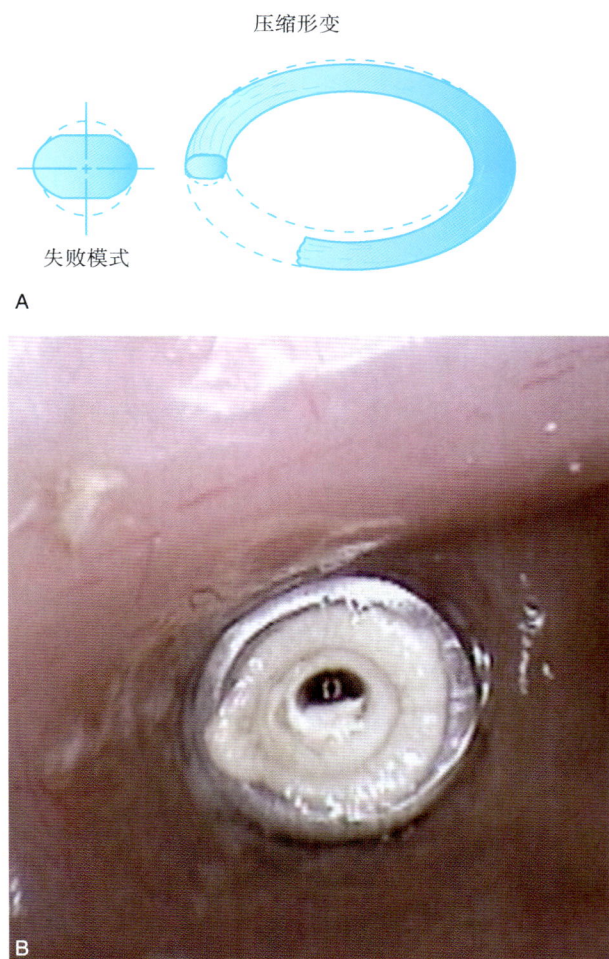

**B**

图 15-54　A. 压缩形变表现为"O"形环顶部和底部的平坦表面；B. "O"形环故障的临床照片（引自 Misch CE：*Dental implant prosthetics*，ed 2，St Louis，2015，Mosby.）

⑤**安装损坏**：安装损坏是最常见的"O"形环并发症之一。这类故障的特征是短切口、缺口或表面剥离。造成这种故障的主要原因包括实验室技术差导致的底座上的尖锐边缘、"O"形环柱体头部

上的尖锐边缘、"O"形环相对底座过大、"O"形安装到底座中用力不当、试图用尖锐的器械安装"O"形环、"O"形环相对柱体过小，或者安装"O"形环过程中润滑不充分。建议的解决方案包括安装尺寸合适的"O"形环，使用钝口安装器械，以及在安装过程中使用润滑剂（图 15-55）。

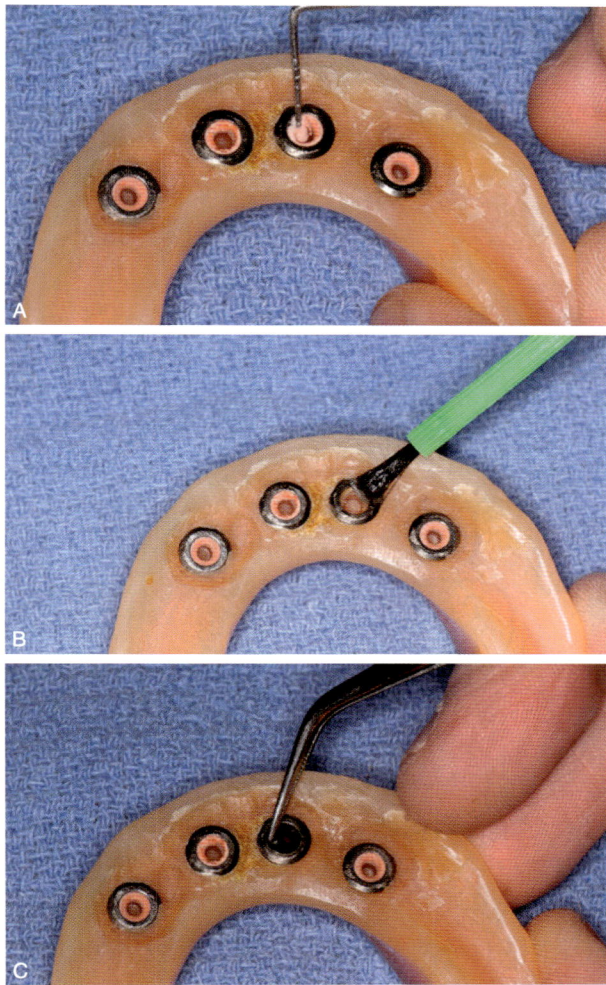

图 15-55　"O"形环的理想替换。A. 用探针取出旧的"O"形环；B. 向金属底座中添加水溶性润滑剂；C. "O"形环容易地安入底座中

## 2. Locator 附着体

Locator 附着体系统（Zest Anchors）自 2000 年起就被用于种植牙科。Locator 附着体已成为当今种植牙领域最受欢迎的附着体之一。Locator 的优点包括易于安装和取出、双重固位、低垂直剖面、旋转能力、抗种植体偏斜和增加弹性。尽管这种附着体系统与其他附着体系统的口腔修复并发症发生率相似，但这些问题似乎更简单、更容易解

决。研究表明，口腔医生关于 Locator 附着体维护和维修的最常见问题是收费较低，缺乏培训、经验和设备[77]。Locator 附着体的优势如下。

（1）自对准：Locator 附着体最常见的并发症之一是由于阳性部件和阴性部件的错位而导致义齿上附着体变形。许多患者更喜欢将覆盖义齿"咬合"到位，从而损坏附着体。为了避免这种复杂情况，Locator 被设计为自对准。这是通过阴性附件

（口腔中）和尼龙阳性附件（覆盖义齿中）的圆形轮廓实现的。阳性附件被引导就位，类似于局部义齿上的引导平面。

（2）双重固位：Locator 附着体的另一个重要的优点是附着体的"双重固位"。尼龙阳性附件接合阴性附件的内侧和外侧。与其他类型的附着体相比，固位表面积增加了 1 倍。这一特性可延长固位时间（图 15-56）。

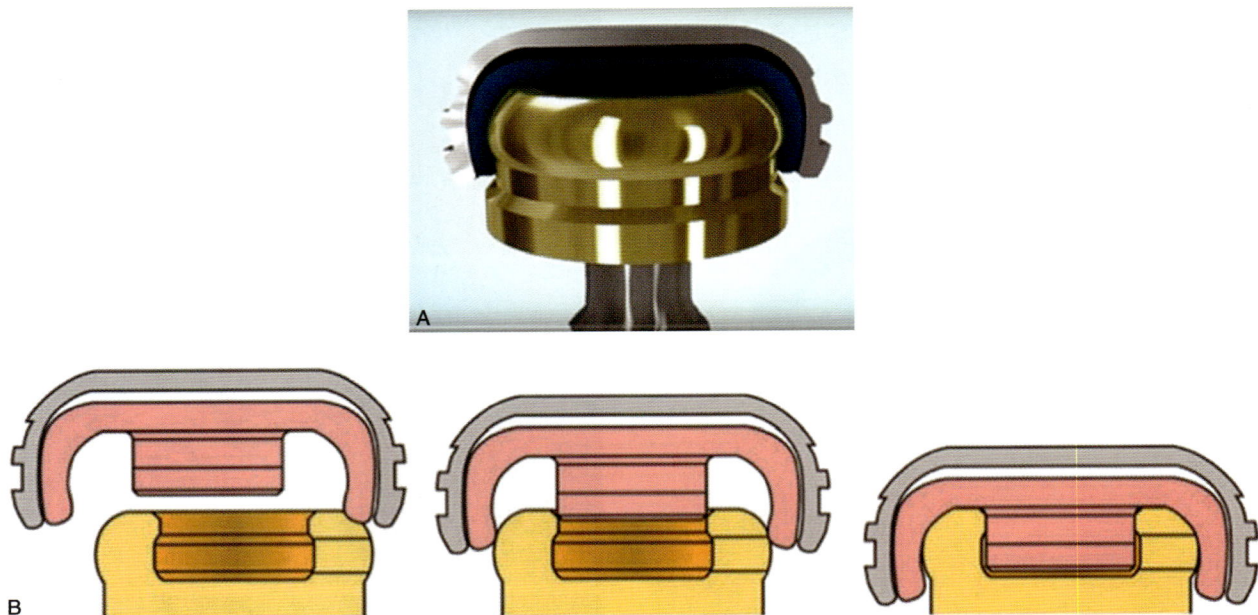

图 15-56　A. Locator 附着体的双重固位；B. Locator 的自对准优势

（3）附着体不平行：义齿附着体的一个常见并发症是种植体之间存在角度，从而阻碍修复体完全就位。使用 Locator 附着体，尼龙阳性附件可以在金属外壳内旋转。关键的优点是允许每个标准阳性附件分别容纳 10°的偏斜，所以种植体之间总共允许 20°偏斜角度。在存在更大角度偏斜的情况下，有扩展范围的阳性附件，允许每个 20°，总共 40°的角度偏斜。研究表明，有了这种偏斜容忍度，可以达到 60 000 次安装/取出[78]。

（4）弹性功能：Locator 是种植牙中使用的最具弹性的附着体之一。弹性允许修复体和植体之间的移动，并允许应力从种植体转移到组织承载区域。阳性附件与阴性附件保持静态接触，而金属外壳在阳性附件上可以进行全范围的旋转运动。

（5）在咬合间隙不足的情况下使用：导致修复体折裂的一个常见问题是颌间距离不足。如果可用空间不足，则会导致并发症增加。这是由于丙烯酸厚度不足，修复体过度弯曲，折裂的发生率增

加所导致的。带有尼龙阳性附件的 Locator 金属外壳需要在组织上方约 2.27mm，而阴性附件只需要在组织之上方 1.5mm，阳性附件就可以在不撞击组织的情况下就位。对于外六角种植体，要求至少 3.2mm；内六角种植体需要 2.5mm。对于平台对接式种植体，Locator 阴性基台也可采用 0mm 连接[79]。外六角种植体的总附件高度仅为 3.17mm（阳性附件加 1mm 基台高度），与其他种植覆盖义齿附着体相比，Locator 附着体可节省至少 1.68～3.05mm 的咬合空间（图 15-57）。

（6）多种基台高度可供选择：应选择在组织上方至少 1.5mm 的基台。如果可用的高度较低，阳性附件将无法完全就位。临床医生在确定高度选择时应测量种植体平面至软组织的距离。Locator 附着体可用于大多数种植体系统。基台有多种组织高度，范围从 0～6mm，增量为 1mm。理想情况下，基台应位于组织上方 1.5mm。必须在每个种植部位使用组织的最深侧进行组织袖口高度测

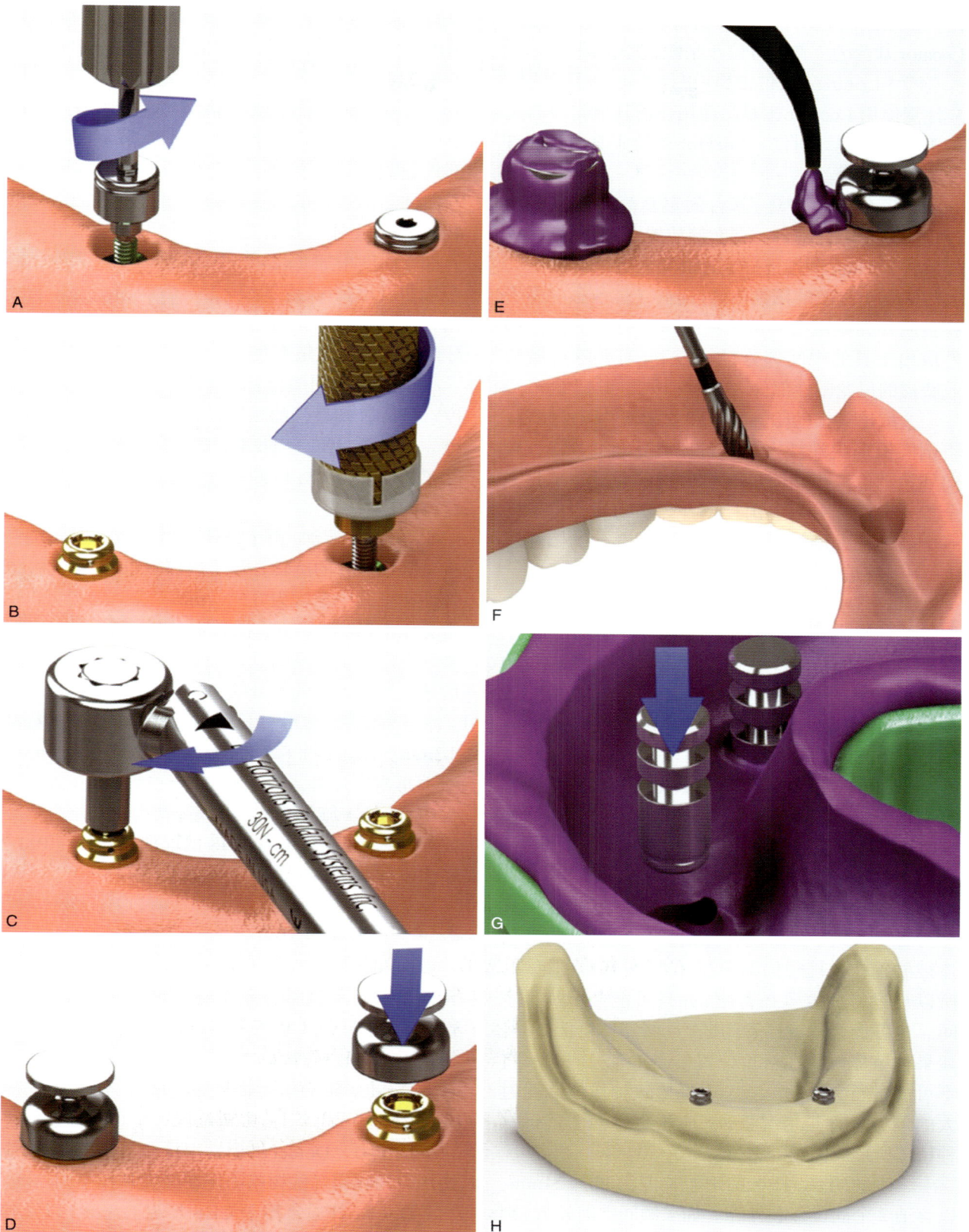

图 15-57　Locator 印模 pick-up 技术。A. 取下愈合基台，并确认修复平台上没有任何骨碎片或软组织；B. 使用 Locator 螺丝刀将 Locator 基台安装在每个种植体上。用手拧紧；C. 使用校准的扭矩扳手和 Locator 螺丝刀将每个 Locator 基台拧紧至 30N·cm；D. 基台印模帽安放在每个 Locator 基台上；E. 制作印模，并记录所有软组织轮廓。基台印模帽将保留在印模中；F. 缓冲义齿基托组织面以确保基台与义齿基托无接触；G. 将 Locator 阴性附件的替代体放置到印模中；H. 最终主模型

量,以测量从种植体的顶肩到软组织顶部的高度。Locator 基台的工作部分位于平龈或略微龈上。

**(7) Locator 就位工具**:更换 Locator 附件时,应注意使用 Locator 工具。使用任何其他类型的安装工具都会损坏附件。Locator 就位工具可用于 3 种不同的用途。

①**安装阴性基台**:基台固定套筒用于在安装过程中固定阴性基台。将套筒放置在基台的末端,然后将 Locator 阴性部件穿过套筒放置。

②**取出过渡的阳性附件(逆向定位步骤中用于将金属外壳锁定在义齿基托组织面的)**:从阳性部件取出工具的中间部分轻轻拧下,可移除过渡的或磨损的尼龙阳性部件。

③**取出磨损的阳性附件和安装新的阳性附件**:将倒圆锥形尖端插入磨损的阳性附件中,并直接向外拉动以取出该附件。然后将阳性拆卸工具完全拧入中间部分以突出柱塞并弹出阳性附件。将一个新的尼龙阳性附件放置在中间部分的阳性座上,并安装进金属外壳中(图 15-58)[79]。

### 3. Hader 杆和卡

Helmut Hader,一位大师级牙科技工,在 20 世纪 60 年代末开发了 Hader 杆和 rider 系统,该系统在近 30 年的时间里一直保持不变。English、Donnel 和 Staubli 于 1992 年对该系统进行了改进,推出了 Hader EDS 系统[80]。Hader 杆系统包括一个半精密杆附件,可提供铰链运动。杆的功能基于机械卡扣固位技术的原理(图 15-59)。

**并发症**

①**杆的位置**:当 2 个种植体位于 A 和 E 位置并与杆连接时,会出现常见的并发症。因为种植体被放置在比理想的 B 和 D 位置更远中的远端,所以被迫将杆放置在舌侧,并且可能会干扰舌空间。这可能会造成语音问题,且修复体可能折裂。如果种植体放置在对角位置(A→D 或 B→E),将不可能进行无摩擦运动,这将导致种植体承受过大的压力。理想情况下,杆应垂直于两个最远端种植体所形成夹角的平分线。

②**卡的组装**:杆卡的理想长度为 20~24mm,以容纳 2 个固位卡和外壳。如果颌间空间较低,则会导致固位力不足。固位卡具有 3 种不同的固位强度和 20° 的旋转角度,这大大提高系统的灵活性,以满足患者的各种需求和愿望。此外,用镀金不锈钢外壳来固定卡,减少了用自凝树脂固化固

位附着体的必要。这是一个显著的优势,因为镀金最大限度地减少了义齿表面的颜色渗透。Hader 杆卡是 2 型附着体,可用于 PM-0 或 PM-2 治疗计划。

标准 Hader 杆卡或 EDS Hader 杆卡有一个圆形的上方和一个正对下方组织的抗旋部件。抗旋部件起到加强的作用,以提高杆的强度并限制其弯曲性。圆形杆的弯曲度与 $x^4$(长度增加倍数的 4 次方)成正比。换言之,一个长度增长 2 倍的圆形杆弯曲度增加 $2×2×2×2=16$ 倍以上。其他杆形态弯曲度增加 $x^3$ 或 $2×2×2=8$ 倍以上。这是一个相当大的改进。抗旋部件或加强件的高度与杆和牙龈之间的间隙量有关。

有 3 种不同颜色标记的杆,具有 3 种固位强度。按最轻到最强的顺序,分别是白色、黄色和红色。建议使用带有 Hader 塑料杆卡的金属外壳。除了塑料杆卡外,可调节的金合金杆卡也是一个可行的选择。

③**设计 / 运动**:由于设计不当,Hader 杆可能会过早磨损。杆的旋转补偿了后部软组织的弹性,该弹性在下颌中通常为 0.5~1mm。高动度的组织更常见于上颌,需要更大的移动范围。为使杆旋转,必须考虑几个重要的设计特征。例如,杆应垂直于后牙区牙弓夹角的平分线,并应平行于𬌗平面[81]。

④**𬌗间隙**:EDS 杆只有 3mm 高,而原来的杆高 8.3mm。Hader 杆卡组件的总高度可以低至 4mm,而不是 "O" 形环系统所需的 5~7mm。在旋转过程中,在杆上施加更大的力矩,义齿基托下方需要间隙。然而,附件上方 CHS 的增加可能会使 PM-2 型修复体对侧向力的稳定性降低(图 15-60)。

### 4. Dolder 杆

Dolder 杆是由瑞士 Eugen Dolder 博士开发的预制精密杆。这种杆系统有两种不同的形式:刚性,具有平行壁的 U 形杆;弹性,横截面呈卵圆形,提供垂直和铰链弹性。

Dolder 杆及其金属套筒由金合金(Elitor)制成,并且是可调节的,因此临床医生可以控制杆提供的固位力。Dolder 杆通常焊接在基台上,套筒应使用自固化丙烯酸树脂固定在义齿基托中。

Dolder 杆通常用于 CHS 增加的患者,以及弹性很小、固位力很大的患者。有各种尺寸,高度为 2.3~3.0mm,宽度为 1.6~2.2mm(图 15-61)。

**并发症**:Dolder 杆卡相关的并发症与 Hader 杆卡相似。

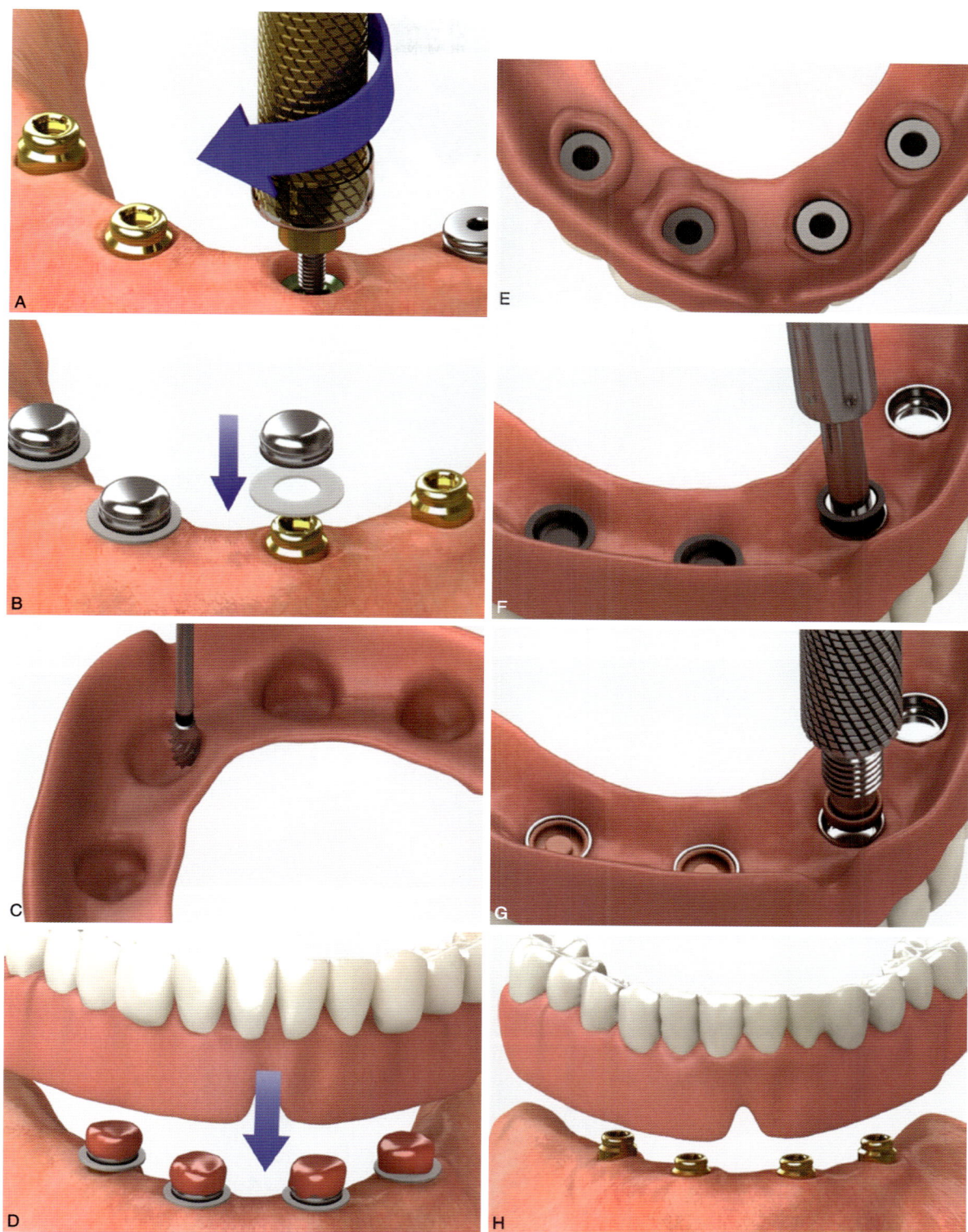

图 15-58　Locator 的椅旁 pick-up。A. 使用带 Locator 基台支架的 Locator 螺丝刀将 Locator 基台放置在每个种植体上。用手拧紧；B. 在每个 Locator 基台的顶部放置一个白色垫片。挡住基台周围的倒凹区域，使 Locator 基台上的金属帽具有完全的弹性功能。在每个 Locator 基台上都放置一个带有黑色垫圈的 Locator 帽；C. 义齿基托组织面是挖空的，以适应突出的 Locator 基台。义齿和钛帽之间不得有任何接触。如果义齿与金属帽有接触，将导致种植体承受过大压力，义齿也将不合适。应为多余的丙烯酸树脂提供排气孔；D. 椅旁光固化丙烯酸树脂或永久自固化丙烯酸树脂用于将义齿金属帽黏合到义齿上。将少量材料放入义齿的凹陷区域和金属帽周围。安放义齿，验证咬合情况；E. 丙烯酸树脂固化后，取下义齿，去掉白色垫片。用丙烯酸树脂填充空隙，并去除多余的部分；F. 使用 Locator 移除工具将黑色垫圈从义齿金属帽上移除；G. Locator 基台就位工具用于将 Locator 阳性固位附件牢固地推入义齿金属帽中，固位附件必须牢固就位，与金属帽边缘齐平；H. 取下义齿，验证咬合，并抛光

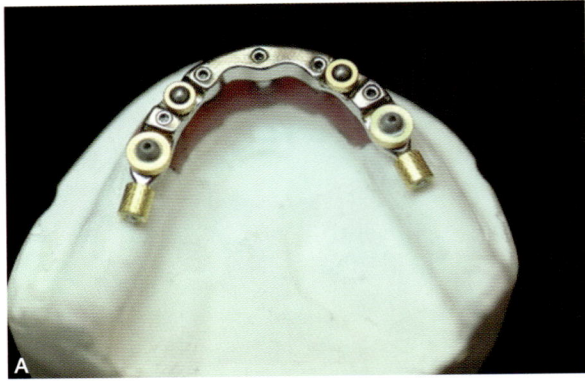

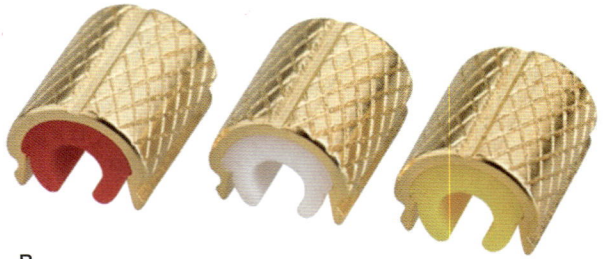

图 15-59    A. Hader 杆，RP-4 杆与后悬臂 Hader 杆；B. Hader 卡（B 由 Courtesy Preat Corporation, Grover Beach, CA 提供）

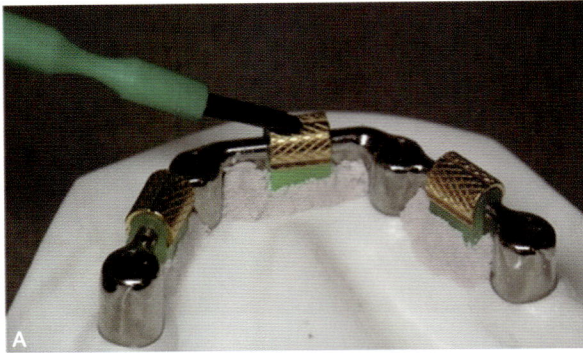

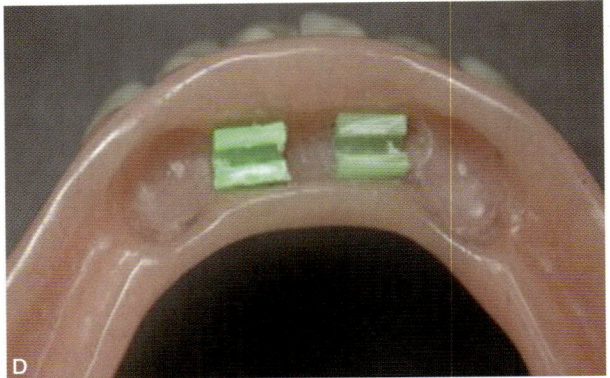

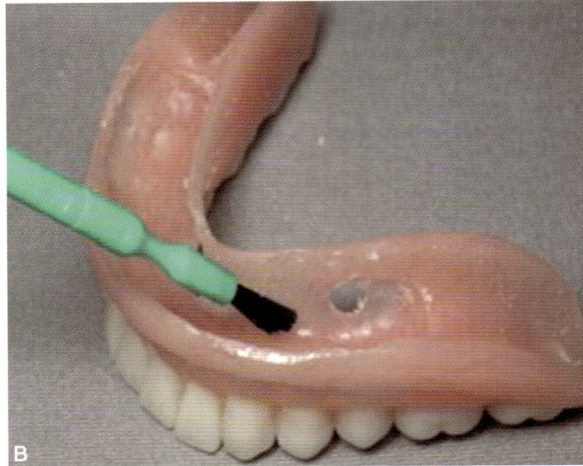

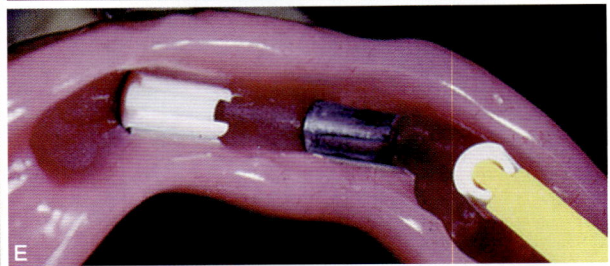

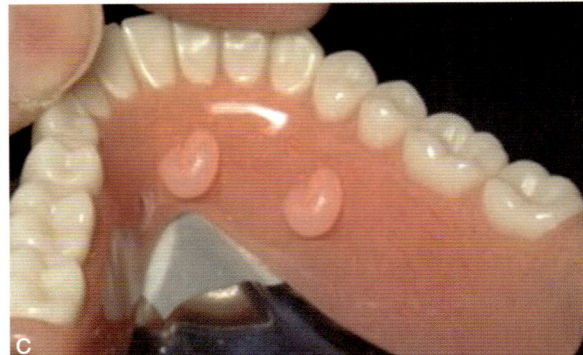

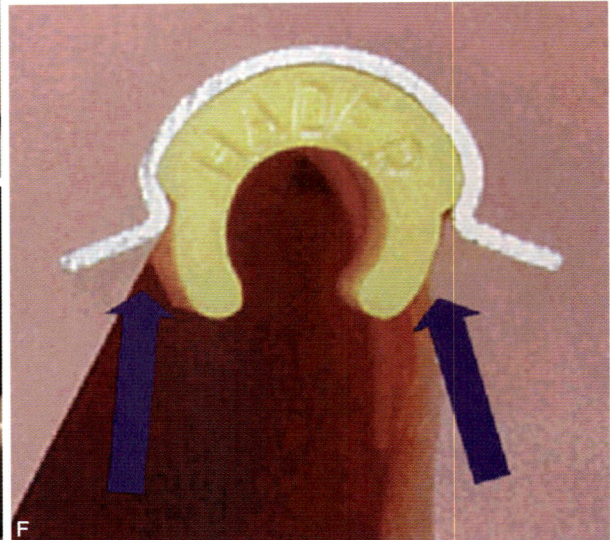

图 15-60    椅旁 Hader 卡操作指南。A. 口内，放置倒凹填充物和过渡的绿色间隙垫片；B. 缓冲义齿并预备一个舌侧溢出道；C. 将自固化丙烯酸树脂放置在义齿组织面（仅填充约缓冲区的 1/4）和金属壳上。就位义齿。不要让患者将义齿咬合就位，因为这可能会使组织移位并使附件对接错位；D. 固化后带有过渡绿色垫片的义齿；E. 拆下绿色垫片，然后将卡放入金属壳中；F. 注意：右侧有空间让卡弯曲（使用绿色垫片），左侧不允许卡弯曲，这将妨碍正确的就位（没有使用绿色垫片）

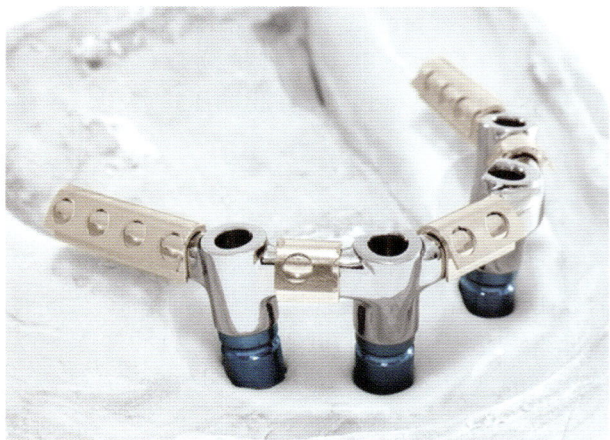

图 15-61 Dolder 杆。多个 Dolder 杆使义齿成为动度为 0 的修复体(PM-0)

# 四、各种可摘义齿的并发症

## （一）试戴杆导致疼痛

在某些临床情况下，当试戴杆时，患者可能会感到疼痛。疼痛可能源自许多不同的区域（图 15-62）。

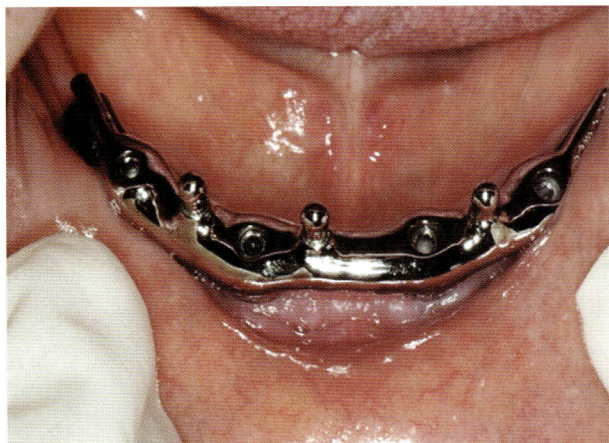

图 15-62 试戴杆时可能会引起疼痛

### 1. 病因

（1）**修复体未被动就位**：未被动就位的修复体（如不合适）可能是由于印模技术差、技工室错误、研磨或铸造差异造成的。

（2）**安装不正确**：安装位置可能不正确，尤其是当将杆放置在深穿龈位置时。这将导致杆无法完全就位。

（3）**基台松动**：如果基台松动或没有完全就位，试戴杆时可能会导致疼痛。

（4）**骨-种植体结合不良**：尽管种植体没有内部刺激，但如果种植体失败，疼痛可能是由感染或发炎的纤维组织界面导致的。

（5）**压迫组织**：试戴杆时压迫组织（例如软组织阻碍就位）会导致组织疼痛（图 15-63）。

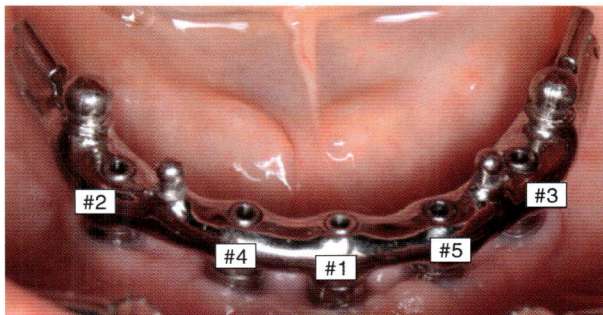

图 15-63 安装杆。螺钉最初应按以下顺序插入螺钉长度的 1/2：#1，居中；#2 和 #3，远端基台；#4 和 #5，中央和远端之间的基台

### 2. 预防

试戴前一定要拧紧基台，确保不存在阻碍就位的组织压迫。

应按以下顺序试戴杆；

1. 在基台或种植体上放置杆，并评估稳定性；

2. 使用螺丝刀，手动拧紧中央部位的螺钉（1/2 螺钉长度）；

3. 手动拧紧位于远端的螺钉（1/2 螺钉长度）；

4. 放置并手动拧紧剩余的螺钉（1/2 螺钉长度）；

5. 评估杆/基台之间的边缘密合；

6. 然后应依次拧紧所有螺钉，按照制造商的建议施加扭矩（图 15-64）。

注：如果有任何摆动或边缘有缝隙，杆未被动就位，应进行切割/焊接或重做。

### 3. 治疗

（1）**修复体未被动就位**：重做新杆或焊接（例如，先将杆分割，拧紧所有螺钉，口内用 GC 成型树脂或印模石膏再固定，pick-up 印模）。

（2）**安装不正确**：以理想的安放路径重新放置。

（3）**基台松动**：试戴杆前拧紧基台；用影像学照片进行验证，以确保完全就位。

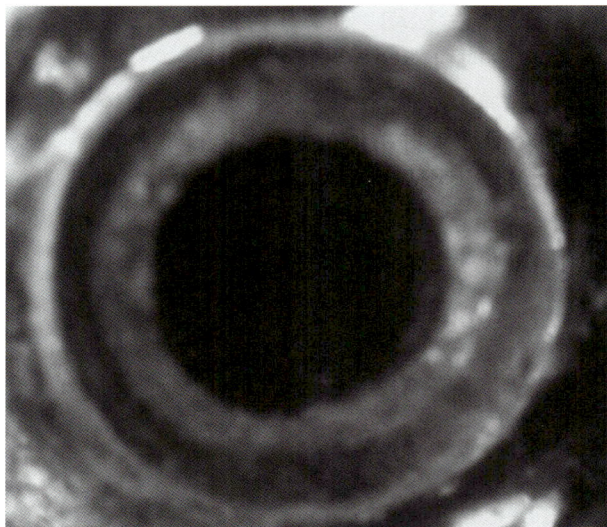

图 15-64 杆铸件过程中应始终进行不规则性评估

（4）**骨-种植体界面不良**：评估种植体是否存在可能的问题（如影像学评估）。

（5）**压迫组织**：用组织环切钻去除组织。

## （二）杆周围牙龈炎症

如果杆在制作过程中放置得离组织太近，可能会导致牙龈增生。这将导致慢性炎症，可能会导致疼痛，并导致出血和骨吸收（图 15-65）。

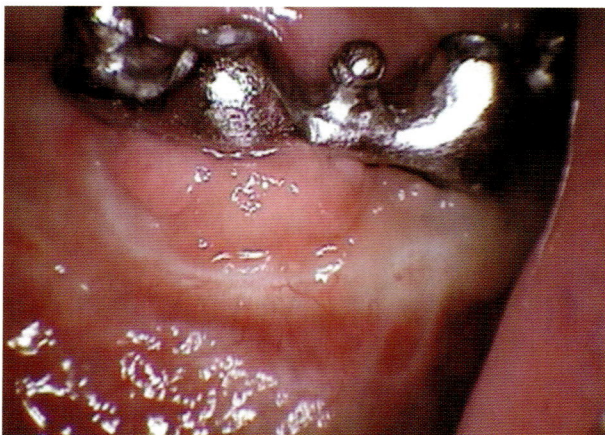

图 15-65 增生组织。由于杆和组织之间缺乏空间而导致组织过度生长

### 1. 病因

理想情况下，在杆和组织表面之间应该存在 1～2mm 或更多的空间。这将提供足够的清洁空间。小于 1～2mm 的空间会导致牙菌斑和牙结石堆积，并将使口腔卫生维护复杂化。如果制作的杆与组织直接接触，黏膜的压迫将引发增生反应。

### 2. 预防

为了防止这种并发症，杆和软组织之间至少需要 1～2mm。这将实现该区域的自我清洁，同时降低组织炎症和不适的可能性。

杆的理想空间关系应该在牙槽嵴的顶部。如果杆位于偏颊侧，则可能导致义齿折裂。2mm 的丙烯酸树脂是最低的强度要求。此外，如果种植体的位置太偏舌侧，就会缺乏附着龈，这可能会导致慢性的组织疼痛。偏舌侧的义齿会侵占舌空间，导致言语和咀嚼并发症。

### 3. 治疗

增生组织应使用手术刀（牙龈切除术）或激光切除。应注意不要使用电外科手术装置，因为这会产生火花及导致软组织损伤。此外，应避免对种植体钛表面造成医源性损伤，因为该过程可能携带牙菌斑并加重牙龈组织炎症。

## （三）缺乏软组织支持的 RP-5 修复体

临床医生必须了解 RP-4 和 RP-5 之间的本质差别。因为 RP-5 是依靠软组织支持的（颊板区），所以修复体必须有足够的边缘扩展，主要在主承力区域（上颌：水平腭部；下颌：颊板区）。如果不利用主承力区域，修复体将成为 RP-4，完全由种植体支持（图 15-66）。

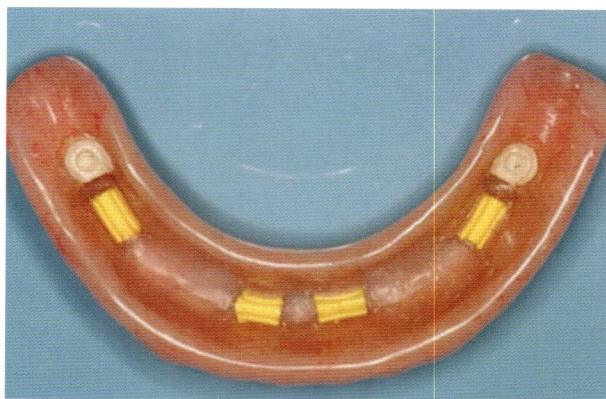

图 15-66 RP-5 缺乏组织支持。没有颊板区支持增大了义齿的转动和摆动

## 1. 病因

如果义齿没有延伸至主要的应力承受区域，种植体将过载。一个常见的错误是 RP-5（2 个或 3 个种植体）下颌治疗计划时的软组织支持不足。这将导致种植体应力过大，发病率和 / 或骨吸收增加。

## 2. 预防

（1）上颌：对于 RP-5 修复体，水平腭部应具有理想的主应力承载覆盖。RP-5 必须是全覆盖修复体（非马蹄形设计）（图 15-67）。如果需要制作成马蹄形，则需要 RP-4（例如需要更多种植体）。

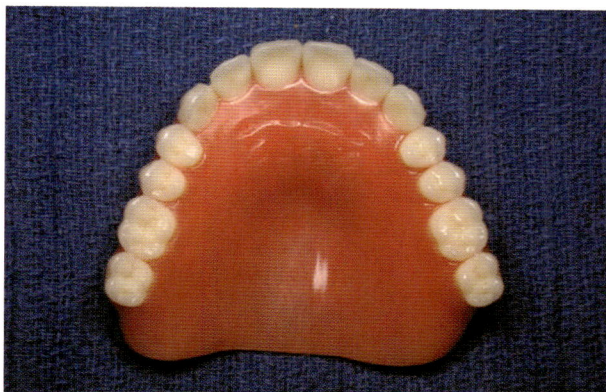

图 15-67　上颌 RP-5 应始终具有完整的腭部支撑

（2）下颌：对于下颌 RP-5 修复体，颊板区应具有足够的覆盖，因为这是主要的应力承受区域。颊板区是下颌中的一个平坦区域，由牙槽嵴顶（内侧）、外斜嵴（外侧）和磨牙后垫（远中；图 15-68）界定。该区域有一层较厚的黏膜下层，垂直于𬌗平面。

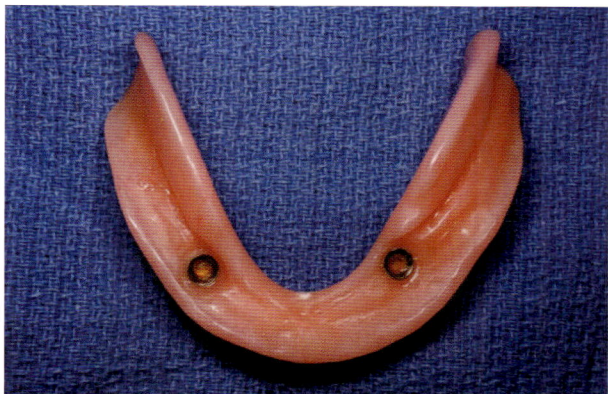

图 15-68　下颌 RP-5 应该具有类似于全口义齿的边缘延伸

## （四）人工牙断裂/脱粘接

对于覆盖义齿，如果空间不足，修复体更容易断裂。人工牙可能因多种原因"脱落"（例如，最常见的是缺少足够的丙烯酸树脂）。修理断裂的人工牙或添加人工牙通常是一个耗时且困难的过程。

## 1. 病因

当丙烯酸树脂的可用空间不足（<2mm）时，这将导致义齿基托断裂或人工牙脱粘接。技师通常会将人工牙挖空以获得额外的空间。然而，这会导致人工牙断裂或增加从义齿上脱落的可能性。人工牙可能因缺乏机械固位而脱粘接（图 15-69）。

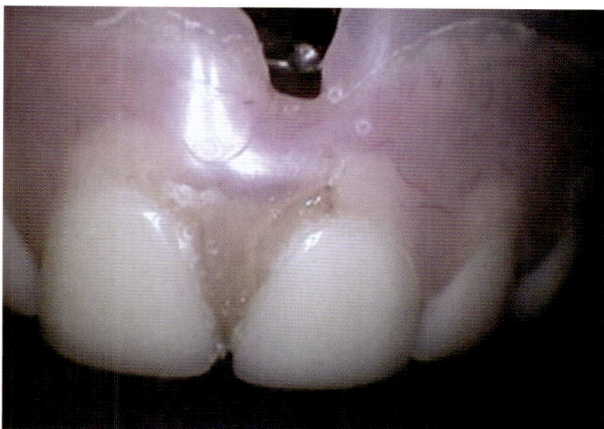

图 15-69　人工牙脱粘结。当缺乏丙烯酸树脂时，人工牙可能会断裂或从义齿上脱粘结

## 2. 预防

（1）足量的丙烯酸树脂：足量的丙烯酸树脂才能达到足够的强度。应保证至少 2mm 的丙烯酸树脂。在某些情况下，不同的附着体系统可能要求更高。具有 Hader 杆或"O"形环的杆卡覆盖义齿需要约 15mm 的空间。

（2）验证𬌗位：应始终进行咬合检查，以保持咀嚼力的均匀分布。应该消除任何早接触，经常复查应该是术后护理的一部分。

（3）增加机械固位力：通常，很难在人工牙中添加机械固位，因为这会导致应力性折断。可应用 PERMA RET 系统进行带孔人工牙固位，该系统包括将金属丝放入人工牙中进行机械固位（图 15-70）。

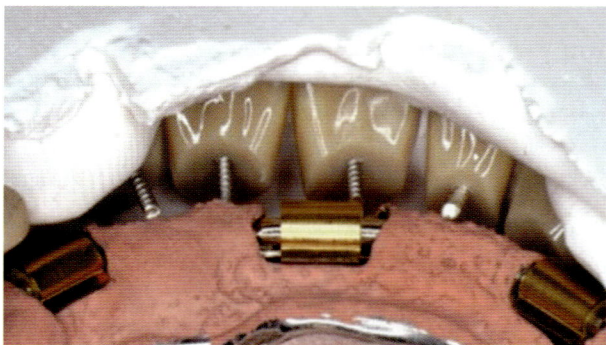

图 15-70 人工牙的机械固位包括使用放置在人工牙舌侧的金属钉（由 Courtesy Preat Corporation, Grover Beach, CA. 提供）

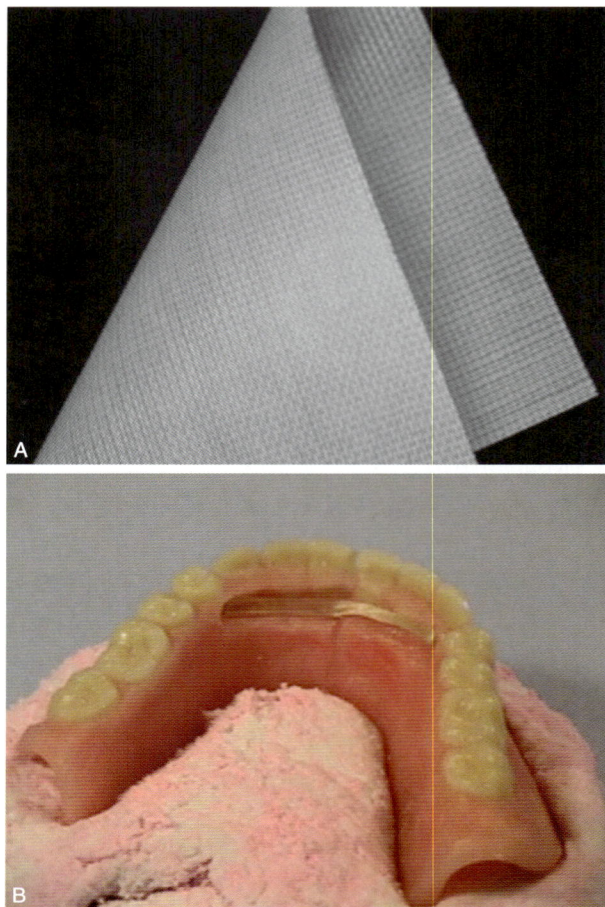

图 15-71 A 和 B. 修复体支持。为了增加义齿基托的强度，可以在义齿内部加入网状或柱状纤维（Courtesy Preat Corporation, Grover Beach, CA.）

## （五）覆盖义齿折断

覆盖义齿基托折断是一种可能发生的严重且经常令人尴尬的并发症。这往往会导致患者对医生失去信心。

### 1. 病因

（1）咬合力：过度的咬合力可能导致义齿基托断裂。应有理想的咬合力且咬合力要分布均匀。如有必要，应制作𬌗垫。

（2）薄丙烯酸基托：当丙烯酸树脂厚度不够时，最有可能导致微裂纹和义齿基托断裂。

### 2. 预防

（1）强化义齿基托：义齿基托可以使用丙烯酸树脂或网状物进行加固。这将减少义齿基托的折断（图 15-71）。

（2）治疗计划：对于覆盖义齿，始终确保有足够的空间放置具有足够丙烯酸厚度的附件或杆（图 15-72）。

## （六）义齿被杆"锁紧"

当为覆盖义齿附件进行 pick-up（即冷固化或轻固化）时，有时会将义齿"锁紧"在杆下无法取出。这可能导致严重的并发症。

### 1. 预防

应始终使用倒凹填充材料。建议使用注射器输送的纤维素基倒凹填充材料［例如，Perma block

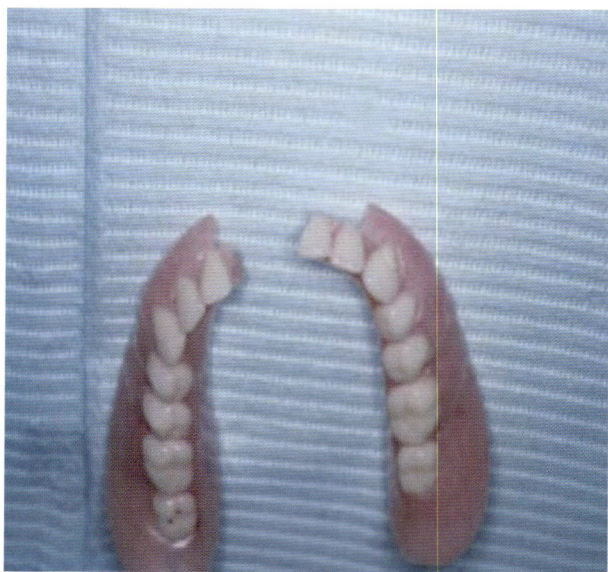

图 15-72 由于缺乏丙烯酸树脂支持而导致的覆盖义齿断裂

（Preat Corporation）]。这些材料会附着在潮湿的表面，如牙龈和黏膜组织。

这种材料可在附着体 pick-up 或印模过程中封闭倒凹。材料的重体可抵抗移位，因移位会使自固化材料侵入倒凹。水气枪和刷子可以帮助清除这种材料（图 15-73）。

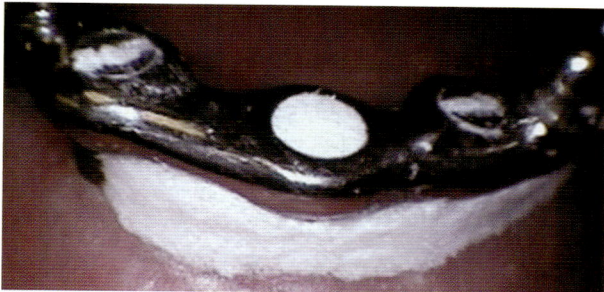

图 15-73　附着体在口腔内冷固化时，应使用倒凹填充物。这种化合物在潮湿的条件下效果很好

## 2. 治疗

如果义齿被卡在杆/附着体下，可以通过使用强喷水的金刚砂钻头小心地接近底部倒凹。通常在翼缘的舌侧进行，直接到达问题附件的上方。

## （七）食物嵌塞

### 1. 病因

下颌覆盖义齿的一种常见并发症是食物嵌塞。由于修复体边缘在静止状态下不会延伸到口腔底部（因消除吞咽过程中口腔底部抬高导致的疼痛点），因此张口时允许食物积聚在修复体下方。在咀嚼过程中，食物残渣会迁移，并在吞咽过程中撞击到修复体下方。传统义齿也有类似的情况。当下颌义齿在功能过程中"浮起"时，食物更容易进入义齿下方，然后穿过义齿；然而，IOD 会将食物残渣残留在种植体、杆和附件上。

### 2. 预防 / 治疗

修复体边缘应该高度抛光，这样残留的食物会更少。种植治疗前应告知患者食物嵌塞的可能性。RP-4 更倾向于有更多的食物嵌塞，因为有更多的种植体，在组织水平上有更大的空间，并且食物容易在杆周围积累（图 15-74）。

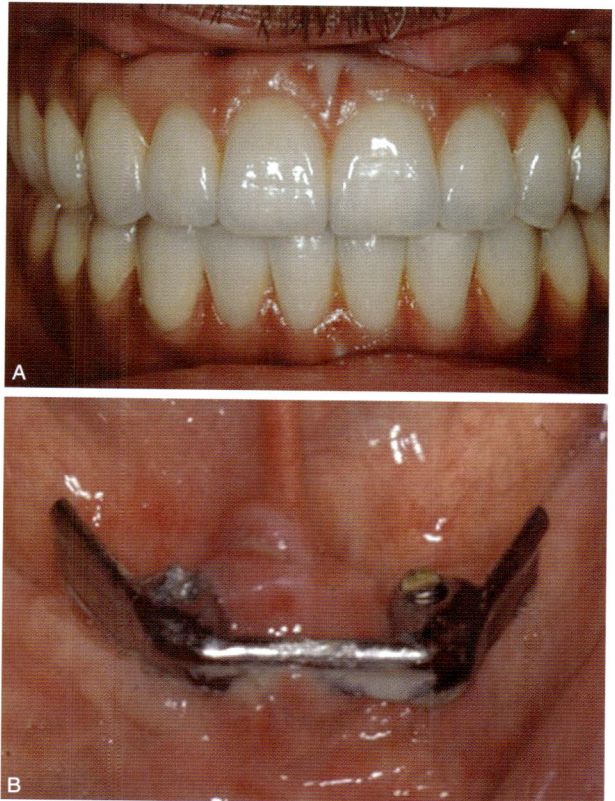

图 15-74　食物嵌塞。A. 由于覆盖义齿的空间，食物很容易堆积在下面；B. 食物残渣很难从杆下清除

（高文莫　张介冰　刘颜彬　郑嘉宝　左晓云　杨博　译，陈明　校）

## 参考文献

1. Douglass CW, Shih A, Ostry L: Will there be a need for complete dentures in the United States in 2020? *J Prosthet Dent* 87(1):5–8, 2002.
2. Marcus SE, Drury JF, Brown LS, et al: Tooth retention and tooth loss in the permanent dentition of adults: United States, 1988–1991. *J Dent Res* 75(spec issue):684–695, 1996.
3. Roberts WE, Turley PK, Brezniak N, et al: Implants: bone physiology and metabolism. *Cal Dent Assoc J* 15:54–61, 1987.
4. Pietrokovski J: The bony residual ridge in man. *J Prosthet Dent* 34:456–462, 1975.
5. Carlsson G, Persson G: Morphologic changes of the mandible after extraction and wearing of dentures: a longitudinal clinical and x-ray cephalometric study covering 5 years. *Odont Rev* 18:27–54, 1967.
6. Tallgren A: The reduction in face height of edentulous and partially edentulous subjects during long-term denture wear: a longitudinal roentgenographic cephalometric study. *Acta Odontol Scand* 24:195–239, 1966.
7. Atwood DA: Postextraction changes in the adult mandible as illustrated by microradiographs of midsagittal section and serial cephalometric rootsenograms. *J Prosthet Dent* 13:810–824, 1963.
8. Gruber H, Solar P, Ulm C: Maxillomandibular anatomy and patterns of resorption during atrophy. In Watzek G, editor:

*Endosseous implants: scientific and clinical aspects*, Chicago, 1996, Quintessence, pp 29–62.

9. Brodeur JM, Laurin P, Vallee R, et al: Nutrient intake and gastrointestinal disorders related to masticatory performance in the edentulous elderly. *J Prosthet Dent* 70:468–473, 1993.

10. Misch CE: *Dental implant prosthetics*, St Louis, 2015, Mosby.

11. Howell AW, Manley RS: An electronic strain gauge for measuring oral forces. *J Dent Res* 27:705, 1948.

12. Carr A, Laney WR: Maximum occlusal force levels in patients with osseointegrated oral implant prostheses and patients with complete dentures. *Int J Oral Maxillofac Implants* 2:101–110, 1987.

13. Sposetti VJ, Gibbs CH, Alderson TH, et al: Bite force and muscle activity in overdenture wearers before and after attachment placement. *J Prosthet Dent* 55:265–273, 1986.

14. Carlsson GE, Haraldson T: Functional response. In Brånemark PI, Zarb GA, Albrektsson T, editors: *Tissue integrated prostheses: osseointegration in clinical dentistry*, Chicago, 1985, Quintessence, pp 55–87.

15. Misch LS, Misch CE: Denture satisfaction: a patient's perspective. *Int J Oral Implant* 7:43–48, 1991.

16. Hildebrandt GH, Dominguez BL, Schock MA, et al: Functional units, chewing, swallowing and food avoidance among the elderly. *Prosthet Dent* 77:588–595, 1997.

17. Joshipura KJ, Wilkett WC, Douglass CW: The impact of edentulousness on food and nutrient intake. *J Am Dent Assoc* 127:459–467, 1996.

18. Sheiham A, Steele JC, Marcenes W, et al: The impact of oral health on stated ability to eat certain food; findings from the National Diet and Nutrition Survey of Older People in Great Britain. *Gerontology* 16:11–20, 1999.

19. Kapur KK, Soman SD: Masticatory performance and efficiency in denture wearers. *J Prosthet Dent* 14:687–694, 1964.

20. Sullivan D, Walls R, Lipschitz D: Protein-energy undernutrition and risk of mortality within 1 year of hospital discharge in a select population of geriatric rehabilitation patients. *Am J Clin Nutr* 43:559–605, 1991.

21. Chen MK, Lowenstein F: Masticatory handicap, socio-economic status and chronic conditions among adults. *J Am Dent Assoc* 109:916–918, 1984.

22. Bergman B, Carlsson GE: Clinical long-term studies of complete denture wearers. *J Prosthet Dent* 53:56–61, 1985.

23. Fiske J, Davis DM, Frances C, et al: The emotional effects of tooth loss in edentulous people. *Br Dent J* 184:90–93, 1998.

24. Adisman IK: The use of denture adhesive as an aid to denture treatment. *J Prosthet Dent* 62(6):711–715, 1989.

25. Sheppard IM: Denture base dislodgement during mastication. *J Prosthet Dent* 13:462–468, 1963.

26. Lundqvist S, Haraldson T: Occlusal perception of thickness in patients with bridges on osteointegrated oral implants. *Scand J Dent Res* 92:88, 1984.

27. Kapur KK, et al: A randomized clinical trial comparing the efficacy of mandibular implant-supported overdentures and conventional dentures in diabetic patients. Part I: methodology and clinical outcomes. *J Prosthet Dent* 79(5):555–569, 1998.

28. Awad MA, Feine JJ: Measuring patient satisfaction with mandibular prostheses. *Community Dent Oral Epidemiol* 26:400–405, 1998.

29. McGill University: Health and Nutrition Letter 2:21, April 2003.

30. Walton JN, Gardner FM, Agar JR: A survey of crown and fixed partial denture failures, length of service and reasons for replacement. *J Prosthet Dent* 56:416–421, 1986.

31. Rissin L, House JE, Manly RS, et al: Clinical comparison of masticatory performance and electromyographic activity of patients with complete dentures, overdentures and natural teeth. *J Prosthet Dent* 39:508–511, 1978.

32. Blomberg S: Psychological response. In Brånemark PI, Zarb GA, Albrektsson T, editors: *Tissue integrated prostheses: osseointegration in clinical dentistry*, Chicago, 1985, Quintessence, pp 243–248.

33. Raghoebar GM, Meijer HJ, Steigenga B, et al: Effectiveness of three treatment modalities for the edentulous mandible: a five-year randomized clinical trial. *Clin Oral Implants Res* 11:195–201, 2000.

34. Geertman ME, Boerrigter EM, van't Hof MA, et al: Two-center clinical trial of implant-retained mandibular overdentures versus complete dentures—chewing ability. *Community Dent Oral Epidemiol* 24:79–84, 1996.

35. Bilhan H, et al: Maintenance requirements associated with mandibular implant overdentures: clinical results after first year of service. *J Oral Implantol* 37(6):697–704, 2011.

36. Cune MS, de Putter C: A comparative evaluation of some outcome measures of implant systems and suprastructures types in mandibular implant overdenture treatment. *J Oral Maxillofac Implants* 9:548–555, 1994.

37. Walton JN, MacEntee MI: Problems with prostheses on implants: a retrospective study. *J Prosthet Dent* 71(3):283–288, 1994.

38. Mericke-Stern R: The forces on implant supporting overdentures: a preliminary study of morphologic and cephalometric considerations. *Int J Oral Maxillofac Implants* 8:256–263, 1993.

39. Wright PS, Glantz PO, Randow K, Watson RM: The effects of fixed and removable implant-stabilised prostheses on posterior mandibular residual ridge resorption. *Clin Oral Implants Res* 13(2):169–174, 2002.

40. Reddy MS, Geurs NC, Wang IC, et al: Mandibular growth following implant restoration: does Wolff's law apply to residual ridge resorption? *Int J Periodontics Restorative Dent* 22(4):315–321, 2002.

41. Preiskel HW: *Precision attachments in prosthodontics: the applications of intracoronal and extracoronal attachments* (vol 1). Chicago, 1984, Quintessence.

42. English CE: Bar patterns in implant prosthodontics. *Implant Dent* 3:217–229, 1994.

43. Misch CE: Treatment options for mandibular implant overdentures: an organized approach. In Misch CE, editor: *Contemporary implant dentistry*, St Louis, 1993, Mosby, pp 489–502.

44. Misch CE: Mandibular overdenture treatment options. In *Misch Implant Institute manual*, Dearborn, MI, 1985, Misch International Implant Institute.

45. Narhi TO, Geertman ME, Hevinga M, et al: Changes in the edentulous maxilla in persons wearing implant-retained mandibular overdentures. *J Prosthet Dent* 84:43–49, 2000.

46. Misch CE: What you don't know can hurt you (and your patients). *Dent Today* 19(12):70–73, 2000.

47. Awad MA, Lund JP, Shapiro SH, et al: Oral health status and treatment satisfaction with mandibular implant overdentures and conventional dentures: a randomized clinical trial in a senior population. *Int J Prosthodont* 16:390–396, 2003.

48. Misch CE: Implant overdentures relieve discomfort for the edentulous patient. *Dentist* 67:37–38, 1989.

49. Park J: Analysis of the mandibular symphysis of participants with a normal occlusion population using cone-beam–computed tomography, 2014, Wiley Online Library, pp 1–12.

50. Mericke-Stern R, Piotti M, Sirtes G: 3-D in vivo force measurements on mandibular implants supporting overdentures: a comparative study. *Clin Oral Implants Res* 7:387–396, 1996.

51. Bidez MW, Misch CE: The biomechanics of interimplant spacing. In Proceedings of the Fourth International Congress of Implants and Biomaterials in Stomatology, Charleston, SC,

May 24–25, 1990.

52. Wright PS, Glantz PO, Randow K, et al: The effects of fixed and removable implant-stabilized prostheses on posterior mandibular residual ridge resorption. *Clin Oral Implants Res* 13:169–174, 2002.

53. McAlarney ME, Stavropoulos DN: Determination of cantilever length: anterior posterior spread ratio assuming failure criteria to be the compromise of the prosthesis retaining screw prosthesis joint. *Int J Oral Maxillofac Implants* 11:331–339, 1995.

54. Goodacre CJ, et al: Clinical complications with implants and implant prostheses. *J Prosthet Dent* 90(2):121–132, 2003.

55. Johns RB, Jemt T, Heath MR, et al: A multicenter study of overdentures supported by Branemark implants. *Int J Oral Maxillofac Implants* 7:513–522, 1992.

56. Gruber H, Solar P, Ulm C: Maxillomandibular anatomy and patterns of resorption during atrophy. In Watzek G, editor: *Endosseous implants: scientific and clinical aspects*, Chicago, 1996, Quintessence, pp 156–163.

57. Pietrokovski J: The bony residual ridge in man. *J Prosthet Dent* 34:456–462, 1975.

58. Wright PS, Watson RM: Effect of prefabricated bar design with implant-stabilized prostheses on ridge resorption: a clinical report. *Int J Oral Maxillofac Implants* 13:77–81, 1998.

59. Misch J: Lehrbuch der Grenzgebiete der Medizin und Zahnheilkunde, Leipzig, Germany, 1922, FC Vogel.

60. Misch CE: Premaxillary implant considerations, treatment planning and surgery. In Misch CE, editor: *Contemporary implant dentistry*, St Louis, 1999, Mosby, pp 509–520.

61. Lehmann KM, Amin F: Studies on the retention forces of snap-on attachments. *Quintessence Dent Technol* 7:45–48, 1978.

62. Setz I, Lee S, Engel E: Retention of prefabricated attachments for implant stabilized overdentures in the edentulous mandible: an in vitro study. *J Prosthet Dent* 80:323–329, 1998.

63. Chung KH, Chung CY, Cagna DR, Cronin RJ, Jr: Retention characteristics of attachment systems for implant overdentures. *J Prosthodont* 13:221–226, 2004.

64. Alsabeeha NH, Payne AG, Swain MV: Attachment systems for mandibular two-implant overdentures: a review of in vitro investigations on retention and wear features. *Int J Prosthodont* 22:429–440, 2009.

65. Petropoulos V, Smith W: Maximum dislodging forces of implant overdenture stud attachments. *Int J Oral Maxillofac Implants* 17:526–535, 2002.

66. Anusavice KJ: *Phillips' science of dental materials*, Philadelphia, 1996, WB Saunders, p 709.

67. Abi Nader S, de Souza RF, Fortin D: Effect of simulated masticatory loading on the retention of stud attachments for implant overdentures. *J Oral Rehabil* 38:157–164, 2011.

68. Rutkunas V, Mizutani H, Takahashi H: Evaluation of stable retentive properties of overdenture attachments. *Stomatologija* 7:115–120, 2005.

69. van Kampen F, Cune M, van der Bilt A, Bosnian F: Retention and postinsertion maintenance of bar-clip, ball and magnet attachments in mandibular implant overdenture treatment: an in vivo comparison after 3 months of function. *Clin Oral Implants Res* 14:720–726, 2003.

70. Alsabeeha NH, Payne AG, Swain MV: Attachment systems for mandibular two-implant overdentures: a review of in vitro investigations on retention and wear features. *Int J Prosthodont* 22:429–440, 2009.

71. Kline KW, Misch CE: Elastometric O-ring implant design principles (in press).

72. American Society for Testing and Materials: *Medical devices*, Philadelphia, 1990, ASTM.

73. Zetpol hydrogenated nitrile rubber [brochure BJ-004], White Plains, NY, Nippon Zeon of America.

74. Morton M, editor: *Rubber technology*, ed 3, New York, 1987, Van Nostrand Reinhold.

75. Machine design: Compilation of articles on seal performance, Cleveland, 1980, Penton/IPC.

76. Bowles WH, Wilkinson MR, Wagner MJ, et al: Abrasive particles in tobacco products: a possible factor in dental attrition. *J Am Dent Assoc* 126:327–331, 1995.

77. Vere JW, Eliyas S, Wragg PF: Attitudes of general dental practitioners to the maintenance of Locator retained implant overdentures. *Br Dent J* 216(3):E5, 2014.

78. Delsen Testing Laboratories: Insertion and extraction test of retention loss: test report 3-30-2000; 1-7.

79. Agarwal R: Principles of Attachment Selection for Implant-supported Overdentures and Their Impact on Surgical Approaches, AAOMS 95th Annual Meeting, Aaoms, 2013.

80. English CE: Bar patterns in implant prosthodontics. *Implant Dent* 3:217–229, 1994.

81. Preiskel HW: *Precision attachments in prosthodontics: the applications of intracoronal and extracoronal attachments* (vol 1). Chicago, 1984, Quintessence.

# 第16章　固定修复并发症

Randolph R. Resnik，著

口腔种植体已被证明具有良好的临床存留率；然而，越来越多的纵向研究表明，与牙支持式覆盖义齿修复相比，种植义齿具有生物和机械并发症[1]。随着口腔种植越来越受欢迎，种植医生必须认识到可能随之而来的潜在修复并发症。本章将讨论各种固定义齿并发症。这些并发症包括生物力学相关并发症、修复体并发症、术中并发症、美学并发症和术后并发症。通过了解为预防、识别和治疗这些众多的固定修复并发症而制定的指南，种植医生可以显著改善临床效果，同时减少日常工作压力。

## 一、生物力学：力学相关问题

生物力学应力是导致大多数种植体并发症的原因，最常见的是咬合功能。大多数生物力学并发症不是由于单一力学事件而发生的，而是因为它们通常会随着时间的推移而发展。这种施加到构成修复体的各种材料上的重复力遵循疲劳曲线[2]。疲劳曲线与循环次数和力的强度直接相关，当较小的力反复接触物体时，力最终会超过疲劳极限，导致材料断裂（图16-1）。例如，一个金属衣架第一次被弯曲时不会断裂，但是重复的弯曲会使衣架断裂。这不是因为最后一次弯曲更有力，而是由于反复弯曲导致的疲劳。同样的原理也适用于种植体，这就是为什么种植体和义齿组件并发症的最常见原因与赋予疲劳的生物力学条件有关[3]。

### （一）螺钉松动

种植修复中，基台螺钉松动的发生率平均为6%。螺钉松动是最常见的种植修复并发症，约占种植修复术后并发症的33%[4]。最近的研究表明，这种并发症发生在8%的单冠及5%的多牙固定修复体，以及3%的种植覆盖义齿中。De Boever的研究表明，12%的修复体在3年内出现松动[5]，而Chaar的研究表明，5年内松动的发生率为4.3%，长期（5～10年）松动的发生率为10%[6]。

螺钉松动可能会导致相当多的并发症。松动的螺钉可能会导致牙槽骨丧失，因为细菌能够在界面间隙中定植和隐匿。当粘接牙冠上的基台螺钉松动时，可能需要将牙冠从基台上取下，才能接触到基台螺钉。这会导致患者失望并浪费临床医生的时间。如果松动的基台螺钉处理不当，可能会发生义齿、种植体部件或种植体折断。

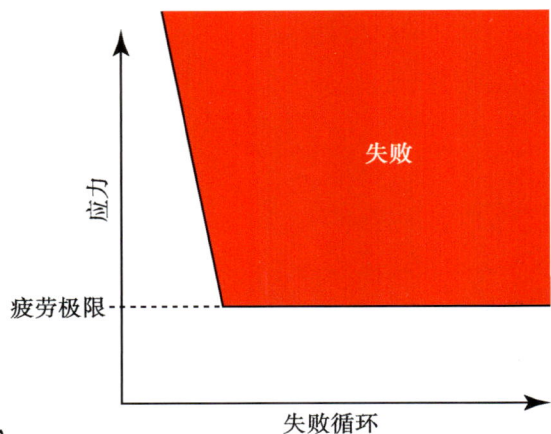

图16-1　A.应力标在y轴上，失败循环标在x轴上时，以建立材料的疲劳曲线。当施加足够的循环时，任何高于疲劳极限的应力条件最终都会导致断裂

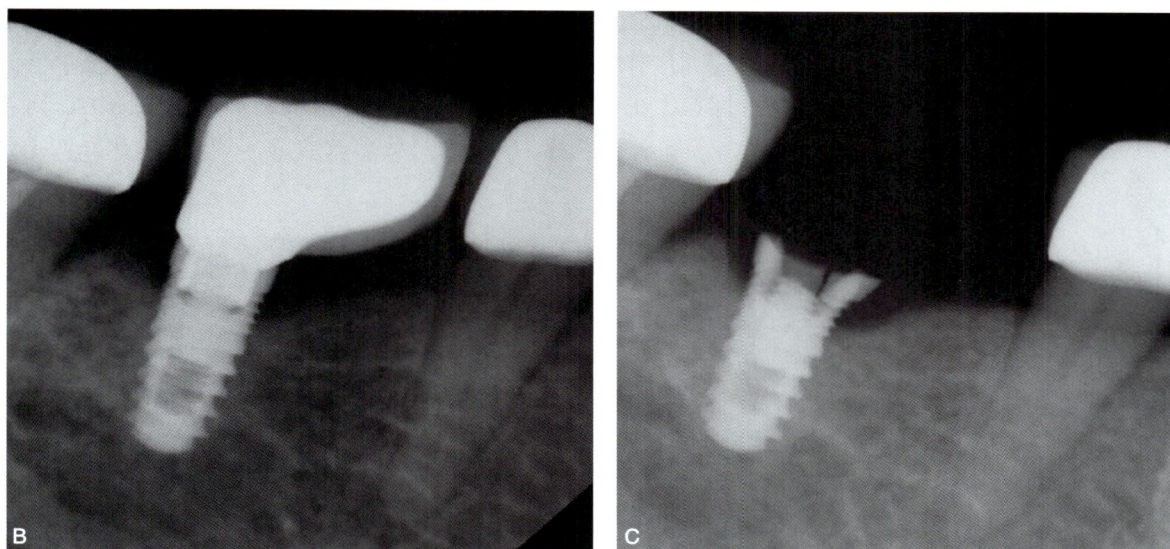

图 16-1(续)　B 和 C. 和力相关的断裂种植体(例如，修复体悬臂和小直径种植体)

螺钉的尺寸因制造商而异。一般来说，螺钉直径越大，可施加的预紧力越大。但应注意不要施加过高的扭矩，否则会导致螺钉变形和松动。

## 1. 病因

（1）**外力因素**（框 16-1）：作用在螺钉连接处的外力会大大增加螺钉松动的风险。当与螺钉松动相关时，这些力可被称为连接分离力；然而，它

### 框 16-1　增加螺钉松动的外力

1. 功能异常
2. 牙冠高度
3. 咀嚼肌动力学
4. 牙弓位置（前、中、后）
5. 对颌牙弓
6. 悬臂
7. 成角度负荷
8. 咬合设计不良
9. 缺少关键植入位点
　　（1）尖牙
　　（2）第一磨牙
10. 种植体数量不足
　　不应有 3 个相连的桥体
11. 非被动就位修复体
12. 螺钉扭矩不足
13. 螺钉扭矩过大
14. 不正确的修复体置入技术

们同样是种植失败、牙槽骨丧失和部件断裂的风险因素。当外加的连接分离力大于将螺钉锁紧的力（称为预紧力）时，螺钉将松动。功能异常、牙冠高度、咀嚼压力、牙弓位置和对颌的外力都是显著增加种植体和螺钉连接处应力的因素。此外，悬臂、倾斜负荷和咬合设计不良都会放大这些因素。为了降低螺钉松动的发生率，需要着重关注连接处施加的外力。材料的耐力极限是当施加足够的循环时使物体断裂所需的力的大小。力越大，发生断裂前所需的循环次数越少。力的大小和循环次数的组合关系是螺钉松动并发症发生的原因。

（2）**悬臂／增加的牙冠高度空间**：导致螺钉松动的最常见病因之一是过度的持续咬合力。最常见的例子是咬合接触不良的修复体。施加在修复体上的应力越大，基台螺钉松动的风险就越大。不理想的修复体设计可能会增强所施加的力。悬臂增加了螺钉松动的风险，因为它们增加了种植系统受力的大小：悬臂的长度和施加到修复体上的力之间存在直接关系[7]。任何施加在悬臂上的外力都将进一步放大连接分离力。例如，修复体上的悬臂导致咬合负荷不均匀。不均匀的咬合负荷会导致种植体组件反复的压缩、拉伸和剪切循环。螺钉特别容易受到拉伸力和剪切力的影响。这两种力都会由悬臂力或角度负荷增加而显著增加。由于螺钉是一个斜面，持续的振动会使其松脱。外力范围越大，螺钉松动前所需的循环次数越少。

当存在牙冠高度需要增加时（冠根比差），会有更大的拾力施加到螺钉上。这通常会导致螺钉

松动（或断裂）的风险更大。Boggan 等证明，施加到螺钉上的力与牙冠高度直接相关。牙冠高度作为一个垂直的悬臂，放大了作用在基台螺钉上的力（图 16-2）[8]。

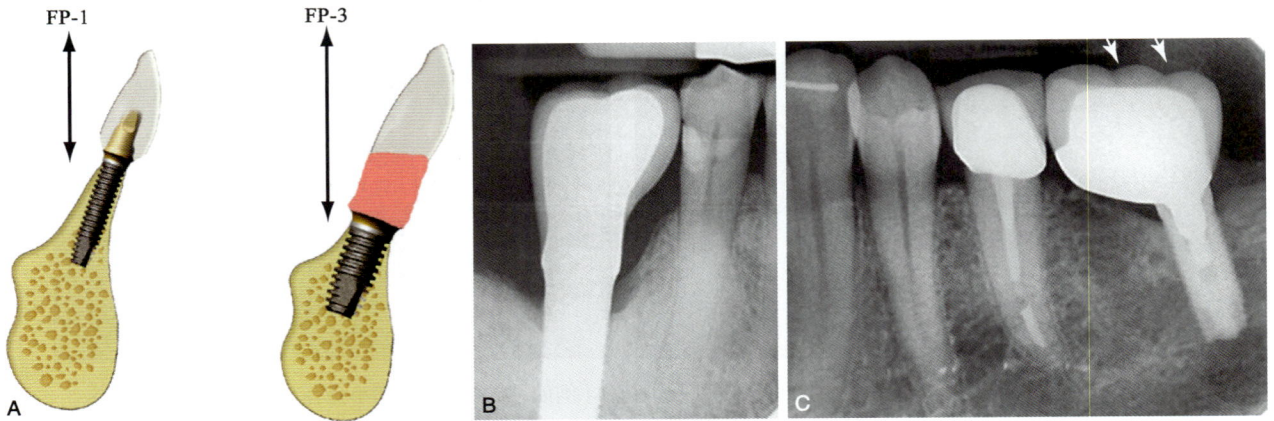

图 16-2　A. 与 FP-1 相比，FP-3 过高的牙冠高度空间，会导致任何角度负荷时产生垂直悬臂；B. 种植体向根方的植入会导致修复体和基台螺钉承受更大的力，从而增加螺钉松动的发生率；C. 不良的种植体位置（例如，种植体放置过于偏远中）会导致悬臂效应产生的过大咬合力，并对螺钉系统施加更大的应力。注意明显的牙尖高度和对颌牙尖的凹陷，这增加了种植系统上的剪切力成分（A 部分引自：Misch CE: *Dental implant prosthetics*, ed 2, St Louis, 2015, Mosby.）

剪切力的角度。有严重磨牙习惯的患者可能会出现基台螺钉松动。副功能习惯患者增加了对种植系统的作用力，同时也增加了对种植系统的循环次数。因此，烤瓷和粘接剂破损，以及螺钉松动或断裂是不可避免的。当相邻的天然牙因侧向力或角度力而移动时，刚性种植体和种植体牙冠可能过载。在种植体牙冠接触前建议进行重咬合的调整，以允许邻牙接触种植牙冠前可以移动，从而减少过载风险。

持续的咬合负荷会对预紧力产生累积效应，螺钉材料可能发生变形[9]。当力超过屈服强度时，发生塑性形变，螺钉开始变形。这种材料变形导致螺钉松动，并导致修复体失败。

与疲劳类似，螺钉松动也受力的大小和循环次数的影响。降低螺钉松动的外部方法包括降低生物机械应力的因素。诸如关键的种植体位置（如，均匀分布应力），足够的种植体数目（如，充足的表面积），被动就位，以及恰当的咬合方案[10]。

**（4）夹板式与非夹板式牙冠**：相比于夹板式牙冠，单个种植牙冠上的基台螺钉或修复螺钉松动发生率更高。例如，在一份单颗种植磨牙的报道中，基台螺钉的松动率在 3 年内达到了 40%。当使用 2 个夹板式种植体来修复磨牙空间时，螺钉松动率降低到了 8%[11]。夹板式修复单元的应力分布使得作用于螺钉系统的力更小。研究表明，与固定修复相比，夹板式种植覆盖义齿的螺钉松动现象要少得多[12]。

**（3）副功能习惯**：在所有导致螺钉松动的外力中，首要因素与副功能习惯相关。水平磨牙症患者反复向种植体冠部施加成角度的力。这增加了力的大小、应力疲劳的周期，以及在界面上施加

**（5）牙冠 / 基台未完全就位**：如果由于基台放置不当、组织或骨阻挡而导致基台未能完全就位，则会导致螺钉系统中的力分布不均，从而导致螺钉松动概率增加。当基台未完全就位并完全拧紧时，螺钉将变形，导致预负荷不足，随后螺钉松动或断裂（图 16-3）。

**（6）扭矩不足 / 过度**：当通过扭转过程对基台螺钉施加不正确的预负荷时，经常会发生螺钉松动。这可能是由于基台螺钉过度紧固或紧固不足造成的。种植体螺钉类似于工程中的螺栓连接。在螺钉上施加预负荷（预紧力），从而在螺钉内产生力。当螺钉被拧紧时，它会伸长，产生张力，导致植入螺钉像弹簧一样起作用。螺钉的预紧伸长由摩擦力维持，螺钉和种植体 / 基台之间的张力称为夹紧力。当对螺钉施加的预负荷不足时，夹紧力不足，最终导致螺钉松动，特别是在咬合负荷下。当施加过大的力时，夹紧力很容易释放，并且会发生螺钉松动（图 16-4）。

**（7）螺钉直径**：基台螺钉的直径可能对变形发生前施加的预紧力有显著影响。螺钉直径越大，可以施加的预紧力越高，这导致螺纹接头上的更

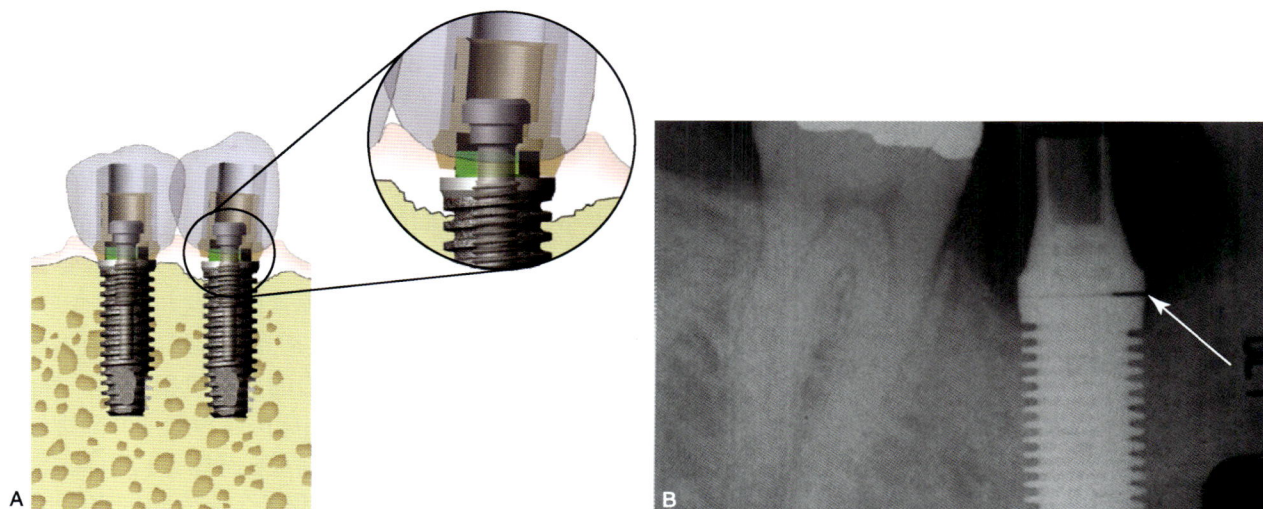

图 16-3　A. 非被动或不正确就位的螺钉固定修复体在将修复螺钉拧紧就位时可能发生变形。上部结构变形会导致应力集中在牙槽骨水平，并可能导致骨丧失；B. 影像学显示基台未完全就位，使修复体易于螺钉松动（A 部分引自：Misch CE：*Dental implant prosthetics*，ed 2，St Louis，2015，Mosby.）

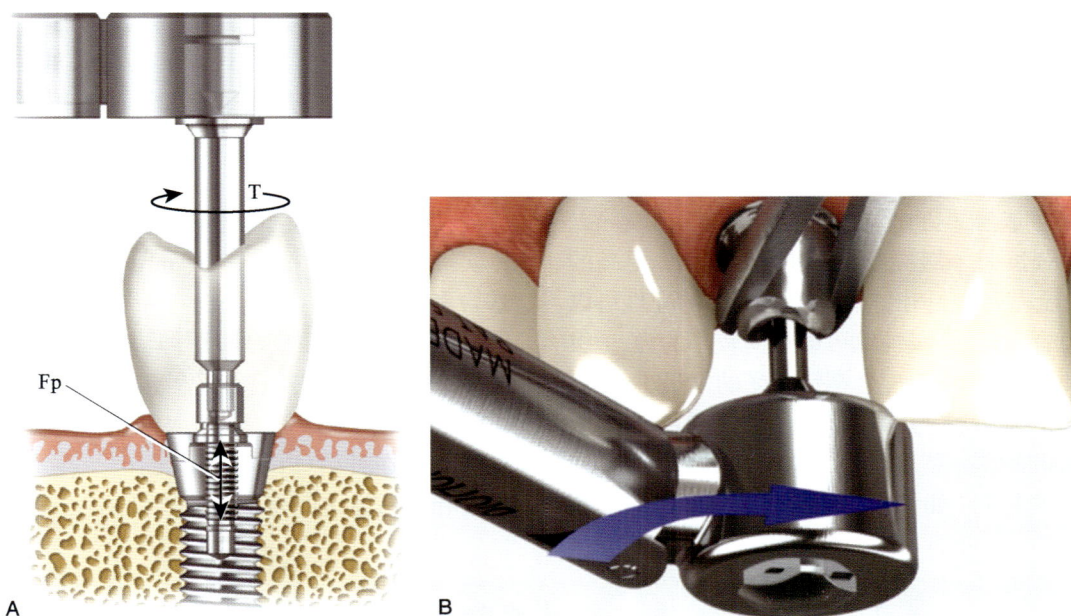

图 16-4　A. 施加到螺钉上的扭矩不足导致螺钉松动的发生率更高。如果螺钉扭矩不足或扭矩过大，都会导致预紧力不足，从而很可能导致螺钉松动；B. 应按照制造商的规范使用正确的扭矩扳手和技术，因为不同的种植体系统有不同的推荐扭矩值（A 部分引自：Misch CE：*Dental implant prosthetics*，ed 2，St Louis，2015，Mosby.），B 部分由 BioHorizons Implant Systems，Inc. 提供）

大的夹紧力。然而，基台和修复螺钉的类型、尺寸和材料差异很大。材料的强度随螺钉直径的增加呈 4 次方增长（直径增加 1 倍，螺钉强度增加 16 倍）。因此，基台螺钉因为可以承受更高的预紧力，相比于印模螺钉和修复螺钉更少发生松动。一些公司提供相似直径的基台螺钉和修复螺钉。因此，可以对任一组件使用相似的夹紧力（图 16-5）。

**（8）螺钉材料**：螺钉的组成是改变其性能的另

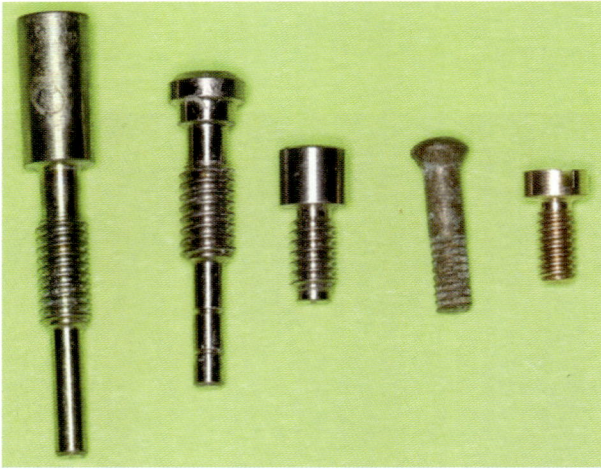

图 16-5　螺钉的尺寸因制造商而异。一般来说，螺钉直径越大，可能施加的预负荷就越大。应小心，放置太高的扭矩会导致螺钉变形和螺钉松动

一个因素。金属成分可影响预紧力产生的螺钉应变点和断裂点，直接影响可安全施加的预负荷量。当所有其他因素相似时，螺钉不同材料的屈服强度差异较大（例如，金螺钉的屈服强度为 12.4N，而钛合金螺钉的屈服强度为 83.8N）[13]。

螺钉的变形或永久扭曲是弹性横量的终点。钛合金的抗弯断裂能力是 1 级纯钛的 4 倍。由 1 级纯钛制成的基台螺钉比钛合金更容易变形和断裂。钛合金的强度是 4 级纯钛的 2.4 倍。因此，更高的扭矩钛合金基台螺钉和置入种植体内部的配件可以承受较大的力，而 4 级纯钛可以承受较小的力，1 级纯钛可以承受更小的力，金螺钉承受的力最小。

金属的延展性与弹性模量有关，弹性模量取决于材料的种类、宽度、设计和施加的应力大小。螺钉所用的材料（如钛合金、钛或金）有其特定的

弹性模量。义齿用金螺钉的延展性比钛合金螺钉大，但屈服强度较低。

虽然不同等级的钛的强度差异显著，但 1～4 级钛的弹性模量是相似的。因此，基台螺钉在每个等级的钛中的应变是相似的，但相对于断裂的安全负荷是不同的。钛合金（5 级）有稍高的弹性模量。虽然在金属 - 骨结合中临床上并不重要，但钛合金螺钉应有稍高的预紧值。这与永久变形或断裂无关，因为它的强度是其他等级钛的两倍多。扭矩扳手中使用的螺丝刀的金属也很重要。螺钉形状破坏或磨损会影响临床医生拧紧或卸除螺钉。因此，扭矩扳手应由钛制成，而螺钉应由钛合金制成。其概念是扭矩扳手不会使六角变形，也不会磨损，因此器械使用寿命更长。然而，这并不理想。更换扭矩扳手比更换基台或修复体螺钉更容易。因此，扭矩扳手应采用钛制造，螺钉应采用钛合金制造。

从临床角度来看，扭矩扳手的接头部位也是螺钉一个需要考虑的特征。螺钉接头具有旋转特征，最常见的是六角设计。旋转接头的侧面越多，扳手和螺钉打滑的频率就越高。从临床角度来看，槽形或三角形特征比六角形更不易打滑（图 16-6）。

**（9）组件适配：** 在加工金属部件的科学中，制造商使用一系列尺寸。例如，直径为 4mm 的种植体实际上可能在 3.99～4.01mm 的范围内。同样，基台和修复体连接部位也有一个范围。因此，如果较小的种植体内六角尺寸与较大的基台连接配对，部件可能无法理想地适配在一起。大多数种植体制造商允许一定范围内的错配，使基台或修复体能够在种植体内部旋转 ±10°。在旋转维度上基台和种植体之间可能有 10° 的错配，据报道水平

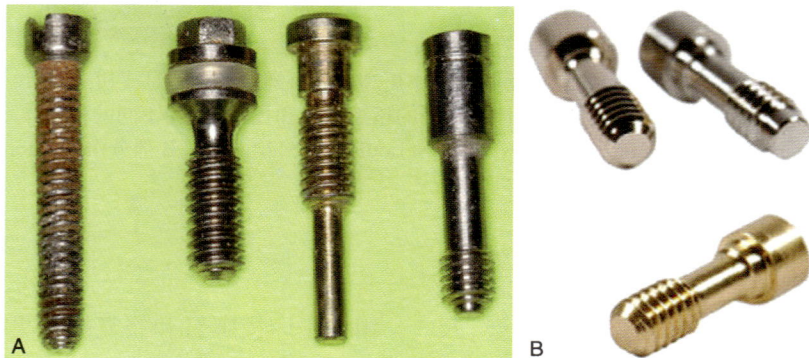

图 16-6　基台螺钉螺纹的变化。A. 基台螺钉上的螺纹越多，螺钉松动的可能性就越小；B. 材料：理想情况下，螺钉材料应为钛合金，因为金合金螺钉有更高的松动和断裂发生率（由 BioHorizons Implant Systems，Inc. 提供）

向错配距离可达 99μm[14,15]。这些范围因每个种植体系统而异。部件适配越准确，需施加在基台或修复螺钉上的力就越小（图 16-7）。

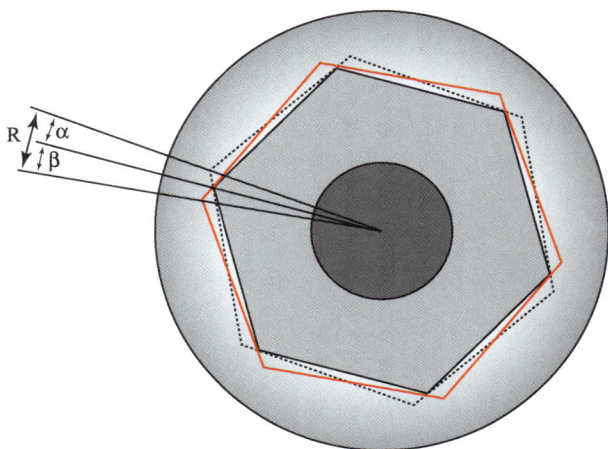

图 16-7 基台 - 种植体的旋转适配因制造商不同而不同。旋转错配越大（红线和虚线），施加到基台螺钉上的力越大（引自 Misch CE：*Dental implant prosthetics*，ed 2，St Louis，2015，Mosby.）

螺钉松动的发生率也与种植体和基台或修复部件的平面对接的适配精度有关。种植体基台连接或修复连接如果界面不稳定，会对连接部件的螺钉造成过度应力。机械测试表明，外部六角平面对平面尺寸的公差与基台或修复螺钉的稳定性之间存在直接相关性。Binon 研究显示，六角形的平均平面对平面范围<0.005mm，整个样本的平面对平面范围<0.05mm 将导致更稳定的螺钉连接[16]。研究表明，塑料铸造模型的垂直错配可高达 66μm，这种模型可能非常不准确[17]。

相同的制造条件适用于转移体和替代体。许多制造商对修复部件的加工范围（正或负公差）较宽，以降低制造成本。当转移体和替代体制取印模后并在加工厂制作修复体并将种植体用联冠固定在一起时，修复体可能不会被动就位。

许多制造商推荐使用塑料（非金属）烧融的基底。塑料烧融修复冠的成本较低，但由于上部结构的不规则性和沉降使它们表现出更大的差异和较差的适合性。除了成本外，塑料烧融模型的另一个优点是基底和修复结构使用相同类型的金属，减少了基底和修复结构之间的金属腐蚀或分离的风险。

为了减少沉降，可以使用加工过的基底以更准确地配合种植体基台。一些制造商建议使用钛基底以降低错配的风险。然而，钛加工基底表面会形成氧化物，影响在修复体或基台金属工作铸造到基底时的金属附着。基底上的机械固位特征可以改善这种金属对金属的连接。

实验室研究表明，当使用贵金属合金而不是钛时，合金结构的兼容性更好，提供了优越的金属对金属连接。仍然存在机械加工的基底连接，因此它优于用于铸造单一金属的塑料组件[18]。使用贵金属合金还减少了在基底和修复体金属之间形成氧化物的风险（图 16-8）。

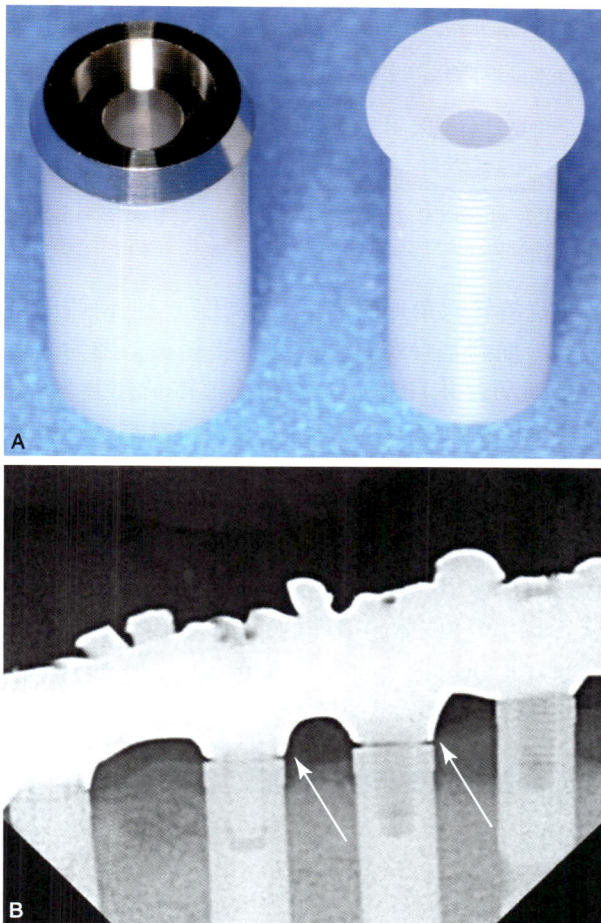

图 16-8 A. 塑料铸造与金属基底基台。塑料铸造基台在铸造后常常导致适配的显著差异；B. 铸造导致的修复体未完全就位

**（10）种植体设计**：种植体的类型和设计对螺钉松动有显著影响。一般来说，大多数种植体都具有用于基台连接的抗旋特征。最常见的设计包括外部六角形、内部六角形、莫氏锥度和带螺纹的莫氏锥度。

静态失效负荷在高度为 1mm 的外六角种植体上比在高度为 1.7mm 的内六角种植体上更大。直径较大的种植体在失效前具有最大的静态负荷

（表 16-1）[8]。随着六角形高度（或深度）的增加，基台螺钉上的负荷减少。同样，随着种植体平台直径的增加，基台螺钉上的力也减少。减少基台螺钉上的横向负荷（P）对于防止螺钉上的负荷超出材料的屈服强度至关重要。

| 表 16-1　各种种植体的失效负荷类型 | |
| --- | --- |
| 种植体类型 | 静态失效负荷（N） |
| 1.0mm 外六角，4mm | 966 |
| 1.0mm 外六角，5mm | 1 955 |
| 0.7mm 外六角 | 756 |
| 0.6mm 内八角 | 587 |
| 1.7mm 内六角 | 814 |

（引自 Misch CE：*Dental implant prosthetics*，ed 2，St Louis，2015，Mosby.）

抗旋转六角形的高度（或深度）与任何侧向负荷下施加到基台螺钉上的力直接相关。因为牙冠连接到基台并且基台放置在种植体平台上，所以牙冠上的侧向力在基台上产生侧倾力。该侧向力由六角高度或深度、平台和基台螺钉抵抗。当旋转弧度高于六角高度时，所有的力都施加到基台螺钉上。对于直径为 4mm 的种植体，六边形高度必须至少为 1mm，以使六边形高度高于侧倾力弧。然而，许多种植体制造商的六角高度仅为 0.7mm，因此几乎所有的力都指向基台螺钉，增加了螺钉松动和断裂的发生率（图 16-9）。

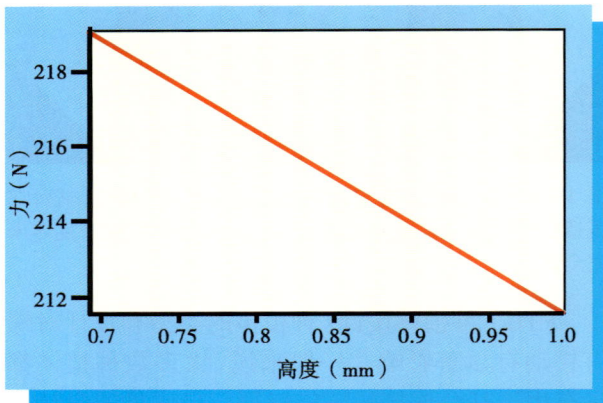

图 16-9　防旋转六角组件的高度（或深度）越高（图表上的 x 轴），施加在基台螺钉上的力（Fs）越小（y 轴）。0.7mm 的六角高度是行业标准，最早由 Nobel Biocare 使用。1mm 的六角高度由于螺钉上的力减少，螺钉松动的风险较小（引自 Misch CE：*Dental implant prosthetics*，ed 2，St Louis，2015，Mosby。）

外部连接（external-connection，EC）与内部连接（internalconnection，IC）之间的差异已有详细记录。研究显示，使用外部连接种植体的并发症发生率在平均 5.3 年（1 183 个修复体中的 217 个；最高 59.9%）为 18.3%[19，20]。相比之下，使用内部连接种植体的并发症发生率在平均 4.5 年（5 235 个修复体中的 142 个；最高 31.6%）为 2.7%[21，22]。其他研究表明，外六角连接的螺钉松动发生率显著高于内六角连接（MA-EC，15.1%；Zr-EC，6.8%；MA-IC，1.5%；Zr-IC，0.9%）[23]。

基台所处的平台尺寸也是影响螺钉松动的一个重要因素。较大直径的种植体，伴随较大的平台尺寸，能减少施加在基台螺钉上的力，并改变了基台在牙槽嵴上的位移弧度。例如，Cho 等的报道显示，在 3 年内，直径为 4mm 的种植体的基台螺钉松动率接近 15%，而直径为 5mm 的种植体的松动率则不到 6%（图 16-10）[24]。

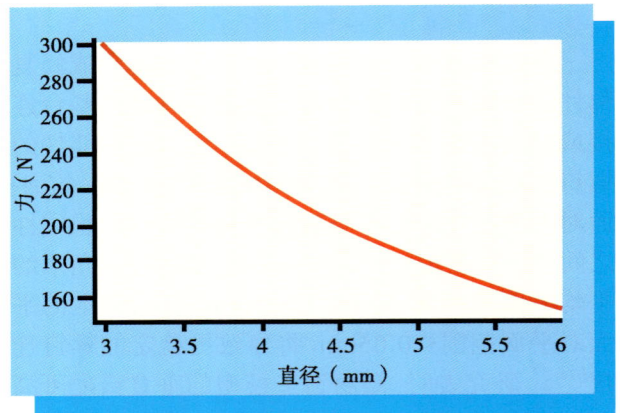

图 16-10　为了减少施加在基台螺钉上的力，种植体平台的直径比六角形的高度更为重要。直径越大（x 轴），施加在螺钉上的力（y 轴）越小（引自 Misch CE：*Dental implant prosthetics*，ed 2，St Louis，2015，Mosby。）

**（11）螺钉固位与粘接固位**：在评估修复体类型（螺钉固位和粘接固位）时，研究表明，螺钉固位修复体的螺钉松动发生率（8.5%）远高于粘接固位修复体（3.1%）。螺钉固位修复体的这些并发症发生率较高，因为粘接固位修复体更加被动，对种植体系统的应力较小[25]。尽管粘接固位修复体更为常见，但当需要在短基台上进行低轮廓固位或当种植体彼此间的角度超过 30° 并且需联冠修复时，螺钉固位修复体是适用的。此外，螺钉固位修复体的优势在于较少出现粘接固位修复体粘接剂的残留对组织的刺激。

基台与种植体不完全适配的常见并发症包括螺钉松动和修复体脱落。种植体基台上的螺钉固定越被动，咬合力控制得越好，修复体就越牢固。在咬合负荷下，不适配产生的反复压缩力和拉伸力会导致螺钉组件的振动和松动。金属上部结构的设计和制作精度是减少种植体基台和种植体骨界面受力的决定性因素。

螺钉固位被动修复体比粘接固位被动修复体更难制作。当螺钉旋入到位时，上部结构可能会变形，种植体可能会在骨内移动，或者基台螺钉可能会变形。上部结构和种植体系统的变形可能会达到一个水平，例如，500μm 的间隙可能无法被检测到[26]。因此，铸件可能看起来与种植体基台相匹配，以保持螺钉固定。然而，上部结构、骨和部件不会弯曲超过其弹性极限，并且压缩、拉伸和剪切力施加在骨 - 种植体界面上，骨必须重塑以消除这些力[27]。如果力超过生理或极限强度，则骨 - 种植体界面发生吸收。因此，不完全适配与更大的牙槽骨丧失有关。蠕变（随着时间的推移施加在材料上的恒定力）或疲劳也会因为恒定负荷或周期性负荷频率而导致部件随时间的断裂（图 16-11 至图 16-13）。

（12）**解剖位置**：修复体在口腔中的位置也是影响螺钉松动发生率的一个重要因素。Sadid-Zadeh 的研究显示，不同解剖位置的螺钉松动发生率存在显著差异；前牙区的发生率为 12.8%（398个修复体中的 51 个），而后牙区为 4.8%（2 972 个修复体中的 144 个）。然而，在评估内部连接种植体时，后牙区的螺钉松动发生率（4.3%）高于前牙区（0.7%）[28]。

这种理解对于临床医生在种植修复设计和选

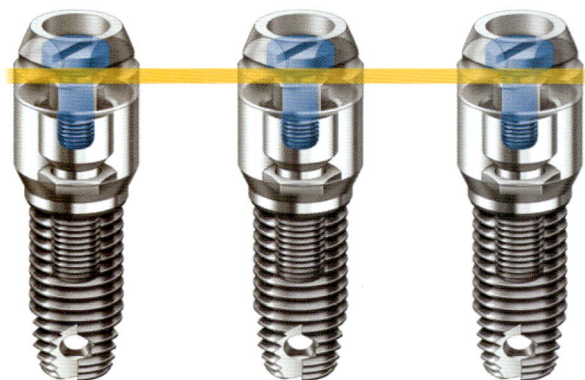

图 16-12　当修复体不是被动（黄色）时，压缩拉伸力和剪切力直接施加到种植体系统上（红箭. 基台、种植体主体、基台螺钉、边缘骨、种植体 - 骨界面）（引自 Misch CE：*Dental implant prosthetics*，ed 2，St Louis，2015，Mosby. ）

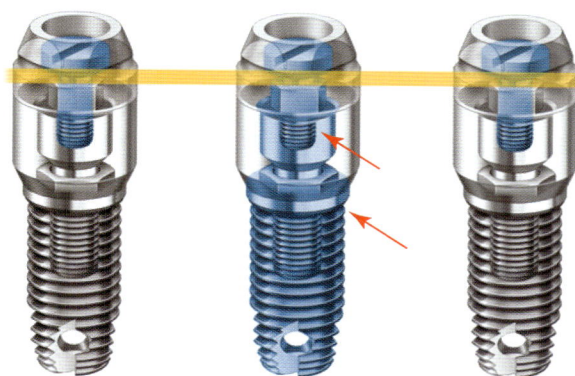

图 16-13　基台和种植体之间的配合不当会导致施加在种植体上的应力集中在牙槽嵴水平，这可能会导致骨吸收。如图所示，50μm 的误差可能会迫使种植体在根尖处约200μm 的动度（引自 Misch CE：*Dental implant prosthetics*，ed 2，St Louis，2015，Mosby. ）

择时具有重要意义，有助于根据修复体在口腔中的具体位置选择合适的种植体和连接方式，以减少螺钉松动的风险。

## 2. 预防

（1）**降低应力**：力和螺钉松动之间存在方向关系，因此评估、诊断和修改与应力条件相关的治疗计划非常重要。临床医生确定植入系统上过大应力的原因后，将改变治疗计划，以尽量减少对种植体、骨骼和最终修复体寿命的负面影响。

（2）**修复体设计**：修复体设计应遵循尽量减少螺钉松动的可能性的原则。应遵守在关键植入

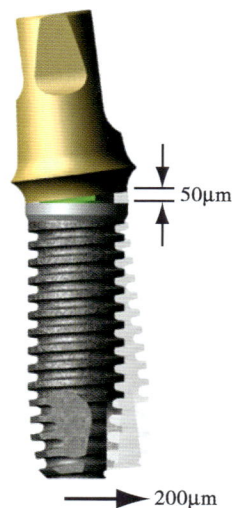

图 16-11　当螺钉固定修复体（黄色）固定到位时，螺钉组件（蓝色）会产生压缩力、拉伸力和剪切力（引自 Misch CE：*Dental implant prosthetics*，ed 2，St Louis，2015，Mosby）

位置进行理想的种植体植入。应消除或减少悬臂，尤其是在存在高咬合力的情况下。此外，应坚持种植体保护原则，包括减少修复体的牙尖倾斜度（降低牙尖高度）、减少咬合面，以及不进行侧向接触，尤其是在后牙。

（3）**理想预负荷**：基台螺钉的理想扭矩力因出厂而异，范围可能为 10～35N·cm。该预负荷由许多变量决定，包括螺钉材料、螺钉设计、基台材料、基台表面和润滑剂。为了减少螺钉松动的发生率，应按照以下方案拧紧基台螺钉。

- 用螺丝刀轻轻拧紧（约 10N·cm）
- 用螺丝刀最大限度地拧紧（约 20N·cm）
- 植入螺钉的扭矩应符合出厂的规格
- 5～10min 后，应将螺钉重新拧紧至相同的出厂规格。

注意：对于预计力会增加的情况，植入螺钉可以在 30～60 天后第 3 次重新拧紧。

（4）**螺钉拧紧顺序**：在拧紧多单元固定植入修复体螺钉时，正确的顺序和技术对于获得正确的扭矩至关重要。扭矩应逐步施加在所有螺钉上，以免 1 颗螺钉被完全拧紧。这是基于事实：多单元修复体不太可能"完全"被动。不理想的拧紧顺序将导致施加在特定螺纹上的扭矩不足或过大。扭矩不足将导致夹紧力不足，螺钉拉伸不理想。这通常会导致螺钉松动。扭矩过大将导致螺钉永久变形，从而可能导致螺钉断裂（图 16-14）。

（5）**沉降效应**：沉降是一个术语，用于描述各种植入部件磨损和紧密贴合的效果。包含基台或螺钉顶部的铸件上部或内部的轻微匹配性会导致铸件或螺钉接头略微抬高。随着时间的推移，微运动会磨损不匹配的部位，使零件紧密贴合。然而，这种沉降会释放修复体螺钉上的预负荷，更容易导致螺钉松动。结果表明在拧紧后的最初几秒或几分钟内，预负荷约为初始预负荷的 2%～10%。因此需要在 5～10min 后再次拧紧螺钉，以重新获得由于沉降而丢失的预负荷（图 16-15）[29]。

（6）**潮湿条件下的扭矩**：研究表明，在放置和扭转基台螺钉时，潮湿条件下的扭矩值比干燥条件下的扭矩值更准确[30]。可在放置预负荷之前使用盐水润滑螺钉，以最大限度地提高预负荷的准确性。

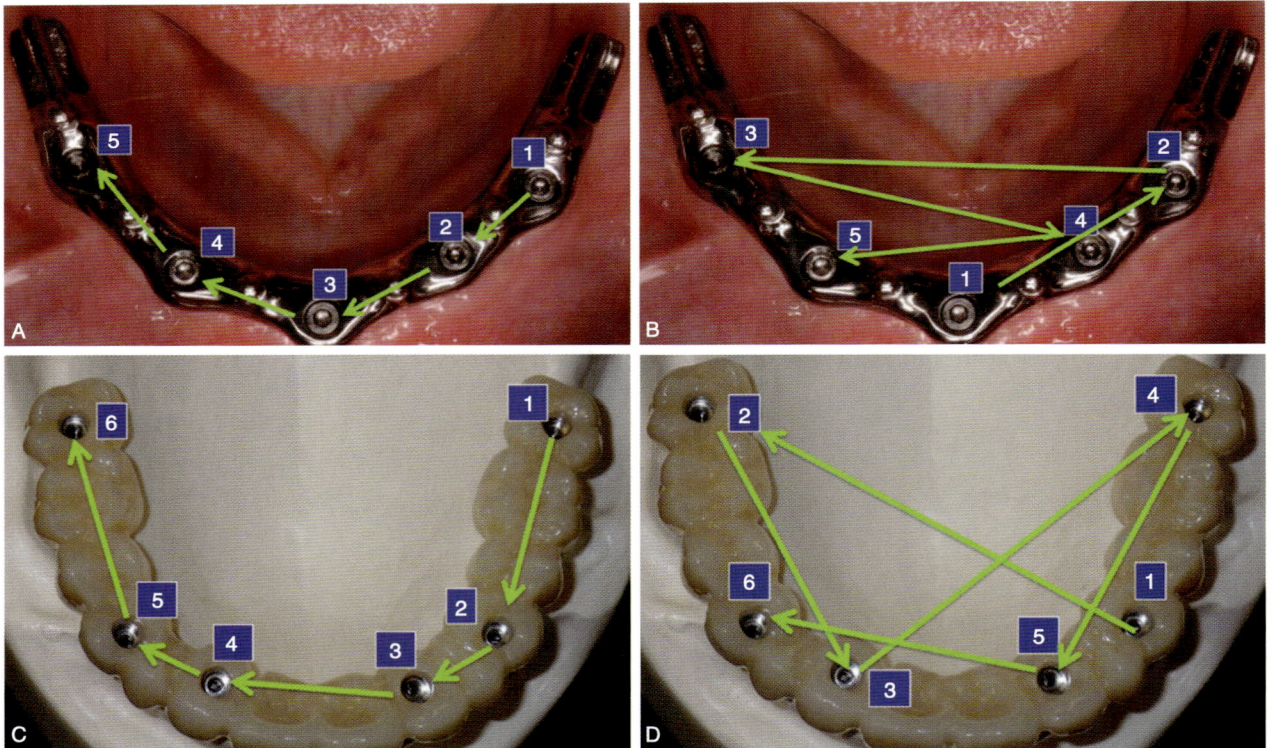

**图 16-14** 螺钉拧紧顺序。A. 杆的拧紧顺序不正确，导致螺钉系统应力分布不均匀；B. 正确的顺序，应该先用手指轻轻拧紧，然后用手指最大力矩拧紧，最后用力矩扳手拧紧；C. 固定修复体的拧紧顺序不正确；D. 正确的顺序，应该先用手指轻轻拧紧，然后用手指最大力矩拧紧，最后用力矩扳手拧紧

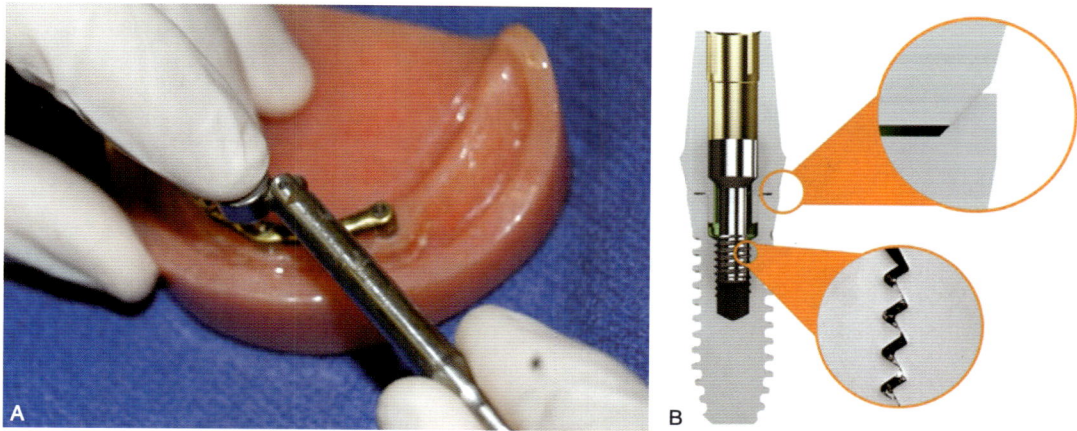

图 16-15　A. 最终理想扭矩技术（手动拧紧后），第 1 阶段最终扭矩，5～10min 后，第 2 阶段最终扭矩；B. 基台螺钉的沉降效应发生在初始预负荷之后。需要最终扭矩来维持初始预负荷（图片由 BioHorizons Implant Systems，Inc. 提供）

（7）**宽种植体**：使用更宽的植入体可减少螺钉上的力。Graves 表示，将植入体尺寸从 3.75mm 增加到 5.0mm 可使强度增加 20%，而将植入体尺寸从 3.75mm 增加到 6.0mm 可使强度增加 33%[31]。

## 3. 治疗

当修复体出现松动时，重要的是要确定是螺钉松动还是实际种植体移动（种植失败）的结果。框 16-2 显示了一种确定修复体松动原因的方法（图 16-16）。

（1）**种植体移动**：种植体的移动表明种植失败，需要立即拔除。X 线片可能会显示种植体周的透射影像。充分愈合后，应重新评估该部位是否需要进行骨移植、种植体植入或改变修复体治疗计划（图 16-17）。

（2）**基台螺钉松动**

①**选项 1**：使用牙冠移除技术（例如去冠器）从松动的基台上去除黏合的牙冠非常具有挑战性。由于螺钉松动，施加于牙冠上的冲击力会消散。这可能导致种植体内部螺纹受损。此外，当种植体牙冠边缘位于龈下时，通常很难使用去冠器。在骨密度较差的情况下，过度使用去冠器可能会导致骨-种植体界面的丧失。

②**选项 2**：治疗基台移动的最安全、最可预测的治疗方案是进行𬌗面螺钉开孔，并将粘接固位牙冠转变为螺钉固位牙冠（图 16-18）。

以下是完成此过程的步骤。

- 评估并确定种植体基台螺钉的位置和角度（颊舌向和近远向）。口内照相通常很有帮助。
- 使用圆形金刚钻（8 号，圆形），通过咬合面进入

以移除基台螺钉（后牙的中央窝和前牙牙冠的舌侧）。

- 找到螺钉后，使用合适的六角螺丝刀反向旋出螺钉。
- 丢弃旧螺钉并放置新螺钉。
- 按照出厂规定的扭矩加力。
- 用填料（聚四氟乙烯）和不透明复合材料覆盖螺钉通道。

> **框 16-2　确定修复体松动原因的方法（图 16-16）**
>
> **步骤 1：牙冠松动。** 使用两个镜柄分别放置在牙冠的颊侧和舌侧，施加颊舌力来评估牙冠的松动性。这将导致患者产生主观反应，即感到疼痛或无痛。
> - **无痛**：如果没有疼痛，很可能是基台螺钉松动。
> - **疼痛**：如果有疼痛，则可能是基台松动或种植失败的结果。对于基台螺钉，疼痛源于牙冠的松动，很可能是组织压迫造成的。在某些情况下，可以通过射线照片验证这一点，射线照片显示牙冠与基台的不密合。如果疼痛源于种植体，这通常表明种植失败。
> **步骤 2：触诊颊侧 / 舌侧皮质骨板。** 第二项测试是触诊植入体上的颊侧和舌侧皮质骨板。如果没有疼痛，那么很可能是基台的问题。如果有疼痛，这通常是植入失败的征兆。

如果螺钉孔穿过修复体的正颊侧（前牙冠），则需要移除牙冠并制作新牙冠。切割牙冠时应小心谨慎，因为在大多数情况下很难确定瓷层位

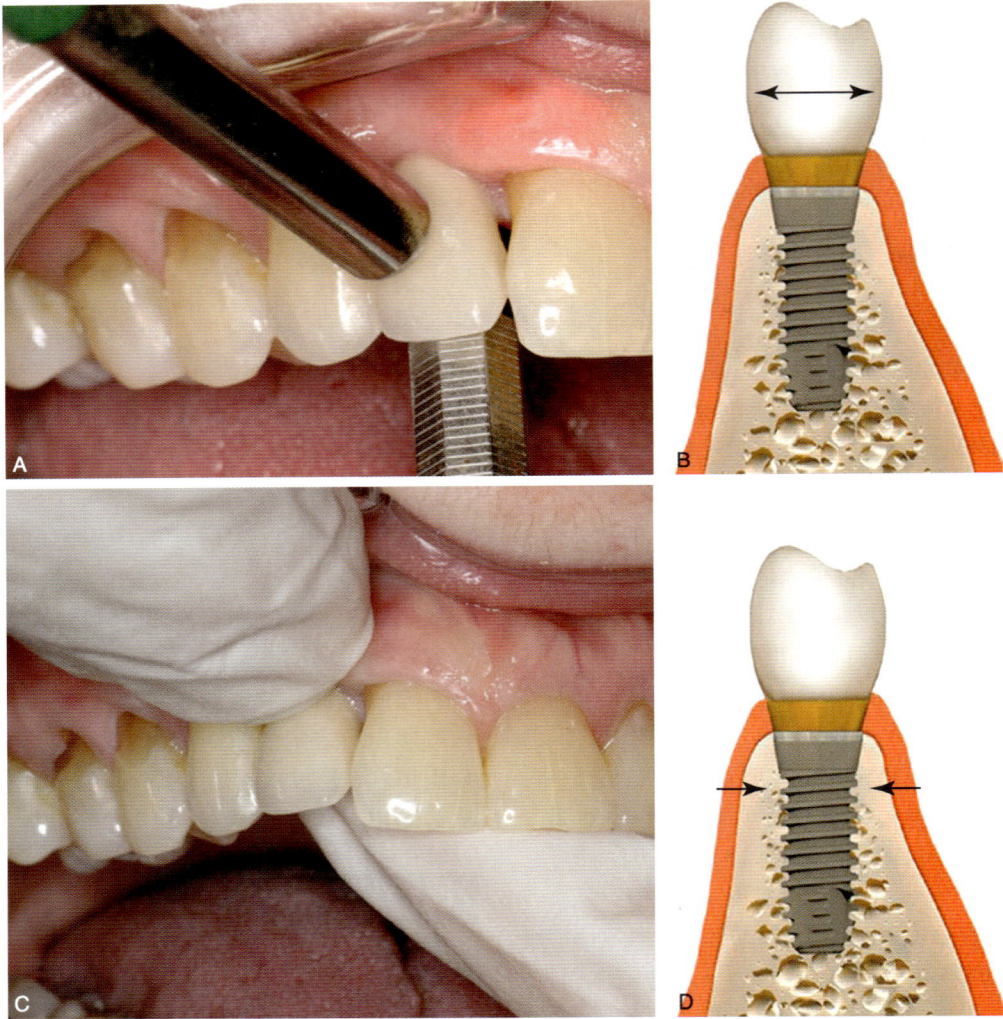

图 16-16    A 和 B. 使用镜柄检查修复体的颊舌活动度；C 和 D. 触诊颊舌皮质骨板以评估是否有疼痛

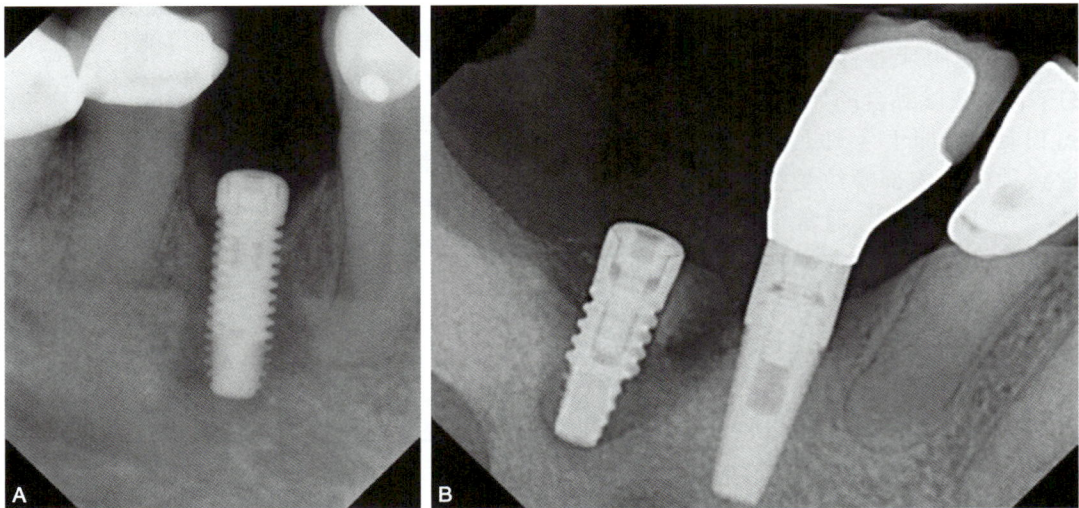

图 16-17    种植体移动。当种植体发生颊舌向移动时，通常会出现放射线征象，证实种植失败（种植体周透射影像）

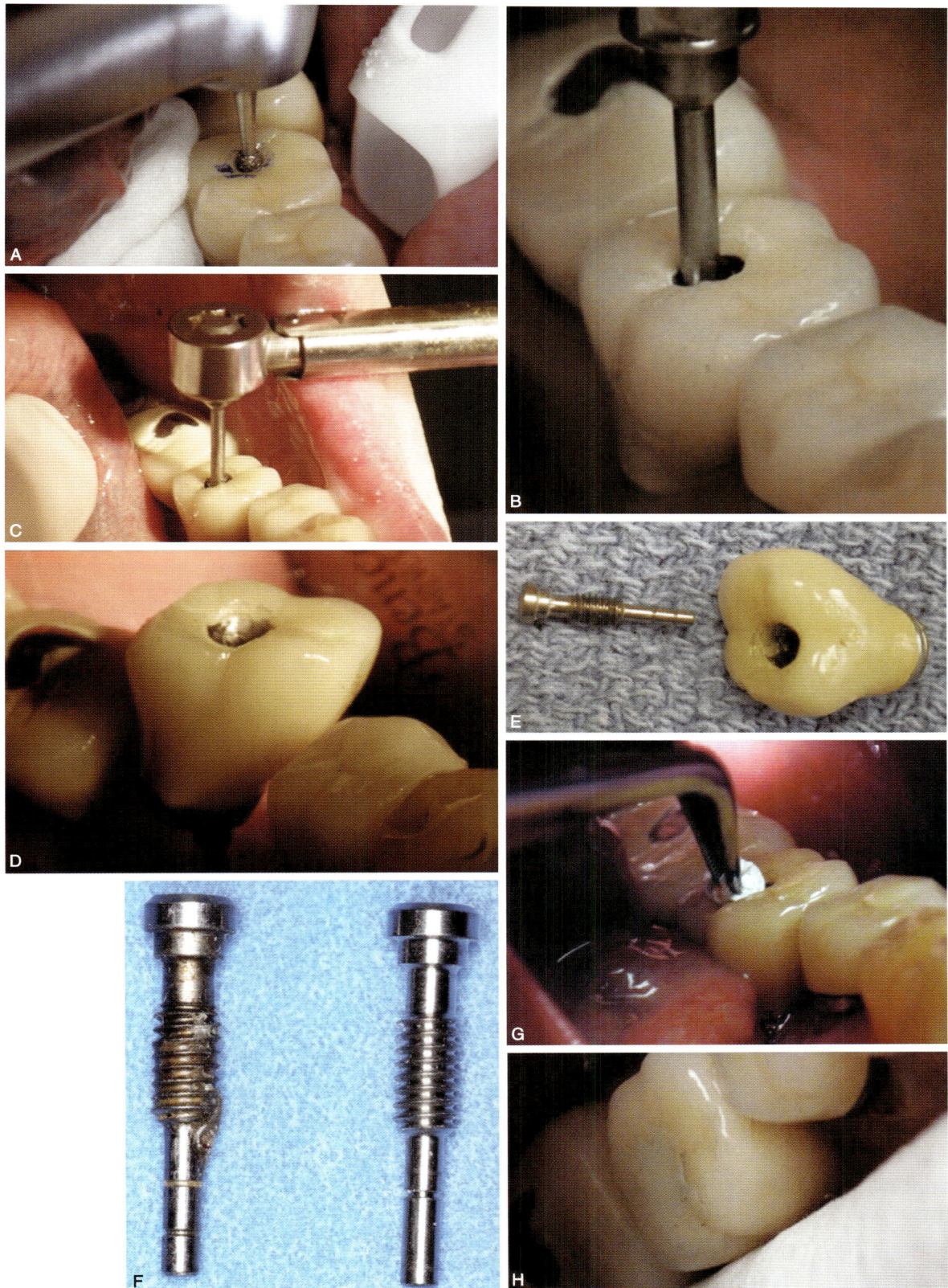

图 16-18　螺钉移除技术。A. 开放螺钉通道，使用 8 号金刚石圆形钻头接触基台螺钉；B. 六角螺丝刀啮合基台螺钉；C. 反向扭矩移除螺钉；D. 种植体上部冠与螺钉一起移除；E. 基台保留在种植体上部冠内；F. 应使用新螺钉替换旧螺钉。旧螺钉很有可能变形，并且慢性松动的发生率很高。丢弃旧螺钉；使用新螺钉固定种植支持冠；G. 使用聚四氟乙烯胶带保护螺钉；H. 使用不透明复合材料封闭螺钉孔

置（图 16-19）。这可能会导致牙冠切得太深，从而损坏基台、基台螺钉或植入体（图 16-20）。更安全的方法包括上述技术（通过移除螺钉）和制作新修复体。如果基台仍然固定在修复体上，则可以通过用本生灯轻微加热修复体轻松去除修复体。

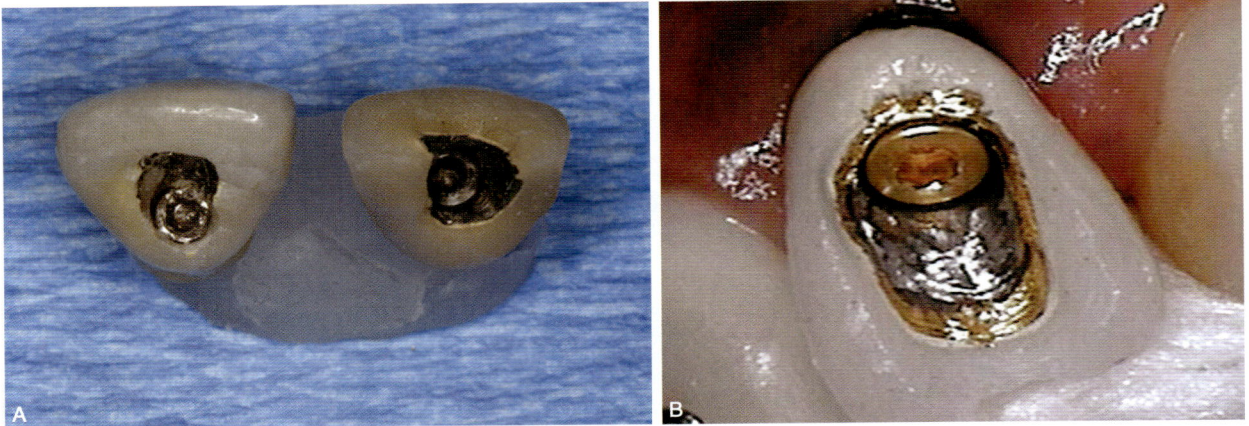

图 16-19　螺钉通道。A. 理想情况下，螺钉能够在不影响美观的情况下被移除（前牙 - 舌侧，后牙 - 中央窝）；B. 前牙冠，螺钉必须通过颊侧面移除，因此需要重新制作牙冠

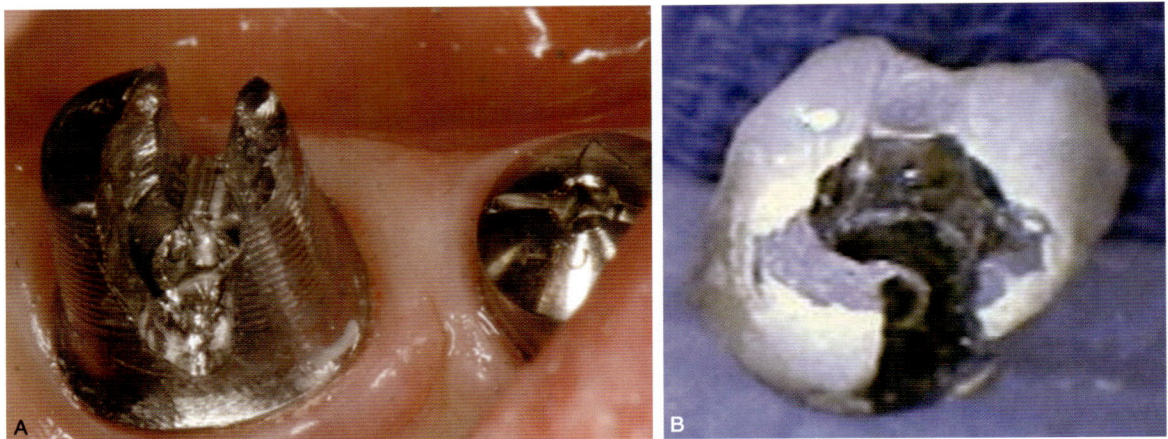

图 16-20　A 和 B. 理想情况下，牙冠不应被分割或"切断"。由于粘接边缘非常薄，这通常会导致基台螺钉受到创伤

## （二）螺钉断裂

### 1. 病因

　　最有可能导致螺钉断裂的病因是植入系统受到的生物机械应力。生物机械应力导致修复体部分松动或疲劳，这与生物机械应力的增加直接相关。研究表明，修复体螺钉断裂的平均发生率为 4%，范围为 0%~19%。基台螺钉断裂与螺钉直径直接相关，直径较大的螺钉断裂的概率较小，平均发生率为 2%，范围为 0.2%~8%[3]（图 16-21）。

　　基台螺钉断裂的原因与螺钉松动相同（见上文）。

### 2. 预防

　　立即处理松动的螺钉：如果确定基台螺钉松动，建议立即处理。作用在松动修复体上的力时间越长，基台螺钉变形和断裂的可能性就越大。松动的螺钉遵循与循环次数和重复力强度相关的疲劳曲线。

### 3. 治疗

　　（1）探查：取出螺钉的最简单方法是用锋利的探针尖端逆时针旋转螺钉。由于松动的螺钉没有预负荷，因此断裂的部件在植入体中保持被动状态。如果螺钉变形或碎片进入螺钉和植入体之间，则此技术可能不成功（图 16-22）。

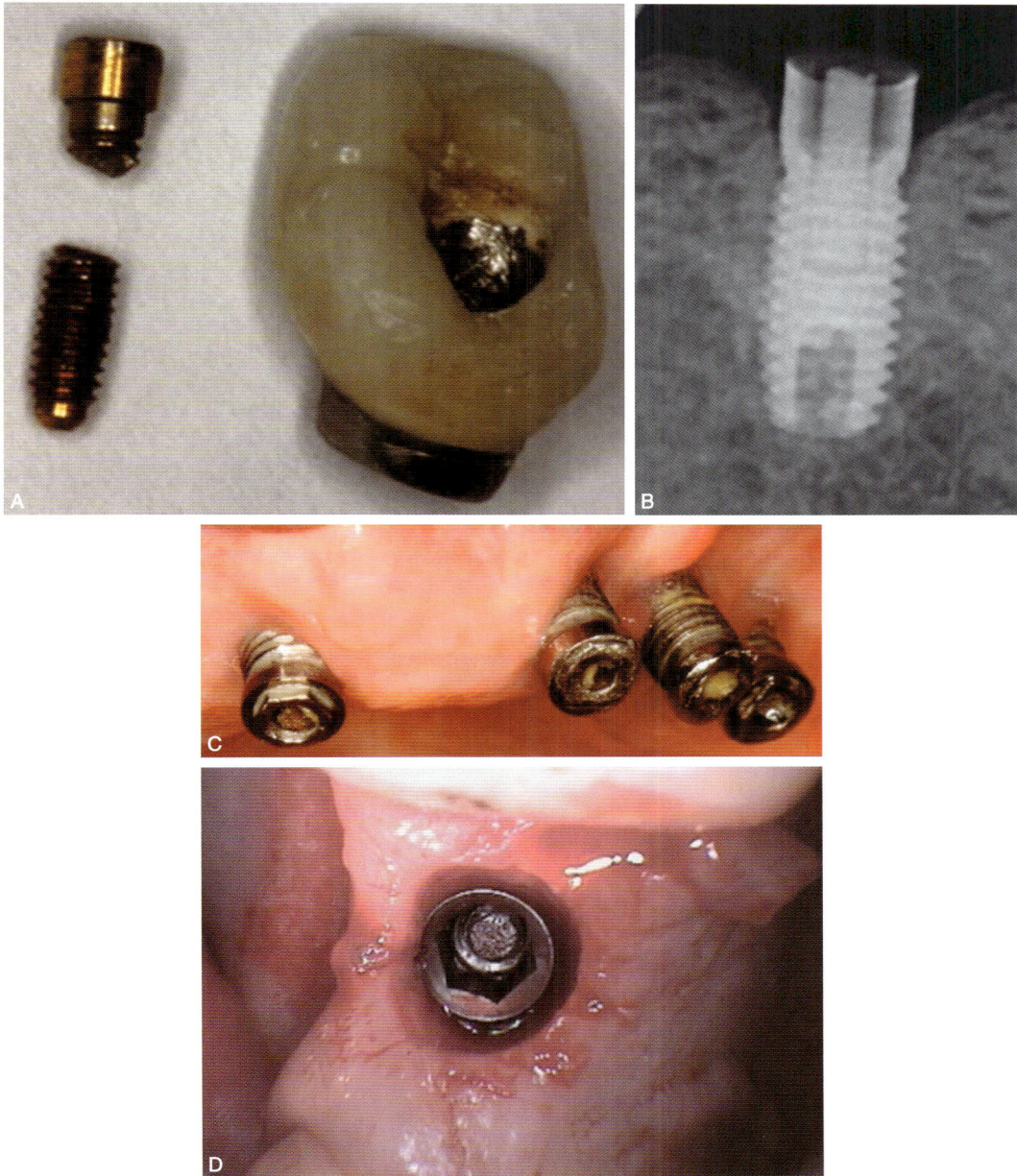

图 16-21 基台螺钉断裂。A. 螺钉断裂；请注意，前牙唇面轮廓过大导致螺钉受到剪切负荷；B. 种植体螺钉断裂；在螺钉和种植体螺纹之间发现间隙，这是由预负荷损失造成的；C. 修复体断裂导致多个螺钉断裂；D. 在某些情况下，螺钉断裂同时存在预负荷，这使得取出非常困难

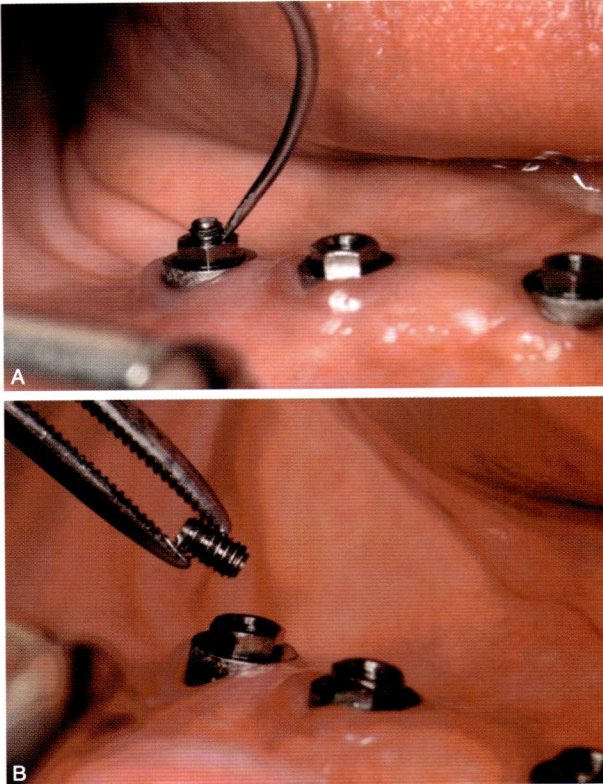

图 16-22　探针拆卸螺钉的方法。A. 螺钉已失去预负荷，可轻松旋出（逆时针方向）；B. 拆卸螺钉

（2）**超声设备**：如果螺纹之间存在碎片，则可以使用超声设备。振动（20 000～30 000rpm）通常会将碎片移出，然后可以通过探针方法取出螺钉。

（3）**圆形钻头（205LN）**：可以在慢速手机或 AS123 螺丝刀中使用非常小的圆形钻头或 205LN。将钻头的尖端放在断裂的螺钉和基台（种植体）的接缝处。当钻头顺时针旋转时，螺钉上的摩擦力使其逆时针旋转，螺钉松开（图 16-23）。

（4）**倒锥形钻头（33$^{1/2}$ 钻头）**：使用高速手机中的倒锥形钻头（最好是反转手机），轻轻接触螺钉的顶部，这通常会导致螺钉从植入体中旋出。应注意钻头不接触种植体，因为这会导致种植体螺纹损坏。使用此技术时，请务必使用喉垫以防止螺钉丢失（图 16-24）。

（5）**插入螺钉顶部**：使用高速手机和非常窄的裂钻（或 33$^{1/2}$ 钻）在螺钉中心开一个 1mm 深的槽。然后使用小螺丝刀拧出螺钉。使用此技术时要小心，因为钻可能会无意中磨损种植体侧面。如果发生这种情况，没有可预期的方法修复种植体。应告知患者此技术可能导致种植体失败（图 16-25）。

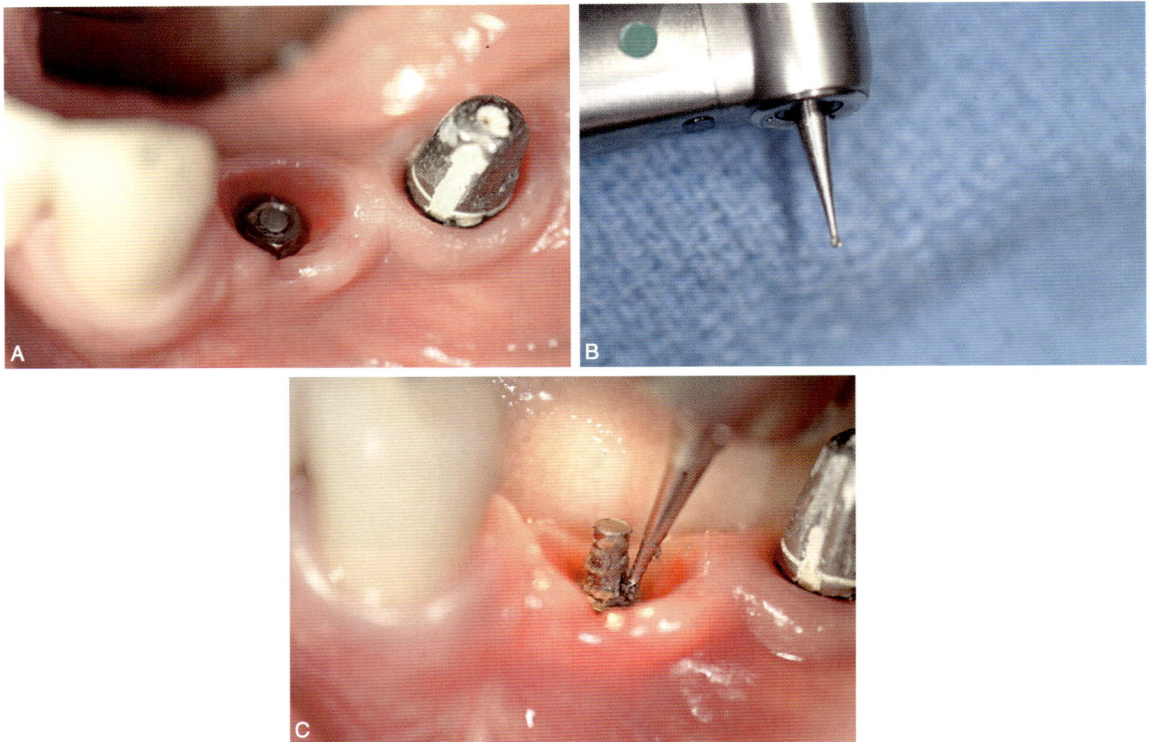

图 16-23　圆形钻头（205LN）。A. 患者的磨牙基台螺钉断裂；B. 慢速手机中使用非常小的圆形钻头；C. 钻头位于螺钉和种植体的接缝处，当它顺时针旋转时，摩擦力会使螺钉旋出（引自 Misch CE：*Dental implant prosthetics*，ed 2，St Louis，2015，Mosby）

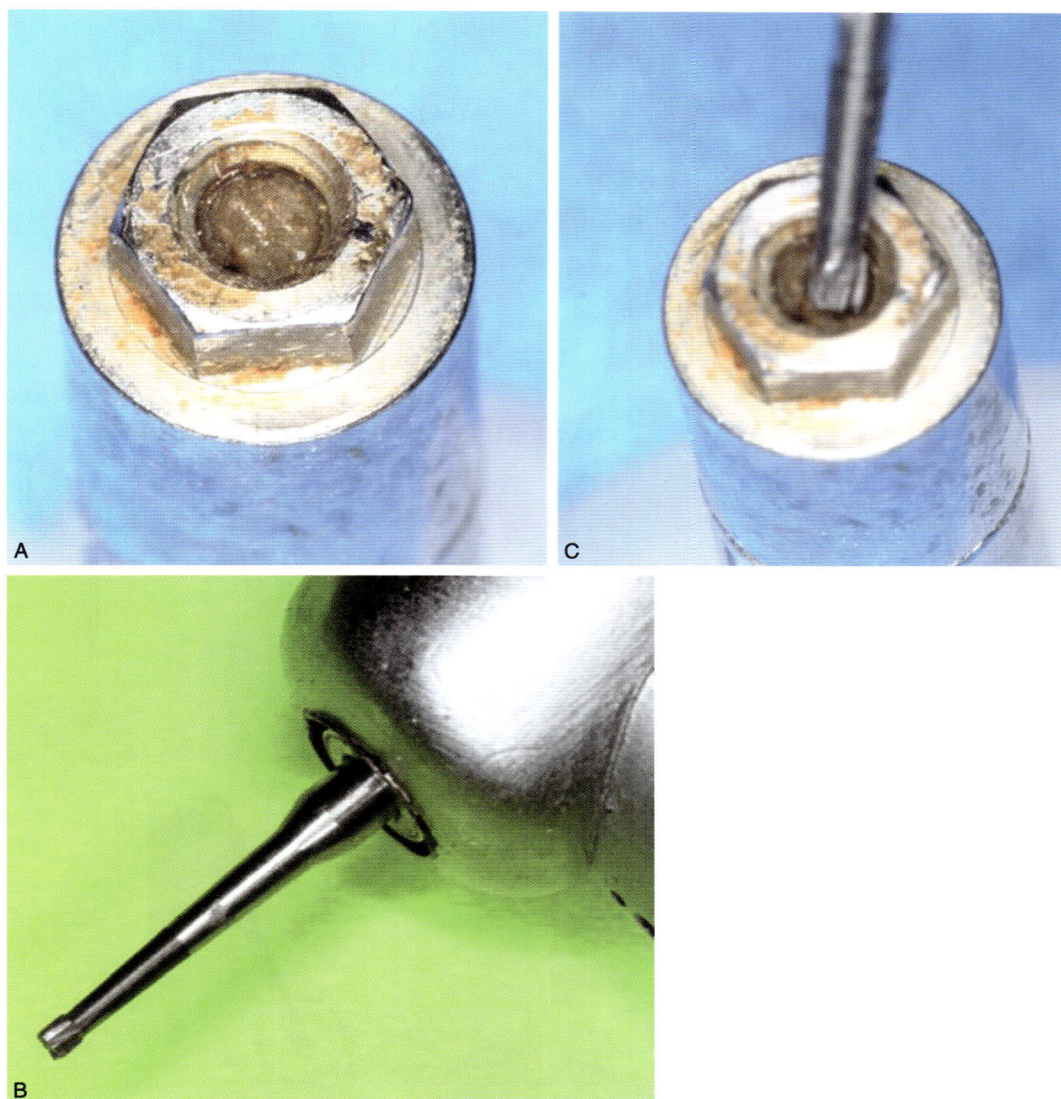

图 16-24 手机用的倒锥形钻（3 312 碳化物钻头）。A. 螺钉断裂在基台内；B. $33^{1/2}$ 倒锥形钻；C. 在螺钉中心轻轻敲击断裂的螺钉，必须小心不要触碰种植体的内壁/螺纹

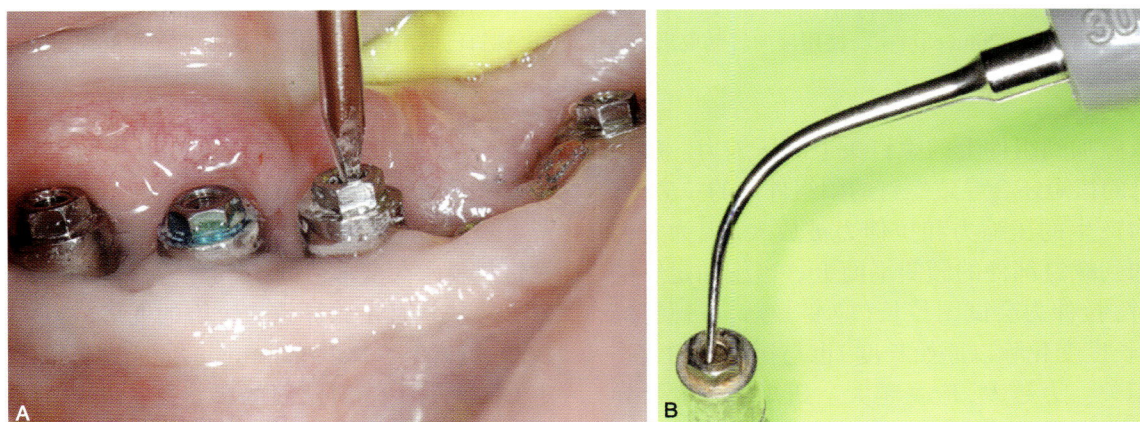

图 16-25 A. 在螺钉顶部开槽。使用高速手机和窄裂钻在螺钉上开槽。然后使用螺丝刀拧出螺钉；B. 使用超声波洁牙机清理螺钉和种植体内螺纹之间的碎屑（引自 Misch CE：*Dental implant prosthetics*，ed 2，St Louis，2015，Mosby）

**（6）商品化取出器械**：市场上有多种取出工具可用于取出断裂的螺钉。这些通常针对植入体类型（内部、外部、三叶等）而定制（图 16-26）。

## （三）施加于基台螺钉/修复体的扭矩过大

### 1. 病因

拧紧螺钉接头所施加的力的大小与施加螺钉预负荷的正确方法和技术有关。螺钉上的扭矩旋转力可以用牛顿/厘米（N·cm）来测量。扭矩过大（超过出厂的建议）会导致夹紧力低，从而增加松动的风险。金属螺钉组件上的夹紧力是长期螺钉固定的更重要考虑因素之一。通过施加理想的夹紧力从而使连接强度得到最大改善。夹紧力与用于拧紧螺钉或预负荷的力成正比。

施加到螺钉部件上的扭矩会影响螺纹中的压

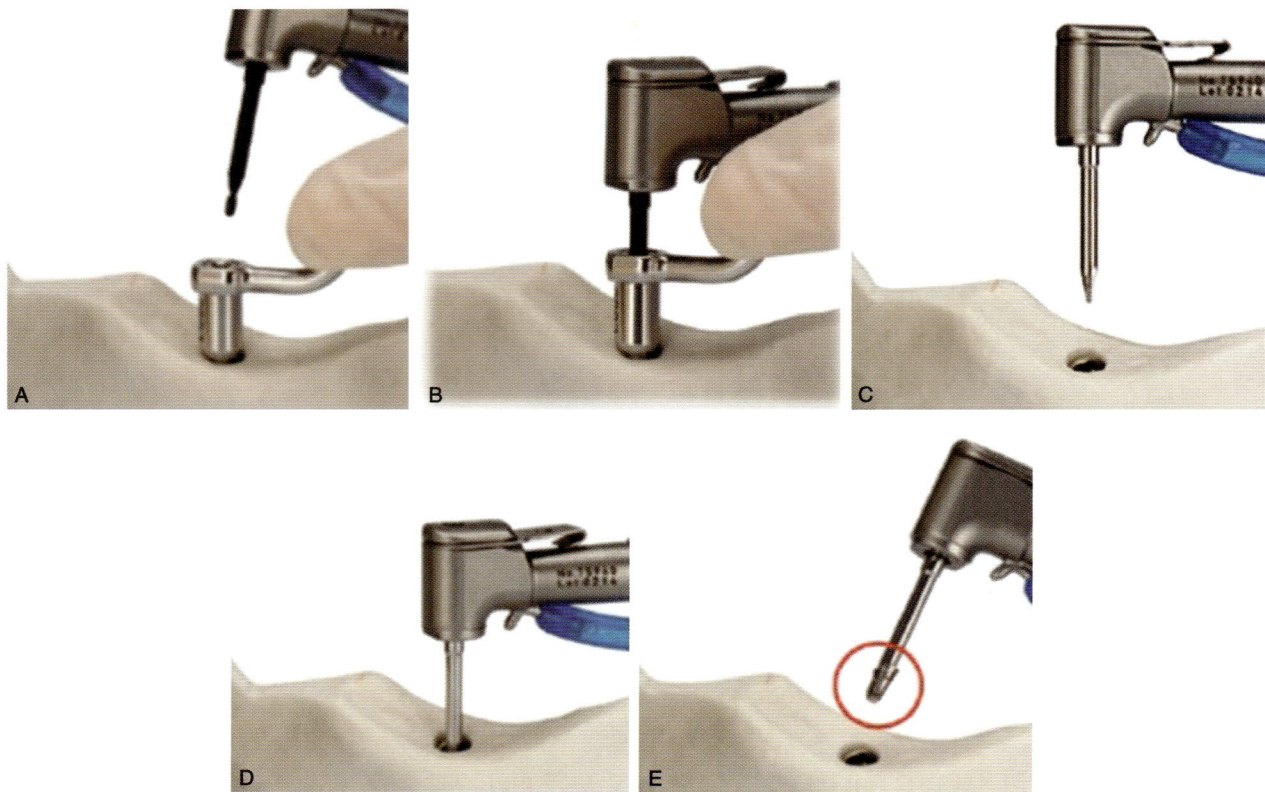

图 16-26    Salvin 种植体取出套件。A. 将导向器放在种植体上并用稳定手柄握住。将钻头插入种植体手柄。将电机设置为反向，转速为 1 000～1 250rpm，扭矩为 50～70N·cm；B. 反向钻头使用"上下"运动在断裂螺钉顶部准备 1～2mm 深的凹坑；C. 将锥形头部插入种植体手柄，将电机设置为反向，转速为 70～80rpm，扭矩为 50～70N·cm；D. 将锥形头部插入断裂螺钉顶部的 1～2mm 凹坑中。使用反向转动取出断裂螺钉；E. 螺钉已取出（由 uuooyy Salvin Dental Specialties, Inc., Charlotte, NC. 提供）

缩力及施加到组件上的螺钉头上的压缩力。施加于螺钉的扭矩还会导致螺钉的阳组件内的拉应力。扭矩力产生的压缩力和拉伸力被放大，因为它们被施加到螺钉部件的倾斜平面上。当施加足够的扭矩时，拉伸力会试图拉长（应变）螺钉。螺钉的应变（长度变化除以原始长度）也与扭矩力的大小直接相关。力越大，应变越大。扭矩力过大会导致塑性或永久变形或材料永久变形，此时故障螺钉无法取出，额外的力会导致螺钉断裂。扭矩过大会导致螺钉断裂或螺纹部件脱落（图 16-27）。

### 2. 预防

**（1）理想扭矩**：建议的预紧扭矩量应为达到螺钉材料永久变形值的 75%[32]。施加到螺钉的预紧力应一致且足以导致螺纹内的变形（应变）。在 1980—1990 年 Nobelpharma 的原始螺钉固定系统中，仅使用手持螺丝刀的手指压力来拧紧螺钉。然而，手动螺丝刀已被证明会产生不一致的扭矩值。在 Misch 对 136 名口腔医生进行的一项研究中，用手动螺丝刀对螺钉接头施加的平均扭矩为

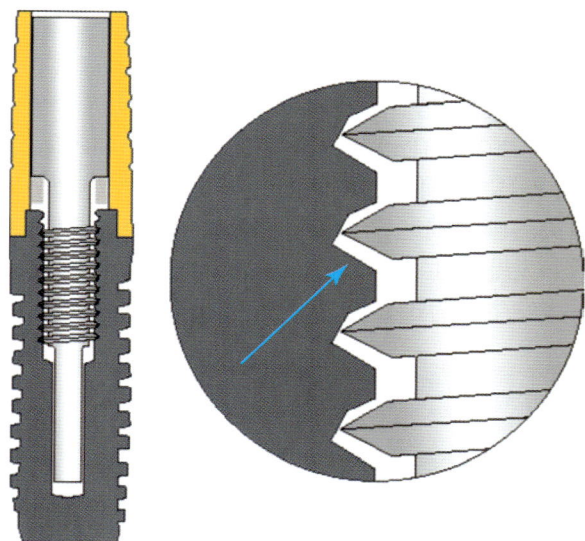

图 16-27　基台螺钉阳件（浅灰色）与阴件受体部位（蓝色箭头）啮合，当其旋转到位时，阳件会相对于预负荷被拉伸（应变）。如果施加的力过大，螺钉会变形，导致断裂或螺钉松动（引自 Misch CE：*Dental implant prosthetics*，ed 2，St Louis，2015，Mosby）

11N·cm，范围为 5～21N·cm。因此，在那个时期，几乎 50% 的修复体都出现了基台和螺钉松动的情况。

（2）**一致的扭矩**：需要使用扭矩扳手来获得一致的扭矩值。然而，一些报道显示，大多数扭矩扳手并不完全准确，组件在多次高压灭菌后可能会遭到腐蚀，这可能会增加施加到系统的扭矩[33,34]。扭矩扳手有两种类型：摩擦式和弹簧式。研究表明，弹簧式扳手更准确，并且不太可能过度扭紧基台螺钉。

建议将手动扭矩扳手拆开进行高压灭菌，并在使用前由临床医生测试扭矩扳手，以确保组件不会卡在原位，这会增加过度扭矩。种植体公司或制造商应定期重新校准或更换扭矩扳手（约 100次高压灭菌循环后）（图 16-28）。

## （四）修复体断裂/𬌗面材料断裂

在 Kinsel 和 Lin 的回顾性分析中，金属陶瓷冠和由种植体支撑的固定局部义齿的瓷层断裂率为 0%～53%，并且与力因素直接相关[35]。例如，35%的夜磨牙症患者（19% 的种植体冠）在使用种植体支撑的修复体时出现瓷层断裂，而 17% 的非夜磨牙症患者至少有一个牙冠断裂。当种植体支撑修复体与传统修复体处于对合位置时，未观察到断

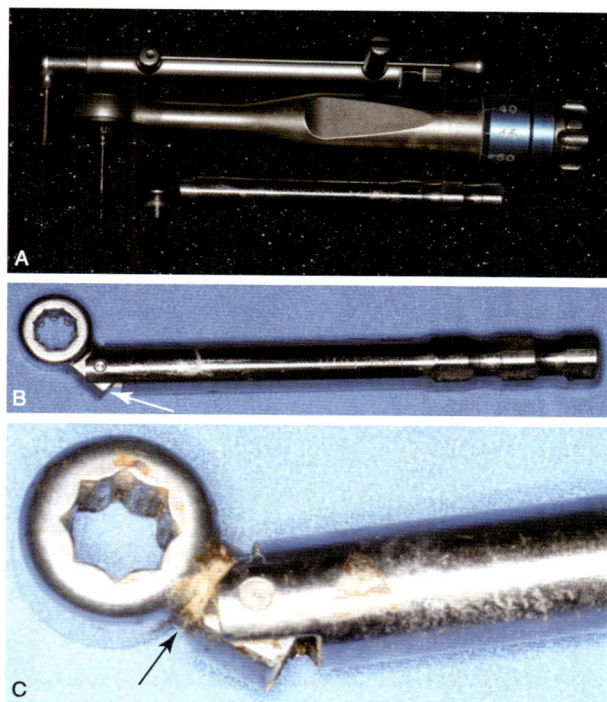

图 16-28　扭矩扳手。A. 各种类型的扭矩扳手、摩擦扳手和弹簧扳手；B. 如果扭矩扳手是预设释放型，请确保它在打开位置进行高压灭菌（箭）；C. 扭矩扳手有大量碎屑和腐蚀（箭），这会导致扭矩值不正确

裂。当种植体支持修复体彼此相对时，16% 的牙冠会发生断裂。种植体系统（包括𬌗面瓷）中较高的力与生物力学并发症的急剧增加有关。磨牙症患者或组牙功能咬合患者的断裂率最高，分别有 34.9% 和 51.9% 的患者受到影响。在这两种情况下断裂的牙冠百分比分别为 18.9% 和 16.1%。请注意，即使在患者没有较高咬合力的情况下，瓷断裂的发生率也高于天然牙。

### 1. 病因

天然牙固定修复体的第二大常见并发症是崩瓷。由于种植体缺乏牙周应力缓解，因此对咬合材料产生更大的冲击力，因此种植体比天然牙更容易发生咬合材料断裂[36]。

（1）**材料**：瓷、丙烯酸树脂和复合材料在过大负荷下，甚至在较长时间、角度或频率的较小负荷下都可能发生断裂。丙烯酸树脂或复合材料比瓷、金属或牙釉质更容易断裂。丙烯酸树脂的抗压强度为 11 000psi，而牙釉质的抗压强度为 40 000psi[37]。复合树脂的强度是丙烯酸树脂的 3 倍。当用作牙冠和桥体时，丙烯酸树脂断裂的发生频率比金瓷树脂更高。

在固定修复体的丙烯酸树脂断裂比活动修复更常见。种植体支持的丙烯酸树脂修复体承受的力比传统修复体承受的力更大。此外，与瓷不同，丙烯酸树脂的强度取决于体积。金属上部结构必须具备机械固位力，并能适当抵抗咬合力。后牙丙烯酸树脂或复合饰面经常会断裂，与异常咬合运动及固定修复体的悬臂梁相比，更多与体积不足、屈服强度不足和疲劳强度不足有关（图 16-29 至图 16-31）。

整体式氧化锆是一种相对较新的修复材料，与目前口腔科领域中可用的陶瓷相比，它具有出色的机械性能。氧化锆具有非常高的抗弯强度（900～1 200MPa）和抗断裂韧性（9～10MPa）。此外，整体式氧化锆解决了许多与氧化锆贴面陶瓷相关的碎裂问题，有研究研究进行了单冠 2～3 年后并发症发生率的调查，固定修复体 1～5 年后并发症发生率为 3%～36%[37a]（图 16-32）。

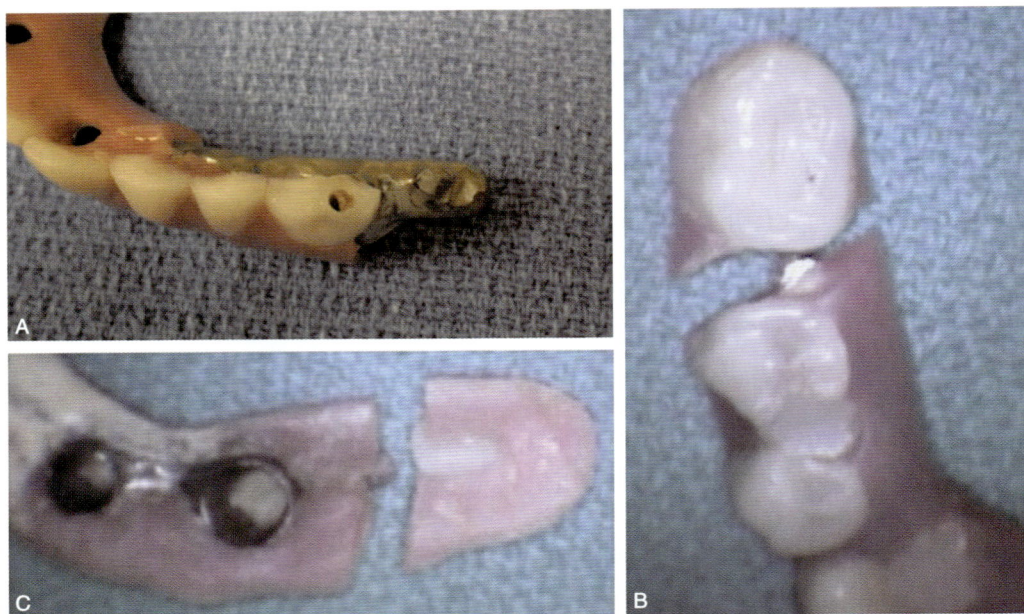

图 16-29　丙烯酸树脂断裂。A.悬臂丙烯酸树脂 FP-3 断裂；B 和 C.断裂的原因是缺乏金属延伸导致丙烯酸树脂不受支撑

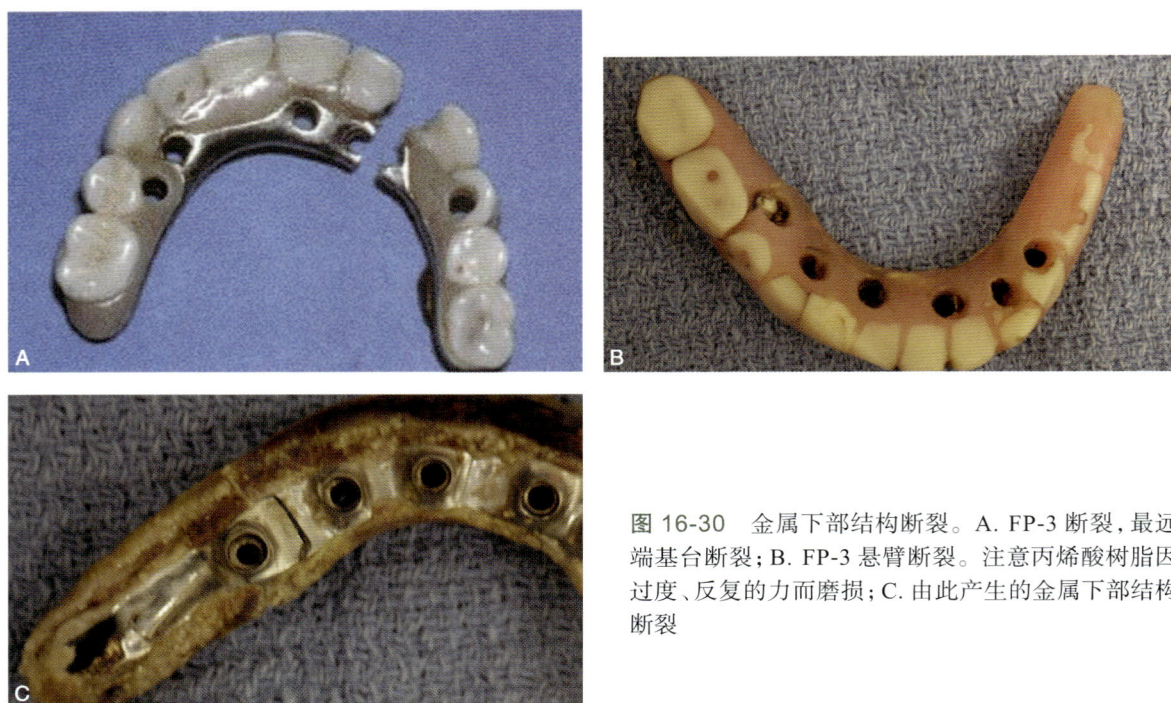

图 16-30　金属下部结构断裂。A. FP-3 断裂，最远端基台断裂；B. FP-3 悬臂断裂。注意丙烯酸树脂因过度、反复的力而磨损；C. 由此产生的金属下部结构断裂

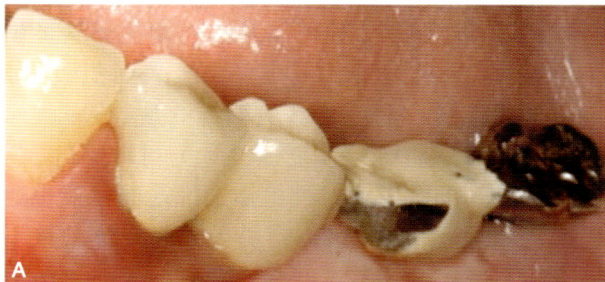

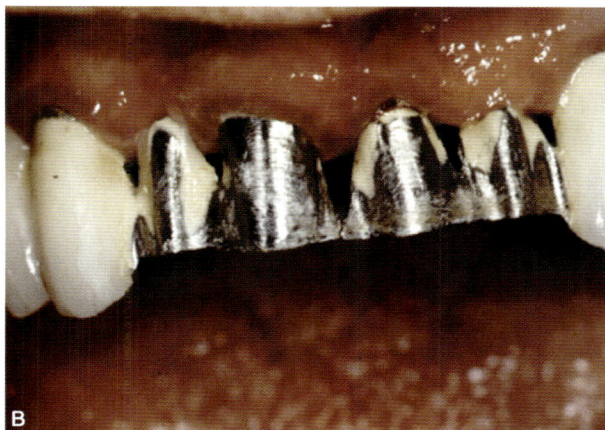

图 16-31　A.后牙种植体瓷断裂；B.前牙瓷种植体修复体断裂

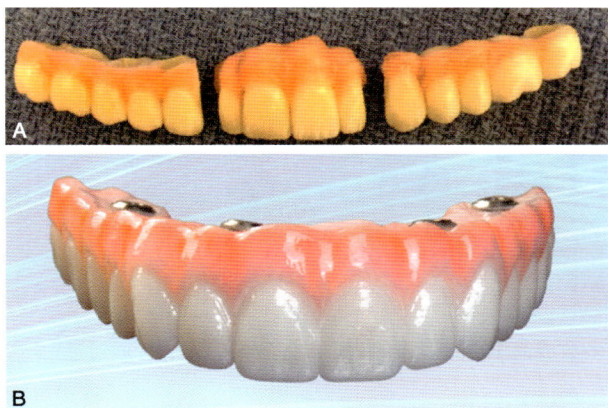

图 16-32　A. 氧化锆贴面 - 常见的并发症是碎裂和断裂；B. 整体式氧化锆材料已被证明优于其他种植体修复材料，因为它具有很高的抗断裂性和优异的抗弯强度

| 表 16-2　咬合材料特性 | | | | |
| --- | :---: | :---: | :---: | :---: |
| | 瓷 | 金 | 树脂 | 锆 |
| 美观度 | + | − | + | +/− |
| 冲击力 | − | + | + | + |
| 静负荷 | + | + | + | + |
| 咀嚼效率 | + | + | − | + |
| 断裂 | − | + | + | + |
| 磨损 | + | + | − | + |
| 牙弓间隙 | − | + | + | + |
| 准确度 | − | + | − | + |

+. 有利；−. 不利

（2）**瓷与螺钉**：与螺钉固定修复体相比，粘接固定修复体的瓷或丙烯酸树脂修复体断裂的发生率有所降低。螺钉孔可能会增加修复材料的应力集中，并且更经常导致瓷不受支撑。例如，Nissan 等提出的一项研究比较了螺钉固位修复体与粘接修复体的瓷断裂发生率。该研究对部分无牙患者的双侧无牙部位进行了分类评估。螺钉固位修复体的陶瓷断裂发生率为 38%，粘接修复体的陶瓷断裂发生率为 4%。这些修复体的平均负荷期为 5 年（表 16-2）[38]。

## 2. 预防 / 治疗

（1）**减少受力**：种植体、组成部件和修复体承受着不同大小、持续时间、方向和频率的负荷。因此，可能会导致永久变形，并且经过多年的使用后，预计会出现疲劳断裂和蠕变。这些影响与力量因素有关。需要解决与力量相关的问题。

（2）**理想的瓷厚度**：为最大限度降低断裂可能性，理想的瓷器厚度约为 2mm[39]。当金属上部结构设计不当时，可能会出现无支撑的瓷层区域。对于 FP-2 或 FP-3 修复体，尤其如此，因为它们含有大量的金属和瓷。许多口腔科实验室在种植体和牙齿上制作薄金属基冠，然后在最终轮廓和咬合点添加瓷层。因此，FP-2 或 FP-3 修复体可能具有显著更多的无支撑瓷（＞2mm）。为了限制无支撑瓷的数量，必须在制作金属上部结构之前规划修复体的切缘和咬合点位置。然后，技师可以制作最终修复体的全轮廓蜡型，然后在要添加瓷的区域将轮廓减小 2mm。一个常见的错误是先制作金属框架，然后确定咬合点（图 16-32）。

## （五）修复体粘接不良

修复体粘接不良是天然牙固定修复失败的第三大常见原因[40]。这种并发症在种植体基台中更为常见,因为它们具有更高的硬度,可向粘接界面传递更大的力量。根据 Kourtis 的报道,修复体黏固不良在常见的修复并发症中发生率居第二,在所记录的并发症中占 25%[4]。

## 1. 病因

**种植体基台**:种植修复体对施加于其上的慢性负荷或剪切力作用非常敏感,这种作用力最终会削弱粘接界面的强度导致粘接力丧失。由于种植体基台所固有的特性,修复体脱粘接在牙种植体中更为常见。种植体基台通常由钛合金制成,

这使得修复体与天然牙齿相比更容易出现粘接不良的情况。在目前的口腔医学领域,大多数粘接剂都是黏附在天然牙齿的牙本质界面上的。天然牙齿的孔隙度远大于大多数机械加工和实验室制作的基台。此外,种植体基台通常比天然牙齿的直径小,因此表面积较小。由于表面积较小,修复体可能更容易脱落。更糟糕的是,许多临床医生常常希望将种植修复体设计为可取出的,以便处理未来的并发症。种植体上部冠的粘接也通常采用软质粘接剂,这也容易导致修复体粘接不良(图 16-33)。

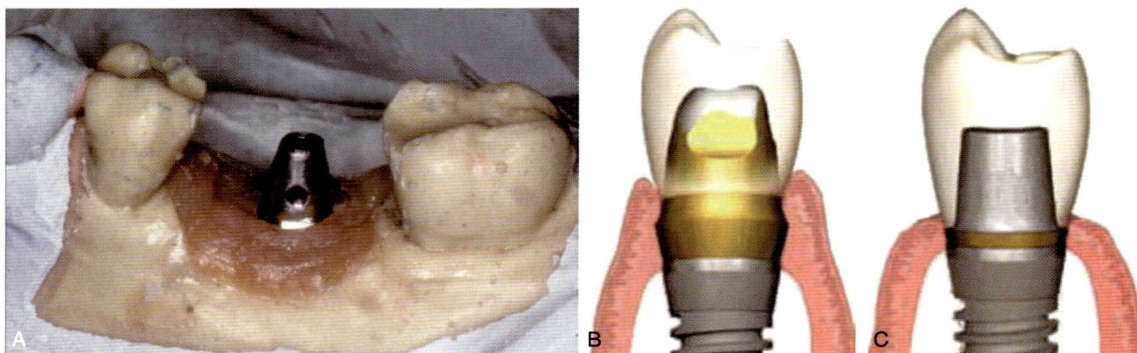

图 16-33 A. 种植基台通常表面积较小,锥度不理想;B. 多数成品基台表面光滑,修复体容易脱落;C. 通过适当预备使基台表面变粗糙从而增加粘接固位力

## 2. 预防

**(1)固位形/抗力形**:固定义齿修复的固位和抗力原则可以直接应用于种植体基台,包括锥度、表面积、高度、基台预备的几何形状、表面粗糙度及粘接剂(框 16-3)。

**(2)基台的锥度**:当锥度从 6° 增加到 25° 时,牙冠的固位力迅速下降[41]。锥度是指预备体两侧的斜度之和。典型的锥形金刚石钻头通常被设计成每侧约 3° 的锥度,或者总锥度为 6°。人们普遍认为,轴壁的平行度是保持固位最有效的因素[42]。

最初推荐戴入道的理想锥度控制在 2°～5°,以最大限度地降低基台上的应力集中[43]。

遗憾的是,大多数用于粘接的商用成品牙种植基台的锥度范围在 10°～30°。因此,锥度更大的、未经处理的种植体基台表面提供的固位力比天然基牙的固位力要小。有人指出,对锥度更大的种植体基台,即使在就位道满意道情况下,仍可以在靠近冠边缘的基台颈部 1/3 处进行预备以减少锥度(图 16-34)。

**(3)基台的表面积**:种植体基台的表面积会影响固位效果。对于牙齿或种植体而言,固位的

| 框 16-3 各类修复体材料特性 | | | | |
|---|---|---|---|---|
| 材料 | 屈服强度(N/mm²) | 抗拉强度(N/mm²) | 弹性模量(N/mm²) | 剪切模量(N/mm²) |
| 钛合金(TI-6AL-4V) | 827 | 1 050 | $1.048×10^6$ | $4.428×10^3$ |
| 人工牙(丙烯酸) | 45 | 73 | 3 000 | $1.2×10^3$ |
| 整体氧化锆 | 1 000 | 1 300 | $2.1×10^5$ | $6.06×10^3$ |

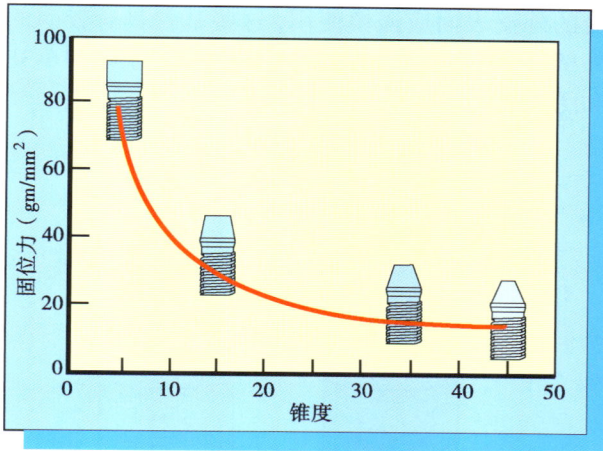

图 16-34 当种植基台锥度从 6° 增加到 25° 时, 修复体固位力大幅降低

直径较大的种植体需要一个与之相匹配的更宽的基台用于粘接修复体。其次, 基台的露出部分设计可以比种植体(或基台外展)更宽。较大直径的基台具有许多优点, 包括提供更合适的锥度、更厚的外壁和更大的固位表面(图 16-35)。

此外, 对基台表面进行适当处理或粗糙化可以增加其表面积。对于预制或库存的基台表面, 建议使用金刚砂钻头、十字形钨钢钻或无热石进行改良, 以提高粘接时的机械固位效果(图 16-36)。

（4）基台高度: 对于种植基台而言, 基台越高, 其固位力就越强, 从而减少了修复体脱粘接的数量。基台高度和高宽比值的增加是固位力的决

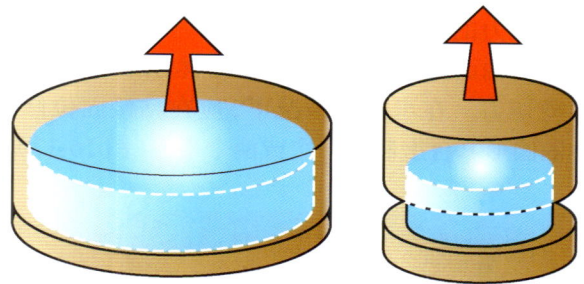

参数基本相似, 主要受基台直径和高度的影响。研究表明, 对于高度相同的基台, 直径越大, 固位效果越好; 宽基台比窄基台有更好的固位力[44]。

种植体粘接固位基台直径通常＜5mm(后部区域), 与预备的侧切牙直径相当。较小的表面积导致其固位效果不如大多数天然固位体。通常, 较宽的种植体基台比标准尺寸基台有更好的固位力。可以通过两种方法获得更宽的固位体。首先,

图 16-35 基台表面积越大, 固位力越大。宽种植基台(左)比窄种植基台(右)固位力更强

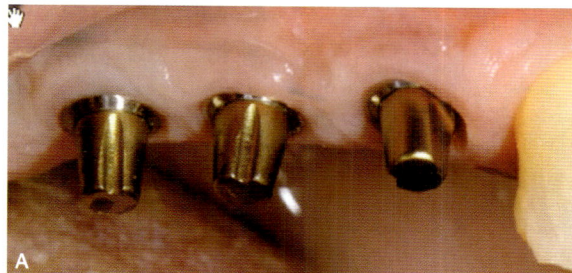

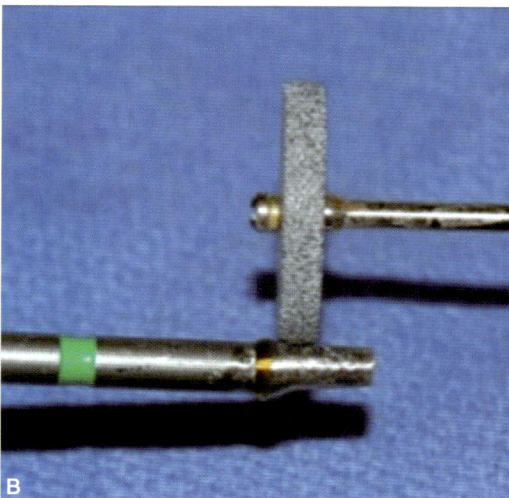

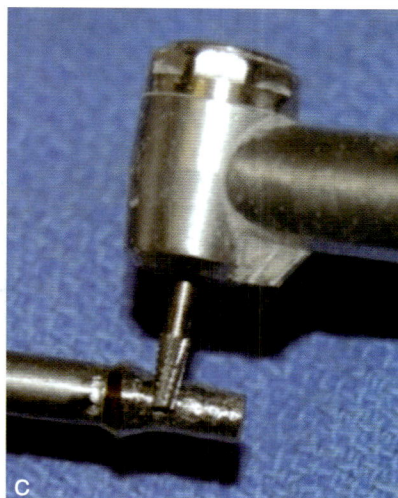

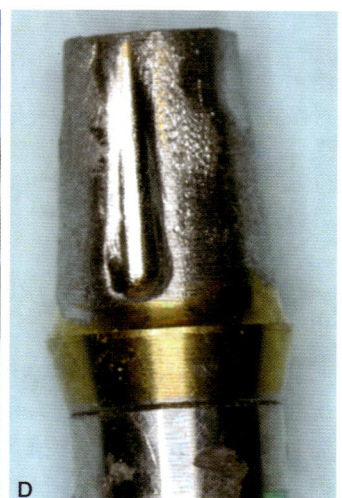

图 16-36 A. 成品基台表面光滑, 锥度明显; B. 为了增加粘接面积, 使用砂石钻针调磨基台, 使表面粗糙; C. 使用裂钻粗化基台表面; D. 在基台上制备凹槽以增加固位形和抗力形

定因素。研究表明，高度增加 2mm 可将固位力提高 40%，尤其是当基台直径仅为 4mm 时。将高度从 4mm 增加到 7mm 可将固位力提高 67%[45]。当基台的高度＜5mm 时，通过增大基台的直径改善粘接固位或抗力更为重要。可能需要使用直径大于标准基台的定制基台来固定修复体。在这些情况下，增加基台的高度不仅会增加表面积，还会增加固位力和抗力。基台轴壁越长，承受的是压应力和拉应力，而不是具有破坏性的剪切应力。

**（5）基台的几何形状**：用于粘接固位的种植体基台横截面通常是圆形的，对剪切力的抵抗能力很小，尤其是单个冠时。承受剪切力的基台的表面积比承受拉力的基台的总表面积更为关键[46]。在剪切力的作用下，界面粘接强度最弱。在种植体基台轴面上制备平面可以减少粘接界面所承受的剪切力。在可能的情况下，应在粘接固位修复体的圆形基台上制作一个或两个平面（图 16-37）。

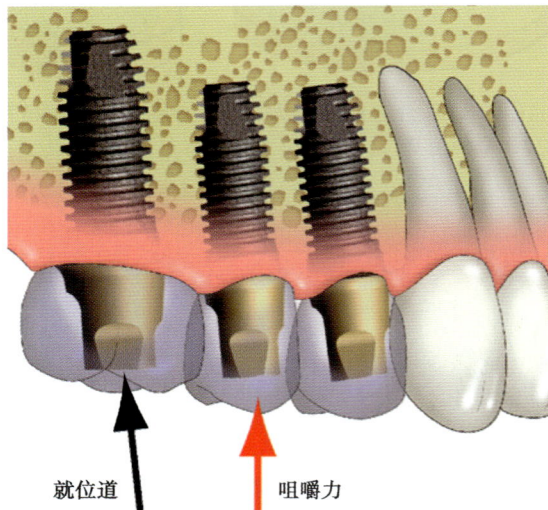

图 16-37　当就位道与咀嚼力方向接近时，黏性食物可能对修复体施加剪切和拉伸力，导致修复体脱粘接。种植体受力方向应与其长轴一致以减少对牙槽嵴产生的应力。就位方向与咬合力方向不一致可减小黏性食物对粘接界面的剪切力。就位方向近中倾斜便于基台预备及修复体的就位

就位道　　咀嚼力

　　锥形种植体基台可提供多个方向的戴入或取出道。在基台上添加一个或多个平行沟槽，便限制了牙冠在一个方向戴入或取出[47]。在可能的情况下，应在短或锥形过大的种植体基台的外壁上添加与戴入道平行的沟槽等固位结构增加粘接力。通过在戴入道方向上增加平行凹槽，实现对旋转力的机械对抗，并在这些粘接区域产生压应力，从而显著改善粘接固定效果[48]。然而，在两段式基

台的外壁表面应谨慎使用，这些基台具有较薄的外壁，凹槽可能会穿透或削弱基台结构（图 16-38 和图 16-39）。

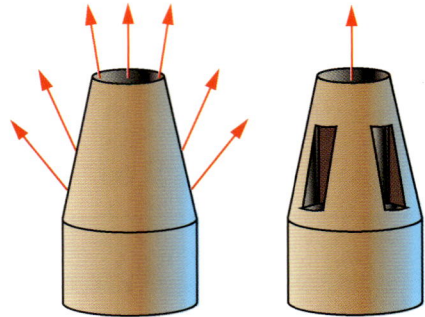

图 16-38　锥形基台（左）有多条就位道或脱位道。基台轴壁上的沟槽可限制脱位，减少脱粘接发生

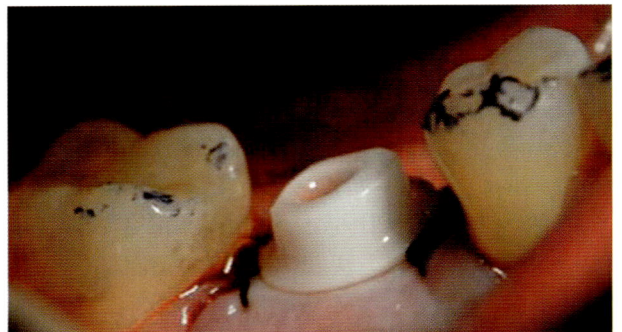

图 16-39　以通过在短基台的轴壁上预备平行的沟槽或设计龈下边缘从而增加基台高度来增强固位和抗力

**（6）基台的表面纹理**：粘接剂通过进入表面微观不规则结构来增加修复体的固位。表面固位取决于表面纹理、制备时使用的车针类型及粘接剂的类型和厚度[49]。临床医生可使用粗颗粒车针在种植体基台表面增加微观划痕的数量和深度，使表面微观划痕的深度超过 40μm。也可以用 50μm 的氧化铝颗粒对基台表面进行空气喷砂，使粘接强度提高 64%[50]。

**（7）基台的抗力形**：基台的抗力形主要对抗来自轴向、斜向或水平方向的使修复体脱位的力[46]。在抗力方面可能导致修复体脱粘的力与许多因素有关，如口腔功能异常、跨度较大的长桥、悬臂结构、天然基牙与种植体连接、非轴向负荷，以及来自咬合接触产生的水平向负荷。

　　当力作用于基台冠的边缘时，杠杆力或倾斜力受到限制。然而，对于种植体支持的修复体，力通常会向基台的外侧（通常是朝向面部）投射。此外，侧方运动会产生杠杆力，尤其是在上颌前牙区

基台上。这些力不仅影响骨 - 种植体界面,还会影响粘接基台上的冠的固位。冠部的旋转弧度及方向会影响脱位力。对远离支点或旋转点的基台表面进行设计和制备可对抗脱粘力。最小基台锥度和最大基台高度可为粘接固位基台提供最大的抵抗力矩。基台越高,其抵抗侧向力的能力就越强。理想情况下,基台的高度应大于冠围绕位于修复体对侧边缘的支点旋转形成的弧度(图 16-40)[43]。

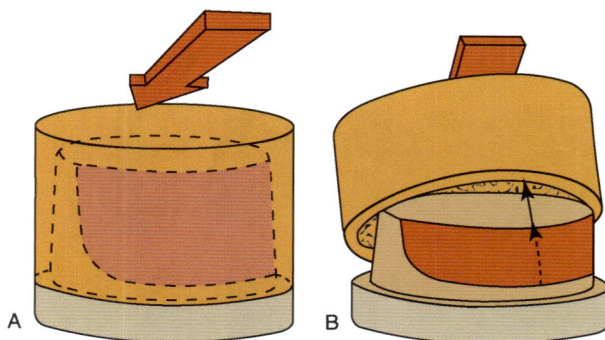

图 16-41　A. 基台高度的增加可增强对侧向力的抵抗,因为更多的轴壁承受压缩力;B. 短基台对侧向力或悬臂力的抵抗弱

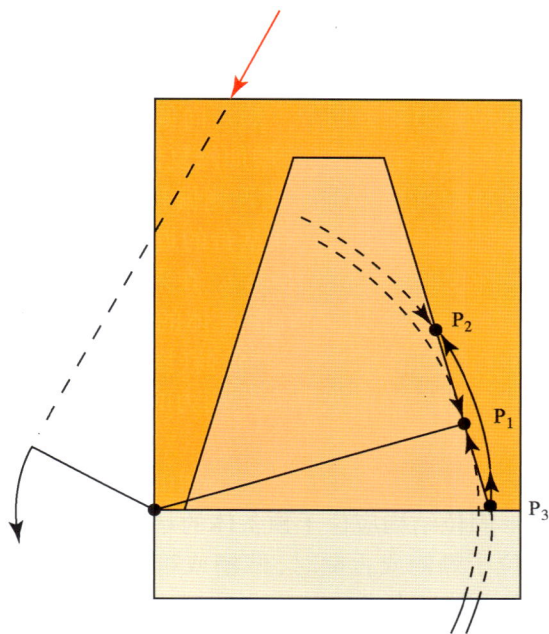

图 16-40　牙冠的脱位力与旋转弧有关,旋转弧的半径是由牙冠边缘到基台底部(P3)的距离;基台越高,抵抗侧向力越强

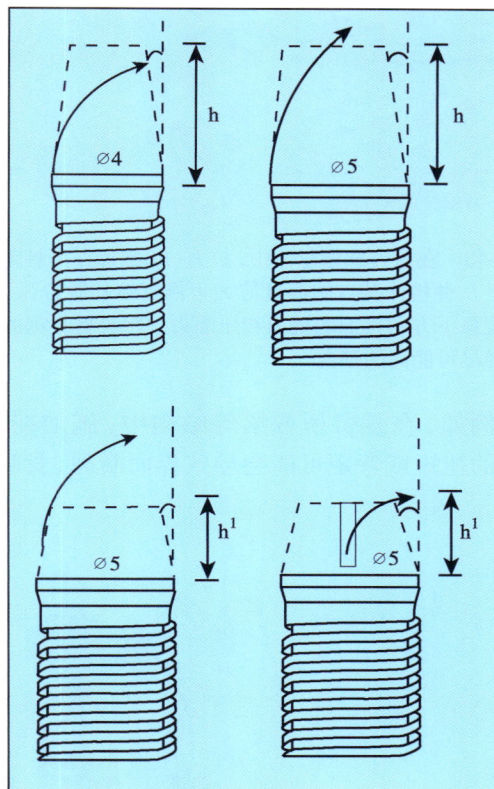

图 16-42　当牙冠受到侧向力时会在种植体的一侧向上旋转。旋转的弧度与种植体的直径有关。直径越大,旋转弧的半径就越大。基台应高于旋转弧。宽径种植体比窄径种植体需要更高的基台(上图)。在基台内设置定向沟槽(下图),可减小旋转弧度。当基台高度不足时,定向槽可以降低脱粘接的风险

大多数种植体基台的高度在 4~10mm。一些制造商只提供约 5mm 的基台以节省临床医生的预备时间。虽然在某些情况下这是足够的,但对于具有较大冠高度的固定修复体或悬臂梁,通常需要更长的种植体基台来抵抗脱位弧或来自口腔前部区域的侧向力。在高度不足的情况下,理想的做法是定制基台以增加固位形和抗力形(图 16-41)。

直径较大的种植体基台具有更好的固位力,但对于相同高度和锥度的基台来说,其抵抗扭力的能力可能不如窄基台。用于粘接的宽基台具有更长的旋转轴,在预备体的另一侧提供了更小的阻力面积。例如,在磨牙区域,最差的抗力形是短而宽的基台(图 16-42)。

自从引入种植体支持的悬臂式修复体用于全口无牙颌(即 Brånemark 方法)以来,悬臂式修复体已在口腔种植领域中得到认可。当力施加在悬臂上时,悬臂式修复体也会形成一个脱位弧线。脱位弧的半径等同于前端种植体近中基台边缘到后端种植体远中冠边缘的距离,而不是种植体的 A-P 距离。离支点或悬臂最远的种植体基台高度是产生抗力的主要因素(图 16-43)[43]。

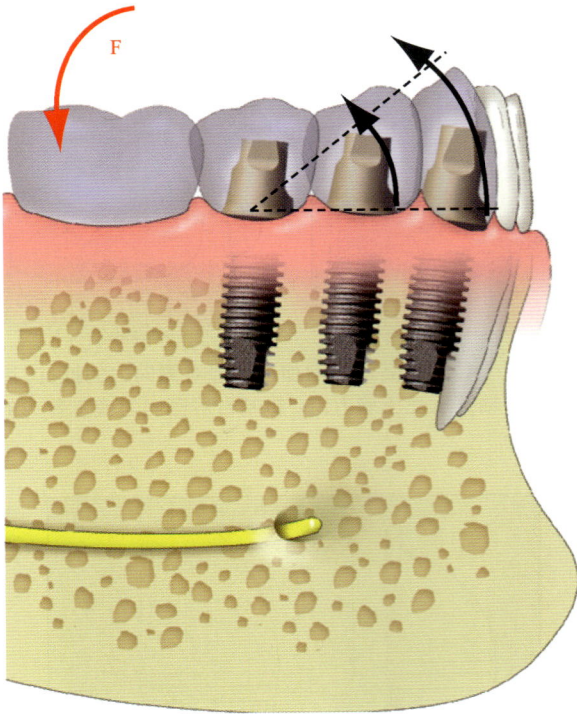

图 16-43 在悬臂式修复体中,拉力(F)施加在离悬臂最远的冠上。种植体基台的高度应大于修复体的脱位弧,以增加脱位弧下方粘接剂的抗力和压缩力。距悬臂最远的植体应选择尽可能高的基台

例如,在悬臂桥或梁等结构中,施加在种植体上的扭矩或弯矩可能会导致界面断裂、骨吸收、

修复体螺钉松动以及种植体、配件或修复体断裂。然而,在悬臂式结构中最常见的并发症之一是修复体脱落,这种情况在 3 个单位修复体中可高达60%。因此,正确的修复设计必须具有能够抵抗此类力的特征。通过在后部基台的颊面和舌面设置垂直凹槽,可以减少来自后部悬臂杆或桥体对粘接固位基台的拉伸力和剪切力。因此,作用在修复体上的位移弧度和力矩会减小(图 16-44)。种植体通常被放置在修复体的𬌗或切缘接触更靠内的位置。这两种情况都会在种植体的基台上产生偏心负荷,并使粘接固位或螺钉固位的修复体承受更大的拉伸力和剪切力。颊舌向偏心负荷会使粘接部位承受张力,这可能增加修复体脱落的风险。当种植体冠受到向颊侧或舌侧偏移负荷时,脱位力的旋转半径会增大。在基台的近中和远中形成抗力特性也被关注(图 16-45)。在采用粘接固位修复的情况下,可以通过在修复体的近中和远中面制作垂直的凹槽来减少这些负荷(图 16-46)。当受到功能运动过程中水平向作用力时,以上方法同样发挥积极作用。

总之,当悬臂位于近中或远中时,基台的凹槽或箱形固位结构应位于预备体的颊侧或舌侧。当悬臂位于颊侧或舌侧时,凹槽或箱形固位结构应位于基台的近中或远中。

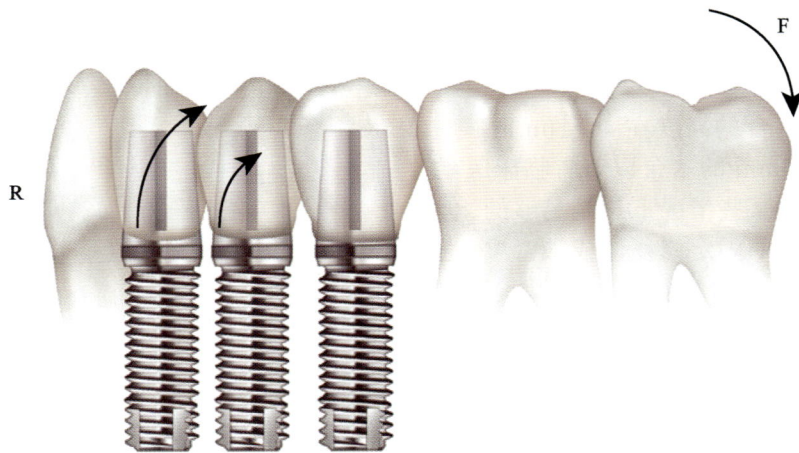

图 16-44 当存在近中或远中悬臂时,可设计颊侧或舌侧垂直方向的沟槽(或两者都有)以调整脱位弧,降低脱粘接的风险

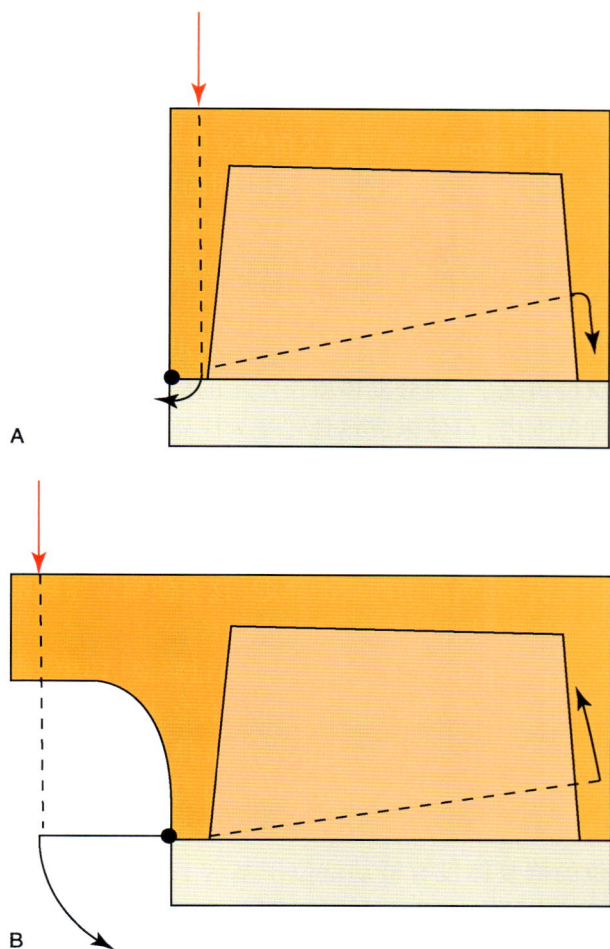

**A**

**B**

图 16-45　A.种植上部冠通常承受偏心负荷；B.该负荷的作用类似于悬臂力，会增加脱位弧半径

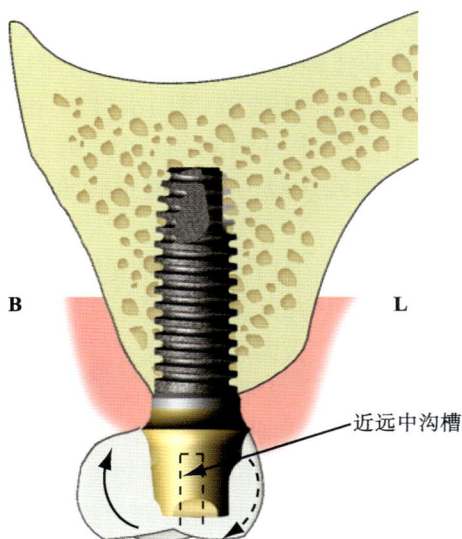

**B**　　　　　　　　　　　　　　**L**

近远中沟槽

图 16-46　牙冠的近中和远中垂直向沟槽可以减少修复体在承受颊侧或舌侧偏心负荷时的拉伸和剪切力

# 二、修复体并发症

## （一）冠边缘不良

### 1. 病因

**位置**：选择天然牙龈下边缘的原则也同样适用于种植修复体，其原因主要是增加固位和美观。然而，在大多数不涉及美观区域的情况下，龈上边缘更适用于种植体。通常临床医生会使用带有外展型的预制基台。外展部位通常位于种植体连接处上方 1mm 的位置，由于该位置常靠近牙槽嵴顶，因此会产生较深的龈下边缘。

**边缘类型**：种植基台可根据临床需要进行最大限度的基台边缘减小，因为其直径通常小于预备后的天然牙（5mm 或更小）。减小基台直径可获得瓷或斜面边缘所需的空间，但会进一步减少固位面积。由于种植体的直径已经比天然牙颈部的直径小，可使修复材料满足厚度要求，因此通常不需要在边缘区域为金属和瓷提供额外的空间（图 16-47）。

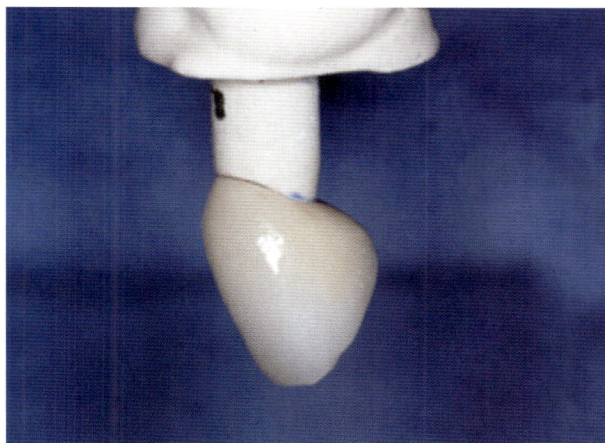

图 16-47　当需要增加牙冠的体积和轮廓时，可以在刃状边缘加瓷。当需要时，可从刃状边缘的金属基底向冠方加瓷

### 2. 预防 / 治疗

（1）**位置**：天然牙或种植体的冠边缘不应超过游离龈缘下 1.5mm，尤其在邻面区域。值得注意的是，种植体基台外展处通常比种植体基台连接处高出 1mm，而种植体基台连接处通常位于牙槽嵴顶部。当组织厚度为 2.5mm（或更厚）时，基台膨大处位于冠边缘的顶端位置。

**（2）边缘类型**：传统的牙齿预备通常不设计刃状边缘（最少的牙体预备量）以避免最终修复体边缘轮廓凸起。没有科学研究表明浅凹形或平台型肩台优于其他边缘线，但预备的便捷性使其成为一种理想的选择，并避免了修复体轮廓过凸。然而，如果临床需要减小种植体基台或天然牙预备量，可考虑使用刃状边缘（框 16-4）。

---

**框 16-4　刃状边缘的适应证**

1. 种植基台。
2. 根分叉区。
3. 下颌切牙的邻接区。
4. 下颌后牙的舌面。
5. 凸的轴面。
6. 基台倾斜角度超过 15°。

---

在倾斜角度超过 15° 的种植体或天然牙也应考虑使用刃状边缘。否则会为追求平行度而磨除过量基台材料，减小种植体基台的宽度。建议在种植体或天然牙倒凹侧进行尽量少的切磨，以减少并发症。

当种植体偏唇 / 颊或太靠近邻牙时，刃状边缘则不再适用，需要设计带有肩台的全瓷冠边缘。当种植体位置偏唇 / 颊时，可以选择浅凹形或平台型的边缘设计，以为修复体创造足够的空间并避免边缘轮廓过凸（图 16-48）。当两枚种植体位置过近时，需要在基台的相对侧进行足量预备，为修复体留出足够的空间。此外，为维护口腔卫生清洁，也需对基台进行适当预备。

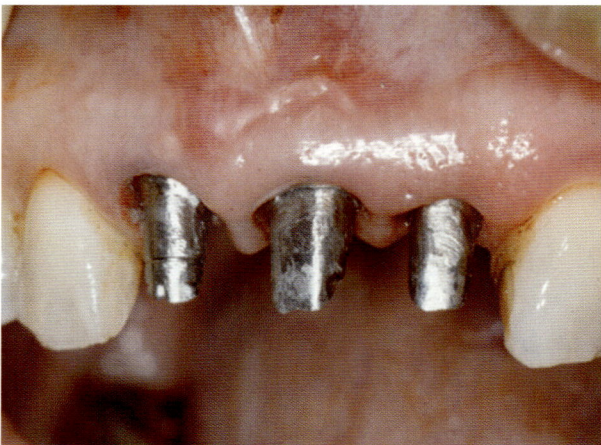

图 16-48　其中两个种植基台位置偏颊，需要进行预备以为瓷提供更大的空间

## （二）修复体就位不良 / 非被动就位

Brånemark 教授首次将修复体的被动就位描述为修复体与种植体或基台之间的边缘间隙约为 10μm[51]。其他学者则表示，在临床中，边缘间隙在 100μm 以内是可以接受的，间隙越大，细菌感染和种植体周围炎症的风险就越大[52]。被动就位的定义已经演变为一种临床概念，其定义为"在被动就位情况下，因修复体就位产生的应力 / 应变在生理范围内，可使未成熟骨转变为成熟骨，并在承担生理性咬合负荷时进行骨改建"[53]。水平方向的就位差异会导致螺钉产生内应力并在种植系统内部产生弯曲应力。垂直方向的就位误差会导致由预紧力 / 预负荷使两表面靠近，这会使螺钉容易发生疲劳断裂和松动[54]。

理想的情况下，当修复体通过修复（印模）螺钉固定时，修复体被动就位于基台之上，修复螺钉将两个组件固定在一起。当修复体被动就位时，螺钉会对基台施加压缩或拉伸力，但不会将力传递到种植体主体上（图 16-49）。然而，如果螺钉固位的修复体没有被动就位于基台上，那么修复螺钉的力便会传递给种植体（图 16-50）。

螺钉是一种由斜面和楔形组成的结合体，是最有效的机械设计之一。在螺钉上施加 20N·cm 的扭力可以移动两节火车车厢。同样大小的力作用在非被动就位的铸造物上，会导致上部结构、下方骨骼和种植体组件产生形变。这种持续力的作用会导致种植系统产生生物力学蠕变，从而使材料和骨骼产生疲劳（图 16-51）。由于种植体在骨内不会发生可预测的移动，修复体非被动就位产生的残余应力必须通过骨重塑来进行调节。

在各项因素影响下，种植修复体制作过程中可能出现 291～357μm 范围内的形变[55]。当 2 个以上种植体采用夹板固定支持螺钉固位修复体时，实现被动就位几乎是不可能的。如果铸件存在 50μm 的误差，铸件和种植体间可能需要相对移动 200μm 才能实现被动就位（图 16-52）。这会带来相当大的风险，包括牙槽骨吸收、修复螺钉松动和种植失败。

## 1. 病因

当螺钉固位修复体连接在种植基台上时，冠

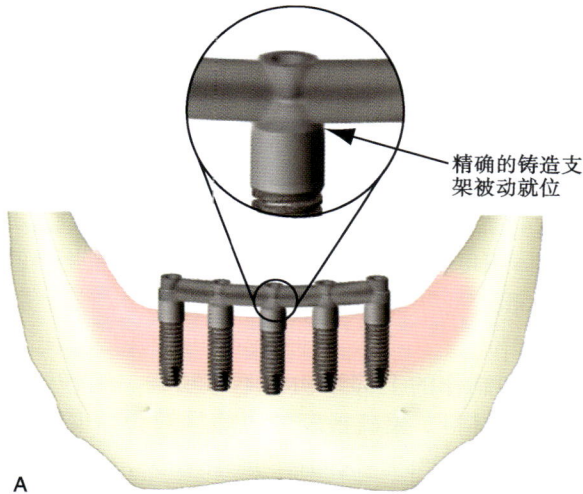

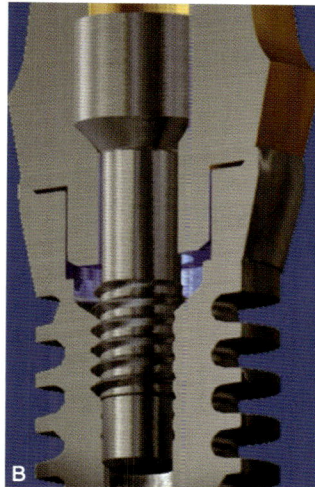

图 16-49　A. 理想情况下，螺钉固位的修复体被动就位于基台上，且修复螺钉通过压缩、拉伸和剪切力固定在适当位置；B. 当没有微间隙存在时修复体可被动就位，同时基台完全就位

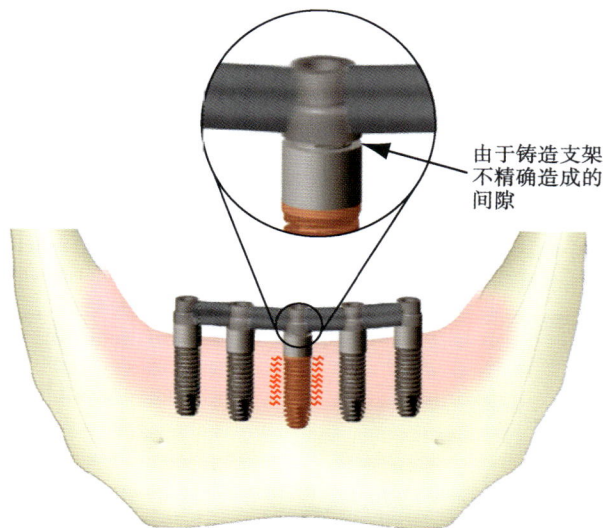

图 16-50　如果修复体未能被动就位，施加在修复螺钉上的扭力会被转移到种植体上

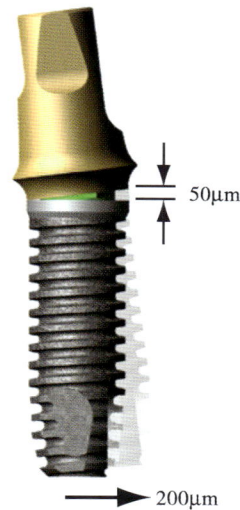

图 16-52　如果铸件存在 50μm 的误差，修复体和种植体间可能需要相对移动 200μm 才能实现被动就位

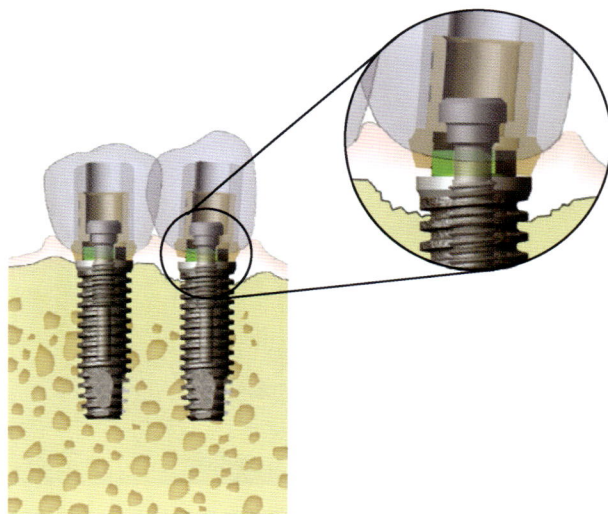

图 16-51　非被动就位的铸件会发生形变，当螺钉被旋紧时，种植体可能会移动或使骨骼产生应变

和基台之间没有间隙，形成了金属和金属的零容错接触。非被动就位的螺钉固位修复体可能在种植系统上产生比粘接固位修复体大得多的永久应变，使施加到骨骼上的微应力可能超出过载区域，进入病理状态，导致骨改建、牙槽骨吸收，甚至种植失败。

非被动就位已被证明是修复体脱落、牙槽骨吸收、种植体部件断裂和种植体松动的主要原因。螺钉固位的修复体在夹板式固定的多个种植体上实现完全被动就位几乎是不可能的[56]。在修复体制作时，存在许多临床医生无法掌控的变量因素。如果要使修复体实现完全被动就位，制作过程不允许出现任何误差，遗憾的是，技工室操作无法达到如此精确的结果。

在全口修复体戴入过程中，即便金属桥架试

戴合适，也会由于瓷或丙烯酸材料的体积收缩导致材料变形而更常出现无法被动就位的情况，材料的收缩量与其体积直接相关。

在使用修复螺钉对不精确的修复体进行固定时，过度拧紧可能会导致螺钉松动甚至断裂。在修复体戴入后，两次随访期间可能会出现螺钉固位基台或修复螺钉松动的情况。这通常意味着修复体没有被动就位，但这种松动原因往往被医生忽视，而再次拧紧螺钉（通常施加更大的扭力）。骨必须再次改建以释放种植系统中的应力，这种应力可能导致牙槽骨吸收甚至种植失败。

**间接转移帽**：在多单位种植体病例中使用间接转移帽制取印模是造成修复体非被动就位的重要原因。间接转移帽利用了印模材料的弹性，通过螺钉固定在基台或种植体上，当采用传统的"封闭式托盘"取模时，托盘从口内取出后，转移帽仍保持在原位。转移帽需在口内从种植体/基台上取下并连接到替代体上，而后重新插入封闭式托盘印模中。转移帽通常有凹槽，当重新插入时会与弹性印模材料接合，并略呈锥形以方便从印模中取出，通常带有平直侧面或光滑凹槽，以方便从印模取出后重新复位。

这种技术的缺点包括弹性印模材料的不准确性、种植体未能准确复位，以及植体组件微移动。当取出印模时，间接转移帽仍留在口内，并在灌注工作模型或主模型之前重新被放入印模中。印模材料的永久变形越大，印模帽保持在原位的可能性越小，插入的位置也会发生更大的改变。当石膏在间接转移帽周围振动时，连接在上面的基台替代体可能会移动，基台替代体的最终位置可能与口内基台位置不一致。

制取印模时还可能出现另一种误差，即可能会在转移帽顶部的阴模中形成气泡；因此，转移帽复位时可能会插入这个间隙，超出其初始位置。一些制造商在转移帽的顶部设计了一个螺钉孔或槽，在制作印模前应将其填塞。否则阴模中对应位置的突起可能会妨碍间接转移帽完全复位，这将导致植体真实位置发生明显改变。

## 2. 预防

**（1）印模材料**：临床医生必须了解印模材料的优缺点。印模材料的一项重要特性是从离开口腔 2min～24h 后的形态变化。该变化量可用作衡量材料其他性质的指标。所有弹性印模材料在从口腔中取出后都会收缩[57]，且收缩的速度并不一致。一般来说，约 1/2 的收缩发生在从口腔中取出后的第 1 个小时内。印模制取后立即灌注模型精度最高。聚醚橡胶吸收水分后体积增加，因此聚醚印模不应存放在水中。此外，大多数印模材料在 24h 后仍会继续变化，而含硅油的硅树脂除外，其体积可在许多天内保持稳定，不发生明显变化。体积变化最大的是缩聚型硅橡胶，其变化量超过 0.5%（表 16-3）。这种变化与临床相关，使用此类模型制作的上部结构将不够精确，因此应避免使用该材料。聚硫橡胶的收缩量约为缩聚型硅橡胶的 1/2（0.2%）。这同样与临床相关，聚硫橡胶在 24h 后仍会显著收缩，因此强烈建议尽早灌注模型[58]。在一项比较托盘和印模材料长期性能的研究中，添加硅树脂的印模材料稳定性最佳，可在 720h 内保持稳定[59]。尽管现有研究结果并不一致，但大多数研究认为加聚型硅橡胶（0.06%）和聚醚橡胶（0.1%）的形态体积变化最小。建议使用这些材料制取螺钉固位修复体的最终印模（图 16-53）。

**表 16-3　弹性印模材料的特性**

| | 永久形变（%） | 24 小时内的体积变化（%） |
| --- | --- | --- |
| 聚硫橡胶 | 3.0 | 0.22 |
| 缩聚型硅橡胶 | 0.4 | 0.58 |
| 加聚型硅橡胶 | 0.07 | 0.06 |
| 聚醚橡胶 | 1.1 | 0.10 |

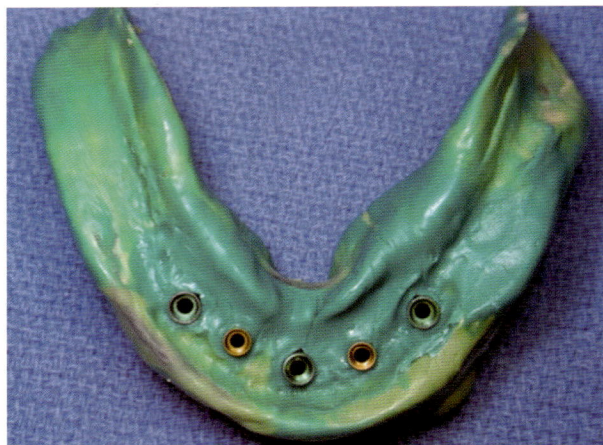

图 16-53　印模材料。所有印模材料在凝固后都会收缩。这导致种植替代体与口内植体位置不同。有机硅橡胶和聚醚橡胶是制取终印模最稳定的材料

**（2）技工室工艺/材料**：几乎所有的技工室材料都会存在一定的误差。口腔科石膏已被证明会发生 0.01%～0.1% 的膨胀，并且这种膨胀与印模材料的尺寸变化无关[60]。此外，蜡型在固定或铸造过程中会发生形变，而铸造材料也会发生不同的膨胀[61]。金属铸件在冷却时会收缩，这种收缩使金属部件之间无法实现精确连接[55]。在种植修复体中，其金属上部结构通常较传统修复体更厚、更大，因为种植基台直径较小，且骨缺损位置通常也由终修复体来恢复。金属加工过程中的尺寸变化与铸件大小直接相关。种植替代体与基台之间的边缘适合性和误差通常与实际的种植体和基台不同[62]。种植配件并非都具有精确的尺寸，每个种植配件的转移都会存在轻微的尺寸差异，这会导致配件间的不匹配，而加工步骤中使用的配件数量增加会放大这种不匹配。

由于上述变量的影响，种植修复体制作过程中可能出现 291～357μm 范围内的形变[55]。当两个以上种植体采用夹板固定支持螺钉固位修复体时，实现被动就位几乎是不可能的。如果铸件存在 50μm 的误差，铸件和种植体间可能需要相对移动 200μm 才能实现被动就位。这会带来相当大的风险，包括牙槽骨吸收、修复螺钉松动和种植失败（图 16-54）。

**（3）印模技术**：为获得精确的工作模型，学者们提出了各项印模技术。使用印模将种植体在口腔中的位置关系精确地转移到工作模型中是确保种植上部支架被动就位的第一步，也是最关键的步骤。为了最大限度地提高印模过程的准确性，必须了解直接印模技术与间接印模技术、开窗式印模托盘与封闭式印模托盘之间的区别。直接转移印模帽由两个部分组成，包括一个空心转移帽（通常为方形）和一个用于将转移帽固定在基台或种植体上的长中央螺钉。"开窗式托盘"可使长中央螺钉直接固定直接转移帽。印模材料在口内凝固后，可将直接转移帽螺钉旋松后从口中取出印模。方形转移帽保留在印模中，没有与种植体固定。这种技术利用了印模材料的刚性，消除了印模材料变形的误差，这是由于转移帽一直留在印模中，直到灌注和分离工作模型后才被取出。与间接印模技术相比，直接印模帽在模型制作过程中发生旋转或移动的可能性也更小。

**（4）印模建议**：使用方形印模帽结合直接开窗式托盘印模技术相较于使用锥形印模帽结合闭

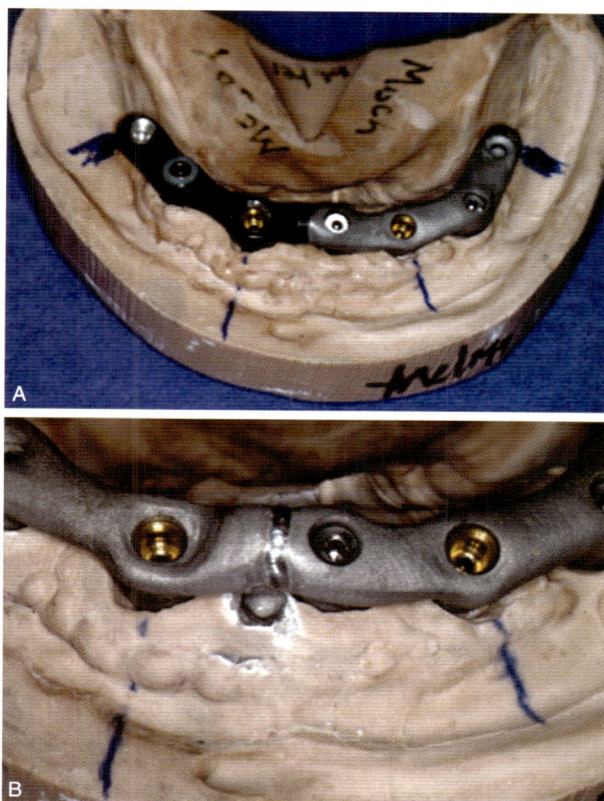

图 16-54　A. 金属收缩可能导致铸件的非被动就位。当制作支架时，分成两个或多个节段，金属体积减小，从而减少收缩量；B. 当铸件分段制造时，可以用激光焊接在一起。两步制作的支架比一次整体制作的支架体积更稳定

窗式托盘印模技术精度大幅提高[63,64]。

是否应根据 Brånemark 等的建议对印模帽进行夹板固定尚存许多争议[65]。使用丙烯酸树脂将转移帽连接在一起是为了稳定并防止印模过程中转移帽的微移动。但问题在于自凝树脂材料本身会发生固有收缩。研究表明，在最初的 24h 内，丙烯酸树脂的总收缩率为 6.5%～7.9%，其中 80% 的收缩发生在混合后的前 17min[66]。另一种被证明更优越的材料是印模石膏，其凝固膨胀率为 0.01%～0.12%[67]。印模石膏凝固快、硬度高、不易变形、便于操作且价格低廉。如果使用丙烯酸树脂，则应提前 24h 制作树脂支架，离断后使用低收缩率树脂材料将其重新连接[如 Pattern Resin（GC America Inc.）]。

## 3. 治疗

**（1）调改**：如果粘接固位的修复体没有被动就位，可以在试戴时对修复体或基台稍加调改。使用喷水的高速金刚砂钻针来调改基台、修复体内冠或两者同时进行，可为修复体无法被动就位

提供解决方案,但应首先评估修复体内冠是否出现形变。

（2）焊接：临床上非被动就位的螺钉固位修复体需要将铸造体离断并进行焊接或重新制取印模。离断金属上部结构时必须遵循特定的尺寸以确保焊接的精确度（0.008 英寸）。空间过大会导致焊接收缩,形成薄弱连接点；空间过小则可能导致铸造体在加热过程中膨胀变形[68]。将分离的部件进行定位需要更多的时间,并且在技工室进行焊接后,患者必须再次返回就诊,也会造成额外的技工室费用（图 16-55 至图 16-57）。

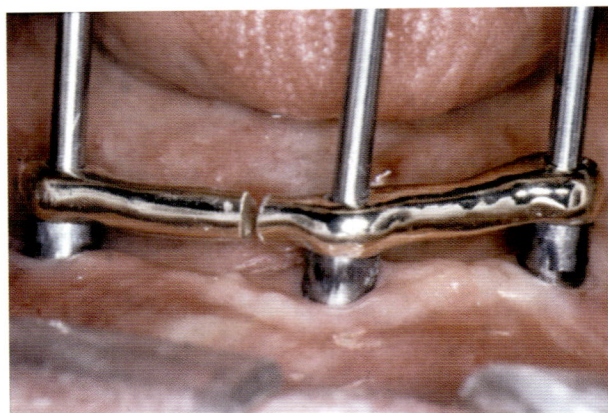

图 16-55    使用印模帽中的长螺钉固定分段支架

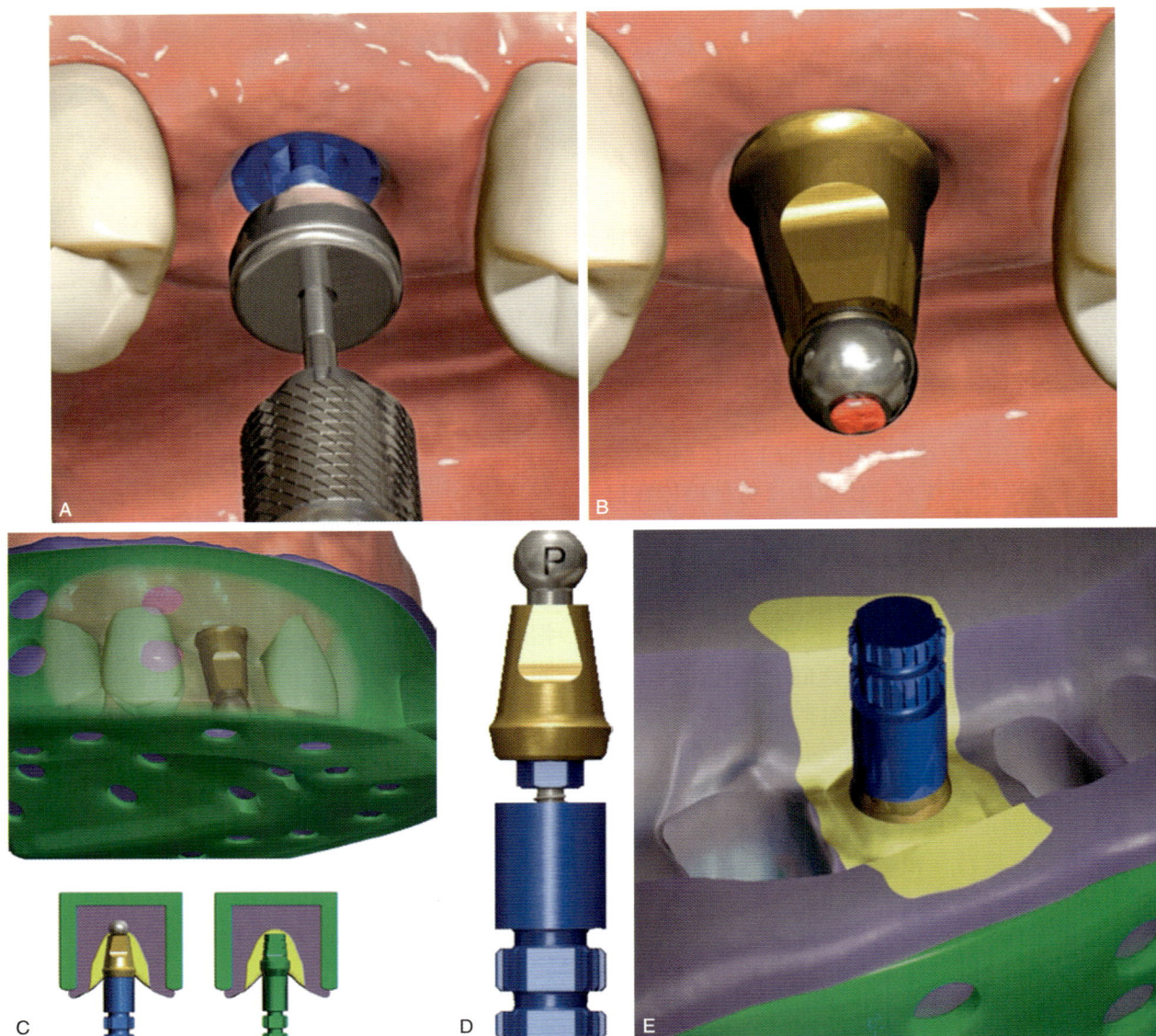

图 16-56    间接法。A. 软组织愈合后,从种植体上取下愈合基台；B. 将"间接"印模转移帽插入种植体；C. 使用间接转移帽制取"封闭式"印模；D. 从口内取下间接印模转移帽并连接到种植体替代体上（两件式转移体和球帽螺钉可以将种植体的内六角结构转移到替代体）；E. 将种植替代体和间接印模转移帽复位到印模中

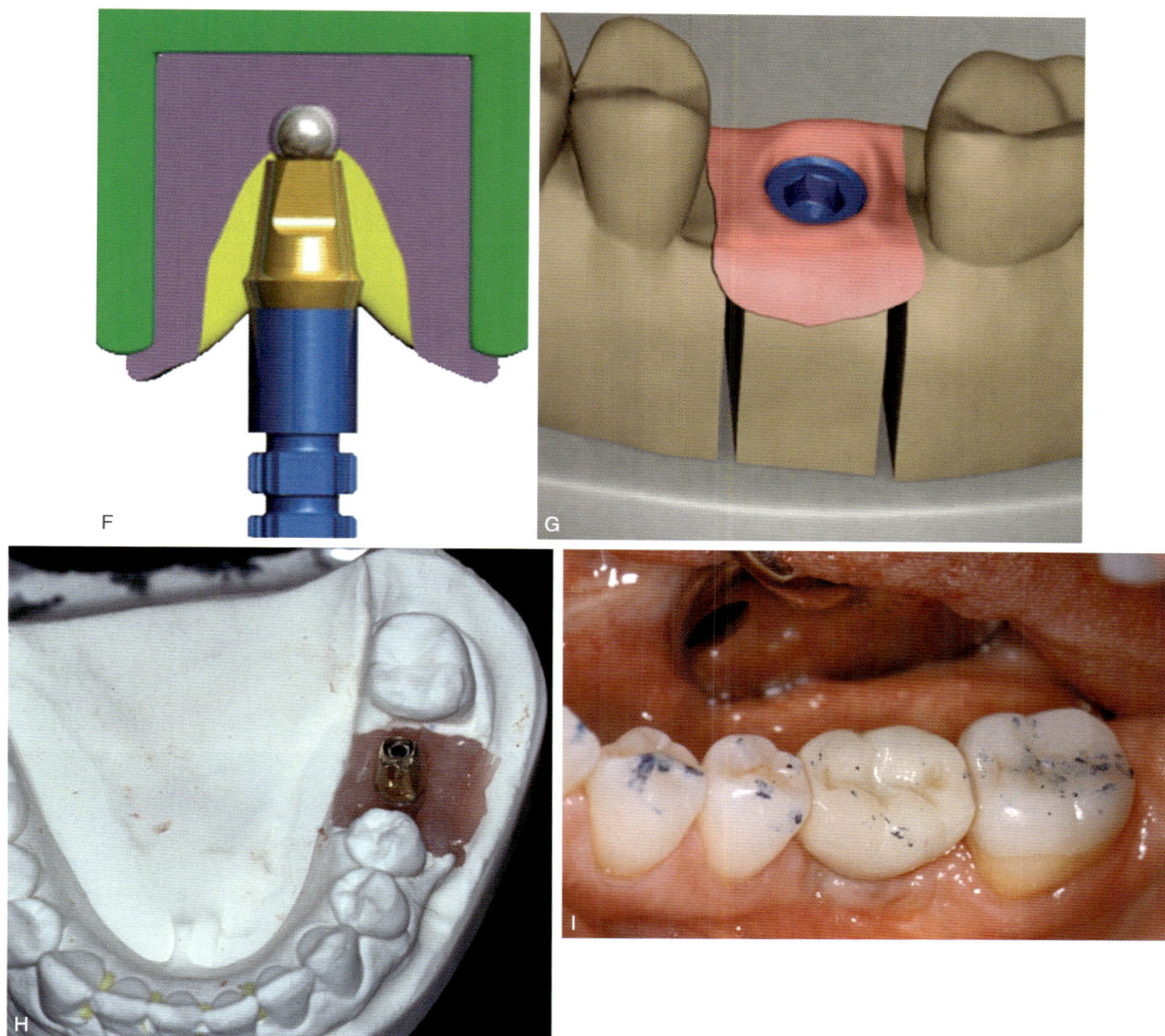

图 16-56（续）　F. 将间接印模转移帽复位至印模中；G. 用石膏灌注工作模型。在种植体颈部周围注入软组织替代材料；H. 第一磨牙缺失、种植基台插入替代体上的患者模型；I. 口内戴入修复体（H 至 I 引自 Misch CE：*Dental implant prosthetics*，ed 2，St Louis，2015，Mosby）

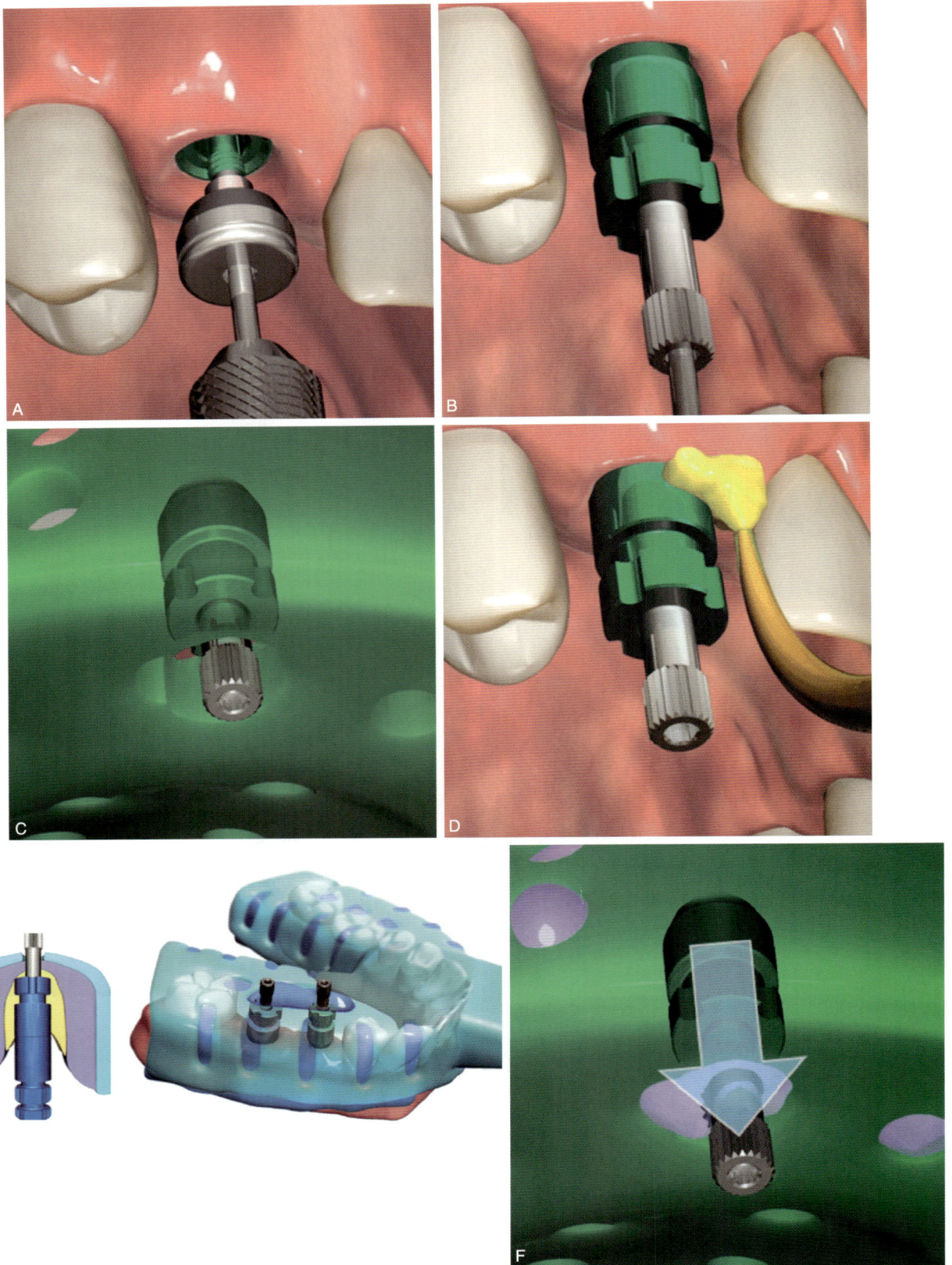

图 16-57　直接法。A. 软组织愈合后取下愈合基台；B. 将"直接"印模转移帽插入种植体；C. 将印模转移帽就位于种植体上后，"开放式"印模托盘口内就位以确认印模帽从开窗处穿出；D. 通过印模转移帽制取印模；E. 等待凝固；F. 印模材定型后，将螺钉旋松并从转移帽上取下

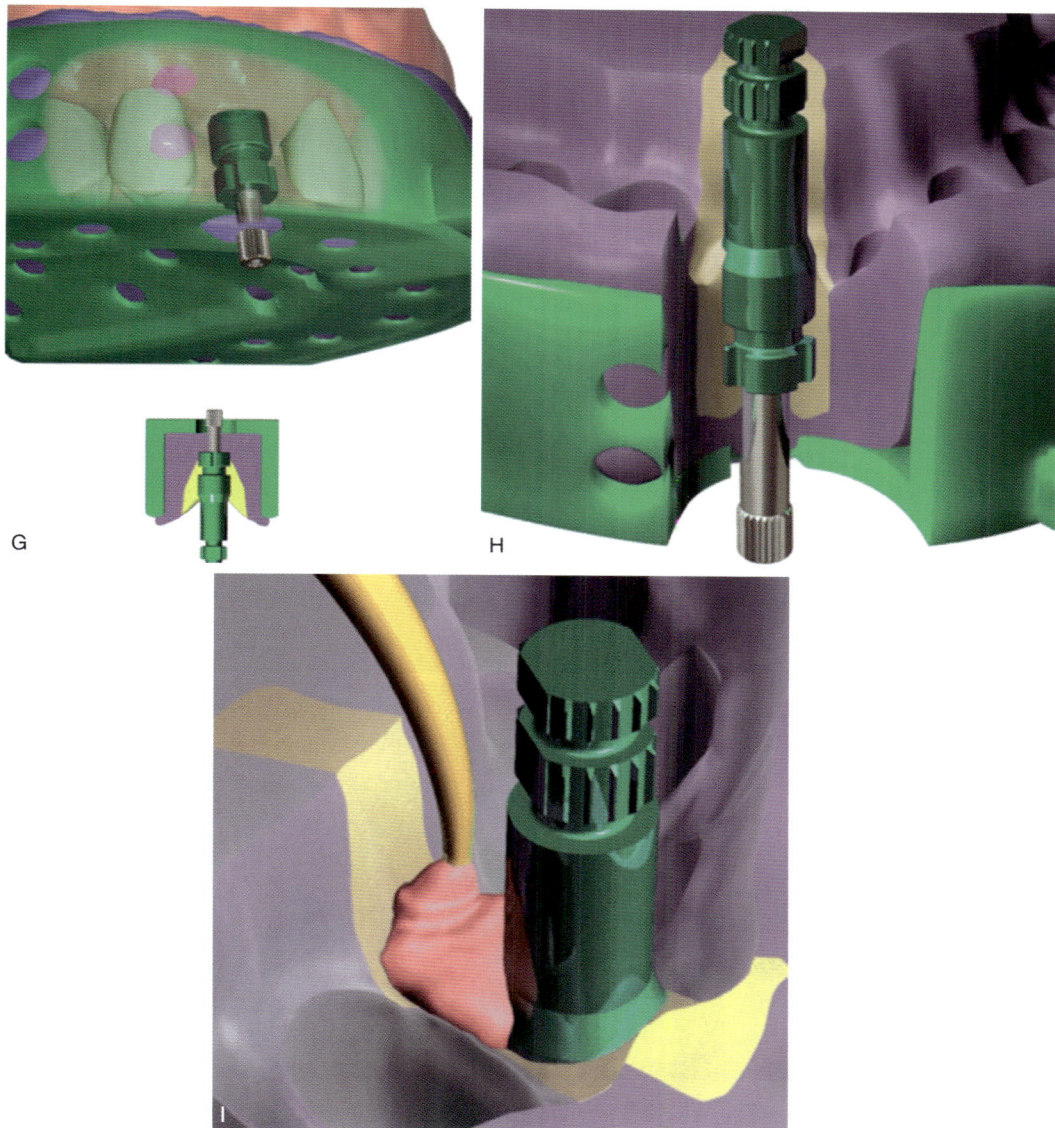

图 16-57（续）　G. 当转移帽位于印模中时连接种植替代体；H. 转移帽没有从印模中取下，种植体替代体被直接转移；I. 在灌注石膏模型前，通常在种植转移体周围注入软组织替代材料（由 BioHorizons Implant Systems, Inc. 提供）

## （三）联冠 vs. 单冠

### 病因

在现代口腔种植医学中，许多临床医生在进行种植修复时，采用与天然牙修复相同的理念和流程。然而，关于种植体采用夹板固定或非夹板固定尚存许多争议。临床医生必须对种植修复与天然牙修复之间的差异形成全面而透彻的理解。

（1）单冠修复（天然牙 vs. 种植体）：天然牙单冠修复的优势主要与生物学并发症相关。单冠修复体基牙在 10 年内发生龋坏的风险低于 1%。然而，当天然牙进行联冠修复时，邻间隙处边缘龋坏

发生率通常超过 20%[69]。此外，联冠修复时牙髓感染的风险也会增加。单冠的牙髓感染风险仅为 3.6%～5.6%，而联冠修复牙齿的牙髓感染风险则高达 18%。单冠可降低并发症发生率，即便并发症发生也有助于医生更有效地处理。然而，种植体不会龋坏，也不需要根管治疗。因此，无须为了处理这些并发症而进行种植体单冠修复。

（2）夹板式冠修复（天然牙 vs. 种植体）：种植体单冠修复的主要优势是邻面清洁方便。当天然牙进行联冠修复时，邻面辅助清洁工具很难使用，因为天然牙根间距通常 <1.5mm。然而，如种植体植入位置理想，种植体间会有约 3mm 的距离。大多数邻面辅助清洁工具（如带有穿线器的牙线、间

隙刷）都可以轻松进入并清洁种植体之间的区域。然而，仅有不到 8% 的患者每天使用牙线，而使用邻面辅助清洁工具的患者比例更低，尤其是在天然牙进行联冠修复时[70]。超过 90% 的患者不使用牙线，使用牙线的患者也可以使用邻面辅助清洁

工具更轻松地清洁种植体之间的间隙，对于大多数种植修复患者来说，必须具有改善口腔卫生的意识和观念。此外，种植体不具有天然牙的固有缺陷，即种植体不会发生龋坏，并且由于菌斑而导致骨吸收的风险也低于天然牙（图 16-58）。

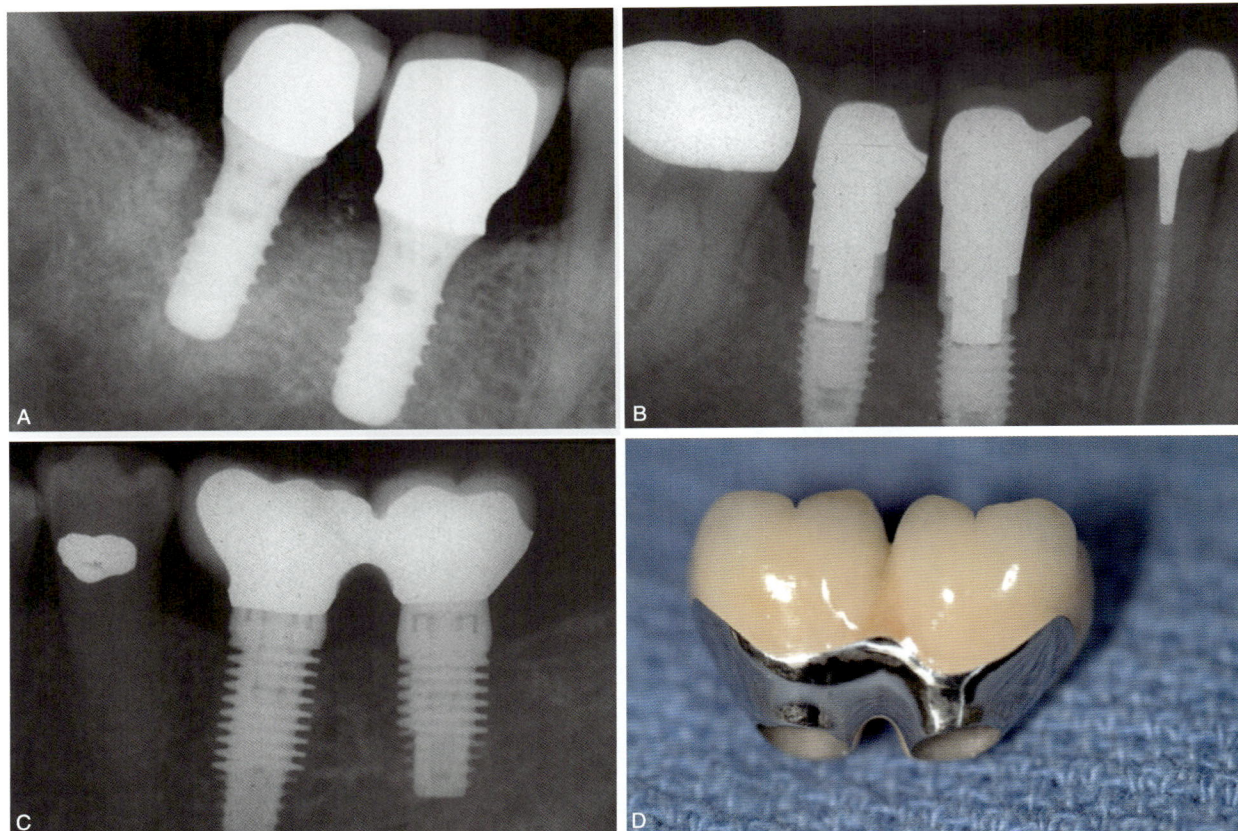

图 16-58　单个种植冠 vs. 夹板式种植冠。A. 下颌后牙区种植单冠修复伴有牙槽骨吸收；B. 由于冠一根比增加、较高的牙尖高度和近中悬臂结构造成单冠种植体周围进一步骨吸收；C 和 D. 理想的夹板式固定修复体比单冠修复体具有更好的强度和应力分布

（3）**瓷修复**：许多临床医生会建议在种植体上使用单冠修复，以便在崩瓷发生时进行修理。但必须明确单冠或联冠种植修复体瓷层的受力情况。当种植体为单冠修复时，烤瓷冠的边缘处通常为承受剪切负荷的无支撑瓷，这增加了崩瓷（邻面）的风险。当种植体联冠修复时，种植修复体由金属支撑，致使瓷层承受压缩力。

（4）**联冠制作困难**：另一个进行种植单冠修复的原因是联冠修复的技术难度更高。由于单冠是一个独立单元，可以通过调改邻接面实现就位。虽然将所有单冠一一进行完全就位需要更长时间，但仍然被认为是一种更准确的技术。笔者不同意这种观点。修复体无法就位与印模材料收缩、石

膏膨胀，以及基台或种植替代体位置误差有关。虽然这在过去可能是一个问题，但口腔类的材料和技术的进步已经使我们能够获得精确的修复体。

（5）**失败后计划**：种植单冠修复的另一个优势是，当一枚种植体失败时，口腔医生只需要更换一枚种植体和冠。然而，种植体的失败通常会导致骨吸收，需进行骨增量、种植体重新植入和冠修复等。在余留天然牙和种植体周围进行以上步骤比首次种植时更加困难。

（6）**夹板式种植冠修复的优势**：夹板式种植冠修复具有许多优势。尤其在植入多颗种植体时，种植体被夹板式固定在一起优势更加明显。与种植单冠修复相比，夹板式固定修复具有以下优点。

①**增加修复体功能表面积**：夹板式固定修复可以增加修复体的功能表面积。多颗植体分别单冠修复时，无法将一个植体承受的咬合力传递给另一个植体[71]。因此，夹板式固定修复可降低与植体系统相关的生物力学过载风险（崩瓷、粘接剂脱粘、螺钉松动、边缘骨丧失、植体-骨界面应力和植体部件损坏）。例如，如果将上颌第二磨牙植体与上颌第一磨牙植体相连接，即使第二磨牙没有承担直接咬合力，也可以分担第一磨牙的咬合负荷。夹板式固定修复的植体存留率可能会更高。例如，Quiryman[72]等报告的单个植体成功率为90%，2颗夹板固定植体的成功率为97%，3颗夹板固定植体的成功率为98%。

②**增加 A-P 距离（A-P 分布）以抵抗侧向负荷**：2 颗或多颗植体之间的 A-P 距离对于侧向力或悬臂结构来说都是有益的，尤其是当 3 颗或更多植体不在一条直线上时。A-P 距离在生物力学上的优势在全牙弓种植中最为显著，因为有 5 个不同的平面相互连接（双侧磨牙、双侧前磨牙、双侧尖牙和前部植体）。如果夹板式固定修复的种植体不位于同一平面上，在其承受与单颗种植修复体同样的负荷时，受到的旋转力、侧向力、颊舌侧悬臂所带来的偏心负荷均会减小（图 16-59）[73]。

③**提高修复体的固位和抗力**：夹板式固定种

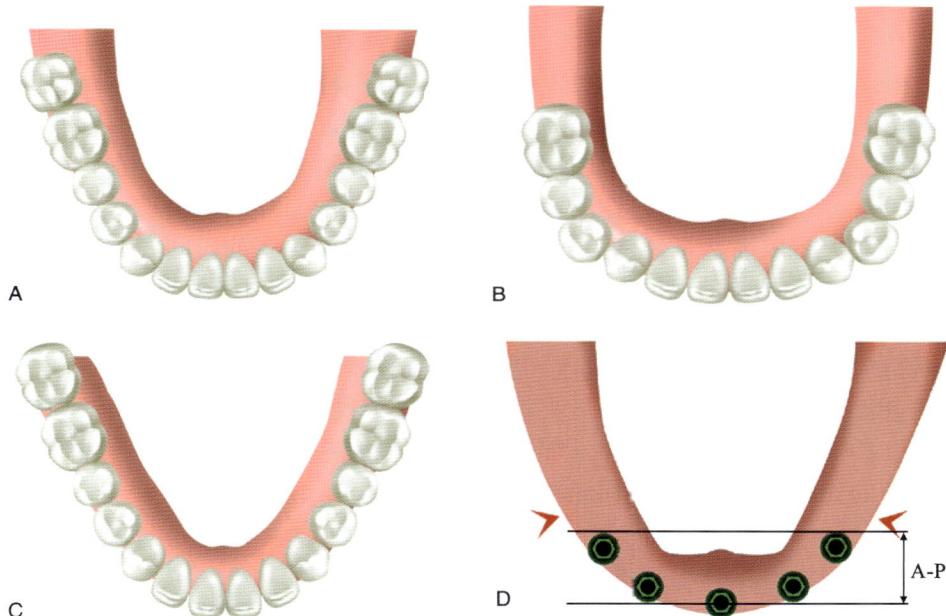

**图 16-59**　A-P 距离。A 至 C. 下颌牙弓可呈方形、卵圆形或尖圆形。两侧最远端种植体与最前端种植体之间的前后距离是可变的，与颌弓的形状直接相关；D. 颌弓的 A-P 距离是从两侧最远端种植体的远中面连线到通过最前端种植体中心所放平行线的距离

植修复体具有更大的基台粘接表面积和抗力结构，因此修复体的固位效果更好。对于粘接固位的修复体而言，传递到粘接界面的力更小，因此脱粘接的可能性更小。当存在短基台或侧向力时夹板式固定修复尤为重要。夹板式固定修复可提高粘接固位修复体的固位力和抗力结构。修复体不易脱落则可使用硬度较低粘接剂或临时粘接剂，使修复体在必要时更容易取下（图 16-60）。

④**当基台螺钉松动时更易取下修复体**：如果修复体部分脱粘接或基台螺钉松动，夹板式固定

修复体比单冠修复体更容易取下。当基台螺钉松动时，作用于单冠修复体上的冲击去除力会减小，使得修复体难以被取下，并可能损坏种植体的内部螺纹。此外，使用去冠器通常难以锚定住单冠修复体的边缘，尤其当边缘位于龈下时。因此，可能需要将修复体破坏才能进入基台螺钉通道。而对于夹板式固定修复体而言，去冠器可以轻松地插入修复体的邻间隙中来取下修复体。

⑤**应力分布均匀，边缘骨丧失的风险降低**[74]：夹板式固定种植体可使传递到种植体颈部骨组织

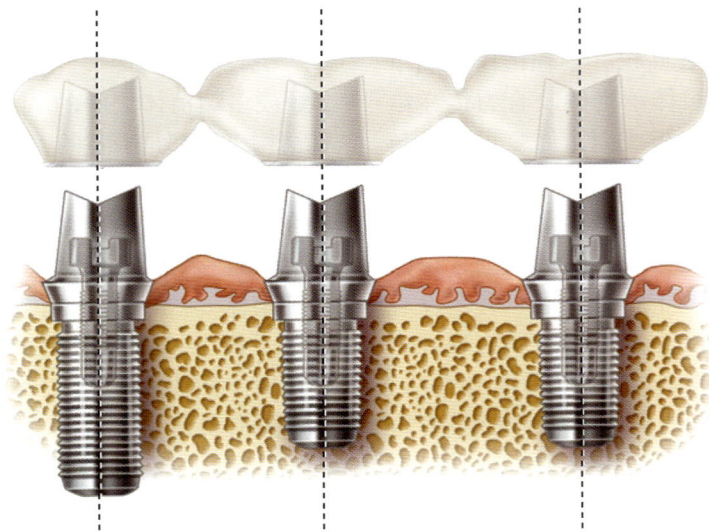

图 16-60 夹板式种植冠具有更大的基台表面积,可提高固位形和抗力形

的应力减少。使用夹板式固定修复体可改善力的分布,因此传递到骨组织上的力更少。种植体周的边缘骨丧失与种植修复体承担的应力增加有关。

**⑥降低崩瓷风险**:夹板式固定修复体的崩瓷风险较低。种植冠的边缘嵴(常为下颌颊尖)通常没有金属支撑,边缘嵴处受到的是剪切力,而瓷承受剪切力的能力最弱。Kinsel 和 Lin 的一项研究表明,35% 的种植修复患者出现了崩瓷的并发症,尤其是将磨牙缺失患者修复为组牙功能颌时。夹板式固定修复体在边缘嵴下方有金属连接体。邻间的瓷层对边缘嵴处的瓷施加了压缩力,而瓷对压缩力的承受能力最强[75]。

**⑦降低基台螺钉松动的风险**:夹板式固定修复体可降低螺钉松动的风险。单个或独立的种植冠发生率最高的并发症之一是基台螺钉松动。Goodacre 等在文献综述中指出,单冠发生的螺钉松动率为 8%,最高可达到 22%[3]。Balshi 和 Wolfinger 在一项研究中指出,磨牙区种植单冠修复体在 3 年内的螺钉松动率为 48%。而磨牙区 2 个种植体支撑的夹板式固定修复体在同一时期内螺钉松动的发生率降低至 8%[76]。

**⑧降低种植体部件断裂的风险**:夹板式固定修复体传递到种植体体部的力更少,从而降低了种植体断裂的风险。Sullivan 和 Siddiqui 的一项研究指出,在磨牙区使用单个直径为 4mm 的种植体进行种植修复的病例中,种植体折断率为 14%,相比之下,多个种植体夹板固定报告的种植体折断率为 1%[3,77]。

**⑨种植失败后更容易处理**:如果单颗种植体种植失败,种植体很可能需要被取出,这通常意味着在重新植入之前需要对植入位点植骨。可能需要在较长的治疗周期内进行多次手术,临床医生也需要花费更多的时间和精力。相反,当多个修复体夹板式固定时,如果其中一个种植体失败,通常可以在取出种植体后在同一个修复体上将原种植冠转换为桥体。因此,无须在较长的治疗周期内通过多次手术来修复脱落的种植体,就诊过程相对较短。

## (四)下颌全颌夹板固定式义齿-弯曲

在下颌骨,涉及颏孔远端种植体支持的全颌夹板固定义齿可能发生严重的并发症。患者可能会出现全颌夹板固定式义齿造成的肌筋膜疼痛及开口受限。

## 1. 病因

**(1)向内移动**:下颌骨体在张口时会在颏孔远端发生弯曲,并在紧咬时发生扭转,这对全颌种植修复具有潜在的临床意义。许多报道讨论了张口过程中咀嚼肌活动导致的下颌骨形变。推测有 5 种不同的运动,其中向内汇聚是最常被讨论的[78]。颏孔间的下颌骨体的弯曲和扭转是稳定的。然而,在颏孔远端,下颌骨在张口时会向中线方向有较大移动[79]。这种移动主要是由翼内肌附着在下颌骨内侧导致的。下颌的形变在张口初期就会发生,最大变化可能在张口 28%（约 12mm）时发生。这种弯曲也可在下颌前伸运动中观察到[80]。张口和前伸运动越大，下颌弯曲的幅度越大。动度因人而异，这取决于骨密度、体积以及相关位置。一般来说，位置越靠近远端，向内弯曲的幅度越大。经测量，下颌体向中线弯曲的幅度在第一磨牙到第一磨牙区域可达 800μm，在下颌支到支区域可达1 500μm（图 16-61A）。

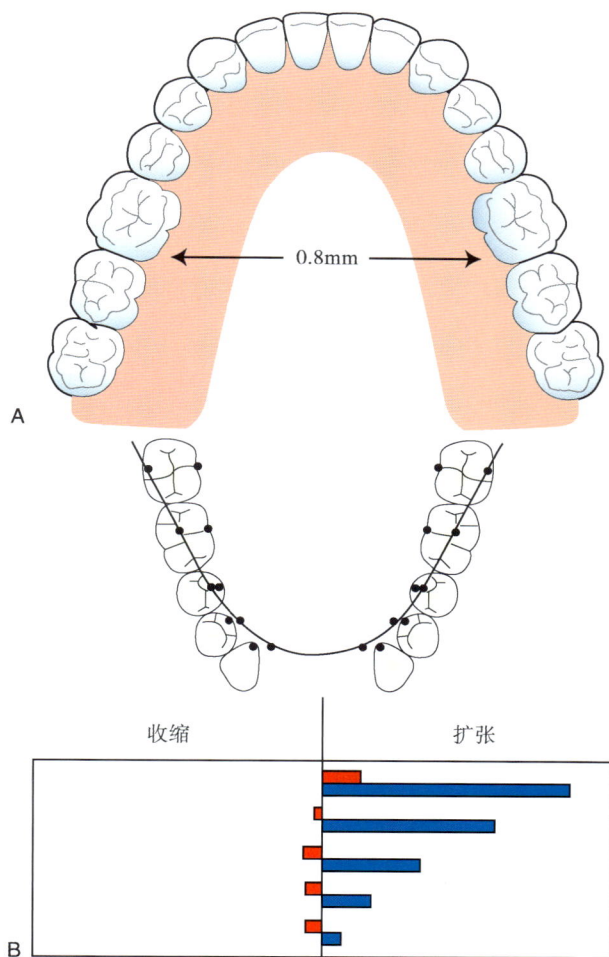

图 16-61　下颌骨弯曲。A. 在张口和前伸运动时，颏孔远端下颌骨会发生弯曲，弯曲的量取决于下颌骨的体积和位置。第一磨牙到第一磨牙区域向内的动度可达 800μm；B. 单侧咀嚼会导致下颌骨扭转，下颌骨基底部向外扩张，牙槽嵴顶向内收缩（改编自 Hylander WL：Mandibular function in Galago crassicaudatus and Macaca fascicularis：an in vivo approach to stress analysis of the mandible，*J Morphol* 159：253-296，1979.）

（2）**扭转**：下颌体在颏孔远端的扭转在有关动物和人类的研究都有记录。Hylander 评估了较大体型的恒河猴家族（猕猴），发现在咀嚼和单侧磨

牙咬合的力量作用下，下颌骨在工作侧发生扭转，非工作侧的矢状面上弯曲（图 16-61B）[81]。Abdel-Latif 等证实了在单侧咀嚼期间人类下颌骨的矢状面弯曲，患者的种植义齿测量到高达 19° 的背腹侧剪切角[82]。功能异常时的扭转主要是由咬肌的强力收缩导致的（图 16-62A）。当下颌磨牙至磨牙区用夹板固定时，磨牙症和紧咬牙可能会导致种植体支持系统和修复体发生扭转（图 16-62）。

当种植体置于颏孔前并用夹板固定，或将一侧后端的种植体与前部种植体连接时，没有出现与下颌弯曲或扭转相关的并发症。完全种植体支持的固定修复可以防止无牙颌的后部骨吸收，改善心理健康，并比种植覆盖义齿产生更少的修复并发症。所有下颌无牙颌的患者都应该有选择固定义齿的机会。然而，咀嚼力增加，患者的受力因素增加（如功能异常、牙冠高度空间、对颌牙类型），或者种植位点骨密度低时，需要增加前后种植区域的种植体的数量。

### 2. 预防

弯曲和扭转的概念不会涉及上颌种植体设计，在上颌，无论在牙弓中的位置，所有种植体通常会固定在一起。预防下颌弯曲应包括以下治疗计划。

（1）**双侧后牙区种植体**：如果种植体位于下颌的双侧前磨牙/磨牙区域，最终修复应分为两个部分固定。这将最大限度地减少弯曲/扭转的概率。

（2）**前牙区种植体与单侧后牙区种植体**：可以设计全颌夹板固定修复，无须担心弯曲/扭转问题。

（3）**仅有前牙区种植体**：可以设计全颌夹板固定修复而无须担心弯曲/扭转问题。

### 3. 治疗

如果患者采取全颌夹板固定修复并且出现了与下颌弯曲/扭转相关的并发症，则需要重新制作或调改修复体，使其成为分段式设计（图 16-62B）。

### （五）连接种植体与天然牙

在 1988 年之前，许多医生将种植体与一两颗天然牙连接在一起。这些种植体与骨的界面被设计为具有纤维组织或直接的骨界面。20 世纪 80 年代中期，当 Brånemark 的骨整合概念在无牙颌全颌固定修复中成为主流时，这些种植体开始在部分

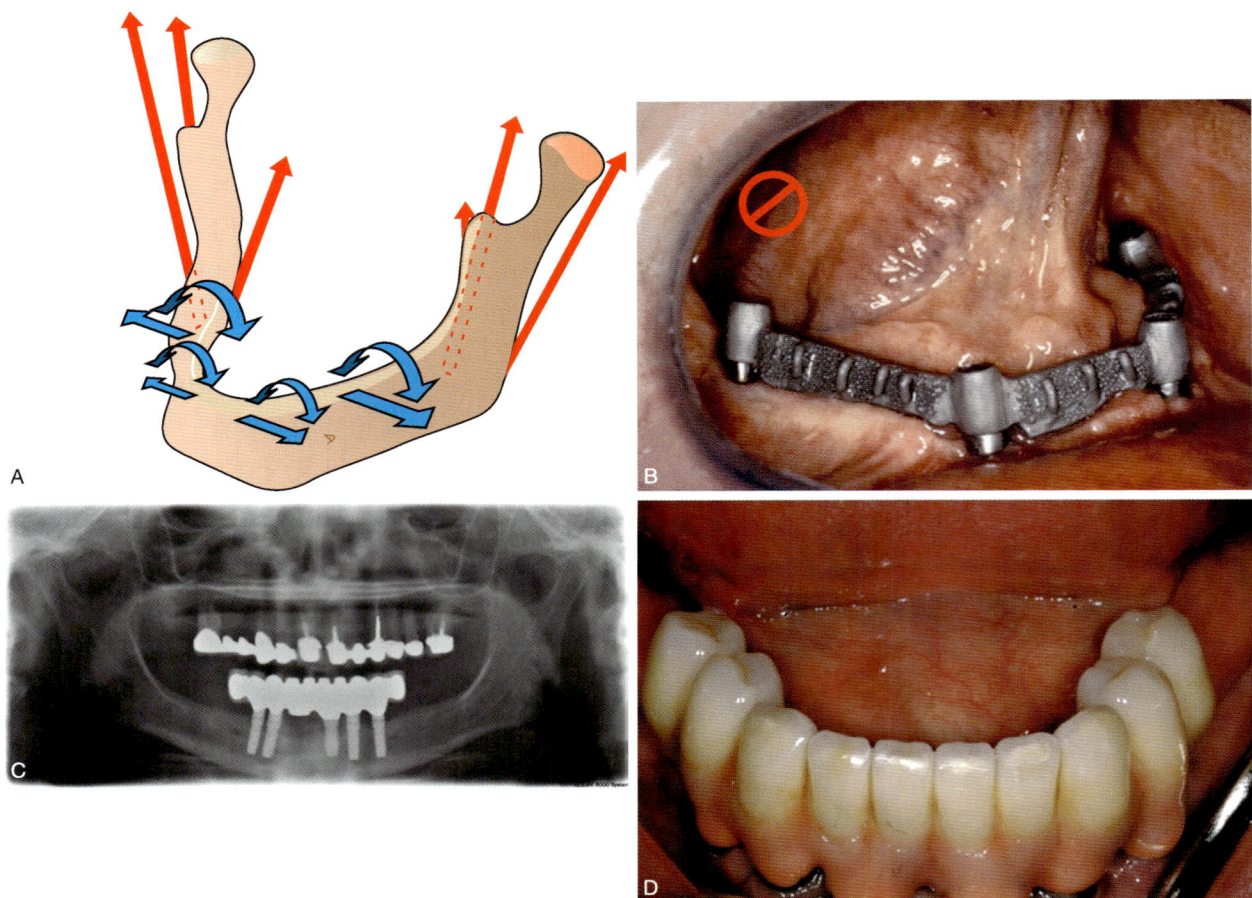

图 16-62　下颌骨弯曲。A. 由于翼内肌附着在下颌升支上, 下颌骨在张口或前伸运动时会向中线弯曲。下颌骨也会发生扭转, 下颌骨的下缘会向外上转动, 而牙槽嵴会向舌侧转动。这种运动是由咬肌在用力咬合或功能障碍时导致的; B. 一些作者提出, 支持下颌全颌修复的理想种植位置是双侧磨牙和双侧尖牙, 并用刚性结构夹板固定在一起。但这些位置并不理想, 因为下颌骨体在张口和功能过程中会发生形变; C. 全景片显示在颏孔间种植的理想治疗方案; D. 修复体 ( 引自 Misch CE: *Dental implant prosthetics*, ed 2, St Louis, 2015, Mosby. )

无牙颌的牙弓中使用。当时假设, 将刚性种植体与天然牙连接在一起会导致种植体、修复体或两者的生物力学并发症。从那时起, 有几份报道表明, 刚性种植体可以与天然牙联合修复[83,84]。事实上, 相比于种植体与天然牙连接, 牙列缺损患者的种植体悬臂式修复报道了更多并发症。

在牙列缺损的患者中, 后牙缺失的比例高于前牙。因此, 根形种植体与天然牙相连接常见于后牙区。在这些病例中, 最常见的情况是种植体作为缺失磨牙的末端。例如, 如果患者缺失一个象限内的第一和第二磨牙 ( 无第三磨牙 ), 则该部分需要至少两个适当尺寸和设计的种植体来分别修复这两颗牙齿。如果第二磨牙和第一磨牙的远中骨量充足, 但第一磨牙的近中部分骨量不足, 则需要设计一个前磨牙大小的桥体。桥体可以是近端天然牙或远端种植体的悬臂, 但任何一个都可

能导致并发症, 因为离桥体最远的基牙的粘接密封会受到拉力的影响。

在同一刚性修复体中连接天然牙和骨整合种植体在文献中引发了关注, 研究和指南都涉及了两个极端。换言之, 一些文章报道了并发症, 但另一些则指出没有问题。为了更适用于特定情况, 需要更多的信息来制订成功的治疗计划。有两种修复设计可用于在同一修复体中连接种植体和牙齿: 传统的固定局部义齿 ( FPD ) 或带有非刚性连接件的 FPD。要解决这个问题, 应评估天然基牙的活动度 ( 图 16-63 )。

## 1. 病因

潜在基牙的动度对种植体和天然牙连接的影响比其他任何因素都要大。在种植体 - 天然牙刚性固定修复中, 5 个部分可能会对系统的运动产生

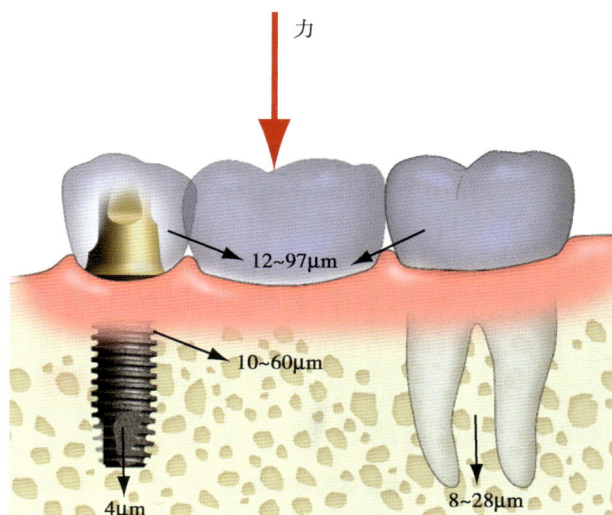

图 16-63　一个由种植体和天然后牙支持的 3 个或 4 个单位刚性连接金属修复体存在固有的动度。种植体动度为 0～5μm，天然牙动度为 8～28μm，但由于力矩的作用，最多可以向种植体旋转 75μm。修复体动度可达 12～97μm，具体取决于跨度和连接件的宽度。由于基台修复体螺钉弯曲，基台 - 种植体组件的动度可能达到 60μm。因此，当与无动度的天然牙相连时，修复体上的垂直负荷几乎不会增加生物力学风险（引自 Misch CE：*Dental implant prosthetics*，ed 2，St Louis，2015，Mosby.）

影响：种植体、骨、天然牙、修复体以及种植和修复组件。

（1）**天然牙的动度**：牙齿在垂直、水平和旋转上表现出生理性动度。天然牙的动度与其表面积和牙根有关。根的数量和长度，根的直径、形状和位置，以及牙周膜的健康是影响牙齿动度的主要因素。健康的牙齿在垂直方向上没有临床活动度。牙齿的实际初始垂直动度约为 28μm，前后牙相同[85]。即时回弹约为 7μm，完全恢复需要近 4h，因此在 4h 内施加的额外力使牙齿的下压量小于初始力[86]。

刚性种植体在 10 磅力下的垂直动度测量为 2～5μm，这主要归因于基底骨的弹性（图 16-64）[87]。种植体的移动不如天然牙快，牙齿的移动是由于牙周膜，而不是周围骨的弹性。

天然牙的水平动度大于垂直动度。一个轻微的力（500g）可以使天然牙水平移动 56～108μm（图 16-65）。健康的非活动后牙的初始水平动度小于前牙，范围为 56～75μm，是牙齿垂直动度的 2～9 倍[88]。前牙的初始水平动度甚至更大，健康前牙为 90～108μm[88]。

Muhlemann 发现牙齿移动可以分为初始动度和次级移动[88]。在轻微力下可以即刻观察到初始

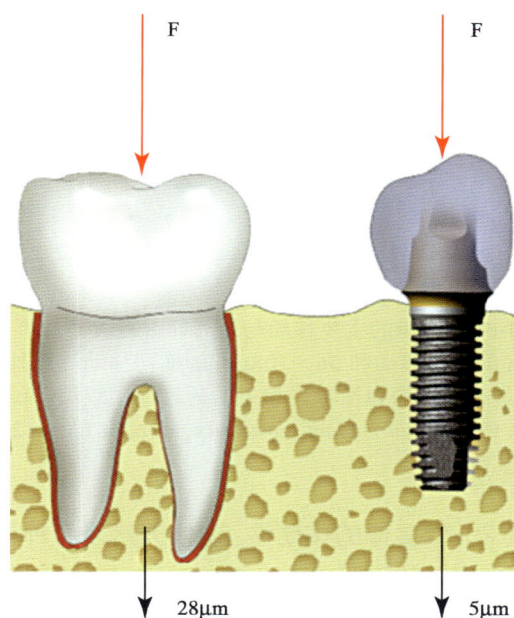

图 16-64　对天然牙施加垂直向力会产生 28μm 动度，而种植体只会产生 5μm 动度（引自 Misch CE：*Dental implant prosthetics*，ed 2，St Louis，2015，Mosby.）

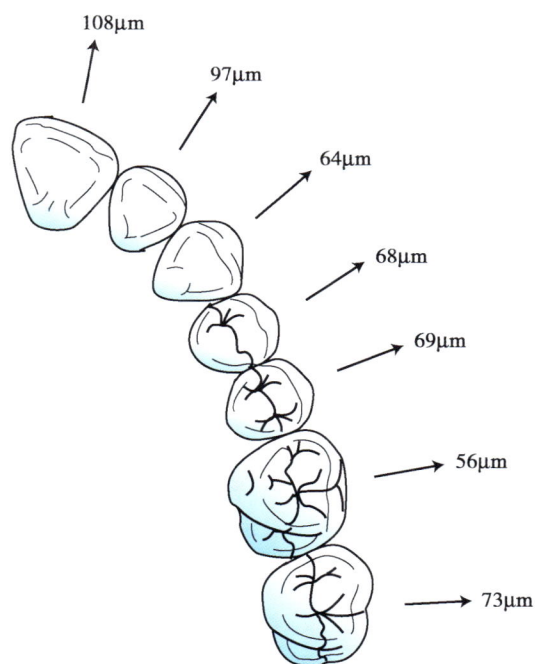

图 16-65　健康的天然牙水平动度为 56～108μm，前牙动度大于后牙（引自 Misch CE：*Dental implant prosthetics*，ed 2，St Louis，2015，Mosby.）

动度，是牙周膜导致的。如果对牙齿施加额外的力，则会观察到次级移动，这与力的大小直接相关。次级移动与骨的弹性有关，在较大力的作用下高达 40μm（图 16-66）。次级牙齿移动类似于种植体的移动。

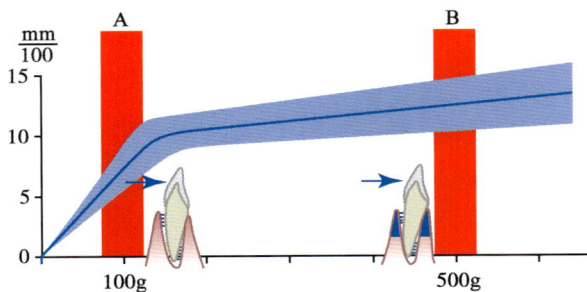

图 16-66    牙齿的主要移动与牙周韧带有关。这可产生 28μm 的根向移动和 56～108μm 的横向移动。此外，牙齿还具有与骨的弹性特性相关的延迟性次级移动（引自 Misch CE：*Dental implant prosthetics*，ed 2，St Louis，2015，Mosby.）

**（2）修复体的移动性**：连接天然牙和种植体的固定修复体同样会发生移动。研究表明，采用贵金属制作的具有 2mm 连接件的修复体，在 25 磅的垂直力作用下，一个桥体时会产生 12μm 的移动和两个桥体产生 97μm 的移动（图 16-67）[89]。这种固定桥的移动有助于补偿健康牙齿和种植体在垂直动度上的一些差异。

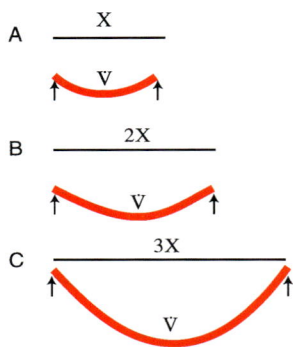

图 16-67    桥体的弯曲度与基台间跨度的立方有关。单桥修复体的弯曲度为 12μm，而双桥修复体的弯曲度可达 97μm（引自 Misch CE：*Dental implant prosthetics*，ed 2，St Louis，2015，Mosby）

Rangert 等报道了一项关于由一个种植体和一颗天然牙支持的固定修复体的体外研究，显示系统中的基台或金属柱状修复螺钉也起到了弹性元件的作用。这种固有的弹性与天然牙的垂直动度相匹配。牙齿的微小移动，以及种植体、修复体和基台组件均具有一定移动性，这表明在同一修复体中，当 1 个或 2 个桥体将这些单元分隔开时，种植体和天然牙在垂直方向上的生物力学差异带来的风险较小。

**（3）种植体的移动性**：种植体与骨界面也表现出水平向的移动。Sekine 等评估了刚性固定的骨内种植体的移动情况，发现在唇舌向的移动范围为 12～66μm。Komiyama 测量了在 2 000g（约 4.5psi）力作用下种植体在近远中方向上的移动范围为 40～115μm，而唇舌向的移动范围为 11～66μm（图 16-68）[91]。种植体在近远中方向的移动较大，这是因为该方向上种植体周围皮质骨的缺乏，而唇舌向则具有较厚的侧向皮质骨板。种植体的移动性与施加的负荷和骨密度成正比，这也反映出了骨组织的弹性变形。

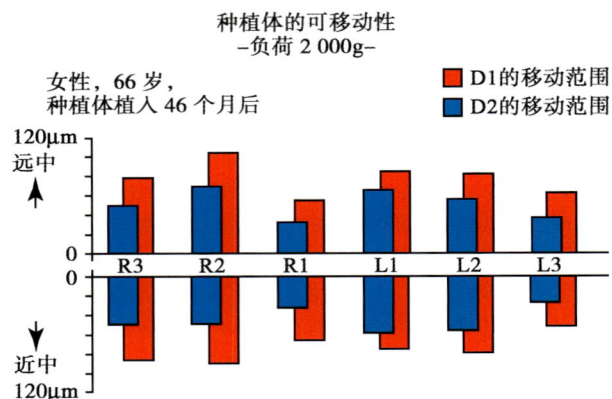

图 16-68    种植体的移动在近远中方向要大于颊舌向，范围是 40～115μm（引自 Misch CE：*Dental implant prosthetics*，ed 2，St Louis，2015，Mosby.）

尽管种植体具有一定的移动范围，但这种移动性与骨的弹性成分有关，而不是牙周膜的生理特性。因此，当种植体和天然牙在同一修复体中承受负荷时，天然牙会立即移动（初期牙齿移动），而后牙齿和种植体一起移动。换言之，次级牙齿移动与种植体移动相似，因为它们都依赖于骨的弹性。在 Sekine 等的一项研究中，当牙齿在 2s 内逐渐负荷时，牙齿立即移动 36μm，然后逐渐地额外移动 6μm。种植体在逐渐负荷时的移动与加载量直接相关，最终移动达 22μm。次级牙齿移动与种植体移动相似（图 16-69）[87]。

总之，综合考虑所有因素，种植体可以在垂直和水平方向上移动，基台和修复体具有弹性，天然牙齿则具有根向和水平向的动度。然而，种植体和牙齿之间移动的主要差异更多地与移动方向有关（水平方向的差异较大，而垂直方向的差异则较小）。

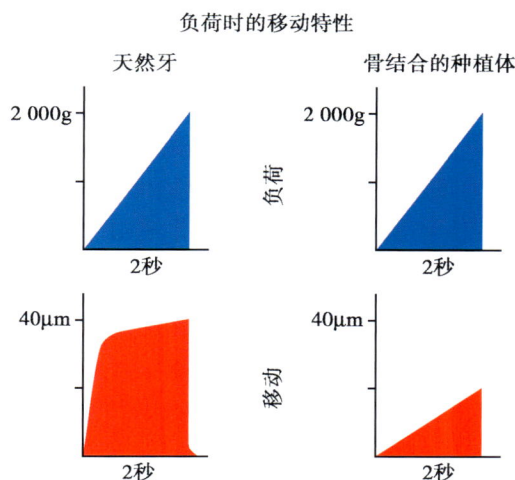

负荷时的移动特性

天然牙　　　　　　骨结合的种植体

图 16-69　Sekine 将天然牙在 2s 内逐渐施加负荷的移动（左）与种植体移动进行了比较。次级牙齿移动与种植体移动相似（引自 Misch CE：*Dental implant prosthetics*，ed 2，St Louis，2015，Mosby.）

## 2. 预防 / 治疗

### （1）种植体与天然牙连接的指南

①**不要对修复体施加侧向力**：为了降低增加并发症风险的生物力学条件，将种植体与天然牙连接的必要条件是不应在单侧修复体上产生侧向力。侧向力增加牙齿的移动量，并减少种植体的移动量（唇舌向与近远中）。施加在种植体上的侧向力还会增加在骨嵴区域的应力。

②**天然牙无临床松动**：对连接到健康的后牙的远端种植体，施加的垂直移动或力会导致种植体产生近中拉力。种植体在垂直方向上可以移动 $3\sim5\mu m$，在近中方向上可以移动 $40\sim115\mu m$，而带有一个桥体的贵金属固定修复体允许 $6\mu m$ 的近远中移动（图 16-70）。由于种植体、骨质和修复体可以弥补轻微的牙齿移动，因此在天然牙无临床松动的情况下，可以将其与骨结合的种植体进行刚性连接，而不会产生侧向力。有限元、光弹性和临床文献证实，种植体可以与稳定的牙齿进行刚性连接[92]。然而，应进行咬合调整，使初始咬合接触点在天然牙上，以便种植体不承受初始负荷的主要部分[93]。

健康前牙的侧向移动常被记录为 $90\sim108\mu m$。人眼可以检测到 $>90\mu m$ 的侧向移动。当观察到天然牙（前牙或后牙）的侧向移动时，说明其移动量超过 $90\mu m$，且移动量大到无法通过种植体、骨组织和修复体的移动来补偿。与后牙的垂直移动、种植体的垂直移动、种植体的近远中移动，以及修

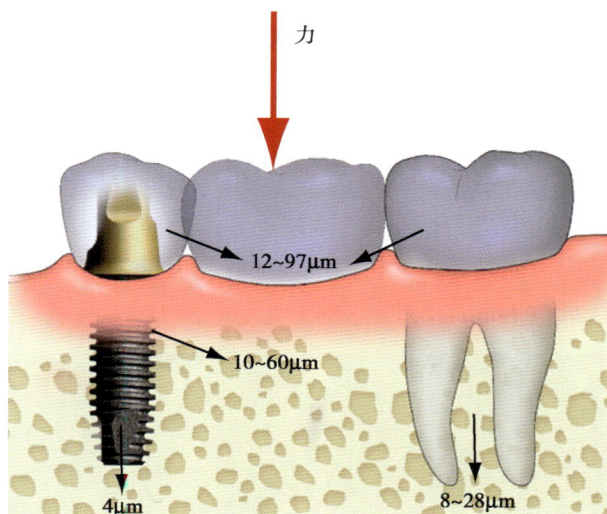

图 16-70　一个将种植体和后牙刚性连接的 3～4 个单位的贵金属修复体具有一定的固有移动性。种植体在根尖方向的移动范围为 $0\sim5\mu m$，而天然牙的根尖方向移动为 $8\sim28\mu m$。但由于力矩作用，天然牙可以向种植体方向旋转最多 $75\mu m$。修复体中的金属弯曲取决于跨度的长度和连接关节的宽度，弯曲范围为 $12\sim97\mu m$。由于基台修复螺钉的弹性，基台与种植体之间的移动可能达到 $60\mu m$。因此，当修复体与无松动的天然牙连接时，垂直负荷对生物力学的风险很小（引自 Misch CE：*Dental implant prosthetics*，ed 2，St Louis，2015，Mosby.）

复体的移动相比，在相同条件下承受侧向负荷的"松动"牙齿，其生物力学风险因素就不同了。将种植体与天然牙连接的首要条件之一是天然基牙在功能运动期间没有可见的临床移动。无松动后牙且没有侧向力作用于修复体才可以与种植体刚性连接。然而，种植体不应与单颗前牙连接，因为前牙的临床移动度比种植体大 10 倍以上，并且在下颌运动期间作用于修复体的侧向力会传递到天然牙和种植体基台上。

当天然基牙表现出临床水平移动或存在促使水平力作用于基牙的情况时，可以选择两种方案来制作最终修复体。首选是增加种植体数量，避免在最终修复体中包含天然基牙。这可能包括拔除松动的牙齿并用种植体替换。另一个选择是通过连接更多的天然基牙来改善应力分布，直到观察不到连接单元的临床活动度为止。

③**禁止使用刚性连接器**：种植体不应使用刚性连接器与松动的牙齿连接，因为这实际上是在种植体上添加了一个悬臂（牙齿作为一个活动的桥体）。如果天然牙齿相对于同一修复体中的种植体过于松动，可能会发生几种对牙齿和种植体有害的并发症。如果修复体是用粘接剂固定的，移动

可能会破坏种植体-基台的粘接密封。粘接剂对钛的黏附力不如对牙本质的好。此外，松动的牙齿会发生移动（这会减少冲击力），而不会破坏牙齿上的粘接密封。然而，在刚性种植体上粘接（或螺钉）固定的冠会承受更大的应力。当修复体从种植体上松动后，施加于天然松动牙齿的应力会增加。结果可能是牙齿的松动度增加或牙齿折裂（尤其是在进行了根管治疗的情况下）（图16-71）。

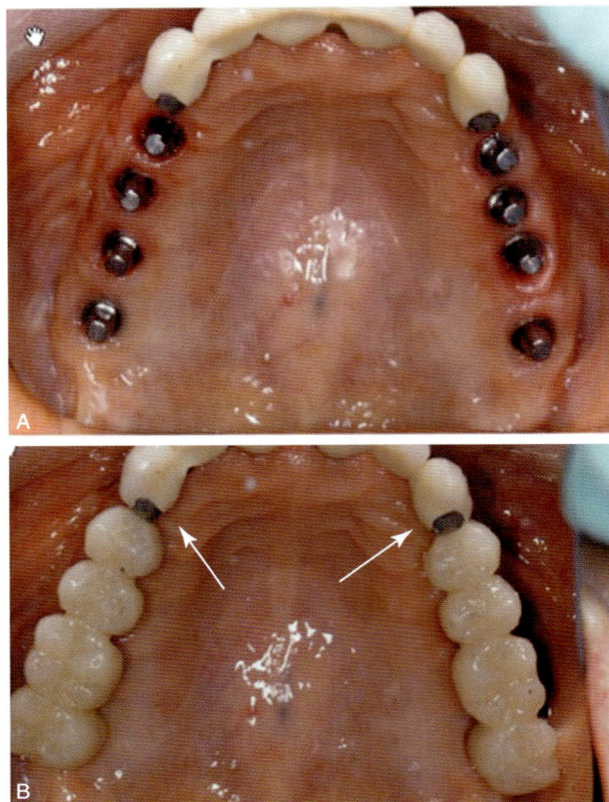

图 16-71　刚性连接种植体。A 和 B. 治疗计划涉及将后部种植体支持的牙冠与天然牙连接起来

④**禁止使用非刚性连接器**：在种植体和天然牙之间使用活动连接通常没有好处。活动连接的移动度比种植体和天然牙更多。因此，它不能被视为一种真正的"连接"。在这种情况下，桥体于种植体端形成悬臂，几乎得不到天然牙的支持。因此，通常建议在种植体和天然牙之间使用刚性连接而不是活动连接。

尽管文献中有提倡使用非刚性连接器的观点，但在单侧修复体中使用非刚性连接的情况很少见，并且可能有害[94]。非刚性连接器并不能改善不同基台之间的应力分布，反而被报道会导致天然牙的移位[95,96]。

如果非刚性连接器表现出任何临床可观察到

的活动度，它的移动将超过种植体。因此，种植体支持的修复体实际上是悬臂式的。此外，非刚性（或活动性）连接器增加了成本，导致基台轮廓过大，影响日常清洁，并且不会减少临床牙齿移动。

（2）**防止牙齿下沉**：当种植体与作为末端基牙的天然牙连接时，应对天然牙使用永久性粘接剂。除非修复体从基牙上松脱（或在单位之间有非刚性连接器），否则牙齿不会下沉。

关于与种植体连接的天然牙下沉的报告通常包括在天然基牙上使用临时粘接剂，导致最终修复体脱粘接，或使用了非刚性连接器[97]。

一种可能的解释是，牙齿在垂直方向上被压低 $28\mu m$，但只能回弹 $8\mu m$。而固定修复体会立即回弹并拉动牙齿。最终，粘接剂封闭被破坏，导致出现一个最初由空气占据的空间。修复体随后像正畸装置一样，持续在垂直方向推动牙齿。最终，该空间被唾液填满，咀嚼过程中液压继续施加向下的力量，导致牙齿逐渐沉降或从修复体中下沉。

（3）**理想且有利的条件**：在所有其他因素均有利的情况下，可以选择将种植体与天然牙连接。当悬臂桥区存在 C-h 类骨的牙槽嵴且天然牙附近骨高度不足，导致垂直骨移植的预后较差时，这种治疗方案更为可取。当后牙种植体的位置过于偏远中，无法通过单冠修复时，也可以考虑这种方法。在几乎所有情况下，将种植体与邻近牙齿连接都比从单颗种植体悬臂一个牙冠更好，尤其是在存在咬合异常时。

（4）**窄直径种植体**：当后牙种植体的直径比平时要窄时，采用这种治疗方案是有利的。当在下颌后部使用两个 B 级根形种植体来替代磨牙时，不应设计悬臂结构来放大种植体的受力。即使将两个 B 级根形种植体进行夹板固定，也不应设置后牙悬臂桥体，因为这会增加生物力学风险。通常，需要额外的根形种植体或天然牙作为固定修复体的基牙。如果无法额外增加种植体，可以通过刚性连接器（如焊接点）将后牙种植体与天然牙连接共同支撑修复体，前提是所有口腔因素都较为有利。

# 三、术中口腔修复并发症

## （一）基台未就位

如果基台未完全就位于种植体内，螺钉所承受的预负荷是不足的。这将增加螺钉松动和修复体移动的可能性。微间隙会导致细菌积聚,进而引发软组织感染和炎症。如果不及时处理,可能会导致螺钉或种植体的断裂(图 16-72)。

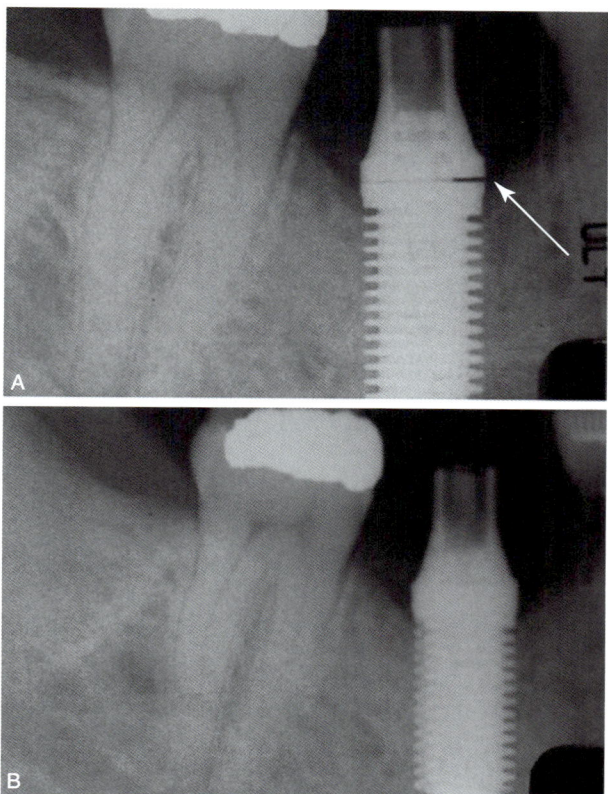

图 16-72　基台未完全就位。A. X 线片显示基台与种植体之间存在间隙;B.调整后,基台与种植体之间无间隙

### 1. 病因

当基台旋入种植体时,必须确保基台完全就位于种植体的六角接口内。在某些情况下,组织或骨骼可能会阻碍修复体的完全就位,出现微间隙,这可能会导致并发症发生。

### 2. 预防措施

安装基台时,应将其插入种植体至完全就位。如果种植体明显位于龈下时,确定完全就位可能较为困难。因此,应该拍摄 X 线片以确认完全就位。

### 3. 治疗方法

如果 X 线片显示基台未完全就位,应按照以下方法进行处理。

（1）位置不当:移除基台,重新安装,然后重新拍摄 X 线片确认就位情况。

（2）软组织阻碍:使用软组织环钻或手术刀

移除阻挡的软组织,然后重新拍摄 X 线片确认就位情况(图 16-73)。

（3）骨组织阻碍:去除阻碍基台完全就位的骨组织,可以使用刮匙或成型钻。然后重新拍摄 X 线片确认就位情况(图 16-74)。

## （二）安装基台时的疼痛

当将基台安装到种植体上时,有时会产生疼痛。这可能是由多种原因导致的。

### 1. 病因

疼痛可能由多种原因导致。

（1）组织挤压:由于缺乏环状纤维,移除愈合基台后牙龈组织很容易塌陷。当安装基台时,组织会被挤压,导致疼痛。

（2）种植体失败:如果种植体感染或失去骨整合,在某些情况下施加压力时会导致疼痛。

### 2. 预防

（1）组织阻碍:为了降低组织塌陷的可能性,应当在取下愈合基台后立即安装基台。基台未就位的时间越长,存在组织阻碍的可能性就越大。

（2）种植失败:在安装基台前,应对种植体 - 骨结合的情况进行临床评估和影像学评估。

### 3. 治疗

（1）组织阻碍:使用组织环切钻或刀片去除多余的组织(图 16-73)。

（2）种植失败:如果发现种植体存在动度或种植体周围存在环形透射影,应当取出种植体(图 16-75)。

## （三）对基台施加扭矩时产生的疼痛

当对种植体施加扭矩时,在极少数情况下,患者会抱怨疼痛。

### 1. 病因

（1）组织阻碍:由于缺乏环形纤维,在取出愈合基台后发生组织塌陷非常常见。如果组织阻碍发生于基台和种植体之间,则可能导致疼痛。

（2）种植失败:如果种植体发生感染或骨结合失败,在某些情况下,当种植体受到压力作用

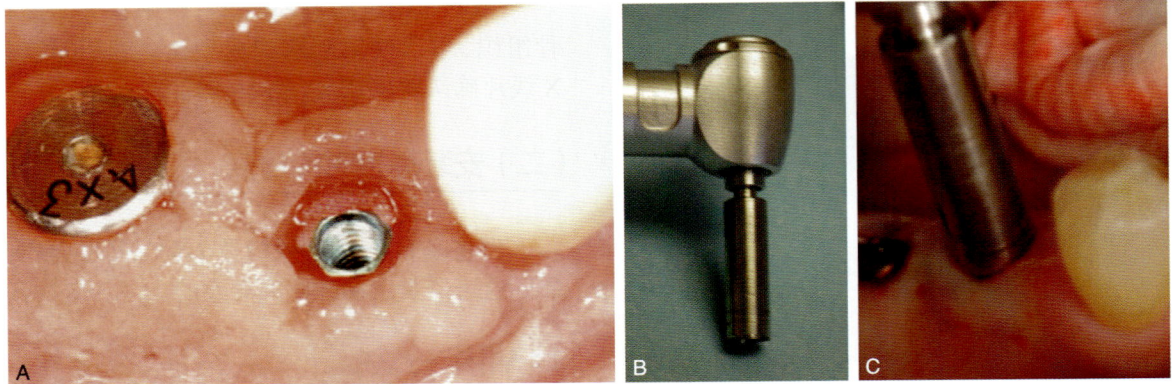

**图 16-73** 软组织阻碍。A.多余的软组织阻碍基台完全就位；B.软组织环钻安装于手机；C.去除软组织阻碍

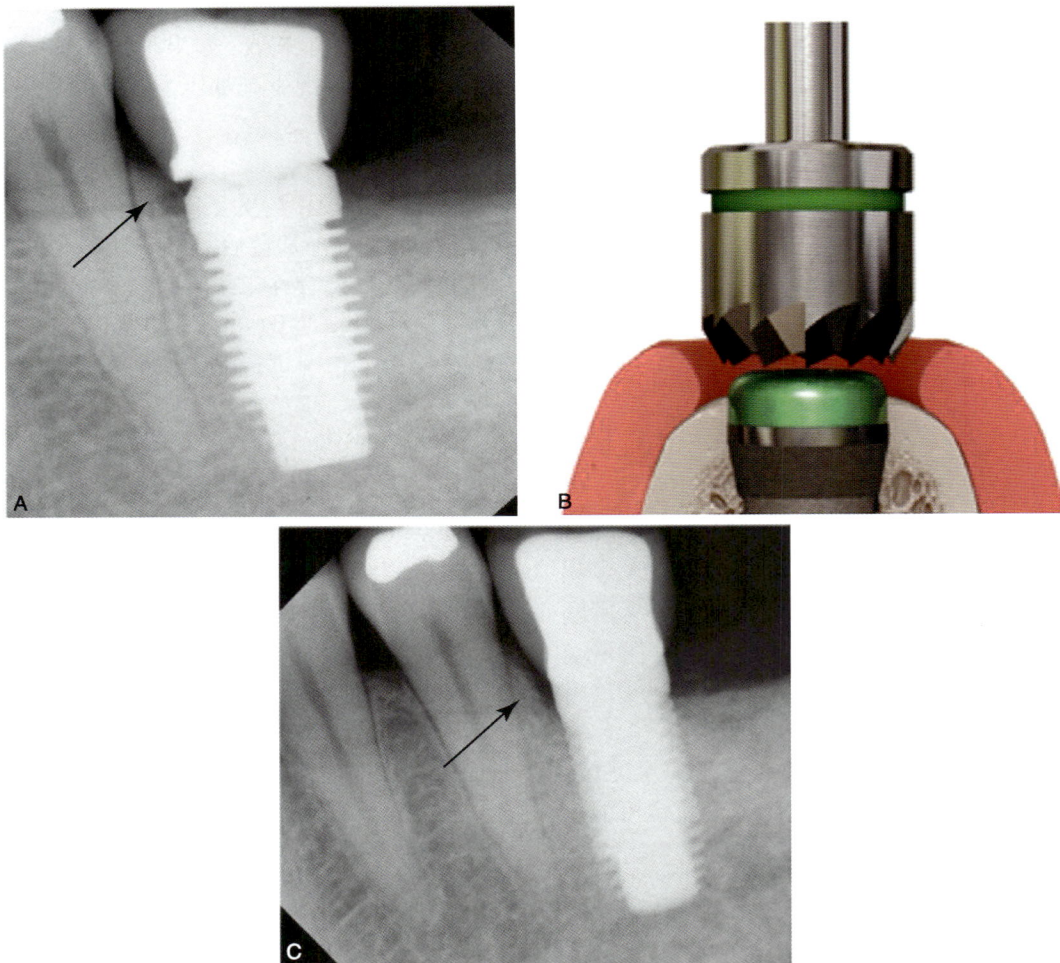

**图 16-74** 骨障碍。A. X 线片显示近中骨组织影响基台的正确就位（箭）；B. 使用成型钻去除骨组织；C. 最终 X 线片显示基台完全就位（箭）

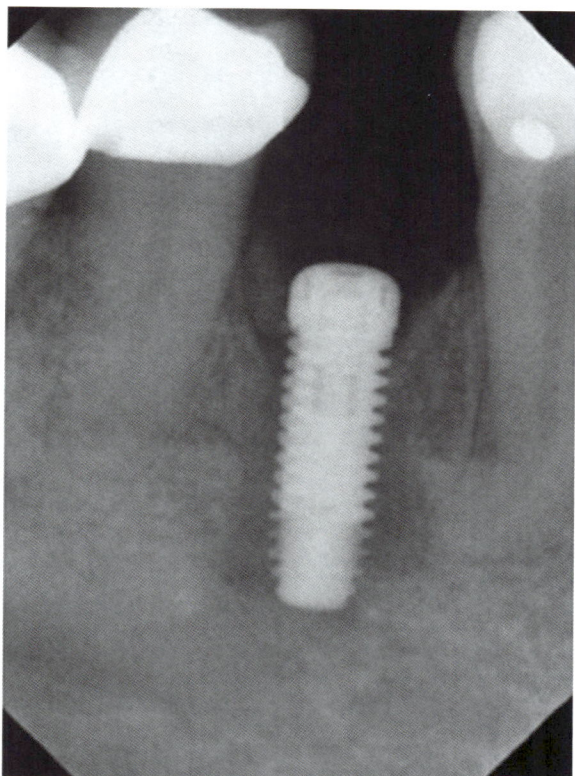

图 16-75　种植失败相关的病理学改变。注意种植体周围环形透射影

时,将会导致疼痛。

（3）骨质较差:如果在骨质较差的区域将基台螺钉旋入到位,支持力的缺失可能使种植体丧失骨结合。

## 2. 预防 / 治疗

（1）组织阻碍:在安装基台前,去除任何多余的组织。

（2）种植失败:如果种植体发生感染或骨结合丧失,则需要取出种植体。

（3）骨质较差:在种植体上施加扭矩时,始终使用止血钳或丙烯酸检验夹具固定基台以使其稳定（图 16-76）。

## （四）基台无法紧固

在某些情况下,基台虽然已经被紧固于种植体上,但仍会在垂直方向上移动。这是由于基台螺钉未完全就位,可能导致螺钉松动或部件断裂。

## 1. 病因

导致基台紧固不足的最常见原因是种植体底

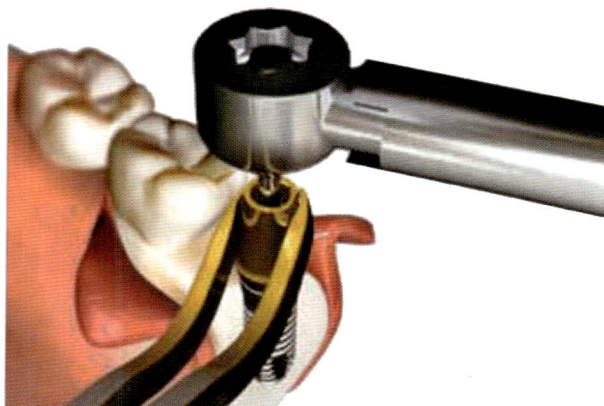

图 16-76　利用反向扭矩消除施加于种植体体部的剪切力
（由 BioHorizons Implant Systems 公司供图）

部的碎屑。常见于血凝块或过多的碎屑积聚在种植体底部。由于许多种植体系统均设计在螺钉末端和种植体底部之间留存最小的空间,这将导致螺钉不完全就位。虽然螺钉已经紧固,种植体基台仍会发生垂直向移动。

## 2. 预防 / 治疗

使用生理盐水或 0.12% 的氯己定进行冲洗即可（图 16-77）。

## （五）基台螺钉六角滑丝

目前种植口腔科中最常用的六角螺母工具是 0.05（1.25mm）六角型号。在长期使用后,六角螺钉将发生滑丝,这将导致最终扭矩无法施加到基台螺钉上（图 16-78）。

## 1. 病因

六角螺钉发生滑丝最常见的原因是施加最终扭矩时,扭矩扳手未完全就位于六角螺钉头上或使用了磨损的六角螺丝刀。

## 2. 预防

六角螺丝刀应当始终完全就位于六角螺钉头。这将最大限度地减少六角螺钉滑丝或六角螺丝刀变钝的可能性。对螺钉施加扭矩时,应先就位六角螺丝刀,然后将扭矩扳手安装到螺丝刀上,这样可以最大限度地减少六角螺丝刀未完全就位的可能性。

## 3. 治疗

有 3 种可能的处理方法去除滑丝的六角螺钉。

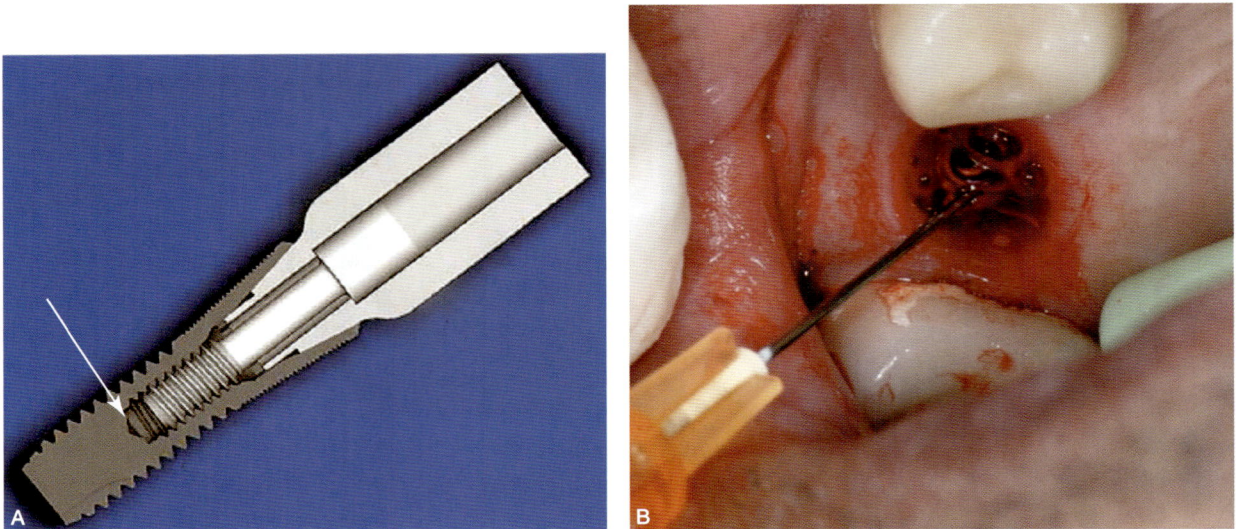

图 16-77　A. 基台螺钉完全就位，可见螺钉末端与种植体底部之间的极小间隙；B. 使用氯己定冲洗进入种植体内部的碎屑

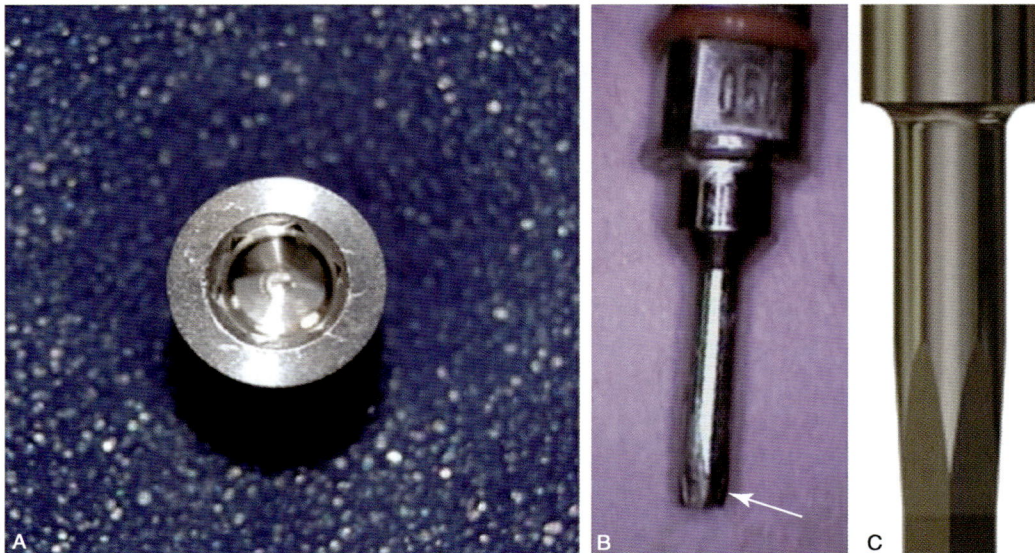

图 16-78　A. 滑丝的基台六角。螺钉的侧边越多，滑丝的可能性就越大；B. 最常见的原因之一是使用了滑丝的六角螺丝刀（箭）；C. 六角螺丝刀应具有清晰的六角轮廓，而非圆形

（1）将六角螺丝刀完全就位于六角螺钉头。可以使用骨凿或口镜手柄轻轻敲击螺丝刀，使其完全对准螺钉头。最好使用新的螺丝刀。

（2）在六角螺丝刀的尖端上添加少量丙烯酸自凝树脂（GC Pattern Resin）后，将其放置于六角螺钉头，持续施压，使螺丝刀就位完全。最终树脂固化后，施加适宜的根向压力，反向拧松并取出螺钉（图 16-79）。

（3）最后一种方法只有在 #1 和 #2 方法不成功时才能使用。截断基台以暴露螺钉，然后将螺钉头开槽并反向拧松以取出螺钉。

## （六）不正确的扭矩技术

扭矩扳手使用不当可能导致施加扭矩不完全、六角螺钉头滑丝和/或六角螺丝刀变钝。

### 1. 病因

使用扭矩扳手时会出现许多错误。首先，不要在扭矩扳手的顶部施加根向压力。根向施压不当将对螺钉产生剪切力和/或导致螺钉滑丝。其次，扭矩扳手可视为一个重要的杠杆力臂。因此，

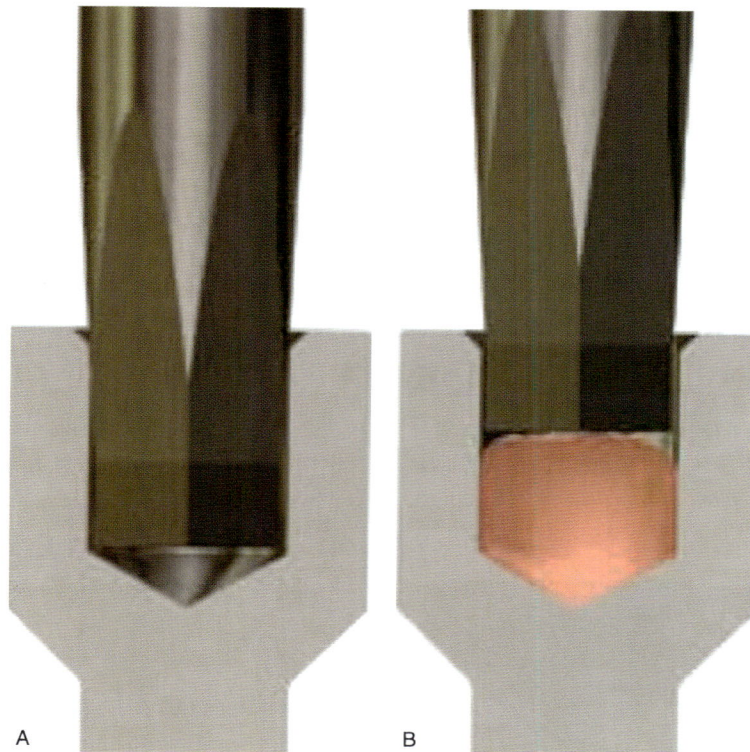

图 16-79　处理螺钉滑丝的基台。A. 插入六角螺丝刀，轻轻敲击使六角完全啮合；B. 另一种方法是在螺丝刀头涂抹少量丙烯酸树脂［Pattern Resin（GC America Inc.）］并就位完全，直到树脂固化完全，然后施加反向扭矩

使用扭矩扳手时应缩短力矩。最后，扭矩扳手应定期更换，并保持良好的工作状态。对扭矩扳手进行高压灭菌时，应确保扳手处于开放状态，以减少扭矩扳手组件内部残留物过量的可能性。研究表明，临床医生使用的扭矩扳手的平均偏差值为 10% 或更大。使用扭矩测试仪定期校准可恢复所需的扭矩值[98]。

## 2. 预防

将六角螺钉徒手拧紧至 10～15N·cm，同时用示指施加适宜的根向压力。保持扭矩扳手稳定，以尽量减少水平向力。可使用基台夹持器施加反向扭矩以抵消扳手的旋转，以避免骨界面受到过大的侧向力。湿扭矩（用唾液润滑的种植体螺钉）的平均扭矩高于干扭矩（未润滑）[99]。由于沉降效应，应在 10～15min 后重新拧紧基台螺钉，以减少螺钉松动（图 16-80 和图 16-81）。

## （七）种植体体部损坏

大多数种植体都是由 5 级钛或 $Ti_6Al_4V$ 制成的。这种金属的缺点是容易变形或损坏。如果种植体受到手机、车针或锐器的损伤，可能会对种植体造成不可逆的损坏（图 16-82）。

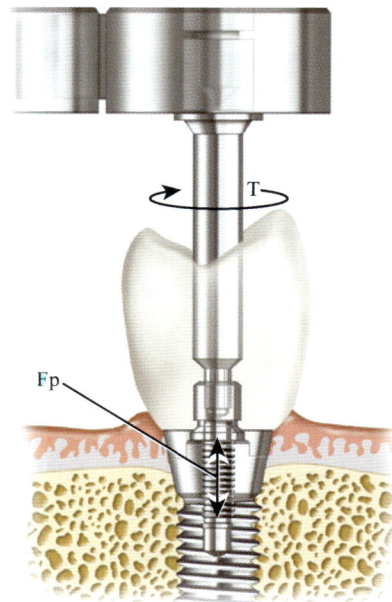

图 16-80　施加在基台螺钉上的扭矩（T）［使螺钉（Fp）受力］也会作用于种植体 - 骨界面上（引自 Misch CE：*Dental implant prosthetics*，ed 2，St Louis，2015，Mosby.）

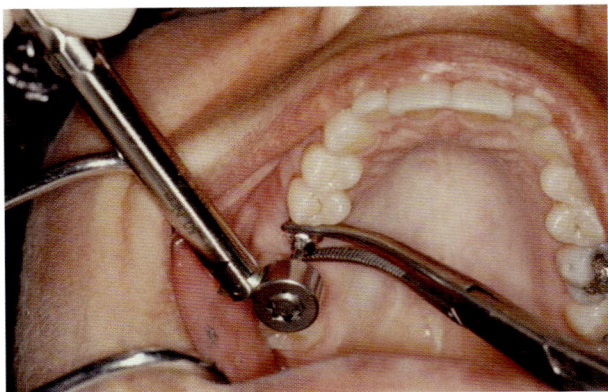

图 16-81 在可能的情况下使用反向扭矩技术（阻止基台旋转）以抵抗施加在螺钉上旋转力传递到种植体-骨界面上（引自 Misch CE：*Dental implant prosthetics*，ed 2，St Louis，2015，Mosby.）

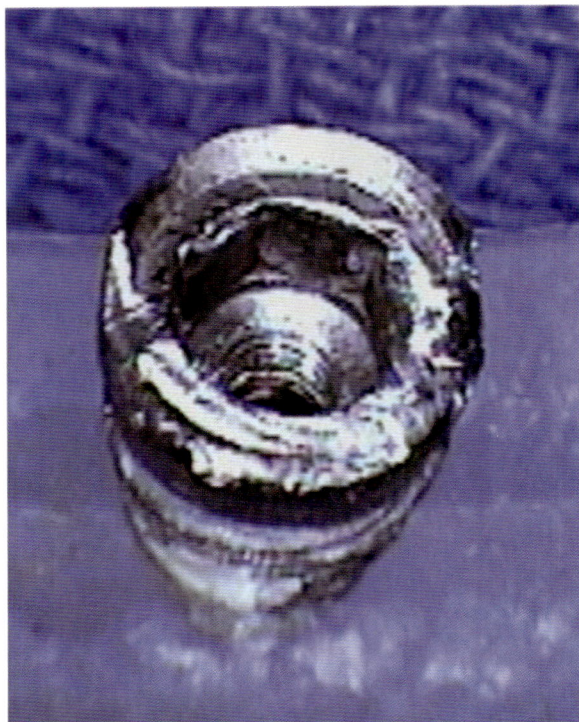

图 16-82 高速手机很容易损坏钛合金种植体

### 1. 病因

在去除种植体周围的软组织或骨组织时，应注意勿损坏种植体。不得在种植体周围使用高速手机。另一种可能损坏种植体的常见情况是将断裂的螺钉取出时。如果试图对螺钉开槽，可能会损坏种植体的内螺纹或内壁。

### 2. 预防／治疗

为防止对种植体造成损伤，应使用组织环切钻或成型钻。应使用其他技术取出断裂的螺钉，以最大限度地降低种植体受损的可能性。

## 四、固定修复咬合并发症

当两物体在很短的时间间隔（几分之一秒）发生碰撞，就会产生巨大的相互作用力。这样的碰撞称之为"冲击"。种植体系统在承受咬合负荷时，修复体、种植体本身及邻近的组织界面都可能发生形变。在整个种植体系统中，这些部件的相对硬度在很大程度上决定着系统对冲击负荷的反应。冲击负荷越大，种植体和桥体失败的风险以及骨折的风险就越大。

与具有牙周韧带的天然牙相比，刚性固定的种植体在咬合时会产生较大的界面冲击力。由于牙龈组织具有弹性，软组织受到修复体传导的冲击力最小。

种植修复体在口腔环境中受力的方式决定了种植体系统失败的可能性。作用力的持续时间可能会影响种植体系统的最终结果。长期重复施加相对较小的力可能会导致种植体或修复体的疲劳失败。若横截面积不足，无法充分消散高强度的力，就会出现应力集中，最终导致种植体或修复体的失败。若施加的力与种植体或修复体的薄弱位置有一定距离，那么力矩负荷可能会导致种植体或修复体的弯曲或扭转失败。了解力的传导失败机制对于种植医生避免代价高昂且痛苦的并发症来说至关重要。

### （一）力矩负荷

力相对某一点的力矩往往会产生围绕该点的旋转或弯曲。力矩被定义为矢量（M）（矢量用大小和方向来描述），其大小等于力的大小乘以相关点到力作用线的垂直距离（也称为力臂）的乘积。这种外加的力矩负荷也称为扭矩或扭转负荷，可能会对种植体系统造成破坏（图 16-83）。

围绕前文所述的 3 个临床坐标轴（𬌗向、颊舌向和近远中向），可能会产生总共 6 个力矩（旋转）。这种力矩负荷会在种植体与牙槽嵴的组织界面处导致微旋转和应力集中，从而不可避免地导致牙槽嵴骨丧失（图 16-84）。

种植修复体有 3 类临床力臂：咬合高度、悬臂长度及咬合宽度。必须最小化每一个力臂，以避

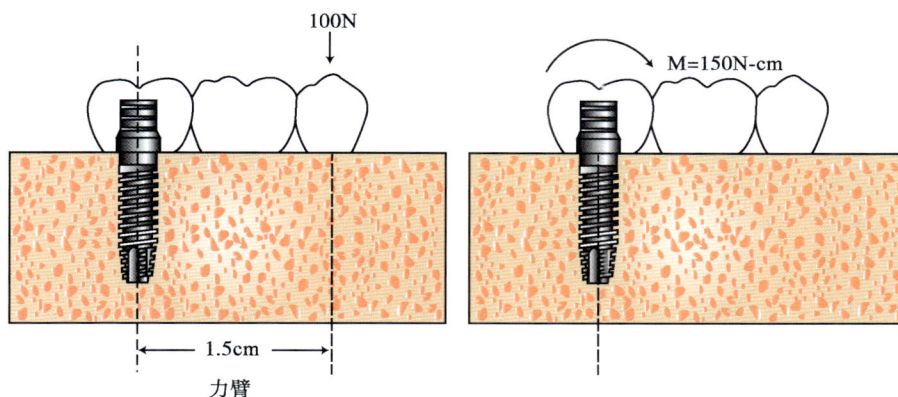

图 16-83 力矩被定义为矢量（M），其大小等于力的大小与相关点到力的作用线的垂直距离（力臂）的乘积（引自 Misch CE：*Dental implant prosthetics*，ed 2，St Louis，2015，Mosby.）

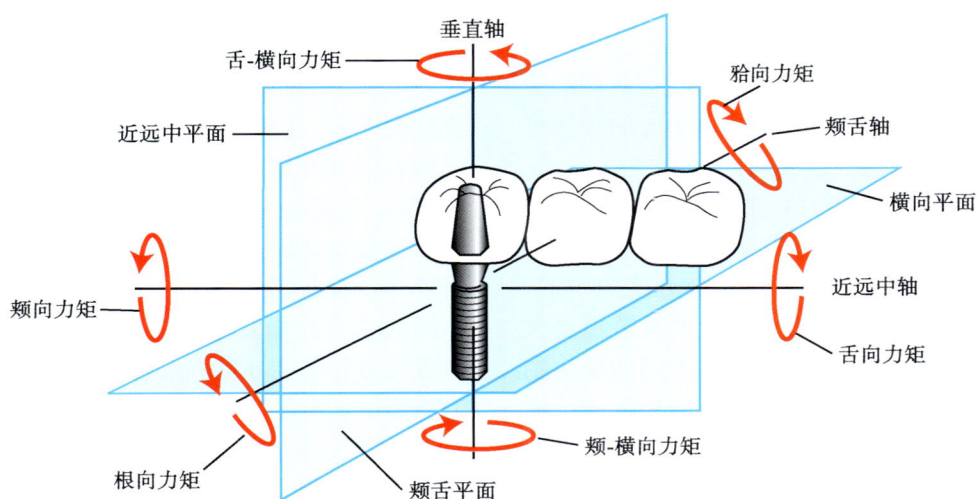

图 16-84 力矩负荷倾向于在 3 个平面导致旋转。在这 3 个平面上沿顺时针和逆时针方向旋转产生 6 个力矩：舌 - 横向力矩、殆向力矩、根向力矩、颊向力矩和舌向力矩（引自 Misch CE：*Dental implant prosthetics*，ed 2，St Louis，2015，Mosby.）

免修复体脱落、部件断裂、牙槽嵴骨丧失及整个种植体系统的失败。

## 1. 咬合高度

咬合高度作为颊舌向分力的力臂，源于工作侧或平衡侧的咬合接触、舌的推力或颊部和口腔肌肉的被动负荷，以及近远中向的分力。

在 A 类骨中，牙槽嵴顶处的初始力矩负荷小于 C 类或 D 类骨，因为在 C 类和 D 类骨区的牙冠高度较大。治疗规划必须考虑到这种受限的初始生物力学环境（表 16-4）。由于不存在有效力臂，垂直向分力的力矩不受咬合高度的影响。然而，偏侧咬合接触或侧向负荷会引入显著的力臂。

## 2. 悬臂长度

在刚性固定的种植体上设计有悬臂或偏置负荷的修复体时，较大力矩可能来自垂直向分力。如果在悬臂上施加舌向分力，则会在种植体颈部产生扭矩。

具有 1cm、2cm、3cm 延伸悬臂的种植体具有显著的力矩负荷区间。直接在种植体上施加 100N 的力不会导致力矩负荷或扭矩，因为没有通过偏移距离施加旋转力。在距离种植体 1cm 处施加 100N 的力会产生 100N·cm 的力矩负荷。类似地，如果负荷施加在距种植体 2cm 处，则有 200N·cm 的扭矩被施加到骨 - 种植体区域，同样在 3cm 处会产生 300N·cm 的力矩负荷。相较而言，种植体基

**表 16-4　受到悬臂力时，作用于牙槽嵴顶的力矩负荷与牙冠高度有关**

| 对力矩的影响 | | 施加于种植体冠 - 嵴界面的力矩 | | | | | |
|---|---|---|---|---|---|---|---|
| 咬合高度 | 悬臂长度 | 舌侧 | 颊侧 | 根向 | 𬌗向 | 颊 - 横向（mm） | 舌 - 横向（mm） |
| 10 | 10 | 100 | 0 | 50 | 200 | 0 | 100 |
| 10 | 20 | 100 | 0 | 50 | 400 | 0 | 200 |
| 10 | 30 | 100 | 0 | 50 | 600 | 0 | 300 |
| 20 | 10 | 200 | 0 | 100 | 200 | 0 | 100 |
| 20 | 20 | 200 | 0 | 100 | 400 | 0 | 200 |
| 20 | 30 | 200 | 0 | 100 | 600 | 0 | 300 |

引自 Misch CE：*Dental implant prosthetics*，ed 2，St Louis，2015，Mosby

台通常是以 30N·cm 的扭矩拧紧。

### 3. 咬合宽度

较宽的咬合面增加了各向偏置咬合负荷的力臂。通过缩窄𬌗面或调𬌗以提供更中心的接触可以显著减小颊舌向倾斜（旋转）。

总之，力矩负荷会引发一个恶性的、破坏性的循环并导致牙槽骨丧失。随着牙槽骨丧失的进展，咬合高度自动增加。随着咬合高度力臂的增加，颊舌向轻微旋转和摆动增加，对牙槽骨造成更大的压力。除非骨密度和强度增加，否则如果生物力学环境没有得到纠正，这种恶性循环将继续螺旋式发展致使种植失败（图 16-85）。

## （二）未使用种植体保护性咬合

### 1. 病因

适当的咬合方案是种植修复长期稳定的首要条件，特别是存在口腔功能异常或基础较差时。不良的咬合方案增加了负荷程度，并加剧了种植体系统的机械应力（和应变）。这些因素增加了修复体和骨并发症的发生频率。牙槽骨丧失可导致龈沟的厌氧深度和种植体周围疾病状态。这些情况也可能导致软组织退缩、龈乳头的丧失和不良的美学条件。所有这些并发症都可能是由于咬合负荷（功能性或功能异常性）造成的生物力学应力导致的。

### 2. 预防

种植体保护性咬合（implant-protective occlusion，IPO）是为骨内种植体的修复体专门设计的一种咬合方案，以减少生物力学并发症和提高种植体和修复体的临床寿命[93]。作者在进行了长期的临床评估和生物力学研究后发表了有关这一概念的生物力学原理（最初称为中位舌侧集中𬌗）。这一概念是专门为部分或完全无牙颌患者的固定修复设计的，并从基本的义齿概念、骨生物力学原理和有限元分析进行临床考量，以减少有害的咬合负荷，并建立一致的咬合理念。

咬合设计的主要目标是将传递到种植体系统的咬合负荷维持在生理和生物力学限度内，对于不同的患者和修复体，这些限度不尽相同。来自患者的力受功能异常、咀嚼动力学、种植体在牙弓上的部位和定位、牙弓的形状和冠高度的影响，这些参数致使牙种植体的治疗计划理念差异很大。临床医生可以选择恰当的位置、数量和种植体尺寸，在必要时通过渐进式骨负荷增加骨密度，以及应用应力缓冲元件来设计合适的咬合方案，从而最好地解决这些力学问题。

固定修复的 IPO 原则阐述了降低种植体系统应力的几种条件，包括现有的咬合、种植体体部与咬合负荷的角度、种植冠的牙尖斜度、相互保护的关节、悬臂或侧向负荷、牙冠高度、牙冠轮廓、咬合接触位置、咬合接触的时间，以及对最薄弱部件的保护（框 16-5）。

## （三）固定种植修复的咬合考量

### 1. 初步评估

许多临床医生在为患者实施最终的种植修复时才开始评估患者的咬合情况。然而，这个时间节点往往太迟，以至于无法恰当地恢复患者的咬合。帮助确定种植体患者在修复前是否需要进行咬合矫正的潜在问题是检查与现有状况相关的阴

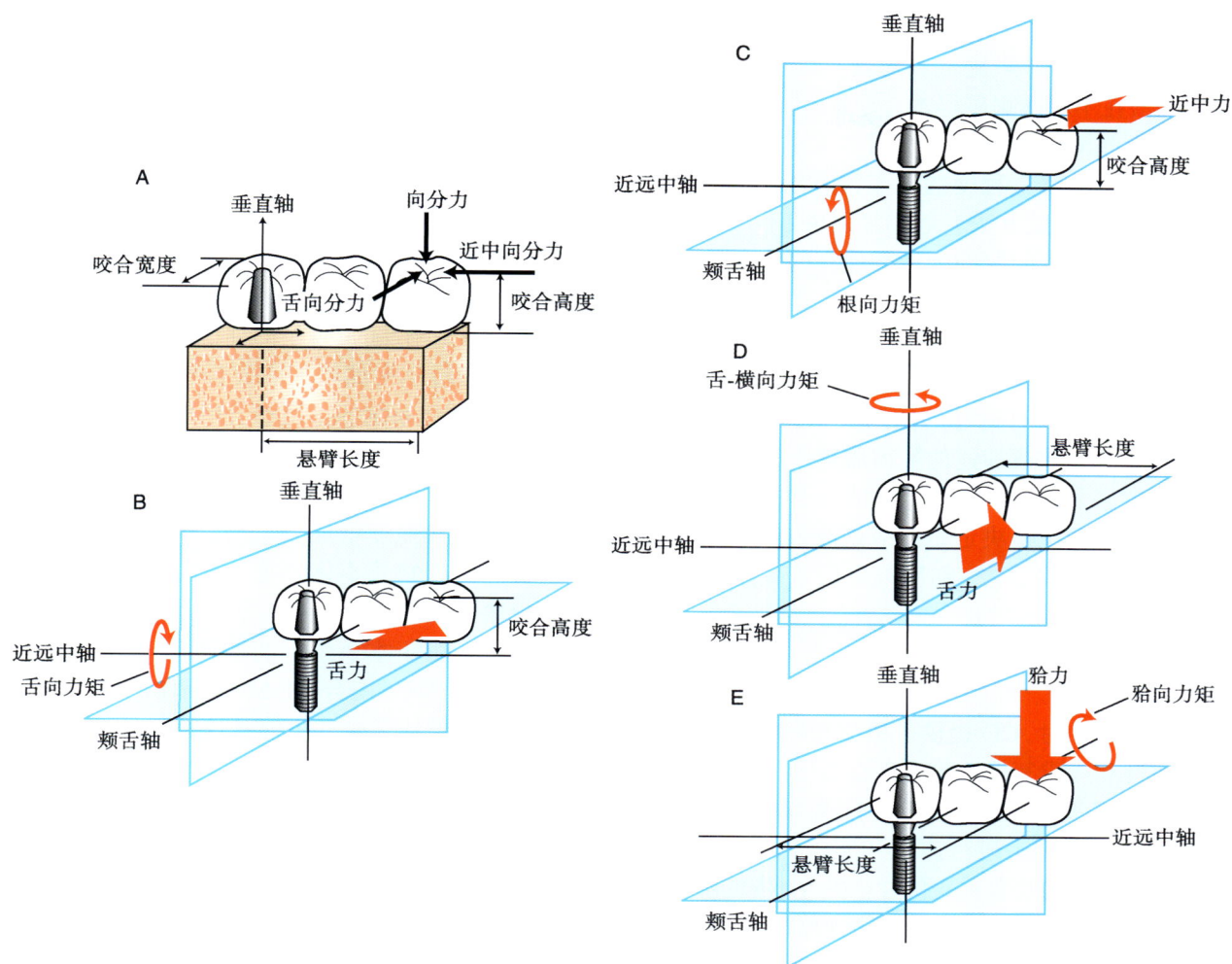

图 16-85 A. 3 种临床力矩导致牙种植体的扭转（力矩）负荷：咬合高度、咬合宽度和悬臂长度；B. 咬合高度作为颊舌向分力和近远中向分力的力臂（C）；D. 如果在悬臂上施加舌向分力，也可能在种植体颈部产生扭矩；E. 垂直向的力矩不受咬合高度的影响，因为其有效力臂在中心位置为 0（引自 Misch CE：*Dental implant prosthetics*，ed 2，St Louis，2015，Mosby.）

### 框 16-5  种植体保护性咬合原则

- 无早接触或𬌗干扰。
- 相互保护的关节。
- 种植体位点垂直于咬合负荷。
- 较小的牙尖斜度（牙尖倾斜）。
- 减少悬臂或侧向负荷。
- 降低牙冠高度（垂直向偏移）。
- 理想的种植牙冠轮廓。
- 理想的咬合接触位置。
- 理想的咬合接触时间。
- 保护最薄弱部件（如拱形区）。
- 长而宽的接触面积。

性体征。这可能包括颞下颌关节（TMJ）状况、牙齿敏感、牙动度、磨损、牙折、牙颈部缺损或崩瓷等情况。这些情况越少或越不显著，在患者修复前需要进行全面的咬合调整的可能性越小。因此，为了正确评估这些情况，临床医生在治疗前不能忽视它们。

### 2. 现有的咬合

最大牙尖交错𬌗（MI）定义为不依赖于髁突位置的上下颌牙的牙尖完全交错，有时被描述为不依赖于髁突的位置的牙齿的最佳适合度。正中咬合（CO）指下颌骨处于正中关系（CR）时上下颌牙的咬合[100]，与 MI 时的牙齿位置可能一致或不一致。它与 CR（一种不依赖于牙齿接触且髁突处于前上位的神经肌肉位置）的关系值得修复医生注意。当下颌骨处于 CR 位闭合时,可能需要调𬌗以消除错𬌗接触,并且评估其对现有牙列和计划修复体的潜在不利影响显得尤为重要。

治疗前消除错𬌗接触有很多优点,并且可以根据错位牙的严重程度选择多种方法:选择性牙成形术(一种减数方法)、冠修复(伴或不伴牙髓治疗),或者拔除有问题的牙齿。现有的咬合关系最好利用安装在𬌗架上的面弓诊断模型,在处于 CR 时对开闭口咬合进行评估。

MI 与 CO( CR 咬合)协调的必要性存在争议。绝大多数患者没有这样的协调关系,但他们并没有出现临床症状或加速的牙齿脱落。很难断言这两种位置必须一致。然而,评估现有的咬合关系和下颌偏移情况是决定是否应该改进或维持现状的重要因素。换言之,临床医生应该决定他们是忽略还是管理患者的咬合关系。

一般来说,更换或修复的牙齿越多,患者越有可能恢复到 CO。例如,种植体支持式固定义齿修复下颌无牙颌时,CO 提供了关节和口内状况之间的一致性和可重复性。咬合垂直高度(OVD)的微小变化及其与前牙种植体基台位置和受力方向的关系可以在𬌗架上进行研究和实现,而无须在患者身上记录新的咬合垂直位置。另外,当更换 1 颗前牙时,即使可能出现后牙干扰和前牙转变为完全交错𬌗的情况,利用现有的 MI 位置通常也能获得患者满意的修复效果(与理想情况相差很小)。然而,对于部分无牙颌患者,应评估现有的咬合情况以确定是否存在不利因素。

### 3. 过早的咬合接触

一个基本的生物力学公式是,应力等于力除以受力面积(S=F/A)。在最大牙尖交错𬌗或 CO 期间,不应过早地发生咬合接触,特别是在种植体支持的牙冠上。过早的咬合接触经常导致对颌牙冠的局部侧向负荷[101]。由于早接触的表面积小,骨内应力的大小按比例增加(即 S=F/A)。所有的咬合力都作用于一个区域,而不是由几个基台和牙齿分散。此外,由于早接触通常是在一个斜面上,因此负荷的水平分量增加了剪切应力和整个种植体系统的总应力。由于剪切负荷会导致更多的并发症,𬌗面的瓷层、基台螺钉和牙冠的粘接剂都处于较高风险。

这一概念是天然牙的通用标准,但由于上述的几个原因,这对种植义齿来说更为重要,因种植

义齿具有更大的冲击力和更轻微的咬合力感知。Myata 等评估了猴(食蟹猕猴,Macaca fascularis)的种植体牙冠的早接触。对存在 100μm、180μm 和 250μm 早接触种植冠的牙槽骨进行为期 4 周的组织学评价。100μm 早接触牙冠有轻微的骨组织改变。180μm 组显示出几毫米的 V 形骨吸收。存在 250μm 早接触的种植冠持续 4 周后,种植体周围形成一个大的 V 形缺损,延伸至种植体体部的 2/3 以上。种植体是刚性的,过早的种植体负荷不能像天然牙那样通过动度的增加或咬合材料的磨损来释放[102]。种植体系统的早接触会增加早期基台螺钉松动、崩瓷、早期负荷失败和牙槽骨吸收的风险。

当存在习惯性功能异常运动时,由于咬合力的持续时间和强度增加,消除过早的咬合接触尤为重要。由于缺乏本体感觉,并且种植体无法移动和分散作用力,消除种植牙的早接触比天然牙更为关键。由于本体感觉的增加,天然牙早接触经常会影响下颌的闭合,使 MI 位置不同于 CO 位。早接触的种植体牙冠并不能从这种保护功能中获益。因此,种植体系统处于高风险。因此,对于部分无牙颌的种植患者,CO 和 MI 的咬合评估和必要的调整比天然牙列更为重要,因为早接触会对种植体造成比天然牙更为严重的后果(图 16-86)[33]。

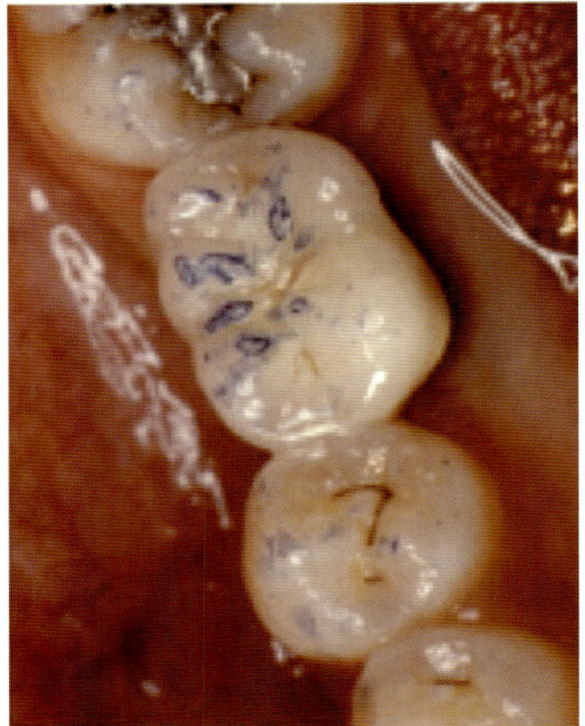

图 16-86　过早的咬合接触(即种植义齿咬合先于天然牙齿)对种植体有害,可能导致骨吸收或种植体折裂

## 4. 种植体轴向

作用在牙齿和牙种植体上的力被称为矢量（按大小和方向定义）。咬合力通常是三维的，具有沿着一个或多个临床坐标轴方向的分量。主要的咬合力可以分解为任何给定平面中分量的组合。由于施加负荷的方向不同，同样大小的力会对种植系统产生截然不同的影响。这在种植体支持系统上尤为明显，因为它们更加坚硬。牙齿通常情况下主要是长轴负荷。大多数口腔内的天然牙根与 Wilson 曲线和 Spee 曲线垂直。虽然咀嚼呈椭圆形的"泪滴"状模式，但当牙齿最终接触时，尤其在强力咬合时，力是沿着牙根长轴方向（图 16-87）。与牙齿侧向运动相比，其根向运动是最小的。上颌前牙承受侧向负荷。由于牙齿动度增加降低了负荷的侧向分量的作用，从而减少了侧向力对牙齿的影响。

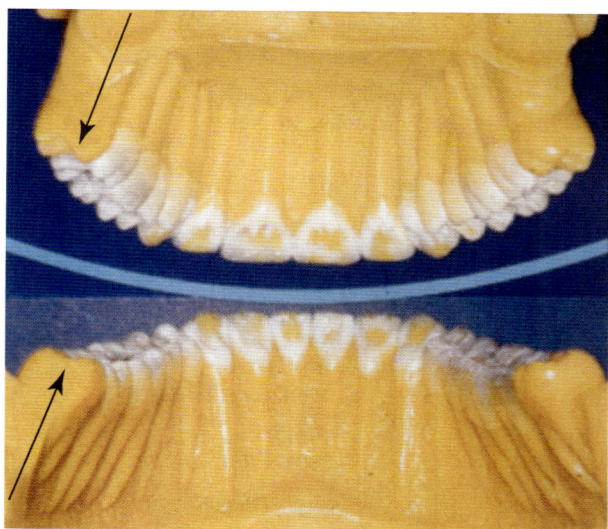

图 16-87　天然牙咬合垂直于 Wilson 曲线和 Spee 曲线（箭）（引自 Misch CE：*Dental implant prosthetics*，ed 2，St Louis，2015，Mosby）

相较施加于种植体的成角力，在种植体长轴上的轴向负荷产生较小的总应力和较大比例的压应力。当沿着种植体长轴加载时，100N 的力产生一个 100N 的轴向力分量，未观察到侧向力分量。种植体的位置应该像天然牙一样垂直于 Wilson 曲线和 Spee 曲线。

大多数骨的解剖变异（如骨凹陷）位于颊侧并影响种植体的倾斜度。种植体可以 15° 植入以避开颊侧凹陷，因此与咬合负荷成 15° 植入。这种角

度种植体可以在修复重建期间通过 15° 基台进行修复。从牙槽嵴顶到咬合平面，种植体基台看起来是轴向种植体内的基台。技师和修复医生通常以相似的方式处理角度种植体和轴向种植体。然而，与轴向负荷相比，15° 种植体的颊侧骨负荷增加了 25.9%（图 16-88）。如果种植外科医生以 30° 放置种植体，任何咬合负荷的颊向分力会导致施加在颊侧骨上的负荷增加 50%[93]。

有角度的种植体增加了牙槽骨丧失的风险。此外，更大的力作用到了大部分种植系统。角度基台可以在长轴上对咬合面的瓷施加负荷，但与施加在骨上的负荷相比，基台螺钉松动和种植体部件折裂的风险增加。即使修复医生可以放一个 30° 的角度基台并修复成类似于轴向种植体的病例，但早期负荷失败、牙槽嵴骨丧失和基台螺钉松动的情况和风险是截然不同的（图 16-89）。

## 5. 力的方向和骨力学

由于骨的各向异性，偏置或角度负荷对骨的危害进一步增大。各向异性是指骨的特性，尤其是机械特性，包括极限强度，取决于骨受负荷的方向和受力类型。例如，据报道，人类长骨的皮质骨在压缩时最强，在拉伸时减弱 30%，在剪切时减弱 65%[103]。瓷、钛成分和粘接剂对负荷的剪切力的抵抗也最弱。由于骨、瓷、钛成分和粘接剂对剪切力的抵抗最弱，IPO 试图消除或减少对种植系统的所有剪切力。

任何以一定角度施加到种植体上的咬合负荷都可以分解为常规应力（压缩力和拉伸力）和剪切力。随着施加到种植体上负荷角度的增加，压缩和拉伸力的量随着角度的余弦值改变。因此，力稍微减少。然而，力的角度分量是剪切力，并且剪切力是力的大小乘以负荷的正弦，这显著增加了负荷。骨所受到的力是压缩力、拉伸力和剪切力的总和。例如，在离轴 12° 施加 100N 的力会使骨骼受到的总力增加 100N× 余弦 12°=97.81N+100N× 正弦 12°=20.79N。总力是 97.81N+20.79N=118.60N（或总力增加近 20%）。负荷与种植体长轴的夹角越大，压缩力、拉伸力和剪切应力就越大（图 16-90）。

在有限元分析中，当力的方向改变为更大的角度或者水平负荷时，应力的大小将增加 3 倍或更多[104]。此外，与轴向力相比，拉伸力和剪切力将增加十倍以上，而不是主要的压缩力。在光弹性

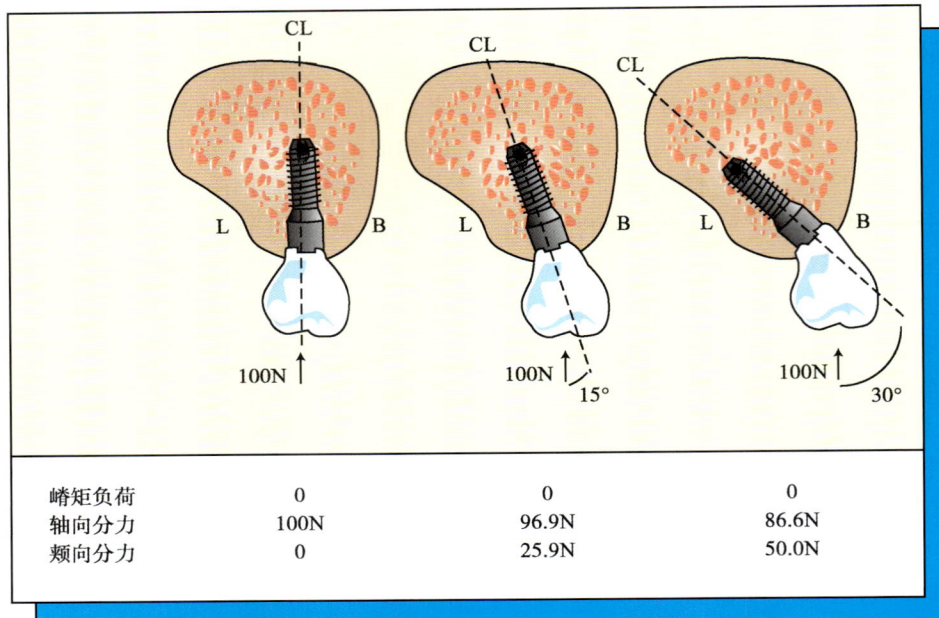

| | | | |
|---|---|---|---|
| 嵴矩负荷 | 0 | 0 | 0 |
| 轴向分力 | 100N | 96.9N | 86.6N |
| 颊向分力 | 0 | 25.9N | 50.0N |

图 16-88　沿种植体长轴加载的负荷不会增加负荷的颊向分力（最左侧）。15° 负荷使颊向分力增加 25.9%（中间）。30° 负荷使颊向分力增加 50%。当力沿着种植体长轴施加时，应力集中在牙槽嵴区域（最左侧）。应力强度不会因种植体的位置而增加。中间的种植体偏离长轴 15°。对于 15° 基台，种植体修复与之前的情况相似。然而，现在 25.9% 的更大的应力施加在牙槽骨上；所有其他因素都是相似的。最右侧种植体偏离长轴负荷 30°。对于 30° 基台，牙冠可能看起来相似。然而，基台螺钉、基台 - 种植体连接部和种植体 - 骨界面在系统的颊侧应力增加了 50%（引自 Misch CE：*Contemporary implant dentistry*，ed 2，St Louis，1999，Mosby）

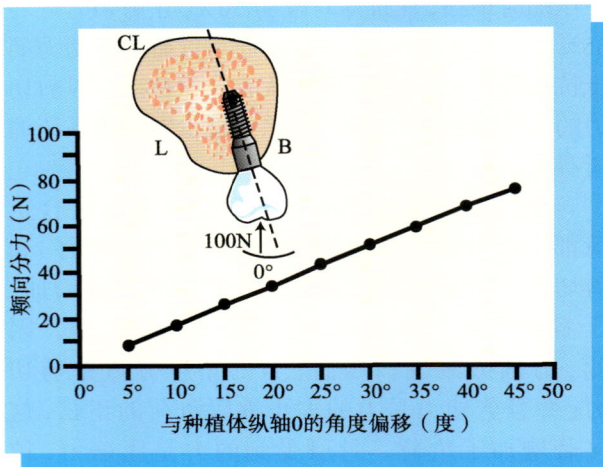

图 16-89　随着种植体负荷方向的角度增加，整个牙冠种植体 - 骨系统的应力增加。B. 颊侧；L. 舌侧（引自 Misch CE：*Contemporary implant dentistry*，ed 2，St Louis，1999，Mosby）

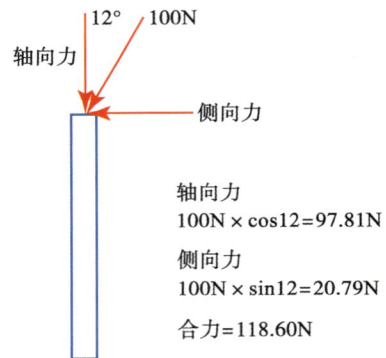

轴向力　$100N \times \cos 12 = 97.81N$

侧向力　$100N \times \sin 12 = 20.79N$

合力 = 118.60N

图 16-90　12° 的力使对种植系统的力增加 18.6%（引自 Misch CE：*Dental implant prosthetics*，ed 2，St Louis，2015，Mosby）

块中，种植体植入后，可以观察到骨中的应变轮廓（图 16-91）。轴向加载的种植体在系统中的应变较小（图的左侧和右下方）。倾斜的种植体有更多的应变线，表明负荷更大（右上方种植体）。

与种植体长轴成角度的负荷增加了种植体对侧牙槽嵴顶的压应力，增加了沿着负荷同侧的张力分量。受力方向与种植体长轴的角度越大，骨嵴顶处潜在的损伤负荷就越大。例如，三维有限元分析表明，100% 骨接触的种植体在垂直负荷下可能产生 4 000psi（27.6MPa）的压应力，在骨 - 种植体界面几乎没有拉伸应力。在相同种植体设计上以 45° 加载时，压缩应力可能增加到 14 000psi（96.6MPa），相反，拉伸应力可能增加到 4 000psi（27.6MPa）。以 45° 加载时，压缩应力增加 3 倍，拉伸应力增加 1 000 倍。

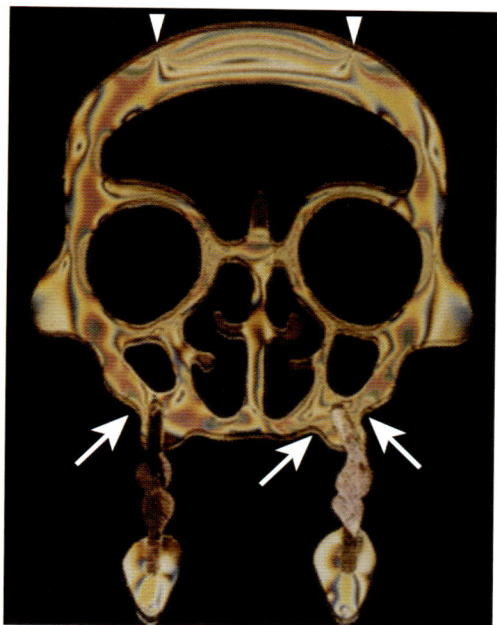

图 16-91　上颌骨和下颌骨中相对种植体的光弹性研究。其中一个上颌种植体相对于负荷方向成角度。在轴向负荷作用下，3 种种植体材料中的应力轮廓线数量类似。角度种植体的应力轮廓线增加（引自 Misch CE：*Dental implant prosthetics*，ed 2，St Louis，2015，Mosby）

三维研究中骨模拟物的应力轮廓与种植体早期牙槽骨丢失的临床模式相似。在角度负荷下，不仅应力的大小增加，而且还转化为更加有害的剪切力，这更会加剧骨质流失和螺钉松动[105]。力的角度越大，剪切分量越大。骨对剪切力的抵抗能力弱 65%。力的大小增加，骨的强度降低。据报道，有角度的咬合力降低了天然牙骨修复的能力。它还可能损害种植体周围骨重建。

不仅剪切负荷会削弱骨，以一定角度施加到骨的力也会进一步影响骨的压缩和拉伸强度的生理极限。以 30° 施加的力可能会使骨强度极限在压缩时降低 10%，在拉伸时降低 25%（表 16-5）。60° 的受力角度会使压缩强度降低 30%，拉伸强度降低 55%。在有角度的作用力下，不仅种植体周围牙槽嵴的负荷会增加，而且骨在剪切、拉伸和压缩时所能耐受的应力（即极限强度）也会降低。负荷角度越大，骨的极限强度越低。由于力的大小增加会导致骨的强度降低，所以 IPO 尝试消除对种植体支持的修复体的侧向或角度负荷。

综上所述，牙槽嵴的微应变随着角度负荷的增加而增加，并可能从生理限度内的轴向负荷转变为病理过载区的角度负荷，从而导致骨丢失。更大的力，尤其是剪切力，会对整个种植系统产生

表 16-5　与负荷方向有关的皮质骨强度

| 类型 | 强度（MPa） | 负荷方向 |
| --- | --- | --- |
| 压缩 | 193 | 纵向 |
| | 173 | 离轴 30° |
| | 133 | 离轴 60° |
| | 133 | 横向 |
| 张力 | 133 | 纵向 |
| | 100 | 离轴 30° |
| | 60.5 | 离轴 60° |
| | 51 | 横向 |

引自 Reilly DT，Burstein AH：The elastic and ultimate properties of compact bone tissue，*J Biomech* 80：393-405，1975.

影响。咬合面的瓷抵抗剪切力较弱，可能发生破裂，固位修复体的粘接剂对剪切力的抵抗是最弱的，可能导致固位失败，在剪切力的作用下，基台螺钉更易松动，牙槽骨可能会吸收，种植体部件在高剪切负荷的作用下更容易发生破裂。当剪切力随着种植系统的角度负荷而增加时，应尝试减少角度负荷的负面影响[106]。

主要咬合力应沿着种植体长轴方向，而不应该成角度或沿着角度基台。角度基台只能用于改善修复体就位道或改善最终的美学效果。角度基台沿着基台轴向加载，向整个种植系统传递显著的弯矩负荷（即倾向于旋转或摇动种植体）。

### 6. 修复体的角度负荷

用光弹性和三维有限元分析方法已经证实了角度力作用下牙槽嵴的较大应变。无论咬合负荷是施加在一个角度种植体上，还是角度负荷施加在垂直于咬合平面的种植体上，结果是相似的（图 16-92）。种植系统的生物力学风险会增加。

种植外科医生可以将种植体放置在垂直于咬合平面的理想位置，而修复医生可以以一定角度戴入牙冠。在剪切力的作用下，有害力增加，牙槽嵴骨强度降低，在种植体部件和基台螺钉上的剪切负荷增加。

角度种植体或种植牙冠上的角度负荷会增加种植系统的峰值应力，将更大比例的力转化为剪切力，并降低骨、瓷和粘接剂的强度。相反，在种植体轴向并垂直于咬合平面的负荷下，种植体系统周围的应力值最小，骨、瓷和粘接剂的强度最大。所有这些因素都要求减少种植系统的角度力（图 16-93）。

种植体与咬合平面的夹角大于 12° 时，大多数需要应用角度基台。外科医生和修复医生应该

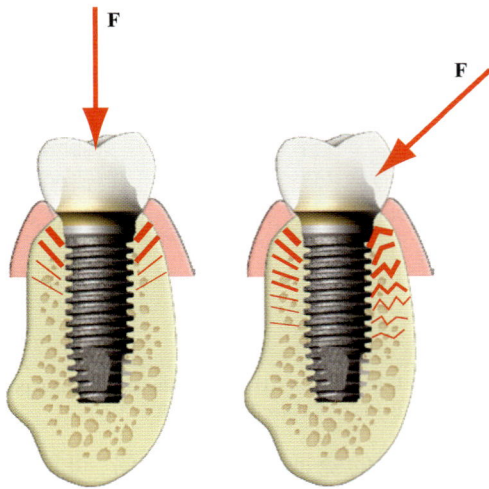

图 16-92　当角度负荷作用在种植体上时，种植体对侧的压缩应力增加，种植体同侧的拉伸和剪切负荷增加。由于骨对拉伸力和剪切力的抵抗力较弱，骨的风险增加，有两个原因：应力量增加，以及应力类型变为更多的拉伸力和剪切力。F. 力（引自 Misch CE：*Dental implant prosthetics*，ed 2，St Louis，2015，Mosby）

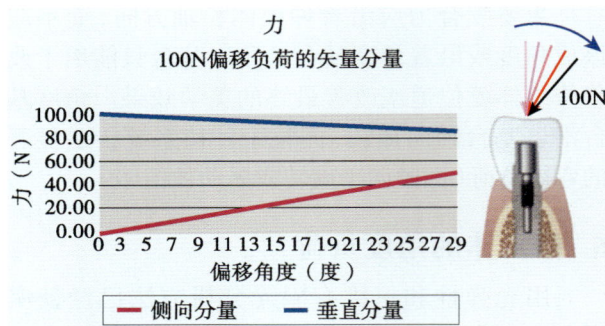

图 16-93　角度负荷施加在种植体上的力的增加与力角度直接相关。力的增加主要是负荷角度偏移的结果（引自 Misch CE：*Dental implant prosthetics*，ed 2，St Louis，2015，Mosby）

明白，角度基台是由两部分组成，在设计上比没有角度的两部分直基台更脆弱。由于在角度基台一侧的基台螺钉侧面的金属较少，因此其断裂的风险更大，或者难以缩小宽度以获得理想的牙冠轮廓。此外，由于角度负荷的作用，在基台螺钉和牙槽嵴顶部产生更大的横向负荷分量，增加了基台螺钉松动的风险。在 Ha 等的一项研究中，对上颌前牙角度基台与直基台的螺钉松动进行了比较。在循环负荷下，角度基台的螺钉松动率高于直基台[107]。

## 7. 角度负荷的解决方案

当无法消除侧向或角度负荷时，应减少力的

大小或增加种植体支撑的表面积，以降低种植系统生物力学并发症的风险。例如，如果连续植入 3 颗种植体，第 1 颗在负荷长轴上，第 2 颗与负荷成 15°，第 3 颗成 30°，外科医生可以通过以下方式减小总体风险：在靠近角度最大的种植体的缺牙间隙植入 1 颗额外的种植体；增加角度种植体的直径；或者选择具有更大表面积的种植体设计。3 种选择中，增加种植体的数量对于减少系统的总体应力最为有效[108]。此外，种植体数量越多，修复体的固位力也越大。

修复医生可以通过以下 3 种方式降低过载风险：①将种植体固定在一起；②减小第 2 颗种植体上的咬合负荷，并进一步减小第 3 颗种植体上的负荷；③消除来自角度最大的种植体的所有侧向和水平负荷，并完全消除所有后牙区域的侧向和水平负荷。

下颌骨前部（其受力大小与上颌骨前部相似）常将种植体垂直于咬合平面放置，并使用直基台进行修复。在上颌骨前部，即使在理想情况下，种植体也应该远离唇侧骨，并使基台朝向冠唇侧轮廓。此时角度基台是必须的，这些种植体通常受到角度负荷。事实上，上颌前牙通常承受与咬合平面呈 12°～15° 的负荷。

与下颌切牙相比，天然牙列通过增加牙根大小和牙齿动度，减少了对上颌骨的应力。在上颌骨，建议使用更大直径的种植体或更多数量的种植体，以减少每个基牙上的牙槽骨应力，特别是在严重磨牙症的患者中。为了改善种植体的位置或便于使用大直径的种植体，在植入种植体之前可能需要牙槽嵴增量。IPO 旨在减小咬合接触的力，增加种植体数量或直径，使种植体更能承受角度负荷。

## （四）咬合接触时机

临床医生在评估和确定咬合接触时通常使用主观判断的方法。由于口腔麻醉的使用、操作方法的主观性以及对咬合接触时机认知的不确定，往往会导致假阳性或假阴性结果。

### 1. 病因

（1）咬合感知：Jacobs 和 van Steenberghe 通过对𬌗干扰的感知来评估患者的咬合感知。当对颌为天然牙互相接触时，在 20μm 时可以感知到干扰。当种植牙与天然牙接触时,在 48μm 时可以感知到干扰,感知精度比天然牙低 1 倍多。当上下颌都是种植牙时,在 64μm 时可以感知到干扰,而当天然牙与种植覆盖义齿相对时,感知干扰的阈值为 108μm(比天然牙之间对颌接触时低 5 倍)[109]。Mericske-Stern 等用钢箔评估口腔触觉敏感性。种植义齿最低压力的检测阈值要显著高于天然牙(3.2 vs. 2.6 箔)[110]。Hammerle 等也报道了类似的发现,种植义齿的平均阈值(100.6g)是天然牙阈值(11.5g)的 8.75 倍[111]。与天然牙支持的牙冠相比,通过"咬合感觉如何?是否感觉到种植上部牙冠过高?"等咬合感知进行的咬合调整不能很好地反映咬合过度接触。由于咬合感知质和量的降低,咬合调整后的种植牙可能仍会存在早接触。

对于天然牙移动和种植体移动的生物力学的差异,所关注的问题不应仅限于它们直接连接在同一修复体中的情况。当种植体植入牙列缺损的牙弓中时,无论天然牙是否与种植体相连,类似的生物力学因素仍然存在。

**(2)技工室固有误差**:技工无法通过工作模型精确地平衡咬合。技师通过轻叩两个石膏模型来评估咬合接触,但石膏模型不会在 28~108μm 间移动。因此,口腔内的咬合调整需要补偿牙齿的初级和次级移动。如果种植体牙冠交付时未进行重咬合力下的咬合调整,医生可能无法意识到种植体会像新的未实现咬合平衡的天然牙支持的牙冠一样,承受过度负荷。

**(3)牙齿移动 vs. 种植体移动**:牙齿在承受 3~5 磅的负荷时,垂直方向上发生的突然的、初始的牙齿移动范围为 8~28μm,其距离取决于牙根的大小、数量和几何形状以及距上次负荷施加的时间[86]。这种牙齿移动方式被称为"初级"牙齿移动,是由牙周复合体的移动而导致的。种植体则不会发生初始或初级的垂直牙齿移动。当承受较重咬合力时,种植体可能会向根方移动的最大位移是 5μm。当发生初级牙齿移动时,在更大的负荷下会出现次级牙齿移动,这反映了周围支持骨组织的黏弹性特性。天然牙的垂直次级牙齿移动范围很小,可能只有 3~5μm。

次级牙齿移动与骨种植体移动类似。即种植体在轻咬合力下的轴向初始移动不会发生初级的、突然的移动。与在轻负荷下就会立刻产生移动的天然牙不同,种植体只有在重咬合负荷下才会移动,并且即使在这种情况下,其移动度也几乎为 0。在外力的作用下使骨产生形变时,种植体可能最多会移动 5μm,且这种移动与种植体的长度基本无关[87]。实际上,与其他因素相比,种植体"次级"移动的活动度与骨密度的关系最为紧密。

当天然牙之间对颌接触时,总的干预性移动可达到 56μm(28μm+28μm)。而当天然牙与种植牙接触时,总的干预性初级牙齿移动只有 28μm(28μm+0μm)。换言之,当种植修复体与天然牙相对时,口腔内其他天然牙与种植牙之间动度差异会导致种植体承受更大的负荷。

## 2. 预防/治疗策略

### (1)咬合设计方案

①临床医师在进行种植修复前应先评估现有的咬合情况,理想情况下,应在种植修复最终咬合评估前消除咬合早接触。

②在交付种植修复体时,应消除修复体上所有的早接触。值得注意的是,在咬合纸上涂抹一层凡士林有助于释放染料,从而更精确地识别天然牙和种植修复体上的咬合接触(图 16-94)。随后,临床医生在轻叩齿的力度下使用薄咬合纸(厚度＜25μm 的锡箔)进行种植体初始咬合调整(图 16-95)。在这种轻咬合力下,种植修复体几乎不接触,而牙列中种植体周的其他牙齿应表现出更大的初级咬合接触。即种植上部牙冠应仅有轻微的轴向咬合接触。

③实现咬合平衡后,当完成轻咬合力下的咬合调整时,患者会被要求施加更大的咬合力并在咬合纸上研磨(图 16-96)。塑料咬合纸的优点

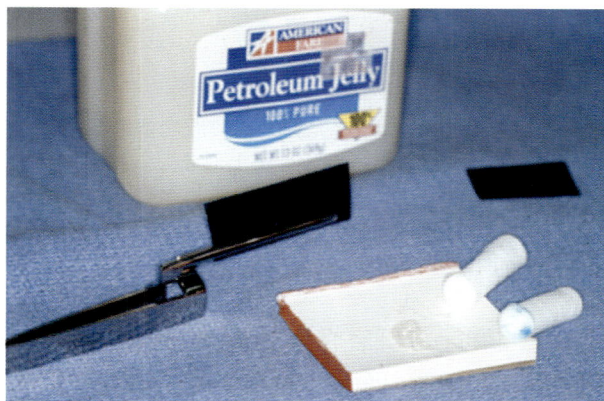

图 16-94　在咬合纸上涂抹凡士林有助于释放染料,使咬合标记更加明确(引自 Misch CE: *Dental implant prosthetics*, ed 2, St Louis, 2015, Mosby.)

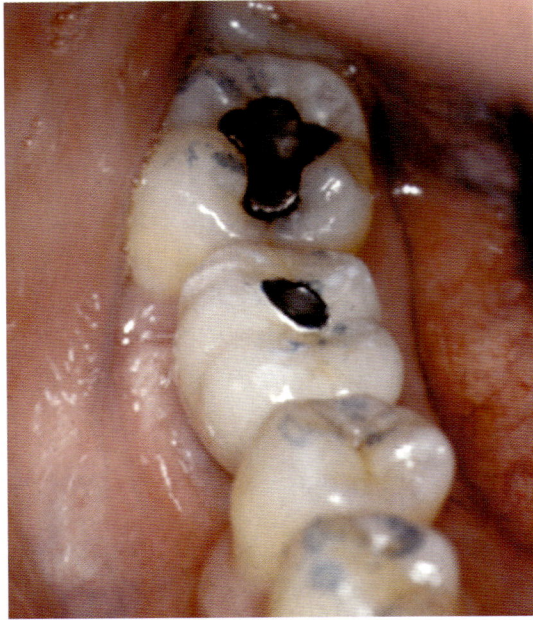

**图16-95** 先对种植体和牙齿施加轻微的咬合力。第一磨牙种植体牙冠的初期接触要少于其他牙齿（引自Misch CE: *Dental implant prosthetics*, ed 2, St Louis, 2015, Mosby.）

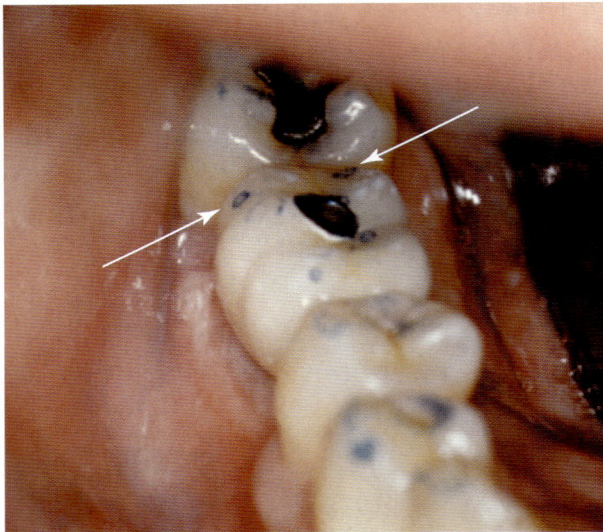

**图16-96** 在研磨运动中（尤其是在口腔功能障碍的患者中），用重咬合力评估第一磨牙种植上部牙冠。图中该患者的种植上部牙冠需要调整，因为舌尖和边缘嵴上的咬合印记为偏移负荷（引自Misch CE: *Dental implant prosthetics*, ed 2, St Louis, 2015, Mosby.）

是在重咬和牙齿研磨时不会撕裂（例如，20μm，Accufilm；Parkell，Farmingdale，NY）。种植上部牙冠上的咬合接触点方向应在种植体的轴线上，并且强度应与邻牙相似。当使用更大的咬合力时，所有的咬合元件在重咬合负荷下做出类似的反应。

为了协调种植牙与天然牙之间咬合力的差异，口腔医生会进行重咬合力下的咬合调整，因为它会压低天然牙齿，使它们与位移较小的种植体位置更加靠近，并均匀分担咬合负荷[45]。

**（2）同一象限内的咬合接触**：当同一牙弓的一个象限内所有后牙均为种植体支持式时，建议采用相同的咬合时机。在轻咬合力下，对侧前牙和后牙在正中咬合时的咬合接触比种植修复体稍重。在重咬合力下，整个牙列应产生相似的咬合接触。为了评估这些咬合接触，需要使用全牙弓咬合纸。

**（3）上下颌种植修复体相对**：当单侧种植修复体相对时，重咬合力下的咬合调整必须考虑到上下颌种植上部牙冠与其余天然牙之间56μm的垂直移动差异。轻咬合力下应再次使用全牙弓咬合纸进行咬合调整，并且种植体-种植体相对部分应几乎不接触，而前后天然牙的咬合接触更多。在重咬合力下，两侧牙弓应具有相似的咬合接触。

**（4）种植体支持式全口义齿**：当单颌为种植体支持式全口义齿，对颌为天然牙时，不需要在轻咬合力和重咬合力下分别进行咬合评估。同样，当上颌和下颌均为种植体支持式全口义齿时，也不需要区别在轻咬合力和重咬合力下的咬合时机。

**（5）上颌前牙**：当前牙运动使后牙脱离接触时，无须考虑后牙的侧向移动（56~73μm），因为该情况下不存在侧向力。由于前牙区天然牙和种植牙在下颌运动中侧向移动的差异更大，该方向上的咬合调整对种植修复更为关键。临床医师应首先使用轻咬合力和薄咬合纸，以确保在初期咬合或侧方𬌗移动过程中，种植体牙冠基本无咬合接触。随后在正中咬合和运动过程中施加重的咬合力，调整至在前牙区种植体和天然牙上形成相似的咬合接触。

为了补偿上颌前牙区种植体和天然牙之间100μm的水平移动差异，需要进行两方面的调整。首先，对下颌牙切缘唇侧接触点进行牙釉质塑形。此时需告知患者，这项操作仅调整了唇侧切缘，不会降低牙齿的高度。通常情况下，当上颌前牙缺失时，对颌的下颌切牙会向唇侧移动，这使得种植体位置和咬合调整更为关键。第二处调整通常是将上颌前牙牙冠的舌侧轮廓调整得比天然牙更凹，以适应重咬合力下的咬合调整（图16-97）。

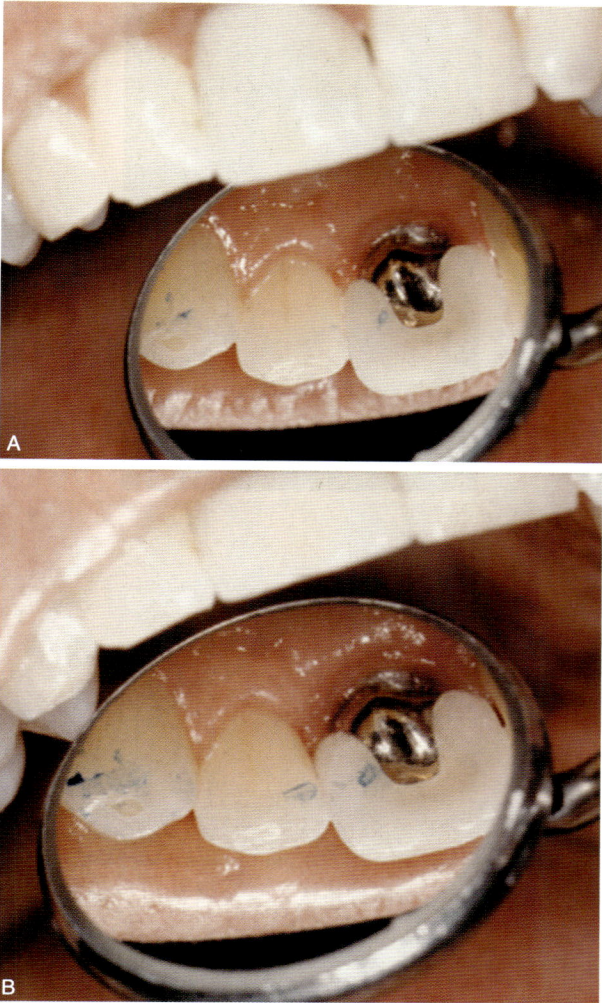

图 16-97 A. 前牙区种植上部牙冠的咬合平衡首先需要在正中𬌗和下颌运动时具有轻微的𬌗接触；B. 随后在重咬合力下对正中𬌗和下颌运动时的前牙区种植上部牙冠进行平衡调整。天然牙的初级位移与种植牙的位移差异在口腔前部区域更为显著（引自 Misch CE：*Dental implant prosthetics*，ed 2，St Louis，2015，Mosby.）

重咬合力下的咬合调整建议至不产生牙齿移动或位置变化为宜，因为仍需保证常规的咬合接触。种植牙的对颌牙不应脱离咬合。日常的基本短暂咬合接触将牙齿维持在其原始位置（与余留牙类似）。此外，由于大多数牙齿在骨性Ⅰ类咬合关系中与两颗对颌牙齿相接触（下颌中切牙除外），其对颌牙的位置更容易维持不变。换言之，与种植体牙冠相对的两颗天然牙仍会与种植体邻牙有咬合接触。然而，牙齿会随着时间不断移动。与天然牙不同，种植体在咬合力作用下不会发生伸长、扭转或移位的现象。因此，修复医师可以调整施加在种植体上的力的强度，而不轻易改变种植体在骨中的位置。相反地，天然牙则会表现出近中移动的趋势，随着

时间的推移，咬合位置会发生轻微变化。

## 3. 治疗

**复诊**：没有任何咬合设计能完全防止近中移位和牙齿微小移动的发生。此外，牙釉质每年可能会磨损 30μm。以种植体保护为导向的咬合理念中一项重点是每次常规洁牙时定期评估并调控咬合接触。这可以在种植体长期行使功能的过程中纠正细微的变化，并有助于防止瓷崩裂或其他应力相关的并发症（如基台螺钉松动）对种植修复体的影响。

## （五）𬌗面过大

### 1. 病因

在非美学区域也应对牙冠的𬌗面进行调整，使其与种植体的大小和位置匹配，并能引导垂直力作用至种植体体部。例如，下颌后牙区种植体支持式修复体通过改变颊侧轮廓使其具有较窄的𬌗面，因为种植体的直径较小并被放置在牙齿的中央窝区域。上颌后牙通常通过调整腭侧轮廓使其具有较窄的𬌗面，因为颊尖通常位于美学区域内（图 16-98）。

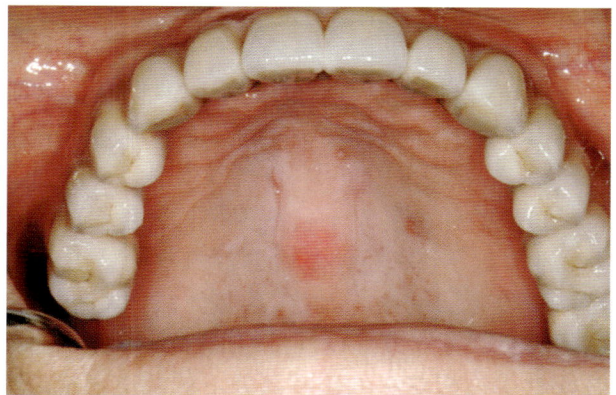

图 16-98 该全口义齿的后牙牙冠轮廓比天然牙窄，因为种植体的直径小于天然牙。通常情况下，上颌修复体缩小舌侧轮廓，而下颌后牙修复体则缩小颊侧轮廓（引自 Misch CE：*Dental implant prosthetics*，ed 2，St Louis，2015，Mosby.）

在后牙区，颊侧或舌侧的悬臂被称为偏移负荷，这与应用一类杠杆时作用力放大的原理相同。换言之，偏移越大，种植体的负荷就越大[112]。偏移负荷也可能由颊侧或舌侧的咬合接触导致，并产生力矩，增大种植体整体承担的压力、拉力和剪切力（图 16-99）。

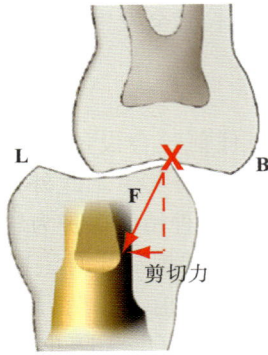

图 16-99　在种植体牙冠颊尖上的咬合接触通常会产生种植体偏移负荷,增加种植体负荷的剪切力(引自 Misch CE: *Dental implant prosthetics*, ed 2, St Louis, 2015, Mosby.)

技师通常会尝试制作具有类似天然牙颊舌侧咬合轮廓的种植牙冠。在非美学区域,后牙区种植上部牙冠应比天然牙的𬌗面宽度更窄。较宽的𬌗面在咀嚼运动或功能障碍时,会导致咬合偏移。较窄的种植上部牙冠咬合轮廓也能减少瓷崩裂的风险。

直径较小的种植体(如 10mm 的天然牙 vs. 4~6mm 的种植体)上部牙冠如果具有类似天然牙的轮廓,会导致修复出现悬臂。这种带有悬臂的牙冠通常在固定局部义齿的盖嵴式桥体设计中出现(图 16-100)。由于冠的牙龈区域也是瓷制的,所以颊侧的瓷层通常没有金属内冠的支持。因此,在下颌牙冠的颊尖或上颌牙冠的舌尖上会产生剪切力,从而增加瓷崩裂的风险。与天然牙相比,种植体基台上产生的冲击力更强,进一步加剧了这种风险。

扩展的种植上部牙冠外形不仅增加了偏移负荷,还常常导致种植体基台的颊侧龈缘处出现瓷层盖嵴或瓷层延伸。因此,种植体龈沟区域的家庭护理会因牙冠外形设计过度而受到影响。牙线或探针也许能够深入盖嵴部分下的游离龈缘,但无法进入龈沟,因此几乎无法进行日常卫生维护。较窄的后牙𬌗面则有助于日常龈沟家庭护理。

总之,较窄的𬌗面与较小的冠轮廓设计有助于日常护理,改善轴向负荷,并减少瓷崩裂风险。然而,在美学区域,与移除种植体、进行骨移植和在更理想的位置重新植入种植体相比,盖嵴设计可能是获得更好美学效果的必要措施。

## 2. 预防和治疗

**(1) 下颌后牙区牙冠**:当牙槽骨从 A 类骨向

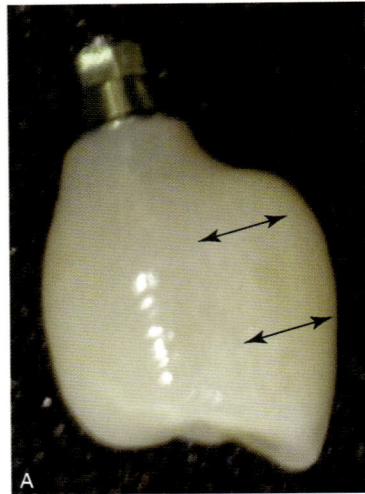

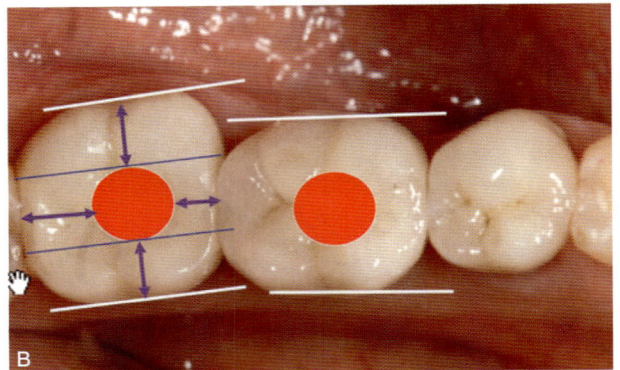

图 16-100　A. 种植体植入位置偏舌侧时的颊侧悬臂;B.缩窄后牙咬合面以减少剪切力

B 类骨吸收,下颌骨后部发生舌侧骨吸收。这会导致种植体的相对位置比原来的天然牙更偏向舌侧。与上颌牙弓相比,C-h 和 D 类骨的下颌牙槽嵴顶向颊侧移动。然而,由于下牙槽神经上方的可用骨量不足以进行骨内种植,因此通常无法植入骨内种植体。

下颌种植上部牙冠应从颊侧面缩小(上颌种植上部牙冠应从舌侧面缩小)。减少"功能尖"的偏移负荷。下颌后牙颊侧轮廓减小对咬颊没有影响,因为颊侧覆盖关系是保持不变的(甚至是增加的)。下颌种植上部牙冠的舌侧轮廓仍与天然牙相似(图16-101)。这维持了水平向覆盖关系,并在咬合接触时将舌头推开(就像天然牙一样)。与天然牙一样,舌尖没有咬合接触。

在下颌后部,随着种植体直径的减小,种植体牙冠颊侧(颊尖)轮廓随之减小,从而减少了悬臂负荷的偏移长度。牙冠的舌侧轮廓与天然牙保持相似,且与种植体直径大小无关。舌侧轮廓的维持保证了上下颌正常的舌侧覆盖关系,这样舌体

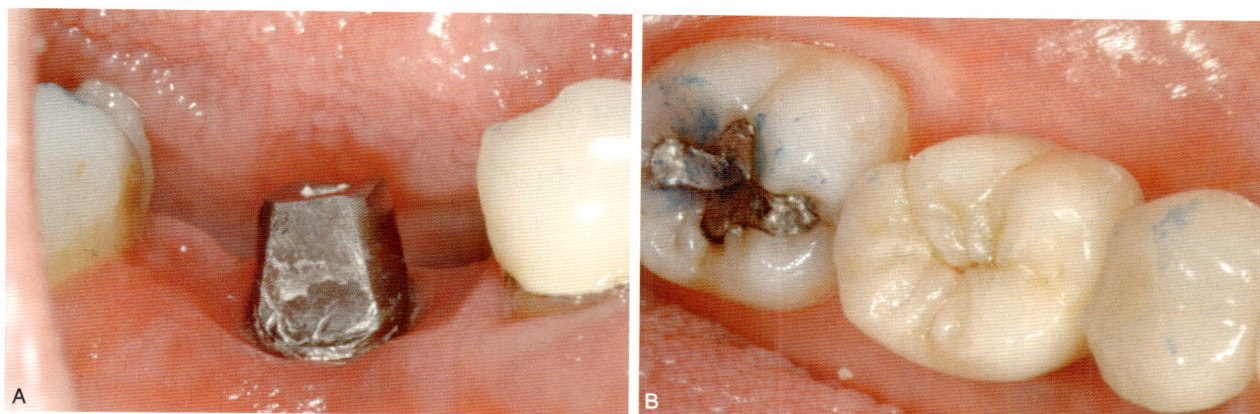

图 16-101　A. 下颌第一磨牙种植体和基台；B. 种植上部牙冠的颊侧宽度减小。舌侧的轮廓类似于相邻的牙齿，以防在咬合时咬舌（引自 Misch CE：*Dental implant prosthetics*，ed 2，St Louis，2015，Mosby.）

在运动时会被推离殆平面。下颌牙冠舌尖与天然牙一样没有咬合负荷。

**（2）上颌后牙区牙冠**：在美学区（高笑线），上颌种植体上部牙冠的颊侧轮廓与天然牙相似。这不仅可以改善美观并且可以保持颊侧的正常覆盖关系，防止咬颊。但与天然牙一样，颊侧牙尖与对颌没有咬合接触。理想情况下，当上颌后牙种植体位于美学区域时，其位置应更偏向牙槽嵴顶的颊侧。种植上部牙冠的舌侧轮廓应该减小，因为它不在美学区内，而且是咬合的功能尖（是一种偏移负荷）。

当牙颈部不在美学区域时，上颌后牙区种植体的理想功能位置是在中央窝下。舌尖延伸于种植体外侧形成悬臂，类似于下颌后牙的颊尖。舌侧轮廓的缩小减少了舌侧的偏移负荷（图 16-102）。

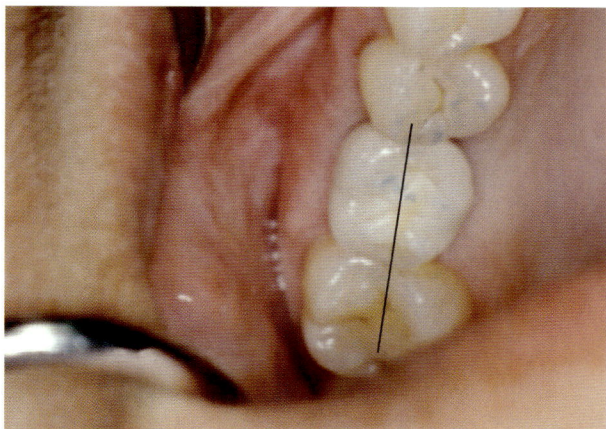

图 16-102　上颌后部第一磨牙种植上部牙冠的主要接触区位于种植体上方。当种植体位于在中央窝至舌尖的下方时，牙冠轮廓在舌侧减小，咬合负荷沿种植体的长轴方向传导（引自 Misch CE：*Dental implant prosthetics*，ed 2，St Louis，2015，Mosby.）

由于上下颌的覆盖关系，上颌后牙区牙槽嵴的位置比下颌稍偏向颊侧。当上颌牙齿缺失后，无牙颌牙槽嵴会由 A 类骨—B 类骨—C 类骨—D 类骨的方向向内侧吸收。因此，随着牙槽嵴的吸收，上颌穿黏膜种植体位点逐渐向中线移动。上颌窦提升手术使上颌后牙区植入骨内种植体成为可能，即使是以前的 D 类牙槽嵴。然而，由于牙槽嵴的宽度变窄，上颌后牙区种植体的穿黏膜位点甚至可能在对侧下颌天然牙的腭侧。

在美学区，许多牙冠的轮廓都尽可能制作得与天然牙相似。但是在非美学区，位于口腔后部的牙冠轮廓与天然牙则不同。种植体的颊舌径小于天然牙。种植体的中心通常位于牙缺失区牙槽嵴的中央。由于牙槽嵴顶随着吸收逐渐向舌侧移动，种植体通常不会位于对颌牙尖的下方，而是靠近中央窝甚至更靠近舌侧。在上颌种植体甚至可能位于原天然牙齿的舌尖下方的位置。通常情况下，技工室会制作类似于天然牙大小的后牙种植上部牙冠，其颊侧轮廓成为悬臂。此外，咬合接触点通常位于下颌的"功能尖"（颊尖）上。然而，这些"功能尖"通常形成偏移负荷（颊侧悬臂）。

当上颌后牙在美学区之外时，牙冠可以设计成反殆（图 16-103）。舌侧覆殆可以防止咬舌，下颌牙的颊侧覆殆可以防止咬颊，种植体通过下颌的舌侧牙尖进行轴向负荷，并且卫生状况可以得到改善。

**（3）总结**：模仿天然牙设计牙冠轮廓和咬合关系的修复体通常会导致偏移负荷（增加应力和相关并发症的风险）、复杂的家庭护理，以及增加瓷崩裂风险。因此，在口腔的非美学区域，咬合面的宽度应比天然牙小。

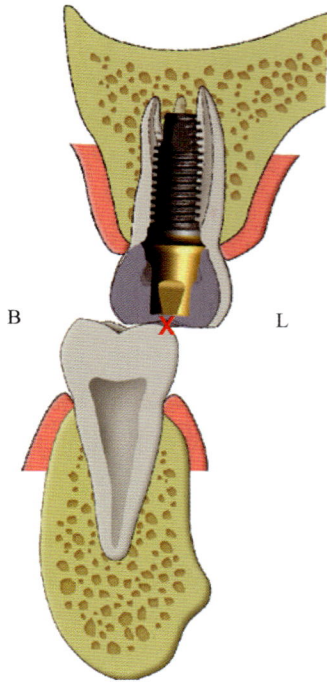

图 16-103 当种植部位不在美学区域，种植体的位置偏向舌侧时，可能会在种植体牙冠设计时选择反颌关系。B. 颊侧；L. 舌侧（引自 Misch CE：*Dental implant prosthetics*，ed 2，St Louis，2015，Mosby.）

## （六）增加后牙牙尖斜度

种植体的受力角度可能会受到种植体牙冠牙尖斜度的影响，这与种植体的倾斜负荷类似。后牙的天然牙列通常具有陡峭的牙尖斜度，义齿和天然牙修复体也设计了 30° 的牙尖斜度，以满足相同的轮廓要求（图 16-104）。

### 1. 病因学

较大的牙尖斜度通常被认为更具有美观性，且可以更容易和更有效地切开食物。然而，为了消除带有角度的牙尖接触产生的负面影响，对颌牙需要同时在牙冠同侧牙尖的两个或多个精确位点产生咬合（图 16-105）。在临床上，这在动态牙列中通常是很难实现的。

仅沿一个倾斜牙尖上的咬合接触会导致种植体承受倾斜负荷，即使这种接触相对于其他咬合接触来说不是早接触（图 16-106）。如果倾斜的咬合接触不是早接触，而是多个牙齿或种植体上的均匀负荷，那么力的大小就会降到最低。然而，倾斜牙尖的负荷确实增加了拉应力和剪切

应力，但却没有明显的益处，而且增加了生物力学风险（例如，基台螺钉松动、瓷崩裂和修复体松动）。

### 2. 预防／治疗

种植上部牙冠的咬合接触在理想情况下应位于垂直于种植体的平面上。要实现这一咬合接触位置，通常需要将后牙种植上部牙冠的中央窝宽度增加到 2～3mm，使其位于种植体基台的中央。对颌牙尖被重新修整，使种植上部牙冠的中心窝恰好咬合于种植体体部上方（图 16-107）。技工室技师应该确定种植体的中心位置，然后在这个位

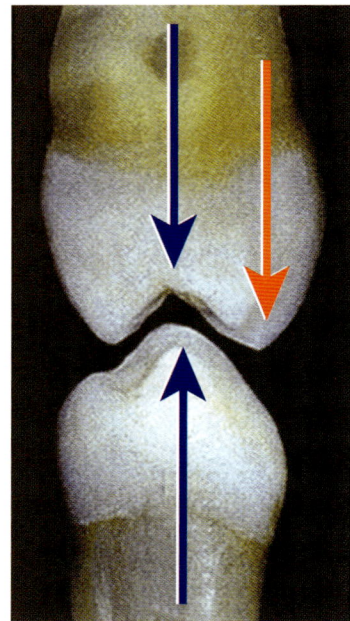

图 16-104 种植上部牙冠通常使用牙尖倾斜度为 30° 的人工牙修复体（引自 Misch CE：*Dental implant prosthetics*，ed 2，St Louis，2015，Mosby.）

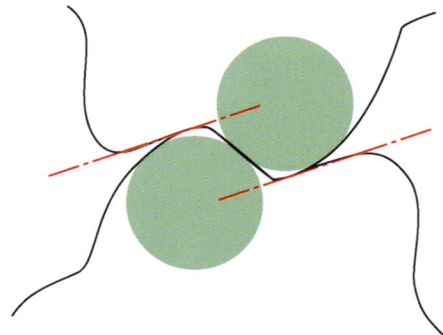

图 16-105 为了抵消带有牙尖角度的牙冠对种植体体部产生的倾斜负荷，需要 2 个或更多点位同时接触（引自 Misch CE：*Dental implant prosthetics*，ed 2，St Louis，2015，Mosby.）

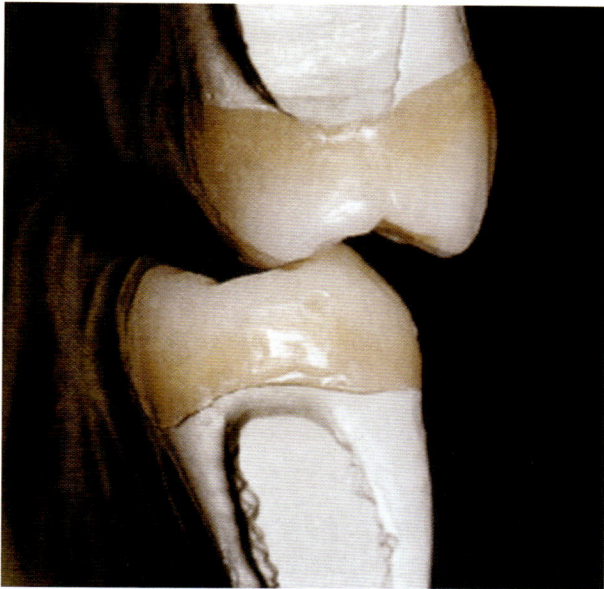

图 16-106 具有斜度的牙尖之间的咬合接触会导致种植体承受倾斜负荷（引自 Misch CE：*Dental implant prosthetics*，ed 2，St Louis，2015，Mosby.）

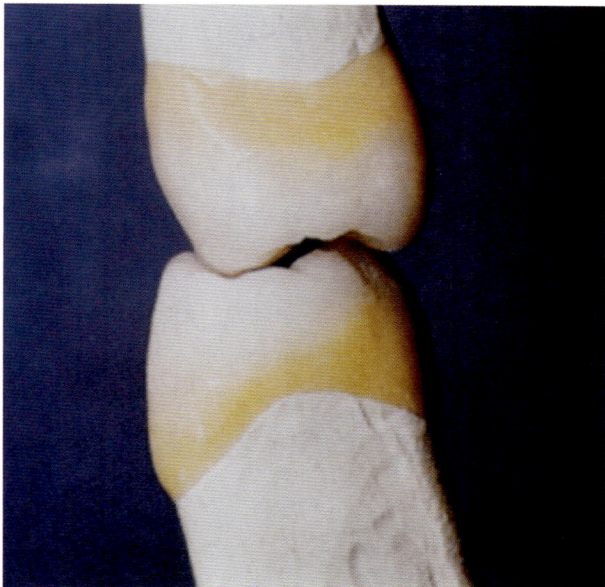

图 16-107 后牙牙冠通常有一个加宽的中央窝位于种植体基台上方。这将引导咬合力沿种植体长轴传导（引自 Misch CE：*Dental implant prosthetics*，ed 2，St Louis，2015，Mosby.）

置上制作一个 2～3mm 宽的中央窝，并与 Wilson 曲线和 Spee 曲线平行（图 16-108）。然后可以确定牙冠的颊舌面轮廓（下颌后牙的颊面轮廓缩小，上颌后牙的舌面轮廓缩小）。对颌牙齿可能需要重新修整相对牙尖，以帮助将咬合力引导到种植体的长轴上。

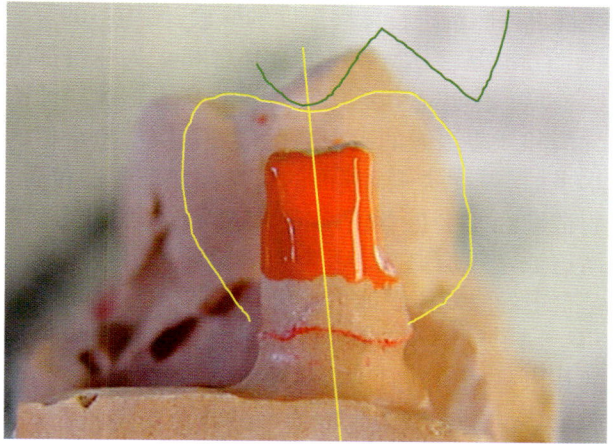

图 16-108 技工室技师确定与种植上部牙冠咬合负荷相关的种植体位置（引自 Misch CE：*Dental implant prosthetics*，ed 2，St Louis，2015，Mosby.）

## （七）穿龈轮廓不良

### 1. 病因

"穿龈轮廓"的概念由 Stein 等于 1977 年首次提出，用来描述从软组织到邻面接触区域的牙齿和牙冠的轮廓[113]。当修复体轮廓制作得不自然时，美学和软组织健康将受到损害。口腔前部牙齿缺失的成功修复必须要满足美学和功能两方面要求。除了正确地植入种植体，尽可能理想地恢复软组织形态也是必要的。

### 2. 预防

（1）**理想的种植体位置**：获得理想穿龈轮廓最重要的因素是正确且理想的种植体植入位置。种植体应放置在距天然牙约 2.0mm 的位置，种植体之间应有 3.0mm 的距离，并根据切缘和咬合平面以确定理想的颊舌向。

（2）**种植体的尺寸**：种植体直径过小会导致穿龈轮廓不够理想。种植体的直径越大，穿龈轮廓就越接近天然牙，特别是在后牙区。大多数天然牙根的横截面直径都 >4mm。种植体直径越接近牙根直径（釉牙骨质界以下 2mm，即理想的牙槽嵴顶所在的位置），牙冠的穿龈轮廓与天然牙越相似。这在上颌第一磨牙区尤其明显，因为牙根直径接近 8mm，是直径 4mm 的种植体的 2 倍。较宽的牙冠轮廓还减少了牙冠的邻间隙，在行使功能时降低了食物嵌塞的发生率。宽径种植体还可以通过改善牙冠穿龈轮廓，避免对修复体盖嵴部的需求，同时改善龈沟日常口腔卫生。得到改善的轮廓也允许进入龈沟进行牙周深度的探诊（图16-109）。

（3）**基台**：大多数愈合基台和永久基台都是圆柱形，不能完全复制天然牙的穿龈轮廓。牙龈乳头和牙龈边缘的组织高度最终取决于愈合后的水平面、基台类型、邻面的位置和颊侧骨的位置。制造商经常会推荐使用特殊穿龈形态的基台，然而这通常没有必要，因为穿龈轮廓可以通过成品基台上的修复体设计来实现。

（4）**软组织改建**：最容易获得良好穿龈轮廓的技术是使用临时修复体来塑造种植体周围的黏膜形态。这在厚龈生物型中最容易实现，因为这种组织可能很容易成形。在薄龈生物型的患者中，软组织塌陷和牙龈萎缩的风险较高。

（5）**技工室**：穿龈轮廓有时会因为最终模型上的软组织不理想而被不恰当地制作。口腔科技师应根据理想的穿龈轮廓来设计种植体支持的修复体（图16-110）。

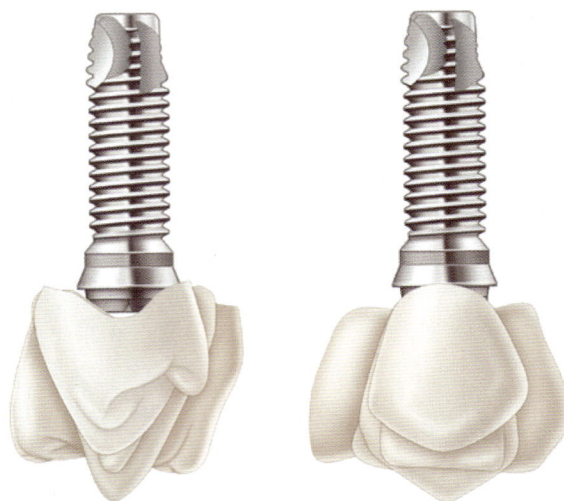

图16-109　天然牙的直径通常大于替代它的种植体直径。因此，种植体直径越大，颈部的穿龈轮廓就越接近天然牙（引自 Misch CE：*Dental implant prosthetics*，ed 2，St Louis，2015，Mosby.）

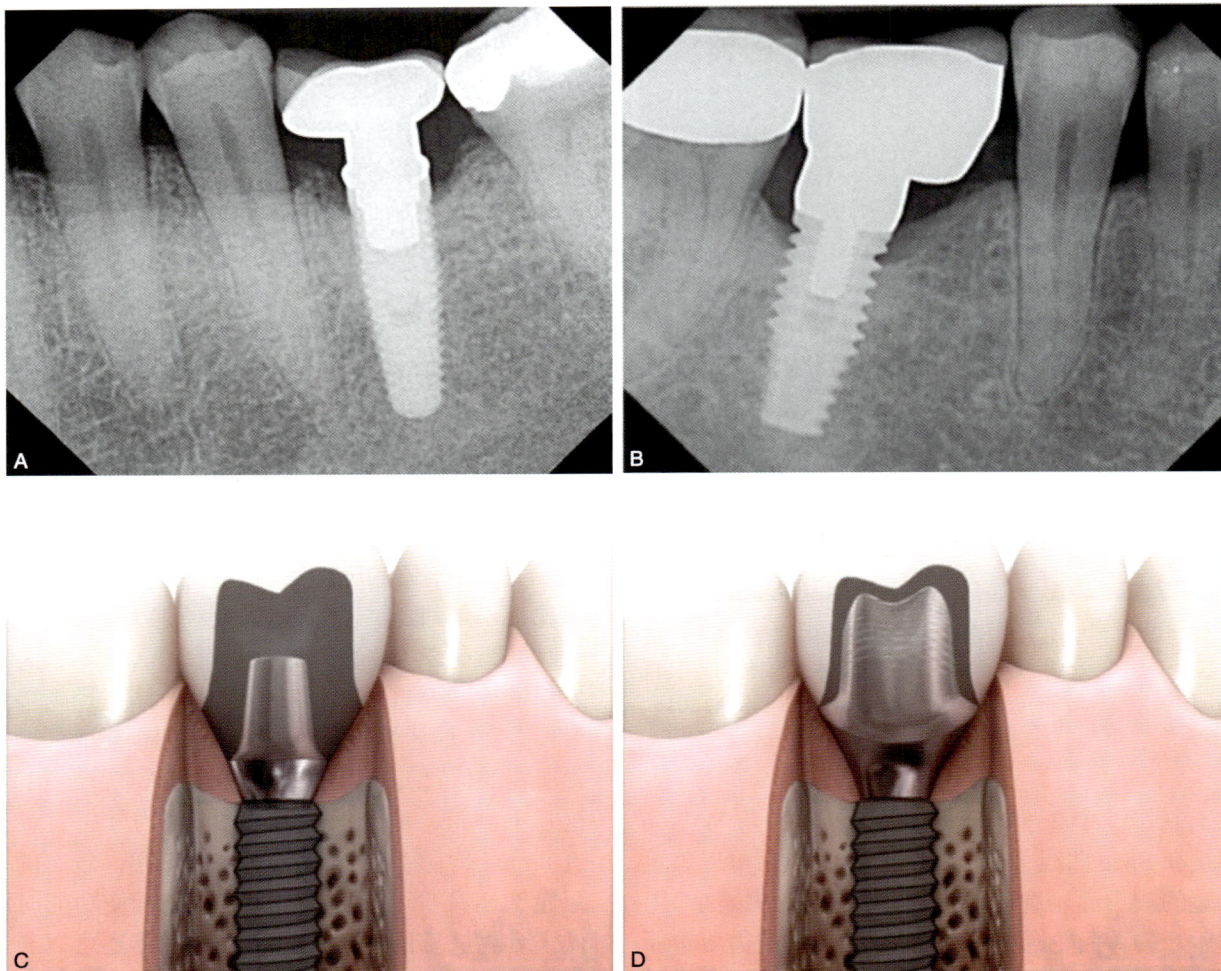

图16-110　A和B.较差的穿龈轮廓；C.通过修复体获得穿龈轮廓是容易的；D.非必要的外展的个性化基台

种植体周围的黏膜可以通过软组织塑型过程来改变，这基于软组织可通过受控的、持续的压力被改变的特性。尤其对于厚龈生物型的患者，这种组织可以被调控以重现正常的扇形、抛物线形牙龈轮廓。目前文献中建议了不同的方法来进行软组织轮廓的塑造。

通过成功的口内软组织塑形可以获得一个与天然牙较为相似的穿龈轮廓。预制的临时冠不能模拟在愈合过程中软组织的复杂性和多变性。通常，对临时冠的椅旁修改可以达到最佳效果。此外，如果临时修复体通过螺钉固定，可以有利于防止临时粘接剂对种植体周围软组织产生刺激，特别是对于需要频繁拆卸临时修复体的情况。不过，在某些情况下，螺钉孔会朝向颊侧，这可能会影响美观。

在要求较高的种植区域，特别是美学效果为主的部位，软组织应通过塑形以尽可能获得最佳的穿龈轮廓和尽可能逼真的牙龈生理外形。前面描述的方法允许在取最终印模时最准确地复制已塑形的软组织；从而使其在最终修复体上得以再现。

## （八）功能障碍：无咬合殆垫

### 1. 病因学

当为磨牙患者、咬合力过大或殆平面不规则的患者进行种植上部牙冠修复时，应进行合理的咬合分析。

下颌前伸运动时的早接触和后牙区接触会增加应力。

### 2. 预防

消除肌筋膜疼痛功能障碍患者的咬合异常接触可在1～4周内恢复牙周韧带健康和肌肉活动。咬合协调并不一定能消除磨牙症；然而，它通常会减少功能障碍的发生率和程度。长期来讲，中度到重度的功能障碍是最难以处理的。对患者进行宣教并征得其知情同意有助于获得良好的医患合作从而消除或减少有害影响。如果对颌为软组织支持的可摘局部义齿，且患者在夜间取下义齿，夜间习惯的影响可能会降到最低。对于使用固定义齿的患者来说，夜间殆垫可以将修复体系中最薄弱的环节转移到可摘的丙烯酸齿套上。在下颌运动过程中，建议在正中关系殆有正中接触，并在前牙引导下解除后牙接触。

### 3. 治疗

殆垫是一种有效的诊断工具，可用于评估咬合不协调和功能障碍产生的影响。一个硬质的平面夜间殆垫在正中关系咬合时表现出均匀的咬合接触，并在下颌的所有运动中通过前牙引导解除后牙接触[114]。该装置在咬合面用 0.5～1mm 有色的丙烯酸树脂制造。经过 4 周的夜间佩戴，肌肉和牙周韧带得到恢复。如果患者再佩戴该装置 1 个月或更长时间，就可以直接观察到咬合对磨牙症的影响，因为在佩戴该装置时不会出现早接触。如果有色丙烯酸树脂仍然完好无损，说明夜间功能障碍已经减弱或消失。可以进行咬合重建或调整。如果夜间殆垫上的有色丙烯酸磨穿，那么咬合调整对减少这种功能障碍习惯的影响甚微。夜间殆垫仍然可以缓解夜间功能障碍时的咬合压力，但修复体重建治疗计划应该考虑到较大的咬合力所带来的影响（图 16-111）。

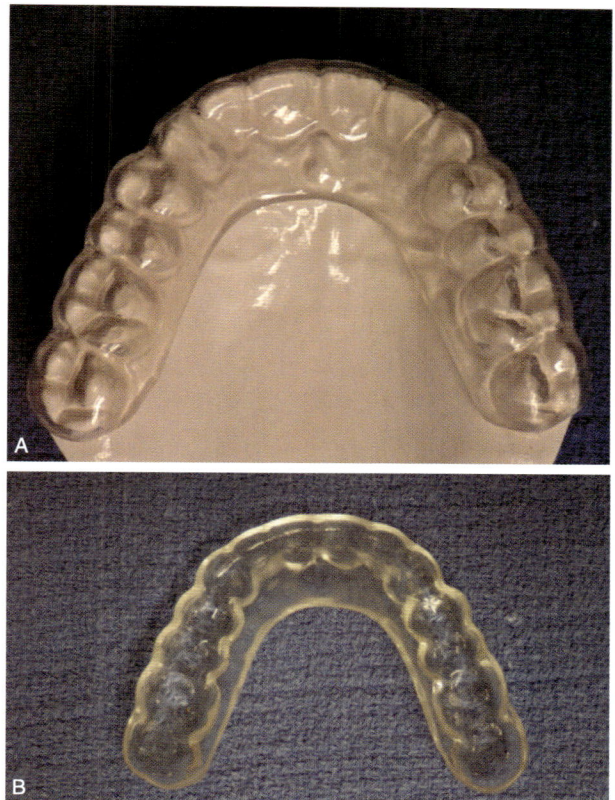

图 16-111　A 和 B. 功能障碍治疗，包括使用坚硬的、加工过的夜间殆垫

## （九）不使用渐进式骨负荷

即使主要的种植体位置和数量令人满意，骨密度不良也会影响种植手术成功率。此外，牙槽嵴的骨吸收可随着渐进式负荷而减少。

### 1. 病因学

一般来说，风险因素越高，越推荐负荷时采用渐进的方式。渐进式负荷的原则最适用于粘接固位义齿。当咬合力较大或骨质疏松时，建议在一期和二期之间保留更长的愈合时间，以允许更好的骨矿化，并在螺钉安装于种植体上之前使种植体周围形成更成熟的板层骨界面。

### 2. 预防

渐进式负荷的概念是使骨适应逐步增加的生物力学应力。与即刻负荷的骨-种植体界面不同，随着时间的推移缓慢增加应力的方法更具有优势。当多颗植体通过夹板相连在一起时，渐进式负荷方案使用粘接式固位的义齿。由于螺钉固位的夹板修复不是完全被动就位，而且施加在螺钉上的扭矩力大于咬合力，传统的螺钉固位修复体不能使用渐进式负荷来使骨逐步负荷。渐进式负荷方案有六个相关因素来逐步使骨负荷或增加种植体周围的骨密度（框16-6）。这些因素有助于使种植临床医生更好地评估逐步负荷的进展（表16-6）。

| 框16-6　渐进式负荷相关因素 | |
| --- | --- |
| 时间间隔 | 咬合接触 |
| 饮食 | 义齿设计 |
| 𬌗面材料 | 骨密度 |

**表16-6　粘接固位义齿的渐进式骨负荷治疗时间**

| 骨密度 | 初期愈合（个月） | 预约间隔（周） | 重建（周） | 总时间（个月） |
| --- | --- | --- | --- | --- |
| D1 | 3 | 1 | 3 | 4 |
| D2 | 4 | 2 | 6 | 5.5 |
| D3 | 5 | 3 | 9 | 7 |
| D4 | 6 | 4 | 12 | 9 |

来自 Misch CE: *Dental implant prosthetics*, ed 2, St Louis, 2015, Mosby.

**（1）时间：初始愈合时间。**与种植体接触的骨组织学类型各不相同，这对骨在生理范围内可承受的应力大小有影响。用于种植支持式义齿修复的理想骨是板层骨，板层骨高度规律地成层排列，但在种植体植入所导致的创伤后约需要1年才能完全矿化[115]。编织骨是种植体周围形成最快的第一种骨类型；然而，它只有部分矿化，结构无规律，难以承受全部的应力。在16周时，周围只有70%的骨矿化，仍然有编织骨的成分。计算机辅助放射学密度测量研究已经证实，在种植体植入术后的最初几个月，骨-种植体界面有吸收[116]。骨矿化的百分比和支持骨的类型对于骨-种植体界面的负荷是否在其生理范围内有影响。

据报道，骨结合率（BIC）与骨密度和愈合时间有关。例如，Carr等的一项研究中报道，下颌骨的 BIC 大于上颌骨（下颌骨通常更致密）[117]。此外，6个月时上下颌的 BIC 比3个月时的 BIC 更大。上颌骨和下颌骨的 BIC 都在3～6个月增加，范围为7%～9%[90]。种植体负荷前的愈合时间可能与骨密度有关，因为随着时间的延长骨的强度和 BIC 都增加。因此，D1和D2类骨愈合3～4个月，D3和D4类骨愈合5～6个月，其风险低于各类型骨的更短愈合时间。从种植体植入手术到咬合负荷完成之间的时间可以根据骨密度情况进行调控。

在4个主要的义齿修复步骤中，肉眼可见的粗骨小梁骨愈合50%，这4个步骤的时间间隔也与种植手术初期观察到的骨密度分类相关。此外，医生试图在每个义齿修复步骤中逐渐增加种植体的负荷。

四个修复步骤包括：①基台安装、准备、最终印模和临时修复体(美学区);②金属的试戴和新咬合记录;③义齿初始交付;④修复情况最终评估和复诊维护预约。

在简单的修复病例中,修复预约可减少到3个步骤:①基台选择、准备、最终印模、对颌印模和闭口咬合记录;②修复体的初始交付;③最终评估阶段(伴随复诊维护预约)。

D1类骨受益于在修复过程开始时具有最多的板层骨接触,因而不需要通过延长修复预约的时间间隔使种植体界面进行渐进式负荷,可以间隔1周进行修复预约。D2类骨对生理负荷反应良好,种植体负荷过程的4个义齿修复步骤预约可间隔2周或更长时间。因此,总治疗时长约5.5个月,包括术后最初4个月的愈合时间和2个月的义齿制造时间。

D3类骨的修复预约间隔至少3周,整体治疗约需要7个月才能完成,包括5个月的初始愈合。在此期间,骨结合率增加,细编织骨小梁可长成较粗的板层状骨小梁,且矿化比例增加。渐进式负荷过程对D3类骨比D2或D1类骨更重要,因为D3类骨更薄弱,初始骨接触较少。

渐进性骨负荷方案对于D4类骨是最关键的。慎重起见,安排修复预约需至少间隔4周。因此,D4类骨的总治疗时间是D1或D2类骨的2倍,至少需要9个月(包括6个月的初期愈合)。这样的安排提供了足够的时间使成熟板层矿化骨在界面上生长,并增加了与种植体直接接触及附近区域内的骨小梁数量(表16-5)。

当口腔医生植入多个种植体时,最薄弱的骨区域是渐进负荷方案的决定性因素。如果上颌骨前牙区和后牙区一起修复,上颌骨后牙区的情况将决定初始愈合时间和每次修复预约的间隔时间。

**日常饮食**:种植科临床医生需要指导患者控制饮食,防止在修复过程的早期阶段负荷过大。在最初的愈合阶段,临床医生需要指导患者避免使用种植手术区域咀嚼,特别是进行一段式种植手术,放置暴露的愈合基台时。暴露于口内后,种植体因与粘接固位基台连接在一起,咀嚼时承担的负荷产生了更大的风险。从终印模制取阶段直到最终义齿的交付,患者需要限制进食较软食物,如意大利面和鱼。这种食物的咀嚼力约为10psi。这种日常饮食不仅最大限度地降低了作用于种植体上的咀嚼力,还降低了临时修复体崩裂或部分

非粘接固位修复的风险,避免造成种植体超负荷而导致不必要的并发症的后果。

在修复治疗阶段,日常饮食不应该被忽略。大多数医生观察到,当他们忽略了过渡义齿阶段的饮食类型时,在咀嚼较硬食物时出现丙烯酸义齿折裂的情况,而且这在非粘接固位修复中的发生率更高。

在最终义齿初步交付后,患者可以在饮食中加入肉类,这需要约21psi的咬合力。最终的修复体可以承受更大的力量,没有折裂或粘接不牢的风险。在最终评估后,患者可以将平均需要27psi咬合力的生蔬菜纳入饮食。只有在评估了最终修复体的功能、咬合并进行了适当的粘接固位后,患者才被允许恢复正常的饮食。

需要注意的是,对过渡(或最终)修复体最具破坏性的力量是功能障碍,而非咀嚼功能。在修复体戴入后,评估功能障碍并减少其副作用的方法在负荷过程中至关重要。

**(2)𬌗面材料**:𬌗面材料可以改变,以使骨-种植体界面进行渐进式负荷。在最初的步骤中,种植体没有咬合接触,实质上𬌗面也没有任何材料。在后续步骤中,临床医生可以使用丙烯酸作为𬌗面材料,其冲击力比金属或陶瓷更低。金属或陶瓷都可以作为最终的𬌗面材料。

如果功能障碍或悬臂长度导致对早期种植体-骨界面受力大小的顾虑,口腔医生可能会将较软饮食和丙烯酸修复阶段延长几个月。通过这种方式,骨有更长的时间来矿化和规律化,以适应更大的咬合力。

**(3)咬合**:临床医生在义齿制作过程中逐渐增加咬合接触。在初始愈合过程中不允许有咬合接触(步骤1)。在牙列缺损患者中,第一个过渡义齿无咬合接触(步骤2),最后的咬合接触与种植体支持区域的最终咬合接触相似。然而,在悬臂或偏移负荷处没有咬合接触(步骤3)。最终修复体的咬合接触遵循种植体保护性咬合的原则。

**(4)义齿设计**:在修复过程中有四种可能的义齿设计。在初始愈合过程中,临床医生尽量避免种植体上的任何负荷,包括软组织负荷。对于无牙颌患者,可以使用缓冲和组织调整剂(也被缓冲)。牙列缺损患者的第一个过渡性丙烯酸修复体没有咬合接触也没有悬臂。它的目的是将种植体用夹板固定在一起,通过机械增益减少压力,并使种植体仅承受来自咀嚼时的咀嚼力。第二个种植

体上部丙烯酸过渡修复体在种植体上方增加咬合接触,使其具有与最终修复体类似的咬合关系,但在非美学区域没有悬臂。最终的修复体有较窄的𬌗面和悬臂设计,咬合接触遵循种植体保护性咬合的原则。

**(5)渐进式负荷阶段**:在二期手术暴露愈合基台或一段式种植体愈合后,种植临床医生需要评估种植体动度、骨丧失程度(水平和垂直)、与义齿设计和负荷角度相关的修复体位置、附着龈范围和牙龈厚度。外科医生通常在该阶段末期时将一个短的穿龈愈合基台安装在种植体上。它穿透组织 2mm,并被保护不受早期负荷。

在某些情况下,通常当种植外科医生和修复医生是同一位时,如果种植区软组织在美学区之外、没有骨重塑或移植、采用一段式种植手术方法,可以在此次就诊时获取初印模。对于牙列缺损进行后牙区种植的患者,医生需指导其不要戴入任何可摘修复体。如果前牙是可摘局部义齿的一部分,则在每个穿龈愈合基台对应的基托上开一个直径为 7mm 的贯通孔,这样它就不会使种植体产生负荷。对于无牙颌的患者,义齿的组织面在种植体周围和上方至少缓冲 5mm,并用组织调整剂代替。组织调整剂也起到缓冲几毫米的作用。患者在 2 周后复诊拆除缝线,并用软衬替换组织调整剂。

牙列缺损肯氏Ⅰ类或Ⅱ类患者的治疗程序被首先提出。粘接固位义齿的渐进式骨负荷治疗顺序如下(表 16-7):①初始基台选择、终印模和过渡义齿Ⅰ;②金属上部结构试戴和过渡义齿Ⅱ;③首次戴入最终修复体;④最终评估和卫生状况。

**表 16-7　粘接固位义齿的渐进式负荷治疗顺序**

| 步骤 | 程序 | 饮食 | 𬌗面材料 | 咬合接触 |
|---|---|---|---|---|
| 1 | 永久基台<br>终印模<br>过渡义齿 | 软 | 丙烯酸 | 1;无<br>2;无悬臂 |
| 2 | 过渡义齿Ⅱ<br>金属试戴 | 软 | 丙烯酸 | 1 和 2;只在种植体上接触,悬臂或桥体无接触,咬合关系与最终修复一致 |
| 3 | 最终修复体 | 硬一些 | 金属或陶瓷 | 咬合关系遵循以种植体保护为导向,窄的𬌗面 |
| 4 | 最终评估<br>卫生情况 | 恢复正常 | 金属或陶瓷 | 同上 |

引自 Misch CE: *Dental implant prosthetics*, ed 2, St Louis, 2015, Mosby.

# 五、术后并发症

## (一)食物嵌塞

### 1. 病因学

种植上部固定修复体戴入后的食物嵌塞是一种值得注意的并发症,会给患者和局部软组织健康带来麻烦。导致修复体食物滞留的原因有很多。

**(1)种植体植入不当**:当种植体植入不理想时,就必须制作降低标准的修复体。这就会导致修复体轮廓不佳,影响美学效果和软组织健康。

**(2)邻接面积不足**:如果存在邻接接触不足的情况,就会导致食物滞留。这种情况通常发生在邻牙扭转或倾斜时的修复体制作,无法形成足够的邻接区。

### 2. 预防

**(1)种植体植入不当**:种植体的植入应该是理想的,如果条件(骨缺损)不允许,应进行软硬组织增量,为种植体的植入提供更理想的条件。

**(2)邻接面积不足**:当邻牙存在扭转或倾斜时,在制作修复体之前,应制作导平面使修复体有足够的邻接区。这样还可以使应力分布更均匀,特别是在高应力区,这一点非常有利(图 16-112)。

### 3. 治疗

如果长期发生食物嵌塞,尤其是在出现软组织并发症时,则应调改或重新制作修复体。

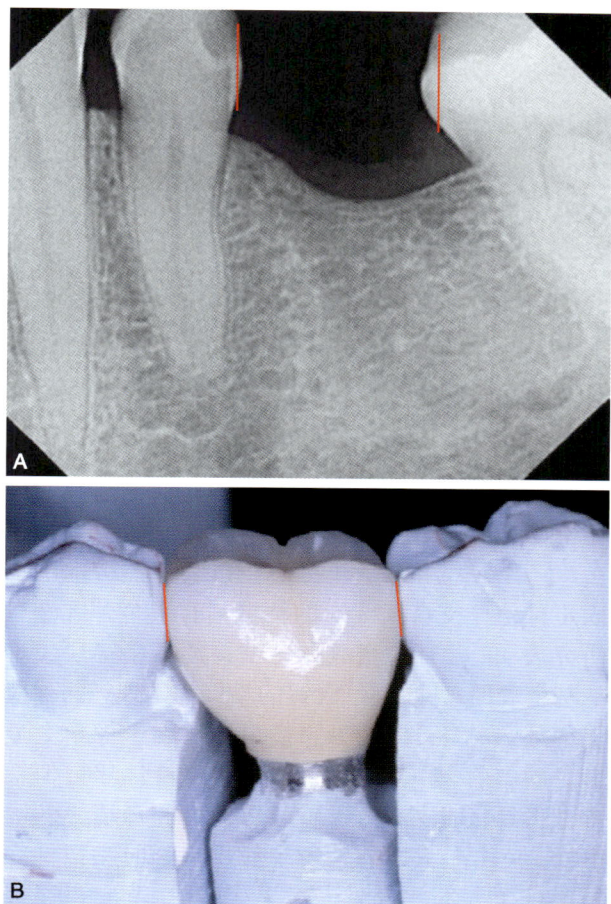

图 16-112 食物嵌塞。A. 通常，这是由于邻牙倾斜导致点接触的结果；B. 通过调整邻牙，可以形成较长的邻接区域，以防止食物嵌塞并使应力均匀分布

## （二）粘接剂残留

粘接固位种植义齿因成本低廉、相对简单、更易被动就位、美学效果好及与传统义齿相似等优点而广受欢迎。然而，这些优点也带来了一个明显的缺点，即术后粘接剂的残留。残留的粘接剂已被证明会导致细菌积聚（类似于天然牙的牙结石），从而导致种植体周疾病（图 16-113）。

### 1. 病因学

粘接固位种植体周围炎的病因如下。

（1）**粘接剂**：残留的粘接剂可以成为细菌积累和增殖的病灶。粗糙的粘接剂表面抑制了细菌的卫生清除，从而导致种植体周疾病。残留的粘接剂与牙周炎的致病因素相同。

（2）**时间**：Wilson 的研究表明，残留的粘接剂从出现问题到最终确诊需要 4 个月～9.3 年，平均为 3 年。[118]

（3）**天然牙与种植牙**：在天然牙齿周围，结合上皮和结缔组织附着垂直插入牙骨质，往往能阻止多余的粘接剂流入龈沟内。相反，种植体周围的结缔组织则是平行的，与种植体表面没有附着。粘接剂的流动不受限制，很容易向根尖移动（图 16-114）。

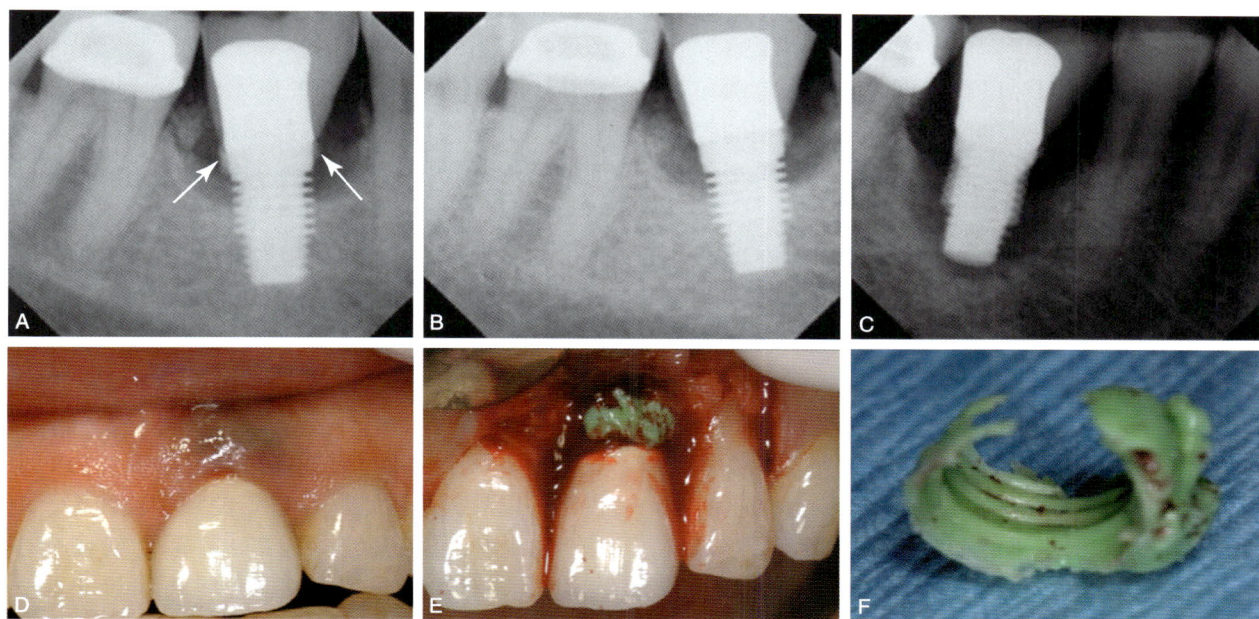

图 16-113 粘接剂残留。A. 龈沟中的粘接剂（箭）；B. 骨丧失；C. 种植体失败；D. 在种植上部牙冠置入 6 个月后牙龈出现暗色；E 和 F. 印模在龈沟处滞留导致的病因学的并发症

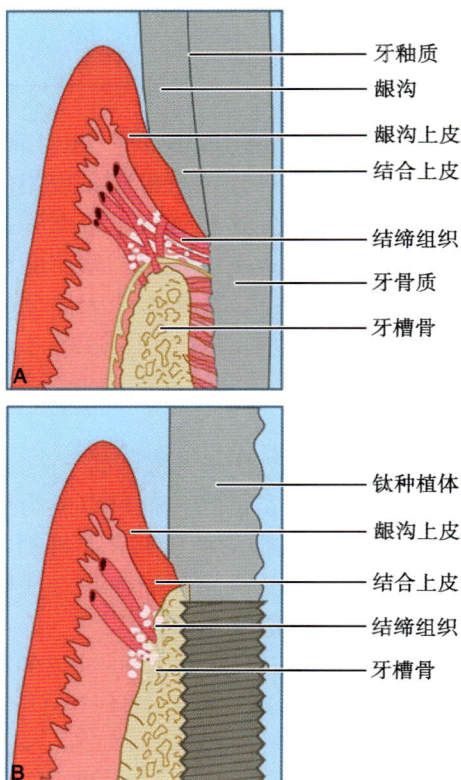

图 16-114 种植体与天然牙的不同附着系统。A. 环形纤维附着在牙骨质中,将粘接剂残留的可能性降至最低;B. 由于骨内种植体不包含与组织的附着系统,残留的粘接剂很容易进入到龈沟区域[改编自 LeBeau J: Maintaining the longterm health of the dental implant and the implant-borne restoration, *Compend Contin Educ Oral Hyg* 3(3): 3-10, 1997]

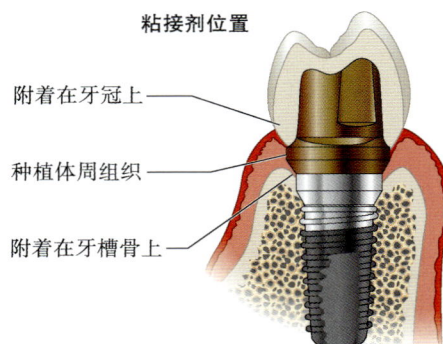

图 16-115 剩余粘接剂残留;可以附着在牙冠、组织或牙槽骨上

（4）**黏膜下边缘**:种植修复体的边缘通常放置在龈下 2mm 以上,以获得更好的穿龈轮廓和美学效果。然而,研究表明边缘越深,粘接剂的去除就越困难。边缘超过龈下 1.5mm 时,几乎不可能完全去除粘接剂。[119]

（5）**位置**:残留的粘接剂可能附着在以下部位:牙冠、基台和牙槽骨。如果粘接剂被推入龈沟区域并接触到牙槽骨,就会产生严重的慢性问题(图 16-115)。

（6）**影像学评估**:许多临床医生认为二维放射线片可以显示残留的粘接剂。然而实际上放射线片难以预测,因为只有存在于近、远中面的粘接剂才会被显示出来。此外,许多粘接剂并不阻射,需要足够的厚度才能在放射线片上显影[120]。Linkevicius 等在一项临床研究中表明,口腔科 X 线片不应被视为评估粘接剂过量的可靠方法,因为结果显示,在近中和远中看到粘接剂残留的比

例不到 10%,而在颊侧和舌侧看到粘接剂残留的比例为 0%(图 16-116)。[121]

（7）**粘接剂类型**:目前在口腔种植科中用于固定种植体支持式牙冠的粘接剂有很多种。已有研究表明,含有树脂成分的粘接剂在粘接后最难从基台表面去除。[122]含锌的粘接剂是理想的种植上部牙冠粘接剂,因为它们最容易在影像学上显影。磷酸锌是一种众所周知的常用粘接剂,但很难被拆卸。此外,由于磷酸锌在口腔环境中的溶解性,必须在干燥的环境中使用。临时粘接剂在粘接种植上部牙冠时也很受欢迎,因为它可以被拆卸。但是,由于临时粘接剂的固位力较弱,因此存在种植修复体粘接不牢的问题。

（8）**粘接剂的放射线阻射性**:粘接剂的影像学检测能力差异很大。一些粘接剂具有非常高的影像学密度,可以在放射线片上检测到。然而,许多粘接剂即使更厚(2mm),也无法检测到。

（9）**粘接技术**:牙颈部粘接技术是造成粘接剂残留的常见因素,该技术通常与天然牙的粘接技术相似。大多数临床医生会在牙冠内表面放置过量的粘接剂,从而导致龈沟部位粘接剂的溢出。对使用不同量粘接剂的技术进行了评估,结果不一(图 16-117)。

## 2. 预防

（1）**龈上边缘**:通过将基台边缘设计为龈上边缘可以最大限度地减少过量的粘接剂残留。但是,如果牙冠位于美学区,口腔医生就倾向于不设计龈上边缘。研究表明,将边缘置于龈上 1mm 或齐龈处既方便去除粘接剂又不会降低固位力。[123]

（2）**理想的粘接剂应用**:控制种植上部牙冠内

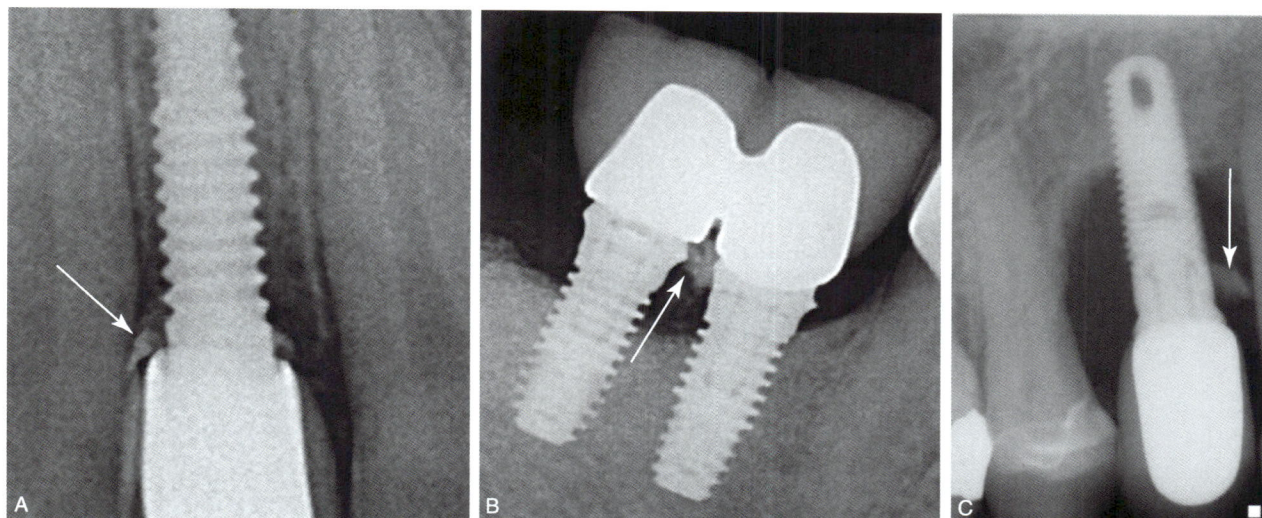

图 16-116　A 至 C. 粘接剂残留的影像学评估；只能在近中和远中看到

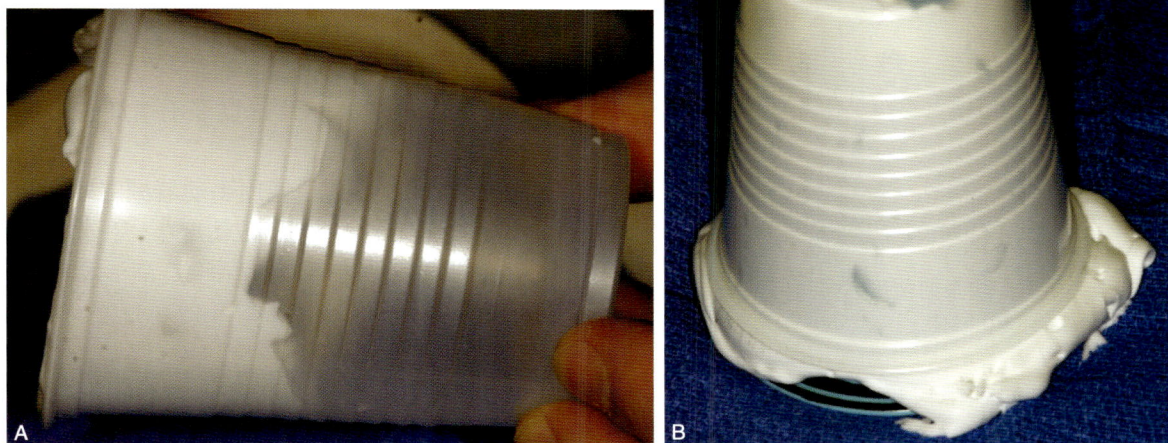

图 16-117　牙颈部粘接技术。A. 例如，使用透明杯将剃须膏置于颈 1/3 处；B. 粘接剂从侧面向上推移，但仍有多余的粘接剂从边缘排出

的粘接剂用量可以降低粘接剂残留的可能性。临床医生不愿意使用少量的粘接剂，因为这可能会导致渗漏和固位力丧失。而过量的粘接剂可能会造成就位不当、咬合改变和粘接剂去除困难。理想情况下，凹面粘接剂的厚度应为均匀的 40μm，但在临床环境中很难做到这一点。牙冠的内表面有时可能不规则，平行面和非平行面之间可能存在不均匀的流动模式。实现理想粘接的其他因素包括粘接剂的流动性、黏度、尺寸稳定性和表面的润湿性。

（3）**螺钉固位修复体**：尽管螺钉固位的种植修复体具有成本较高和美学效果一般的缺点，但免除粘接剂是其显著优势（图 16-118）。

（4）**种植体基台调改**：为了减少多余的粘接剂，研究表明对基台进行调改可以减少压力和粘接剂的排溢。理想情况下，应在基台咬合区根方 3mm 处打两个半径为 0.75mm 的排溢孔，孔与孔之间相隔 180°。Wadhwani 的研究表明，这种技术可以限制排入种植上部牙冠龈沟内粘接剂的量（图 16-119）[124]。

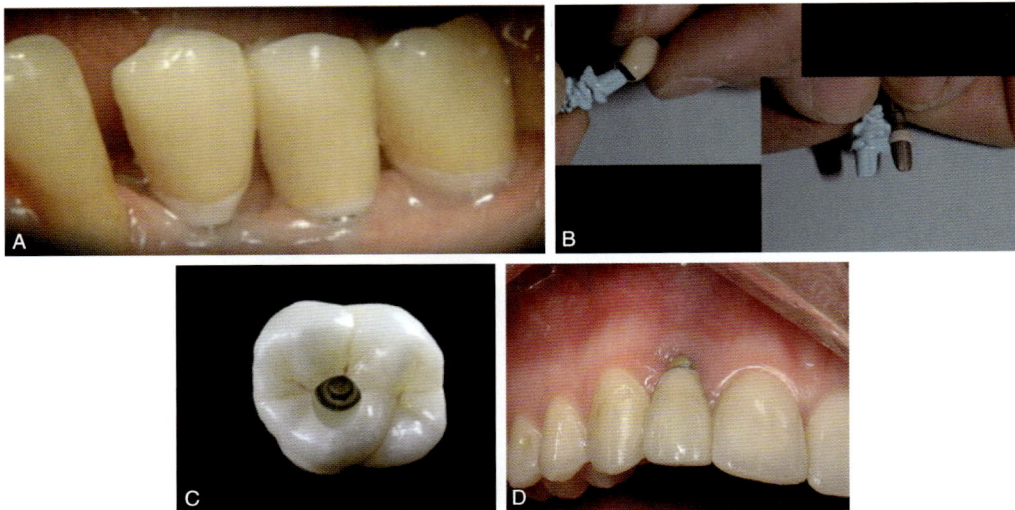

图 16-118    防止粘接剂残留。A. 龈上边缘；B. 基台复制技术；C. 螺钉固位修复体；D. 龈上边缘的粘接剂

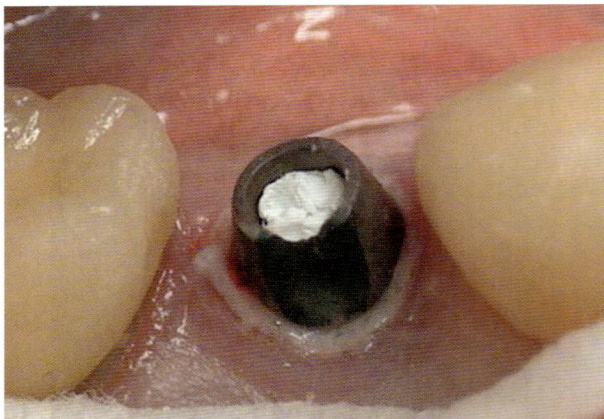

图 16-119    为了减少多余的粘接剂，保持开放通道，并在基台中开 2 个相隔 180° 的孔

（5）技术：文献中讨论了各种减少残留粘接剂的技术。一种流行的技术是基台复刻技术，即在用聚乙烯硅氧烷材料复刻基台之前，在凹面内使用特氟龙胶带。在永久种植上部牙冠快速移入口内使其完全就位之前，将放有粘接剂的牙冠固定在复刻的基台上以清除多余的粘接剂。这种技术降低了粘接剂残留的可能性，但在粘接夹板连接的多颗种植上部修复体时有一定的局限性[125]。

作者开发了一种技术（润滑技术），利用水溶性凡士林涂抹在牙冠或修复体的外表面及种植体边缘下方（即龈沟区）。这样可以防止粘接剂黏附在牙冠、龈沟或下方的牙槽骨上（框 16-7 和图 16-120）。

## 3. 治疗

即使是最勤奋和熟练的种植临床医生也可能在种植牙冠的龈沟区域残留粘接剂。粘接修复后的种植患者复诊的重要性再怎么强调也不为过。定期的维护对于粘接固位牙冠是至关重要的。一些需要评估的粘接剂残留的症状包括局部炎症、探诊出血、渗出物、探诊深度逐渐增加和影像学检查的骨吸收。

（1）非手术治疗：使用手动器械定期刮治。

（2）外科手术：在多数情况下，手术是完全清除粘接剂的必要途径，包括翻瓣、刮治和彻底清创及可能的移植（图 16-121）。

框 16-7    通过复刻基台减少粘接剂残留的可能性：润滑技术

步骤 1：用 1ml 结核菌素注射器将水溶性凡士林涂抹在牙冠的外边缘。

步骤 2：密封基台螺钉（棉球、特氟龙胶带），不密封整个通道。

步骤 3：将一层薄薄的凡士林 360° 涂布在龈沟内和种植体周围。

步骤 4：在牙冠基台凹面涂上一层薄薄的粘接剂（约 40μm）。

步骤 5：牙冠就位，移除牙冠，去除附着在外缘表面的多余粘接剂，用毛刷去除龈沟内的多余粘接剂和凡士林。

步骤 6：复位牙冠。

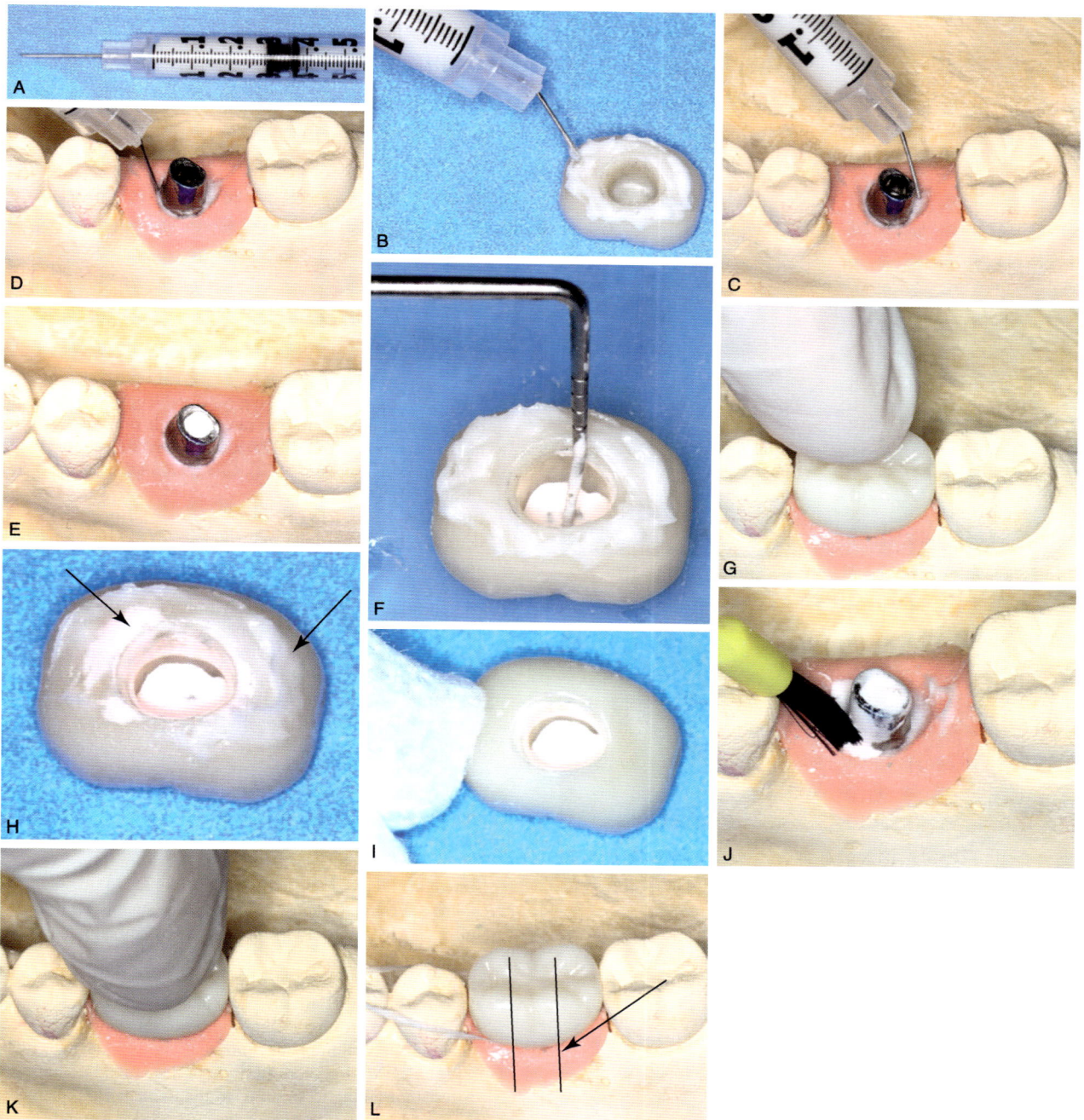

**图 16-120**　润滑粘接技术。A. 1ml 结核菌素注射器的水溶性凡士林；B. 在牙冠底面涂上水溶性润滑剂（防止粘接剂粘在牙冠上）；C 和 D. 在龈沟区注射水溶性润滑剂（防止粘接剂粘在牙槽骨或龈沟内）；E. 润滑剂 360° 放置在基台边缘；F. 在牙冠内放置粘接剂（避免边缘区域）；G. 牙冠完全就位于基台上；H. 取下牙冠；I. 清除牙冠表面下多余的粘接剂；J. 用小毛刷清除龈沟区多余的粘接剂；K. 牙冠复位用于最后的粘接；L. 在种植体牙冠近远中颈部处用牙线剔除最后的粘接剂

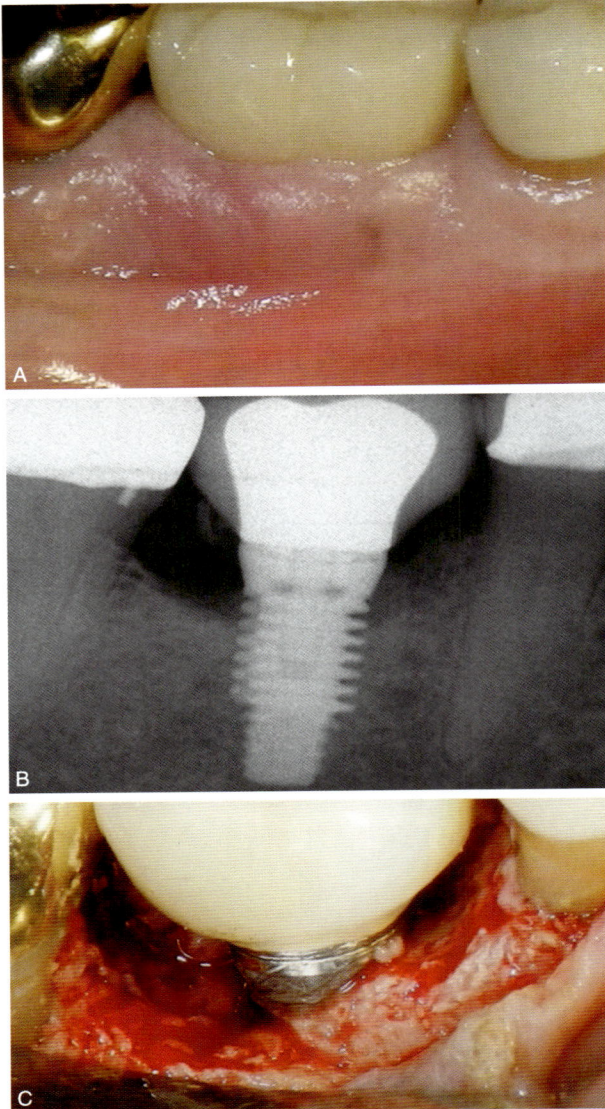

图 16-121 残留粘接剂的处理。A. 软组织慢性炎症引起的刺激；B. 影像学证实残留的粘接剂；C. 包括手术在内的清除粘接剂的方法：刮治、清创和移植

## 六、总结

正如本章所概述的，口腔医学中应用于天然牙的原则不一定适用于种植口腔科的实践，因为它涉及修复学。种植体与宿主骨之间的结合机制与天然牙不同，这也改变了其上部修复体的力量动态学。口腔种植修复体的组成机制复杂，受力时对施加在其上的力做出相应反应，因此在设计咬合方案时需要更多地关注。最重要的是，种植外科医生和修复医生要站在一个坚实的基础上对种植有清晰的计划，以确保必要的种植体放置在符合生物力学原则的位置。可以采取防止种植义

齿上出现不必要负荷的措施，如咬合方案和设计、为出现功能障碍的患者制作磨牙殆垫。

在治疗的修复阶段，预防可能出现的问题比任何其他阶段都更容易实现。基于完善的生物力学原理，种植医生可以防止许多可能在修复后的整个使用周期中发生的修复体和种植体的并发症。

如果出现并发症，如螺钉松动、瓷崩裂或粘接剂残留，本章提供了安全和可预测地解决这些情况的方案。

（周延民 王林 孟维艳 付丽 李保胜 张一迪
陈聪 李效宇 李俊轩 魏楚乔 杜隽睿
段静旖 丁佳鑫 洪乐 石方瑜 译）

## 参考文献

1. Pjetursson BE, Bragger U, Lang NP, Zwahlen M: Comparison of survival and complication rates of tooth-supported fixed dental prostheses (FDPs) and implant-supported FDPs and single crowns (SCs). *Clin Oral Implants Res* 18(Suppl 3):97–113, 2007.
2. Bidez MW, Misch CE: Forces transfer in implant dentistry: basic concepts and principles. *J Oral Implantol* 18:264–274, 1992.
3. Goodacre CJ, Bernal G, Rungcharassaeng K: Clinical complications with implants and implant prostheses. *J Prosthet Dent* 90:121–132, 2003.
4. Kourtis SG, Sotiriadou S, Voliotis S, Challas A: Private practice results of dental implants. Part I: survival and evaluation of risk factors—Part II: surgical and prosthetic complications. *Implant Dent* 13(4):373–385, 2004.
5. De Boever AL, Keersmaekers K, Vanmaele G, et al: Prosthetic complications in fixed endosseous implant-borne reconstructions after an observations period of at least 40 months. *J Oral Rehabil* 33(11):833–839, 2006.
6. Chaar MS, Att W, Strub JR: Prosthetic outcome of cement-retained implant-supported fixed dental restorations: a systematic review. *J Oral Rehabil* 38:697–711, 2011.
7. Kallus T, Bessing C: Loose gold screws frequently occur in full-arch fixed prostheses supported by osseointegrated implants after 5 years. *Int J Oral Maxillofac Implants* 9:169–178, 1991.
8. Boggan S, Strong JT, Misch CE, et al: Influence of hex geometry and prosthetic table width on static and fatigue strength of dental implants. *J Prosthet Dent* 82:436–440, 1999.
9. Wie H: Registration of localization occlusion and occluding material for failing screw joints in the Brånemark implant system. *Clin Oral Implants Res* 6:47–53, 1995.
10. Hurson S: Practical clinical guidelines to prevent screw loosening. *Int J Dent Symp* 3(1):23–25, 1995.
11. Balshi TJ, Hernandez RE, Pryszlak MC, et al: A comparative study of one implant versus two replacing a single molar. *Int J Oral Maxillofac Implants* 11:372–378, 1996.
12. Hemming KW, Schmitt A, Zarb GA: Complications and maintenance requirements for fixed prostheses and overdentures in the edentulous mandible: a 5-year report. *Int J Oral Maxillofac Implants* 9:191–196, 1994.
13. McGlumphy EA, Elfers CL, Mendel DA: A comparison of torsional ductile fracture in implant coronal screws

(abstract), Academy of Osseointegration Proceedings. *Int J Oral Maxillofac Implants* 7:124, 1992.

14. Binon PP, McHugh MJ: The effect of eliminating implant/abutment rotational misfit on screw-joint stability. *Int J Prosthodont* 9:511–519, 1996.

15. Binon PP: The evolution and evaluation of two interference fit implant interfaces. *Postgrad Dent* 3:3–13, 1996.

16. Binon PP: The effect of implant/abutment hexagonal misfit on screw joint stability. *Int J Prosthodont* 9:149–160, 1996.

17. Binon PP: Evaluation of three slip fit hexagonal implants. *Implant Dent* 5:235–248, 1996.

18. Carr AB, Brantley WA: Characterization of noble metal implant cylinders: as received cylinders and cast interfaces with noble metal alloys. *J Prosthet Dent* 75:77–85, 1996.

19. Bonde MJ, Stokholm R, Isidor F, et al: Outcome of implant-supported single-tooth replacements performed by dental students. A 10-year clinical and radiographic retrospective study. *Eur J Oral Implantol* 3:37–46, 2010.

20. Jemt T: Single implants in the anterior maxilla after 15 years of follow-up: comparison with central implants in the edentulous maxilla. *Int J Prosthodont* 21:400–408, 2008.

21. Mangano C, Mangano F, Piattelli A, et al: Prospective clinical evaluation of 307 single-tooth Morse taper-connection implants: a multicenter study. *Int J Oral Maxillofac Implants* 25:394–400, 2010.

22. Duncan JP, Nazarova E, Vogiatzi T, et al: Prosthodontic complications in a prospective clinical trial of single-stage implants at 36 months. *Int J Oral Maxillofac Implants* 18:561–565, 2003.

23. Sadid-Zadeh R, Ahmad K: Hyeongil Ki: Prosthetic Failure in Implant Dentistry. *Dent Clin North Am* 59(1):195–214, 2015.

24. Cho SC, Small PN, Elian N, Tarnow D: Screw loosening for standard and wide diameter implants in partially edentulous cases: 3- to 7-year longitudinal data. *Implant Dent* 13(3):245–250, 2004.

25. Clelland NL, Van Putten MC: Comparison of strains produced in a bone stimulant between conventional cast and resin-luted implant frameworks. *Int J Oral Maxillofac Implants* 12:793–799, 1997.

26. Clelland NL, Papazoglou E, Carr AB, et al: Comparison of strains transferred to a bone stimulant among implant overdenture bars with various levels of misfit. *J Prosthodont* 4:243–250, 1995.

27. Jemt T: In vivo measurement of precision fit involving implant supported prostheses in the edentulous jaw. *Int J Oral Maxillofac Implants* 11:151–158, 1996.

28. Sadid-Zadeh R, Ahmad K: Hyeongil K: Prosthetic failure in implant dentistry. *Dent Clin North Am* 59(1):195–214, 2015.

29. Yao K-T, Kao H-C, Cheng C-K, et al: The effect of clockwise and counterclockwise twisting moments on abutment screw loosening. *Clin Oral Implants Res* 23:1–6, 2011.

30. Nigro F, Sendyk CL, Francischone CE, Jr, Francischone CE: Removal torque of zirconia abutment screws under dry and wet conditions. *Braz Dent J* 21(3):225–228, 2010.

31. Graves SL, Jansen CE, Saddiqui AA, et al: Wide diameter implants: indications, considerations and preliminary results over a two-year period. *Aust Prosthodont J* 8:31–37, 1994.

32. Jorneus L: Loads and designs for screw joints for single crowns supported by osseointegrated implants. *Int J Oral Maxillofac Implants* 7:353–359, 1992.

33. Goheen K: Torque generated by handheld screw drivers and mechanical torquing devices for osseointegrated implants. *Int J Oral Maxillofac Implants* 9:149–155, 1994.

34. Gutierrez J, Nicholls JI, Libman WJ, et al: Accuracy of the implant torque wrench following time in clinical service. *Int*

*J Prosthodont* 10:562–567, 1997.

35. Kinsel RP, Lin D: Retrospective analysis of porcelain failures of metal ceramic crowns and fixed partial dentures supported by 729 implants in 152 patients: patient specific and implant specific predictors of ceramic failure. *J Prosthet Dent* 101(6):388–394, 2009.

36. Goodacre CJ, Kan JYK, Rungcharassaeng K: Clinical complications of osseointegrated implants. *J Prosthet Dent* 81:537–552, 1999.

37. Leinfelder KF, Lemons JE: *Clinical restoration materials and techniques*, Philadelphia, 1988, Lea & Febiger.

37a. Malkondu Ö, Tinastepe N, Akan E, et al: An overview of monolithic zirconia in dentistry. *Biotechnol Biotec Eq* 30(4):1–9, 2016.

38. Nissan J, Narobi D, Gross D, et al: Long-term outcome of cemented versus screw retained implant supported partial restorations. *Int J Oral Maxillofac Implants* 26:1102–1107, 2011.

39. Seghi RR, Daher T, Caputo A: Relative flexural strength of dental restorative ceramics. *Dent Mater* 6:181–184, 1990.

40. Goodacre CJ, Bernal G, Rungcharassaeng K, et al: Clinical complications in fixed prosthodontics. *J Prosthet Dent* 90:31–41, 2003.

41. Malone WFP, Koth DL: *Tylman's theory and practice of fixed prosthodontics*, ed 8, St Louis, 1989, Ishiyaku EuroAmerica.

42. Goodacre CJ, Campagni WV, Aquilino SA: Tooth preparations for complete crown: an art form based on scientific principles. *J Prosthet Dent* 85:363–376, 2001.

43. Shillinburg HT, Hobo S, Whitsett LD, et al: *Fundamentals of fixed prosthodontics*, ed 3, Chicago, 1997, Quintessence.

44. Gilboe DB, Teteruck WR: Fundamentals of extracoronal tooth preparation. 1. Retention and resistance form. *J Prosthet Dent* 32:651–656, 1974.

45. Misch CE: *Contemporary implant dentistry*, St Louis, 1999, Mosby.

46. Dykema RW, Goodacre CJ, Phillips RW: *Johnston's modern practice in fixed prosthodontics*, ed 4, Philadelphia, 1986, WB Saunders.

47. Potts RG, Shillingburg HT, Duncanson MG: Retention and resistance of preparations for cast restorations. *J Prosthet Dent* 43:303–308, 1980.

48. Woolsey GD, Matich JA: The effect of axial grooves on the resistance form of cast restorations. *J Am Dent Assoc* 97:978–980, 1978.

49. Juntavee N, Millstein PL: Effect of surface roughness cement space on crown retention. *J Prosthet Dent* 68:482–486, 1992.

50. Tuntiprawon M: Effect of surface roughness on marginal seating and retention of complete metal crowns. *J Prosthet Dent* 81:142–147, 1999.

51. Brånemark PI: Osseointegration and its experimental background. *J Prosthet Dent* 50:399–410, 1983.

52. Kan JY, Rungcharassaeng K, Bohsali K, et al: Clinical methods for evaluating implant framework fit. *J Prosthet Dent* 81(1):7–13, 1999.

53. Lee S-J, Cho S-B: Accuracy of five implant impression technique: effect of splinting materials and methods. *J Adv Prosthodont* 3(4):177–185, 2011.

54. Millington ND, Leung T: Inaccurate fit of implant superstructures. Part 1: Stresses generated on the superstructure relative to the size of fit discrepancy. *Int J Prosthodont* 8:511–516, 1995.

55. Tan K, Rubenstein JE, Nicholls JI, et al: Three dimensional analysis of the casting accuracy of one piece osseointegrated implant retained prostheses. *Int J Prosthodont* 6:346–363, 1993.

56. Pietrabissa R, Gionso L, Quaglini V, et al: An in vivo study

on compensation mismatch of screwed vs cement-retained implant supported fixed prostheses. *Clin Oral Implants Res* 11:448–457, 2000.

57. Lewinstein I, Craig RG: Accuracy of impression materials measured with a vertical height gauge. *J Oral Rehabil* 17:303–310, 1990.

58. Dounis GS, Ziebert GJ, Dounis KS: A comparison of impression materials for complete arch fixed partial dentures. *J Prosthet Dent* 65:165–169, 1991.

59. Thongthammachat S, Moore BK, Barco MT, et al: Dimensional accuracy of dental cast influence of tray—material, impression material and time. *J Prosthodont* 11:98–108, 2002.

60. Linke B, Nicholls J, Faucher R: Distortion analysis of stone casts made from impression materials. *J Prosthet Dent* 54:794–802, 1985.

61. Phillips RW: *Skinner's science of dental materials*, ed 9, Philadelphia, 1991, WB Saunders.

62. Binon PP: Evaluation of machining accuracy and consistency of selected implants, standard abutments and laboratory analogs. *Int J Prosthodont* 8:162–178, 1995.

63. Carr AB, Stewart RB: Full-arch implant framework casting accuracy: preliminary in vitro observation for in vivo testing. *J Prosthodont* 2:2–8, 1993.

64. Gordon GE, Johnson GH, Drennon DG: The effect of tray selection on the accuracy of elastomeric impression materials. *J Prosthet Dent* 63:12–15, 1990.

65. Zarb GA, Albrektsson T, Brånemark P-I, editors: *Tissue-integrated prostheses: osseointegration in clinical dentistry*, New York, 1985, Quintessence.

66. Mojon P, Oberholzer JP, Meyer JM, Belser UC: Polymerization shrinkage of index and pattern acrylic resins. *J Prosthet Dent* 64:684–688, 1990.

67. American Dental Association Council on Dental Materials and Equipment: *ANSI-ADA Specification No.25 Dental gypsum products*, Chicago, 2000.

68. Willis LM, Nicholls JI: Distortion in dental soldering as affected by gap distance. *J Prosthet Dent* 43:272–278, 1980.

69. Palmquist S, Swartz B: Artificial crowns and fixed partial dentures 18 to 23 years after placement. *Int J Prosthodont* 6:179–205, 1993.

70. Segelnick S: A survey of floss frequency, habit and technique in a hospital dental clinic and private periodontal practice. *N Y State Dent J* 70:28–33, 2004.

71. Yilmaz B, Seidt JD, McGlumphy ED, Clelland NL: Comparison of strains for splinted and nonsplinted screw-retained prostheses on short implants. *Int J Oral Maxillofac Implants* 26:1176–1182, 2011.

72. Quiryman M, Naert Z, van Steenberghe D, et al: A study on 589 consecutive implants supporting complete fixed prosthesis. *J Prosthet Dent* 8:655–663, 1992.

73. Hobkirk JA, Havthoulas TK: The influence of mandibular deformation, implant numbers, and loading position on detected forces in abutments supporting fixed implant superstructures. *J Prosthet Dent* 80:169–174, 1998.

74. Misch CE, Bidez MW: Implant protected occlusion: a biomechanical rationale. *Compend Contin Dent Educ* 15:1330–1343, 1994.

75. Kinsel RP, Lin D: Retrospective analysis of porcelain failures of metal ceramic crowns and fixed partial dentures supported by 729 implants in 152 patients: patient specific and implant specific predictors of ceramic failure. *J Prosthet Dent* 101(6):388–394, 2009.

76. Balshi TJ, Wolfinger GJ: Two-implant-supported single molar replacement: interdental space requirements and comparison to alternative options. *Int J Periodontics Restorative Dent* 17:426–435, 1997.

77. Sullivan D, Siddiqui A: Wide-diameter implants: overcoming problems. *Dent Today* 13:50–57, 1994.

78. Hylander WL: The human mandible: lever or link? *Am J Phys Anthropol* 43:227–242, 1975.

79. Osborne J, Tomlin HR: Medial convergence of the mandible. *Br Dent J* 117:112–114, 1964.

80. De Marco TJ, Paine S: Mandibular dimensional change. *J Prosthet Dent* 31:482–485, 1974.

81. Hylander WL: Mandibular function in Galago crassicaudatus and Macaca fascicularis: an in vivo approach to stress analysis of the mandible. *J Morphol* 159:253–296, 1979.

82. Abdel-Latif HH, Hobkirk JA, Kelleway JP: Functional mandibular deformation in edentulous subjects treated with dental implants. *Int J Prosthodont* 13:513–519, 2000.

83. Cavicchia F, Bravi F: Free standing vs tooth connected implant supported fixed partial restoration: a comparative retrospective clinical study of the prosthetic results. *Int J Oral Maxillofac Implants* 9:711–718, 1996.

84. Astrand P, Borg K, Gunne J, et al: Combination of natural teeth and osseointegrated implants as prosthesis abutments: a 2-year longitudinal study. *Int J Oral Maxillofac Implants* 6:305–312, 1991.

85. Adell R, Lekholm U, Rockler B, et al: A 15-year study of osseointegrated implant in the treatment of the edentulous jaw. *Int J Oral Surg* 6:387, 1981.

86. Parfitt GS: Measurement of the physiologic mobility of individual teeth in an axial direction. *J Dent Res* 39:608–612, 1960.

87. Sekine H, Komiyama Y, Hotta H, et al: Mobility characteristics and tactile sensitivity of osseointegrated fixture-supporting systems. In van Steenberghe D, editor: *Tissue integration in oral maxillofacial reconstruction*, Amsterdam, 1986, Elsevier.

88. Muhlemann HR: Tooth mobility: a review of clinical aspects and research findings. *J Periodontol* 38:686–708, 1967.

89. Bidez MW, Lemons JE, Isenberg BF: Displacements of precious and nonprecious dental bridges utilizing endosseous implants as distal abutments. *J Biomed Mater Res* 20:785–797, 1986.

90. Rangert B, Gunne J, Sullivan DY: Mechanical aspects of a Brånemark implant connected to a natural tooth: an in vitro study. *Int J Oral Maxillofac Implants* 6:177–186, 1991.

91. Komiyama Y: Clinical and research experience with osseointegrated implants in Japan. In Albrektsson T, Zarb G, editors: *The Brånemark osseointegrated implant*, Chicago, 1989, Quintessence.

92. Ismail YH, Misch CM, Pipko DJ, et al: Stress analysis of a natural tooth connected to an osseointegrated implant in a fixed prosthesis. *J Dent Res* 70:460, 1991.

93. Misch CE, Bidez MW: Implant protected occlusion, a biomechanical rationale. *Compendium* 15:1330–1342, 1994.

94. Shillingburg HT, Fisher DW: Nonrigid connectors for fixed partial dentures. *J Am Dent Assoc* 87:1195–1199, 1973.

95. Misch CM, Ismail YH: Finite element analysis of tooth to implant fixed partial denture designs. *J Prosthodont* 2:83–92, 1993.

96. Pesun IJ: Intrusion of teeth in the combination implant-to-natural-tooth fixed partial denture: a review of the theories. *J Prosthodont* 6:268–277, 1997.

97. Cho GC, Chee WL: Apparent intrusion of natural teeth under an implant supported prosthesis: a clinical report. *J Prosthet Dent* 68:3–5, 1992.

98. Rajatihaghi H, Ghanbarzadeh J, Daneshsani N, et al: The accuracy of various torque wrenches used in dental implant systems. *J Dent Materials Techniques* 2(2):38–44, 2013.

99. Nigro F, Sendyk CL, Francischone CE, et al: Removal torque

of zirconia abutment screws under dry and wet conditions. *Braz Dent J* 21(3):225–228, 2010.

100. Dawson PE: *Functional occlusion—from TML to smile design*, St Louis, 2007, Mosby.

101. Abrams L, Coslet JG: Occlusal adjustment by selective grinding. In Cohen DW, editor: *Periodontal therapy*, ed 4, St Louis, 1968, Mosby.

102. Miyata T, Kobayashi Y, Araki H, et al: The influence of controlled occlusal overload on peri-implant time. 4. A histologic study in monkeys. *Int J Oral Maxillofac Implants* 17:384–390, 2002.

103. Reilly DT, Burstein AH: The elastic and ultimate properties of compact bone tissue. *J Biomech* 80:393–405, 1975.

104. Misch CE: *Three-dimensional finite element analysis of two plate form neck designs, master's thesis*, 1989, University of Pittsburgh.

105. Papavasiliou G, Kamposiora P, Bayne SC, et al: Three dimensional finite element analysis of stress distribution around single tooth implants as a function of bony support prosthesis type and loading during function. *J Prosthet Dent* 76:633–640, 1996.

106. Ko CC, Kohn DH, Hollister SJ: Micromechanics of implant/tissue interfaces. *J Oral Implantol* 18:220–230, 1992.

107. Ha C-Y, Lim Y-J, Kim M-J, et al: The influence of abutment angulation on screw loosening of implants in anterior maxilla. *Int J Oral Maxillofac Implants* 26:45–55, 2011.

108. Duyck J, Van Oosterwyck H, Vander Sloten J, et al: Magnitude and distribution of occlusal forces on oral implants supporting fixed prostheses: an in vivo study. *Clin Oral Implants Res* 11:465–475, 2000.

109. Jacobs R, van Steenberghe D: Comparison between implant supported prostheses and teeth regarding passive threshold level. *Int J Oral Maxillofac Implants* 8:549–554, 1993.

110. Mericske-Stern R, Assal P, Mericske E, et al: Occlusal force and oral tactile sensibility measured in partially edentulous patients with ITI implants. *Int J Oral Maxillofac Implants* 19:345–353, 1995.

111. Hammerle CH, Wagner D, Bragger U, et al: Threshold of tactile sensitivity perceived with dental endosseous implants and natural teeth. *Clin Oral Implants Res* 6:83–90, 1995.

112. Belser UC, Hannam AG: The influence of working-side occlusal guidance on masticatory muscles and related jaw movement. *J Prosthet Dent* 53:406–413, 1985.

113. Stein RS: A dentist and dental technologist analyze current ceramo metal procedures. *Dent Clin North Am* 21:729–749, 1977.

114. Borchers L, Reichart P: Three-dimensional stress distribution around a dental implant at different stages of interface development. *J Dent Res* 62:155–159, 1983.

115. Roberts EW, Turley PK, Brezniak N, et al: Bone physiology and metabolism. *J Calif Dent Assoc* 15:54–61, 1987.

116. Strid KG: Radiographic results of tissue integrated prostheses. In Brånemark P-I, Zarb GA, Albrektsson T, editors: *Tissue integrated prostheses: osseointegration in clinical dentistry*, Chicago, 1985, Quintessence.

117. Carr AB, Larsen PE, Gerard DA: Histomorphometric comparison of implant anchorage for two types of dental implant after 3 and 6 months' healing in baboon jaws. *J Prosthet Dent* 85:276–280, 2001.

118. Wilson TG, Jr, Thomas G: The positive relationship between excess cement and peri-implant disease: a prospective clinical endoscopic study. *J Periodontol* 80(9):1388–1392, 2009.

119. Present S, Levine RA: Techniques to control or avoid cement around implant-retained restorations. *Compendium* 34(6):432–437, 2013.

120. Linkevicius T, Vindasiute E, Puisys A, et al: The influence of the cement margin position on the amount of undetected cement. A prospective clinical study. *Clin Oral Implants Res* 24(1):71–76, 2013.

121. Wadhwani C, Rapoport D, La Rosa S, et al: Radiographic detection and characteristic patterns of residual excess cement associated with cement-retained implant restorations: a clinical report. *J Prosthet Dent* 107(3):151–157, 2012.

122. Agar JR, Cameron SM, Hughbanks JC, Parker MH: Cement removal from restorations luted to titanium abutments with simulated subgingival margins. *J Prosthet Dent* 78:43–47, 1997.

123. Linkevicius T, Vindasiute E, Puisys A, Peciuliene V: The influence of margin location on the amount of undetected cement excess after delivery of cement-retained implant restorations. *Clin Oral Implants Res* 22(12):1379–1384, 2011.

124. Wadhwani C, Piñeyro A, Hess T, et al: Effect of implant abutment modification on the extrusion of excess cement at the crown-abutment margin for cement-retained implant restorations. *Int J Oral Maxillofac Implants* 26(6):1241–1246, 2011.

125. Wadhwani C, Piñeyro A: Technique for controlling the cement for an implant crown. *J Prosthet Dent* 102:57–58, 2009.

# 第17章　咬合并发症

Randolph R. Resnik, Carl E. Misch, 著

种植体作为承重基础，其临床成功率和使用寿命在很大程度上取决于发挥功能的机械环境。治疗方案最终取决于义齿的设计与种植体的位置及数量。种植义齿最常见的并发症与生物力学因素有关，如崩瓷、义齿脱落（粘结剂或螺钉）、基台螺钉松动、负荷后种植体早期失败，以及种植体配件折裂[1-4]。

研究表明，当种植体达到骨结合，并具有合适的牙槽嵴轮廓和牙龈健康时，超出硬组织物理极限的机械应力或应变是种植体负荷后周围骨质流失的主要原因[5-8]。在成功进行手术和修复后，义齿被动就位，种植体和周围组织所承受的有害应力和负荷主要来自非理想的咬合接触。后续研究中指出的并发症（天然牙或种植支持）强调了咬合是手术成功与否的决定性因素[9,10]。然而，种植支持式义齿的殆型选择范围很广，往往存在争议。在颌骨功能异常活动期间，殆型尤为重要，因为功能异常咬合应力的大小和持续时间都大于正常功能时的应力。若种植体基台的数量或与种植体骨组织界面的位置不理想，导致负荷面积减少时，殆型就显得更为重要。

几乎所有种植体咬合概念都源于天然牙发育的概念，并且几乎没有修改地应用于种植体支持系统中。这种方法有一定的合理性。全口义齿患者的下颌运动和速度与天然牙患者不同。然而，Jemt等[11]发现，给无牙患者放置固定的种植体修复后，下颌在张口和功能活动时的位移速度和运动与有天然牙的患者相似。Gartner等[12]也证明了种植体患者和有天然牙患者在习惯性咀嚼方面有相似性。在最大咬合力期间，肌电图显示种植体患者组激活的工作肌肉和非工作肌肉与有天然牙的患者相似。因此，从天然牙的咬合原则推导出种植体的咬合原则似乎符合逻辑。然而，有几种情况表明，种植义齿比天然牙承受更大的生物力学风险，可能影响修复体和配件的种植体整体健康，且引发并发症。因此，部分种植体的咬合概念应做出修改，不可照搬天然牙的咬合概念。了解种植体咬合的基本原理，临床医生可以显著提高患者种植治疗的长期成功率，同时避免许多并发症。

## 一、天然牙和种植牙的区别

天然牙和种植牙之间的差异是多方面的。最重要的是，天然牙具有缓冲系统，可以减少对周围骨骼的力。天然牙被牙周韧带（PDL）包围和牵拉，力量和应力从天然牙的轴线消散和分布出去（图17-1）。由于种植体没有牙周韧带，力量和压力集中在牙槽嵴区域（表17-1）。

## （一）外周反馈系统

咀嚼肌的控制与外周反馈系统有直接关系，该系统包括牙釉质-牙本质-牙髓复合体和机械感受器。然而，种植体缺乏牙周本体感受反馈系统，导致精细运动控制能力降低，同时改变了对力量感知。

### 1. 天然牙

天然牙在咀嚼、施力和吞咽时，肌肉控制具有独特的咬合感知力。研究表明，牙釉质-牙本质-牙髓复合体在通过外周反馈系统控制口腔功能中起到了重要作用[13]。结合牙周机械感受器，传入信息被发送至大脑，在牙齿上施加水平和垂直的力。机械感受器对较小的力非常敏感，能够识别咬合力量并区分负荷的大小和方向。不同部位的牙齿敏感性有所不同，前牙对低于1N的力量最

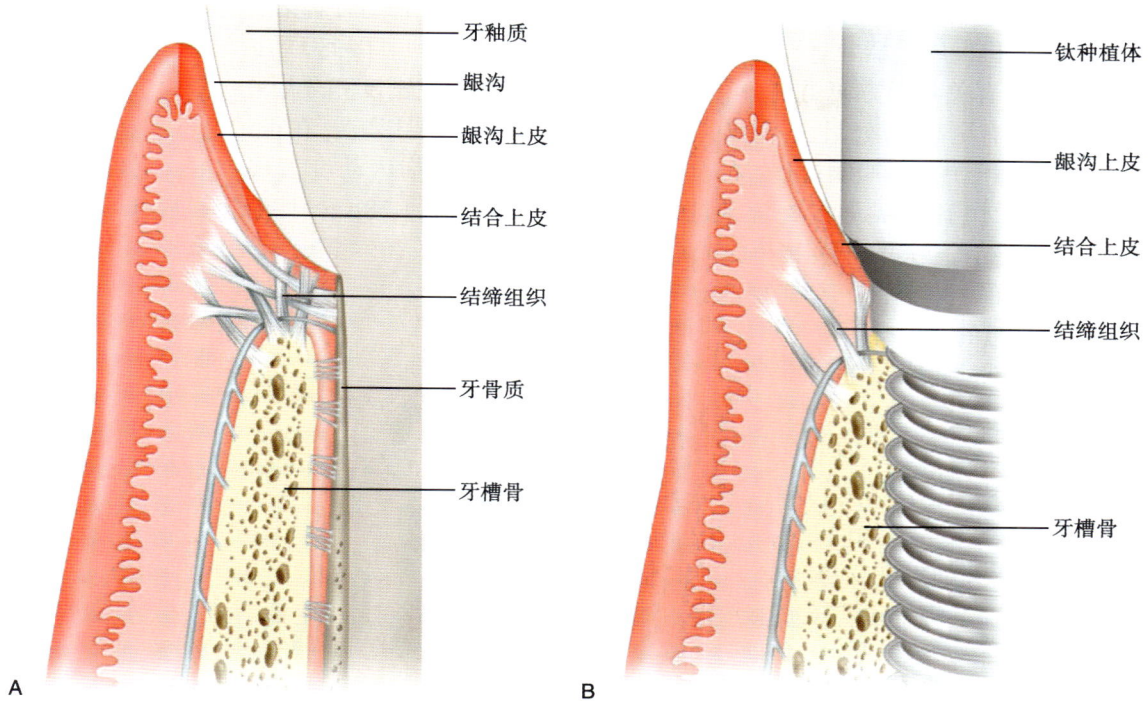

**图 17-1**　牙齿和种植体周围硬组织和软组织。A. 天然牙周围的硬组织和软组织解剖学示意图显示了具有牙周韧带的骨、牙槽嵴上方有一层连接组织，插入到牙本质中的连接组织纤维（Shapey 纤维）、长结合上皮附着、牙龈沟衬里的龈沟上皮和口腔牙龈上皮（牙龈外表面）；B. 种植体周围的硬组织和软组织解剖学示意图显示了一些相似之处和一些显著差异。骨直接与种植体表面相接触，没有任何软组织介入（即没有牙周韧带）。在骨水平以上存在一个结缔组织区，其纤维与种植体表面平行，没有插入纤维。长结合上皮附着，牙龈沟/黏膜沟衬里的龈沟上皮，并具有口腔牙龈/黏膜上皮（软组织外表面）（引自 Rose LF, Mealey BL: *Periodontics*: *medicine*, *surgery*, *and implants*, St Louis, 2004, Mosby.）

**表 17-1　天然牙与种植牙在咬合过载方面的对比**

| 特征 | 天然牙 | 种植牙 |
|---|---|---|
| 界面 | 牙周膜 | 骨结合 |
| 连接上皮 | 半桥粒和基底层（透明板和密板） | 半桥粒和基底板（透明板、密板和透明层下带） |
| 结缔组织 | 12组：6垂直插入牙面；胶原蛋白↓，纤维细胞↑ | 仅2组：平行和环形纤维；不附着在种植体表面；胶原蛋白↑，纤维细胞↓ |
| 血液供应 | 较多；牙周韧带和牙槽骨 | 较少；主要是骨膜 |
| 生物宽度 | 2.04～2.91mm | 3.08mm |
| 移动性 | + | − |
| 疼痛 | +/−（牙可能充血） | − |
| 磨耗 | +牙面磨损、楔状缺损、咬合振动感 | −（可能崩瓷、螺钉松动） |
| 影像学改变 | +增加阻射性和筛状板厚度 | 牙槽嵴垂直骨吸收 |
| 干扰感知 | +（本体感） | −（骨感知） |
| 非垂直力 | 相对耐受 | 导致骨吸收 |
| 力相关运动 | 主要：牙周韧带运动<br>次要：骨运动 | 主要：骨运动 |
| 侧向力 | 牙根端 1/3 | 牙槽嵴 |
| 横向移动 | 56～108μm | 10～50μm |
| 根尖移动 | 25～100μm | 3～5μm |
| 触觉敏感性 | 高 | 低 |
| 过载迹象 | 牙周韧带增厚、咬合振动感、移动性、牙面磨损、疼痛 | 螺钉松动、螺钉断裂、基台断裂、种植体断裂、骨吸收 |

PDL. 牙周韧带

为敏感，而后牙对低于4N的力量具有敏感性。

前牙周围的机械感受器数量比后牙的多。前牙的感受器传递有关各个方向力的信息，因为它们对咬合负荷具有更高的敏感性。这些牙齿可以定位口腔中的食物，并控制咀嚼过程中的食物[14]。

在比较单个牙齿时，尖牙在功能控制中起着主导作用。解剖结构（大的牙冠和长的牙根），以及在牙弓中的位置（引导位置）使尖牙能够从机械感受器中获得理想的生理反馈系统。此外，尖牙的舌侧形态具有特殊的轮廓，通过轴嵴将近中和远中分隔开，为前伸和侧方引导提供了冠方强度。由于轮廓、牙弓位置和牙根长度，使得尖牙在咀嚼中更倾向于前伸（而非后退）引导，以确认下颌有明显的前伸运动和颞下颌关节的同侧的侧方运动[14]。

相比之下，后牙的机械感受器较少，所以静态和动态敏感度较低，从而使后牙能够承受更高的咀嚼力。后牙位于支撑位置，具有较大的临床牙冠和多根（增加表面积）以支撑增加的后牙受力。此外，第一磨牙在萌出过程中提供引导作用，并功能性地定位在𬌗平面的中心[14]。

### 2. 种植牙

关于种植牙，研究表明，由于外周反馈系统的缘故，缺少机械感受器可能会影响下颌的运动控制[15]。由于缺少机械感受器，在使用种植牙进行切、咬和咀嚼时，缺乏传入信息传递到中枢神经系统。与被局部麻醉阻断的天然牙类似，与种植牙相关联的本体感觉也是如此[16]。然而，现在已经用"骨感知"一词来描述与种植牙对不同机械刺激的感觉。这种类型的感觉与口腔颌面组织中的机械感受器相关联（例如，很可能存在于肌肉、关节、黏膜、骨膜组织中）[17]。牙周机械感受器对非常低水平的力做出反应，种植体患者对静态力的感知力量强度约为天然牙患者的10倍[18]。负责骨感知的机械感受器与实际种植体的有一定距离，并定性地向静态和动态负荷发出不同的感觉信号。

### （二）与力相关的因素

天然牙和种植牙之间与力相关的临床表现存在许多差异。

### 1. 垂直向的咬合负荷

（1）**天然牙**：当对天然牙施加垂直咬合负荷

时，存在一种与牙齿表面积和牙根形态相关的正常生理运动。因此，牙齿的数量、长度、直径、位置、周围骨密度和牙周膜健康状况对牙齿的活动度具有主要影响。在正常条件下，健康牙齿在垂直方向上临床动度表现为0。实际牙齿初始垂直移动约为28μm，且前牙和后牙的移动量相同（图17-2）[19]。

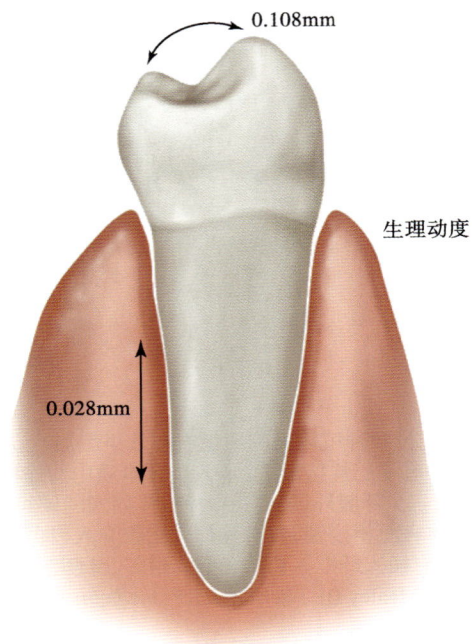

图17-2 通过测量一颗健康天然牙的生理动度，得出其在根尖方向的动度为28μm，在水平方向的动度最高可达108μm（引自Misch CE：*Dental implant prosthetics*，ed 2，St Louis，2015，Mosby.）

（2）**种植牙**：刚性固定是一个临床术语，用于描述施加<500g的垂直向或水平向的作用力时种植体没有临床动度。骨结合是一个组织学术语，用于定义在光学显微镜放大倍数下种植牙表面直接接触骨的情况（图17-3）。多年来，这两个术语常被交替使用，种植体在刚性固定的情况下最为可预测。种植体没有动度并不总是表明种植体与骨之间存在直接接触[20]。然而，当在临床上观察到刚性固定时，通常意味着至少有一部分种植体直接接触骨，尽管无法具体确定接触的百分比[21]。种植体出现活动度通常表明种植体和骨之间存在结缔组织和软组织界面。

临床上观察不到动度并不意味着种植体完全没有任何的动度。一个健康的种植体动度一般<73μm，这在临床上表现为零动度（刚性固定）。

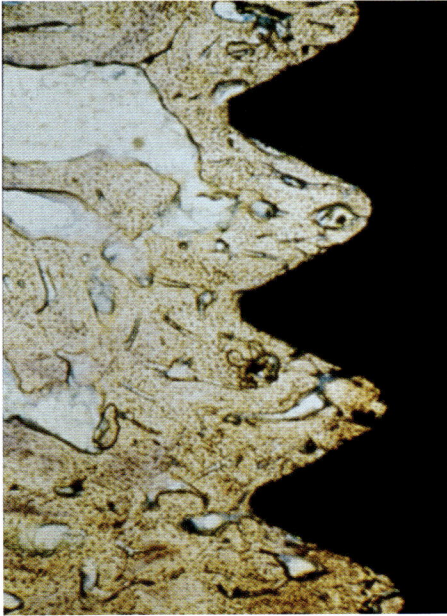

图 17-3 骨结合是一个组织学术语，描述在光学显微镜放大水平下的骨 - 种植体直接接触（引自 Misch CE：*Dental implant prosthetics*，ed 2，St Louis，2015，Mosby.）

Sekine 等[22]对牙齿和种植体施加了一个在 2s 内逐渐增加的负荷。牙齿在轻微负荷下立即出现动度（初级牙齿移动），在额外负荷下出现较小动度（次级牙齿移动）。与天然牙相比，种植体没有初级牙齿移动。较重的力导致种植体逐渐出现动度，类似于次级牙齿移动（图 17-4）。

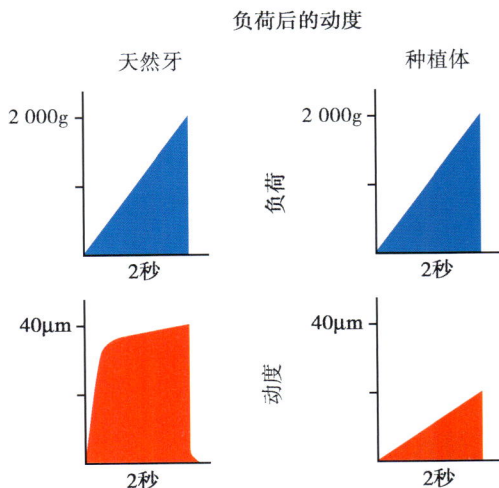

图 17-4 逐渐增加的负荷在 2s 内分别施加在一颗牙齿（左）和一个种植体（右）上的情况。天然牙的移动分为两个阶段：首先是牙周膜压缩，然后是骨骼压缩。而种植体则缺少初级移动，其移动与骨骼的移动成比例相关（引自 Misch CE：*Dental implant prosthetics*，ed 2，St Louis，2015，Mosby.）

## 2. 非垂直（水平）咬合负荷

**（1）天然牙**：当评估天然牙的水平动度时，往往难以确定其是否出现移动。例如，一颗"无松动"的后牙实际上会水平移动 56～73μm。人眼无法觉察这种移动。至于前牙，尽管通常临床上有可观察到的轻微移动，实际上约可以移动 0.1mm。在非垂直负荷下，天然牙相较于种植牙能更好地耐受并适应这种力。研究表明，健康的天然牙所受的侧向力会迅速从牙槽嵴向牙根尖端散去。这是因为天然牙在根的顶端 1/3 处可以旋转移动 56～108μm。Muhlemann 发现[23]，水平向牙齿运动可分为初级移动和次级移动。初级移动是在施加轻微力时立即观察到的，是牙周膜的结果。牙齿的初级水平移动性大于初级垂直移动性。很轻的力（500g）就能水平移动牙齿。健康的、"无松动"后牙的初级水平移动性小于前牙，范围为 56～75μm，是垂直移动的 2～9 倍。前牙的初级水平移动性更大，健康状态下的范围为 70～108μm[24]。

Muhlemann 描述，施加更大力时，在牙齿初级移动之后发生次级移动。当对牙齿施加额外的力时，也会观察到次级移动，这与施加的力直接相关。次级移动与骨的可让性有关，在相当大的力下可以测量到 40μm 的移动（图 17-5）。

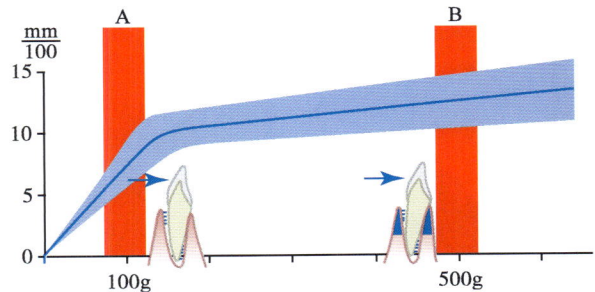

图 17-5 当施加更大的力时，牙齿在初级移动后会发生次级水平移动，这与牙槽骨的形变有关（引自 Misch CE：*Dental implant prosthetics*，ed 2，St Louis，2015，Mosby.）

**（2）种植牙**：对于种植牙，非垂直应力最有可能导致支撑骨创伤。种植牙会逐渐移动，可能出现 10～50μm 移动[19]。研究表明，种植牙在牙槽嵴周围会承受更大的力，因为种植牙不像天然牙那样有更多的桩冠，所有的力都集中在牙槽嵴，这通常会导致骨质丧失。

Sekine 等[25]评估了具有刚性固定的骨内种植体的动度，发现其在唇舌向上的动度为 12～

66μm。Komiyama[26]报道了在 2 000g（约 4.5psi）的力作用下，种植体在近远中方向上的动度为 40～115μm，在唇舌方向上的动度为 11～66μm。近远中方向上存在更大的种植体动度，可能是由于该方向上种植体之间缺少皮质骨，而在唇舌方向上存在较厚的皮质骨板。Rangert 等[27]表示种植动度的一部分可能也与种植体基台和螺钉的组件挠曲有关。种植体的移动性质与施加的负荷和骨密度成正比，反映了骨组织的弹性形变。

## 3. 过度接触/咬合过载

当天然牙出现早接触或过度接触时，牙齿往往会松动、发炎或断裂。相关的本体感觉将使神经肌肉系统和周围反馈系统在作用过程中控制咬合力。这将最大限度地减少早接触和𬌗干扰出现的可能性。相比之下，当早接触与种植体相关联时，由于缺乏牙周膜的力感受反馈，患者通常无症状，种植体也不会移动。这很可能会导致牙槽骨吸收或机械并发症，因为没有反馈系统患者无法及时发觉早接触。

**临床意义**：早接触在天然牙上比较少见，可能也不会出现症状，天然牙可能会在正畸过程中自行重新定位。然而，种植体上的过度接触危害性较大，因为它们通常会导致咬合力过载，从而导致牙槽骨吸收（图 17-6）。

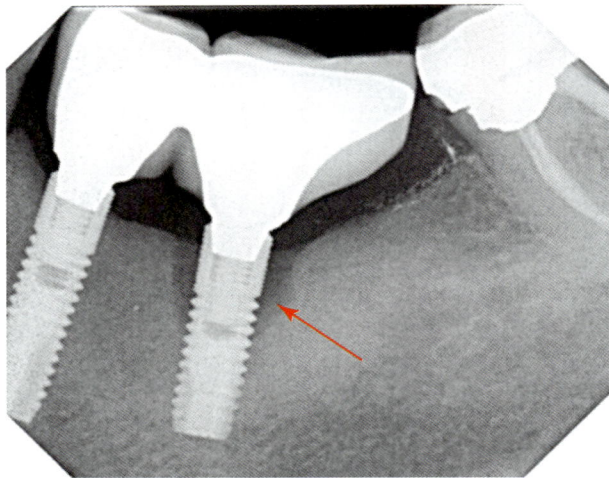

图 17-6 种植体由于咬合力过载而出现骨质流失。请注意上颌牙的牙尖和凹陷

## 4. 咀嚼

天然牙有专门的牙周机械感受器，负责在咀嚼过程中向肌肉反馈神经信息。这种专门的感受

器有数百个，它们能对施加在牙齿上的触觉力进行精细的运动控制和意识感知[17]。

牙槽骨间质中胶原纤维的压缩会向中枢神经系统传递神经信号。围绕着牙齿的这些感受器对施加的力敏感度不同，每个独立的感受器根据其在牙槽骨间质内的位置独立受到刺激。由此产生的力向量根据口腔内的解剖位置不同而有所变化。通常，从前牙到后牙，力向量的数量会减少。前牙可以进行非常精细的任务，而后牙的敏感度较低。这就是为什么前牙可以非常精确地切割食物，而后牙主要用于咀嚼食物的原因[28]。

## 5. 咀嚼效率

许多研究已经评估过天然牙和种植牙之间的咀嚼效率。Svensson 等[29]完成了关于天然牙、带有全口覆盖修复义齿的天然牙和种植体支持式修复体咀嚼效果的研究。结果显示，天然牙在分割或切割食物方面明显优于其他两者。天然牙能够更好地将食物放置在牙齿之间，并能够精细调整咬合力的方向。这很可能是由于牙周机械感受器向中枢神经系统发出信号，指示所需咀嚼食物的空间位置和力的方向。然而，使用固定牙冠和种植修复体时，结果显示对食物的切割效果不一致且较差。尽管牙周机械感受器存在于支撑牙齿的修复体上，但天然牙支持的修复体（固定牙冠）分散了力量，并且牙周机械感受器未被激活。使用种植支持式修复体时，由于没有牙周机械感受器存在，因此不存在周围反馈系统来进行精细的运动控制（图 17.7）。这些发现与 Trulsson 和 Gunne 等[30]的研究一致，在这些研究中，由口腔黏膜支持的修复体（可摘全口义齿）或种植体支持式修复体（种植固定义齿）在咬住和切割食物方面存在困难，类似于有天然牙的患者经过深度麻醉，传入信息被局部麻醉阻断（图 17.8）。

**临床意义**：天然牙具有更高的咀嚼效率，并且对牙齿结构的创伤较小。由于有机械感受器，患者能够精细调整自身的咀嚼动作。然而，对于种植支持式修复体（包括天然牙支持式修复体），咀嚼动作的精细调整要差得多，这导致种植体或修复体出现角度相关或力度相关并发症的可能性更大。

## 6. 咀嚼速度

有天然牙的患者在咀嚼食物时比使用牙支持

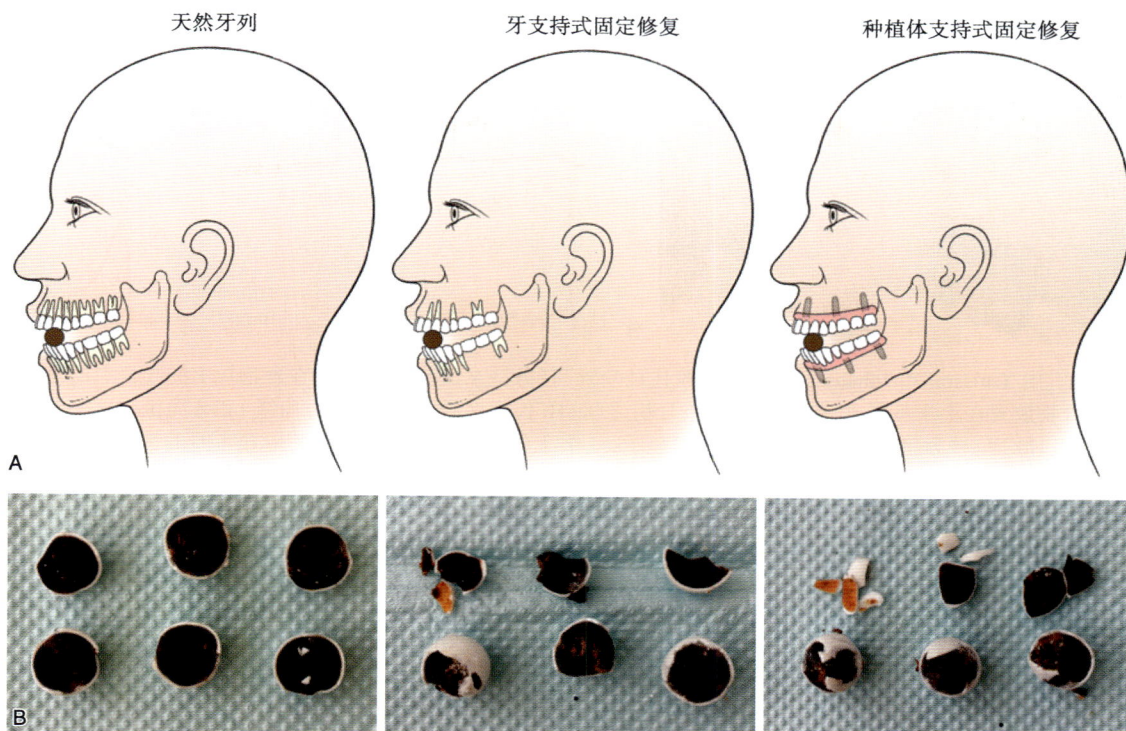

图 17-7　A. 具有天然牙列或牙齿支撑或种植体支撑的固定假牙的受试者,尝试用前牙将一颗球形巧克力硬糖分成两半; B. 这些相同受试者在吃榛子时进行有代表性的"第一次咀嚼循环"时下颌运动(正面视图)(A 引自 Svensson KG, Trulsson M: Physiological Considerations of Oral Implant Function. In Klineberg I, Eckert S: *Functional occlusion in restorative dentistry and prosthodontics*, St Louis, 2016, Mosby. B, Modified from Grigoriadis J, Trulsson M, Svensson KG: Motor behavior during the first chewing cycle in subjects with fixed tooth-or implant-supported prostheses, *Clin Oral Implants Res* 27: 473-480, 2016.)

式和种植体支持式修复的患者所需时间更长。这很可能是因为天然牙需要时间让牙周机械感受器向中枢神经系统发送信号。这种缓慢和延迟的反应是由于中枢神经需要时间来收集和处理空间信息,并刺激适当的运动程序和输出,以调整肌肉的活动,确保咬合力的方向和力度合适。牙周机械感受器的处理需要中央处理时间,从而导致咀嚼的接触阶段更长。这些结果与其他研究一致,其他研究表明,有天然牙的患者在接触食物后会用较小的力先咬住食物,然后施加更大的咬合力。在接触食物和咬断食物之间存在延迟。

**临床意义**:佩戴天然牙支持式固定义齿和种植支持式义齿的患者空间信息发生了变化。尽管佩戴天然牙支持式固定义齿的患者具有牙周机械感受器,但由于刚性连接,传递到中枢神经系统的信号较少,难以启动运动功能。对于佩戴种植支持式义齿的患者,必须发生骨感知。这可以通过下颌骨传递的振动激活其他组织中的远程受体,从而传递有关接触力量(动态负荷)到义齿的感觉信息[31]。牙周机械感受器的感觉信息对于咀嚼效率和牙齿保护具有重要意义。其损伤(固定局部义

齿)或缺失(种植支持式义齿)会导致较差的咀嚼表现和运动活动改变。佩戴天然牙支持式固定义齿和种植支持式义齿的患者也存在保护机制受损的问题,他们在咀嚼食物时使用更大的力量、更短的延迟(可能无法意识到食物太硬),并且精度较低。随着咀嚼速度的加快,修复系统损坏的可能性也增加。

## 7. 咬合力

牙周机械感受器存在于天然牙中,提供本体感觉及对咬合力和咬合干扰的早期检测。由于下颌的精细运动控制,天然牙在咀嚼和功能异常期间的咬合力不强。Trulsson 和 Johansson[16]表示,缺乏本体感觉导致种植牙患者比天然牙患者咬合更重。Mericske-Stern 等[32]用测试钢箔测量了口腔触觉灵敏度,结果显示种植牙所需的最小压力显著高于天然牙(3.2 vs.2.6 钢箔片)。Jacobs 和 van Steenberghe[33]评估了咬合意识,发现天然牙、与天然牙对颌的种植牙及种植牙对颌,对干扰的感知分别约为 20μm、48μm 和 64μm。Hämmerle 等[34]还得出结论,种植牙的触觉感知平均阈值(100.6g)

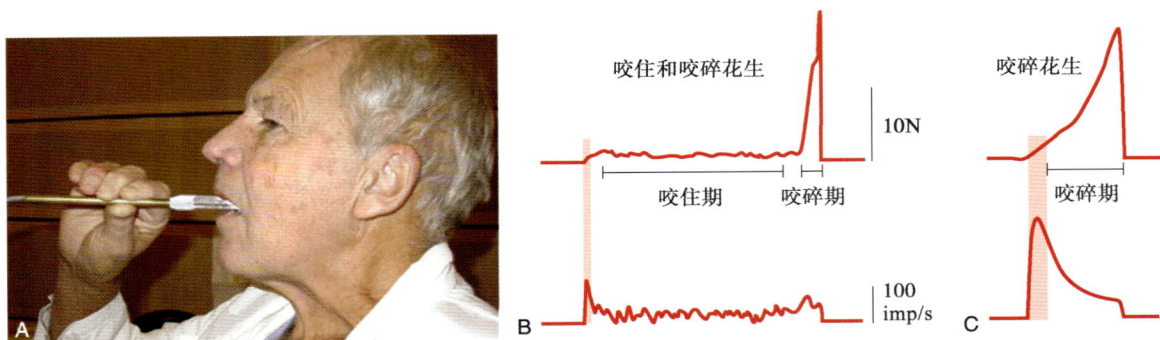

**图 17-8** 由 Trulsson 和 Johansson 开发的"咬住和咬碎"任务。A. 用于记录施加在食物块上的咬合力的手持装置，该食物放置在上水平板上，装置位于上下牙齿之间；B. 代表性的力曲线（上方曲线）和牙周机械感受器预测的反应（以脉冲/秒为单位，显示在下方曲线）显示，一名天然牙受试者在咬住和咬碎花生时的情况；C. 代表性的力曲线（上方曲线）和牙周机械感受器预测的反应（下方曲线）显示，一名天然牙受试者在咬碎花生时的情况（引自 Svensson KG, Trulsson M：Physiological Considerations of Oral Implant Function. In Klineberg I, Eckert S：*Functional occlusion in restorative dentistry and prosthodontics*, St Louis, 2016, Mosby.）

比天然牙（11.5g）高出 9 倍。

**临床意义**：与天然牙相比，种植支持式义齿的咬合力明显更高，可能会由于无法意识到而导致种植系统承受过大的力。牙齿中存在的感觉反馈系统无法在种植体周围以相同方式调节。咬合力增加或导致种植牙系统承受异常的力，可能导致牙槽骨吸收、螺钉松动或部件断裂（图 17-9）。

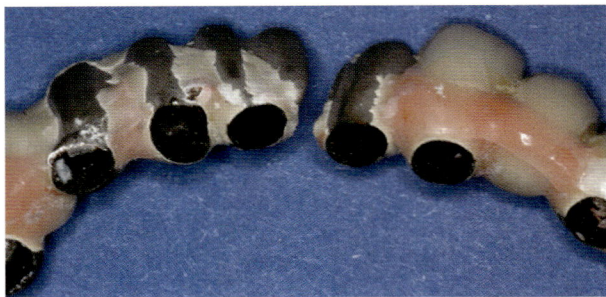

**图 17-9** 过大的咬合力通常会导致修复失败（如瓷裂）

## 二、种植体保护𬌗

由于天然牙和种植体之间的生物力学差异，在设计修复咬合类型时必须进行修改。一个理想的咬合类型是种植修复体长期有效的基本前提，特别是在有功能异常或边缘基台的情况下。一个糟糕的咬合方案会增加负荷，并增大种植系统的机械应力（和应变）。这些因素增加了义齿和骨的并发症概率。牙槽嵴吸收很可能导致种植体周围炎症增加。这些情况还可能导致组织萎缩、齿间乳头退缩及不良的美学效果。过大的咬合负荷（功

能性或功能异常性）导致的生物力学应力引发所有这些并发症。

种植体保护𬌗的概念由 Misch 提出。它是独特的，并专门为种植体的修复设而计。这一概念提供了一种策略，旨在减少种植体和义齿的生物力学应力。为了减轻义齿上的应力，对传统修复的咬合概念进行了细微修改。

种植义齿的理想咬合应控制种植系统的应力，提供一个与修复体生物相容的接触界面，并保持边缘骨和修复体的长期稳定性。咬合方案应保持在每位患者的生理和生物力学限度内转移至种植系统的咬合负荷。然而，这些原则并不适用于所有患者或修复体。患者所产生的力受到功能异常范围、咀嚼动态、种植体的位置、牙弓形态、牙冠高度和牙冠形态的影响。种植治疗计划的理念因这些参数而大不相同。口腔医生可以通过选择最理想的种植体位置、数量和尺寸；在骨密度较差的情况下使用渐进式骨负荷概念；并选择带有减小咬合力设计的适当咬合类型，来最好地解决力的因素。

建立了以下指南和原则来恢复固定和可摘的种植支持式义齿。固定和可摘义齿的种植保护𬌗原则解决了减少对种植系统应力的几种情况，包括现有的咬合、种植体角度对咬合负荷、种植体冠的尖窝关系、相互保护的关节、悬臂或偏移负荷、牙冠高度、牙冠外形、咬合点位置、咬合接触的时间，以及保护最薄弱区域的问题（框 17-1）。

框 17-1　种植保护𬌗的原则

1. 在治疗前评估现有咬合情况。
2. 在治疗前设计理想的治疗方案。
3. 没有早接触。
4. 没有非轴向负荷。
5. 浅前牙引导。
6. 最小化后牙牙尖斜度。
7. 减少悬臂。
8. 增加表面积。
9. 缩窄咬合面。
10. 理想的咬合接触。

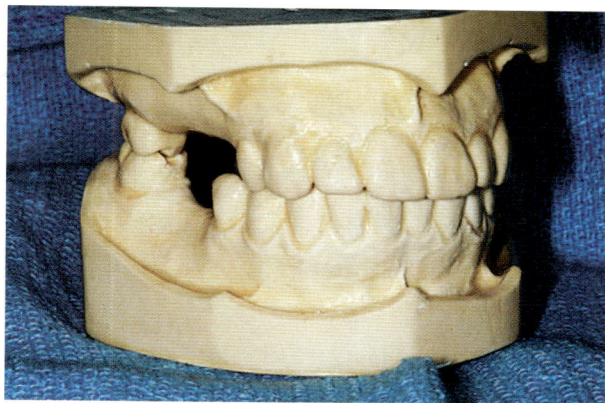

图 17-10　诊断模型必须准确表示全部牙齿解剖结构、包括无牙颌牙槽嵴（引自 Misch CE：*Dental implant prosthetics*, ed 2, St Louis, 2015, Mosby.）

## （一）种植术前咬合原则

### 1. 治疗前评估现有咬合情况

　　种植治疗计划的第一步是制取准确的诊断模型，评估患者现有的咬合情况。在口腔治疗所有阶段，尤其是在口腔种植诊疗中，诊断模型或研究模型的制取至关重要。当存在牙缺失区时，持续的骨丧失和由于缺失牙齿导致的邻牙改变，大大增加了口腔修复需要考虑的因素，与传统修复治疗相比尤其如此。口腔医生必须首先确定种植义齿的类型（如 FP-1、FP-2、FP-3、RP-4、RP-5），然后确定理想的种植基台数量和位置，以及最终的咬合方案。

　　诊断模型必须是上颌和下颌牙弓的精确复制，包括完整的牙缺失区域（图 17-10）。在咬合架上装配诊断模型，可以初步评估种植位置选择、角度要求、义齿选择、现有咬合情况，以及制作手术导板。此外，这些研究模型还可以用于术前评估治疗方案，可以与其他医师、医学技术人员及在患者咨询期间讨论。

　　为了准确评估种植患者的上下颌咬合关系，必须使用𬌗架正确安装研究模型。𬌗架被定义为"代表颞下颌关节和颌骨的机械仪器，可以将上颌和下颌模型附着在上面，以模拟部分或全部的下颌运动"。如今，关于在口腔修复中使用各种类型𬌗架的用途和适应证存在很大争议[35]。目前，有各种类型的𬌗架可供选择，具有多种运动和调节范围，使得分类和命名非常混乱。在口腔医学文献中存在许多不同的分类方法，但目前最简单且最常用的分类方法与《修复学术语词汇表》（*Glossary of Prosthodontic Terms*）相似。𬌗架可根据其可调性分为四类，四类𬌗架均需记录患者 5 个数据：①面弓转移；②正中颌记录；③前伸记录；④侧方记录（Bennett 运动）；⑤髁突间距离（表 17-2 和图 17-11）[36]。

　　为了评估患者的咬合情况，使用带有咬合记录和面弓转移的精确诊断模型，并可以在不受保护性神经肌肉反射干扰的情况下，评估牙齿和无牙颌牙槽嵴的静态和动态关系（半可调或全可调𬌗架）。通过评估关节研究模型，可以确定口腔内难以检测到的异常或干扰，以及在牙齿种植治疗规划中至关重要的全面信息（框 17-2）[37,38]。

　　理想情况下，在种植修复阶段前应识别并消除所有异常咬合接触。然而，为了评估患者目前的牙齿状态，种植临床医师必须对患者可能存在的各种咬合类型和干扰有深入的了解（框 17-3）。

表 17-2　𬌗架的选择

| | 铰轴（面弓） | 正中关系记录 | 前移运动 | 侧向运动 | Bennett 运动（下颌的侧方运动） |
| --- | --- | --- | --- | --- | --- |
| 非可调节型（简单和一般） | 否 | 是 | 否 | | 否 |
| 半可调节型 | 近似（任意） | 是 | 是（直线） | 是（直线） | |
| 全可调节型 | 是（运动学） | 是 | 是（曲线） | 是（曲线） | |

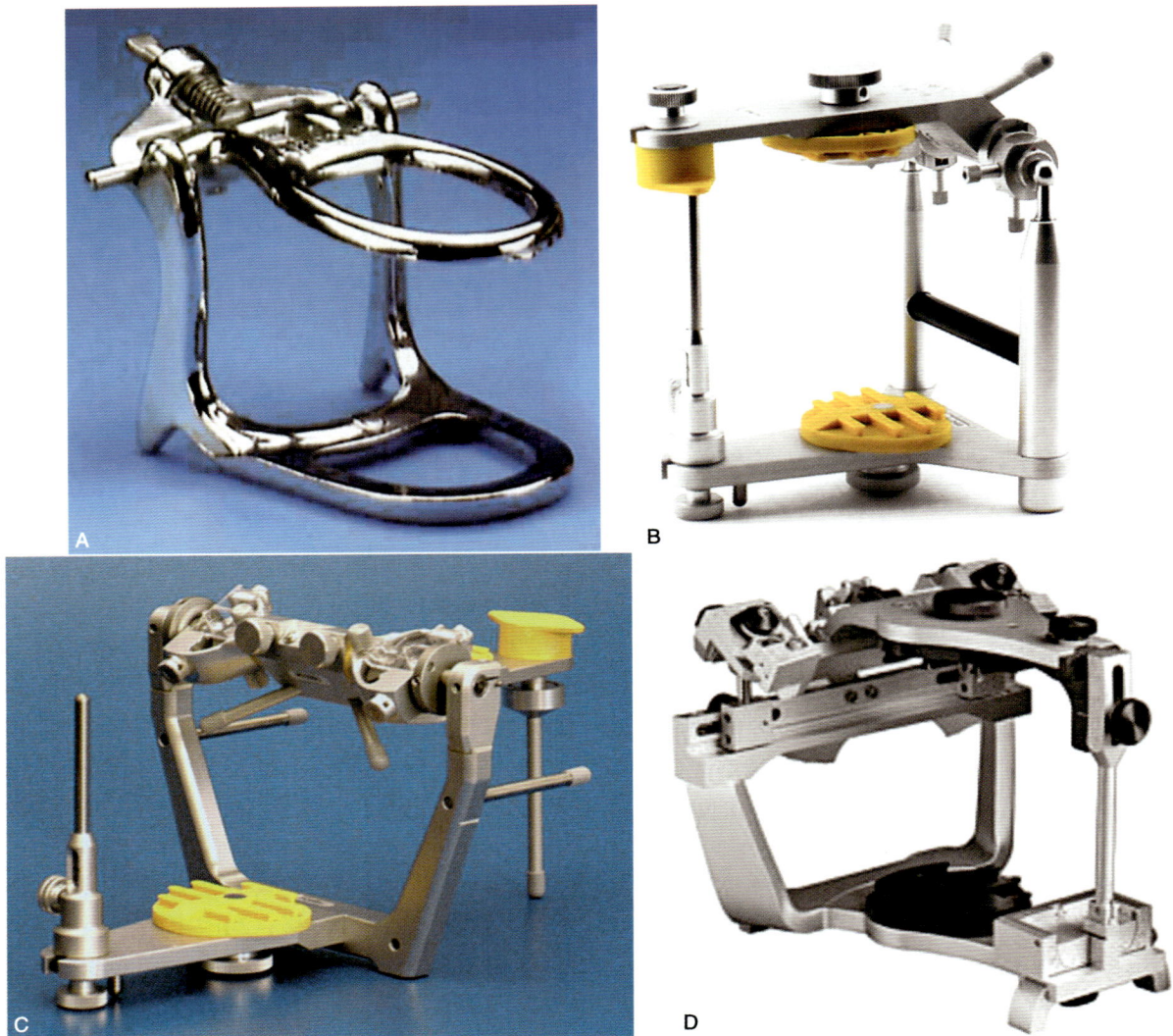

图 17-11 用于种植学的各种咬合架示例。A. 简单铰链型；B. 任意平面线型；C. 半可调型；D. 全可调型（引自 Misch CE：*Dental implant prosthetics*, ed 2, St Louis, 2015, Mosby.）

---

**框 17-2　口腔种植学科中通过正确安装研究模型获得的诊断信息**

1. 咬合中心位置，包括过早的咬合接触点。
2. 与邻近牙齿和对合牙弓的无牙颌牙槽嵴关系。
3. 基台位置和定位，包括倾斜度、旋转、外移、间隙、平行度和美学考虑。
4. 牙齿形态和咬合功能紊乱的迹象（如磨损面、断裂）。
5. 拟种植位点潜在受力方向的评估。
6. 现有的咬合方案，包括咬合平衡或接触。
7. 无牙颌软组织和硬组织的角度、长度、宽度、位置、黏膜美学位置、肌肉附件和骨突（骨突、咬颊）。
8. 牙弓间隙。
9. 横颌曲线（Wilson 曲线）和下颌牙列的纵颌曲线（Spee 曲线）。
10. 骨性牙弓关系。
11. 对合牙齿的评估。
12. 未来潜在的咬合方案。
13. 无牙颌牙槽嵴的位点评估。
14. 未来基台的牙弓位置。
15. 牙弓形和对称性。
16. 牙间接触位置。
17. 用于制作诊断蜡型。

（引自 Misch CE：*Dental implant prosthetics*, ed 2, St Louis, 2015, Mosby.）

## 框 17-3　咬合术语

### 咬合平面

- Spee 曲线：骀面解剖曲线，起始于下颌尖齿的牙尖，沿着前磨牙和磨牙的颊尖继续，并延续到下颌支的前缘。在天然牙列中，后部的曲线必须足够低，以便在前伸运动时后牙脱离接触。在无牙颌患者使用全口义齿时，曲线必须更高，以在前伸运动中保持后牙接触[109]。

- Wilson 曲线：在冠状面上，由牙弓两侧的牙齿颊尖和舌尖顶点形成的一条假想线。理论上，咬合应为球形，下牙弓的曲线为凹形，上牙弓的曲线为凸形。下牙弓的曲率受到左右磨牙相等的舌侧倾斜影响，使对应横向排列的牙尖顶点可以置于一个圆的周长上。上牙的横向牙尖曲率受其长轴相等的颊侧倾斜影响。从冠状面看，该曲线由触及下牙弓两侧同名牙齿颊尖和舌尖顶点的一条假想线形成。下牙弓的曲线为凹形，并应与侧前牙引导协调，在侧向运动过程中提供非工作侧上颌舌尖的咬合分离[110]。

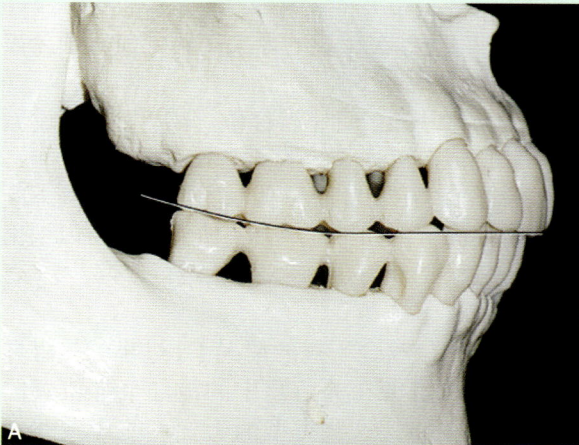

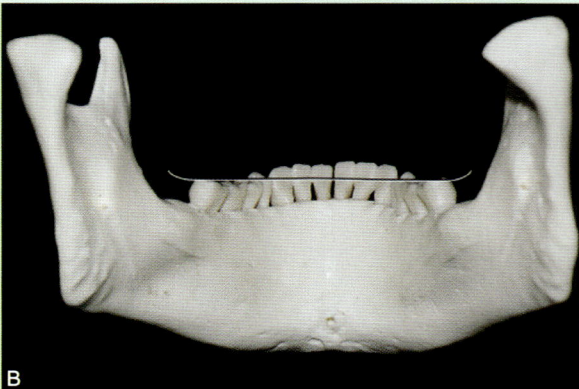

A. Spee 曲线；B. Wilson 曲线（引自 Bath-Balogh MB, Fehrenbach MJ: *Illustrated dental embryology, histology, and anatomy*, ed 3, St Louis, 2011, Saunders.）

### 牙齿关系

- 正中咬合：当下颌处于正中关系时，上下颌牙齿的咬合。这可能与最大牙尖交错位一致，也可能不一致[109]。

- 正中关系：在颌位关系中，髁突与各自关节盘最薄的无血管部分相接触，并且该复合体位于关节突的前上方。这个位置与牙齿接触无关。此外，正中关系是下颌与上颌之间最后退的位置关系，此时髁突处于颞下颌窝中最靠后的非受力位置，从该位置可以在任何程度的下颌咬合分离情况下进行侧向运动。

- 最大牙尖交错位：上下颌牙列处于最大、最广泛的咬合接触，与髁状突位置无关，也称为最佳牙间隙。

### 咬合类型

- 组牙功能骀：一种咬合类型，在工作侧的侧向运动中，上下颌牙齿之间存在多点咬合接触，通过几颗牙齿的同时接触来分散咬合力[109]。

　　所有工作侧的面（颊）尖都与对颌牙齿接触，而非工作侧则没有接触。Schuyler 首先观察到非工作侧接触具有损伤性，会导致神经肌肉紊乱、颞下颌关节功能障碍、加速或增加牙周病变，以及过度磨损[111]。这种"单侧"平衡咬合或"组牙功能"咬合允许工作侧的接触来分散咬合力。非工作侧无咬合接触可以防止损伤性的斜向力。

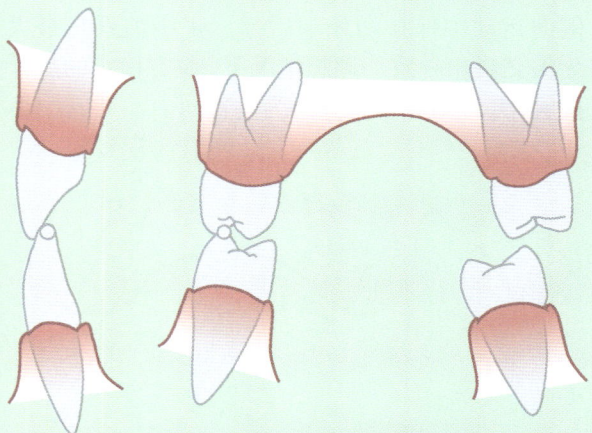

**组牙功能骀**

　　理想情况下，在这种咬合类型中，种植支持式义齿应沿种植体的长轴承受咬合力。在侧向运动中，总体咬合力应在种植体或牙齿部分之间传递。在闭合到最大牙尖交错位时不应有干扰，应保持适当的𬌗间隙，并且牙齿在侧向运动中应无干扰地接触。

- 相互保护𬌗：相互保护𬌗是一种咬合类型，其中后牙在最大牙尖交错时防止前牙过度接触，而前牙在所有下颌侧向运动中使后牙脱离接触。另一种咬合类型是前牙在所有下颌侧向运动中使后牙脱离接触，而后牙在最大牙尖交错时防止前牙过度接触[109]。

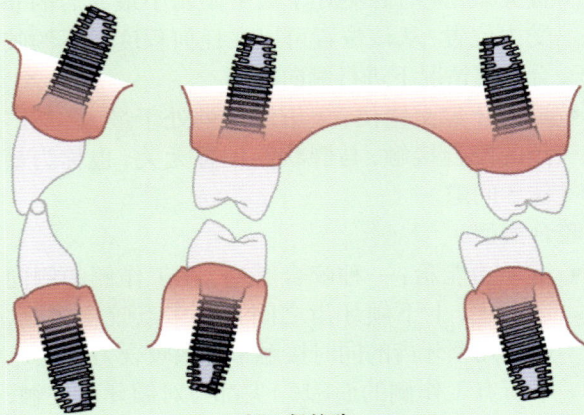

**相互保护𬌗**

　　相互保护𬌗，也称尖齿保护𬌗，最大牙尖交错与下颌的最佳髁突位置（正中关系）相一致。作用于后牙的力沿其长轴方向传导，在侧向和前伸运动中，上下颌前牙引导下颌，使后牙不发生咬合接触，从而减少摩擦磨损。后牙在正中关系中保护前牙，而前牙在前伸时保护后牙，尖齿在侧向运动中保护切牙和后牙。正中关系与最大牙尖交错相一致。理想情况下，应有稳定的后牙接触，并且力的合力方向为垂直向。

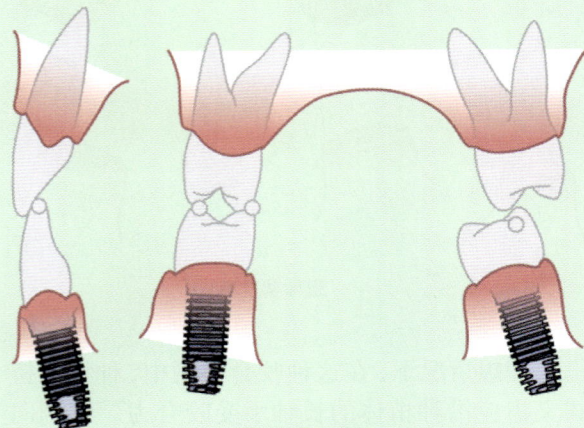

**双侧平衡𬌗**

- 双侧平衡𬌗：一种咬合类型，牙齿在正中和非正中位时，前后部双侧牙齿同时接触[109]，工作侧和非工作侧存在接触。这种咬合类型用于全口义齿的制作，以防止义齿倾斜。平衡𬌗在具有正常牙周组织的天然牙列中罕见，如果存在，最有可能是严重磨损造成的。这种咬合基于这样一种理论：力量是水平产生，而不是垂直的。在牙尖交错和非正中运动中需要宽泛、最大限度的接触。

- 中位舌侧集中𬌗：舌侧集中𬌗最初是由 Gysi 提出，并由 Payne（减小上颌后牙的颊尖）和 Pound（将下颌后牙的舌尖放置在从尖牙到每侧磨牙后垫的连线之间）进一步修改。这种咬合设计旨在减小咬合面，以减少对骨骼牙槽骨的力并稳定下颌义齿（图 17-84）。

- 种植体保护𬌗：这种咬合类型由 Misch 提出，被定义为延长种植体的寿命的技术。其概念包括使用最大直径的种植体，前牙应使后牙脱离接触，侧向运动中没有侧向接触，咬合接触点比天然牙更靠中位，以及咬合面减径。

**咬合干扰**

- 咬合早接触：在预设的牙尖交错之前对颌牙齿发生的任何接触[109]。

- 咬合接触不良：使牙齿移位、偏离下颌预设运动轨迹或使可摘义齿脱离基托位的接触。

- 咬合不协调：咬合面与其他牙齿接触或颅下颌复合体的解剖和生理成分不协调。也可以根据对特定咬合部分的影响将干扰进行分类[112]。

**正中位咬合干扰**

　　在正中位咬合干扰的情况下，过早的接触导致下颌骨从髁突在关节窝中的最佳上部位置向前或向侧偏移。这些类型的干扰可能导致非功能性习惯，如咬紧或磨牙，并伴随肌肉疲劳和颞下颌关节疼痛[113]。有两种类型：

　　1. 弧线闭合干扰：处于正中关系时，闭合到最大牙尖交错过程中的干扰接触，导致下颌骨向前偏移。

　　2. 直线闭合干扰：处于正中关系时，闭合到最大牙尖交错过程中的干扰接触，导致下颌骨向右或向左偏移。

**工作侧咬合干扰**

　　工作侧咬合干扰发生在下颌向某一方向侧向运动时，与运动方向相对应的一侧，上颌和下颌牙齿接触。

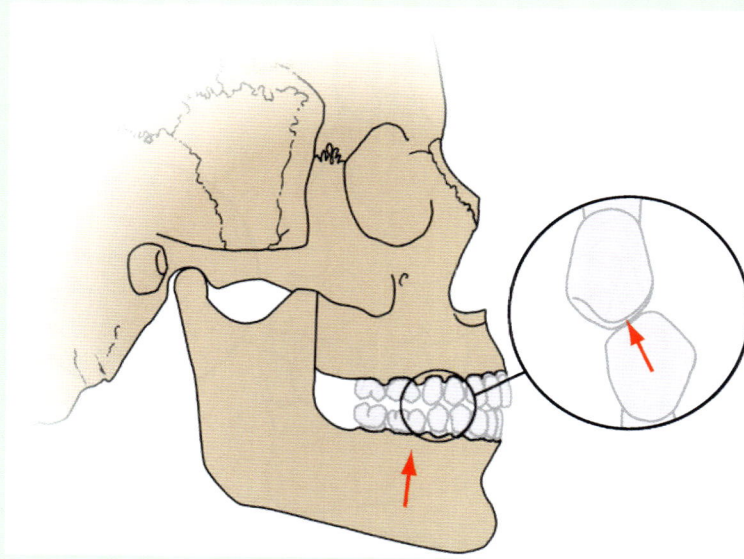

正中位咬合干扰

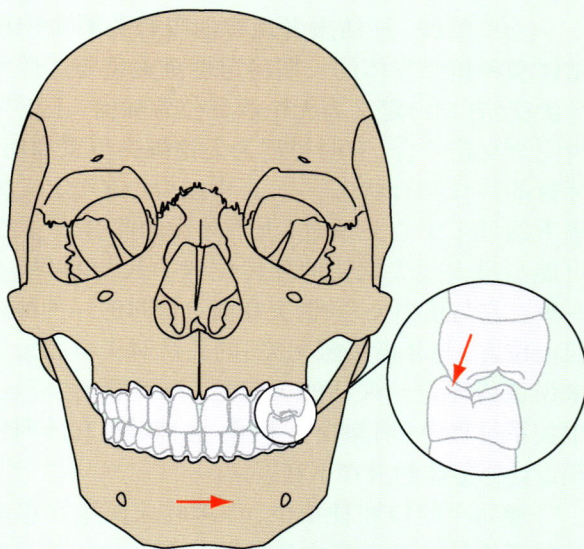

工作侧咬合干扰

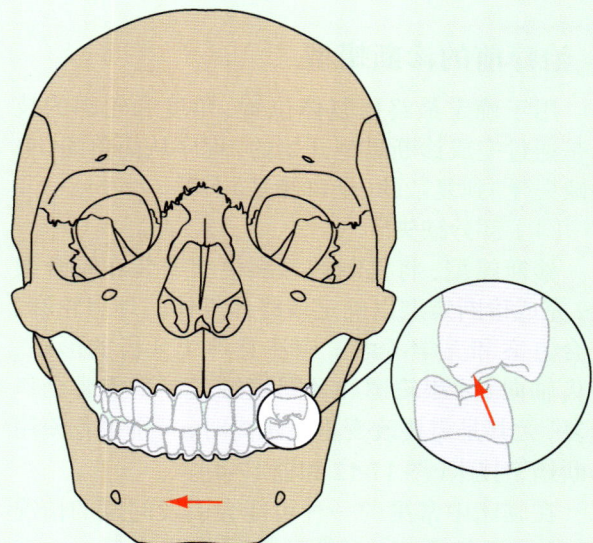

非工作侧咬合干扰

**非工作侧咬合干扰**

　　非工作侧咬合干扰是指在下颌运动方向相反的一侧发生偏斜接触。这类力可能对咀嚼器官（尤其是种植体）造成损害，因为它们在牙齿（或种植体）的长轴外产生剪切力，可能导致骨质丧失和正常肌肉功能的破坏。它们还会增加在运动过程中对牙齿的力，因为咬肌和颞肌的肌肉质量增加。

**前伸咬合干扰**

　　前牙向前运动时，下颌后牙的近中面与上颌后牙的远中面之间发生的接触，称为前牙向前运动时的咬合干扰。这种情况并不被认为是边缘运动，通常对口颌系统的损害较小。然而，这种类型的干扰可能会对牙齿和种植体造成损害，因为它们会产生剪切力，阻止后牙被前牙分离。

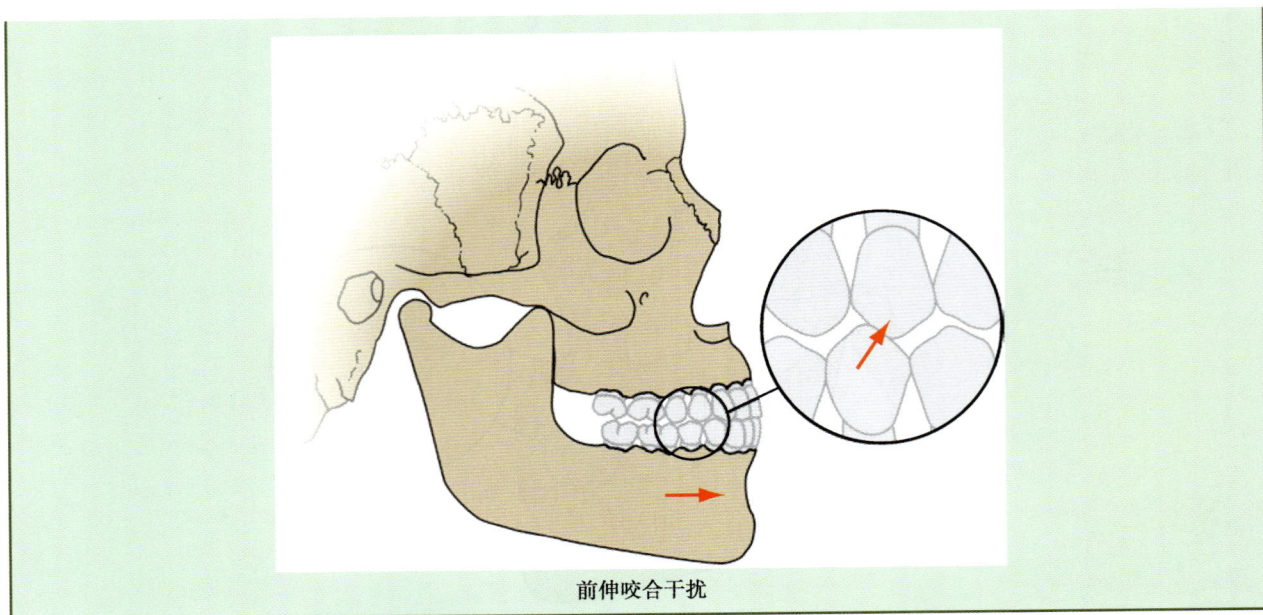

前伸咬合干扰

## 2. 治疗前的诊断蜡型

用于确定最终修复体位置、角度和轮廓的技术是通过完成诊断蜡型开始的，程序从简单的（单颗缺失牙）到复杂的（全口修复）不等。

### （1）部分缺失牙

**诊断蜡型**：将复制的诊断模型安装在咬合架上，完成诊断蜡型以确定最终修复体的理想轮廓、咬合方案和美学考虑。应注意单个牙齿的形态、牙齿轴向、牙龈轮廓和牙间接触点。当需要全口修复，尤其是需要改变垂直距离时，特别推荐使用诊断蜡型技术（图 17-12 和框 17-4）。

在临床中常见的一种可能会引发问题的情况是，当后牙缺失时，对颌牙会过度萌出到该空隙中。对颌牙伸长通常会导致早接触或角度负荷。处理方法应包括在治疗前告知患者，以防止因修改该影响牙齿（如牙釉质成形导致牙齿敏感）或可能需要进行根管治疗和全冠修复而引发的并发症。

### （2）全口牙列缺失

①**无须修改现有义齿**：对于全口牙列缺失的病例，如果患者现有的义齿在美观和功能上都是理想的，可以复制其现有的义齿用于安装诊断模型。最简单的方法是使用义齿复制器（图 17-13）。

②**需要对现有义齿进行修改**：如果由于美观或功能需要对现有义齿进行修改，则需要进行传统的全口义齿设计。在复诊试戴后，义齿可以被复制用作放射导板或手术导板的制作（图 17-14）。

（3）**管理**：评估患者现有的咬合关系对于种植体和种植修复体的长期稳定性至关重要。最大牙尖交错（MI）定义为无论髁突位置如何，上下牙齿完全交错咬合，有时描述为无论髁突位置如何，牙齿的最佳契合状态[39]。正中咬合（CO）定义为当下颌处于中心关系时，上下牙齿的咬合[40]。这可能与最大牙尖交错的牙齿位置一致，也可能不一致。它与正中关系（髁突在前上位时的一种神经肌肉位置，与牙齿接触无关）的关系对于口腔医生来说值得注意。评估的关键是：在下颌闭合至正中关系过程中，消除咬合干扰，及其对现有牙列和预设计修复体的潜在不利因素。

现如今的口腔种植中，许多临床医生在患者佩戴最终种植义齿时才开始评估患者的咬合。然而，这个时间点往往太晚，无法对患者进行适当的修复（图 17-15）。评估患者在接受种植体修复之前是否需要矫正咬合关系的关键问题是，观察与现有情况相关的负面症状。这可能包括颞下颌关节（TMJ）疾病、牙齿敏感、牙齿松动、磨损、牙齿折裂、牙颈部楔状缺损或崩瓷。发现的症状越少、越轻，患者在修复前调整咬合的必要性就越小。然而，在大多数情况下，为了正确评估这些情况，临床医生应运用这些诊断技术，尽量减少未来的并发症。

**临床意义**：通常情况下，替换或修复的牙齿越多，患者恢复到正中咬合的可能性就越大。例如，如果要用种植支持式固定义齿修复完全无牙的下

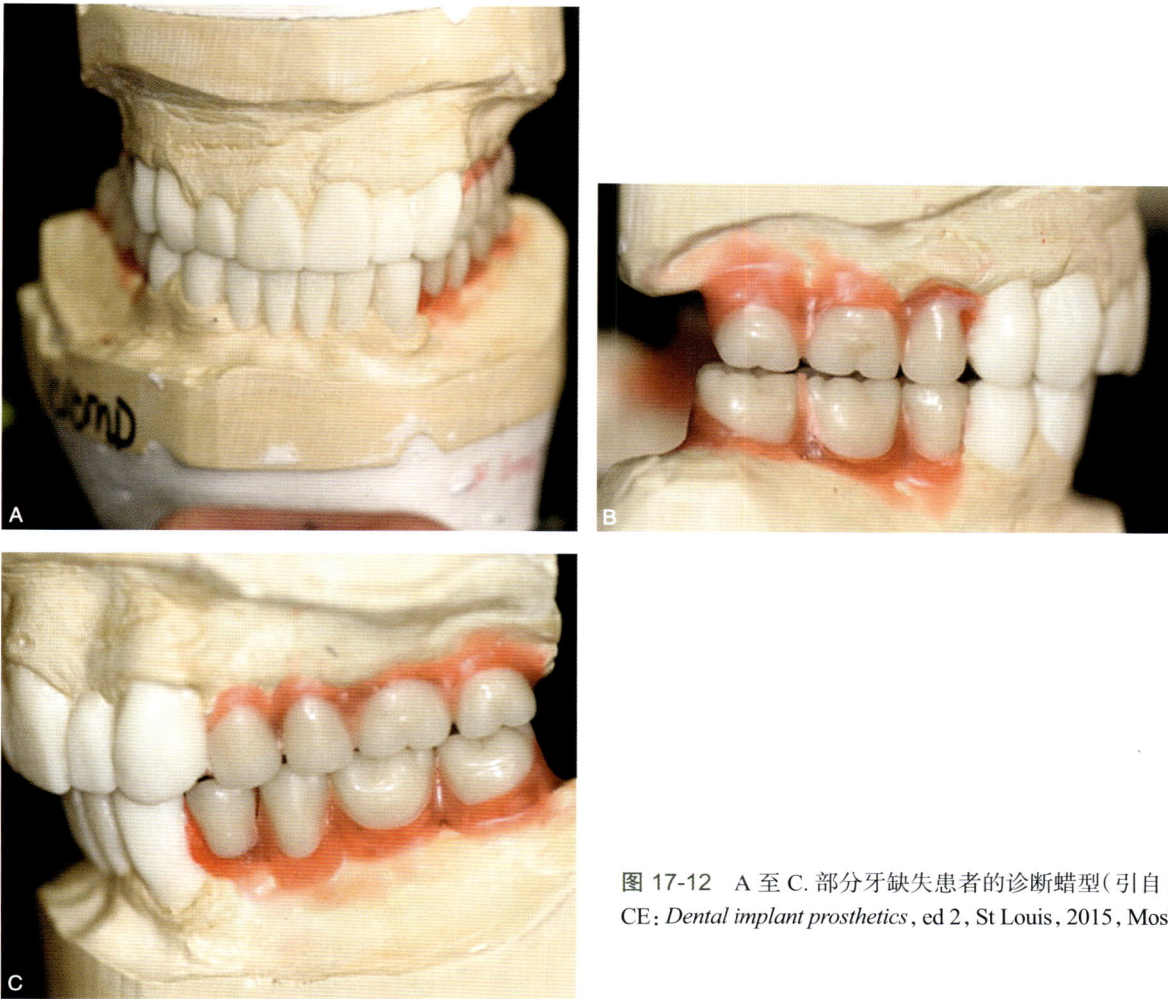

图 17-12　A 至 C. 部分牙缺失患者的诊断蜡型（引自 Misch CE：*Dental implant prosthetics*，ed 2，St Louis，2015，Mosby.）

---

**框 17-4　诊断蜡型**

1. 制作诊断模型：对上颌和下颌的牙槽嵴进行取模。与牙齿印模相比，取模时避免产生气泡更为重要，因为取模过程中的缺陷会导致正误差，而不是负误差。如果需要，应进行面弓转移，以将上颌模型与𬌗架关联，并记录正中关系的𬌗位。取模后应使用适当的水粉比例将牙科石膏材料倒入印模中。

2. 选择𬌗架：根据病例的复杂程度选择合适的𬌗架。理想情况下，当患者存在任何咬合疾病时，使用半可调𬌗架来模拟患者的下颌运动。

3. 安装诊断模型：使用面弓转移和正中咬合记录将上颌和下颌诊断模型安装在𬌗架上。

4. 完成诊断蜡型：评估未来种植体的理想位置、间距和修复体外形。通过蜡型在牙缺失区模拟理想的牙齿位置和修复体外形。义齿可以替代蜡型使用。

5. 复制最终诊断蜡型：复制最终诊断蜡型，以便在实验室制作手术导板，也可以加工无牙颌模型，作为临时义齿使用。

（引自 Misch CE：*Dental implant prosthetics*，ed 2，St Louis，2015，Mosby.）

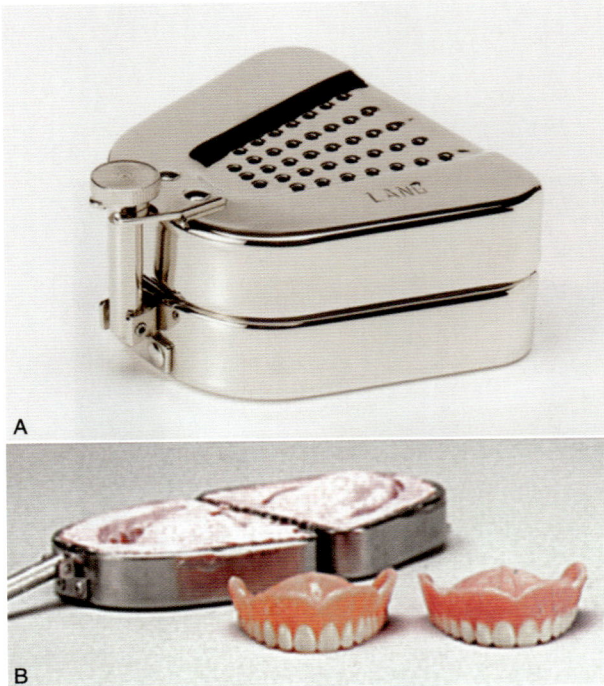

图 17-13　如果患者现有的义齿在美观和功能上都是可以接受的，那么在诊断过程中可以使用该义齿。A. 义齿复制器；B. 使用藻酸盐和丙烯酸树脂完成复制（A 由 Lang Dental Manufacturing Company, Inc. 提供；B 引自 Misch CE：*Dental implant prosthetics*, ed 2, St Louis, 2015, Mosby.）

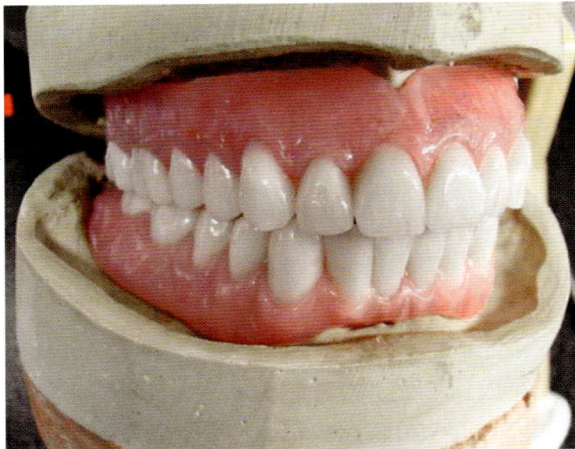

图 17-14　全口无牙患者的诊断蜡型（引自 Misch CE：*Dental implant prosthetics*, ed 2, St Louis, 2015, Mosby.）

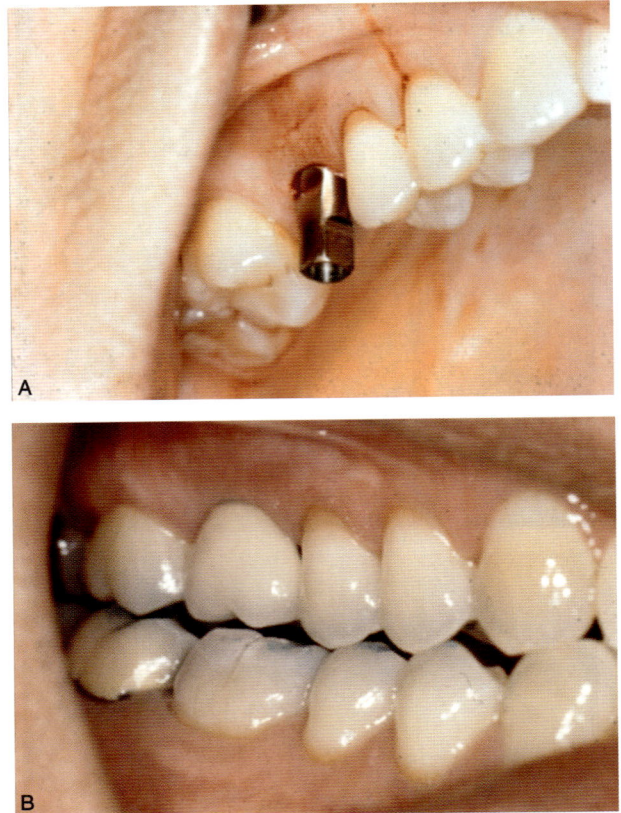

图 17-15　A. 上颌第一磨牙被种植体替换。在下颌运动期间，应将侧向力施加到前牙上；B. 已安装种植牙冠，并评估右侧下颌运动。双尖牙在颊尖上表现出轻微的工作侧干扰。上颌双尖牙有轻微的牙龈退缩和在釉牙骨质界下方的楔状缺损。当后牙在运动过程中不干扰时，运动的力会减小。应降低双尖牙的颊尖斜面。如果将来尖牙的切缘继续磨损，当后牙在运动过程中接触时，需要进一步修改咬合接触点（引自 Misch CE：*Dental implant prosthetics*, ed 2, St Louis, 2015, Mosby.）

颌，正中咬合提供了𬌗架与口内情况之间的一致性和可复制性。通过在𬌗架，可以分析和调整垂直距离的细微变化及其与前牙种植体基台位置和受力方向的关系，而无须在患者身上重新记录新的垂直距离。当替换一个前牙时，即使存在后牙干扰和前牙滑动至完全咬合的情况（与理想状态相比临床变化较小），现有的最大牙尖交错位通常足以使患者恢复。然而，对于部分无牙患者，须评估现有的咬合关系，以确定是否存在不利因素。

当正中关系咬合与最大牙尖交错位和谐一致时，会带来显著的修复优势。咬合垂直距离保持不变，能够在修复重建过程中闭口记录正中咬合，无须准确记录髁突的铰链轴或使用全可调𬌗架。当上颌切缘位置确定后，其位置通常会比半可调咬合架上的髁状突组件导致更陡的前伸或侧向滑动。因此可以相对容易地解除后牙咬合。这些条件使得咬合重建在技工室中完成制作并准确转移到患者身上。

在治疗前去除干扰接触点有许多优点，并且可以根据牙齿错位的严重程度采用各种方法：选择性牙体调磨（减法技术）、牙冠修复（有或没有根管治疗）或拔除有问题的牙齿。通过正确安装研究模型并使用蜡堤或咬合记录（开口咬合）后，可以确定早期接触点。移除分离牙齿的咬合记录后，当模型闭合时，可以确定并验证过早的或不规则的接触点，并在口内进行调整和修改[40]。

可能需要完全性咬合重建以消除对种植修复体不利的潜在力量。在一些复杂情况下，可能需要对上下颌进行修复治疗，以建立理想的咬合方案。由于磨损导致切缘引导丧失的功能异常磨牙症和对颌为单侧义齿，是最常见的需要更全面对侧牙列调整的情况（框 17-5）。

---

**框 17-5　口腔修复中常用的咬合定义**

**正中关系（CR）：** 上颌和下颌之间的一种关系，在这种关系中，髁突与各自关节盘的最薄无血管部分接触，且复合体位于关节隆突形状的前上位置。这个位置不依赖于牙齿的接触。

**正中咬合（CO）：** 下颌处于正中关系时，上下牙齿的咬合。这可能与最大牙尖交错位（MI）位置一致，也可能不一致。

**最大牙尖交错位（MI）：** 上下牙齿的完全交错咬合，与髁突位置无关；有时被描述为牙齿的最佳契合状态，无论髁突位置如何。

**前牙（切牙）引导：** 下颌和上颌前牙的接触表面对下颌运动的影响。

---

（数据引自 The glossary of prosthodontic terms, *J Prosthet Dent* 94: 10-92, 2005.）

## 3. 理想的治疗规划——种植体位置

种植体在骨内的位置至关重要，可以最小化对种植体系统的应力。当施加力于牙齿或种植体时，称为矢量（即用大小和方向定义）[41]。咬合力通常是三维的，具有沿着一个或多个临床坐标轴的分量方向。咬合力可以在任何给定平面中分解为各种分量方向的组合。相同大小的力由于施加负荷的方向不同，对种植体系统的影响可能截然不同，这一点特别值得注意，因为种植体更具刚性。

天然牙能够承受纵向负荷。口腔中大多数部位的天然牙根通常垂直于 Wilson 曲线和 Spee 曲线。尽管咀嚼呈椭圆形的"泪珠"模式，但当牙齿最终接触时，力沿着牙根的长轴方向传递，特别

是在咬力较大时（图 17-16）。与其侧向移动相比，牙根尖运动是最小的。侧向负荷对上颌前牙十分重要，因为牙齿移动性的提升，降低了侧向力对牙齿的影响，从而减少了负荷侧向力分量的影响。然而，种植体不能像天然牙那样承受这种侧向负荷。

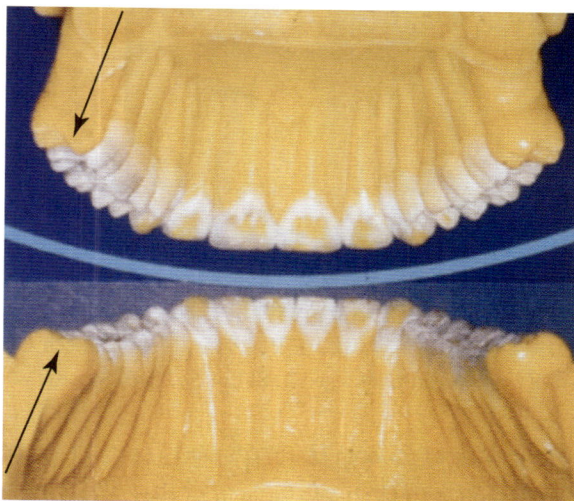

图 17-16　天然牙咬合垂直于 Wilson 曲线和 Spee 曲线（引自 Misch CE: *Dental implant prosthetics*, ed 2, St Louis, 2015, Mosby.）

种植体的设计也能够承受纵轴负荷。1970 年，Binderman[42]进行的二维有限元分析评估了 50 种骨内种植体设计，发现所有设计的应力都主要集中在颈部（牙槽嵴）区域。此外，与斜向的负荷相比，纵轴负荷下观察到的应力较小[43,44]。

此后，几位作者进行的二维和三维有限元分析也得出了类似的结果（见图 17-17）。

与对种植体施加倾斜力相比，沿其长轴施加的轴向负荷会产生更少的总应力，并且更大比例的应力是压应力。例如，当沿着种植体的长轴施加负荷时，一个 100N 的力会产生一个 100N 的轴向力分量，并且不会观察到侧向力分量。因此种植体的位置应该垂直于 Wilson 曲线和 Spee 曲线，就像天然牙一样。

然而，大多数骨骼的解剖变异（例如，骨凹陷）位于骨表面，影响种植体的植入位置。为了避免面部凹陷，种植体可能需要以 15° 植入，并且相对于咬合负荷保持 15°。在重建过程中，可以使用 15° 的基台恢复 15° 倾斜植入的种植体。种植体基台从牙槽嵴到咬合平面看起来与轴向植入的种植体基台相似。技工室技师和临床医师通常以类似

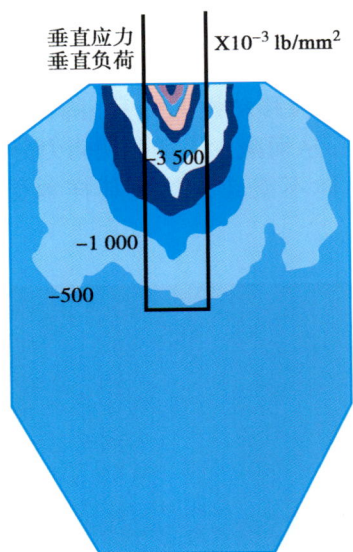

图 17-17 一种受长轴负荷的种植体的三维有限元分析。应力主要集中在颈部区域，主要是压应力（引自 Misch CE: *Dental implant prosthetics*, ed 2, St Louis, 2015, Mosby.）

的方式处理倾斜种植体和轴向种植体。然而，在 15° 倾斜的种植体中，与轴向负荷相比，对皮质骨的负荷增加了 25.9%（图 17-18）[45]。另外，如果临床医师将种植体定位于 30°，任何咬合负荷的颊侧力分量将导致对皮质骨的负荷增加 50%。

**预防**：临床医生应始终遵循第 6 章中讨论的理

想种植体定位原则，以防止力的分布不佳。理想情况下，种植体应垂直于 Spee 曲线和 Wilson 曲线植入。这将最小化角度力的可能性，避免因力导致的骨质丧失和种植修复配件损坏。此外，种植体应与相邻的天然牙根平行植入，并保持理想的间距（种植体之间距离 3.0mm，与相邻牙齿的距离 >1.5mm）。这一规则因为下颌曲度（替换下颌第一磨牙应均分第二前磨牙和第二磨牙的长轴）的原因，在下颌后区可能出现例外（图 17-19）。

## （二）种植体修复咬合原则

### 1. 种植义齿上不应出现早接触和咬合过高

当闭合时的咬合接触干扰下颌的正常运动和定位时，就会出现早接触。研究表明，早接触可能导致骨质丧失或种植失败[6, 46]。

**（1）病因**：一个基本的生物力学公式是应力等于力除以力作用的面积（$S=F/A$）[41]。在最大牙尖交错或正中咬合（CO）期间，不应有任何早接触咬合，尤其是在种植体支持的牙冠或义齿上。早接触通常会导致对侧接触牙冠的局部侧向负荷。

早接触的表面积通常很小；然而，应力的大小

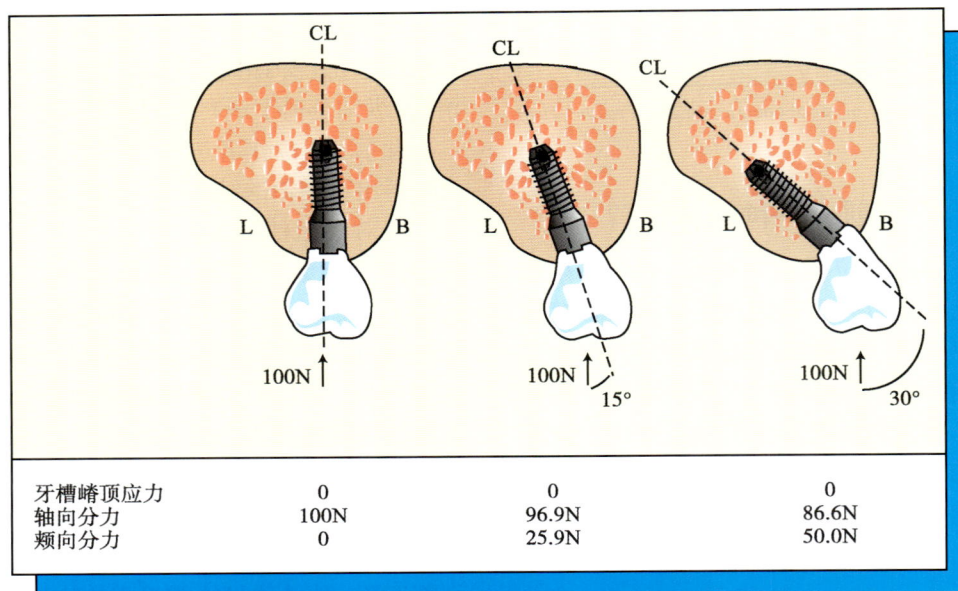

| | | | |
|---|---|---|---|
| 牙槽嵴顶应力 | 0 | 0 | 0 |
| 轴向分力 | 100N | 96.9N | 86.6N |
| 颊向分力 | 0 | 25.9N | 50.0N |

图 17-18 沿长轴植入的种植体不会增加负荷的颊侧力分量（最左）。当种植体倾斜 15° 时增加颊侧力分量 25.9%（中间）。当种植体倾斜 30° 时负荷增加 50% 的力。当力沿种植体的长轴施加时，应力集中在牙槽嵴区（最左），应力强度不会增加。中间的种植体偏离长轴倾斜 15°，使用 15° 的基台修复但其他因素与前者相同，牙槽嵴的应力增加了 25.9%。最右侧的种植体偏离长轴负荷 30°，使用 30° 的基台，然而，基台螺钉、基台-种植体连接和骨-种植体界面在系统中面部方面受到的应力增加了 50%。B. 颊侧；CL. 冠长轴；L. 舌侧（引自 Misch CE: *Dental implant prosthetics*, ed 2, St Louis, 2015, Mosby.）

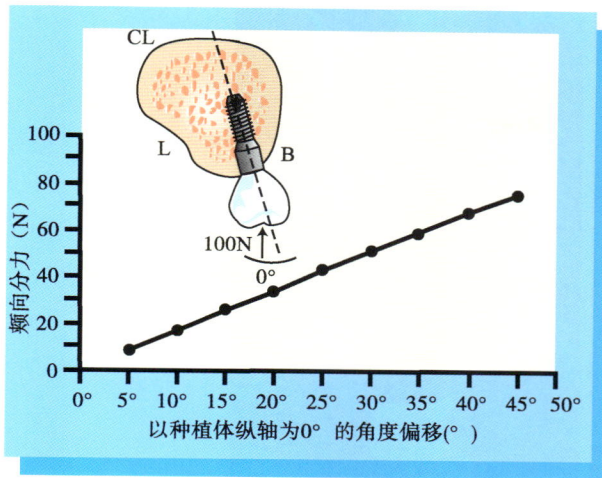

图 17-19 随着种植体负荷方向角度的增加，整个种植体 - 牙冠 - 骨系统的应力增加。B. 颊侧；L. 舌侧（引自 Misch CE：*Dental implant prosthetics*，ed 2，St Louis，2015，Mosby.）

将与之成比例增加（即 S=F/A）。当出现早接触时，咬合力将被施加在一个区域，而不是被多个支点和牙齿共同分担。此外，由于早接触往往出现在牙尖斜面上，负荷的水平分量增加了剪切应力峰值及对整个种植体系统的总应力。种植体系统（咬合面陶瓷、基台螺钉和牙冠粘结剂）因剪切负荷的增加而面临并发症出现率增大的风险。

这是关于天然牙的常规修复准则，但由于上述多种原因，且因为种植体义齿较高的咬合

冲击力和较低的咬合感知力，这一准则在种植修复中显得更为重要。Miyata 等[47]在猕猴（Macaca fascicularis）中评估了种植体冠上早接触的影响。种植体冠上的牙槽骨在存在 100μm、180μm 和 250μm 的早接触下进行了组织学评估，为期 4 周[48]。牙冠存在 100μm 早接触时，牙槽骨几乎没有出现变化。牙冠存在 180μm 早接触时，出现几毫米范围内的 V 形骨质丧失。牙冠存在 250μm 早接触时，在 4 周内种植体周围形成了一个大的 V 形缺损，延伸至种植体的 2/3 以上（图 17-20）。

Isidor 等[9]进行了为期 20 个月的猕猴种植修复体上过度早接触的评估，共涉及 8 个种植体。在 2～14 个月，8 个种植体中有 6 个失败。未失败的种植体出现了严重的骨密度丧失和牙槽骨吸收，并在种植体螺纹中观察到了破骨细胞活动（图 17-21）。种植体系统的早接触增加了早期基台螺钉松动、崩瓷、早期负荷失败和牙槽骨吸收的风险（图 17-22）。

（2）预防：当存在习惯性功能异常时，消除早接触尤为重要，因为咬合力的持续时间和强度会增加。由于种植体缺乏本体感受且无法转移和分散力量，消除早接触对于种植体尤为关键。天然牙具有更强的本体感受，当牙齿上出现初始的早接触时，往往会影响下颌的闭合，导致最大牙尖交错位与正中咬合位置不同。而种植体冠上的早接

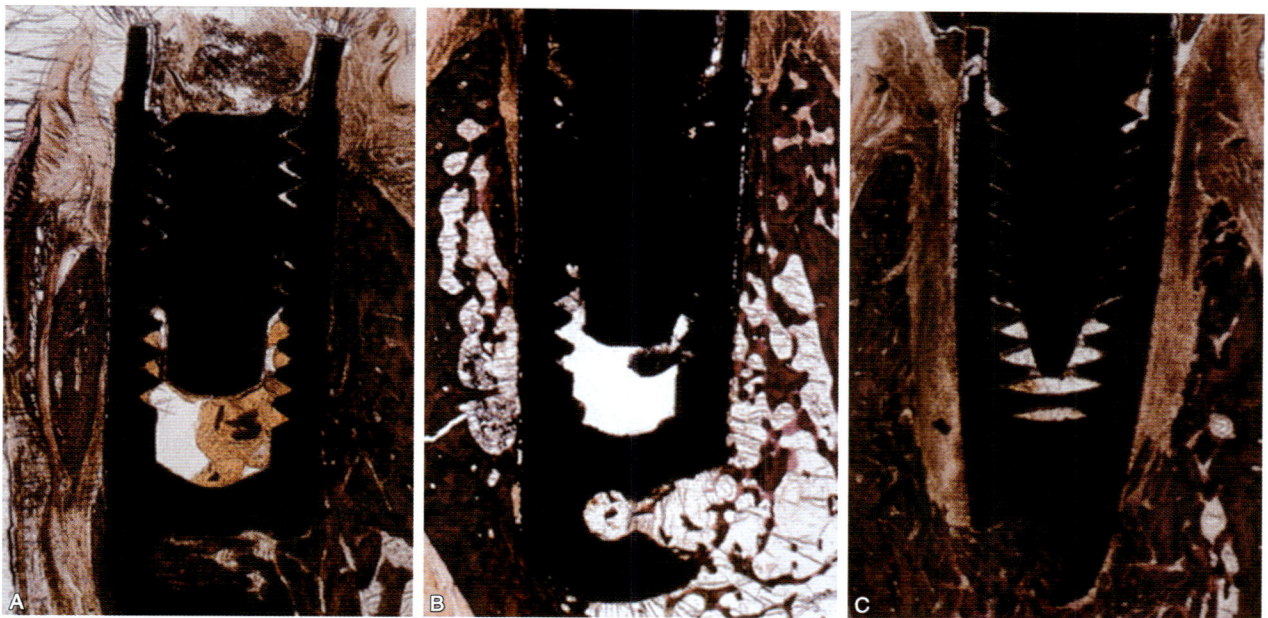

图 17-20 A. 具有 100μm 早接触的种植体冠在 4 周内显示牙槽骨几乎没有变化；B. 具有 180μm 早接触的种植体冠在 4 周内有 2～3mm 的牙槽骨吸收；C. 具有 250μm 早接触的种植体冠在 4 周内出现超过种植体长度 2/3 的边缘骨吸收（引自 Misch CE：*Dental implant prosthetics*，ed 2，St Louis，2015，Mosby.）

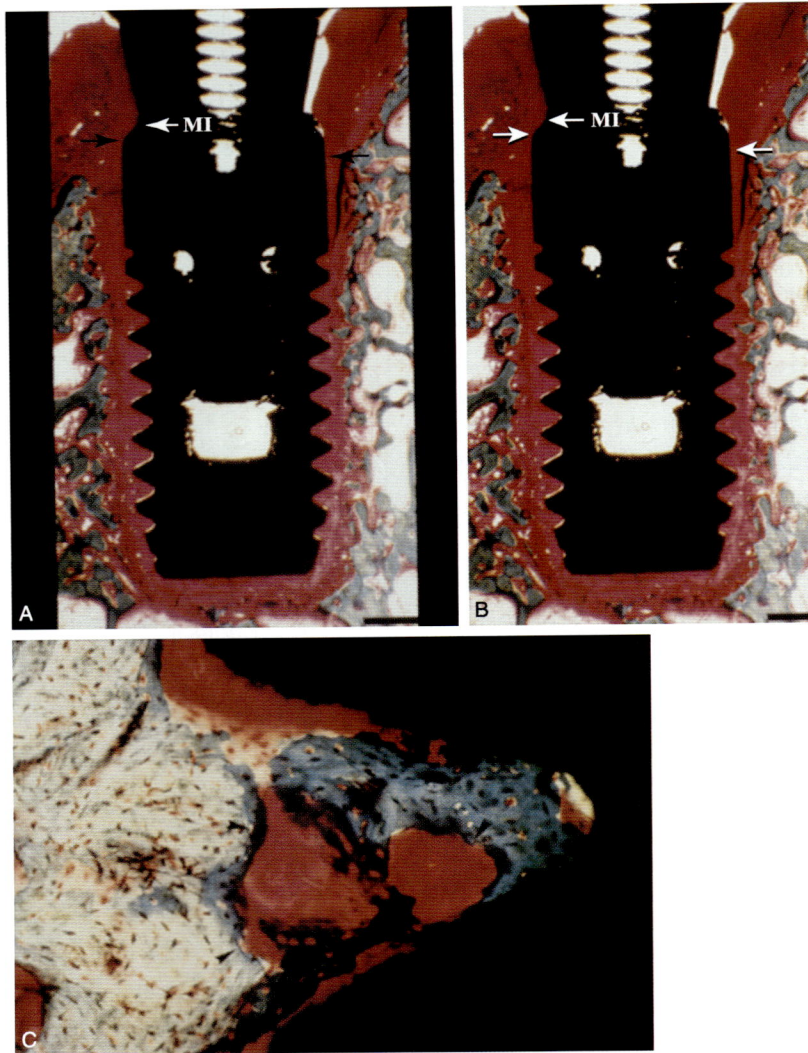

图 17-21 A. 出现早接触的种植修复体中,有 3/4 在负荷后 2～14 个月内失败;B. 未失败的种植体出现牙槽骨吸收;C. 未失败的种植体在种植体螺纹中有破骨细胞活动。(引自 Isidor R: Histological evaluation of peri-implant bone at implants subjected to occlusal overload or plaque accumulation, *Clin Oral Implants Res* 8: 1-9, 1997.)

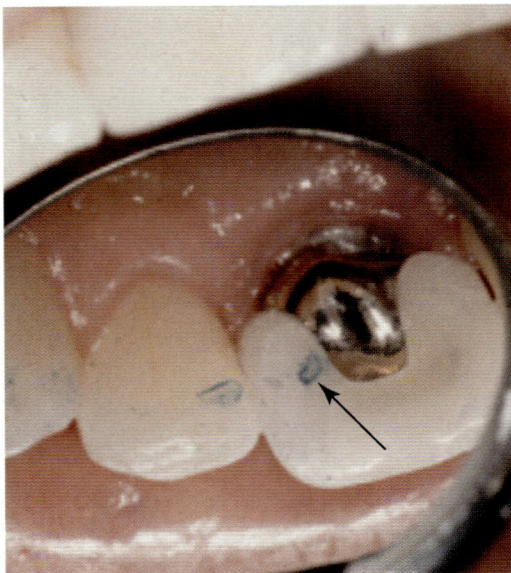

图 17-22 中切牙(种植体)上的早接触,由于天然牙水平移动增加,种植体颈部更容易受到增加的生物力学应力

触则缺乏这种保护机制,因此,种植体系统面临更高的风险。在正中咬合与最大牙尖交错位中进行咬合评估并根据需要进行调整,这对于牙列缺损的种植体患者比天然牙修复患者更加重要,因为早接触会对种植体造成更大的损害[49]。

　　此外,咬合接触应该在正中关系和最大牙尖交错位之间容许 1～1.5mm 的较大自由度。这将早接触的可能性最小化,并更有利于力的分布[50]。

　　**(3)咬合接触时机**:对于与相邻天然牙相接触的种植修复体,正中咬合的咬合接触需要减小初期负荷。医生进行种植修复体佩戴时,判断咬合接触时机的最常用方法是询问患者:"咬合感觉如何?牙冠是否太高?"这并不是确定患者理想咬合的最佳方法。Jacobs 和 van Steenberghe[51]通过对干扰感知的评估研究了咬合感觉。当天然牙互相对抗时,约在 20μm 时感知到干扰[39]。当种植

牙对抗天然牙时,约在 48μm 时感知到干扰,因此感知度降低了一半多。当种植牙冠对抗种植牙冠时,约在 64μm 时感知到干扰,而当天然牙对抗种植覆盖义齿时,约在 108μm 时感知到干扰(比天然牙互相对抗时的感知度差 5 倍)。Mericske-Stern[52]等通过钢箔测量了口腔触觉灵敏度。在种植体上的最小压力检测阈值显著高于天然牙(3.2 vs. 2.6 钢箔片)。类似的发现由 Hämmerle 等[34]报道,其中种植体的平均阈值(100.6g)是天然牙(11.5g)的8.75 倍。与天然牙上的牙冠相比,使用主观问题(例如,"咬合感觉如何?""种植牙冠高吗?")是检测过高接触不准确的指标。由于种植牙冠感知咬合的能力较差,即使经过咬合调整仍然可能存在早接触。

　　获得理想咬合的程序如下(图 17-23)。
● 患者轻轻咬合到正中关系。使用超薄的咬合纸

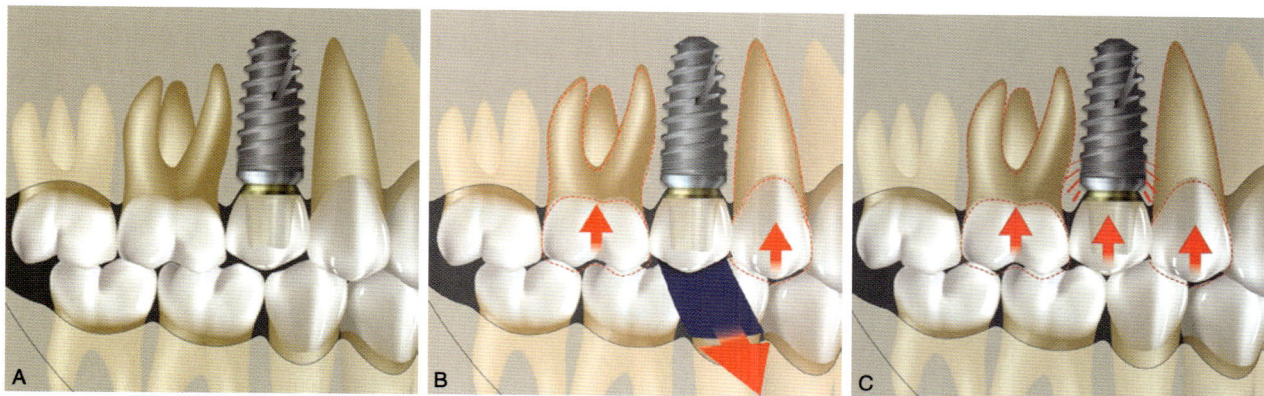

图 17-23　咬合时机。A. 在轻咬合时,种植体上不应存在接触,咬合纸(约为 10μm)可以轻松抽出;B. 在重咬合(咬紧)时,牙齿将向根尖方向移动(牙周膜),种植牙冠会轻微接触(咬合纸在抽出过程中会有阻力);C. 如果种植体和天然牙在轻咬合时均匀接触,种植体将处于过高咬合状态,并受到生物力学过载的影响(由 Glidewell Dental 提供)

(<10μm 的薄膜)。消除种植体上的所有接触点。确保患者能够轻咬合并且薄膜可以无障碍地抽出。
● 目标:让天然牙承受更大的力,以便与牙周膜的压缩相一致。
● 然后指导患者用较大力量咬合;将薄膜放在种植修复体和对颌牙之间,抽出时应有难度。
● 目标:施加的较大力量等同于牙周膜的压缩,从而实现天然牙和种植体之间的均匀接触。
● 对于有功能异常习惯的患者,应特别注意防止种植体过早负荷。

　　**临床意义**:即使患者"感觉"咬合是理想的,仍可能发生早接触,因为同一牙弓中牙齿和种植体的垂直向移动存在差异。理想情况下,通过"同

时"接触,天然牙应比种植体表现出更大的初始接触。当咬到硬物或功能异常咬合力导致天然牙下陷时,它们会更接近种植体,从而可能使种植体过度负荷。在种植体相互对抗的情况下,佩戴种植修复体必须考虑牙齿的垂直向移动。咬合协调的重要步骤是定期重新评估咬合情况,以确保种植修复体的长期稳定性并减少其并发症发生率(图 17-24)。

## 2. 消除有倾斜角度的咬合负荷

　　理想情况下,种植修复体不应该受到有倾斜角度的咬合负荷。这基于骨骼的各向异性,即骨骼的力学特性,包括极限强度,取决于施加在骨骼上的方向和力的类型。例如,研究表明,人类的皮

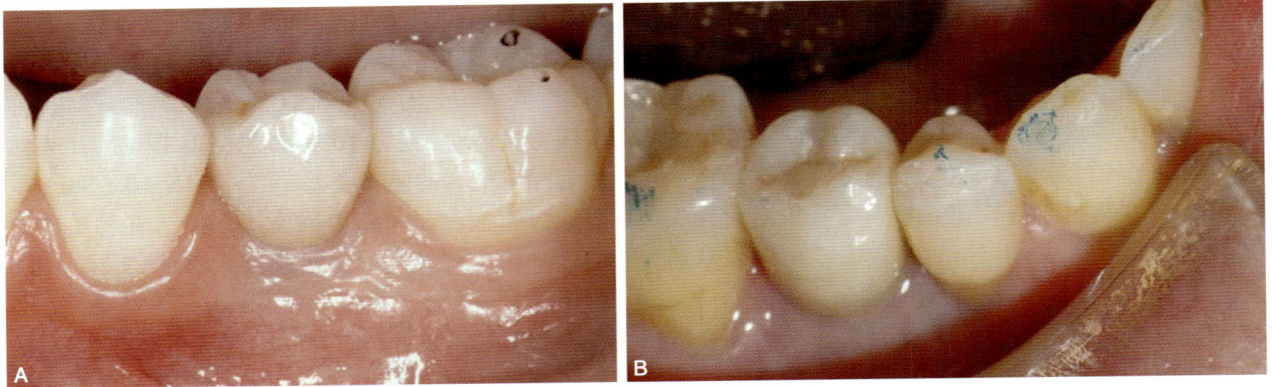

图 17-24 天然牙与种植体的咬合印记。A.轻咬合时天然牙的咬合印记,种植修复体(第二前磨牙)上没有接触;B.重咬合时出现较重的咬合印记(第一前磨牙和第一磨牙)上,而在种植修复体(第二前磨牙)上印记较少

质骨承受压应力最强,而承受拉应力相对弱 30%,在承受剪切力上弱 65%(图 17-25)[53]。

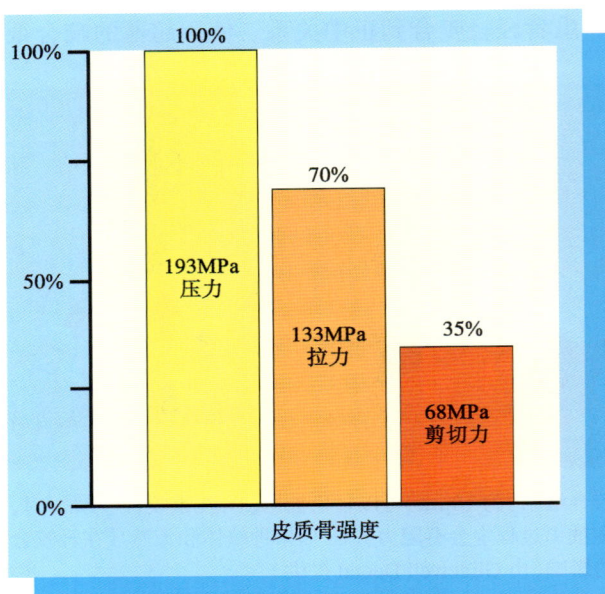

图 17-25 在骨折之前的骨骼强度取决于施加在骨骼上的力的类型。骨骼对压应力的负荷最强,对拉应力的负荷弱 30%,对剪切力的负荷强度仅为 35%。在可能的情况下,骨骼应该以压应力进行负荷。(引自 Misch CE: *Dental implant prosthetics*, ed 2, St Louis, 2015, Mosby.)

**病理学**:和骨骼类似,瓷、氧化锆、钛金属件和牙科粘结剂也对剪切力承受力最弱。由于骨骼、瓷、钛金属件和牙科粘结剂对剪切力天性脆弱,必须消除或减少对种植系统的所有剪切力。施加在种植体上的倾斜角度咬合力可能被分为垂直力(压应力和拉应力)和剪切力。随着施加在种植体上的负荷角度增加,压应力和拉应力的数量将由角度的余弦改变。虽然力略有减少,但是力的角度分量是剪切力,而剪切力是力量的量乘

以负荷的正弦,这会大大增加负荷。骨骼所承受的力是压应力、拉应力和剪切力的总和。例如,施加在 12° 偏离轴线的 100N 的力将使骨骼总受力增加至 100N Å～cosine 12°=97.81N+100N Å～sine 12°=20.79N。总力是 97.81N+20.79N=118.60N(或力的总量几乎增加了 20%)。负荷与种植体长轴的角度越大,压应力、拉应力和剪切力就越大(图 17-26)。

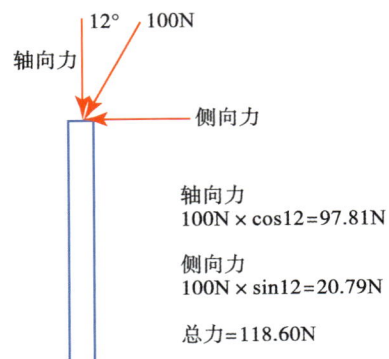

图 17-26 12° 倾斜的力会使种植系统受力增加 18.6%(引自 Misch CE: *Dental implant prosthetics*, ed 2, St Louis, 2015, Mosby.)

在有限元分析中,当力的方向变为更倾斜或水平的负荷时,应力的大小增加了 3 倍甚至更多[54,55]。此外,除了主要是压应力外,与轴向力相比,拉应力和剪切力分量增加了 10 倍以上。研究表明,在植入了种植体的光弹性块中可以模拟观察到骨中的应力轮廓(图 17-27)。轴向加载的种植体在系统中的应变较小(图 17-27 的左侧和右下角)。而倾斜的种植体有更多的应变线,表明负荷更大(右上角的种植体)。

种植体长轴的倾斜负荷增加了种植体对牙槽

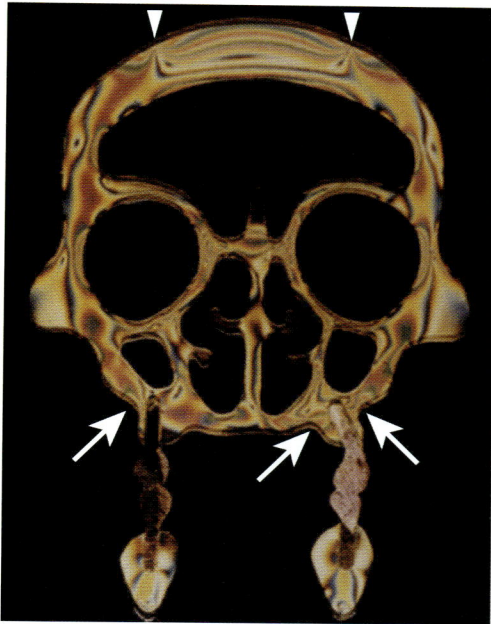

图 17-27 上下对颌种植体的光弹性研究。一枚上颌种植体相对于负荷方向是倾斜的。对于 3 个沿长轴负荷的种植体，材料中的应力轮廓线数量是相似的。而对于倾斜的种植体，应力轮廓线增加（引自 Misch CE：*Dental implant prosthetics*，ed 2，St Louis，2015，Mosby.）

| 表 17-3 | 皮质骨强度与负荷角度相关 | |
|---|---|---|
| 类型 | 强度（mPa） | 负荷方向 |
| 压缩力 | 193 | 纵向 |
| | 173 | 30° 偏轴 |
| | 133 | 60° 偏轴 |
| | 133 | 横向 |
| 张力 | 133 | 纵向 |
| | 100 | 30° 偏轴 |
| | 60.5 | 60° 偏轴 |
| | 51 | 横向 |

嵴的压应力，同时增加了负荷同侧的拉应力。力相对种植体长轴的角度越大，牙槽嵴可能承受的损伤性负荷就越大。例如，三维有限元分析表明，一个与骨骼 100% 接触的种植体在垂直负荷下可能会产生 4 000psi（27.6MPa）的压应力，而在骨 - 种植体颈部界面处几乎没有拉应力[54]。在相同的种植体设计上施加 45° 角的负荷时，压应力可能增加到 14 000psi（96.6MPa），而对侧的拉应力可能增加到 4 000psi（27.6MPa）。压应力增加了 3 倍，而 45° 角负荷的拉应力增加了 1 000 倍。

三维研究中的骨骼模拟体的应力轮廓类似于种植体早期牙槽嵴吸收的临床模式。在倾斜负荷下，不仅应力的大小增加，而且应力也演变成更有害的剪切力分量，这更容易导致骨骼丧失和螺钉松动[56]。力的角度越大，剪切力分量越多。骨骼对剪切负荷的抗力降低了 65%。随着力的增加，骨骼的强度减弱。有报道指出，倾斜的咬合力降低了天然牙骨骼修复成功的能力，也可能影响种植体周围骨骼重塑的成功率[57]。

不仅骨骼对剪切负荷的抗力最弱，且施加在骨骼上的倾斜力会进一步影响骨骼压缩和拉伸强度的生理极限。施加倾斜 30° 的力可能降低骨骼的拉力（表 17-3）。60° 的力使压缩强度减少 30%，

拉伸强度减少 55%。不仅在倾斜力作用下种植体周围的牙槽嵴负荷增加，而且骨骼所能承受的剪切力、拉应力和压应力等应力（极限强度）都会下降。负荷角度越大，骨骼的极限强度越低。因此，种植体保护殆试图消除对种植支持式义齿的侧向或倾斜负荷，因为力大小的增加而骨骼强度下降。Barbier 和 Schepers[58] 通过组织学评估了实验犬在顺应长轴方向和偏轴方向负荷的种植体情况。顺应长轴方向负荷的种植体在界面处有板层骨，板层骨是矿化、有序的，在骨科中被称为承重骨。偏轴负荷的种植体在界面处有编织骨，这是一种弱的、胚胎类型的骨。它比板层骨矿化程度低、无序且较脆弱（图 17-28）。偏轴负荷下骨中的应力更大，可能导致骨质出现修复，并使其超负荷和吸收的风险更高。

施加倾斜角度负荷会增加牙槽骨的微应变，并可能使其从生理极限内的轴向负荷转变为病理超载区的倾斜角度负荷，结果导致骨丧失。更大的力，特别是剪切力，会作用于整个种植体系统。

咬合区陶瓷抗剪切力较弱，可能会破裂；固定义齿的牙科粘结剂抗剪切力最弱，可能会松动；基台螺钉在剪切负荷下更容易松动；牙槽骨区域可能会吸收，并且在较高的剪切负荷下，种植体配件更容易断裂。当种植体系统的倾斜负荷导致剪切力增加时，应尽量减少倾斜负荷的负面影响[59]。

**临床意义**：咬合力的主要分量应沿种植体的长轴方向，而不是成角度或沿着倾斜基台方向（图 17-29）。倾斜基台应仅用于改善修复体的植入方向或提高最终的美学效果。沿基台轴负荷的倾斜基台，会将显著的力矩负荷（即倾向旋转或摇动种植体）传递到整个种植体系统。

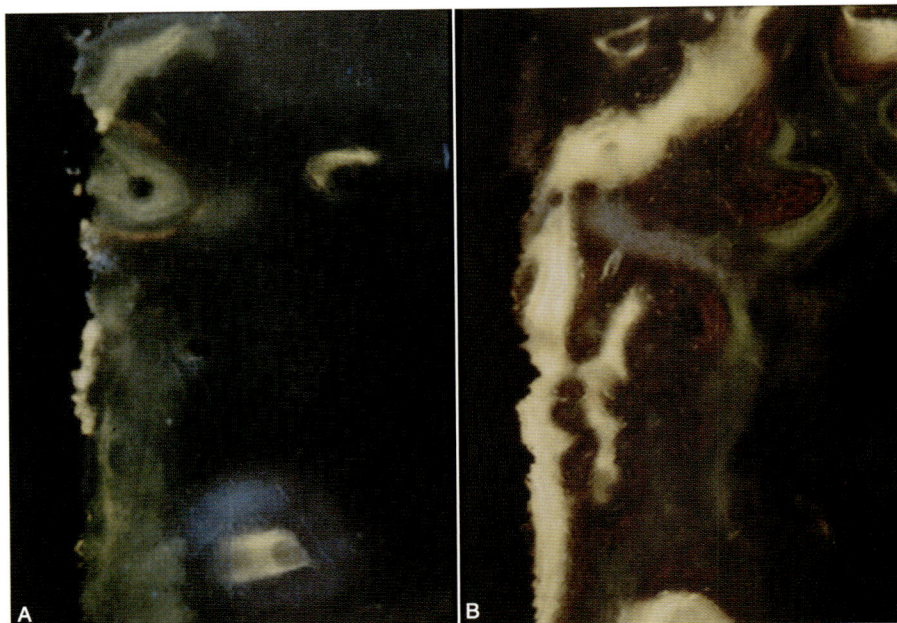

FIG 17.28 （A）A long-axis load to an implant found lamellar bone at the interface.（B）An off-axis load to an implant found woven bone （bone of repair）at the interface, indicating higher strain conditions than ideal.（From Barbier L, Schepers E: Adaptive bone remodeling around oral implants under axial and nonaxial loading conditions in the dog mandible, *Int J Oral Maxillofac Implants* 12：215-223, 1997.）

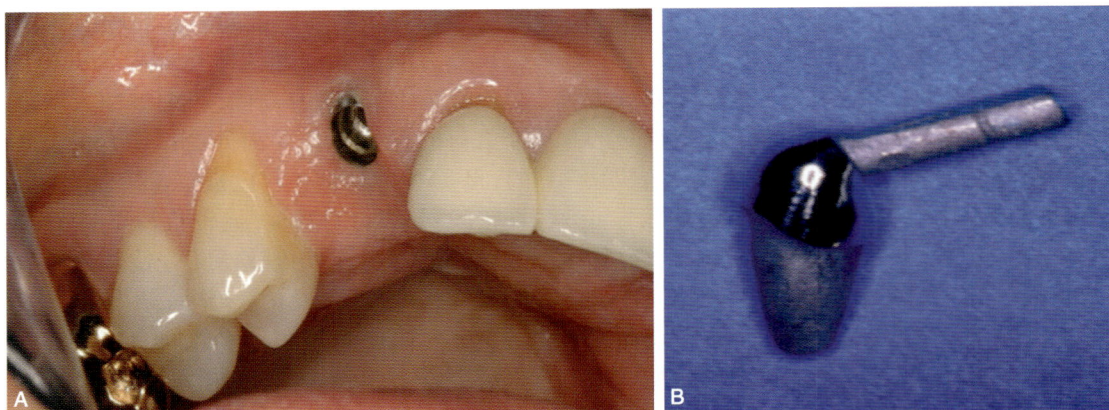

图 17-29　A.不良的种植体位置导致需要（B）过度倾斜的基台（＞30°），这是一个明显的生物力学劣势

## 3. 义齿的倾斜负荷

（1）**病理学**：光弹性和三维有限元分析方法已证实,倾斜角度的力会导致牙槽骨应变增大。无论是将咬合力施加到倾斜的种植体上,还是将倾斜角度负荷（如在倾斜的牙尖上早接触）施加到垂直于咬合平面的种植体上,结果都是相似的（图 17-30）,将导致种植体系统的生物力学风险增加。种植外科医生可能会将种植体理想地垂直于咬合平面进行植入,但修复医生可能会以某个角度负荷种植体牙冠。类似的有害力会增加剪切力,降低牙槽骨的强度,同时增加种植体配件和基台螺钉的剪切力。倾斜的种植体或种植体牙冠上的倾斜角度负荷会增加种植体系统的牙槽嵴顶应力,将更大比例的力转化为剪切力,并降低骨、瓷和牙科粘结剂的强度。相比之下,当负荷轴向作用于种植体并垂直于咬合平面时,种植体系统周围的应力最小,骨、瓷和牙科粘结剂的强度最大。所有这些因素都要求减少种植体系统上的倾斜角度负荷（图 17-31）。

　　为了减少集中在种植体周围骨的力,理想情况

注：图 17-28 A. 对种植体施加沿长轴方向的负荷,在界面处发现板层骨；B. 对种植体施加偏轴负荷,在界面处发现编织骨（修复性骨）,表明应变条件高于理想状态。

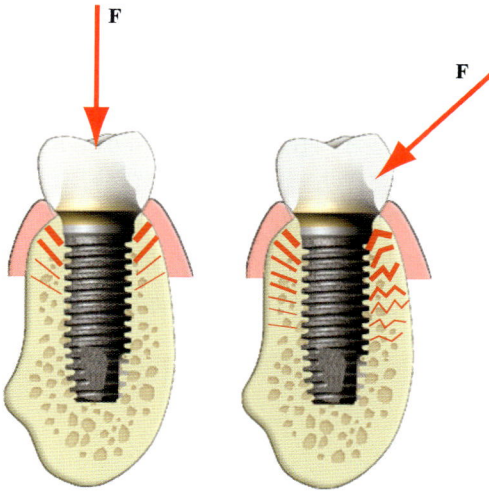

图 17-30　当在种植体上施加倾斜角度负荷时,种植体对侧的压应力增加,而同侧的拉应力和剪切力增加。由于骨骼抗拉应力和剪切力较弱,因此骨骼风险增加有两个原因:应力的大小增加;以及应力的类型变为更多的拉应力和剪切力。F. 力(引自 Misch CE: *Dental implant prosthetics*, ed 2, *St Louis*, 2015, Mosby.)

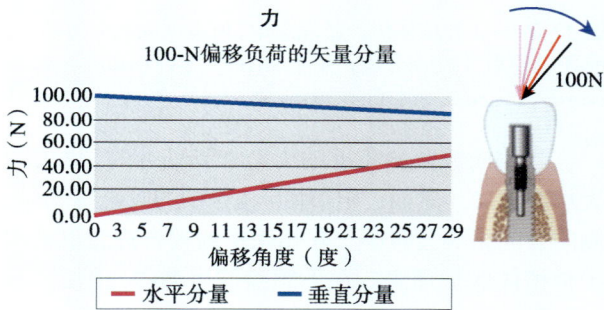

图 17-31　施加到种植体上的倾斜角度负荷或力的倾斜角度变大。力的增加主要是由于负荷的偏移角度所致。(引自 Misch CE: *Dental implant prosthetics*, ed 2, St Louis, 2015, Mosby.)

下种植体应具有足够的表面积来抵抗这些力。文献中普遍认为,当种植体表面积不足时,倾斜角度负荷增加将进一步导致种植体的表面积减少[10,60]。

**临床意义**:理想情况下,种植体系统临床上不应受到非轴向的负荷。如果无法实现这一目标,则需要进行修改,如增加种植体数量、增大种植体直径(增加表面积)、使用夹板式种植体,以及减小咬合面。在某些情况下,义齿可考虑从固定式改为可摘式,通过增加软组织支持来共同承担分散力量。

**(2)设计——倾斜角度负荷**:大多数植入角度大于 12° 的种植体都需要使用角度基台。种植体临床医生应该了解,角度基台是两段式结构,并且设计上比两段式直基台更脆弱。由于角度基台的一侧围绕基台螺钉的金属较少,因此更容易断裂,并且不太能够缩小宽度以符合理想的牙冠形状。此外,由于倾斜负荷的作用,基台螺钉和颈部的横向负荷分量增加,增加了基台螺钉松动的风险。在 Ha 等[61]的一项研究中,在上颌前部将角度基台与直基台的螺钉松动情况进行了比较。结果显示,角度基台在循环负荷下的螺钉松动比直基台更明显。

**(3)手术设计**:当无法消除侧向或倾斜角度负荷时,就需要减少力的大小或增加种植体支撑表面积,以减少种植体系统生物力学并发症的风险。例如,如果在 3 个相邻的种植体中,第 1 个种植体沿着负荷的长轴植入,第 2 个种植体倾斜 15°,第 3 个种植体倾斜 30°,那么种植体临床医生可以通过以下方法降低总体风险:①在最倾斜的种植体旁边的缺失牙位点增加一个额外的种植体;②增加倾斜种植体的直径;③选择具有更大表面积的种植体设计。在这 3 个选项中,增加种植体数量对于降低系统总体应力效果最好。此外,更多的种植体修复余地和表面积都更大[62]。

**(4)修复设计**:修复医生可以通过以下方法降低过度负荷风险:①将种植体固定在一起;②减少第 2 个种植体的咬合负荷,并进一步减少第 3 个种植体的负荷;③在最倾斜的种植体区域消除所有侧向或水平负荷,并在所有后牙区域完全消除这些负荷。

下颌骨前部(与前上颌相似的力量大小)通常将种植体设计垂直于咬合平面上,并使用直基台进行修复。而在上颌骨前部,即使在理想条件下,种植体也应该向唇侧倾斜,这导致基台向面部冠部轮廓倾斜,通常需要使用角度基台进行修复,这些种植体将更频繁地受到倾斜负荷。上颌前牙通常与咬合平面以 12°~15° 受到负荷(图 17-32)。

天然牙上颌门牙的牙根比下颌门牙的牙根尺寸更大,牙齿活动性更好,以此来减少对上颌的压力。在上颌,为了最小化每个基台上的牙槽骨应力,特别是有严重磨牙症患者中,建议使用直径较大的种植体或更多的种植体。在种植体植入前可能需要牙槽嵴增高术来改善种植体位置或为了使用更宽直径的种植体。种植体保护性𬌗旨在减少咬合接触力,增加种植体数量,或者增加承受倾斜负荷的种植体直径。

## 4. 浅前牙引导

在健康的天然前牙中,相较于种植体的运动,其顶端和侧向运动明显更大,其中侧向运动的差

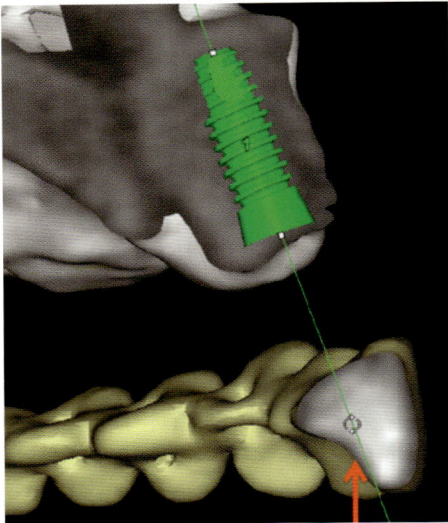

图 17-32 上颌前牙种植体通常以倾斜的角度负荷接触下颌前牙。因此,理想情况下应该减少负荷量。咬紧的患者可能会产生相当大的前牙咬合力。可能的解决方案包括减少咬合面接触、使用大直径种植体、增加种植体数量、固定种植体、使用夜间护齿器等

异更为明显。由于侧向运动的差异更大,就可以进行咬合调整。大多数理想的天然牙咬合设计建议前牙在侧方运动期间将后牙咬合分离。这是基于肌电图研究的概念,表明当下颌处于侧向位置时,如果后部牙齿不接触,口腔系统施加的力量显

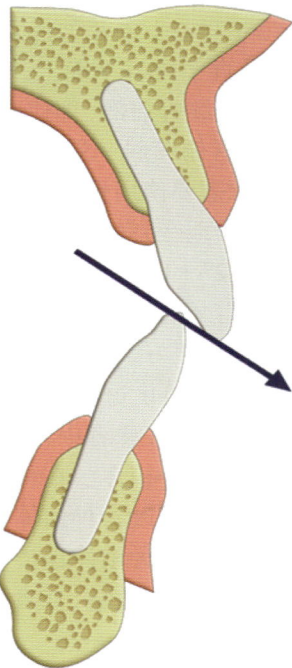

图 17-33 对于中度至重度磨牙症患者,切牙导引应较浅(但比关节突的角度更陡),以减少下颌侧方运动时前牙所受的力量(引自 Misch CE:*Dental implant prosthetics*, ed 2, St Louis, 2015, Mosby.)

著减少[63]。其他研究表明,每 10° 的咬合分离角度变化会导致负荷有 30% 的差异(图 17-33)[64]。

如果存在健康的前牙或天然犬齿,互相保护的咬合方案允许这些牙齿在侧方运动期间分配水平(侧向)负荷,而后牙在侧方运动期间会咬合分离(例如,犬齿引导或互相保护的咬合)(图 17-34)。在侧方运动期间,前牙引导并保护后牙免受侧向力的影响,同时由于后牙不接触,前牙在侧方运动中所受的力较轻。

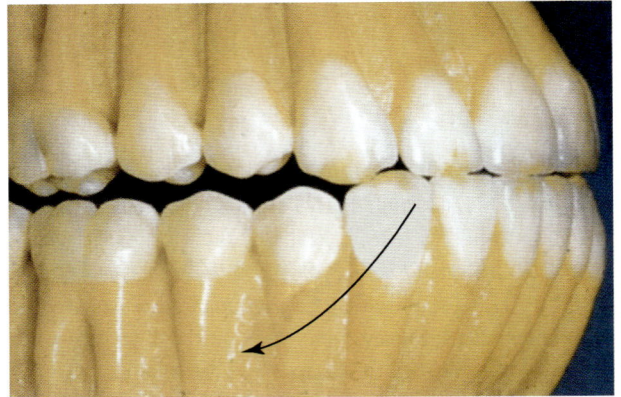

图 17-34 在种植体保护𬌗理念中,所有下颌侧方运动中,前牙应使后牙咬合分离(引自 Misch CE:*Dental implant prosthetics*, ed 2, St Louis, 2015, Mosby.)

当侧向或倾斜角度的力施加到前牙时,压力的大小会增加。然而,当应用互相保护的咬合理念时,侧向力的影响会减小。互相保护的咬合理念也被用于种植体保护理念。在下颌前伸运动中,中切牙和侧切牙会使后牙咬合分离。在侧向偏移中,犬齿(及侧切牙如果可能)会使后牙咬合分离。在正中咬合(CO)时,后牙和犬齿咬合。当中切牙和侧切牙是天然牙时,它们在正中咬合(或最大牙尖交错位)中也可能咬合。当前牙是种植体时,尤其是对侧牙列也是种植体支持时,它们可能不会在正中咬合时咬合。

当剩余牙齿患有牙周骨质流失时,建议使用组功能(或单侧平衡)咬合。这一理念的理论基础是允许在侧方运动期间通过更多的牙齿分担侧向负荷。例如,根据这种理念,当下颌向右侧移动时,尽可能多地接触右侧的前牙和后牙。这在种植体保护𬌗中不适用。侧向后牙力会增加后牙种植体的力矩负荷。在侧方运动期间的后牙接触也会增加后牙种植体的受力,因为更多的肌肉群收缩,并且咬合接触点更接近颞下颌关节(第三类杠杆)。此外,后牙的侧向负荷在侧方运动期间会增加前牙或种植体的受力。因此,前牙和后牙的种植体组件都会受到更大的力(图 17-35)。

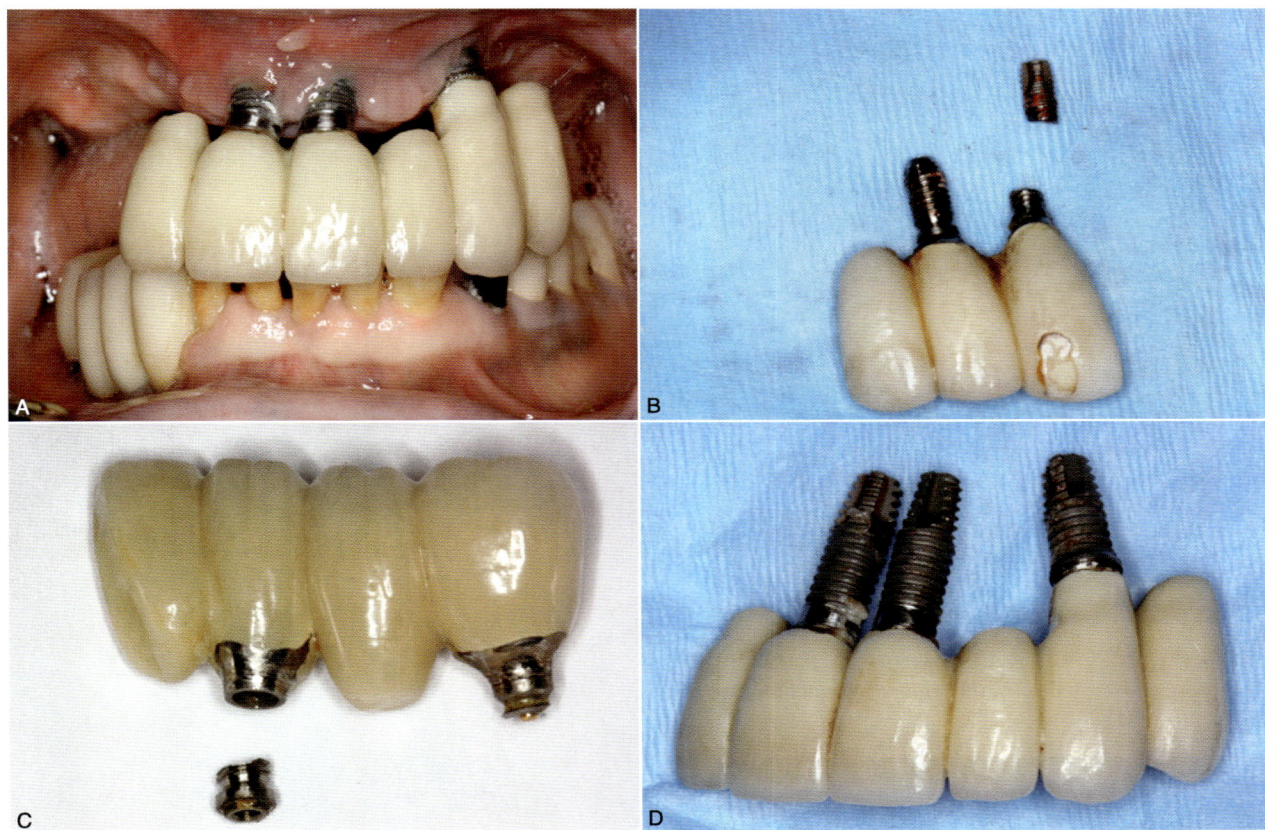

图 17-35　A. 这名患者使用组功能咬合进行修复；B. 上颌右侧后部两个种植体断裂；C. 下颌右侧后部 2 个种植体断裂；D. 上颌前部种植体失去整合性（引自 Misch CE：*Dental implant prosthetics*，ed 2，St Louis，2015，Mosby.）

在 Jemt 等的一项研究中，当上颌使用种植体支持义齿与天然牙列对颌时，下颌在侧方运动期间的速度在组功能咬合下比在切牙引导存在时更快。组功能咬合下种植系统所受的力更大。Kinsel 和 Lin[65] 报道，使用种植体支持义齿的患者中，组功能咬合的瓷裂率为 16.1%，发生在 51.9% 的种植体患者中。而当前牙咬合分离是侧方运动中的咬合类型时，种植体冠的裂率为 5.3%，这种并发症影响了 15.9% 的患者（超过 3 倍的差异）。

根据文献作者的观点，切牙导引对前牙或种植体的力量影响取决于其陡峭程度。前牙种植体的前导应尽可能浅。据 Weinberg 和 Kruger[64] 的研究，每改变 10° 的咬合分离角度，负荷会有 30% 的差异（图 17-36）。例如，当切牙导引角度为 20° 时，施加在前牙种植体上的 10° 力量（68psi）将增加到 100psi，并且如果切牙导引角度为 30°，则进一步增加到 132psi。因此，这些作者的结论是，切牙导引应 <20°。然而，由于关节盘通常为 20°～22°，切牙导引角度应大于这个数值以便分离后牙[40]。当切牙导引角度小于颞下颌关节的突角度时，后牙在侧方运动中仍会接触。对于大多数患者，建议种植体保护𬌗中的切牙导引角度至少为 23°～25°。

切牙导引角度导致的负荷增加会因初始咬合接触的冠高度（即深覆𬌗）进一步增加，因为在下颌沿斜面滑动时，它起到杠杆臂的作用（图 17-37）。理想的义齿深覆𬌗为 5mm 或往往更多，尤其是在安氏 Ⅱ 类 Ⅱ 类患者中。然而，特别是在功能性不正常的患者中，种植体修复中的切牙导引应尽可能浅（23°～25°），并且深覆𬌗应减少至 <4mm，但后牙在侧方运动中应咬合分离（图 17-38 和图 17-39）。

**切口植入体：**尖牙种植是指在上颌尖牙区植入单颗种植体的临床情况。有时，对于这种情况的咬合类型令人困惑。上颌缺失的尖牙适合进行单颗牙种植冠修复。侧切牙是最脆弱的前牙之一，而第一前磨牙通常是最脆弱的后牙之一。这些基牙不适合作为 3 个单位义齿的优质候选，特别是因为会在前磨牙上施加侧向力。

天然尖牙在运动期间的本体感知机制约能阻断颊肌和颞肌约 2/3 的活动，并在后牙咬合分离时

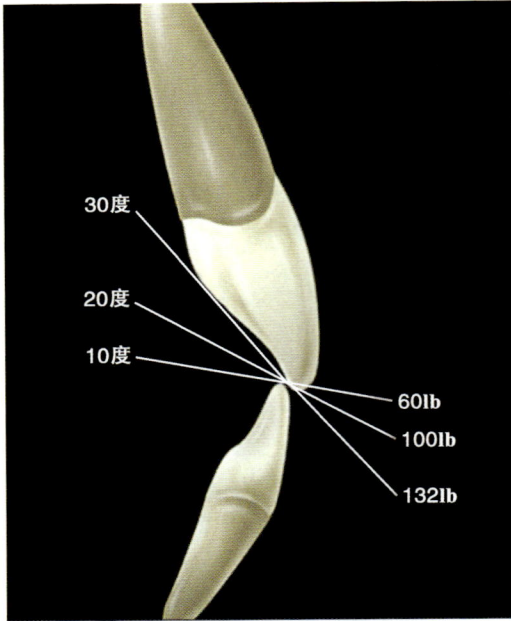

图 17-36　每改变 10° 的咬合分离角度，负荷会有 30% 的差异（引自 Misch CE：*Dental implant prosthetics*，ed 2，St Louis，2015，Mosby.）

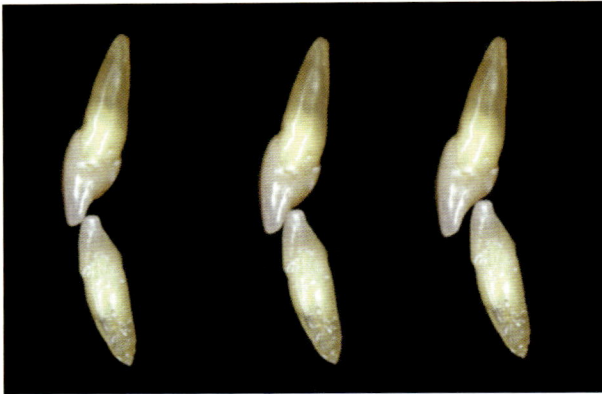

图 17-37　在侧方运动期间，从正中咬合接触（最右侧）到切牙边缘（最左侧），前牙的负荷增加（引自 Misch CE：*Dental implant prosthetics*，ed 2，St Louis，2015，Mosby.）

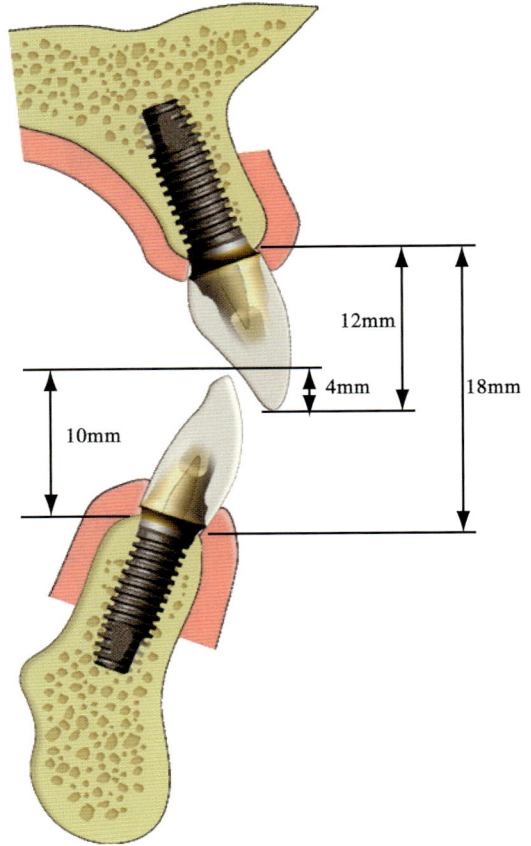

图 17-38　种植体义齿的深覆𬌗应减少至 4mm 或更少。当种植体对颌时，在正中咬合中犬齿之间没有咬合接触（引自 Misch CE：*Dental implant prosthetics*，ed 2，St Louis，2015，Mosby.）

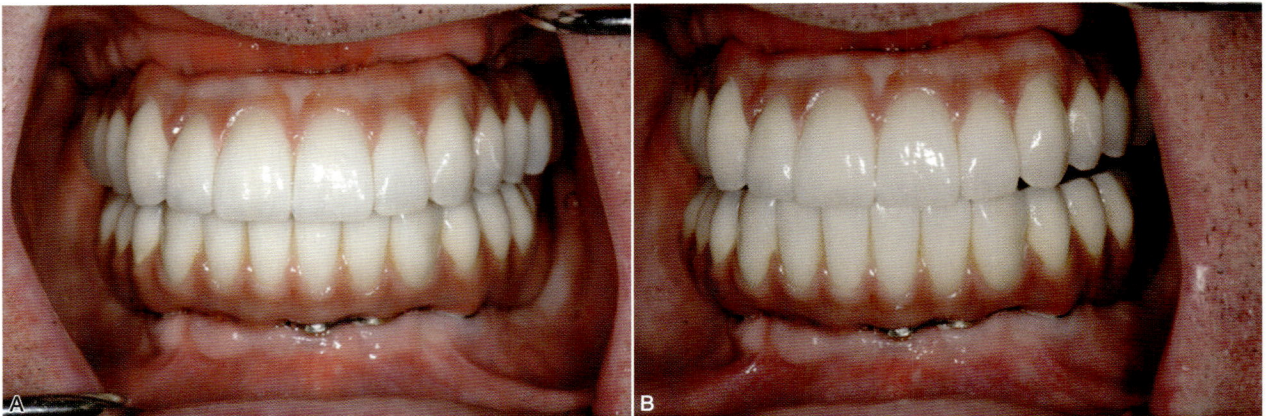

图 17-39　A. 深覆𬌗为 3mm 的全口上颌和下颌种植体义齿；B. 切牙导引角度为 25°，因此在任何下颌侧方运动中，后牙会分离（引自 Misch CE：*Dental implant prosthetics*，ed 2，St Louis，2015，Mosby.）

减少咬合力[63]。麻醉下的尖牙与正常状态相比，其肌肉量在咬紧和侧向运动时更为活跃[66]。天然尖牙的牙槽-膜神经复合体有助于减少运动期间的力。已将麻醉下的天然犬牙与种植体的本体感知进行比较[67]。种植体通过骨传递本体感知，但与天然牙相比传递量减少。单颗牙种植体修复时，相互保护的咬合仍然有益。换言之，与种植冠相比，天然前牙根参与运动时侧向力量减少更明显，但种植冠也能减少力量，比尖牙位置的义齿更为优秀。此外，犬牙位置的第3类杠杆机制在后牙不接触时仍能减少运动期间的力量。

在单颗牙种植体冠修复期间，下颌侧方运动时不会在对侧发生咬合接触。在前伸运动中，最理想的情况是犬牙种植体冠没有任何接触。如果有必要接触，会进行调整，以确保轻微的咬合力不会在种植体冠上发生咬合接触。在前伸运动中的重咬合力下，犬牙种植体冠可能会发生接触。

在犬牙种植体冠工作侧运动期间的咬合尤为关键。口腔医生应尽力在侧方运动中包括一个天然牙，因为天然牙比种植体具有更强的本体感知能力。创建一个包括侧切牙的互保护咬合方案是可取的，因为这颗牙离颞下颌关节较远。在轻微的工作侧运动中，侧切牙首先咬合并移动 97 μm（健康状态下），然后犬牙种植体冠接触并帮助后牙咬合分离。在重咬合力下的运动过程中，侧切牙和种植体冠的接触力度相似（图 17-40）。然而，安氏 II 类 I 类患者中，可能需要包括第一前磨牙参与运动过程，而不是侧切牙，因为上切牙前牙唇倾度可能过大。

**临床意义**：在种植体保护𬌗的临床实践中，所有的侧向牙颌运动，无论是与固定义齿还是天然牙对颌，尽可能地利用前牙或种植体来解除后牙的接触。由此产生的侧向力被分布到颌骨前段，整体上减少了力量大小。无论在牙弓中是否存在前牙种植体都要遵循这种咬合类型。然而，如果前牙种植体必须解除后牙接触，应首先在初始牙齿运动时尽可能使用天然牙。当缺失多个前牙时，尽可能将 2 个或更多的种植体固定在一起，有助于分散侧向力。种植体支持义齿的前导应尽可能浅，以最小化对前牙种植体的力。

## 5. 降低后牙牙冠的牙尖斜度

力的角度可能会受到种植体冠牙尖斜度的影响，类似于角度负荷对种植体的影响。天然后牙

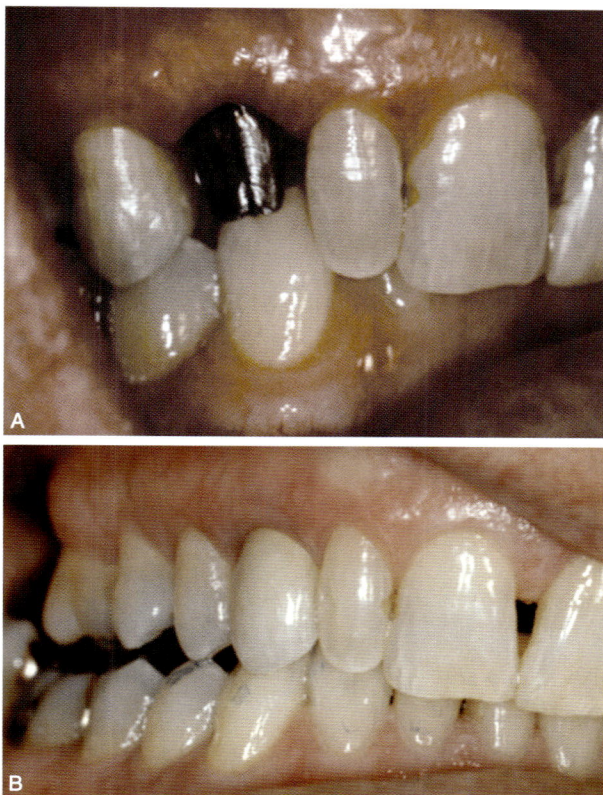

图 17-40 A. 右上尖牙为种植修复。该患者是安氏 II 类 II 类伴深覆𬌗。陡峭的切牙比浅切牙在引导时施加的力更大，这可能是尖牙在根管治疗后折断的原因；B. 首先用轻咬合力，然后用重咬合力评估右下颌侧向运动。理想情况下，侧切牙应首先接触，然后是尖牙。应消除第一前磨牙的接触以减少对种植体的力（引自 Misch CE：*Dental implant prosthetics*, ed 2, St Louis, 2015, Mosby.）

通常具有较陡的牙尖斜度，义齿和天然牙的修复牙冠的牙尖斜度通常都设计为 30°（图 17-41）。这些较大的牙尖斜度通常被认为更具美学价值，并且可能更容易、有效地切割食物[68]。为了抵消倾斜牙尖接触的负面影响，对颌牙需要在牙冠的同侧牙尖角的两个或多个精确位置同时咬合，这在临床环境中很难实现（图 17-42）。

即使在没有其他早期咬合接触的情况下，单个倾斜牙尖的咬合接触也会导致种植体系统承受侧向力（图 17-43）。当倾斜咬合接触不是早接触而是多个牙齿或种植体上的均匀负荷时，力的大小会最小化。然而，倾斜牙尖的负荷确实增加了由此产生的张力和剪切力，没有明显益处。这没有带来优势，反而增加了生物力学风险（例如，增加基台螺钉松动、崩瓷、修复体脱落的风险）。

咬合接触位置决定了力的方向，特别是在功能异常期间。悬臂负荷是施加在种植体近中或远

中的力,起到杠杆作用。偏移负荷是施加在颊侧或舌侧的力,会增加种植体系统的应力。当种植体位于中央窝时,下颌前磨牙和磨牙的颊尖或上颌的舌尖上的咬合接触通常是一个偏移负荷,因为咬合牙尖悬臂在种植体主体之外(图 17-44)。此外,牙尖斜度会对种植体施加一个侧向负荷。

研究已经调查了各种咬合设计与骨改建之间的关系。在评估牙尖斜度(0°、10° 和 30°)和负荷位置(中央窝、水平 1mm 和 2mm 偏移)时,负荷集中主要发生在种植体系统的冠部。随着牙尖斜度的增加和咬合面积更广的情况,负荷集中增加。这增加了剪切应力,可能导致骨 - 种植体界面损

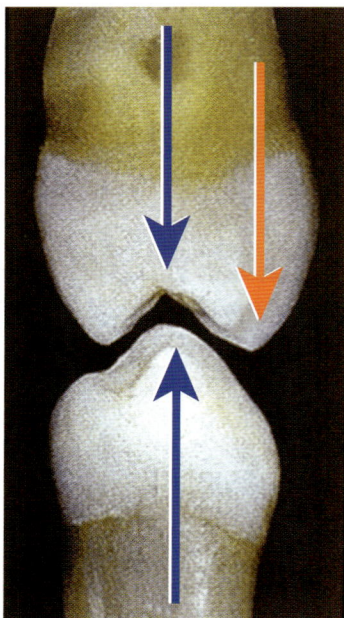

图 17-43 下颌颊侧牙尖斜面与上颌牙尖的舌侧斜面的咬合接触。牙尖斜面上的咬合接触会将一个倾斜的负荷传递给种植体主体(引自 Misch CE: *Dental implant prosthetics*, ed 2, St Louis, 2015, Mosby.)

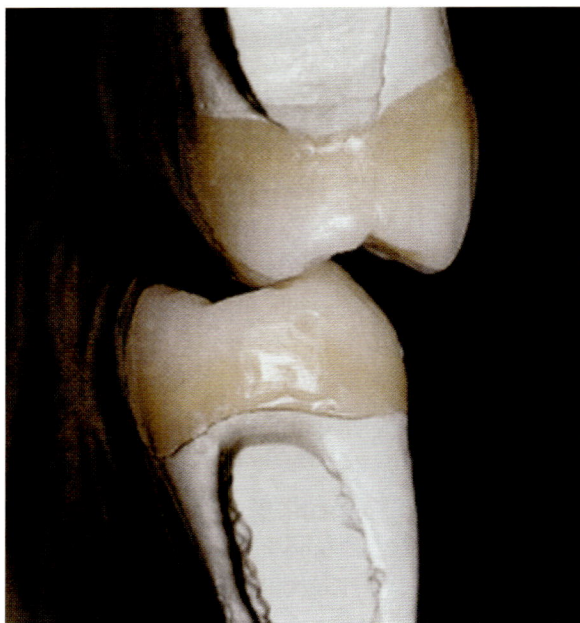

图 17-41 天然牙牙尖角度通常为 30°。如果在牙尖斜面上存在早期接触,那么若种植牙冠复制了自然牙的牙尖角度,负荷方向可能会与种植体成 30°(引自 Misch CE: *Dental implant prosthetics*, ed 2, St Louis, 2015, Mosby.)

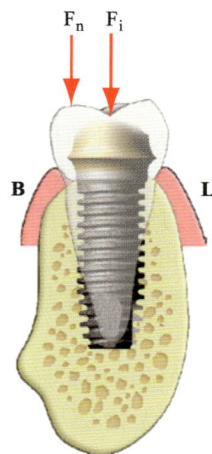

图 17-44 对种植体的偏移负荷会增加对种植体系统的应力。下颌后牙区的颊侧牙尖咬合或上颌的舌侧牙尖咬合都属于对种植体的偏移负荷。B. 颊侧;Fi. 中央窝接触;Fn. 颊侧牙尖接触;L. 舌侧(引自 Misch CE: *Dental implant prosthetics*, ed 2, St Louis, 2015, Mosby.)

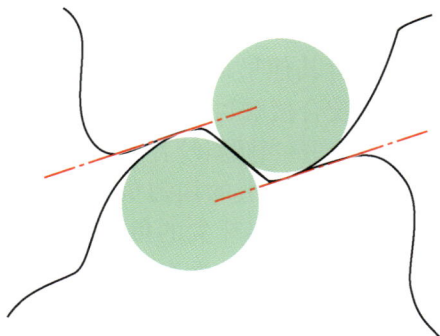

图 17-42 当对颌牙冠咬合时,3 个牙尖斜面必须同时接触,才能形成沿长轴的负荷(引自 Misch CE: *Dental implant prosthetics*, ed 2, St Louis, 2015, Mosby.)

伤,并逐渐导致微动[14]。咬合更集中在中央窝处负荷,且具有较窄咬合面积的设计是理想的[69, 70]。

**预防**:种植体冠上的咬合接触理想情况下应位于一个垂直于种植体的平面上。在后牙种植体冠上,通常通过增加中央窝的宽度至 2～3mm 来实现这种咬合接触,该中央窝位于种植体基台的中央位置上(图 17-45)。对颌的牙尖会被重新塑形,

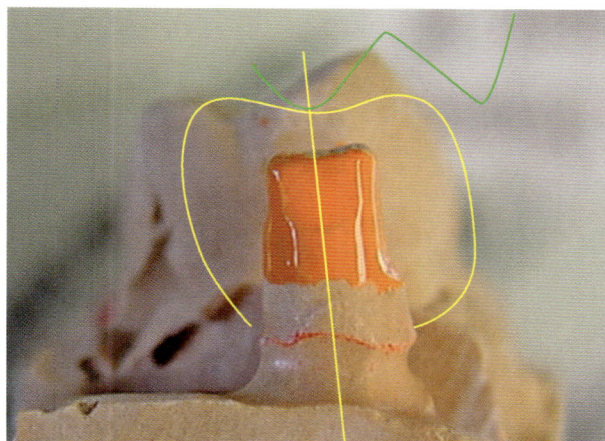

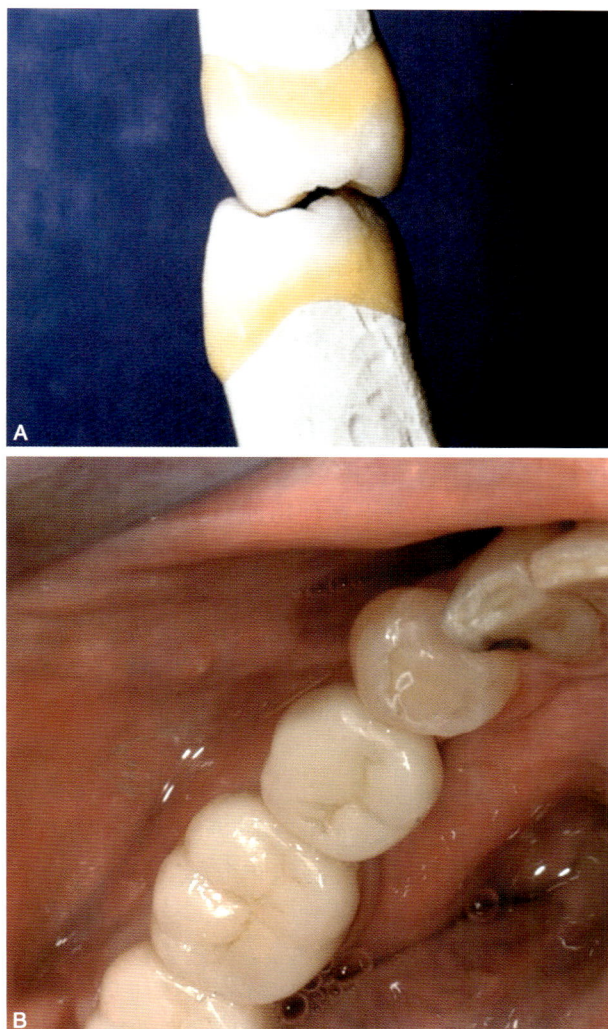

图 17-45　A. 后牙种植体冠应该有一个垂直于种植体且平行于咬合面的加宽中央窝。对颌牙咬合牙尖应该重塑为与加宽中央窝咬合接触；B. 后牙咬合展示了最小的牙尖高度（单平面咬合面）（A 引自 Misch CE：*Dental implant prosthetics*，ed 2，St Louis，2015，Mosby.）

以直接咬合种植体冠的中央窝，覆盖在种植体上（图 17-45）。实验室技术人员应确定种植体的中央位置，然后在此位置平行于 Wilson 曲线和 Spee 曲线制作一个宽度为 2～3mm 的中央窝（图 17-46）。之后可以建立冠的颊侧和舌侧轮廓（后牙区，下颌的颊侧减少，上颌的舌侧减少）。对颌牙可能需要重新塑形，以帮助引导咬合力沿着种植体主体的长轴传递。

## 6. 理想的后牙咬合接触

理想的咬合类型中，不同的咬合理论提出了不同的咬合接触数量。例如，Thomas[71] 的咬合理论建议每个对颌牙尖（功能尖）、每个边缘嵴，以及

图 17-46　通常，技师会将种植体基台放置在种植体冠的中央窝下方（引自 Misch CE：*Dental implant prosthetics*，ed 2，St Louis，2015，Mosby.）

中央窝上应有一个三脚架式的接触点，在下颌磨牙和上颌磨牙上分别为 18 个和 15 个单独的咬合接触点（图 17-47）。

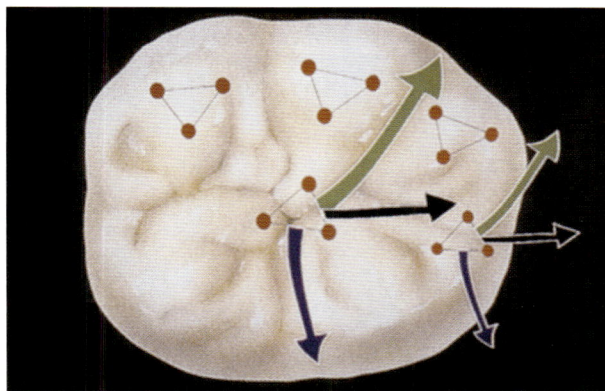

图 17-47　文献中对理想的咬合接触数量有不同看法。有设计多达 15～18 个三脚架式咬合接触点（引自 Misch CE：*Dental implant prosthetics*，ed 2，St Louis，2015，Mosby.）

其他的咬合接触类型表明，对于磨牙，咬合接触点的数量可以减少到 5～6 个，包括下颌颊侧牙尖（功能尖）和上颌舌侧尖、边缘嵴及中央窝。当设计冠的形态时，通常没有考虑到应该有多少个接触点或它们应该在哪里咬合。对于临床医生来说，几乎不可能控制咬合接触点的数量和位置。

天然后牙上的平均咬合接触点数量，对从未进行修复或调𬌗治疗且没有咬合相关病理条件的个体来说，平均仅为 2.2 个接触点（图 17-48），每颗牙的接触点数量范围为 1～3 个[72]。如果牙齿有咬合面修复，咬合接触点的平均数量会减少至

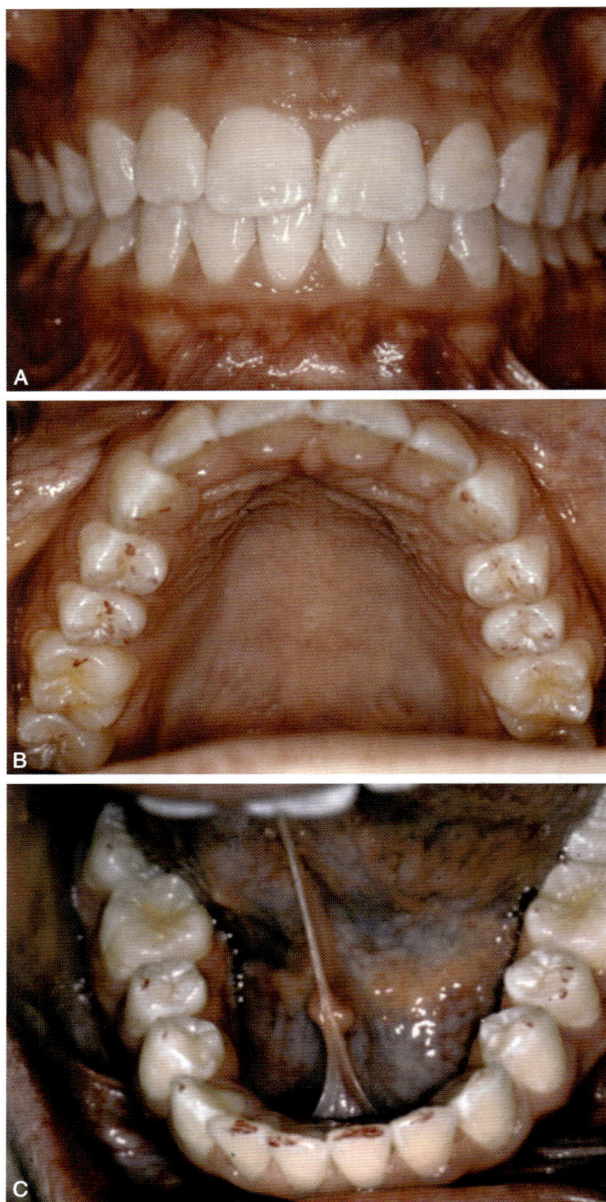

图 17-48 A 至 C. 天然后牙通常平均有 2.2 个咬合接触点（范围为 1～3 个）（引自 Misch CE: *Dental implant prosthetics*, ed 2, St Louis, 2015, Mosby.）

1.6 个。天然牙上的咬合接触点数量似乎可以减少到 1～3 个接触区域而没有明显影响。比常规教学更简化的咬合方式更合乎逻辑。理想状况下，每颗牙的咬合接触对种植体的偏移负荷最小，中央窝是逻辑上的主要咬合接触位置，特别是当种植体位于该区域时。种植体冠的中央窝在后牙应为 2～3mm 宽，并且与咬合面平行。在功能上，种植体的理想位置通常直接位于下颌和上颌的中央窝下方。理想的主要咬合接触应位于种植体直径内的中央窝内。次要的咬合接触应保持在种植体边

缘周围 1mm 以内，以减少侧向负荷。通常应避免边缘嵴的接触，除非种植体被固定在一起。当种植体位于接近功能尖（下颌的颊侧或上颌的舌侧尖）时，牙尖角度较平，并且接触点位于种植体之上（图 17-49）。

（1）**后牙种植体位置**：对于后牙种植体而言，最常见的种植体位置是在骨的颊舌向中间。种植科医生在骨脊的中间开始截骨术，种植体直径在每侧保持 1.5mm 或更多的骨组织。牙缺失区牙槽嵴的中心更常对应后牙冠的中央窝，无论是在上颌还是下颌。多位于天然牙的舌侧尖区域，位于颊侧牙尖区域的情况较少见。

边缘嵴接触对单颗种植体冠也是一种悬臂负荷，因为种植体并不位于边缘脊下方，而可能相距几毫米。例如，如果种植体直径为 5mm，取代了在前后方向上的 12mm 磨牙，边缘脊接触可能会产生一个放大 3.5 倍的力矩负荷。例如，100N 的负荷将会放大到 350n·mm 的力矩作用于边缘嵴上（图 17-50）。

磨牙冠的前后方向尺寸通常超过颊舌向尺寸，因此边缘嵴接触可能导致更大的生物力学风险。此外，技师通常会制作非金属亚结构的全瓷边缘嵴，这会对瓷产生剪切负荷。这些剪切负荷进一步增加了崩瓷的风险。边缘嵴上的力矩负荷也可能增加力，导致基台螺钉松动。应尽可能避免在单个种植体冠近中和远中边缘嵴出现咬合接触。

（2）**夹板式种植体**：当位于彼此固定的两个种植体之间时，边缘嵴的咬合接触不会形成悬臂负荷。此外，用于固定种植体的金属/氧化锆框架支撑边缘嵴区域的瓷质/氧化锆，减少了崩裂的风险。固定的连冠减少了对牙槽骨的咬合力，减少了基台螺钉松动，减少了对牙科粘接界面的力，增加了冠体的保持力，并减少了对骨-种植体界面的力。相邻的种植体冠体应尽量固定在一起，咬合接触位置可以从最前向最后的种植体延伸（减去每个极端的边缘嵴）（图 17-51）。

（3）**螺钉固位的义齿**：螺钉固位修复的后牙通常需要悬臂式的咬合接触。由于填充材料容易磨损或断裂，咬合螺钉孔很少承受负荷。因此，螺钉固位牙冠的咬合接触通常不会直接位于种植体的顶部，而是偏移数毫米。这导致对种植系统的力矩负荷增加，但咬合面的螺钉孔是最佳的咬合接触位置。

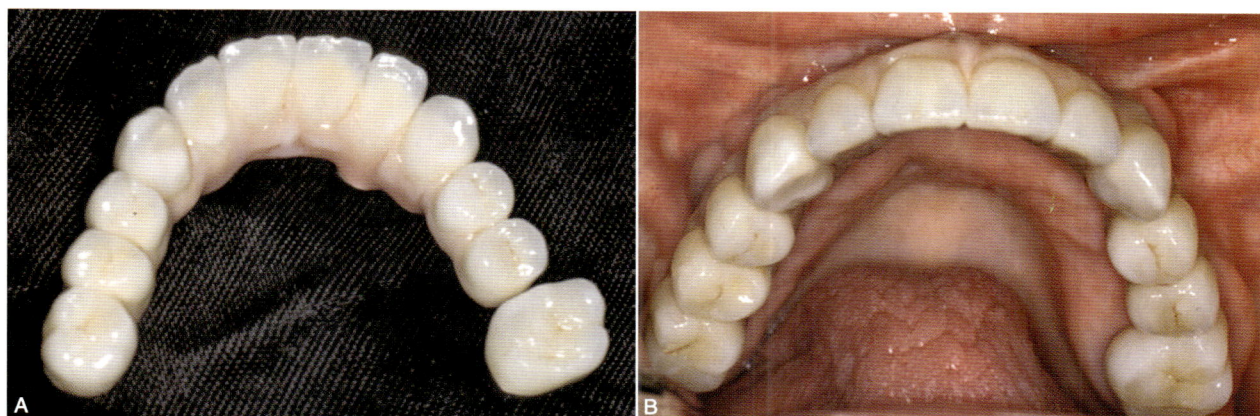

图 17-49 A. 理想情况下,咬合接触位置应直接位于种植体上方。若位于牙尖下方时,牙尖的角度较为扁平;B. 种植体冠在舌侧相比天然牙磨牙冠应减径(引自 Misch CE: *Dental implant prosthetics*, ed 2, St Louis, 2015, Mosby.)

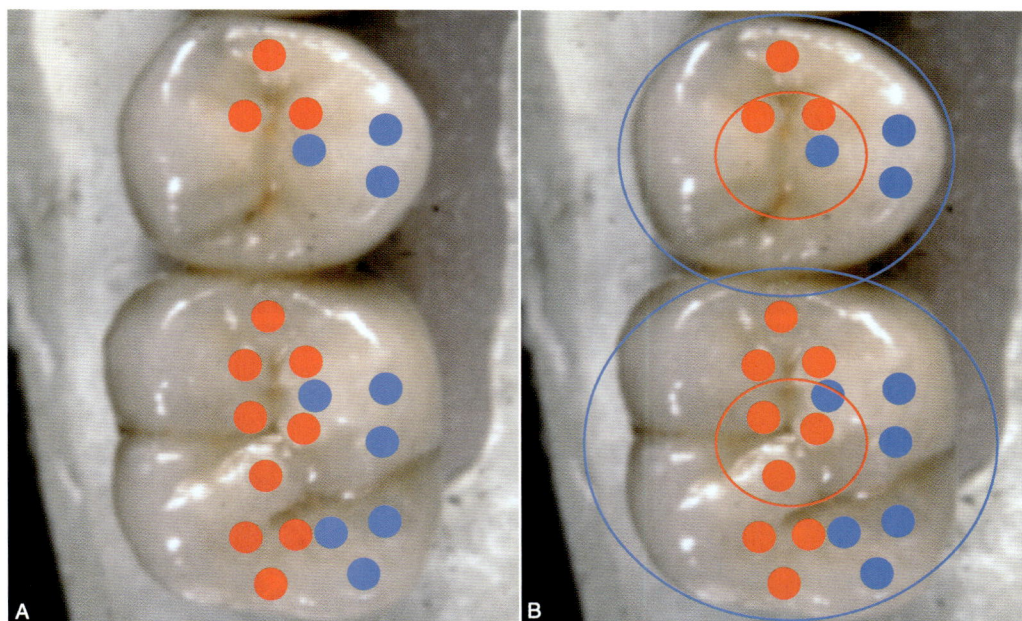

图 17-50 A 和 B. 单牙种植体牙冠的理想咬合接触点应直接位于种植体上方。边缘嵴咬合接触是一个悬臂负荷,类似于上颌后部的舌侧尖(引自 Misch CE: *Dental implant prosthetics*, ed 2, St Louis, 2015, Mosby.)

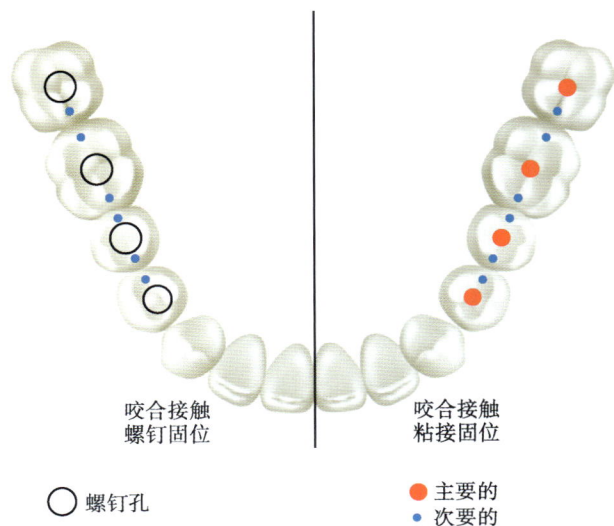

图 17-51 当把种植体固定在一起时,理想的咬合接触点应该在中央窝、种植体上方及种植体之间的区域。种植体之间的边缘嵴也可以作为次要的咬合接触点(引自 Misch CE: *Dental implant prosthetics*, ed 2, St Louis, 2015, Mosby.)

有时，当上颌后牙位于美学区域时，为了使上颌种植牙冠更接近颊侧尖并提升美学效果，种植体可能会位于中嵴的面侧 1~2mm（当骨量充足时）。在这种情况下，中央窝的位置更靠颊侧，牙冠的舌侧轮廓减小，咬合接触位于种植体的舌侧（中央窝下方）。

### 7. 悬臂最小化

在种植牙科中，悬臂应被视为一级杠杆[41]。悬臂，特别是与非理想的冠-种植体比例相关的悬臂，可能导致种植体周围炎和义齿失败（如崩瓷、修复螺钉松动或断裂）。

在种植牙科中，悬臂可能存在于许多情况之中（图 17-52）。

- 单颗种植牙冠位于天然牙之间（颊舌向，近远中向）。
- 种植体位置异常，导致非典型义齿。
- 具有远端延伸的义齿。
- 用于覆盖义齿的杆件。

（1）悬臂的长度：研究已证明悬臂的有害

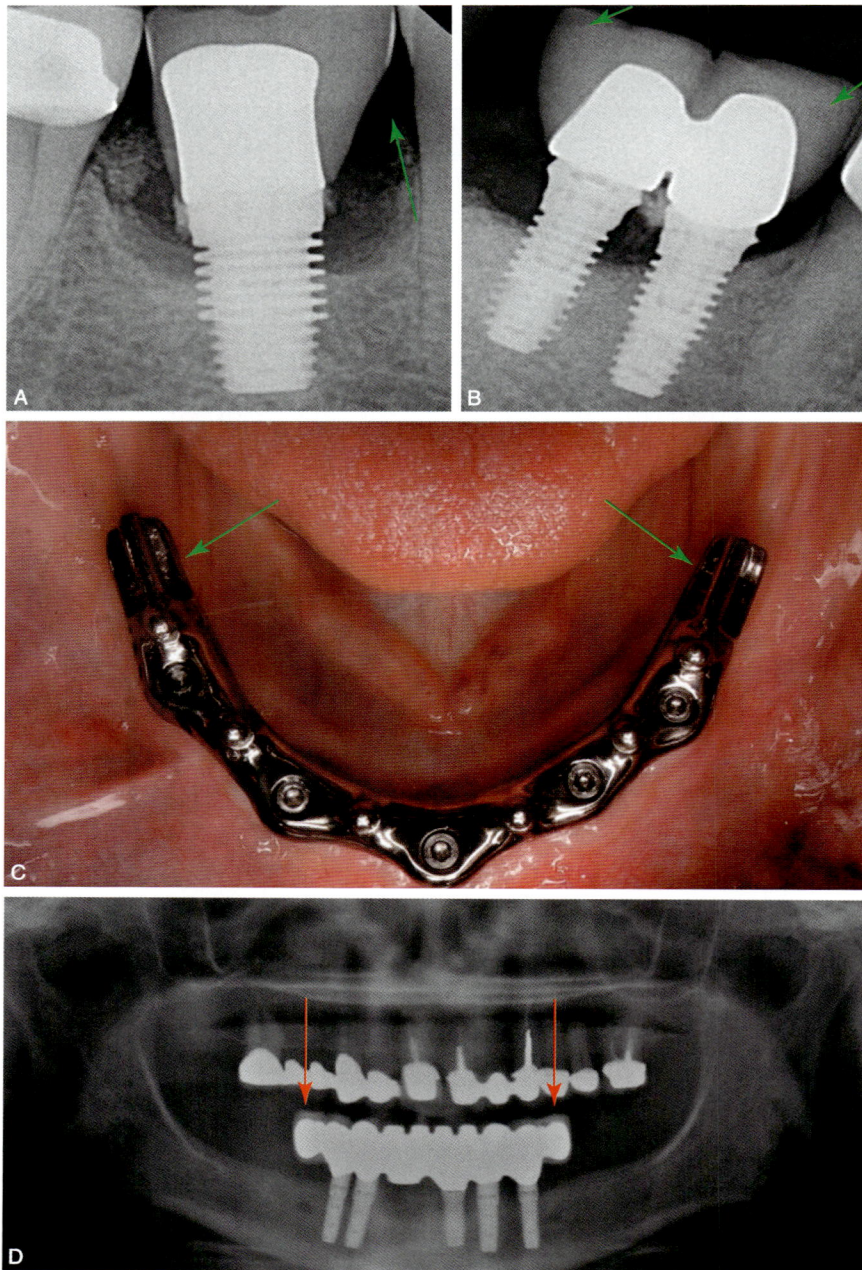

图 17-52　种植牙中可能出现的悬臂。A. 天然牙之间的边缘嵴悬臂，承受咬合力；B. 种植体固定义齿，带有近中和远中悬臂；C. 条式固定覆盖义齿，带悬臂力；D. 双侧悬臂的固定义齿

影响。与较短的悬臂（＜15mm）相比，较长的悬臂（＞15mm）与义齿的失败率关系更大[42]。当咬合力施加到远端悬臂时，最大的轴向力和弯曲力出现在远端基台上。例如，如果 2 个种植体相距 10mm，并通过一个 20mm 的悬臂连接，则产生以下力学结果：悬臂的机械优势为 20mm 除以 10mm 等于 2。无论施加到悬臂上的力是多少，都有 2 倍的力将施加到距离悬臂最远的基台上。

（2）**悬臂上的咬合接触**：悬臂上的咬合接触可能会导致种植体的过载。例如，当一个牙冠放置在带有颊侧悬臂的种植体上时（5mm 的种植体体积替换下颌磨牙，其直径为 11mm），斜角的颊侧尖会起到悬臂的作用。边缘嵴接触也可能导致过载，因为这是一种与力相关的悬臂。

（3）**悬臂上的力**：尽管悬臂上的力本质上是压缩力，但对远端基台的力是张力和剪切力。靠近悬臂的基台（充当支点）的负荷是其他两个分量的总和，是压缩力（图 17-53）。在这个例子中，悬臂上 100N 的力等于远端基台上的 200N 张力或剪切力，以及基台（支点）上的 300N 压缩力。

由于牙科粘结剂和螺钉对张力负荷的承受能力较弱，离悬臂最远的种植体基台往往会失去固定，导致支点基台承受全部负荷。由于种植体比牙齿动度更小，它充当一个具有更高力传递的支点，面临更高的风险（图 17-54）。因此，在远端基台失去对义齿支持后，往往会导致牙槽骨吸收、崩瓷和种植体失败的风险加大。

**临床意义**：悬臂会增加种植系统的应力。悬臂上的力越大，作用在种植体上的力就越大，因为悬臂是一个力量放大器。功能异常性负荷对生物力学过载特别危险。悬臂的长度越长，种植体上的机械优势和负荷就越大。种植体之间的距离越短，种植系统上的机械优势和力量就越大（图 17-55）。

对比种植体基台之间及其之上的力，悬臂的目标是减少对桥体区域上的力。为了减少由悬臂放大的力，可以减少悬臂的义齿上的咬合接触力。沿着悬臂长度逐渐减少咬合接触力的力量梯度是有效的。此外，在义齿的悬臂部分（无论是在后部

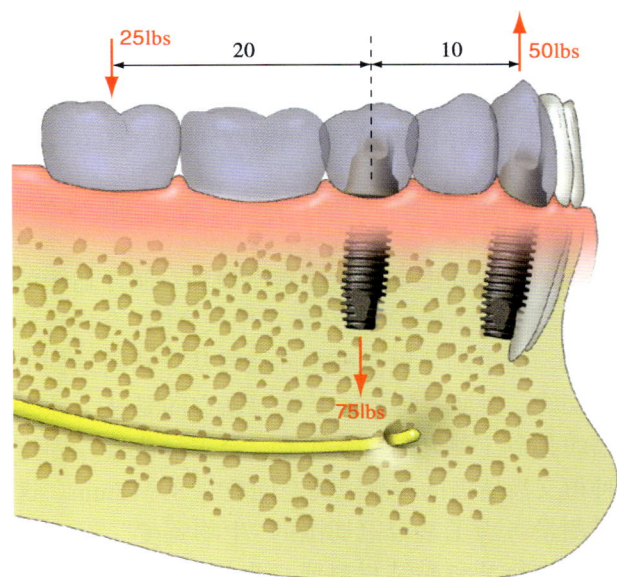

图 17-53　两个种植体上的悬臂可以被视为一类杠杆。当 2 个种植体之间距离为 10mm，悬臂长度为 20mm 时，产生了一个机械优势为 2 的效果。悬臂上的负荷将在远端种植体上放大 2 倍，靠近悬臂的种植体承受两个负荷的总压力（引自 Misch CE：*Dental implant prosthetics*，ed 2，St Louis，2015，Mosby.）

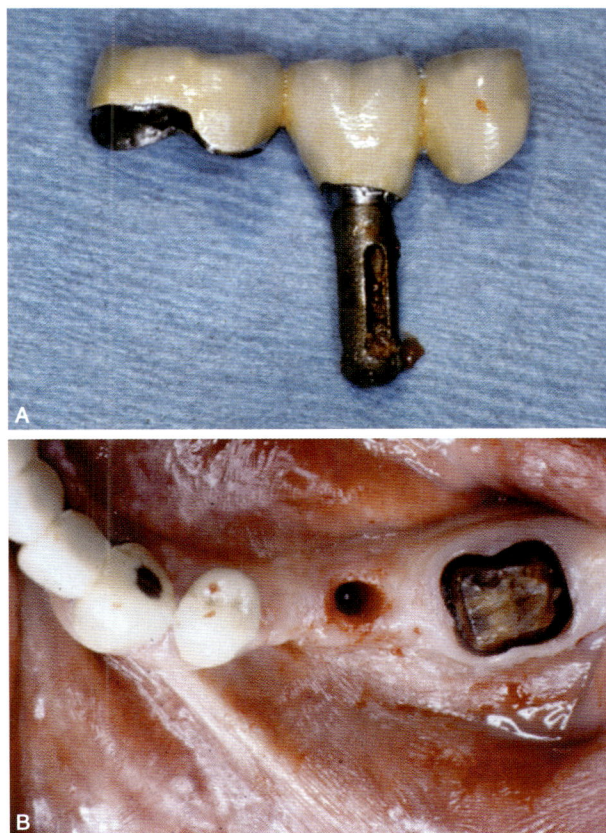

图 17-54　A. 牙齿比种植体的天然动度大，作为支点的种植体比牙齿传递更多的张力和剪切负荷到悬臂远端基台上；B. 向近中方向的悬臂破坏远端磨牙的粘结剂密封性。作为支点的种植体承担了所有负荷，导致种植体失效（引自 Misch CE：*Dental implant prosthetics*，ed 2，St Louis，2015，Mosby.）

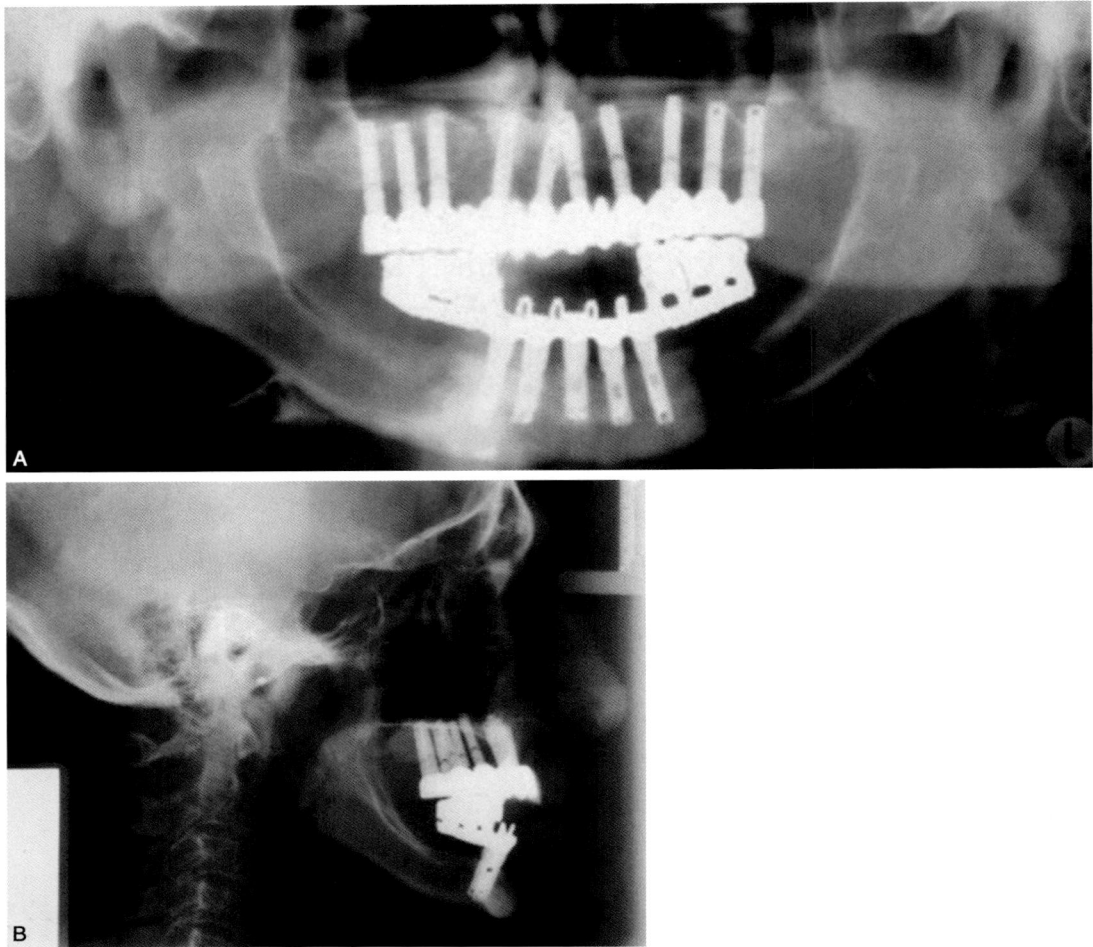

图 17-55 A. 上颌和下颌种植体固定义齿的全景 X 线片。下颌修复体是从位于颏孔之间的种植体上悬臂出来的；B. 头影测量显示种植体的前后距离约为 6mm。修复体的悬臂超过了前后距离的 4 倍。后部的咬合负荷被放大超过 4 倍传递到前部种植体上，而最远端的种植体承受了所有负荷的总和。此外，对颌牙弓也是种植体支持的，具有比天然牙更少的本体感觉和更高的咬合力。所有这些风险因素降低了该下颌修复体的可预测性。应减少悬臂长度，减少后部咬合接触，佩戴前部接触的咬合夜护板，并且每隔几年进行一次预防性地更换义齿螺钉（引自 Misch CE：*Dental implant prosthetics*，ed 2，St Louis，2015，Mosby.）

还是前部）不施加侧向负荷。虽然在咀嚼过程中，咬合功能力量可能不会显著受到这种技术的改变影响，但通过梯度式咬合力量的调整，（对于最具破坏性的）功能异常的力明显减少。

## 8. 避免过高的牙冠高度的空间

牙弓间距离的定义：特定条件下（例如，下颌在静息状态或咬合状态）上下颌牙齿或牙弓间的垂直距离[35]。在义齿中，单一弓牙弓的尺寸没有定义术语；因此，Misch 提出了"冠高空间"（CHS）这一术语。种植体学中的在后牙区是指牙槽嵴顶到咬合面的高度，在前牙区则为牙槽嵴顶到切缘的高度（图 17-56）[73]。在口腔前牙区，深覆𬌗意味着

上颌的牙冠高度空间比牙槽嵴顶到对颌牙切缘的更大。一般来说，当前牙在正中咬合时，会出现深覆𬌗。前下颌牙冠高度空间通常从牙槽嵴顶到下颌切缘。然而，前牙区上颌冠高空间是从上颌牙槽嵴顶到上颌切缘，而不是咬合接触位置。固定种植义齿所需的理想冠高空间应在 8～12mm。这个测量考虑了基台冠周围的"生物宽度"、基台高度以进行牙科黏结材料或义齿螺钉固定、𬌗面材料的强度、美学和卫生等因素（图 17-57）。

可摘义齿通常需要＞12mm 的冠高空间。冠高空间是在后牙区从牙槽嵴顶到咬合平面的高度，在前牙区则是从牙槽嵴顶到牙弓切缘的高度。即使在 A 类骨中，种植体冠的高度通常也比原始的

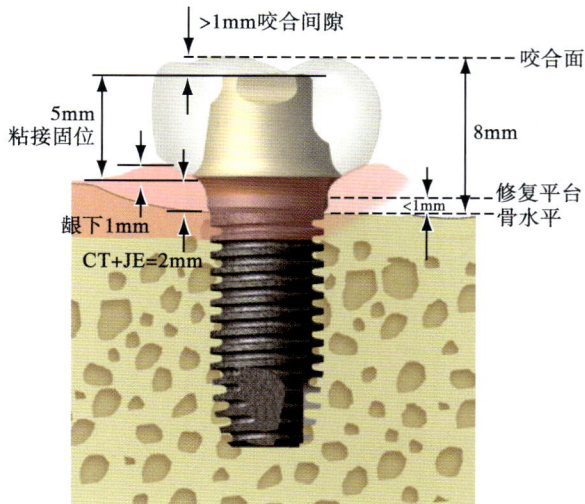

图 17-56　冠高空间从咬合平面到牙槽嵴顶的高度。理想的 FP-1 义齿空间在 8～12mm。CT. 结缔组织附着；JE. 结合上皮附着（引自 Misch CE：*Dental implant prosthetics*，ed 2，St Louis，2015，Mosby.）

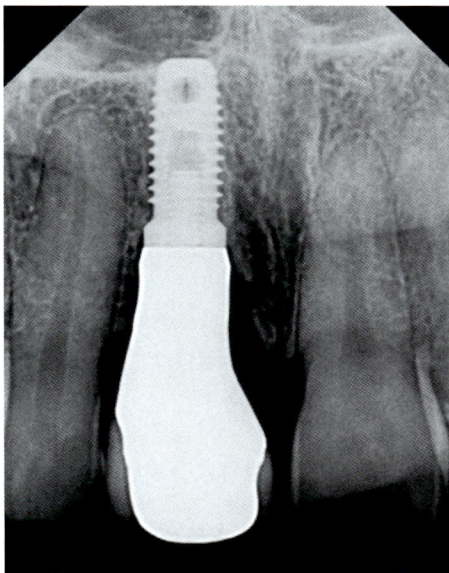

图 17-57　过高的冠高空间导致咬合过载。增加的冠高空间起到了垂直悬臂的作用

天然解剖冠更大。如果种植体在长轴上式理想负荷，冠高不会放大力（图 17-58）。然而，当施加任何横向负荷、倾斜角度力或悬臂负荷时，冠高就成为一个力的放大器（垂直悬臂）（图 17-59）[41]。在这些条件下的冠高会将应力放大到种植系统的主要部分（黏结材料或螺钉固定冠、基台螺钉、边缘骨和骨-种植体界面）。冠高越大，任何横向力分量所导致的牙槽嵴顶力矩就越大，包括因倾斜角度负荷而产生的力。负荷在角度基台方向上的角度基台，随着冠高的增加，也会因横向负荷到种植

体，以及冠高增加的杠杆效应而承受类似更大的牙槽嵴顶力矩负荷。

如果发生以下情况，咬合负荷可能会因冠高空间的增加而直接作用于种植体系统：种植体上有 30° 的角度负荷、种植体冠上有 30° 的负荷，或者 30° 的牙尖斜面接触导致类似的情况。在这种情况下，50% 的咬合负荷被转化为对种植体系统的水平或剪切分量。然而，种植体冠上的角度负荷对牙槽嵴顶的风险大于对种植体的角度负荷，因为冠高起到了垂直悬臂的作用。无论是施加到咬合面（或牙尖斜面）的负荷，都会因冠高而被放大。例如，种植体冠上的 12° 负荷为 100N，导致 21N 的附加负荷作为横向力分量。然而，如果冠高为 15mm，最终对牙槽嵴顶和基台螺钉的负荷为 21N × 15mm=315N·mm 的力矩。口腔医生应警惕选择不良的牙尖角或种植体冠上的角度负荷的有害影响，因为这会被冠高放大（图 17-60）。

如果将垂直于 Wilson 曲线和 Spee 曲线的负荷施加到倾斜角度种植体上，负荷的增加不会因冠高而放大。倾斜角度种植体会增加力的分量，但不会因冠高而放大。控制咬合面负荷的角度比种植体位置的角度更为重要。

**临床意义**：当冠高增加、力的强度增加或力的作用时间增加（如咬合功能异常）时，种植体的轴向负荷尤为关键。当没有悬臂或侧向负荷时，冠高不会放大力（杠杆）。无论冠高是 10mm 还是 20mm，施加在种植体系统上 100N 的长轴负荷都

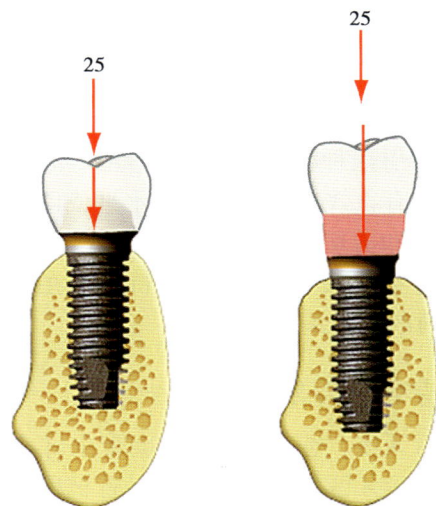

图 17-58　当力沿种植体的长轴施加时，冠高不会放大对种植体系统的应力（引自 Misch CE：*Dental implant prosthetics*，ed 2，St Louis，2015，Mosby.）

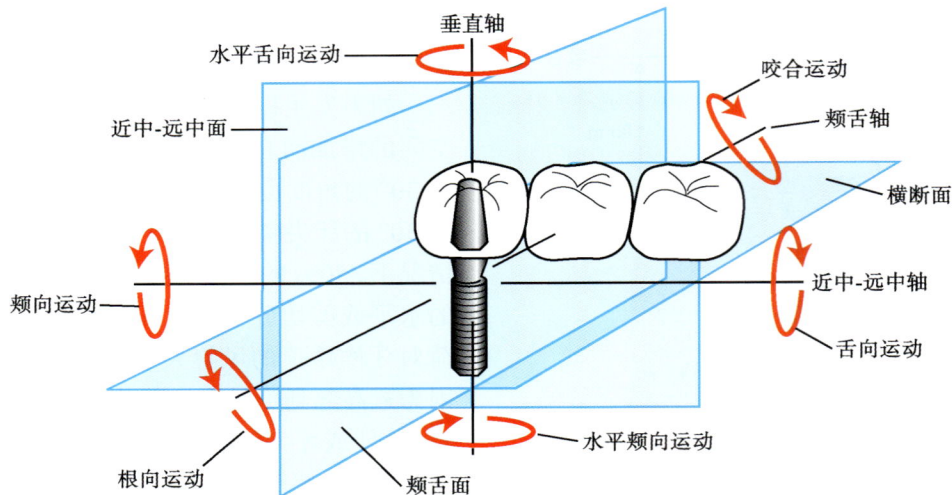

图 17-59 在种植体上的悬臂负荷会对种植体主体施加 6 种不同的力矩。冠高的增加会直接增加这 6 种力矩中的 2 种（引自 Misch CE：*Dental implant prosthetics*，ed 2，St Louis，2015，Mosby.）

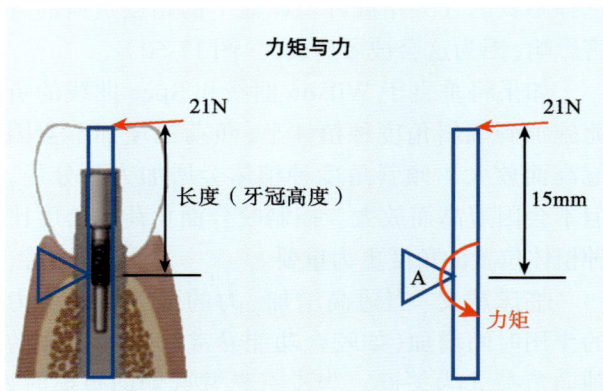

图 17-60 冠高直接增加了倾斜角度力的影响。例如，100N 的负荷在 12° 时，会增加 21N 的横向或剪切力分量。15mm 的牙冠高度将 21N 的力增加到 315N·mm 的力矩（引自 Misch CE：*Dental implant prosthetics*，ed 2，St Louis，2015，Mosby.）

是类似的。咬合类型和牙冠咬合解剖应该考虑将轴向负荷引入种植体，并在不适用时考虑减少侧向负荷的有害效应机制。由于水平或侧向负荷会导致张力和剪切力增加到种植体系统，因此应该在咬合方案中减少这些负荷，特别是在增加生物力学负荷的机械系统中。

### 9. 保持窄的后牙咬合面

在后牙区，宽咬合面设计会带来许多先天的并发症。后牙区的颊侧或舌侧悬臂被称为偏移负荷，并且同样适用于一类杠杆的力放大原理。偏移越大，种植体系统所承受的负荷就越大。偏移负荷也可能由颊侧或舌侧的咬合接触造成，并产生力矩，从而增加整个种植系统的压缩力、张力和剪切力（图 17-61）。

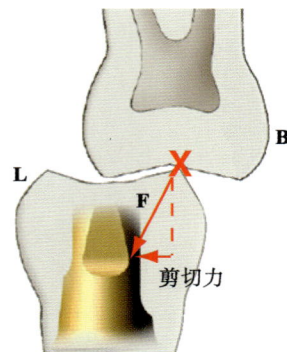

图 17-61 颊侧或舌侧的悬臂咬合接触称为偏移负荷。悬臂或偏移负荷通过杠杆长度增加了力，并增加了力的剪切分量。后牙种植体最常放置在种植体牙冠的中央窝下方。颊尖接触是一个偏移或悬臂负荷。理想的咬合接触位于种植体主体上方。B. 颊侧；F. 力；L. 舌侧（引自 Misch CE：*Dental implant prosthetics*，ed 2，St Louis，2015，Mosby.）

### （1）病理学

**下颌后牙冠**：在失去下颌后牙后，骨吸收会导致残余牙槽嵴位置向舌侧移动。随着牙槽嵴向舌侧吸收，骨类型将从 A 类转变为 B 类。因此，种植体（无须骨移植）的位置比其之前的天然牙更靠近舌侧。在此区域放置种植体时应谨慎，因为这可能导致非轴向负荷并压迫舌侧。

随着下颌骨的进一步吸收，牙槽嵴将从 B 类转变为 C-h 类，然后再转变为 D 类。然而，由于下颌骨的角度和舌下凹陷的存在，牙槽嵴实际上会向颊侧移动。

然而，在这种情况下，由于下颌神经上方的骨量不足，通常无法植入骨内种植体（图 17-62）。

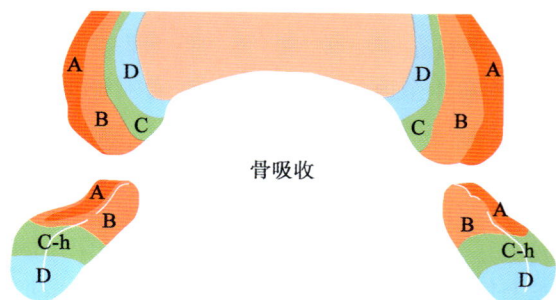

图 17-62 后牙区的上颌和下颌无牙弓随着骨量从 A 类向 B 类、到 B-w 类、再到 C-w 类的变化而向舌侧吸收。下颌后牙区则随着无牙位置变为 C-h 类和 D 类骨量而向颊侧吸收（引自 Misch CE：*Dental implant prosthetics*，ed 2，St Louis，2015，Mosby.）

● 并发症预防：为了防止种植体和种植义齿的非轴向负荷和舌向移位，医生应通过锥形束计算机断层扫描（CBCT）交互治疗计划评估种植体和最终修复体的位置。如果种植体不能放在理想位置，应在种植体植入前完成骨增量以恢复丧失的颊侧骨。

②**上颌后牙冠**：由于上颌牙有深覆𬌗，上颌后牙槽嵴比下颌后牙槽嵴位置稍偏向颊侧。当失去上颌牙齿时，牙槽嵴会向内侧吸收，从而从 A 类逐渐演变为 B 类，从 B 类到 C 类，再从 C 类到 D 类。因此，随着牙槽嵴吸收，上颌黏膜种植体点位会逐渐向中线移动。然而，由于宽度上的吸收，上颌后牙种植体黏膜点位甚至可能在对颌天然下颌牙的腭侧。

在美学区（微笑时唇位置较高），上颌种植冠的颊侧轮廓与天然牙类似。这种设计提高了美学效果，并保持了颊侧突出，防止咬颊并保持颊部丰满。然而，与天然牙类似，颊侧尖上没有咬合接触。理想情况下，当上颌后牙种植体位于美学区时，它们应该位于牙槽嵴中心稍向颊侧的位置。在功能上，当牙颈部区域不在美学区时，上颌后牙种植体的理想位置是在中央窝下方。

● 并发症预防：尽管上颌窦提升术允许在后颌部放置骨内种植体，但常常存在牙槽嵴宽度不足的情况。临床医生应评估种植体理想位置的轴向定位，有时需要联合上颌窦提升联合嵴顶水平增宽。上颌种植冠的舌侧轮廓应减少，因为超出了美学区并且是咬合的功能尖（这是一种偏移负荷）（图 17-63）。舌侧尖从种植体上像悬臂

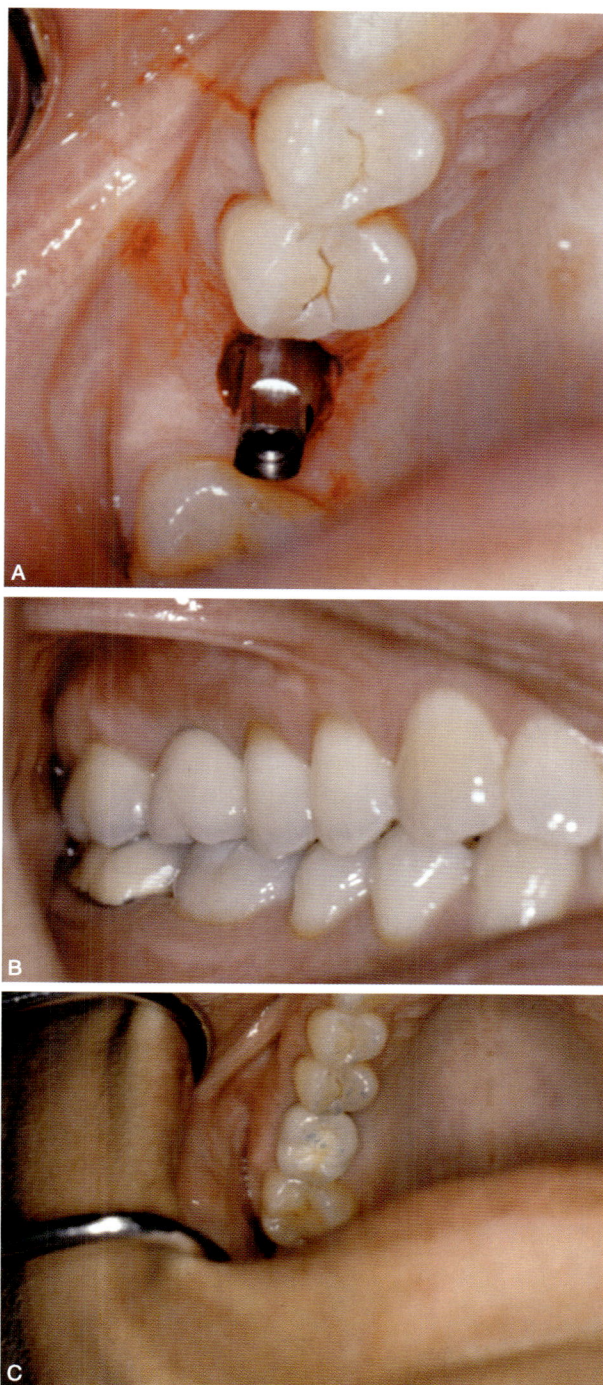

图 17-63 A. 美学区域内的上颌后牙种植体位置稍微相比中央窝更偏向颊部位置；B. 上颌第一磨牙种植体冠的颊侧轮廓与邻牙相似；C. 上颌第一磨牙冠的舌侧冠轮廓较天然牙减小（引自 Misch CE：*Dental implant prosthetics*，ed 2，St Louis，2015，Mosby.）

一样伸出，类似于下颌后部的颊侧尖。减少舌侧轮廓可以减少对种植体颊侧部位的偏移负荷（图 17-64）。

（2）预防

①**选择宽直径的种植体**：较宽根形的种植体

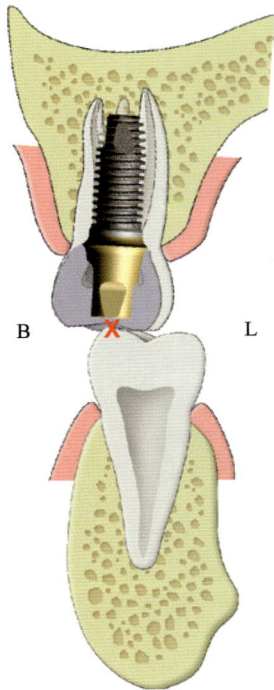

图 17-64 当牙齿不在美学区时,上颌后牙种植体通常位于中央窝下方。上颌后牙种植体冠的舌侧轮廓通常减小,以改善卫生状况并减少对种植体的偏移负荷。B. 颊侧;L. 舌侧(引自 Misch CE: *Dental implant prosthetics*, ed 2, St Louis, 2015, Mosby.)

可以接受更大范围的垂直咬合接触,同时在偏移负荷下仍能在穿龈区传递较小的力量。较窄直径的种植体在咬合面宽度和偏移负荷方面更易受到影响。根据种植体保护殆概念,咬合面的宽度与种植体直径的直接相关(图 17-65)[74]。

②**义齿制作**:技师喜欢尝试制作具有类似天然牙的咬合面形态和舌侧轮廓的种植牙冠。当不

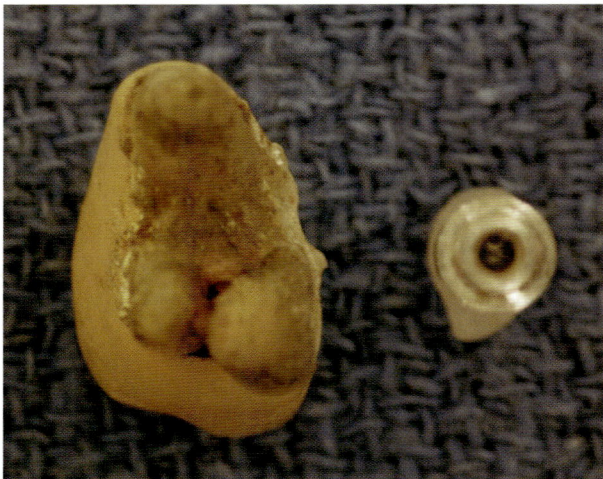

图 17-65 窄直径种植体显示了咬合面宽度与种植体直径之间存在显著差异

在美学区时,后牙区种植体牙冠的咬合宽度应比天然牙小(图 17-66)。种植体牙冠较窄的咬合轮廓也减少了崩瓷的风险,因为这降低了瓷体失去支撑的可能性。较小直径种植体(例如,10mm 牙齿对比 4～6mm 种植体)上的面部轮廓与天然牙相似,导致在 4 个区域(颊侧、舌侧、近中和远中)出现悬臂修复材料。因此,悬臂牙冠轮廓通常设计为固定部分义齿的基底桥体(图 17-67)。颊侧瓷体通常没有金属亚结构的支撑,因为牙冠的龈缘区域也是瓷体。结果,剪切力会在下颌牙冠的颊尖或上颌牙冠的舌尖上产生,并且更容易增加崩瓷的风险。延伸的牙冠轮廓不仅增加了偏移负荷,

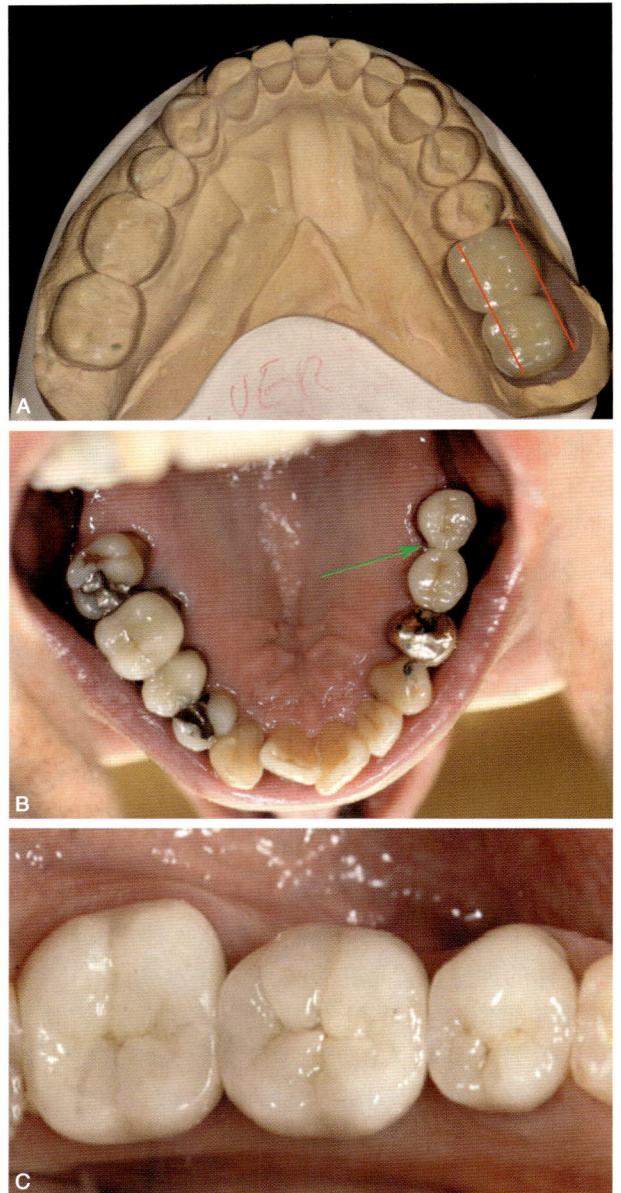

图 17-66 A. 下颌后牙的牙冠咬合面过大;B 和 C. 较窄的咬合面可减少施加到种植体上的力

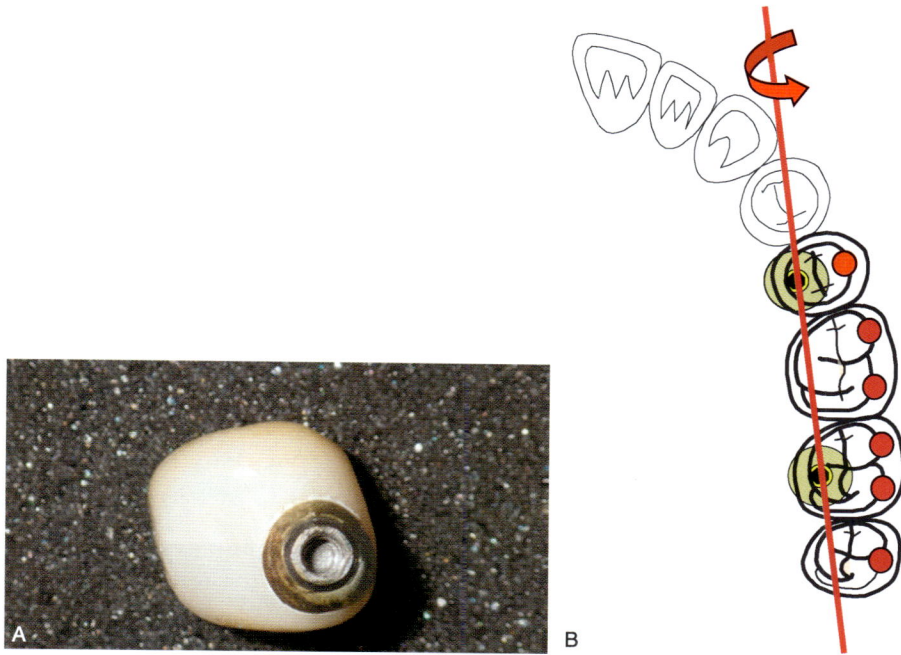

图 17-67　A. 颊侧悬臂龈缘覆盖是由于颊侧板吸收和种植体位于比天然牙更舌侧的结果；B. 当支持固定修复的种植体位于咬合平台的腭侧或舌侧时，牙齿上的垂直力会倾向于围绕种植体上的固定点旋转义齿（B 引自 Hobkirk JA：Occlusion and Principles of Oral Implant Restoration. In Klineberg I，Eckert S：*Functional occlusion in restorative dentistry and prosthodontics*，*St Louis*，2016，Mosby）

还经常导致种植体基台面部龈缘覆盖或瓷体延伸。这种风险由于种植体基台相比天然牙承受的更大的冲击力而进一步扩大（图 17-68）。

（3）管理：由于龈缘覆盖或瓷质延伸，种植体龈沟区域的口腔家庭护理受到牙冠设计过于凸出的影响。牙线或探针可能可以触及边缘嵴覆盖的下方到龈缘，但无法进入龈沟。因此，日常几乎无法进行口腔卫生清理。较窄的后牙咬合面有助于日常龈沟家庭护理。较窄的咬合面结合减少的颊侧轮廓（在下颌后部区域）有助于日常护理，改善轴向负荷，并减少崩瓷的风险。然而，在美学区域，龈缘覆盖设计可能是种植体修复的必要选择，骨增量和更换合适种植体。且可能需要增加清洁口腔的频率。

在下颌种植牙应减少颊侧轮廓，而上颌种植冠应较少舌侧轮廓。"功能尖"偏移负荷得以减轻。下颌后牙区减少的颊侧轮廓不会造成咬颊，因为颊侧水平覆盖保持（并增加）。下颌种植冠的舌侧轮廓应类似于天然牙（图 17-69）。这允许存在水平覆盖，并在咬合接触期间将舌推开（如同天然牙）。如同天然牙一样，舌侧尖没有咬合接触。

在下颌后牙区，随着种植体直径的减小，颊侧尖的轮廓也会减小。这会减少悬臂负荷的偏移长度。牙冠的舌侧轮廓不受种植体直径的影响而保持相似。舌侧轮廓允许与上颌舌侧尖有水平重叠，因此在功能过程中舌会被推开远离咬合面。舌侧尖不承受咬合负荷（如同天然牙一样）（图 17-70）。在咀嚼过程中，咬穿食物所需的力可能与咬合面的宽度有关。例如，用锋利的刀（窄咬合面）切一块肉所需的力要比用钝刀（宽咬合面）少。宽咬合面表面积更大，需要更大的力来达到相似的效果。咬合面越宽，生物系统为了咬穿食物所产生的力就越大。尽管这些功能性力量通常小于 30psi，但在功能异常性活动（如磨牙症）中，它们可以是正常力量的 10～20 倍。

在美学区，许多牙冠的轮廓尽量做得与天然牙相似。然而，在非美学区的口腔后部区域，牙冠的轮廓应与天然牙不同。

种植体的颊舌向尺寸比天然牙要小。种植体的中心通常位于缺失牙槽嵴的中心。由于牙槽嵴顶逐渐吸收向舌侧移动，种植体主体通常不在对颌牙尖下方，而是近中央窝甚至更靠近舌侧，而在上颌，甚至可能位于原始天然牙的舌侧尖下方（图 17-71）。大多数情况下，技师制作的后牙种植冠与天然牙大小相似，并具有悬臂式的颊面轮廓。此外，咬合接触通常在下颌的"功能尖"（颊侧尖）上。

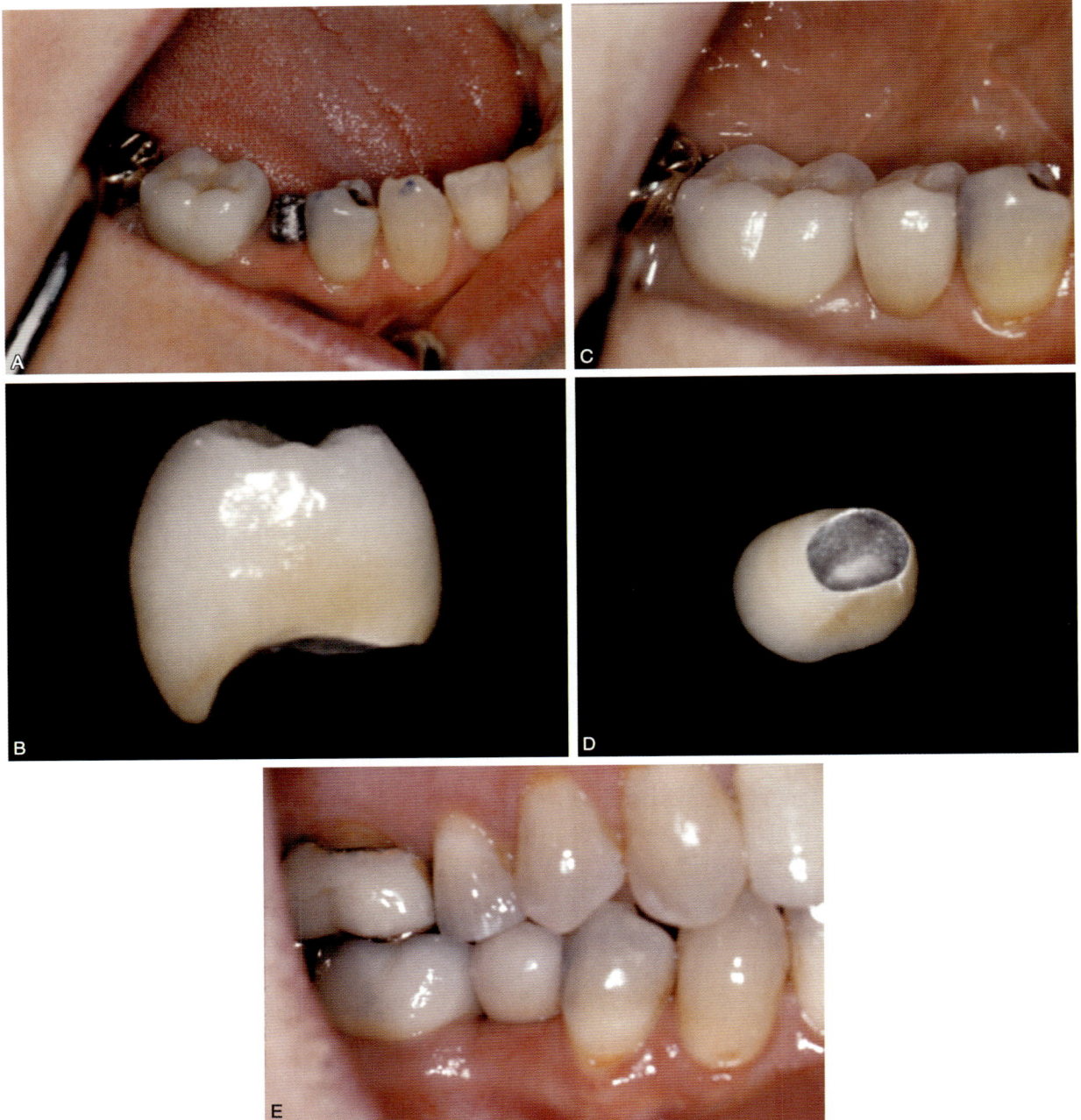

图 17-68   A. 位于第二前磨牙位置的下颌后牙种植体，后牙种植体（在本例中位于第二前磨牙位置）通常插入在中窝位置
下方。B. 种植体体积比天然牙窄，当技师制作与牙缺失相同大小的种植牙冠时，常常会导致形成颊侧龈缘覆盖更多，以恢
复完整的牙齿轮廓。龈缘覆盖牙冠不利于龈沟清洁或面部探诊。技师制作的龈缘覆盖冠轮廓是为了恢复缺失牙的完整轮
廓。C. 在口内，种植冠看起来像天然牙的牙冠，但牙颈部有一部分不在美学区。偏移负荷、崩瓷和基台螺钉松动的风险增
加。D. 消除了龈缘覆盖，减少了颊侧轮廓（注意没有金属支撑悬臂瓷质）。E. 改良后的种植冠在口内。日常清洁得到改善，
生物力学风险降低。第二前磨牙种植冠恢复了缺失牙的功能和咬合。为了改善卫生和抗力，牺牲了面部、颈部区域的美观
性，因为在功能、说话或微笑时看不到这个区域（引自 Misch CE: *Dental implant prosthetics*, ed 2, St Louis, 2015, Mosby.）

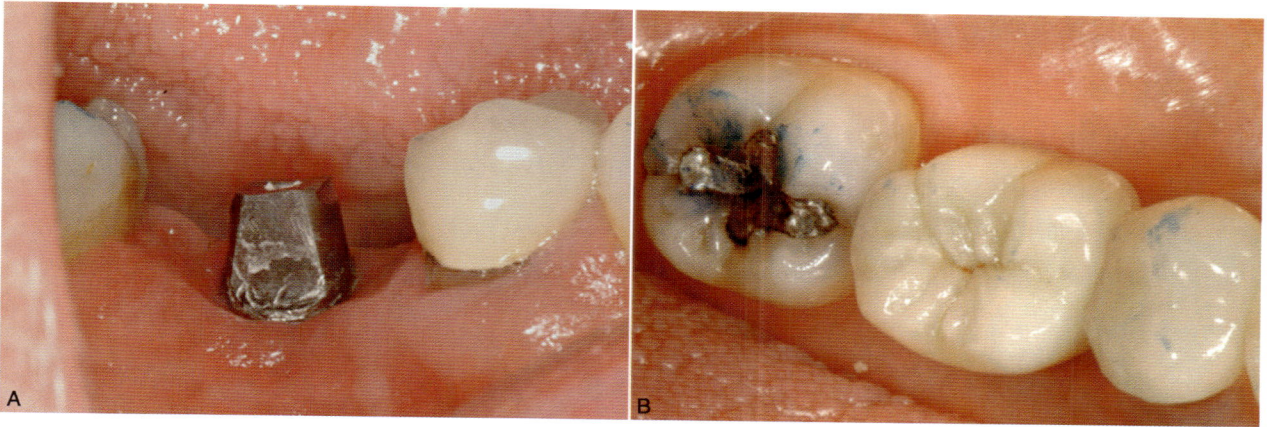

图 17-69　A. 下颌第一磨牙位置的种植体；B. 第一磨牙冠在口内的情况。舌侧轮廓与天然牙相似。颊侧轮廓减少（引自 Misch CE：*Dental implant prosthetics*，ed 2，St Louis，2015，Mosby.）

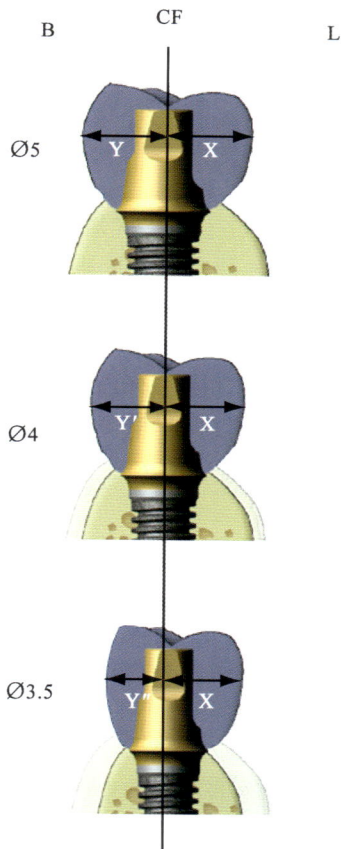

图 17-70　种植体直径越宽，种植牙冠的咬合面宽度也越宽。随着下颌骨宽度的减小，种植体直径宽度可能会减小。无论种植体的宽度如何，种植牙冠的舌侧轮廓保持相似。随着种植体直径减小，颊侧轮廓也会减少。美学区域内的狭窄牙槽嵴可能需要骨增量手术，因此可能会使用较宽的种植体来支持 1 颗看起来像天然牙的种植牙冠。B. 颊侧；CF. 中央窝；L. 舌侧（引自 Misch CE：*Dental implant prosthetics*，ed 2，St Louis，2015，Mosby.）

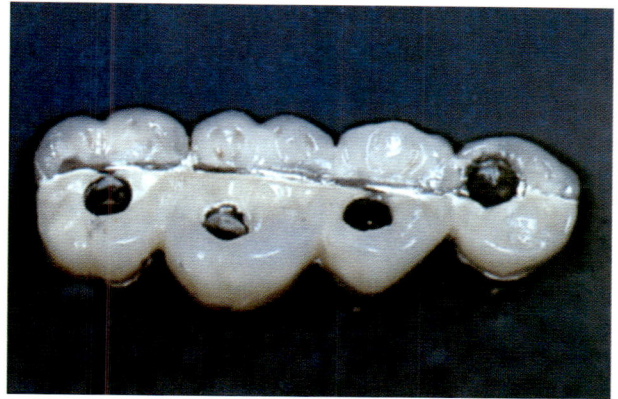

图 17-71　第二前磨牙和第一磨牙的种植体位于舌侧尖下方。技师设计的颊侧冠形态与牙缺失相似。存在颊侧偏移负荷。颊侧尖的咬合负荷不应增加下颌颊侧尖不能增加由下颌颊尖应对上颌中央窝的所带来的悬臂力（引自 Misch CE：*Dental implant prosthetics*，ed 2，St Louis，2015，Mosby.）

然而，这些"功能尖"通常存在偏移负荷（颊侧悬臂）（图 17-72）。当上颌后牙不在美学区时，种植冠可能设计成反𬌗（图 17-73）。舌侧覆盖防止咬舌，颊侧覆盖（来自下颌牙齿）防止咬到颊部，种植体由下颌牙舌侧尖轴向负荷，并改善了口腔卫生（图 17-74）。

**（4）交错种植体**：在文献中存在一些替代技术，建议通过交错排列后牙种植体（颊侧 - 舌侧交错）来提高对负荷的生物力学抗力[75]。这一概念在较窄的种植体被放置在较宽的牙槽嵴上时最为有效和适用，因为这种情况下交错位置增加了。然而，这种技术的一个缺点是需要制作非典型的义齿，导致清洁困难和美观问题。此外，更靠舌侧位可能导致舌侧轮廓过大，压迫舌空间，造成说话和咀嚼问题。与使用增大直径的固定种植体相比，交错概念可以减少嵴顶负荷,是一种更好的应力减轻机制。

## 10. 增大近中端接触面积

不同患者的近中端接触面积差异很大,这取决于许多因素,如年龄、性别、以往的正畸治疗史、功能异常活动及缺失牙齿。最常见的是,接触面

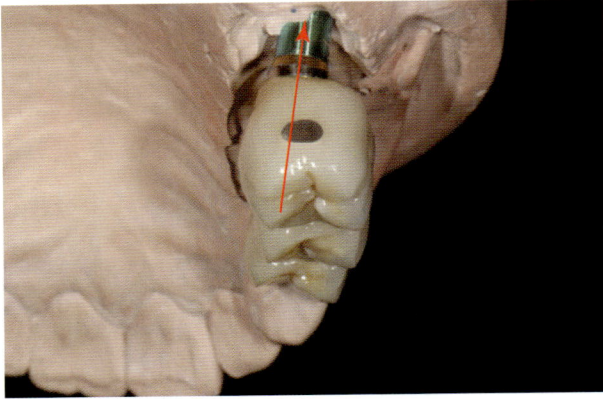

图 17-72 在上颌后牙区,种植体可能位于舌尖下方(箭头)。技师通常会给牙冠的颊侧轮廓设计悬臂,使其看起来像天然牙(引自 Misch CE: *Dental implant prosthetics*, ed 2, St Louis, 2015, Mosby.)

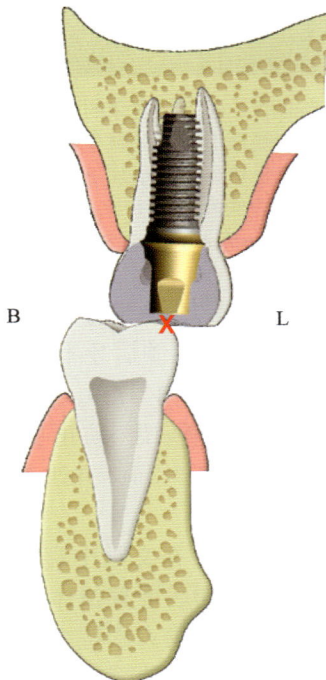

图 17-73 当上颌后牙种植体放置在 B 类骨到 D 类骨量的非美学区时,种植冠通常以后牙反𬌗形式修复。上颌舌侧的覆盖防止咬舌,下颌颊侧的覆盖防止咬到颊部,主要的咬合接触点在种植体正上方的中央窝。B. 颊侧;L. 舌侧(引自 Misch CE: *Dental implant prosthetics*, ed 2, St Louis, 2015, Mosby.)

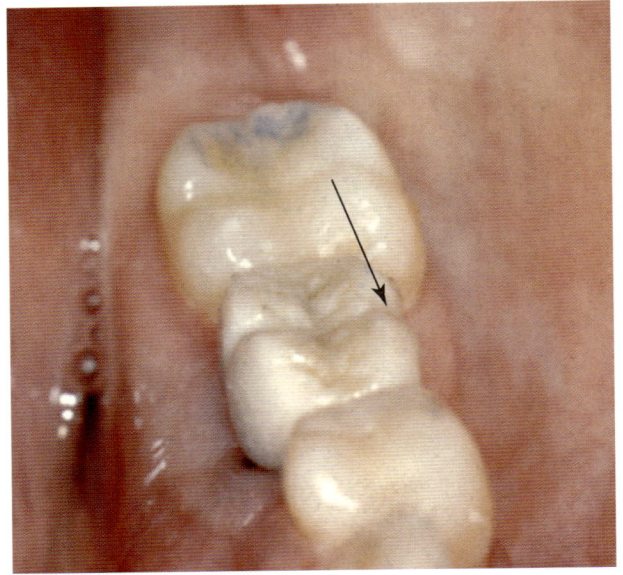

图 17-74 下颌第一磨牙种植体冠。舌侧轮廓与邻牙相似,但舌侧尖未受力。颊侧轮廓相比邻牙有所减少(引自 Misch CE: *Dental implant prosthetics*, ed 2, St Louis, 2015, Mosby.)

积呈椭圆形,通常位于邻接区域的颊侧[76]。在切牙区,接触更垂直,而在后牙区则更水平。近中端接触面积通常从前牙到后牙逐渐增大[77]。

当邻牙相对于单个牙缺失间隙发生移动时,这会带来多种问题。由于牙齿的移动,只能形成"点"状接触。这不仅会导致食物嵌塞、形成黑三角、龋齿增加和牙周问题,还会使最终修复体的安装复杂化。

后牙修复中常见的问题是缺乏足够的邻接触或随着时间的推移而丧失接触。这种情况在单个牙缺失位,邻近牙齿旋转、倾斜或迁移时最为常见。这会导致制作出具有许多缺点的义齿(见图 17-75)。

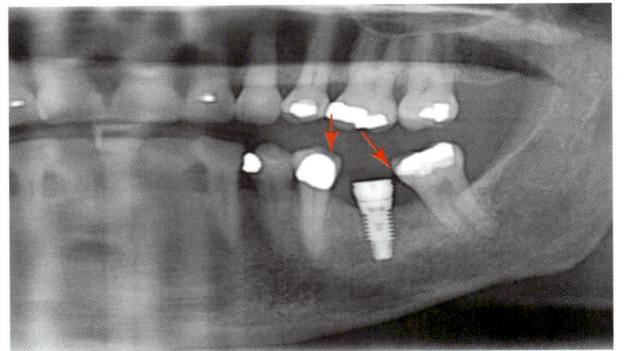

图 17-75 当相邻的牙齿倾斜或迁移时,通常会导致点状接触。应完成牙釉质成形,以便有一条就位道和长接触区域

（1）**安装义齿时的困难**：当邻牙表面彼此不平行时，通常需要两个就位道才能正确安装义齿（可能阻碍义齿的完全就位）。当两个相邻牙的邻面表面平行时，只存在一个就位道，使得安装变得更加容易。

**预防措施**：在最终印模前，应使用导板调整邻近的近中面，使其保持平行。通常可以通过使用金刚砂磨头（平头圆柱状）来实现这一点。这将会增加更广泛的接触面，并为最终安装义齿提供一条就位道。在种植体放置之前（治疗规划阶段），应告知患者邻近牙齿的修改情况。与患者的这种沟通将有助于预防患者在后续的修复过程中提出问题或可能导致不满。

（2）**食物嵌塞**：点状接触更容易造成食物嵌塞，并形成"黑三角"，这会导致清洁困难和美学问题。

**预防措施**：通过在邻近牙齿上增加导向面，增加邻面接触区域，减少了食物阻塞的可能性。必须指示技师为义齿制作理想的紧密曲线（图 17-76）。

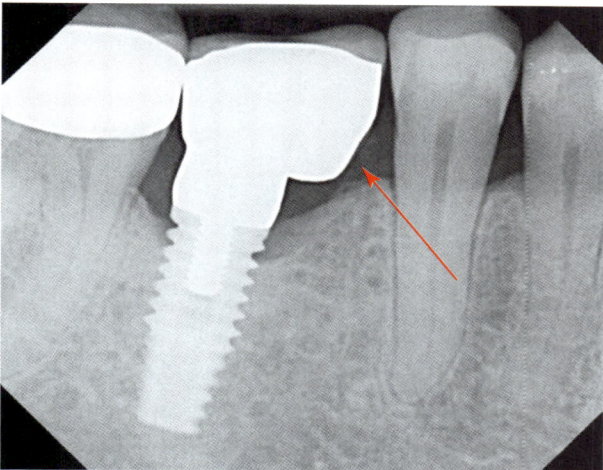

图 17-76　因接触区域不足和出现轮廓不佳而导致的食物嵌塞

（3）**力分布不足**：较长的接触区域能够提供更好的力分布（例如，邻近的牙齿将吸收更多的力量），从而减少与远中端和近中端边缘牙槽嵴悬臂相关的偏移负荷。

**预防措施**：由于近中和远中邻面区域的悬臂负荷和偏移负荷，较宽的邻面接触区域具有很大的优势。这样会有更大的表面积来分散施加的力量（由于接触面较宽，力量分布到相邻的牙齿）（图17-77）。

（4）**牙齿接触消失，间隙形成**：间隙的病因尚

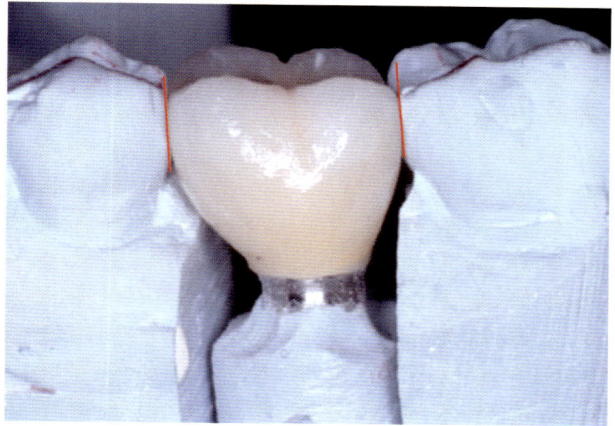

图 17-77　在相邻牙齿上放置导板可以实现长的邻接触区域，从而能够实现更好的力分布

不明确，可能是由多种因素导致的。研究已证实了间隙的并发症。Byun[77a]显示，间隙（无阻力）发生率为 38%，松动接触（最小阻力）发生率为 20%，平均时间为 57 个月。Koori 等[78]的研究显示，1～123 个月期间，邻面间隙约占 43%。Wei 等[79]报道的发生率甚至更高，为 58%，平均时间为 2.2 年。Wong 等[80]的研究显示，螺钉固定和黏结固定的义齿在间隙出现区域上没有差异。几种可能的因素导致了间隙的出现。

① **不充分的邻接触**：较小的邻接触面积肯定会影响这种并发症的发生。由于生理移动，天然牙之间通常不会出现间隙。当种植体邻接到天然牙时，骨结合界面不会允许种植体与天然牙一起移动。当天然牙通过自然生理运动、磨损和功能异常性力量移动时，由于种植体有骨结合界面，这些牙齿将不会移动。

② **已获得的接触区域开口**：通常，在一段时间后打开的接触区域（例如，最初存在的强接触区域）来自咬合力，主要来自下颌骨闭合肌（外侧翼肌和内侧翼肌、咬肌、颞肌）。指向牙齿的力主要由倾斜的尖面决定。存在推动牙齿的近中和远端；然而，前向矢量是后力的 5 倍[80,81]。

此外，研究表明，前牙区的力通过邻接触传递，其强度会随着与后牙距离的增加而减弱。另一个可能导致接触面积丧失的原因是颅面生长。有些患者的面部生长在成年后仍会持续。即使是轻微的面部生长，也可能导致前侧、颊侧或垂直方向的生长，进而导致咬合接触的消失，间隙出现（图 17-78）[83]。

（5）**预防措施**

① **釉质修整术**：为防止此并发症，在取牙冠的

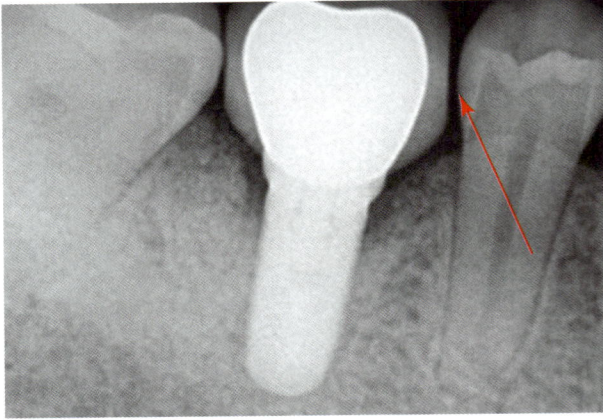

图 17-78 植入体插入后开放接触区

最终印模之前,应完成釉质外形的调整,以确保邻接触区域的平行。较长和较宽的接触区域将实现更好的力量分布,特别是如果在边缘嵴存在明显的近中或远中悬臂时。这一概念在天然牙列中也被倡导,通过增加邻接触面积来提高牙齿位置的稳定性[77]。

②保护性𬌗垫:为了保持牢固的接触并防止这种并发症,应使用保护性𬌗垫以减小对系统的压力。

③咬合调整:对咬合进行调整,使所有斜面上都有均匀的接触,减少作用在天然牙上的远中向量力(图 17-79)。

||咬合纸标记

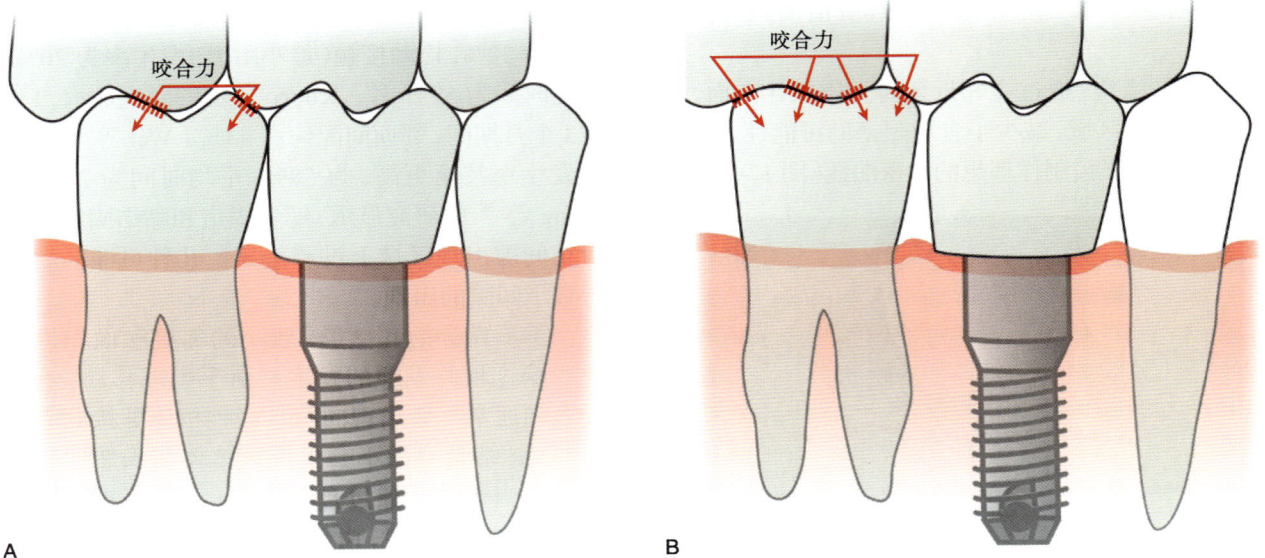

图 17-79 接触区域开放。A. 如果通过牙尖倾斜面将咬合力向远中方向引导,天然牙可能会朝远中方向定位;B. 通过减少牙尖斜面角度并增加更有利的接触,天然牙就不太容易移动

* 治疗:如果义齿戴入后出现间隙,治疗包括重新制作义齿或通过重新制作种植冠或树脂充填为邻牙添加接触点。
  植入义齿后出现间隙的区域。

## 11. 相互保护咬合

关于天然牙咬合类型的理念有很多。其中一种被称为"相互保护咬合",在这种类型中,前牙在牙齿运动过程中使后牙脱离咬合(切牙引导比颞下颌关节盘更陡)[84-87]。后牙在正中咬合时保护前牙,在下颌运动中前牙则保护后牙。这种咬合设计的理念是将上颌尖牙视为咬合类型的关键,以避免对后牙施加侧向力[88]。

前牙与后牙咬合力量测量和肌电图研究显示,在前牙咬合时,如果后牙部分不接触,口颌系统产生的力量明显更小[89]。例如,后牙区(没有前牙咬合接触)的最大咬合力为 200～250psi。前牙区(没有后牙咬合接触)的最大咬合力为 25～50psi。这种差异是由生物学反应和机械条件造成的,即后牙不接触时的情况。几乎 2/3 的颞肌和咬肌在后牙不接触时不收缩[90]。此外,颞下颌关节和牙齿组成 3 类杠杆条件(如坚果钳)[40]。因此,物体靠近铰链(颞下颌关节)处时,对物体施加的力越大。此外,与后牙相比,前牙具有更大的侧向移动能力(108μm vs.56μm),这也减少了在咬合过程中侧向力量的影响。

在正中咬合状态下,前牙的接触受到后牙的

咬合面保护。当尖牙在侧方运动中分开后牙时，可能会使用"尖牙保护殆"这个术语。如果存在健康的前牙或天然尖齿，相互保护的咬合类型允许这些牙齿在侧向运动中分担水平向（侧向）负荷，同时后牙在侧向运动期间咬合分离（例如，尖牙引导或相互保护关节）（图 17-34）。在侧向运动期间，通过前牙引导，后牙受到保护免受侧向力的影响，而因为后牙没有接触，前牙在侧向运动期间受到的力较轻。换言之，当施加侧向或倾斜力于前牙时，应力的大小会增加。然而，当应用相互保护的咬合理念时，侧向力的影响减少了。

**临床意义**：相互保护关节概念在种植体保护殆技术中应用，设计如下。

- 在前伸运动中，中切牙和侧切牙引导，后牙咬合分离。
- 在侧方运动中，尖牙（如果可能还包括侧切牙）引导，后牙咬合分离。
- 在正中咬合状态下，后牙和尖牙咬合。当中央和侧切牙为天然牙时，它们也可以在正中咬合（或最大牙尖交错）状态下咬合。当前牙为种植牙时，在正中咬合时不应该咬合，特别是当对颌牙列也是种植体支持的义齿时。

当剩余牙齿患有牙周骨质流失时，建议使用组牙功能殆（或单侧平衡殆）。这一理念的理论基础是允许在侧方运动期间通过更多的牙齿分担侧向负荷。例如，根据这种理念，当下颌向右侧移动时，尽可能多地接触右侧的前牙和后牙。这在种植体保护殆中不适用。侧向后牙力会增加后牙种植体的力矩负荷。在侧方运动期间的后牙接触也会增加后牙种植体的受力，因为更多的肌肉群收缩，并且咬合接触点更接近颞下颌关节（第 3 类杠杆）。此外，后牙的侧向负荷在侧方运动期间会增加前牙或种植体的受力。因此，前牙和后牙的种植体组件都会受到更大的力（图 17-35）。

在 Jemt 等[11]的一项研究中，当上颌使用种植体支持义齿，对颌为天然牙列时，下颌在侧方运动期间的速度在组牙功能殆下比在切牙引导时更快。组牙功能殆下种植系统所受的力更大。Kinsel 和 Lin[91]报道，使用种植体支持义齿的患者中，组牙功能殆的崩瓷率为 16.1%，发生在 51.9% 的种植体患者中。而当前牙引导是侧方运动中的咬合类型时，种植体冠的崩瓷率为 5.3%，这种并发症影响了 15.9% 的患者（超过 3 倍的差异）。

所有种植体保护性殆中的侧向运动导致侧向力被分布到颌骨的前段，总体上减少了力的大小。无论前段是否有种植体都应遵循这种咬合类型。然而，如果前牙区种植体必须使后牙咬合分离，首先应在牙齿运动最初阶段，尽可能使用天然牙（当可能时）。当多个前牙缺失时，尽可能将两个或更多的种植体固定在一起，有助于分散侧向力。在可能的情况下，义齿或天然牙应使用前牙或种植体，以使后牙部分咬合分离。由此产生的侧向力分布到颌骨的前段，总体上减少了力的大小。

## 12. 对较差的骨质使用渐进式负荷

（1）**并发症**：在骨质较差的情况下，咬合过载是潜在的损害性并发症，特别是对于种植体义齿而言。当不利的力量大小和方向与较差的骨质叠加在一起时，会导致种植体失败率增加[92,93]。骨密度是决定愈合时间和义齿类型的关键因素，因此对每种骨密度类型都必须采用单独的外科和义齿修复技术。

（2）**预防与治疗**：Misch[94]首次提出了渐进式负荷的概念，通过修改义齿修复技术来增强骨-种植体界面。这一概念利用沃尔夫定律的原理，即骨质会对施加在义齿上的受控应力做出反应并增加。通过逐渐增加负荷，可以使骨质较差的种植体建立起更多的骨量和密度。渐进式负荷的不同元素包括治疗时间间隔（3～8 个月）、修改饮食（软食物）、咬合（逐渐增强咬合接触）、在义齿制作过程中逐渐增加负荷，并逐渐增强义齿材料的强度（从树脂到金属再到瓷）。

（3）**骨密度的基本原理——骨生理学**：全身的皮质骨和梁状骨不断地通过建模或改建来进行修改[95]。建模具有独立的形成和吸收部位，导致骨骼形状或大小的改变。改建是指在同一部位进行吸收和形成的过程，替换先前存在的骨组织，主要影响骨内部的周转，包括牙缺失区或骨骼与骨内种植体相邻区域。这些适应性现象与改变宿主骨中的机械应力和应变环境有关[96]。

骨骼对激素和生物力学调节做出反应，有些情况下，当对钙的需求很大（这是激素调节的主要目标时），功能负荷能够竞争并维持骨密度[97]。对骨骼施加的应力通过施加力的大小除以其作用面积来衡量。应变则定义为材料长度变化与其原始长度之比。

应用于骨骼的应力越大，观察到的应变就越大。骨建模和骨改建主要受到部分或完全机械环境应变的控制。总体而言，骨小梁密度的演变是由于微应变的机械变形所致。牙槽骨的变形也与骨板的厚度有关。

临床评估证实，自然牙表现出咬合功能异常的患者的骨小梁和皮质板厚度增加。口腔医生在试图拔牙时可以观察到这些骨密度的变化。在严重的咬合功能异常患者中，当试图拔除牙齿时，牙齿通常会断裂，因为周围的骨骼比牙齿更坚固。在上颌后侧第二磨牙没有相对应的下颌牙支持时，周围的骨骼往往较为松软，完整的结节和周围的骨骼可能会骨折，导致牙齿和周围附着的骨骼一并移除。Frost[98]在其研究中提出，骨量直接受骨骼机械使用的影响。他重新开发了一个机械适应性图表，将微应变的范围与微弱负荷、生理负荷、过载和病理负荷区域相关联。他的研究显示了与应用于骨骼的应变相关的皮质骨量增加（图 17-80）。

骨细胞和细胞外基质组成了对应变敏感的群体，它们各自在介质界面的调节中起着至关重要的作用。文献综述显示，在体内和体外研究中，动态或周期负荷对于导致骨细胞群体的显著代谢变化是必要的[99]。应用于骨骼的应变变化率越大，骨形成就会增加[100]。应用于骨骼的应变效应不仅受到应用负荷的变化率影响，还受到应变的幅度和持续时间的影响。

换言之，种植体的修复负荷改变了骨细胞的数量和密度。循环负荷是导致骨细胞群体显著代谢变化的必要条件。低强度的负荷在多个循环中施加，可以产生与在有限循环中施加的大强度负荷相同的合成效果[101]。各种临床条件可能会导致骨密度的增加，而修复负荷是种植体的一种合理条件。

**（4）临床研究支持渐进式负荷**：生物力学环境在新骨-种植体界面的质量和组成结果中起着复

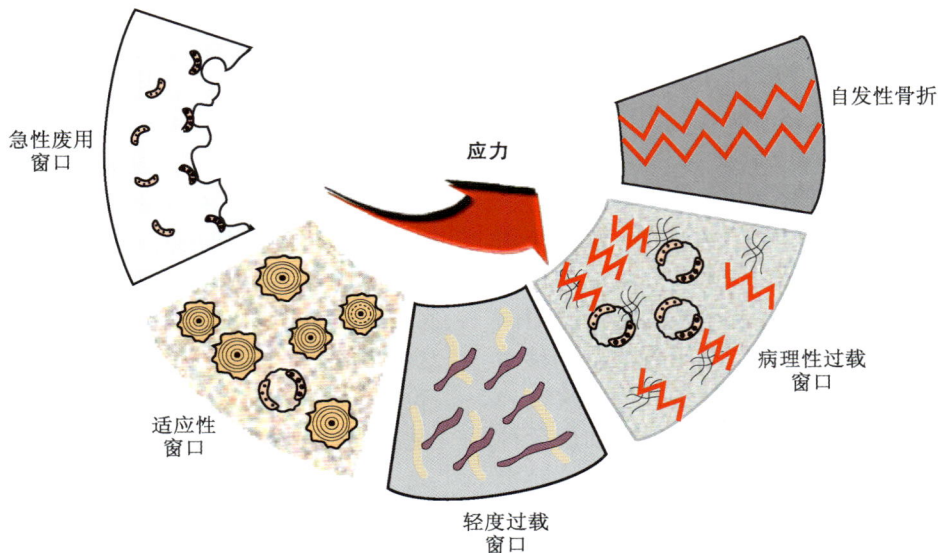

图 17-80　骨骼所受微应变条件决定了细胞迁移的发生。理想的负荷区是适应窗口。病理性过载区导致骨吸收（引自 Misch CE：*Dental implant prosthetics*，ed 2，St Louis，2015，Mosby.）

杂的作用。在负荷下，骨骼既表现为具有材料和建筑属性的结构，也表现为一个生物系统[102]。功能性负荷给种植体带来了额外的生物力学影响，极大地影响了其成熟过程。

通过数字减影放射影像分析和交互式图像分析系统对固定种植体的计算机辅助评估显示，在种植体植入后的 6 个月～4 年期间，种植体周围骨结构的密度增加[103]。种植体周围骨结合的主要变化发生在负荷后的前 2 年（图 17-81）。骨密度的增加主要反映了局部应力因素，而骨内植体是改变应变并增加无牙颌骨密度的主要方法。持续负荷

的种植体在骨骼中保持稳定，在受压区域形成骨骼，且骨小梁的方向与应力线相对应[104]。随着骨骼对生理性力量的响应，在修复制作过程中逐步增加负荷可以刺激骨密度的增加。实施渐进式负荷对于骨密度较低的情况更为关键，因为它们比具有显著皮质骨的颌骨负荷要弱几倍。功能异常、悬臂和其他应力放大器会增加施加到义齿上的力及剪切分量，并在种植体周围的病理区导致骨微裂或微应变[105]。骨骼的渐进式负荷旨在增加骨密度，减少骨-种植体失败的风险，并减少牙槽嵴吸收。

## 13. 渐进式负荷方案

对于几乎没有悬臂且植入数量、位置和尺寸充足的全牙弓义齿，除非骨密度较差，否则很少需要渐进式负荷。牙弓有利的生物力学甚至可以兼容即刻咬合负荷[100]。然而，植入数量越少或骨质越松软，就越需要和推荐采取渐进式负荷。

悬臂、患者力量因素和植入位置可能会影响种植牙的风险因素。即使关键的植入位置和数量令人满意，较差的骨密度也可能会影响种植成功。此外，通过渐进式负荷可以减少牙槽嵴吸收。

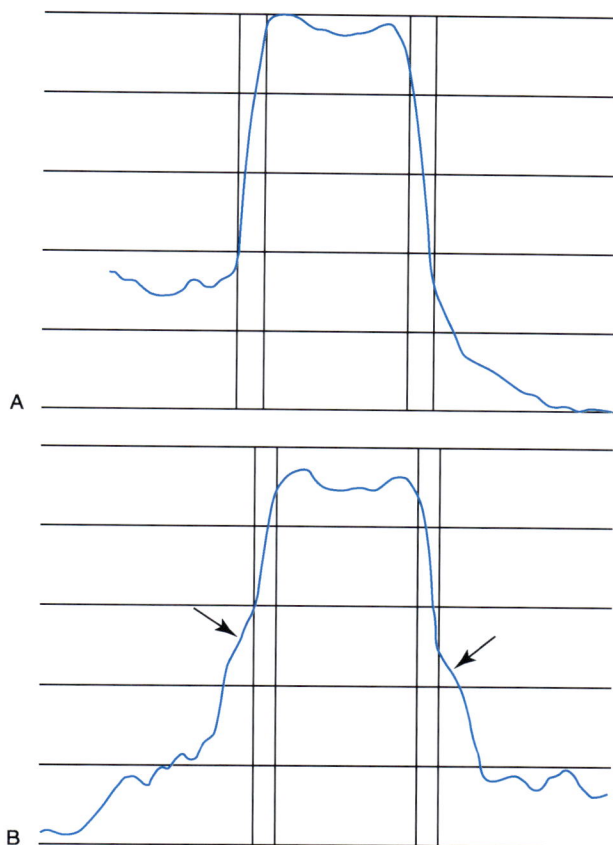

图 17-81 A. 初始愈合后的种植体界面比手术当天更弱，因为种植体旁主要是编织骨；B. 负荷后，骨 - 种植体界面比原始骨状态更强，因为骨骼会根据局部应变条件进行重塑（引自 Misch CE: *Dental implant prosthetics*, ed 2, St Louis, 2015, Mosby; data from Brägger U, Bürgin W, Lang NP, et al.: Digital subtraction radiography for the assessment of changes in peri-implant bone density, *Int J Oral Maxillofac Implants* 6: 160-166, 1991.）

渐进式负荷的概念是让骨骼适应逐渐增加的生物力学应力。与即刻负荷的骨 - 种植体界面不同，逐步增加应力的方法是有益的。渐进式负荷方案在种植体连接在一起时使用黏结固位的义齿。因

为螺钉固位修复体并不是完全被动的，并且施加在螺钉上的扭矩力大于咬合力，所以传统的螺钉固位修复体不能使用渐进式负荷来使骨骼逐渐负荷。

一般来说，风险因素越高，越推荐使用渐进式负荷。渐进式负荷的原则在黏结固位义齿中表现最佳，而对于下颌可摘义齿类型 5（RP-5）修复体的螺钉固位杆则最不适用。此外，由于在修复体制作过程中，过渡性修复体通常仍然是可摘的，因此对 RP-4 或 RP-5 义齿进行渐进式负荷并不容易。另外，对于螺钉固位杆或义齿的大部分力是在交付时由非被动的上部结构产生的。因此，螺钉固位修复体不使用渐进式负荷方案。

当施加的力较大或骨骼较软时，建议延长第一、第二阶段之间的愈合时间。这段时间可以提高骨骼的矿化程度，并在种植体周围形成更成熟的层状骨界面，然后再将螺钉的负荷施加到种植体上。

渐进式负荷方案有五种不同的方法给骨骼逐渐施加负荷或增加种植体周围的骨密度（框 17-6）。这些要素帮助口腔医生评估渐进式负荷的进展。

---

### 框 17-6　渐进式负荷包含的内容

- 时间间隔。
- 饮食。
- 咬合材料。
- 咬合接触。
- 义齿设计。

（引自 Misch CE: *Dental implant prosthetics*, ed 2, St Louis, 2015, Mosby.）

---

### （1）时间

**初期愈合**：与种植体接触的骨组织类型各异，会影响骨骼在生理范围内所能承受的压力。支持种植体修复的理想骨骼类型是层状骨。层状骨高度有序，但在种植体导致的创伤后需要约一年时间才能完全矿化。编织骨是围绕种植体界面形成的最快和最早类型的骨骼；然而，它仅有部分矿化，并显示出一种组织不规则的结构，无法承受全面压力。在 16 周时，周围的骨骼只有 70% 矿化，并且成分仍然是编织骨。计算机辅助射线密度测量研究证实，植入种植体手术后最初几个月内，骨 - 种植体界面会减少[106]。骨矿化的百分比和支持骨的类型影响着骨 - 种植体界面上的负荷是否在其生理范围内。

骨 - 种植体接触与骨密度和愈合时间有关。例如，在 Carr 等[107]的一项研究中，骨 - 种植体接触

在下颌骨中比上颌骨中更大（通常下颌骨更密）。此外，无论在上颌骨还是下颌骨，6 个月时的骨-种植体接触比 3 个月时更大。在 3～6 个月，上颌骨和下颌骨的骨-种植体接触均增加，增幅为 7%～9%（图 17-82）。在种植体负荷之前的愈合时间可能与骨密度有关，因为骨的强度和骨-种植体接触随着时间的延长而增加。对于 D1 类骨和 D2 类骨，3～4 个月的愈合时间相比于较短时间风险更低；对于 D3 类骨和 D4 类骨，5～6 个月的愈合时间风险更低。手术植入和完全咬合负荷之间的时间因骨密度而异。

肉眼可见的粗糙小梁骨的愈合速度比致密皮质骨快约 50%。尽管愈合速度较慢，D1 类骨具有最大的强度和更多的层状骨接触。建议 D1 类骨和 D2 类骨的第一和第二阶段手术之间的愈合时

间相近，为 3～4 个月。由于 D3 类骨和 D4 类骨的骨接触较少且皮质骨含量较低，建议初期愈合阶段的时间更长，分别为 5 个月和 6 个月，以便界面成熟并形成一些层状骨。在非常不成熟的骨中，愈合时间可能需要 8 个月。

D4 类骨-种植体界面通常出现在上颌后牙区，初始骨接触最少，牙槽嵴或根尖几乎没有皮质骨。植入手术最初可能会导致该区域骨量增加。例如，研究显示，骨骼会生长并接触在股骨开放骨髓腔内的钛螺钉[108]。最初骨细胞活性增加可能是由于手术创伤和区域加速现象。对于骨密度最差的类型，较长的初期愈合时间最为有益。在较软的骨中，建议延长初期愈合时间和渐进式负荷的时间。通常，D1 类骨在负荷前需要 3 个月或更长时间，D2 类骨

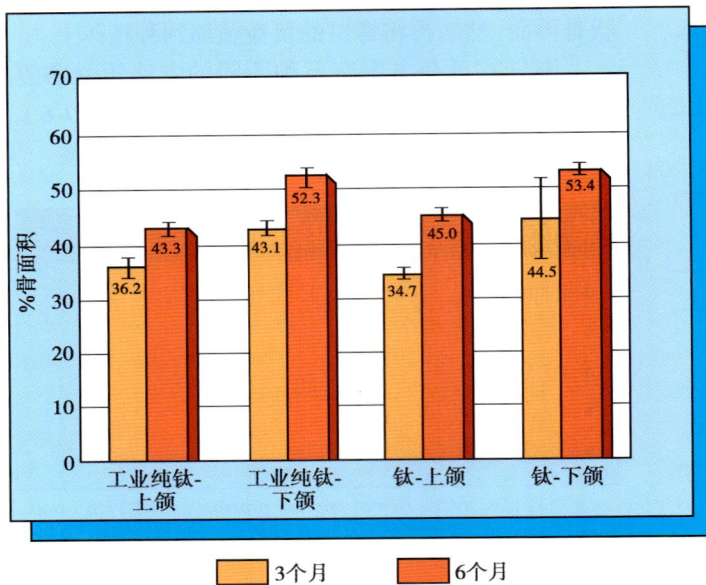

图 17-82　在上颌骨和下颌骨中，6 个月时的骨面积百分比相较 3 个月时更大（引自 Misch CE：*Dental implant prosthetics*，ed 2，St Louis，2015，Mosby.）

需要 4 个月或更长时间，D3 类骨需要 5 个月或更长时间，而 D4 类骨需要 6 个月或更长时间。

对非负荷种植体接触的骨量的宏观观察和种植体第二阶段手术时的骨组织微观类型的观察表明，D1～D4 类骨密度有很大的差异。然而，骨密度和强度的主要长期改善是由于种植体的负荷。

建议采用 4 个修复步骤来重建牙列缺损或无牙颌患者，使用骨内种植体支持黏结的义齿。每个主要修复预约的时间间隔与初次手术时观察到的骨密度有关。此外，口腔医生在每个修复步骤中逐渐增加对种植体的负荷。4 个修复步骤是：①植入基台、准备、终印模和临时修复（美学区域）；②金属试戴和新咬合记录；③初步交付修义齿；④最终评估修复体和复诊检查卫生清洁。对

于简单的修复病例，修复预约可以减少到 3 个步骤：①基台选择、准备、终印模、对颌印模和闭口咬合记录；②初步交付修复体；③最终评估阶段（伴随复诊检查卫生清洁）。

D1 类骨在修复过程开始时从最多的层状骨接触中获益最大。因此，通过间隔修复逐渐加载种植体界面的重要性最小，修复预约可以间隔 1 周。

D2 类骨对生理负荷反应良好。在四次修复预约中，种植体被依次加载，时间间隔为 2 周或更长。手术后的初次愈合时间为 4 个月，义齿制作时间为 2 个月，总治疗时间为 5.5 个月。

对于 D3 类骨，修复预约至少间隔 3 周，总治疗时间约为 7 个月，包括 5 个月的初次愈合时间。在此期间，骨结合率可以增加，细小的编织骨小梁可

以成熟为较粗的层状骨小梁，矿物质含量增加。由于 D3 类骨较脆弱且初始骨接触较少，渐进式负荷的过程对 D3 类骨比对 D2 类骨或 D1 类骨更为关键。

对于 D4 类骨，渐进式负荷方案最为关键。安排修复预约时，应以安全为主，预约间隔至少为 4 周。因此，D4 类骨的总治疗时间是 D1 类骨或 D2 类骨的 2 倍，至少为 9 个月（包括 6 个月的初次愈合时间）。这种安排允许在界面处形成成熟的层状矿化骨，并增加直接接触和种植体周围区域内的小梁数量（表 17-4）。

当口腔医生使用多个种植体时，最弱的骨区域决定渐进式负荷方案。如果前上颌骨和后上颌骨一起修复，后上颌骨将决定初次愈合时间长短和每次修复预约的间隔。

**（2）饮食**：口腔医生控制患者的饮食，以防止在修复过程的早期阶段过载。在初次愈合阶段，口腔医生指示患者避免在该区域咀嚼，特别是用到单阶段式植入法且有暴露的愈合基台时。

切开牙龈组织后，种植体与基台及黏结修复体，在咀嚼时面临更大的负荷风险。在最终印模阶段到初次交付最终修复体期间，患者的饮食仅限于较软的食物，如意大利面和鱼类。这种食物的咀嚼力约为 10psi。这样的饮食不仅可以减少种植体上的咀嚼力，还可以降低临时修复体断裂或部分脱落的风险。任何一种结果都会导致种植体过载，引发不必要的并发症。

在修复治疗阶段，不应忽视饮食。大多数口腔医生都观察到，在食用硬食物时，临时的丙烯酸

**表 17-4　牙科水泥固定义齿的渐进式骨骼负荷的治疗时间**

| 骨密度 | 初始愈合（个月） | 预约间隔（周） | 重建期（周） | 总时间（个月） |
|---|---|---|---|---|
| D1 | 3 | 1 | 3 | 4 |
| D2 | 4 | 2 | 6 | 5.5 |
| D3 | 5 | 3 | 9 | 7 |
| D4 | 6 | 4 | 12 | 9 |

树脂修复体容易破裂，并且忽视饮食类型常常会出现未黏结好的修复体脱落。

在初次交付最终修复体后，患者可以在饮食中加入肉类，这需要约 21psi 的咬合力。最终修复体能够承受较大的力而不会有破裂或脱落的风险。在最终评估预约之后，患者可以加入生蔬菜，这需要平均 27psi 的咬合力。

只有在评估最终修复体的功能、咬合和正确黏合后，才允许正常饮食。对过渡期（或最终）修复体最具破坏性的力是来自功能异常性咀嚼，而不是进食功能。在修复体进行咬合后，评估功能异常性咀嚼及减少其负面影响的方法对于负荷过程至关重要。

**（3）咬合材料**：可以通过改变咬合材料来逐渐加载骨-种植体界面。在初始阶段，种植体没有咬合接触，实际上没有任何材料覆盖。在后续复诊中，口腔医生使用丙烯酸树脂作为咬合材料，其冲击力低于金属或瓷器。最终咬合材料可以使用金属或陶瓷。

如果口腔医生担心由于功能异常或悬臂长度施加在早期骨-种植体界面上的力，可以延长软质饮食和丙烯酸树脂修复体阶段几个月。这样骨骼有更长的时间矿化和组织适应更大的力。

**（4）咬合接触**：口腔医生在修复体制作过程中逐渐增加咬合接触。在初次愈合阶段（步骤1）不允许有任何咬合接触。第一阶段的过渡性修复体在部分牙缺失患者中不接触咬合（步骤2）。然后，咬合接触类似于最终修复体在种植体支撑区域的接触。然而，在悬臂或偏心负荷上没有咬合接触（步骤3）。

**（5）修复体设计**：在修复过程中有 4 种潜在的修复体设计。在初次愈合期间，口腔医生尽量避免对种植体的任何负荷，包括软组织负荷。在无牙颌患者中，可以使用减压和软组织调理剂（也需减压）。第一阶段的过渡性丙烯酸树脂修复体在牙列缺损患者中没有咬合接触，也没有悬臂。其目的是将种植体连接在一起，减少应力，通过机械优势使种植体仅承受咀嚼的力量。

第二阶段的丙烯酸树脂过渡性修复体在种植体轴向上有咬合接触，咬合面类似于最终修复体，但在非美学区域没有悬臂。最终修复体具有窄咬合面和悬臂，设计时遵循种植体保护性𬌗指南的咬合接触。

**（6）渐进式负荷阶段**：在二期手术或单阶段式种植体愈合后，医生评估临床活动度、骨吸收（水平和垂直）、相对于修复设计和角度的正确放置、

附着龈宽度和牙龈厚度。医生通常在此诊疗结束时,在种植体拧入低轮廓的愈合帽。

这个部分穿过组织约 2mm,并受到早期负荷的保护(图 17-83)。在选定的病例中,通常外科医生和修复医生是同一人时,如果软组织位于美学区域外,并且没有进行骨增量或移植,或者在初次愈合期间使用单阶段式植入法,可以在此次复诊期间得到初步印模。口腔医生建议牙列缺损患者,后牙种植区域不要佩戴任何可摘义齿。如果前牙是可摘义齿的一部分,应在每个穿龈愈合帽周围的部分义齿框架上打一个直径 7mm 完全通过的孔,避免种植体负荷。在无牙颌患者中,义齿的组织面至少在植种植体上方和周围减压 5mm,并用组织调理剂替换。调理剂也要减压几毫米。

患者在 2 周后返回进行拆线,并将组织调理剂换成软衬材料。对于部分无牙的肯氏 I 类或 II 类患者,首先介绍此程序。黏结固定修复体的渐进式负荷诊疗顺序如下(表 17-5)。

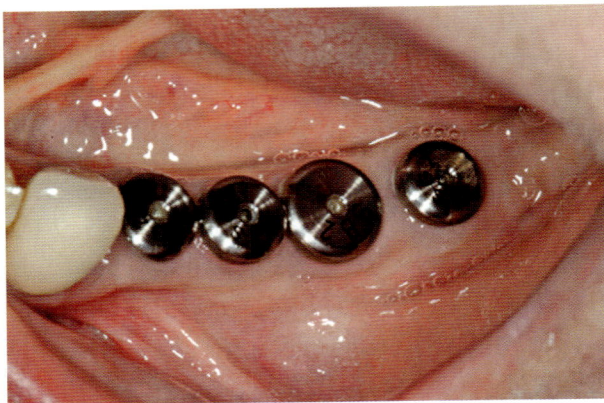

图 17-83　外科医生在植入种植体时或在二期翻开牙龈时放置了一个穿龈愈合帽。理想情况下,软组织在修复重建前愈合(引自 Misch CE: *Dental implant prosthetics*, ed 2, St Louis, 2015, Mosby.)

① 初始基台选择、最终印模和过渡修复体 1。
② 金属上部结构试戴和过渡修复体 2。
③ 初次植入最终修复体。
④ 最终评估和卫生清洁。

**表 17-5　牙科黏结固定义齿的渐进式负荷安排**

| 步骤 | 饮食 | 咬合材料 | 咬合接触 |
|---|---|---|---|
| 1. 最终基台<br>最终印模<br>临时修复体 | 软性食物 | 丙烯酸树脂 | 无<br>无悬臂 |
| 2. 临时修复体二<br>金属试戴<br>咬合记录 | 软性食物 | 丙烯酸树脂 | 只在种植体上有接触;悬臂或桥体上没有接触点;咬合面与最终修复体相同 |
| 3. 最终修复体<br>调整咬合 | 较硬食物 | 金属、陶瓷或氧化锆 | 咬合遵循种植体保护性牙口指南;咬合面较窄 |
| 4. 最终评估<br>卫生清洁 | 正常饮食 | 金属、陶瓷或氧化锆 | 同上 |

## 三、总结

种植牙修复是牙科中最复杂和精细的部分之一。种植义齿的咬合负荷与天然牙的传统修复原则有很大不同。在这一学科的早期阶段,种植学主要作为一种多学科、团队合作的实践。种植体的植入遵循外科原则,然后实施修复理念,为集成的种植体制作义齿。然而,在许多情况下,外科和修复计划在设计和规划上缺乏一致性,导致了众多并发症和失败情况。

随着种植牙知识的积累,我们现在看到将这些阶段结合在一起的重要性。种植体支持义齿的咬合方案对修复体的寿命最为重要,因为该方案将决定生物力学应力在集成种植体上的分布。如果不考虑这些种植咬合的基本原理,将导致义齿和种植体本身的诸多并发症。

任何临床医生,无论是在外科、修复科还是两者兼顾的种植治疗中,必须精通咬合设计之后再开始治疗,或者需要解决力的因素,或者需要增加骨量以容纳更大直径(或更多)的种植体,并且可能需要修改关键种植体的位置以抵消潜在负荷。了解特定治疗计划的最佳咬合概念也将有助于治疗的外科阶段,因为外科医生对每个种植体在功能和在牙弓最佳力学方向有更清晰的理解(图 17-84 至图 17-87,框 17-7 至框 17-11 和表 17-6)。

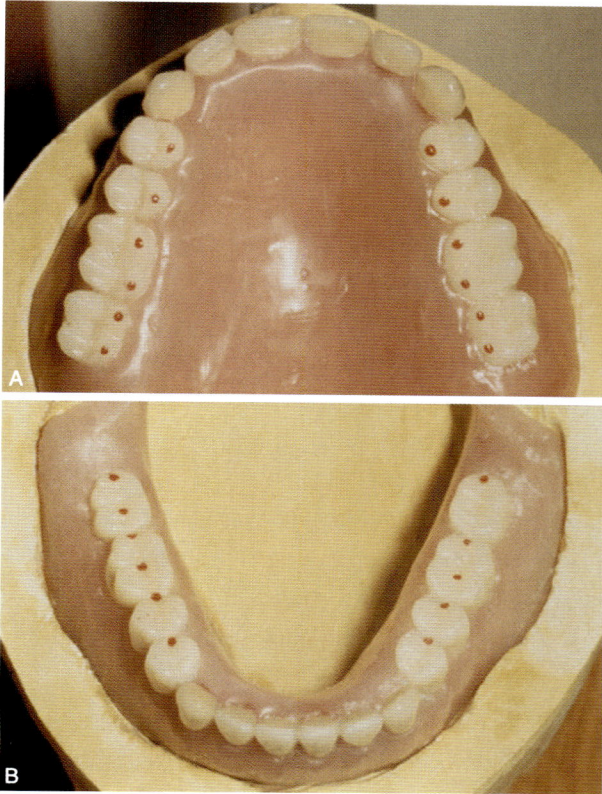

图 17-84 A. 仅上颌后牙的舌侧尖与下颌牙接触, 使咬合接触更接近牙槽嵴支撑, 有助于稳定义齿; B. 下颌牙在中央窝有咬合接触; 颊侧尖的高度降低, 在正中咬合中没有咬合接触(引自 Misch CE: *Dental implant prosthetics*, ed 2, St Louis, 2015, Mosby. )

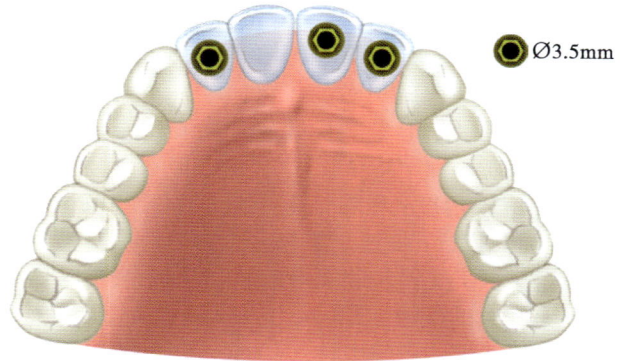

图 17-86 当缺少 4 颗前门牙缺失时, 通常使用 3 个较小直径的种植体作为修复支撑(引自 Misch CE: *Dental implant prosthetics*, ed 2, St Louis, 2015, Mosby. )

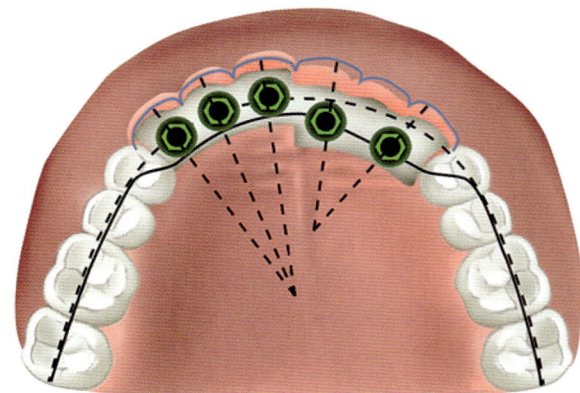

图 17-85 当多个相邻的种植体放置在前上颌时, 牙弓的尺寸通常不允许在原牙位放置种植体而又使种植体之间的距离 >3mm(左图)。当缺失多颗前牙时, 通常只能放置两个种植体来替代 3 颗前牙(右图)(引自 Misch CE: *Dental implant prosthetics*, ed 2, St Louis, 2015, Mosby. )

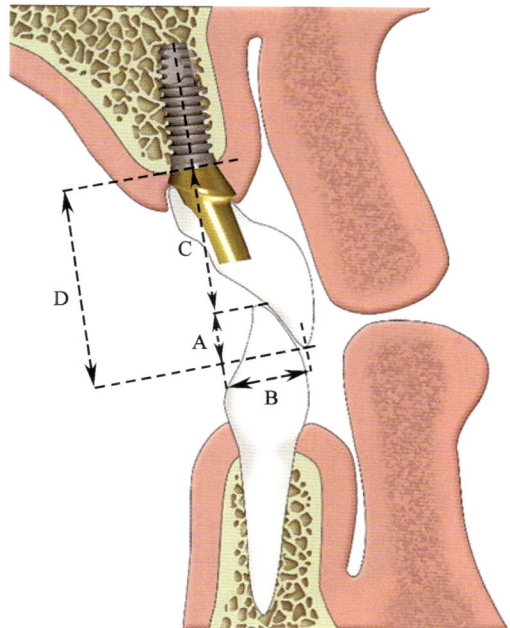

图 17-87 在前牙种植体上经常有面向唇侧的悬臂(点 A 和 B)。牙冠高度也比天然牙大(C 在正中咬合时, D 在前伸时)(引自 Misch CE: *Dental implant prosthetics*, ed 2, St Louis, 2015, Mosby. )

## 框 17-7　单个种植体支持义齿的咬合建议

- 种植体直径：尽可能与牙缺失区的近远中直径相对应。下颌第一磨牙的平均近远中直径为 11mm。通常切忌使用 3~4mm 的种植体。理想情况下，应放置 5~6mm 的种植体。
- 种植体长度：较长的种植体（>12mm）适用于骨质较差的患者。
- 窄咬合面：尽量减少非轴向负荷力（即悬臂效应）。
- 种植体角度：理想情况下应垂直于 Spee 曲线和 Wilson 曲线；禁止超过 30°。
- 最大牙尖交错位的集中接触：应在中央窝内具有较大的接触面积（2~3mm；例如，应避免在边缘嵴上的正中接触，因为会产生悬臂效应）。
- 最小的牙尖高度（即平面咬合）。
- 轻咬时无接触 / 重咬时轻接触：将力最大化施加到邻牙上。
- 无偏移的游离接触。
- 增加邻面接触面积：分散咬合力。
- 存在功能异常时使用咬合护具。
- 骨质较差时使用展渐进式负荷。

## 框 17-8　多颗种植体的咬合建议——前牙种植体支持的修复体（肯氏Ⅳ类前牙缺失）

- 种植体数量：在大多数情况下，由于存在的长度减少（例如，由于从颊侧吸收骨骼，骨骼长度减少，导致种植体的空间减少），放置的种植体较少。
  示例：
  - 更换 #6~#11：植入物通常放置在 #6、#8、#9 和 #11。
  - 替换 #23~#25：两个植入物放置在 # 23-24 和 #25-26 之间（图 17-85 和图 17-86）。
- 尖牙位置（如果缺失）是种植体放置的最重要位置。
- 种植体直径应与被替换的天然牙的直径相对应。通常需要进行骨增量。
- 种植体应始终相互连接，以分散咬合力。由于残余牙槽嵴吸收，通常存在面向唇侧的悬臂，会增加力矩（图 17-87）。
- 应始终评估前部区域的牙冠高度空间，因为这是力的放大器，会增加悬臂效应。
- 通常由于前上颌骨质量较差（约为 D3 类骨质量），需要进行渐进式负荷。
- 当存在功能异常时，建议使用𬌗垫。

## 框 17-9　多颗种植体的咬合建议——后牙种植体支持的修复体

- 种植体数量：通常每颗缺失牙齿对应一个种植体（例如，在有利的力因素存在时，种植体数量可以减少）。
- 种植体之间的骨间距离：约 3mm。
- 建议进行种植体的连接以增加力分布。
- 狭窄的咬合面。
- 最小的牙尖高度。
- 避免非轴向负荷
- 尽量避免悬臂（例如，生物力学上，近中悬臂比远中悬臂更有利）。
- 在咬合面的悬臂部分保持较低的咬合高度。
- 在保持健康天然牙侧向引导的同时，使后牙种植体部分的咬合分离。
- 在种植体位置对应的咬合面上均匀分布的正中接触。
- 在需要时可以使用反𬌗。
- 特别是在存在功能异常力时，建议使用𬌗垫。
- 肯氏Ⅰ类（双侧后牙缺失）和Ⅱ类（单侧后牙缺失）：无前伸接触，狭窄的咬合面，最小的牙尖高度，限制咬合接触时相。
- 肯氏Ⅲ类（前后天然牙缺失空间）：限制咬合接触时相，由天然牙切牙引导决定的咬合分离。

## 框 17-10　无牙颌种植固定义齿的咬合建议

- 种植体数量：上颌：6~9 颗种植体（例如，<6 颗种植体具有争议性）下颌：5~7 颗种植体（例如，<5 颗种植体具有争议性）。
- 角度：种植体的位置应在切缘的舌侧。
- 连接：上颌和下颌的种植体通过支架连接固定，除了下颌在颏孔后方的双侧种植体（例如，通常在尖牙远端一侧分离修复体）。
- 悬臂：悬臂的长度取决于力因素；悬臂桥应低于咬合面（约 100μm）。
- 咬合：取决于对侧牙弓、骨骼关系和力因素；但是，在正中关系和最大牙尖交错位同时接触。
- 当对颌为天然牙时引导建议设计浅的引导角度。
- 正中关系中的自由度（1~1.5mm）。
- 如果存在功能异常，则需使用𬌗垫。

---

**框 17-11　无牙颌种植支持可摘义齿的咬合建议**

- 种植数量：上颌 4～8 颗种植体，取决于 RP-4 或 RP-5（例如，少于 4 颗种植体存在争议）。下颌 2～5 颗种植体，取决于 RP-4 或 RP-5（例如，2 颗种植体存在争议）。
- 安装角度：种植体位置应位于牙槽嵴的中心。
- 种植体位置：取决于种植体数量和前后分布。
- 在正中关系和最大牙尖交错位的前后牙齿同时接触。

- 咬合方式：双侧平衡咬合（即舌侧集中𬌗），真正的平衡咬合对颌天然牙可能难以实现（即工作侧的侧向运动和平衡侧运动中至少 3 点平衡接触）。对于牙槽嵴情况差的情况（即 D 类，严重的后牙槽嵴吸收），可能采用平面𬌗。
- 支持：通常杆卡支持覆盖义齿是种植体支持（RP-4），而 Locator 式附着体通常表现为主要软组织支持（RP-5）。

---

**表 17-6　种植体修复与对颌牙列的推荐咬合方案**

| | 种植体义齿 | 对颌牙列 | 理想的咬合类型 | 附加信息 |
|---|---|---|---|---|
| 无牙颌 | FP-3 | 自然牙齿 | 互相保护咬合 | 浅的切牙引导 |
| | FP-3 | 完全义齿 | 双侧平衡咬合 | |
| | FP-3 | FP-3 | 互相保护咬合 | |
| | FP-3 | 覆盖义齿 | 双侧平衡咬合 | |
| 无牙颌 | 覆盖义齿 | 自然牙齿 | 互相保护咬合 | 舌侧集中𬌗 |
| | 覆盖义齿 | 完全义齿 | 双侧平衡咬合 | |
| | 覆盖义齿 | 覆盖义齿 | 双侧平衡咬合 | |
| | 覆盖义齿 | FP3 | 互相保护咬合 | |
| 肯氏 I 类与 II 类 | FPD | 自然牙齿 | 互相保护咬合 | 理想的联冠修复 |
| | FPD | 完全义齿 | 平衡咬合 | 舌侧集中𬌗 |
| 肯氏 III 类与 IV 类 | FPD | 自然牙齿 | 互相保护咬合 | 理想的联冠修复 |
| | FPD | 完全义齿 | 平衡咬合 | 舌侧集中𬌗 |
| 单颗牙 | 单颗种植冠 | 任何对颌牙列 | 互相保护咬合 | |

---

本章的概念将使所有种植牙领域的从业者能够更清晰地理解那些确保牙种植修复稳定、成功、长期有效的修复概念。

（陈江　张思慧　林宇轩　陈冠华　译）

## 参考文献

1. Goodacre CJ, Kan JK, Rungcharassaeng K: Clinical complications of osseointegrated implants. *J Prosthet Dent* 81:537–552, 1999.
2. Misch CE: Progressive bone loading. In Misch CE, editor: *Contemporary implant dentistry*, St Louis, 1993, Mosby.
3. Jemt T, Linden B, Lekholm U: Failures and complications in 127 consecutively placed fixed partial prostheses supported by Brånemark implants: from prosthetic treatment to first annual checkup. *Int J Oral Maxillofac Implants* 7:40–44, 1992.
4. Naert I, Quirynen M, van Steenberghe D, et al: A six-year prosthodontic study of 509 consecutively inserted implants for the treatment of partial edentulism. *J Prosthet Dent* 67:236–245, 1999.
5. Misch CE: Early crestal bone loss etiology and its effect on treatment planning for implants. *Postgrad Dent* 3:3–17, 1995.
6. Isidor F: Loss of osseointegration caused by occlusal load of oral implants. *Clin Oral Implants Res* 7:143–152, 1996.
7. Hansson S: The implant neck: smooth or provided with retention elements. *Clin Oral Implants Res* 10:394–405, 1999.
8. Misch CE, Bidez MW: Occlusion and crestal bone resorption: etiology and treatment planning strategies for implants. In McNeil C, editor: *Science and practice of occlusion*, Chicago, 1997, Quintessence.
9. Isidor R: Histological evaluation of peri-implant bone at implants subjected to occlusal overload or plaque accumulation. *Clin Oral Implants Res* 8:1–9, 1997.
10. Rangert B, Krogh PH, Langer B, et al: Bending overload and implant fracture: a retrospective clinical analysis. *Int J Oral Maxillofac Implants* 7:40–44, 1995.

11. Jemt T, Lindquist L, Hedegard B: Changes of the general chewing pattern in complete denture wearers after insertion of bridges on osseointegrated oral implants in the lower jaw. In Proceedings of the Symposium on Prosthetic Reconstructions on Osseointegrated Implants, Goteborg, Sweden, 1983, pp 143–150.

12. Gartner JL, Mushimoto K, Weber HP, et al: Effect of osseointegrated implants in the coordination of masticatory muscles: a pilot study. *J Prosthet Dent* 84:185–193, 2000.

13. Farahani RM, Simonian M, Hunter N: Blueprint of an ancestral neurosensory organ revealed in glial network in human dental pulp. *J Comp Neurol* 519:3306–3326, 2011.

14. Klineberg IJ, Trulsson M, Murray GM: Occlusion on implants—is there a problem? *J Oral Rehabil* 39:522–537, 2012.

15. Svensson KG, Trulsson M: Force control during food holding and biting in subjects with tooth- or implant-supported fixed prosthesis. *J Clin Periodontol* 38:1137–1147, 2011.

16. Trulsson M, Johansson RS: Forces applied by the incisors and roles or periodontal afferents during food-holding and -biting tasks. *Exp Brain Res* 107:486–496, 1996.

17. Klineberg I, Eckert S: *Functional occlusion in restorative dentistry and prosthodontics,* St Louis, 2016, Mosby.

18. Yoshida K: Tactile threshold for static and dynamic loads in tissue surrounding osseointegrated implants. In Jacobs R, editor: *Osseoperception,* Leuven, 1998, Catholic University of Leuven, Department of Periodontology, pp 143–156.

19. Parfitt GS: Measurement of the physiologic mobility of individual teeth in an axial direction. *J Dent Res* 39:608–612, 1960.

20. McKinney RV, Koth DC, Steflik DE: Clinical standards for dental implants. In Clark JW, editor: *Clinical dentistry,* Hagerstown, MD, 1984, Harper & Row.

21. Steflik DE, Koth DC, McKinney RV, Jr: Human clinical trials with the single crystal sapphire endosteal dental implant: three year results, statistical analysis, and validation of an evaluation protocol. *J Oral Implantol* 13:39–53, 1987.

22. Sekine H, Komiyama Y, Hotta H, et al: Mobility characteristics and tactile sensitivity of osseointegrated fixture-supporting systems. In Van Steenberghe D, editor: *Tissue integration in oral maxillofacial reconstruction,* Amsterdam, 1986, Excerpta Medica.

23. Muhlemann HR: Tooth mobility: a review of clinical aspects and research findings. *J Periodontol* 38:686–708, 1967.

24. Rudd KD, O'Leary TJ, Stumpf AJ: Horizontal tooth mobility in carefully screened subjects. *Periodontics* 2:65–68, 1964.

25. Sekine H, Komiyama Y, Hotta H, et al: Mobility characteristics and tactile sensitivity of osseointegrated fixture-supporting systems. In Van Steenberghe D, editor: *Tissue integration in oral maxillofacial reconstruction,* Amsterdam, 1986, Excerpta Medica.

26. Komiyama Y: Clinical and research experience with osseointegrated implants in Japan. In Albrektsson T, Zarb G, editors: *The Brånemark osseointegrated implant,* Chicago, 1989, Quintessence.

27. Rangert B, Gunne J, Sullivan DY: Mechanical aspects of Brånemark implant connected to a natural tooth: an in vitro study. *Int J Oral Maxillofac Implants* 6:177–186, 1991.

28. Türker KS, Sowman PF, Tuncer M, et al: The role of periodontal mechanoreceptors in mastication. *Arch Oral Biol* 52:361–364, 2007.

29. Svensson KG, Grigoriadis J, Trulsson M: Alterations in intraoral manipulation and splitting of food by subjects with tooth- or implant-supported fixed prostheses. *Clin Oral Implants Res* 24:549–555, 2013.

30. Trulsson M, Gunne HS: Food-holding and -biting behavior in human subjects lacking periodontal receptors. *J Dent Res* 77:574–582, 1998.

31. Klineberg I, Calford MB, Dreher B, et al: A consensus statement on osseoperception. *Clin Exp Pharmacol Physiol* 32:145–146, 2005.

32. Mericske-Stern R, Assal P, Mericske E, et al: Occlusal force and oral tactile sensibility measured in partially edentulous patients with ITI implants. *Int J Oral Maxillofac Implants* 10:345–353, 1995.

33. Jacobs R, van Steenberghe D: Comparison between implant-supported prostheses and teeth regarding passive threshold level. *Int J Oral Maxillofac Implants* 8:549–554, 1993.

34. Hämmerle CH, Wagner D, Bragger U, et al: Threshold of tactile sensitivity perceived with dental endosseous implants and natural teeth. *Clin Oral Implants Res* 6:83–90, 1995.

35. The glossary of prosthodontic terms. *J Prosthet Dent* 94:10–92, 2005.

36. Rihani A: Classification of articulators. *J Prosthet Dent* 43:344–347, 1980.

37. Laney WR: Critical aspects of removable partial denture service. In Goldman HM, editor: *Current therapy in dentistry,* St Louis, 1968, Mosby.

38. Desjardins RP: Tissue integrated prostheses for edentulous patients with normal and abnormal jaw relationships. *J Prosthet Dent* 59:180–187, 1988.

39. Dawson PE: *Functional occlusion—from TML to smile design,* St Louis, 2007, Mosby.

40. Dawson PE: *Evaluation, diagnosis, and treatment of occlusal problems,* ed 2, St Louis, 1989, Mosby.

41. Bidez MW, Misch CE: Force transfer in implant dentistry: basic concepts and principles. *Oral Implantol* 18:264–274, 1992.

42. Binderman I: NIH grant study on two-dimensional FEA study of 54 implant body designs, 1973 (personal communication).

43. Kinni ME, Hokama SM, Caputo AA: Force transfer by osseointegration implant devices. *Int J Oral Maxillofac Implants* 2:11–15, 1987.

44. Cook SD, Klawitter JJ, Weinstein AJ, et al: The design and evaluation of dental implants with finite element analysis. In Gallagher RA, editor: *Finite elements in biomechanics,* Tucson, 1980, University of Arizona.

45. Misch CE, Bidez MW: Implant protected occlusion: a biomechanical rationale. *Compend Contin Dent Educ* 15:1330–1343, 1994.

46. Miyata T, Kobayashi Y, Araki H, et al: The influence of controlled occlusal overload on peri-implant tissue. Part 3: A histologic study in monkeys. *Int J Oral Maxillofac Implants* 15:425–431, 2000.

47. Miyata T, Kobayashi Y, Araki H, et al: The influence of controlled occlusal overload on peri-implant time. 4. A histologic study in monkeys. *Int J Oral Maxillofac Implants* 17:384–390, 2002.

48. Miyata T, Kobayashi Y, Araki H, et al: The influence of controlled occlusal overload on peri-implant tissue: a histologic study in monkeys. *Int J Oral Maxillofac Implants* 3:677–683, 1998.

49. Gartner JL, Mushimoto K, Weber HP, et al: Effect of osseointegrated implants in the coordination of masticatory muscles: a pilot study. *J Prosthet Dent* 84:185–193, 2000.

50. Kim Y, Oh TJ, Misch CE, et al: Occlusal considerations in implant therapy: clinical guidelines with biomechanical rationale. *Clin Oral Implants Res* 16:26–35, 2005.

51. Jacobs R, van Steenberghe D: Comparative evaluation of oral tactile function by means of teeth or implant support prostheses. *Clin Oral Implants Res* 2:75–80, 1991.

52. Mericske-Stern R, Assal P, Mericske E, et al: Occlusal force and oral tactile sensibility measured in partially edentulous patients with ITI implants. *Int J Oral Maxillofac Implants* 19:345–353, 1995.

53. Reilly DT, Burstein AH: The elastic and ultimate properties of compact bone tissue. *J Biomech* 80:393–405, 1975.

54. Misch CE: Three-dimensional finite element analysis of two plate form neck designs, master's thesis, Pittsburgh, 1989, University of Pittsburgh.

55. Clelland NL, Lee JK, Bimbenet OC, et al: A three-dimensional finite element stress analysis of angled abutments for an implant placed in the anterior maxilla. *J Prosthodont* 4:95–100, 1995.

56. Papavasiliou G, Kamposiora P, Bayne SC, et al: Three-dimensional finite element analysis of stress distribution around single tooth implants as a function of bony support prosthesis type and loading during function. *J Prosthet Dent* 76:633–640, 1996.

57. Qin YX, McLeod KJ, Guilak F, et al: Correlation of bony ingrowth to the distribution of stress and strain parameters surrounding a porous coated implant. *J Orthop Res* 14:862–870, 1996.

58. Barbier L, Schepers E: Adaptive bone remodeling around oral implants under axial and nonaxial loading conditions in the dog mandible. *Int J Oral Maxillofac Implants* 12:215–223, 1997.

59. Ko CC, Kohn DH, Hollister SJ: Micromechanics of implant/tissue interfaces. *J Oral Implantol* 18:220–230, 1992.

60. Akca K, Iplikcioglu H: Finite element stress analysis of the effect of short implant usage in place of cantilever extensions in mandibular posterior edentulism. *J Oral Rehabil* 29:350–356, 2002.

61. Ha C-Y, Lim Y-J, Kim M-J, et al: The influence of abutment angulation on screw loosening of implants in anterior maxilla. *Int J Oral Maxillofac Implants* 26:45–55, 2011.

62. Duyck J, Van Oosterwyck H, Vander Sloten J, et al: Magnitude and distribution of occlusal forces on oral implants supporting fixed prostheses: an in vivo study. *Clin Oral Implants Res* 11:465–475, 2000.

63. Williamson EH, Lundquist DO: Anterior guidance: its effect on electromyographic activity of the temporal and masseter muscles. *J Prosthet Dent* 49:816–823, 1983.

64. Weinberg LA, Kruger B: A comparison of implant/prosthesis loading with four clinical variables. *Int J Prosthodont* 8:421–433, 1995.

65. Kinsel RP, Lin D: Retrospective analysis of porcelain failures of metal ceramic crowns and fixed partial dentures supported by 729 implants in 152 patients: patient-specific and implant-specific predictors of ceramic failure. *J Prosthet Dent* 101:388–394, 2009.

66. Pasricha N, Sidana V, Bhasin S, et al: Canine protected occlusion. *Indian J Oral Sci* 3(1):13, 2012.

67. Bonte B, Steenberghe D: Masseteric post-stimulus EMG complex following mechanical stimulation of osseointegrated oral implants. *J Oral Rehabil* 18(3):221–229, 1991.

68. Kaukinen JA, Edge MJ, Lang BR: The influence of occlusal design on simulated masticatory forces transferred to implant-retained prostheses and supporting bone. *J Prosthet Dent* 76:50–55, 1996.

69. Rungsiyakull P, Rungsiyakull C, Appleyard R, et al: Loading of single implant in simulated bone. *Int J Prosthodont* 24:140–143, 2011.

70. Rungsiyakull C, Rungsiyakull P, Li Q, et al: Effects of occlusal inclination and loading on mandibular bone remodelling: a finite element study. *Int J Oral Maxillofac Implants* 26:527–537, 2011.

71. Thomas PK: *Syllabus for full mouth waxing technique for rehabilitation tooth to tooth cusp-fossa concept of organic occlusion*, ed 2, San Francisco, 1967, University of California School of Dentistry, Los Angeles.

72. Welcott J: A simplified occlusal concept. *J Prosthet Dent* 61(3):457–463, 1989.

73. Misch CE, Misch-Dietsh F: Pre-implant prosthodontics. In Misch CE, editor: *Dental implant prosthetics*, St Louis, 2005, Mosby.

74. Misch CE: Occlusal considerations for implant-supported prostheses. In Misch CE, editor: *Contemporary implant dentistry*, St Louis, 1993, Mosby.

75. Sato Y, Shindoi N, Hosokawa R, et al: A biomechanical effect of wide implant placement and offset placement of three implants in the posterior edentulous region. *J Oral Rehabil* 27:15–21, 2000.

76. Greenstein G, et al: Open contacts adjacent to dental implant restorations. *J Am Dent Assoc* 147:28–34, 2016.

77. Sarig R, Lianopoulos NV, Hershkovitz I, et al: The arrangement of the interproximal interfaces in the human permanent dentition. *Clin Oral Investig* 17:731–738, 2013.

77a. Byun SJ, Heo SM, Ahn SG, et al: Analysis of proximal contact loss between implant-supported fixed dental prostheses and adjacent teeth in relation to influential factors and effects: a cross-sectional study. *Clin Oral Implants Res* 26:709–714, 2015.

78. Koori H, Morimoto K, Tsukiyama Y, et al: Statistical analysis of the diachronic loss of interproximal contact between fixed implant prostheses and adjacent teeth. *Int J Prosthodont* 23:535–540, 2010.

79. Wei H, Tomotake Y, Nagao K, et al: Implant prostheses and adjacent tooth migration: preliminary retrospective survey using 3-dimensional occlusal analysis. *Int J Prosthodont* 21:302–304, 2008.

80. Wong AT, Wat PY, Pow EH, et al: Proximal contact loss between implant-supported prostheses and adjacent natural teeth: a retrospective study. *Clin Oral Implants Res* 26:e68–e71, 2015.

81. Vardimon AD, Beckmann S, Shpack N, et al: Posterior and anterior components of force during bite loading. *J Biomech* 40:820–827, 2007.

82. Conroy JJ: An investigation of the posterior component of occlusal force, master's thesis, Iowa City, IA, 1994, University of Iowa.

83. Brash JC: The growth of the alveolar bone and its relation to the movements of the teeth, including eruption. *Int J Orthod* 14:196–223, 1928.

84. Shupe RJ, Mohamed SE, Cristensen LV, et al: Effects of occlusal guidance on jaw muscle activity. *J Prosthet Dent* 51:811–818, 1984.

85. Manns A, Chan C, Miralles R: Influence of group function and canine guidance on electromyographic activity of elevator muscles. *J Prosthet Dent* 57:494–501, 1987.

86. Lucia VO: *Modern gnathological concepts*, St Louis, 1961, Mosby.

87. Alexander PC: Analysis of cuspid protected occlusion. *J Prosthet Dent* 13:307–317, 1963.

88. D'Amico A: The canine teeth: normal functional relation of the natural teeth of man. *J South Calif Dent Assoc* 26:1–7, 1958.

89. Williamson EH, Lundquist DO: Anterior guidance: its effect

on electromyographic activity of the temporal and masseter muscles. *J Prosthet Dent* 49:816–823, 1983.

90. Belser UC, Hannam AG: The influence of working-side occlusal guidance on masticatory muscles and related jaw movement. *J Prosthet Dent* 53:406–413, 1985.

91. Kinsel RP, Lin D: Retrospective analysis of porcelain failures of metal ceramic crowns and fixed partial dentures supported by 729 implants in 152 patients: patient-specific and implant specific predictors of ceramic failure. *J Prosthet Dent* 101:388–394, 2009.

92. Becktor JP, Eckert SE, Isaksson S, et al: The influence of mandibular dentition on implant failures in bone-grafted edentulous maxillae. *Int J Oral Maxillofac Implants* 17:69–77, 2002.

93. Esposito M, Thomsen P, Molne J, et al: Immunohistochemistry of soft tissues surrounding late failures of Branemark implants. *Clin Oral Implants Res* 8:352–366, 1997.

94. Misch CE: Density of bone: effect on treatment plans, surgical approach, healing, and progressive bone loading. *Int J Oral Implantol* 6:23–31, 1990.

95. Enlow DH: *Principles of bone remodeling: an account of post-natal growth and remodeling processes in long bones and the mandible*, Springfield, IL, 1963, Charles C Thomas.

96. Currey JD: Effects of differences in mineralization on the mechanical properties of bone. *Philos Trans R Soc Lond B Biol Sci* 1121:509–518, 1984.

97. Goldstein GR: The relationship of canine protected occlusion to a periodontal index. *J Prosthet Dent* 41:277–283, 1979.

98. Frost HM: Vital biomechanics: proposed general concepts for skeletal adaptations to mechanical usage. *Calcif Tissue Int* 42:145–155, 1988.

99. Hasegawa S, Sato S, Saito S, et al: Mechanical stretching increases the number of cultured bone cells synthesizing DNA and alters their pattern of protein synthesis. *Calcif Tissue Int* 37:431–436, 1985.

100. Clinton T, Lanyon KLE: Regulation of bone formation by applied dynamic loads. *J Bone Joint Surg Am* 66:397–402, 1984.

101. Duncan RC, Turner CH: Mechanotransduction and functional response of bone to mechanical strain. *Calcif Tissue Int* 57:344–358, 1995.

102. Roesler H: The history of some fundamental concepts in bone biomechanics. *J Biomech* 20:1025–1034, 1987.

103. Braggen U, et al: Digital subtraction radiography for the assessment of changes in peri-implant bone density. *Int J Oral Maxillofac Implants* 6:160–166, 1991.

104. Roberts WE, Garetto LP, DeCastro RA: Remodeling of demineralized bone threatens periosteal implants with threaded or smooth surfaces. *J Indiana Dent Assoc* 68:19–24, 1989.

105. Holmes DC, Loftus JT: Influence of bone quality on stress distribution for endosseous implants. *J Oral Implantol* 23:104–111, 1997.

106. Strid KG: Radiographic results of tissue integrated prostheses. In Brånemark P-I, Zarb GA, Albrektsson T, editors: *Tissue integrated prostheses: osseointegration in clinical dentistry*, Chicago, 1985, Quintessence.

107. Carr AB, Larsen PE, Gerard DA: Histomorphometric comparison of implant anchorage for two types of dental implant after 3 and 6 months' healing in baboon jaws. *J Prosthet Dent* 85:276–280, 2001.

108. Plenk H, Jr, Danhel Mayhauser M, Haider R, et al: Histomorphometrical comparison of 69 Brånemark's and Ledermann's dental screw implants in sheep (abstract). In Proceedings of the First World Congress of Implants and Biomaterials, 1989, Paris.

109. Academy of Prosthodontics: Available at http://www.academyofprosthodontics.org/_Library/ap_articles_download/GPT8.pdf. (Accessed 13.05.16.).

110. Wilson GH: *A manual of dental prosthetics*, Philadelphia, 1911, Lea & Febiger.

111. Thornton LJ: Anterior guidance: group function/canine guidance. A literature review. *J Prosthet Dent* 64:479–482, 1990.

112. Hobo S, Shillingburg HT, Jr, Whitsett LD: Articulator selection for restorative dentistry. *J Prosthet Dent* 36:35–43, 1976.

113. Dawson PE: Temporomandibular joint pain-dysfunction problems can be solved. *J Prosthet Dent* 29:100–112, 1973.

# 第18章　牙周和维护并发症

Jon B. Suzuki, Carl E. Misch, 著

随着以往不被支持的临床实践程序被充足的临床研究证实, 口腔种植学已经发展成为一门以循证为基础的临床科学。基于同行评议的结果, 聚焦于生物学和生物力学为重点的研究工作, 不断促进和完善口腔种植临床技术的发展。然而在口腔种植学领域, 对生物学概念的研究和理解的不断演进引发了诸多相关领域的冲突和争议。创新理论的发展导致了技术的变革。科学促使口腔种植技术达到新的成功顶峰。

这一领域知识的迅速扩展创造了许多新的思想和基于新的原则重新定义的术语。在许多情况下, 新的研究可能与已有的规范相矛盾。临床医生在选择正确的方案、程序、工具和技术时可能会感到困惑。随着对材料和技术的进一步研究, 教条可能会受到批评和争议。随着技术和研究的发展, 经验丰富的临床医生会不断更新和改良相关的技术和器械, 以保持临床工作的卓越性。

其中一个领域的知识扩展和观点的冲突与牙种植体的维护有关。早期的研究探索了当时的方法和材料所适用的技术和工具。尽管这些依然存在于种植体中, 并且在患者身上发挥着作用, 但研究和技术的进步为我们提供了更新的材料, 改进了种植体的设计和结构, 从维护的角度将以前的挑战降到了最低。

在开始维护程序之前, 了解种植体周的黏膜上皮附着情况至关重要。临床医生必须认识到探诊和牙槽骨丧失的争议和特征指标。与经过骨结合的种植体与牙周组织在解剖学和组织学上存在差异。细菌斑生物膜对种植体周附着组织的影响对种植修复的临床结局具有重要意义。

当临床医生了解了种植体和牙齿的特性后, 就可以为患者制订具体的维护计划。在整个治疗阶段, 临床医生应告知患者相关的预期和结果, 并且针对每个阶段的口腔卫生维护给出详细的指导方案。患者需要认识到维护方案的重要性, 医生应评估患者对家庭常规护理方面的依从性。患者也应该有能力执行家庭维护程序。随着人们对牙种植体的接受及需求不断增加, 理解种植体的维护对其长期稳定成功的重要性也在增加。口腔保健医生在种植体维护和护理中的作用也在不断增加, 并且越来越明确。

种植体和相关修复体与天然牙齿有很大区别, 需要相应辅助程序和器械对患者进行专业的护理。如果临床医生不了解这些差异, 就可能导致并发症的发生, 从而增加种植体的失败率。所使用的器械必须能有效去除生物膜和一些增生物, 患者和临床医生进行的操作应避免损坏种植体、基台、修复体和周围的组织。建立并维护种植体穿龈部分的软组织封闭可以提高种植体的成功率。这一屏障的建立从根本上是适宜的伤口愈合和上皮附着连接的结果。保持种植体周组织的健康有助于种植体的成功。此外, 无炎症的组织和无生物膜的种植体周软组织将有助于患者的口腔和全身健康。

## 种植体周疾病

### （一）诊断

#### 1. 并发症

在理解牙种植体的系统治疗中一个重要但经常被忽视的部分是种植体周组织的术后评估和治疗。针对这些并发症的诊断和治疗, 目前仍存在许多矛盾和争议。非及时而有效地诊断和治疗种植体周疾病, 会导致种植体、修复体失败的增加。

## 2. 病因学

经过初始的培训后，口腔专业人员对自然牙列的相关疾病进展会有深入理解。各种检测指标和放射线指征可用于确认天然牙的健康状况。牙种植体及其相关修复体与口腔内环境间的关系与天然牙有着本质区别，因此在诊断种植体健康状况方面，检测的指标需要改变。不了解这些差异可能会导致对种植体周早期疾病过程认识的缺乏，而不及早进行干预可能会导致种植体周疾病的发生。

## 3. 预防

本章将从解剖学和组织学两方面来概述天然牙列和牙种植体在周围组织结构方面的差异。掌握了这些背景知识，临床医生就可以理解这些必要的差异，并专业而有效诊断种植体周疾病过程。牙种植体或其修复体周围的炎症状况统称为种植体周疾病。种植学中最常见的术语，"种植体周黏膜炎"和"种植体周炎"源自1994年召开的第一届欧洲牙周病学研讨会[1]。这些术语经过稍做修改并沿用至今，它们与天然牙周围的牙周疾病（牙龈炎、牙周炎）相似[2]。临床种植医生应该全面理解相关定义。

**（1）牙龈炎**：是一种由细菌引起的涉及牙槽嵴上方、天然牙周围的边缘龈区域炎症。它常常与牙菌斑相关，可分为急性坏死性牙龈炎、溃疡性牙龈炎、激素性牙龈炎、药物性牙龈炎和自发性牙龈炎[3]。这些分类也可能与种植体周围的牙龈组织有关，因为据报道，天然牙和种植体周围的牙龈附着方式是部分相似的[4]。

引起牙龈炎的细菌可能会影响上皮附着，但不会导致结缔组织附着的丧失。这是由于牙齿的结缔组织附着在牙槽嵴上方平均延伸1.07mm，即骨上方至少有1mm的保护屏障。相反，因为没有结缔组织纤维延伸到种植体表面，种植体周围没有结缔组织附着，因此种植体周围的牙槽嵴没有结缔组织屏障保护[5]。

牙周炎的特征是结合上皮和牙周附着的根向移动，伴随着牙槽骨的损失。细菌通过激活人体的免疫反应，引发牙周附着组织的整体吸收。美国牙周病学会将牙周炎主要分为两类：慢性牙周炎和侵袭性牙周炎。每种类型又包含许多特定的亚型，如成人慢性牙周炎、进行性牙周炎、局部型

青少年牙周炎、青春期前牙周炎等。

与天然牙相反，修复后种植体周围早期的牙槽嵴骨质流失通常是非细菌性的。大多数情况下，骨质流失的原因是不成熟、矿化不完全的骨-种植体界面所受应力过大，或者是颈部光滑金属表面的生物学宽度延伸所导致[6]。与天然牙相比，种植体可能会因不同的机制或原因而表现出早期牙槽嵴的吸收。然而，在某些情况下，细菌可能是主要因素。在种植体和基台的连接处或是种植体周软组织沟内，特别是当种植体周软组织沟深度＞5mm时，可观察到厌氧菌（框18-1）[7]。

| 框 18-1 | 骨结合稳定的种植体：与种植体周袋深增加相关的细菌 |
|---|---|
| **浅层** | |
| 革兰氏阳性兼性球菌、杆菌 | |
| 革兰氏阴性厌氧球菌、杆菌 | |
| 动杆细菌 | |
| 螺旋体 | |
| 黑色拟杆菌 | |
| 梭杆菌属 | |
| **深层** | |
| 弧菌生物体 | |

引自 Misch CE: *Dental implant prosthetics*, ed 2, St Louis, 2015, Mosby.

种植体周疾病分为两个独立的分类：种植体周黏膜炎和种植体周炎。此分类是在第一届欧洲牙周病学研讨会的共识报告中提出的。种植体周黏膜炎被定义为可逆性的种植体周围组织的炎症反应，种植体周炎被定义为伴有种植体周围骨支持组织丧失的炎症反应[1]。

**（2）种植体周黏膜炎**：是种植体周围软组织的炎症，类似于天然牙齿的龈炎。它被定义为一种可逆性的，没有附着组织或骨组织丧失的疾病。主要病因是菌斑生物膜，去除菌斑生物膜后该疾病很容易治愈。如果任其发展，将会导致种植体周炎的发生，这将引发骨的吸收和骨结合的失败，类似于牙周炎导致的附着丧失或骨丧失。研究表明，种植体周黏膜炎（探诊出血且无骨丧失）的患病率为患者基数的79%～90%，种植体基数的50%[8]。

**（3）种植体周炎**：微生物菌群的表现与成人牙周炎类似。该疾病涉及种植体周围的硬组织和

软组织。种植体会表现出种植体周黏膜炎的所有症状,同时伴有组织渗出、牙周袋深度增加和骨丧失。若不及时治疗,将会出现进一步的骨丧失、感染和种植体松动,从而导致种植体初始骨结合的失败。Mombelli 等研究表明,与成人慢性牙周炎相似,种植体周微生物菌群同样具有部位特异性[9]。种植体周炎的临床指征包括影像学或探诊显示的垂直骨丧失、种植体周袋、探诊出血(伴或不伴有渗出)、黏膜肿胀发红、无疼痛(框 18-2)。牙槽嵴吸收可能是由应力、细菌或两者结合所引发的。应力而非细菌因素可能是引发种植体周骨丧失的主要致病因素。然而,由应力或细菌引起的骨丧失同时也会导致龈沟加深、氧张力降低,厌氧菌可能骨质持续吸收的主要促进因素。若出现组织周围渗出物或脓肿则表明种植体周疾病恶化,这可能进一步加速骨质吸收。研究表明在 28%～56% 的受试者和 12%～43% 的种植位点中都发现了种植体周炎的存在(图 18-1)[8]。

> ### 框 18-2　种植体周炎的临床表现
>
> - 垂直骨吸收(影像学检查,探诊或两者结合)。
> - 种植体周袋。
> - 探诊出血。
> - 有或没有渗出物。
> - 黏膜肿胀。
> - 红斑。
> - 无痛。

引自 Misch CE: *Dental implant prosthetics*, ed 2, St Louis, 2015, Mosby.

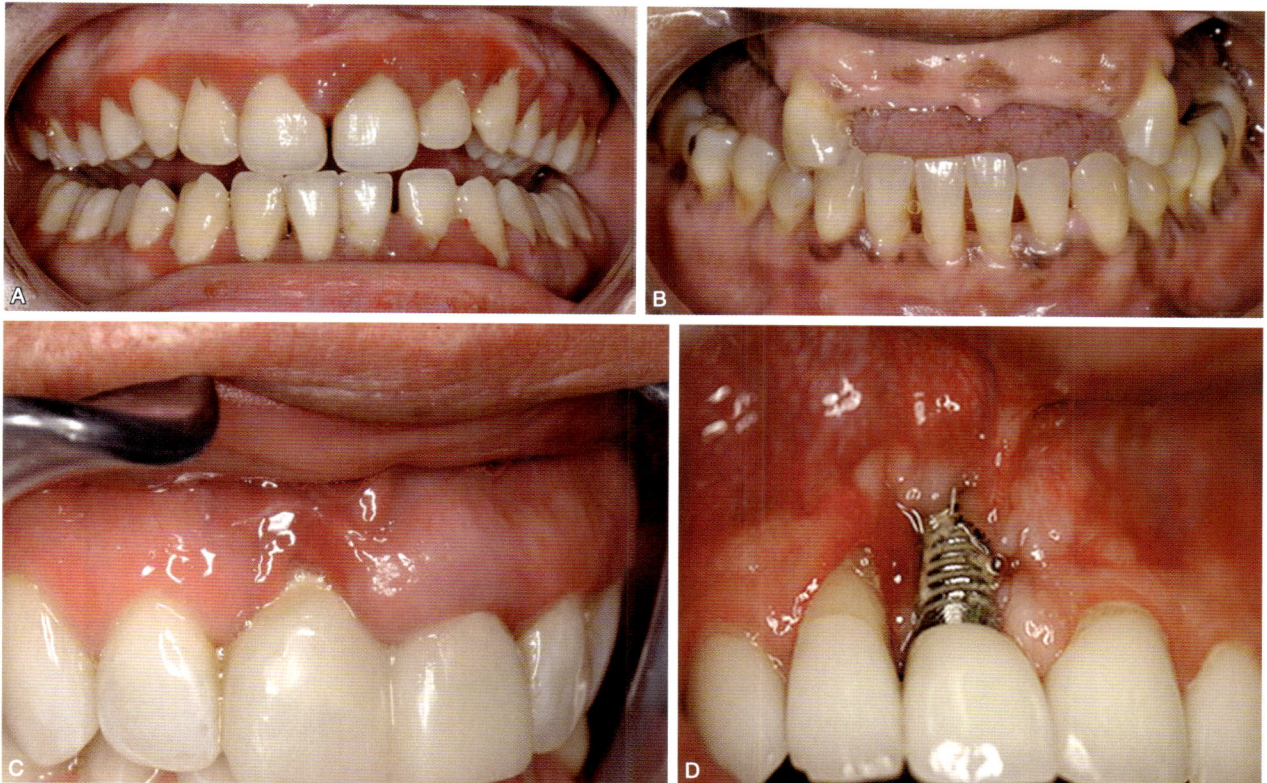

图 18-1　A. 海绵状牙龈炎,龈缘周围呈红斑状,伴有发绀组织;B. 牙周炎:下颌前牙表现出严重的水平骨丧失;C. 种植体周黏膜炎:颊侧牙龈红斑并伴有种植牙冠周围出血;D. 种植体周炎:明显的骨丧失,伴有红斑组织及明显的菌斑积聚

## (二)牙周指数的评估

牙周指数通常用于评估牙种植体。通过比较天然牙和种植体的各项标准,可以深入了解它们在健康-疾病连续谱带中的差异。在掌握了评估基础后,这些标准可以用来建立与患者治疗相关的种植体健康-疾病质量量表。

## 松动度

(1)**天然牙 vs. 种植体支持系统**:牙种植体和天然牙在很多方面都表现不同。一般来说,可以更好地设计天然牙，从而减少分布到牙齿/修复体和牙槽嵴顶区域的生物机械力量。牙周附着组织、牙根和材料的生物力学设计、神经和血管系统、咬合材料（牙釉质）及周围骨质类型共同作用降低天然牙齿系统咬合过载的风险[10]。

①**牙齿移动**：牙齿正常的生理性移动表现为垂直、水平向位移及旋转。天然牙齿的移动量与其表面积和根部设计直接相关。决定牙齿移动的因素包括：牙根的数量和长度、牙根直径、形状、位置、牙周附着组织的健康，骨密度也会主要影响牙齿的移动。健康的牙齿在垂直方向上无临床动度。研究表明，牙齿垂直方向的初始移动量约为 28μm，且前牙和后牙的移动量相同[11]。据测定，在 10 磅力的作用下，刚性固定的种植体垂直移动为 2～3μm，这主要是由于牙槽骨的黏弹性造成的[12]。

Muhlemann 发现，牙齿的水平位移可以分为初始位移和继发性位移[13]。当轻微施力时，天然牙会立即发生初级位移，这是牙周韧带（PDL）受力的结果。此时，牙齿的水平位移大于垂直位移。以极微弱的力量（500g）作用牙齿就可以发生水平位移。健康、"无动度"的后牙初始位移幅度小于前牙，范围为 56～75μm，是牙齿垂直位移幅度的 2～9 倍（图 18-2）。前牙的初始水平移动幅度更大，在健康状态下为 70～108μm（图 18-2）[14]。

在初始位移之后，当施加更大的力量时，Muhlemann 描述的牙齿继发位移将会发生。当向牙齿施加额外力量时，也会观察到继发性位移，这与力的大小直接相关。继发性位移与牙槽骨的黏弹性有关，在更大的力量作用下位移可达到 40μm（图 18-3）[13]。

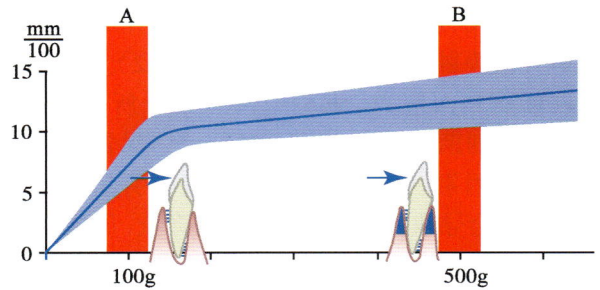

图 18-3　牙齿在初始位移后，受更大力量作用时会发生继发性位移，这与牙槽骨的变形有关（引自 Misch CE: *Dental implant prosthetics*, ed 2, St Louis, 2015, Mosby）

②**种植体移动**：刚性固定是指在垂直或水平方向施力 <500g 的情况下，种植体没有临床动度。然而，"刚性固定"是一个临床术语。"骨结合"是一个组织学术语，是指在光学显微镜下，骨与种植体表面直接接触（图 18-4）[15]。多年来，这两个术语经常被交替使用，而刚性固位用来描述种植体基台的支持形式是更合适的。种植体无动度并不

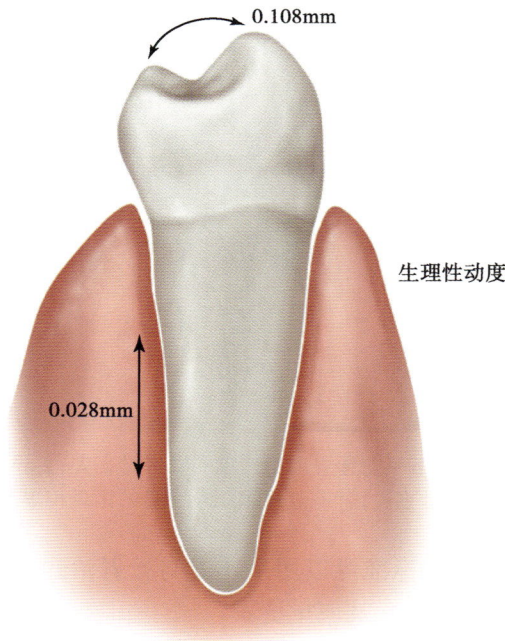

图 18-2　天然牙齿的生理性动度为垂直向 28μm，水平方向 108μm（引自 Misch CE: *Dental implant prosthetics*, ed 2, St Louis, 2015, Mosby.）

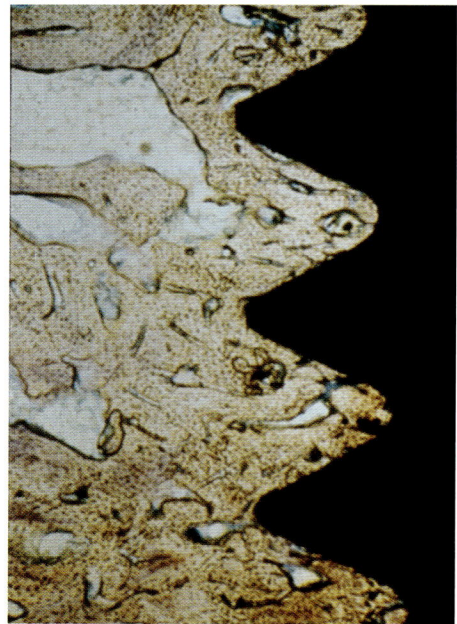

图 18-4　骨结合是一个组织学术语，用来描述显微镜下骨与种植体之间的直接接触（引自 Misch CE: *Dental implant prosthetics*, ed 2, St Louis, 2015, Mosby.）

总是与直接的骨 - 种植体界面相一致。然而，在临床观察中，尽管骨接触的百分比并不明确，刚性固定也通常意味着种植体至少有一部分与骨直接接触。当种植体具有移动性时，种植体和骨之间很可能存在结缔组织。

在某些情况下，种植体的移动性可能难以辨别。临床观察到的无动度并非真正意味着不存在任何移动。例如，一个"无位移"的后牙天然牙实际上可呈现 56～73μm 的水平移动。而人眼无法察觉到这种移动。通常临床观察到前牙的轻微移动实际上位移量约为 0.1mm。一个健康种植体移动范围可能 <73μm，看起来即是无临床动度（刚性固定）。

与天然牙类似，种植体 - 骨结合界面显示出更多的侧向而非根向移动。Sekine 等评估了刚性固定下骨膜内种植体的运动情况，发现种植体在唇舌方向的运动范围为 12～66μm[12]。Komiyama 报道称，在 2 000g（约 4.5psi）的力作用下，种植体在近远中方向的运动范围为 40～115μm，唇舌方向的运动范围为 11～66μm[16]。与唇舌向的位移相比，种植体在近远中方向位移更大与该方向缺乏较厚皮质骨板有关。Rangert 等认为，种植体的部分移动也可能是由于种植体基台和螺钉的组件的弯曲导致的[17]。种植体的移动程度与其所承受的负荷和骨密度成正比，并反映了骨组织的弹性变形能力。

Sekine 等在 2s 内对牙齿和种植体逐渐增加负荷。牙齿在轻负荷作用下立即发生位移（初始位移），在额外负荷作用下位移较少（继发位移）。当牙齿发生初始位移时，种植体并没有移动。更大的力导致种植体逐渐发生移动，类似于牙齿的继发移动（图 18-3）[12]。这些移动特性与 Fenton 等的研究结果相符，他们对上颌前牙和种植体施加了 500g 的负荷，持续 4s[18]。尽管种植体发生了平均 10μm 的位移，但它们迅速实现了弹性恢复（不到 1ms）。牙齿的平均位移为 57μm，弹性恢复时间延长。

### （2）评估牙种植体的动度

①镜柄：牙齿动度的增加可能由多种因素导致，包括咬合创伤或骨丧失。牙齿动度的增加本身并不是牙周健康或病变的评判标准。天然牙的动度不是决定其寿命的主要因素，而松动度却是决定种植体健康的主要因素[15]。用刚性固定来衡量种植体的健康状况是一个很好的选择，因

为它是一个简单而客观的评价指标。因此，刚性固定通常是临床评估牙种植体的第一个标准。评估刚性固定的方法与评估天然牙齿松动度的方法类似。使用两个刚性器械，施加约 500g 的唇舌向力，若未观察到松动度，则表示为刚性固定（图 18-5）[3]。

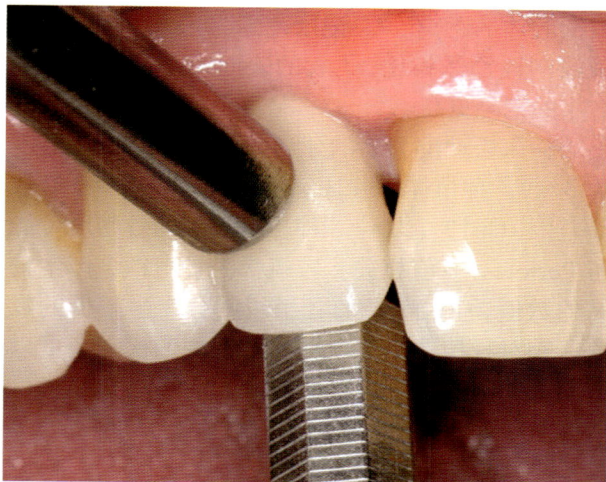

图 18-5　使用口镜手柄对种植体的移动进行评估

表 18-1　种植体临床动度测量表

| 量表 | 描述 |
| --- | --- |
| 0 | 在任何方向上施加 500g 的力均无临床移动 |
| 1 | 轻微可检测的水平移动 |
| 2 | 中等可视范围的水平移动，达 0.5mm |
| 3 | 严重水平移动，>0.5mm |
| 4 | 可视范围下中等至严重的水平和任何可见的垂直移动 |

资料来源：Misch CE: *Dental implant prosthetics*, ed 2, St Louis, 2015, Mosby; 数据来源：Misch CE: Implant quality scale: a clinical assessment of the health-disease continuum, *Oral Health* 88: 15-25, 1998.

牙齿松动的幅度可用 0～4 进行评分，其中 0 表示正常的生理性动度；1 表示可检测的动度增加；2 表示 0.5mm 的可见松动；3 表示可达 1mm 的严重松动；4 表示伴有垂直动度的严重松动[3]。该方法稍做修改后可同样用于对口腔种植体的检测，如表 18-1 所示，IM-0 表示无临床动度，IM-1 表明可检测到的动度增加，IM-2 表示 0.5mm 的可见松动，IM-3 代表 >0.5mm 的严重水平移动，IM-4 是可见的水平和垂直移动。IM 量表常用于测量板状（叶片状）种植体或盘形种植体的移动，因为此类

种植的临床目标是将种植体与天然牙连接并实现轻微移动。然而，对于根形种植体，理想的标准始终是刚性固定和IM-0状态（无移动）。

❷Periotest：Periotest（Gulden-Medizinteknik）是由Schulte开发的一种计算机机械装置，它通过向活塞式装置施加12～18N的力，测量物体的减震效果或衰减程度，然后测量活塞在撞击物体后缩回腔体的距离[19]。记录范围为−8～+50。与坚硬或刚性物体相比，柔软的表面或可移动的物体产生的记录更高。

临床松动度为零的牙齿的典型Periotest范围为5～9。种植体的临床动度对应于−8～+9的数值范围，即17个单位。种植体周围的骨密度可能与Periotest数值相关。较疏松的骨组织会产生较高的数值，而较坚硬的骨组织则会产生较低的数值。针对种植体临床动度和骨密度的检查还可以应用一种非损伤性的共振频率分析技术，该技术可以为本专业提供类似有价值的信息（表18-2）[20,21]。

| 表18-2　Periotest值 vs. 临床意义 | |
| --- | --- |
| Periotest值 | 临床意义 |
| −8～0 | 完整骨整合 |
| +1～+9 | 建议临床检查，骨结合无法支持修复体负荷 |
| +10～+50 | 骨结合不足，建议进行性骨组织负荷 |

❸Osstell：第二种用于评估种植体-骨界面的非破坏性和非侵入性设备。Osstell（Ostell）是由Huang开发的基于共振频率分析（RFA）的一种设备[22]。Osstell已被证明在种植体骨结合程度、即刻负荷可行性及随访评估方面具有定量且可重复性的测量能力，可用于预测种植体失败。RFA是一种通过动态振动分析（压电效应）对种植体界面进行持续刺激的技术。专用传感器包含两个压电陶瓷元件，可以直接连接到种植体或基台上。第一个压电元件产生一个正弦波（5～15kHz）的刺激信号，导致整个传感器-种植体-组织复合体的振动。振荡响应由第二个压电元件测量[23]。

RFA技术通过测量骨/种植体复合体的刚性程度来测量种植体的稳定性。种植体的健康是通过种植体稳定系数（ISQ）来衡量的，其数值范围为1～100。完整的种植体骨结合ISQ数值通常为45～85。ISQ值<45表示种植体失败，而ISQ值在60～70表示种植体成功[24]。研究表明，在评估

和测量种植体软硬组织界面的稳定性方面，Osstell比Periotest更可靠（图18-6和表18-3）[25]。

| 表18-3　Osstell值 vs. 临床意义 | |
| --- | --- |
| Osstell值（ISQ评分） | 临床意义 |
| <60 | 低稳定性：植入风险 |
| 60～65 | 中稳定性：传统的两阶段负荷制度 |
| 65～70 | 中到高稳定性：早期负荷 |
| >70 | 高稳定性：即刻负荷 |

## （三）菌斑生物膜

牙齿和种植体之间的生物学差异使得牙种植体在细菌菌斑堆积的情况下更容易发生炎症和骨丧失[26]。生物膜是牙周病进展的主要致病因素。含有多糖基质、水和细菌的黏稠菌块积聚在口腔的软硬组织表面，可通过机械或化学方法干扰和清除。如果不受干扰，就会形成成熟的菌斑。目前的化学疗法无法穿透厚厚的生物膜，而粗糙的表面比光滑的表面有更多的生物膜聚集[27]。细菌会从牙齿迁移到种植体，也会从种植体迁移到种植体。与天然牙类似，种植体失败的临床表现包括炎症、种植体周袋和进行性骨吸收。牙周炎和种植体周炎的致病菌也有相似之处。

在评估种植体周围微生物群时，Lee等对有牙周病或种植体周感染病史的患者和已经长期行使功能的种植体的患者进行了微生物变化的对比[28]。研究发现与种植体负荷时间相比，牙周炎病史对种植体周围微生物菌群构成的影响更大。然而，对种植体周围微生物群影响最大的是剩余牙齿上的微生物菌群。尽管所有种植体均具有成功的骨结合，牙龈卟啉单胞菌和福赛类杆菌（福赛坦菌）作为红色复合牙周致病菌，可在多个种植体上定植。因此，对患者，尤其是有牙周病史的患者进行有效减少菌斑的口腔卫生宣教非常重要。

天然牙和种植体的菌斑生物膜的发育和成熟有相似之处。健康牙周组织的龈沟与成功的牙种植体周黏膜组织的菌斑生物膜基本相似。Mombelli和Mericske-Stern对18例种植成功的无牙颌患者菌斑进行研究，结果显示菌斑中含有52.8%的兼性厌氧球菌和17.4%的兼性厌氧杆菌。

然而，在该菌斑中未检测到牙龈卟啉单胞菌

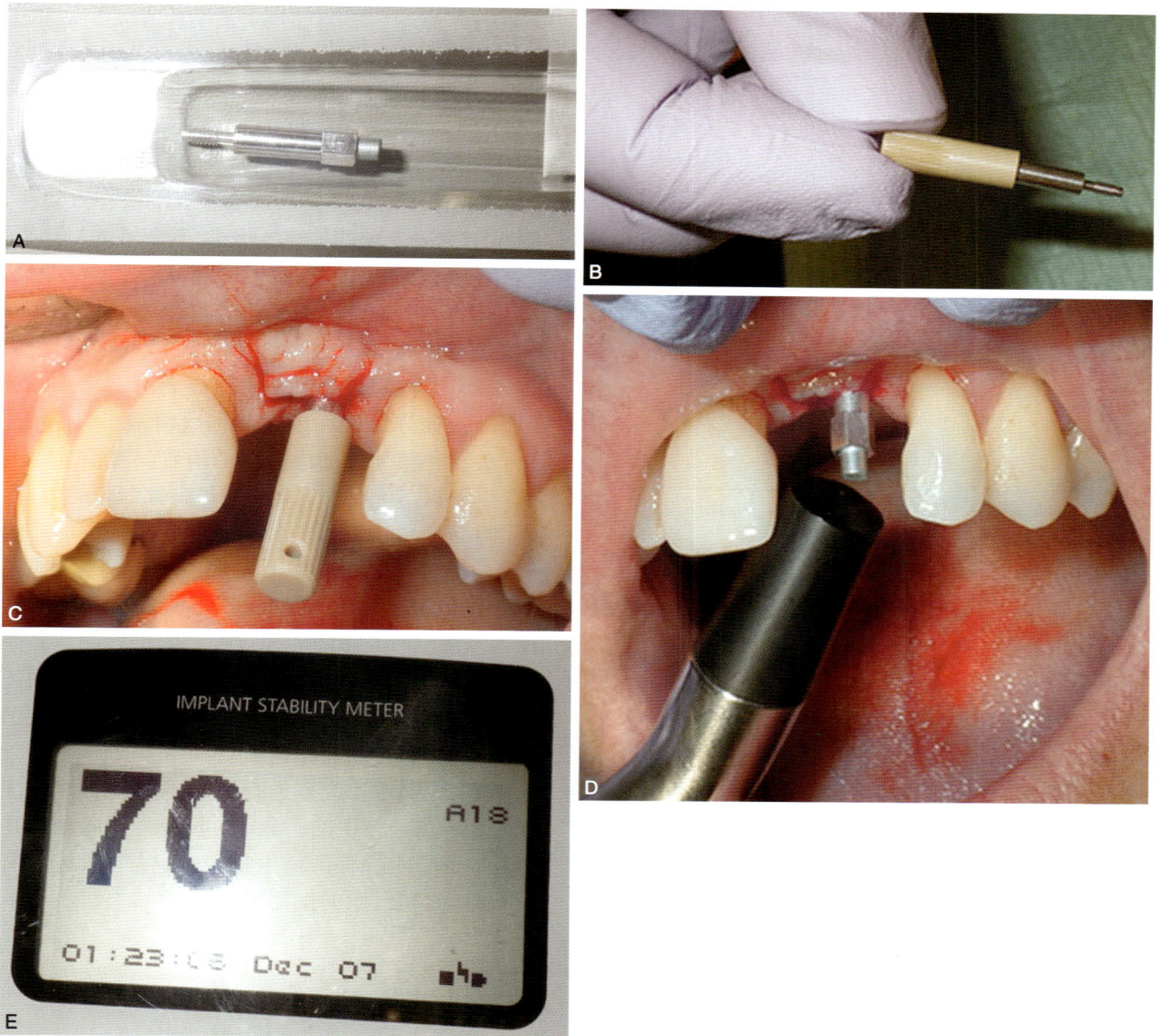

图 18-6　种植体稳定系数（ISQ）是一个 1～100 的数值，用来衡量种植体的稳定性。ISQ 值与种植体的微动呈非线性关系。高稳定性指 ISQ＞70，ISQ 60～69 为中等稳定性，ISQ＜60 为低稳定性。A. 种植体专用的 Osstell Smart Peg 测量杆；B. 用于将测量杆旋到种植体上的手部驱动器；C. 测量杆手动拧入种植体；D. 去掉手柄，测量探头置于测量杆附近（靠近但不接触）；E. Osstell 读数显示有较高的稳定性

和螺旋体等致病菌，并且只有少量（7.3%）的革兰氏阴性杆菌存在[29]。通常情况下，菌膜，一种唾液中的天然糖蛋白，首先黏附在口腔内的结构上，无论是天然牙还是种植体。革兰氏阳性球菌是第一个"早期定植者"，它从单个球菌开始定植，并逐渐扩展到链球菌形式（框 18-3）。

如果不采取适当的口腔卫生维护措施（如刷牙、使用牙线、牙间隙刷），包括革兰氏阴性杆菌在内的其他细菌菌落会与已建立的革兰氏阳性菌协同生长。革兰氏阴性菌通常是兼性或严格厌氧菌，它被认为是"晚期定植者"。这些革兰氏阴性细菌

中，即使不是大多数，也有许多是黑色素杆菌，并且可归类为多个菌属（如乳杆菌属、普雷沃特氏菌属、卟啉单胞菌属、镰刀菌属）。

据报道，与牙种植体失败相关的菌斑生物膜也主要由革兰氏阴性杆菌组成[30]。在临床上，失败的牙种植体表现为软组织炎症、探诊深度增加、松动度增加和种植体周围透射影像。

DNA 分析证实，＞6mm 的种植体周袋中，有超过 1/3 的位点均可检测到特定病原体包括伴放线聚集杆菌、中间普氏菌和牙龈卟啉单胞菌[31]。

在其他关于口腔疾病和失败种植体周围菌斑生

框 18-3    菌斑生物膜的形成和定植

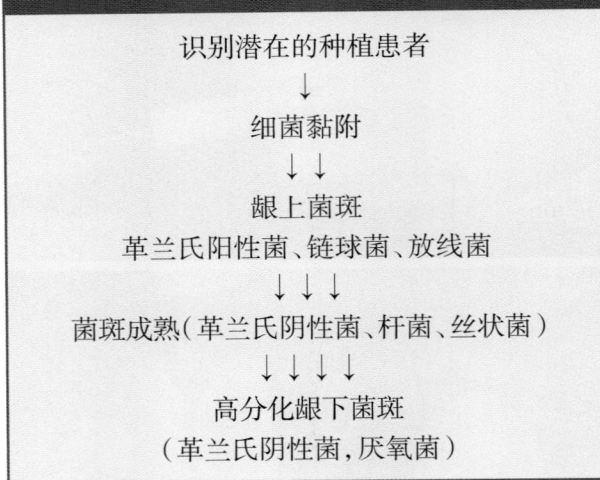

识别潜在的种植患者

↓

细菌黏附

↓

龈上菌斑
革兰氏阳性菌、链球菌、放线菌

↓↓↓

菌斑成熟（革兰氏阴性菌、杆菌、丝状菌）

↓↓↓↓

高分化龈下菌斑
（革兰氏阴性菌，厌氧菌）

引自 Misch CE: *Contemporary implant dentistry*, ed 3, St. Louis, 2008, Mosby.

物膜的研究中，也有关于细菌类型差异的报道[32,33]。Mombelli 在经过良好的维护和健康的种植体菌斑样本中未检测到螺旋体的存在。Rams 等注意到种植体周葡萄球菌（15.1%）[19] 的比例高于通常在牙龈炎（0.06%）和牙周炎（1.2%）部位发现的比例[34]。这一发现表明，在种植体周炎的发展中，葡萄球菌的存在可能比以往认为的具有更重要的意义。

种植体周软硬组织均会发生变化。种植体可能表现出种植体周黏膜炎的所有症状，以及渗出、种植体周袋增加和骨丧失。如果不及时治疗，可能会造成显著的骨丧失、感染和种植体松动，从而导致最初骨结合的失败。

在对 Brånemark 和 ITI（士卓曼研究所）两种种植体的菌斑生物膜成分进行的一项对比性研究表明，两者非常相似。Mombelli 等对 10 位使用 Brånemark 种植体和 10 位使用 ITI 种植体的患者进行种植体周袋最深处的取样对比[35]。在 3 个月和 6 个月后，培养并分离出了几种牙周致病菌，包括牙龈卟啉单胞菌、中间普氏菌、结核分枝杆菌和各种螺旋体。种植体周没有伴放线杆菌的定植。Leonhardt 等对这 19 例患者的牙种植体进行了更长时间的研究，同时扩展了这些微生物菌群检测。结果显示，在 3 年时，骨结合种植体周主要由牙龈卟啉单胞菌、中间普氏菌和伴放线杆菌定植[36]。

与无牙颌患者相比，天然牙列伴牙种植体似乎增加了种植体感染的风险。这表明天然牙可能作为牙周致病菌的储存库，向同一口腔中的相邻种植体传播致病菌[37]。Quirynen 和 Listgarten 报道，在种植体周袋区中，球状菌（65.8%）、活动杆菌（2.3%）和螺旋体（2.1%）的比例与天然牙（55.6%、4.9% 和 3.6%）周围的微生物相似。无牙颌患者表现出更多的球状菌（71.3%），更少的杆菌（0.4%），而不含螺旋体[38]。他们还得出结论，与无牙颌患者相比，含有种植体的牙列缺损患者的微生物群具有更高的潜在致病性。与种植 1 年或 2 年的种植体相比，寿命超过 3 年或 4 年的种植体似乎具有更多的细菌数量。

## 临床意义

菌斑生物膜是导致种植体周炎治疗失败的主要原因。如果钛表面未得到彻底清洁，宿主组织将无法在种植体表面形成新的附着。细菌沉积物会产生毒素，阻止成纤维细胞和成骨细胞的生长，从而阻碍种植体表面的骨再生。为了确保形成治疗成功的最佳条件，必须彻底去除菌斑生物膜。值得注意的是，虽然无法保证暴露的种植体表面 100% 无菌，但人体能够通过细胞防御机制清除少量的细菌沉积物。仔细清除菌斑生物膜的大面积沉积，并用抗菌溶液进行冲洗，通常就足以为新的附着形成创造有利的环境。

实际上，患者应该进行全口卫生维护以减少细菌菌落在口腔中的聚集，同时努力清除暴露在种植体表面的所有菌斑生物膜。这样，人体就有机会重新定植健康的生物膜。

## （四）叩诊

叩诊常用以确定牙齿是否有功能性敏感或出现牙髓坏死。过去，叩诊被用来评估骨结合种植体是否具有刚性固定[15]。然而，叩诊既不是临床健康的指标，也不是骨结合种植体刚性固定的指标。叩诊音只与结合界面上一定量的骨质存在相对应，因为 2mm 和 16mm 的骨-种植体界面在叩诊声音上听起来几乎相同。

## 临床意义

叩诊可用于诊断种植体的疼痛或压痛，但如果用于刚性固定状态的诊断，则具有误导性。

## （五）探诊深度

探诊深度是评估天然牙过去和现在健康状况的一种有效方法。天然牙周围龈沟深度的增加与相应疾病和骨丧失直接相关。然而,用于评估种植体的状态具有很大的争议,因为种植体周袋深度和其健康状况并不总是直接相关。临床医生需要全面了解软组织界面,以理解天然牙和牙种植体之间的固有差异。

## 1. 天然牙和种植体周的软组织界面

天然牙周围软组织中,龈沟底到牙槽嵴顶之间平均距离为 2.04mm,称为生物学宽度。需要注意的是,生物学"宽度"实际上是一个高度指标,它具有一个较大的阈值范围,后牙区的数值范围要大于前牙区,并可能高达 4mm 以上[39]。就天然牙而言,生物学宽度由牙槽骨上方的结缔组织附着(平均 1.07mm)和龈沟基底的结合上皮附着(平均 0.97mm)组成,不同个体之间结缔组织附着的数值保持高度的一致性(图 18-7)。

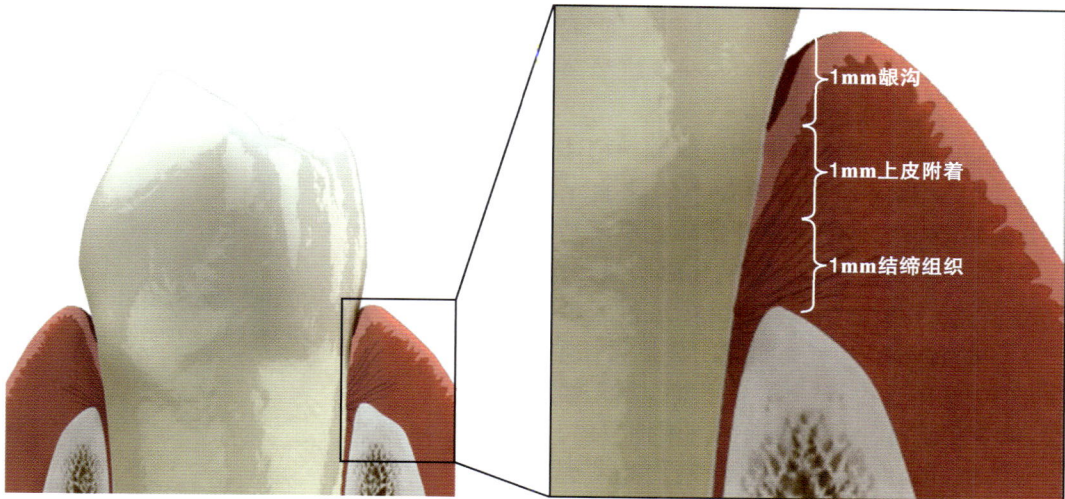

图 18-7　天然牙的生物学宽度是牙槽骨上方约 1mm 的结缔组织和位于龈沟与结缔组织之间 1mm 的上皮附着(引自 Misch CE: *Dental implant prosthetics*, ed 2, St Louis, 2015, Mosby)

种植体周龈沟区域和天然牙周围的龈沟区域存在许多相似点。附着龈内钉突的形成和龈沟内的组织学衬里在种植体和牙齿中是相似的[40]。牙齿或种植体周围形成的游离龈边缘具有非角化的龈沟上皮,其基底的上皮细胞也相似,都具有结合上皮细胞。然而,天然牙周围牙龈复合体的基底具有一个本质的区别,构成天然牙周组织的生物学宽度由两个主要结构组成,而种植体只有一个(图 18-8)。

当对天然牙进行探诊时,不仅可以测量龈沟深度,还可以穿透并测量结合上皮附着[41]。牙齿的结合上皮"附着"并非真正的附着,它通过半桥粒附着于牙齿,但这些附着通常较弱,且很容易被破坏。牙周探针、牙菌斑或印模材料可以轻易地分离半桥粒附着。龈沟的顶端是结合上皮,其厚度仅几层细胞,它们由结缔组织附着区支撑(图 18-8)。

天然牙周"生物学宽度"中的结缔组织附着可以防止探针穿透龈沟,并使结缔组织附着区的牙龈纤维与天然牙的牙骨质建立直接连接。它作为一道物理屏障,能阻止龈沟中的细菌进入下层牙

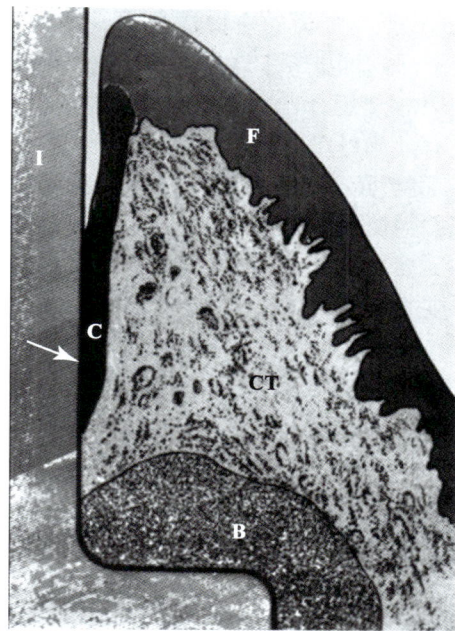

图 18-8　种植体(*I*)周围的软组织具有与牙齿非常相似的龈沟区域。游离龈边缘(*F*)有非角化的龈沟上皮和基底细胞(*C*),在其牙槽骨(*B*)上方有结合上皮附着。CT. 结缔组织(引自 Misch CE: *Dental implant prosthetics*, ed 2, St Louis, 2015, Mosby.)

周组织。在天然牙和组织周围观察到的结缔组织附着区由11种不同的牙龈纤维组构成：龈牙组（冠状、水平和根尖纤维）、牙槽龈组、毛细血管间组、越龈组、环形组、半环组、牙骨膜组、越隔组、骨膜龈组、环间组和龈间3组。其中至少有6个牙龈纤维组插入天然牙的牙骨质中：龈牙纤维（冠状、水平和根尖纤维）、牙骨膜纤维、越隔纤维、环形纤维、半环纤维和越龈纤维。此外，牙周纤维束中的一些嵴状纤维也会插入牙槽骨上方的牙骨质中。这些 Sharpey 纤维与牙齿形成真正的附着。它们可以防止牙周探针侵入牙周膜间隙，并延缓牙菌斑的侵入。

James 和 Schultz 是首个开始系统研究种植体周围软组织生物学封闭现象的学者[40]。来自结缔组织附着区的半桥粒有助于在种植体上形成基底层样结构，从而起到生物学封闭的作用。但是，线性体中的胶原成分不能生理性地黏附或嵌入种植体内[26]。半桥粒封闭具有牙龈组织环形带，通过机械保护作用防止组织被撕裂。然而，与天然牙根相比，黏多糖层对种植体表面的黏附性较弱。天然牙的半桥粒有透明板和致密板，它们是基底膜的一部分，而种植体周的半桥粒有透明板、致密板和透明下板（黏附性较弱）[42]。

据 Cochran 等学者报道，种植体的生物学宽度为3.3mm，但与牙齿的生物学宽度不同的是，它们还包括了龈沟深度[43]。在典型的种植体周牙龈区域周围只有2组牙龈纤维（环形纤维和牙骨膜纤维），没有牙周纤维[44]。这些纤维不会像插入天然牙骨质那样插入到基台边缘以下的种植体体部。相反，种植体周围的胶原纤维与种植体表面平行，而不像天然牙那样垂直[45]。因此，种植体只具有结合上皮的"附着"系统。

牙齿周围的牙龈和骨膜纤维组构成了生物学宽度的结缔组织附着部分，而这些在种植体骨质穿越区周围不存在。基台-种植体连接周围的"生物学宽度"与牙齿的结缔组织附着并不一致。种植体周围的生物学封闭可以防止细菌和内毒素迁移到下层骨质中。但是，它无法构成与天然牙类似的生物学宽度附着部分（图18-9）。

## 2. 种植体周围探诊的意义

探入种植体龈沟内的牙科探针可能穿过类结合上皮组织，甚至到牙槽嵴顶的位置（图18-10）。

种植体周的结缔组织区只有两个纤维组，两

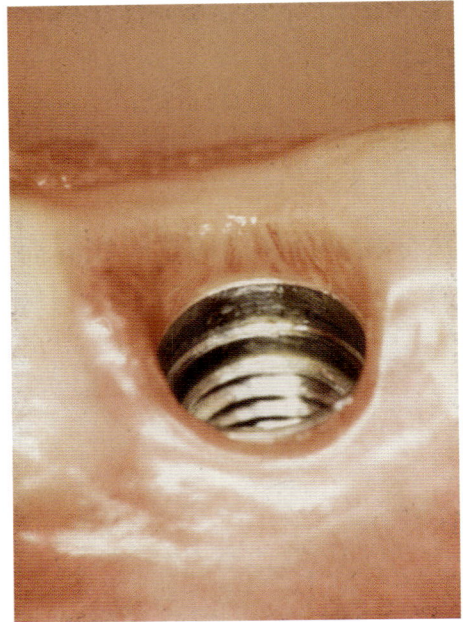

图 18-9　种植体上方的龈沟和上皮附着于种植体之间没有真正的连接（引自 Misch CE：*Dental implant prosthetics*，ed 2，St Louis，2015，Mosby.）

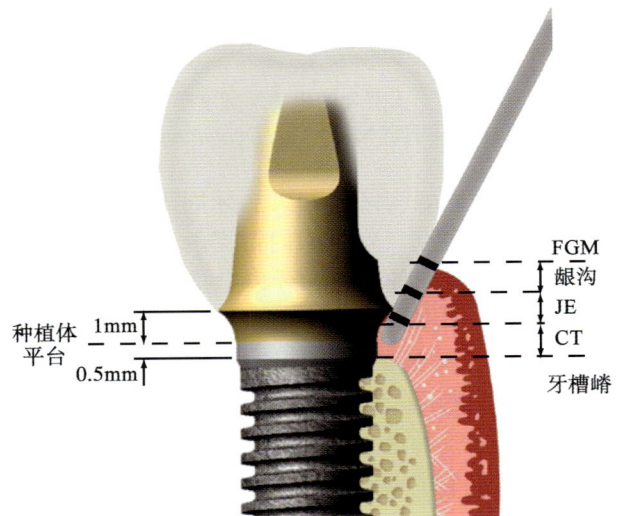

图 18-10　种植体在结缔组织区没有插入种植体内的结缔组织纤维。种植体周围的探诊可直接穿透龈沟、结合上皮附着（JE）和大部分结缔组织区。CT. 结缔组织；FGM. 游离龈缘（引自 Misch CE：*Dental implant prosthetics*，ed 2，St Louis，2015，Mosby）

者都不插入到种植体内。因此，当探诊种植体周软组织时，探针会超出龈沟，穿过结合上皮附着及Ⅲ型胶原结缔组织到达牙槽骨附近[46]。相较于牙齿，探针在种植体周围探入得更深，因此应注意不要让来自患有牙周病变部位的细菌污染种植体龈沟（表18-4）。

**表 18-4　天然牙和种植体支持结构的比较**

| 结构 | 天然牙 | 种植体 |
|---|---|---|
| 骨连接部分 | 牙骨质,骨,牙周膜 | 骨结合,功能性骨强直 |
| 结合上皮 | 半桥粒和基板(透明板和致密板) | 半桥粒和基板(透明板、致密层和透明板下层) |
| 结缔组织 | 12组:其中6组垂直插入牙齿表面　胶原蛋白↓,成纤维细胞↑ | 只有2组:平行组和环形组;不附着于种植体表面　胶原蛋白↑,成纤维细胞↓ |
| 生物学宽度 | 2.04~2.91mm | 3.08mm(包括龈沟) |
| 血管分布 | 更丰富;骨膜上韧带和牙周韧带 | 少量骨膜 |
| 探诊深度 | 3mm(健康状态下) | 2.5~5.0mm(取决于术前软组织深度) |
| 探诊时出血 | 更可靠 | 更不可靠 |

引自 Misch CE: *Dental implant prosthetics*, ed 2, St Louis, 2015, Mosby.

因缺乏明确的科学依据,文献中对种植体周龈沟探诊的益处提出了质疑。在对牙齿的探诊中,探针尖端在牙龈下的位置取决于施加的压力、炎症是否存在,以及探针进入龈沟时与结合上皮组织和牙根表面之间的角度。建议探诊的压力为20g,然而常规探诊通常施加的力是此水平的5倍以上,并且变化很大。在探诊过程中,探针可能损害到种植体周脆弱的半桥粒结合或划伤种植体表面。此外,文献表明,附着水平测量的可重复性仍然存疑,这与测量所用的仪器无关[47,48]。种植体也有许多类似的可变因素。与天然牙齿不同,固定种植修复体的冠周龈边缘常常具有较宽的外露轮廓,这使得在多数种植体周围进行探诊定位非常困难。

种植体龈沟深度可能反映了种植体植入前该区域的初始软组织厚度。牙齿拔除后,上颌后部组织厚度可达4mm以上,在种植体植入前骨量也会随之减少。因此,种植体植入前,牙槽骨上方的组织可能厚达4mm及以上。与牙齿相比,种植体植入术前组织较厚且探诊更深,因此健康种植体周的探诊深度可能大于健康天然牙齿。

当组织较厚时,可以在种植手术时进行牙龈成形以减少黏膜瓣厚度和种植体周袋深度。这有助于在骨-种植体界面结合中促进组织愈合并成熟。然而,在种植手术时减薄软组织瓣可能导致种植体在非潜入式愈合过程中承受更大负荷。在骨结合后,二期手术同样可以修整软组织厚度。

Lekholm 等发现种植体周深袋的存在并未伴随着边缘骨丧失的加速[49]。据报道,稳定、刚性固定的种植体周袋深度为2~6mm。健康的牙列缺损患者种植周探诊深度始终大于天然牙。若种植体周袋的探诊深度随着时间的延长而增加,这将具有更重要的临床意义,因为除了牙龈增生或肥厚的情况,它通常意味着骨的丧失。探诊时参考基台或冠边缘的固定参考点,可以帮助评估牙槽嵴顶骨丧失和组织增生程度。

尽管存在着局限性,对种植体周围黏膜附着水平进行记录确实有助于临床医生监测这些区域。随着龈沟深度的增加,氧张力也会降低。种植体周龈沟内的细菌与天然牙相似。研究证明,刷牙和日常卫生维护无法清洁到>2mm的龈沟内部[50]。而深度>5~6mm的龈沟内更容易滋生厌氧菌(表18-5)。因此,这种深度的龈沟通常需要牙龈切除术或骨修复手术。一般来说,为了使患者能够有效进行日常卫生维护,理想的种植体周龈沟深度应保持在5mm以下。

早期牙槽嵴顶骨丧失的监测在骨改建的关键的第1年最为重要。临床上使用牙周探针检测轻

**表 18-5　与人类牙种植体有关的龈下微生物菌群**

| 微生物群落 | 种植体周袋深度(mm) | |
|---|---|---|
| | <5 | >6 |
| 螺旋体(%) | 2 | 32 |
| 杆菌(%) | 16 | 18 |
| 球菌(%) | 64 | 30 |

资料来源: Misch CE: *Dental implant prosthetics*, ed 2, St Louis, 2015, Mosby; 数据来源: Rams TE, Roberts TW, Tatum H Jr, et al.: The subgingival microflora associated with human dental implants, *J Prosthet Dent* 5: 529-534, 1984.

微的骨变化比用 X 线片更简便清晰。早期骨丧失可能发生在种植体的唇颊面；X 线片只能清楚显示近中和近远区域的骨质变化。

牙槽嵴顶骨水平的变化需要密切监测并进行早期干预。当发现早期嵴顶骨丧失超过第一螺纹时，医生需要指导患者使用功能异常器械或其他减压方法，以减少种植体周的非功能应力。

尽管种植体周袋深度增加的意义并不明确，探诊仍是评估种植体周围环境中潜在危害的适当方法，医生应在终修复后的第 1 年每 3～4 个月进行一次探诊检查。此后，如果嵴顶骨水平较稳定，探诊依然有意义。探诊还可检测组织连续性、出血和渗出。探诊非常重要，它不仅可以检测不断增加的龈沟深度，还可以在相同的位置和时间评估种植物周的多个参数。

关于使用何种材料制作种植体专用探针目前仍然存在争议。理论上，不同种类的金属（如不锈钢、钛）不应相互接触，因为这会导致两种金属相互污染，同时还会引发化学腐蚀，从而导致牙槽嵴顶的骨丧失。因此，临床上建议使用纯钛手术器械进行种植手术，并且使用纯钛或塑料探针进行种植体周组织的探诊或刮治（图 18-11）。

临床上医生并未对于不锈钢器械接触牙龈下基台表面给予足够的重视。然而，划伤表面可能会导致菌斑沿着划痕方向迁移。即使是在钛板上划出的直角或迷宫图案，细菌依然会染着划痕移动。在种植体周近牙槽嵴顶处进行探诊时，应注意不要划伤表面，因为此处菌斑可能会沿着划痕向龈下迁移直达到牙槽嵴顶的位置。这在刮治和去除冠周龈下粘结剂时更为重要。医生应使用平行于龈沟或冠边缘的半圆形方式，在骨水平上方进行种植体周的刮治治疗。如果在种植体表面出现划痕，菌斑不会直接"快速穿越"到组织下方。

**临床意义**：在进行终修复时医生应测量种植体周的探诊深度作为基线。基线测量很重要，因为它将被作为参考点。探诊应测量 6 个点位的深度（近颊、中颊、远颊、近腭、中腭、远腭）。但应注意种植体种类可能会使探诊过程复杂化。如果种植体是平台转移类型的（基台直径小于种植体颈部），探诊可能会相对困难或具有误导性，因为牙周探针将无法显示种植体周袋的真实深度。此外，过突或特殊类型的修复可能会妨碍测量的精准性。

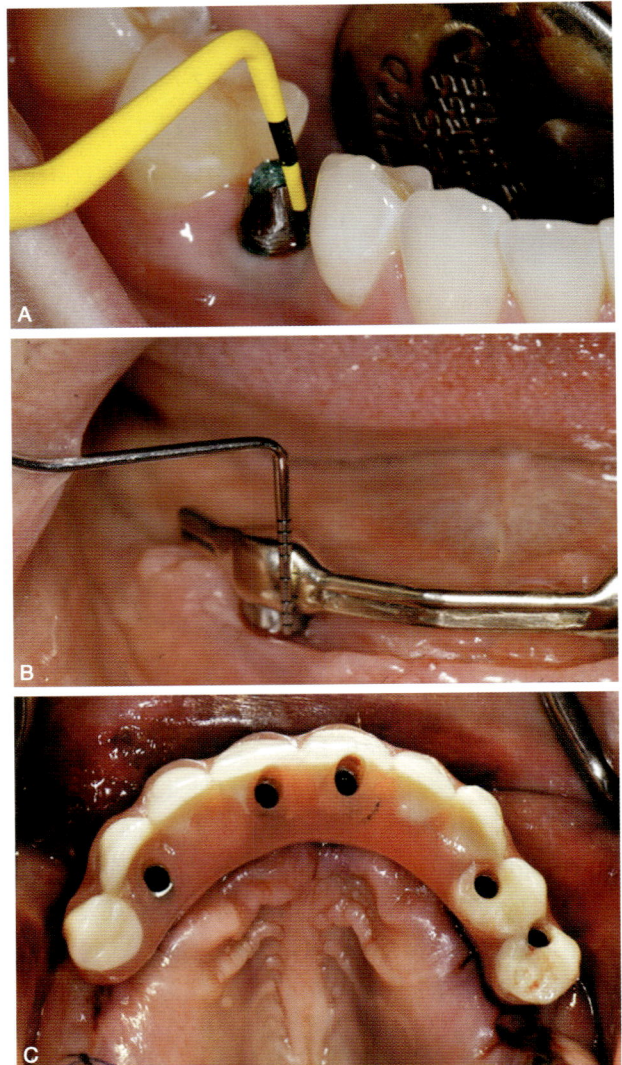

图 18-11  种植体探诊。A. 一种用于评估种植体周袋深度的钛或塑料牙周探针；B. 对于非典型的修复，某些情况下探针很难沿着种植体的长轴探诊；C. 无法探诊

## （六）出血指数

探查牙齿周围时的牙龈出血与龈沟炎症和牙菌斑的溃疡。由于牙菌斑的炎症会诱导龈沟上皮，这是探查时出血的主要原因。出血指数是龈沟健康的指标。探查时的压力也可以引发出血。

关于使用出血和牙龈健康作为种植体健康指标的问题存在争议。与天然牙不同，种植体在最初几年成功与否更多与生物力学平衡有关，而非牙龈健康。与天然牙相比，由于缺乏牙周膜或种植体与骨界面的纤维组织，来自细菌的软组织炎症可能更多地局限在牙槽嵴顶骨上方。因此，在评估早期种植体健康质量时，出血指数可能不那么重要。

牙龈健康和种植成功之间的关系在某种程度上与种植体颈部表面的状况有关。Adell 等发现，没有证据可以表明牙龈炎是进行性骨丧失的前兆[51]。Lekholm 等也发现，牙龈炎和深龈沟袋并未伴随加速的骨丧失[49]。这些研究都评估了机械表面钛螺钉的设计（例如，Nobel Biocare）。

与之前的机械铸造种植体研究相反，Kirsch 和 Mentag 发现龈沟深度与种植体失败之间存在相关性[52]。该研究中种植体设计上具有较大的种植体体部间隙，采用粗糙的钛等离子喷涂体（IMZ Maschinen Vertriebs GmbH）。当多孔钛合金微球表面暴露在骨上方时，种植体失败与牙龈健康状态之间存在相关性[Endopore（Sybron Implant Solutions）][53]。

除了种植体的表面状况，其他研究也显示牙龈健康和种植牙存在关系。Jepsen 等发现，在有炎症和探查时出血的种植体龈沟中，蛋白酶水平的升高可作为种植体疾病的预测因素[54]。Lekholm 和 Quirynen 等发现，种植体周围的牙菌斑和牙龈炎是相关的。Steflik 等发现，牙龈出血指数与牙菌斑指数和龈沟液指数高度相关[56]。

## 临床意义

探查时的出血是评估种植体周围组织健康简单而准确的指标。种植体周黏膜炎症的存在或程度可以通过出血的程度和发展为种植体周炎的可能性来评估。建议临床医生可以通过探查龈沟区域以评估种植体周围的骨丧失情况。牙周探查比确定龈沟液量指数的要求更低。探查龈沟深度时可以观察出血指数，并可以轻松记录下来以帮助评估牙龈健康。

无论牙龈健康是否与成功相关，所有临床医生都同意种植体周围理想的软组织状态是无炎症的。放射性骨丧失和增加的袋深度与龈沟出血相关。种植体周围的牙龈状态应记录下来并用于监控患者的日常口腔卫生。然而，种植体周围的软组织中的血管比牙齿周围的少。因此，种植体周围的炎症通常比牙齿周围的炎症轻[57]。

种植体最常用的牙龈指数是 Loe 和 Silness 牙龈指数[3]。在使用时，该指数从 0～3 根据所有牙齿的唇侧、舌侧和近中面来给牙龈炎症评分。出现出血症状则至少得分为 2（表 18-6）。

**表 18-6 牙龈指数（Loe & Silness）**

| 分数 | 描述 |
|------|------|
| 0 | 轻度炎症，轻微变色水肿，无出血 |
| 1 | 中度炎症，红肿，探诊出血 |
| 2 | 炎症严重，红肿溃烂，自发出血 |

（引自 Misch CE：*Dental implant prosthetics*, ed 2, St Louis, 2015, Mosby.）

牙龈指数评分也可以用于记录种植体上唇侧、舌侧和近中面的牙龈炎症。唇侧和舌侧的探查以评估无法在 X 线片上看到的骨丧失。因为出血指数可用于评估炎症，所以 Loe 和 Silness 指数足以适用于种植体的评估。而且在种植体修复天然牙区域时，使用的植体量相对较少，且种植体间距超过 2mm 且通常无障碍，故而可以在出血存在时评估种植体的远中面。

在首次临床检查种植体周围组织时，临床医生应记录种植体周牙龈的颜色、形态和一致性及探查时的出血情况，并应探查所有部位的深度。在一年稳定探查深度后，检查可限于唇侧和舌侧，并可通过 X 线片观察近中面和远中面的情况。除非有变化，否则不建议拆除修复体以进行更准确的探查和评估。反复拆除螺钉固定的修复体会导致螺钉连接系统的磨损，并导致在长期的使用过程中部分修复体更频繁地松动。

## （七）疼痛

主观发现的疼痛、压痛和敏感是常见的牙齿状况。口腔医生将其作为常规检查治疗的一部分。疼痛和压痛是患者对于不适程度的主观解释。疼痛可定义为一种从轻微不适到剧烈痛苦的不愉快感觉。压痛更多是对相关区域的不愉快感。相比种植体，天然牙通常在问题出现的初期有充血和对冷刺激敏感的症状。病情更严重的牙齿会对热敏感并且在叩诊时疼痛，表明出现了牙髓炎。牙科急症通常与疼痛有关，故而临床医生通过此进行诊断和治疗规划。

## 临床意义

疼痛通常不是种植体周围疾病存在的通用指标，尤其是在早期阶段。许多情况下，患者在发生足量的骨质破坏和／或存在活动性感染和脓液时才会感到疼痛。由于种植体没有牙周膜支撑和相关的感觉器官,轻度感染和骨萎缩不会被边缘牙龈检测到。当疾病在种植体周围开始时,患者可能会感觉到轻微的刺激,但通常不足以引起警觉。建议口腔医生在为患者制订常规维护计划时,主动评估种植体的状态。

## （八）边缘骨丧失

种植体嵴顶区域的边缘骨通常是种植体健康的重要指标。与天然牙不同,种植体周围嵴顶骨丧失的原因是多因素的,可能在不同时间段发生。这些骨丧失类型包括手术骨丧失、初始"生物宽度"骨丧失、早期负荷骨丧失、中期骨丧失和长期骨丧失。每个时间段的骨丧失原因可能不同。大多数情况下,手术创伤导致的骨丧失很少,但有时骨丧失可能达到数毫米。当使用二期手术获得初始刚性固定时,临床医生可以评估手术骨丧失的存在。在二期手术时,从种植体的嵴顶位置测量骨丧失。当基台连接到种植体上时,0.5～1mm 的结缔组织在该连接下方形成[55]。这种骨丧失可能是由于"种植体生物宽度"造成的。手术愈合阶段的初始骨丧失可能因埋入和未埋入的愈合方案而异。例如,最初植入到骨上方 2mm 的种植体和另一个埋入骨下 2mm 的种植体在连接基台后会有不同的初始骨丧失[42]。为了避免基台放置后嵴顶骨丧失相关的龈沟深度增加,应尽可能将种植体植入骨嵴处或以上。

在种植体连接到穿龈部件后,边缘骨可能在第 1 个月内由于基台-种植体连接的位置或种植体的嵴顶部设计而吸收。基台-种植体连接会在其处于骨水平处或骨下区时造成 0.5～1mm 的骨丧失。此外,当光滑金属面位于基台-种植体连接下方并延伸到种植体颈部时,额外的骨丧失将与光滑金属区域间接相关。骨水平通常会退缩到第一螺纹或粗糙表面;在第 1 个月后,穿龈部件或基台将穿过软组织延伸。（图 18-12）[43]。

在种植体的牙龈周围部分可观察到数十年嵴顶骨的吸收。无论手术方法如何,在成功骨结合的种植体嵴顶骨区都观察到这种现象。其范围可以从边缘骨丧失到种植体完全失败,但在第 1 年后显著减少。

### 1. 早期边缘骨丧失

Adell 等首次量化并报道了边缘骨丧失。他们

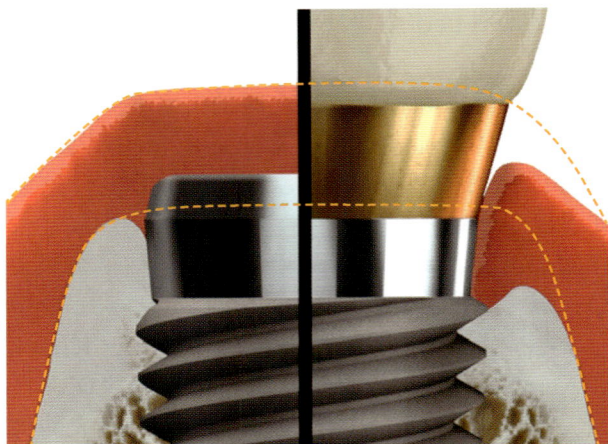

图 18-12　当种植体植入时,其基台连接处位于嵴顶部（左侧）。在连接穿龈基台后,牙槽骨通常会吸收到第 1 个螺纹,尤其是在嵴部区域被加工或光滑处理的情况下（右侧）。（引自 Misch CE: *Dental implant prosthetics*, ed 2, St Louis, 2015, Mosby.）

的研究表明,在修复体负荷的第 1 年,骨丧失的程度和发生率最大,平均为 1.2mm,范围为 0～3mm。此报道以螺纹的第 1 圈作为 0mm 的基线来测量骨丧失,而不是从植入时的原始骨嵴水平（该水平比基线点高 1.8mm）[15]。因此,实际观察到的种植体周围第 1 年的嵴顶骨丧失平均为 3.3mm。第 1 年之后的每年骨丧失平均为 0.05～0.13mm。其他研究报道第 1 年的平均骨丧失为 0.93mm,范围为 0.4～1.6mm,第 1 年后的平均骨丧失为 0.1mm[58]。因为早期的牙槽嵴顶骨丧失频繁被观察到,以至于种植成功的标准中往往不包括第 1 年的骨丧失量。

初期种植体周围的骨丧失形成 V 型或 U 型,被描述为种植体周围的"坑"或"碟"状现象。当前假说对牙槽嵴顶骨丧失原因包括手术期间的骨膜反射、种植体骨外形的预备、基台与种植体之间微沟槽、基台组件的微动、细菌入侵、生物学宽度的建立和应力因素[51,59,60,57]。预防边缘牙槽嵴顶骨丧失和早期植体失败的关键在于通过此类因素以促进长期种植体周围健康,提高长期种植成功率及修复成功。边缘骨嵴顶骨丧失可能会影响美观,因为软组织（如牙乳头）的高度直接与边缘骨有关。如果软组织由于骨丧失而萎缩,牙冠的外形会变长,牙乳头可能会在邻牙或植体周消失。如果软组织不萎缩,袋深的增加可能与厌氧菌和种植体周炎有关（图 18-13）。

### 2. 病因学

关于导致种植体周围边缘骨丧失的潜在病因

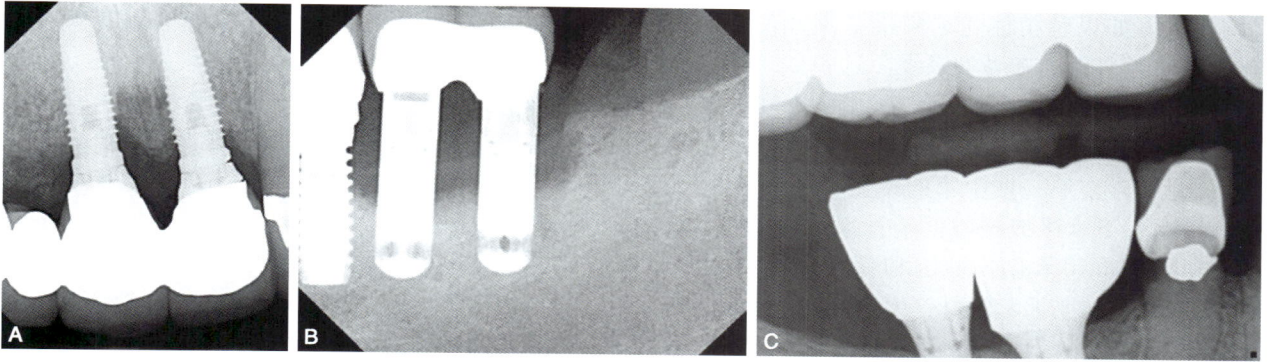

图 18-13 骨丧失的影像学评估。A. 牙槽嵴顶骨丧失;B. 显著的水平骨丧失,所有的种植体螺纹清晰可见,角度不理想;C.咬翼片显示骨丧失

有许多假说。这些包括骨膜反射假说、种植体骨切口假说、宿主的自身免疫反应假说、咬合创伤、细胞生物力学、工程原理、骨的机械特性、种植体设计生物力学和种植体设计力学。在二期手术后第 1 年的功能行使期间,种植体穿龈部分的周围可观察到有限的边缘骨丧失。关于牙槽嵴骨丧失原因的假说包括手术期间骨膜反射、种植体骨切口的准备、基台与植体之间微间隙的位置、细菌入侵、生物学宽度的建立、种植体骨嵴部设计和咬合过载[6,60]。

(1)骨膜反射假说:骨膜反射会导致牙槽嵴皮质骨的血供发生过渡性变化。在长骨中,90% 的动脉血供和 100% 的静脉回流与骨膜有关[61]。当骨膜受牙槽嵴反射时,皮质骨的血供受到极大影响,导致表面成骨细胞因创伤和营养不足而死亡。这些情况促成了骨膜反射理论被认为是早期种植体周围骨丧失的原因。

虽然骨膜反射导致的初期创伤可能会导致牙槽嵴细胞死亡,但一旦骨膜再生,血供将重新建立。切削锥体细胞会从血液中的单核细胞发育而来,并在新生血管进入牙槽嵴区域之前形成。然后成骨细胞能够重塑骨嵴的解剖结构。在骨膜表面,骨快速形成以恢复其原始状态。此外,骨小梁也是一种血管的来源,因为尽管有牙槽骨骨膜反射,它的血供仍然能够维持。牙槽骨皮质骨下的骨小梁骨越多,观察到的牙槽骨骨丧失越少。为了在足够的可用骨中植入植体,通常骨嵴处所需的骨宽度为 5mm 或更宽。因此,骨小梁易于促进皮质骨的血供维持和种植体周围的重塑。皮质骨重塑到其原始轮廓,而高度没有显著吸收。骨膜反射理论会导致整个反射的剩余牙槽嵴普遍水平骨丧失,而不是典型观察到的种植体周围的局部凹陷。此外,在一期种植手术后 4～8 个月的二期手术时,已经能够直接观察到普遍的骨丧失。然而,二期手术时很少观察到普遍的骨丧失。因此,骨膜反射假说并不作为种植体周围骨丧失的主要原因(图 18-14)。

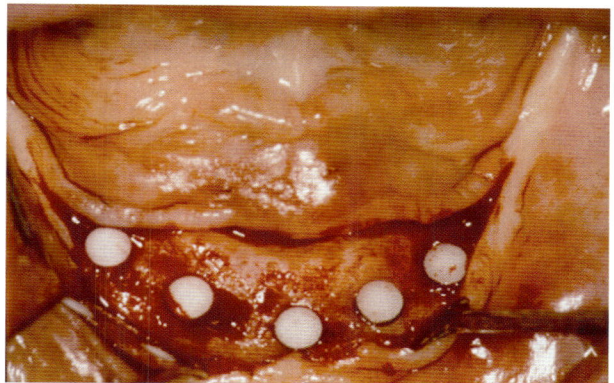

图 18-14 在二期手术时,边缘骨水平通常与手术初期的水平相似,甚至可能在种植体上部形成。由于在植体植入时骨膜被反射并进行了骨预备,因此频繁发生的早期嵴顶骨丧失的原因可能与骨膜反射或骨预备术准备无关。(引自 Misch CE: *Contemporary implant dentistry*, ed 3, St. Louis, 2008, Mosby.)

(2)**植体骨切口假说**:植体骨切口的准备被认为是早期植体骨丧失的原因之一。骨是一种不稳定的器官,对热非常敏感。种植体骨切口会对与种植体直接接触的骨造成创伤,形成约 1mm 的无活力骨区。需要重新建立血供和切削锥来重塑界面处的骨。由于其血供有限且此区域的骨密度较大,初期修复过程中骨嵴区域更容易发生骨丧失,特别是使用较低效的开口钻切割此区域时产生的热量更大[62]。这种情况支持植体骨切口准备作为种植体周围边缘骨嵴骨丧失的原因。

然而，如果种植体骨切口准备期间的热量和创伤是边缘骨嵴骨丧失的原因，这一效果将在二期手术4～8个月后显现。第1圈螺纹处的平均骨丧失为1.5mm，且在二期手术时并未观察到。事实上，骨常常在第一期手术的覆盖螺钉上方生长，尤其是在骨下水平或略微低于骨水平种植时。文献报道了不同手术创伤原因和骨丧失量。例如，Manz观察到二期手术的骨丧失在0.89～0.96mm，无论骨密度如何[63]。Hoar等报道二期手术时仅有0.2mm的骨丧失[64]。手术系统或方法可能会影响这些数据，但通常这种骨丧失保持在最小范围内。应记住，这些是报道的骨丧失的平均值。如果一个种植体的骨丧失为2mm，而接下来的9个种植体没有骨丧失，则平均骨丧失为0.2mm。大多数植体在二期手术时不表现出任何骨丧失。故而植体骨切口假说不能解释这一常规观察到的现象。

**（3）宿主自身免疫反应假说**：天然牙周围骨丧失的主要原因是细菌感染。重复研究表明，细菌是导致牙齿周围垂直缺损的原因。咬合创伤可能加速这一过程，但创伤本身并不是决定性因素[65]。种植手术患者的部分牙缺失部位的植体牙龈沟展现出与天然牙相似的细菌菌群。合理的假设是如果种植体与牙齿相似，则植体边缘骨丧失主要由细菌导致，咬合因素起促进或加速作用。

在一项涉及125个种植体的前瞻性研究中，Adell等报道80%的种植体龈沟区域没有炎症[51]。Lekholm等发现种植体周围深牙龈袋与骨嵴骨丧失无关[66]。然而，影像学上通常可发现螺钉型植体的第1圈螺纹处边缘骨嵴骨丧失。如果细菌是初期骨丧失的原因，为什么大部分骨丧失发生在第1年（1.5mm），而每年逐渐减少（0.1mm）？随着早期骨丧失，种植体龈沟深度逐渐增加，影响卫生，使厌氧细菌更可能成为细菌相关骨丧失的原因。如果细菌是1.5mm早期骨嵴骨丧失的原因，为什么第1年后其影响减少到1/15？细菌自身免疫理论不能解释常规报告的边缘骨丧失现象。尽管细菌理论不能充分解释边缘骨嵴骨丧失现象，但这并不意味着细菌不是种植体周围骨丧失的主要因素。报告表明，螺纹和多孔种植体表面暴露于细菌会导致种植体周围更快的骨丧失[66]。卫生状况不佳也会加速观察到种植体周围骨丧失[67]，所以细菌永远不会参与种植体周围的边缘骨丧失是错误的，骨质流失通常与细菌有关。然而，大多数骨丧失发生在第1年，之后骨丧失减少，这导致

细菌作为早期骨嵴骨丧失的主要原因的假设无法证实。

**（4）生物学宽度假说**：种植体周围龈沟区域和牙齿周围在许多方面相似。附着牙龈中的表皮突形成和牙龈在沟内的组织结构在种植体和牙齿中相似。在种植体周围形成的游离牙龈具有非角化的沟上皮，其基底的上皮细胞与天然牙的功能上皮细胞相似[68]。然而，根本的区别是龈沟底。

对于天然牙，龈沟的深度和牙槽骨顶之间的平均生物学宽度为2.04mm。应该注意的是，生物学"宽度"实际上是一个高度，在后牙区的范围比前牙区更大，高度可能大于4mm。在牙齿中，它由骨上方的结缔组织（CT）附着（平均1.07mm）和沟底的结合上皮附着（平均0.97mm）组成，其中最一致的值是结缔组织的附着[39]。

生物学宽度允许牙龈纤维和半桥粒与天然牙直接接触，并作为细菌在龈沟到下层牙周组织的屏障。当冠边缘侵犯生物学宽度时，牙槽嵴会退缩，以重新建立有利于牙龈纤维的环境。（图18-15）[69]。

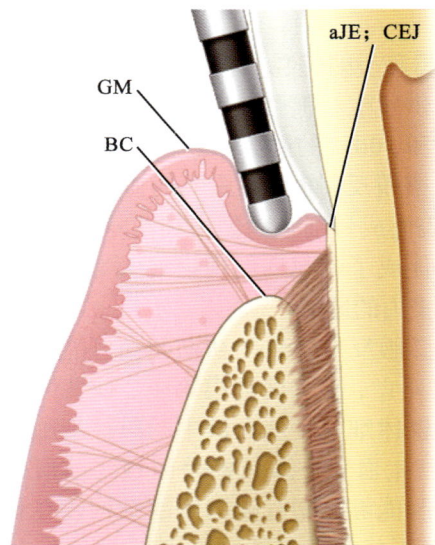

图18-15　天然牙的生物宽度有一个结缔组织带，该结缔组织带插入牙齿的牙骨质中，牙周探针会穿透龈沟和结合上皮附着处。BC. 骨嵴；GM. 龈缘；aJE. 连接上皮附着；CEJ. 釉牙骨质界（引自Misch CE：*Contemporary implant dentistry*，ed 3，St. Louis，2008，Mosby.）

许多手术方案建议在第一期种植手术期间将种植体植入在或低于牙槽嵴顶处。基台与种植体的连接可以与牙冠边缘相比较。Berglundh等在狗的二期手术和基台连接后的2周内观察到种植体

基台连接处下方 0.5mm 的骨丧失[26]。Lindhe 等报道了延伸到基台连接处上方和下方 0.5mm 的炎症结缔组织[70]。Wallace 和 Tarnow 指出,生物学宽度也出现在种植体中,并可能导致观察到的部分边缘骨丧失[71]。生物学宽度理论似乎能够解释从一期手术到二期手术基台放置后的第 1 年内早期骨丧失的缺失。然而,应该注意的是,报道中种植体的生物学"宽度"通常包括沟深度,而天然牙的生物学宽度不包括沟深度。在天然牙周围观察到 11 种不同的牙龈纤维组:牙龈牙周纤维(冠向、水平和根尖)、牙槽牙龈纤维、齿间乳头纤维、穿龈纤维、环形纤维、半环形纤维、牙根骨膜纤维、穿隔纤维、骨膜牙龈纤维、环间和牙龈间纤维。其中至少六种纤维组插入到天然牙的牙骨质中:牙龈牙周纤维(冠向、水平和根尖)、牙根骨膜纤维、穿隔纤维、环形纤维、半环形纤维和穿龈纤维。此外,一些纤维从牙周纤维束也插入到牙骨质中[3]。然而,在典型的种植体牙龈区域只有两种纤维组,没有牙周纤维存在。这些纤维不会像在天然牙的牙骨质中那样插入种植体表面下方[72]。相反,种植体周围的胶原纤维平行于种植体表面,而不像在天然牙中那样垂直[73]。牙龈和骨膜纤维组负责天然牙周围的结缔组织附着,而这些在种植体的骨穿通区域周围不存在。基台种植体连接的周围的结缔组织附着不能与牙齿的结缔组织附着相比较。James 和 Keller 是最早开始系统科学研究种植体周软组织生物学封闭现象的[72]。在种植体表面上半桥粒帮助形成类似基底膜的结构,能够起到生物学封闭的作用。然而,线性体的胶原成分不能像在牙齿的牙骨质中那样生理性地附着或嵌入到种植体中[54]。半桥粒封闭只有一个环形的牙龈组织带来提供机械保护以防止撕裂[55]。种植体周围的生物学封闭能够防止细菌和内毒素迁移到下层骨中。然而,它无法形成类似于天然牙生物学宽度中的结合上皮的附着成分。早期牙槽骨的吸收似乎不太可能完全由于硬组织和软组织重塑以在基台连接下建立生物学宽度所致。没有结缔组织附着区或线性体的成分嵌入到种植体中。这些解剖结构的重要性、数量和机制需要进一步研究。(图 18-16)。

在初期愈合期间覆盖螺钉和种植体之间的缝隙类似于基台种植体连接的缝隙。然而,骨可以生长覆盖螺钉上方,而缝隙本身可能不是骨丧失的原因。种植体和基台连接之间的缝隙被称为"微

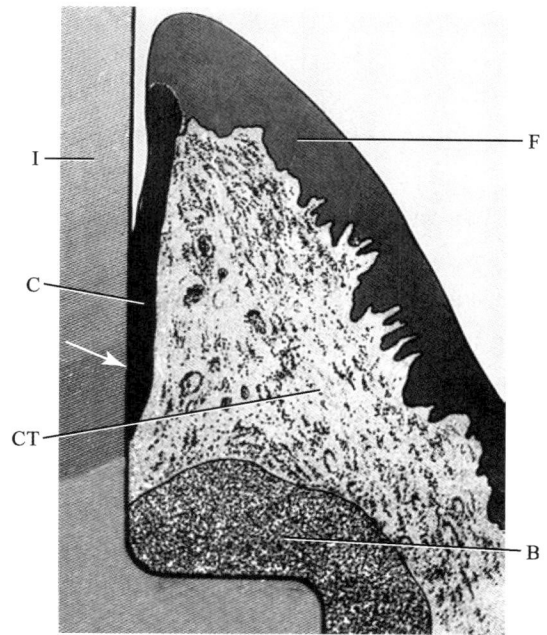

图 18-16　种植体周围主要有两组纤维:环状纤维和牙槽骨纤维。这两种纤维类型都不会插入种植体或基台。种植体周围探针穿过龈沟、结合上皮附着以及大部分结缔组织区。CT 指结缔组织。(引自 Misch CE: *Contemporary implant dentistry*, ed 3, St. Louis, 2008, Mosby.)

裂缝"。这一连接的实际尺寸通常为 0mm,并具有直接的金属 - 金属连接。然而,当缝隙暴露于口腔环境时,通常观察到连接下方至少 0.5mm 的骨丧失[74]。生物学宽度假说无法完全解释在种植术中穿过组织并且没有连接件 - 种植体连接的一阶段种植体上观察到的几毫米边缘牙槽骨丧失。例如,板状(刀片)植体、穿颌植体、螺钉、一体式螺钉种植体,甚至是骨膜下种植体都显示出边缘牙槽骨丧失现象。

确实,骨丧失发生在暴露于口腔环境的基台种植体连接下方的暴露阶段(通常在 2~4 周内)。骨丧失通常在种植体负荷修复体前发生。将这种边缘骨质流失称为生物学宽度是合理的。主要问题仍然是,当医生将基台和种植体连接置于骨下,多少骨丧失是由于种体的生物学宽度,并且超出了牙科医生的影响范围。文献中有多篇报道指出种植体的宏观和微观几何形状可能会影响生物学宽度的尺寸或早期牙槽骨丧失量[75]。

对第 1 圈螺纹的骨丧失观察表明,不同种植体设计的骨丧失量相似。然而,对于几种种植体设计来说,第 1 圈螺纹距离基台边缘的距离是不同的。在骨下方具有 4mm 光滑抛光袖口的种植体与骨下方具有 2mm 光滑袖口的种植体相比,骨丧失

更大。种植体生物学宽度概念不能完全解释观察到的垂直骨丧失量。此外，无论种植体是否负荷，在 1 个月内生物学宽度导致的骨丧失都会发生，并且与种植体 - 牙槽嵴设计和基台 - 种植体连接的位置相关，但与骨密度无关。该概念不能解释为什么在负荷后软骨中经常观察到比密质骨更多的牙槽骨丧失，也不能解释在负荷后质量较差的骨中更高的种植体失败率。

（5）咬合创伤：种植体上的边缘骨丧失可能是由于咬合创伤。咬合创伤可以定义为由于过度咬合力对附着装置造成的损伤。对于修复体安装后咬合作用导致骨丧失是存在争议的。一些文章指出，没有种植失败的种植体周围骨丧失主要与生物学结构或并发症相关[76]。其他作者则认为牙槽骨丧失与咬合过载有关[57,77]。减少种植体周围骨丧失的发生并促进长期种植体周围健康最终决定种植体和修复体的长期存留。

专家们一直对于 1901 年 Karolyi 提出咬合创伤和天然牙周围骨丧失之间存在相关性这一观点存在争议[78]。一些作者认为，咬合创伤是骨丧失的相关因素，尽管细菌是必要的因素[79]。另外，Waerhaug 等和许多其他人认为咬合创伤与牙周组织破坏的程度无关[80]。Lindhe 等认为咬合创伤无法导致牙周组织破坏[81]。然而，咬合创伤可能导致牙齿松动，这种松动可以是暂时的或永久的。

为了进一步建立边缘骨丧失和咬合过载之间的相关性，获取了有关细胞生物力学、工程原理、骨的机械特性、骨的生理学、种植体设计生物力学、动物研究和临床报告的相关文章[60]。

① 细胞生物力学：在细胞水平上骨的重塑是受机械环境中应变控制的[82]。应变定义为长度变化除以原始长度，应变单位以百分比表示。材料中的应变量与施加的应力量直接相关[10]。通过种植体修复体和组件施加的咬合应力可以传递到骨 - 种植体界面。骨 - 种植体界面处的骨应变量与通过种植体 - 修复体施加的应力量直接相关。骨中的机械感受器对最小的应变量做出反应可能触发骨重塑反应，其微应变比骨的极限强度低 100 倍（图 18-17）[83]。

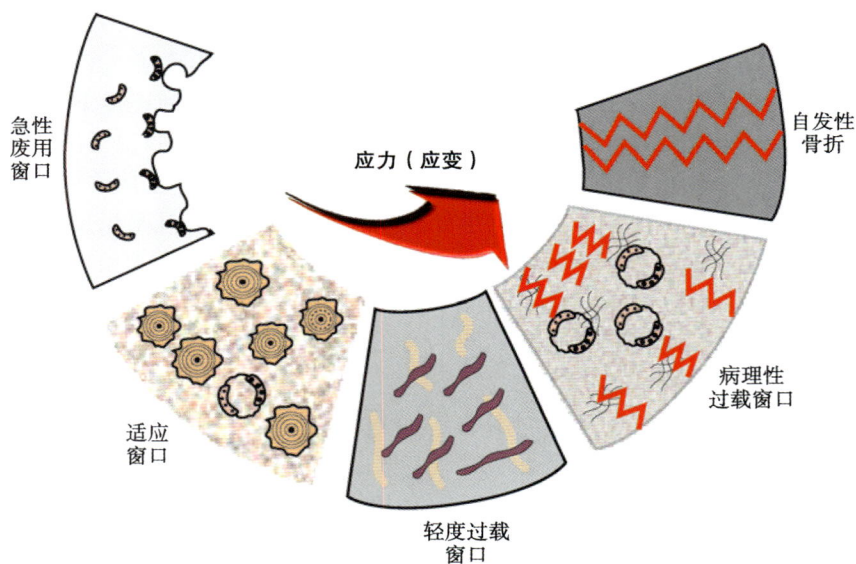

图 18-17　施加于骨细胞的机械应力会导致形状或应变的变化。微应变可能触发细胞因子的释放和骨丧失。（引自 Misch CE: *Contemporary implant dentistry*, ed 3, St. Louis, 2008, Mosby.）

Kummer 在 1972 年提出应力与骨重塑之间存在直接关系，这是最早的重塑理论之一[84]。更近些时候，Frost 报告了骨对不同微应变的细胞反应[85]。他观察到在 10 000 至 20 000 微应变单位（1% 至 2% 变形）下出现骨折。然而，在该值的 20% 至 40%（4 000 单位）水平下，骨细胞可能释放细胞因子开始出现骨丧失。换句话说，超过骨的生理极限的应变可能不仅导致物理断裂，还可能导致骨细胞吸收。从细胞生物力学的角度来看，咬合应力超出骨的生理极限可能导致足够的应变从而导致骨丧失的假设是合理的。到目前为止，骨细胞研究尚未在种植体周复制出这种骨情况。然而，有学者报道从失败的髋关节置换术中获得的骨-植入物界面组织中的细胞因子确实导致了人的骨丧失[86]。

②**工程原理**：应力与应变之间的关系决定了材料的弹性模量（刚度）。模量表示材料在特定应力水平下的尺寸变化量。牙齿的弹性模量与皮质骨的弹性模量相似。种植体通常由钛或其合金制成。钛的弹性模量比皮质骨的弹性模量大5～10倍（图18-18）。复合梁分析的工程原理指出，当两种具有不同弹性模量的材料紧密放置在一起且没有任何中间材料，并且其中一种材料承受负荷时，在两种材料首次接触的地方会观察到应力轮廓的增加[87]。在种植体骨界面中，这些应力轮廓在牙槽嵴区域的幅度更大。当种植体在骨模拟物中承受负荷时，这一现象在光弹性分析和三维有限元分析中均有观察到（图18-19）[88]。作者注意到，临床和影像学观察到的种植体周围的边缘骨丧失与这些报告中的应力轮廓模式相似。

③**骨机械性能**：骨密度与骨的强度和弹性模量直接相关[72]。与低密度骨相比，在一定负荷下，高密度骨表现出更少的应变量。因此，在相同的负荷条件下，骨密度较高的骨相对于骨密度较低的骨来说，其改建程度更小，这意味着骨丧失更少。Manz发现种植体周边缘骨丧失量与骨密度相关[63]。在种植体植入早期，各组无显著差异，但在

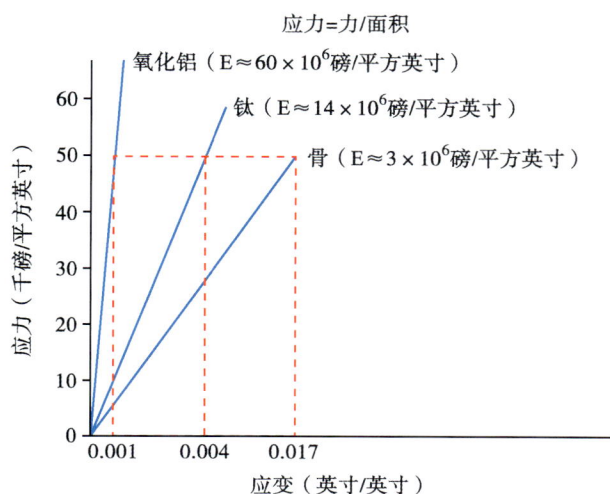

图18-19 在骨模型中对钛种植体进行轴向加载后的三维有限元分析显示，应变的V形模式在嵴顶区最为明显，并随着应力在种植体长度上逐渐消散而减弱。（引自Misch CE: *Contemporary implant dentistry*, ed 3, St. Louis, 2008, Mosby.）

修复6个月后，通过X线片可以观察到种植体周骨丧失量分别为I类骨：0.68mm，II类骨：1.1mm，III类骨：1.24mm和IV类骨：1.44mm（图18-20）。这意味着骨密度越高，负荷后种植体周骨丧失越少。Appleton团队人体临床研究报道发现[89]，与

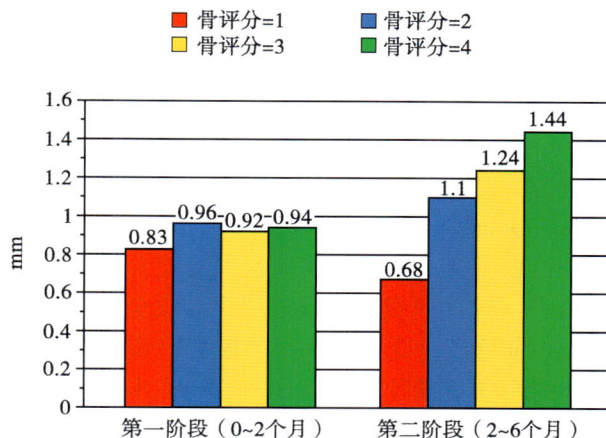

图18-18 钛（Ti）的弹性模量比骨头大。当应力绘制在Y轴上，应变绘制在X轴上时，可以得到弹性模量。钛的刚性是皮质骨的5～10倍。（引自Misch CE: *Contemporary implant dentistry*, ed 3, St. Louis, 2008, Mosby.）

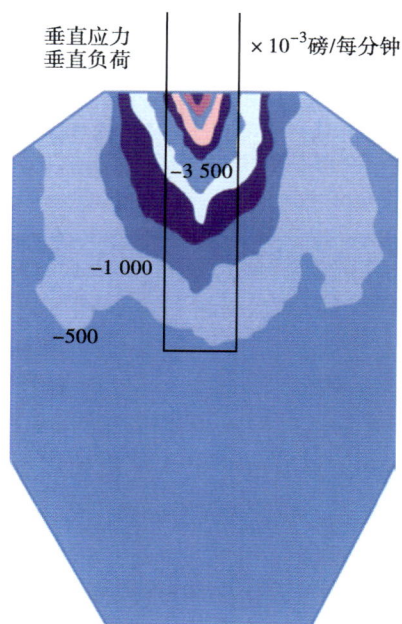

图18-20 根据骨质量分类，观察种植体垂直骨量的平均变化。在种植体植入第一阶段（0～2个月），各组骨量无明显改变；然而，负荷6个月后，边缘骨丧失量与骨质量直接相关，其中IV类骨（密度最低）边缘骨丧失量最大（转载自Manz MC: Radiographic assessment of peri-implant vertical bone loss; DIRG Implant Report No 9, *J Oral Maxillofac Surg* 55（Suppl）: 62-71, 1997.）

非渐进性负荷相比,第一前磨牙区渐进性负荷的单颗种植体周骨密度近嵴顶1/2增加更多,边缘骨丧失更少。因为骨密度的增加与骨强度、弹性模量、骨重塑和边缘骨丧失的减少相关,这些因素相互关联相互影响。

数项动物实验研究报道揭示了骨组织在种植体植入后的改变情况。例如,Hoshaw等学者在狗的股骨垂直于长轴和骨单位方向植入种植体[90],并对种植体施加拉应力5天后发现,骨细胞沿着种植体螺纹分布和拮抗负荷,以发生重组。这种独特的骨重组模式仅存在于种植体周3~4mm的范围内。嵴顶骨丧失也发生在种植体周,并被解释为应力过载。为了重新排列骨结构,骨组织必须重塑。

Miyata在一项前瞻性临床试验中,通过对猴子建立种植修复动物模型[91],分别设100mm,180mm和250mm早接触,以及无咬合干扰组作为对照组,4周后,通过块状切除取出种植体,并对牙槽嵴顶骨水平进行评估,与对照组相比,100mm早接触组差异无统计学意义,180mm早接触组有较明显骨丧失,250mm早接触组嵴顶骨丧失量为2~3倍。Duyck将螺钉状种植体植入小狗(译者注:参考文献实际为兔)胫骨建立双层骨皮质固位的种植动物模型,分别设置无负荷组、稳定负荷组和动态负荷组[92],仅动态负荷组表现出明显的嵴顶骨丧失。在这两项动物实验中,唯一变量为种植体上咬合负荷的强度或类型,这表明动态咬合负荷可能是导致刚性固定的种植体周嵴顶骨丧失的因素之一。

相关临床研究报道牙列缺失患者种植体周嵴顶牙槽骨丧失的增加与修复体悬臂的存在息息相关[93]。游离端悬臂的长度会直接导致最末端基台咬合应力增加,进一步造成种植体周嵴顶牙槽骨丧失。Quirynen等分析了93名不同种植修复类型的种植患者证实嵴顶牙槽骨丧失与咬合负荷息息相关[58]。这些研究者都报道了在双颌全牙弓固定修复中前牙咬合无接触和异常咬合习惯的患者种植体周嵴顶牙槽骨丧失较多。这些临床研究都没有提供统计学分析证实咬合应力和骨丧失的明确关系。但是,一部分研究者一致认为咬合过度负荷可能与种植体颈部骨丧失的发生率有关。实际上,Naert等在一项囊括589颗种植体的研究中证实异常咬合习惯导致的咬合过度负荷是导致种植体骨丧失和负荷后边缘骨丧失的最可能因素[94]。

Rangert等研究者指出种植体所承受的咬合负荷可能起着弯曲力矩的作用,这可能导致边缘骨水平应力增加和种植体折断[95]。回顾性临床研究显示边缘骨丧失发生在种植体折断前,种植体折断的应力也是造成种植体折断前边缘骨丧失原因。Rosenberg等学者发现种植失败的微生物差异性源于超负荷和生物学并发症[96]。Uribe团队报道了1例关于下颌种植体周炎伴骨缺损的病例[97],组织学分析显示该区域存在浸润性纤维结缔组织中心区伴少量炎症细胞。根据这些研究者发现感染性种植体周炎的表现不同于慢性炎症性组织,这与咬合过度负荷直接相关。Leung等临床研究证实在种植支持式固定修复病例中,修复后若存在创伤殆,2周后,影像学上可观察到约1/2的种植体颈部牙槽骨呈现角形吸收,甚至吸收至第7个螺纹[98]。但当去除修复体后,即使没有任何手术或药物干预,数月后影像学上可观察到种植体周骨缺损几乎恢复至初始水平。待骨缺损恢复后,为患者进行修复,并调整咬合至标准状态,在长达3年的观察中可见种植体颈部牙槽骨水平稳定在种植体第2个螺纹水平。本研究表明导致骨丧失的咬合过度负荷在早期尽早去除不仅可以停止骨丧失,甚至可以可逆性恢复骨缺损。尽管迄今为止暂无临床前瞻性研究表明咬合应力与非种植失败的骨丧失之间的直接关系,但部分同行认为两者之间可能确实存在因果关系。

咬合负荷过重可能是导致种植体周嵴顶骨丧失的病因之一,但这并不意味着不存在其他因素。比如:种植体平台转移与基台之间的微间隙;在种植体植入后的第1个月,生物学宽度常常会对边缘骨产生影响。然而,某些影响种植体周骨丧失的因素是临床医生可控的。种植体植入时牙槽骨嵴与种植体颈部之间的微间隙是受手术医生控制的。但是,患者的自身免疫反应和微生物的免疫应答、生物学宽度、患者对种植手术创伤的反应等是医生无法控制的。当为患者戴入最终修复体后,多数造成边缘骨丧失的问题已经明确,但是个别因素如咬合负荷过重及其对骨质量的影响仍然在持续发生。咬合负荷是修复科医生必须严格控制的因素之一。如果咬合负荷过重与种植体边缘骨丧失明确存在关联,那么通过减少种植体界面应力来解决该问题是个不错的选择。但令人费解的是咬合负荷过重对种植体边缘骨丧失的影响作用并不是持续到种植体脱落的,将种植体牙冠高度定义为咬合面到牙槽嵴顶的距离,冠的高度实际上是垂直向悬臂梁的长度,存在着放大种植体所承受应力的作用。由于垂直向骨丧失导致冠的高度增加，因而在种植体边缘骨丧失后，咬合负荷进一步增加，若咬合负荷过重会导致种植体边缘骨丧失，那继而增加的转矩力应该进一步促进骨丧失直到种植体脱落。然而，大量临床研究表明，在负荷 1 年后种植体周骨丧失率降低，随后变得极小。在最初咬合负荷过重导致的边缘骨丧失后，骨水平也可能变得稳定的两大原因是骨生理学和种植体设计力学。

④**骨生理性能**：与负荷 1 年后相比，种植二期手术后的牙槽骨密度和硬度较低[99]。骨形成在发生 4 个月时矿化 60%，全部矿化则需要 52 周[100]。部分矿化的骨比完全矿化的骨硬度更低。另外，在骨形成的第 1 年，骨微结构也在不断地发育形成。与排列有序矿化程度更高的板层骨相比，编织骨无有序的组织排列，硬度更低。种植手术植入创伤造成的失活骨组织将由编织骨修复，随后编织骨在几个月后逐步形成板层骨[101]。较大的咬合应力可能在修复后第 1 年导致编织骨发生微骨折，但在随后的几年里，随着骨矿化完成，骨强度增加，在相同咬合应力作用下，完全矿化的骨足以抵抗其造成的压力。

种植体植入后 6 个月～1 年期间，当种植体行使功能后，种植体周骨质，特别是种植体颈部，因受应力作用骨密度增加[102]。Piatelli 等学者对猴子负荷和未负荷的非埋入式种植的骨组织学和形态学进行探究发现（图 18-21 和图 18-22），负荷后，骨由最初愈合时细小的骨小梁结构逐渐转变为致密的粗壮的骨小梁结构，特别是种植体颈部[103]。Hoshaw 等研究者在狗的胫骨上植入螺纹种植体，并施加拉应力，发现在种植体周的细小骨小梁变为较粗壮的骨小梁结构[90]。此外，骨骼为更好地适应咬合负荷的方向和类型重组为更优结构（图 18-23）。在密度上，细小骨小梁也小于较粗壮的骨小梁。由于骨密度与骨的强度和弹性模量直接相关，在功能性负荷阶段，钛金属与骨之间的嵴顶牙槽骨强度和生物力学不匹配性可能逐渐减少。换句话说，施加在种植体周骨上的应力可能因在嵴顶处最大而足以在植入第 1 年导致骨丧失。然而在嵴顶下施加较小的应力，可能使得牙槽骨的密度和硬度产生生理应变。因此，咬合过度负荷会在最初导致的骨丧失，但并不足以在骨逐渐成熟和致密后导致持续性骨丧失。

Appleton 团队的临床研究显示，与非渐进性负荷相比，第一前磨牙区渐进性负荷的单颗种植体

周近嵴顶 1/2 表现出更少的骨丧失和更多的骨密度增大（图 18-24）[104]。部分临床研究报道，下颌骨边缘骨丧失比上颌骨少。下颌骨密度大于上颌骨。据报道，在骨密度较大的下颌骨渐进性负荷

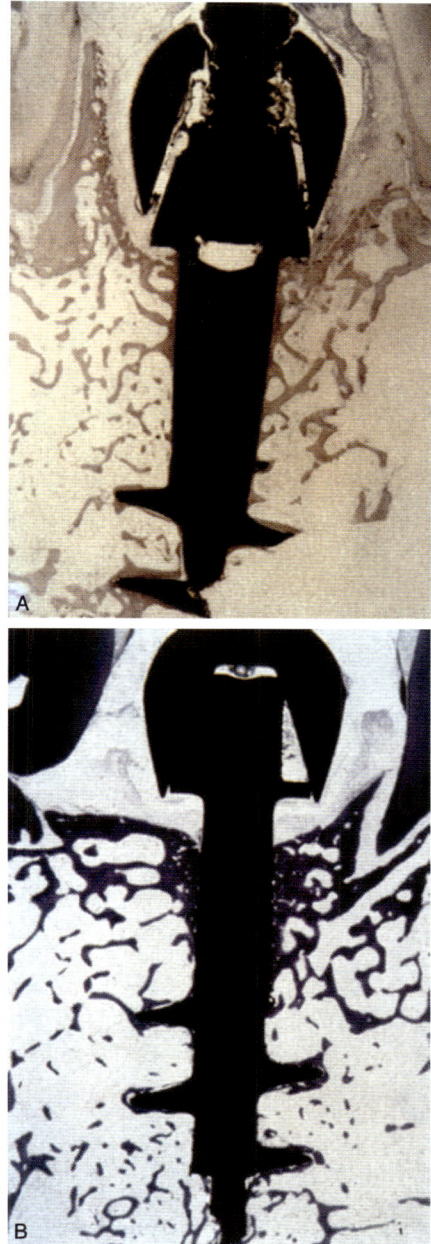

FIG 18.21　In evaluating the bone around an implant after healing in a monkey model, a fine trabecular pattern is noted. (From Piatelli A, Ruggeri A, Franchi M, et al: A histologic and histomorphometric study of bone reactions to unloaded and loaded nonsubmerged single implants in monkeys, a pilot study, *J Oral Implantol* 19: 314-319, 1993.)

注：图 18-21 在猴子动物模型中，评估愈合后种植体周骨较细小的骨小梁结构。

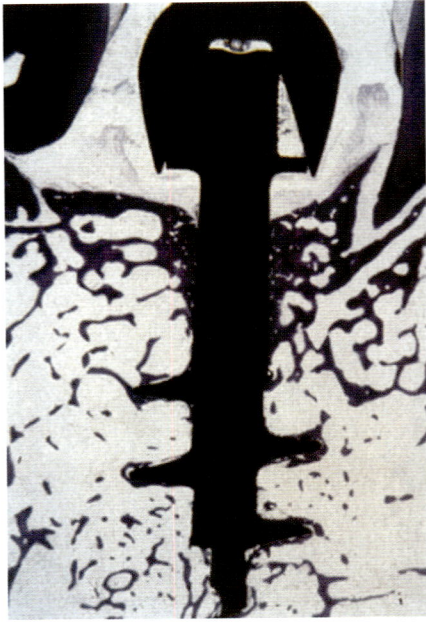

图 18-22 种植体负荷后，细小的骨小梁转变为较粗壮的骨小梁，尤其是在牙槽嵴顶。当应力太大时，会导致骨丧失。当应力在生理范围内时，骨密度增加。（转载自 Piatelli A，Ruggeri A，Franchi M，et al.：A histologic and histomorphometric study of bone reactions to unloaded and loaded nonsubmerged single implants in monkeys：a pilot study，*J Oral Implantol* 19：314-319，1993.）

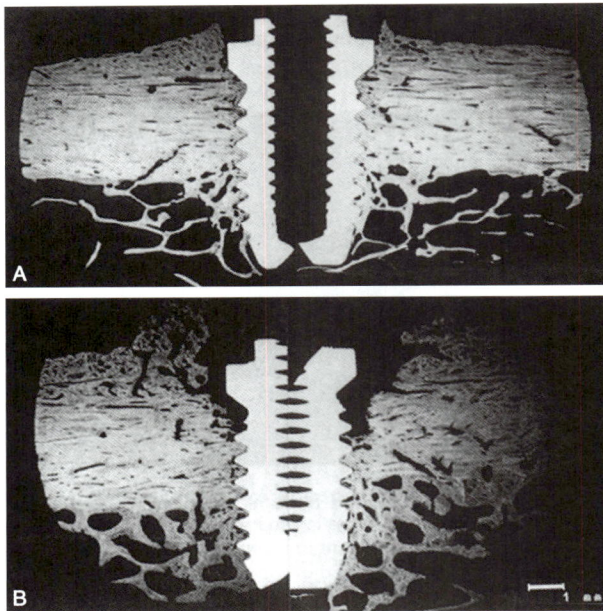

FIG 18.23 Researchers loaded threaded implants in dog tibiae and noted the fine trabecular bone in the apical region （A）became coarse trabecular after loading. In addition，crestal bone loss was observed on the loaded implant. （From Hoshaw SJ，Brunski JB，Cochran GVB：Mechanical loading of Brånemark fixtures affects interfacial bone modeling and remodeling，*Int J Oral Maxillofac Implants* 9：345-360，1994.）

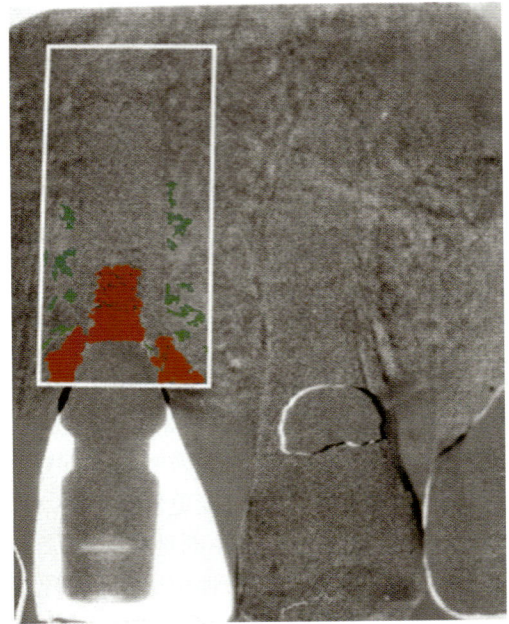

图 18-24 在患者上颌第一前磨牙区渐进性负荷的单颗种植体周嵴顶骨丧失较少，骨密度增加。（转载自 Appleton RS，Nummikoski PV，Pigno MA，et al.：A radiographic assessment of progressive loading on bone around single osseointegrated implants in the posterior maxilla，*Clin Oral Implants Res* 16：161-167，2005.）

的种植位点，牙槽嵴顶骨丧失较少表明应力/应变是种植体负荷后嵴顶骨丧失的主要原因。牙槽嵴顶的应力在种植体植入后第 1 年可能导致微骨折或超负荷，在咬合负荷和骨矿化完成后随着骨强度的改变，应力/应变的关系随之变化，降低了随后几年发生微骨折的风险[105]。

⑤**种植体设计的生物力学：**据报道，不同种植体设计的边缘骨丧失量不同。种植体的设计和表面处理可能影响分布到种植体-骨界面的应变量。Zechner 等学者评估了机械处理的 V 型螺纹种植体和酸蚀喷砂处理的方螺纹种植体，在功能性负荷后种植体周骨丧失的情况（图 18-25）[106]。

这两种设计的种植体都有相似的颈部结构和外六角连接。共纳入下颌骨植入 4 颗骨内种植体的 36 例患者，随访 4 年。在此期间，平均骨丧失为2.4mm（V 型螺纹）和 1.6mm（方螺纹）。然而，在本研究中，机械 V 型螺纹种植体的骨丧失范围为0.1～8.5mm，粗糙的方螺纹种植体的骨丧失范围

注：图 18-23 在狗的胫骨上植入螺纹种植体并负荷，发现负荷后嵴顶区域（A）细小的骨小梁变为粗壮的骨小梁。此外，在负荷后种植体上观察到嵴顶骨丧失。

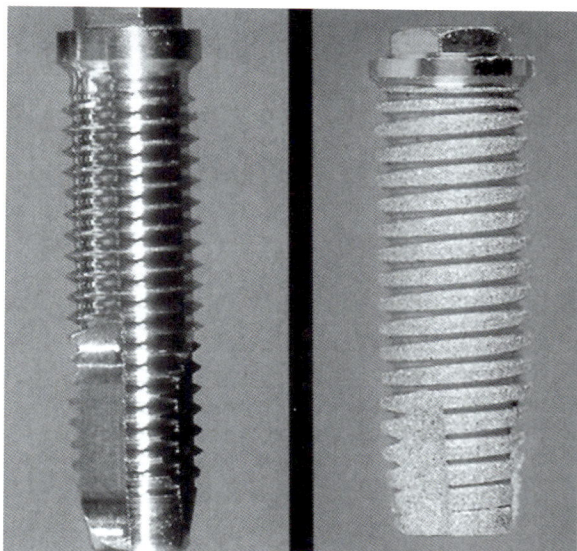

图 18-25　在下颌前牙区植入后 3～7 年，对比左侧种植体（机械 V 型螺纹）和右侧种植体（粗糙的方螺纹）的嵴顶骨丧失的情况。（转载自 Misch CE：*Contemporary implant dentistry*，ed 3，St. Louis，2008，Mosby.）

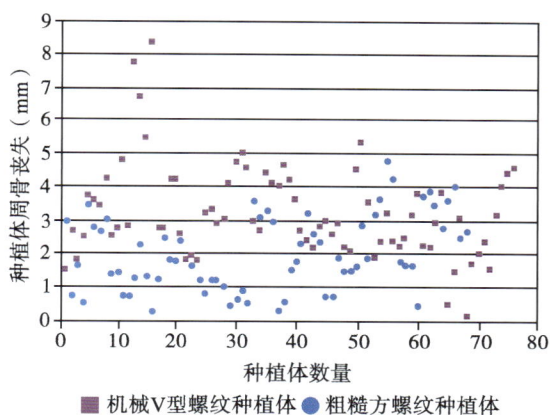

图 18-26　多数骨丧失超过 4mm 的种植体为机械 V 型螺纹种植体（MS）。骨丧失小于 1mm 的种植体主要为粗糙的方螺纹种植体（SE）。（转载自 Misch CE：*Contemporary implant dentistry*，ed 3，St. Louis，2008，Mosby.）

为 0.2～4.8mm。其中有 22 颗 V 型螺纹种植体骨丧失量超过 4mm，16 颗粗糙的方螺纹种植体骨丧失量 ＜1mm，而仅 2 枚 V 型螺纹种植体骨丧失量＜1mm（图 18-26）。临床均未见炎症或渗出。在某项临床研究报道中指出不同种植体表面处理方式和设计对种植体周边缘骨丧失的影响大于生物宽度、微间隙位置和/或手术因素的作用。影响边缘骨丧失最可能的 3 个因素为修复体承受的应力大小、抵抗这些应力的骨的质量及种植体的设计。这三种情况都提示咬合负荷过重是导致种植体周边缘骨丧失的原因。

Karousis 团队的前瞻性研究也表明，不同的种植体设计和表面处理具有不同的边缘骨丧失发生率[107]。一项追踪超过 10 年的前瞻性临床研究报道，比较了来自同一制造商的不同设计的 3 种种植体，结果显示：骨丧失量超过 5mm 的发生率分别为 26%、37% 和 39%；边缘骨丧失超过 6mm 的种植体水平发生率分别为 22%、35% 和 33%。这些结果表明即使采取相似的愈合和负荷方案，不同的种植体设计和表面处理，可能导致不同程度的边缘骨丧失。由于种植体的设计和表面处理会影响骨与种植体之间的应力传递，该应力的传递作用可能导致不同的种植体设计和表面处理的骨丧失量不同。

在骨科领域，髋关节置换术有多种并发症，包括伤口感染、人工关节周围骨折、人工关节脱臼、机械性损伤和骨质溶解[108]。骨质溶解是指在胶结或非胶结的骨科植入物周围发生骨丧失。骨 - 种植体界面骨质溶解导致的无菌性松动是晚期关节置换术失败的主要原因（10 年内占 10%）。机械负荷因素主要与这种无菌性松动相关。增加机械负荷失败的患者因素包括体重和活动程度。在一项基于动物模型和人体临床试验的研究中指出骨在界面处的吸收与机械负荷相关[109]。如果患者无自觉症状且有较大的溶骨性骨缺损，但植入物不松动，那么该患者的治疗方法包括刮除溶骨膜和植骨[110]。这些骨科的相关研究指出机械负荷会导致骨 - 种植体界面骨丧失。在髋关节置换术中最常用的金属为钛合金，骨 - 种植体界面与口腔种植体非常相似。此外，口腔中还存在某些潜在致病因素，不存在于骨科的无菌环境中，如口腔细菌、微间隙和微生物相关的骨丧失等。这些研究进一步说明种植体周边缘骨丧失与生物力学应力相关。

**（6）骨丧失的影像学评估**：天然牙的影像学检查评估有助于判断是否存在龋齿、牙髓病变和牙周骨质吸收等问题。X 线片可用于评估牙周疾病对支持骨组织的影响，但不能说明疾病的过程存在与否。对天然牙骨质吸收的评估可包括：①是否有完整的硬骨板；②牙周膜宽度；③牙槽嵴形态（均匀或角形吸收）；④釉牙骨质界（CEJ）到牙槽嵴顶的距离（正常或异常）。正常的 X 线片显示，靠近天然牙齿的牙槽嵴顶骨水平通常位于距 CEJ 1～3mm 处。

种植体不会发生龋坏，也不会发展成牙髓疾病。然而，种植体周嵴顶骨水平通常用来诊断种植体周健康状况。影像学检查是评估种植体周嵴顶骨丧失最简单的临床检查方法之一，但也有较多局限性。X 线片通常只能清楚地显示近远中向骨水平。

然而，早期骨丧失通常发生在种植体颊侧。

种植体周牙槽骨影像没有透射性并不意味着在该处不存在骨丧失，尤其是下颌前牙区。由于皮质骨致密，在该区域骨密度需要下降40%以上才能在影像学显影[111]。当牙槽骨较宽时，种植体周的V型骨缺损可能被皮质骨包绕，因此，在这种情况下，X线片的诊断价值较低。

与天然牙相比，种植体更难拍摄平行投照的根尖片。种植体通常比天然牙牙根更长，根尖部分更靠近牙槽骨深处。因此，种植体的根尖部分通常位于肌肉附着处或位于几乎不可能用平行投照成像方法的区域。为了拍摄种植体的根尖部分而获得的压缩影像无法体现牙槽嵴骨量的真实情况。因此衡量牙槽嵴顶骨丧失的最好的评估方法通常是垂直咬翼片或不含种植体根尖部分的根尖片（图18-27）。

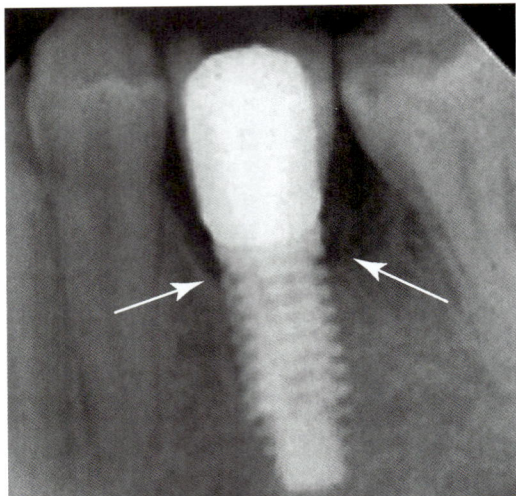

图18-28 在根尖片上，种植体只有一侧螺纹清晰，是由于中央射线与种植体不完全垂直，但在偏差10°以内。这种图像虽然并不理想，但在临床上大多数情况下是可以接受的。（转载自 Misch CE: *Dental implant prosthetics*, ed 2, St Louis, 2015, Mosby.）

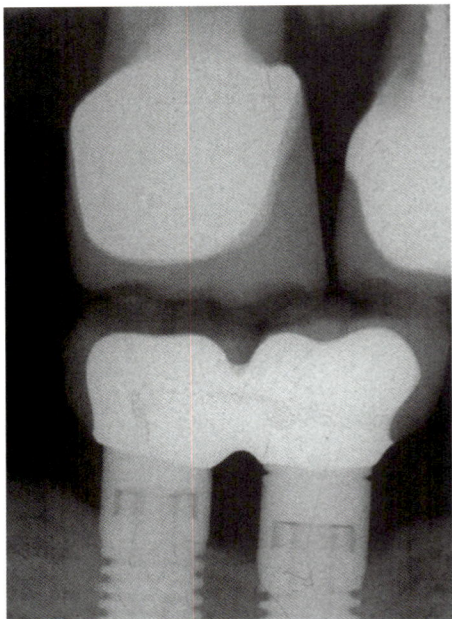

图18-27 与X线片相比，垂直咬翼片通常更有利于诊断出骨丧失，因为X线片需要包含种植体的根尖部分。（转载自 Misch CE: *Dental implant prosthetics*, ed 2, St Louis, 2015, Mosby.）

X线片清晰准确成像的前提是拍摄时使用适当的角度。如果片子上表现为近远中向一侧清晰而另一侧模糊，则说明角度上至少存在10%的误差（图18-28）。如果种植体的两侧均不清晰，则无法利用X线片评估牙槽骨丧失量。理想情况下，基台与种植体连接部位为一条清晰的线。当种植体的颈部位于牙槽嵴顶时，对嵴顶骨丧失量的评估最为容易。

**临床意义**：健康种植体的评价标准依赖于临床症状和影像学检查。在最终修复后的影像学资料被定义为观察的基线水平。此后，生物学宽度和种植体颈部的设计将影响种植体周嵴顶骨丧失情况。由于嵴顶牙槽骨的改建通常发生在负荷后的第1年，因此，建议每3~4个月进行一次复查维护，如果探诊深度增加，建议在第6~8个月时拍摄垂直向咬翼片，并与基线进行对比。在负荷1年后，也应拍摄垂直向咬翼片，并与前两张影像学检查片进行比较。如果没有明显变化，后续的影像学检查可以每3年进行一次；如果有其他临床症状，则应增加检查频率。

如果通过探诊或X线片检查发现存在明显的牙槽嵴顶改变，则应该进行适当调整以减小咬合力，并进行口腔卫生维护和宣教。同时每6~8个月复查一次X线片，直到连续两次检查结果显示骨水平稳定为止。如果在负荷后骨丧失超过2mm，医生应该强烈怀疑种植体数量过少，无法承担相应的咬合应力，建议对受影响的种植体进行夜磨牙殆垫保护和降低咬合力。

## （九）种植体周疾病

本部分概述种植体周疾病的主要类型，同时提供全面的治疗和预防方案（表18-7）。

**表 18-7　种植体周黏膜炎与种植体周炎的鉴别诊断**

| | 探诊出血 | 溢脓 | 探诊深度 | 骨丧失 | 种植体松动 |
|---|---|---|---|---|---|
| 种植体周黏膜炎 | + | +/− | <4mm | + | − |
| 种植体周炎 | + | +/− | >4mm | − | +/− |

## 1. 种植体周黏膜炎

种植体周黏膜炎是一种种植体周软组织的炎症状态，类似于天然牙的牙龈炎。种植体周黏膜炎是一种可逆的炎症状态，没有附着丧失或骨丧失。种植体周黏膜炎（探诊出血，不存在骨丧失）的发生率在患者水平为 79%~90%，在种植体水平约为 50%[8]。

临床上，种植体周黏膜炎可诊断为探诊出血，伴或不伴溢脓，探诊深度 <4mm，影像学检查上不存在骨丧失（图 18-29）。

（1）病因学：主要的病因已被证实是菌斑生物膜，及时去除菌斑生物膜能有效逆转疾病的进程。若对菌斑生物膜不加干涉，可能进一步发展为种植体周炎，导致骨丧失和骨结合失败，这类似于牙周炎中的附着丧失和骨丧失。大量研究证实菌斑的累积与种植体周黏膜炎症之间相关联[112,113]。组织学上，种植体周黏膜炎仅发生于上皮屏障以内，表现为 T 细胞富集，炎性浸润屏障上皮[114]。多数种植体周黏膜炎的病例是由于口腔卫生不良，种植体或修复体清洁不到位，种植体位置不佳，不良修复体，以及粘结剂残留等造成。

此外，种植体周黏膜炎也可能由患者对钛合金过敏导致。目前，多数的种植体表面均覆盖一层二氧化钛，使得种植体具有较高的表面能，促进宿主组织和种植体之间相互作用。当种植体暴露在口腔中，较低的表面能可能导致 Ⅳ 型超敏反应，从而导致种植体周黏膜炎[115]。

（2）预防：由于种植体周黏膜炎的高发病率，因此临床医生必须能够评估每个患者的危险因素，并在开始种植治疗计划时进行充分考量。美国牙周病学会最近的一份共识性报道显示，危险因素包括口腔卫生不良、牙周病史、吸烟、粘结剂残留和咬合不良等。系统性因素包括糖尿病和心血管疾病等全身系统性疾病[116]。另外，临床医生还应充分了解全身系统性疾病和药物对口腔软组织的影响，这也可能导致种植体周黏膜炎的发生。

预防种植体周黏膜炎发生的另一关键因素是

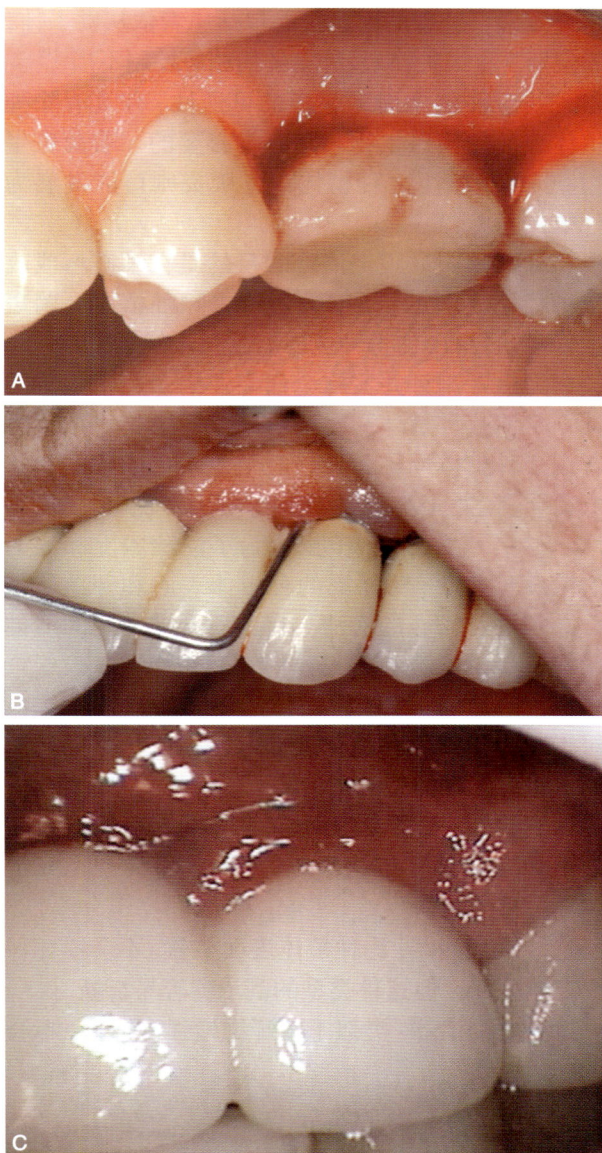

图 18-29　种植体周黏膜炎。A. 种植体周自发性出血；B. 暗红色龈缘伴探诊出血；C. 紫红色牙龈，表面慢性细菌浸润

理想的种植体位置。理想的种植体应位于正确的三维位置，包括颊-舌向、近-远中向和冠-根向，以确保软组织健康。种植体正确的三维位置也是最终能进行理想修复的前提，同时更利于患者的自我清洁和保持口腔卫生。

（3）管理：种植体周黏膜炎是一种可逆性炎

症过程[8]。但是，如果治疗不当，炎症状态持续存在，种植体周黏膜炎可能发展为种植体周炎，发生不可逆性骨丧失。在多数情况下，种植体周黏膜炎是种植体周炎发生的必要条件[117, 118]。

种植体周黏膜炎的主要治疗方法为非手术机械清创，结合抗菌冲洗疗法。造成种植体周黏膜炎治疗效果不理想的因素可能包括患者依从性不佳，未定期复查维护，以及种植体周菌斑控制不当[119]。

基于种植体周黏膜炎的可逆性，有效清除种植体表面的菌斑生物膜是非常必要的。若菌斑生物膜未有效清除，种植体周黏膜炎则可能发展为种植体周炎。

种植体周黏膜炎治疗的目的是在不破坏或改变种植体表面的情况下，通过去除种植体周菌斑生物膜和牙石，使得种植体周黏膜恢复健康。

为患者制订并实施全面专业的口腔卫生维护计划是治疗种植体周黏膜炎的重要措施。推荐患者用于种植体周黏膜炎口腔卫生维护的物品包括电动牙刷、冲牙器、洁牙剂和抗菌药物等。

**（4）专业机械清创术**：为了清除龈上和龈下的菌斑生物膜，对暴露的种植体表面和种植体基台必须进行彻底的清洁。目前有众多不同的清创系统。

**①刮治器**：在钛种植体清创中洁治器的选择对于减少治疗后种植体表面的变化非常重要。清创术中有多种类型的刮治器可供选择。

- 钛刮治器：一种专门用于种植体清创的刮治器，因为它们具有与钛相似的硬度，不会刮伤或损坏种植体表面。
- 碳纤维刮治器：比种植体表面柔软，不会损坏种植体表面。但这种类型的刮治器容易折断。
- 特氟龙刮治器：类似于碳纤维增强刮治器，不会

刮伤种植体的表面。
- 塑料刮治器：一直被提倡作为防止种植体表面损伤的首选工具。然而，这类工具的作用和效果仍然存疑。这种类型的刮治器也容易折断。
- 不锈钢刮治器：硬度远大于钛合金，不建议用于牙种植体周清创，因为这类刮治器可能会破坏种植体的表面。
- 无定形树脂洁治器：含或不含无机填料树脂。含有无机填料的树脂可以使用硅石，石墨或玻璃等材料改变树脂性状或增加刚性。这些洁治器可以在不锈钢手柄上替换不同的尖端。但这种类型的洁治器使用寿命往往相对较短。
- 具有电动马达的钛刷（Salvin：钛刷具有各种各样的形状，因此钛刷能适用于种植体表面的螺纹和凹陷区清洁。钛刷的工作速度为600转/分，能有效去除种植体表面碎屑。

Hasturk等学者在扫描电子显微镜下比较了6种不同类型的洁治器及其对不同品牌种植体基台表面的损伤程度。结果表明，添加玻璃填料的树脂刮治器产生的刮痕最多，而不含无机填料的树脂刮治器引起的表面损伤最小。然而，这些研究是在光滑的钛基台上进行的，并不是在粗糙的种植体表面[120]。Anastassiadis团队表示刮治器并不会造成种植体表面损伤。此前已有研究证实金属洁治器不会刮伤牙骨质；但钛种植体具有更高的莫氏硬度，因此金属洁治器不会刮伤钛种植体表面[121]。此外，洁治器能有效地去除大块牙结石和肉芽组织，但无法很好地清洁暴露于口腔环境的污染种植体表面。因此，利用刮治器机械性清创疗效不理想的关键问题在于其清洁效果，而不是刮治器的材质（图18-30）。

**②超声设备**：采用特殊聚醚醚酮涂层工作尖

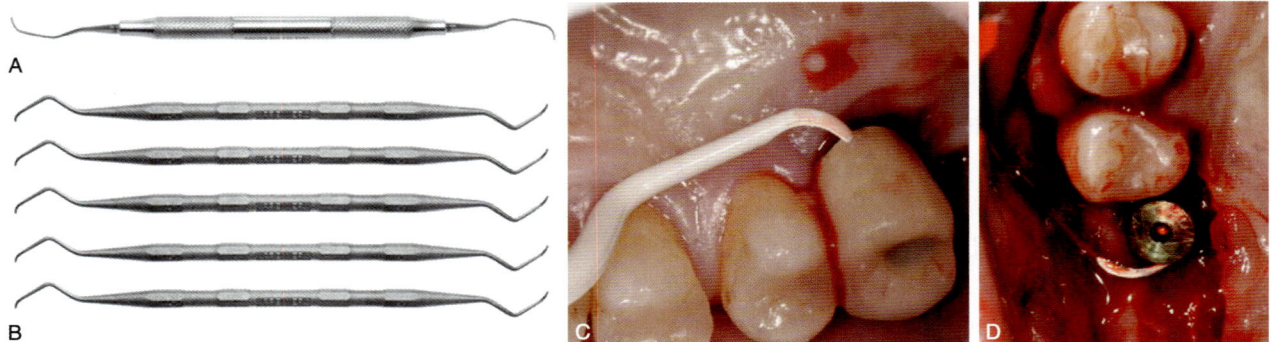

图 18-30　A.钛刮治器；B.碳纤维刮治器；C.特氟龙/塑料刮治器；D.不锈钢刮治器。（A，B引自Salvin Dental Specialties，Inc.，Charlotte，NC.）

的超声洁牙机清理种植体表面。这种工作尖是由不锈钢芯的塑料材料制成。这种超声设备可以有效清除牙菌斑和牙石，同时能保持种植体表面的光滑和清洁。

虽然不建议使用金属工作尖，但塑料工作尖在清洁种植体螺纹和凹陷区时很有可能会被破坏。由 Hu-Friedy 公司的 PEEK 材料的工作尖具有抗折裂性，在临床上可以考虑使用。

无论是美国牙科协会，还是美国牙周病学会，都没有就在种植体周疾病中使用超声设备达成共识。目前的证据不足以支持超声设备的使用。

③抗菌药物：对活组织或皮肤无损伤，同时能减少感染、败血症或腐败发生的消毒防腐剂被定义为抗菌药物。以下为可供牙科使用的消毒防腐剂：1.0% 次氯酸钠、3.0% 过氧化氢、0.12%（美国）或 0.2%（欧洲、亚洲、加拿大）葡萄糖酸氯己定、40.0% 柠檬酸、24% EDTA、10% 聚维酮碘、酚类及精油类等。对于种植体周炎，消毒防腐剂还应具备以下条件：生物膜穿透性、长效性、生物相容性，以及不易产生耐药性。综合考虑上述各项因素，我们建议使用柠檬酸。首先需要使用洁治器去除大块的软垢、菌斑、牙石和食物残渣等，然后使用40% 柠檬酸棉球在暴露的种植体表面擦拭 30～60s[122]。虽然可供牙科使用的消毒防腐剂种类繁多，如聚维酮碘、过氧化氢、氯己胺和生理盐水等，但柠檬酸具有更好的生物相容性，同时便于使用，并且被证实接触 2min 后，能减少高达 90% 的细菌内毒素，特别是牙龈卟啉单胞菌[123]。通过这样的方式，可以去除种植体表面残留的少量细菌菌落。在机械清创和消毒防腐剂处理后，为细胞在干净的种植体表面再生提供有利条件。

至于其他的消毒防腐剂，由于具有不同的缺点而无法用于种植体周炎的治疗。氯己定虽然能去除种植体表面多达 92.9% 的 Pg 内毒素，但其对成纤维细胞具有细胞毒性[124]；聚维酮碘具有很高的抗菌性，但其残留物对骨组织具有很强的刺激性。Bürgers 等研究者对比了不同种类消毒防腐剂对表皮葡萄球菌、白念珠菌和血链球菌的抗菌效果。他们发现次氯酸钠在去除这 3 种细菌生物膜方面有效性最高，但同时它也具有最强的生物毒性。过氧化氢仅对白念珠菌有抗菌活性，而葡萄糖酸氯己定、酚类以及精油类仅对血链球菌和白念珠菌有抗菌作用[125]。

目前尚无足够的研究支持将任何一种消毒防

腐剂作为最佳选择，但 40% 柠檬酸因其易于使用，组织相容性好，并且能有效减少细菌残留而被推荐使用（图 18-31）[126]。

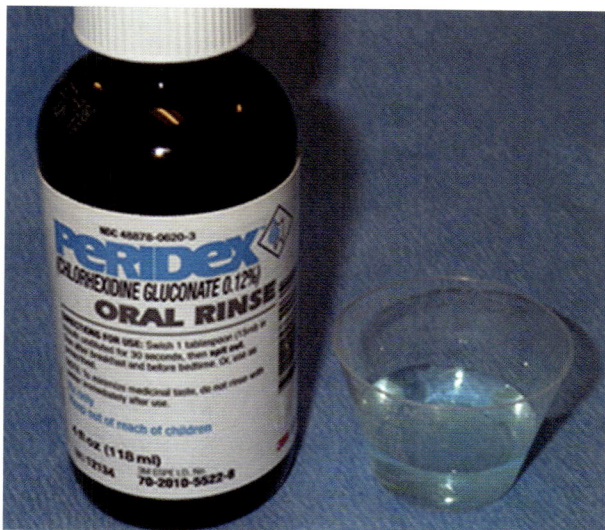

图 18-31　0.12% 氯己定漱口液

④局部使用抗生素：浓度为 50mg/ml 的四环素溶液作为局部使用抗生素（LDA）推荐用药。先将四环素胶囊内粉末与少量生理盐水混合，形成膏状四环素；再将这种膏体置于种植体表面处理60s，然后用生理盐水彻底冲洗。四环素靶向作用于 mRNA 翻译复合体的 30s 核糖体，影响细菌蛋白质合成。但同时因其对基质金属蛋白酶也有抑制作用，故在使用四环素溶液后需要彻底冲洗，直至残留四环素被完全去除。研究显示在四环素处理后4 个月可以观察到种植体再次发生骨结合[127]。因此，四环素被强烈建议用于种植体周炎的治疗。

● 临床意义：使用四环素胶囊内粉末与少量生理盐水混合，形成膏状四环素。当被用于污染的种植体表面时，能保持凝胶状。四环素在种植体表面附着 1～5min 后，用生理盐水彻底冲洗。这样使得抗生素与种植体表面细菌直接接触，可能有助于种植体周炎的治疗（图 18-32）。

⑤全身性使用抗生素：全身性使用抗生素治疗牙周炎已经获得了大量研究支持[128]。然而，全身性使用抗生素治疗种植体周炎的相关研究目前尚少。众所周知，牙周炎患者罹患种植体周炎的可能性是普通患者的 3 倍，但在种植体周炎和牙周炎中发现的细菌种类却几乎不存在共同特征。尽管如此，多项研究已经证实治疗种植体周炎最有效的联合用药是阿莫西林和甲硝唑。甲硝唑对厌氧菌

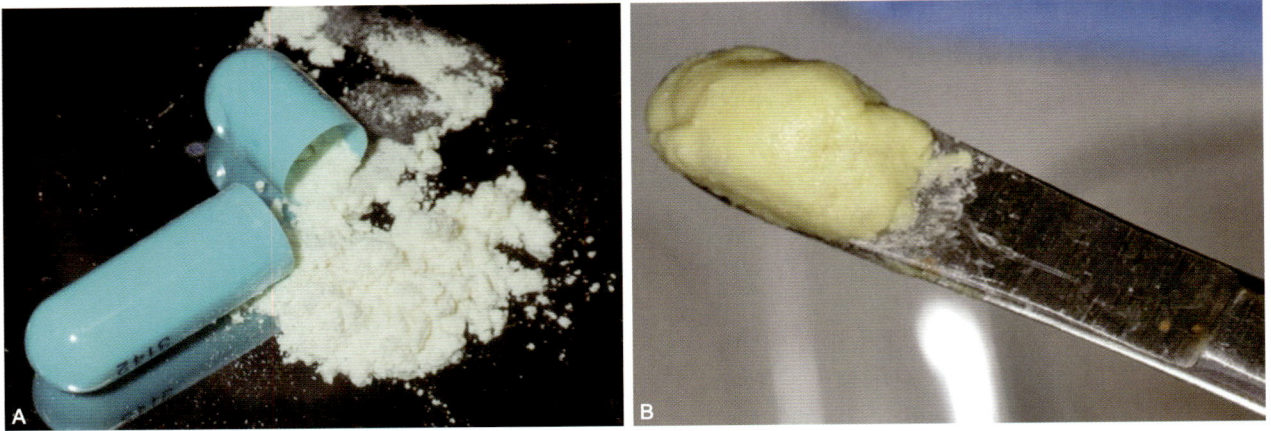

图 18-32　A. 300mg 四环素胶囊；B. 与少量生理盐水混合后形成膏状四环素

有杀菌作用，会破坏细菌 DNA 合成，并且已被证明其对伴放线杆菌具有非常强的作用，同时也能作用于牙龈卟啉单胞菌和中间普氏菌[129]。阿莫西林和甲硝唑的联合使用也被证明能长效作用于伴放线杆菌[130]。因此临床上建议使用阿莫西林和甲硝唑合剂。对于阿莫西林过敏的患者，可以考虑使用 10%多西环素缓释凝胶，如盐酸多西环素凝胶。

● **临床意义**

处方如下：阿莫西林 500mg，每天 3 次，甲硝唑 250mg，每天 3 次，共 7 天，10% 盐酸多西环素凝胶，龈下使用。

（5）**患者居家机械清洁**：用牙刷（手动或电动）清除龈上菌斑，可以显著减少龈下微生物的种类和数量，进而降低牙周疾病的发病或复发风险。此外，龈上菌斑中牙周病致病菌的减少降低了这些微生物在宿主体内的数量（图 18-33）[131]。

无论种植体表面如何处理，种植体周角化龈不足，尤其是后牙区，会造成较多的菌斑堆积和牙龈炎症，但与每年的骨丧失增加无关[132]。种植体类型及种植体周角化龈是否充足可能是影响许多患者保持口腔卫生的重要因素。临床医生应该强调严格控制菌斑的重要性，并根据不同的患者需求和依从性为其提供适合的治疗方案。

（6）**刷牙，手动或电动牙刷**：各种类型的牙刷均可用于清洁暴露的种植体表面和修复体，通常建议患者选用软的、多簇的尼龙牙刷。临床上，常常由各种原因导致无法在理想位置上进行种植修复，即使这样，医生也应该选择一个便于患者清洁的区域进行种植修复。刷牙方式上推荐患者使用改良巴氏刷牙法或者短距离水平颤动刷牙法。改良巴氏刷牙法要求刷头成 45° 角固定在基台与牙龈组织接触的地方。此外，修复体或者基台的舌

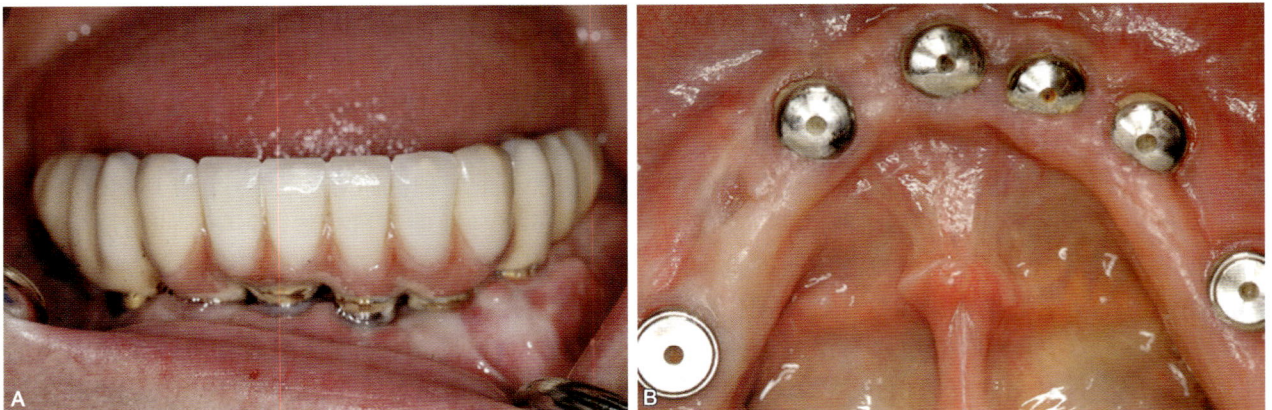

图 18.33　A. 修复体具有显著性菌斑积聚；患者家庭护理指导对软组织的长期健康至关重要。B. 在种植体愈合阶段，患者的家庭护理也很重要，因为菌斑和牙石的堆积会导致组织健康状况不良

侧常常是患者在清洁时忽略的部位。

在某些情况下，患者可以选择使用旋转式电动牙刷、振动式电动牙刷和声波式电动牙刷等。绝大多数电动牙刷均不会损伤暴露的种植体表面或基台。许多电动牙刷都配有可替换的软毛刷（扁平刷头，橡胶杯状刷头，长短尖型刷头等）。长短尖型刷头的长尖和短尖是能较好地清洁修复体邻面、较宽的外展隙以及种植修复桥的桥体下方区域。空心橡胶杯刷头常用于种植修复体的颊舌面（图 18-34）[133]。

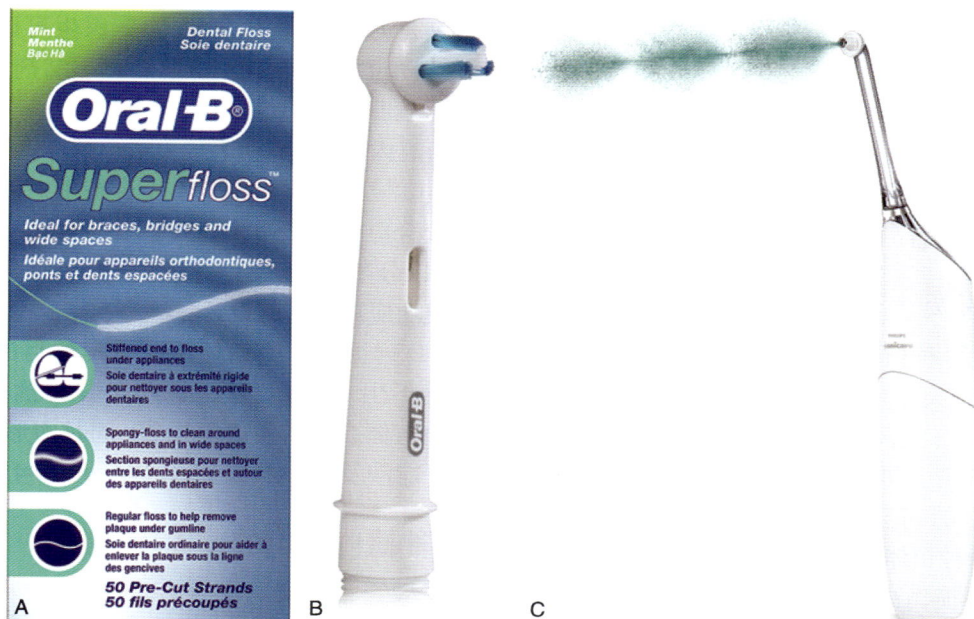

图 18-34　刷牙工具。A. 欧乐 B 超级牙线；B. 欧乐 B 电动牙刷刷头；C. 邻间隙清洁工具（飞利浦冲牙器）（A 和 B 由欧乐 B 公司提供，艾奥瓦，艾奥瓦州。C 由飞利浦公司提供，斯坦福，康涅狄格州）

**（7）辅助设备**：牙间刷可用于按摩种植体周组织，促进血液循环，有利于周围牙龈的健康。牙间刷应按照一定的方向从唇颊侧向内插入牙间隙，将刷头压在舌腭侧边缘牙龈，并进行温和地旋转运动。在某些情况下，可能需要带有小刷头的牙间刷，例如 Sunstar Americas GUM®End tuft，使用更加方便。然而，这种牙间刷必须是塑料涂层的，因为金属可能会破坏种植体和修复体的表面。

许多类型的牙线可用于种植体周口腔卫生维护。欧乐 B 超级牙线是一种宽牙线，一端设计用作穿线装置，可在桥体周围和支架下方穿线。这种牙线可与抗菌溶液（例如，葡萄糖酸氯己定）一起使用，以左右移动的方式使用。这种清洁作用对暴露种植体的牙菌斑控制产生了积极的效果。当患者开口度较小时，可用传统无蜡牙线配合牙线穿线器一起使用。

口腔冲洗器是去除种植体和修复体周围龈上软碎屑的有效辅助工具。但是，患者必须小心谨慎地使用该设备，不正确的使用和过高的水压可能造成种植体周组织损伤。应指导患者在使用冲洗器时，设置为中低水压，同时将冲洗器尖端放置在种植体水平的邻面区域，并沿着其牙龈边缘放置，以避免向龈下加压。此外，可以使用抗菌溶液（例如，葡萄糖酸氯己定）作为冲洗剂[133]。

使用辅助设备的主要目的是进行机械清创。患者的自我清洁护理是必不可少的。超级牙线和牙间刷能有效清除牙菌斑和软垢。口腔冲洗器能通过水压使液体进入龈下区域，并使氧气进入厌氧菌为主的龈下区域，同时清除该区域的软碎屑。此外，推荐将化学药剂（如葡萄糖酸氯己定、过氧化物、低浓度漂白剂）作为冲洗剂使用，这些溶液能有效穿透菌斑生物膜和诱导菌落减少。种植体周的冲洗应作为患者日常家庭口腔卫生维护的项目之一。

**（8）抗菌药物**：在种植体维护中，葡萄糖酸氯己定是一种安全无毒的辅助口腔卫生维护的抗微生物制剂。氯己定因其直接性（与口腔组织和种植体表面的组织结合活性）能有效减少种植体周黏膜炎的发生。另外，它还有助于成纤维细胞附着于种植体表面。同时它的半衰期很长,因此足以长时间维持抑菌作用。

①临床意义:虽然常规使用氯己定有助于患者自我口腔卫生维护,但也可能出现一些不良反应,如味觉改变和牙齿着色是常见的不良反应。因此患者应遵医嘱用药,不推荐长期使用氯己定。临床上推荐用于手术后促进软组织愈合。

②氯己定:建议患者使用 0.12% 或 0.2% 的氯己定漱口水,并指导患者在早上刷牙后和晚上睡觉前含漱使用。由于其长期使用副作用较大,因此应密切监测患者使用情况。此外,应该注意的是,不同国家可能有不同浓度的氯己定。

## 2. 种植体周炎

(1)病因:种植体周炎与革兰氏阴性厌氧菌群有关,类似于天然牙齿周围严重牙周炎[134]。

种植体周炎包含黏膜周围炎的标准,并增加了骨支持的丧失。虽然种植体植入后的一些自然骨重塑是正常的,但稳定的种植体持续表现出骨水平变化提示种植体周炎的存在。

虽然细菌损伤被确定为种植体周黏膜炎的主要原因,但种植体周炎被认为是由不良生物力学环境导致的应激因素引发的。此外,还有其他几个因素存在,如种植体放置不良、口腔卫生不良、粘结剂残留、机体排斥反应、种植体表面不良、不宜的骨密度、未经治疗的牙周炎、饮酒和吸烟、未经治疗的牙髓病变、糖尿病等。随着研究的继续,更多的病因正在被确定。不利的应激因素会导致嵴骨丢失,细菌的存在会进一步加速骨破坏的速度。在最近的研究中,Rodrigues 等发现附着在种植体表面的细菌生物膜可以产生高酸性环境,导致腐蚀、点蚀、开裂等[135]。此外,新的研究揭示了钛离子从种植体表面释放,会导致局部炎症效应显著增加[136]。

(2)预防

①家庭护理:一个有效的口腔卫生计划可以减少种植体周围的疾病。这已通过多项研究得到证实。Lindquist 在一项为期 10 年的随访研究中发现,口腔卫生不良与种植体周围骨质流失之间存在直接关联[137]。其他研究表明,口腔卫生差与较高的牙菌斑评分存在相关性[138]。此外,因牙周病而失去牙齿的患者更容易患种植体周炎[139]。

②专业护理:彻底的牙周查表是必要的。牙周炎患者需要在种植体植入前控制病情。没有表现出保持口腔卫生能力的患者需要接受教育,并进行严格的专业护理。

③修复体设计:需要对修复体进行全面评估的锥形束计算机断层扫描(CBCT),并进行有利的生物力学设计。详细的治疗设计和治疗案例的建议参考 Misch 的 *Dental Implant Prosthetics*, ed 2。

④黏结技术:在放置修复体时仔细地使用粘结剂是必不可少的,或者临床医生可以选择使用螺钉固位的修复体。如果需要粘结剂,请注意只在牙冠凹面的边缘使用。过度填充或完全覆盖冠的所有内表面,不利于避免粘结剂挤出。

⑤控制异常的应力:咬合护套对于防护不利的咬合应力至关重要。夜间护齿被调整为平面咬合,以分散应力。应与技工室进行仔细讨论,以传达成功应用所需的设计。

(3)管理:种植体周炎治疗的目的是骨缺损的骨再生。然而,这被证明是具有挑战性的,因为种植体表面需要去除损害,同时塑形软硬组织。这可能涉及非手术和手术治疗(框 18-4)。

## 3. 种植体周炎的非手术治疗

尽管非手术治疗周黏膜炎通常是成功的,但非手术治疗种植体周炎的疗效值得怀疑。这很可能是由于无法从暴露的种植体表面去除细菌生物膜。通常,当种植体设计存在粗糙表面时,这一点更为明显[140]。

种植体周炎的非手术治疗通常涉及种植体表面的清创和去损,类似于黏膜周围炎的治疗。然而,随之而来的问题是,这些暴露的表面通常有并发的龈下袋。

(1)低磨蚀性氨基酸甘氨酸粉末:低磨蚀性氨基酸甘氨酸粉末已被证明是去除生物膜的有效治疗方法,且不会损坏种植体表面、硬组织和软组织。该技术使用一种特殊的机头,带有三个正交定向孔的塑料管喷嘴。减压的空气-粉末混合物通过喷嘴排出,防止气肿并发症的形成。喷嘴绕植入物表面做圆周运动[141]。

虽然需要对技术功效进行更广泛的研究,但甘氨酸粉末可以纳入治疗方案。临床医生应注意仅在可接近的区域使用甘氨酸粉末,并且治疗后冲洗可去除任何残留物。这种方法最适用于有颊侧和/或水平骨丧失无凹坑或骨下袋的病例。Hu-Friedy/EMS 生产了一种可用于有效分配甘氨酸空气-粉末混合物的装置(图 18-35)。

(2)超声波设备:当用于治疗种植体周炎时,

---

**框 18-4　种植体周黏膜炎 / 种植体周炎的治疗**

**患者自行给予机械或 / 和化学菌斑控制**
牙刷
牙膏
抗菌漱口水 / 牙线 / 口腔冲洗器
局部应用凝胶
全身性抗生素
含罗伊氏乳杆菌的益生菌片
**专业的非手术手段**
机械菌斑控制
- 手动工具
- 电动工具

化学菌斑控制
- 局部抗生素使用
- 氯己定
- 磷酸
- 臭氧、氧气、生理盐水

膜龈
修复体
**种植体周炎非手术治疗**
不同的机械设备
- 非金属工具
- 橡胶杯
- 空气磨料
- 金属工具
- 钻

辅助治疗方法
- 微生物学测试
- 局部抗生素

- 全身抗生素

消毒钛表面
- 防腐剂
- 空气抛光
- 激光

膜龈
修复体
**种植体周炎**
**手术治疗**
- 动物研究
- 翻瓣清创
- 表面去污
- 再生方法
- 生物制剂
- 引导组织再生
- 引导骨再生

人类研究
- 全身性抗生素
- 开创手术
- 切除手术
- 再生手术

**逆转种植体周炎**
**维护及预防**
患者自我管理的预防方案
支持牙周治疗 / 维护（专业的）
- 机械非手术治疗
- 膜龈的
- 修复体

---

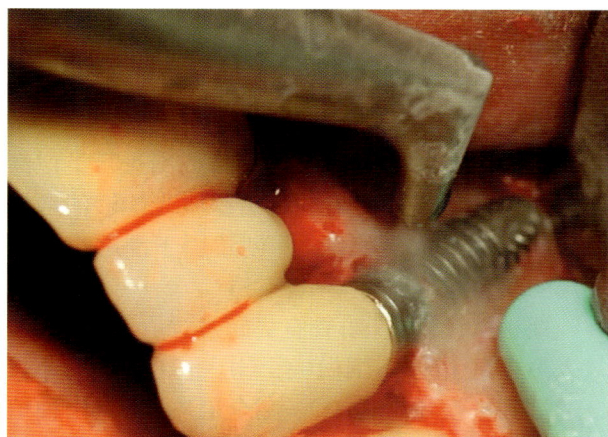

图 18-35　低磨蚀性粉末。Hu-Friedy 甘氨酸粉末喷射用于钛种植体表面清理

必须对尖端进行修饰（即碳纤维，硅胶或塑料）。必须小心不要使用金属尖端，因为它们可能会改变种植体的表面。

　　只有在用塑料尖端的情况下，才能使用超声波设备。无论是翻瓣清创还是不翻瓣灌洗，都建议进行冲洗和细致的清洁。

　　**（3）激光**：使用激光正在成为种植体周炎的一种更被认可的治疗方法。虽然有许多不同波长的激光器，每种激光器都有不同的用途，但只有 Nd：YAG 激光器表现出了效果。

　　美国牙周病学会（American Academy of Periodontology，AAP）继续对使用激光治疗种植体周炎疾病表示保留意见。尽管 Er：YAG 激光已被证明通过帮助清除牙石和减少内毒素对牙根清创有效,但很少有证据支持任何激光作为单一的治疗方式[142]。值得注意的是,Er：Yag 是一种硬组织激光,在没有仔细监测的情况下用于植入物表面是相当有害的。使用此类激光器所伴随的破坏性影响不值得推荐。

不可避免的是,越来越多的研究开始转向 Nd：YAG 激光器的再生能力。Nicholson 等发表了非

常有希望的关于失败植入物周围可见骨再生的结果[143]。2016 年,FDA 批准了用于牙周再生的 Nd：YAG LANAP 方案[FDA 许可 510（k）151763]。LANAP 方案的结果是在以前患病的牙根表面"附着地真正再生（新的牙骨质、新的牙周韧带和新的牙槽骨）"。配套方案 LAPIP 可用于解决轻度至中度种植体周炎[143a]（图 18-36）。

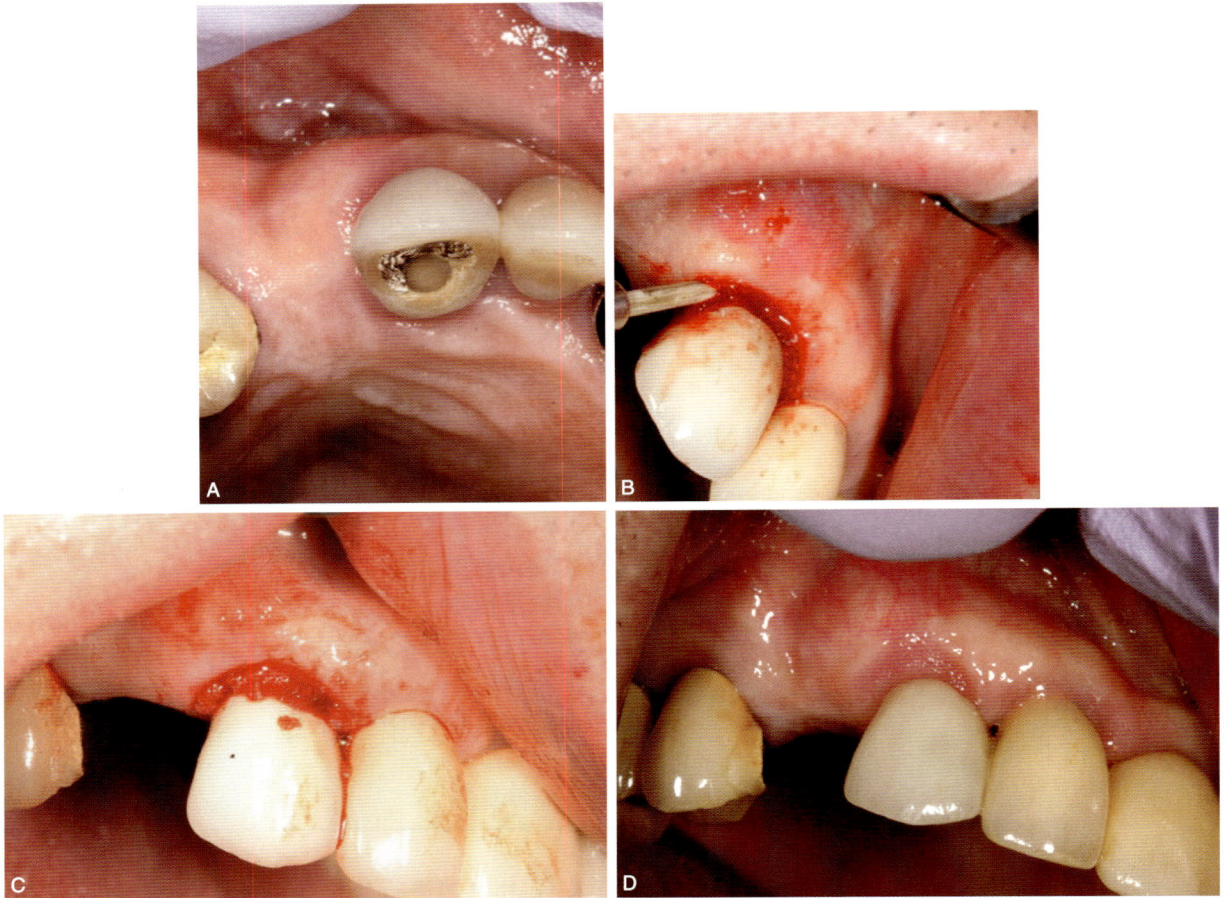

图 18-36 激光治疗。A. 种植体周炎的初步评估；B. 激光针尖在种植体的沟缘周围作用；C. 术后即刻外观；D. 术后 2 周,种植体环周围肉芽组织重构

**治疗过程**：如果临床医生希望使用激光器,第一步是与制造商核实正在考虑的特定品牌激光器是否适合种植体使用（例如,Er：YAG 硬组织激光器禁止用于牙种植体）。此外,应从制造商处获得详细的治疗程序。每台激光器都有不同的设置、不同的热量释放和其他限制。

一般来说,使用激光的目的是给植入体表面清理,要注意不要产生可能破坏植入体整体性的热量。

● **轻度种植体周炎**：在没有皮瓣暴露的情况下,激

光可用于在种植体领（即颈部）周围进行类似沟内切口的操作。特定的软组织激光能够消融植入物周围的病变组织,并创建用于刮匙一起使用的通道。

● **晚期种植体周炎（嵴骨丧失超过 3mm 或需要进入）**：在种植体周围做一个沟内切口（一颗牙齿近端到一颗牙齿远端）。翻全层皮瓣,露出种植体表面。种植体表面的清创最初使用刮匙或钛刷进行。表面用 40% 柠檬酸、17% EDTA（乙基二胺四乙酸）和 / 或选择抗菌剂冲洗。激光

设置是根据制造商的支持协议特定于每个单独的激光器。在清理过程中,应注意覆盖所有暴露的表面(即每个暴露的区域)。强烈建议使用再生材料(同种异体移植物和延展的可吸收膜)。对组织进行修整和缝合,以重新使组织实现无张力的初级闭合。Nd：YAG LANAP方案(前面讨论过)也可用于晚期种植体周炎。此外,也有将激光和手术治疗相结合的挽救方法。

注意:限制激光应用于种植体表面的暴露时间,以避免过热或烧焦,这一点至关重要。这可能会增加种植体的发病率,并可能导致种植体因骨崩解而过早脱落。

## 4. 种植体周炎的外科治疗

虽然非手术治疗种植体周炎在某些情况下可能是有效的,但大多数情况下需要更具侵入性的方法来确保有效的治疗结果。根据最终目的,有多种手术技术可以治疗种植体周炎(图18-37)[144]。

- 翻瓣清创:用于清洗和净化有脓、严重出血或有探诊或凹坑样放射学骨质流失证据的种植体。
- 再生手术:提供清洁通道,以及超过不可移动种

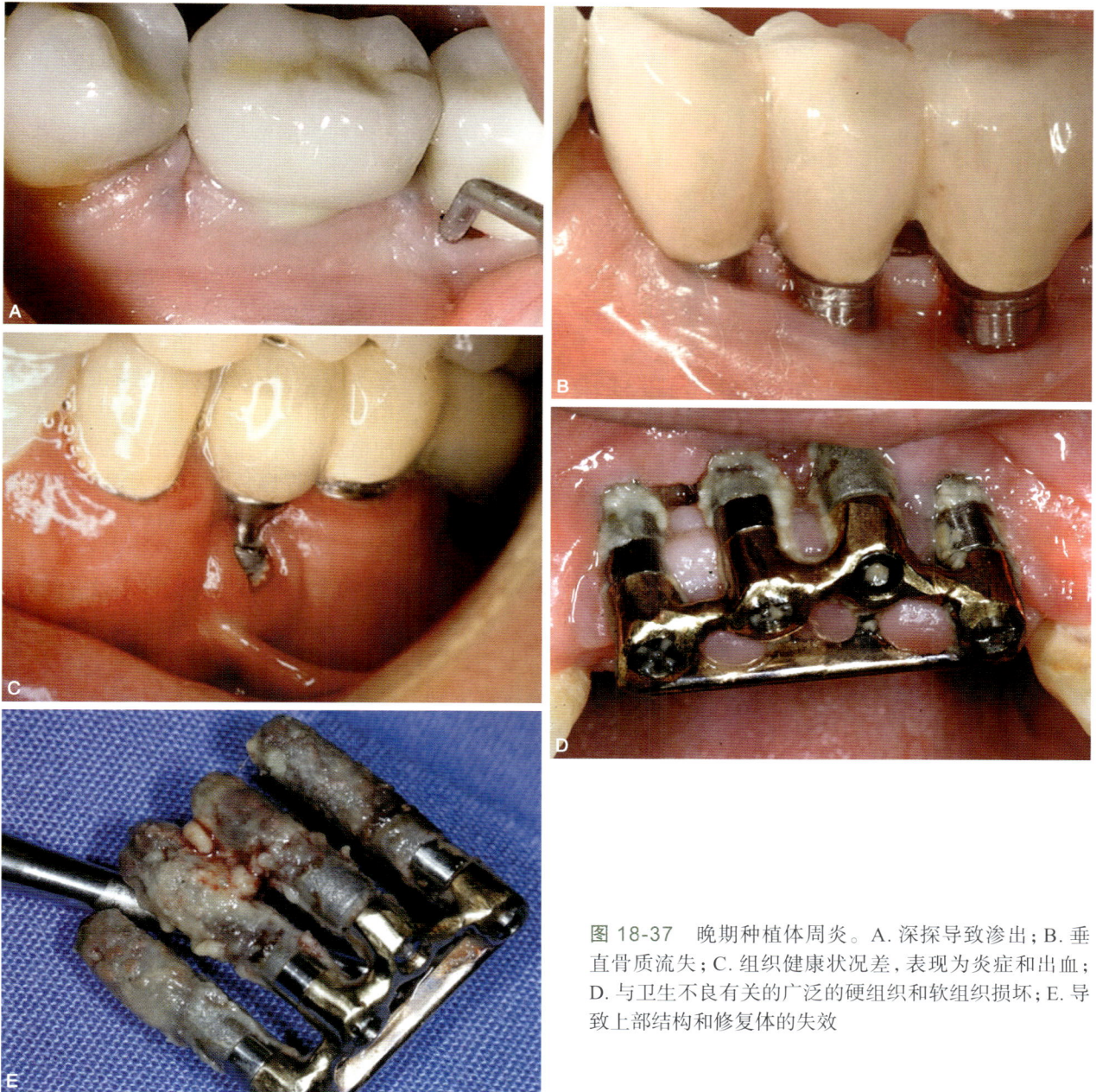

图 18-37　晚期种植体周炎。A. 深探导致渗出;B. 垂直骨质流失;C. 组织健康状况差,表现为炎症和出血;D. 与卫生不良有关的广泛的硬组织和软组织损坏;E. 导致上部结构和修复体的失效

植体第一根线的深火山口缺陷的再生程序。

- 根尖复位皮瓣：提供清洁和去污的通道，用于第一根螺纹下出现广泛性水平骨丧失种植体。

**（1）翻瓣清创**：该手术技术用于维持种植体周围的软组织，目的是去污（图 18-38）。在种植

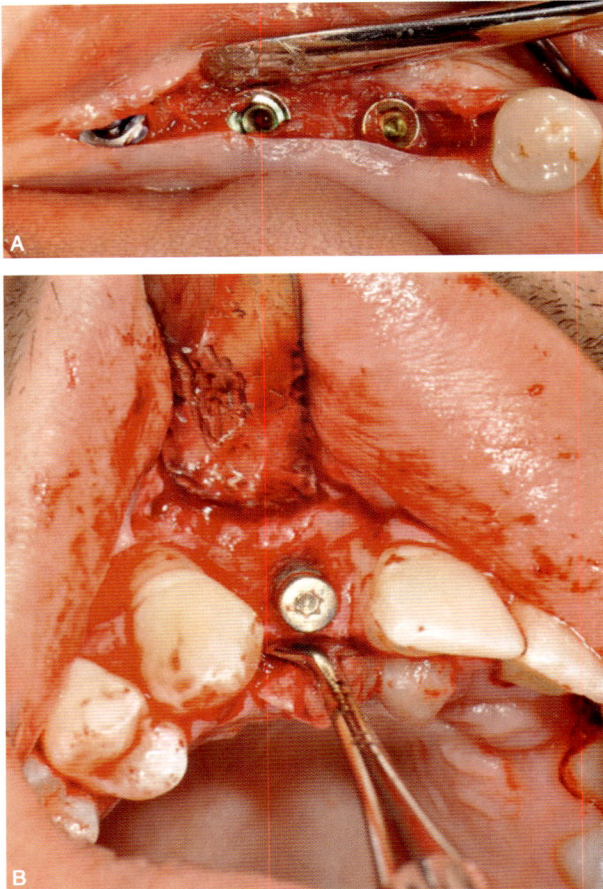

图 18-38 翻瓣清创。A. 全层翻瓣的嵴切口；B. 颊、舌瓣获得充分显露

体周围做一个沟状切口，并在颊侧和腭侧/舌侧延伸至少一颗牙齿近中端和一颗牙齿远中端。这允许临床医生有适当的可视化和进入下一步。进行全层皮瓣翻瓣以获得进入种植体和骨表面的通道。虽然希望在健康组织上尽量减少切口，但如果通道不足，可以进行垂直切口以获得进一步的通道。可以用刮匙、带植入手柄的专用钛刷和/或甘氨酸抛光手片来完成脱颗粒。除了机械去污外，还应遵循化学去污过程，使用多西环素或柠檬酸等化合物。然后使用水平褥式缝合将皮瓣固定于其原始位置，这有助于组织贴附在种植体周围，同时产生套圈效果。间断缝合也可以达到这个目的。

Heitz-Mayfield 等发表了一项为期 12 个月的抗感染手术治疗结果的前瞻性研究。36 例中期至晚期种植体周炎患者进行了探查皮瓣清创，随后联合使用全身性抗生素（阿莫西林和甲硝唑）。他们发现在 1 年时，92% 的患者有稳定的嵴骨高度，并且所有患者的探诊深度都有明显的减少；47% 的患者完全消除了探诊时的出血[145]。在进行翻瓣清创的同时，也可以完成上皮下组织增量。Schwarz 等得出结论，在术后 6 个月的评估中，同时进行组织移植和清创可以显著减少探查出血、口袋深度和临床附着丧失[146]。

①在目标的牙列周围进行沟内切口，小心地将切口衍生到治疗区域的至少一颗牙齿近中端和一颗牙齿远端。

②如有必要，在颊部和腭/舌部的黏膜-牙龈交界处进行全层皮瓣翻瓣。

③种植体用柠檬酸清创，必要时用刮匙和钛刷清洁。

④皮瓣被重新安置在骨结构上，应该处于相对相似的位置。

⑤可以使用水平褥式缝合或间断缝合，但要注意不要施加太大的张力，以免导致组织聚集。组织不必完全近似；新组织会在伤口部位形成。

**（2）再生手术**：对于存在坑状缺陷的种植体周炎病例，建议采用再生手术（图 18-39）。尽管再生是所有种植体周炎病例的理想治疗方式，但要成功治疗，必须满足许多标准。与天然牙齿骨再生的原理类似，越高的缺损处保留的骨壁数量越多，预期结果越好。此外，修复体必须没有任何过早接触，否则可能会给种植体界面带来过大的力。理想情况下，特别是在单牙种植的情况下，将进行冠的移除以确保适当的愈合。从种植体的一颗牙齿近中到一颗牙齿远端进行沟内切口。全层皮瓣被翻起以获得足够的通道进入缺损。彻底清除肉芽组织至关重要。然后开始机械清创，使用本章前面概述的方法。如果种植体周围的骨坑几乎没有通道进入，可能需要一个带小尖端的钛刷来进入种植体表面。在彻底地机械清创后，冷冻干燥的同种异体骨移植物（FDBA）或牛异种移植物可以在可吸收的膜-膜层覆盖下填充。软组织增量也可能包括在内，这将增强愈合。有时可能需要转移软组织瓣来实现种植体周围软组织的初级闭合。建议使用更持久的缝线，以确保皮瓣不会过早打开。

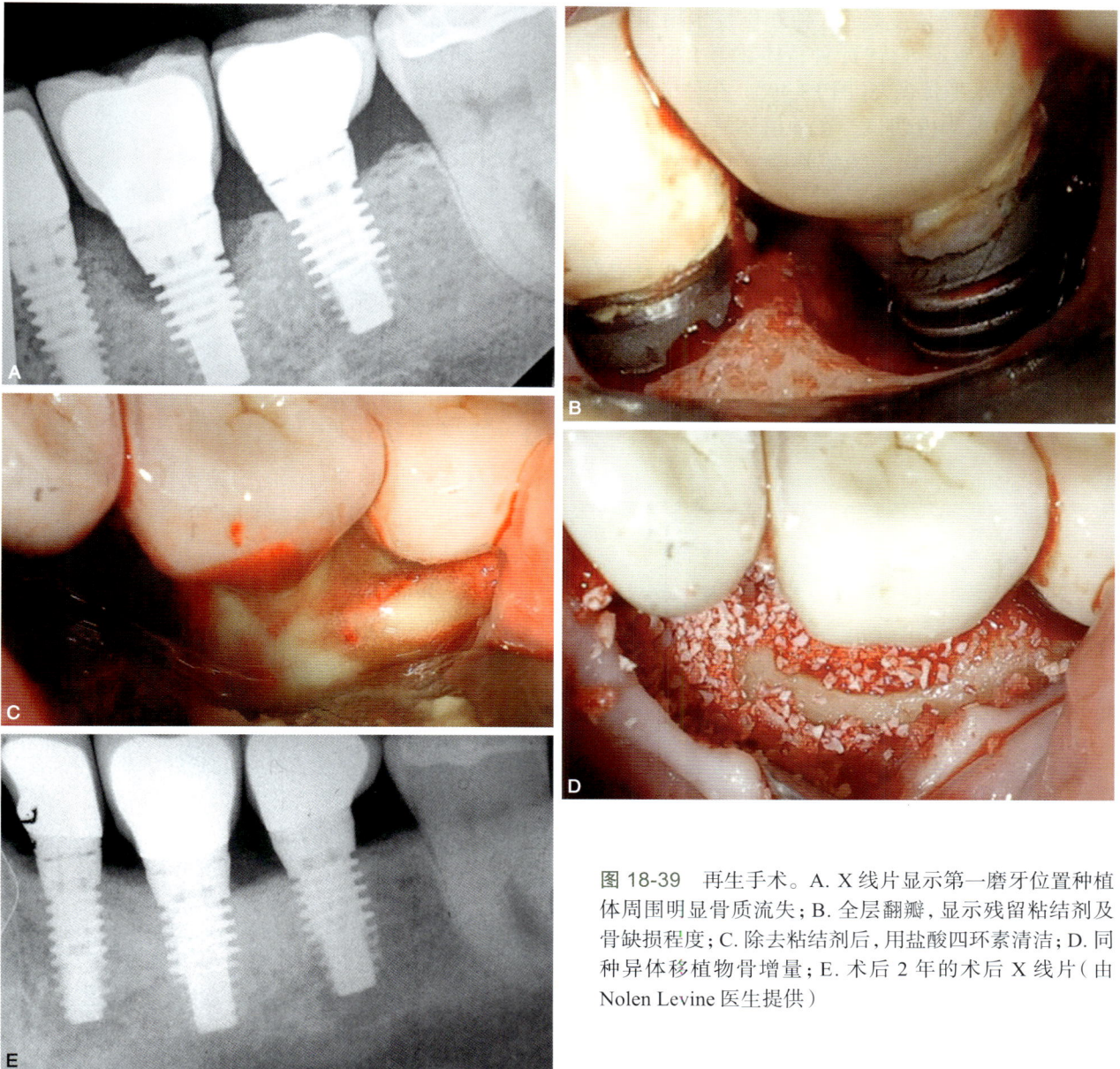

图 18-39　再生手术。A. X 线片显示第一磨牙位置种植体周围明显骨质流失；B. 全层翻瓣，显示残留粘结剂及骨缺损程度；C. 除去粘结剂后，用盐酸四环素清洁；D. 同种异体移植物骨增量；E. 术后 2 年的术后 X 线片（由 Nolen Levine 医生提供）

除了上面列出的步骤外，Froum 和 Rosen 还提出使用牙釉质基质衍生物、血小板衍生生长因子、人同种异体移植物或牛异种移植物与胶原膜或上皮下组织移植物联合使用。该研究对 51 名连续接受治疗的患者进行了长达 7.5 年的随访，结果令人鼓舞[147]。

再生技术步骤如下。

①在目标区域周围进行沟内切口，涵盖一颗牙齿近中端和一颗牙齿远中端。

②全层翻瓣至膜龈交界处，小心确保皮瓣组织有足够的张力释放。在关闭皮瓣时，必须产生足够的释放，以使张力最小。翻瓣不充分会导致创口裂开，这将增加植入物的发病率。

③刮骨表面以清除所有软组织残留物。刮骨表面时要注意去除所有残留的软组织。

清洁：

● 柠檬酸敷于暴露表面 30～60s。
● 用无菌生理盐水冲洗 30s。

④选择骨移植物放置在缺损处。

⑤然后将可吸收膜（可延展的可吸收胶原蛋白膜：4～6 个月）覆盖在骨移植物上，注意覆盖超过骨移植物所有边缘 3mm。

⑥通过组织拉伸技术减少组织张力。皮瓣被重新缝合（高拉伸强度缝合材料：vicryl），小心地提供无张力的闭合，以在组织边缘之间产生最大的接触（初级闭合）。

**（3）根尖复位皮瓣**：这种外科技术用于种植体，当认为再生不可行时，种植体在第 1 根螺纹后发生广泛性水平骨丧失（图 18-40）。在种植体周进行内斜切口或沟内切口。在种植体的内侧和远端增加两个垂直切口，形成锥形瓣。临床医生要注意皮瓣的血供情况，为了保证皮瓣的沟缘不坏死，需要一个较宽的基底。对于舌/腭，可以在预期的最终牙龈高度水平上进行牙龈切除术。注意附着的角化组织，在存在大量角化组织的情况下（例如，上颌），可以进行边缘下切口。理想情况下，建议采用部分厚度的皮瓣，因为它有助于根尖皮瓣的适应；然而，在狭窄的区域，全厚皮瓣提升技术可能更容易。

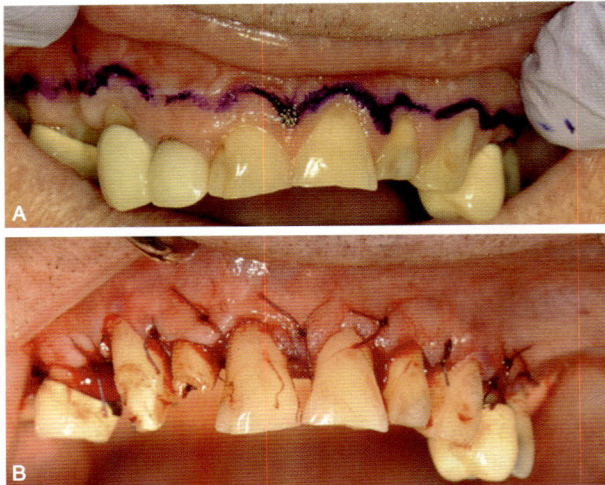

图 18-40　根向复位皮瓣。A. 根向复位以减少袋的深度；B. 关创显示稳定的根向复位皮瓣

一旦翻瓣，可以执行与通道皮瓣相似的处理。需要完全去除肉芽组织，然后彻底清洁种植体表面。化学清洁也可以类似地进行。如果存在骨支持的明显丧失，并且不可能再生，则可以决定用机头去除植入物螺纹[146]。如果使用中厚皮瓣，则将最后的皮瓣缝合到下层骨膜组织上。如果已形成全层皮瓣，则可通过个别中断的缝合线进行根尖适应。目标是将组织重新适应到剩余的骨支持上，以最小化软组织环的厚度，从而最小化探测深度。根尖复位外科技术如下。

①在期望的牙列周围进行沟状切口，小心地延伸到治疗区域至少一颗牙齿近中端和一颗牙齿远中端。

②如有必要，全层皮瓣的翻瓣应经过颊部和腭/舌部的黏膜龈交界处。

③骨性重新轮廓在这个时候完成，以创建一个积极的结构。

④种植体用柠檬酸清洁，必要时用刮刮器和钛刷清洁。

⑤在剩余的骨结构上重新调整皮瓣，与原始皮瓣位置相比，皮瓣应该是更根尖端的。

⑥可以使用水平褥式缝合或间断缝合，但要注意不要施加太大的张力，以免导致组织聚集。组织不必完全近似；新组织会在伤口部位形成。

## （十）各种软组织并发症

### 1. 缺乏角化组织

牙齿和口腔种植体周围是否存在角质化的牙龈区域仍然是一个有争议的问题。没有直接证据证实或否认在天然牙齿旁边有不可移动的角化组织的必要性。角化组织最少的牙齿通常是下颌第一前磨牙[3]。然而，这颗牙齿很少是牙周病的第一颗牙齿。如果所有其他牙周指标正常，那么角质化牙龈的数量或缺失与牙齿的预期寿命几乎没有关系。在纵向研究中，Wennstrom 等证明，缺乏足够的角质化和附着组织并不会损害软牙的长期健康和硬组织，只要患者保持良好的口腔卫生（图 18-41）[148, 149]。

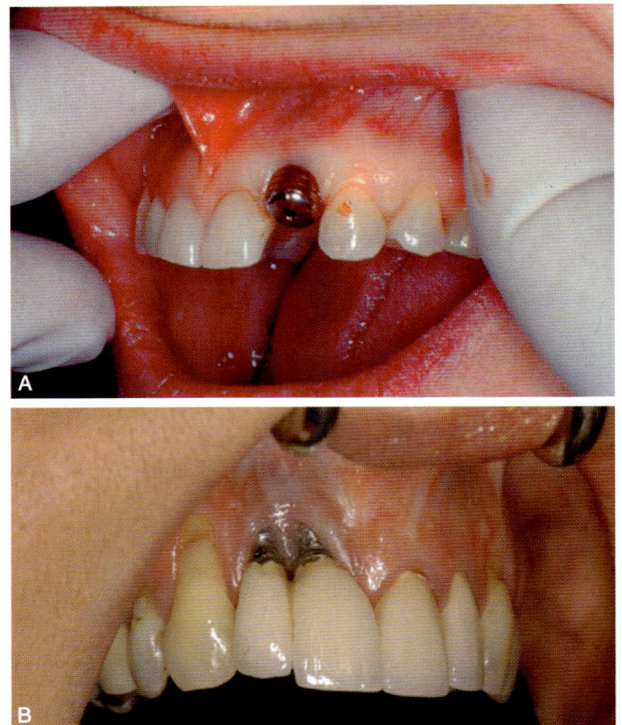

图 18-41　缺乏角化组织。A. 植入后显示附着组织丧失；B. 修复后由附着组织不足导致的慢性疼痛和酸痛

另外，一些作者认为角化的附着龈很重要。Lang 和 Loe 主张角质化牙龈至少 2mm，1mm 的附着龈，以维持牙龈健康[150]。Stetler 和 Bissada 在 1987 年讨论了修复牙科中的黏膜牙龈问题[151]。他们的结论是，如果龈下修复体放置在角化程度最低且菌斑控制不佳的牙龈区域，则可能需要扩大角化组织区域。然而，他们也注意到，在未修复的牙齿中，有或没有广泛角化组织区域的部位炎症状态的差异并不显著。

虽然牙齿周围的角化组织可能不是长期健康所必需的，但角化黏膜有许多好处。在美学区，种植体周围和牙齿周围的软组织褶皱的颜色、轮廓和质地应该相似。牙齿间的龈乳头应理想地填充邻间隙。高笑线常暴露游离龈缘和齿间乳头区。角质化后的组织更耐磨损。因此，清洁工具使用起来更舒适，咀嚼时引起不适的可能性也更小。牙龈萎缩的程度似乎与有无角化的牙龈有关。牙根敏感和审美问题可能与牙龈萎缩有关。从牙齿修复的角度来看，角化的黏膜在牵开和印模制作过程中更容易处理。龈下缘放置得到改善，角化组织存在下的长期稳定性也得到改善。许多这些好处直接适用于种植体周围的软组织。

天然牙齿通常有两种主要类型的组织：附着、角质化的牙龈和未附着、未角质化的黏膜。牙种植体周围的组织类型比天然牙齿更多样化。上颌骨骨质流失后，经常会发现多余的组织，这些组织通常是角化的、不附着的牙龈。放置在该区域的种植体也可能有角化的、未附着的组织。种植体周围的组织也可能与大多数天然牙齿相似，被角化的附着牙龈包围（图 18-42）。这些组织可能是非角化的、未附着的黏膜，更常见于骨高度下降后的下颌骨骨移植物和皮瓣推进以接近牙龈（图 18-43）。当脱细胞组织［Alloderm（BioHorizons IPH，Inc.）］位于骨膜下并将上覆组织与骨结合时，非角化组织也可以附着。

在牙种植体周围需要角化组织似乎比在牙齿周围更有争议。理论上，与牙齿相比，种植体的结构差异使其在暴露于牙菌斑积聚或微生物入侵时更容易发生炎症和骨质流失（例如，血管供应减少，成纤维细胞减少，缺乏结缔组织附着于骨）[26,152]。一些报道指出，缺乏角化组织可能导致种植体失败。Kirsch 和 Ackermann 报道，下颌后牙种植体健康的最重要标准与有无角质化的牙龈有关[153]。在这份报道中，可移动的、无角化的黏膜显示出更大

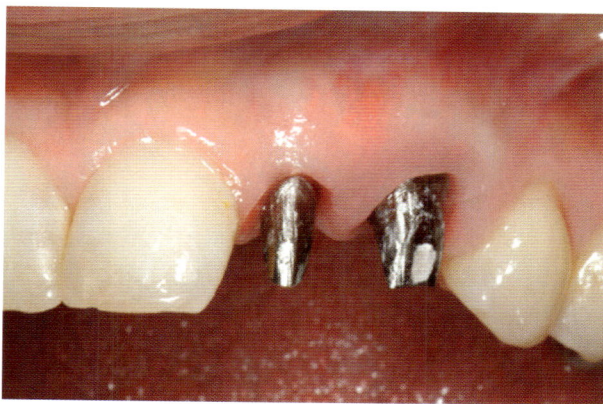

图 18-42　这些种植体周围的软组织是角质化的，附着在牙龈上，类似于天然牙齿。（引自 Misch CE：*Dental implant prosthetics*，ed 2，St Louis，2015，Mosby）

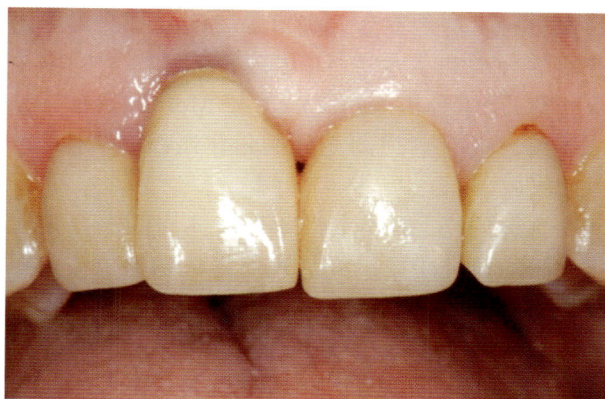

图 18-43　上颌右中切牙种植冠表面软组织为未角化、未附着的黏膜。（引自 Misch CE：*Dental implant prosthetics*，ed 2，St Louis，2015，Mosby）

的探测深度，这在组织学上得到了证实。Warrer 等在猴子中进行的一项研究发现，角质化黏膜的缺失增加了种植体周围区域对斑块诱导破坏的易感性[154]。

与天然牙齿相比，口腔种植体旁边存在角化组织有一些独特的好处。角化的牙龈有更多的半桥粒；JEA 区在角化组织中可能是有益的。然而，植入物结缔组织区胶原纤维的方向可能垂直于植入物表面，而这些纤维在可移动的非角化组织中平行于植入物表面。Schroeder 等、James 等和 Listgarten 等认为，移动黏膜可能会破坏种植体-上皮附着区，并导致斑块炎症风险增加（图 18-44）[40,155]。除了所述的牙齿角化组织的一般优势外，种植体周围的角化组织也可能在其他几个方面有益。在两阶段方案中，种植体不太可能在愈合过程中暴露。对于移动的非角化组织，齿间/种植体乳头的形成是

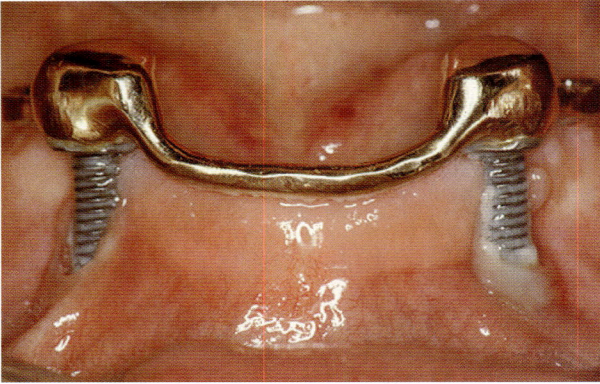

图18-44　种植体周围可移动黏膜比不可移动黏膜导致更多的并发症。（引自 Misch CE: *Dental implant prosthetics*, ed 2, St Louis, 2015, Mosby）

完全不可预测的。当非角化组织是可移动的，一些报告指出这是不令人满意的。Ono 等提出了附着龈的分类和手术选择，以改善无牙部位的软组织类型，用于种植体的放置[156]。Meffert 等推荐种植体植入前有理想的充分的角化组织，特别是在后牙区域[157]。

有趣的是，那些主张牙种植体周围需要角质化黏膜的研究主要研究了表面粗糙的种植体。粗糙表面种植体（例如，羟基磷灰石涂层和等离子喷涂的圆柱形种植体）的失败与缺乏角质化的黏膜有关[158]。另外，质疑牙种植体周围是否需要角质化黏膜的研究已经检查了表面光滑的种植体。Esposito 等对该主题进行的 Meta 分析文献称，与粗糙表面种植体相比，光滑表面种植体的种植体周炎病例减少了20%[159]。

角化组织的另一个好处是，如果发生嵴骨丢失，临床治疗容易减少口袋深度。探查深度在6mm 或以上时，更常与厌氧菌有关。如果种植体不在美学区，通过牙龈切除术来减少牙袋深度是预后良好的。无角化黏膜的根尖复位皮瓣的可预测性较差，操作难度较大。

然而，应该注意的是，一些报道证明了在没有角化组织的情况下种植体的长期存活。尽管报道对种植体旁边的可移动的黏膜更为谨慎，但相对于组织类型而言，非可移动组织而非角化组织似乎是主要标准。

Chung 等的一项研究评估了角质化黏膜在不同表面条件下牙种植体维持中的意义[160]。本研究中69名患者和339名种植体均有种植体修复，修复时间至少3年，最长24年，平均8.1年。

记录出血指数、改良菌斑指数、牙龈指数、探诊深度、附着角化黏膜宽度、附着黏膜数量。此外，使用过去和现在的 X 线片计算平均年骨丧失量。在角质化黏膜<2mm 或附着黏膜<1mm 的患者中，牙龈炎症和菌斑积累明显更高。尽管相对于软组织轮廓，<2mm 角质化黏膜的光滑种植体比其他组更不稳定，但本研究中种植体的表面状况无统计学意义。

该研究还发现，年平均骨丧失量不受角质化或附着黏膜的数量或种植体表面结构类型（光滑 vs. 粗糙）的影响。在<1mm 的角化黏膜中，粗糙的种植体观察到的骨质流失量最大，但差异不具有统计学相关性。如牙龈指数所示，本研究中角质化黏膜的存在对后牙种植体的软组织健康最为有利。在本研究中，即使存在角化组织，后牙种植体的年骨丧失量也比前牙种植体高3.5倍（0.14mm vs. 0.04mm）[158]。种植体的位置似乎比有无角质化的黏膜更重要。

与种植体周围是否需要角化组织相关的问题应修改为"您更喜欢哪一种？"文献中没有人说过，非角质化组织比角质化组织更可取，争议减弱。一些作者比其他人更强烈地喜欢角质化的黏膜。如果争论的一方证明了益处，而另一方声称角质化组织不是强制性的，那么双方可能都是正确的。

在具体的临床实例中，附着的、角化的牙龈往往更可取。例如，美学区的固定修复体（FP-1）需要角化的黏膜来形成种植体冠周围的软组织褶皱。第二个主要的例子是下颌覆盖义齿，它受益于种植基牙周围的前庭和不可移动组织区域。

## 2. 缺乏角化组织的处理

组织增量可以在术前完成，也可以与手术同时完成，或者在植入手术后完成。最理想的移植时间是术前；但是，患者可能不喜欢进行额外的手术。这3个时间段的治疗是相似的。

使用脱细胞真皮基质要对材料熟悉一段时间。建议有操作经验。

### （1）术前增量步骤如下

①对移植的目标区域进行梯形瓣的翻瓣。

②虽然建议使用中厚组织瓣，但全厚组织瓣也总是有效的。

③真皮基质（使用前在生理盐水中浸泡20min）应用于该部位。

④使用铬肠缝线（推荐 5-0）将脱细胞真皮基质定在附着组织上。

⑤皮瓣被修整为无张力,拉过来覆盖脱细胞真皮基质用4-0或5-0不可吸收缝线缝合。

**（2）同期增量步骤如下**

①在理想种植体位置翻全层瓣（一颗牙齿近中端和一颗牙齿远中端）。

②在植体植入和/或骨增量后,真皮基质可以放置在所需的位置。

③重要的是要有充足的组织释放,以使软组织覆盖在骨移植物和软组织上。这可能是整个手术过程中最困难的任务;只有在对组织推进手术感到舒服之后,才应该进行。

④皮瓣缝合时无张力,并固定用于初期愈合。

**（3）植入后组织增量**:皮瓣在种植术后愈合后,理想情况下,软组织增强可以在基台更换预约或暴露预约期间进行（3个月愈合）。步骤如下。

①全层皮瓣的翻瓣宽度足以覆盖真皮基质的大小。

②预先浸泡的真皮基质被应用并缝合到邻近的附着组织（铬5-0）。

③皮瓣在真皮基质上向前推进,小心覆盖整个真皮基质组织（不可吸收缝线4-0或5-0）。

注意:暴露的真皮基质组织会产生刺鼻的坏死气味,使患者不舒服。重要的是要告知患者,在愈合的早期阶段,异胚的正常转化可能会产生意想不到的副作用。

## 3. 种植体周围黏膜增生

种植体周围黏膜的牙龈过度生长（增生）已被认为是当今种植牙科的一个重要临床问题。增生性[161]组织并发症在文献中也被称为种植体牙龈增生、黏膜增生、增生性牙龈炎和种植体相关组织增生[162]。牙龈过度生长导致患者很难保持足够的卫生,临床医生也很难进行清创。当牙龈过度生长与X线片显示骨丧失关时,由此产生的牙周袋被表示为"真正的"牙周袋。如果没有相关的骨丧失,这些袋被称为假袋。这些增生引起的口袋可能含有致病性厌氧菌。菌斑生物膜在植入物口袋中的定植和成熟引发炎症。由此产生的增生组织通常由致密的胶原纤维、成纤维细胞和炎症细胞组成[163]。这可能导致骨丧失和软组织破坏,以至于发生种植体周炎。

牙龈增生也可能导致患者的美学问题。这将需要手术干预来减少组织。此外,牙龈增生可能使义齿无法完全固定（例如,杆卡覆盖义齿）或引

起慢性组织疼痛。

**（1）病因**:临床诊断种植体相关的牙龈过度生长后,必须确定潜在的病因,如激素、药物诱导、过敏诱导和患者相关的习惯。各种激素因素（例如,与妊娠或青春期有关的激素）和药物与牙龈过度生长有关。苯妥英（如苯妥英）、免疫抑制药（如环孢素）、钙通道阻断药和安非他明等药物与牙龈增生有关。牙龈过度生长也与患者的习惯有关,如用嘴呼吸。在种植牙科中,由过敏导致的增生也越来越普遍。随着使用钛合金制造牙种植体和基台,加剧的过敏反应正成为一个更普遍的问题。镍（Ni）与钛结合,或是存在于最终的修复体中,可能会加剧并导致急性过敏反应。铝（Al）和铍（Be）与湿疹和软组织反应有关,导致牙龈过度生长[164]。

**（2）预防**:如果患者被认为是种植体相关牙龈增生的高危人群（例如,由于药物）,应指导他们保持严格的卫生。此外,应实施更频繁的回访方案（每年3～4次）,其中包括清创。应评估和维护修复体,组织和修复体之间至少有1mm的空间,以便于清洁和防止修复体引起的刺激。

**（3）管理**:种植体周围牙龈过度生长的处理应包括确定病因（如药物或体液）。如果确定病因是药物导致的,建议咨询患者的医生以寻求可能的替代治疗（表18-8）。

种植体周围增生的治疗应从常规牙周治疗开

**表18-8 种植体周围增生的病因**

| 致病因子 | 举例 |
| --- | --- |
| 抗惊厥药物 | 苯妥英 |
| | 苯巴比妥 |
| | 拉莫三嗪 |
| | 维加巴因 |
| | 乙琥胺 |
| | 托吡酯 |
| | 扑米酮 |
| 钙通道阻断药 | 硝苯地平 |
| | 氨氯地平 |
| | 维拉帕米 |
| 免疫抑制药 | 环孢霉素 |
| 系统性因素 | 妊娠 |
| | 青春期 |
| | 维生素C缺乏 |
| | 白血病 |
| | 肿瘤（纤维瘤、乳头状瘤、癌症） |

始，以减少菌斑生物膜和炎症。种植体牙龈过度生长的外科治疗可能需要牙龈切除术（如果存在足够的角化牙龈）或根向复位皮瓣（没有足够的角化牙龈）。

　　每天使用 0.12% 的氯己定已被证明可以成功地减少组织过度生长和细菌数量[165]。当与覆盖义齿相关的种植体周围出现牙龈增生时，应注意尽量减少进一步增生（图 18-45）。通常，医生会去除义齿，这样置入通道就不会引起刺激或黏膜损伤。理想情况下，应减少组织增生，识别并相应处理病

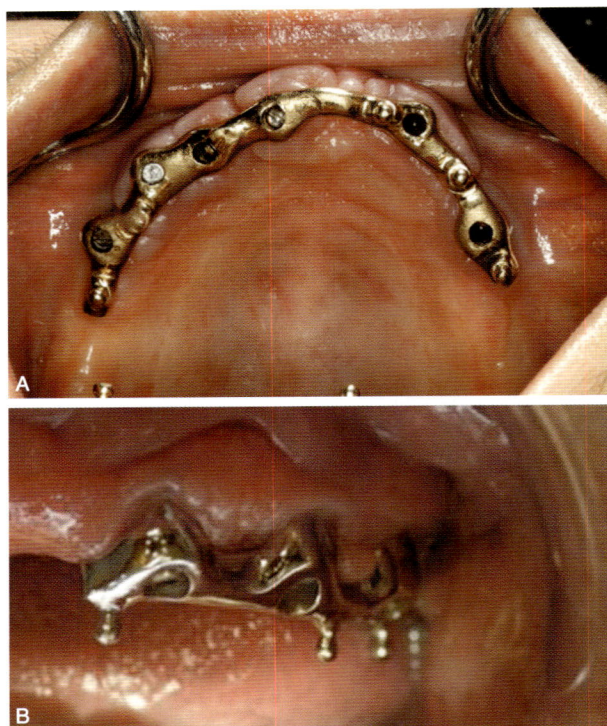

原体。需要注意的是，即使经过精心护理和去除病因，牙龈过度生长也可能复发。与患者沟通是避免误解的关键。

## （十一）质量评估量表

### 1. 种植体健康评估量表：健康-疾病连续体的临床评估

　　评价种植修复的成功标准目前仍然较为复杂。绝大多数报告种植体成功与失败的临床研究并未对所取得的成功类型进行限定。在多数情况下，"成功"也可与种植体的"存活"互换。而"失败"一词则表示种植体不再存在于口腔中。几乎所有修复相关文献中也将植体的"成功"作为"存活"报道。

　　那么天然牙的成功评价标准是什么呢？牙周病学相关文献提出了评估天然牙健康的衡量标准，并且基于临床标准的明确指导原则，阐述了天然牙理想健康状态的定义。在口腔种植学中，建议用"健康质量"这个概念取代"成功"，并采用健康-疾病的连续范围描述种植体的状态。

　　包括 Schnitman 和 Shulman[166]、Cranin 等[167]、McKinney 等[168]、Albrektsson 等[169]，以及 Albrektsson 和 Zarb[170]在内的学者，先前已经提出了关于骨内种植体的成功标准。James 建立了一个具有 5 个级别的种植体健康评估量表，Misch 对其进行了修改[171]。James-Misch 量表还提出了与这 5 个级别相对应的治疗建议。2007 年，在意大利比萨举行的一次共识会议中（由国际口腔种植学会赞助；www.icoi.org），将 James-Misch 量表修改为描述种植体成功、存活和失败的四个状态（表 18-9）。

图 18-45　增生。现有种植体修复体围增生组织生长，导致家庭护理困难

| 表 18-9　种植体周围疾病的新分类 | | |
|---|---|---|
| **种植体质量评估** | **临床状态** | **处理** |
| 成功（最佳健康状态）<br>骨结合/0 阶段骨丧失 | 功能运动无疼痛敏感<br>无动度<br>植入后边缘骨丧失<2mm<br>PD<4mm<br>无渗出<br>BOP（-） | 常规维护 |
| 存活（满意健康状态）<br>I 阶段骨丧失<br>种植体周黏膜炎 | 无疼痛<br>无动度<br>植入后边缘骨丧失<2mm<br>种植体周黏膜炎症<br>PD±4mm（探诊出血伴或不伴渗出物） | 频繁 SPT<br>非手术清创（手动、机械、气动、激光等）<br>患者管理<br>局部与全身抗生素联用<br>必要时进行软组织或修复体纠正 |

表 18-9　种植体周围疾病的新分类（续）

| 种植体质量评估 | 临床状态 | 处理 |
| --- | --- | --- |
| 存活（潜在性状态不佳）<br>Ⅱ阶段骨丧失<br>早期种植体周炎 | 无疼痛<br>无动度<br>植入后边缘骨丧失 2～4mm<br>PD±4mm（探诊出血伴或不伴渗出物）<br>种植体周黏膜炎<br>骨丧失＜植体长度 25% | |
| 存活（健康状态受损）<br>Ⅲ阶段骨丧失<br>中度种植体周炎 | 偶有疼痛<br>无动度<br>种植体周黏膜炎<br>PD≥6mm（探诊出血伴或不伴渗出物）<br>骨丧失为植体长度 25%～50% | 上述治疗加上手术入路及激光治疗<br>种植体表面清创去污<br>骨再生治疗 |
| 失败（临床失败）<br>Ⅳ阶段骨丧失<br>进展性种植体周炎 | 种植体周黏膜炎<br>功能性运动疼痛<br>PD 8mm（探诊出血伴或不伴渗出物）<br>骨丧失植体长度 50%<br>动度<br>无法控制的渗出物<br>或许不存在于口腔中 | 手术入路及激光治疗<br>取出种植体 |
| 其他（如逆行种植体周炎） | 种植体周黏膜炎<br>影像学检查：种植体周根尖区病损<br>临床检查：疼痛，敏感，瘘管或黏膜肿胀 | 手术入路及激光治疗<br>取出种植体 |

BOP. 探诊出血；PD. 探诊深度；SPT. 探诊深度支持牙周治疗。

（数据引自 Suzuki JB, Hsiao YJ, Misch CE: Personal communication, 2017.）

天然牙的理想临床状态包括无疼痛感，水平力作用下动度小于＜0.1mm（力大小不超过 100g），侧向力作用下动度＜0.15mm（力大小为 500g），无垂直向动度，牙周探诊深度小于 2.5mm，影像学观察牙槽骨高度在釉牙骨质界以下 1.5～2.0mm 内，有完整的硬骨板、无探诊出血和渗出物，并且多根牙根分叉处无组织退缩（框 18-5）[172]。

美国牙周病学会（AAP）和美国口腔医生协会（ADA）为天然牙齿状态的诊断和治疗提出了 5 种牙周分型。Ⅰ型：龈炎；Ⅱ型：早期牙周炎；Ⅲ型：中度牙周炎；Ⅳ型：晚期牙周炎；Ⅴ型：难治性和青少年型牙周炎[173]。这些分类不仅仅在于阐述天然牙牙周状态的成功或失败，而是着重表明牙周情况从健康进展到患病的范围及程度。这种分类为每个类别中采用的临床治疗方法提供了指导。针对种植体也建立了一个类似的评估标准，并根据不同状态和症状提出了相应的处理方法，同时也可作为诊断和治疗口腔种植体疾病的辅助工具[174]。

2007 年，基于临床评估的 James-Misch 种植体健康质量量表得到了国际口腔种植学大会的支持（表 18-10）[172]。这个健康质量量表使得种植医生

---

**框 18-5　种植体维护中口腔卫生处理的要点**

- 纳入潜在的种植患者。
- 整个治疗过程中进行教育及鼓励患者维护口腔卫生。
- 对患者进行个性化的口腔卫生维护步骤，方案并进行持续性的评估及修整。
- 修复体评估（组成、贴合、松动情况、固位评估）。
- 评估种植体周组织状态。
- 探诊。
- 进行临床影像学检查。
- 去除种植修复体周围的生物膜，软硬粘污层。
- 推荐口腔卫生维护工具。
- 根据患者情况制定随访时间。
- 与同行医师一起发现潜在问题及并发症。
- 记录种植体的状态。

引自 Misch CE: *Dental implant prosthetics*, ed 2, St Louis, 2015, Mosby.

**表 18-10　关于种植体周炎治疗的人体研究**

| | 纳入患者量及随访时间 | 治疗方法 | 结果 |
|---|---|---|---|
| Leonhardt et al. 2003 手术 | 9位患者<br>26个种植体<br>60个月 | 全身抗生素治疗（基于微生物实验分析）+ 手术入径 + 采用10%过氧化氢种植体表面去污，0.2%CHX漱口 | 愈合：58%植体<br>7个种植体脱落<br>4/19持续骨丧失<br>6/19成骨<br>平均牙龈出血率从100%降到5%<br>另外2个种植体疾病进展加重 |
| Romeo et al. 2007 根向复位瓣手术 + 种植体表面修整，切除手术 | 19位患者<br>38个种植体<br>（11枚螺钉中空，7枚螺钉固定）<br>12-24-36个月 | 全身抗生素（阿莫西林8天剂量）+ 连续杀菌1月<br>9位患者进行了切除术，10位患者进行了切除术+植体表面形态修整<br>种植体表面甲硝唑凝胶、盐酸米诺环素，生理盐水去污 | 影像学评估：<br>种植体周围组织切除术是一种有效的治疗手段<br>当结合采用根向复位瓣+种植体表面修整时效果更好 |
| Behneke et al. 1997a, b 骨移植和骨移植替代材料 手术（非埋植式） | 10位患者<br>14个种植体<br>6个月～2年 | 碘冲洗 + 全身抗生素治疗（奥硝唑500mg，服用7天，每天2次）<br>植体表面喷砂，生理盐水冲洗<br>7个种植体（2～3壁骨缺损）采用骨条；个种植体（1壁骨缺损）采用骨块移植 | 临床：（6个月/14个种植体）<br>BI：2.4～0.3<br>PD：5.9～2.3mm<br>临床：（2年/5个种植体）<br>BI：2～0.4<br>PD：5.9～2.5mm<br>影像学检查：（3～12个月/14个种植体）<br>平均骨充填：3mm |
| Behneke et al. 2000 骨移植和骨移植替代材料 手术（非埋植式） | 25个种植体<br>6个月～3年 | 碘冲洗1个月 + 植体去污结合膜龈手术种植体表面<br>空气研磨器械去污30s + 生理盐水冲洗 + 7块骨片，18个骨块移植（甲硝唑400mg，服用7天，每天2次） | 临床：（1年/18个种植体）<br>PD：5.3～2.2mm<br>临床：（3年/10个种植体）<br>PD：5.3～1.6mm<br>影像学：（1年/18个种植体）<br>平均骨充填量：3.9mm<br>影像学：（3年/10个种植体）<br>平均骨充填：4.2mm |

**表 18-10　关于种植体周炎治疗的人体研究（续）**

| | 纳入患者量及随访时间 | 治疗方法 | 结果 |
|---|---|---|---|
| Aughtun et al. 1992<br>屏障膜（非埋植式） | 12 位患者<br>15 个种植体<br>6~12 个月 | ePTFE 膜＋全身抗生素（四环素 200mg，服用 12 天，每天 1 次）＋种植体清创（喷砂）＋生理盐水冲洗 | 临床：PI：1.9~1.0<br>BI：1.1~1.1<br>PD：5.2~4.1mm<br>影像学：<br>平均骨丧失：0.8mm<br>软组织改善较小<br>膜暴露 |
| Jovanovic et al. 1992<br>屏障膜（非埋植式） | 7 位患者<br>10 个种植体<br>6 个月~3 年 | PTFE 膜＋全身抗生素（四环素 250mg，服用 7 天，每天 4 次）＋种植体清创（喷砂＋氯胺 T＋生理盐水冲洗） | 临床：<br>PI：1.7~0.6<br>GI：2.1~0.3<br>PD：6.8~4.1mm<br>所有临床指征得到改善<br>7 个缺损处得到了骨充填<br>3 个骨缺损处无骨充填 |
| Khoury and Buchmann 2001<br>移植材料＋屏障膜 | 25 位患者<br>41 个种植体<br>36 个月 | 全身抗生素<br>1 组：（12 个种植体）氯己定冲洗＋柠檬酸＋过氧化氢＋生理盐水＋骨块与骨屑清创<br>2 组：（20 个种植体）1 组治疗＋ePTFE<br>3 组：（9 个种植体）1 组治疗＋胶原膜（埋植式愈合） | 临床：<br>1 组：PD 减小 5.1mm<br>2 组：PD 减小 5.4mm<br>3 组：PD 减小 2.61mm<br>影像学：<br>1 组：2.4mm 骨充填<br>2 组：2.8mm 骨充填<br>3 组：1.9mm 骨充填<br>屏障膜治疗的病例中，58.6% 的病例出现了早期治疗后的并发症<br>屏障膜的使用在 3 年的随访结果中并没有提升治疗效果 |
| Mattout et al. 1995<br>用或不用移植材料 | 19 位患者 | 23 处缺损：单独使用 ePTFE<br>11 处骨缺损：ePTFE+DFDBA+水合四环素<br>术后：0.1%CHX＋阿莫西林 500mg，服用 8 天，每天 2 次 | 仅用膜组成功率 68%，膜＋骨替代材料组成功率 90% |

表 18-10　关于种植体周炎治疗的人体研究（续）

| | | 纳入患者量及随访时间 | 治疗方法 | 结果 |
|---|---|---|---|---|
| Schwarz et al. 2006 | 移植材料＋屏障膜（非埋植式愈合） | 22 位患者<br>22 个种植体<br>6 个月 | 去除肉芽组织＋塑料刮匙清创＋生理盐水冲洗<br>1 组：HA 纳米晶体<br>2 组：小牛骨＋可降解胶原膜 | 临床：<br>1 组：PD 减小：2.1mm<br>2 组：PD 减小：2.6mm<br>"在 2 组的影像学检查中均观察到了种植体周骨缺损处透射影像的减少，两组均在术后 6 个月减少了 PD，获得了新附着。" |
| Schwarz et al. 2008 | 移植材料＋屏障膜（非埋植式） | 22 位患者<br>2 年 | 1 组：翻瓣手术＋羟基磷灰石晶体<br>2 组：翻瓣手术＋天然矿化骨＋胶原膜 | 1 组中的 2 位患者：12 个月时形成严重的脓肿<br>临床：<br>PD：<br>1 组：1.5±0.6mm<br>2 组：2.4±0.8mm<br>CAL 获得：<br>1 组：1.0±0.4mm<br>2 组：2.0±0.8mm<br>2 种方案均在 2 年随访中取得成效，2 组效果更佳 |
| RoosJansaker et al. 2007a | 移植材料＋屏障膜（非埋植式） | 36 位患者<br>65 个种植体<br>12 个月 | 全身抗生素（阿莫西林 375mg，每天 3 次＋甲硝唑 400mg，每天 2 次），服用 10 天，从术前 1 天开始<br>去除肉芽组织，种植体表面采用过氧化氢及生理盐水冲洗<br>1 组：骨替代材料＋可吸收膜<br>2 组：骨替代材料不加膜 | 1 组：<br>PD 减小：2.9mm<br>平均骨充填：1.5mm<br>2 组：<br>PD 减小：3.4mm<br>平均骨充填：1.4mm |
| RoosJansaker et al. 2007b | 移植材料＋屏障膜（埋植式） | 12 位患者<br>16 个种植体<br>12 个月 | 全身抗生素（阿莫西林 375mg，每天 3 次＋甲硝唑 400mg，每天 2 次，）服用 10 天，从术前 1 天开始<br>去除肉芽组织，种植体表面采用过氧化氢及生理盐水冲洗<br>骨替代材料＋可吸收膜 | 临床和影像学观察：<br>PD 减小：4.2mm<br>平均骨充填：2.3mm |
| Haas et al. 2000 | 术中二极管激光处理 | 17 位患者<br>24 个种植体<br>3～9.5 个月 | 种植体表面刮匙清创＋激光＋自体骨移植＋ePTFE 膜＋全身抗生素治疗 5 天 | 影像学（取出膜后）<br>3 个月：21.8%<br>9.5 个月：平均骨获得：36.4% |

**表 18-10 关于种植体周炎治疗的人体研究（续）**

| | 治疗方法 | 纳入患者量及随访时间 | 治疗方法 | 结果 |
|---|---|---|---|---|
| Bach et al. 2000 | 术中二极管激光处理 | 30 位患者 5 年 | 1 组：刮治 +1.5%CHX+ 翻瓣清创，根向复位 + 骨增量 伴或不伴膜龈手术 2 组：1 组治疗 + 激光去污（810nm w/6W） | 1 组：18 个月：PD 无增加，无 BOP 及其他炎性指标 2 年：2 位患者 PD 增加，BOP，炎性指标增加 4 年：5 位患者 PD 增加，BOP，炎性指标增加 3～5 年间 4 个种植体移除 2 组：3 年：无复发 5 年：5 位患者 PD 增加，BOP，炎性指标增加 无植体取出 在激光组革兰氏阴性菌检出显著下调 |
| Dortbudak et al. 2001 | 术中二极管激光处理 | 15 位患者 15 个种植体 | 种植体表面：刮治 + 生理盐水冲洗 1min，甲苯胺染色 1/2 的种植体进一步用激光处理 1min | TBO 单独处理可显著减少喷射污染植体表面的中间普雷沃菌及 AA，而联合处理可减少 AA，牙龈卟啉菌和中间普雷沃菌。细菌并没有完全消除。 |
| Romanos and Nentwig 2008 | 二氧化碳激光 + 骨增量 + 膜 | 15 位患者 27.10±17.83 个月 | 采用钛刮匙翻瓣清创 + 二氧化碳激光（2.84±0.83w）处理 1min 骨增量（小牛骨或自体骨）+ 胶原膜 不使用全身抗生素 | PI: 术前：1.01 ± 1.37 术后：0.98 ± 1.20 BI: 术前：2.76 ± 0.35 术后：1.03 ± 0.85 PD: 术前：6.00 ± 2.03mm 术后：2.48 ± 0.63mm 角化龈 BI: 术前：2.30 ± 1.45mm 术后：2.41 ± 1.39mm |

表18-10 关于种植体周炎治疗的人体研究（续）

| | 纳入患者量及随访时间 | 治疗方法 | 结果 |
|---|---|---|---|
| Deppe et al. 2007 二氧化碳激光+骨增量 | 32位患者<br>73个种植体<br>4个月～5年 | 1组(19个种植体)：软组织切除+传统方式去污<br>2组(15个种植体)：1组治疗+βTCP+自体骨移植<br>3组(22个种植体)：软组织切除+二氧化碳激光去污<br>4组(17个种植体)：3组治疗+βTCP+自体骨 | 1组丢失3个种植体<br>2组丢失4个种植体<br>3组丢失2个种植体<br>4组丢失4个种植体<br>口腔卫生基线：<br>PI:<br>1组：1.8±1.2<br>2组：1.4±1.2<br>3组：1.4±0.9<br>4组：2.6±0.5<br>BI:<br>1组：2.7±0.9<br>2组：2.3±1.4<br>3组：2.8±1.2<br>4组：3.3±0.6<br>PD:<br>1组：6.2±1.8<br>2组：5.1±1.7<br>3组：5.7±1.4<br>4组：5.7±1.4<br>术后即刻<br>PI:<br>1组：0.7±0.8<br>2组：0.9±0.4<br>3组：0.7±0.8<br>4组：0.5±0.6<br>BI:<br>1组：0.7±0.8<br>2组：0.5±0.8<br>3组：0.6±0.3<br>4组：1.2±0.6 |

## 表 18-10　关于种植体周炎治疗的人体研究（续）

| 纳入患者量及随访时间 | 治疗方法 | 结果 |
|---|---|---|
| | | PD:<br>1 组：5.1 ± 1.3<br>2 组：4.8 ± 1.4<br>3 组：6.1 ± 1.6<br>4 组：5.0 ± 1.3<br>4 个月 |
| | | PI:<br>1 组：0.6 ± 0.7<br>2 组：0.6 ± 0.6<br>3 组：0.8 ± 0.6<br>4 组：0.5 ± 0.4 |
| | | BI:<br>1 组：0.9 ± 0.5<br>2 组：0.6 ± 0.6<br>3 组：0.7 ± 0.6<br>4 组：0.9 ± 0.8 |
| | | PD:<br>1 组：3.2 ± 0.9<br>2 组：2.4 ± 0.7<br>3 组：2.1 ± 1.3<br>4 组：1.0 ± 0.7<br>5 年 |
| | | PI:<br>1 组：0.8 ± 0.8<br>2 组：1.1 ± 0.8<br>3 组：1.0 ± 1.3<br>4 组：1.2 ± 1.3 |
| | | BI:<br>1 组：1.1 ± 1.2<br>2 组：2.1 ± 1.4<br>3 组：1.8 ± 1.1<br>4 组：1.9 ± 1.0 |

**表 18-10　关于种植体周炎治疗的人体研究（续）**

| 纳入患者量及随访时间 | 治疗方法 | 结果 |
|---|---|---|
| Froum et al. 2012<br><br>再生方案<br>生物制品＋骨＋膜<br><br>51 个种植体<br>38 位患者<br>3～7.5 年 | 全身抗生素（2 000mg 阿莫西林或 600mgh 克林霉素），术前 1h 服用，后续阿莫西林 500mg（每天 2 次）或克林霉素 150mg（每天 1 次），服用 10 天<br>植体表面用碳酸氢盐粉喷砂 60s（空气研磨器），用无菌生理盐水冲洗 60s，用棉球或毛刷蘸取四环素（50mg/ml）处理 30s，再次碳酸氢盐粉喷砂 60s，用 0.12%CHX 消毒 30s；然后用无菌生理盐水冲洗 60s，釉基质衍生物＋血小板衍生生长因子中浸泡至少 5min 的有机牛骨或矿化冻干骨＋胶原膜或上皮下结缔组织移植物（＜2mm KG）。<br>1 组：影像学上检测到的缺损最深病例<br>2 组：植体颊侧骨丢失最多病例 | PD：<br>1 组：4.3±1.2<br>2 组：2.5±1.1<br>3 组：3.4±1.5<br>4 组：2.5±1.4<br>使用二氧化碳激光＋软组织切除术可提升种植体周炎处理效果<br>长期观察结果表明激光与传统去污方式无区别<br><br>无植体丢失<br>PD 减小：<br>1 组：5.4mm<br>2 组：5.1mm<br>骨获得：<br>1 组：3.75mm<br>2 组：3mm |

可以使用列出的客观标准来评估种植体状态,并将其归入适当的类别,然后相应地进行治疗,治疗预后也与量表评估相关。

## 2. 类型Ⅰ:最佳健康状况

类型Ⅰ代表种植体处于最佳健康状态。

通过触诊、叩诊或功能测试时植体未观察到任何疼痛。当植体负荷<500g时,植体未出现任何方向上的移动。自种植体植入以来,边缘骨丧失不超过2mm。所观察到的骨丧失通常是由于种植体的生物学宽度位于基台和种植体连接处以下所致。种植体无压痛史,并且周围没有放射线低密度影像(图18-46)。探诊深度≤5mm,并且在第1年后保持稳定。理想状态下,植体的出血指数为0~1。类型Ⅰ的种植体每6个月进行一次正常的维护程序。

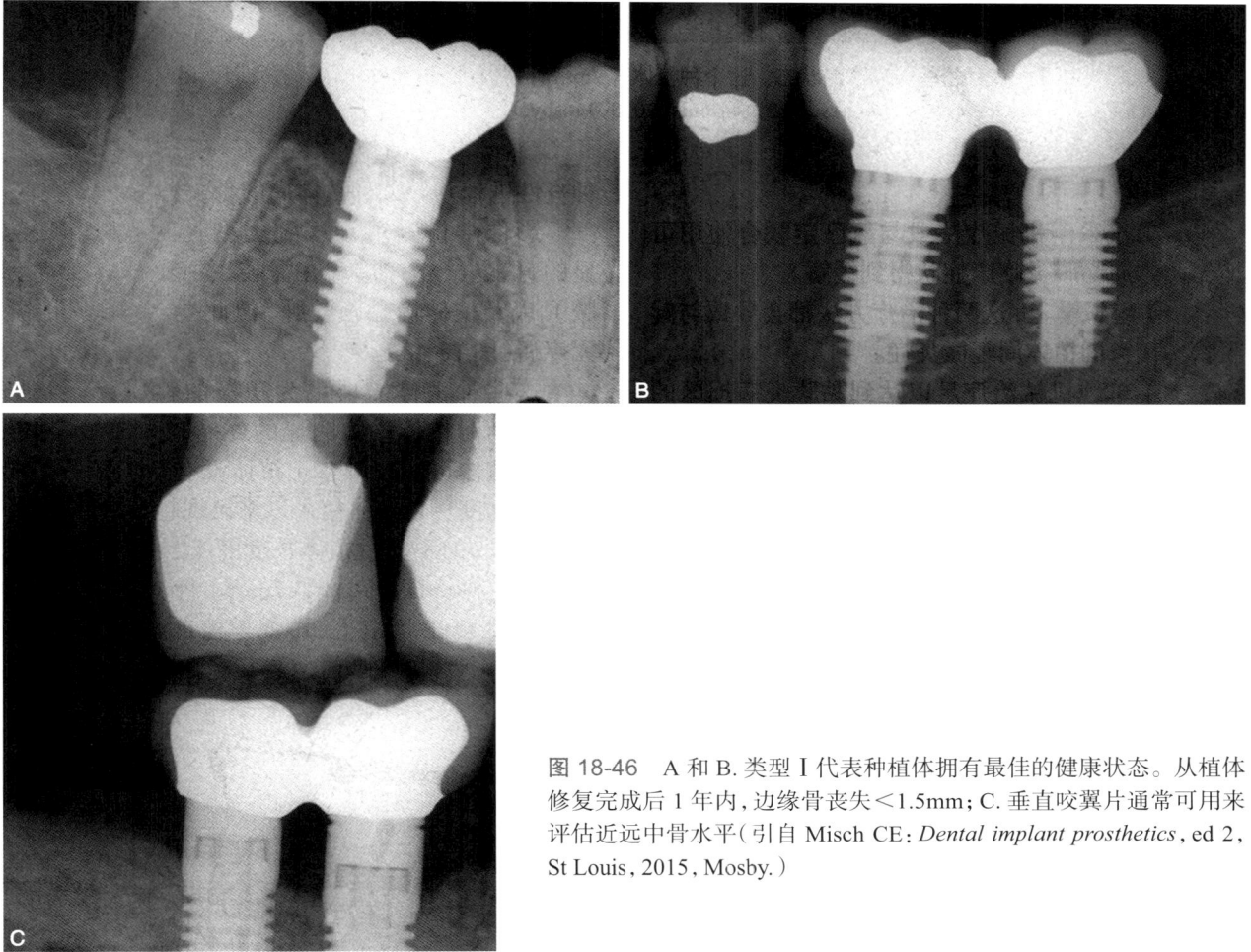

图18-46　A和B. 类型Ⅰ代表种植体拥有最佳的健康状态。从植体修复完成后1年内,边缘骨丧失<1.5mm;C. 垂直咬翼片通常可用来评估近远中骨水平(引自 Misch CE: *Dental implant prosthetics*, ed 2, St Louis, 2015, Mosby.)

此类种植体的预后非常好。

## 3. 类型Ⅱ:满意的健康状况

类型Ⅱ代表种植体处于令人满意并且稳定的健康状态,但在触诊、叩诊或功能测试时会感到较敏感。

当负荷<500g时,在水平或垂直向上植体未观察到移动。从安装修复体开始,影像学检查观察到的边缘骨丧失量为2~4mm(图18-47)。最常见原因是早期负荷导致的骨丧失,主要与患者的咬合力量和骨密度有关。没有疼痛。由于软组织水平厚度和边缘骨丧失,探诊深度可能达到5~6mm,但处于稳定水平。探诊出血指数通常为1甚至2。这些种植体可能被认为存在种植体周黏膜发炎。

对于Ⅱ类植体,治疗方案包括减轻植体负荷,缩短口腔卫生治疗的间隔时间(如9个月),强化口腔卫生指导,每年进行影像学检查直到植体边缘骨水平稳定,并根据需要进行膜龈手术或种植体周袋切除术。此类植体预后取决于种植体周围袋的深度。

对于深度小于6mm的袋,可以得出以下结

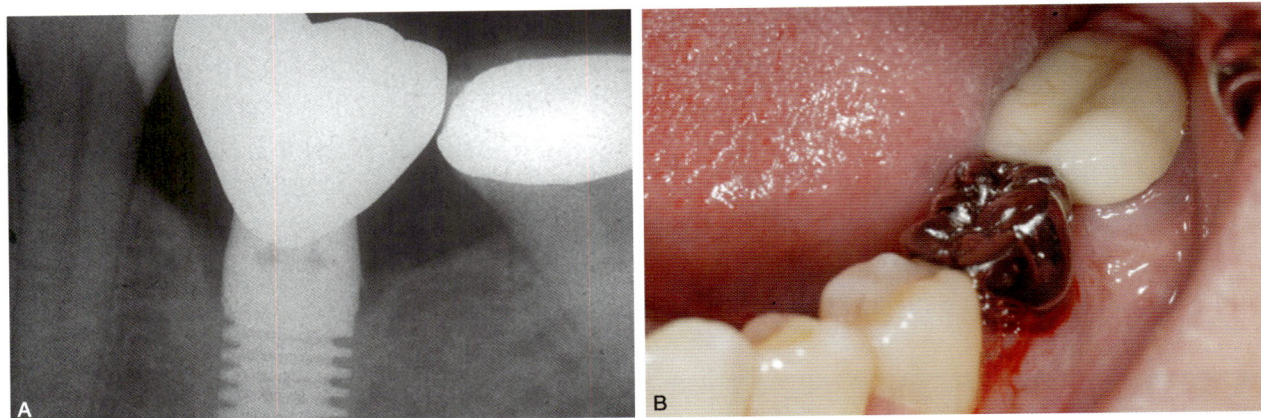

图 18-47　A.类型Ⅱ代表种植体较满意的状态。这个种植体有 2mm 骨丧失；B.这个种植体牙冠有探诊出血，出血指数为 2（引自 Misch CE：*Dental implant prosthetics*，ed 2，St Louis，2015，Mosby.）

论[175]。

（1）仅采用机械疗法或与氯己定联合使用可使种植体周黏膜炎临床症状得到缓解。

（2）组织学上，这两种治疗方法都会导致与健康状态相符的植体周轻微炎症。

（3）单纯机械治疗足以达到黏膜炎病损区的临床和组织学好转。

## 4. 类型Ⅲ：植体存活状态受损

类型Ⅲ种植体被归类为植体存活状态受损，并表现出轻度至中度的种植体周炎和健康受损状态。种植体周炎定义为影响种植体周围组织的一种炎性进程并导致种植体周的骨丧失。

影像学检查可观察到类型Ⅲ种植体存在明显的骨丧失、植体周存在深袋、探诊出血（可伴有脓），以及植体周黏膜红肿，但此类植体负荷时并无疼痛（图 18-48）。

这些种植体需要更为积极的临床治疗。虽然在负荷时植体没有明显的疼痛，但叩诊或功能运动时植体可能较敏感。植体没有垂直或水平向（IM-0）动度。自植体植入以来出现超过 4mm 的边缘骨丧失，但不超过植体长度的 1/2。通常伴有探诊出血且探诊深度可能＞7mm。种植体周渗出物可能持续 1～2 周以上，影像学检查可能发现植体

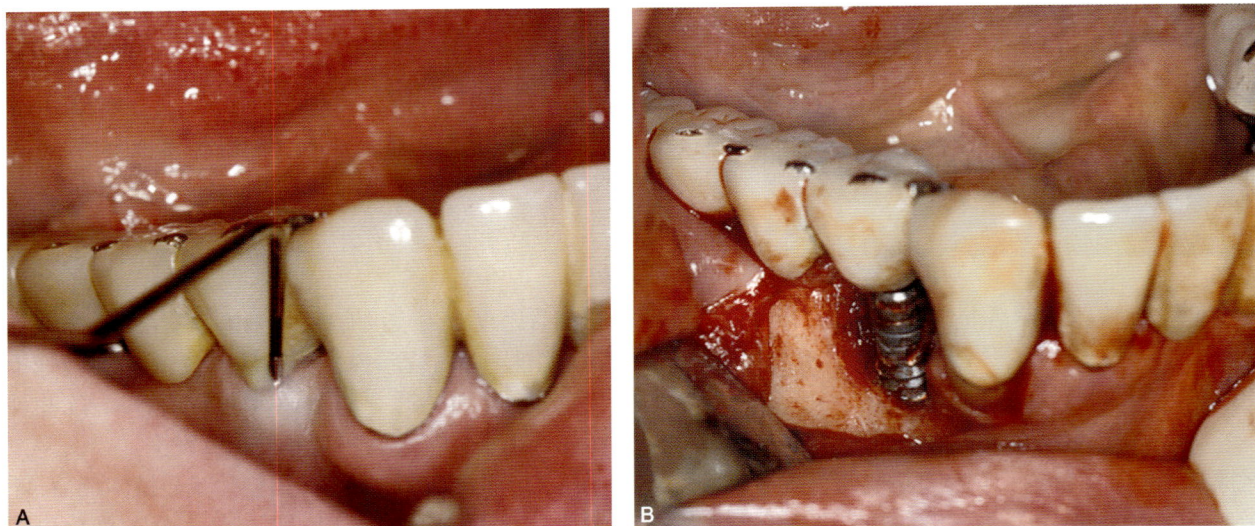

图 18-48　A.类型Ⅲ植体健康状态受损并且需要手术介入以阻止将来进一步恶化，这个种植体颊侧探诊深度为 6mm，并且伴有渗出物；B.这个种植体需要手术介入以进行植体表面清创，去除有害物质。此处需要进行螺纹深度减小及骨移植或根向复位瓣（引自 Misch CE：*Dental implant prosthetics*，ed 2，St Louis，2015，Mosby.）

颈部明显的低密度影像。

第Ⅲ类种植体需要积极进行外科和修复干预，并处理植体的应力因素。在外科治疗之前，对于非美学区，植体的上部修复结构可能需要取下，覆盖义齿的杆卡结构也可能需要去除。在软硬组织手术治疗后为减小𬌗力而调整咬合方案的方法包括缩短修复体悬臂长度，调整咬合及连冠修复。

在植体周骨丧失较多的情况下，上部修复体的设计可能会完全改变，从固定修复到可摘义齿修复以减轻咬合力并以获得软组织的支撑。如果患者不愿意佩戴可摘义齿，则可能需要增加种植体的数量。

当植体存在压痛或渗出物时，应使用全身和局部抗生素，以及局部化学药剂比如氯己定等。

然而，如果没有消除导致此类种植体失败的病因，这种处理方法通常只能短期受益。特别是如果现有的炎症症状在几周内没有缓解，则可能需要进行细菌培养和敏感性测试（口腔微生物学测试服务，Temple University，Philadelphia；www.temple.edu）。手术治疗通常包括切除种植体周软组织或暴露部分种植体。治疗中可使用骨移植材料。针对第

三类植体，推荐采用三步法治疗：①抗菌治疗（局部或全身）；②减轻植体应力；③手术干预。

此类植体预后可为良好或较差，主要在于手术干预纠正软硬组织健康状态后，植体周应力的减小与维持。

### 5. 类型Ⅳ：临床失败

第Ⅳ类种植体健康状态是临床失败。存在以下任一状况，应该取出种植体：①触诊、叩诊或功能运动时出现疼痛；②水平向动度>0.5mm；③任何垂直向动度；④无法控制的进行性骨丧失；⑤无法控制的渗出物；⑥骨丧失超过植体长度的50%；⑦种植体周大范围低密度影；⑧无法完成修复的植体。已手术取出或自行脱落的种植体也属于此类别。

第Ⅳ类也包括已经外科手术取出的植体或自行脱落的植体。通常会在植体位点进行自体骨或合成骨替代材料，以充填缺失的骨组织。在骨组织愈合后，可再次植入种植体，并具有良好的预后（图18-49）。

关于"种植体失败"这个术语往往令人困惑，

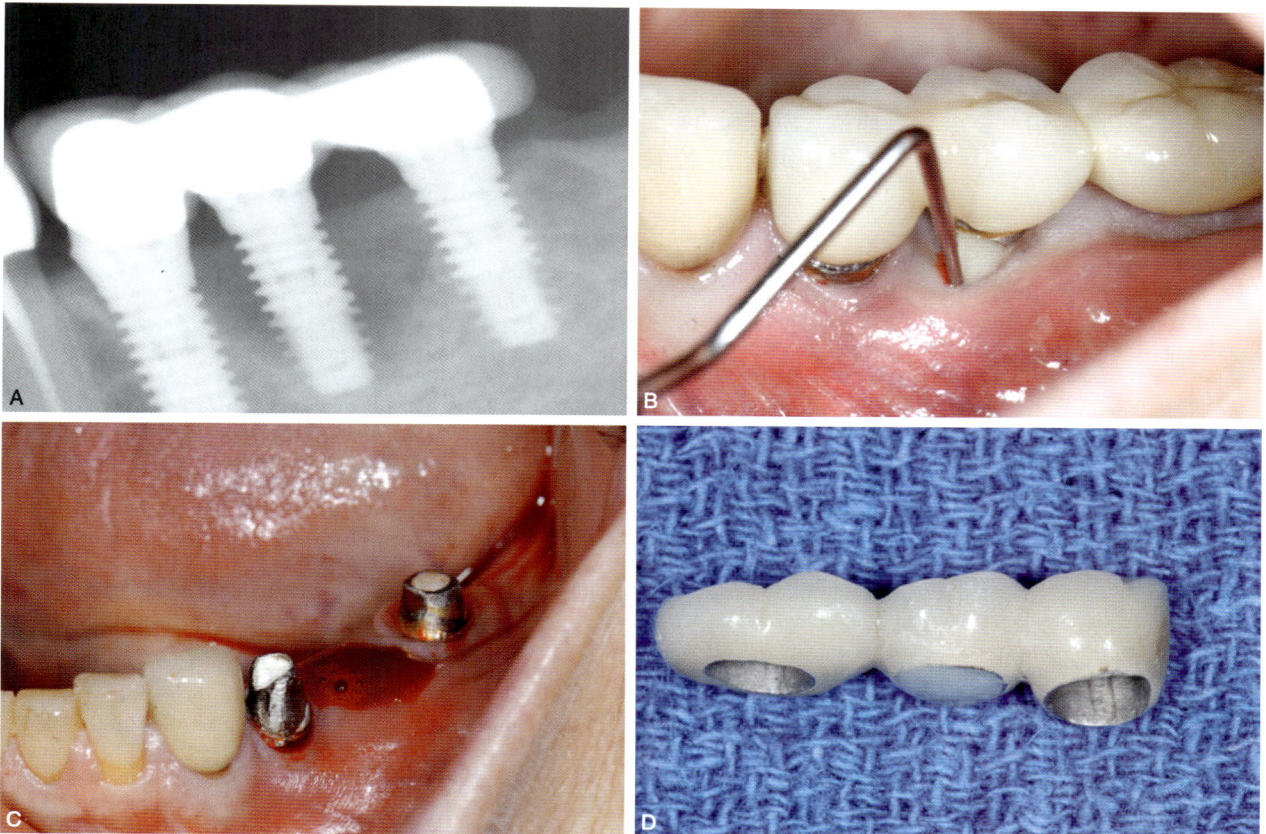

图18-49　A. 类型Ⅳ植体表现为临床失败，或口腔中不再存留。中间这个种植体有50%骨丧失；属于类型Ⅳ；B. 当Ⅳ类植体存在压痛或渗出物时，需要取出植体；C. 植体被取出，现在植体转变为Ⅴ类（完全失败）；D. 上部修复体被修整成为3个单位联冠修复体（引自 Misch CE：*Dental implant prosthetics*，ed 2，St Louis，2015，Mosby.）

多种命名常常描述了同样的情况。此处建议使用失败的时间来对种植体失败加以定义。在并发症出现时，由于许多失败的种植体并没有理想地通过发生失败的时间来描述，因此并没有出现在这种命名方式的记录中。

偶尔，患者可能不愿意取出种植体。无论患者是否就诊进行植体取出，在所有统计数据中都将记录该种植体为失败种植体。医生应警告患者若保持此状态，种植体周围骨组织将发生不可逆性损害。考虑到未来的治疗预后及可能受到的影响，应当考虑取出植体。

## （十二）结论

虽然完成了种植治疗的手术和修复阶段，但种植医生的工作还没有结束。种植医生必须对患者进行宣教以使患者正确维护修复体，并定期检查以监测修复体整体健康状况。天然牙与种植体之间存在许多生物学差异，尤其与患者牙周状态相关，医生必须对这些差异有清晰的认知，正确地判断疾病的状态，有效地处理发生的问题。同时通过了解种植体周的不同状态及病因，种植医生可为患者提供一个有效的疾病预防方案。

（陈娅倩　罗洪科　孙苗　游东奇 译，
王宇　姒蜜思 校）

## 参考文献

1. Albrektsson T, Isidor F: Consensus report: implant therapy. In Lang NP, Karring T, editors: *Proceedings of the 1st European Workshop on Periodontology*, Berlin, 1994, Quintessence, pp 365–369.
2. Lindhe J, Meyle J: Peri-implant diseases: Consensus report of the sixth European workshop on periodontology. *J Clin Periodontol* 35:S282–S285, 2008.
3. Rateitschak KH, Rateitschak EM, Wolf HF, et al, editors: *Color atlas of dental medicine*, ed 2, New York, 1989, Thieme.
4. Listgarten M, Lang NP, Schroeder HE, et al: Periodontal tissues and their counterparts around endosseous implants. *Clin Oral Implants Res* 2:81–90, 1991.
5. Bauman GR, Rapley JW, Hallmon WW, et al: The peri-implant. *Int J Oral Maxillofac Implants* 8:273–280, 1993.
6. Oh TJ, Yoon J, Misch CE, et al: The causes of early implant bone loss: myth or science. *J Periodontol* 73:322–333, 2002.
7. Rams TE, Roberts TW, Tatum H, Jr, et al: The subgingival microflora associated with human dental implants. *J Prosthet Dent* 5:529–534, 1984.
8. Zitzmann NU, Berglundh T: Definition and prevalence of peri-implant diseases. *J Clin Periodontol* 35(8 Suppl):286–291, 2008.
9. Mombelli A, Van Oosten MAC, Schurch E, et al: The microbiota associated with successful or failing osseointegrated titanium implants. *Oral Microbiol Immunol* 2:145–151, 1987.
10. Bidez MW, Misch CE: Force transfer in implant dentistry: basic concepts and principles. *J Oral Implantol* 18:264–274, 1992.
11. Parfitt GS: Measurement of the physiologic mobility of individual teeth in an axial direction. *J Dent Res* 39:608–612, 1960.
12. Sekine H, Komiyama Y, Hotta H, et al: Mobility characteristics and tactile sensitivity of osseointegrated fixture-supporting systems. In Van Steenberghe D, editor: *Tissue integration in oral maxillofacial reconstruction*, Amsterdam, 1986, Excerpta Medica, pp 241–265.
13. Muhlemann HR: Tooth mobility: a review of clinical aspects and research findings. *J Periodontol* 38:686–708, 1967.
14. Rudd KD, O'Leary TJ, Stumpf AJ: Horizontal tooth mobility in carefully screened subjects. *Periodontics* 2:65–68, 1964.
15. Adell R, Lekholm U, Rockler B, et al: A 15-year study of osseointegrated implants in the treatment of the edentulous jaw. *Int J Oral Surg* 10:387–416, 1981.
16. Komiyama Y: Clinical and research experience with osseointegrated implants in Japan. In Albrektsson T, Zarb G, editors: *The Brånemark osseointegrated implant*, Chicago, 1989, Quintessence, pp 16–25.
17. Rangert B, Gunne J, Sullivan DY: Mechanical aspects of Brånemark implant connected to a natural tooth: an in vitro study. *Int J Oral Maxillofac Implants* 6:177–186, 1991.
18. Fenton AH, Jamshaid A, David D: Osseointegrated fixture mobility. *J Dent Res* 66:114, 1987.
19. Teerlinck J, Quirynen M, Darius MS, et al: Periotest, an objective clinical diagnosis of bone apposition towards implants. *Int J Oral Maxillofac Implants* 6:55–61, 1991.
20. Meredith N, Alleyne D, Cauley P: Quantitative determination of the stability of the implant-tissue interface using resonance frequency analysis. *Clin Oral Implants Res* 7:261–267, 1996.
21. Lachmann S, Yves Laval J, Jager B, et al: Resonance frequency analysis and damping capacity assessment. *Clin Oral Implants Res* 17:80–84, 2006.
22. Huang HM, Chiu CL, Yeh CY, et al: Early detection of implant healing process using resonance frequency analysis. *Clin Oral Implants Res* 14:437–443, 2003.
23. Zix J, Hug S, Kessler-Liechti G, et al: Measurement of dental implant stability by resonance frequency analysis and damping capacity assessment: comparison of both techniques in a clinical trial. *Int J Oral Maxillofac Implants* 23(3):525–530, 2008.
24. Sennerby L, Roos J: Surgical determinants of clinical success of osseointegrated oral implants: a review of the literature. *Int J Prosthodont* 11:408–420, 1998.
25. Al-Jetaily S, AlFarraj Al-dosari A: Assessment of Osstell™ and Periotest® systems in measuring dental implant stability (in vitro study). *Saudi Dent J* 23(1):17–21, 2011.
26. Berglundh T, Lindhe J, Ericsson I, et al: The soft tissue barrier at implants and teeth. *Clin Oral Implants Res* 2:81–90, 1991.
27. Bollen CM, Papaioanno W, Van Eldere J, et al: The influence of abutment surface roughness on plaque accumulation and peri-implant mucositis. *Clin Oral Implants Res* 7(3):201–211, 1996.
28. Lee KH, Maiden MF, Tanner AC, et al: Microbiota of successful osseointegrated dental implants. *J Periodontol* 70:131–138, 1999.
29. Mombelli A, Mericske–Stern R: Microbiological features of stabile osseointegrated implants used as abutments for overdentures. *Clin Oral Implants Res* 1:1–7, 1990.
30. Mombelli A, Van Oosten MAC, Schurch E, et al: The

microbiota associated with successful or failing osseointegrated titanium implants. *Oral Microbiol Immunol* 2:145–151, 1987.

31. Becker W, Becker B, Newman MG, et al: Clinical and microbiologic findings that may contribute to dental implant failure. *Int J Oral Maxillofac Implants* 5:31–38, 1990.

32. Mombelli A, Buser D, Lang NP: Colonization of osseointegrated titanium implants in edentulous patients: early results. *Oral Microbiol Immunol* 3:113–120, 1988.

33. Mombelli A: Microbiology of the dental implant. *Adv Dent Res* 7:202–206, 1993.

34. Rams TE, Feik D, Slots J: Staphylococci in human periodontal diseases. *Oral Microbiol Immunol* 5:29–32, 1990.

35. Mombelli A, Marxer M, Gaberthuel T, et al: The microbiota of osseointegrated implants in patients with a history of periodontal disease. *J Clin Periodontol* 22:124–130, 1995.

36. Leonhardt A, Adolfsson B, Lekholm U, et al: A longitudinal microbiological study on osseointegrated titanium implants in partially edentulous patients. *Clin Oral Implants Res* 4:113–120, 1993.

37. Apse P, Ellen RP, Overall CM, et al: Microbiota and crevicular fluid collagenase activity in the osseointegrated dental implant sulcus: a comparison of sites in edentulous and partially edentulous patients. *J Periodontal Res* 24:96–105, 1989.

38. Quirynen M, Listgarten MA: The distribution of bacterial morphotypes around natural teeth and titanium implants ad modum Brånemark. *Clin Oral Implants Res* 1:8–12, 1990.

39. Vacek JS, Gher ME, Assad DA, et al: The dimensions of the human dentogingival junction. *Int J Periodontics Restorative Dent* 14:154–165, 1994.

40. James RA, Schultz RL: Hemidesmosomes and the adhesion of junctional epithelial cells to metal implants: a preliminary report. *J Oral Implantol* 4:294, 1974.

41. Ericsson I, Lindhe J: Probing at implants and teeth: an experimental study in the dog. *J Clin Periodontol* 20:623–627, 1993.

42. Steflik DE, McKinney RV, Koth DL: Ultrastructural (TEM) observations of the gingival response to the single crystal sapphire endosteal implant. *J Dent Res* 61:231, 1982.

43. Cochran DL, Herman JS, Schenk RK, et al: Biologic width around titanium implants: a histometric analysis of the implanto-gingival junction around unloaded and loaded submerged implants in the canine mandible. *J Periodontol* 68:186–198, 1997.

44. Schroeder A, Pohler O, Sutter F: Tissue reaction to a titanium hollow cylinder implant with titanium plasma sprayed surface. *Schweiz Monatsschr Zahnmed* 86:713–727, 1976.

45. Abrahamsson I, Berglundh T, Lindhe J: The mucosal barrier following abutment disreconnection: an experimental study in dogs. *J Clin Periodontol* 24:568–572, 1997.

46. Ericsson I, Lindhe J: Probing at implants and teeth: an experimental study in the dog. *J Clin Periodontol* 20:623–627, 1993.

47. Best AM, Burmeister JA, Gunsolley JC, et al: Reliability of attachment loss measurements in a longitudinal clinical trial. *J Clin Periodontol* 17:564–569, 1990.

48. Page RC: Summary of outcomes and recommendations of the workshop on CPITN. *Int Dent J* 44:589–594, 1994.

49. Lekholm U, Adell R, Lindhe J, et al: Marginal tissue reactions at osseointegrated titanium fixtures. II. A cross-section retrospective study. *Int J Oral Maxillofac Surg* 15:53–61, 1986.

50. Stefani LA: The care and maintenance of the dental implant patient. *J Dent Hygiene* 62:447–466, 1988.

51. Adell R, Lekholm U, Rockler G, et al: Marginal tissue reactions at osseointegrated titanium fixtures. I. A 3-year longitudinal prospective study. *Int J Oral Maxillofac Implants* 15:39–52, 1986.

52. Kirsch A, Mentag P: The IMZ endosseous two phase implant system: a complete oral rehabilitation treatment concept. *J Oral Implantol* 12:576–589, 1986.

53. Deporter HS, Friedland B, Watson P, et al: A clinical and radiographic assessment of a porous surface titanium alloy dental implant in dogs. *Int J Oral Implantol* 4:31–37, 1987.

54. Jepsen S, Ruhling A, Jepsen K, et al: Progressive peri-implantitis. Incidence and prediction of peri-implant attachment loss. *Clin Oral Implants Res* 7:133–142, 1996.

55. Quirynen M, Naert I, Teerlinck J, et al: Periodontal indices around osseointegrated oral implants supporting overdentures. In Schepers E, Naert J, Theunier G, editors: *Overdentures on oral implants*, Leuwen, Belgium, 1991, Leuwen University Press, pp 287–291.

56. Steflik DE, Koth DC, McKinney RV, Jr: Human clinical trials with the single crystal sapphire endosteal dental implant: three year results, statistical analysis, and validation of an evaluation protocol. *J Oral Implantol* 13:39–53, 1987.

57. Misch CE: Early crestal bone loss etiology and its effect on treatment planning for implants. *Postgrad Dent* 2:3–17, 1995.

58. Quirynen M, Naert I, van Steenberghe D: Fixture design and overload influence on marginal bone loss and fixture success in the Brånemark implant system. *Clin Oral Implants Res* 3:104–111, 1992.

59. Albrektsson T, Zarb GA, Worthington P, et al: The long-term efficacy of currently used dental implants: a review and proposed criteria of success. *Int J Oral Maxillofac Implants* 1:11–25, 1986.

60. Misch CE, Suzuki JB, Misch-Dietsh FD, et al: A positive correlation between occlusal trauma and peri–implant bone loss: literature support. *Implant Dent* 14:108–114, 2005.

61. Rhinelander FW: Circulation of bone. In Bourne GH, editor: *The biochemistry and physiology of bone*, New York, 1972, Academic Press, pp 89–91.

62. Brisman EL: The effect of speed, pressure and time on bone temperature during the drilling of implant sites. *Int J Oral Maxillofac Implants* 11:35–37, 1996.

63. Manz MC: Radiographic assessment of peri-implant vertical bone loss: DIRG Implant Report No 9. *J Oral Maxillofac Surg* 55(Suppl 5):62–71, 1997.

64. Hoar JE, Beck GH, Crawford EA, et al: Prospective evaluation of crestal bone remodeling of a bone density based dental system. *Comp Cont Educ Dent* 19:17–24, 1998.

65. Glickman I, Samelos JB: Effect of excessive forces upon the pathway of gingival inflammation in humans. *J Periodontol* 36:141–147, 1965.

66. Lekholm U, Ericsson I, Adell R, et al: The condition of the soft tissues of tooth and fixture abutments supporting fixed bridges: a microbiological and histological study. *J Oral Clin Periodontol* 13:558–562, 1986.

67. Kent JN, Homsby CA: Pilot studies of a porous implant in dentistry and oral surgery. *J Oral Surg* 30:608, 1972.

68. Koutsonikos A: Implants: success and failure—a literature review. *Ann R Australas Coll Dent Surg* 14:75–80, 1998.

69. Tarnow D, Stahl S, Maner A, et al: Human gingival attachment: responses to subgingival crown placement marginal remodeling. *J Clin Periodontol* 13:563–569, 1986.

70. Lindhe J, Berglundh T, Ericsson I, et al: Experimental breakdown of peri–implant and periodontal tissues. A study in the beagle dog. *Clin Oral Implants Res* 3:9–16, 1992.

71. Wallace S, Tarnow D: The biologic width around implants, International Congress Oral Implant Meeting, Munich, Germany, October 1995.

72. James RA, Keller EE: A histopathological report on the

nature of the epithelium and underlying connective tissue which surrounds oral implant. *J Biomed Mat Res* 8:373–383, 1974.

73. Gould TRL, Westbury L, Brunette DM: Ultrastructural study of the attachment of human gingival to titanium in vivo. *J Prosthet Dent* 52:418–420, 1984.

74. Barboza EP, Caúla AL, Carvalho WR: Crestal bone loss around submerged and exposed unloaded dental implants: a radiographic and microbiological descriptive study. *Implant Dent* 11:162–169, 2002.

75. Van Steenberghe D, Tricio J, Van den Eynde E, et al: Soft and hard tissue reactions towards implant design and surface characteristics and the influence of plaque and/or occlusal loads. In Davidovitch Z, editor: *The biologic mechanism of tooth eruption, resorption and replacement by implants*, Boston, 1994, Harvard Society for the Advancement of Orthodontics, pp 111–114.

76. Lang NP, Wilson TG, Corbet EF: Biologic complications with dental implants: their prevention, diagnosis and treatment. *Clin Oral Implants Res* 11(Suppl):146–155, 2000.

77. Hermann JS, Buser D, Schenk RK, et al: Crestal bone changes around titanium implants: a histometric evaluation of unloaded non-submerged and submerged implants in the canine mandible. *J Periodontol* 71:1412–1424, 2000.

78. Karolyi M: Beobachtungen über Pyorrhea alveolaris. *Osterenorichisch-Ungarische viertel jahresschrift fur Zahnheilkunde* 17:279, 1991.

79. Glickman I: Clinical significance of trauma from occlusion. *J Am Dent Assoc* 70:607–618, 1965.

80. Waerhaug J: The infrabony pocket and its relationship to trauma from occlusion and subgingival plaque. *J Periodontol* 50:355–365, 1979.

81. Lindhe J, Nyman S, Ericsson I: Trauma from occlusion. In Lindhe J, editor: *Clinical periodontology and implant dentistry*, ed 4, Oxford, 2003, Blackwell.

82. Cowin SC, Hegedus DA: Bone remodeling I: theory of adaptive elasticity. *J Elasticity* 6:313–326, 1976.

83. Cowin SC, Moss-Salentign L, Moss ML: Candidates for the mechanosensory system in bone. *J Biomechan Engineer* 113:191–197, 1991.

84. Kummer BKF: Biomechanics of bone: mechanical properties, functional structure, functional adaptation. In Fung YC, Perrone H, Anliker M, editors: *Biomechanics: foundations and objectives*, Englewood Cliffs, 1972, Prentice-Hall, pp 289–299.

85. Frost HM: Bone "mass" and the "mechanostat": a proposal. *Anat Rec* 219:1–9, 1987.

86. Chiba J, Rubash JE, Kim KJ, et al: The characterization of cytokines in the interface tissue obtained from failed cementless total hip arthroplasty with and without femoral osteolysis. *Clin Orthop* 300:304–312, 1994.

87. Baumeister T, Avallone EA: *Marks' standard handbook of mechanical engineers*, ed 8, New York, 1978, McGraw-Hill.

88. Bidez M, McLoughlin S, Lemons JE: FEA investigations in plate-form dental implant design. In *Proceedings of the First World Congress of Biomechanics*, San Diego, 1990, CA.

89. Appleton RS, Nummikoski PV, Pigmo MA, et al: Periimplant bone changes in response to progressive osseous loading. *J Dent Res* 76:412, 1997. [Special issue].

90. Hoshaw S: *Investigation of bone remodeling and remodeling at a loaded bone-implant interface [thesis]*, Troy, NY, 1992, Rensselaer Polytechnic Institute.

91. Miyata T, Kobayashi Y, Araki H, et al: The influence of controlled occlusal overload on peri-implant tissue. Part 3: a histologic study in monkeys. *Int J Oral Maxillofac Implants* 15:425–431, 2000.

92. Duyck J, Ronold HJ, Oosterwyck HV, et al: The influences of static and dynamic loading on marginal bone reactions around osseointegrated implants: an animal experimental study. *Clin Oral Implant Res* 12:207–218, 2001.

93. Lindquist JW, Rockler B, Carlsson GE: Bone resorption around fixtures in edentulous patients treated with mandibular fixed tissue integrated prostheses. *J Prosthet Dent* 59–63, 1988.

94. Naert I, Quirynen M, Van Steenberghe D, et al: A study of 589 consecutive implants supporting complete fixed prostheses. Part II: prosthetic aspects. *J Prosthet Dent* 68:949–956, 1992.

95. Rangert B, Krogh PHJ, Langer B, et al: Bending overload and implant fracture: a retrospective clinical analysis. *Int J Oral Maxillofac Implants* 10:326–334, 1995.

96. Rosenberg ES, Torosian JP, Slots J: Microbial differences in 2 clinically distinct types of failures of osseointegrated implants. *Clin Oral Implants Res* 2:135–144, 1991.

97. Uribe R, Penarrocha M, Sanches JM, et al: Marginal periimplantitis due to occlusal overload: a case report. *Med Oral* 9:159–162, 2004.

98. Leung KC, Chew TW, Wat PY, et al: Peri-implant bone loss: management of a patient. *Int J Oral Maxillofac Implant* 16:273–277, 2001.

99. Roberts WE, Turley DK, Brezniak N, et al: Bone physiology and metabolism. *J Calif Dent Assoc* 54:32–39, 1987.

100. Misch CE: Consideration of biomechanical stress in treatment with dental implants. *Dent Today* 25:80–85, 2007.

101. Roberts WE, Turley DK, Brezniak N, et al: Bone physiology and metabolism. *J Calif Dent Assoc* 54:32–39, 1987.

102. Roberts WE, Garetto LP, De Castro RA: Remodeling of devitalized bone threatens periosteal margin integrity of endosseous titanium implants with threaded or smooth surfaces: indications for provisional loading and axially directed occlusion. *J Indiana Dent Assoc* 68:19–24, 1989.

103. Piatelli A, Ruggeri A, Franchi M, et al: An histologic and histomorphometric study of bone reactions to unloaded and loaded non-submerged single implants in monkeys: a pilot study. *J Oral Implant* 19:314–319, 1993.

104. Appleton RS, Nummikoski PV, Pigno MA, et al: A radiographic assessment of progressive loading on bone around single osseointegrated implants in the posterior maxilla. *Clin Oral Implants Res* 16:161–167, 2005.

105. Rotter BE, Blackwell R, Dalton G: Testing progressive loading of endosteal implants with the periotest—a pilot study. *Implant Dent* 5:28–32, 1996.

106. Zechner W, Trinki N, Watzek G, et al: Radiographic follow-up of peri-implant bone loss around machine-surfaced and rough-surfaced interforaminal implants in the mandible functionally loaded for 3 to 7 years. *Int J Oral Maxillofac Implants* 19:216–222, 2004.

107. Karousis IK, Brägger U, Salvi G, et al: Effect of implant design on survival and success rates of titanium oral implants: a 10-year prospective cohort study of the ITI Dental Implant System. *Clin Oral Implant Res* 15:8–17, 2004.

108. Winemaker MJ, Thorhill TS: Complications of joint replacement in the elderly. In Rosen CJ, Glovacki J, Bilezikian JP, editors: *The aging skeleton*, San Diego, 1999, Academic Press, pp 168–178.

109. Hornhill TS, Ozuna RM, Shortkeoff S, et al: Biochemical and histologic evaluation of the synovial-like tissue around failed (loose) total joint replacement prostheses in human subject and a canine model. *Biomaterials* 11:69–72, 1990.

110. Morrey BF: Difficult complications after hip joint replacement: dislocation. *Clin Orthop Relat Res* 334:179–187, 1997.

111. White SC, Pharoah M: *Oral radiology: principles and interpretation*, ed 5, St Louis, 2004, Mosby.

112. Pontoriero R, Tonelli MP, Carnevale G, et al: Experimentally induced peri-implant mucositis. A clinical study in humans. *Clin Oral Impl Res* 5(4):254–259, 1994.

113. Salvi GE, Aglietta M, Eick S, et al: Reversibility of experimental peri-implant mucositis compared with experimental gingivitis in humans. *Clin Oral Impl Res* 23(2):182–190, 2012.

114. Zitzmann NU, Berglundh T, Marinello CP, Lindhe J: Experimental peri-implant mucositis in man. *J Clin Periodontol* 28:517–523, 2001.

115. Sennerby L, Lekholm U: The soft tissue response to titanium abutments retrieved from humans and reimplanted in rats. A light microscopic pilot study. *Clin Oral Impl Res* 4:23–27, 1993.

116. Rosen P, Clem D, Cochran D, et al: Peri-implant mucositis and peri-implantitis: a current understanding of their diagnoses and clinical implications. *J Periodontol* 84(4):436–443, 2013.

117. Costa FO, Takenaka-Martinez S, Cota LO, et al: Peri-implant disease in subjects with and without preventive maintenance: a 5-year follow-up. *J Clin Periodontol* 39(2):173–181, 2012.

118. Lang NP, Bragger U, Walther D, Beamer B, Kornman KS: Ligature-induced peri-implant infection in cynomolgus monkeys. I. Clinical and radiographic findings. *Clin Oral Implants Res* 4(1):2–11, 1993.

119. Bassetti M, Schär D, Wicki B, et al: Anti-infective therapy of peri-implantitis with adjunctive local drug delivery or photodynamic therapy: 12-month outcomes of a randomized controlled clinical trial. *Clin Oral Implants Res* 25(3):279–287, 2014.

120. Hasturk H, Nguyen DH, Sherzai H, et al: Comparison of the impact of scaler material composition on polished titanium implant abutment surfaces. *J Dent Hyg* 87(4):200–211, 2013.

121. Anastassiadis PM, Hall C, Marino V, et al: Surface scratch assessment of titanium implant abutments and cementum following instrumentation with metal curettes. *Clin Oral Investig* 19(2):545–551, 2015.

122. Sánchez-Garcás M, Gay-Escoda C: Peri-implantitis. *Med Oral Pathol Oral Cir Bucal* 9:63–74, 2004.

123. Dennison DK, Huerzeler MB, Quinones C, Caffese RG: Contaminated implant surfaces: an in vitro comparison of implant surface coating and treatment modalities for decontamination. *J Periodontol* 65(10):942–948, 1994.

124. Faria G, Cardoso CR, Larson RE, et al: Chlorhexidine-induced apoptosis or necrosis in L929 fibroblasts: a role for endoplasmic reticulum stress. *Toxicol Appl Pharmacol* 234(2):256–265, 2009.

125. Bürgers R, Witecy C, Hahnel S, Gosau M: The effect of various topical peri-implantitis antiseptics on Staphylococcus epidermidis, Candida albicans, and Streptococcus sanguinis. *Arch Oral Biol* 57(7):940–947, 2012.

126. Schou S, Holmstrup P, Jørgensen T, et al: Implant surface preparation in the surgical treatment of experimental peri-implantitis with autogenous bone graft and ePTFE membrane in cynomolgus monkeys. *Clin Oral Implants Res* 14(4):412–422, 2003.

127. Hall EE, Meffert RM, Hermann JS, et al: Comparison of bioactive glass to demineralized freeze-dried bone allograft in the treatment of intrabony defects around implants in the canine mandible. *J Periodontol* 70(5):526–535, 1999.

128. Loesch WJ: Nonsurgical treatment of patients with periodontal disease. *Oral Surg Oral Med Oral Pathol Oral Radiol Endod* 81:533–543, 1996.

129. Guerrero A, Griffiths GS, Nibali L, et al: Adjunctive benefits of systemic amoxicillin and metronidazole in non-surgical treatment of generalized aggressive periodontitis: a randomized placebo-controlled clinical trial. *J Clin Periodontol* 32(10):1096–1107, 2005.

130. Pavicic M, Van Winkelhoff AJ, Dougué NH, et al: Microbiological and clinical effects of metronidazole and amoxicillin in Actinobacillus actinomycetemcomitans associated periodontitis: a 2-year evaluation. *J Clin Periodontol* 21(2):107–112, 1994.

131. Haffajee AD, Smith C, Torresyap G, et al: Efficacy of manual and powered toothbrushes (II). Effect on microbiological parameters. *J Clin Periodontol* 28(10):947–954, 2001.

132. Chung DM, Oh TJ, Shotwell JL, et al: Significance of keratinized mucosa in maintenance of dental implants with different surfaces. *J Periodontol* 77(8):1410–1420, 2006.

133. Kracher CM, Schmeling Smith W: Oral health maintenance of dental implants. Available at: http://www.dentalcare.com.

134. Renvert S, Roos-Jansaker AM, Lindahl C, et al: Infection at titanium implants with or without a clinical diagnosis of inflammation. *Clin Oral Implants Res* 18:509–516, 2007.

135. Rodrigues DC, Valderrama P, Wilson TG, et al: Titanium corrosion mechanisms in the oral environment: a retrieval study. *Materials* 6:5258–5274, 2013.

136. Wachi T, Shuto T, Shinohara Y, et al: Release of titanium ions from an implant surface and their effect on cytokine production related to alveolar bone resorption. *Toxicology* 327:1–9, 2015.

137. Lindquist LW, Carlsson GE, Jemt T: Association between marginal bone loss around osseointegrated mandibular implants and smoking habits: a 10-year follow-up study. *J Dent Res* 76:1667–1674, 1997.

138. Ferreira SD, Silva GLM, Cortelli JR, et al: Prevalence and risk variables for peri-implant disease in Brazilian subjects. *J Clin Periodontol* 33:929–935, 2006.

139. Costa FO, Takenaka-Martinez S, Cota LOM, et al: Peri-implant disease in subjects with and without preventive maintenance: a 5-year follow-up. *J Clin Periodontol* 39:173–181, 2012.

140. Renvert S, Polyzois I, Claffey N: How do implant surface characteristics influence peri-implant disease? *J Clin Periodontol* 38(Suppl 11):214–222, 2011.

141. Petersilka GJ, Steinmann D, Haberlein I, et al: Subgingival plaque removal in buccal and lingual sites using a novel low abrasive air-polishing powder. *J Clin Periodontol* 30:328–333, 2003.

142. Schwarz F, et al: Laser application in non-surgical periodontal therapy: a systematic review. *J Clin Periodontol* 35(Suppl 8):29–44, 2008.

143. Nicholson D, Blodgett K, Braga C, et al: Pulsed Nd:YAG laser treatment for failing dental implants due to peri-implantitis *Lasers in Dentistry XX, SPIE* Vol. 8929 89290H-1 March 2014.

143a. Suzuki JB: Salvaging implants with an Nd:YAG Laser: a novel approach to a growing problem. *Compend Contin Educ Dent* 36(10):756–761, 2015.

144. Figuero E, Graziani F, Sanz I, et al: Management of peri-implant mucositis and peri-implantitis. *Periodontol 2000* 66(1):255–273, 2014.

145. Heitz-Mayeld LJA, Salvi GE, Mombelli A, et al: Anti-infective surgical therapy of peri-implantitis. A 12-month prospective clinical study. *Clin Oral Impl Res* 23:205–210, 2012.

146. Schwarz F, Sahm N, Becker J: Combined surgical therapy of advanced peri-implantitis lesions with concomitant soft tissue volume augmentation. A case series. *Clin Oral Implants Res* 25(1):132–136, 2014.

147. Froum SJ, Froum SH, Rosen P: Successful management of peri-implantitis with a regenerative approach: a consecutive case series of 51 treated implants with 3- to 7.5-year follow-up. *Int J Periodontics Restorative Dent* 32:11–20, 2012.

148. Wennstrom JL: Lack of association between width of attached gingiva and development of soft tissue recession: a 5-year longitudinal study. *J Clin Periodontol* 14:181–184, 1987.

149. Kennedy J, Bird W, Palcanis K, et al: A longitudinal evaluation of varying widths of attached gingiva. *J Clin*

*Periodontol* 12:667, 1985.

150. Lang NP, Loe H: The relationship between the width of keratinized gingiva and gingival health. *J Periodontol* 43:623–627, 1972.

151. Stetler K, Bissada NF: Significance of the width of keratinized gingiva on the periodontal status of teeth with submarginal restoration. *J Periodontol* 58:696–700, 1987.

152. Berglundh T, Lindhe T, Jonsson K, et al: The topography of the vascular systems in the periodontal and peri-implant tissues in the dog. *J Clin Periodontol* 21:189–193, 1994.

153. Kirsch A, Ackermann KL: The IMZ osteointegrated implant system. *Dent Clin North Am* 33:733–791, 1989.

154. Warrer K, Buser D, Lang NP, et al: Plaque-induced peri-implantitis in the presence or absence of keratinized mucosa: an experimental study in monkeys. *Clin Oral Implants Res* 6:131–138, 1995.

155. McKinney RV, Koth DC, Steflik DE: Clinical standards for dental implants. In Clark JW, editor: *Clinical dentistry*, Hagerstown, MD, 1984, Harper and Row, pp 45–47.

156. Ono Y, Nevins M, Cappetta M: The need for keratinized tissue for implants. In Nevins M, Mellonig JT, editors: *Implant therapy*, Chicago, 1998, Quintessence, pp 23–28.

157. Meffert RM, Langer B, Fritz ME: Dental implants: a review. *J Periodontol* 63:859–870, 1992.

158. Block MS, Kent JN: Factors associated with soft- and hard-tissue compromise of endosseous implants. *J Oral Maxillofac Surg* 48:1153–1160, 1990.

159. Esposito M, Coulthard P, Thomsen P, et al: The role of implant surface modification, shape and material on the success of osseointegrated dental implants: a Cochrane systematic review. *Eur J Prosthodontics Restorative Dent* 13:15–31, 2005.

160. Chung DM, Oh TJ, Shotwell JL, Misch CE, et al: Significance of keratinized mucosa in maintenance of dental implants with different surfaces. *J Periodontol* 77:1410–1420, 2006.

161. Simons AM, Darany DG, Giordano JR: The use of free gingival grafts in the treatment of peri-implant soft tissue complications: clinical report. *Implant Dent* 2(1):27–30, 1993.

162. Payne AG, Solomons YF, Tawse-Smith A, et al: Inter-abutment and peri-abutment mucosal enlargement with mandibular implant overdentures. *Clin Oral Impl Res* 12(2):179–187, 2001.

163. Bhatia V, Mittal A, Parida AK, et al: Amlodipine induced gingival hyperplasia: a rare entity. *Int J Cardiol* 122(3):e23–e24, 2007.

164. Javed F, Al-Hezaimi K, Almas K, et al: Is titanium sensitivity associated with allergic reactions in patients with dental implants? A systematic review. *Clin Impl Dent Rel Res* 15(1):47–52, 2013.

165. Pilatti GL, Sampaio JE: The influence of chlorhexidine on the severity of cyclosporine A-induced gingival overgrowth. *J Periodontol* 68(9):900–904, 1997. [Erratum in: *J Periodontol* 1998 69(1):102, 1998].

166. Schnitman PA, Shulman LB: Recommendations of the consensus development conference on dental implants. *J Am Dent Assoc* 98:373–377, 1979.

167. Cranin AN, Silverbrand H, Sher J, et al: The requirements and clinical performance of dental implants. In Smith DC, Williams DF, editors: *Biocompatibility of dental materials* (vol 4). Boca Raton, FL, 1982, CRC Press, pp 42–45.

168. McKinney RV, Koth DC, Steflik DE: Clinical standards for dental implants. In Clark JW, editor: *Clinical dentistry*, Harperstown, PA, 1984, Harper and Row, pp 78–81.

169. Albrektsson T, Zarb GA, Worthington P, et al: The long-term efficacy of currently used dental implants: a review and proposed criteria of success. *Int J Oral Maxillofac Implants* 1:1–25, 1986.

170. Albrektsson T, Zarb GA: Determinants of correct clinical reporting. *Int J Prosthodont* 11:517–521, 1998.

171. Misch CE: Implant quality scale: a clinical assessment of the health-disease continuum. *Oral Health* 88:15–25, 1998.

172. Misch CE, Perel ML, Wang HL, et al: Implant success, survival, and failure: The International Congress of Oral Implantologists (ICOI) Pisa Consensus Conference. *Implant Dent* 17(1):5–15, 2008.

173. Council on Dental Care Programs: reporting periodontal treatment under dental benefit plans. *J Am Dent Assoc* 17:371–373, 1988.

174. Misch CE: Implant success or failure: clinical assessment in implant dentistry. In Misch CE, editor: *Contemporary implant dentistry*, St Louis, 1993, Mosby, pp 782–799.

175. Trejo PM, Bonaventura G, Weng D, et al: Effect of mechanical and antiseptic therapy on peri-implant mucositis: an experimental study in monkeys. *Clin Oral Implants Res* 17:294–304, 2006.

# 第19章　口腔种植与法律责任

**Randolph R. Resnik，Francis R. DeLuca，著**

在当今口腔医学临床实践中，美国口腔医生面临着各种潜在的法律索赔风险，这些风险可能源自联邦或州的民事、刑事或行政法律体系（图19-1）。特别是在口腔种植领域，法律索赔的数量正以前所未有的速度增长。因此，任何关于口腔种植并发症的讨论都应涵盖种植治疗的法律风险与影响。口腔种植的执业医生必须实施有效的风险管理，以免卷入不必要的诉讼和行政程序并遭受其所带来的时间和金钱损失。尽管法律索赔是口腔种植过程中可以接受的风险，但在许多情况下，这些潜在的索赔可以被避免。

作为一名口腔医生，每年因医疗诉讼成为被

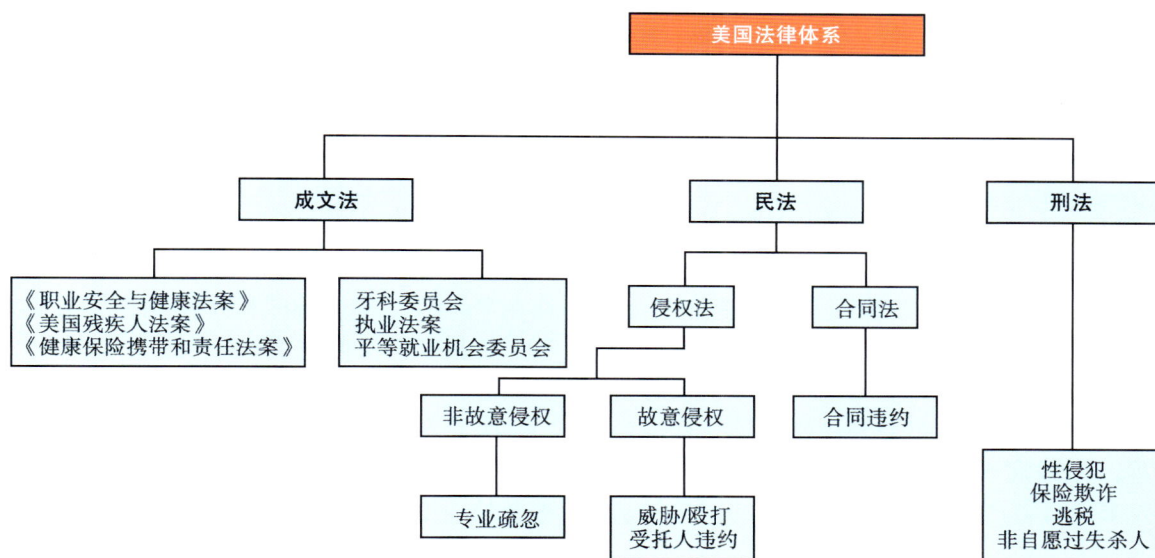

图19-1　美国法律体系。口腔医生可能会面临广泛的潜在法律问题，这些问题通常涉及成文法、民法及刑法。在这些法律问题中，民事侵权法领域的过失索赔最为常见

告的概率约是0.5%，也就是说每200名口腔医生就会有1名被"点名"，具体概率因口腔医生所处地域和专业领域不同而有所差别[1]。根据美国国家执业医师数据库（National Practitioner Data Bank，NPDB）的最新数据，在所有医疗事故案件中，有11%涉及口腔科操作。NPDB的研究显示，美国每年约有8 500名口腔医生因口腔科医疗诉讼而成为被告，平均赔偿金额高达68 000美元[2]。这些案件赔偿额中，超过97%是在审判前的庭外和解的过程中确定并支付的[3]。随着当代口腔科治疗成本的提高，这一数字很可能只会增加，因为追究口腔科医疗事故索赔变得更具经济价值。一般来讲，这类风险是能够且应当被管控和避免的；但实际上，即便制定了最全面的计划、实施了最规范的治疗，口腔种植并发症仍可能使医生陷入诉讼风波（框19-1）。

随着时代的发展，口腔种植并发症的发生率和种类也不断增加并演变。主要原因有以下

---

**框 19-1　最常见的口腔科医疗事故类型**

- 未获得知情同意。
- 未转诊至专科医生。
- 未能妥善治疗并发症（如感染、感觉异常）
- 未能正确实施口腔修复工作，包括冠和桥修复体。
- 未能诊断各种疾病，包括感染、牙周病、肿瘤和癌。
- 未能正确治疗牙周病。
- 未能提供恰当的牙髓治疗。
- 未能适当地植入、治疗或随访所有类型的种植体。
- 未能适当地拔牙。
- 未能适当地进行正畸治疗。
- 未能诊断或治疗颞下颌关节功能障碍。
- 未能妥善监管雇员、实际代理人或表见代理人。
- 在口腔科治疗椅或办公室中滑倒、跌倒、烧伤或割伤。
- 麻醉意外。

---

3 点：①每年植入的种植体数量不断增加；②开展了更多程序复杂、难度高，且术后不适增加的种植治疗；③越来越多训练不足的口腔医生也在开展种植治疗，包括缺乏预防和治疗并发症经验与知识的从业者。目前，在美国，由于缺乏公认的口腔种植学专科，口腔种植学的治疗标准尚不完善。但因病理复杂性的增加和患者对专业技能要求的日益严格，口腔种植治疗的门槛越来越高。

　　遗憾地讲，牙种植治疗中，并发症确实会发生，有时这些并发症甚至不可避免。在牙种植学发展的早期，并发症仅被视为一种手术的"风险"。但在当今的诉讼社会，总有患者将并发症归咎于"医疗事故"或医生违背了治疗标准。许多患者在外貌和牙齿护理上投入了大量的时间、精力和金钱，当出现并发症或未能达到预期效果时，他们经常要求给出理由并可能会采取法律行动来。由此可见，在预防医疗相关责任索赔方面，战略性地、正确应对并发症至关重要。

　　口腔种植是一项需要广泛培训、持续实践，以及技艺精练的习得性技能。然而，部分口腔医生会错误地认为，仅仅参加过由种植体制造商赞助的为期 2 天的周末培训课程就足以使他们具备处理最复杂病例和并发症所需的必要知识和技能。这种想法是错误的，也已经通过各种研究得到证实。Lambert 等在一项里程碑式的研究中评估了经验不足的外科医生（植入种植体数量少于 50 颗）的情况，发现处于学习曲线早期的医生植入失败的可能性是经验丰富外科医生的 2 倍[4]。

　　作者注意到，口腔科医疗事故诉讼中有一种被称为"500～4000 综合征"的趋势。该趋势显示，口腔种植诉讼的发生率在口腔医生植入前 500 颗种植体时一路上升，这意味着处于学习曲线前端的口腔医生更有可能经历并发症。好消息是，随着经验的积累，诉讼案件会在植入 500～4 000 颗种植体时逐渐下降并趋于稳定。但是，在植入约 4 000 颗种植体之后，诉讼案件会出现第二个高峰，原因可能是经验丰富的临床医生会变得自满，更有可能在对患者的治疗中选择"走捷径"。他们往往在术前评估（包括临床和放射学评估）方面有失，不了解最新的文献进度，或者因工作繁忙而未能参加适当的继续教育项目。

　　医疗事故诉讼不仅耗时，还会使医生感到尴尬，无疑是对医生经济和心理上的双重折磨。这种漫长而拖沓的诉讼过程，从并发症发生到案件解决，平均耗时长达 5 年，其中有 33% 的案件持续时间超过 6 年[5]。但是口腔种植从业人员可以主动采取措施来降低他们的风险责任，并尽可能减少医疗事故诉讼的发生。本章将围绕诉前程序、调查程序和医疗事故审判程序等诉讼流程展开，探讨规避诉讼的最佳方法（图 19-2）。

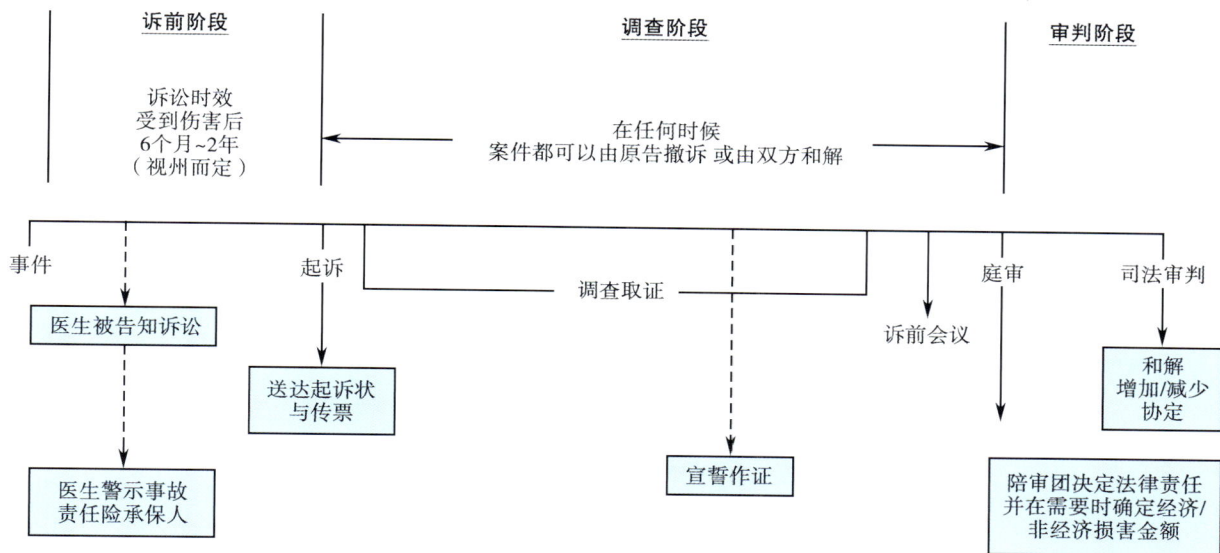

图 19-2　民事医疗事故诉讼的解剖。口腔科医疗事故诉讼由 3 部分组成：诉前阶段、调查阶段和审判阶段

# 一、诉讼程序第一部分

## （一）诉前阶段

当患者参与民事诉讼时，他们将启动一个名为诉讼的法律过程。诉讼受到美国联邦和州法院各项民事程序规则（即法院在诉讼期间需要遵守的规则和标准）的管辖。诉讼的第一部分被称为"诉前阶段"，这个阶段非常重要。在诉前阶段，临床医生会收到诉讼启动通知，收到通知后他们需要迅速做出反应。大多数医生在得知患者对他们提起法律诉讼时不会感到意外，因为此前经常会有一些微妙的迹象。这些迹象包括患者不按时赴约、不接听医生或诊室的电话、拒绝支付诊疗费等。更加明显的征兆是患者、患者律师或另一位执业医师发出正式通告或要求医生提供患者的就诊病历。在上述情况下，口腔医生和患者之间的关系往往已经恶化到了无法正常交流的地步。

### 1. 通知

（1）要求提供病历记录：诉讼通常从要求提供病历记录开始。当患者向口腔医生申请提供就诊记录时，无论潜在的索赔多么荒唐，口腔医生都不能无视这一要求。大多数州特别规定口腔医生必须在特定时间内响应患者提供病历记录的要求。未能及时向患者提供所需就诊记录的副本只会让情况变得更加糟糕，这不仅会损害口腔医生

在诉讼中的地位，也会使口腔医生从一开始就给法院和州口腔委员会留下不好的印象。虽然医生享有就诊病历记录的所有权，但患者也有权拿到他们的诊断图像，以及相关病历记录和图像的副本。当口腔医生拒绝患者查看病历记录的要求时，向州口腔委员会提起投诉也许是患者能够想到的唯一救助渠道。在此背景下，口腔委员会大概率不会同情口腔医生的处境，从而可能做出不利于口腔医生的判决（图 19-3）。

为了确保符合《健康保险携带和责任法案》，患者应该在任何文件发布前签署一份患者申请书。

①响应时间：医生对患者提供就诊记录之请求的响应时间由各州法律法规作具体规定，平均时限约为 30 天。有些州没有规定具体期限（如阿拉斯加州），有些州则使用了"合理时间"这样的术语（如亚拉巴马州）[6]。另外，执行病历记录要求时必须附上符合《健康保险携带和责任法案》要求的医疗授权表。

②患者要求的记录文件：根据相关政策，口腔科医疗机构或其工作人员在未经主诊医生事先批准的情况下，不得"擅自"或以书面形式向患者提供任何记录。只有这样做，医生才能清楚地知道向患者提供过哪些信息。应当相应地记录病历，包括所提供的具体文件（如单独备份副本）、交付记录的日期，以及提供记录的方式（如快递、传真、电报、电子邮件）。最好保留"回执"等记录，以确保提供材料的确切日期。此外，因为诉讼时效（即在被指控的医疗事件发生后提起法律诉讼以主

**对外披露医疗/口腔科记录的患者授权书**

我授权 _____ 披露医疗/口腔科
记录中的信息：_____
（患者）

出生日期：_____

**信息将被披露给：**

> **Francis R. DeLuca, Esq.**
> **208室**
> **3475 Sheridan St.**
> **Hollywood, FL 33021**
> **电话：954-822-4954**
> **电子邮件：*deluca1958@yahoo.com***

我授权通过以下方式披露信息：
书面/影印/纸张　　　　　　□ 口头　　　　　　☑ 传真　　　　　　□ 电子邮件

**披露目的：法律调查**

**披露的具体内容：**

| | | |
|---|---|---|
| ☑ 病程记录 | □ 实验室报告 | □ 手术报告 |
| □ 出院小结 | □ 放射学报告 | □ 会诊报告 |
| □ X线片或其他图像 | □ 照片/视频记录 | □ 其他机构的记录 |

□ 完整的健康记录（包括但不限于有关医疗/健康治疗、保险、人口统计、转诊文件和其他机构的记录等信息）。
□ 其他（具体信息）：_____

我特别授权披露以下信息：

| | |
|---|---|
| □ HIV检测结果 | □ 艾滋病诊断记录 |
| □ 药物和乙醇滥用治疗记录 | □ 精神/心理健康治疗记录 |

本人知晓自己可以随时撤回或撤销许可。如果撤回许可，我的信息将不再因做出本授权的任何原因而被使用或披露。但是，根据许可已经作出的披露不能被撤回。

我的治疗不会建立在完成此授权表的基础上。根据此授权披露的信息可能会被接收人或组织重新披露，并且可能不再受联邦或佛罗里达州隐私法规的保护。

除非我提前撤销，否则此授权有效期为1年，或者由我指定另一个时间：_____

我免除此授权表中命名的个人或组织因按照此表授权披露记录而产生的法律责任或其他责任。我明白此授权是自愿的，我可以拒绝签署。如果需要，我可以获得一份签署后的授权书副本。此授权的影印件与原件具有同等法律效力。

_____　　　　_____
（患者或患者授权代表签名）　　　　　　　日期

_____　　　　_____
（患者或患者授权代表工整签名）　　　　　　患者授权代表（与患者的关系）

**图 19-3　记录申请书**

张相关法律请求的最长期限，期限外起诉会被视作"已失时效"）是起诉的一个重要方面，所以明确登记患者申请提供记录的日期至关重要。"诉讼时效（'time-bar'）"这一法律术语指一项请求的提出会在法律限制下随着时间的流逝而被禁止。

（2）**正式通知函**：除了要求提供记录外，诉前口腔医生也可能收到患者律师发出的信函，该信函会告知口腔医生他们打算代表患者提起法律诉讼，并且已经展开调查。有些州要求患者必须在提起诉讼前发送"诉前通知"，这种通知将正式开启诉前阶段，给予患者和医生在诉讼前获取记录的权利，并为双方提供在诉讼前解决争议的机会。诉前通知的形式和方法由各州法律法规作具体规定，例如，在佛罗里达州，法律规定发出的通知必须通过美国认证邮件或带有回执（图19-4）。

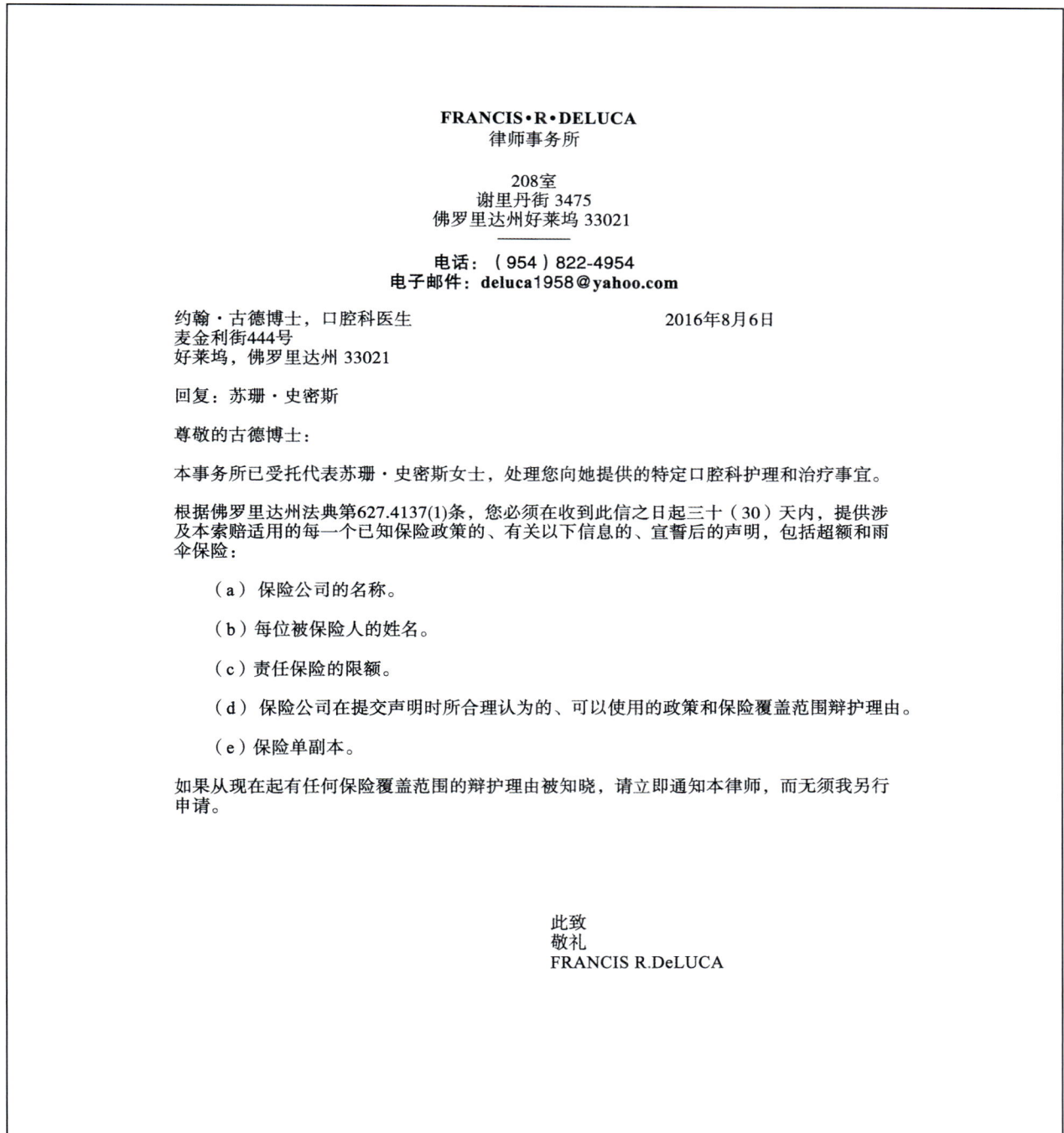

---

**FRANCIS·R·DELUCA**
律师事务所

208室
谢里丹街 3475
佛罗里达州好莱坞 33021
———————
电话：（954）822-4954
电子邮件：deluca1958@yahoo.com

约翰·古德博士，口腔科医生                          2016年8月6日
麦金利街444号
好莱坞，佛罗里达州 33021

回复：苏珊·史密斯

尊敬的古德博士：

本事务所已受托代表苏珊·史密斯女士，处理您向她提供的特定口腔科护理和治疗事宜。

根据佛罗里达州法典第627.4137(1)条，您必须在收到此信之日起三十（30）天内，提供涉及本索赔适用的每一个已知保险政策的、有关以下信息的、宣誓后的声明，包括超额和雨伞保险：

（a）保险公司的名称。

（b）每位被保险人的姓名。

（c）责任保险的限额。

（d）保险公司在提交声明时所合理认为的、可以使用的政策和保险覆盖范围辩护理由。

（e）保险单副本。

如果从现在起有任何保险覆盖范围的辩护理由被知晓，请立即通知本律师，而无须我另行申请。

此致
敬礼
FRANCIS R.DeLUCA

---

图 19-4　律所通知函。在部分州，律师必须向医生寄一封通知函，以通知医生他们已经开始采取法律行动

## 2. 收到通知后的要求

购买过口腔科医疗事故责任险的口腔医生在收到通知后应当采取的第一步行动是将可能发生的医疗事故诉讼告知保险公司。有了口腔科医疗事故责任险承保人的加入，口腔医生就可以获得保险公司及其指定律师对法律流程各个方面的即时指导。通常，提前告知潜在的法律诉讼并不会对保险覆盖造成影响，也不会增加保费。

### （1）投保口腔医生的责任

①积极响应：当口腔医生收到患者或其律师的口腔科记录申请时，他们必须主动通知承保人。为了确保医疗事故保险政策的有效执行，大多数保险公司要求投保人将潜在索赔及时通知。如果口腔医生延迟履行通知义务，可能会影响保险公司的辩护和赔偿（即偿付患者主张的损害或损失）义务。因此，口腔科医疗事故责任险承保人需要尽早收到通知，以便尽快参与处理口腔科医疗事故索赔。

②展开合作：大多数口腔科医疗事故保险政策设置了"合作条款"，该条款要求投保人（口腔医生）在法律索赔的辩护过程中与承保人（保险公司）展开合作。如果口腔医生拒绝合作，保险公司有权拒绝赔偿。所以，无论口腔医生觉得诉讼有多麻烦或荒唐，都应投入时间与保险公司合作，与之共同辩护。

### （2）承保人（保险公司）的责任

①辩护和赔偿：口腔科医疗事故责任险政策中，承保人对投保人承担两项主要义务。首先，"辩护义务"要求保险公司为口腔医生提供法律顾问，并为其辩护任何针对他的不利法律诉求。其次，"赔偿义务"要求承保人在保单限额内支付判决或和解结果中的索赔金额。

②指定辩护人：当口腔医生面临法律诉讼时，保险公司有义务聘请一位法律顾问。通常承保人会选择一位具有处理类似医疗事故诉讼案件经验的律师，所有律师费用由承保人承担。除此之外，承保人不会承担口腔医生自行聘请的个人律师的费用。在大多数情况下，如果口腔医生推荐的律师在口腔科诉讼案件方面具有丰富的经验，保险公司就会考虑口腔医生的建议，并可能同意由其担任辩护律师。

③和解的同意：口腔科医疗事故保险协议里时常包含一个"同意条款"，该条款规定承保人在和解案件之前必须获得口腔医生的同意，以表示同意把决定和解的权利授予保险公司。但是为了维护自身利益，保险公司会在保险政策中加入一个"铁锤条款"。根据这项条款，如果口腔医生不同意保险公司提出的庭外和解建议，其支付的金额将不会超过他们推荐的和解金额。这种情况下，口腔医生可能需要自行承担超出部分的赔偿费用，以及由此产生的额外辩护费用。

## 3. 法律顾问的委任

### （1）承保人任命的法律顾问：口腔医生应主动了解指定律师的专业背景，包括其对口腔科领域的了解程度、处理过牙种植医疗事故案件的数量及结果。当医生对保险公司指定的法律顾问不满意时，他们有权向保险公司申请更换律师。但需要注意的是，更换申请应尽早提出，以便及时应对法律诉讼。在大多数情况下，如果律师具备特定的口腔科资历和知识，口腔医生就可以要求指定该律师作为自己案件的辩护律师。此外，如果该律师在保险公司的"白名单"里，承保人将大概率同意医生更换指定律师的要求。

辩护律师将负责处理诉讼过程中的所有事宜，包括提供关于取证程序的指导、提交适当的答辩书，并确保口腔医生的合法权益得到保护。诉前期限和要求由因各州法律规定而异，彼此差异较大。

### （2）私人法律顾问：口腔医生应根据潜在索赔的严重性和保险覆盖范围考虑是否聘请私人律师作为医生与指定律师的联络人协助办案。假如一项诉讼将使口腔医生面临超出保险覆盖范围的索赔，或者保险公司已明确表示可能不会赔偿患者主张的索赔，抑或保险公司有权未经医生同意和解索赔（即双方没有签署"同意条款"），此时聘请一位具有处理口腔科医疗事故案件背景和经验的私人法律顾问就变得尤为重要。

如果口腔医生的医疗事故保险政策中不含免赔额，那么因诉讼产生的所有费用（不包括支付给私人律师的法律费用）将由保险公司承担。即便保险公司承担了这些费用，辩护律师仍应直接对口腔医生承担信托义务，而不是对保险公司。这意味着律师有义务保守口腔医生的秘密、维护口腔医生的合法权益，并在专业判断上不受保险公司的干扰（例如，为了保险公司的利益和解案件）。

## 4. 原告起诉的各项要求

在起诉前,患者/原告需要通过证据的一般盖然性规则(概率>50%)证明以下 4 个要素[7]。

- 存在义务:患者必须证明存在医患关系,即医生有义务治疗患者。医患关系往往建立在专业关系的基础上,通常体现为医生开始对患者进行治疗。
- 违反义务:患者必须证明医生违反了治疗标准,即医生的行为构成失职。这包括在类似情况下,一个谨慎的从业者不会采取的治疗措施。
- 与治疗直接相关的因果关系:患者应证明存在直接的因果链,即"因为所接受的治疗或未能提供的治疗不符合治疗标准,所以患者受到了损害"。

- 损害的发生:患者必须证明医生违背治疗标准的行为造成了实质性损害,这种可以是身体上的,也可以是精神上的,或者是二者的结合。

(1)**宣誓书**:在许多州,提起医疗事故诉讼前必须先获得专家证人的宣誓书。为了获得宣誓书,原告的律师需要将相关记录发送给专家证人,以评估失职和近因问题。专家证人必须足够熟悉与案件相关的适当的治疗标准,并且愿意签署宣誓书,签署后的宣誓书通常需要与起诉状一起提交给法院。简而言之,宣誓书必须声明根据专家证人的专业意见,被审查的口腔医生违背了治疗标准。受到邀请的专家并不需要同意出庭,他们有权根据自己的判断决定是否参与案件。对专家宣誓书的规定相对较新,目的是减少无谓的医疗事故诉讼,减轻负担过重的法院系统的压力(图 19-5)。

---

**已经证实的医学专家意见**

回复:苏珊·史密斯的医疗过失索赔
根据第766.203(2)条提出的经核实的医学专家意见

1. 我的名字叫Harry Johnson,拥有口腔科医学博士学位(DMD)。

2. 我是佛罗里达州拥有口腔科从业执照的口腔医生,能够适时、恰当地从事我的专业,更多关于我的信息详见附后的简历副本。在我的执业生涯中,本人曾治疗过与Smith女士有相同或类似治疗需求的患者。

3. 我审查了本案的口腔科记录和X线片,包括但不限于Good医生的记录,以及Jones医生、Carson医生、Palmer医生和Segal医生的记录。

4. 我认为有合理的理由支持对Good医生进行口腔科过失索赔,因为他的过失导致或促成了Smith女士的伤害。具体来讲,根据我对相关记录和数字X线片的审查研究,Good医生设计的上颌牙桥存在缺陷,特别是远端悬臂的设计。此外,上颌牙桥未与一颗或多颗种植体正确连接。综上所述,Good医生设计的上颌牙桥需要被更换。

5. 我从未被取消在任何法庭上以专家身份作证的资格。

6. 根据伪证罪的相关规定,我特此声明,据我所知所念,基于所提供的信息,上述事实和意见均属真实。

日期           **HARRY JOHNSON**博士

图 19-5 专家证人证词。在某些州,医疗事故案件的起诉必须递交一份专家签署的、声明存在偏离治疗标准之情形的案情宣誓书

**（2）诉讼时效**：大多数州要求患者必须在特定的时间内提起医疗事故索赔，这个时限通常在6个月~2年，具体取决于各州法律。从患者受到伤害之日起，一直到患者提起法律诉讼，这段时间被称为诉讼时效。如果患者在现行诉讼时效内未能向法院提出索赔，他的索赔诉求将被视作"已失时效"即超过了提起诉讼的最后期限（表19-1）。然而，当出现以下3种情况时，诉讼时效可能会被延长。

- 未能发现诉讼基础：假如患者无法发现诉讼"基础"（即受到伤害的原因），他们可能会被允许在发现问题后的"合理时间"内提起诉讼。这也许发生在"口腔医生欺诈性隐瞒"的情况下，或者口腔医生未能及时告知患者并发症（如器械分离、粘结剂残留）——这点尤其值得注意。此时诉讼时效不会开始计算，直至患者知道或应当

| 表19-1　各州诉讼时效 | | | |
|---|---|---|---|
| **州** | **诉讼时效** | **州** | **诉讼时效** |
| 亚拉巴马* | 2年或4年 | 蒙大拿 | 3年 |
| 阿拉斯加 | 2年 | 内布拉斯加 | 2年 |
| 亚利桑那 | 2年 | 内华达* | 2年或4年 |
| 阿肯色 | 3年 | 新罕布什尔 | 3年 |
| 加利福尼亚* | 1年或3年 | 新泽西 | 2年 |
| 科罗拉多 | 2年 | 新墨西哥 | 3年 |
| 康涅狄格* | 2年或3年 | 纽约 | 2年零6个月 |
| 哥伦比亚 | 3年 | 北卡罗莱纳 | 3年至10年 |
| 特拉华 | 2年 | 北达科他 | 2年 |
| 佛罗里达* | 2年或4年 | 俄亥俄* | 1年或4年 |
| 佐治亚 | 2年 | 俄克拉何马 | 2年 |
| 夏威夷* | 2年或6年 | 俄勒冈 | 2年 |
| 爱达荷 | 2年 | 宾夕法尼亚 | 2年 |
| 伊利诺伊 | 2年 | 罗德岛 | 3年 |
| 印第安纳 | 2年 | 南卡罗来纳 | 3年 |
| 艾奥瓦 | 2年 | 南达科他 | 2年 |
| 堪萨斯 | 2年 | 田纳西 | 1年 |
| 肯塔基 | 1年 | 得克萨斯 | 2年 |
| 路易斯安那 | 1年 | 犹他 | 2年 |
| 缅因 | 3年 | 佛蒙特 | 3年 |
| 马里兰* | 3年或5年 | 弗吉尼亚* | 2年至10年 |
| 马萨诸塞 | 3年 | 华盛顿 | 3年 |
| 密歇根 | 2年 | 西弗吉尼亚 | 2年 |
| 明尼苏达 | 4年 | 威斯康星 | 3年 |
| 密西西比* | 2年或7年 | 怀俄明 | 2年 |
| 密苏里* | 2年或10年 | | |

*具体时间因受伤类型和发现受伤时间的不同而有所差别

知道他们是医疗事故的受害者。一般来讲,患者都是从随后治疗的医生口中得知这一事实的。

- 通知信:在大多数州,发送通知信可以延长诉讼时效。例如在得克萨斯州,提交通知后诉讼时效能够被延长 75 天。宾夕法尼亚州的传讯令状是一种特殊的通知形式,它告诉医生自己将被点名为诉讼中的被告。向法院提交传讯令状可以暂停计算诉讼时效。随后,医生的律师可以提交"起诉规则",以约束患者及其律师在 2 周内提起诉讼。

- 未成年原告:直到未成年原告年满 18 岁时,诉讼时效才会开始计算。某些州甚至将未成年原告诉讼时效的起算点延长到了未成年患者年满 20 周岁时(即在原有基础上增加了 2 年),借此维护未成年原告及其监护人采取法律行动的合法权益。

## 5. 起诉

医疗事故诉讼从向法院提交申诉并向医生/被告或其授权代表送达起诉状之刻起正式开始。

（1）**起诉状**:当诉前阶段完成之后,患者将正式提交起诉状。起诉状是一份关键的法律文件,它标志着诉讼的开始,并将法院的管辖权和原告请求救济的基础(如医生的过失)告诉给被称为"被告"的医生。起诉状中包含对索赔的简要陈述、患者(被称为"原告")所请求的救济(补偿)和补救措施(损害赔偿和恢复原状),以及对判决结果的要求。此外,起诉状还包含对部分事实的指控,如果这些事实得到证实,原告将有权获得所请求的损害赔偿。一般来讲,起诉状中的事实指控简短且笼统,可能会遗漏某些重要信息(图 19-6)。

（2）**送达**:当患者/原告提起诉讼时,医生/被告应立即通知律师,并指示律师与患者/原告的律师进行联络,以安排接受送达的相关事宜(通常是接受传票和起诉状)。辩护律师应明确表示他们将代表医生/被告接受送达,或者主动安排一个合适的送达时间。这样做能够避免由警长或送达员在医生/被告的候诊室里当着其患者的面送达文件给医生带来的压力与窘迫感。大多数原告律师都会同意这一要求。

（3）**传票**:医生/被告及其律师收到的文件中包括起诉状和一份传票。传票是一份告知医生/被告已被提起法律诉讼的正式法律文件。传票内容包括案件名称、法院所在地、患者/原告律师的姓名和地址,和医生/被告响应起诉状的截止日期。

收到起诉状和传票后,医生/被告必须立即联系他的辩护律师,并提供起诉状和传票的副本及附件。如果医生/被告在没有事先得知即将发生的法律诉讼或尚未指定辩护律师的情况下收到传票,他们应立即联系承保人,并提供上述文件的副本。即使承保人尚未指定律师,这也不会改变响应起诉状的截止日期(图 19-7)。

（4）**回应起诉状**:医生/被告的律师需要根据起诉状法律论证的充分性,采取多种形式对起诉状做出回应。典型的回应方式是制作一份名为"答辩状"的答辩书(即体现法律文件或论点的正式陈述书)。代表医生/被告权益的答辩状具有以下 3 个功能。

- 对起诉状中的每项具体指控进行回应。每项指控都将被承认、否认或被告知医生/被告对此并不知情。

- 对起诉状中列举的诉讼理由进行积极抗辩。积极抗辩是指提出法律理由,说明为什么医生/被告不应为起诉状中所指控的事件承担责任。例如,如果某项诉讼理由受到现行诉讼时效制度的限制,那么作为一种积极抗辩,可以通过主张患者/原告未在州法律规定的时间限制内提起诉讼来维护医生的合法权益。

- 对患者/原告提出反诉,将指控直接指向患者/原告。这种情况通常发生在患者/原告未能支付诊疗费却反过来提起医疗事故诉讼的时候。

在提交答辩状前,医生/被告应详细咨询他的律师,因为在答辩状中承认的任何事项都可能成为法律上的既定事实(即这些信息可能在审判中作为证据使用)。医生/被告在将拟定的答复送达患者/原告律师之前,应特别审查并批准该答复,同时仔细检查任何可能的承认事项,原因是这些承认通常在诉讼或审判过程中不可被撤回,并对医生/被告产生法律约束力。

如果医生/被告未能及时提交答辩状,原告律师可能会申请默认判决。默认判决意味着医生/被告被认定为承认了起诉状中的所有指控,并同意患者/原告提出的救济(如经济索赔)。除非法院决定撤销(推翻)默认判决,否则审判的唯一问题将是确定患者/原告的损失金额。

佛罗里达州布劳沃德县第17司法区巡回法院
案件编号：5624492-9089

苏珊·琼斯（原告）
诉
约翰·史密斯，口腔科医学博士（被告）

**起诉状**

原告苏珊·琼斯现向法院提起诉讼，被告为约翰·史密斯博士，并主张以下事项：

1. 本案为超过15 000.00美元的损害赔偿诉讼。

2. 在本诉讼相关的所有时间点，原告苏珊·琼斯是佛罗里达州布劳沃德县的居民。

3. 原告已遵守佛罗里达州法典第766.106条的规定，并满足提起本诉讼的所有前提条件。具体来说，原告已于2016年10月3日通过挂号信、索求回执的方式向被告约翰·史密斯博士提供了书面的医疗过失诉讼意向通知，被告于2016年10月9日收到了该挂号信。

4. 在本诉讼所有相关时间点，被告约翰·史密斯博士是一名持有执照的口腔医生，在佛罗里达州布劳沃德县从事口腔科诊疗工作。

**第一项指控-疏忽大意的过失**

原告重申并再次主张第1至4段的内容，如同前文陈述的那样。

5. 原告苏珊·琼斯自2014年7月14日起至2015年12月一直是被告约翰·史密斯博士口腔科诊所的患者。

6. 被告约翰·史密斯博士为原告苏珊·琼斯提供了广泛的口腔科治疗服务，包括但不限于在原告上颌植入牙种植体、完成单冠及桥修复。

7. 被告约翰·史密斯博士对原告苏珊·琼斯负有责任，有义务以其技能和培训相符的合理注意来治疗原告的口腔科疾病。

8. 被告约翰·史密斯博士对原告苏珊·琼斯的护理和治疗存在疏忽，其行为低于普遍的治疗标准，例如他：

（a）未能为原告制作并提供适当的、与种植体相匹配的修复体；

（b）未能在植入修复体前检查修复体的形态和就位；

（c）未能建立适当的咬合关系；

（d）在知道或应当知道修复体存在缺陷、不应该植入原告口内的情况下，依然为原告植入了此类修复体；

（e）未能保护原告免受严重的身体伤害。

9. 由于被告约翰·史密斯博士的疏忽行为，原告遭受了身体伤害带来的疼痛、残疾、毁容、精神折磨、对生活愉悦的享受以及医疗和口腔科护理的治疗费用，先前存在的病情也愈发严重。上述损失要么是永久性的，要么持续存在，原告苏珊·琼斯将持续遭受该等损失带来的伤害。

图 19-6　起诉状。起诉状是一份告知医生诉讼、指控和损害赔偿的法律文件

佛罗里达州布劳沃德县第17司法区巡回法院

案件编号：

苏珊·琼斯（原告）

诉

约翰·史密斯，口腔科医学博士（被告）

_____/

**传票**
**对自然人的直接送达**

佛罗里达州：

致该州所有行政司法长官：

特此命令你向被告送达本传票及本诉讼的起诉状或请愿书副本，

送达对象：　约翰·史密斯博士
　　　　　　地址：佛罗里达州劳德代尔堡市南1号大街100号
　　　　　　邮政编码：33301

每位被告必须在该被告被送达之日起二十（20）天内（不包括送达当天），向原告的律师送达书面答辩状，律师地址为佛罗里达州劳德代尔堡市东南6街100号（9-54）555-1212。被告还应在向原告律师完成送达前后立即向本院书记官提交答辩状原件。如果被告没有这样做，将视作缺席判决，我院会满足起诉状或请愿书中主张的救济。

证人签名及法院印章_____。

该法院书记官：
霍华德·C·福尔摩

代理人：
副书记官

根据1990年美国残疾人法案（ADA），因残疾需要特殊便利以参加本诉讼程序的残疾人应在不迟于此类诉讼程序前五个工作日联系位于佛罗里达州劳德代尔堡市（邮政编码33301）东南6街201号136室的ADA协调员，或电话留言/听障人士电信设备号码（954）357-6364。

图 19-7　传票作为一份法律文件，通常和起诉状一起送达医生，它会告知医生原告已向法院提起法律诉讼

## 6. 其他诉前建议

**（1）避免与他人讨论案件**：在接到通知后，医生/被告也许会尝试与其他同事讨论案件以获取他们的意见。然而，倘若医生/被告在诉讼的后续阶段中被要求复述这些对话，有些不利于案件辩护的对话就可能在法庭上被公开。因此，强烈建议医生/被告不要与除了他们的律师和保险公司之外的任何人讨论案件情况。

**（2）避免尝试与患者/原告或其律师沟通**：不建议尝试直接联系患者/原告或其律师。尽管医生/被告很委屈、很想为自己辩护，以至于试图说服不满的患者或其律师主动终止诉讼，但这种做法是无效的，甚至可能产生严重后果。此外，医生/被告常犯的另一个错误是试图通过退款取代诉讼。虽然这种做法在审判程序中不会被用来直接对抗医生/被告，但它至少营造了一种医生/被告确实犯了错误的表象。

**（3）避免联系后续治疗医生**：同样，不建议联系后续给患者提供治疗的医生。如果医生被起诉，所有后续治疗医生的记录都将可以通过取证程序被轻易获取。

由于后续治疗医生不会在意患者的需求有多无理，给他致电可能会形成后续治疗医生要求医生/被告为患者/原告的后续治疗承担经济责任的尴尬局面。尽管后续治疗医生有时也会答应医生/被告鼓励患者/原告放弃法律索赔，但很少有后续治疗医生能够成功说服患者放弃他们关于支付补偿性医疗/口腔科费用的主张。

**（4）确保所有记录的安全**：原始病历、放射线片、研究模型、手术导板、技工室设计单、药房处方、预约日志及其他任何与患者治疗相关的文件或材料都应得到妥善保管，它们的副本也应被存放在安全的地方（如医生家里或保险箱内）。这是因为我们无法保证不会遇到计算机故障（尤其是在没有进行有效备份的情况下）、火灾、洪水等灾难，这些灾难可能导致患者记录彻底丢失。

**（5）未投保被告的做法**：很多州都强制要求医疗从业者购买医疗事故责任险。即使医生没有保险公司来承担他们的责任，也不意味着他们不能被起诉。如果医生/被告没有投保，聘请律师为他们伸张正义就变得至关重要。古老的格言"唯有傻瓜为自己当辩护律师（a person who acts as their own lawyer has a fool for a client）"同样适用于医疗从业者。即便案件本身是可辩的，没有法律顾问或聘请不当的法律顾问依然会对案件的辩护产生不小影响。

# 二、诉讼程序第二部分

## 调查阶段

诉讼过程的第二部分被称为调查阶段。在这个阶段，双方都有机会获取对方的案件信息。医生/被告可以通过调查来确定患者/原告主张的损害与索赔，以及后续治疗医生和其他任何证人（包括专家）的姓名。同样，患者/原告也能获得案件信息，包括就诊记录、X线片、研究模型、照片及医生/被告提出的辩护。

## 1. 调查的形式

调查的方法、手段和时间由各州民事程序规则（设定法院在民事诉讼中必须遵循的规则和标准的法律体系）作具体规定[8]。

**（1）询问书**：询问书是一方正式向另一方提出问题的一种方式，询问书的答复通常由律师在咨询委托人后起草。类似于承认起诉状内容，对询问书的答复在审判期间不可被撤回，并对医生/被告具有法律约束力。

询问书将直接针对损害问题，包括患者/原告主张的医生/被告之"疏忽"造成的全部经济损失（图19-8）。

**（2）请求披露**：请求披露的对象是法定（即受法律管辖的）原告或被告必须无条件提供的信息。这些信息涉及诉讼的基本方面，包括但不限于各方主张、与损害有关的信息及证人、专家乃至所有给原告诊疗过的医疗从业者的身份。

**（3）文件和物品的出示**：出示是一种授权诉讼中任意一方评估并拷贝文件、记录、账单或其他材料的调查形式。这些文件的出示并非没有限制，它们必须与案件具有相关性，即可能会在稍后发生的审判过程中被使用（图19-9）。

**（4）请求承认**：在请求承认的过程中，被请求方需要对特定案件事实和争议表示承认或否认，或者声明其缺乏足够信息。如果回应方以信息不足、不了解为由未能承认所有或部分请求承认的内容，其应在答复中声明已对该问题进行合理查证，但查证后得到的信息不足以使其承认有关主

**佛罗里达州棕榈滩县第15司法区巡回法院**

案件编号：78783-89637

弗雷德里克·梅森（原告）
诉
杰基·约翰逊，口腔科医学博士（被告）

**对被告的质询**

根据佛罗里达州民事诉讼规则1.280和1.340，原告弗雷德里克·梅森向被告杰基·约翰逊博士提出附后的编号1至10的质询，杰基·约翰逊博士需在收到本文件后四十五（45）天内以书面形式宣誓后答复。

本人特此证明，包含案件基本信息的封面页已被提交给法院书记官，质询书的原件和副本（一份）也已与传票及起诉状一并送达。

**医疗事故-对被告的具体质询**

注：　当提到"原告"一词时，这些质询应针对弗雷德里克·梅森回答。

1. 答复这些质询的人的姓名和地址是什么？该人与接受质询的当事人的官方职位或关系是什么（如果适用）？

2. 列出所有曾用名及您使用这些名字的时间。说明过去10年内您居住过的全部地址、在每个地址居住的日期、您的社会安全号码和出生日期。

3. 您是否曾被判过刑？除了少年裁决外，根据您被判处刑罚的法律，是否可能被判处死刑或超过一年的监禁，或涉及不诚实或虚假陈述（不论刑罚如何）？如果是，请说明每次定罪的具体罪名、定罪的日期和地点。

4. 描述您认为涵盖或可能涵盖原告起诉书中所述指控的所有保险单的政策，详细说明这些保险单：保险公司名称、保单号码、保单有效期、责任限额，以及保险单托管人的姓名和地址。

5. 详细描述起诉书中描述的事件是如何发生的，包括您采取的所有预防行动。

6. 陈述您在答辩状中提出的每一项肯定性辩护的事实依据。

7. 您是否认为除您之外的任何个人或实体可能对本诉讼中针对您的主张负有全部或部分责任？如果是，请说明每个这样的人或实体的全名和地址，您提出该主张的法律依据和事实、证据基础，以及您是否已将您的主张告知每个这样的人或实体。这包括但不限于费亚丹-2种植体系统制造商和/或经销商。

8. 列出所有您、您的代理人或律师认为对本诉讼中的任何问题有任何了解的人的姓名和地址，并指明证人所了解的事项。

图 19-8　质询书。质询书是调查过程中一方发送给另一方的问题列表。双方必须在规定时间内宣誓后答复质询书中的问题

**佛罗里达州棕榈滩县第15司法区巡回法院**

案件编号：

凯瑟琳·斯旺（原告）

诉

罗纳德·罗伯逊，口腔科医学博士（被告）

**文件制作请求**

原告凯瑟琳·斯旺通过其委托律师，特此请求潜在被告罗纳德·罗伯逊博士，在佛罗里达州法律适用的期限内，发送以下文件的副本至佛罗里达州好莱坞谢里登街3 475号，弗朗西斯·R·德卢卡律师的办公室208室：

1. 所有与本案索赔相关的办公室记录，包括但不限于笔记、通信、备忘录、报告、记录、X线片、测试结果等。此请求包括存放这些记录的文件夹、笔记本或其他类似的绑定设备（如果尚未提供）。

2. 所有由你或其他执业者拍摄并由你持有的与本案索赔相关的X线片、射线照片、扫描、CT扫描等（如果尚未提供）。

3. 所有与原告使用的种植体系统相关的指南、说明书、程序手册或类似文件。

4. 被告持有的所有与投诉事件相关的静态照片、动态影像、录像带、幻灯片和/或音频磁带。

5. 原告凯瑟琳·斯旺的所有口腔模型。这包括所有研究模型、用于制作手术导板的模型或原告的术后模型。

6. 所有与原告有关的通信、电话留言条、笔记、记录、信件、备忘录或其他此类文件。

7. 所有随植入物一起交付给原告的包装说明书。

8. 所有用于原告的种植体系统的手术手册。

图 19-9　文件和物品的制作指任何一方要求披露处理该案件所需的文件或相关材料（如研究模型）

张。请求承认的目的是清除审判过程中对无争议事实的不必要证明。在回应请求时务必小心谨慎，因为被承认的事项可能会在审判过程中由对方律师作为证据或事实向陪审团提出（朗读），并且所承认的事项可能被陪审团确认为真实。这些请求往往具有时间敏感性，未能及时回应将被视作被请求方承认相关请求，这显然不利于辩护（图19-10）。

（5）**专家报告**：专家报告是由各方聘请的医学专家撰写的报告，用以陈述案件事实和发现。专家报告的适用细则在不同州之间存在较大差异，有些州规定双方都可以征求专家意见并获取其发表意见的依据，有些州则不要求在提起诉讼时提供书面专家报告（图 19-11）。

**佛罗里达州棕榈滩县第15司法区巡回法院**

案件编号：2016 CA 000000XXXXMB AG

弗雷德·马丁（原告）

诉

杰克·约翰逊，口腔科博士（被告）

**对承认事实的请求**

原告弗雷德·马丁通过其委托律师，根据佛罗里达民事诉讼规则1.370条，请求被告约翰逊在收到此请求书后的三十五（35）天内承认以下事实：

1.  被告约翰逊承认，在先前牙种植体取出的位点放置抗生素，偏离了可接受的口腔科治疗标准。

2.  被告约翰逊承认，术前的X线检查不具有诊断性，因此偏离了可接受的口腔科治疗标准。

3.  被告约翰逊承认，在植入物放置前未对原告进行下颌的CT扫描，偏离了可接受的口腔科治疗标准。

4.  被告约翰逊承认，在怀疑原告遭受神经损伤后未给原告使用皮质类固醇，偏离了可接受的口腔科治疗标准。

5.  被告约翰逊承认，他在2016年8月25日对原告使用"不翻瓣"外科技术，偏离了可接受的口腔科治疗标准。

6.  被告约翰逊承认，在收到MidTown Imaging的报告后，未将原告转诊给显微外科医生、神经外科医生或其他能够进行神经修复的类似专家，偏离了可接受的治疗标准。

7.  被告约翰逊承认，他在2016年9月9日在原告的下颌即刻重新植入一颗种植体，偏离了可接受的治疗标准。

8.  被告约翰逊承认2016年9月1日的MidTown Imaging报告的真实性和可接受性。

9.  被告约翰逊承认，他在2016年8月25日植入下颌右侧前部种植体时偏离了可接受的口腔科治疗标准。

10.  被告约翰逊承认，他在2016年8月25日在下颌右侧后部植入种植体时偏离了可接受的口腔科治疗标准。

11.  由于被告约翰逊偏离了可接受的治疗标准，原告弗雷德·马丁遭受了右侧下牙槽神经的损伤。

12.  根据佛罗里达行政法规第64B5-17.002节，被告约翰逊有法律义务保留对原告所提供的所有护理和治疗的口腔科记录。

13.  被告约翰逊没有关于他修复原告下颌前牙的口腔科记录。

14.  被告约翰逊承认，他未能保留关于修复原告下颌前牙的口腔科记录，违反了佛罗里达行政法规第64B5-17.002节。

15.  被告约翰逊承认，他在原告下颌前部区域完成的牙修复体偏离了可接受的标准。

16.  被告约翰逊承认，他在原告上颌前部区域完成的牙修复体偏离了可接受的标准。

17.  修复或更换上、下颌修复体的合理费用为$20 800.00。

特此证明，上述文件的真实和正确副本已于2016年1月__日通过美国邮政寄送给：正式的代理律师。

弗朗西斯·R·德卢卡律师
原告律师
佛罗里达州劳德代尔堡市东南第六街100号
邮编33301
电话954/523–2700

签名：
弗朗西斯·R·德卢卡
佛罗里达州律师协会编号 #843636

图 19-10　对承认事实的请求所求的是在调查过程中承认或否认任何潜在的指控

在对史密斯女士进行临床评估并审查上述记录后，我以合理的医学/口腔科水平确定地认为，琼斯医生在以下方面偏离了治疗标准。

1. 术前未能考虑到下牙弓（D区）显著的骨缺损。由于骨缺损严重，琼斯医生本应向史密斯女士提供软组织和硬组织（骨）增量的选择，然后再进行种植体的植入。

2. 未能诊断并理解史密斯女士病情的复杂性，未能将她转诊给专家进行软组织和硬组织增量的评估和治疗。

3. 在锥形束计算机断层扫描检查期间未能使用放射线导板。放射线导板会精准显示最终修复体在下颌骨解剖轮廓和拟植入位点的确切位置。

4. 在进行种植体植入手术的过程中，未能使用以骨解剖和理想的种植体三维位置为导向的外科导板。这将使种植体能够根据可用骨（颊-舌向）和软组织植入在更为理想的位置。

5. 没有意识到下颌前部缺乏或没有附着龈。这种情况加剧了种植体的不良植入，导致种植体种植于可移动黏膜（非附着龈）中。

6. 由于5颗种植体的位置，包括种植体取出在内的手术将使史密斯女士面临产生进一步并发症的巨大风险。由于骨量不足和下颌舌侧皮质的穿孔，种植体取出很可能会导致下颌骨折和骨丧失。

7. 我熟悉并实施过琼斯医生对史密斯女士完成的相同诊疗程序。我熟悉类似执业者对琼斯医生所提供服务收取的费用。我审查了该国家该地区针对该程序的年度费用调查，审查后发现琼斯医生就上述诊疗程序所支出的费用高度不合理。

总而言之，由于琼斯医生对史密斯女士治疗过程中的疏忽和粗心，患者遭受了严重的伤痛、窘迫，承受了不必要的压力和高额医疗费用。此外，由于琼斯医生的不当治疗，史密斯女士处境艰难，因为不存在理想的补救措施来减少种植体植入不当和缺乏附着龈导致的慢性疼痛。史密斯女士很可能会无止境地进行口腔诊疗，并负担相关费用。

我认为琼斯医生为史密斯女士提供的术前处理、术中程序和术后护理远远低于治疗标准。以上所有意见皆从合理程度的专业性出发加以确定。如果有其他可用的记录，我保留进一步增加/修改事实主张的权利。

图 19-11　原告专家报告示例

**（6）庭前质证**：庭前质证是调查阶段的最后一种也是最重要的调查形式，它属于审判阶段前发生的正式问答环节。在该环节，双方律师都有机会在宣誓后向对方提问。

庭前质证可以作为庭审质证的路线图，为庭审流程提供指引。一旦某项问题在庭前质证中被答复，就很难在之后的证言中被推翻。一位经验丰富的律师能够轻易识别证言里的矛盾之处，并在怀疑证人时对其提出异议。因此，当事人不能随意修改庭前质证中所陈述的任何内容。由此可见，各方需要在庭前质证前数天或数周开始准备证词。

## 2. 准备证词

在质证之前，医生 / 被告应当经常与律师会面，以详细讨论案件的整体情况。他们需要对索赔、患者 / 原告主张的损害、特定事件发生的具体日期以及潜在的责任具有切实充分的了解。

在质证前的会谈中，医生 / 被告应熟悉他们对患者提供的护理和治疗及其理由，还有所有书面的口腔科病历和账单。医生 / 被告应确保口腔科病历与账单相符，或者准备好解释两者之间的差异。病历应整理得便于医生 / 被告快速找到其中的各项内容。

会谈是为医生 / 被告在庭前质证中发表证言所做的准备。质证在宣誓后进行意味着法律要求医生说出真相。在某些司法管辖区，庭前质证的过程可能会被录像。通常情况下，此时最重要的不是说了什么，而是怎样去说。

如果 X 线片是数码形式的，医生应在必要时向律师提供 X 线片的高质量打印件，以便在质证过程中使用。质量较差或拷贝的 X 线片会导致证明错误，并且会使陪审团感到困惑（框 19-2）。

对没有经历过质证的医生 / 被告来说，要求他的律师提供患者律师做过的任意证词的副本尤其重要。虽然类案证词副本并非必需，但它们有助于医生 / 被告进行诉讼。审查这些副本的目的是让医生 / 被告熟悉质证过程，了解律师的一般质证程序。诉讼律师通常具有习性，他们在不同案例中的质证思路是相同或相似的。此外，审查过往证词还有助于医生了解对手处理口腔科医疗案件的灵敏性。许多原告律师在口腔科治疗程序和并发症方面知识有限，但医生不能低估对手。现今大多数司法管辖区都有一些专门处理口腔科医疗事

故案件的优秀律师。

**（1）医生 / 被告在庭前质证中的注意事项**：质证当天，被告应着装得体，准时到场，并积极配合质证过程。尽管医生需要坚守自己的立场，但应避免无理的争论，因为争论除了延长质证时间外不会产生任何作用。如果患者亲自出席，医生应避免与患者进行沟通，同时患者不得提问或干扰医生作证。医生 / 被告一般不需要为参加庭前质证支付费用，相关费用（如法庭书记员、录像师的工时费）通常由患者 / 原告及其律师承担。

---

**框 19-2　证词的基本规则及作证建议**

- 医生应该准备充分，并对记录有彻底的了解。
- 只回答被问到的问题，不要主动提供信息。
- 如果你不理解问题，请如实相告。
- 保持答案的简短性、相关性，需要切题。
- 在对方律师问完问题后再回答。
- 不要试图说服对方律师你是对的，他 / 她及他 / 她的客户是错的。
- 如果你的律师提出异议，除非律师指示你回答，否则不要回答。
- 随时查看图表 / 记录和 X 线片——这不是记忆力测试。
- 如果 X 线片摆在你面前，并且你需要灯箱来查看它们，请毫不犹豫地提出该请求。
- 不要评论不完整或质量差的 X 线片。
- 不要对问题进行猜测或推测。
- 如果你不知道，就如实相告。
- 不要谈论你与你的律师进行的任何对话和邮件往来。
- 注意不要声明某个作者、文本或专家是权威的。这会使执业者面临风险，因为如果所提供的治疗与作者或专家所写的有一点不同，执业者就可能会因作者或专家所说的任何内容受到质疑。
- 始终遵循你律师的建议，因为他们必然代表你的最佳利益。
- 不要与对方律师发生争论或形成敌对关系。

---

**（2）患者 / 原告在庭前质证中的注意事项**：就像患者 / 原告有权对医生进行质证一样，医生 / 被

告及其律师同样有权对患者展开质证,并且医生/被告有权出席质证现场。医生可以向律师提供问题或讨论证言,但不得干预或破坏流程。患者/原告的所有质证费用通常由医生/被告的医疗事故保险承保人承担。

如果医生/被告选择出席后续治疗医生或专家的质证,他们应做好以下准备。

- 不要先于律师到达,不要试图与证人讨论任何话题,无论该话题是否与案件相关。
- 礼貌地向原告律师介绍自己。
- 不要以任何方式干扰律师的提问。
- 如果医生/被告认为某些问题需要由律师处理,就把它写在便笺上,等到休息时再做讨论。

### 3. 调解

20 世纪 90 年代之前基本上不存在调解,那时若想达成和解,主要依靠双方律师间的电话交流,这种方法类似于如今常规人身伤害索赔的和解。然而,随着责任保险公司越来越关注医疗事故索赔辩护中的律师费,调解作为一种收益更高的解决方案,逐渐得到普及。近年来,调解已经成为医疗事故索赔和解的主要途径。

大多数司法管辖区都要求在审判之前举行调解会议。调解是一种非强制的替代性争议解决方案。人们发现越来越多的案件都会在俗称"法院台阶"的地方达成和解。为了促成和解、鼓励在审判日之前集中讨论,调解程序不断发展壮大。

调解是一个潜在的和解过程,过程中第三方(调解员)会试图找到共识点并解决冲突问题。调解员(大多为律师或退休法官)的选任方式一般为双方协商后统一任命或由审判法院直接指定。调解员应当受过一定的培训,掌握以解决案件并结束诉讼为目的的开展对话和解决争议的技巧。会议内容严格保密,会议期间所做的任何让步和决议都不会在法庭听证或庭审过程中被采用。通常情况下,医生/被告会被强制要求出席调解会议。他们需要提前做好准备,向律师提供可能面临的潜在指控的指导。在会议期间或之前,医生可能会受到各方劝说,以同意和解方案。大多数情况下,医生/被告同意和解是相对较好的选择。

当调解员认为案件应该和解,但各方无法就赔偿数额达成一致时,他便会采取一种提供"中介数"的策略。调解员将拿出一张纸,写下和解

数额,并要求各方对提议的数字表示同意或拒绝。在调解会议结束后,调解员会为各方设定一个期限,要求他们在规定时间内返回写明他们是否同意的文件。一旦各方同意了文件中的和解数额,调解员就会告知他们已经达成和解。签署和解协议后,协议内容便对各方产生法律约束力,任何一方都不能违反该协议。一般来说,患者/原告大多都会同意放弃起诉医生/被告的权利,以换取医生的赔偿。

### 4. 审前处置方式

在审判前解决诉讼程序通常采用以下几种方法。

(1)**简易判决**:简易判决可由任何一方提出,它主张案件中的所有事实问题都已得到解决,因此不需要进行审判。这种模式建立在宣誓书、宣誓后的证词与事实供认,以及法律辩论的基础上,具体包含以下部分。

①**事实**:提起简易判决的一方需要陈列其所认定的事实。

②**法律**:讨论管辖本案的法律法规。

③**摘要**:一方将总结并预测对方律师的论点,并阐明这些论点无效之原因。

④**对方回应**:对方律师将回应简易判决中包含的信息。

⑤**法官决定**:法官将审查一方提出的简易判决,并决定是否同意(批准)该简易判决。

在口腔科医疗事故诉讼中,简易判决通常由辩护方提出,用来测试患者/原告能否邀请到证明疏忽和近因关系的专家证人。

(2)**驳回**:驳回可以代替答辩状测试原告起诉状的法律充分性。驳回主要关注的是所指控事实的充分性,如果起诉书中的指控陈述充分,它们将被认定为真实,从而不会呈现在驳回中。这为原告提供了通过驳回来弥补起诉状缺陷并继续采取法律行动的机会。当原告无法邀请到能够证明疏忽和近因关系的合格专家证人时,被告也可能提出驳回。驳回时限由各州法律法规作具体规定,比如得克萨斯州是 180 天。基于驳回时限的规定,大多数法律都授予了原告申请延期的权利。

(3)**自愿撤诉**:有时患者/原告会主动放弃起诉,尤其是在诉讼涉及多名医生/被告时,这样做可以简化和缩小案件范围。然而,如果诉讼时效

尚未届满，自愿撤回的索赔仍可以被重新提起。

（4）**和解**：如果原告和被告都同意在审判前解决诉讼，他们可以达成和解协议，该协议可能包含医生/被告不承认过失的条款。和解通常是为了避免辩护的时间和金钱成本。达成和解后，双方将签署一份撤诉动议以提交法院审批。

### 5．和解诉讼

（1）**和解医疗事故案件的后果**：医生/被告时常会纠结于是否和解诉讼。统计数据显示，在由法官或陪审团裁决的案件中，超过 70% 的案件对被告医生有利，这使很多医生认为他们有较高的胜诉机会[9]。但是，这一统计数据具有误导性，因为许多对医生/被告不利的案件在审判前就已经被和解了。

无论是选择和解还是继续诉讼，医生都可能面临一系列不良后果。

①审判可能抹黑医生的执业形象，尤其是在当地报纸或电视台对审判结果甚至姓名进行了报道的情况下。

②根据相关法律规定，医疗事故保险公司必须向美国国家执业医师数据库（NPDB）和美国国家口腔委员会汇报案件情况。

③国家许可部门可能会对口腔医生的执照展开纪律调查，并可能实施罚款等制裁。

④如果医生在医院或日间术中心享有临床特权，保险公司必须将此类信息上报，这将会影响医生/被告的临床特权。

⑤当保险合同要求他们必须向保险公司汇报案件情况时，案件参与情况将会受到影响。

⑥如果医生/被告获得口腔科专业委员会资质认证，他们就得向委员会汇报诉讼情况，这将会影响医生的资质认证。

（2）**同意和解政策**：大多数医生/被告不知道他们在考虑拟议和解时所享有的权利。医疗事故保险单通常包含一个"同意和解"条款，规定了保险公司和被保险人处理索赔和解时的权利、义务和责任。同意和解条款一般都会要求保险公司在和解索赔之前获得医生/被告的批准。但是，建议每位医生仔细检查他们的保险单，因为某些条款会将决定和解的权利授予保险公司。常规条款如下[10]。

①**锤子条款**：无论医生/被告同不同意和解，锤子条款都会允许保险公司仅对已"和解"的索赔金额承担责任。例如，如果保险公司在医生不同意和解的情况下谈判达成 10 万美元的和解，那么医生将对超过 10 万美元的任何索赔款以及律师费负责。

②**不合理条款**：如果保险公司认为医生无正当理由拒绝和解，这一条款将覆盖医生的同意权（即允许保险公司在未经医生许可的情况下和解案件）。

③**委员会批准条款**：有了委员会批准条款，如果保险公司的评审委员会认定医生的行为偏离了治疗标准，他们就有权利覆盖医生/被告的同意权。

④**有约束力的仲裁条款**：在某些保险政策中，如果保险公司与医生就和解存在分歧，案件将提交至有约束力的仲裁。有约束力的仲裁指将争议提交给一个中立第三方进行裁决，双方均接受仲裁结果作为最终结果，且对双方具有约束力。

⑤**无有效保险条款**：如果医生不再持有有效的医疗事故保险单，根据这一条款，医生/被告将失去拒绝和解的权利。

⑥**执照被吊销/失效条款**：有了这个条款，如果医生的执照被吊销或失效，原先的同意和解条款将不再有效。

（3）**潜在的不和解后果**：医生/被告应充分意识到拒绝和解的后果。锤子条款（又称"核选项"）有时会迫使医生/被告接受和解。此时如果医生/被告拒绝和解，保险公司的赔偿责任将不会超过他们本可以和解索赔的金额。除超出部分的索赔金额外，拒绝和解后，被告还需承担包括律师费在内的所有辩护费用。尽管被告/医生立场坚定，但继续进行审判的风险始终存在，此时强烈建议医生/被告向个人法律顾问寻求帮助。

## 三、诉讼过程第三部分

### 审判阶段

当所有解决争议的尝试都失败时，审判将成为最终选项，但口腔科医疗事故诉讼很少以审判结束。统计数据显示，约 7% 的医疗事故诉讼由陪审团决定[11]。如果和解谈判失败，并且医生/被告无法通过法律途径让法院驳回诉讼，那么案件就会进入审判阶段。医疗事故审判可以被比喻为一个"有规则的剧场"。

医生/被告应确保他们为审判做足了准备,这包括至少在审判前1周与律师会面,讨论流程并排练证词。他们应持有一套完整的口腔科问诊记录,并对图表内容具有深入了解。医生/被告还应能够轻松识别与获取任何正在讨论的文件、X线片、扫描数据或诊断模型。在陪审团面前显得混乱对医生不利,因为这会给别人留下"马虎"的印象。

医疗事故审判通常是一个漫长的过程。医生/被告应该准备好投入必要的时间来辩护案件。这至少需要一周时间,而在极少数情况下需要数周时间,具体的审判时间取决于医疗事故案件的复杂性。虽然医生/被告的出席不具有强制性,但不建议缺席,因为缺席的被告会在陪审团眼中留下不好印象。

## 1. 法院排期

审判开始的日期和时间并不固定,法院通常会将其安排在"排期表"上。排期表指法庭可能会宣布审判开始的时间范围,这种安排最短只需提前24h通知。因此,医生/被告必须准备好随时调整日程,以便能够投入必要的时间来应对审判。审判的排期过程并不简单,它需要协调所有证人、律师、法官和陪审团成员的时间,而这些人的空闲时间往往存在冲突(图19-12)。

---

**佛罗里达州棕榈滩县第15司法区巡回法院**

**案件编号:2007 CA00000000XXXXMB AG**

弗雷德·马丁(原告)
诉
杰克·约翰逊,口腔科博士(被告)
_____/

**设置陪审团审判及其原因的通知**

根据佛罗里达民事诉讼规则1.440(b)的规定,原告弗雷德·马丁向法院表明本案确有争议并请求进行陪审团审判。

据估计,本案的审判将耗时五(5)天。

**特此证明,上述文件的副本已于2016年4月28日通过邮寄方式送至:正式的代理律师。**

弗朗西斯·R·德卢卡律师
原告律师
佛罗里达州劳德代尔堡市东南第六街100号
邮编33301
电话:(954)523-2700

签名:
弗朗西斯·R·德卢卡
佛罗里达州律师协会编号 843636

---

图 19-12    法院判决摘要。法院将在审判开始前向医生/被告发送通知。这通常发生在审判开始前4~8周

## 2. 延期

依据美国程序法庭法,延期是指在审判过程中,应被告、原告或法官的请求,对审判日期予以延迟。通常情况下,只有存在合理理由时,延期请求才会被批准。部分州设有"快速通道"规则,该规则对法官批准延期的权力进行了限制。延期的常见原因如下。

（1）准备时间不足。

（2）律师合约冲突。

（3）相关人员患有疾病。

（4）专家证人时间冲突。

（5）当事人之间的协议。

（6）宗教节日。

## 3. 民事法庭布局

民事医疗事故审判的法庭布局如下（图 19-13）。

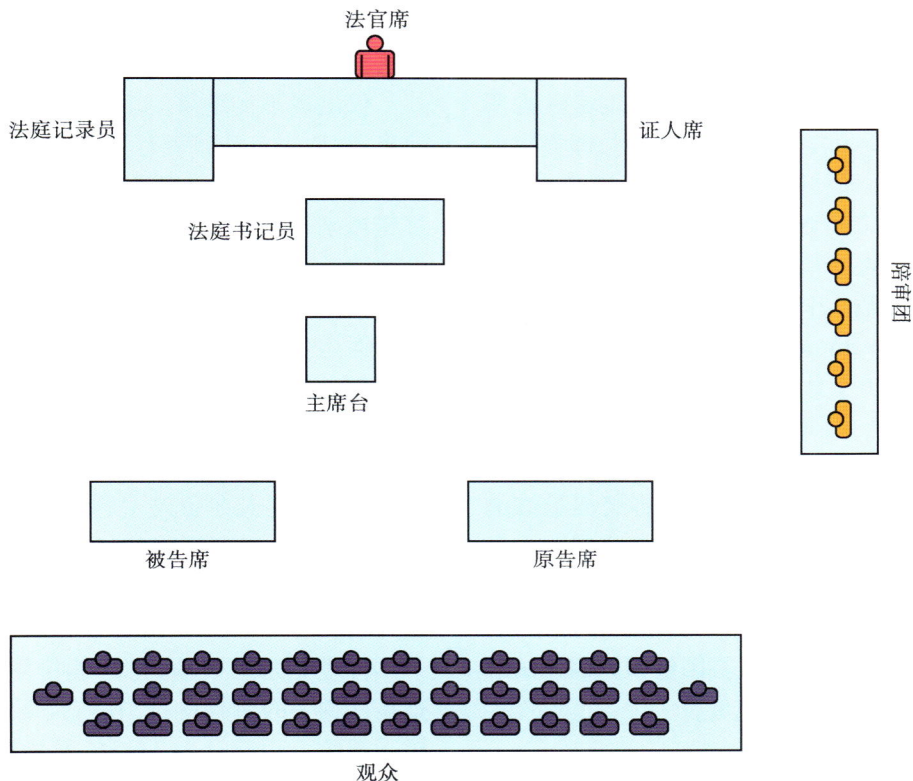

图 19-13　民事法庭布局图。尽管可能会变化,但民事法庭的设置通常以法官席为中心,证人席位于法官的正左方（靠近陪审团席）。法庭记录员（在法官席的右侧）和法庭书记员（在法官席的前方）被安排在法官席周围。被告席坐着被告及其律师,原告席坐着原告及其律师

（1）**法官席**：庭长坐在一张高起的法官席后面。

（2）**证人席**：证人席紧邻法官席,供证人提供证词。

（3）**法庭记录员**：法庭记录员坐在法官席前面,负责逐字记录审判过程中的所有发言、异议和法官裁决。

（4）**书记员**：书记员位于法官席的前面或侧方,管理证人和陪审团的宣誓,以及证据的展示。

（5）**法警**：法警有许多职责,包括但不限于传唤证人、管理陪审团,以及充当法官和陪审团之间的联络人。

（6）**律师桌**：在法庭记录员桌前,分别设有原告席和被告席,以供原被告及其律师使用。

（7）**陪审团席**：陪审团席设于法庭远端,陪审团成员在这里听取证词。

## 4. 陪审团的选择

审判过程中,选择陪审团是关键的第一步,这个过程被称作"voir dire"。"voir dire"是一个拉丁语

短语,可被翻译为"说出真相"。此时一群陪审团候选人将被传唤到法院,由律师和法官进行询问,以确定他们是否适合担任陪审职责。为了更好地了解候选人信息,他们可能需要填写一份问卷。在大多数司法管辖区,陪审团候选池通常从选民登记名单或驾驶执照注册名单中选出。双方律师都有权利对陪审团候选人进行询问,以确定他们是否有可能对案件持有偏见或成见。在 voir dire 过程中,律师应努力实现以下 4 个目标:①从每个候选人那里获取信息;②与候选人建立良好关系;③向候选人介绍审判程序;④给候选人介绍他们的案件。

询问完毕后,选择即告开始。法院将考虑所谓的"有因挑战"( challenges for cause ),即当事人可以请求"剔除"( 即移除 )那些明显不能公平、公正参与审判的陪审团候选人。例如,如果一个候选人是被判有罪的重罪犯,那么他就可能被淘汰。一旦通过有因挑战,各方都将获得一定数量的发起"专横挑战"( peremptory challenges )的权利。专横挑战允许律师出于任何他们眼里的必要原因解雇陪审团候选人。因此,该挑战会被各方用作排除原本合格但对本方不利之候选人的手段。这些候选人从候选池中移除后,其余人将组成最终的陪审团。陪审团小组通常由 6～12 名陪审团成员组成,具体因州而异。此外,大多数州还会选出一名或多名候补陪审员。候补陪审员也会参加审判,并在需要时( 比如主陪审团成员因健康原因无法继续陪审 )替代缺席的陪审团成员。

## 5. 开庭陈述

陪审团宣誓就职后,原被告律师将依次进行开庭陈述。首先是原告律师,接着是被告律师。开庭陈述起着概述案件和指明路线的作用,律师们会在这一阶段阐明论证要点,并告知陪审团他们能够从证人那里获得哪些证据。开庭陈述需要被认真对待,因为它涉及对手的详细主张。如果一方在随后的审判过程中没有执行开庭陈述里的打算和主张,案件就会朝对该方不利的方向发展。

## 6. 患者 / 原告案件陈述

开庭陈述结束后,患者 / 原告将开始陈述案件。患者 / 原告的案件陈述目标是证明医生 / 被告在提供医疗服务时偏离了治疗标准。

原告律师需要证明所有索赔的法律要素。倘

若原告未能证明全部法律要素,法院可能会做出对原告不利的判决,即从陪审团手中撤回案件并直接判决医生 / 被告胜诉。

"治疗标准"是一个经常被使用的术语,但很少有人真正理解它的含义。实际上,不幸的是,并没有一个统一的定义来界定"治疗标准"。在部分司法管辖区,陪审团被告知治疗标准是指"在相同或类似情况下类似从业者会采取的行动"。而在佛罗里达州这样的其他州,陪审团则被告知治疗标准是指"合理且适当的治疗"。治疗标准并不代表完美的治疗水平,也不意味着与另一位从业者的做法完全一致。

仅出现不良结果( 如失败的牙种植体 )并不能使患者 / 原告自动获得有利判决。国家侵权制度建立在过错的基础上,患者 / 原告必须证明存在某种过错或对治疗标准的偏离,由此才能支持他们的索赔请求。

偏离治疗标准的证明通常由专家证人或后续治疗医生完成。在诉讼过程中,"专家"这个术语经常被使用,但和"治疗标准"一样,并不是所有人都充分理解它的含义。被称为"专家"并不代表该证人是一位杰出的口腔医生、研究员、讲师或作家,它仅指证人在争议主题上接受过专业的培训和教育( 至少达到了口腔科学校教育的水平),因此能够协助事实发现者( 即陪审团 )对最终问题作出判断。

特邀专家也被喻为"雇佣枪手",他们负责审查案件相关的所有材料,在审判期间提供证词,并接受报酬。由于这些"专家"是被雇佣的证人,他们的可信度时常受到质疑。不仅仅是特邀专家,陪审团有权选择信或不信任何证人的证词。

后续治疗医生在提供意见或专家证词时可能会面临更多的挑战。不同于雇佣枪手,他们没有经过精心挑选,而且他们的证词通常以对患者 / 原告的临床评估为基础。此外,他们不会因为提供专家证词而获得报酬。最常见挑战的是,这些证人会因为代表仍处于他们照顾之下的患者作证而受到攻击。

如果后续治疗医生破坏了医生 / 被告为患者提供的全部或部分治疗工作,他就有必要为自己的行为辩护。他必须提供合理的理由,因为原本的治疗也许并没有错。后续治疗医生需要证明存在某种缺陷,以验证随后的护理和治疗的必要性。假使后续治疗医生无法提供相关证明,索赔责任可能会转由他承担。

### 7. 证人顺序

证人出庭作证的顺序通常由律师自由决定。原告律师一般会先让被告医生出庭作证,之后是其他治疗医生,再接着是讨论损害赔偿的证人、专家证人,患者/原告则被安排在最后出庭。有些原告律师会调整顺序,选择先让原告出庭,再让被告医生最后作证。

被告医生应当做好充分的作证准备,他们的回答需要经过深思熟虑,简洁统一,并且与口腔科病历和之前的宣誓证词保持一致。被告医生在作证时经常遇到的一个问题是与对方律师发生争执,而这通常不会带来积极的效果。被告医生应该按照自己的思路回答问题,在必要时再做进一步解释。至少这样做会看起来像对方律师不允许医生/被告讲述完整的案件事实,也不给医生/被告详细阐述观点的机会。

被告医生的律师有权在原告律师问完问题后询问自己的委托人。这个过程很简短,主要是为了澄清医生的证词。如果律师认为有进一步作证的必要,被告医生可以进行二次作证,这个过程叫作交叉审问,简称"反询问"。交叉审问完成后,患者/原告律师有权最后一次询问证人,这个过程叫作再查问( redirect ),再查问的范围仅限于交叉审问中涉及的问题。

原告律师陈述完案件后,他们会宣布"休庭",然后由辩护方陈述或驳回案件。如果法官不批准被告的驳回申请,被告将传唤他们的证人,而原告律师则有机会进行交叉审问。

为了胜诉,原告律师必须证明存在偏离治疗标准的行为,但他们只需提供违反治疗标准的可能性证据,而非确定性证据。这在法律上被称为"证据优势"( preponderance of evidence )。证据优势意味着,即使陪审团认为原告的事实主张有 49% 不真实的可能性,他们仍然会判定医生/被告没有达到治疗标准[12]。

### 8. 专家证人

在牙种植医疗事故诉讼中,陪审团的任务是在评估双方提供的证据后确定医生/被告是否违反了治疗标准。而专家证人在讨论治疗标准时通常最具有说服力。专家证人可以是普通口腔医生、专家或其他医疗专业人员。在美国一些州,如亚利桑那州,专家证人需要接受过与被告相同或更高水平的培训。陪审团将根据专家证人提供的信息来评估他们的可信度和对主题的了解程度。

专家证人分为两种类型:非雇佣型和雇佣型。非雇佣专家证人多为后续治疗医生,他们倾向于批判被告在接受治疗的过程中所遭受的伤害,并为之作证[13]。雇佣专家证人指那些不一定治疗过患者,但被律师雇佣,通过审查记录来提供关于治疗标准和因果关系的意见的证人[14]。大多数情况下,医生/被告会要求专家证人代表他们作证。

### 9. 弹劾

医生/被告有权获得所有案件材料的副本,包括他们的证词,以及对询问和承认请求的回答。他们必须做好详细讨论这些项目的准备,尤其是清楚地知道在所有询问和宣誓证词中回答了什么。如果医生/被告在作证过程中自相矛盾,他们可能会因陈述不一致而受到"弹劾"。弹劾是一个对方律师利用不一致性吸引陪审团注意的过程。这是一个不愉快事件,十分令人尴尬,因为证人被"弹劾"的次数越多,他们在陪审团面前的可信度就越低。

### 10. 不被接受的信息

在大多数州,同行评审记录及与之相关的证词不受调查程序的约束,并且被禁止在口腔科医疗事故诉讼中作为证据使用。此外,那些由质量保证委员会、使用管理委员会及事故和风险管理团队所编制的报告也被赋予了不可发现性和不可接受性。报告内容可能涉及证据或对医生/被告做出的惩罚,但它不能在法庭上被用来对付医生/被告[15]。

### 11. 结案陈词

当各方都完成了案件陈述时,他们就可以短暂休息,之后便是结案陈词环节。结案陈词首先由原告方开始,这是律师说服陪审团支持他们一方的最后机会。在这个阶段,律师会总结事实,并指出对手索赔和论点的不足之处,以展示他们已经成功证明了自己的案件。此时律师不能讨论或评论在审判过程中没有提出的信息,评论应仅限于呈现过的证据。

在被告方也完成他们的结案陈词后,原告律师有权进行最后反驳,讨论辩护律师在结案陈词中提出的任何论点。结案陈词结束后,法官将向陪审团提供指导,说明在作出裁决时必须遵循的法律规则。

## 12. 审议

一旦法官完成了他们的指导,陪审团将前往陪审团室开始审议,他们有权查阅所有作为证据提交的项目和材料以供参考。在审议阶段刚开始的时候,陪审团会选出一位前座陪审员(foreperson)来主持讨论和投票。法警则负责监督陪审员,并作为法官与陪审团之间的联络人。

当陪审团开始审议案件时,他们将尝试就案件结果达成一致。在大多数司法管辖区,达成一致意味着需要有超过半数的陪审团成员同意最终裁决。而在部分司法管辖区,裁决必须获得所有人的一致同意。审议过程中,陪审团可以请求法官对某些法律问题进行解释或指导。有时,他们还可以要求重新听取特定证词。一旦陪审团决定了案件结果,他们就会开始裁量赔偿金额(若有)。赔偿可能包含经济性赔偿、非经济性赔偿和惩罚性赔偿。其中,惩罚性赔偿指超过实际损害的赔偿。具体的赔偿金额和类型因所在州法律规定的不同而有所差别。

## 13. 裁决

陪审团做出最终裁决后,他们会通过法警通知审判法官。随后,所有参与审判的人员需要在法庭重新集合,听取案件的裁决结果。如果没有特殊情况,法官都将公开宣读审判结果。若裁决对原告有利,其中还会包含被告必须支付给原告的赔偿金额。此时各方律师有权对陪审团成员展开询问,以确认他们是否同意裁决中的意见和观点。败诉方有权提出上诉,他们可以向更高级别的法院申请审查案件和判决结果,请求上诉法院发现审判结果中的不当之处,并因此推翻陪审团的裁决。上诉法院,又称上诉法庭,会在收到上诉申请后审查下级法院的决定,以及作出决定的程序。尽管赔偿金的支付通常需要等到上诉法院作出最终裁决以后,但为了保证裁决顺利执行,败诉方可能需要提供担保。

## 14. 赔偿

如果医生/被告违反了治疗标准,患者就有可能获得两种类型的赔偿,一种是一般性赔偿,一种

是特殊性赔偿。一般性赔偿是为了补偿患者身体和情感上的痛苦,其金额完全由陪审团自行决定,但会被法律限制上限。特殊性损害赔偿是为了补偿患者的经济损失,比如医疗费、差旅费、住宿费、工资损失及预期收入损失。

## 15. 相对过失

如果患者的行为(如未服用抗生素和错过预约)导致或促成了不良事件(如出现并发症),根据患者行为对案件的影响程度,他们获得的赔偿可能会被减少甚至被撤销。因此,执业者需要详细记录患者错过的预约、未遵循的指示和隐瞒或欺诈史。部分州实施共同过失原则,即只要患者存在过失,无论过失程度如何,都将无法获得赔偿。同时,法院也会驳回他的起诉[16]。

## 16. 司法审判

在许多大额裁决案件中,赔偿数额可能会在司法审查后被减少,这是因为陪审团的裁决需要以"判决"的形式获得审判法官的批准。许多法官会认为赔偿过高,因此他们将重新调整损害赔偿数额。如果上级法院认为证据不足以支持所裁定的全部金额,他们也可能减少赔偿。此外,原被告有权就赔偿金额进行协商。协商过程中,被告可能会以上诉并推翻裁决相威胁。考虑到上诉背后的费用与风险,大多数情况下原告都会接受来自被告的减少赔偿数额的请求。

## 17. 超额裁决

责任案件中的陪审团裁决通常不可预测,有时会超过医生/被告的保险覆盖范围。许多医生都认为他们或他们的医院不会对超额裁决金额(即超过最高医疗事故保险限额的赔偿金额)负责,但这种观念是错误的。例如,如果医生有100万美元的保险限额,而判决结果中规定的赔偿金额为250万美元,那么医生或他的医院就得负责赔偿额外的150万美元。对于那些担心超额裁决的医生,他们可以将保险限额提高至300万或500万美元。另外,为了维护自身利益,强烈建议可能面临超额裁决风险的医生聘请个人律师。

## 18. 医疗事故保险类型

(1)发生型:发生型口腔科保险是口腔科从业者最常购买的口腔科保险类型。此类保险覆盖

以口腔科治疗的发生时间为起点,而非患者索赔的发生时间。只要争议事件在保险有效期内提出,医疗事故保险公司就会遵守保单条款。例如,如果在 2015 年对一名医生提出索赔,而该医生在 2012 年(即保险有效期内)开始着手治疗,那么医疗事故保险公司就有义务覆盖这一索赔。总而言之,发生型保险政策为保险有效期内的医疗事故责任提供了永久性覆盖。

(2)**索赔型**:不同于发生型保险,索赔型保险在争议事件和索赔都发生以后才提供保险覆盖,保险有效期体现为医生的续保期。只要医生在原有政策的基础上续保,索赔型保险就会提供保险覆盖。一旦医生停止支付保费,保险覆盖就会立即终止。保险终止后,即使争议事件发生在保险有效期内,针对医生提出的索赔也不会被覆盖。

如果医生购买了索赔型保险,那么在保险政策终止时,他们必须购买"尾部"保险(即延长报告背书)。这种延长政策特别适用于以下情况:退休、休假、加入有不同保险安排的执业团体,以及搬到其他州居住。有时,医疗事故保险公司会为达到一定年龄后死亡、残疾或退休的医生提供免费的长尾保险。然而,长尾保险的保费通常非常昂贵,一般是医生支付的最后一期保费的 3 倍。

购买了索赔型保险的医生在更换保险公司时务必小心谨慎,因为新保单通常不会覆盖此前发生的行为。为了填补这一潜在的保险空白,医生可以要求新保险公司提供"先前行为"覆盖,即人们通常所说的"鼻部"覆盖。此外,医生也能从新保险公司购买先前行为保险,以覆盖在新保险开始日期之前发生的争议事件。

### 19. 医疗事故保险限额

保单限额明确规定了保险公司覆盖医生赔偿责任的最大金额。对于发生型保险,每年重新购买保单时都会设定一套独立的赔偿限额,这些限额对基于该保单有效期内发生的事件所提出的索赔持续有效。至于索赔型保险,即便这些索赔源于前几年的争议事件,也只有当前限额可以用于支付索赔。一个标准的保险限额为 100 万/300 万美元,它指的是在保险有效期内,每次索赔可以被支付 100 万美元,但加起来不可以超过 300 万美元。

### 20. 执业实体保险覆盖

大多数医生没有意识到他们的执业实体也可能和他们自己一起成为被告。如果医生有自己的执业实体,便可以选择以下两种保险形式。

(1)**独立限额保险**:大多数保险公司都设置有具备独立责任限额的医疗事故保险政策,这种保险能够将辩护费、赔偿金与个人保单限额分开覆盖。

(2)**共享限额保险**:拥有 100% 个人独资执业实体的医生可以将执业实体的保险限额与个人的保险限额结合起来。在这种情况下,辩护费和赔偿金将同时代表个人和执业实体进行支付。

### 21. 向国家数据库报告

美国国家执业医师数据库(NPDB)是美国国会创建的联邦数据存储库,主要用于收集美国医疗保健提供者的信息。自 1990 年实施以来,NPDB 要求医疗从业者汇报与护理质量相关的执照、医院行医权和社会实践行为。除此之外,NPDB 还负责监控并提供有关医疗保健从业者在解决医疗事故案件方面所做的医疗事故赔偿的有关信息。这些信息不对外公开,只会被披露给包含医院在内的医疗保健执业实体和许可委员会。

当医生被通报给 NPDB 时,他们有权就所报告的事件做出回应,医生可以在 NPDB 官网上找到类似声明。同时,NPDB 还为医疗保健从业者提供了自我查询服务,他们可以通过自我查询查看数据库中与自己有关的信息。

### 22. 许可证投诉

近年来,美国州委员会收到的针对执业医师的投诉越来越多。州委员会启动审查的途径主要有两个。第一,如果保险公司在解决索赔时给患者支付过任何款项,那么医疗事故保险公司就有义务将相关情况汇报给州委员会。随着汇报而来的就可能是州委员会的调查。第二,除非患者受到了严重伤害,大多数律师一般不会同意代表患者进行诉讼。如果患者在起诉过程中没有请到合适的律师,并且无法找到其他维权途径,他们就会选择向州委员会提交许可证投诉。

在州委员会收到投诉通知后,他们将立即展开调查。具体的调查程序因各州公共卫生法规、口腔科临床实践法案和卫生部门行政规定的不同而有所差别。因此,强烈建议医生提前熟悉自己所在州的审查流程。

此外,有些州会要求口腔医生主动报告犯罪

记录,这将引发许可委员会的调查。大多数州立法机关已经制定了法律法规,要求口腔委员会审查对持照口腔医生做出的每项投诉(如患者保险公司的汇报以及医生的自我报告)。

调查过程通常从州委员会要求提供相关记录开始。某些情况下,这种记录请求并非口腔医生投诉的直接结果,而可能涉及对另一名持照口腔医生的投诉。在发送资料时,必须详细记录提供了哪些文件,并确保它们被成功送达。很多州都设有口腔科调查员,由他们负责审查医生提供的记录、X线片和其他相关文件,并就文件内容向州委员会提出见解。

如果他建议做进一步调查,那么口腔医生将可能接受委员会的询问,或者根据该州口腔科临床实践法案规定的其他方式继续进行。

经过州委员会和调查员的评估,如果确定口腔医生存在违反该州口腔科临床实践法的行为,他就会受到一系列制裁。这可能包括罚款、限制执业、继续教育、向患者或第三方进行赔偿,以及暂停或吊销执照。

投诉口腔医生的最高支出通常是与辩护相关的法律费用。大多数口腔科专业责任保险政策不会覆盖州委员会的罚款、赔偿、继续教育费用或其他可能实施的惩罚费用。

**寻找法律代表**:尽管许多口腔医生认为州委员会的投诉不如口腔科医疗事故诉讼那么严重,但这种想法是错误的,强烈建议口腔医生在接到州委员会投诉通知后立即寻找法律代表。倘若投诉起源于保险有效期内发生的口腔科损伤事件,大多数保险公司都会为医生提供法律代表,监督口腔医生遵守州法律法规,并协助他们处理投诉。

当州调查员要求进行面谈的时候,尽量让律师在场,因为这有利于防止口腔医生处于妥协和脆弱的位置。更重要的是,如果许可委员会要求召开和解会议,口腔医生应由法律代表陪同参与。这样做可以最大限度地减少口腔医生发表对案件最终结果不利之言论的可能性。

## 四、避免诉讼的方法

### (一)保持准确、简洁的口腔科记录

口腔科执业者有效规避风险的第一步是保持良好、准确且及时的口腔科记录。拥有详细、完整记录的口腔医生在任何诉讼或行政程序中都具有显著优势。

适当记录文件之所以重要,原因主要有以下几点:第一,这是各州执照委员会的法律要求,每位从业者都应该熟悉他们执业管辖区的记录保存与编制要求。第二,记录作为一种沟通方式,能够使医生和其他治疗过患者的从业者了解业已完成的治疗,以及未来治疗的概要。第三,图表能够在诉讼和行政程序中充当证据。如果图表内容不充分,它就会给法庭和陪审团留下不好的印象,从而使从业者面临接受纪律处分的风险。

没有从业者能够清楚记得与患者的每一次通信、对话、用药和其他互动。因此,从业者需要依赖已记录甚至未记录的内容进行法律诉讼。此外,从业者的专家也将根据可用的文件和记录形成他们的专业意见。为了充分理解已经作出的治疗、治疗的临床和放射学基础,还有治疗的最终结果,专家应当被授予查阅记录的权利。古老的格言"如果没写下来,它就不存在"(if it's not written it did not happen)放到今天依然适用。反之,如果记录详细、准确,那么无论是在并发症出现之前还是之后,患者的专家都很难反驳病历记录。由此可见,口腔医生的记录越准确,就越具有可信度。

在处理医疗案件时,原告的律师、专家会仔细审查患者记录。存在瑕疵的记录会对口腔医生的信誉造成负面影响。因为他们可能会向陪审团解释说记录是"马虎的",它们不符合州委员会的要求。另外,良好的记录通常表明医生投入了适当的时间和精力来满足患者的治疗需求。

记录中一个经常被忽视的领域是错过或取消预约,它几乎不可能在多年后重新溯源。尤其是在出现并发症时,记录患者错过或取消预约至关重要,因为这种情况可能会使口腔医生难以监测与治疗并发症。

经常被忘记记录的其他信息如下。
- 更新的病史。
- 当前药物清单。
- 处方药(包括药房名称/如果电话订购,应提供电话号码)。
- 转诊咨询。
- 推荐的术后护理。

- 术后指导。
- 患者不遵从医嘱的情况。

　　病程记录/治疗记录的基本内容由各州口腔科临床实践法案作具体规定。此外，还有一些适用于病程记录的通用原则。SOAP 格式是建议使用的医生记录患者病历的方法，它是"主观、客观、评估和计划"的缩写，主要包括以下内容（框 19-3）：

- **主观**：患者的主诉，以及评论、预期、身体上的抱怨。
- **客观**：口腔医生从患者的临床表现中观察到的信息，比如医疗史、体检、临床检查结果、诊断测试结果、放射学评估和观察结果。

---

**框 19-3　理想的患者记录**

1. 书面患者记录中的所有条目应由医生而非助手或其他工作人员完成。
2. 如果工作人员确实在病历中做了记录，对应信息上应附有签名并注明日期。
3. 记录应在治疗完成后尽快完成，记录的延迟可能会引发差错。
4. 记录应以客观的方式呈现事实。
5. 应详细记录任何并发症或意外事件，并附上治疗和随访信息。
6. 记录每个治疗计划的变更和变更背后的理由。
7. 记录患者对手术的耐受情况。
8. 记录提供给患者的全部药物，包括局麻药的剂量。
9. 以口头和书面形式向患者提供术后指导；解释所有处方药物的使用目的与正确剂量。
10. 记录患者出院时状况良好。
11. 记录下次预约将进行的治疗。

---

- **评估**：患者主要症状和诊断的总结（如鉴别诊断），以及患者问题可能的病因。
- **计划**：治疗计划的所有方面，包括但不限于以下内容。

　　患者准备：知情同意、术前用药、空腹状态、局部麻醉等。

　　患者治疗：执行治疗的所有方面。

　　术后指导和推荐药物（处方药和非处方药）。

　　随访总结：下次就诊时需要进行的治疗。

## 潜在问题

　　**（1）不充分记录种植程序**：必须全面、详细地记录能够反映治疗过程的种植程序。从业者的治疗记录中经常缺失以下重要文件。

　　①病史：患者病史及其变化，包括药物和最近接受的医疗程序。

　　②种植细节：种植体的位置、规格、序列号和制造商的技术报告。

　　③意外事件：不理想的治疗结果，比如解剖变异、位置不佳、组织移植。

　　④麻醉：在紧急情况或术后出现并发症时使用的麻醉类型、数量和使用方式。

　　⑤骨移植材料：类型、来源、数量、位置及手术报告中的标签。

　　⑥固定螺钉：骨螺钉或固位螺钉的数量、尺寸和位置。

　　⑦膜：类型、来源、数量、大小、位置以及手术报告中的标签。

　　⑧并发症：任何术中或术后出现的并发症。

　　**（2）修改、添加或删除病历信息**：当面对诉讼或许可委员会的询问时，种植医生可能会对病历进行补充、修改。为了使自己处于有利地位，他们会回顾那些未被记录的事件并进行修改。

　　篡改过的记录可以通过多种形式被发现，比如员工会在没有提前通知口腔医生的情况下向患者提供修改前的病历副本。首先，员工经常把记录请求当作一项行政任务，认为它对医生造成了不必要的负担。其次，电子记录的普及引发了一系列记录和成像的有效性问题。如今大多数软件程序都包含追踪和防盗窃机制，能够检测到电子记录是否接受过修改。

　　法庭上有很多专门分析被质疑文件的专家证人，他们包括文件/笔迹检验员、分析墨水的化学家和计算机专家。即使诉讼或行政程序具有可辩护性，修改记录仍可能使案件结果朝着对医生完全不利的方向发展。当被发现修改文件的"罪行"时，医生将失去他的信誉，乃至他们被保险、被代理（即失去保险公司提供的法律顾问）的权利。他们会受到法律的制裁，面临索赔、惩罚性赔偿，甚至被提起刑事诉讼。

　　如果确需修改患者记录，医生应以附件形式进行修改，而非在原始文件中直接涂改。此外，医生需要在预备删除的信息上画一条线，并在做出修改时适当署名、注明日期。

## （二）全面的口腔科医疗病史表格

口腔诊所面临的一个普遍问题是执业者未能定期审查并更新他们的记录体系。以往病史表格收集的问题比较广泛，比如"你是否患有严重疾病"，或者"你的健康状况是否良好"。这种做法并不理想，因为它会遗漏重要的医疗问题。当前病史表格趋于具体，发展后的提问方式更精准，而且更容易被患者理解。

一个典型的例子是双膦酸盐类药物。大多数旧的病史表格不会询问患者是否使用过双膦酸盐，因为 20 年前此类药物还处于起步阶段。但是现如今，医生经常会遇到正在使用或曾经使用双膦酸盐的患者。假如不提前知晓这些药物的使用情况，口腔科医生将置他们的患者于危险之中，从而使自己面临潜在的诉讼和行政处罚。中药补品也存在类似问题，许多补剂会影响出血、炎症和愈合，并导致药物之间的相互作用。因此，这种药物的使用问题应该是患者病史表格的重要组成部分。

### 潜在问题

（1）**未更新表格**：没有更新表格会使医生看起来不够勤勉，从而有利于患者提出医生存在医疗过失的主张。医生必须意识到口腔科临床实践是不断发展的领域，病史表格有必要定期更新。当表格中遗漏了某些重要内容时，"它不在表格上"或"这是软件的错"并不能在法律诉讼中提供有效辩护。一旦出现并发症并引起诉讼，患者的律师和专家证人会非常仔细地分析患者过去和当前的病史表格。因此，确保病史表格及时得到更新应该是口腔科诊所风险管理计划必备的一环。

在每次预约之前，医生有必要审查书面病史和患者当前的药食补剂。他们需要询问患者"自上次预约以来医疗史是否发生过变化"，并且至少在病历中注明"医生已经审查并与患者讨论过他（患者）的健康状况和用药史"，其中就得包含患者健康状况和用药史是否存在任何变化。

要求患者核查并更新医疗病史表格的频率以每年 1 次为宜。过于频繁地修改病史也会出现问题：它可能因充满注释和日期而变得难以理解。如果出现这种情况，建议医生使用新的病史问卷。

（2）**忽视表格中的患者陈述**：医生必须始终对患者的医疗史进行详细审查，并询问回应中存在的问题和矛盾之处。例如，患者可能在病史表格上列出处方药物的时候没有相应指出提供治疗的医生，或者表明自己是"处于控制"的糖尿病患者。如果医生不问清楚糖尿病患者的治疗方案以及他们的 A1c 水平，医生就会置患者和自己于险境。

## （三）未获得其他医生的医疗许可

口腔医生通常忽视的另一个重大问题就是未能获得患者的临床医师的医疗许可。如果口腔医生对患者当前的医疗状况和病情存在疑问，他们就需要展开额外的查询。患者的主临床医生和专科医生最有能力解答有关患者护理情况的问题。当不良事件发生时，这些临床医生大多会给予支持。可如果口腔医生未能提前咨询临床医生，他们就会成为随后诉讼和行政程序中对口腔医生最不利的证人[17]。

### 潜在问题

（1）**未向临床医生提供充足信息**：请求临床医生提供医疗许可的内容非常重要。由于向临床医生提供的信息不够充分，多年来仅仅请求许可以"执行口腔科疗程或手术"的做法已经无法满足申请医疗许可的现实需要。口腔医生所作的医疗许可请求最起码得包含以下内容[18]，并附有相关函件（图 19-14）。

- 对治疗持续时间和预计失血量等待执行信息的简要描述。
- 患者当前的医疗状况和药物清单。
- 待执行的术前、术后药物清单，和过程中需要使用的麻醉类型（如局部麻醉 /LA、静脉镇静 /Ⅳ、口服镇静、全身麻醉）。
- 请求临床医生对当前和拟议药物的修改作出指示。
- 最重要的是：未经临床医生的许可永远不能更换任何药物。

（2）**预订实验室测试**：伴随着越来越多系统性疾病患者的出现，血红蛋白（A1c，糖尿病）、全血细胞计数（CBC）和抗凝治疗（INR）等实验室测试日益普及。但值得注意的是，此类实验室测试始终由临床医生预订、解释。如果种植医院的口腔医生预订了测试，并且结果中出现了异常值，他们就会面临负责解释测试结果和办理患者转诊的

---

**牙种植手术医疗咨询**

患者：_____　日期：_____

上述患者已被安排进行牙种植手术。门诊手术将在我院进行，期间将使用静脉镇静麻醉。以下信息由患者提供。

　　既往史：_____

　　当前用药：_____

　　药物过敏史：_____

　　以下是为牙种植手术提供的药物：

| 抗生素 | 抗感染药 | 镇痛药 | 麻醉药 | 镇静药 |
|---|---|---|---|---|
| ___ 阿莫西林 | ___ 布洛芬 | ___ 氢可酮 | ___ 2%利多卡因抗感染药 1/100k Epi. | ___三唑仑 |
| ___ 头孢菌素 | ___ 地塞米松 | ___ 可待因 | ___ 2%甲哌卡因 1/20k Neo. | ___地西泮 |
| ___ 克林霉素 | | ___ 乙酰氨基酚 | ___ 3%甲哌卡因 | ___氧化亚氮 |
| ___ 阿莫西林克拉维酸钾 | | ___ 羟考酮/对乙酰氨基酚复方制剂 | ___ 5%布比卡因 1/200k Epi. | ___静脉注射（安定，芬太尼） |
| | | ___ 盐酸曲马多片 | | |

---

**请回答以下问题**

1.　最近一次体检的日期：_____

2.　重要的医疗状况、治疗、疾病、伤害或评论：_____

　　_____

　　_____

　　_____

3.　对当前用药的建议或修改　　　　　　　　　　　　　　是 _____　否 _____

　　当前用药 _____
　　建议用药（手术）_____

4.　上述患者适合进行门诊牙种植手术　　　　　　　　　　是 _____　否 _____

5.　在治疗此患者之前请联系我　　　　　　　　　　　　　是 _____　否 _____

---

医生签名 _____　　日期 _____

图 19-14　医疗许可表。这是一份患者报告医疗问题的摘要，其中包含药物列表。拟议的药物列表和相关问题需要由临床医生完成后再返回给口腔医生

风险。

（3）未与临床医生经常保持联络：为了确定患者的健康状况是否发生过变化，种植医院的口腔医生应定期联络患者的临床医生，尤其是有多重合并症患者的临床医生。患者健康状况和所使用处方药物的变化会影响患者的治疗计划，以及口腔医生应当提供的符合患者情况的治疗方案。

（4）口头沟通：在通过口头沟通获得医疗许可时需要格外小心，因为临床医生通常不会记录对话的内容。

如果出现问题并导致诉讼，临床医生就需要在多年后提供对话内容以作证词，但临床医生几乎不可能记住电话通话的所有细节。

另外，口腔医生经常面临临床医生不答复医疗许可请求的情况，这并不意味着可以继续治疗。此时最合适的做法是让患者自己联系医院并坚持要求临床医生完成许可。"临床医生没有回电话，所以我还是进行了手术"这种说法并不构成对民事或行政诉讼的有效辩护。

（5）来自临床医生的信息不足：口腔医生在进行手术之前，必须确保已经取得了全面许可。当医疗许可存在模糊之处或没有明确回应口腔医生的关注点时，口腔医生有必要展开进一步询问。如果病史或随后的许可揭示了可能影响护理或治疗的问题，口腔医生应当与患者展开详细讨论，并相应修改知情同意书。这样做有助于患者清楚地了解口腔医生和临床医生视角下的手术潜在风险与并发症。

## （四）全面、详细的治疗计划

口腔医生应与患者协商制定全面且详细的治疗计划，并以书面形式向患者提供拟议计划的副本。过程中口腔医生需要以易于患者理解的方式讨论所有可能的选择，以及每种选择的优缺点。通常情况下，口腔医生只会给患者一个选项，即医生心目中的首选。最后，治疗计划还应包括对成本和预期治疗持续时间的估算，并说明治疗计划"只是一个估计""可能需要额外的程序和费用"等（图19-15）。

### 潜在问题

（1）不可预见的治疗：治疗过程中时常出现

的意外程序也许会导致牙种植患者与医生产生矛盾。

例如：口腔种植学中的拔牙及牙槽嵴增量。口腔医生应注意将牙槽嵴增量描述为"初步增量"。如果拔牙后颊侧板缺失，就可能需要进行额外的增量，增量后再植入种植体。通过使用"初步增量"这一术语，口腔医生可以提前向患者说明未来二次增量的可能性。

（2）详细的费用明细：倘若口腔医生没有向患者提供详细的费用明细，患者就可能无法准确把握治疗的整体范围，这种财务分歧大概率会导致患者提起法律诉讼。

例如，患者经常认为种植体的费用涵盖了后续修复。因此，他必须被告知并了解种植体、基台和种植修复体存在单独费用。

（3）只给患者一个治疗选项：向患者提供所有治疗方案能够使错误传达的概率最小化。口腔医生应指导患者在选定的计划上签名，并和患者一起在表格上签字。包括被拒绝计划在内的相关文件应成为病历的一部分。当患者决定使用不同修复体时，这种做法对未来的治疗尤其有益。

例如，一个无牙颌患者对覆盖义齿感兴趣，然而，在完成最终义齿后，他却对覆盖义齿的治疗方案不满意。此时医生可以向患者展示之前提供给他的其他选项，以削弱患者因不合理的期望和成本而产生的沮丧感。

## （五）知情同意

大多数口腔医生不了解如何在知情同意书中准确措辞。理想的知情同意过程应当包含以下内容。

- 对问题、现状或所关注领域的解释。
- 不加以治疗的后果。
- 推荐的治疗方案。
- 合理的治疗预期。
- 所有实用的治疗方案，包括不治疗。
- 拟治疗方案的潜在风险及益处。

口腔医生应确保以易于患者理解的形式提供相关信息，并给予他们足够的时间来评估方案、提出问题。

知情同意的充分性部分由州口腔委员会法律决定。因此，每位口腔医生都应该熟悉州委员会

**Randolph R. Resnik** 口腔医学博士，口腔外科硕士
地址：宾夕法尼亚州匹兹堡市鲍尔希尔路1082号
邮编：15243
电话：（412）279-7744

2016年3月25日

**Stephen Russell的治疗方案：（上颌）**

**a. 上颌总义齿**             $$$$
　优点：最小化治疗，快速
　缺点：可摘义齿，吃饭/说话困难，覆盖上腭

**b. 种植支持式覆盖义齿（可摘）**
　优点：可摘义齿，马蹄型（没有全腭覆盖）
　缺点：可摘，需要在夜间摘除，需要定期更换"卡子"

  阶段1：   种植体植入（5~6个植入体）    $$$$
         可能需要额外的骨增量      $$$$
         静脉镇静          $$$$
         {因骨丧失严重，建议进行骨增量}
  阶段2：   （阶段1后4~6个月）

         附着体          $$$$
         覆盖义齿          $$$$
         （制作最终修复体）

**或者**

**c. 种植支持式固定义齿（固定）**
　优点：固定义齿，不可摘除
　缺点：需要大量的骨增量+更多种植体，由于骨丧失，将增加粉色的龈瓷或丙烯酸树脂，修复
体体积将更大（FP-2/FP-3）

  阶段1： 双侧上颌窦底提升       $$$$
     静脉镇静          $$$$
     {因骨丧失严重，建议进行骨增量}
  阶段2： （阶段1后4~6个月）
     种植体（7~8颗种植体）    $$$$
     静脉镇静          $$$$
     {种植体的数量将在评估骨增量后确定}
  阶段3： （阶段2后4~6个月）
     固定义齿          $$$$

      {制作最终修复体}

图 19-15　治疗计划样例

规定的义务。衡量口腔医生行为的标准可分为两大类：相对传统的类型是"合理审慎"标准，即口腔医生的行为将对照在面对相同或类似临床情况时"合理审慎的从业者"给患者提供的治疗建议进行衡量或评估；部分州采取的更加新颖和先进的类型是"合理患者"标准，即口腔医生的行为将对照在同意特定程序之前一个合理的患者希望知道的内容进行衡量。

总之，口腔医生有义务以易于理解的方式披露所有重要的相关信息，以便患者明智且合理地决定是否继续采取拟定的治疗方案。

实践表明，一个被完全告知预期治疗结果和并发症的、充分了解状况的患者，在发生并发症时寻求法律救济的可能性更低。

此外，许多口腔医生错误地认为知情同意能够使他们免受追责。事实上，患者同意接受所提供的护理、治疗方案和口腔医生是否在适用的治疗标准内行事是两码事。换句话讲，患者不会同意口腔医生的疏忽大意。

例如：很多口腔医生认为，一旦患者签署了知情同意书，他们就不会再出现不利的并发症（如由于没有评估骨量而导致的神经损伤）时承担责任。

## 潜在问题

**（1）宽泛的语言**：知情同意书的措辞应该清晰、直接、没有被误解的余地。过于宽泛的语言可能会引发误解，从而使他人对知情同意书产生怀疑。

例如，一份知情同意书中提到"过度吸烟"会导致并发症并导致种植失败，此时口腔医生将很难解释"过度"到底意味着什么，是每天10支、20支还是25支？

**（2）手术当天获取同意**：最好在手术日之前获得患者同意。理想情况下，口腔医生可以在诊所网站上查获手术同意书，或者在预约手术之前将同意书提供给患者。一个有效的策略是在安排手术之前预约一次"检查"，让患者在检查过程中签署同意书。

例如：在手术当天签署同意书的患者经常表示他们"没有阅读"或"被迫签署"同意文件。此外，知情同意诉讼中的指控还包括："表格放在我前面让我签字时，我被震惊了""前台把它递给我，并说这没什么"或者"我没有机会提问"。

**（3）不了解不同类型的同意**

**①默示同意**：这种同意形式以患者的话语和行为为出发点、表示患者寻求治疗并自愿接受治疗建议，但行为往往比语言更具有说服力。

例如，张开嘴接受局部麻醉的患者通常被默认为他们同意局部麻醉。然而，这种同意形式效力最弱，永远不应被当作唯一的同意类型。

**②书面同意**：近几十年来，正式的书面同意文件一直是口腔科同意的标志性方式。它们通常由保险公司、牙种植组织提供，或者可以从各种教科书和互联网资源中获取。理想的同意书会在每个不同方面留出位置，以供患者签字确认（图19-16）。

**③口头同意**：口腔医生最好能和患者讨论所有拟议治疗方案的优缺点和替代方案。但口头同意不应该被当作唯一的同意类型，而应作为书面同意的补充。为了进一步证明已从患者那里获得了知情同意，口腔医生需要在患者的病历中记录口头同意的完成情况。

**④视频同意**：视频评论是患者对诊疗程序最新且最全面的同意形式。如果患者否认视频演示过程中提到的全部或部分内容，该视频可以作为凭证向陪审团播放。

许多口腔医生和经验丰富的律师都会忽视知情同意成为诉讼原因的可能性。律师们通常会将没有获得知情同意的索赔等同于标准疏忽索赔。为了在知情同意索赔中胜诉，患者及其律师必须证明一系列法律和事实要素。

当获取同意的形式不够规范时，这些要素如下。

- 口腔医生未能以符合具有类似培训和实操经验的同行在相同或类似医学界中可接受的治疗标准一致的方式逐一获得患者的同意。
- 如果患者被适当告知，他们将不会同意该程序。
- 因此，患者遭受了损失、伤害或损害。

当问题出现在是否提供了不足的信息时，这些要素如下。

- 口腔医生未能提供足够的信息给患者，使他们对推荐的治疗程序有一个大致的、合理的了解。上述情形如没有提供可接受的替代性治疗程序，或者没有告知患者由在同一或类似社区执行类似治疗程序的其他口腔医生所公认的拟议治疗程序中存在的重大风险。
- 如果患者被适当告知，他们将不会同意该程序。

## 种植手术同意书

1. 我已被告知并有足够时间完全了解种植手术的目的和性质。我明白在牙龈下或骨中植入种植体所需的必要条件。

2. 我的医生已经仔细检查了我的口腔，并解释了替代治疗方案。我已尝试或考虑过这些方案，但我仍想借助种植体修复缺失牙。

3. 我已被告知手术、药物和麻醉可能带来的风险和并发症。此类并发症包括疼痛、肿胀、感染和变色；唇、舌、颊或牙齿可能麻木。无法确定并发症的持续时间，以及症状是否可逆。另外，并发症还包括血栓性静脉炎（静脉炎症）、口内天然牙的损伤、骨折、上颌窦穿孔、愈合延迟、对使用的药物产生过敏反应等。

4. 我明白当未采取任何措施时会发生以下情况：骨病、骨缺损、牙龈组织炎症、感染、敏感、牙齿松动乃至拔牙。此外，还会出现颞下颌关节（颌）问题、头痛、颈部后部和面部肌肉的反射痛，以及咀嚼时的肌肉疲劳。我明白我如果不采取任何措施，由于口腔或医疗条件的变化，将来可能无法植入种植体。

5. 我的医生已向我解释，没有方法能准确预测每位患者在植入种植体后牙龈和骨的愈合能力。

6. 我的医生已向我解释，有时会种植失败并需要取出植入物。我已被告知并了解口腔科临床实践不是精确的科学，无法对治疗或手术结果做出保证。我明白种植手术可能会失败，并将进一步导致植入物的取出，以及与取出相关的其他手术。

7. 我明白任何量的吸烟、饮酒或血糖升高都可能影响牙龈和骨的愈合，并影响种植体的成功植入。我同意遵循医生的家庭护理指导。我同意向我的医生汇报任何并发症，并按照指示定期进行检查。

8. 我同意根据医生的选择使用麻醉类型。我同意在完全从麻醉或其他药物的影响中恢复过来之后，至少24h（或更长时间）内不驾驶机动车辆、不操作危险设备。

9. 据我所知，我已经准确汇报了我的身体和精神健康史。我还汇报了对药物、食物、昆虫叮咬、麻醉药、花粉、灰尘、血液或身体疾病、牙龈或皮肤反应、异常出血或与我的健康相关的任何其他条件的过敏和不寻常反应。

10. 我已被告知并了解现有的解剖结构（骨和软组织），这可能限制最终种植修复体的高度和位置。种植修复体大概率会比相邻牙齿（FP-2）更高（更长），两侧将缺乏牙龈组织。最终修复体可能需要联合粉色龈瓷使用。

11. 我同意在自己的地址和/或电话号码发生变化后的合理时限内（2~4周），将相关情况告知诊所。

12. 我申请并授权口腔医生为自己提供包括骨移植和其他手术在内的医疗/口腔科服务。我完全理解相关程序、手术和治疗条件，并且知晓在某些显著的情况下，为确保治疗的全面成功，根据医生的专业判断，需要进行额外的或替代的治疗。当治疗过程中出现没有预见的情况，需要执行除目前考虑的程序以外的方案时，我进一步授权并指示我的医生、同事或助手做他们认为必要且明智的任何事，包括决定不进行骨移植。

|  |  |
|---|---|
| 患者签名 | 日期 |
| 证人签名 | 日期 |
| 医生签名 | 日期 |

图 19-16　同意书

- 因此，患者遭受了损失、伤害或损害。

从患者的角度出发，他们很难证明如果自己收到了适当的知情同意信息，就会拒绝治疗。因此，患者律师通常会觉得难以为知情同意索赔辩护。

（4）**未利用知情拒绝**：当患者拒绝推荐的治疗方案或程序时，口腔医生有义务告知患者潜在的不利后果，并记录患者拒绝知情同意的情况。知情拒绝发生在患者拒绝接受推荐的治疗、疗法或药物的时候，这种情况下口腔医生仍然有责任提供符合通用治疗标准的合理且适当的护理，并清晰地获取和记录知情拒绝。然而，知情拒绝并不构成对拟议的治疗与口腔医生的临床判断相悖时继续治疗的批准。

例如，患者在牙种植手术开始前拒绝进行锥形束计算机断层扫描（CBCT）。如果继续进行手术与临床判断不符，无论患者是否"同意"该程序，口腔医生必须在将相关情况告知患者后终止手术。

（5）**未记录拒绝转诊**：种植医生有时会推荐患者转诊至其他口腔医生或专家。如果患者拒绝转诊，必须清楚记录患者的决定。

特别是在没有转诊给专家的情况下，代表患者利益的专家通常会集中关注种植临床医生未能：预测潜在的并发症，识别已发生的并发症并采取适当的治疗措施，以及识别已发生的并发症并及时转诊[16]。

（6）**侵犯身体权**：理论上讲，未经适当知情同意就对患者展开治疗这一情形会被某些州认定为"侵犯身体权"（未经患者同意就故意接触患者）。侵犯身体权虽是刑事犯罪，但也可以成为民事诉讼的基础。它的关键要素是接触（即治疗行为）没有获得患者授权，而非故意伤害。强迫非自愿的患者接受有益或必需的治疗仍会被认定为侵犯身体权，例如在未获得同意的情况下对处于镇静状态的患者进行上颌窦底提升和骨增量手术。

## （六）管理并发症

当遇到并发症时，口腔医生至少应该做如下记录。

- 详细、客观的并发症发生情况。
- 详细的应对并发症的计划。
- 包括全面指导在内的与患者进行过的讨论。

口腔医生对并发症的反应会成为随后诉讼结果的重要影响因素，甚至可能决定是否发生诉讼。口腔医生需要向患者报备潜在的并发症，并告诉患者他们将一起解决这个问题。与患者进行的任何讨论都应清晰、详细并由口腔医生作相应记录，谈话内容应涵盖每个导致并发症的具体事项。

### 1. 潜在问题

（1）**将责任归咎于患者**：简单来讲，即使是在患者未遵循指示或在某些方面负有责任的情况下，口腔医生也最好不要将并发症归咎于患者。口腔医生需要在患者与口腔医生之间的关系因为恶意被破坏或完全破裂之前，与患者一起解决并发症。

例如：许多口腔医生会把种植失败（早期失败）的原因归结于患者不讲卫生。

（2）**不记录非工作时间的通话**：治疗并发症最重要的方面之一是记录"手术当晚"或"非工作时间"的通讯。当并发症引发诉讼或行政诉讼时，这些通讯尤其关键。因此，口腔医生应建立并保留"非工作时间联系表"或其他与患者"非工作时间"的通讯记录，比如"手术当晚"术后检查时患者就并发症或药物问题打来的电话。此类记录应包含相关具体信息（框 19-4）。

---

**框 19-4 非工作时间联系表**

- 通话日期和时间。
- 谁发起了通话。
- 与谁交谈：患者、家庭成员或其他个人。
- 患者的任何主诉。
- 询问患者是否已经领取处方药并按照指示服用药物。
- 提供的指示（如有）。
- 与药房名称和电话号码一起调用的处方药。
- 除了预定的随访外提供的看诊机会。
- 任何其他信息。

---

## （七）与患者建立良好关系

当出现并发症时，医生应尽可能地迁就患者。研究表明，患者在接受口腔科手术后采取法律行动的两个主要原因是偏离治疗标准和医生（不那么令人满意）的专业态度[19]。如果患者觉得被医生背叛，或者医生不接受患者的担忧或投诉，他就会寻求其他意见,这反过来可能导致患者联系律师。因此,抽出时间与患者讨论治疗方案和其他相关问题,远比忽视患者的忧虑或将并发症归咎于患者更有利于防止患者提起法律诉讼。如果患者真诚地感受到口腔医生的同理心、对他们健康的关心,以及为了实现理想结果而付出的努力,诉讼的威胁将显著降低。

## (八)保持更新

所有种植临床医生都应该跟上专业领域内最新的研究和指南,一个推荐的途径是参加非制造商提供的继续教育课程。口腔医生应对可疑的新产品及制造商的研究保持怀疑。换句话讲,追求管理风险的种植医生应该遵守"不要做第一个,但也不要做最后一个"的原则。

## (九)了解 CBCT 技术的基础

在口腔种植科中,锥形束计算机断层扫描(CBCT)是增长速度最快的诊断方法之一。然而,随着 CBCT 技术的发展,诉讼的风险也在提高,该领域的部分因素会使医生在使用 CBCT 扫描时容易承担法律责任[20]。

### 潜在问题

(1)**是否进行扫描**:医学领域中,放射设备通常不针对特定目的或适应证获得批准。同样,也没有确切的"治疗标准"和被普遍接受的 CBCT 技术使用指南。与此相反,治疗标准全部由立法机构、法院或口腔委员会决定[20]。

即使没有明确的使用指南,出现并发症时种植医生仍会因为没有使用术前可用的 CBCT 技术而受到质疑[21]。

(2)**技术参数**:下达扫描指令的医生必须仔细、正确地选择扫描参数。不充分或不适当的 CBCT 参数设置可能引发责任问题,比如口腔医生在需要高分辨率的情况下(例如牙齿折断)下令进行低分辨率扫描。

(3)**视野**:视野(FOV,扫描结果的解剖学限制)在种植牙患者的术前评估中至关重要。为了减少患者的 X 线剂量并提高空间分辨率,FOV最好小一些。但是,FOV 太小也会导致对解剖区域的评估不足,这种情况常见于上颌后部区域

的骨增量手术。如果上颌窦存在病变,但扫描视野没有被设置得足够高,医生就会因为无法确认窦口的通畅性和病变属性而遇到严重的上颌窦问题。

(4)**CBCT 扫描阅片**:目前,对于 CBCT 扫描阅片的法律后果尚未达成共识。可作为治疗的一般原则,种植医生仍有义务对 CBCT 扫描进行阅片[22]。种植医生有以下 3 个选择:①自己阅片;②将 CBCT 数据发送给有执照的放射科医生;③让医院或影像中心的放射科医生评估 CBCT数据。

(5)**转诊至放射科医生**:理想情况下,大多数临床医生会通过将 CBCT 扫描转交给放射科医生阅片来减少自己的责任。然而,如果医生将扫描结果发送给一个没有阅片资格的放射科医生,他就会因过失转诊而承担责任[23]。CBCT 扫描还须由与种植医生持有同州执照的放射科医生阅片,否则口腔医生可能会因协助和怂恿放射科医生无照行医并错误地将患者的扫描转诊给无照医生而受到州口腔委员会的纪律处分[24]。最后,种植医生需要额外确认放射科医生的医疗事故保险是否涵盖 CBCT 扫描阅片。

(6)**责任豁免**:许多没有参与过 CBCT 阅片培训的种植医生会要求他们的患者签署有关 CBCT扫描阅片的责任豁免书和放弃由放射科医生阅片的说明。责任豁免书通常不具备法律效力[25],因为患者原则上无权同意口腔医生或其他医疗提供者的过失行为。

## (十)治疗结果的保证

口腔医生应谨慎避免对治疗结果作出保证,比如具备咀嚼某种类型食物的能力(如吃苹果)。市场营销过程中公开的广告也可能被患者解释为间接的保证结果。医生可以通过在治疗前与患者进行良好的口头沟通,说明可能的并发症和义齿的预期寿命等,来最小化这些问题。另外,患者的不合理期望包括对美学的不满。如果医生的市场营销材料中有治疗前后的病例照片,就有可能被患者理解为预期结果。

例如:这最常发生在上颌前部的种植治疗,植入的牙冠会比相邻牙齿更长。如果可以,口腔医生最好将这种可能性在诊前同意书中加以说明。

## （十一）放弃治疗患者

在医疗过程中，一旦建立了医患关系，医生就有义务治疗患者。但当患者提出无理要求或拒绝接受治疗建议时，口腔医生便无法满足患者的治疗需求。此时，明智的做法是向患者发送一封表明医患关系即将终止的通知函，并清楚地描述包括后续护理在内的患者的治疗需求。为了防止受到有关放弃治疗患者的指控，口腔医生应采取以下步骤。

1. 完整记录患者的不合规行为。
2. 向患者发送经过认证的终止信，信中应包含以下信息。
- 本诊所放弃治疗的原因。
- 不寻求其他口腔医生进行治疗的后果。
- 在合理期限内（约30天）提供紧急情况的看诊。
- 给患者提供寻找其他口腔医生的可能途径（比如当地口腔科协会）。
- 在收到积极回复后向新医生转发进展记录和放射学信息（图19-17）。

---

回复：关于终止医生–患者关系的信函


日期
[患者地址]

认证收据编号#_____ 同时以普通邮件发送。

尊敬的史密斯先生

请注意，我将不能继续作为您的治疗医生。我们医生/患者关系将在本信函所载日期起30天后终止。您目前的口腔科状况包括_____，这需要即刻关注和护理。

本诊所将为接下来30天内发生的任何紧急情况提供服务。我们建议您立即寻求口腔科治疗。您可以联系当地口腔科协会，本诊所也很乐意根据您的要求转发推荐。

在得到书面授权后，您的口腔科记录副本将被发送给您的新口腔医生，授权表见附件。

此致，


琼斯医生

---

图 19-17 医患关系解除表

## 五、总结

医疗事故诉讼是一件具有破坏性的、令人恐惧和愤怒的事件，它改变了医生的生活。

特别是在如今的口腔种植领域，法律后果十分严重。并发症确实存在，即使是在口腔医生最精细的治疗护理下也会持续发生。随着越来越多的口腔医生和专家对种植体的广泛植入，种植体的植入数量正以惊人的速度增长，法律问题也会逐渐增多。医疗事故诉讼由各州法律法规具体管辖，因此种植医生必须完全了解执业所在州的相关法律与规则。然而，一般来讲，所有州都会要求医疗事故索赔包含以下要素：责任、责任违反（即偏离治疗标准）、偏离治疗标准与导致的伤害之间的法律因果关系、损害。种植医生应对法律体系和术语有深入的理解，并具备了解如何规避诉讼的坚实基础（框19-5）。

## 框 19-5　通用法律术语

**案件：**法律诉讼的另一种说法。

**上诉：**指上级法院对医疗事故一审法院裁决的复审。

**仲裁：**将案件或争议提交给指定的一方（律师团体）进行决定，而不是由法官或陪审团进行裁决。

**索赔：**指收到要求金钱赔偿的请求，指名道姓地指出被保险人并声称存在口腔科医疗事故。此外，索赔还可能包括向口腔科执照委员会投诉。

**补偿性赔偿：**对实际损失或伤害的补偿。

**诉状：**通知法院医疗事故案件的法律文件，经常和传票一起送达被告，起到了开启案件的作用。

**延期：**将开庭日期推迟到另一天。

**反诉：**指在医疗事故案件中，被告提出的其有权从原告那里获得赔偿或其他救济的主张。

**交叉审问：**一方的证人被对方当事人质询。

**赔偿：**一方因违反法律规定而获得的金钱补偿。

**被告：**在医疗事故案件中，被起诉的医生，也称为应诉人。

**审议：**法官或陪审团作出决定或裁决的过程。

**证词：**在宣誓完毕后，回答另一方问题时所呈现的证人证词。这种证词通常产生于法庭外、医生的办公室或律师的办公室。

**直接审问：**一方当事人对其证人进行的询问。

**证据开示：**诉讼一方正式申请提供或收集信息，以披露其他方或证人所知的信息或事实。

**调查结果：**法庭或陪审团对事实问题的决定。

**不可采纳的：**因为被认为是不可靠的，所以不允许呈现的证据。

**询问书：**用于从另一方获取信息的正式的书面询问。

**禁令：**法院命令停止进行或开始进行特定行为。

**判决：**法院的决定，也称为法令或命令。

**陪审团指示：**法官对陪审团所作的声明，比如指导陪审团了解适用于他们将审议的诉讼的相关法律。

**医疗事故：**口腔医生提供的治疗低于或不符合类似情况下其他接受过类似训练的口腔医生所采取的治疗标准。

**调解：**一种争议解决程序，由公正的第三方协助各方自愿达成相互可接受的和解。

**动议：**向管辖法院提出的申请（通常是书面的），需要提交至书记官的办公室。

**排除证据动议：**经常在审判开始时被提出的、请求法官裁定某些证据不得被引入案件的动议。

**疏忽：**未能尽到在相同情况下一个合理审慎的口腔医生应该尽到的注意。

**公证：**通过确认并正式宣誓完成的文件。

**伪证：**在宣誓后作出虚假陈述。

**原告：**提起诉讼或开启民事案件的人，也称为申请人或投诉人。

**诉状：**正式陈述辩护和诉由的文件。

**证据优势：**一种表明证据真实性概率超过 50% 的民事审判中的证明责任要求。

**审前听证：**为了促成通过协议解决争议，在审判前与律师开会，以确定可能的审判范围。

**恢复：**通过法院判决获得有价值之物。

**救济：**原告为其伤害寻求的赔偿或补偿。

**补救措施：**法院用来行使权力、施加惩罚或下达命令的实施意愿的手段。

**和解：**在不进行最终法院判决的情况下解决诉讼。

**诉讼时效：**一项防止患者在治疗完成一定时间后对医生提起医疗事故索赔的法律规定。

**传票：**命令证人出庭作证的法律程序。

**传唤：**用于开启民事案件并获得管辖权的法律文件。

**侵权行为：**一种侵犯权利并引发民事法律责任的错误行为。

**裁决：**陪审团对事实的确定，通常也包括这些事实的法律后果。

**宣誓审查：**指陪审团成员确保会说出真相的誓言，也是律师询问或审查潜在陪审团成员以确认他们是否有资格担任陪审团成员的过程。

**令状：**由法院发出的要求执行特定行为，或授权并委托他人完成特定行为的命令。

（宿玉成　马雨濛　刘倩　刘静明　李冉　译）

# 参考文献

1. Florida Office of Insurance Regulation: Professional Liability Tracking System. Available at: http://www.floir.com/Sections/PandC/ProfLiab_db/index.aspx.
2. National Practitioner Data Bank Public Use File, December 2012. Available at: http://www.npdb.hrsa.gov/resources/publicData.jsp.
3. Frankel D: What determines malpractice payments? *MedMal Reporter* 1:1, 2007.
4. Lambert PM, Morris HF, Ochi S: Positive effect of surgical experience with implants on second-stage implant survival. *J Oral Maxillofac Surg* 55(12 Suppl 5):12–18, 1997.
5. Studdert DM, et al: Claims, errors, and compensation payments in medical malpractice litigation. *N Engl J Med* 354(19):2024–2033, 2006.
6. Health Information and the Law. Available at: http://www.healthinfolaw.org/comparative-analysis/individual-access-medical-records-50-state-comparison.
7. Oja v. Kin, 229 Mich. App. 184, 1998.
8. Berry DB: The physician's guide to medical malpractice. *Proc (Bayl Univ Med Cent)* 14(1):109–115, 2001.
9. Odom L, Garcia A, Milburn P: The ethicality of capping economic damages to control rising healthcare costs: panacea or false and misleading practice? *Internet J Healthcare Admin* 3(1):2004.
10. Tahouni MR, Kahn JH: Professional liability insurance. *Emerg Med Clin North Am* 27(4):569–581, 2009.
11. Vidmar N, Lee P, MacKillop K, et al: Jury awards for medical malpractice and post-verdict adjustments of those awards. *DePaul Law Rev* 54:315–356, 2005.
12. Justia. Available at: http://www.justia.com/trials-litigation/docs/caci/200/200.html.
13. California Code of Civil Procedure Section 2034. 210(a). 2010.
14. California Code of Civil Procedure Section 2034. 210(b). 2010.
15. Ohio Rev: Code §2305.252.
16. Curley AW: The law and dentoalveolar complications: trends and controversies. *Oral Maxillofac Surg Clin North Am* 23(3):475–484, 2011.
17. Gary CJ, Glick M: Medical clearance: an issue of professional autonomy, not a crutch. *J Am Dent Assoc* 143(11):1180–1181, 2012.
18. Geist SM, Geist JR: Improvements in Medical Consultation Responses with a Structured Request Form. *J Dent Ed* 72(5):553–561, 2008.
19. Holmes SM, Udey DK: Risk management in oral and maxillofacial surgery. *Oral Maxillofac Surg Clin North Am* 20(1):119–126, 2008.
20. Friedland B, Miles DA: Liabilities and risks of using cone beam computed tomography. *Dent Clin North Am* 58(3):671–685, 2014.
21. Pollack A: Medical technology 'arms race' adds billions to the nation's bills. *N Y Times Web* 29(A1):B8, 1991. Available at: http://www.nytimes.com/1991/04/29/us/medical-technology-arms-race-adds-billions-to-the-nation-s-bills.html.
22. Friedland B: Clinical radiologic issues in orthodontic practice. *Semin Orthod* 4(1):64–78, 1998.
23. Estate of Tranor v Bloomsburg Hosp. 60 F. Supp. 2d 412, 416 (M.D. Pa. 1999).
24. Texas Occupations Code, Title 3, Subtitle D, Chapter 251; California Business and Professions Code x2264.
25. Dahl D: Doctors' 'no sue' contracts spark debate, *Lawyers USA* May 21, 2007.